HANDBUCH DER SPEZIELLEN PATHOLOGISCHEN ANATOMIE UND HISTOLOGIE

BEARBEITET VON

G. ABELSDORFF-BERLIN · A. v. ALBERTINI-ZÜRICH · M. ASKANAZY-GENF · TH. BAUER-WIEN
C. BENDA-BERLIN · W. BERBLINGER-JENA · H. BORCHARDT-BERLIN · R. BORRMANN-BREMEN
W. CEELEN-BONN · E. CHRISTELLER†-BERLIN · F. DANISCH-JENA · A. DIETRICH-KÖLN
A. ECKERT-MÖBIUS-HALLE · A. ELSCHNIG-PRAG · TH. FAHR-HAMBURG · WALTHER FISCHER-
ROSTOCK · E. FRAENKEL†-HAMBURG · O. FRANKL-WIEN · W. GERLACH-HAMBURG · A. GHON-
PRAG · E. v. GIERKE-KARLSRUHE · S. GINSBERG-BERLIN · R. GREEFF-BERLIN · GEORG B. GRUBER-
GÖTTINGEN · R. HANSER-LUDWIGSHAFEN · C. HART†-BERLIN · G. HAUSER-ERLANGEN
K. HELLY-ST. GALLEN · F. HENKE-BRESLAU · E. HERTEL-LEIPZIG · G. HERXHEIMER-WIES-
BADEN · G. HERZOG-GIESSEN · E. v. HIPPEL-GÖTTINGEN · P. HUEBSCHMANN-DÜSSELDORF
L. JORES-KIEL · C. KAISERLING-KÖNIGSBERG · MAX KOCH†-BERLIN · WALTER KOCH-BERLIN
H. KÖLLNER†-WÜRZBURG · G. E. KONJETZNY-KIEL · E. J. KRAUS-PRAG · E. KROMPECHER†-
BUDAPEST · R. KÜMMELL-HAMBURG · F. J. LANG-INNSBRUCK · W. LANGE-LEIPZIG · A. LAUCHE-
BONN · W. LÖHLEIN-JENA · H. LOESCHCKE-MANNHEIM · O. LUBARSCH-BERLIN · R. MARESCH-
WIEN · H. MARX-MÜNSTER · E. MAYER-BERLIN · H. MERKEL-MÜNCHEN · H. v. MEYEN-
BURG-ZÜRICH · ROBERT MEYER-BERLIN · F. v. MIKULICZ-RADECKI-BERLIN · J. MILLER-BARMEN
J. G. MÖNCKEBERG†-BONN · H. MÜLLER-MAINZ · S. OBERNDORFER-MÜNCHEN · W. PAGEL-
SOMMERFELD · A. PETERS-ROSTOCK · ELSE PETRI-BERLIN · L. PICK-BERLIN · K. PLENGE-
BERLIN · A. PRIESEL-WIEN · H. RIBBERT†-BONN · O. RÖMER-LEIPZIG · R. RÖSSLE-BASEL
E. ROESNER-BRESLAU · W. ROTH-WIESBADEN · H. G. RUNGE-HAMBURG · P. SCHIECK-WÜRZ-
BURG · M. B. SCHMIDT-WÜRZBURG · MARTHA SCHMIDTMANN-LEIPZIG · A. SCHMINCKE-
TÜBINGEN · A. SCHULTZ-KIEL · E. SEIDEL-HEIDELBERG · C. SEYFARTH-LEIPZIG
H. SIEGMUND-KÖLN · W. SPIELMEYER-MÜNCHEN · C. STERNBERG-WIEN · O. STEURER-
TÜBINGEN · O. STOERK†-WIEN · A. v. SZILY-MÜNSTER · M. VERSÉ-MARBURG · C. WEGELIN-
BERN · A. WEICHSELBAUM†-WIEN · K. WESSELY-MÜNCHEN · K. WINKLER-BRESLAU
K. WITTMAACK-HAMBURG

HERAUSGEGEBEN VON

F. HENKE UND O. LUBARSCH
BRESLAU BERLIN

VIERTER BAND
VERDAUUNGSSCHLAUCH

DRITTER TEIL

BERLIN

VERLAG VON JULIUS SPRINGER

1929

VERDAUUNGSSCHLAUCH

BEARBEITET VON

H. BORCHARDT · R. BORRMANN · E. CHRISTELLER†
A. DIETRICH · W. FISCHER · E. v. GIERKE · G. HAUSER
C. KAISERLING · W. KOCH · G. E. KONJETZNY
O. LUBARSCH · E. MAYER · H. MERKEL · S. OBERN=
DORFER · E. PETRI · L. PICK · O. RÖMER · H. SIEGMUND

DRITTER TEIL

MIT 488 ZUM GROSSEN TEIL
FARBIGEN ABBILDUNGEN

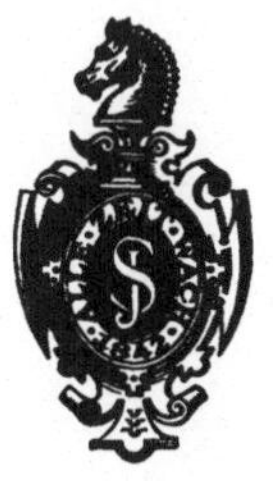

BERLIN
VERLAG VON JULIUS SPRINGER
1929

ISBN-13: 978-3-642-48088-1   e-ISBN-13: 978-3-642-48087-4
DOI: 10.1007/978-3-642-48087-4

ALLE RECHTE, INSBESONDERE DAS DER ÜBERSETZUNG
IN FREMDE SPRACHEN, VORBEHALTEN.
COPYRIGHT 1929 BY JULIUS SPRINGER IN BERLIN.
SOFTCOVER REPRINT OF THE HARDCOVER 1ST EDITION 1929

Vorwort.

Es ist nicht meine Absicht, mich mit den zahlreichen Besprechungen ausführlicher auseinanderzusetzen, die inzwischen im In- und Ausland über die bisher erschienenen Bände des Handbuchs veröffentlicht sind. Dies ist auch um so weniger nötig, als aus ihnen eine immer steigende Anerkennung des bisher Geleisteten zutage tritt, in so hohem Maße, daß sie mir mitunter fast zu stark erscheint. Denn trotz meiner Bemühungen ist es nicht in allen Beiträgen möglich gewesen, diejenige Vollständigkeit und Einheitlichkeit der Darstellung zu erreichen, wie ich sie anstrebe und wie sie mir notwendig erscheint. Aber dieses Ziel ist vielleicht auch unerreichbar, weil Anpassungsfähigkeit an die Absichten eines anderen naturgemäß nicht bei allen Menschen die gleiche sein kann.

Dagegen möchte ich einige Bemerkungen machen zu den Ausstellungen, die hinsichtlich Zahl, Art und Auswahl der Abbildungen gemacht worden sind. Die einen haben gefunden, daß zu viel Abbildungen gegeben werden, andere daß zu wenig und nicht genügend typische vorhanden, die dritten, daß mitunter zu viel Abbildungen aus anderen Werken übernommen sind.

Das Handbuch soll nach meiner Meinung ein Nachschlagewerk sein, das auch in vieler Hinsicht einen Atlas der pathologischen Anatomie und Histologie ersetzen kann. Deswegen halte ich es für wünschenswert, in erster Linie alles das auch abzubilden, was in Lehrbüchern und anderen Sammelwerken fehlt. Daher kommt es, daß in manchen Abschnitten scheinbar zu viele Abbildungen gegeben werden. Auf der anderen Seite ist das Handbuch aber auch kein Lehrbuch für Studierende und deswegen habe ich den Mitarbeitern mitgeteilt, daß sie nach Möglichkeit das Gewöhnliche und Typische nicht abbilden sollen, wenn es ebensogut in den bekannten Lehrbüchern abgebildet ist. Daher kommt es, daß in manchen Abschnitten scheinbar zu wenig Abbildungen gegeben sind und gerade das Typische fortgelassen ist. Eine Übernahme von Abbildungen aus anderen Werken soll nach Möglichkeit vermieden werden; wenn aber es sich um solche handelt, die an anderen Stellen nach so vollendeten Präparaten gegeben sind, wie sie der Bearbeiter des betreffenden Abschnittes nicht besitzt und auch von anderer Seite nicht zur Verfügung gestellt werden können, würde es wohl unzweckmäßig sein, auf die Wiedergabe der guten fremden Abbildungen zu verzichten. Es ist aber mein fortgesetztes Bemühen, derartige Entlehnungen auf das größtmögliche Mindestmaß zu beschränken. Ich bin überhaupt selbstverständlich für jede Art von Kritik und Anregung nur dankbar und gerne bereit, sie anzunehmen.

Berlin, Januar 1929.

Der Schriftleiter:

O. LUBARSCH.

Inhaltsverzeichnis.

Seite

Inhaltsverzeichnis.

XI

1. Atrophie und sogenannte Degenerationen des Magens und Darmes.

Von

O. **Lubarsch**-Berlin und **H. Borchardt**-Berlin.

Mit 35 Abbildungen.

I. Magen.

Die für die Beurteilung krankhafter Veränderungen aller Organe wichtige Vorfrage der Unterscheidung von während des Todeskampfes und nach dem Tode entstandenen und wirklich krankhaften Veränderungen ist für den Magen bereits in den Beiträgen von W. FISCHER (IV/1, S. 83) und MERKEL (IV/1, S. 221) erörtert, dabei aber die sog. saure Erweichung nur gestreift und von MERKEL hauptsächlich mit Rücksicht auf die Magendurchbrüche nach Ätzvergiftung erörtert worden.

Die saure Erweichung ist in ihrem Beginn besonders gekennzeichnet durch die zunehmende Verdünnung der Schleimhaut, die eine immer stärker werdende Durchsichtigkeit bedingt. Man erkennt immer deutlicher die in der Unterschleimhaut gelegenen Gebilde. So treten besonders die durch Blutsenkung stark gefüllten Blutadern in Streifen und Geflechten scharf hervor. Die Schleimhaut bedeckt sich mit einer weichen — hohen — schwärzlichen, leicht wegnehmbaren Masse und löst sich allmählich ganz auf. Durch Auslaugung von Blutfarbstoff kommt es vornehmlich in der Nachbarschaft der Blutadern zur gleichförmigen Durchtränkung des Unterschleimhautgewebes. Bei Kindern, besonders Säuglingen, macht die Schleimhaut meist einen grauweißen glasigen, helldurchsichtigen Eindruck. Die Salzsäure kann jetzt unmittelbar angreifen und wandelt das ausgelaugte Hämoglobin in salzsaures Hämatin (Hämin) um. Dadurch entstehen dann kaffeebraune Streifen und Netze, die, unscharf gegen die Umgebung abgesetzt, den ganzen betroffenen Bezirk durchziehen; bei den stärkeren Graden der sauren Erweichung schließt sich nun die Verdünnung der Muskulatur an, die immer weicher und zundriger wird, bis schließlich der Durchbruch des Mageninhalts erfolgt. In zahlreichen solcher Fälle ist nicht nur die Magenwand durchgedaut, sondern auch die Umgebung ist stark angedaut, Milz, Zwerchfell, ja, gar nicht selten ist auch das Zwerchfell völlig durchbrochen und die linke Lunge noch mitbetroffen. Wurde noch während des Lebens (durch Erbrechen) oder bei der Überführung der Leiche aus starkgefülltem Magen Inhalt in die oberen Luftwege gebracht, so kann sich die saure Erweichung auch auf die rechte Lunge und von da aus auf die rechte Zwerchfellhälfte, ja, Leber erstrecken.

Mikroskopisch sieht man bei den ersten Graden der sauren Erweichung einen völligen Schwund der oberflächlichen Epithel- und Gerüstzellen, nur hier und da deuten schlecht gefärbte Kerne ehemals vorhandene Zellen noch an[1]. Bei weiter fortgeschrittener Erweichung ist die Schleimhaut stark verdünnt, die Kerne sind schlecht gefärbt, das ganze Gewebe sieht fast gleichartig aus, die Drüsen sind kaum noch angedeutet. Schließlich schwindet die Schleimhaut vollkommen, die Muskulatur nimmt an dem Vorgang teil; auch sie zeigt immer stärker werdende Verdünnung und schlechte, verwaschne Färbbarkeit. Am längsten erhalten bleibt sowohl in der Schleimhaut und Unterschleimhaut, als auch in der Muskularis das Zwischengewebe, besonders die Lymphknötchen, bei denen die Zellkerne erheblich länger ihre Färbbarkeit behalten als die der übrigen Gewebsanteile.

Die Ausdehnung und Stärke dieses Vorgangs ist sicherlich zum großen Teil von der Krankheit abhängig, die zum Tode geführt hat. In geringerem Grade wird die Selbstverdauung wohl regelmäßig angetroffen, besonders, wenn die Leichen nicht unmittelbar nach dem eingetretenen Tode obduziert wurden, doch die schweren Fälle von saurer Erweichung, zumal bei ziemlich frischen Leichen, betreffen nicht wahllos irgendwelche Krankheiten. Vielmehr haben die genaueren Untersuchungen Friedrich Meyers, die auf Anregung von Lubarsch in seinem Berliner Institut an einem umfangreichen Material vorgenommen wurden, ergeben, daß bei an ganz bestimmten Krankheiten Verstorbenen mit einer gewissen Regelmäßigkeit ausgesprochenere saure Erweichungen angetroffen werden. Solche Krankheiten sind in überwiegender Anzahl: Veränderungen am Gehirn, die mit einer Zerstörung oder Schädigung von Gehirngewebe verbunden sind, Entzündungen der Hirnhäute, ferner Erkrankungen im Bereich der Brusthöhle und schwere septische, bzw. bakterielle Allgemeinerkrankungen.

Eine Gesamtübersicht über 1000 Sektionen, bei denen besonders sorgfältig auf die saure Erweichung geachtet wurde, ergab: 151 Fälle von saurer Erweichung, davon 83 bei Gehirnveränderungen, 68 bei anderen Erkrankungen (wie oben angegeben). Ferner fand sich bei 89 Fällen von Gehirnveränderungen keine nennenswerte saure Erweichung. Für diesen negativen Befund, der etwa 50% der Fälle von Gehirnleiden umfaßt, konnte keine Erklärung gegeben werden; der Füllungszustand des Magens mit Speisebrei erwies sich als unwesentlich, auch konnte ein Einfluß der Temperatur nicht sichergestellt werden.

Allen den genannten Erkrankungen ist gemeinsam, daß sie imstande sind, auf den N. vagus einen Reiz auszuüben. Da durch einen solchen Reiz eine mangelhafte Blutversorgung der Magenwand und eine übermäßige Absonderung von Magensaft verursacht werden kann, liegt es nahe, hierin die Ursache der ausgesprochenen sauren Erweichung zu vermuten. Die von Fischer (IV/1, S. 84) angeführten Versuche von Brosch unterstützen diese Vermutung.

Die naturgemäß sehr naheliegende Frage, warum ein gesunder lebender Magen nicht ähnliche Vorgänge zeigt, wie der sterbende und tote Magen, hat schon seit alters her die Forscher beschäftigt (Hunter, Claude Bernard, Pavy, Virchow u. v. a.). Weinland hat 1903 durch seine Arbeit über Antifermente die Frage neu aufgerollt. Die bekannten Versuche von Katzenstein (1908 und 1913) der Dünndarm- und Milzteile in den Magen einnähte, wobei diese Teile verdaut wurden, legten die Vermutung nahe, daß lebendes Gewebe vom natürlichen Magensaft im eigenen Magen verdaut würde und daß die Gewebe, die den Magensaft hervorbringen oder dauernd von ihm umspült sind, infolge eines „Anpassungsvorganges" der Wirkung des Magensaftes zu widerstehen imstande sind. Es erkläre sich also die verschiedenartige Widerstandsfähigkeit durch einen wechselnden Gehalt der Gewebe an Antipepsin. Langenskiöld hat 1914 die Antipepsinlehre einer scharfen Kritik unterzogen und sie schließlich abgelehnt. Auf Grund seiner Versuche kommt er zu dem Ergebnis, daß es ein Antipepsin nicht gibt, sondern daß vielmehr ein im Magen entstehendes Eiweißspaltprodukt, das positive Biuretreaktion gibt, vielleicht ein Pepton,

---

[1] Vgl. hierzu auch die Abbildungen 15 u. 16 auf S. 28.

von der Magenschleimhaut aufgenommen würde, wodurch diese vor der Spaltung geschützt würde.

Aus all den zahlreichen Versuchen, von denen nur die wichtigsten hier kurz erwähnt wurden, geht mit Sicherheit hervor, daß Magensaft allein nicht imstande ist, gesundes, normal ernährtes und durchblutetes lebendes Gewebe zu verdauen. Erst nach Schädigung des Gewebes bzw. mit dem Beginn der Absterbevorgänge kann die Verdauung einsetzen.

Denn auch in den Versuchen KATZENSTEINS, die übrigens z. B. von HOTZ, FIORI und KAWAMURA u. a. nicht bestätigt sind, sind die in den Magen eingenähten oder eingestülpten Teile (Darm, Milz) eben durch die nicht zu umgehende Versuchsanordnung keine Gewebsteile mit normalem Blutumlauf mehr. Bei den Versuchen der französischen Forscher P. MARIE und VILLANDRE blieb ein lebender Darmlappen (Hund) mit gutem Blutumlauf monatelang im Magen unverdaut.

Ganz neue Gesichtspunkte hat SCHMUZIGER 1927 aufgestellt. Er weist darauf hin, daß bei allen früheren Arbeiten über das fragliche Antiferment die Wasserstoffionenkonzentration unberücksichtigt geblieben sei. Das Pepsin des Magens entfaltet bekanntlich seine höchste Verdauungskraft nur zwischen p_H 0,85—1,65 (nach L. MICHAELIS zwischen p_H 1,5—2,0). Eine Zelle braucht demnach, um nicht verdaut zu werden, nur eine andere Wasserstoffionenkonzentration zu haben, als der stärksten Pepsinwirkung entspricht. Dieser Schutz hört auf, sobald durch Zellschädigung oder Zelltod eine Säuerung auftritt. Ein Ferment, das denselben Schutz verleiht, konnte er nicht feststellen.

Eine Nachprüfung seiner sehr bemerkenswerten Versuche liegt zur Zeit noch nicht vor.

1. Atrophie des Magens.

Bei der großen praktisch-klinischen Bedeutung der Folgen atrophischer Vorgänge an den Magenwandschichten ist es einigermaßen verwunderlich, daß man dieses Kapitel der pathologischen Anatomie etwas vernachlässigt hat. Sowohl in den älteren als auch in den neueren in- und ausländischen Lehrbüchern wird die Atrophie des Magens meist in nur wenigen Sätzen abgehandelt. So finden sich bei KLEBS (1868) nur kurze Hinweise auf die Atrophie der Schleimhaut bei chronischen Katarrhen und die Atrophie der Muskulatur bei Kachexien und Magenerweiterungen. ORTH (1887) erwähnt sogar die Muskelatrophien gar nicht, geht aber etwas ausführlicher auf die Schleimhautatrophien ein und weist auch schon auf die Altersatrophie hin. Der Engländer COATS (1889) beschränkt sich bei der Besprechung des chronischen Katarrhs auf den lakonischen Satz: „The incresse of the connective tissue produces atrophy of the glands which are also considerably distorted." HAMILTONs (1889) Angaben decken sich etwa mit den schon angeführten von KLEBS. BIRCH-HIRSCHFELD (1895) ist von den Älteren wohl der, der am ausführlichsten auf die Atrophie eingeht. Er führt auch schon die Beobachtungen FENWICKs und NOTHNAGELs bei perniziöser Anämie an und teilt Beobachtungen über Schleimhautatrophien bei chronischen Vergiftungen (z. B. Blei) mit; während in dem ZIEGLERschen Lehrbuch (1906) die Atrophie wieder nur sehr kurz behandelt und die perniziöse Anämie in diesem Zusammenhang überhaupt nicht erwähnt wird. Die Amerikaner ADAMI und NICHOLS (1911) bestätigen in ihrem Lehrbuch im wesentlichen die Angaben BIRCH-HIRSCHFELDs; nur fassen sie sich viel kürzer. CRITZMAN (1921) im CORNIL et RANVIER führt die 1897 erschienene Arbeit SCHIFFERs über die Altersatrophie an und beschreibt die Schleimhautatrophie bei chronischen Alkoholisten. GAMNA (1920) in der Anatomia patologica von PIO FOÀ, KAUFMANN und ASCHOFF heben wohl zwar die Beziehungen zwischen Magenatrophie und perniziöser Anämie hervor, beschränken sich im übrigen jedoch auch nur auf ziemlich kurze Ausführungen (Atrophie bei chronischem Katarrh, im Alter, bei Kachexien, Magenerweiterungen und chronischen Vergiftungen).

Die reine oder einfache Atrophie der Magenwand erstreckt sich entweder vornehmlich auf die Schleimhaut oder auf die Muskulatur oder gleichmäßig auf beide. Besteht neben einer Schleimhautatrophie gleichzeitig ein Zustand des Magens, bei dem ein verdauungsfähiger Magensaft fehlt, sowohl

Salzsäure als auch Pepsin und Labferment, so wird das als Anadenia gastrica bezeichnet[1]. Wir müssen sie scharf abtrennen von der Achylia gastrica, bei der durchaus nicht selten eine Atrophie der Magenschleimhautdrüsen vermißt wird. Die Achylie bezeichnet lediglich eine Störung der Tätigkeit der Schleimhautdrüsen im Sinne einer Verminderung, nicht aber eine anatomische Veränderung der Drüsen. Ihr wäre gegenüberzustellen die Vermehrung der Drüsentätigkeit, die sog. Hypersekretion, die als ständiger Magensaftfluß (Gastrosukorrhöe) oder als periodischer (Gastroxynsis) trotz anatomisch unveränderter Schleimhaut auftreten kann. Es ist demnach nicht ganz richtig, wenn die Bezeichnungen Anadenie und Achylie durcheinander gebraucht werden, obschon zugegeben werden muß, daß bei ausgesprochenen Schleimhautatrophien gewöhnlich auch eine Achylie angetroffen wird.

Die Atrophie der Schleimhaut überwiegt die der Muskulatur sowohl an Stärke als auch an Häufigkeit bei weitem. Sie gibt sich in einer starken Verdünnung der Schleimhaut kund, die eine eigenartige Glätte und Durchsichtigkeit bedingt. Dadurch entsteht eine gewisse Ähnlichkeit mit den ersten Stadien

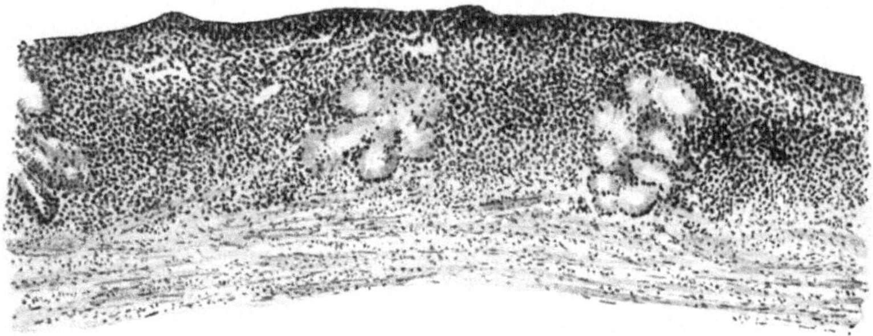

Abb. 1. Schwere Atrophie der Magenschleimhaut. Leitz Okul. 2, Obj. 4. Hämalaun-Eosin.

der oben erwähnten sauren Erweichung. Auch hier treten die Gebilde der Unterschleimhaut, insbesondere die Blutgefäßgeflechte scharf und deutlich hervor, auch durch ihre blutrote Farbe von der blaßgrau-rötlichen bis gelblichen Umgebung unterschieden. Die der Magenschleimhaut sonst so eigentümliche Wulstung, von Aschoff treffend als reliefartig bezeichnet, fehlt vollkommen. Die Beteiligung der Muskelschicht an dem Vorgang äußert sich ebenfalls in einer Verdünnung. Nur in seltenen Fällen ist die Veränderung an der Muskulatur ausgesprochener als an der Magenschleimhaut.

Mikroskopisch ist es besonders die Schleimhaut, die bei der Atrophie scharf gekennzeichnete Veränderungen zeigt. Ihre Verdünnung tritt erheblich deutlicher hervor, als es bei der grob-anatomischen Betrachtung der Fall ist. Die Drüsen sind an Zahl vermindert, mitunter in recht beträchtlichem Grade, wie die Abbildung 1 zeigt, was sich am deutlichsten durch ihr breites Auseinanderstehen ergibt.

Was noch von ihnen erhalten ist, zeigt auch keine normale Beschaffenheit mehr, sondern ist in seinen Ausmaßen von besonderer Kleinheit. Auffallend ist auch, daß in den Vorräumen, die normalerweise reichlich Kernteilungsfiguren aufweisen, solche meist völlig fehlen oder wenigstens sehr spärlich sind. Dadurch wird das Schleimhautgerüst sehr deutlich, es erscheint fast gewuchert. Dieser

---

[1] Streng genommen ist diese Bezeichnung unrichtig, da es sich nicht um eine Drüsenlosigkeit handelt, sondern höchstens um eine Verminderung, die als „Hypadenia" bezeichnet werden könnte.

Eindruck wird noch verstärkt durch die gruppenförmige Anordnung der erhaltenen Drüsenreste in dem breit erscheinenden zellarmen Stroma, in dem nicht selten azidophile Wanderzellen und hyaline Kugeln (RUSSELsche Körperchen) angetroffen werden. Diese hyalinen Kugeln, auf die weiter unten noch einzugehen sein wird, haben in der Magenwand — sie kommen außer in der Schleimhaut auch noch in der Muskulatur vor — eine ganz besonders beachtete Rolle gespielt. LUBARSCH glaubt, daß der Befund größerer Mengen hyaliner Kugeln für die Ausbildung eines atrophischen Vorgangs in der Magenschleimhaut pathognomonisch sei. Ferner sei noch erwähnt, daß zuweilen glatte Muskelfasern in Bündeln angeordnet im Schleimhautgerüst in größeren Mengen angetroffen werden, was auch wieder zeigt, daß die glatte Muskulatur an den atrophischen Vorgängen bei weitem nicht in so hervorragendem Maße teilnimmt wie das Epithel.

Die atrophischen Vorgänge werden bei zahlreichen Erkrankungen angetroffen, ferner im höheren Alter, sog. senile Atrophie. Von den Erkrankungen seien neben rein örtlichen, auf den Magen beschränkten, wie chronischen Entzündungen, Magenerweiterung und -senkung usw. auch solche besonders hervorgehoben, bei denen es sich um Allgemeinerkrankungen handelt. Kachexie, Inanition und vor allem die progressive kryptogenetische perniziöse Anämie (BIERMER).

Die Frage, ob die senile Atrophie den krankhaften Veränderungen zuzurechnen ist oder nicht, mag unerörtert bleiben. Ist es doch ganz allgemein bei den Altersveränderungen mehr eine Frage des persönlichen, man könnte fast sagen Geschmacks, ob man sie dem pathologischen oder physiologischen Geschehen einreiht. Nach SCHIFFER soll bei Leuten über 60 Jahren fast gesetzmäßig eine Atrophie der Magenschleimhaut auftreten. Er gibt die Häufigkeit mit 80% an. Doch betont er, daß es sich nicht etwa um eine die gesamte Schleimhaut gleichmäßig betreffende Atrophie handelt, vielmehr sich fast ausschließlich an der kleinen Kurvatur, der WALDEYERschen Magenstraße, vorfindet. Von klinischer Seite (LIEFSCHÜTZ) wird angegeben, daß bei Personen über 50 Jahren, bei denen keine organischen Erkrankungen nachweisbar waren, deutliche Verringerung der Magenabsonderung festgestellt werden konnte. Auch ALBU und FABER teilen ähnliche Beobachtungen mit und sprechen sogar von „seniler Achylie". Eine zahlenmäßige Nachprüfung der SCHIFFERschen Angaben ist von uns zwar nicht vorgenommen, doch stimmen unsere Beobachtungen mit den seinen insofern gut überein, als auch wir bei den in höherem Alter Verstorbenen — natürlich nur bei solchen Fällen, die frühzeitig genug obduziert wurden, um Leichenveränderungen ausschließen zu können — ziemlich häufig Schleimhautatrophien antrafen, auch mit der gleichen Lokalisation. Die Muskelschicht war mitunter auch beteiligt, aber in viel geringerem Grade. ROESSLE und MÜHLMANN raten bei der Beurteilung senil-atrophischer Vorgänge am Verdauungsschlauch zu großer Vorsicht. Aus neuerer Zeit ist noch die Arbeit von DEELMANN (holländisch) zu erwähnen, der gleichfalls im höheren Alter Magenschleimhautatrophien feststellte.

Bei den chronischen Schleimhautkatarrhen kommt es sehr häufig zu atrophischen Vorgängen. Diese stimmen im wesentlichen mit den oben geschilderten sowohl grobanatomisch, als auch histologisch überein, mal schwächer, mal stärker, je nach dem Stärkegrad und der Dauer der Entzündung. Bemerkenswert sind hier lediglich noch die Lymphozytenanhäufungen, die etwas reichlicher sind und als Ausdruck abgelaufener Entzündung aufgefaßt werden müssen. Sie liegen zumeist in der Muscularis mucosae, diese an den betreffenden Stellen unterbrechend; doch treten sie auch gelegentlich im Gerüst der

Schleimhaut auf. Nach Aschoff, Kaufmann u. a. soll die chronische, atrophierende Gastritis besonders häufig beim Magenkrebs angetroffen werden.

Bei den Magenerweiterungen (Gastrektasien) und Magensenkungen (Gastroptosen) ist zuweilen die Muskulatur in stärkerem Maße am atrophischen Vorgang beteiligt. Genauere Messungen wie sie am Darm vorliegen (Rost, Versé) sind am Magen bisher nicht vorgenommen worden. Die ursprüngliche Muskelanlage des Magens spielt hier eine nicht unerhebliche Rolle. Es gibt sicher, wenn auch vielleicht ziemlich selten, von vornherein muskelschwache Mägen, die dann zu dem dem Kliniker wohlbekannten Bilde, der sog. primären idiopathischen Magenerweiterung führen. Auch die „Aerophagie" kann gelegentlich zu beträchtlicher Magenerweiterung führen. Ihre weitaus häufigste Ursache ist aber in der Pförtnerverengung zu erblicken. Hierbei sehen wir nun die Atrophie der Muskulatur nicht gleichmäßig am ganzen Magen auftreten. Sie ist vielmehr auf den Magengrund beschränkt, während die Muskulatur des Pförtneranteils des Magens im Gegenteil stark verdickt sein kann. Die Schleimhautatrophie spielt bei den Magenerweiterungen eine mehr untergeordnete Rolle, meist ist sie gar nicht vorhanden.

Noch mehr als bei den Magenerweiterungen kommt dem Anlagefaktor bei den Magensenkungen eine ursächliche Bedeutung für die Verdünnung der Muskulatur zu. Die Gastroptose kann als Teilerscheinung des „viszeroptotischen Habitus" (Kussmaul, Glénard) eine Konstitutionsanomalie vorstellen, bei der zuweilen die Magenbeweglichkeit herabgesetzt ist. Daneben gibt es natürlich auch erworbene Magensenkungen insbesondere bei Frauen infolge mechanischen Drucks der Kleidung. Bei den Magensenkungen ist meist die Absonderung unverändert, ein Zeichen dafür, daß die Schleimhaut im wesentlichen unverändert ist. Anders die Muskulatur, die hier zumeist mehr oder weniger stark verdünnt ist. Ein sehr ausgesprochener derartiger Fall wurde vor kurzem von unserem Institut aus im St. Maria-Viktoriakrankenhaus zu Berlin seziert (Obd. Borchardt):

S. Nr. 1324/27. 30jähriger Mann, an ziemlich schnell verlaufener, nicht erkannter progressiver Paralyse verstorben. Angaben über Erscheinungen, die auf eine Störung der Magentätigkeit schließen ließen, nicht zu erhalten. Während des kurzen Krankenhausaufenthaltes benommen, Nahrungsaufnahme gering, der körperliche Verfall sehr ausgesprochen.

Bei der Sektion fand sich ein klassischer Habitus asthenicus mit langgestrecktem paralytischem Brustkorb, enger zarter Aorta, Tropfenherz, allgemeiner Organsenkung, insbesondere des Magens, der fast bis zur Schambeinfuge reichte. Die linke Lunge nur ein-, die rechte nur zweilappig. Magen außerordentlich erweitert, Muskulatur stark verdünnt, gleichmäßig überall deutlich erkennbar, lediglich im Pförtneranteil etwas weniger stark.

An sich gehört die Erweiterung nicht ohne weiteres zur Magensenkung; ob sie in unserem Falle von vornherein da war, oder erst später als Folge der Magensenkung sich ausgebildet hat, mag unerörtert bleiben.

Bei der kryptogenetischen progressiven perniziösen Anämie (Biermer 1868) treffen wir die Atrophie der Magenschleimhaut am häufigsten und am ausgesprochensten an, während die Muskulatur außerordentlich selten und gering befallen ist. Über die Häufigkeit des Auftretens der perniziösen Anämie überhaupt ist zu sagen, daß ganz allgemein eine Zunahme in den Nachkriegsjahren auffiel. So hatte die Berliner Medizinische Gesellschaft 1926 auf Anregung von Magnus-Levy eine Umfrage über diese Beobachtung angestellt, um zahlenmäßige Unterlagen zu erhalten. V. Schilling berichtete über das Ergebnis dieser Umfrage in der Sitzung vom 26. 1. 27. Die Umfrage war auf Deutschland beschränkt gewesen. Es ergab sich als Gesamtergebnis das Drei- bis Vierfache der Vorkriegszahlen. Eine Erklärung für die Zunahme der Erkrankung konnte nicht gefunden werden. Sehr bemerkenswert ist die Feststellung, daß das Krankheitsbild der perniziösen Anämie sich nicht verändert hat, sondern nur die Zunahme der Zahl.

Im pathologischen Institut der Universität Berlin ergab eine Zusammenstellung folgendes:

Jahr	Gesamtsektionen	Perniziosa	Männer	Frauen
1905	1328	4	—	4
1906	1316	4	—	4
1907	1364	7	3	4
1908	1356	4	2	2
1909	1480	2	2	—
1910	1472	2	1	1
1911	1419	6	4	2
1912	1431	6	3	3
1913	1348	9	3	6
1914	1257	9	2	7
Sa.	13771	53	20	33
1921	1367	19	10	9
1922	1400	12	4	8
1923	1317	11	9	2
1924	1281	11	6	5
1925	1437	17	8	9
1926	1403	31	14	17
1927	1382	20	11	9
Sa.	9587	121	62	59

Das bedeutet also, daß die Zahl der an perniziöser Anämie Verstorbenen in den Vorkriegsjahren 0,38% der Gesamtsektionen ausmachten, während die Nachkriegsjahre 1,2% ergeben. Das ist mehr als das Dreifache! In den Vorkriegsjahren ein starkes Überwiegen des weiblichen, jetzt ein geringes Überwiegen des männlichen Geschlechtes. Also auch hier eine deutliche Zunahme der Krankheit. Über die Häufigkeit der Mitbeteiligung des Magendarmkanals an der Erkrankung im Sinne einer Atrophie der Schleimhaut gibt die Zusammenstellung von STRIECK (165 Fälle von perniziöser Anämie) Aufschluß. Er fand in 98% der Fälle eine Achylia gastrica, ohne aber anatomische Befunde anzugeben, so daß nicht ersichtlich ist, in wieviel Fällen gleichzeitig eine Atrophie der Schleimhaut bestand. Denn schon oben wurde hervorgehoben, daß es Achylien ohne Atrophie der Magenschleimhaut gibt. J. E. SCHMIDT wies darauf hin, daß zwischen den morphologischen Befunden und den funktionellen Untersuchungsergebnissen kein Parallelismus zu bestehen braucht. LUBARSCH, KUTTNER, FABER, LANGE, LIPPMANN, STERNBERG und viele andere vertreten denselben Standpunkt. So muß man annehmen, daß es eine nervöse Form der Achylia gastrica gibt. Sehr bemerkenswert sind in diesem Zusammenhange auch die Mitteilungen EINHORNs, der bei 3 Fällen von perniziöser Anämie mit Achylia gastrica während der Erholungszeiten wieder normale Safttätigkeit des Magens beobachtete. Gleichartige Befunde hat auch TALMA erhoben.

Eine Zusammenstellung der anatomischen Ergebnisse unserer 121 Fälle aus den Nachkriegsjahren 1921 bis 1927 zeigt, daß in 16,5% der Fälle grobanatomisch erkennbare krankhafte Veränderungen am Magendarmschlauch nicht vorhanden waren. In 51,2% · bestanden dagegen deutliche atrophische Zustände an der Magenschleimhaut.

In 32,3% der Fälle fanden sich sonstige krankhafte Veränderungen in der Schleimhaut des Verdauungsschlauches, so daß sich also als Gesamtbeteiligung der Schleimhautveränderungen bei der perniziösen Anämie einen Hundertsatz von 83,5% ergibt.

Unter den sonstigen krankhaften Veränderungen seien besonders erwähnt punktförmige Schleimhautblutungen, pseudomelanotische Pigmentierungen der Zotten des
Dünndarms, der Lymphknötchen des Magens und Darmes sowie auch der perinodulären
Zonen; pseudomembranöse und ulzeröse Enteritis bzw. Kolitis, hämorrhagische Erosionen
der Magenschleimhaut, in zwei Fällen Magenkrebs und einmal sogar eine chronische hypertrophierende Gastritis (Etat mamellonné).

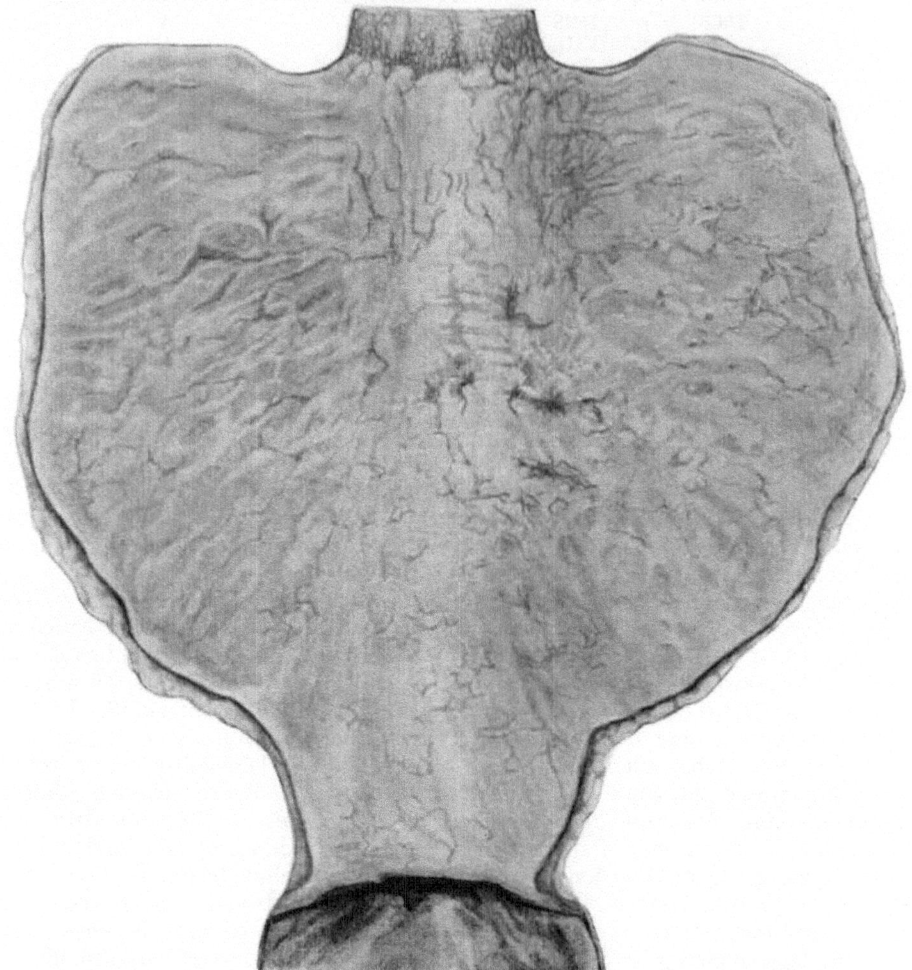

Abb. 2. Atrophie der Magenschleimhaut bei perniziöser Anämie. S.-Nr. 681/26.

Wenn demnach unsere anatomischen Befunde des atrophischen Vorganges
in bezug auf ihre Häufigkeit hinter den klinisch-biologischen Ergebnissen der
Strieckschen Zusammenstellung etwas zurückbleiben, so liegt darin an sich
noch gar nichts Gegensätzliches. Es wird vielmehr dadurch nur der oben betonte
Standpunkt, daß kein Parallelismus zwischen morphologischem und funktionellem Befund zu bestehen braucht, erheblich gestützt.

Unter den krankhaften Veränderungen der Magendarmschleimhaut nimmt
auch bei unserer Zusammenstellung die Atrophie den ersten Platz weit vor
allen andern voraus ein. Die anatomischen Verhältnisse am Verdauungs-

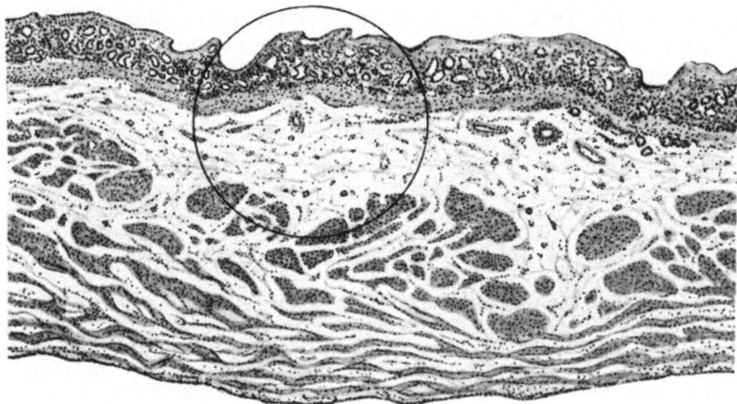

Abb. 3. Atrophie der Magenschleimhaut bei perniziöser Anämie. (Der gleiche Fall wie bei Abb. 2.)
Hämalaun-Eosin. Leitz Okul. 1, Obj. 3.

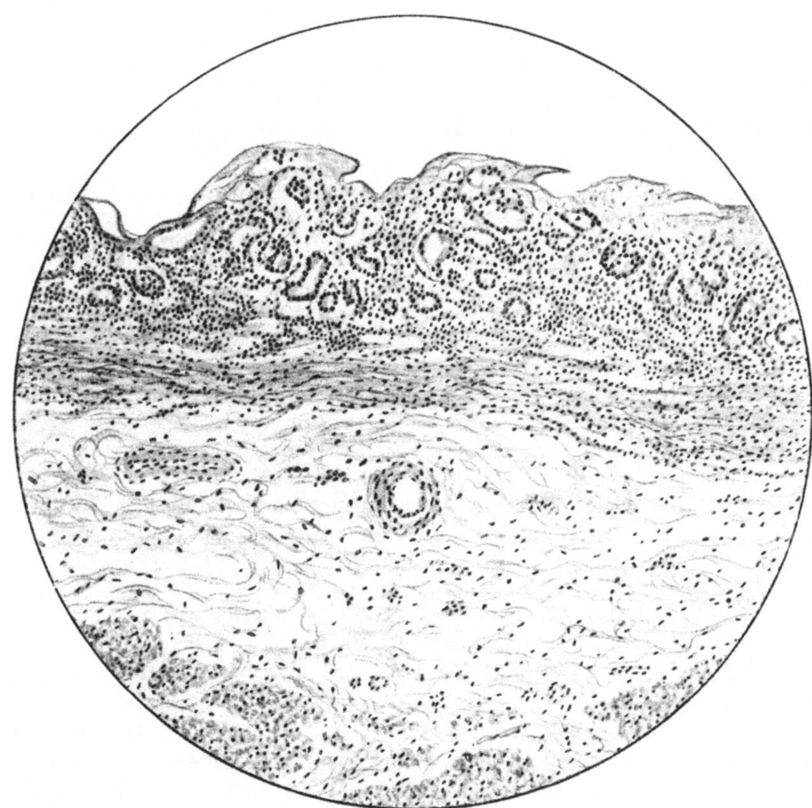

Abb. 4. Atrophie der Magenschleimhaut bei perniziöser Anämie. (Stärkere Vergrößerung von Abb. 3.)
Hämalaun-Eosin.

schlauch, sowohl grobanatomisch als auch mikroskopisch sind von zahlreichen
Untersuchern studiert und beschrieben worden. Von neueren ausführlichen
Arbeiten seien genannt die von WALLGRÉN und HERZBERG. Hervorgehoben sei,

daß Wallgrén außer 16 Fällen von perniziöser Anämie auch 2 Fälle von aplastischer Anämie untersucht hat; während er bei jenen ausgesprochene Atrophie der Schleimhaut von Magen und Darm feststellte (auch bei Botriozephalusanämie), fehlten die Schleimhautveränderungen bei der aplastischen Anämie.

Von einem besonders eindrucksvollen Falle, der in unserem Institut obduziert wurde (S.-Nr. 681, 26), stammen die Abbildungen 2, 3 und 4.

In Abb. 2 tritt die Glätte der Schleimhaut sehr deutlich hervor. Jede Fältelung und Wulstung fehlt. Die Verdünnung ist durch die Durchsichtigkeit der Schleimhaut, die die Blutgefäßgeflechte schön erkennen läßt, ungemein deutlich. Auch die kennzeichnende blaßgraurötliche bis gelbliche Farbtönung ist vorhanden. Die Muskulatur, soweit erkennbar, von normaler Dicke.

Die mikroskopischen Abbildungen 3 und 4 zeigen gleichfalls die sehr starke Atrophie der Schleimhaut, ihre Verdünnung, den Drüsenschwund. Die Verbreiterung des Zwischenbindegewebes ist in klassischer Weise vorhanden. Die Drüsenreste sind klein und stehen gruppenförmig. Hier und da Ansammlungen von kleinen Rundzellen. Also im großen und ganzen ein Bild, das etwa dem der Abb. 1 entspricht, jedoch vielleicht nicht völlig gleich großartig ausgebildet ist.

Über die Beziehungen zwischen den atrophischen Vorgängen an der Schleimhaut des Magens und Darmes einerseits und der perniziösen Anämie andererseits besteht ein sehr umfangreiches Schrifttum.

Fenwick, der als erster 1877 die Magenschleimhautatrophie bei perniziöser Anämie im „Lancet" beschrieb, nahm zur Frage der Beziehungen nicht Stellung. Die übrigen älteren Forscher wie Quincke, Nothnagel, Eisenlohr, Möller, Ewald, Pepper und Stengel u. v. a. nahmen an, daß die Veränderungen am Verdauungsschlauch die Ursache der perniziösen Anämie seien, während die neueren Beobachter wie Martius und Lubarsch, M. Koch, Strauss, Faber und Lange neben vielen anderen zu dem Ergebnis kommen, daß die Veränderungen nur Sekundärerscheinungen der perniziösen Anämie seien. Herzberg, die sich in neuerer Zeit besonders mit der Untersuchung dieser Frage beschäftigt hat, vertritt den Standpunkt, daß beides, sowohl die Veränderungen am Verdauungsschlauch als auch die perniziöse Anämie von derselben unbekannten Schädlichkeit nebeneinander, und zwar gleichzeitig hervorgebracht würde. — Sie beschreibt neben dem Drüsenschwund Wiederherstellungsbestrebungen der Drüsen, die zu einem Umbau der Drüsen führen sollen.

Kurz erwähnt sei noch, daß in früheren Jahren eine sogenannte primäre Atrophie der Magendarmschleimhaut als Ursache der „Pädatrophie" angeschuldigt wurde. Doch haben die Arbeiten von Heubner u. a. dargetan, daß diese Ansicht irrig ist. So hat Schelble 37 Mägen von pädatrophischen Säuglingen untersucht, nachdem er unmittelbar nach dem Tode Formalineinspritzungen in die Bauchhöhle gemacht hatte, um die postmortale Selbstverdauung auszuschalten. In keinem Falle fand er eine Atrophie! Hieraus ergibt sich, daß man überhaupt bei der Beurteilung oberflächlicher „degenerativer" Veränderungen der Schleimhaut des Magendarmkanals äußerst vorsichtig sein muß.

2. Sog. „Degenerationen" des Magens.

Die unter der wenig glücklichen Bezeichnung „Degenerationen" zusammengefaßten Veränderungen der Magenwand betreffen Ablagerungs- und Speicherungs- sowie auch Ausscheidungsvorgänge krankhafter Art. Die abgelagerten, gespeicherten oder in Ausscheidung begriffenen Stoffe sind natürlich von sehr verschiedener Beschaffenheit und Herkunft. Man tut daher gut, bei der Einteilung der sogenannten „degenerativen" Vorgänge sich von Art und Herkunft der dabei auftretenden Stoffe leiten zu lassen.

Diese stammen aus:
a) dem Fett- und Lipoidstoffwechsel,
b) dem Eiweißstoffwechsel,
c) dem Kohlenhydratstoffwechsel,
d) dem Kalkstoffwechsel,

e) dem Pigmentstoffwechsel und

f) aus Arzneimitteln.

Auf die verschiedene Beschaffenheit der betreffenden Stoffe wird bei der Besprechung der einzelnen Gruppen (a—f) einzugehen sein.

a) Fett- und Lipoidstoffwechsel.

Die aus dem Fett- und Lipoidstoffwechsel stammenden Stoffe sind Neutralfette und sog. „Lipoide", die häufig, ja meist miteinander vermischt angetroffen werden. Über ihre Ablagerungen in der Schleimhaut und den übrigen Schichten der Magenwand ist nur sehr wenig Genaues bekannt, wenigstens wird auch in den größeren Lehrbüchern sehr wenig berichtet. Bei LANCERAUX und im CORNIL und RANVIER, Traité d'histologie pathologique werden Verfettungen überhaupt nicht erwähnt. (CRITZMANN erwähnt sie nur bei der Magenschleimhautentzündung.) ADAMI und NICHOLS sprechen von fettiger Degeneration und erwähnen nur die verschiedenen Krankheiten, bei denen sie vorkommen sollen. MAC CALLUM übergeht sie in seinem Textbook of pathology ganz mit Stillschweigen. Etwas ausführlichere Angaben macht Mc. FARLAND, der von „fatty metamorphosis of the cells of gastric glands" spricht und die Schleimhaut als gelblich-weiß und trübe bezeichnet und auch erwähnt, daß das Fett nicht nur in den Epithelien, sondern auch im Bindegewebe vorkomme. ASCHOFF (7. Aufl. des Lehrbuchs) erwähnt die Verfettungen nur ganz nebenbei, ohne genauere Angaben zu machen. KAUFFMANN bespricht die Verfettungen in Zusammenhang mit der trüben Schwellung und bezeichnet sie als hämatogene Degeneration der Drüsenzellen. Etwas ausführlicher geht ORTH auf die grob-anatomischen und histologischen Befunde ein, auf die unten noch zurückgekommen wird. Am ausführlichsten hat sich GAMNA in PIO FOÀS Anatomia patologica mit der Frage der Verfettungen in Magen und Darm beschäftigt. Er beschreibt sie als Teilerscheinungen allgemeiner Vergiftungen und Infektionen, bei denen auch in anderen Organen (Leber, Niere, Herz) Verfettungen häufig gefunden werden; als Sitz der Fettablagerungen wird Oberflächen- und Drüsenepithel angegeben und das Aussehen der Schleimhaut als blaß, undurchsichtig und feucht geschildert. Nach GAMNA beginnt die Verfettung mit einer „trüben Schwellung", die aber auch ohne Übergang in Verfettung und physiologisch während der Verdauung vorkäme, worauf eine Anfüllung des Zelleibs mit Fetttröpfchen und schließlich fettiger Zerfall sich anschlösse. In den Drüsenepithelien der Schleimhaut kommen gelegentlich ganz geringfügige Lipoidablagerungen schon physiologisch vor, was auch ASCHOFF angibt, so daß man in der Beurteilung derartiger Ablagerungen sehr vorsichtig sein muß. Insbesondere hat BONDI auf den Zusammenhang von „Verfettungen" der Magen- und Darmepithelien mit Stoffwechselvorgängen hingewiesen. LUBARSCH hat in Tierversuchen besonders die Frage erörtert, ob nicht der Fett- und Lipoidgehalt der Nahrung von Einfluß auf den entsprechenden Gehalt der Magenepithelien ist, von dem Gedanken ausgehend, daß eine Aufsaugung der Stoffe erfolge. Die Ergebnisse waren geringfügig, und ausgesprochene starke Ablagerung von Fett- oder Lipoidtröpfchen konnte nicht regelmäßig gefunden werden. Nicht allzu selten konnte LUBARSCH in gut erhaltenen und im wesentlichen normalen Mägen (Mägen von Hungertoden, 1—2 Stunden nach dem Tode seziert) in Deck-, Vorraum- und Drüsenepithelien eine meist schwache diffuse Rotfärbung des Zelleibs bei Behandlung mit Sudan oder Scharlach feststellen; in stärkerem Maße wurde es gelegentlich bei Fettsüchtigen und an Zuckerkrankheit Verstorbenen beobachtet, was dafür spricht, daß es sich hierbei um eine Durchtränkung der Zellen mit lipoidhaltigem Gewebssaft handelt. Auch finden sich in solchen Zellen und überhaupt gar nicht selten zwischen den lockeren Bindegewebsbündeln der Unterschleimhaut kleine Anhäufungen von Fettzellen, was jedenfalls auch mit dem gesamten Fettstoffwechsel in Verbindung steht. Lebensfrische völlig gesunde Mägen konnten von uns leider nicht untersucht werden. Die operativ gewonnenen Mägen (114 aus dem Operationsmaterial aus dem Krankenhaus Westend und der chirurgischen Universitätsklinik in der Charité) waren ausnahmslos erkrankt; die bei der Sektion von Unfällen gewonnenen waren stets schon mehrere Stunden alt, so daß auch hier kein völlig einwandfreies Material vorlag; doch ist das für den Nachweis der Fette ziemlich bedeutungslos und höchstens kommt es für die Differenzierung der fett- und fettähnlichen Stoffe in Betracht.

Stärkere tropfige Fett- oder Lipoidablagerungen in den Drüsenepithelien sind wohl stets als krankhaft aufzufassen. Das gilt natürlich in noch viel stärkerem Grade für diejenigen Lipoidablagerungen, die in den übrigen Zellen der Magenwandschichten oder zwischen ihnen angetroffen werden. Bezüglich der Örtlichkeit der Lipoidablagerungen sind zu unterscheiden die Ablagerungen:

1. In der Schleimhaut in den Drüsenepithelien und in den Stromazellen.

2. In der Unterschleimhaut in den Bindegewebszellen.

3. In der Muskelschicht, in den Zellen des Zwischenbindegewebes und Muskelzellen.

4. In Serosa und Subserosa.

5. In den Blutgefäßwandungen.

1. Auf die Schleimhaut beschränkte Lipoidablagerungen, sei es vornehmlich in den Drüsenepithelien, sei es zugleich auch in den Zellen des Stützapparates der Schleimhaut, finden sich bei verschiedenen Erkrankungen. So wurden ziemlich gleichmäßig über die ganze Schleimhaut sich erstreckende Lipoidablagerungen stärkeren Grades im Tierversuch durch Vagusdurchtrennung erzeugt (Aschoff). Beim Menschen beobachtete man derartige Ablagerungen bei Infektionskrankheiten des Magendarmkanals, bei Pilz- und anderen Vergiftungen. Gamna erwähnt von Infektionskrankheiten Typhus, Sepsis, Pocken, Tuberkulose und von Vergiftungen vorwiegend Blei-, Arsen- und Phosphorvergiftung. M. B. Schmidt berichtet über starke Beteiligung der Drüsen- und Gerüstzellen der Magenschleimhaut an der allgemeinen Lipoidablagerung in vielen Organen und Geweben bei Vergiftung mit Knollenblätterschwamm (Amanita phalloides).

Von anderen Vergiftungen seien hervorgehoben Phosphor, kohlensaures Natron, Arsen, Antimon, Quecksilber, Blei und Kohlenoxydgas, ferner bei Chloroformnachwirkung, wo Ostertag „fettige Metamorphose" der Magenepithelien bei Versuchstieren fand. Gleichartige Veränderungen fanden wir auch bei akuter und subakuter gelber Leberatrophie, mitunter in großer Ausdehnung und sehr stark, mitunter nur gering und auf den Fundusteil beschränkt, mitunter überhaupt nicht. Noch regelmäßiger waren solche Befunde bei Diabetes und allgemeiner Fettsucht; ferner, wie Orth angibt, bei Leukämie und perniziöser Anämie, wo sie ebenso wenig fehlte, wie im Herzen und Nieren. Dem entsprechen unsere Erfahrungen nicht; bei beiden Erkrankungen sind nennenswerte Fett- und Lipoidablagerungen in Magenschleimhaut und anderen Wandschichten doch recht selten.

Im Tierversuch hat Pilliet bei Kaninchen durch subkutane Einspritzungen von Hydrarg. bichlorat, teils diffuse, teils herdförmige Verfettungen in den Drüsenepithelien des Magens erzeugt. Befallen war fast ausschließlich die Kardiagegend, während die übrige Schleimhaut in der Regel frei blieb.

Unter unserem aus Westend stammenden Operationsmaterial fanden sich einige Mägen, die nur eine chronische Gastritis hypertrophicans (Etat mamellonné) darboten. Gewebstücke zur histologischen Untersuchung wurden sehr frühzeitig eingelegt. Hier fanden sich nun sowohl in Abschnitten des Pförtneranteils als auch des Magengrundes in vereinzelten Epithelien der oberflächlichen Schicht der Schleimhaut feintropfiges Lipoid, etwas reichlicher in den Haupt- und Belegzellen der Fundusdrüsen, in jenen vielleicht mehr als in diesen. Auch in den Stromazellen war Lipoid in feintropfiger Form in mäßigem Grade anzutreffen. Diese Befunde stimmen also im wesentlichen mit denen überein, die KONJETZNY bei der akuten und subakuten einfachen (banalen) Gastritis erhoben hat und die er in diesem Bande (Teil II, S. 798, Abb. 15) auch bildlich

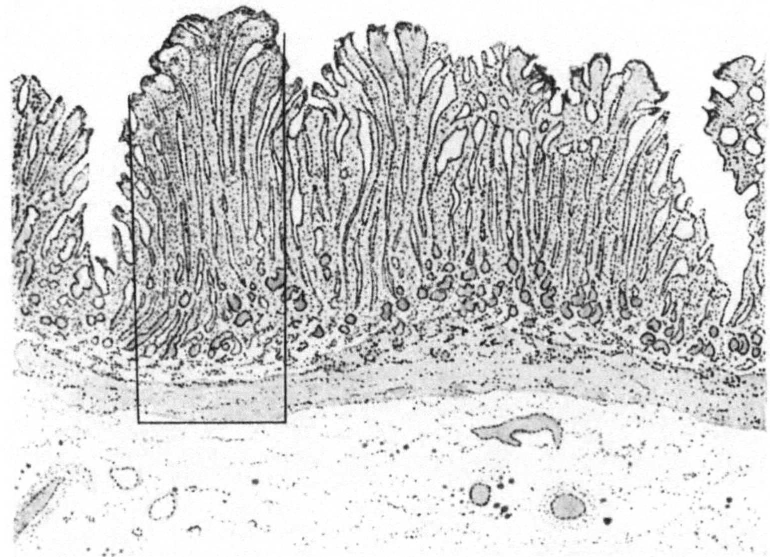

Abb. 5. Lipoidablagerung in den obersten Schichten der Magenschleimhaut bei Magenkrebs. Hämalaun-Sudan. Leitz Okul. 1, Obj. 2. (Operationsmaterial der chirurgischen Klinik der Charité.)

dargestellt hat. ORTH erwähnt das nicht seltene Vorkommen von Fett im „intertubulären Gewebe" bei der Phosphorvergiftung, BIRCH-HIRSCHFELD überhaupt bei starkem Grade der Verfettung.

Sonst ist aber bei den oben genannten ansteckenden und Vergiftungskrankheiten die Ablagerung der Fettstoffe recht gleichmäßig in allen Epithelien, etwa so, wie es ORTH in seinem Lehrbuch der spez. pathol. Anat., Bd. I, S. 734 (Abb. 163) abbildet. Dies entspricht auch dem grob-anatomischen Befund, wie ihn ORTH schildert. Schleimhaut verdickt, blaßgelb, wenig durchscheinend, meist blutarm, Oberfläche bald mehr höckerig, bald mit starker Faltenbildung.

So starke Lipoidablagerungen, die annähernd gleichmäßig über die ganze Schleimhaut sich erstreckten, wie bei den oben mitgeteilten Erkrankungen, konnten wir zwar bei unserem von Operationen stammenden Untersuchungsmaterial nicht finden, aber eine ziemlich reichliche, diffuse Lipoidablagerung mit bemerkenswerter Lokalisation sei noch erwähnt. Das Material wurde von der chirurgischen Klinik der Charité uns freundlichst überlassen. Es stammte von einem 64jährigen Manne, der im Oktober 1925 unter den Zeichen des Pförtnerverschlusses eingeliefert worden war.

Die alsbald vorgenommene Operation zeigte einen gut faustgroßen verengenden Krebs im Pförtneranteil mit mehreren Lebermetastasen. Wegen der völligen Undurchgängigkeit des Pförtners wurde trotz der Metastasen die Resektion vorgenommen.

Bei der mikroskopischen Untersuchung vom Krebs möglichst entfernter Teile fand sich nun, wie die Abb. 5, 6 und 7 zeigen, sehr reichlich feintropfiges Lipoid gleichmäßig ausgebreitet in den Epithelien der oberflächlichsten Schleimhautschicht. Bei den stärkeren Vergrößerungen (Abb. 6 und 7) sieht man, daß die Lipoidablagerung sich nicht auf das Epithel beschränkt, sondern auch in einige Stromazellen erfolgt ist und vor allem in ziemlich zahlreiche gelapptkernige weiße Blutkörperchen hauptsächlich in den Lichtungen der Drüsen.

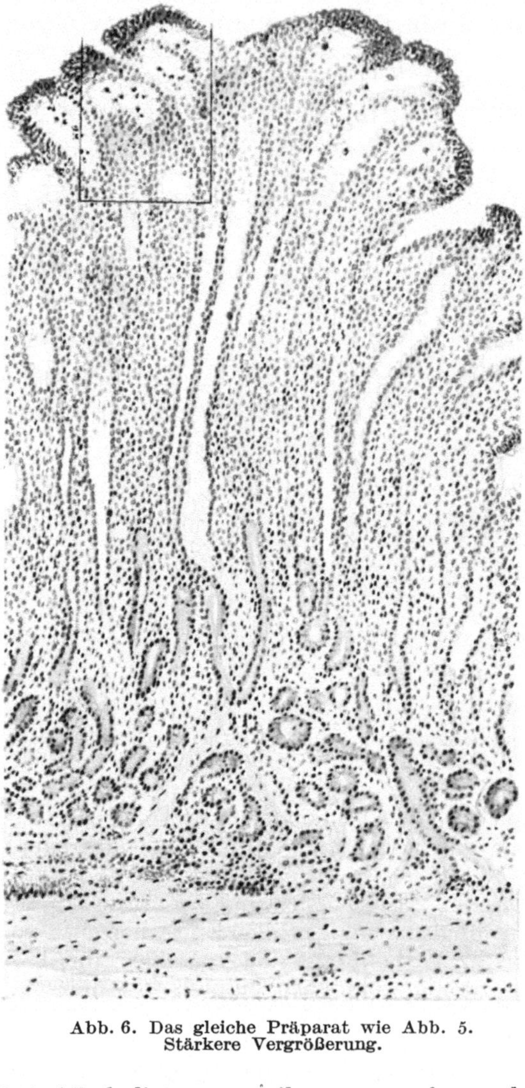

Vermutlich beruhen diese Lipoidablagerungen auf mangelhafter Verbrennung des zugeführten Lipoids infolge toxischer Schädigung der oberflächlichen Schleimhautzellen durch den sich stauenden Mageninhalt, in dem sich ja in der Regel zahlreiche Mikroorganismen aufzuhalten pflegen, wie z. B. Sarzine, BOAS - OPPLERsche Milchsäurebazillen u. a. mehr. Dafür spricht auch die Auswanderung der weißen Blutkörperchen. Doch muß auch, wie ORTH und KAUFMANN in den Vordergrund stellen, eine Blutveränderung als unmittelbare Ursache der Stoffwechselstörung angenommen werden.

Umschriebene stärkere Lipoidablagerungen in der Schleimhaut bis in die Unterschleimhaut reichend fanden sich ziemlich häufig in Form der sogenannten Lipoidinseln der Magenschleimhaut (LUBARSCH). Eine genauere Untersuchung dieser eigenartigen Inseln ist bisher im Schrifttum anscheinend nicht mitgeteilt; wenigstens haben wir nichts darüber gefunden. Lediglich bei ORTH findet sich die Angabe, daß von anderer Seite bei Alkoholisten, zuweilen sogar ohne erkennbare Ursache, fleckweise Verfettungen der Magenschleimhaut, die mit kleinen Soorfleckchen verglichen wurden, beobachtet worden seien. Er selbst habe wenig Derartiges gesehen. Unsere Befunde, namentlich die mikroskopischen stimmen aber mit den von ORTH mitgeteilten nicht völlig überein.

Abb. 6. Das gleiche Präparat wie Abb. 5. Stärkere Vergrößerung.

Die Lipoidinseln treten in der Magenschleimhaut als etwa hanfkorn- bis linsengroße, nicht ganz scharf begrenzte, nicht hervorragende weiße bis weißgelbe

Bezirke auf, die mit der Schleimhaut auf der Unterlage gut verschieblich sind. Meist sind sie in der Einzahl vorhanden, doch haben wir gelegentlich auch mehrere am selben Magen gefunden — bis zu 8. Dann zeigten sie ungefähr die gleiche Größe und lagen benachbart; nur in einem Fall war eine größere Entfernung festzustellen. Abbildung 8 zeigt eine Lipoidinsel in typischer Form.

Die Lokalisation dieser Inseln ist keine bestimmte, eine besondere Lieblingslage konnte nicht festgestellt werden. Vielmehr liegen sie, man könnte fast sagen, launenhaft unregelmäßig über alle Abschnitte des Magens verstreut. Wir fanden sie sowohl im Pförtneranteil, wie auch in der Nähe des Mageneingangs; zuweilen an der Vorderwand, zuweilen an der Hinterwand. Bemerkenswert ist nur, daß wir sie nie im Verlauf der kleinen Kurvatur, der sogenannten Magenstraße angetroffen haben.

Die nähere Umgebung dieser Lipoidinseln zeigte keinerlei besondere Reaktion; demnach handelt es sich wohl um einen örtlich völlig beschränkten Vorgang.

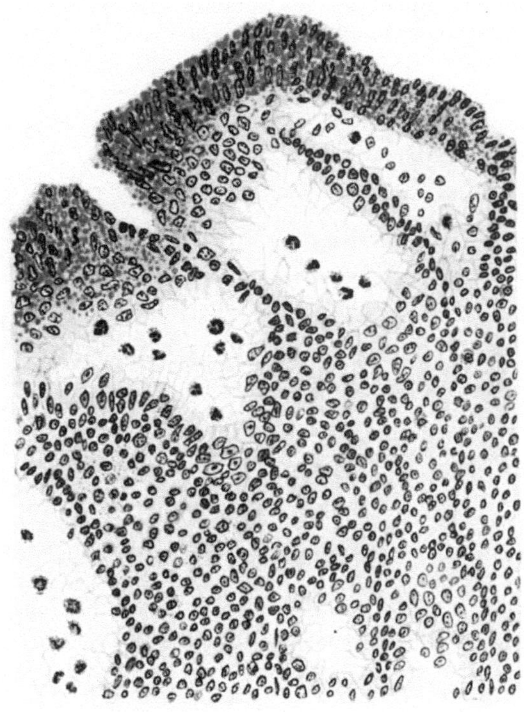

Abb. 7. Das gleiche Präparat wie Abb. 5 und 6. Stärkste Vergrößerung. Lipoidablagerung in Epithel- und Gerüstzellen und in Leukozyten.

Bei der mikroskopischen Untersuchung, die sich in den Abbildungen 9, 10 und 11 widerspiegelt, ergab sich, daß die lipoiden Stoffe in stärkster Anhäufung in der Schleimhaut und Unterschleimhaut abgelagert sind. In der Schleimhaut sind, wie besonders Abbildung 9 zeigt, die Epithelien des Drüsengrundes lipoidfrei; alles übrige aber ist mit Lipoiden vollgepfropft, Epithelien der oberen Drüsenabschnitte (Fovelae gastricae), Stromazellen sind so voll von Lipoiden, daß kaum noch Kerne erkennbar sind. Großenteils scheinen auch die Zellen zerfallen zu sein, denn die Lipoidmassen liegen zum Teil anscheinend frei im Gewebe. Auch in der Unterschleimhaut sind noch hie und da Lipoidanhäufungen gut erkennbar; in den tieferen Lagen der Unterschleimhaut besteht zudem eine beträchtliche Vermehrung der Fettgewebszellen.

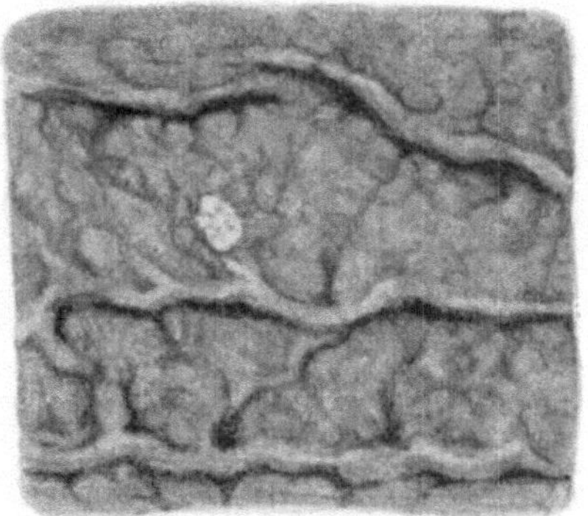

Abb. 8. Lipoidinsel der Magenschleimhaut. Natürliche Größe.

Die histochemischen Untersuchungen (Nilblausulfatfärbung und die Untersuchung mit der Chromhämatoxylinlackmethode (SMITH-DIETRICH) siehe

Abb. 10 und 11) zeigen, daß die Stoffe nicht einheitlicher Natur sind, sondern Gemische verschiedener fettähnlicher Substanzen darstellen. Neutralfette waren ihnen, wie es scheint, nie beigemengt. Den Hauptbestandteil der Ablagerungen machen augenscheinlich die Cholesterinester- und Fettsäuregemische

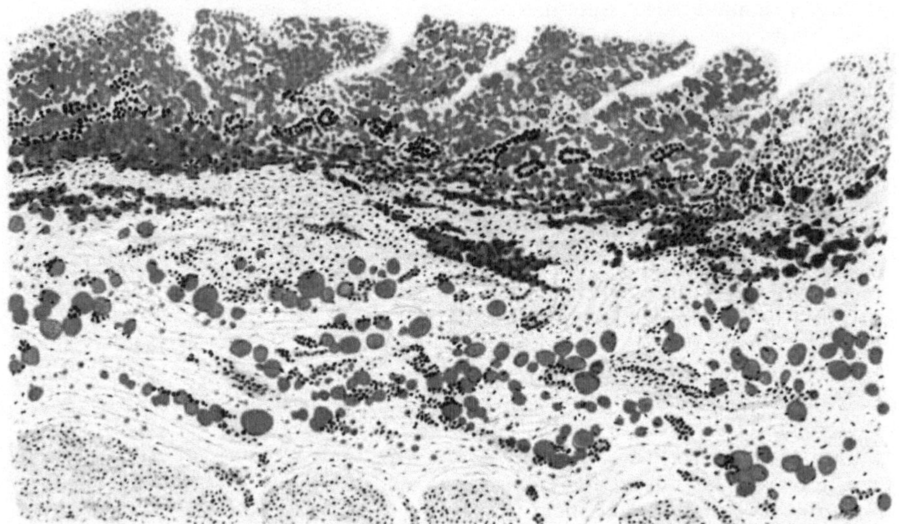

Abb. 9. Lipoidinsel der Magenschleimhaut. Hämalaun-Sudan. Leitz Okul. 2, Obj. 4.

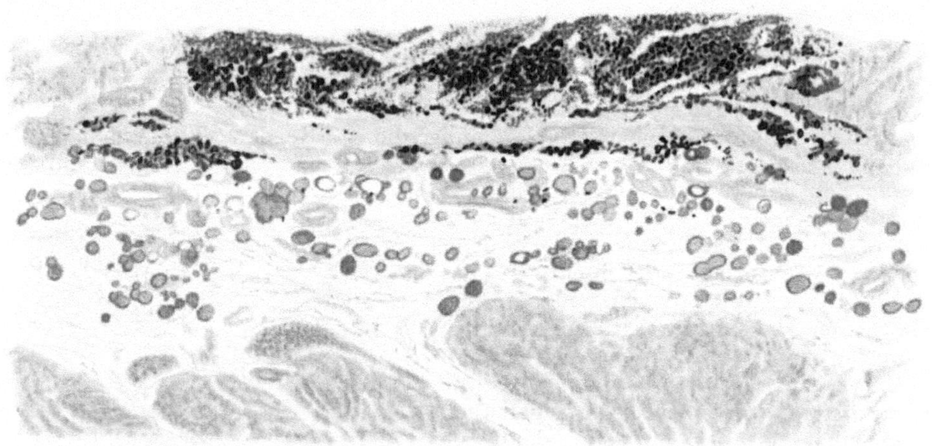

Abb. 10. Lipoidinsel der Magenschleimhaut. Nilblausulfat. Leitz Okul. 1, Obj. 4.

aus. Dies Ergebnis wurde noch dadurch bestätigt, daß nach der Behandlung mit sauren Chromsalzlösungen zum Zwecke der Alkohol- und Xylolunlöslichmachung nach dem Vorgang von Ciaccio (Paraffineinbettung) nur noch einzelne Lipoide durch die Sudanfärbung nachweisbar waren. Die Untersuchung mit dem Polarisationsmikroskop stellte ein Überwiegen anisotroper Stoffe fest, was auch für die Annahme spricht, daß die Cholesterinester reichlicher vertreten sind.

Wir fanden die Lipoidinseln im ganzen 11 mal in den letzten 3 Jahren, doch kommen sie sicherlich noch häufiger vor. Lubarsch hat sie besonders in seinem Posener Material häufiger gefunden, vor allem bei alten Leuten. Bei ihrer Kleinheit entziehen sie sich wohl des öfteren der Beobachtung, zumal, wenn der Schleim nicht völlig von der Schleimhaut entfernt wird und nicht ganz besonders auf sie geachtet wird.

Unsere Fälle betrafen nur ältere Personen, fünftes und sechstes Lebensjahrzehnt, viermal Männer, siebenmal Frauen. Die sonstigen Befunde bei unseren Fällen waren sehr verschiedenartig, so daß man aus ihnen auf die Entstehungsursache der Inseln kaum Schlüsse ziehen kann. Nur so viel kann gesagt werden, daß stets gewisse Anzeichen für Störungen im Gesamtfettstoffwechsel oder örtliche Kreislaufstörungen bestanden. Als solche Anzeichen mögen genannt werden Atherosklerose, Cholesterinresorption der Gallenblasenschleimhaut, Gallensteine und allgemeine Fettsucht. Bei Herzkranken mit allgemeiner

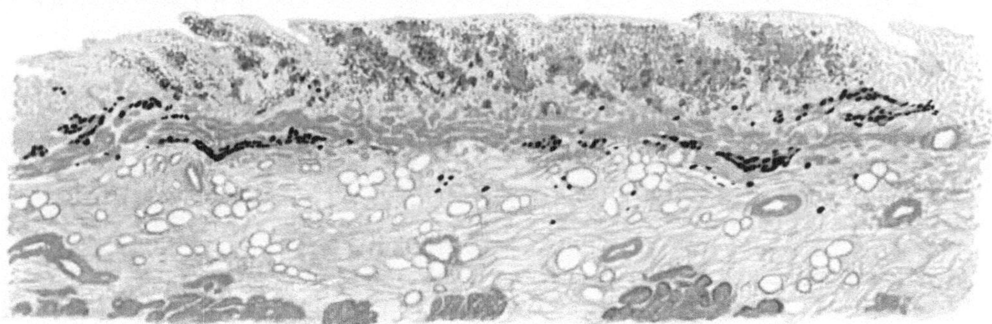

Abb. 11. Lipoidinsel der Magenschleimhaut. (Vom gleichen Fall wie Abb. 10.) Smith-Dietrich. Leitz Okul. 1, Obj. 4.

Stauungsblutüberfüllung der Magenwand bestand freilich öfter eine mehr gleichmäßig ausgebreitete, meist aber nicht starke Fettablagerung in den Epithelien.

Ihre Entstehung erfolgt wohl in der Weise, daß an besonders geeigneten Stellen — aus nicht immer übersehbaren Gründen — die Lipoide sich erst im Stroma der oberen Schleimhautteile zwischen den Drüsen ansammeln und bei genügender Menge mechanisch im ungünstigen Sinne auf die Epithelien einwirken, die nun ihrerseits die Fettstoffe aufsaugen oder als Durchgangsfett speichern (Fettresorption und -retention).

Klebs und Orth erwähnen auch noch „fettige Usuren", d. h. im Gebiete stärkerer Fettablagerungen auftretende Lücken der Oberfläche, die sie zwar auch auf die Einwirkung des Magensaftes beziehen, bei der aber die Verfettung das Angreifen des Verdauungssaftes erst möglich machen soll. Wir müssen demgegenüber betonen, daß gerade in unseren Lipoidinseln niemals Erosionen beobachtet wurden und daß wir auch sonst nichts gefunden haben, was Klebs' und Orths fettigen Ursuren entspräche. Ihre Auffassung wurde wohl mit beeinflußt durch die damals herrschende Lehre von der fettigen „Degeneration".

2. In der Unterschleimhaut werden Lipoide vorwiegend herdförmig angetroffen. Sie liegen gewöhnlich in den Bindegewebszellen, mitunter aber auch zwischen den Zellen als Durchtränkung von Fasern, sehr selten in Lymphgefäßdeckzellen. So fanden wir sie unterhalb der Lipoidinseln der Schleimhaut;

es sei auf Abb. 9 verwiesen. Hier fällt auch die Vermehrung der Fettzellen besonders in die Augen, die erheblich über das Maß des Normalen hinausgeht.

Feintropfiges Lipoid in den Bindegewebszellen tritt auch in dem schwieligen Gewebe am Boden chronischer Magengeschwüre auf, sowie in der Umgebung von Gewächsen.

3. In der Muskulatur selbst, d. h. innerhalb der Muskelfasern, wird histochemisch nachweisbares Lipoid nur selten gefunden; am häufigsten noch in Fällen von Magenkrebs, wo die auseinandergedrängten Muskelbündel sehr reichlich Lipoidtröpfchen enthalten können, besonders wenn gleichzeitig starke Blutungen wiederholt auftreten (Eisenpigmentierung). Auch bei Magenerweiterung und chronischen Geschwüren kann man solche Befunde, teils in zerstreuten Herden, teils örtlich beschränkt erheben (Orth); doch tritt es in feintropfiger Form in den Zellen des Zwischenbindegewebes gleichfalls am Grunde chronischer Geschwüre und in der Nachbarschaft bösartiger Gewächse, vor allem bei Magenkrebs auf, mitunter in ganz außerordentlich starker Weise (Aschoff, Kaufmann u. a.).

Eine besondere Bedeutung kommt den unter 2 und 3 erwähnten Lipoidablagerungen im allgemeinen nicht zu.

4. In Bindegewebszellen und -fasern der Subserosa und den Deckzellen der Serosa kommen fettige Stoffe nur sehr selten vor, am häufigsten noch bei akuter Peritonitis, wo sie vor allem in den Bauchfellepithelien in genau derselben Weise und scharfer Abgrenzung vom Bindegewebe vorkommen, wie es Lubarsch in diesem Handb. Bd. I/2, S. 498 für die Deckzellen der Milz abgebildet hat. Gelegentlich, aber viel seltener, werden auch bei allgemeinen Stoffwechselerkrankungen (Fettsucht, Zuckerkrankheit, chron. Nephritis) in den Bindegewebszellen fettartige Stoffe (meist Gemische von Phosphatiden und Neutralfetten oder Cholesterinestern) gefunden.

5. Die Lipoidablagerungen in den Blutgefäßwandungen beschränken sich im wesentlichen auf die Schlagadern der Magenwand und sind Ausdruck für die Beteiligung dieser Schlagadern an der allgemeinen Athero- bzw. Arteriolosklerose, über die in Bd. II schon in besonderer Weise berichtet ist. Diese Lipoidablagerungen, die sich in der Intima, der Tunica elastica interna, media und adventitia finden, zeigen im wesentlichen und einzelnen die gleichen Eigentümlichkeiten, wie in anderen Organen; sie sind nur ganz ausnahmsweise diffus, am ehesten noch als Durchtränkungen der Elastika. Gelegentlich finden sich auch an den Blutadern Lipoidablagerungen in verdickter Innenhaut. Klebs spricht allerdings auch von Einlagerungen feinkörniger Fettmassen in der Wand der Blutgefäße bei den höchsten Graden der „fettigen Degeneration" und will seine fettigen Usuren damit in Verbindung zu bringen.

Anmerkung: Einen bemerkenswerten Befund, der streng genommen nicht hierher gehört, stellen die von Nauwerck beschriebenen sog. Fettplomben des Magendarmkanals vor. Nauwerck fand in den Fäzes feste und starre fettartige Konkremente, die unzweifelhaft Ausgüsse der vorhandenen Magenbzw. Duodenalgeschwüre vorstellen, die wahrscheinlich ursprünglich in salbenoder pastenartiger Form aus dem vorbeistreichenden Nahrungsfett sich in den Ausbuchtungen und Nischen der Geschwüre festgesetzt hatten und diese so, ähnlich den das Fortschreiten der Zahnkaries verhindernden Zahnplomben, vor der peptischen Wirkung der Verdauungssäfte schützten. Beim Absinken der Körpertemperatur während der Agone scheinen dann diese Fettplomben fest und starr zu werden, wodurch eine Loslösung und Weiterbeförderung ermöglicht wird.

Gelegentlich kommen auch wirkliche Lipoidablagerungen (nicht nur lipoidhaltige Pigmente) in den Ganglienzellen der Meissnerschen und Auerbachschen Geflechte vor. In diesen bei eitriger Bauchfellentzündung, in jenen bei Magenphlegmone und chronischer exsudativer Entzündung.

b) Eiweißstoffwechsel.

Die aus dem Eiweißstoffwechsel stammenden Stoffe sind im weitesten Sinne in der Hauptsache Schleim und Hyaline. Zu diesen rechnet man auch das Amyloid und die fuchsinophilen Körperchen, die nach RUSSEL benannt worden sind, obschon er nicht der erste Beschreiber war und die LUBARSCH zu dem „intrazellulär gebildeten, sekretorischen oder degenerativen Hyalin" und zwar zur Untergruppe des „Konjunktivalen" (mesenchymalen) rechnet. Die vorhandenen Arten der 2. Gruppe LUBARSCHs, der extrazellulär gebildeten Gerinnungshyaline, kommen in der Magenwand verhältnismäßig selten zur Beobachtung.

Am scheinbar gesunden Magen kann man von den aus dem Eiweißstoffwechsel stammenden Stoffen Schleim und gelegentlich RUSSELsche Körperchen beobachten. Der Schleim findet sich natürlich nur auf der Schleimhaut, sowie in den Magenepithelien (nach LANDOIS-ROSEMANN Becherzellen), nicht in den Magendrüsen. Das physiologische Vorkommen der fuchsinophilen Körperchen ist sehr umstritten. Man war infolge ihres ungemein häufigen Auftretens anfänglich zu dieser Annahme gelangt (SACHS, ASCHOFF); so hatte auch beispielsweise von HANSEMANN eine Beziehung zwischen ihnen und entzündlichen Vorgängen abgelehnt.

Doch ist neuerdings CHUMA bei systematischen Untersuchungen im Pathol. Institut der Universität Berlin, die er auf Veranlassung von LUBARSCH vornahm, zu wesentlich anderen Ergebnissen gekommen. In jugendlichen Mägen fand er überhaupt keine fuchsinophilen Körperchen, in scheinbar gesunden Mägen Erwachsener konnte er sie nur äußerst selten feststellen. Auch KONJETZNY, der über ein sehr großes Magenresektionsmaterial verfügt, hat sie in der normalen oder nahezu normalen Magenschleimhaut nie gesehen. Man wird daher in der Annahme kaum fehlgehen, wenn man sie für krankhafterweise vorkommende Gebilde anspricht, insbesondere, wenn sie in reichlicherer Anzahl auftreten.

Daß amyloide Ablagerungen in der Magenwand stets Krankhaftes vorstellen, ist selbstverständlich.

Fassen wir die bei krankhaften Vorgängen in der Magenwand abgelagerten, aus dem Eiweißstoffwechsel stammenden Stoffe kurz schematisch zusammen, so ergibt sich folgende Übersicht:

1. Schleim in den Schleimhautepithelien und auf der Schleimhaut.

2. Hyalinablagerungen als intrazellulär gebildete, fuchsinophile Körperchen (RUSSEL): in der Schleimhaut, Unterschleimhaut und Muskularis und extrazelluläres Gerinnungshyalin.

3. Amyloid: als örtlich umschriebene Ablagerung oder ausgebreitet bei allgemeiner Amyloidosis: in der Schleimhaut, Unterschleimhaut, Muskelschicht und in den Schlagaderwandungen.

1. Der Magenschleim ist in Beziehung auf seine chemische Zusammensetzung noch in manchen Punkten nicht genügend bekannt. Nach LÓPEZ-SÚAREZ enthält er kein echtes Muzin. Bei gewissen krankhaften Zuständen der Magenschleimhaut tritt er mitunter in gewaltigen Mengen auf. Unsere Untersuchungen haben im großen und ganzen von schon Bekanntem nichts Abweichendes erbracht. Der Schleim liegt in mehr oder weniger reichlicher Menge auf der Schleimhaut, diese völlig bedeckend. Grob-anatomisch sieht man beim Aufschneiden des Magens von der eigentlichen Schleimhaut so gut wie nichts; die ganze Innenfläche des Magens ist von reichlichen, leicht getrübten, glasig-rötlichen, ganz zähen, fadenziehenden, fast gallertigen Massen bedeckt, die sich nur mit Mühe, am besten durch kräftiges Streichen mit dem Daumen abstreifen lassen. Nun erst wird die zumeist stark gerötete Schleimhaut sichtbar.

Es ist sehr eigenartig, daß die Schleimmassen nicht nur als ganz dicke Lagen auf der Schleimhaut liegen können, sondern daß nach ihrer Entfernung immer neue Massen aus den Epithelien der Oberfläche und der Drüsen noch nach dem Tode ausgepreßt werden, so daß, wenn man den Schleim so gut wie völlig entfernt hat, nach wenigen Stunden neue Klumpen auf der Schleimhaut sichtbar werden.

Unsere mikroskopischen Untersuchungen erstrecken sich auf den Schleim selbst, sowie auf die Schleimhaut.

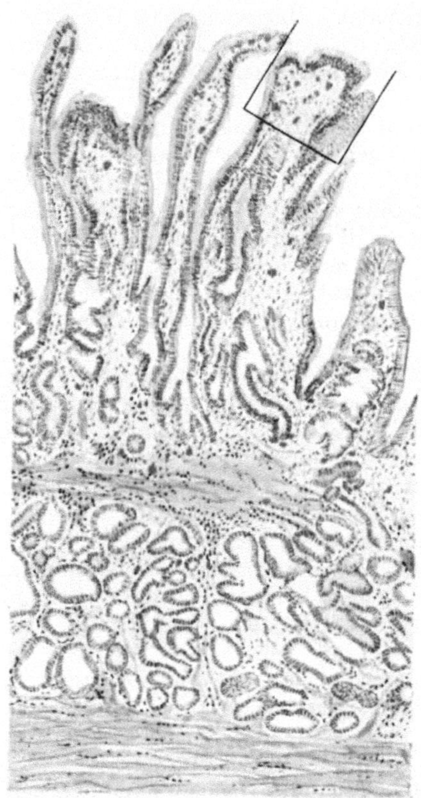

Abb. 12. Fuchsinophile (Russelsche) Körperchen in der Magenschleimhaut bei Magenkrebs. Giemsafärbung. Leitz Okul. 2, Obj. 4.

Der Schleim zeigt bei der frischen Untersuchung im Ausstrich deutliche Streifenbildung, sog. Schlieren. Er enthält die bekannten Spiralen (durch Magensäure veränderte verschluckte Auswurfflocken) und eine mehr oder minder reichliche Menge von abgeschilferten oder ausgewanderten Zellen, Mikroorganismen und Teilchen von Speiseresten. Die Epithelien zeigen häufig die Zeichen der schleimigen „Degeneration", sie sind blasig gequollen, ihr Zelleib ist auffallend hell. Bemerkenswert ist ferner, daß oxyphile (eosinophile) gelapptkernige weiße Blutkörperchen fast nie vermißt werden. Auf ihr besonders häufiges und reichliches Auftreten im Magenschleim bei gewissen Magenerkrankungen (Magenkarzinom) hat F. A. Hoffmann aufmerksam gemacht. Auf die Tatsache, daß der Magenschleim oft positive Glykogenfärbung gibt, wird noch später (Absatz c) eingegangen werden.

Die mikroskopische Untersuchung der Magenschleimhaut zeigt natürlich die für den entsprechenden krankhaften Vorgang besonders kennzeichnenden Befunde, die bei den betreffenden Kapiteln ausführlich abgehandelt wurden (hauptsächlich bei Konjetzny in IV/2).

Diese Befunde gehören ja auch im allgemeinen nicht hierher. Nur auf einen sei ganz besonders hingewiesen. Es war schon oben kurz erwähnt worden, daß der Magenschleim normalerweise nicht von den Drüsenepithelien, sondern von den Schleimhautepithelien gebildet wird. Man sieht nun aber in der erkrankten Magenschleimhaut durchaus nicht selten eine sog. Becherzellenmetaplasie in den Magendrüsen, die gleichfalls bei Konjetzny (IV/2, S. 802, Abb. 21) mitgeteilt und abgebildet worden ist.

Die Erkrankungen, bei denen es zur vermehrten Schleimabsonderung in der Magenschleimhaut kommt, sind vorwiegend entzündlicher Art oder Kreislaufstörungen im Sinne lang andauernder Stauungsblutüberfüllung; den bewirkten Vorgang pflegt man als Katarrh zu bezeichnen. Aus der Fülle der Ursachen seien nur kurz erwähnt: chemische, mechanische, thermische, toxische Reize, hervorgerufen durch „Diätfehler" oder durch Aufnahme in Zersetzung begriffener Substanzen mit der Nahrung. Durch die Versuche von Bickel, Freund und Pewsner konnte gezeigt werden, daß es in der Magenschleimhaut auch zu streng örtlich beschränkten Schleimbildungen kommen kann durch alle ätzend wirkenden Stoffe (absoluter Alkohol, Sublimat, Silbernitrat usw.), die nur an einer umschriebenen Stelle einwirken; die Reaktion breitet sich nicht auf die Nachbarschaft aus.

2. Die fuchsinophilen Körperchen (RUSSEL), deren Auftreten wir als krankhaften Vorgang auffassen möchten, sind schon vor RUSSEL bekannt gewesen und beschrieben worden. Durch die falsche Deutung, die RUSSEL ihnen 1890 in seiner Mitteilung im „Lancet" gab, erlangten sie eine unverdiente Berühmtheit. Er hatte sie in der Magenschleimhaut neu entdeckt, unbeeinflußt von den früheren Mitteilungen anderer Forscher, und sie für Sproßpilze gehalten, die imstande seien, den Magenkrebs zu erzeugen. Tatsächlich werden sie auch bei Magenkrebs besonders häufig und zahlreich, wenn auch nicht beständig, gefunden; und RUSSELs Untersuchungsmaterial bestand aus Krebsmägen. Vor RUSSEL waren sie von FOX, SACHS-HEIDENHAIN, 1887 von LUBARSCH bereits als „völlig homogene runde Körperchen verschiedener Größe" beschrieben worden, „die meist in der Magenschleimhaut zwischen den Zellen frei liegen. Sie besitzen auf Grund ihrer Fähigkeit, das Licht stark zu brechen, einen bedeutenden Glanz und haben namentlich frisch im Wasser untersucht eine gewisse Ähnlichkeit mit Fetttropfen. Die größten liegen einzeln zwischen den Gewebszellen, die kleineren in Gruppen von 6, 8, 10, 20—30". Ihre oxyphile Eigenschaft tritt in den Abbildungen 12 und 13 sehr deutlich hervor.

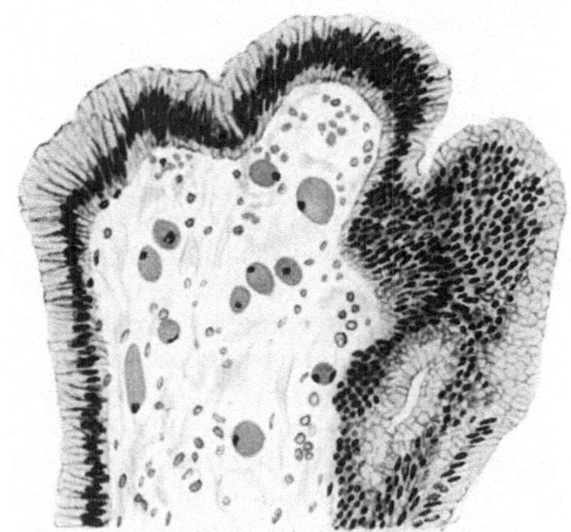

Abb. 13. Das gleiche Präparat wie auf Abb. 12. Stärkere Vergrößerung.

Bei der stärkeren Vergrößerung (Abb. 13) erkennt man in jedem fuchsinophilen Körperchen ein stark gefärbtes kernähnliches Klümpchen, das vielleicht pyknotische Kernreste darstellt. Die fuchsinophilen Körperchen kommen auch in der Unterschleimhaut und Muskelschicht der Magenwand zur Beobachtung.

Unsere Abbildungen 12 und 13 stammen aus dem resezierten Magen eines 57jährigen Mannes, bei dem ein großer Pförtnerkrebs vorhanden gewesen war. Die schon oben erwähnte Abbildung aus dem Beitrag von KONJETZNY (IV/2, S. 802; Abb. 21) zeigt gleichfalls zahlreiche fuchsinophile Körperchen. In diesem Falle lag eine akute Gastritis vor. Außer bei diesen beiden Erkrankungen treffen wir die RUSSELschen Körperchen noch sehr häufig im Geschwürmagen und bei der Hypadenia gastrica. Es sei aber auf die Tatsache aufmerksam gemacht, daß ihr Vorkommen bei diesen Erkrankungen durchaus nicht konstant ist; am regelmäßigsten werden sie wohl noch beim Magenkrebs im Gerüst gefunden, doch haben wir sie auch mehrfach bei Magenkrebsen vermißt.

Bezüglich ihrer Entstehung wurden verschiedene Anschauungen geäußert; in der Hauptsache stehen sich auch heute noch drei Ansichten gegenüber, vertreten durch ihre Begründer LUBARSCH, STERNBERG und UNNA-FABIAN.

STERNBERG faßt ihre Entstehung als einen phygozytären Vorgang auf. Er nimmt an, daß polynukleäre weiße Blutzellen oder auch Bindegewebszellen rote Blutkörperchen in sich aufnehmen und sich allmählich zu hyalinen Kügelchen umwandeln. Überzeugende Beweise für diese Ansicht liegen jedoch nicht vor.

Unna-Fabian glauben, aus dem häufigen gemeinsamen Auftreten der fuchsinophilen Körperchen mit Plasmazellen schließen zu dürfen, daß die Körperchen durch hyaline Degeneration der Plasmazellen entstünden. Dem ist aber entgegenzuhalten, daß bei chronischen Entzündungen — das häufigste Untersuchungsobjekt Unnas war die entzündete Magenschleimhaut — eben sehr häufig Plasmazellen auftreten, während die Russelschen Körperchen durchaus nicht stets gleichzeitig angetroffen werden.

Lubarsch hatte ihre Entstehung mit den eosinophilen gelapptkernigen weißen Blutzellen in Zusammenhang gebracht. Daß Beziehungen zwischen entzündlichen Vorgängen der Magenschleimhaut und Magenkrebsen einerseits und dem Auftreten azidophiler Wanderzellen andererseits bestehen, wurde schon erwähnt (F. A. Hoffmann). Auch auf die Untersuchungen Chumas und Konjetznys, die Beziehungen zwischen dem Auftreten der fuchsinophilen Körperchen und entzündlichen Vorgängen ergaben, ist schon hingewiesen worden. Es liegt also nahe, das Vorkommen der fuchsinophilen Körperchen mit dem Auftreten der eosinophilen Wanderzellen in ursächlichen Zusammenhang zu bringen. Thorel und Lubarsch haben überzeugend dargetan, daß die fuchsinophilen Körperchen im wesentlichen nichts anderes sind als veränderte Zellsubstanzen, gequollene Granula der eosinophilen Wanderzellen.

Eine große praktische Bedeutung kommt diesen vielumstrittenen Gebilden wohl kaum zu.

Ablagerungen des extrazellulären Gerinnungshyalins, die ja im Gegensatz zum innerhalb der Zellen gebildeten nicht in Kugelform, sondern in Form von Strängen und verzweigten Balken vorwiegend vorkommen, spielen in sämtlichen Schichten des Magens eine nur sehr untergeordnete Rolle. Adami und Nichols glauben, daß Hyalinablagerungen nichts Ungewöhnliches seien, machen aber keine näheren Angaben; in den französischen Werken fehlen Angaben über Hyalin vollständig, ebenso wie bei Aschoff und den älteren Lehrbüchern von Birch-Hirschfeld und Ziegler. Auch bei Mac Callum, Farland, Hamilton, Coats, Gamna findet man nichts darüber. Orth erwähnt dagegen bei Magenerweiterungen neben „fettig-degenerativen“ Veränderungen eine „partielle hyaline oder kolloide Degeneration“, wobei es unentschieden bleibt, wo die Lokalisation war und ob es sich um wirkliches extrazelluläres Gerinnunghyalin gehandelt hat. Nach unseren Untersuchungen sind Hyalinablagerungen in der Magenwand (anders ist es in pseudomembranösen Auflagerungen bei Entzündungen) sehr selten, am ehesten noch in kleineren Schlagadern der Unterschleimhaut bei chronischen Nierenerkrankungen, Arteriosklerose, chronischer ulzeröser Lungen- und Darmtuberkulose und chronischem Magengeschwür; ferner mitunter auch bei Verbrennungen. Außerdem findet man in selbst sehr kleinen Myomen der Magenwand oft starke hyaline Balkenbildung, bei der meist wohl das intermuskuläre Bindegewebe mehr Sitz des Hyalins ist, als die Muskulatur selbst. — Steinhaus hat ferner einen Fall beschrieben, wo bei einem 40 jährigen Mann die Magenwand in der Pförtnergegend stark verdickt und die Muskelschicht homogen und glasig war und in ihr sich Einlagerungen hyaliner und amyloider Massen, wie im Herzen und Darm fanden. In der Unterschleimhaut zeigten sie deutliche Beziehungen zu Lymphknötchen.

3. Die amyloiden Ablagerungen werden in der Magenwand in Form homogener scholliger oder band- und balkenartiger Massen angetroffen, die bald reichlicher in der Schleimhaut, bzw. Unterschleimhaut, bald reichlicher in der Muskelschicht liegen. Sie liegen stets extrazellulär in den Gewebsspalten; in der Schleimhaut zwischen den Drüsen in den Lücken des Zwischengewebes, in der Unterschleimhaut in den Lymphknötchen und in der Media der kleineren Schlagadern, die hier reichlich vertreten sind, in der Muskelschicht den Muskelfasern angelagert, gleichsam wie ein Gitterwerk, das diese durchflicht. Die bekannte Jod- bzw. Jodschwefelsäure-Reaktion und die Metachromasie der amyloiden Massen seien eben nur erwähnt. In neuerer Zeit (1922) hat Bennhold auf die fast elektive Färbbarkeit des Amyloids mit 1%iger wäßriger Kongorotlösung hingewiesen.

Im älteren Schrifttum wird zwar auch von Amyloidablagerungen in den Zylinderzellen, sowie Haupt- und Belegzellen berichtet (DMICHOWSKI), aber sicher mit Unrecht. Auch MC FARLAND, der angibt, daß amyloide Degeneration von Epithelien von manchen Forschern beschrieben ist, bezweifelt die Angaben und meint, daß es sich nur um ein Zusammenpressen der Epithelien bis zu ihrem völligen Verschwinden infolge der Amyloidablagerungen des Zwischengewebes gehandelt habe. Dagegen kommt es allerdings vor, daß das Amyloid an den Grenzflächen der Zellen angelagert ist, besonders bei Fettzellen, wie es BENEKE beschrieben und wie es auch in den unten (S. 24) noch zu erwähnenden Fällen von LUBARSCH zutrifft.

Die Lokalisation des Amyloids ist ganz überwiegend in der Unterschleimhaut (ORTH gibt an „Submukosa und Mukosa") in der Wand der hier verlaufenden Schlagadern selbst, etwas seltener in der Schleimhaut und den Haargefäßen, hier mitunter stark an der Muskularis der Schleimhaut und der Membrana propria der Drüsen. Die Muskelschichten und die Serosa sind seltener und meist in Form unregelmäßig zerstreuter Herde befallen. Nur sehr selten sind die Veränderungen so stark, daß sie schon für das bloße Auge hervortreten.

So einfach es histochemisch ist, das Amyloid in der Magenwand nachzuweisen und so eindrucksvoll das histologische Bild ist, so schwierig ist oft die grob-anatomische Diagnose. Dann erscheint die Schleimhaut blaß infolge der durch die amyloid verengten starrwandigen Schlagadern bedingten Blutarmut. Auch fällt dann nach völliger Entfernung des Schleims eine gewisse glasig-durchscheinende Beschaffenheit der Schleimhaut auf, ORTH spricht von wachsartigem Glanz. Doch sind diese Zeichen meist nicht sehr eindrucksvoll und eindeutig. Häufig wird bei der Amyloiderkrankung des Magens auch eine Erweiterung gefunden (EDINGER); seltener ist das Auftreten mehrerer Erosionen und Geschwüre vom Charakter des runden Magengeschwürs. Die hierher gehörigen Fälle sind schon von HAUSER in diesem Bande (Teil IV, 1, S. 559) mitgeteilt; wozu noch der schöne Fall von JOSEFOWICZ kommt. Besonders großartig ist der Fall HAUSER, bei dem sich über 100 teils zerstreut liegende, teils zusammenfließende Geschwüre in allen Entwicklungsstufen vom hämorrhagischen Infarkt bis zur vollendeten Geschwürsbildung fanden. Die Geschwürsbildungen liegen nie in den amyloidbefallenen Stellen, sondern stets nur in deren Nachbarschaft. Das hatte EDINGER zu der Annahme geführt, daß diese Bezirke, so weit ihre Blutversorgung von den amyloidentarteten Gefäßen aus ungenügend ist, durch den Verdauungssaft zerstört werden, etwas was ORTH hinsichtlich der bei Magenamyloidose vorkommenden Erosionen und Geschwüren betont. Auch GAMNA erwähnt Blutungen und „hämorrhagische Geschwüre". — Die Beteiligung des Magens bei der allgemeinen Amyloidose ist zweifellos selten. ASCHOFF spricht von einem „gelegentlichen" Vorkommen, KAUFMANN bezeichnet sie als „nicht häufig". FEHR fand unter 152 Amyloidfällen die Magengefäße nur 2mal beteiligt, HENNINGS unter 155 Fällen 10mal, TH. SCHNEIDER, der nur 10 Fälle von Lungenphthise untersuchte, bei denen noch keine Leichenveränderungen am Magen eingetreten waren, fand dagegen unter den 3 Fällen, in denen allgemeines Amyloid bestand, den Magen jedesmal beteiligt. Es scheint überhaupt, daß bei dem auf dem Boden der Lungentuberkulose sich entwickelnden Amyloid der Magen öfters beteiligt ist. Während nach den Feststellungen von LUBARSCH bei der Amyloidose überhaupt die Tuberkulose als Grundkrankheit nur 64 % ausmacht, war sie beim Magenamyloid nach HENNINGS unter seinen 10 Fällen 7 mal vertreten und BORCHARDT fand unter dem Sektionsmaterial des Krankenhauses Westend in den Jahren 1923—24 in 6 Fällen von Magenamyloid nur ulzeröse Lungentuberkulose als Grundkrankheit.

Sehr viel seltener noch ist das nur oder fast nur auf den Magen beschränkte meist ausgesprochen knotige Amyloid. Es gibt bisher überhaupt nur 3 derartige Fälle von STEINHAUS, WILD und BECKERT. Der reinste Fall ist der von BECKERT, wo bei einer 57 jährigen Frau im Magen getrennte, ziemlich stark vorspringende, bis pfennigstückgroße, außerordentlich harte und sich sandig anfühlende Infiltrate gefunden wurden, die am Bauchfellüberzug zu dicken Platten zusammenflossen; an der kleinen Kurvatur war ein fünfmarkstückgroßer, unregelmäßig verdickter und von kleinen Lücken durchsetzter Herd vorhanden. Die mikroskopische Untersuchung ergab, daß die stärksten Veränderungen in der Unterschleimhaut saßen und hyalin-amyloide Stränge und Klumpen teils Schlag- und Blutadern, teils das Bindegewebe durchsetzten, dabei auch zum Teil verkalkt und verknöchert waren und in ihrer Umgebung Riesenzellen aufwiesen, die Muskulatur war weniger, die Serosa gar nicht beteiligt. Außer in den benachbarten Lymphknoten war sonst im Körper kein Amyloid oder Hyalin vorhanden. — In dem oben bereits erwähnten Fall von Steinhaus, wo neben den Hyalin- auch Amyloidablagerungen vorhanden waren, bestanden daneben noch hyalin-amyloide Knoten im Herzen und Darm, in Wilds Fall sogar in Herzen, Darm, Zunge und Lymphknoten. In allen Fällen, wie es ja fast immer beim knotigen Amyloid der Fall ist, waren neben den die typischen Reaktionen gebenden Strängen solche vorhanden, die sie nicht gaben, also als einfach hyalin bezeichnet werden müssen. Ob dies dann Früh- oder Altersstufen des Amyloids („Achrooamyloid") sind, soll hier nicht erörtert werden. — Nicht ganz hierher gehörig, aber auch nicht zur gewöhnlichen allgemeinen Amyloidose gehörig sind Befunde, wie sie Lubarsch in zwei noch nicht veröffentlichten Fällen erhob (S.-N. 275/26 und 1183/27). Beiden Fällen war gemeinsam, daß im ganzen Körper die glatte und quergestreifte Muskulatur als Ablagerungsstätte ungemein bevorzugt war und die sonst mit Vorliebe bei der allgemeinen Amyloidablagerung beteiligten muskulären Organe (Milz, Nieren, Nebennieren, Leber) ganz oder fast ganz frei waren, während in den muskelreichen Organen sich ganz ungewöhnlich mächtige Verdickungen der Arterienwandungen fanden. Dementsprechend war auch im Magen die Schleimhaut fast frei von Amyloid, während in Unterschleimhaut und Muskulatur ganze Amyloidklumpen bestanden, so daß man beinahe von „knötchenförmigem Amyloid" sprechen konnte.

Der Befund der Verkalkungen und osteoiden Bildungen ist für lokales Amyloid besonders kennzeichnend. Daneben finden sich gewöhnlich auch noch Riesenzellen vom Typ der Fremdkörperriesenzellen, die am Rande der amyloiden Ablagerungen liegen, die wohl fremdkörperartig auf das umgebende Gewebe wirken.

c) Kohlenhydratstoffwechsel.

Über das Vorkommen von Glykogen unter normalen und krankhaften Bedingungen im Magen des Menschen ist sehr wenig bekannt. Arnold, der sich ja mit der Glykogenfrage sehr eingehend beschäftigt hat, gibt an, im Magen des Frosches und der Katze reichlich Glykogen in den oberflächlichen Deckepithelien gefunden zu haben, und erwähnt es auch beim Menschen. Untersuchungen von Klestadt und Lubarsch am Material des Düsseldorfer Instituts fielen dagegen negativ aus. Und auch wir sind nicht glücklicher gewesen bei der Untersuchung von 15 frischen Mägen von sofort in absoluten Alkohol eingelegtem Operationsmaterial, das uns freundlicherweise von Geh.-Rat Sauerbruch, Prof. Nordmann und Unger zur Verfügung gestellt wurde. Hier und da wurden noch Spuren von Glykogen in Epithelien gefunden, Bindegewebe und Muskulatur waren dagegen vollkommen frei, während natürlich in Fällen, in denen starke Leukozytenein- und Durchwanderung bestand, diese feinkörniges Glykogen enthielten. Es ist bemerkenswert, daß auch Th. Schneider, der sein oben erwähntes, ganz frisch eingelegtes Material auch auf Glykogen untersuchte, in keinem Fall einen positiven Befund erwähnt, woraus wohl geschlossen werden darf, daß auch er nichts davon gefunden hat. Man darf wohl daher zu dem Ergebnisse kommen, daß Glykogenablagerungen im menschlichen Magen weder normalerweise noch bei Erkrankungen eine erhebliche Rolle spielen. Damit stimmt auch überein, daß LUBARSCH in 77 Fällen von Magenkrebs (9 Operations- und 68 Sektionsmaterial) nur 19 mal Glykogen fand, allerdings 7 mal unter den 9 Fällen des Operationsmaterials, aber auch hier nur meist recht spärlich und gewöhnlich nicht in den Epithelien, sondern im — entzündlich durchsetzten — Gewebe. In 3 Operationsfällen unseres jetzigen Materials von Magenkrebs wurde 1 mal Glykogen in den Krebszellen in der Lichtung der Krebsschläuche gefunden. ARNOLD gibt an, daß nur in den Randteilen der Krebse und nur, wenn auch die benachbarten annähernd normalen Drüsenepithelien Glykogen enthielten, Glykogen gefunden wurde. ARNOLD macht auch noch Angaben über Befunde bei anderen Erkrankungen, so bei chronischen Magenkatarrhen und Magengeschwüren.

Die Menge und Ausdehnung des in gesunden Mägen gefundenen Glykogens fand ARNOLD sehr verschieden, teils nur an einigen Stellen, teils in großer Flächenausdehnung. Hier macht sich offenbar der Einfluß der jeweiligen Stoffwechselphase geltend. Das Glykogen liegt nach den ARNOLDschen Feststellungen besonders im Oberflächenepithel, aber auch, wenn auch in geringerem Grade, in den Drüsen der menschlichen Magenschleimhaut, häufiger in den Vorräumen und oberen Drüsenteilen, aber auch gelegentlich in den unteren. In den Drüsen ist es hauptsächlich an die Belegzellen gebunden.

Die Anordnung des Glykogens in den Zellen der Magenschleimhaut entspricht völlig der in den anderen Organzellen. Es ist an Strukturbestandteile der Zelle (Plasmoscmen, Mitochondrien) gebunden. Die Granulabilder in den glykogenführenden Zellen gleichen denjenigen, die man bei Verfütterung vitaler Farbstoffe erhält.

An Ausdehnung und Menge vermehrt fand ARNOLD es in der Magenschleimhaut bei chronischen Magenkatarrhen. Die Verteilung und Anordnung jedoch entsprach dem physiologischen Vorkommen.

Beim peptischen Magengeschwür fehlte das Glykogen im Gebiete der Nekrose völlig, die unmittelbar benachbarten Zellen enthielten es in geringer Menge. Dagegen waren die Zellen in größerer Entfernung sehr reich an Glykogen, insbesondere das Oberflächenepithel; doch enthielten auch die in der Umgebung belegenen Drüsenepithelien oft reichlich Glykogen, während noch erhaltene Drüsenreste im Geschwürsgrund glykogenfrei waren.

Dieser Befund wird von KLESTADT bestätigt, der in der Umgebung operativ angelegter Magenfisteln starke Glykogenanreicherungen in den Schleimhautdrüsen feststellte.

Abgesehen von den Epithelien der Umgebung wird das Glykogen beim Magengeschwür auch im Bindegewebe des Geschwürsgrundes in verschiedenen Zellformen angetroffen, namentlich auch in den eosinophilen gelapptkernigen weißen Blutzellen, aus denen vermutlich wohl manche hyaline Körper hervorgehen.

Bei Schleimhautverätzungen des Magens (Schwefelsäure-, Kalkverätzung und Phosphorvergiftung) geben die in den Schorfen liegenden abgestorbenen Drüsenzellen positive Bestfärbung. Sie waren als rotgefärbte Züge erkennbar. Gelegentlich enthielten auch die Bindegewebszellen des Schleimhautgerüstes in den angrenzenden Bezirken ziemlich reichlich Glykogen.

Die Ursache für die Seltenheit der Glykogenbefunde im Magen liegt wohl teils in der geringen aufsaugenden Tätigkeit der Magenepithelien, teils in der auflösenden Wirkung der Verdauungssäfte.

d) Kalkstoffwechsel.

In den Lehr- und Handbüchern finden die Kalkablagerungen in der Magenwand nur geringe Berücksichtigung. ZIEGLER, KAUFMANN, CRITZMANN (in CORNIL-RANVIER), MAC CALLUM erwähnen sie gar nicht; bei KLEBS, BIRCH-HIRSCHFELD, ORTH, den sonstigen englischen, französischen und amerikanischen Büchern wird die Kalkmetastsase meist sehr kurz, bei KLEBS ausführlich erwähnt, ebenso von GAMNA; ADAMI und NICHOLS machen Angaben von Verkalkungen bei Sublimatvergiftung.

Die aus dem Kalkstoffwechsel stammenden Stoffe kommen physiologisch im Magen nicht zur Ablagerung. Unter krankhaften Bedingungen dagegen treten Kalksalze (kohlensaurer Kalk, seltener phosphorsaurer Kalk) und Kalkseifen in der Magenwand auf. Die Kalkablagerungen[1] liegen hier stets akristallinisch in Form von Körnchen und Klümpchen oder zu Spangen (auch Knochenspangen) vereinigt. Bezüglich des Ortes der Kalkablagerung bestehen gewisse Gesetzmäßigkeiten, die abhängig sind von der jeweiligen Ursache, die zur Ablagerung der Kalkmassen geführt hat. So ist es zweckmäßig zu unterscheiden:

1. **Kalkablagerung bei dystrophischen Vorgängen** (in allen Teilen der Magenwand).

2. **Kalkablagerung bei Kalkmetastase** (in der Schleimhaut und den Schlagaderwänden).

1. **Kalkablagerungen bei dystrophischen Vorgängen** sind in der Magenwand nicht eben häufig; doch treffen wir sie gelegentlich an in abgestorbenen Parasiten, kleinen nekrotisch gewordenen submukösen Lipomen und bald kleinen, bald größeren, submukösen und subserösen Myomen wie überhaupt in „kalkgierigen" Stoffen bei Absterbevorgängen (Orth, Kaufmann, Aschoff, v. Gierke und zahlreiche andere). Grobanatomisch stellen sich solche verkalkten Massen als gelblichweiße bis kreidigweiße, meist rundliche, zuweilen auch zackige Gebilde dar, die gewöhnlich in der Unterschleimhaut oder Subserosa liegen. Mikroskopisch finden wir gröbere Kalkklumpen, an deren Randteilen wir fast stets noch deutlich die Zusammensetzung aus kleinen feinen Kalkkörnchen erkennen. Chemisch handelt es sich hierbei vorzugsweise um kohlensauren Kalk. In den schon erwähnten lokalen Amyloidablagerungen der Magenwand kommen gleichfalls derartige Verkalkungen vor, doch sehen wir oft daneben noch andersartige Kalkablagerungen wie regelrechte Kalkspangenbildungen und echte Verknöcherungen, aus deren Vorkommen auf die Anwesenheit von Kalksalzen geschlossen werden darf.

Bezüglich der Verkalkungen in den Schlagaderwandungen gilt sinngemäß das über die hier vorkommenden Fett- und Lipoidablagerungen Gesagte. Der Kalk kommt vorwiegend in der Intima, bzw. der Tunica elastica interna isoliert vor; doch liegt er mitunter auch in der Media.

Die in den sog. „Fettgewebsnekrosen" der Subserosa und Serosa enthaltenen Kalkablagerungen sind zuerst ausschließlich Kalkseifen, die histologisch das gleiche Bild zeigen wie die Ablagerungen von kohlensaurem bzw. phosphorsaurem Kalk, die später aus ihnen entstehen können.

Ihre Entstehungsart ist jedoch wesentlich von der gewöhnlichen dystrophischen Verkalkung verschieden. Bei dieser handelt es sich nicht um chemische Wahlverwandtschaften und chemische Verwandlungen, sondern um einfaches Festhaften der Kalkmassen an kalkgierigen Kolloiden (Gerinnungsnekrosen). Anders bei der Verkalkung, die sich an den Vorgang der Fettspaltung anschließt. Hier treffen wir auf wirkliche chemische Verwandlungen. Die freiwerdenden Fettsäuren verbinden sich mit Kalzium zu phosphorsaurem Kalk (Kalkseife). Nun erst kann es zur Verdrängung der Fettsäure aus ihrer Verbindung durch die stärkere Kohlensäure kommen (bzw. Phosphorsäure).

Wie weit diese Vorgänge mit der gewöhnlichen dystrophischen Verkalkung vergesellschaftet vorkommen können, ist noch nicht genügend bekannt.

2. **Die Kalkablagerungen bei Kalkmetastase** sind gleichfalls nicht häufig. Klebs bezeichnet sie zwar als „nicht gerade selten" und auch Birch-Hirschfeld gebraucht den Ausdruck „nicht selten". Nach unseren Erfahrungen

---

[1] Diese Bezeichnung ist der Kürze halber gewählt; es sind alle kalziumhaltigen Ablagerungen darunter zu verstehen.

ist aber auch in Fällen von starker Kalkmetastase in Lungen und Nieren der Magen ziemlich häufig nicht beteiligt (auch mikroskopisch nicht), und daß die Verkalkungen schon für das bloße Auge sichtbar hervortreten, ist doch recht selten. Sie sind der Ausdruck für die Mitbeteiligung des Magens an einer allgemeinen Erkrankung. Sie beschränken sich auf die Schleimhaut des Magengrundes, sowie auf die Wandungen der Schlagadern in der Unterschleimhaut. Grob anatomisch stellen sie sich meist als kleine weißliche, sich feinkörnig oder rauh anfühlende Flecken der Schleimhaut dar. „Seltener sind größere Flächen in

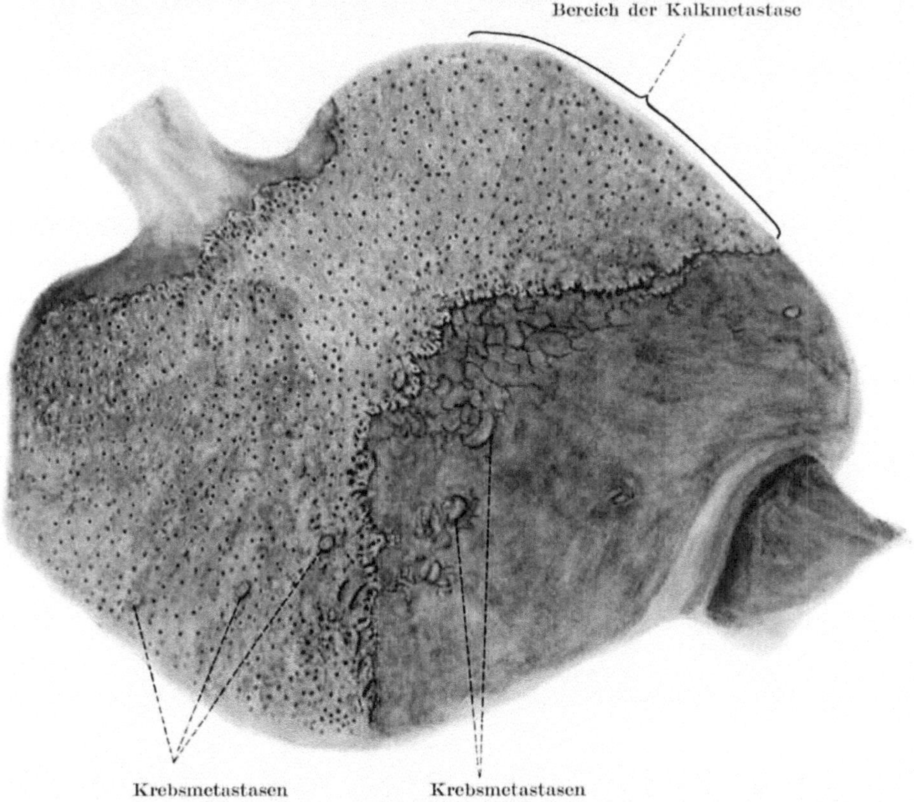

Abb. 14. Kalkmetastase des Magens. (Allgemeine Kalkmetastasen bei ausgedehnten Spätmetastasen nach Brustdrüsenkrebs.) S.-Nr. 171/28.

derselben Weise verändert" (KLEBS). Daß die Veränderung eine so gewaltige Ausdehnung annimmt, wie in dem gleich zu beschreibenden Fall, ist eine außerordentliche Ausnahme. Die Grundkrankheiten, die zur allgemeinen Kalkmetastase, an der sich der Magen beteiligen kann, führen, sind gewöhnlich mit knochenzerstörenden Vorgängen verknüpft. Auf die von M. B. SCHMIDT als Kalkgicht zusammengefaßten Ausnahmen wird noch zurückzukommen sein. Als solche Grundkrankheiten seien genannt primäre Knochengewächse (einschließlich der Myelome), sekundäre und metastatische Gewächse der Knochen, Knochenmarkseiterungen, Knochentuberkulose, Osteoporose (VIRCHOW), progressive Knochenatrophie (ASKANAZY) und andere mehr[1]. Der von uns beobachtete besonders

---

[1] VIRCHOW, SCHLÄPFER, ROTH, KISCHENSKY, TSCHISTOWITSCH und KOLESNIKOFF, ASKANAZY (Lit.), M. B. SCHMIDT, LEYDEN, LIEBSCHER.

großartige Fall fand sich bei ausgedehnten Spätmetastasen nach Brustdrüsenkrebs.

52jährige Frau, der im August 1914 die linke Brust mit den linksseitigen Achsellymphknoten wegen Krebs entfernt worden war. Anschließende Bestrahlung. Beschwerdefrei bis November 1927. Dann Schmerzen im Unterleib und Blutungen. Seit Mitte Dezember

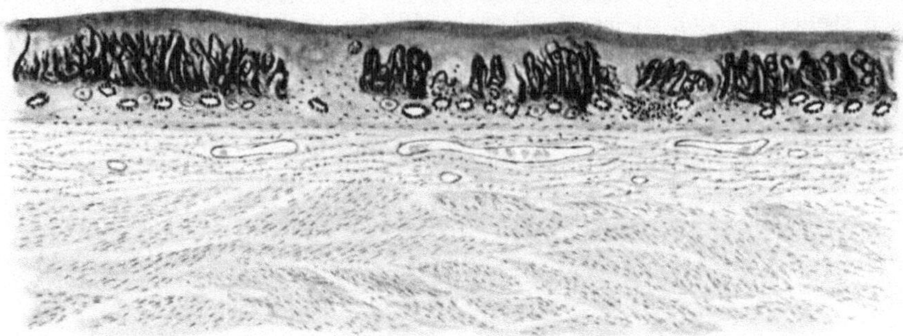

Abb. 15. Kalkmetastase des Magens. (Vom gleichen Fall wie Abb. 14.) Leitz Okul. 1, Obj. 2. Hämalaun-Sudan.

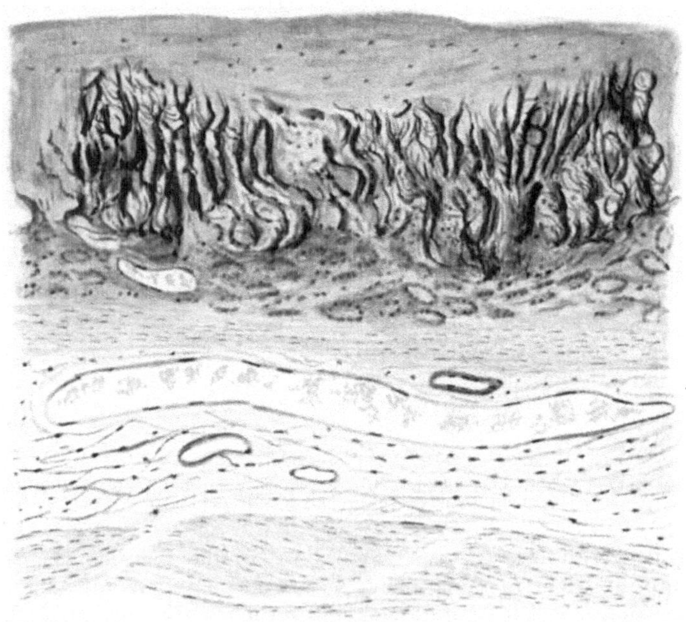

Abb. 16. Das gleiche Präparat wie auf Abb. 15. Stärkere Vergrößerung. Hämalaun-Sudan.

unaufhörliche Blutungen aus den Geschlechtsteilen. Anfang Januar Aufnahme in die Klinik, wo derbe Schwellungen und Verdickungen der linken Halsseite vom Ohr bis zum Schlüsselbein, erbsgroße Knötchen im Gebiet der Operationsnarbe festgestellt wurden, und die Kranke unter zunehmendem Verfall am 9. 2. 1928 starb.

Klinische Diagnose: Operativer Brustdrüsenkrebs mit Metastasen. Obduktion: S.-Nr. 171/28. (Obduzent Dr. Zausch.) Älteres operatives Fehlen der linken Brust. Krebsmetastasen in den linksseitigen Halslymphknoten, in der rechten Brust, in den paratrachealen und paraortalen Lymphknoten, im Brustfell, Netz, Leber, Pankreas, Magenschleimhaut, Gebärmutter, Scheide und im knöchernen Skelett: Wirbelsäule, Brustbein, Oberarmen und Oberschenkeln. Ausgedehnte Kalkmetastasen in den Lungen (Bimstein- herde), in der Schleimhaut des Magengrundes, Kalkkörperchen und Kalk- infarkte in den Nieren. Allgemeine Abmagerung und Blutarmut, Regenera- torisches Knochenmark. Braune Atrophie von Herz und Leber. Atrophie der Milz. Entzündliche Anschoppung im rechten Lungenunterlappen. Struma nodosa. Keine Atherosklerose. (Nur geringfügig fleckiges Intimalipoid in den großen Schlagadern.)

Abb. 14 zeigt den grobanatomischen Befund am Magen. Neben den ver- streuten kleinen Krebsmetastasen fällt eine sehr ausgedehnte eigenartige

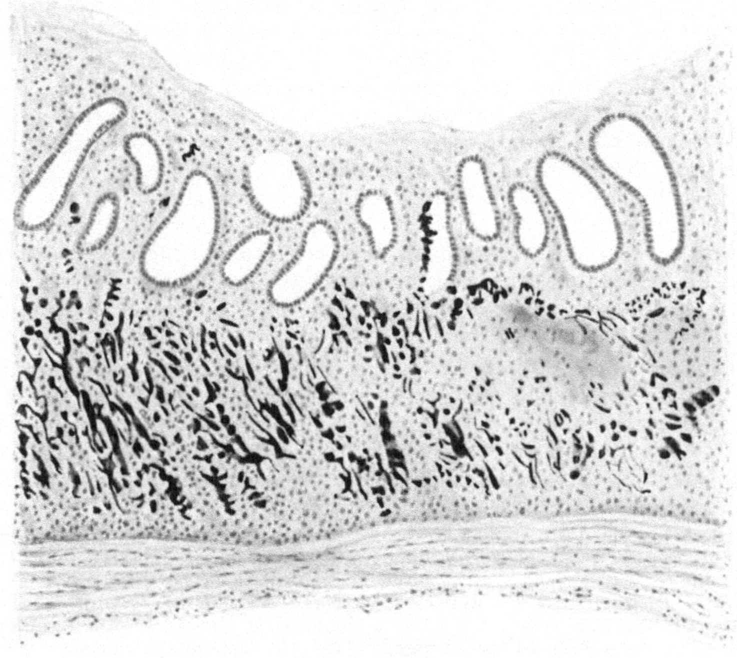

Abb. 17. Kalkmetastase des Kaninchenmagens (experimentell erzeugt).
(Aus KATASE: Über exp. Kalkmetastase. Bern 1916.)

gelblichweiße, leicht erhabene Beschaffenheit der Fundusschleimhaut auf, die sich in diesem Gebiet nicht ausgesprochen körnig oder rauh, oder doch hart anfühlte. Die Magengrübchen sind als kleine rötliche Vertiefungen gut erkennbar, um die herum die hellen Einlagerungen ring- und hofförmig erscheinen. Die Schleimhaut des Pförtneranteils und der Kardia ist frei. Sie ist leicht verdünnt, von schmutziger graurötlicher bis graugelblicher Farbe; die submukösen Blut- gefäßverzweigungen sind hier gut erkennbar.

Auch die mikroskopische Untersuchung, die sich in den Abb. 15 und 16 darstellt, zeigt die klassische Lokalisation der metastatischen Kalkablagerung.

Die Ablagerungen sind auf die Schleimhaut völlig beschränkt. Die Blut- gefäßwandungen der Unterschleimhaut sind im Gegensatz zu den Fällen von LEYDEN (DAVIDSOHN) und LIEBSCHER frei. Die Beteiligung der Magenarterien gehört ja auch nicht unbedingt zur Kalkmetastase des Magens. Der Kalk liegt überwiegend im Zwischengewebe der oberen $^2/_3$ der Schleimhaut und in den Tunicae propriae der oberen Drüsenabschnitte, während der untere Anteil der Schleimhaut frei von Kalk ist. Besonders bei der stärkeren Vergrößerung (Abb. 16) tritt die Ablagerung deutlich hervor. Die oberen und mittleren Drüsenabschnitte stecken in förmlichen Kalkscheiden, die sich aus feinsten zum Teil verbackenen Kalkkörnchen und Kalkfaserfilzen zusammensetzen.

Unsere Befunde decken sich also im wesentlichen mit denen der im Schrifttum mitgeteilten Fälle. Doch ist in keinem dieser Fälle die Beteiligung des Magens so großartig und schulmäßig wie in dem vorliegenden.

Etwas abweichend liegen die Befunde bei den durch Tierversuche künstlich erzeugten Kalkmetastasen (Katase, Tanaka). Hierbei wurde festgestellt, daß zuerst der untere Anteil der Magenschleimhaut verkalkt. In Abb. 17, die der Arbeit von Katase (Über experimentelle Kalkmetastase. Bern 1916) entnommen ist, — die Abbildung ist leicht überzeichnet worden, da im ursprünglichen Bild die Kernfärbung sehr schlecht hervortritt — ist deutlich erkennbar, daß die Kalkmassen sich vorwiegend im interglandulären Gewebe der unteren Schleimhautteile befinden; die Beteiligung der Tunicae propriae der Drüsen tritt auch gut hervor. Die oberen Drüsenabschnitte sind aber im Gegensatz zu den auf natürlichem Wege zustande gekommenen Verkalkungen fast völlig frei. Als weitere Abweichung sei noch die Verkalkung einiger Drüsenepithelien und die kleine Schleimhautblutung erwähnt. Katase und Tanaka beobachteten bei ihren Tierversuchen derartige Blutungen häufig, während sie beim Menschen nie angetroffen wurden.

Diese abweichende Lokalisation der künstlich-metastatischen Kalkablagerungen erklärt sich leicht aus der Versuchsanordnung der genannten Untersucher, die ihre Verkalkungen nicht auf dem Blutwege erzeugten, sondern dadurch, daß sie Kalklösungen in die freie Bauchhöhle spritzten, von wo aus die Aufsaugung durch die serösen Häute des Magens und Darmes erfolgte.

Über die Entstehung der Kalkmetastase gibt es bekanntlich ein umfangreiches Schrifttum. Der erste, der sie beschrieb und ihr den Namen gab, war Rudolf Virchow im Jahre 1855. Seine Lehre wurde später angegriffen (Kockel), doch hat sich seine Auffassung von dem Wesen dieser Form der krankhaften Verkalkung in der Hauptsache erhalten. Insbesondere Hofmeister, Askanazy u. v. a. hielten an Virchows Anschauung grundsätzlich fest auf Grund ihrer Beobachtungen. Auch der von M. B. Schmidt geschaffene Begriff der Kalkgicht änderte die Virchowsche Lehre nicht, sondern ergänzte und erweiterte sie. Es ist hier nicht der Ort, das gesamte Schrifttum über diese Frage kritisch im einzelnen zu würdigen; nur so viel mag hervorgehoben werden, daß die metastatischen Kalkabscheidungen im Magen einmal durch völlige (Virchow), zum anderen durch bedingte (M. B. Schmidt) Kalküberladung des Blutes zustande kommen kann. Die Bevorzugung des Magens bei der metastatischen Kalkablagerung neben anderen bevorzugten Organen (Lunge und Nieren) liegt darin begründet, daß diese Organe Säureausscheider (HCl, CO_2 und Harnsäure) sind. Die durch die Säureausscheidung bedingte stärkere Gewebsalkaleszenz bringt den gelösten Kalk zur Ausfällung.

Diese von Hofmeister und Askanazy begründete Ansicht wird durch unseren oben mitgeteilten Fall ganz erheblich gestützt. Die Kalkablagerung ist ja auch bei diesem Fall vollkommen auf die Teile der Schleimhaut beschränkt, in denen die Salzsäureausscheidung stattfindet. Gerade um die mittleren und oberen Drüsenabschnitte herum liegt der Kalk, entsprechend der Anordnung der Belegzellen, die ja die Salzsäure absondern, während die unteren nur Hauptzellen enthaltenden Drüsenanteile sowie der Pförtner- und Kardiateil völlig kalkfrei bleiben. Immerhin haben die neuesten Untersuchungen Kleinmanns aus unserem Institut ergeben, daß noch andere Umstände maßgebend sind und daß bei den im Tierversuch erzeugten Verkalkungen die Ablagerungen im Magen keine große Rolle spielen.

KLEINMANN hat an Hand zahlreicher Tierversuche (weiße Mäuse) auf die Bedeutung der Zufuhr genügend großer Konzentrationen von Kalzium- und PO_4-Ionen für die Verkalkung aufmerksam gemacht.

Er fand bei 4 wechselnd sauer und alkalisch ernährten Phosphattieren zweimal Kalkablagerungen in den oberen Drüsenepithelien der Magenschleimhaut, während andere Organe (Nieren, Lunge, Herz) sowohl in diesem als auch in den folgenden Versuchen meist reichlicher und regelmäßiger Kalkablagerungen zeigten. Bei 4 mit saurem Phosphatfutter ernährten Tieren fand sich Kalk nur einmal in der Magenschleimhaut (oberes Drüsenepithel). Bei 3 mit alkalischem Phosphatfutter ernährten Tieren war die Magenschleimhaut völlig kalkfrei. Bei 2 mit Kalziumchlorid und saurem und alkalischem Phosphat abwechselnd gespritzten Tieren zeigte der Magen des einen Tieres stärkere Kalkablagerungen in den Drüsenepithelien, etwas geringer auch in der Membrana propria; der Magen des anderen Tieres war kalkfrei. Bei 4 mit Kalziumchlorid und neutralem Phosphat gespritzten Tieren war der Magen nur einmal beteiligt (Epithel der unteren Schleimhautschichten); bei 3 mit Kalziumchlorid und alkalischem Phosphat gespritzten Tieren sowie bei 3 mit Kalziumchlorid und saurem Phosphat gespritzten Tieren nahm der Magen gar nicht an den Verkalkungen teil. Ebensowenig auch bei 5 mit wechselnd saurem und alkalischem Chloridfutter ernährten Tieren. Bei alkalischem Chloridfutter (5 Tiere) war der Magen einmal geringfügig, bei saurem Chloridfutter (6 Tiere) wiederum gar nicht an den Kalkablagerungen beteiligt. Ebenfalls kalkfrei blieb der Magen bei alkalischer Milchzuckerfütterung (3 Tiere) und bei Kalziumchloridzufuhr (5 Tiere), während bei Natriumphosphatzufuhr (6 Tiere) zweimal Kalk in den Epithelien (einmal dabei auch im Zwischengewebe) nachweisbar war.

Die Tatsache der fast völligen Unaufnehmbarkeit des tertiären Kalziumphosphates war von RABL und DREYFUSS übersehen worden. Sie erklärt die DREYFUSS rätselhaft erscheinende Unwirksamkeit des alkalischen Phosphatfutters, bei dem auch in den anderen Organen keine oder nur geringfügige Verkalkungen vorhanden waren und macht es wahrscheinlich, daß auch beim Menschen die Mannigfaltigkeit der Verkalkungsbefunde mit Wasserstoffionenkonzentration der Gewebssäfte in Zusammenhang steht.

e) Pigmentablagerungen.

e) Ablagerungen gefärbter Stoffe in der Magenwand sind sehr häufig. Sie haben deswegen auch größere Berücksichtigung gefunden und sind auch in den meisten Lehrbüchern mehr oder weniger ausführlich erwähnt. Am wenigsten in den französischen, wo sowohl LANCERAUX wie LABOULBÈNE nichts davon zu berichten wissen. CRITZMAN in CORNIL und RANVIERs Manuel erwähnt zwar die Pseudomelanose des Magens, aber nur bei den Leichenveränderungen und kommt auch in seinen weiteren zum Teil sehr genauen histologischen Schilderungen vor allem der entzündlichen und geschwürigen Veränderungen des Magens nicht darauf zurück. Auch GAMNA sowie ADAMI und NICHOLLS erörtern die Pigmentierungen nicht und MAC CALLUM geht nur auf die Hämochromatose ein. ASCHOFF erwähnt die in erster Linie in Betracht kommenden Eisenpigmentierungen zwar auch unter den Leichenerscheinungen, hebt aber hervor, daß „die grünlichen bis schwärzlichen, über den ganzen Magen zerstreuten, besonders in der Pförtnergegend vorkommenden Fleckungen" auf „intravital" entstandenen hämatogenen Pigmentierungen beruhen. An anderer Stelle bezeichnet er sie als „Folge hämorrhagischer Entzündungen". Auch KAUFMANN bespricht die Pigmente nur in ähnlicher Weise, wie ASCHOFF bei den Leichenveränderungen, ZIEGLER bei den Entzündungen und Blutungen, ähnlich BIRCH-HIRSCHFELD, der sie besonders als Überbleibsel nach chronischem Magenkatarrh betrachtet. Auch ORTH macht seine Angaben über Pigmentierungen nur bei Besprechung der Leichenveränderungen und Blutungen und geht, ebensowenig wie die anderen Untersucher, auf die mikroskopischen Befunde ein. Das hat dagegen schon KLEBS getan, der bei Schilderung der Magenkatarrhe von einer grauen oder bräunlichen Färbung spricht, die durch die Ablagerung von Pigmentkörnern im interstitiellen Gewebe und in den Drüsen bewirkt wird, und das Ganze als Pigmentinduration bezeichnet.

Von den im Körper vorkommenden farbig erscheinenden Ablagerungen kommen im Magen folgende in Betracht: 1. von den endogenen hämoglobinogenen eisenhaltige und eisenfreie (Hämosiderin, Hämatoidin und Gallenfarbstoff) und 2. von den nicht hämoglobinogenen braunes (Abnutzungspigment) und melanotisches.

1. Die Hämosiderinablagerungen sind außerordentlich häufige Befunde, die keineswegs nur bei Entzündungen und als Blutungsreste gefunden werden. Sie treten als vereinzelte Stippchen und Flecke von meist grünlicher, grünlichblauer und schwärzlicher, nur selten bräunlicher Farbe, oder in Form von Streifen und Ringen oder weitausgedehnter, fast die ganze Magenschleimhaut einnehmende Geflechte und Netze auf, gewöhnlich am stärksten und auch im allgemeinen am häufigsten im Pförtnerteil und meist die Magenstraße freilassend oder nur gering ergreifend. Daß die Ablagerungen nur selten bräunlich erscheinen, liegt bekanntermaßen daran, daß eben im Magen sehr frühzeitig (oft schon während des Todeskampfes) bakterielle Zersetzungen erfolgen, die die Umwandlung des Eisens in Schwefeleisen bewirken und so zur Pseudomelanose führen. Eine Unterscheidung der grobanatomischen Befunde nach der mehr umschriebenen oder mehr gleichmäßigen Ausbreitung kann man wohl vornehmen, aber daraus keine Schlüsse über das Zustandekommen der Pigmentierung ziehen. Höchstens kann man zugeben, daß bei mit Schwellung und Verdickung oder umgekehrt mit starker Verdünnung der Schleimhaut einhergehender ausgesprochener Pseudomelanose eine chronische hämorrhagische Gastritis oder deren Folgezustände in Betracht kommen.

Die histologischen Befunde entsprechen grundsätzlich dem, was Klebs in kurzen Zügen angegeben hat, d. h. man findet die Eisenablagerungen entweder in den Stützzellen der Schleimhaut und Unterschleimhaut, oder in den Drüsenepithelien oder es besteht eine Verbindung dieser Ablagerungsstätten. Es sind nur die Ausnahmen, wo etwa die Pigmentherde tiefer bis in das Muskelzwischenbindegewebe oder den Bauchfellüberzug hineinreichen. Es ist aber nicht möglich, nach dem grob-anatomischen Befund schon mit einiger Sicherheit den mikroskopischen Befund vorauszusagen, wenn man von den seltenen Fällen einer auf die Lymphknötchen und deren Umgebung sich erstreckenden Pigmentablagerung absieht. Im einzelnen kann man folgende Arten der Ablagerung unterscheiden: 1. die spindligen und verästelten Zellen des Bindegewebes zwischen den Schleimhautdrüsen und Vorräumen, 2. in gleichartigen Zellen des Unterschleimhautbindegewebes, der Muskulatur und Serosa, 3. in den Retikulumzellen der Lymphknötchen oder gleichartigen Zellen der Umgebung (noduläre und perinoduläre Hämosiderinablagerung), 4. in den Epithelien vorwiegend der Labdrüsen, 5. (sehr selten) in der Wand von Blutgefäßen, Kapillaren und Präkapillaren.

Alle diese Ablagerungen können auf verschiedene Weise entstehen, und zwar kommen folgende Möglichkeiten in Frage: 1. durch örtliche Blutungen in die verschiedenen Wandschichten — hier sind die Befunde entsprechend den Typus 1 und 2, 2. durch Aufsaugung von Blut, das in die Magenlichtung oder in größeren Mengen in die Wand eingedrungen ist, wobei es natürlich ganz gleichgültig ist, ob das Blut aus einem Magengeschwür, der Speiseröhre, dem Rachen, den oberen Luftwegen oder der Lunge stammt. Es ist nicht selten, daß sich die Quelle der Blutung aus dem übrigen anatomischen Befund mit einiger Sicherheit feststellen läßt. Häufig ist dann die Ablagerungsstätte ganz vorwiegend im Pförtnerteil. Histologisch ist hier vorwiegend noduläre und perinoduläre[1] Pigmentablagerung in Betracht zu ziehen, aber auch Epithelpigmentierung und selbst bei der Speicherung in um die Gefäße herum gelegenen Bindegewebs- und Adventitiazellen kann es sich um einen Aufsaugungsvorgang handeln. Die Entscheidung, was das wahrscheinlichere ist, wird immer nur auf Grund des Gesamtbefundes im einzelnen Falle und nicht lediglich nach dem geweblichen Bild gegeben werden können. Da die Epithelien, vor allem auch die der Vorräume aufsaugende Eigenschaften besitzen, wird man es auch nicht von vornherein ablehnen dürfen, Pigmentspeicherung in diesen Epithelien auf Aufsaugungsvorgänge zurückzuführen. Als Beispiel einer besonders schön ausgeprägten reinen nodulären Eisenablagerung sei hier der folgende Fall angeführt.

S.-Nr. 921/24. Westend. 63jährige, an kruppöser Pneumonie verstorbene Frau. Chronischer Stauungskatarrh des Magens mit Magenerweiterung, zwei kleine strahlige Geschwürsnarben an der Magenstraße etwa in der Mitte zwischen Kardia und Pförtner. Im übrigen eine fast über den ganzen Magen sich erstreckende noduläre Hämosiderose bzw. Pseudomelanose, die gerade nur die nähere Umgebung der Kardia freiließ. Zugleich eine sehr ausgesprochene Zottenpseudomelanose im oberen Dünndarm.

Mikroskopisch waren die Retikulumzellen der Lymphknötchen vergrößert und mit Hämosiderin beladen. Sonst fand sich in keinem Teil des Magens Eisenablagerung.

Daß es sich hier um reine Resorptionshämosiderose gehandelt hat, ist klar, nur besteht ein gewisser Wettstreit zwischen den möglichen Ursachen (Geschwürsnarben, chronische Stauungsgastritis).

Die Eisenablagerung in den Drüsenepithelien wird dagegen vorwiegend in solchen Fällen gefunden, bei denen die Möglichkeit vorliegt, daß es sich um einen Ausscheidungsvorgang handelt.

Bei weitem am häufigsten findet man nämlich eine starke Eisenpigmentspeicherung in den Epithelien der Labdrüsen in Fällen, wo nichts für örtliche Einwirkungen spricht, dagegen eine mit Zerstörung von roten Blutzellen einhergehende oder sonstige Allgemeinstörung vorliegt, wie bei allgemeiner Hämosiderose, chronischer hämorrhagischer Nierenentzündung, allgemeiner Hämochromatose, gelegentlich auch perniziöser Anämie und Leukämie. Das sind Fälle, in denen dann nicht die Magendrüsen allein Sitz der Eisenablagerungen sind, sondern zahlreiche, mitunter fast alle Drüsenepithelien des Körpers das Eisen speichern, das ihnen entweder als gelöstes Hämoglobin oder ausgelöstes Eisen mit dem Säftestrom zugeführt wurde. In diesem Sinne sprechen ja außer den zahlreichen Befunden bei allgemeiner Hämosiderose und Hämochromatose (HINTZE-LUBARSCH, ANSCHÜTZ, STRÄTER, BORK) auch die Tierversuche SHIMURAS. Aus der Form der Eisenablagerung — grob- oder feinkörnige Beschaffenheit — auf diese Entstehungsweise schließen zu wollen, dürfte aber wohl ein zu kühnes Unternehmen sein. — Natürlich können sich an derartige „Ausscheidungen" auch entzündliche Vorgänge anschließen und eine „Eliminationsgastritis" (BOURGET) zustande kommen.

Ganz selten ist dagegen ein Befund, wie er namentlich in solcher Großartigkeit nur einmal erhoben wurde, nämlich eine überaus ausgedehnte Eisenablagerung in der Wand von Kapillaren und Präkapillaren der Unterschleimhaut bei einem 44jährigen an Leberzirrhose verstorbenen Manne (Abb. 18).

---

[1] Die perinodulären Pseudomelanosen sind durch kleine etwa $^1/_3$—$^1/_2$ mm breite Ringe von schwärzlichgrüner Farbe gekennzeichnet und häufig vergesellschaftet mit gleichartiger Pigmentablagerung im Darm (s. unten S. 69). Sie werden besonders bei infektiösen Allgemeinerkrankungen wie Diphtherie, Typhus u. a. angetroffen. Mikroskopisch sieht man in den Bindegewebszellen, die unmittelbar um die Lymphknötchen herum gelagert sind, reichlich Hämosiderin von grobkörniger Beschaffenheit. Es ist möglich, daß es sich nicht lediglich um eine einfache Aufsaugung handelt, sondern das hämolytische und, wie M. B. SCHMIDT für die gleichartigen Pigmentierungen im Darm annimmt, hämopsonische Vorgänge beim Zustandekommen dieser Pigmentierungen eine Rolle spielen.

S. 265/28. 44 jähriger Mann am 16. 12. 27 aufgenommen. Klinische Diagnose: Cholangitische Leberzirrhose. Anamnese: 1925 Gelbsucht, die 2 Monate anhielt. Oft Schmerzen in der rechten Oberbauchgegend. Dezember 1927 Blutbrechen. — Bei der Aufnahme Aszites, Ikterus. Verlauf: Aszites nimmt zu, dauernde Verschlechterung. 7. 3. 28 †. Obduktion: Atrophische Leberzirrhose 850 g, chylöser Aszites (1500 ccm), Milzvergrößerung 560 g, Varizen der Speiseröhre, starke Hämosiderose der Magenschleimhaut, besonders in der Pförtnergegend. Mikroskopisch: Reichlich, zum Teil grobkörniges Hämosiderin in den Magenschleimhautdrüsen, besonders im Drüsengrunde. Reichlich Hämosiderin in Zwischenbindegewebszellen der Unterschleimhaut sowie in den Endothelien zahlreicher Kapillaren (Abb. 18).

Eine sehr viel geringere Rolle spielen die kristallinischen (Hämatoidin-) und die Gallenfarbstoffablagerungen. Wirkliche Hämatoidinablagerungen hat Lubarsch nur einmal bei einer im Anschluß an eine Gastrostomie eingetretenen größeren Blutung in Unterschleimhaut und Unterbauchfellüberzug

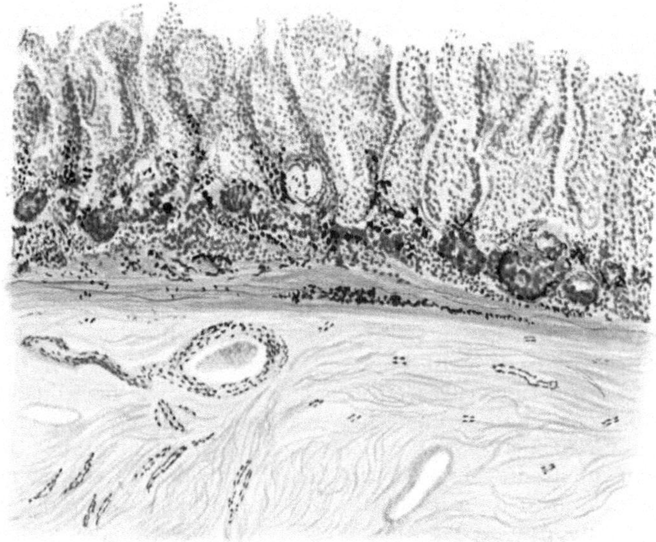

Abb. 18. Hämosiderin in den Magenschleimhautdrüsen, in Zwischenbindegewebszellen und in den Endothelien zahlreicher Kapillaren. — Eisenreaktion (Turnbull)-Karmin. Leitz Okul. 2; Obj. 4.

(Subserosa) gefunden, wo der Tod 28 Stunden nach der Operation eintrat. Bilirubinkristalle werden dagegen öfters bei der Neugeborenengelbsucht in der Schleimhaut gefunden. Bei der Gelbsucht im späteren Alter ist die Magenwand allerdings auch meist beteiligt und erscheint meist gleichförmig orangegelb bis dunkelolivgrün bis schwarzgrün gefärbt je nach der Stärke und Art der Gelbsucht (Icterus viridis und melas). Histologisch ist aber der Befund bekanntlich, wie bei fast allen Schleim- und serösen Häuten und der Haut selbst durchaus negativ, d. h. es handelt sich nur um eine Durchtränkung mit gefärbter, mikroskopisch nicht nachweisbarer Flüssigkeit. Nur ganz selten in Fällen allerstärkster Gelbsucht fanden wir ähnlich, wie in anderen Drüsen, auch eine körnige Gallenfarbstoffspeicherung in Epithelien der Labdrüsen, in einem Fall sogar vereinzelte Bildung von Gallenzylindern. — Sehr häufig ist übrigens mit der Gelbsucht des Magens eine Eisenablagerung in Drüsenzwischen- und Unterschleimhautbindegewebe vorhanden, wodurch sowohl das grob-anatomische, wie das histologische Bild ein sehr buntes wird.

2. Von den anhämoglobinogenen Pigmenten kommt in der Magenwand in erster Linie das braune Abnutzungspigment zur Beobachtung.

Es liegt in feinkörniger Form und im ungefärbten frischen Präparat oft ganz hellgelb erscheinend in den glatten Muskelfasern gelegentlich besonders stark der Schleimhautmuskulatur, aber auch in Längs- und Quermuskulatur der Wand. Es findet sich lediglich in den Fällen starker allgemeiner Hämochromatose. Sehr selten findet man es auch bei alten Leuten in Muskelzellen der Außenschicht der Schlagadern, aber sehr viel seltener als in den Schlagadern der Bauchspeicheldrüse, Milz, Leber, Niere, ja selbst Schilddrüse. — Ablagerung von melanotischem Pigment ist ebenfalls sehr selten. LUBARSCH fand es in einigen Fällen von melanostischen Gewächsen mit sehr zahlreichen und stark zerfallenen Metastasen teils in spindligen Zellen des Drüsenzwischengewebes, teils in Drüsenepithelien; in einem Fall mit überaus zahlreichen Metastasen im Magen selbst auch in Retikulumzellen von Lymphknötchen. Hier handelte es sich augenscheinlich um Aufsaugungsvorgänge, während bei den Epithelbefunden eine Art Ausscheidung in Betracht kommt.

Von außen stammende farbig erscheinende Massen, wie Kohlenstaub, Ultramarin, Zinnober und andere, kommen auf natürlichem Wege in der Magenwand nicht zur Ablagerung, und selbst bei erheblicher Kohlenstaubablagerung im Darm vermißt man den Staub im Magen, was wohl zum Teil daran liegt, daß die verschluckten Staubmassen viel zu kurze Zeit im Magen verbleiben und mit der Schleimhaut kaum in Berührung kommen. Anders ist es mit solchen Gebilden, die auf dem Blut- und Säftestrom dem Magen zugeführt werden. So ist bei der allgemeinen Argyrose auch der Magen beteiligt und hier, ebenso wie Darm, die Unterschleimhaut Hauptsitz der nie in den Zellen selbst erfolgenden Niederschläge.

f) Ablagerungen aus Arzneimitteln.

Etwas anders liegen die Dinge bei den aus Arzneimitteln stammenden Stoffen.

Es sind entweder echte Farbstoffe, wie Karmin, Eosin und andere oder doch solche Stoffe, die histologisch farbig erscheinen, wie Schwermetalle (Gold, Wismut usw.). Hier liegen zwar keine Erfahrungen aus der menschlichen Pathologie vor, aber grundsätzlich wichtige aus Tierversuchen, die deswegen besonders bedeutungsvoll sind, weil in neuerer Zeit in immer steigendem Umfange derartige Präparate, besonders Goldpräparate, auch beim Menschen zur Anwendung kommen. In Versuchen von BORCHARDT und HENIUS handelt es sich um ein organisches Goldpräparat, das im Körper der Versuchstiere in gesetzmäßiger Weise aufgeteilt wurde. Mittels einer besonderen Methode (BORCHARDT) wurde innerhalb der Zellen das Gold aus seiner Verbindung metallisch ausgefällt und so zur Darstellung gebracht. Das Gold war feinkörnig und von braunschwarzer bis schwarzer Farbe; es lag in der Magenwand in den Retikulumzellen und Histiozyten sämtlicher Wandschichten, besonders reichlich in der Unterschleimhaut. Die goldhaltigen Zellen waren größtenteils etwas vergrößert, das feinkörnige Gold lag im Zelleib, zum Teil aber auch im Kern und ringförmig angehäuft an der Kernmembran; die Epithelien aber blieben frei.

Schrifttum (vgl. auch Darm).

Saure Erweichung.

ARNDT: Neubildung im Gehirn, Magenerweichung usw. Dtsch. med. Wschr. 1888, Nr. 5; 1890, Nr. 17. — BROSCH: angef. nach FISCHER, HENKE-LUBARSCH 4 I, 84. — CAMERER: Versuch über die Natur der Magenerweichung. Stuttgart 1828. — ELSAESSER: Die Magenerweichung der Säuglinge. Stuttgart und Tübingen 1846. — FIORI: Beiträge zur Frage des Verhaltens des Darmes gegenüber der Verdauungstätigkeit des Magensaftes. Mitt. Grenzgeb. Med. u. Chir. 1913, H. 2. — FISCHER: HENKE-LUBARSCH 4 I, 83, 84. — HOTZ: Versuche über die Selbstverdauung des Darmes im Magen. Mitt. Grenzgeb. Med. u. Chir. 21, 143 (1909). —

Hunter: On the digestion of the stomach after death; in philosoph. transactions. — Jaeger: Über die Erweichung des Magens und Darmkanals in Hufelands Journ. 1811 u. 1813. Katzenstein: (1) Der Schutz des Magens gegen Selbstverdauung. Berl. klin. Wschr. 1908. — Katzenstein (2) Beitrag zur Entstehung des Magengeschwürs. I. u. II. Arch. klin. Chir. 1913, 100, 101. — Kaufmann: Lehrbuch d. spez. pathol. Anat. — Kawamura: Zur Frage der Verdauung lebenden Gewebes im Magen. Mitt. Grenzgeb. Med. u. Chir. 1913, H. 3. — Kundrat: Die Selbstverdauung der Magenschleimhaut. Festschr. d. Univ. Graz 1877. — Langenskiöld: Über die Widerstandsfähigkeit einiger lebender Gewebe zu den Einwirkungen eiweißspaltender Enzyme. Skand. Arch. Physiol. (Berl. u. Lpz.) 31 (1914). Marchand: Eulenburgs Realenzyklop. 1897. — Marie, P. et Villandre: Recherches sur la résistance de l'intestin à la digestion gastrique. J. Physiol. et Path. gén. 15, 602—616.; Zbl. Physiol. Ref. 27, 1090. — Merkel: Henke-Lubarsch 4 I. — Meyer, Friedrich: Über die sauere Erweichung des Magens. Inaug.-Diss. Berlin 1924. — Morgagni: Zit. nach Bamberger, Krankheiten des chylopoetischen Systems in Virchows Handbuch d. spez. Pathol. u. Therapie. 1864 II A. — Orth: Lehrbuch d. spez. pathol. Anat. 1 (1887) Berlin. Rokitansky: Handbuch d. spez. pathol. Anat. 2, 195 ff (1842). — Schiff: Leçons sur la physiologie de la digestion. 2, Kap. 35. — Schmuziger: Arch. klin. Chir. 146, 2/3, 372. — Schultze, W. H.: Die Pathologie des Magens. Erg. Path. 20, 1 (1922). — Weinland: Über Antifermente. Z. Biol. 44, 1903. — Ziemssen und Zenker: Ziemssens Handbuch 7, 1 (1878).

Atrophie.

Adami und Nichols: Principles of Pathology. Philadelphia and New York 1911, 417, 419. — Albu: Die verschiedenen Formen der Achylia gastrica. Ther. Gegenw. 1913. — Aschoff: Lehrbuch d. path. Anat. 6. Aufl. — Birch-Hirschfeld: Pathol. Anat. 1895, 624, 633. — Bloch: Jb. Kinderheilk. 59, 1. — Boeckelmann: Untersuchungen zur pathol. Anatomie des menschlichen Magens. Z. klin. Med. 44. — Bonin: Veränderungen der Magenschleimhaut bei perniziöser Anämie. Diss. Berlin 1912. — Coats: Manual of Pathology. London 1889, 718. — Critzman: in Cornil et Ranvier, Manuel d'histologie pathol. Paris 1912, 460. Deelmann: Over de veranderingen van het maagslymvlies in Verband met leeftyd en kanker studie. Neederl. Tijdschr. Geneesk. 1920, H. 2, Nr. 4. — Eichhorst: Über die anatomischen Magenveränderungen bei gastrischen Krisen der Tabischen. Med. Klin. 1909, Nr. 37. — Einhorn: Zur Klinik der Achylia gastrica und der perniziösen Anämie. Arch. Verdgskrkh. 9, H. 2. — Eisenlohr: Perniziöse Anämie und Atrophie der Magenschleimhaut. Dtsch. med. Wschr. 1892. — Ewald: Vorstellung eines Falles von perniziöser Anämie. Berl. klin. Wschr. 1895, 977; 1896, 218. — Faber und Bloch (1): Über die pathologischen Veränderungen am Dig.-Traktus bei perniziöser Anämie. Z. klin. Med. 40. — Faber und Bloch (2): Perniziöse Anämie und Darmatrophie. Nord. med. Ark. (schwed.) 1899, Nr. 4. Faber und Lange (1): Z. klin. Med. 66. Faber und Lange (2): Ätiologie und Pathogenese der chron. Achylia gastrica. Klin. Mitt. a. d. Kgl. Fredrichs Hosp. Nordisk Forlag 1907. — Fenwick: Lancet 1877. — Gamna: Apparato digerente in Pio Foas Anatomia patologica. Turin 1920. — v. Gierke: In Aschoffs Lehrbuch d. path. Anat. 4. Aufl. (Störungen des Stoffwechsels.) — Hamilton: Textbook of Pathology. London and New York 1889, 504. — Herzberg (1): Über Magenveränderungen bei perniziöser Anämie. Virchows Arch. 204. — Herzberg (2): Über Magenveränderungen bei perniziöser Anämie. Inaug.-Diss. Bonn 1911. — Heubner: Jb. Kinderheilk. 53, 35. — Kaufmann: Lehrbuch der speziellen pathologischen Anatomie. — Klebs: Handbuch der pathologischen Anatomie. 1868, 174, 177, 197. — Koch, M.: Inaug.-Diss. Berlin 1898. — Levine und Ladd: Pernicious Anaemia. Bull Hopkins Hosp. 32, Nr. 366, 254. — Liefschütz: Magensekretion im höheren Lebensalter. Arch. Verdgskrkh. 8. — Lubarsch: Über die anatomischen Veränderungen der Magenschleimhaut bei Achylia gastrica in der Monographie Martius und Lubarsch: Achylia gastrica usw. Leipzig und Wien: Deuticke 1897. — Lubarsch, Kuttner, Faber, Lange: Z. klin. Med. 66. — Mattis: Dtsch. Z. Chir. 104. — Moacanin: Über das Vorkommen von Eosinophilen im Magensaft bei Achylia gastrica. Wien. klin. Wschr. 1911, Nr. 38. — Möller: Perniziöse Anämie und Atrophie der Magenschleimhaut. Helsingfors 1907. (Zit. nach Faber und Bloch und Faber und Lange.) — Mühlmann: Über die Ursache des Alterns. Wiesbaden: J. F. Bergmann 1900. — v. Noorden: Blutkrankheiten in Merings Lehrbuch d. inn. Med. Jena 1919. — Nothnagel: Zirrhotische Verkleinerung des Magens und Schwund der Labdrüsen usw. Dtsch. Arch. klin. Med. 24. — Orth: Spezielle pathologische Anatomie. 1887, 710, 734. — Otsuka: Anadenia gastrica bei Magenkarzinom. Dtsch. Arch. klin. Med. 70, H. 5/6. — Pèpper und Stengel: 14. Kongreß f. klin. Med. 1896. Piney: The genesis of pernicious anaemia. Z. Konstit.lehre 10, 659 (1925) (Lit.) — Plessi: Su un caso di atrofia primitiva dello stomaco. Gazz. Osp. 1899, Nr. 82. — Quincke: Atrophie der Magenschleimhaut bei perniziöser Anämie. Volkmanns Slg. klin. Vortr. 1876. — Reika: Jb. Kinderheilk. 70, 614. — Roessle: Wachstum und Altern. Erg. Path. 18 II, 789. — Rütimeyer: Über den Einfluß einer 24tägigen Hungerperiode auf die Magensaftsekretion beim Menschen. Zbl. inn. Med. 1909, 233. — Schelble: Bakteriol. und pathol.-

anatomische Studien bei Ernährungsstörungen der Säuglinge. Leipzig: G. Thieme 1910. — SCHIFFER: Über Veränderungen am Magen älterer Leute. Diss. Leipzig 1897. — SCHILLING, V.: Die Zunahme der Anaemia perniciosa. Med. Klin. 1927, Nr. 12 u. 13. — SCHMIDT, A. (1): Fall von Magenschleimhautatrophie. Dtsch. med. Wschr. 1895, Nr. 19. — SCHMIDT, A. (2): Untersuchungen über das menschliche Magenepithel unter normalen und pathol. Verhältnissen. Virchows Arch. 143. — SCHMIDT, J. E.: Studien zur Histologie und Funktion der Magenschleimhaut usw. Mitt. Grenzgeb. Med. u. Chir. 22. — STRAUSS: Z. klin. Med. 41. — STRIECK: Zur Symptomatologie der BIERMERschen Krankheit. Med. Klin. 1924, Nr. 44. — TALMA: Die Magenschleimhaut bei perniziöser Anämie. Med. Klin. 1909, Nr. 35. — THOREL: Virchows Arch. 151. — WALLGRÉN: Über die Veränderungen des Verdauungskanals bei der perniziösen Anämie. Arb. path. Inst. Helsingfors. 3, H. 3/4 (1925). Jena: Gust. Fischer. ZIEGLER: Lehrbuch der speziellen pathologischen Anatomie. Jena 1906, 587, 593.

Fett und Lipoid.

ASCHOFF: Über die Dreiteilung des Magens mit besonderer Berücksichtigung der Schleimhautverhältnisse. Arch. f. Physiol. 201, H. 1/2; Lehrbuch d. path. Anat. 6. Aufl. Jena 1924. — BLATTER: Recherches exp. s. l. altérations d. cellul. des glandes gastriques. Paris 1909. — BONDI: Über die Verfettung von Magen- und Darmepithel usw. Z. exper. Path. u. Ther. 6, H. 1; Zbl. inn. Med. 1909 II, 875. — CIACCIO: Lipoide. Biologie méd. 1912. — v. GIERKE: In Aschoffs Lehrbuch d. pathol. Anat. 6. Aufl. Jena 1924. — GAMNA: Apparato digerente in PIO FOAS Anatomia patologica. Turin 1920. — GROSS-GULEKE: Die Erkrankungen des Pankreas. Berlin: Jul. Springer 1924 (Lit.). — KESTNER: Experimentelles zur Fettgewebsnekrose. Virchows Arch. 246 (1923). — KUTSCHERA-AICHBERGEN: Beiträge zur Morphologie der Lipoide. Virchows Arch. 256 (1925). — NAUWERCK: Fettplomben. Zbl. inn. Med. 1917, H. 10. — ORTH: Spez. pathol. Anat. 1, 734/735 (1887) Berlin. — PILLIET: Experimentelle Verfettung der Magenschleimhaut. Zbl. Path. 5, 537. — RUBNER: Beziehungen der Lipoidstoffe zum Zellhaushalt. Klin. Wschr. 1925, Nr. 39. — SCHMIDT, M. B.: Über pathol.-anat. Veränderungen bei Pilzvergiftung. Gasserfestschrift 1917. — SCHMORL: Die pathol.-histol. Untersuchungsmethoden. 12. u. 13. Aufl. Leipzig 1922.

Schleim.

BICKEL (1): Klin.-therap. Wschr. 1907, Nr 48. — BICKEL (2): Dtsch. Arch. klin. Med. 89, 34 (1907). — FREUND, R.: Virchows Arch. 180, 238 (1905). — HOFFMANN, F. A.: zit. nach STRÜMPELL, Lehrb. d. spez. Pathol. u. Therapie. I, 612 (1922). — LANDOIS-ROSEMANN: Lehrbuch d. Physiologie. Berlin: Urban & Schwarzenberg. — LOPEZ-SUAREZ: Zur Kenntnis des Magenschleimes. Biochem. Z. 56, H. 3, 167. — PEWSNER: Berl. klin. Wschr. 1907, 41, 77. — STRÜMPELL: Lehrbuch d. spez. Pathol. u. Therapie. Leipzig: C. F. W. Vogel.

Amyloid.

ASCHOFF: Lehrbuch d. pathol. Anat. 6. Aufl., 2 (1924). — BECKERT: Isolierte Amyloidentartung der Magenwand. Frankf. Z. Path. 20, (1917). — BROWICZ: Über die Herkunft des Amyloids. Klin.-therap. Wschr. 101, Nr. 46/47. — DAVIDSOHN: Amyloid und Hyalin. Erg. Path. 12 (1908); Virchows Arch. 155. — DOMAGK: Untersuchungen über die Bedeutung des retikulo-endothelialen Systems für die Entstehung des Amyloids. Virchows Arch. 253. — EBERTH: (1) Beziehungen des Amyloids zum Bindegewebe. Virchows Arch. 216. EBERTH (2) Zur Amyloidfrage. Virchows Arch. 80, 84. — EDENS: Über lokales und allgemeines Amyloid. Beitr. path. Anat. 35; Virchows Arch. 184. — EDINGER: Zur Physiologie und Pathologie des Magens. Dtsch. Arch. klin. Med. 29. — EIGER: Zur Amyloidfrage. Zbl. Path. 1900. — FRIEDREICH: Einige Fälle von ausgedehnter Amyloiderkrankung. Virchows Arch. 13. — v. GIERKE: Stoffwechselstörungen. Aschoffs Lehrbuch d. pathol. Anat. 6. Aufl. Jena 1924. — GLOCKNER: Die Amyloiderkrankung. Virchows Arch. 160. — HANSSEN: Chemie des Amyloids. Biochem. Z. 13 (1908). — HILDEBRANDT: Übergänge vom lokalen zum allgemeinen Amyloid. Virchows Arch. 140. — IPLAND: Amyloid im Adenomen der Schilddrüse. Frankf. Z. Path. 16 (1915). — JOSEFOWICZ: Selbstverätzung der Schleimhaut vom Magen usw. Frankf. Z. Path. 30 (1924). — KLEBS: Handbuch d. pathol. Anatomie. — KRAWKOW (1): De la dégénerescence amyloide et des altérations cirrhotiques provoquées experimentalement chez les animaux. Arch. méd. anat. 8, Nr. 2, 106 (1896). — KRAWKOW (2): Experimentelles Amyloid. Zbl. Path. 6. — KRAWKOW (3): Chemie des Amyloids. Arch. f. exper. Path. 40, 195. — KUCZYNSKI: Zur Lehre vom Amyloid. Virchows Arch. 239; Klin. Wschr. 1923, Nr. 16 u. 48. — KYBER: Weitere Untersuchungen über die amyloide Degeneration. Virchows Arch. 80 u. 81. — LAMBL und LÖSCHNER: Amyloiderkrankung des Magendarmkanals. Franz-Joseph-Kinderspital 1860, 328. — LANDAU: Amyloidose. Verh. dtsch. path. Ges. 1914. — LEUPOLD: Mickrohemie und Genese des Amyloids. Beitr. path. Anat. 64. LUBARSCH (1): Zur Frage der experimentellen Erzeugung von Amyloid. Virchows Arch. 150.

Lubarsch (2): Die hyaline und amyloide Degeneration. Erg. Path. **2**, I, 1895; **4**, 449 (1899).
Lubarsch (3): Spontane Amyloiderkrankung bei krebs- und sarkomkranken Mäusen. Zbl.
Path. **1910**. — Meckel: Die Speck- oder Cholesterinkrankheit. Charité-Ann. **4**, H. 2 (1853).
Neuberg: Referat über Amyloid. Verh. dtsch. path. Ges. **7**, 1904. — Raehlmann: Hyaline
und amyloide Degeneration der Konjunktiva. Virchows Arch. **87**. — Ribbert: Lehrbuch d.
allg. Path. **1911**. — Schmidt, M. B.: Referat über Amyloid. Verh. dtsch. path. Ges. **7**, 1904.
Schneider, Th.: Über die Veränderungen der Magenschleimhaut bei Lungenphthise.
Beitr. Klin. Tbk. **64**, 134. — Steinhaus: Über eine seltene Form von Amyloid- und Hyalin-
infiltration am Zirkulations- und Digestionsapparat. Z. klin. Med. **45** (1902). — Virchow:
Zur Zellulosefrage. Virchows Arch. **6** u. **8**. — Vogel: Langsames Wachstum der lokalen
Amyloidtumoren. Diss. Bonn 1873. — Wagner: Neurologische Untersuchungen 1837.
(Erste Amyloidbeschreibung.) — Wichmann: Die Amyloiderkrankung. Beitr. path. Anat.
13. — Wild: Amyloide und hyaline Degeneration des Bindegewebes. Beitr. path. Anat. **1**.
Zwingmann: Über lokales Amyloid. Diss. Dorpat 1879.

Russelsche Körperchen.

Chuma: Zur normalen und pathologischen Histologie der Magenschleimhaut. Virchows
Arch. **247** (Lit.). — Fabian: Zur Frage der Entstehung der Russelkörperchen. Zbl. Path.
18, 689. — Goldmann: Zur Lehre von dem malignen Lymphom. Zbl. Path. **3**, 665. —
Hansemann: Über Hyalinzellen in Magenpolypen. Virchows Arch. **148**. — Hauser: Zur
pathol. Fibringerinnung. Dtsch. Arch. klin. Med. **50**, 363. — Klien: Beziehung der Russelkörperchen zu den Altmanngranula. Beitr. pathol. Anat. **11**, 125. — Lubarsch (1): Hyaline
und amyloide Entartung. Erg. Path. **1**, 2 (1895); **4**, 449 (1899). — Lubarsch (2): In der
Monographie: Achylia gastrica. Leipzig und Wien: Deuticke 1897. — Niehus: Beiträge
zur Pathologie des Cavernitis chron. Virchows Arch. **118**. — Russel: Brit. med. J. **1890**.
Sachs: Zur Kenntnis der Magendrüsen bei krankhaften Zuständen. Diss. Breslau 1886. —
Schirren: Zur Kenntnis der Atrophie der Magenschleimhaut. Diss. Kiel 1888. — Stern-
berg: Über perniziöse Anämie. Verh. dtsch. path. Ges. **10** (1906) Stuttgart. — Thorel:
Hyalinkörper der Magen- und Darmschleimhaut. Virchows Arch. **151**. — Touton: Über
Russelsche Fuchsinkörperchen. Virchows Arch. **132**; Münch. med. Wschr. **1893**, Nr. 2
u. 3. — Unna: Histologischer Atlas zur Pathologie der Haut. **1903**, H. 6 u. 7.

Glykogen.

Arnold (1): Über die Anordnung des Glykogens im menschlichen Magen-Darmtraktus
usw. Beitr. path. Anat. **51** (1911). — Arnold (2): Die Anordnung des Glykogen im Magen-
Darmkanal. Arch. mikrosk. Anat. **73**, 77 (1909). — Barfurth: Vergleichende histo-
chemische Untersuchungen über das Glykogen. Arch. mikrosk. Anat. **25**. — Bleibtreu:
Zur mikrochemischen Reaktion auf Glykogen. Arch. f. Physiol. **130**, 1909. — Fischera:
Über die Verteilung des Glykogens in verschiedenen Arten experiment. Glykosurien. Beitr.
path. Anat. **36**. — v. Gierke (1): Glykogen. Erg. Path. **11**, 2 (1907) (Lit.). — Gierke (2):
Das Glykogenin der Morphologie des Zellstoffwechsels. Beitr. path. Anat. **37** (1905). —
Kato, Kan: Zum mikrochemischen Glykogennachweis. Arch. f. Physiol. **127** (1907). —
Klestadt (1): Über Glykogen. Erg. Path. **15**, 2 (1911) (Lit.). — Klestadt (2): Zur
Kenntnis des Kernglykogens. Frankf. Z. Path. **4**, (1910). — Lubarsch (1): Glykogen.
Erg. Path. **1** II, 166 (1895). — Lubarsch (2): Über die Bedeutung der path. Glykogen-
ablagerung. Virchows Arch. **183**. — Lüthje: Zur Frage der Zuckerbildung aus Eiweiß.
Arch. f. Physiol. **106**. — Meixner: Glykogen der Leber bei verschiedenen Todesarten.
Beitr. gerichtl. Med. **1** (1911). Leipzig-Wien. — Pflüger und Junkersdorf (1): Über
die Muttersubstanzen des Glykogens. Arch. f. Physiol. **131** (1910). — Pflüger und Junkersdorf (2): Glykogen. Arch. f. Physiol. **96**. — Pflüger und Junkersdorf (3): Über die
im tierischen Körper sich vollziehende Bildung von Zucker aus Eiweiß und Fett. Arch.
f. Physiol. **103**, **108**. — Schütz: Patholog. Glykogenablagerung. Beitr. path. Anat. **57**
(1913). — Simon: Über das mikroskopische Verhalten des Glykogens in menschlichen
Schleimhäuten. Diss. med. Königsberg 1901.

Kalk.

Aschoff: Verkalkung. Erg. Path. **8** I (1902). — Askanazy: Kalkmetastase. Fest-
schrift f. Jaffé. Braunschweig 1901. — Chiari: Fall von pathogener Kalkablagerung in
Lungen und Nieren. Wien. med. Wschr. **1878**, Nr. 1. — Czech: Über Kalkmetastasen.
Diss. med. Würzburg 1895. — Dreyfuss: Über den Kalkstoffwechsel im Tierversuch.
Beitr. path. Anat. **76**, 254 (1927). — Ernst: Isolierte Verkalkung usw. Verh. dtsch. path.
Ges. **4** (1901). — Goldschmidt: Beteiligung von Niere und Darm an der Kalkausscheidung.
Beitr. path. Anat. **56**, 96 u. 99 (1913). — Hartwich: Zur Rolle der Epithelkörperchen in
der Pathologie. Virchows Arch. **235**. — Hlava: Zur Ätiologie der Lungenverkalkung.
Wien. med. Blätt. **1882**, Nr. 36—38. — Hofmeister (1): Experimentelles über Gewebs-

verkalkung. Münch. med. Wschr. **1909**, 1977. — HOFMEISTER (2): Über Ablagerung und Resorption von Kalksalzen in den Geweben. Erg. Physiol. **1910**. — HÜBSCHMANN: Zur Histologie der Kalkmetastase. Zbl. Path. **19**, H. 18. — KATASE (1): Experimentelle Kalkmetastase. Bern 1916. (Lit.) — KATASE (2): Experimentelle Verkalkung am gesunden Tier. Beitr. path. Anat. **57** (1914). — KISCHENSKY: Kalkablagerung in Lungen und Magen. Zbl. Path. **12** (1901). — KLEINMANN: Kalkablagerung in tierischen Geweben. Virchows Arch. **1928** (im Druck). — KOCKEL: Kalkinkrustation des Lungengewebes. Dtsch. Arch. klin. Med. **64**, 332 (1899). — VON KÓSSA: Künstlich erzeugbare Verkalkung. Beitr. path. Anat. **29** (1901). — KÜTTNER: Fall von Kalkmetastase. Virchows Arch. **55**, 521. — LEYDEN: Fall von Kalkmetastase. Münch. med. Wschr. **1906**, 621. — LIEBSCHER: Fall von dissemin. Kalzifikation. Münch. med. Wschr. **1902**. — RABL: Kalkmetastase. Klin. Wschr. **1923**, Nr. 5; Virchows Arch. **245**, 254. — ROTH, M.: Über Metastasen von Kalk, Fett und Kohlenstaub. Korrespbl. Schweiz. Ärzte **1884**, Nr. 10. — SCHLÄPFER: Beobachtungen über die Magendrüsen des Menschen. Virchows Arch. **7**. — SCHMIDT, M. B.: Kalkgicht. Dtsch. med. Wschr. **1913**, 59. — SCHULTZE, W. H.: Verkalkung. Erg. Path. **14** (1910) (Lit.). — TANAKA: Über Kalkresorption und Verkalkung. Biochem. Z. **35** (1911). — TSCHISTOWITSCH und KOLESSNIKOFF: Multiples Myelom mit reichlichen Kalkmetastasen. Virchows Arch. **197** (1909). — VERSÉ: Calcinosis universalis. Beitr. path. Anat. **53** (1912). — VIRCHOW: Kalkmetastasen. Virchows Arch, 8 u. **9**. — WELLS: Calcification and ossification. Arch. of int. med. **7** (1911).

Pigmente.

ANSCHÜTZ: Über den Diabetes mit Bronzefärbung der Haut usw. Dtsch. Arch. klin· Med. **62** (1899). — BOHNEN: Histologische Untersuchungen über Gallenfarbstoffresorption· Klin. Wschr. **1924**. Nr. 44. — BORCHARDT (1): Über Gallensäuren bei Ikterus usw. Klin· Wschr. **1922**, Nr. 20. — BORCHARDT (2): Weitere Untersuchungen über Gallensäuren usw· Klin. Wschr. **1923**, Nr. 12. — EPPINGER: Die hepato-lienalen Erkrankungen. — ERNST: Über Pseudomelanose. Virchows Arch. **152**. — FISCHER: Blut- und Gallenfarbstoff. Erg. Physiol. **14** (1914) (Lit.). — GOEBEL: Pigmentablagerung usw. Virchows Arch. **136**. — HERZENBERG, HELENE: Über Hämochromatose. Virchows Arch. **260** (1926). — HINTZE: Über Hämochromatose. Virchows Arch. **139**. — HUECK: Pigmentstudien. Beitr. path. Anat. **54** (1912). — KINO: Über Argyria univers. Frankf. Z. Pathol. **3**, 398. — LUBARSCH: Fetthaltige Pigmente. Zbl. Path. **13**, H. 22 (1902). — NEUMANN: Über eine eigentümliche Form von Jodexanthem an der Haut und an der Schleimhaut des Magens. Arch. f. Dermat. **48**. — v. RECKLINGHAUSEN: Hämochromatose. Tagebl. d. Heidelberger Naturforsch. u. Ärzte-Vers. **1889**. — SCHMIDT, M. B.: Über Pigmentbildung. Verh. dtsch. path. Ges. **1907**. — SEHRT: Fetthaltige Pigmente. Virchows Arch. **177**. — STRÄTER: Hämochromatose. Virchows Arch. **218**.

Arzneimittel.

BORCHARDT: Virchows Arch. **267**. — CHRISTELLER: Dtsch. path. Ges. Tag. **1927**. — HENIUS: Kongr. d. dtsch. Ges. f. inn. Med. **1927**.

II. Darm.

1. Einiges zur normalen Anatomie und Histologie.

Das vom Magenausgang bis zum After reichende Darmrohr ist nicht zylindrisch, sondern es besteht aus zwei verschieden langen Abschnitten, die mit engem Ende und weitem Anfang zusammenstoßen. So entsteht für jeden der beiden Abschnitte eine langgestreckte, mehr kegelförmige bzw. trichterförmige Gestalt. Über die Darmlänge liegen genauere Messungen vor von ROLSENN (angeführt nach RAUBER-KOPSCH), der nach den Methoden von SAPPEY und TURENETZKY gearbeitet hatte. Er kam zu dem Ergebnis, daß Kinder bis zum 15. Lebensjahr ein verhältnismäßig längeres (Verhältnis zur Stammlänge, SAPPEY) Jejuno-sigmoideum sowie auch Jejuno-ileum haben als Erwachsene. Weibliche Personen haben ein kürzeres Jejuno-ileum, aber einen längeren Dickdarm als Männer. Die Totenstarre verkürzt, die Gasblähung vermehrt die Länge. Chronische Erkrankungen von Nieren, Leber, Darm und Bauchfell verkürzen die Länge.

MÜHLMANN untersuchte das Gewicht und die Länge des menschlichen Darmes in verschiedenem Alter. Die Schwankungen des Darmgewichts entsprechen im wesentlichen denen des Körpergewichtes; ihr Prozentverhältnis bleibt während des ganzen Lebens dasselbe: 3 auf 100. Auch das Verhältnis der Darmlänge zur Stammlänge ist unter normalen Umständen beständig.

Stopnitzky begann als erster die Messungen an vorgehärteten Leichen vorzunehmen. Er fand das Höchstmaß des Jejunoileum 7,60 m, das Mindestmaß 3,38 m, als absolutes Mittel 5,19 m.

Das Duodenum ist im Mittel etwa 30 cm lang, nach Helly nur 21 cm. Der Dickdarm (ohne Mastdarm) etwa 1,30 m, der Wurmfortsatz 7 cm, der Mastdarm 18 cm.

Abweichungen sind häufig und können, abgesehen von Erkrankungen, auch hervorgerufen werden durch besondere Ernährungsverhältnisse (v. Samson).

Die von Orth angeführten Messungen Benekes sind, wie Orth schon hervorhebt, keineswegs als zuverlässig zu betrachten. Immerhin sind sie als erster Versuch ziffernmäßiger Erfassung geschichtlich wertvoll.

a) Der Dünndarm.
(Duodenum und Jejuno-ileum.)

Die erwähnte Verjüngung des Darmrohres wirkt sich am Dünndarm so aus, daß der Durchmesser von etwa 5 cm proximal auf 2,5—3 cm distal sich verkürzt. Von der Länge des Jejunoileums kommen auf das erstere $^2/_5$, auf das Ileum $^3/_5$. Als Bestimmungsmittel für die Duodenallänge hat Helly die Brunnerschen Drüsen angegeben. Ein Eingehen auf die groben anatomischen und topographischen Einzelheiten erübrigt sich. Über den mikroskopischen Bau der 4 die Darmwand zusammensetzenden Schichten sei folgendes bemerkt.

1. Die Schleimhaut hat ein samtartiges Aussehen an der Oberfläche, besonders bei Betrachtung unter Wasser. Dieser Eindruck ist bedingt durch die Zotten, deren Zahl auf etwa 4 Millionen geschätzt wird (Kopsch). Gegen die Unterschleimhaut ist sie abgegrenzt durch die Muscularis mucosae.

Ihr feinerer Bau ist gekennzeichnet durch: a) den Deckzellenbelag, b) die Lamina propria und c) die Drüsen.

a) Der Deckzellenbelag ist ein einzeiliges Zylinderepithel, zwischen das zahlreiche Becherzellen eingestreut sind. Die Zylinderzellen haben einen Kutikularsaum, dessen Stäbchenstruktur für die Resorptionsvorgänge von besonderer Bedeutung ist.

Die Zotten sind gleichartig gebaut, weisen aber doch Besonderheiten auf. So hat Grünhagen 1886 auf einen oft vorhandenen subepithelialen Raum aufmerksam gemacht. der nach ihm (,,Grünhagenscher Raum") benannt worden ist. Vielfach ist dieser Raum als Kunstprodukt (Fixierungskontraktion) aufgefaßt worden. Doch hat Stöhr die Möglichkeit, daß er eine normale Bildung sei, zugegeben. In neuester Zeit (1925) hat Froboese erneut auf ihn hingewiesen. Seine Nachprüfungen ergaben, daß der ,,Grünhagensche Raum" nicht von Kontraktionszuständen der Darmwand, sondern von der Nahrungsaufnahme abhinge. Er wurde bei darmgesunden Kindern nur während des Stadiums der Nahrungsaufsaugung angetroffen. Beim menschlichen Säugling fand Froboese, daß die Fettkügelchen von den Epithelien erst in den subepithelialen Raum ausgeschieden werden, von wo aus sie dann in feinster Zerstäubung in die Saftspalten des Zottenstromas gelangen und abgeführt werden (bei Froboese finden sich mehrere Abbildungen des Grünhagenschen Raumes während verschiedener Resorptionsstadien). — Eine weitere Besonderheit ist der ,,zentrale Zottenraum", eine kolbenförmige, blinde Erweiterung des Chylusgefäßes. Im Stroma, das auch glatte Muskelfasern enthält, findet die Ausbreitung der Blutgefäße statt. Nach Graf Spee erfolgt die Pumpwirkung der Zotten in der Weise, daß bei der Verkürzung der Zotte der Zottenraum sich erweitert, bei der Erektion wieder verengert. Von neueren Arbeiten seien erwähnt Fusari, Heidenhain, Bujard u. a.

Die Höhe der Zotten wechselt von 0,2—1,2 mm, im Duodenum stehen sie am dichtesten (22—40 auf 1 qmm), im Ileum nimmt ihre Zahl mehr und mehr ab (30—18 und noch weniger (angeführt nach Rauber-Kopsch). In gleicher Weise wie die Zotten nehmen auch die Kerkringschen Falten nach dem Ileum zu ab.

b) Die Tunica propria der Schleimhaut besteht aus lockerem faserigem und retikulärem Bindegewebe.

c) Die Drüsen der Schleimhaut sind die Brunnerschen (nur im Duodenum), deren Körper hauptsächlich in der Unterschleimhaut liegen und die Lieberkühnschen Krypten, kleinste tubuläre Drüsen von 0,3—0,4 mm. Länge Bizzozzero hat in ihren Zylinderzellen ziemlich häufig Mitosen beobachtet. Sie sondern den Darmsaft ab. In ihnen wurden von Paneth 1887 neben den gewöhnlichen Zylinder- und Becherzellen im Kryptengrunde belegene, besonders granulierte, fuchsinophile Zellen (Panethsche Zellen) beschrieben. Wahrscheinlich bilden sie ein besonderes Sekret.

J. E. Schmidt fand sie im ganzen Dünndarm und im Wurmfortsatz, sehr viel seltener im Dickdarm. Er beschrieb 1905 noch eine vierte, gleichfalls granulierte Zellform der Lieberkühnschen Krypten, die ,,Gelben Zellen", auch ,,Schmidtsche Zellen" genannt.

Wegen ihres histochemischen Verhaltens erhielten sie später noch die Bezeichnung „chromaffine bzw. argentaffine Zellen".

Sie liegen für gewöhnlich am Grunde der Krypten, wie die Panethschen, zwischen denen sie gelegentlich angetroffen werden, teils vereinzelt, teils zu 3—4 in einem Drüsengrunde. In der Form entsprechen sie den gewöhnlichen Zylinderzellen. Sie sind ausgezeichnet durch einen breiteren basalen Teil, der gelb erscheint und aus zahlreichen feinen Körnchen besteht, die bis zum Zellkern reichen, den sie halbkreisförmig umgeben. Die Körnchen liegen nur an diesem einen Zellpol. Der Kern weicht von dem anderer Epithelien nicht ab, vielleicht ist er etwas chromatinärmer.

Die Darstellung dieser eigenartigen Zellen geschieht am besten vermittels der von Masson angegebenen Versilberungsmethode (ammoniakalische Silberlösung), wobei sich die Körnchen stark schwärzen.

In neuerer Zeit sind sie auf Veranlassung von Lubarsch von Chuma in unserem Institut genauer studiert worden. Auch Hamperl hat über diese Zellen auf dem Pathologentag in Danzig 1927 bemerkenswerte Mitteilungen gemacht (ausführlich in Virchows Arch. Bd. 266). Hamperl fand sie in größerer Zahl in der Schleimhaut des erkrankten Magens, während sie in der normalen Magenschleimhaut nur ganz spärlich, oft gar nicht angetroffen werden. Besonders reichlich fand er sie in den „Darmschleimhautinseln des Magens" in Übereinstimmung mit den Befunden Chumas. Außerdem fand er sie auch in den Brunnerschen Drüsen und im Ductus pancreaticus. Sehr bemerkenswert ist die Beobachtung Massons, daß die meisten der sog. Oberndorferschen Tumoren (Karzinoide) gleichfalls argentaffin sind. Diese Beobachtung ist von verschiedenen Seiten bestätigt worden.

Es scheint, daß die „gelben Zellen" bei entzündlichen Vorgängen reichlicher auftreten.

Gleichfalls noch in der Schleimhaut belegen sind die Lymphknötchen. Die Einzellymphknötchen sind über den ganzen Dünn- und Dickdarm verstreut, während die Peyerschen Haufen in der Regel auf das Ileum beschränkt sind. Doch dringen sie zuweilen weit in das Jejunum vor und sind auch schon im Duodenum gefunden worden (Kopsch). Die in ihnen gebildeten Lymphzellen wandern nach Stöhr zum Teil durch das Epithel in die Darmlichtung.

2. Die Unterschleimhaut ist ziemlich dick, von lockerer Beschaffenheit. Sie ist wie üblich die Trägerin der größeren Gefäße und Nerven.

3. Die Muscularis propria besteht aus zwei aufeinander senkrecht stehenden Muskellagen, der äußeren Längsfaser- und inneren Ringfaserschicht. In den glatten Muskelfasern wird, besonders im oberen Dünndarm, schon sehr frühzeitig ein gelbliches, körniges Pigment sehr oft gefunden, das mit zunehmendem Alter immer reichlicher wird. In den Muskelfasern der Muscularis mucosae dagegen kommt es normalerweise oder als Alterserscheinung fast nie zur Beobachtung.

4. Die Tunica serosa und subserosa entspricht in ihrem Aufbau dem Bauchfell (s. dort).

5. Die Nerven des Dünndarmes stammen hauptsächlich vom Plexus mesentericus sup. (Sympathikus- und Vagusäste). Sie bilden den Plexus myentericus (Auerbach) zwischen den beiden Lagen der Muscularis propria. Von diesem Geflecht entspringen zahlreiche feine Äste, die die Ringmuskelschicht durchbohren und den Plexus submucosus (Meissner) bilden, von dem die Versorgung der Schleimhaut in noch nicht völlig bekannter Weise vorgenommen wird. In beiden Geflechten kommen zahlreiche Gruppen multipolarer Ganglienzellen vor, unter denen sich nach den Untersuchungen Dogiels vor allem solche Zellen befinden, die dem sympathischen Typus entsprechen sollen. In den Ganglienzellen der Geflechte werden auch schon sehr frühzeitig braune körnige Ablagerungen im Zelleib gefunden, die denen in der glatten Muskulatur sehr ähnlich sind.

b) Der Dickdarm und Mastdarm.

Seine Länge beträgt einschließlich des Mastdarms etwa 1,5 m. Sein Durchmesser wechselt zwischen 5 und 8 cm. Von der sackförmigen Ausbuchtung des Blinddarmes (Caput coli) geht der Wurmfortsatz ab, dessen Länge sehr wechselt (2—20 cm). Nach Ribbert und Zuckerkandl hat er große Neigung zu veröden; Ribbert gibt die Häufigkeit mit 25%, Zuckerkandl mit 23,7 an. Die topographischen Lagen des Wurmfortsatzes haben ein mehr klinisch-chirurgisches Interesse und sind allgemein bekannt, so daß weitere Ausführungen überflüssig sind, ebenso wie über die topographischen Einzelheiten des übrigen Dickdarms.

Die Wandung des Dickdarms besteht aus den gleichen Schichten wie die des Dünndarms; doch bestehen einige wesentliche Abweichungen.

Die Schleimhaut unterscheidet sich vor allem durch das Fehlen der Kerkringschen Falten und der Zotten. An die Stelle der ersteren treten die Plicae semilunares, die Fortsätze der Muskularis enthalten. Durch sie werden die Haustra bedingt.

Die Lieberkühnschen Krypten stehen im Dickdarm sehr dicht und sind bedeutend länger als im Dünndarm. Nach dem Mastdarm zu verlängern sie sich allmählich noch mehr.

Die Lymphknötchen stehen ganz besonders dicht im Wurmfortsatz: Tonsilla processus vermiformis, sonst kommen sie nur als Einzelknötchen vor.

Auch die Muscularis propria zeigt insofern Abweichungen, als die Längsschicht nicht überall gleichmäßig vorhanden ist, sondern sich zu 3 stärkeren Längsstreifen, den Tänien. zusammendrängt. Nur am Wurmfortsatze und Mastdarm ist eine zusammenhängende Lage von Längsfasern vorhanden.

Die Nerven des Dickdarmes stammen aus den Plexus coeliacus, aorticus, hypogastricus und haemorrhoidales.

Am Mastdarm fällt etwa 7 cm oberhalb des Anus eine Verstärkung der Ringfasern auf: Sphincter ani tertius (Hyrtl), s. superior (Nélaton). Nach Laimer ist aber dieser Sphinkter lediglich eine Zirkularisverstärkung, wie sie den Plicae semilunares zukommt, ohne besondere Bedeutung. Durch diese Ringfaserverstärkung entsteht in der Schleimhaut die Kohlrauschsche Falte.

Im feineren Bau der Schleimhaut des Mastdarms bestehen zu der des übrigen Dickdarms keine Unterschiede.

2. Die Atrophien der Darmwand.

Die Atrophien der Darmwand haben in früherer Zeit eine große Rolle gespielt. Nothnagel hatte bei seinem Material in $80^0/_0$ der Fälle Darmatrophien gefunden. Auf seinen Angaben, die von Scheimpflug bestätigt wurden, beruhte die „Lehre von den Darmatrophien". Seitdem aber durch die Arbeiten von Gerlach, Knud Faber, Heubner, Bloch und von anderen auf die Täuschungen aufmerksam gemacht wurde, die durch Leichenveränderungen hervorgebracht würden, war die Nothnagelsche Lehre stark erschüttert. Es ist durchaus nicht übertrieben, wenn Gerlach in seinen kritischen Bemerkungen zur Lehre von der Darmatrophie schreibt: „Eine Lehre von der Darmatrophie im eigentlichen Sinne existiert nicht, denn, da die bislang für eine Darmatrophie als charakteristisch gehaltenen Bilder, wie Dünnerwerden der Darmwand, Seltenerwerden der Zotten usw. künstlich durch Blähung genügend faul gewordener Därme hergestellt werden können, liegt kein Grund mehr vor, an der früheren Deutung der erwähnten Leichenbefunde auch fernerhin festzuhalten." Und doch ist sicherlich unter den Nothnagelschen Beobachtungen manches Richtige; nur ist es unmöglich geworden, die Spreu vom Weizen zu trennen. Es ist sicher, daß der Darm gewissen atrophischen Vorgängen unterworfen ist, wie jedes andere Organ in unserem Körper. Warum sollte auch gerade der Darm eine Ausnahme bilden? Das hat auch Gerlach, wie vielfach fälschlich angenommen wurde, gar nicht behauptet. Er hat nur die Schwierigkeiten, die sich der Beurteilung von Leichendärmen darbieten, aufgezeigt.

Gleichzeitig mit seiner Arbeit erschienen die Mitteilungen von Heubner, die sich auf Säuglingsmaterial bezogen. So trat auch in der Kinderheilkunde die Darmatrophie völlig in den Hintergrund, zumal die Heubnerschen Befunde von mehreren Nachuntersuchern wie z. B. Reika und Schelble bestätigt wurden. Die Untersuchungen Schelbles sind beim Magen schon kurz erwähnt worden. So fand man sich allmählich mit der Tatsache ab, daß bei den überaus häufigen Ernährungsstörungen der Säuglinge und Kleinkindern anatomisch nachweisbare Veränderungen atrophischer Art am Verdauungsschlauch nicht aufzufinden seien.

Auch den bei Erwachsenen mitgeteilten Darmschleimhautatrophien bei progressiver perniziöser Anämie (Biermer) traten besonders Knud Faber, Bloch, Koch und viele andere mit dem Einwand entgegen, daß es sich vorwiegend um kadaveröse Veränderungen gehandelt haben müsse.

Wie vorsichtig man in der Beurteilung der Befunde an Leichendärmen sein muß, zeigen auch die neueren Mitteilungen Adam-Froboeses 1925. Lange

Zeit hatte man sich mit den Methoden der postmortalen Formalineinspritzung in die Bauchhöhle begnügt (HEUBNER, SCHELBLE usw.). Doch zeigten die genannten Untersucher, daß auch das noch nicht genüge, um ein sicheres Urteil zu gewinnen. So arbeiteten sie in der Weise, daß sie unmittelbar nach dem Eintritt des Todes noch auf der Klinik ihr Untersuchungsmaterial entnahmen. Systematische Untersuchungen dieser Art beim Erwachsenen sind noch nicht gemacht.

Über die Tätigkeit der Schleimhautdrüsen des Magens gibt die chemische und mikroskopische Untersuchung des ausgeheberten Mageninhaltes wenigstens einigermaßen brauchbare Ergebnisse, die unter Umständen auf die anatomischen Verhältnisse bedingte Schlüsse zu ziehen erlauben. Das fehlt beim Darm vollkommen. Die von EINHORN eingeführte Methode der Duodenalsondierung läßt, abgesehen von anderen wichtigen Kenntnissen, die sie vermittelt, in Beziehung auf die anatomischen Verhältnisse der Darmschleimhaut völlig im Stich.

So kommt es denn, daß sich in den großen Lehrbüchern des In- und Auslandes zum Teil nur sehr kurze Hinweise auf die Atrophie der Darmwand bei rückschrittlichen Veränderungen finden; während in anderen wiederum die Atrophie nahezu ausschließlich als Ausgang chronischer Entzündungen aufgefaßt und bei diesen abgehandelt wird. Sehr bemerkenswert sind die Ausführungen von KLEBS, vor allem deshalb, weil sie, 1869 erschienen, lange vor NOTHNAGEL gemacht wurden, dessen Lehre von der Darmatrophie bekanntlich erst in den Jahren 1882 und 1884 aufgestellt wurde. KLEBS schildert die Schleimhautatrophien als Ausgang länger bestehender Katarrhe, besonders bei Kindern; die Muskulatur nehme häufig an der Atrophie teil. Ferner erwähnt KLEBS ausgebreitete Muskelatrophien bei allgemeinem Marasmus, bei Phthisikern, Krebs, Typhus und bei erschöpfenden Eiterungen. ORTH, dessen Lehrbuch 1887 erschien, bezieht sich bereits in jeder Beziehung auf NOTHNAGEL und SCHEIMPFLUG, er führt auch die genauen Zahlen der genannten Forscher an, die indessen heute wohl kaum mehr beachtenswert sind; auch bei der Darstellung ORTHs stehen die chronischen Entzündungen der Darmschleimhaut im Vordergrund. Die „selbständige Muskelatrophie bei sonst normalem Darm" läßt sich heute nicht mehr beurteilen. COATS erwähnt ganz kurz 1889 in seinem Lehrbuch, daß Schleimhautatrophien gelegentliche Folge von Entzündungen seien. Ferner weist er auf die Atrophie des nervösen Darmapparates hin, wie es auch ORTH unter Hinweis auf BLASCHKO, SCHEIMPFLUG und JÜRGENS mit gewissen Einschränkungen getan hatte. BOYCE fügt seinen im wesentlichen gleichartigen Ausführungen im Jahre 1892 noch die bemerkenswerte Beobachtung hinzu, daß durch Anlegung eines künstlichen Afters ausgeschaltete Darmschlingen zur Atrophie kämen. Die später zu diesem Zweck ausgeführten Tierversuche von ENDERLEN, JUSTI und KUTSCHER an Hunden scheiterten daran, daß die Tiere in kurzer Zeit eingingen. BIRCH-HIRSCHFELD schließt 1895 die Atrophien der Darmwand ebenfalls eng an die chronischen Entzündungen an; er erwähnt außerdem, daß auch akute Entzündungen wie Cholera Atrophien hervorbringen könnten. Ferner weist er auf Hunger- und Unterernährungsatrophien des Darmes bei langdauernden Hungerzuständen hin. ZIEGLER gibt 1906 an, daß die Atrophie der Schleimhaut gekennzeichnet durch den Drüsenschwund häufig am Dickdarm, besonders am Coecum anzutreffen sei und einen Folgezustand voraufgegangener Entzündungen darstelle. Auf GERLACH, dessen Arbeit schon fast 10 Jahre vorlag, geht ZIEGLER nicht ein. Allerdings erwähnt er auch nichts von Muskelatrophien. Die Amerikaner ADAMI und NICHOLLS nehmen 1911 in ihren Principles of Pathology zu der Frage kaum Stellung. Bei ihnen findet sich nur eine Bemerkung: „Atrophy of the intestines is not uncommun. It may affect the mucosa only or the whole thickness of the bowel." Ribadeau-Dumas widmen im Cornil-Ranvier 1912 der Darmatrophie im Zusammenhang mit den chronischen Entzündungen schon fast 2 Seiten; sie berücksichtigen auch schon Gerlachs Kritik an der Nothnagelschen Lehre und fügen hinzu: „On doit admettre cependant que les irritations intestinales de longue durée, les diverses cachexies ne sont pas sans action sur l'état de la muqueuse et de la musculature de l'intestin." Ferner teilen sie eine Beobachtung von Léri mit, der bei einem Fall von progressiver Muskelatrophie (Typus Aran - Duchenne) ausgedehnte Muskelatrophie der Darmwand mit massenhaften divertikelartigen Ausstülpungen fand. Die Atrophie der Darmmuskulatur wird mit den Verdauungsbeschwerden, die vorhanden waren, in Zusammenhang gebracht.

Die neueren deutschen Lehrbücher wie Aschoff, Kaufmann, Schmaus-Herxheimer usw. äußern sich gleichfalls zurückhaltend und führen nur sichere Einzelbeobachtungen an. Ferner kann wohl als übereinstimmend anerkannt gelten, daß chronische Entzündungen zu Atrophien der Schleimhaut und Muskulatur führen können.

a) Atrophien der Schleimhaut.

Die Atrophien der Schleimhaut, wie sie z. B. nach chronischen Entzündungen angetroffen werden, äußern sich grobanatomisch in einer Verdünnung, die sich durch eine größere Durchsichtigkeit zu erkennen gibt, so daß die Gefäße der Unterschleimhaut deutlicher werden. Die Oberfläche ist glatt und meistens auch blaß gelblich gefärbt. Im wesentlichen also ein Bild, wie es die atrophische Magenschleimhaut zeigt. Auch mikroskopisch bestehen zahlreiche Ähnlichkeiten. Die Drüsen schwinden (im Dünndarm außerdem die Zotten), die noch vorhandenen haben kleinere Epithelzellen und sind kürzer, das Bindegewebe erscheint gewuchert. Gelegentlich treten kleine Zystenbildungen in der Schleimhaut (besonders im Anfangsteil des Dickdarms) auf, die mit wässeriger Flüssigkeit gefüllt sind.

Die häufigste Ursache der Schleimhautatrophie sind chronische, nach Birch-Hirschfeld auch akute Entzündungen; ferner Hungerzustände (Birch-Birsch-feld), Darmuntätigkeit (Boyce), nach Klebs auch Marasmus bei Phthisikern, Krebs, Typhus usw.

Über die senile Atrophie berichtet Versé. Er fand bei älteren Personen sehr starke gleichförmige Erweiterungen des Dickdarmrohres für die eine Ursache nicht festgestellt werden konnte. Versé bezeichnete diese Erkrankung als „Megacolon idiopathicum secundarium" in Anlehnung an die Hirsch-sprungsche Krankheit, mit der er sie wegen der grobanatomischen Ähnlichkeit verglich. Mikroskopisch fand er eine Verdünnung der Schleimhaut des Dickdarms, Schwund und Verkürzung der Krypten; hin und wieder Auftreten kleiner Zysten in der Schleimhaut, ähnlich denen, die bei der sog. Colitis cystica superficialis auftreten. Ferner stellte er eine deutliche Verbreiterung des Zwischengewebes fest. Die Muscularis propria war am atrophischen Vorgang unbeteiligt.

Die eben genannte Colitis cystica superficialis wird vornehmlich bei älteren Personen, die an mit Kachexie einhergehenden Erkrankungen verstorben sind, nicht allzu selten gefunden. Bei ihr handelt es sich um eine meist auf den Anfangsteil der Dickdarmschleimhaut beschränkte Atrophie, bei der zahlreiche ganz kleine Zysten von tauperlenartigem Aussehen in der Schleimhaut auffallen.

Mikroskopisch sieht man außer der Verdünnung der Schleimhaut und dem Drüsenschwund kleine rundliche Hohlräume, die unterhalb des Deckzellenbelags gelegen sind und ein meist kubisches einzeiliges Epithel besitzen. In den größeren ist das Epithel stark abgeplattet, zuweilen gar nicht mehr erkennbar.

KAUFMANN erklärt die Entstehung der Zysten durch Sekretstauung infolge Verengerung oder Verschluß der Drüsenmündungen. Die Entstehungsursache der Colitis cystica superficialis ist noch unbekannt. Es ist zweifelhaft, ob, wie es der Name zum Ausdruck bringt, ursprünglich entzündliche Veränderungen der Darmschleimhaut stets vorangegangen sind. Bei dem tödlich endigenden Fall von KEESER gingen Sekretionsstörungen des Magens voraus, die KEESER in ursächlichen Zusammenhang mit dem Leiden bringen will.

Anmerkung: Das Verhalten des lymphatischen Apparates der Darmschleimhaut bei Atrophien ist in keinem Lehrbuch besonders hervorgehoben worden. Es ist natürlich nicht möglich, an dieser Stelle auf die verwickelte und durchaus noch strittige Frage des „Status lymphaticus" einzugehen; doch muß der Beobachtungen GROLLs, die sich ja mit auf den lymphatischen Apparat der Darmschleimhaut (neben Milz und Rachenring) beziehen, Erwähnung getan werden. GROLLs Untersuchungen sind bekanntlich an Kriegsteilnehmern vorgenommen worden. Er fand bei Todesfällen durch äußere Gewalteinwirkung den lymphatischen Apparat (Darm, Milz, Rachenring), der sich bei diesen Soldaten doch eigentlich im Normalzustand befinden sollte, in 56% aller Fälle erheblich größer als „normal". Bei den Jugendlichen allein (19—20 Jahre) betrug der Hundertsatz der Fälle mit einem lymphatischen Apparat, der größer als „normal" war, sogar 85,71. Plötzlicher Tod auf der Höhe der Verdauung konnte ausgeschlossen werden, die Leute hatten stets noch eine Zeitlang gelebt, auch fanden sich keine Überfüllungen der Chylusgefäße. GROLL glaubt nun auf Grund dieser Beobachtungen, daß — wenigstens bei Jugendlichen — die Diagnose „Status (thymico-) lymphaticus" nur mit äußerster Vorsicht gestellt werden dürfe und daß das, was man bisher so bezeichnet hatte, in vielen Fällen der Normalzustand sei. Beim gewöhnlichen Sektionsmaterial handele es sich eben oft um langdauernde Krankheiten, Hungerzustände und ältere Personen, bei denen man annehmen müsse, daß der lymphatische Apparat geschädigt und atrophisch sei.

Die Anschauung GROLLs hat fast allgemeine Anerkennung gefunden (HAMMAR, THOMAS, K. LÖWENTHAL, HEIBERG, JAFFÉ, WIESBADER und viele andere).

Insbesondere scheinen die Keimzentren der Lymphknötchen, wie auch ASCHOFF bei seinen Ausführungen über die Appendizitis und auch jüngst wieder bei einem Vortrag in Utrecht über die lymphatischen Organe betont hat, frühzeitig atrophisch zu werden.

b) Die Atrophien der Muskulatur.

α) Die gleichmäßig ausgebreiteten Muskelatrophien.

Die Atrophien der Muskulatur können sich über größere Wandabschnitte erstrecken, wie die Untersuchungen ROSTs ergeben haben. ROST stellte bei Fällen von sog. habitueller „Obstipation" genauere mikroskopische Messungen an der Dickdarmmuskulatur an und fand im intermediären und distalen Abschnitt des Dickdarms (Colon transversum, descendens und sigmoideum) beträchtliche Muskelatrophien, die er für die Entstehung der chronischen Verstopfung verantwortlich macht. Die gleichzeitig bestehende Hypertrophie des proximalen Dickdarmabschnittes (Coecum und Colon ascendens) faßt ROST als Folgeerscheinung auf. Der eigentliche Sitz der Verstopfung ist in diesen Fällen nicht der proximale, sondern der intermediäre und distale Dickdarmabschnitt. Der Sitz der Beschwerden ist dagegen das proximale Kolon. Entfernt man dieses durch Operation, so hören die Beschwerden auf, obgleich die Ursache der Verstopfung nicht beseitigt ist, ebensowenig wie diese selbst.

Die Ursache der Muskelatrophie ist völlig unbekannt. ASCHOFF zieht vorausgegangene Spasmen mit nachfolgender Atonie, toxische Schädigungen des Gangliensystems und entzündliche Vorgänge als mögliche Ursachen in Betracht.

Edinger erwähnt bei einem Fall von Amyloiderkrankung des Darmes, daß eine mächtige Erweiterung des Querdarmes vorhanden gewesen war. Mikroskopisch zeigte sich, daß die Muscularis propria fast völlig geschwunden war; zwischen den massenhaften Amyloidablagerungen lagen nur noch vereinzelte zum größten Teil atrophische Muskelfasern.

Gleichfalls zu den sekundären Muskelatrophien, die über größere Darmabschnitte verbreitet vorkommen, gehören diejenigen, denen man oberhalb von verengten oder verschlossenen Stellen begegnet. Hier war ursprünglich eine ausgleichende Vergrößerung vorhanden gewesen, die durch Atonie und sekundären Zerfall der Muskelfasern abgelöst wurde (Orth, Kaufmann, Aschoff und viele andere).

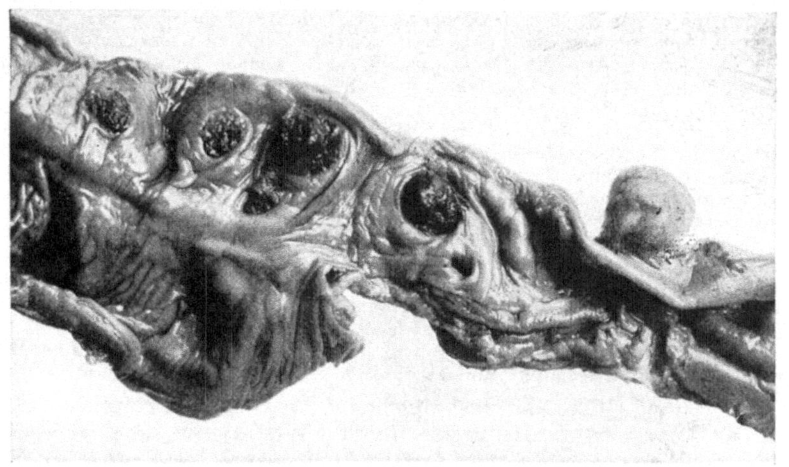

Abb. 19. Vielfache Divertikelbildungen (Kotdivertikel) des Dickdarms.

β) Die umschriebenen Muskelatrophien.

Die umschriebenen Muskelatrophien der Darmwand werden fast ausschließlich in den Ausbuchtungen der Wand, den Divertikeln, angetroffen. In Frage kommen natürlich nur die echten Divertikel, deren Wandung sämtliche Schichten der Darmwand noch aufweist. Bei den einfachen Schleimhautausstülpungen, die durch Auseinanderdrängung der Muskelfasern entstehen, fehlt ja naturgemäß die Muscularis propria. So vor allem bei den bekannten multiplen falschen Divertikeln des Dünndarms (v. Hansemann, William M. Sheppe).

Bei den im höheren Lebensalter häufig im Dickdarm auftretenden, meist am Colon transversum beginnenden multiplen Kotdivertikeln ist viel erörtert worden, ob es sich um echte Divertikel, also einfache Aussackungen der Haustra handelt oder um herniöse Schleimhautausstülpungen. Eine sichere Entscheidung bietet nur die mikroskopische Untersuchung. Das hat schon Graser 1899 betont, dem sich von Recklinghausen anschloß. Es liegen seither eine ganze Reihe von Beobachtungen vor, bei denen in den Kotdivertikeln sämtliche Wandschichten festgestellt wurden (Seippel, Neupert, Fabris und viele andere).

Wir hatten Gelegenheit, einen solchen Fall zu beobachten, bei dem an der Flexura lienalis beginnend bis in das Sigmoid hinein zahlreiche (28) Kotdivertikel vorhanden waren. Diese waren von verschiedener Größe; die Ausmaße schwankten zwischen Erbs- und Haselnußgröße, wie auf Abb. 19, natürliche Größe, deutlich erkennbar ist.

Die mikroskopische Untersuchung zeigte, daß tatsächlich eine echte Divertikelbildung vorlag. Alle Wandschichten der Darmwand waren, wenn auch stark verdünnt, in der Divertikelwandung nachweisbar. Auf Abb. 20, die eine VAN GIESONfärbung darstellt, ist die gelbgefärbte Muskulatur zwar stark verdünnt, aber doch deutlich noch zu erkennen. Bemerkenswert ist die Verschmelzung der Muscularis mucosae mit der Muscularis propria.

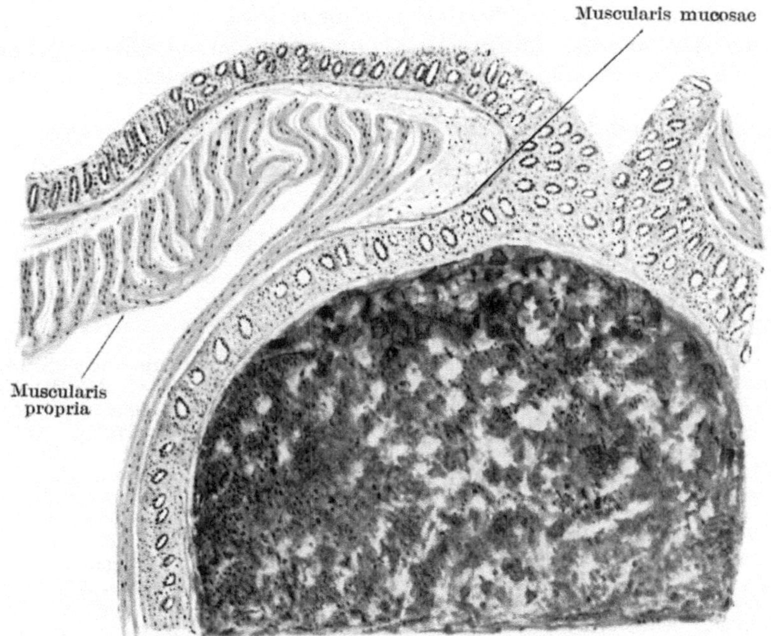

Abb. 20. Echter (Kot)-Divertikel des Dickdarms. (Der gleiche Fall wie auf Abb. 19.) Eisenhämatoxylin-VAN GIESON. Leitz Okul. 1; Obj. 4.

Die Muskelatrophie in der Divertikelwand entsteht durch den dauernden Druck der eingedickten Kotmassen.

Ähnliches ist durchaus denkbar auch in den angeborenen echten Divertikeln des Zwölffingerdarms, in denen der Speisebrei, wie sorgfältige klinisch-röntgenologische Untersuchungen HAUDEKs bewiesen haben, tage- und wochenlang liegen bleibt.

Derartige Erkrankungen der Darmwand sind durchaus nicht immer für den Träger bedeutungslos. In der chirurgischen sowohl wie auch in der pathologisch-anatomischen Literatur liegen genügend zahlreiche Mitteilungen vor über Fälle, bei denen es zum Druckbrand der Divertikelwand und zur Perforationsperitonitis, zu Abszeßbildungen und zu Verwachsungen mit Abknickungen gekommen ist (KAUFMANN, ORTH NEUPERT, HOUL, ROSENHEIM, SIMONS, FRANKE, ROWLANDS und viele andere).

Auch am Wurmfortsatz kommt ähnliches vor (R. NEUMANN und andere).

3. Die sogenannten Degenerationen des Darmes.

Die hierunter zusammengefaßten krankhaften Vorgänge in den Geweben, die die Darmwand zusammensetzen, umfassen Ablagerungs-, Speicherungs- und Ausscheidungsvorgänge verschiedenster Art. Es handelt sich bei ihnen um Störungen des Stoffwechsels, seien es ganz allgemeine Störungen, an denen der Darm teilnimmt, seien es örtlich auf ihn beschränkte Erkrankungen. Oft bestehen zwischen den einzelnen Störungen Beziehungen untereinander, so daß der Begriff der „Degenerationen" bzw. die Lehre von den „degenerativen Veränderungen" nicht mehr im klassischen Sinne angewandt werden kann. Und doch ist der Begriff Degeneration, um mit ERNST zu sprechen, nicht zu missen, auch wenn er nur noch als Obertitel gebraucht wird.

Je nach der Art der Stoffwechselstörung, die im einzelnen vorherrscht, teilen wir ein in Ablagerungen, Speicherungen und Ausscheidungen die stammen aus:

a) dem Fett- und Lipoidstoffwechsel,
b) dem Eiweißstoffwechsel,
c) dem Kohlenhydratstoffwechsel,
d) die Kalkablagerungen.
e) die Ablagerung von Pigmenten und farbig erscheinenden Stoffen und
f) das Vorkommen gasförmiger Stoffe.

a) Fett- und Lipoidstoffwechsel.

Gerade mit Rücksicht auf die Befunde im Darm soll hier noch kurz angegeben werden, in welchem Sinne der Ausdruck „Lipoid" von uns hier verwendet wird. Bei der Namensverwirrung, die infolge des sehr verschiedenen Gebrauches der Bezeichnung „Lipoide" allgemein herrscht, empfiehlt es sich wohl, eine Begriffsbestimmung darüber anzugeben, was hier unter Lipoiden verstanden sein soll. Der Name selbst ist schon sehr alt, er wurde schon 1858 von KLETZINSKI geprägt und von OVERTON verbreitet. BANG machte ihn dann zum Oberbegriff für alle in Äther, Alkohol, Chloroform und Benzol löslichen Stoffe, so daß also auch die Neutralfette untergruppiert wurden unter den Oberbegriff „fettähnliche Körper". Hiergegen hat schon LUBARSCH in einer Anmerkung zu den „Fett- und Lipoidablagerungen in den Nieren" (HENKE-LUBARSCH VI. 1. p. 525) Stellung genommen. Auch andere (HANSEMANN, HUEBSCHMANN, WOLFF) haben dieser Bezeichnungsweise widersprochen; doch hat sie sich ziemlich allgemein eingebürgert. Im nachfolgenden soll nun der Begriff „Lipoid" lediglich im Sinne „fettähnliche" Stoffe angewandt werden, nicht als Oberbegriff, wie es ja auch die Überschrift eigentlich schon andeutet.

Wenn im nachfolgenden gelegentlich der Ausdruck „Verfettung" für Ablagerung von Fett bzw. fettähnlichen Stoffen gebraucht wird, so soll damit durchaus nicht etwa gemeint sein, daß dann stets eine Wertminderung vorhanden ist. Solange aber keine kurze bessere Bezeichnung geprägt ist, kann auf die Bezeichnung „Verfettung" nicht immer verzichtet werden, obschon die Vorsilbe Ver- einen wertmindernden Sinn hineinlegen will. Gerade bei den „Verfettungen" der Darmschleimhaut ist die Abgrenzung des Physiologischen vom Krankhaften äußerst schwierig und unsicher. Schon beim Magen wurde auf diese Schwierigkeiten hingewiesen, die beim Darm naturgemäß ungleich größer sind.

Die aus dem Fett- und Lipoidstoffwechsel stammenden, in der Darmwand zur Beobachtung kommenden Stoffe sind Neutralfette und Lipoide sowie Mischungen beider. Daß es bei der Mannigfaltigkeit der zugeführten Fettnahrung tierischer und pflanzlicher Herkunft zur Ablagerung der verschiedenartigsten Mischungen kommen muß, liegt auf der Hand.

Die physiologischen Fett- und Lipoidablagerungen im Darm, die lediglich in der Schleimhaut und Unterschleimhaut angetroffen werden, werden hinsichtlich ihrer Menge und Ablagerungsart grundlegend von der Nahrungszufuhr beeinflußt. Daß im Darmepithel ein Aufbau der Triglyzeride stattfindet, hat bekanntlich J. Munk zuerst nachgewiesen. Von neueren Arbeiten auf diesem Gebiet seien die Versuche an Katzen von Kischensky, an Kaninchen von Wuttig und an Hunden von Holthusen und Bondi erwähnt. Beobachtungen beim Menschen wurden an fast noch lebensfrischen Därmen von Säuglingen von Adam und Froboese gemacht. Alle diese Beobachter bestätigten die alten Erfahrungen, daß der Fettreichtum des Darmes von der Stärke der Fettaufsaugung abhängig sei. Im Verdauungszustande sind in den verschiedensten Darmabschnitten die Epithelien der Zotten, im Zwölffingerdarm auch die der Brunnerschen Drüsen mit Fett- und Lipoidtröpfchen beladen. Holthusen fand im Gegensatz zu Kischensky und Wuttig, daß die Lieberkühnschen Krypten bei seinen ziemlich im Beginn der Verdauung getöteten Hunden noch völlig fettfrei waren. Er erklärt sich das daraus, daß das Fett bzw. die gelösten Seifen einige Zeit brauchen, bis sie in die Lieberkühnschen Krypten gelangen. Auf der Höhe der Verdauungsperiode war die Menge des Fettes im Darm am größten. Auffallend war die Beobachtung, daß die einzelnen Zotten an der Resorption verschieden stark beteiligt waren. Im Hungerzustand war der Fettreichtum der Zotten sehr viel geringer, aber doch nicht ganz geschwunden. Selbst bei 4tägigem Hungern fanden Kischensky, Wuttig, Holthusen und Bondi übereinstimmend hauptsächlich an der Basis der Zottenepithelien sowie in den Chylusgefäßen der Zotten und der Unterschleimhaut noch Fett- und Lipoidtröpfchen. Im Zottenepithel waren sie meist basal unterhalb der Kerne vorhanden. Sehr bemerkenswert war auch das Vorkommen feinster Fett- und Lipoidstäubchen in der Lichtung der Blutgefäße, die wohl identisch sind mit den von A. Neumann (zitiert nach Landois-Rosemann, Lehrb. d. Physiol. 1919, I, p. 58), Neisser und Bräunig und Weltmann als Hämokonien bezeichneten Fettstäubchen, die auch in den peripheren Blutgefäßen reichlich nach jeder Fettmahlzeit auftreten. In der Klinik haben sie für die Leberfunktionsprüfung eine gewisse Bedeutung. Der Hämokoniennachweis beim Lebenden ist von Brúlé angegeben (Brúlé, Recherches récentes sur les Ictéres, Paris 1920; Garban und Brúlé, Traité de Pathologie medicale, Vol. XII, Paris 1920) und ist wohl vorwiegend in der französischen Klinik angewandt worden. Bei den Versuchen Wuttigs an Kaninchen, die mit Lebertran gefüttert waren, bildeten sich in den Darmwandkapillaren durch Zusammenfluß größere Fetttropfen, die zu Fettembolien Anlaß gaben. Es ist somit den genannten Forschern gelungen, die physiologische Verdauungslipämie auch im Gewebsschnitt festzustellen.

Auf das Verhalten des von Adam und Froboese wieder zu Ehren gebrachten Grünhagenschen Raumes während der Verdauungsperiode ist schon bei der normalen Histologie des Darmes auf S. 40 eingegangen worden. Bondi, Holthusen, Kischensky und Wuttig haben anscheinend nicht auf diesen Raum geachtet. Es finden sich bei ihnen jedenfalls keine Angaben darüber.

Bei sehr reichlicher Fettzufuhr beteiligen sich auch die Bindegewebs- und Retikulumzellen des Schleimhautgerüstes und der Unterschleimhaut am Fettstoffwechsel. Auf 2 mikroskopischen Abbildungen, die von Präparaten des pathologischen Instituts Berlin stammen und die sich im 1. Teil dieses Bandes im Abschnitt von W. Fischer finden (Abb. 4 und 5, p. 320), kommt das sehr deutlich zum Ausdruck.

Die gemachten Ausführungen zeigen sehr deutlich, daß Befunde von Fett und Lipoiden in der Schleimhaut und Unterschleimhaut des Darmes nur mit äußerster Vorsicht bewertet werden können. Anders ist es mit derartigen Ablagerungen in den übrigen Darmwandabschnitten; sie sind wohl stets nur unter krankhaften Umständen anzutreffen. Bezüglich der Örtlichkeit der krankhaften Fett- und Lipoidablagerungen in der Darmwand können wir unterscheiden:

1. In der Schleimhaut in den Epithelien und in den Gerüst- und Retikulumzellen.
2. In der Unterschleimhaut in den Bindegewebs- und Retikulumzellen.
3. In der Lichtung von Chylusgefäßen.
4. In den glatten Muskelfasern.
5. In den Ganglienzellen der nervösen Geflechte.
6. In der Serosa im Deckzellbelag und in Nekrosen (Fettgewebs-).
7. In der Lichtung und in der Wand von Blutgefäßen.

Ganz allgemein ist dem Vorkommen fettiger und fettartiger Stoffe in den Darmwandschichten keine große Beachtung geschenkt worden. Im Lehrbuch von Aschoff wird bezüglich der Schleimhautverfettungen nur die unsichere Abgrenzung gegen das Physiologische betont und die in der Muskulatur erwähnt. Kaufmann schreibt: „Häufig degenerieren die Drüsen besonders im Dickdarm fettig; zuweilen mögen in solchen Fällen Entzündungen vorausgegangen sein". Auch Orth gibt lediglich an, daß eine „fettige Degeneration" die Epithelzellen des Darmes bei vielen entzündlichen und geschwürigen Prozessen trifft, daß ihr aber keine selbständige Bedeutung zukomme. Klebs, dessen Lehrbuch sonst eine Fundgrube ausgezeichneter Beobachtungen ist, erwähnt Fettablagerungen in keinem Abschnitt der Darmwand; auch Birch-Hirschfeld erwähnt nur eine „fettige Degeneration" der Muskularis nach E. Wagner, die er aber nicht anerkennt; auch Ziegler erwähnt nur eine „fettige Degeneration" der Muskularis bei Säufern und Tuberkulösen. In den französischen Lehr- und Handbüchern (Letulle, Lancereaux, Decloux und Ribadeau-Dumas in Cornil-Ranvier) sind die Verfettungen kaum erwähnt, Decloux und Ribadeau-Dumas erwähnen eine „dégénérescence graisseuse" der Muskulatur bei der Phosphorvergiftung und eine solche beim chronischen Alkoholismus in den Brunnerschen Drüsen, dagegen nichts bei entzündlichen Darmerkrankungen, obgleich sie gerade dieses Kapitel sehr ausführlich bearbeitet haben. Die englischen und amerikanischen Bücher (Coats, Hamilton, Adami und Nichols) machen gar keine entsprechenden Angaben. Gamna in Pio Foàs Anatomia patologica (Turin 1920) erwähnt Verfettung des Drüsenepithels und der Muskulatur bei Vergiftungen, chronischer Peritonitis, im höheren Alter und besonders bei Säufern; außerdem in der Nachbarschaft chronischer Geschwüre, besonders tuberkulöser.

Zu 1. Über die Verfettungen in der Schleimhaut liegen verschiedene Angaben vor. Schlaepfer beschreibt eine feintropfige Verfettung der Dünndarmepithelien neben entzündlichen Veränderungen bei kryptogenetischer progressiver perniziöser Anämie. Fernere Angaben von M. B. Schmidt und Blatter beziehen sich auf die Befunde bei Vergiftungen mit Knollenblätterschwamm, bzw. kohlensaurem Natron und Sublimat. Hier waren auch die Gerüst- und Retikulumzellen der Tunica propria mucosae mitbefallen.

In Tierversuchen wurden als krankhaft aufzufassende Fett- und Lipoidablagerungen in den Epithelien und Zellen des Schleimhautgerüstes erzeugt von den verschiedensten Untersuchern: Kischensky, Ferrata und Moruzzi, Lombroso, Wuttig und Bondi. So ergab sich bei Hunden (Bondi), daß durch Fettüberfütterung ein enormer Fettgehalt des Zottenepithels auftrat, während das Drüsenepithel nur wenig Fetttröpfchen aufwies; das Dickdarmepithel war frei. Bei Vergiftungen (Phloridzin), Pankreasentfernungen und beim einfachen Hungern war umgekehrt eine starke Verfettung der Drüsenepithelien der Dünndarmschleimhaut festzustellen, während das Zottenepithel frei blieb. Die Gerüst-

und Retikulumzellen der Schleimhaut waren geringgradiger betroffen. Subkutane Phosphorvergiftungen brachten im Gegensatz zu hochgradigen sonstigen Organverfettungen nur geringfügige Verfettungen der Darmepithelien hervor.

Von neueren Befunden beim Menschen seien die von ADAM und FROBOESE hervorgehoben. Diese Untersucher fanden bei entzündlichen Veränderungen an Säuglingsdärmen wie katarrhalische Enterokolitis und eitrig-ulzeröse Enteritis, bzw. Kolitis im Entzündungsbereich gewöhnlich starke Verfettungen der Schleimhautepithelien, häufig auch der Gerüstzellen. Diese Beobachtungen sind deshalb sehr wertvoll, weil sie an fast lebensfrischem Material gemacht wurden.

Unsere Untersuchungen erstrecken sich im wesentlichen nur auf den Wurmfortsatz (100 Operationspräparate). Die wenigen übrigen Darmstücke, die wir aus der chirurgischen Klinik der Charité durch freundliche Vermittlung des Herrn Dr. GOHRBAND erhielten, boten keinen hierher gehörigen krankhaften Befund dar.

Die klinischen Diagnosen lauteten:

> Gruppe 1: Chronische Appendizitis . . . 72 Fälle
> „ 2: Akute Appendizitis . . . . 22 „
> „ 3: Typhusverdacht [1] . . . . . . 1 Fall
> „ 4: Normale Appendix . . . . . 5 Fälle
> 100 Fälle.

Zur mikroskopischen Untersuchung wurde stets ein vom etwaigen Krankheitsherd möglichst entferntes Stück entnommen, in zahlreichen Fällen auch aus der Nachbarschaft. Die Wurmfortsätze waren möglichst frühzeitig nach der Operation in 10% Formalin eingelegt worden. Zur Darstellung der Fett- und Lipoidablagerungen diente teils Sudan, teils Scharlach, vereinzelt auch Fettponceau.

Die histologische Untersuchung der entfernten Stücke ergab in Gruppe 1:

a) 29 mal feintropfiges Lipoid in zum Teil vereinzelt, zum Teil in Gruppen liegenden Gerüstzellen der Schleimhaut, meist dicht unter dem Deckepithelbelag.

b) 10 mal neben dem gleichen Befund außerdem reichlich feintropfiges Lipoid in den Retikulumzellen der stark vergrößerten Keimzentren der Lymphknötchen.

c) 6 mal den gleichen Befund wie eben und Mitbeteiligung der Zellen der Unterschleimhaut sowie geringgradig auch der glatten Muskelfasern der Muscularis mucosae und Muscularis propria.

d) 9 mal völlige Vegödung mit der bekannten zentralen Vakatwucherung von Fettgewebe; jedoch kein Lipoid und

e) 18 mal ebenfalls keine Spur von Lipoid und auch keine Verödung.

> In Gruppe 2: a) 10mal wie 1a.
> b) 3mal wie 1b.
> c) 3mal wie 1c.
> d) 6mal nichts wie 1e.
> In Gruppe 3: 1mal wie 1b.
> In Gruppe 4: a) 1mal wie 1a.
> b) 1mal wie 1b.
> c) 3mal nichts wie 1e.

Die Epithelzellen waren bei den vom Krankheitsherd entfernten Stellen stets frei von Fett oder Lipoid; natürlich auch bei den Wurmfortsätzen, bei denen kein eigentlicher Krankheitsherd vorhanden war. In der Nähe von Nekrosen und Geschwüren enthielten auch die Epithelien feintropfiges Lipoid. Daß an solchen Stellen auch die Leukozyten mit Lipoidtröpfchen beladen

---

[1] Autoptisch bestätigt.

waren, braucht nicht hervorgehoben zu werden. Bei tiefergreifenden Nekrosen war auch die glatte Muskulatur zum Teil mit verfettet.

Zu 2: Liegen nur sehr wenig Beobachtungen im Schrifttum vor. Pick erwähnt ganz kurz im Zusammenhang mit den Lipoidablagerungen in sonstigen Organen bei lipoidzelliger Splenomegalie (Typus Niemann-Pick) diese Art der Lipoidablagerung in der Unterschleimhaut. Auffallend war, daß die lipoidhaltigen Bindegewebszellen der Unterschleimhaut besonders reichlich um die Lymphknötchen herum gelagert waren.

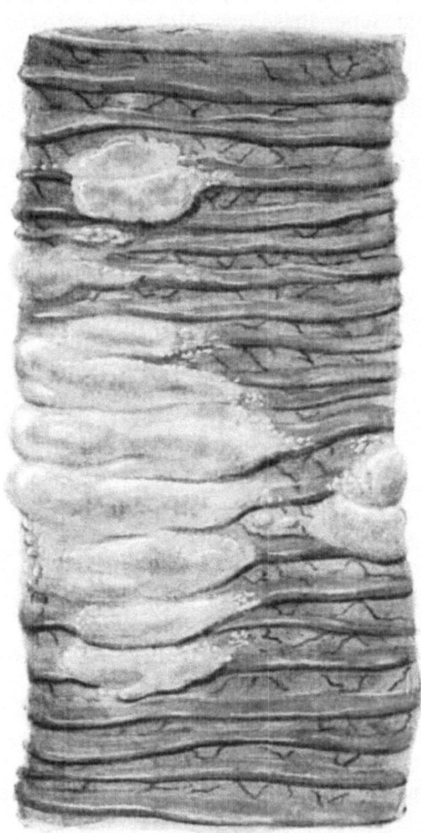

Bei Adam und Froboese finden sich auch nur hie und da kurze Hinweise auf Lipoidablagerungen in den Zellen der Submukosa.

Fischer erwähnt in Teil I dieses Bandes auf S. 319, daß auch bei Chylusstauung die Zellen der Unterschleimhaut sich mit Fett beladen. Auf seine beiden mikroskopischen Abb. 4 und 5 (p. 320) ist schon oben verwiesen worden. Auch Winkler führt in Bd. II, p. 1020 dieses Handbuches einige solche Beobachtungen aus dem Schrifttum an.

Unsere diesbezüglichen Befunde am Wurmfortsatz sind oben schon mitgeteilt worden (Gruppe 1 c und 2 c).

Zu 3: liegt ein ziemlich umfangreiches Schrifttum vor. Doch braucht hier nur kurz darauf eingegangen zu werden, da sowohl von Winkler Bd. II dieses Handbuches, p. 1018 und von Fischer Bd. IV, Teil 1, p. 319 das Wesentlichste bereits mitgeteilt worden ist. Fischer berichtet auf S. 321 über „einen Fall von besonders großartiger auf einzelne Jejunumschlingen beschränkter Chylusgefäßerkrankung, bei der sich förmlich polsterartige, milchig-fettige Verdickungen der Schleimhaut fanden". Die Grundkrankheit war bei diesem Fall eine chronisch-fibro-hyaline Tuberkulose der retroperitonealen und Gekröselymphknoten (S.-Nr. 617/25). Von diesem Fall nämlich stammt die hier wiedergegebene Abb. 21.

Abb. 21. Chylusstauung im Jejunum.
(Path. Inst. d. Univ. Berlin, S.-Nr. 617/25.)

Von einem Westender Fall (S.-Nr. 1028/24), der grobanatomisch im Jejunum zahlreiche linsen- bis bohnengroße in der Unterschleimhaut gelegene flach hervorragende und scharf begrenzte buttergelbe zystenähnliche Gebilde von weicher Konsistenz aufwies, stammt die Abb. 22, die nach einem mikroskopischen Präparat (Scharlach-Hämalaunfärbung) angefertigt wurde. Die prall mit Chylus angefüllten, stark erweiterten Lymphgefäße der Unterschleimhaut drängen nach der Darmlichtung, dem Ort des niedrigsten Widerstandes. Die dadurch bedingte Dehnungsverdünnung der Schleimhaut kommt sehr deutlich zum Ausdruck. Auch die an einigen Stellen vorhandene Lipoiddurchtränkung des umgebenden Gewebes sei hervorgehoben.

Ferner sei noch ein neuerer Fall (1927) von Naumann mitgeteilt:

Bei einer 23 jährigen Patientin bestanden seit 5 Jahren Beschwerden, die auf eine Salpingitis deuteten. Bei der Operation fand sich an einer Ileumschlinge ein etwa hühnereigroßer zystischer Tumor, der teils vom Gekröse, teils vom Darm auszugehen schien. Der Tumor bestand aus einem kleineren, hauptsächlich in der Unterschleimhaut und Schleimhaut liegenden und einem größeren im Gekröse liegenden Teil.

Die histologische Untersuchung ergab ein kavernöses Lymphangiom, das noch proliferierte (submuköser Teil). Der mesenteriale Teil erwies sich als ein mehrkammeriges zystisches Lymphangiom.

Der Inhalt bestand aus einer milchigen Flüssigkeit, in deren Niederschlag sich lipoidhaltige, rundliche Zellen, Cholesterintafeln und doppeltbrechende Substanzen nachweisen ließen. Die chemische Untersuchung der Flüssigkeit ergab: Reaktion schwach sauer; Eiweiß, Zucker, Fett stark positiv.

NAUMANN nimmt an, daß dieses von ihm als Chylangioma cavernosum et cysticum intestini ilei bezeichnete Gewächs aus einem kongenitalen Lymphangiom der Darmwand entstanden sei.

Zu 4: liegen gleichfalls eine Reihe von Mitteilungen vor. WAGNER beschrieb 1861 eine „fettige Degeneration" der glatten Muskelfasern des Dünndarmes

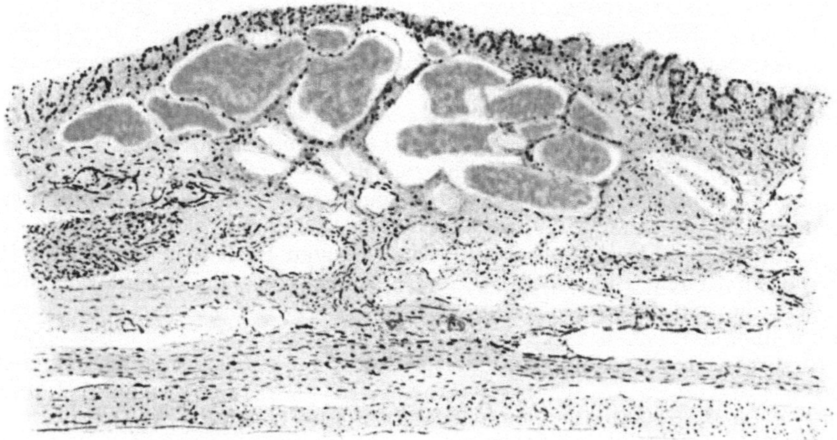

Abb. 22. Chylusstauung im Jejunum. Hämalaun-Sudan. Leitz Okul. 1, Obj. 4.
(Path. Inst. Krankenhauses Westend, S.-Nr. 1028/24.)

bei Phthisikern und Säufern. Meist war sogar nur das Jejunum befallen. Die Längsmuskelschicht war stärker betroffen, doch fehlten die fettigen Ablagerungen nicht in der Ringmuskellage, noch auch in der Muscularis mucosae.

Eine große Bedeutung legte FURNEAUX-JORDAN dieser Muskelverfettung bei. Er behauptete 1879, daß durch sie die Kontraktionsfähigkeit vermindert würde, wodurch Stuhlverstopfungen verursacht würden. Sein Untersuchungsmaterial stammte hauptsächlich von Fettleibigen, die auch in anderen Organen starke „fettige Degenerationen" aufwiesen.

NOTHNAGEL berichtete 1882, daß er die Muskelverfettung in 6 % aller untersuchten Därme bei alten Leuten und Säufern gefunden habe. Ort und Art der Ablagerung entsprachen denen bei WAGNER und FURNEAUX-JORDAN.

K. MEYER (1882) und SCHEIMPFLUG (1885) teilten die gleiche Verfettungsform bei Bleivergiftung bzw. Arsenikvergiftung mit.

ORTH schreibt in seinem Lehrbuch 1887, daß auch er die Muskelverfettung beobachtet habe, und zwar vielfach bei Bauchfellentzündungen, besonders bei solchen, die chronisch verliefen. Ferner berichtet ORTH auch über örtlich begrenzte Muskelverfettungen im Gebiet tiefer greifender tuberkulöser und anderer Geschwüre.

Dasselbe gibt auch Aschoff in seinem Lehrbuch an, während Kaufmann nur die mehr gleichförmig ausgebreiteten fettigen Ablagerungen bei alten Leuten, Säufern und Tuberkulösen erwähnt.

Auf die lokale Muskelverfettung bei gewissen Wurmfortsatzentzündungen ist oben schon hingewiesen worden.

Bemerkenswert ist, daß auch bei der Niemann-Pickschen Krankheit die glatte Muskulatur des Darmes nicht von der Lipoid- bzw. Phosphatideinlagerung verschont bleibt.

Zu 5: Lipoideinlagerungen in den Ganglienzellen der sympathischen Geflechte, besonders im Plexus myentericus (Auerbach) sind gleichfalls schon vor langer Zeit beschrieben worden. Scheimpflug, Jürgens, Blaschko, Orth und viele andere haben darüber berichtet. Orth warnt davor, die Bedeutung dieser Befunde, die an sich häufig seien, zu überschätzen. Auch Blaschko ist zurückhaltend. Er fand in den gleichen Zellen ein gelbbraunes Pigment, das bei Alkohol-Ätherbehandlung nicht schwand. — Das gleiche Pigment, auf das später zurückzukommen sein wird, beobachtete er auch in der glatten Darmmuskulatur. — Blaschko hielt die Pigment- und Fettablagerung für eine physiologische Altersveränderung. Scheimpflug sprach sich ähnlich aus, während Jürgens dem Befund größere Bedeutung beimaß. Adam und Froboese fanden Lipoidablagerungen ohne Pigmentbeimengungen in den Ganglienzellen des Darmes von Säuglingen bei mehreren Fällen eitrig-geschwüriger Schleimhautentzündungen. Sie vermerken lediglich den Befund, ohne ihn deuten zu können. Nach einer Fußnote soll Staemmler ihnen gleichartige Beobachtungen mitgeteilt haben (Tag. d. südwestdeutschen Pathol. in Mannheim 1924) bei experimentellen Blei- und Alkoholvergiftungen. Bei mehreren Bleivergiftungen, die wir durch orale Zufuhr von Plumbum aceticum und Plumbum nitricum über 5 Wochen ausdehnten, sowie auch bei solchen, die wir innerhalb von 12 Tagen durch subkutane Einspritzung von Bleisalzlösungen erzielten, haben wir derartige Ganglienzellverfettungen nicht zu Gesicht bekommen. Unsere Versuche wurden an Kaninchen angestellt. Bemerkt sei noch, daß Adam und Froboese ihrer Mitteilung eine gute Abbildung beigefügt haben.

Zu 6: Bezüglich des Auftretens von Fettgewebsnekrosen in der Serosa, die durch die Pankreaslipase (Steapsin) bei akuten Pankreaserkrankungen häufig auftreten, sei auf die Ausführungen v. Gierkes auf S. 1066 dieses Bandes (Teil 1) verwiesen. Sie wurden auch beim Magen schon kurz auf S. 26 erwähnt. — Feintropfige Lipoidablagerungen in den Zellen der Serosa ohne diffuse Bauchfellentzündung sind nicht eben häufig. Froboese schildert bei einigen akuten Infektionskrankheiten bei Säuglingen, die mit Eiterungen und Geschwürsbildungen in der Darmschleimhaut einhergingen (Jejunum, Ileum und Sigmoid) feintropfige Lipoidablagerungen im Serosadeckzellbelag, wodurch die Serosa sich (bei Sudanfärbung) als schmaler, scharf begrenzter, bräunlich-roter Streifen deutlich abhob. Bauchfellentzündung bestand nicht.

Zu 7: Die Lipoidablagerungen in den Blutgefäßwandungen seien nur eben erwähnt. Für sie gilt sinngemäß das schon beim Magen Gesagte.

Auf die in der Lichtung der kleinen Blutgefäße bei übermäßiger Zufuhr von Nahrungsfett oder bestimmten Ölen vorkommenden Hämokonien ist bereits hingewiesen worden; ebenso darauf, daß diese unter Umständen zu größeren Tropfen zusammenfließen können und so Anlaß zu kleineren Fettembolien geben.

Anmerkung: Bezüglich der im Darm zur Beobachtung kommenden Fettplomben sei auf die Anmerkung beim Magen verwiesen.

b) Eiweißstoffwechsel.

Die aus dem Eiweißstoffwechsel stammenden und in der Darmwand zur Ablagerung, Speicherung oder Ausscheidung kommenden Stoffe sind Schleim und Hyaline im weiteren Sinne. Zu diesen gehören demnach auch das Amyloid und die fuchsinophilen Körperchen (Russel). Physiologisch kommt in bzw. auf der Darmwand nur der Schleim vor, der bekanntlich in der Hauptsache von den Becherzellen gebildet wird. Doch können auch die Zylinderepithelien des Deckzellenbelags und der Drüsen der Schleimhaut unter Umständen ähnlich wie beim Magen Schleimmassen bilden. Der Darmsaft (Succus eutericus) enthält stets reichliche Beimengungen von Schleim. Auf die vielumstrittene Frage des physiologischen Vorkommens der Russelschen Körperchen ist beim Magen schon genügend eingegangen unter Berücksichtigung gerade auch des neueren Schrifttums (Chuma, Konjetzny und andere). Das Vorkommen von Hyalin und Amyloid ist stets krankhaft.

Somit ergibt sich genau wie beim Magen für die unter krankhaften Umständen in der Darmwand vorkommenden Abkömmlinge des Eiweißstoffwechsels diese kurze Übersicht:

1. Schleim: in den Epithelien der Schleimhaut und in der Darmlichtung.

2. Hyalin: in Form von Balken und Bändern bzw. Tropfen und Schollen in der Muskulatur (natürlich auch in den Schlagaderästen bei allgemeineren Gefäßerkrankungen, an denen die des Darmes teilnehmen); in Form von hyalinen Kugeln (Russelsche Körperchen) in der Schleimhaut, Unterschleimhaut und Muskelhaut.

3. Amyloid: bei lokaler Amyloidosis des Darmes sowohl wie auch bei der sehr viel häufigeren allgemeinen Amyloidosis. Das Amyloid kann in fast allen Wandschichten des Darmes auftreten.

1. Der Darmschleim ist chemisch sowohl beim Tier als auch beim Menschen genauer untersucht als der Magenschleim. Nach Landois-Rosemann enthält er beim Menschen echtes Muzin. Im Versuch erhielten Thiry, Masloff und Boldyreff von einer 100 qcm großen Darmfläche in einer Stunde 13—18 g Darmsaft, in dem außerordentlich reichlich Schleim vorhanden war. Der Dickdarmschleim, der verhältnismäßig in größerer Menge abgesondert wird als der Dünndarmschleim, unterscheidet sich von diesem durch seinen größeren Gehalt an Muzin (Turley und Manning). Der Schleim überdeckt die gesamte Schleimhaut des Darmrohres, wodurch feinere Einzelheiten zunächst der grobanatomischen Betrachtung entzogen sind. Besonders reichlich ist er stets im Dickdarm vorhanden, etwa von der linken Hälfte des Querdarmes an nach abwärts an Menge noch zunehmend. Er ist von trüb-glasiger, grau-weißlicher, zähfadenziehender Beschaffenheit; doch ist er viel leichter mit den Fingern abstreifbar als der Magenschleim. Mikroskopisch läßt er sich in den Schleimzellen vermittels der Muzinkarminfärbung besonders schön darstellen.

Die Schleimabsonderung kann ganz erheblich vermehrt sein. Die oben erwähnten Autoren (Thiry, Masloff und Boldyreff) haben durch mechanische, chemische und elektrische Reize streng lokal beschränkte, nicht auf benachbarte Teile der Schleimhaut übergreifende enorme Schleimabsonderungen erzeugt; also völlig gleiche Verhältnisse wie beim Magen (s. d.). Stark vermehrte diffuse Schleimabsonderungen kommen unter krankhaften Umständen beim Menschen sowohl bei katarrhalischen Entzündungen, als auch rein nervös bedingt vor. So beschreiben Finkelstein und L. F. Meyer bei der Colitis mucosa der Säuglinge, die durch eine Störung im Eiweißstoffwechsel zustandekommen soll, sehr starke Schleimentleerungen. Die oft zu ganzen Häuten anwachsenden Schleimmassen überziehen zum Teil die Kotsäulen, zum Teil werden sie allein für sich entleert. Zahllose Deckepithelzellen der Schleimhaut sind, wie die mikroskopische Untersuchung zeigt, in Schleimzellen umgewandelt.

Noch ausgedehnter ist die Umbildung des Deckzellenbelags in Schleimzellen und noch reichlicher die Schleimabsonderung bei der von Nothnagel als Colica mucosa (Orths Enteritis chronica mucosa) bezeichneten Sekretionsneurose. Nach Kaufmann bilden sich bei dieser Erkrankung auch zahlreiche Drüsenepithelien der Lieberkühnschen Krypten in Schleimzellen um. Die Erkrankung, die hauptsächlich hysterische Frauen, seltener neurasthenische Männer befällt, kommt wohl durch nervöse Spasmen zustande. Aschoff hat daher die Bezeichnung Colopathia mucinosa in Vorschlag gebracht. Es werden unter zuweilen äußerst heftigen Schmerzen lange grauweiße Fetzen, die auch die Kotsäule mantelartig umhüllen, entleert. Sie enthalten sehr reichlich Muzin, dem abgestoßene völlig verschleimte Drüsenepithelien beigemengt sind. Entzündliche Veränderungen der Darmschleimhaut kommen oft nicht zur Beobachtung, so daß eben die von klinischer Seite (von Noorden und andere) geäußerte Vermutung von der nervösen Entstehung pathologisch-anatomisch gestützt wird (Orth, Kaufmann, Aschoff, Marchand und viele andere).

Marchand und Aschoff erwähnen besonders noch die Tatsache, daß auch in längere Zeit leer arbeitenden Därmen bei Hunger z. B. und in operativ ausgeschalteten Darmschlingen, auch oberhalb von Stenosen und bei chronischen Verstopfungen eine starke Schleimzellenmetaplasie stattfindet mit ungeheuerer Schleimabsonderung. Auch in der chirurgischen und physiologischen Literatur finden sich die gleichen Angaben (Enderlen, Justi, Kutscher und andere). Wir können diese Angaben bestätigen. Es sei in diesem Zusammenhang ein Westender Fall von operativer Ausschaltung des Mastdarms bei Krebs mitgeteilt.

47jährige Frau, der in den ersten Tagen des September 1923 ein Sigmoidea entfernt wurde, nachdem zuvor ein hoher Anus praeternaturalis angelegt worden war. Das distale Sigmoid und der Mastdarm waren ausgeschaltet worden. Am 24. Dezember trat der Tod ein.

Obduktion (Dr. Borchardt): S.-Nr. 895/23: Ausgedehnte Karzinose des gesamten Bauchfells. Krebsmetastasen in den Gekröse- und retroperitonealen Lymphknoten, in der Milz (Leber frei), in der Pleura. Katarrhalisch-eitrige Herdpneumonien in beiden Unterlappen. — Das ausgeschaltete Darmstück war hochgradig zusammengezogen, die Wand scheinbar stark verdickt, die Schleimhaut gefältelt. Die fast spaltförmig verengte Lichtung mit reichlichen, grau-weißlichen, sehr zähen, gallertigen Schleimmassen erfüllt, in denen sich im Ausstrichpräparat mikroskopisch massenhaft gequollene, völlig verschleimte Epithelien nachweisen ließen.

Die scheinbare Wandverdickung glich sich bei mäßigem Anspannen vollkommen aus.

Mikroskopisch zeigte sich eine sehr ausgebreitete Schleimzellenmetaplasie der Drüsen- und Deckepithelien. Weder in der Schleimhaut, noch in den übrigen Wandschichten Anzeichen von Atrophie.

Der Vollständigkeit wegen sei auch noch die an anderer Stelle schon abgehandelte (siehe Kapitel Bauchfell IV, 1. p. 1072) Myxoglobulose des Wurmfortsatzes (v. Hansemann, Sturm) erwähnt, die zum Pseudomyxoma peritonaei führen kann.

2. Hyalin[1] kommt physiologischerweise in der Darmwand nicht zur Beobachtung. Unter besonderen Umständen aber tritt in der glatten Muskulatur der Muskelhaut eine hyaline „Entartung" auf, die der wachsartigen Degeneration der quergestreiften Muskulatur sehr nahe stehen soll. Grobanatomisch bietet die Muskulatur kein besonderes Merkmal dar. Mikroskopisch äußert sich die Veränderung nach Kölliker, Heidenhain, v. Recklinghausen und Beneke in der Ablagerung von homogenen glänzenden Schollen und Bändern

---

[1] Die hyaline Entartung der Schlagaderwandungen bleibt hier außer Betracht, da schon in Bd. 2 abgehandelt.

in den glatten Muskelfasern. Nach den Untersuchungen und Tierversuchen BENEKEs hemmt Mangel an Flüssigkeit die Hyalinbildung ebenso wie ein Übermaß von stark sauren und alkalischen Flüssigkeiten. BENEKE hält es für wahrscheinlich, daß ein bestimmter mittlerer Feuchtigkeitsgrad da sein muß, damit das Optimum der Hyalinbildung erreicht wird. — Neuere Arbeiten über diese Frage mit Berücksichtigung der Wasserstoffkonzentration, die bei den älteren Arbeiten naturgemäß außer Betracht geblieben ist, liegen nicht vor.

Die Hyalinbildung stellt nach BENEKE stets den Ausdruck des Zelltodes dar, gleichviel, ob dieser lokal während des Lebens oder allgemein verbreitet mit dem Tode des Individuums eintritt. Sie ist also allein von dem Zustande der Zellen bei ihrem Absterben und von der Beschaffenheit der die Zellen umspülenden Flüssigkeiten abhängig. In einigen Fällen haben vorangegangene Erkrankungen (frische Entzündungen, Geschwüre, Peritonitis) keinen besonderen Einfluß auf die Hyalinbildung; in anderen Fällen, bei denen durch chronische Entzündungen, Stenosen usw. eine Hypertrophie der Muskelfasern hervorgerufen worden war, war die Hyalinbildung deutlich ausgesprochen. Es ist hier nicht der Ort auf diese Allgemeinpathologische Frage näher einzugehen.

Die fuchsinophilen (RUSSELschen) Körperchen kommen im Darm sehr viel seltener zur Beobachtung als im Magen. Sie liegen einzeln und in Gruppen in der Schleimhaut, Unterschleimhaut und Muskelhaut (SACHS, v. MÜLLER und andere) besonders im oberen Dünndarm. Mit am zahlreichsten und häufigsten haben wir sie noch im Gerüst von Krebsen des Zwölffingerdarmes, danach auch des Mastdarmes neben Plasma- und oxyphil gekörnten Zellen gefunden. Im übrigen sei bezüglich aller Einzelheiten auf die sie betreffenden Ausführungen beim Magenabschnitt (S. 21) verwiesen.

3. Die amyloiden Ablagerungen in der Darmwand sind schon sehr lange bekannt. Die ersten makroskopischen Beschreibungen stammen von MECKEL 1853 und von VIRCHOW 1855. Die erste ausführliche mikroskopische Beschreibung verdanken wir LAMBEL und LÖSCHNER 1860, die noch von amyloider Entartung der Darmepithelien berichten, neben der Amyloidablagerung in der Muskulatur. KLEBS schildert 1869 in seinem Lehrbuch die Darmamyloidosis sehr anschaulich. Auch die große Häufigkeit, mit der der Darm bei allgemeiner Amyloidosis mitbefallen ist, wird schon von ihm erwähnt. Ein Vorkommen von isoliertem Darmamyloid war ihm noch nicht bekannt. Ferner hebt er ausdrücklich hervor, daß der lymphatische Darmapparat sowie auch die Darmgeschwüre amyloidfrei sind. ORTHs Beschreibung stammt aus dem Jahre 1887, er kennt bereits die seltenen Fälle lokalen Darmamyloids, führt den Fall von WILD an und erwähnt eine eigene derartige Beobachtung. Die Angaben von KLEBS über das Verhalten des lymphatischen Apparates und der Geschwürsflächen bestätigt ORTH. Ferner berichtet er in sehr vorsichtiger Form über die Beobachtungen über amyloide Epithelzellen; neuere Untersucher wie EBERTH hätten etwas Derartiges nie gesehen, KYBER, der kein grundsätzlicher Gegner einer solchen Annahme sei, nur ausnahmsweise. COATS gibt in seinem Buch 1889 eine wesentlich kürzere Darstellung als ORTH und führt lokales Darmamyloid überhaupt nicht an, während HAMILTON 1892 sich etwas ausführlicher mit der Darmamyloidosis beschäftigt. HAMILTON behauptet: „In all cases of general waxy disease the intestine will be found to have participated. The Ileum is the part which suffers most..." Lokales Darmamyloid erwähnt auch er jedoch nicht. Sonderbarerweise schreibt auch BIRCH-HIRSCHFELD 1895, daß die Amyloidentartung des Darmes sich niemals isoliert zu entwickeln scheint. Die intraepitheliale Amyloidablagerung (LAMBEL) und die innerhalb der glatten Muskelfasern (NEUMANN) lehnte er ab als Täuschung durch gröbere Schnitte. ZIEGLER erwähnt 1906 nur in wenigen Worten die

„amyloide Entartung des Blutgefäßbindegewebsapparates, besonders in der Mukosa und Submukosa, seltener in der Muskelwand", ohne auf Einzelheiten näher einzugehen. In ganz ähnlicher Weise verfahren Adami und Nicholls 1911, während Ribadeau-Dumas 1912 im Cornil et Ranvier eine grobanatomische und histologische Beschreibung geben, und auch die Häufigkeit, mit der der Darm, besonders das Ileum befallen wird, anführen. Sie erwähnen Virchow, Friedreich, Neumann, Hayem, Kyber. Bemerkenswert ist ferner eine von ihnen angeführte Beobachtung Hayems, der bei Kindern „l'atteinte presque exclusive des follicules lymphatiques" festgestellt hat. Das ist sehr auffällig, da ja sonst gerade übereinstimmend von allen Seiten das Freibleiben der Lymphknötchen besonders betont worden ist. Ribadeau-Dumas führen auch schon den bekannten Fall von knötchenförmigem Amyloid von Askanazy an, ohne allerdings sonst das lokale Darmamyloid hervorzuheben, wie es in den neueren deutschen Lehrbüchern fast allgemein geschieht (Kaufmann, Aschoff usw.). Aschoff geht auch auf die Frage der sog. Amyloidgeschwüre des Darmes ein im Anschluß an die Anführung des hierhergehörigen Falles von Hueter, während Mc Callum in seinem Textbook of Pathology 1924 lediglich angibt, daß das Amyloid im Darm vorwiegend in der Wand der Zottengefäße liegt, ohne sonstige Ausführungen zu machen. Gamna im Pio Foá dagegen führt die Fälle von Steinhaus und Beckert an, geht auf die Geschwürsbildung ein und macht dafür die amyloiden Gefäßveränderungen verantwortlich.

Das grobanatomische Bild des amyloid erkrankten Darmes kann sehr mannigfaltig sein. Mitunter ist allerdings bei Betrachtung mit bloßem Auge dem Darm gar nichts anzusehen, was auch Kaufmann besonders hervorhebt. Doch fällt bei den stärkeren Graden von Amyloidablagerung im allgemeinen eine starke Blutarmut auf, die die blaßgraugelbe Eigenfarbe der Darmwand deutlich hervortreten läßt. Doch sind auch wiederholt starke teils fleckige, teils gleichförmig ausgebreitete Schleimhautrötungen beschrieben worden. Ferner ist besonders kennzeichnend die Verdickung und Derbheit der Wand und der eigenartige speckige bzw. wächserne Glanz der Oberfläche.

Ein Befund, der in keinem Lehrbuch genügend betont wird, ist das ungemein häufige Auftreten von Hämosiderinfleckungen der Schleimhaut. Bei einer Zusammenstellung in unserem Institut, die auf Veranlassung von Lubarsch gemacht wurde, ergab sich bei der Darmamyloidosis eine Häufigkeit der im Befundbericht verzeichneten Hämosiderinfleckungen von fast $70\,^0/_0$, eine Zahl, die aber noch zu niedrig ist, da die vereinzelten und geringfügigen Fleckungen gelegentlich übersehen oder wenigstens im Bericht nicht besonders erwähnt werden. Lubarsch steht auf dem Standpunkt, daß er beim Vorhandensein dieser Flecke in einer auffallend blutarmen Darmschleimhaut, auch wenn die übrigen Anzeichen des Darmamyloids fehlen, mit größter Wahrscheinlichkeit die Diagnose auf Amyloid stellt, was bisher auch durch die mikroskopische Nachprüfung stets bestätigt wurde. Diese Fleckungen sind von grauer bis grauschwärzlicher bzw. schwärzlich-grünlicher Farbe (Pseudomelanose). Sie liegen unregelmäßig verstreut, sind unscharf begrenzt und geben stets positive Eisenreaktion. Die kleinen Blutaustritte, die zu der Pigmentierung führen, hängen sicherlich mit örtlichen Kreislaufstörungen in der Schleimhaut und Unterschleimhaut zusammen, die durch die Einlagerung der amyloiden Massen in die Gefäßwände verursacht werden.

Der Darmabschnitt, in dem die Amyloidablagerung sich mit besonderer Häufigkeit findet, ist, wie von den meisten Untersuchern übereinstimmend angegeben wird, das Ileum. Am meist weniger betroffenen Dickdarm kann die Starre und Steifigkeit der Wand in seltenen Fällen noch ausgesprochener sein als am Dünndarm. In manchen Fällen, in denen besonders die eigentliche Muskelhaut betroffen ist, kommt durch die Amyloideinlagerungen eine Atrophie der Muskelfasern zustande. Bei diesen Fällen, die recht selten sind, besteht dann eine beträchtliche Erweiterung des betroffenen Darmabschnittes. So z. B. bei den von EDINGER mitgeteilten Beobachtungen, denen HUETER 1910 eine weitere beigefügt hat.

Eine besondere Rolle bei der Amyloidosis des Darmes haben die Erosionen und Geschwüre der Schleimhaut gespielt. So vertrat BIRCH-HIRSCHFELD 1877 die Auffassung, daß besonders dann leicht Geschwürsbildung eintritt, wenn sich zur Darmtuberkulose Amyloidentartung der Schleimhaut hinzugeselle. Auch die Arbeiten von FRIEDRICH, HAYEM, CÖLBERG und AUFRECHT (angeführt nach EDINGER) betonten, daß die amyloiden Ablagerungen Darmgeschwüre hervorbringen könnten. Doch halten die Mitteilungen der letztgenannten Verfasser einer scharfen Kritik nicht stand, da die Möglichkeit, daß es sich bei ihren Fällen um luische oder tuberkulöse Geschwüre gehandelt habe, nicht ausgeschlossen werden kann. KYBER erklärte, daß eine Beteiligung der Amyloideinlagerung bei der Bildung von Darmgeschwüren durch nichts bewiesen sei; vielmehr werde diese Ansicht durch genaue Beobachtung direkt widerlegt. Der Geschwürsgrund gäbe niemals amyloide Reaktion; auch die an die Lymphknötchen gebundenen Geschwüre könnten nicht durch Amyloid verursacht werden, da ja gerade die lymphatischen Apparate des Darmes selbst bei schwerer Amyloidose vom Amyloid völlig verschont blieben, bzw. nur ganz geringfügige Amyloidablagerungen erkennen ließen. Ferner meint KYBER, daß die Ansicht BIRCH-HIRSCHFELDs, die amyloiden Zotten des Dünndarmes brächen während des Lebens durch den vorbeidrängenden Darminhalt ab, wodurch die Bedingungen für Geschwürsbildung geschaffen würden, schon deshalb unrichtig sei, weil dann bei Darmamyloid häufig blutige Stühle zur Beobachtung kommen müßten, was jedoch nicht der Fall sei. ORTH teilt in seinem Lehrbuch 1887 den Standpunkt KYBERs und fügt hinzu, daß man nicht ohne weiteres annehmen dürfe, daß die Brüchigkeit amyloider Zotten am Leichendarm schon während des Lebens bestehe. Die peptische Einwirkung auf eine Bildung von Darmgeschwüren komme nur im oberen Dünndarm in Betracht.

Durch die genauen Untersuchungen HUETERs scheint jedoch der Einfluß amyloider Einlagerungen auf die Entstehung von Darmgeschwüren erwiesen. In seinem Fall konnte er mit völliger Sicherheit alle anderen Entstehungsarten der zahlreichen vorhandenen Geschwüre wie Tuberkulose, Lues, Ruhr usw. ablehnen. Er fand die Geschwüre vorwiegend an den Stellen, an denen die Muscularis mucosae in ein breites amyloides Band verwandelt war. Er erklärt demnach die Geschwürsbildung durch Kreislaufbehinderung und dadurch bedingte Sperrung der Nahrungszufuhr. Waren Geschwüre auch an solchen Stellen vorhanden, an denen die Muscularis mucosae nicht amyloid verändert war, so waren es die Blutgefäße der Unterschleimhaut um so mehr. Bei den meisten Geschwüren fiel die Amyloidreaktion am Geschwürsgrunde positiv aus. — Die Schleimhaut war in HUETERs Fall völlig amyloidfrei. — HUETER macht noch als weitere Ursache für die Geschwürsentstehung in seinem Fall mechanische Einflüsse verantwortlich. Durch die sehr starke Amyloideinlagerung in den Muskelschichten, die hier vorhanden war, war die Peristaltik auf weite Strecken ganz lahmgelegt, so daß durch Speisebreieindickungen — es waren richtige Skybala auch im Dünndarm vorhanden — Drucknekrosen und damit Geschwürsbildung verursacht sein können.

Es muß somit wohl für beschränkte Fälle die Möglichkeit einer amyloidogenen Geschwürsbildung anerkannt werden. Doch ist wohl ASCHOFF zuzustimmen, wenn er meint, daß für gewöhnlich zu schon vorhandenen Geschwüren die Amyloidablagerung sich erst hinzugeselle.

Auch müssen in dem Hueterschen Fall noch ganz besondere Umstände mitgewirkt haben. Denn in den ungewöhnlich großartigen Fällen von Arterien und Muskulaturamyloid unserer, oben beim Magen bereits erwähnten Beobachtungen (S.-N. 275/26 u. 1183/27) war weder mit bloßem Auge noch mit dem Mikroskop irgend etwas von Geschwüren oder Nekrosen wahrzunehmen, obgleich hier schon bei der groben Betrachtung die außerordentliche Blutarmut und Starrheit auffiel und der Befund ein ganz eigenartiger war, besonders in Fall 275, wie der Befundbericht zeigt.

Schleimhaut des gesamten Dünn- und Dickdarms, deren Muskulatur und Bauchfellüberzug stark verdickt. Mastdarmwand 0,5—0,6 cm dick, stellenweise bis 1 cm, Dickdarm 0,3—0,5, Dünndarm 0,2—0,3 cm, gesamter Darm fühlt sich lederartig, wie gegerbt an. Muskulatur von grauweißlichen, wie sehnigen Streifen durchzogen, Schleimhaut war geringer verdickt, grau-bräunlich bis rötlich-braun gefärbt und grau-schwärzlich gefleckt. Vereinzelte Falten im Jejunum starr und stark vorspringend. Im Ileum Einzellymphknötchen zum Teil über stecknadelkopfgroß. Peyersche Haufen groß und sehr deutlich.

Der mikroskopische Befund bei der Darmamyloidosis ist gleichfalls sehr wechselvoll. Am häufigsten amyloid entartet sind die Schlagadern und Haargefäße der Unterschleimhaut und Schleimhaut, insbesondere der Dünndarmzotten. Doch können auch in den Bindegewebsspalten der Gerüstsubstanz amyloide Massen lagern als Klümpchen, Körnchen, Schollen, Bänder und Balken. Die älteren Mitteilungen über amyloide Entartung von Epithelien der Schleimhaut, wie sie Kyber noch angibt, beruhen wohl in der Hauptsache auf der mangelhaften Kenntnis der am Darm so frühzeitig einsetzenden kadaverösen Veränderungen, deren Wichtigkeit besonders Gerlach, Knud Faber und viele andere spätere Untersucher immer wieder mit Recht hervorgehoben haben. Es sei hier auch auf die Ausführungen auf S. 42 verwiesen.

Auch die Muscularis mucosae ist nicht allzu selten mitergriffen. Dagegen gehört die Beteiligung der beiden Muskelplatten der eigentlichen Muskelhaut schon zu den selteneren Vorkommnissen. Die Ringmuskellage ist vielleicht etwas häufiger und stärker ergriffen als die Längsmuskulatur. Sehr selten ist die Muskulatur isoliert betroffen. Die amyloiden Massen bilden ein dichtes Gitter- und Netzwerk zwischen den Muskelfasern, diese allmählich ganz zur Atrophie bringend. Innerhalb der Muskelfasern ist bisher mit Sicherheit noch nie Amyloid beobachtet worden. Die gegenteiligen Befunde Neumanns führt Birch-Hirschfeld auf Täuschung durch zu dicke Schnitte zurück.

Auch in der Subserosa und Serosa werden gelegentlich amyloid erkrankte Blutgefäße, insonderheit Haargefäße, angetroffen. Dieser Befund ist auch von Hueter erhoben worden, der gleichzeitig knötchenförmiges Amyloid in der Serosa feststellte. Die Befunde in den Fällen S.-N. 275/26 und 1183/27 stimmen im wesentlichen mit denen im Magen überein.

Unter besonderen Umständen, auf die gleich einzugehen sein wird, tritt in ganz seltenen Fällen das Amyloid in Knötchenform auf. Die Knötchen können solche Größe erreichen, daß sie schon bei Betrachtung mit bloßem Auge als hanfkorn- bis linsengroße von normaler Schleimhaut überzogene, leicht hervorragende Gebilde von derber Konsistenz wahrgenommen werden können. Allerdings fühlt man sie besser, als man sie sieht. Sie sind bisher nur im Dünndarm beobachtet worden. Mikroskopisch zeigt sich, daß sie in der Muskularis liegen; in der Ringfaserschicht sind sie zahlreicher. Die größeren dagegen liegen mehr zwischen den beiden Muskellagen. Auch sind sie zuweilen so gelagert, daß sie vom Rande der Muskellage her in diese vordringen. Sie können scharf umschrieben sein, doch ist es häufiger, daß noch erhaltene

Muskelbündel von der Peripherie her in sie hineinstrahlen; auch isolierte Muskelbündel finden sich noch im Inneren der Herde (HUETER).

Wie schon verschiedentlich erwähnt, ist bezüglich der Amyloiderkrankung des Darmes ebenso wie beim Magen zu unterscheiden zwischen lokaler Amyloidosis des Darmes und Mitbeteiligung des Darmes bei sonstigen Amyloidablagerungen unbeschadet der in neuerer Zeit etwas schwankender gewordenen Grenze zwischen lokalem und allgemeinem Amyloid. Gerade die von EDENS und WOLPERT mitgeteilten Fälle führen die Schwierigkeit dieser scharfen Abgrenzung so recht vor Augen. Bei kritischer Sichtung der bekannten Fälle von Darmamyloid lassen sich zwanglos 4 Gruppen unterscheiden:

1. Mitbeteiligung des Darmes an allgemeiner Amyloidosis (ohne gleichzeitiges Bestehen von Amyloidtumoren an anderen Stellen).

2. Lokale isolierte Amyloidablagerung im Darm.

3. Mitbeteiligung des Darmes beim Auftreten multipler lokaler Amyloidablagerung (keine allgemeine Amyloidosis!).

4. Mitbeteiligung des Darmes an allgemeiner Amyloidosis bei gleichzeitigem Bestehen von lokalen Amyloidtumoren an anderen Stellen (Zusammentreffen lokaler und allgemeiner Amyloidosis!).

Zu 1. Die Mitbeteiligung des Darmes an allgemeiner Amyloidosis ist ein ungemein häufiges Vorkommnis und von allen Untersuchern übereinstimmend hervorgehoben, wenn sich auch bezüglich des Grades der Häufigkeit gewisse Verschiedenheiten ergeben. Schon KLEBS gab an, daß „der Darm selten verschont bliebe". Auch ORTH betont die Häufigkeit und gibt an, daß der Darm unter den in zweiter Reihe stehenden Organen eine bevorzugte Stellung einnimmt. HAMILTON behauptete sogar, daß der Darm in allen Fällen allgemeiner Amyloidosis mitbefallen sei. Auch RIBADEAU-DUMAS betonen: „La dégénérescence amyloide frappe trés souvent l'intestin, c'est même l'une de ses plus fréquentes localisations." BENDA teilte uns im Anschluß an eine Diskussionsbemerkung mündlich mit, daß auch bei seinem Material fast jedesmal bei der allgemeinen Amyloidosis der Darm betroffen gewesen sei; es würde zur Zeit eine zahlenmäßige Zusammenstellung gemacht. LUBARSCH gibt an, daß der Darm unter den Organen, die amyloid erkranken, die vierte Stelle einnehme (1. Milz, 2. Niere, 3. Nebenniere, 4. Darm, 5. Leber, dann erst die übrigen Organe).

Unter den Erkrankungen, in deren Verlauf es zur allgemeinen Amyloidosis mit Beteiligung des Darmes, kommt, spielen wohl die wichtigsten Rollen die Tuberkulose und Osteomyelitis (bzw. chronische Eiterungen); ferner Lues, Krebs, Sarkom. Seltener ist wohl das Vorkommen bei Leukämie (DMIETREWSKI) und bei chronischem Dickdarmkatarrh, worauf NOWAK und BROWICZ aufmerksam gemacht haben. In neuerer Zeit hat MEYER (angeführt nach HERXHEIMER: Krankheitslehre der Gegenwart, Strömungen und Forschungen in der Pathologie seit 1914; S. 78) hervorgehoben, daß bei Lymphogranulomatose auffallend häufig Darmamyloid gefunden würde. Bei den anderen von HERXHEIMER in diesem Zusammenhang angeführten Fällen von STAHR-SYNWOLDT und SCHALONG war allerdings der Darm unbeteiligt.

Zu 2. ist als sicher bekannt bisher nur ein einziger Fall. Das ist der von ASKANAZY auf dem Pathologentag 1904 vorgezeigte Fall:

58jähriges Fräulein, chronische Nephritis; multiple Myelome im Brustbein, in den Rippen und Wirbeln. Das Amyloid fand sich im Jejunum, und zwar war es in Form von Knötchen in der Muskelschicht abgelagert.

Bei dem von LITTEN in der Aussprache erwähnten Fall von weit verbreiteter Amyloidose des Darmes bei Freibleiben aller übrigen Organe fehlt jede nähere Beschreibung.

Orth weist in seinem Lehrbuch (1887, Bd. I, p. 857) kurz darauf hin, daß auch er einen Fall von isoliertem Darmamyloid ohne eine der bekannten allgemeinen Ursachen untersucht habe. Auch hier fehlen jegliche näheren Angaben.

Zu 3. kennen wir die Fälle von Hueter, Steinhaus, Wild und Wirth.

Bei Hueters Fall handelt es sich um einen 58jährigen Mann, der gleichfalls eine chronische Nephritis und multiple Myelome hatte. Das Amyloid war hauptsächlich im Dünndarm teils knötchenförmig, teils diffus in der Muscularis propria und in der Serosa abgelagert; ferner in der Muscularis mucosae und in den Blutgefäßen, besonders der Unterschleimhaut. Die Schleimhaut war völlig frei. Gleichzeitig fanden sich zahlreiche Schleimhautgeschwüre im Dünndarm, die mit der amyloiden Gefäßerkrankung ursächlich in Verbindung gebracht wurden (s. oben S. 59). Außer im Darm fanden sich zum Teil recht große Amyloidtumoren in der Thoraxmuskulatur und am linken Schultergelenk.

Bei dem Fall von Steinhaus war keine Ursache für die Amyloiderkrankung auffindbar. Der früher stets gesunde Patient war an einer Darmblutung gestorben. Es fand sich eine kombinierte Amyloid- und Hyalin- (Achrooamyloid? Verff.) Infiltration des Herzens, des Magens und des Darmes. Im Darm lag es sowohl in der Muskulatur als auch in der Schleimhaut in den Zottengefäßen und in der Unterschleimhaut in den Blutgefäßwandungen.

Auch bei dem Fall von Wild war neben dem Amyloid reichlich Hyalin vorhanden, das keine Amyloidreaktion gab. Außer im Darm waren die Einlagerungen noch in Lunge, Herz, Zunge, Bauchfell, Magen und Harnblase vorhanden. Völlig amyloidfrei waren Milz, Nieren, Leber. Die amyloiden Darmwandeinlagerungen waren vorwiegend knötchenförmig.

Der Fall von Wirth (Sektion und Protokoll von Schmorl) bot bei einem 44jährigen Mann, der nach einem Unfall bei Militär an einem Bluterguß im Gekröse verstarb, eine schwere und ausgedehnte Amyloiderkrankung der Darmwand und der Gekröselymphknoten dar, für die eine Ursache nicht gefunden werden konnte. In keinem anderen Organ war Amyloid vorhanden, lediglich die Milzpulpa enthielt Hyalineinlagerungen, die an die Befunde bei Schinkenmilz erinnerten. Wirth selbst hielt die Einlagerungen für Achrooamyloid- (Klebs-Lubarsch). Im Darm lag das Amyloid fast nur in der Muscularis mucosae und in der Muscularis propria, in der Ringfaserlage reichlicher als in der Längsmuskulatur. Geringgradiger war die Submukosa befallen, in der hauptsächlich die Blutgefäße amyloid erkrankt waren. Die Zottengefäße waren frei. Der obere Dünndarm war am stärksten betroffen.

Zu 4. gehören die beiden Fälle von Wolpert und Edens. Bei diesen liegt ein Zusammentreffen von lokaler und allgemeiner Amyloiderkrankung vor. Es ist auf Grund solcher Beobachtungen wohl unbedingt Herxheimer und Lubarsch zuzustimmen, wenn sie betonen, daß sich zwischen allgemeiner Amyloiderkrankung und lokaler Amyloidablagerung keine scharfe Grenze ziehen läßt.

Der Fall von Wolpert betraf einen 57jährigen Mann, der durch Unfall einen Bruch des Brustbeins erlitten hatte. An der Bruchstelle entwickelte sich eine kleine Geschwulst, die nach $^3/_4$ Jahren langsam sich vergrößerte bis zu Kindskopfgröße und sehr derb war. Unter Abnahme der Herzkraft erfolgte der Tod. Bei der Sektion fand sich in der Geschwulst zentrale Nekrose und Höhlenbildung; kleine Knoten in der Herzmuskulatur und in den Lungen; Amyloidose der Neubildungen, der Milz, Nieren, Nebennieren, Leber, Pankreas, des Magens und des Darmes; eitrige Prostatitis und chronische hämorrhagisch-nekrotisierende Urozystitis.

Mikroskopisch fand sich in den Knoten des Brustbeins reichlich scholliges und streifenförmiges Amyloid und Hyalin, reichlich Kallus und Hämosiderin. Die Herzmuskel- und Lungenknoten enthielten hyaline und amyloide Schollen. In der Milz, Niere, Nebenniere, Leber und Pankreas ausgesprochene Amyloidose. Im Magen und Darm (sowohl Dünnals auch Dickdarm) war eine starke Amyloidablagerung vorhanden, von der besonders stark die Muscularis mucosae, weniger die Zotten befallen waren. Als Ursache der Amyloidose wurde die Prostatitis und Urozystitis angesprochen.

Bei dem Fall von Edens bestand eine ausgedehnte Amyloidosis der Leber, Milz, Nieren und der Magen- und Darmschleimhaut. Gleichzeitig fand sich ein umschriebener Amyloidtumor im Knochenmark der 6. linken Rippe.

Die Erkrankungen, in deren Verlauf sog. lokales Darmamyloid auftritt, sind nicht sehr zahlreich. Bei den Fällen von Askanazy und Hueter bestand chronische Nephritis und multiples Myelom, bei dem Fall von Wild Erysipel, bei dem von Wolpert eine chronische Prostatitis und Urozystitis. Doch sei noch ganz besonders betont, daß bei einigen Fällen (Steinhaus, Wirth und Orth) keine Grundkrankheit aufgefunden werden konnte.

c) Kohlenhydratstoffwechsel.

Schon beim Magen war ausgeführt, daß von den Kohlenhydraten durch die mikroskopische Untersuchung nur das Glykogen nachweisbar ist. Die Darmwandepithelzellen sind am physiologischen Kohlenhydratstoffwechsel in hervorragendem Grade beteiligt, so daß die Glykogenbefunde hier sehr unsicher zu deuten sind. So betont auch ARNOLD, daß in den meisten glykogenhaltigen Zellen des Darmes jegliche Spuren der Zellabartung vermißt werden; selbst die feinsten Struktureigenschaften konnte er noch in ihnen nachweisen, wie z. B. mitotische Vorgänge. In Tierversuchen, bei denen durch verstärkte Kohlenhydratzufuhr eine alimentäre Glykosurie erzeugt wird, soll besonders reichlich Kernglykogen angetroffen werden.

Im allgemeinen wird von den Darmwandzellen das Glykogen viel schneller als von den Magenschleimhautepithelien in die Blutbahn abgegeben, so daß es physiologischerweise in den Darmepithelien nur in geringer Menge anzutreffen ist, sobald der Höhepunkt der Verdauung überschritten ist. Auch ARNOLDs Befunde bestätigen das. Er fand das Glykogen, wie er ausdrücklich hervorhebt, unter normalen Verhältnissen im Darm sehr viel spärlicher als im Magen. Es lag vornehmlich in den Epithelien des Kryptengrundes und in den Becherzellen.

Unter krankhaften Verhältnissen wird es wie beim Magen fast ausschließlich in der Schleimhaut angetroffen.

Beim Verdauungsgeschwür des Zwölffingerdarms finden sich die gleichen Verhältnisse wie beim Magengeschwür, was naturgemäß nicht Wunder nimmt.

Bei Ruhr und Typhus fehlt das Glykogen vollkommen, während bei der Darmtuberkulose die Befunde wechselvoll sein können. Teilweise enthalten die Drüsenzellen der Nachbarschaft reichlich Glykogenkörnchen, teilweise aber fehlt das Glykogen gleichfalls. In den tuberkulösen Infiltraten selbst ist von BEST in den polynukleären Leukozyten und in Riesenzellen Glykogen gefunden worden. Auch LUBARSCH und VON GIERKE haben in nicht verkästen Tuberkeln sowie auch an der Peripherie von Käseherden Glykogen nachgewiesen.

Über die Befunde in Gewächsen des Darmes Krebse, polypöse Adenome usw. liegen genauere Angaben nur von LUBARSCH vor. Er fand in 32 Krebsen des Dick- und Mastdarms (je 16 Operations- und Sektionsfälle) im ganzen 7 mal Glykogen (5 Operations- und 2 Sektionsfälle). Sehr bemerkenswert, daß es in schleimhaltigen Krebsen stets völlig fehlte.

Sehr bemerkenswert, wenn auch in seiner Bedeutung völlig unklar, ist der Befund KLESTADTs von Glykogentropfen im Protoplasma einiger Ganglienzellen des MEISSNERschen Geflechts im Zwölffingerdarm bei einem Fall von Gaumenkrebs und Gallenblasenadenom. Außer einer Magenfistel, deren Nachbarschaft natürlich stark glykogenreich war, waren am Magendarmschlauch wesentliche Veränderungen nicht feststellbar.

d) Die Kalkablagerungen.

Es kommt im Dickdarm schon physiologischerweise Kalk [1] in Form feinster Körnchen zur Beobachtung, da ja vom Dickdarm, einem der Hauptausscheidungsorgane für Kalk, im Gegensatz zur Niere der Kalk eben ungelöst in Körnchenform ausgeschieden wird. Alle übrigen Kalkablagerungen im Darmschlauch sind krankhafte Erscheinungen. Sie werden sowohl in der Darmwand selbst als auch in der Lichtung des Darmes, dessen Inhalt beigemengt, angetroffen.

---

[1] Bezüglich der kurzen Bezeichnung „Kalk" bzw. „Kalkablagerungen" gilt das beim Magen in der Fußnote S. 26 Gesagte.

α) Die Kalkablagerungen in der Darmwand.

1. In den Muskelfasern der eigentlichen Muskelhaut.
2. In den elastischen Fasern der Muscularis mucosae.
3. In den Ganglienzellen der nervösen Wandgeflechte.
4. In Nekrosen der Wand: nekrotische Chylusretentionszysten, Fettgewebsnekrosen, Venenthromben, abgestorbenen Lipomen und anderen Gewächsen, sowie Parasiten. — Die Verkalkung der Schlagaderwandungen gehört nicht hierher; sie sei eben nur erwähnt.

β) Die Kalkablagerungen in der Lichtung

werden beobachtet als:
1. Darmsand, Darmsteine und
2. Kotsteine.

Die Kalkablagerungen in der Darmwand sind, soweit sie zu den Abteilungen 1 bis 3 gehören, im allgemeinen nicht mit bloßem Auge wahrnehmbar, sie werden erst durch das Mikroskop aufgedeckt und sind im allgemeinen recht selten. Das ist insofern überraschend, als bekanntlich die Hauptmasse der in den Säftestrom gelangten Kalksalze durch den Darm ausgeschieden wird (mindestens 66,6 auf Hundert, nach manchen Untersuchern sogar gegen $80\,{}^0/_0$) und in dem kaum ein Drittel der Kalksalze ausscheidenden Organ, der Niere, Kalkablagerungen ungemein häufig sind. Das hängt doch augenscheinlich damit zusammen, daß die örtlichen Bedingungen (Gewebsbeschaffenheit) im Darm so viel seltener vorhanden sind. Damit stimmt auch überein, daß in der neuesten aus unserem Institut hervorgegangenen Arbeit Kleinmanns über die Bedingungen der Kalkablagerung bei jeder Art der Versuchsanordnung der Dünndarm niemals und der Dickdarm nur ausnahmsweise beteiligt war.

Zu α 1. Die Kalkablagerungen in der Muskulatur werden in den älteren Lehrbüchern (Orth 1887 und andere) gar nicht erwähnt. Auch in neueren wie Kaufmann findet sich kein Hinweis. Aschoff führt die Versuchsergebnisse von Katase an. Genauere Angaben macht M. B. Schmidt in seiner bekannten Schrift über die Kalkgicht. Er gibt dort an, daß im Darm mit besonderer Vorliebe die Muskelfasern der Ring- und Längsmuskulatur im Zellleib reichlich feine Kalkkörnchen aufweisen, während die Blutgefäßwandungen und das Bindegewebe sich der Kalkablagerung entziehen. Bei den Tierversuchen Katases, künstliche Kalkmetastasen zu erzeugen, fanden sich gewisse Abweichungen, die sich indessen durch die Versuchsanordnung ohne weiteres erklären. Er fand nämlich zuerst das subseröse Bindegewebe verkalkt, ein Befund, der beim Menschen nie erhoben wurde. Doch waren seine Verkalkungen nicht auf dem Blutweg erzeugt worden, sondern durch Einspritzen der Kalklösungen in die Bauchhöhle der Tiere, so daß diese abweichende Verkalkungsform wohl durch Kalkimbibition von der Serosa aus zu erklären ist.

Weitere Angaben über Muskelfaserverkalkungen in der geschilderten Form finden sich bei Tschistowitsch und Kolessnikoff sowie bei Tanaka, von dem allerdings auch nur Tierbeobachtungen vorliegen. Bei unserem Fall von Kalkmetastase, der beim Magen mitgeteilt worden ist, sind Darmmuskelverkalkungen nicht festgestellt worden.

Zu α 2. liegt nur eine einzige Beobachtung von Ehrlich aus dem Jahre 1906 vor. Er fand in der Nachbarschaft eines Schleimhautpolypen des Darmes deutlich verkalkte elastische Fasern, die der Muscularis mucosae zugehörten. Bemerkenswert bei dieser Beobachtung sind noch die Ausführungen Ehrlichs über die an den betroffenen elastischen Fasern gleichzeitig bestehende Eisenimprägnation.

EHRLICH hält die Eisendurchtränkung der Fasern für das Primäre, die Kalkaufnahme für eine Folge. Jedenfalls aber ein sehr seltener Befund; denn wir haben bei unseren ausgedehnten Untersuchungen, bei denen die Aufmerksamkeit besonders auf Kalkablagerungen gerichtet war, niemals Verkalkungen elastischer Fasern gefunden.

Zu α 3. Auf die Bedeutung krankhafter Befunde an den Ganglienzellen der nervösen Darmgeflechte (MEISSNER, AUERBACH) hatte JÜRGENS 1882 schon hingewiesen (vgl. auch S. 54); er hatte sogar ein selbständiges Krankheitsbild aufstellen wollen. Andere Beobachter dagegen (ORTH, BLASCHKO und SCHEIMPFLUG) warnten zur Vorsicht bei der Beurteilung derartiger Befunde an Leichendärmen. Es liegen nun neuere, an einwandfreiem Material erhobene Beobachtungen von ADAM und FROBOESE vor, die bei entzündlichen Schleimhauterkrankungen bei Kinderdärmen mehrfach Kalk und Fettkalkgemische in den Ganglienzellen der nervösen Geflechte gefunden haben, sich aber jeder Deutung enthalten. Die verkalkten Ganglienzellen lagen vereinzelt oder auch gruppenweise unter unveränderten. Ob Beziehungen zwischen den Entzündungen der Schleimhaut und den Ganglienzellveränderungen bestanden, ist nicht untersucht worden.

Zu α 4. Diese Ablagerungen sind genau wie beim Magen auch beim Darm nicht sehr häufig. Sie sind je nach ihrer Art in der Schleimhaut, Unterschleimhaut oder auch im subserösen Gewebe und in der Serosa selbst zu finden.

Nekrotisch gewordene Chylusretentionszysten (KROMPECHER) liegen meistens in der Schleimhaut, während die verkalkten abgestorbenen Lipome mehr der Unterschleimhaut angehören. Die verkalkten Parasiten, die KROMPECHER in vier Fällen der sog. gastrointestinalen Sklerostenose beobachtete, lagen in der Subserosa nahe dem Gekröseansatz. Bezüglich der ebenfalls in der Subserosa und Serosa auftretenden Fettgewebsnekrosen bei Pankreaserkrankungen sei auf die Ausführungen S. 54 verwiesen.

Diese eben genannten Kalkablagerungen sind streng örtlich umschrieben, und stellen sich bei Betrachtung mit bloßem Auge als gelbweiße bis kreidigweiße, teils rundliche, teils mehr zackige Gebilde dar; mikroskopisch erweisen sie sich als aus akristallinischen Körnchen, Klumpen und Schollen zusammengesetzt. Die gröberen Klumpen und Schollen sind, wie die Randteile meist noch erkennen lassen, durch Verbackung kleinster Körnchen entstanden.

Die Ablagerungen bestehen größtenteils aus kohlensaurem, seltener auch aus phosphorsaurem Kalk. In den verkalkten Chylusretentionszysten, Lipomen, Parasiten und Fettgewebsnekrosen findet sich oft ein Gemisch von Kalkseifen mit fettigen Stoffen.

Die kleinen in Schleim- und Unterschleimhaut gelegenen Kalkknötchen sind in ihrer besonderen Natur nicht immer mit Sicherheit bei der Betrachtung mit bloßem Auge zu erkennen. So läßt sich oft nicht unterscheiden, ob man es mit verkalkten Parasiten oder Venensteinen (verkalkte Venenthromben) zu tun hat. Diese sind doch nicht ganz selten. LUBARSCH fand sie unter 1930 Leichenöffnungen mit im ganzen 100 Fällen von Venensteinen 9 mal in der Darmschleimhaut und BENEKE schließt sich ihm an und betont, daß außer in den Beckenvenen die Venensteine am häufigsten in den Venen des Pfortadersystems gefunden würden. —

Außer in Lipomen kommen in Darmgewächsen als Sitz der Kalkablagerungen noch Myome und Krebse in Betracht. In den Myomen, sowohl den unter der Schleimhaut, wie unter den Bauchfellüberzug gelegenen, ist die Verkalkung etwa ebenso häufig, wie in denen des Uterus und Magens und tritt auch schon in ganz kleinen Knoten — stets im Gebiete von Hyalinablagerungen — auf. In Krebsen werden nur recht selten Kalkablagerungen gefunden, und zwar sowohl im Gerüst, wie im epithelialen Krebsgewebe. Hier kommen sehr selten auch geschichtete Kalkkugeln (Psammokarzinome) vor, doch ausschließlich im Mastdarm. Einen besonders großartigen Fall hat Lubarsch einmal — später nie wieder — 1898 bei einem an Metastasen verstorbenen 23jährigen Soldaten, beobachtet, wo der zottige Mastdarmkrebs von Faustgröße fast vollkommen verkalkt, in ein steinartiges Gebilde umgewandelt war und nur noch an den Rändern der kennzeichnende Bau eines zottigen, drüsigen Zylinderepithelkrebses deutlich war.

Die Erkrankungen, bei denen wir die Kalkablagerungen in Form feinster Körnchen in der Ring- und Längsmuskulatur der Darmwand antreffen, sind in erster Linie solche, die zur allgemeinen Kalkmetastase führen. Darüber ist beim Magen, bei dem der Kalkmetastase eine viel größere Bedeutung zukommt als beim Darm, schon eingehender berichtet. Doch ist in diesem Zusammenhang noch kurz der von M. B. Schmidt beschriebenen Kalkgicht Erwähnung zu tun. M. B. Schmidt nimmt an, daß bei ihr das Löslichkeitsverhältnis des im Blute kreisenden Kalkes sich ähnlich wie für die harnsauren Salze (Mononatriumurat) bei der echten Stoffwechselgicht verändere, und daß in physiologisch vorbereiteten Geweben dann der Kalk zur Ablagerung komme. Dazu gehöre auch die Darmmuskulatur, die infolge der besonders regen täglichen Arbeit des Darmes reichlich Säure abgebe (Katase).

Zu den übrigen Kalkablagerungen ist zu bemerken, daß für ihre Entstehung, die eine rein dystrophische in dem beim Magen erörterten Sinne ist, besondere Grundkrankheiten nicht vorhanden sind. Es handelt sich bei ihnen um streng örtlich beschränkte Erkrankungen, die nicht weiter erörtert zu werden brauchen. Auch die Kalkgier von eisenimprägniertem Gewebe (Ehrlich) ist schon erwähnt worden.

Zu β. Die Kalkablagerungen in der Darmlichtung spielen nur eine sehr untergeordnete Rolle. Sie werden als kleinere Konkremente (Darmsand) und als größere Gebilde (Darmsteine und Kotsteine) teils mit dem Kot entleert, teils erst bei Operationen oder Leichenöffnungen in der Darmlichtung vorgefunden.

So berichten Mathieu und Richaud von einem Fall, bei dem eine Enteritis mucosa mit außerordentlich reichlicher Schleimabsonderung aus dem Darm bestand, daß in den Schleimmassen sehr zahlreiche pfefferkorngroße „Sandteilchen" vorhanden waren. Die chemische Untersuchung ergab, daß sie aus kohlensaurem und phosphorsaurem Kalk bestanden. Einen fast gleichartigen weiteren Fall veröffentlichte Mathieu allein; dieser Fall unterschied sich vom ersteren nur dadurch, daß 4 etwa nußgroße „Darmsteine" mit abgingen, die aus weißlichen Kalkmassen ohne Gallenfarbstoffbeimengungen bestanden. Auch Oddo teilte einen Fall von „Darmsand" (Kalziumphosphat) bei Abgang schleimiger Pseudomembranen mit.

Bei dem Fall von Shelley dagegen dürfte es sich wohl um verkalkte bzw. kalkinkrustierte Kotballen, sog. Kotsteine, gehandelt haben. Er betont besonders die braune Farbe der Gebilde, die bei einem Fall von Pförtnerkrebs und langdauernden Verstopfungen mit dem Stuhle entleert wurden.

Sehr bemerkenswert ist ein Fall, den Ceelen bei einer Demonstration im Krankenhause Westend besprach.

Es handelte sich um einen älteren Mann, bei dem Rotter vor über 20 Jahren einen Dickdarmkrebs entfernt hatte. Der Kranke hatte seit der Operation anfallsweise Verstopfungen. Er verstarb an einer Hirnblutung. Es fand sich bei der Sektion (Borchardt) S.-Nr. 796/24: an der alten Operationsstelle (wieder verschlossener künstlicher After) eine etwa faustgroße umschriebene Dünndarmerweiterung, die sowohl mund- wie afterwärts nur eine enge Öffnung aufwies. In dieser Erweiterung lagen 11 etwa haselnußgroße, braunschwarze steinharte, rundliche Gebilde, die den Eindruck von Gallensteinen erweckten.

Ein Stein wurde sofort untersucht (BORCHARDT): er bestand aus einer etwa 3 mm dicken braunschwarzen Kruste, die neben reichlichen Gallenfarbstoffen vorwiegend oxalsauren Kalk enthielt und einem etwas heller gefärbten Zentrum, das sich als eingedickter Kot erwies. UMBER, der wegen des eigenartigen Aussehens der Steine eine genauere Analyse wünschte, sandte einen Stein an NAUNYN, der indessen die Diagnose Kotstein bestätigte. Auch die genauere chemische Untersuchung durch Frl. Dr. MAASS von der UMBERschen Abteilung hatte im wesentlichen das gleiche Ergebnis gehabt[1].

Für die Entstehung solcher kalkhaltiger oder ganz aus Kalk bestehender Gebilde scheint entzündlichen Vorgängen, chronischen Verstopfungen und vielleicht auch Störungen des Gesamtkalkstoffwechsels eine ursächliche Bedeutung zuzukommen.

e) Die Ablagerung von Pigmenten und farbig erscheinenden Stoffen.

Hierunter werden alle die Ablagerungen zu besprechen sein, die echte Pigmente sind sowie auch solche, die von außen in den Körper gelangen und in farbiger körperlicher Form zur Beobachtung kommen, z. B. Kohle und Metallablagerungen aus zu Heilzwecken eingeführten Metallverbindungen (anorganische und auch organische Goldpräparate).

An erster Stelle wären zu nennen die hämoglobinogenen Pigmente, die im Darm ungemein häufig zur Ablagerung kommen; insbesondere das Hämosiderin.

α) Die Eisenpigment(Hämosiderin)ablagerungen.

Die Hämosiderinablagerungen im Darm verwandeln sich ziemlich schnell unter der Einwirkung des Schwefelwasserstoffgases in Schwefeleisen, wodurch die braune Naturfarbe des Hämosiderins in das Schwarz der Schwefeleisenverbindung umschlägt. Dadurch wird grobanatomisch natürlich ebenfalls eine dunklere Färbung erzeugt, die die Veranlassung zu der Bezeichnung Pseudomelanose gewesen ist. Um wiederholende Richtigstellungen zu vermeiden, sei gleich vorweg bemerkt, daß die Bezeichnungen Hämosiderose und Pseudomelanose nicht immer scharf im Schrifttum voneinander getrennt werden. So wird z. B. sehr häufig die Bezeichnung Zottenhämosiderose neben der Zottenpseudomelanose gebraucht. ASCHOFF und KAUFMANN sprechen außerdem ganz abgekürzt von Zottenmelanose. Gegen diese Bezeichnung wäre rein sprachlich nichts einzuwenden; doch ist die „Melanose" kein eindeutiger Begriff, wie weiter unten bei der sog. Melanosis coli noch zu erörtern sein wird.

Man hat ziemlich allgemein diesen Farbstoffablagerungen im Darm nur eine mehr untergeordnete Bedeutung beigemessen. Dementsprechend sind sie auch in den meisten Lehrbüchern nur sehr kurz abgehandelt (KAUFMANN, ASCHOFF, ORTH, SCHMAUS-HERXHEIMER u. a.). LUBARSCH, der überhaupt dem Pigmentstoffwechsel, wenn man diesen Ausdruck anwenden kann, stets besondere Aufmerksamkeit entgegengebracht hat, hat wiederholt auf die Bedeutung der Hämosiderinablagerungen gerade auch im Verdauungsschlauch hingewiesen.

Das grobanatomische Bild der Pseudomelanosen des Darmes ist sehr wechselnd. Meist ist die Farbstoffablagerung die überwiegend in der Schleimhaut und Unterschleimhaut sich vorfindet, an vorgebildete Teile gebunden;

---

[1] BARTH hat auf Veranlassung von CEELEN den Fall in Virch. Arch. Bd. 267 mitgeteilt. Dieser Mitteilung ist eine genauere chemische Analyse (Dr. BRAHN) beigefügt.

doch kommen auch ganz unregelmäßig verstreut und unregelmäßig begrenzt fleckförmige Pseudomelanosen vor. Lubarsch hat folgende Gruppen unterschieden.

1. Die Zottenpseudomelanose.
2. Die nodulären und perinodulären Pseudomelanosen.
3. Die unregelmäßigen fleckförmigen Pseudomelanosen.

Es ist selbstverständlich, daß diese Gruppen nicht einander ausschließen, sondern auch nebeneinander am selben Darm zur Beobachtung kommen können.

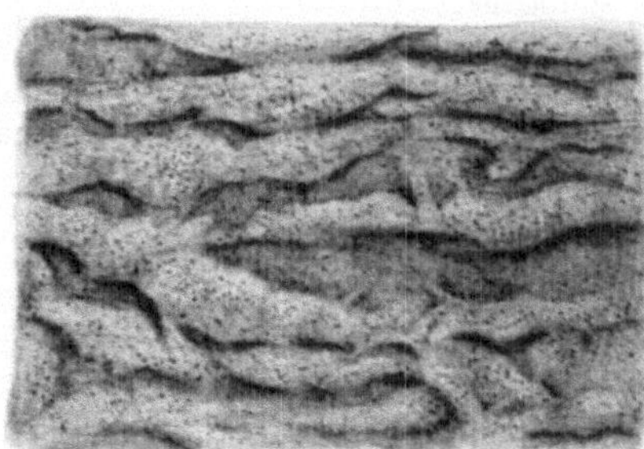

Abb. 23. Zottenpseudomelanose im oberen Jejunum.

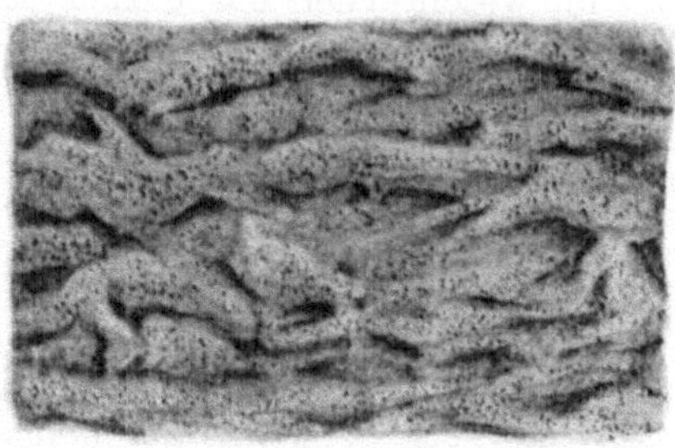

Abb. 24. Das gleiche Präparat nach Anstellung der Eisenreaktion (Ferrozyankalium-Salzsäure).

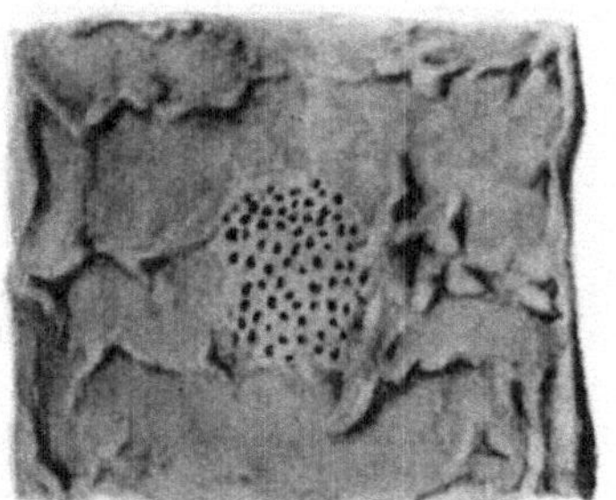

Abb. 25. Noduläre Pseudomelanose eines Peyerschen Haufens im unteren Ileum.

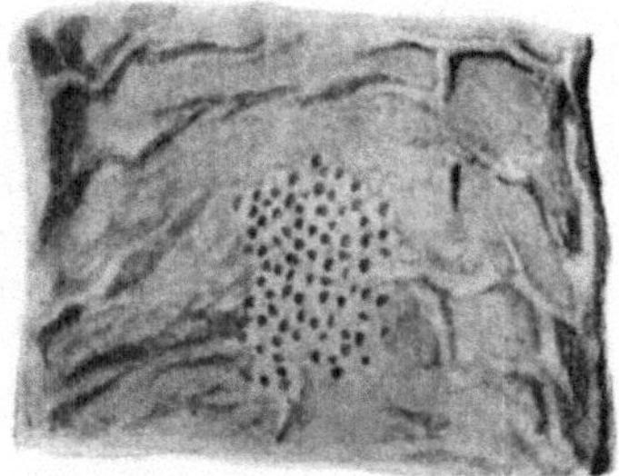

Abb. 26. Das gleiche Präparat nach Anstellung der Eisenreaktion.

1. Die Zottenpseudomelanose ist natürlich ausschließlich eine Pigmentierung des Dünndarmes, besonders des Zwölffingerdarmes und oberen Jejunums. Es fällt bei der Betrachtung mit bloßem Auge zunächst eine graue bis grauschwärzliche gleichförmige Färbung der Schleimhaut auf. In einem ganz besonders ausgeprägten Fall von W. V. Simon machte der befallene Dünndarmabschnitt den Eindruck von schwarzem Samt, zumal bei Betrachtung unter Wasser. Bei näherem Zusehen zeigt sich dann aber, daß die Farbstoffablagerung nicht gleichmäßig ist, sondern sich aus zahlreichen, bald dichter, bald entfernter stehenden tiefschwarzen oder grünlich schwärzlichen Stippchen zusammensetzt. Die Abb. 23 läßt das ausgezeichnet erkennen. Beim Übergießen mit einem Gemisch von Ferrozyankalium (2—10%) und Salzsäure (1%) tritt sehr schnell die durch ihre Blaugrünfärbung gekennzeichnete chemische Eisenreaktion ein; die tiefschwarzen Pünktchen, die den Zottenspitzen entsprechen, zeigen nunmehr den in der Abb. 24 dargestellten Farbumschlag in Blaugrün. Wenn auch die Zottenpseudomelanose nach dem Ileum zu sehr viel schwächer ist, läßt sie sich doch gelegentlich bis in das untere Ileum hinein verfolgen.

2. Die nodulären und perinodulären Pseudomelanosen zeigen ebenso wie die der Zotten eine Ortsgebundenheit. Sie kommen am häufigsten in den unteren PEYERschen Haufen vor, stets im innigen Zusammenhang mit den Lymphknötchen, sei es, daß diese selbst schwärzlich gefärbt erscheinen, wie Abb. 25 zeigt, oder sei es, daß sie um die Lymphknötchen herum schwärzliche Ringe bilden. — Die Abb. 26 zeigt den Farbumschlag bei der Eisenreaktion mit dem oben genannten Gemisch. — Sie befallen aber auch gelegentlich sämtliche PEYERschen Haufen und nahezu alle Einzellymphknötchen des gesamten Darmschlauches einschließlich Wurmfortsatz und Mastdarm bis zum After. Die häufige noduläre und perinoduläre Pseudomelanose des Wurmfortsatzes

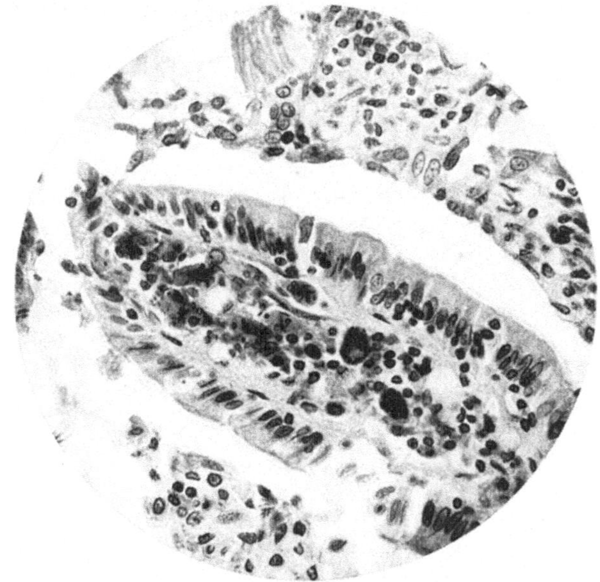

Abb. 27. Hämosiderinablagerungen in Gerüstzellen einer Zottenspitze bei Zottenpseudomelanose. Mikrophotogramm (Ölimmersion).

bei gewissen Erkrankungen ist besonders von M. B. SCHMIDT hervorgehoben worden.

3. Die unregelmäßigen fleckförmigen Pseudomelanosen kommen am Darm nicht ganz so häufig vor wie die beiden erstgenannten, doch werden sie, wenn man besonders auf sie achtgibt, in genügend zahlreichen Fällen beobachtet. Bei genauerer Betrachtung fällt bei dieser Form der Pseudomelanose auf, daß die Färbung im Gegensatz zu der zunächst ja auch diffus erscheinenden Zottenpseudomelanose wirklich diffus ist ohne jede Tüpfelung, wenn auch die Farbstärke zwischen blaßgrau bis schwärzlichgrau schwankt.

Mikroskopisch gibt sich die Ablagerung durch das Auftreten kohlenschwarzer Körnchen, Schollen und Klümpchen zu erkennen, die zumeist innerhalb von Zellen, seltener und geringgradiger auch mal außerhalb von Zellen vorhanden sind. Diese Zellen sind größer als weiße Blutzellen, meist rundlich, oft aber auch spindlig oder verästelt, Histiozyten und Adventitiazellen entsprechend.

Bei der Zottenpseudomelanose, die zuerst von J. VOGEL 1843 (Julii Vogel Icones histologiae pathologicae Tab. 9, Fig. 11; Leipzig) mikroskopisch abgebildet worden ist, liegen die schwarzen Körnchen unterhalb des Deckzellenbelags in den Zellen des Schleimhautgerüstes. Bei dem Mikrophotogramm, das der Abb. 27 zum Vorbild gedient hat, sowie auch bei der mikrochemischen Turnbullreaktion, Abb. 28, kommt das gut zum Ausdruck. Abb. 28 stellt eine leichte Überzeichnung des Mikrophotogramms dar. Hauptsächlich ist die Pigmentablagerung im oberen Teil der Zotte, nach deren Spitze zu vorhanden. Die pigmenthaltigen Zellen, die dem Zottengerüst entstammen, sind wohl teils noch ortsfeste, teils wandernde Bindegewebszellen. Ob sie mehr dem fibrillären, mehr dem retikulären Bindegewebe, die ja in dem Schleimhautgerüst der gesamten Darmschleimhaut beide innig durchmischt vorkommen, entstammen, ist bei ihrer Formveränderung durch die Einlagerungen im Zelleib nicht mehr zu entscheiden. Der körnige Charakter des Farbstoffes kommt gut heraus.

Die nodulären und perinodulären Pseudomelanosen zeigen mikroskopisch das gleiche Pigment. Es liegt innerhalb der Lymphknötchen in

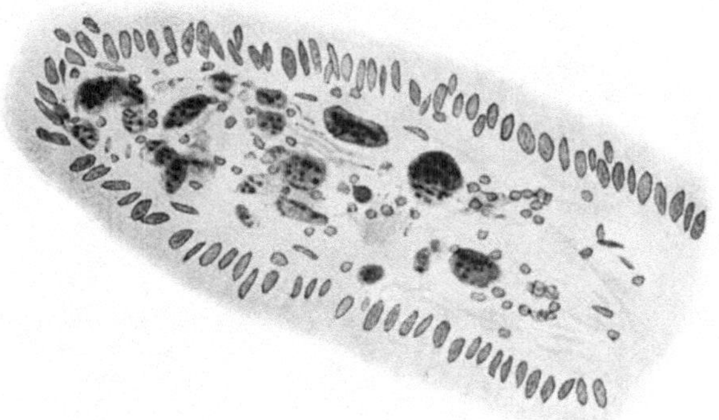

Abb. 28. Das gleiche Präparat wie bei Abb. 27 nach Anstellung der Eisenreaktion.

deren Retikulumzellen, außerhalb am Rande der Knötchen teils in den Gerüstzellen der Schleimhaut und angrenzenden Unterschleimhaut, teils in besonderen langgestreckten, vielfach verästelten Zellen, die Aschoff mit Chromatophoren verglichen hat.

Bei den fleckförmigen Pseudomelanosen liegt der Farbstoff gleichfalls zumeist unter dem Deckzellenbelag in der Tunica propria der Schleimhaut in den Bindegewebszellen. Unter Umständen liegt es hierbei auch in besonders hochgradigen Fällen in der Unterschleimhaut.

Die allgemein bekannten Eigenschaften des Hämosiderins (Schwinden bei Salzsäurezusatz, akristallinische Körnchen und Schollen, chemisches Verhalten bei Anstellung der Perlsschen und Turnbullschen Reaktion usw.) bedürfen keiner besonderen Besprechung. Bezüglich der Beziehungen zur Anthrakose des Dünndarms sei auf die dortigen Ausführungen (S. 83) verwiesen.

Die Erkrankungen, bei denen die Pseudomelanose angetroffen wird, sind einmal solche, bei denen sich Blutungsquellen im Verdauungsschlauch nachweisen lassen, andererseits aber auch Allgemeinerkrankungen, bei denen keinerlei Blutungsquellen aufzufinden sind. Bei der Zottenpseudomelanose werden meistens irgendwelche mundwärts gelegenen Blutungsquellen gefunden (Magengeschwüre und Geschwürsnarben, Magen- und Speiseröhrenkrebse, chronische

Stauungen im Pfortadergebiet, Ösophagusvarizen, hämorrhagische Entzündungen und dergleichen mehr), doch kann auch hier in manchen seltenen Fällen eine Hämosiderinausscheidung nicht ausgeschlossen werden. Bei den nodulären und perinodulären Pseudomelanosen dagegen sind Blutungsquellen wohl manchmal vorhanden, doch nicht in der Regel. Sie treten wohl am häufigsten bei Infektionskrankheiten (Typhus, Diphtherie u. ä.) auf; während die fleckförmigen Pseudomelanosen gewöhnlich in der Nachbarschaft von örtlichen mit Blutung einhergehenden Erkrankungen beobachtet werden, wie z. B. um Geschwüre und Narben herum, Polypen usw.

Die Entstehung des Farbstoffes aus dem Hämoglobin ist nicht strittig. Die meist intrazelluläre Lagerung weist darauf hin, daß die Zellen an der Bildung im Gegensatz zu dem teils außerhalb der Zellen entstehenden Hämatoidin ursächlich teilhaben (NEUMANN, ERNST u. v. a.). Es handelt sich bei den genannten Farbstoffbildungen zum Teil sicherlich um Aufsaugungsvorgänge. Die Zottenpseudomelanose und fleckförmigen Pseudomelanosen lassen kaum eine andere Deutung zu. Für die punkt- und ringförmigen Pigmentierungen dagegen kommen wohl aber noch hämolytisch-opsonische Einflüsse hinzu. So meint M. B. SCHMIDT, daß hier eine Teilerscheinung der gesteigerten hämolytischen Tätigkeit des gesamten lymphatischen Systems vorliegt.

Von den übrigen hämoglobinogenen Pigmenten kommen im Darm nur noch die Ablagerungen von Gallenfarbstoffen in Frage.

β) Die Gallenfarbstoffablagerungen.

An der allgemeinen Gelbsucht nimmt die Darmwand in der gleichen Weise Teil wie der Magen. Demnach gilt für den Darm in dieser Beziehung sinngemäß das dort Gesagte, so daß auf die Ausführungen auf S. 34 verwiesen werden kann.

Besondere Verhältnisse liegen lediglich beim älteren Fetus und Neugeborenen vor. Bei diesen findet sich ausnahmslos in den Zottenepithelien in wechselnder Menge ein gelblichbraunes, grobscholliges Pigment. Nach proximalwärts von der Darmklappe gerechnet nehmen diese Farbstoffablagerungen langsam ab. Bei ihnen fällt die GMELINsche Probe auf Gallenfarbstoff positiv aus, so daß die gallige Natur der Ablagerungen als gesichert gelten darf.

Aller Wahrscheinlichkeit nach handelt es sich um aus dem Darminhalt aufgesogene Gallenfarbstoffe. Diese aus dem Kindspech stammenden Gallenstoffe bleiben infolge ihrer Unverwendbarkeit für den Körper zunächst in den Darmwandepithelien liegen, um zur gegebenen Zeit wieder in die Darmlichtung als die bekannten Mekoniumkörperchen ausgestoßen zu werden (J. E. SCHMIDT, ASCHOFF, YLLPÖ u. a.). Ob sie, wie BOHNEN vermutet, von den Darmwandepithelien aus wieder in das Blut resorbiert werden, vielleicht unter Umgehung der Leber (Ductus venosus Arantii) und bei hoher Konzentration, die meist bei der Geburt erreicht wird, aus dem Blut in die Gewebe übertreten (Icterus neonatorum), ist völlig unsicher. Beweiskräftige Unterlagen für diese Vermutung hat BOHNEN jedenfalls nicht beibringen können.

Auf das Vorkommen gleichartiger Gallenfarbstoffsaugungen im Darm von Mäusesäuglingen hat VON MOELLENDORFF aufmerksam gemacht.

Die Tatsache, daß beim Icterus neonatorum in den Körperflüssigkeiten auch Gallensäuren nachgewiesen werden konnten (BIRCH-HIRSCHFELD, HALBERSTAM, YLLPÖ, KAUFMANN, H. BORCHARDT u. v. a.), spricht nicht unbedingt gegen BOHNENs Vermutung.

Jedenfalls sei auf diesen bisher wenig beachteten Befund, der vielleicht bei der Frage nach der noch unbekannten Entstehung des Icterus neonatorum eine gewisse Bedeutung haben kann, hingewiesen.

Anmerkung: Auch bei der besonders von Günther und Schumm beschriebenen, sehr seltenen angeborenen Porphyrinurie, sowie auch bei der durch Sulfonal-, Trional- und Bleivergiftung erworbenen tritt ein hämoglobinogener Farbstoff, das aus dem Hämochromogen bzw. Hämatin stammende Hämatoporphyrin, auf. Doch ist bei dieser Erkrankung, die vorzugsweise das männliche Geschlecht befällt, der Farbstoff in den Geweben, Körperflüssigkeiten und Darminhalt (Günther, Hegeler, Schumm und Fränkel) nur in molekular gelöster Form vorhanden, so daß er lediglich spektroskopisch nachgewiesen werden kann. Für die von Günther neuerdings beobachtete akute Hämatoporphyrie gilt natürlich das gleiche.

Über Befunde von Malariamelanin in der Darmwand liegen im Schrifttum wenig Angaben vor, doch hat Lubarsch in Fällen von mazedonischer Malaria, wie in fast allen Retikulumzellen des Körpers, auch in Retikulumzellen der Darmschleimhaut Malariamelanin gefunden. Dasselbe wird von Seyfarth erwähnt, der angibt, daß das Pigment „sowohl im retikulären Gewebe der Zotten vorkomme als auch im submukösen Gewebe unterhalb derselben." (Henke-Lubarsch I$_1$ S. 220/21.)

Außer den hämoglobinogenen Pigmenten kommen in der Darmwand auch anhämoglobinogene Pigmente zur Beobachtung. Unter diesen sind zu nennen: 1. die Abnutzungspigmente und 2. das noch in seiner Gruppenzugehörigkeit umstrittene Pigment der Melanosis (Ochronosis) coli. — Echtes Melanin kommt lediglich bei Zerfall von Melanozytoblastommetastasen embolisch im Darm zur Ablagerung. Es gehört demnach nicht in den Kreis dieser Erörterungen.

1. Die Ablagerung von Abnutzungspigmenten.

Das Auftreten braungefärbter Pigmente in der Darmwand, insbesondere des Dünndarms, ist schon seit langer Zeit bekannt. Der erste ausführliche Beschreiber, der den Ablagerungen größere Aufmerksamkeit schenkte, war Blaschko, der 1883 schon an einem Material von 12 Fällen „gelbes bis gelb-braunes Pigment" in der glatten Muskulatur des Darmes sowie in den Ganglienzellen der Nervengeflechte des Darmes fand. Vorher hatte freilich schon E. L. Wagner das Pigment der Darmmuskulatur bei Alkoholisten erwähnt, es aber mehr für Fetttröpfchen als Farbstoffablagerungen gehalten. Schon 2 Jahre nach Blaschko, 1885, veröffentlichte Scheimpflug seine mikrochemischen Untersuchungen an diesem Pigment und 1887 führt Orth bereits die Ergebnisse Scheimpflugs an. 1889 machte v. Recklinghausen Mitteilung über die eigenartige Hämochromatose, bei der neben der Darmpigmentierung noch ein zweites eisenhaltiges Pigment auftritt. Schon vor ihm hatten Hanot und Chauffard bei ihrem „diabète bronzé" auf die Pigmentierungen aufmerksam gemacht. Auf v. Recklinghausen bezieht sich Virchow bei seiner Demonstration in der Berlin. med. Ges. 1890. Auch Jürgens beschrieb 1890 einen gleichartigen Fall. 1894 erschien dann die auf Veranlassung Ribberts von Goebel verfaßte systematische Untersuchung. Von späteren Untersuchern, die sich mit der genannten Pigmentierung der Darmwand befaßten, seien nur die wichtigsten noch genannt: Lubarsch, Hintze, Rössle, Simon, Hueck, Borst, Sträter, Herzenberg, Borck u. a. Daß die Pigmentierung auch in den Lehrbüchern der Pathologischen Anatomie allgemein erwähnt wurde, ist selbstverständlich.

Über den Namen des Pigmentes hat man viel gestritten. Blaschko gibt ihm gar keinen Namen, ebensowenig Scheimpflug oder Orth. v. Recklinghausen prägte für das bei der Hämochromatose auftretende Pigment den Namen Hämofuszin, der sich vielumstritten lange Zeit behauptet hat. Borst, dem sich Hueck anschloß, empfahl den Namen Lipofuszin, während

der von Lubarsch geprägte Name „braunes Abnutzungs- bzw. Abbaupigment“ sich wohl allgemeine Geltung verschafft hat.

Das grobanatomische Bild der Darmpigmentierung ist recht kennzeichnend. Schon bei oberflächlicher Betrachtung fällt je nach der Menge des
abgelagerten Farbstoffes eine leicht gelbliche bis bräunliche und rostbraune
Färbung der Wandung des Dünndarmes auf, besonders des Duodenums und
Jejunums. Diese Verfärbung der Dünndarmwand, die, von einem besonders eindrucksvollen Falle stammend, auf Abb. 29 zur Darstellung gekommen ist,
nimmt nach dem Dickdarm zu stetig ab, um an diesem grobanatomisch
völlig unsichtbar zu werden.

Mikroskopisch erkennt man sofort, daß meistens zwei verschiedene Pigmente in der Wandung des Darmes abgelagert sind, zumal bei Färbung der

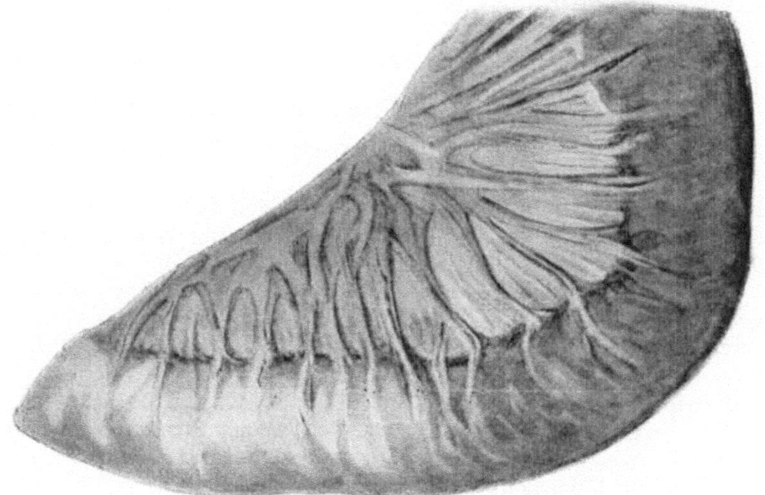

Abb. 29. Jejunumschlinge bei allgemeiner Hämochromatose.

Schnitte mit Sudan III oder Scharlachrot. Der eine Farbstoff hat gewöhnlich
eine mehr rötliche Farbe angenommen. Das ist der in den Ganglienzellen[1]
liegende, während der andere, der in der glatten Muskulatur abgelagert ist
— geringer auch in einigen Bindegewebszellen —, durch die Fettfarbstoffe
nicht verändert wird. Dieser Farbstoff liegt stets innerhalb der Zellen; er ist
sehr feinkörnig, von goldgelber bis bernsteingelber Farbe und umgibt zuweilen
nur die Kerne der Muskelfasern, oft aber erfüllt er die ganze Zelle, gleichmäßig
über das Protoplasma verteilt. In ausgesprochenen Fällen ist auch in der
glatten Muskulatur der Schlagaderwandungen der gleiche Farbstoff
anzutreffen. Am stärksten befallen ist die Längsmuskulatur, wie schon erwähnt,
besonders im obersten Dünndarm entsprechend dem grobanatomischen
Befund. Die Ringmuskelfasern sind viel geringer befallen, noch geringer die
Fasern der Muscularis mucosae (im Gegensatz zum Magen, bei dem ja der gleiche
Farbstoff hauptsächlich in der Muscularis mucosae liegt). Im Blinddarm,
Dickdarm und Mastdarm wird nur sehr wenig Pigment oder gar keines
gefunden, während es im Wurmfortsatz in der Ringmuskulatur von M. B.
Schmidt oft gefunden wurde.

---

[1] Er entspricht in jeder Beziehung dem in den Ganglienzellen des Zentralnervensystems.

Walter Veit Simon, der auf Anregung von Aschoff gerade am Wurmfortsatz das Vorkommen des braunen Abnutzungspigments in der glatten Muskulatur studierte, fand es unter 43 Operationsfällen dagegen nur 2mal allein und 3mal bei gleichzeitiger Anwesenheit von Hämosiderin in der Schleimhaut, insgesamt also 5mal; an 35 Wurmfortsätzen von Leichen fand er es im ganzen 12mal, so daß bei 78 Fällen es 17mal (= 20,8 %) gefunden wurde. Auf das Lebensalter verteilt fand Simon das Pigment im Wurmfortsatz:

$$
\begin{array}{lllll}
1. & \text{Lebensjahrzehnt} . . & 1 & \text{Fall unter} & 11 \\
2. & ,, & . . 1 & ,, \quad ,, & 8 \\
3. & ,, & . . 2 & \text{Fälle} \quad ,, & 12 \\
4. & ,, & . . 3 & ,, \quad ,, & 15 \\
5. \text{ und } 6. & ,, & . . 8 & ,, \quad ,, & 14 \\
7. \text{ und } 8. & ,, & . . 0 & ,, \quad ,, & 6 \\
\end{array}
$$

An unseren 100 Fällen von Wurmfortsätzen (nur Operationsfälle) ergab eine Zusammenstellung:

$$
\begin{array}{lllll}
1. & \text{Lebensjahrzehnt} . . & 1 & \text{Fall unter} & 12 \\
2. & ,, & . . 4 & \text{Fälle} \quad ,, & 35 \\
3. & ,, & . . 6 & ,, \quad ,, & 30 \\
4. & ,, & . . 3 & ,, \quad ,, & 14 \\
5. \text{ und } 6. & ,, & . . 3 & ,, \quad ,, & 8 \\
7. \text{ und } 8. & ,, & . . 1 & \text{Fall} \quad ,, & 1 \\
\end{array}
$$

Summa: 18 Fälle unter 100.

Unser Hundertsatz von 18 ist also erheblich höher als der von Simon bei Operationsmaterial, aber niedriger als der von M. B. Schmidt.

Solange nur mäßiggradig braunes Pigment in den glatten Muskelfasern vorhanden ist, zeigen diese keinerlei Anzeichen irgendeiner Schädigung. Bei den stärkeren und stärksten Graden aber sind die Zellen nicht selten verbreitert und von mehr zylindrischer Gestalt, ja, mitunter sind sie, wie Scheimpflug sich ausgedrückt hat, „bauchig aufgetrieben". Auch die Zellkerne sind in solchen Fällen verändert; sie zeigen Zeichen von Nekrobiose wie Karyorrhexis, Pyknose usw.

Das braune Abnutzungspigment findet sich also in der Darmwand in absteigender Reihe: Längs-, Ringmuskulatur, Muscularis mucosae und zwar: Duodenum, Jejunum, Ileum, Wurmfortsatz, Blinddarm (ohne Rücksicht auf das der Ganglienzellen).

Das chemische Verhalten der braunen Abnutzungspigmente ist so allgemein bekannt, daß darüber nicht viel zu sagen ist. Das der Ganglienzellen der nervösen Geflechte des Darmes ist lipoidophil (Lubarsch), das der glatten Muskelfasern des Darmes dagegen nicht. Es sei dabei gleich hier bemerkt, daß das bei der Hämochromatose auftretende Pigment der glatten Darmmuskulatur sich in nichts von dem sonst dort vorkommenden unterscheidet, weder in morphologischer, noch in optischer, chemischer oder färberischer Hinsicht (Lubarsch-Sträter).

Das Auftreten des braunen Abnutzungspigmentes in der Darmwand ist wohl stets als ein nicht normaler Vorgang, ein Abnutzungsvorgang, aufzufassen. Blaschko, der erste Beschreiber, sprach von einer physiologischen Alterserscheinung (die Hämochromatose war ihm noch nicht bekannt). Doch braucht Blaschko den Begriff „physiologisch" in dem Sinne, daß er darunter ein Auftreten des Pigmentes „ohne nennenswerte Schädigung des Körpers" versteht. Rechnet man dagegen die Altersveränderungen, die ja mit einer Wertminderung der alternden Zellen einhergehen, zu den Abnutzungsvorgängen, so besteht die oben geäußerte Ansicht zu Recht. Es ist durch die zahlreichen Untersuchungen erwiesen, daß das Pigment mit zunehmendem Lebensalter immer reichlicher auftritt. Ebenfalls tritt es sehr reichlich auf bei kachektischen Individuen (Tuberkulose, Karzinom usw.), sowie bei Alkoholisten und bei der Hämochromatose in besonders großartigem Ausmaß.

Die Frage nach der Entstehung des Pigmentes ist viel erörtert worden. So hielt es v. RECKLINGHAUSEN und seine Schule für hämoglobinogen; doch betonte v. RECKLINGHAUSEN ausdrücklich, daß es nicht aus dem Hämosiderin entstünde, sondern direkt aus dem den Zellen in gelöstem Zustande zugeführten Hämoglobin. Auch LUBARSCH und sein Schüler HINTZE hielten zunächst noch an der hämoglobinogenen Entstehung fest. Doch hat LUBARSCH auf Grund zahlreicher weiterer Erfahrungen seine Ansicht grundlegend geändert und rechnete später das Pigment den proteinogenen Abnutzungspigmenten zu. BORST und HUECK traten für eine Entstehung aus Lipoiden ein (Lipofuszin). Die Tatsache, daß das braune Pigment der glatten Muskulatur nie Beimengungen fettiger Stoffe enthält, ist von LUBARSCH stets ausdrücklich hervorgehoben. Auch ist es nach seiner Ansicht durchaus fraglich, ob der Fettgehalt der übrigen Abnutzungspigmente (z. B. der Ganglienzellen des Darmes) von wesentlicher Bedeutung ist.

2. Die Melanosis (Ochronosis) coli.

Die erste Mitteilung über diese eigenartige Erkrankung der Dickdarmschleimhaut stammt von RUDOLF VIRCHOW, der 1847 im ersten Band seines Archivs folgendes schrieb: „Bei der Sektion eines längere Zeit an Schenkelhalsfraktur behandelten Patienten fand sich außer einer in Heilung begriffenen BRIGHTschen Nierenkrankheit eine exzedierende Fettsucht und eine intensive schwarze Färbung der ganzen Dickdarmschleimhaut, von der nur die Drüsenstellen verschont blieben. Mikroskopisch sah man die glänzenden schwarzen Körner, die J. VOGEL [1] so schön abgebildet hat." Einen besonderen Namen hat VIRCHOW für die Erkrankung damals nicht geprägt, aber später — 1858 — ein noch jetzt im Museum des pathologischen Institutes befindliches Präparat mit der eigenhändigen Aufschrift „Melanosis coli" versehen. Auch WILLIAMS, der 1867 einen gleichen Fall veröffentlichte, und PITT und ROLLESTON, die 1892 gleichzeitig die Erkrankung beobachteten, verzichteten auf eine besondere Bezeichnung. SOLGER, der 1898 5 eigene Fälle auf Veranlassung von GRAWITZ beschrieb, schlug die Bezeichnung Colitis pigmentosa vor. Dieser Name bürgerte sich jedoch nicht ein, da, wie alle Untersucher übereinstimmend betonten, meistens keinerlei entzündliche Veränderungen in der Darmwand nachgewiesen werden konnten. PICK nannte die Erkrankung ohne das VIRCHOWsche Präparat zu kennen, das erst später (1923) von LUBARSCH vorgezeigt wurde, Melanosis coli und wollte damit zum Ausdruck bringen, daß der abgelagerte Farbstoff ein echtes Melanin sei, wofür ein endgültiger Beweis damals noch nicht erbracht werden konnte. ORTH bezog den Namen Melanosis dagegen lediglich auf die Farbe und gab für solche Fälle, bei denen infolge geringerer Farbstoffablagerung grobanatomisch nur eine Ockerfarbe vorhanden war, die Bezeichnung Ochronosis an. —

Die Ochronosis der Knorpel, die bei der Alkaptonurie zur Beobachtung kommt, hat mit der Dickdarmpigmentierung aller Wahrscheinlichkeit nach nichts zu tun. POULSEN, der 1909 alle bis dahin in der Weltliteratur mitgeteilten Fälle von Alkaptonurie (25) zusammenstellte, und UMBER, der die nach 1909 veröffentlichten Fälle in seinem Lehrbuch über Ernährung und Stoffwechsel berücksichtigte, berichten in keinem der Fälle von Farbstoffablagerungen in der Darmschleimhaut, soweit überhaupt Sektionsbefunde vorlagen.

Über die Zweckmäßigkeit des Namens Melanosis bzw. Ochronosis coli sind die Ansichten verschieden. Solange die chemische Natur des der Erkrankung zugrunde liegenden Farbstoffs noch unbekannt war, mußte eine endgültige Stellungnahme unterbleiben.

---

[1] Diese Abbildung (VOGEL, Icon. Tab. 9, Fig. 11; Leipzig 1843) bezieht sich indessen nicht auf eine Dickdarmpigmentierung, sondern auf eine Zottenpseudomelanose des Dünndarms.

Die Erkrankung erstreckt sich fast ausschließlich auf den Dickdarm (unter Einbeziehung des Wurmfortsatzes), an der Valvula Bauhini beginnend bis zum After reichend. Nur in ganz vereinzelten Fällen war auch das untere Ileum herdförmig mitbetroffen. — HENSCHEN und BERGSTRAND fanden bei ihren systematischen mikroskopischen Untersuchungen unter 65 Fällen 9mal den Farbstoff auch in der Ileumschleimhaut. — Der Hauptablagerungsort ist jedenfalls der Blinddarm mit Wurmfortsatz und der aufsteigende Dickdarm; hier ist die Erkrankung für gewöhnlich am ausgesprochensten und stärksten, doch kann sie sich

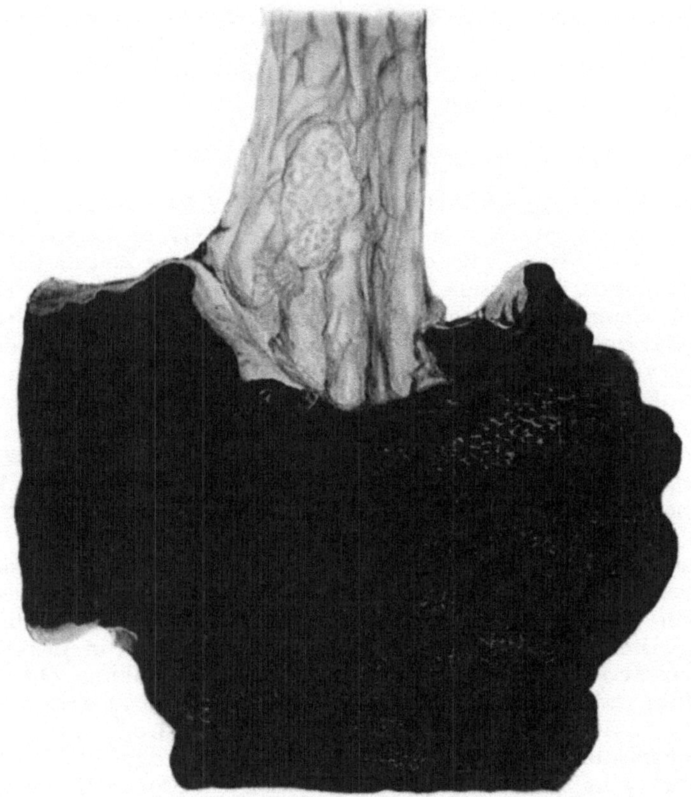

Abb. 30. Melanosis coli. (S.-Nr. 583/23, Path. Inst. des Krankenhauses Westend.)

auch fast gleichmäßig stark über den ganzen Dick- und Mastdarm erstrecken, mitunter sogar in den unteren Abschnitten stärker sein, als den oberen.

Das grobanatomische Bild, das die Erkrankung darbietet, ist außerordentlich kennzeichnend. Die Abb. 30 gibt einen besonders hochgradig betroffenen Darm wieder. Er gehört wohl mit zu den dunkelsten, die im Schrifttum beschrieben sind. Nicht immer sehen wir diesen Farbton. Viel häufiger erscheint die Ablagerung in einem dunkelgelblichen, ockerfarbenen und gelblichbraunen Ton (vgl. z. B. Abb. 33, die einen mehr gelbbraunen Fall betrifft). Man könnte geneigt sein, anzunehmen, daß jedesmal der zugrundeliegende Farbstoff verschieden sei. Das trifft jedoch nicht zu. Die einzelnen Körnchen des Farbstoffes sind sich stets nahezu gleich, die verschiedene Tönung wird dadurch hervorgerufen, daß die Körnchen verschieden dicht gelagert sind, wie das schon

LUBARSCH in seiner Arbeit über das sog. Lipofuszin (Virchows Arch. Bd. 239, S. 493) hervorgehoben hat.

Um das zu beweisen, hat GILBERT J. G. DALLDORF, der kürzlich auf Veranlassung von ASCHOFF die Erkrankung im Tierversuch erzeugen wollte, eine Reihe von Wasserfarbenzeichnungen angefertigt, in denen das Pigment in zwei Stärken von Braun dargestellt war. Jeder Beobachter hielt die mit hellerem Braun hergestellten Zeichnungen für dunkelbraun, wenn die einzelnen Farbpünktchen dichter lagen; während das wirklich dunkle Braun bei größerer Entfernung der Pünktchen heller erschien.

Sehr kennzeichnend für die Melanosis bzw. Ochronosis ist die bei näherem Zusehen erkennbare Felderung der Schleimhaut, die WILLIAMS als krötenrückenähnlich (like the skin of a toads back) bezeichnet hat. PICK nahm an, daß die hellen Linien, die die Felderung hervorbringen, mit der Verästelung der arteriellen Blutgefäße in Zusammenhang stünden. Oft sieht man auch auf dem dunkleren Grunde zahlreiche stecknadelkopfgroße helle Pünktchen, die den meist von Farbstoffablagerung freibleibenden Lymphknötchen entsprechen. An der Valvula Bauhini hört die grobanatomisch erkennbare Pigmentierung fast stets messerscharf gegen den Dünndarm abgesetzt auf. Auch das tritt auf der Abb. 30 sehr deutlich hervor. Nicht ganz selten wird das Bild dadurch verwischt, daß neben der Ochronose noch eine Pseudomelanose (Hämosiderose) vorhanden ist, wodurch der gesamte Farbenton in ein schmutziges Grauschwarz verwandelt und die typische Zeichnung undeutlicher wird.

Ebenso eindrucksvoll wie das grobanatomische Bild ist das mikroskopische. Die Farbstoffablagerung ist beinahe gesetzmäßig auf die Schleimhaut beschränkt. Sie läßt die Epithelzellen immer völlig frei. Die akristallinischen, runden, gelben bis gelbbräunlichen oder auch leicht grünlichen Farbstoffkörnchen, die eine recht verschiedene Größe besitzen, liegen einzig und allein in der Tunica propria der Schleimhaut. In überwiegender Menge intra-, nur sehr selten extrazellulär. Meist sind die Farbstoffablagerungen körnig und recht klein, nicht selten aber auch größer, unregelmäßig gestaltet, klumpig, fast die Größe eines roten Blutkörperchens erreichend. Doch zeigt sich öfters bei der Betrachtung mit stärksten Vergrößerungen (Ölimmersion), daß auch die gröberen Klumpen aus feinsten Teilchen zusammengesetzt sind. Die geringe extrazelluläre Lagerung erklärt sich wohl zwanglos dadurch, daß farbstoffbeladene Zellen zugrunde gegangen sind oder von ihnen der Farbstoff wieder ausgestoßen wurde, so daß die Körner jetzt zwischen die Zellen zu liegen kamen. Die Gestalt der Zellen und ihrer Kerne sowie deren Lage ist mannigfaltig, bald rundlich, bald mehr eckig oder zugespitzt spindlig. An Größe übertreffen sie fast immer die Zellen des normalen Drüsenzwischengewebes, was wohl durch Größe und Menge der Farbstoffkörner bedingt ist. Denn je spärlicher diese vorhanden und je kleiner sie sind, um so mehr nähern sich auch die farbstoffhaltigen Zellen in Größe und Gestalt denen des normalen Gewebes. Auch Lage und Form der Kerne sind mit dadurch bedingt. Über die Natur der Zellen sind verschiedene Meinungen geäußert. PICK hält sie für Bindegewebszellen. Doch ist die Ansicht über die Natur der Zellen durchaus geteilt. HENSCHEN und BERGSTRAND halten sie für wandernde Abkömmlinge des Bindegewebes, nach ihnen sind die fixen Zellen farbstofffrei. HUECK wiederum nimmt an, daß einige der Zellen fixe, andere Wanderzellen seien. Es ist wohl LIGNAC durchaus zuzustimmen, wenn er meint, daß durch die Farbstoffablagerung eine solche Verunstaltung des Zelleibes stattgefunden habe, daß eine sichere morphologische Einreihung der Zellen schlechterdings nicht möglich sei. Öfters zeigen die Kerne Veränderungen, die auf Schädigung und beginnenden Zerfall schließen lassen wie Pyknose, Karyorrhexis usw. An der Muscularis mucosae hört die Farbstoffablagerung plötzlich auf. Nur in recht seltenen Fällen erscheint die Muscularis mucosae durchbrochen. Bei überreichlicher Ablagerung, wie wir sie bei Abb. 30 sahen, kommt es mitunter vor, daß pigmenthaltige Zellen innerhalb von Lymphgefäßen auch unterhalb der Muscularis mucosae in der Unterschleimhaut auftreten. Schon bei der mikroskopischen Abb. 31 ist das erkennbar, doch wird dieser Einbruch in die Lymphgefäße und in die Unterschleimhaut bei der stärkeren Vergrößerung, Abb. 32, ganz besonders deutlich. Vergleicht man die beiden Abbildungen 31 und 32 miteinander, so entsteht auch hier der

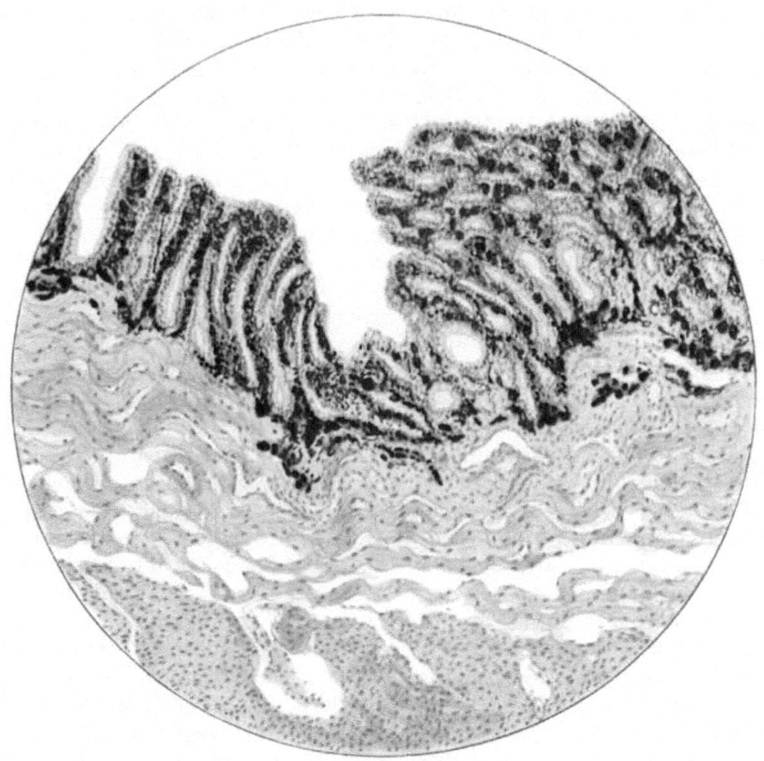

Abb. 31. Melanosis coli. Durchbrechung der Muscularis mucosae durch pigmenthaltige Zellen. Meyers Karmin. Leitz Okul. 2, Obj. 4.

Eindruck, als ob der Farbstoff bei 31 dunkler sei als der bei 32, der die stärkere Vergrößerung darstellt. Und doch ist für beide Zeichnungen der gleiche Farbton verwandt worden. — Die Bilder stammen im übrigen von dem gleichen Fall wie die Abb. 30.

Außer im Dickdarm ist der auch chemisch als gleich nachgewiesene Farbstoff von Henschen und Bergstrand mikroskopisch in der Schleimhaut des untersten Ileums gefunden worden (unter 65 Fällen 9mal); in einigen Fällen fanden sie ihn auch in mesokolischen Lymphknoten. Lignac gibt sogar an, daß der Befund in den mesokolischen Lymphknoten bei ausgesprochener Dickdarmpigmentierung regelmäßig zu erheben sei. Er habe jedenfalls in seinen 7 Fällen den Farbstoff regelmäßig dort nachweisen können. Die Tatsache, daß andere Untersucher zu abweichendem Ergebnis gelangt sind (z. B. Pick), erklärt er daraus, daß der in die benachbarten Lymphknoten verschleppte Farbstoff

der Oxydation anheimfiele, ähnlich wie es von dem verschleppten Hautpigment bekannt sei.

In irgendwelchen sonstigen Organen ist bei der Melanosis coli gleichartiges
Pigment nicht zur Beobachtung gekommen.

Wie schon eingangs erwähnt, ist die chemische Natur des der Erkrankung
zugrunde liegenden Farbstoffs umstritten. Der erste Beschreiber, RUDOLF
VIRCHOW, glaubte auf Grund seiner chemischen Untersuchungen, ein „Derivat des
Blutfarbstoffes" vor sich zu haben, also das, was zuerst von E. NEUMANN und dann

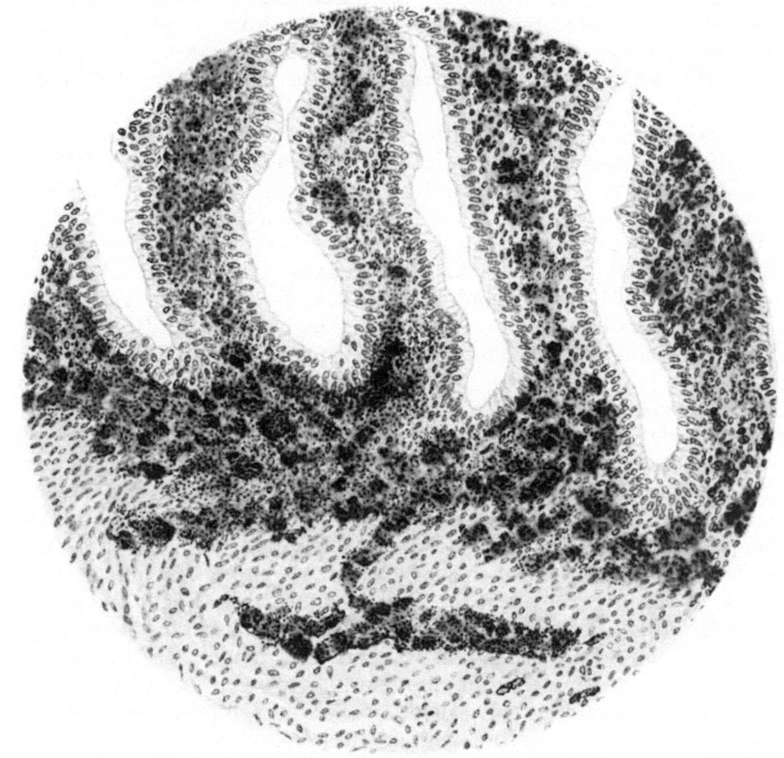

Abb. 32. Das gleiche Präparat wie auf Abb. 31. Stärkere Vergrößerung. Einbruch der pigmenthaltigen
Zellen in die Lymphbahnen der Unterschleimhaut.

LUBARSCH als hämoglobinogenes Pigment bezeichnet wird. Den Einwand, daß
es sich um eine einfache Leichenveränderung handele, konnte schon WILLIAMS 1867
widerlegen. In seinem Fall war nämlich die Erkrankung schon während des Lebens
zur Beobachtung gekommen. Die Erkrankte, eine 74jährige Dame, litt an einem
Mastdarmvorfall, der im Verlaufe der seit etwa 50 Jahren bestehenden Stuhlträgheit sich entwickelt hatte. Dem behandelnden Arzt fiel auf, daß das ausgetretene Darmstück tief dunkel gefärbt war. Die Patientin hatte 43 Jahre lang
täglich 1 Gran Kalomel eingenommen, da sie sonst überhaupt keinen Stuhlgang
erzielen konnte. Auf Grund dieser Angabe untersuchte WILLIAMS die Schleimhaut und Unterschleimhaut des Dickdarms chemisch auf Quecksilber, das er
dann auch feststellte. Er hielt daher die Farbstoffablagerung für metallisches
Quecksilber. Daß bei chronischer Quecksilbervergiftung im Dickdarm ein

solcher Nachweis glücken mußte, lag auf der Hand; und so ist Williams Trugschluß verständlich. Den gleichen Trugschluß machte Rolleston ebenfalls bei einer Quecksilbervergiftung, während Pitt ihn, in den gleichen Fehler verfallend, bei einer chronischen Bleivergiftung machte. Solger weist auf diese Irrtümer hin. Er stellte die mikrochemische Eisenreaktion an, die negativ blieb. Auch seine Prüfung auf Gallenfarbstoffe verlief ergebnislos. Pick stellte fest, daß weder konzentrierte Schwefel- noch Salzsäure imstande seien, den Farbstoff zu verändern. Schwefelammon schwärzte ihn nicht. So schloß auch Pick sich Solger an, indem er die Metallnatur des Farbstoffes ablehnte (Hg, Bi, Pb, Ag usw.); doch weicht er insoweit von Solger ab, als er den Farbstoff für ein echtes Melanin hält, er spricht von „autochthoner (endogener) Pigmentierung echt melanotischer Qualität". Hueck wiederum meint, er stünde dem Lipofuszin, also der Gruppe der Abnutzungspigmente näher als dem Melanin. Die schwedischen Forscher Henschen und Bergstrand lehnen diese Auffassung ab und wollen dem Pigment eine Sonderstellung einräumen. Nach ihren Untersuchungen, die auch von den neueren Untersuchern wie Lignac und Dalldorf bestätigt wurden, unterscheidet es sich sowohl von den Abnutzungspigmenten wie auch vom Melanin in mikrochemischer Hinsicht: Sudan III und Scharlach B lassen es völlig unverändert (Henschen und Bergstrand, Lignac u. a.), während die Abnutzungspigmente häufig lipoidophil sind und durch die genannten Farbstoffe verändert werden. Auch liegt der Farbstoff nur in Bindegewebszellen, während die übrigen Abnutzungspigmente in den verschiedensten Zellen angetroffen werden (Epithel, Herz- und sonstige Muskulatur, Ganglien- und Gliazellen, Bindegewebszellen). Die echten Melanine schwärzen sich in Silbernitrat, dies Pigment dagegen nicht. Es bräunt sich nur leicht, auch wenn es wochenlang in der Lösung bleibt (Hueck, Lignac). Bei unseren mikrochemischen Untersuchungen an dem Pigment konnten wir das nur insoweit bestätigen, als bei Behandlung mit Silbernitrat die Färbung etwas heller war, als beim Haut- oder Gewächsmelanin. Ebenfalls fanden wir in Übereinstimmung mit Lignac, daß Wasserstoffsuperoxyd das Pigment langsamer bleicht als Hautmelanin. Übereinstimmung herrscht aber wieder hinsichtlich der Färbbarkeit. Basische Anilinfarbstoffflüssigkeiten (Boraxmethylenblau nach Sahli, Karbolwasserdianatfuchsin, Kresylviolett) bleiben an den Körnern und Kugeln des Pigmentes haften und verleihen ihnen einen grünlichen, braunroten, braunvioletten Farbenton. Die Gallenfarbstoffreaktionen sind negativ (Solger), ebenso der Eisennachweis. Die an einer Anzahl von anatomisch und mikroskopisch typischen Fällen von Dickdarmmelanose aus dem Material L. Picks durch Dr. Brahn angestellten chemischen Untersuchungen ergaben durchgängig eine nur ganz unbedeutende Löslichkeit des Melanins in Alkalien und dadurch einen gewissen Unterschied gegenüber dem aus melanotischen Gewächsen gewonnene Farbstoff. Nur in einem Fall war der Befund abweichend.

Er betraf eine 24 jährige von L. Pick obduzierte Frau, die an Lungentuberkulose, ulzerierter Dünn- und Dickdarmtuberkulose und Tuberkulose des Bauchfells verstorben war. Das Melanosebild war hier von typischer Art, wenn auch nur in mittlerer Stärke ausgesprochen. Die mikroskopischen Bilder waren typisch.

In diesem Falle löste sich aus der, wie in allen früheren Fällen, sorgfältig abpräparierten Schleimhaut der Farbstoff in warmer 5%iger Natronlauge leicht auf, so daß die Schleimhaut völlig entfärbt wurde. Aus der tiefdunkelbraunen Melaninlösung wurde der Farbstoff mit Säure ausgefällt und wie üblich weiter gereinigt. Das gereinigte Melanin ergab im Trendelenburgschen Froschversuch die schon früher (Brahn) festgestellte Eigenschaft der Gefäßkontraktion in außerordentlich deutlicher Form.

Das grundsätzlich Bedeutungsvolle dieses Falles liegt in der Tatsache, daß die auffallend leichte Löslichkeit des Melanins ein 24jähriges Individuum betraf, bei dem also die Melaninspeicherung ohne Zweifel erst einen kürzeren Zeitraum umfaßte. Ausgesprochene Fälle von Dickdarmmelanose kommen nach PICK der Regel nach erst jenseits der 50er Jahre zur Beobachtung. Danach liegt der Schluß nahe, daß die Länge der Zeit von entscheidendem Einfluß ist auf die Löslichkeit und daher auf die Extrahierbarkeit des Gewebsmelanins in Alkalien. Dies stimmt überein mit der früher festgestellten Tatsache (BRAHN), daß auch rein dargestelltes Melanin (aus Tintenharn bei generalisiertem Chromatophorom) nach einigen Jahren seine ursprüngliche leichte Löslichkeit in Alkalien völlig einbüßt, so daß selbst kochende 35%ige Natronlauge sich nicht einmal damit braun färbt. Da die oben angegebenen Unterschiede gegenüber dem Melanin nur gradmäßige sind, kann an der grundsätzlichen Übereinstimmung mit dem Melanin nicht mehr gut gezweifelt werden.

Unter die äußeren Einflüsse, die zu der Pigmentierung führen, ist folgendes festzustellen. Die Erkrankungen, bei denen die Melanosis coli angetroffen wird, sind freilich sehr verschieden. Gemeinsam aber ist allen Fällen die sehr langjährige Stuhlverstopfung, gleichviel ob die Hauptkrankheit ein Krebs oder irgend etwas anderes war. Die Frage, welche Fälle zur Melanosis bzw. Ochronosis coli zu rechnen sind, ist nicht ganz leicht zu beantworten. Durch die systematischen Untersuchungen von HENSCHEN und BERGSTRAND, die die ersten waren, die auf die Bedeutung der langdauernden Verstopfungen bei der Melanosis aufmerksam gemacht haben, wurde festgestellt, daß das der Melanosis zugrunde liegende Pigment oft auch schon in solchen Därmen vorhanden war, die grobanatomisch keinerlei Befund darboten, der auf eine krankhafte Farbstoffablagerung hindeutete. So braucht die Verschiedenheit bei den Angaben über die Häufigkeit nicht zu verwundern. PICK hat unter 7000 Sektionen 3 Fälle, HENSCHEN und BERGSTRAND unter 245 Sektionen 4 ausgesprochene Fälle und ohne makroskopisch sichtbare Pigmentierung noch 61 (!) Fälle, in denen das Pigment mikroskopisch nachgewiesen werden konnte; LIGNAC hatte unter 600 Sektionen 7 Fälle; wir hatten unter etwa 5000 Sektionen 17 Fälle. Auch wir haben, wie die meisten Untersucher, bei diesen Zahlen nur die schon mit bloßem Auge erkennbaren Fälle berücksichtigt. Doch ist es fraglos richtig, — das zeigen auch unsere mikroskopischen Untersuchungen — daß zwischen diesen und den anderen nur mikroskopisch nachweisbaren Fällen weder eine scharfe Grenze noch ein grundsätzlicher Gegensatz errichtet werden kann. Die Verteilung der Melanosis auf die Geschlechter ist ungefähr die gleiche, vielleicht ein leichtes Überwiegen des weiblichen. Dagegen scheint das Lebensalter nicht ohne Bedeutung zu sein; vorwiegend das höhere Alter ist betroffen. Die meisten ausgesprochenen makroskopisch sichtbaren Fälle betreffen das Alter von über 60 Jahren, während mikroskopisch der Farbstoff in geringer Menge schon in viel früheren Lebensaltern angetroffen wird. So haben HENSCHEN und BERGSTRAND 8 Fälle unter 40 Jahren, 1 Junge zwischen 12 und 13 Jahren war darunter. LUBARSCH hatte unter seinen Kieler Fällen einen Mann von 23 und eine Frau von 25 Jahren. Unter unseren 100 Fällen von operierten Wurmfortsätzen, über die bei den Störungen des Fettstoffwechsels schon berichtet wurde, fanden wir den Farbstoff an gewöhnlicher Stelle liegend 3mal: alle 3 Fälle betrafen das weibliche Geschlecht; das Lebensalter war 16 Jahre (chronisch-rezidiv. Appendizitis), 25 Jahre (chronisch-adhäsive Appendizitis) und 33 Jahre (chronische Appendizitis). Da es sich um Operationsmaterial handelte, konnte über den Zustand der übrigen Darmabschnitte nichts ausgesagt werden. Über Verdauungsstörungen waren keine Angaben verzeichnet (es lagen nur kurze Operationsberichte vor). Bei unserem Leichenmaterial, das 9 Frauen und 8 Männer betrifft, die sämtlich über 50 Jahre bzw. 60 Jahre alt waren, war jahrzehntelange Verstopfung in der Vorgeschichte vermerkt.

Einen weiteren wesentlichen ursächlichen Umstand glaubt Lignac in Blutungen aus dem Verdauungsschlauch zu sehen; er geht dabei so weit, daß er meint, auch die Anwesenheit von artfremdem, aus der Nahrung stammendem Blute genüge bereits, wenn eine andere Quelle für Blutungen nicht gefunden werden könne. Doch ist das eine natürliche Annahme. In einer größeren Zahl von Fällen ließ sich eine Blutungsquelle nicht finden. Doch muß zugegeben werden, daß sich in zahlreichen Fällen (Lignac, Pick, Hueck, Solger u. a.) mundwärts von der Pigmentierung Blutungsherde nachweisen ließen (Magengeschwür, Krebs, Speiseröhrenvarizen u. a. m.). Aber auch solche Blutungsherde, die afterwärts von der Pigmentierung lagen, werden von Lignac nicht für bedeutungslos gehalten. Er nimmt an, daß bei chronischer Verstopfung in einem derartigen Falle das Blut durch Rückstoßkontraktionen nach oben gelangen könne. Diese Feststellungen und Annahmen sind aber durchaus außerstande Lignacs Meinung zu stützen, da wir auf die besondere Natur des Pigments keine Rücksicht nehmen. Sie können höchstens die schon von Lubarsch hervorgehobene Tatsache erwähnen, daß mit der Melanose verhältnismäßig häufig auch eine Siderose der Darmschleimhaut verbunden ist und in denselben Fällen eisenhaltiger und eisenfreier Farbstoff gefunden werden kann. Sehr beweisend für die Bedeutung der Kotstauung ist der in

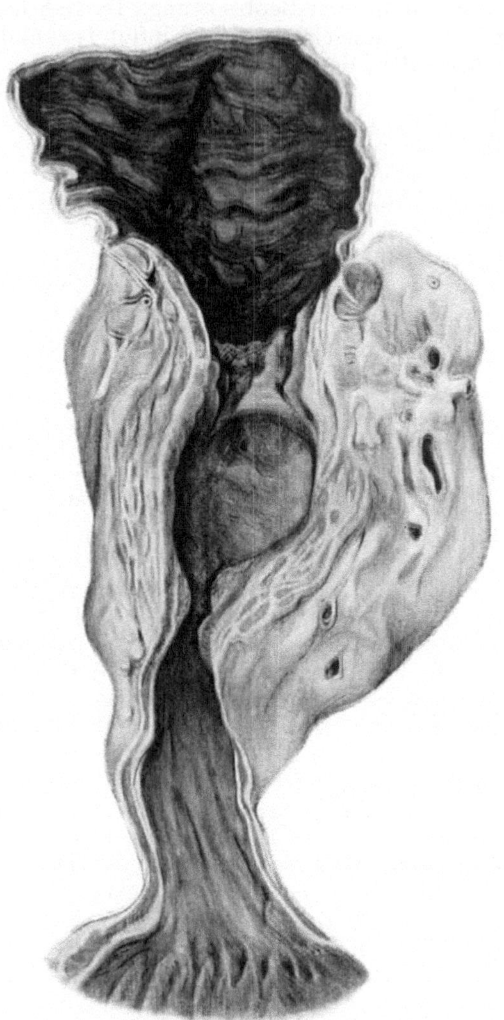

Abb. 33. Ochronosis (Melanosis) coli oberhalb eines strikturierenden Mastdarmkrebses. (Nach einem Präparat von Prof. L. Pick.)

Abb. 33 dargestellte Fall, den wir Herrn Professor Pick verdanken. Hier sieht man, daß die Pigmentierung oberhalb eines Mastdarmkrebses vorhanden ist, während afterwärts der Mastdarm normale Färbung aufweist; im Sinne Lignacs kann der Fall aber nicht gut gedeutet werden.

Der Versuch Dalldorfs, bei einem Hunde mit Kolostomie durch Einführung von Blut (11 Wochen lang) eine Pigmentierung nach Art der Melanosis zu erzeugen, schlug fehl. Doch kann dieser Mißerfolg nicht unbedingt gegen

LIGNACs Auffassung verwertet werden, da der Zeitraum von nur 11 Wochen sicherlich nicht lang genug ist, um der jahrzehntelangen Verstopfung beim Menschen gleichgesetzt zu werden.

Bezüglich der Entstehung des Farbstoffes stehen sich mehrere Ansichten gegenüber.

VIRCHOW und SOLGER (GRAWITZ) waren für eine Entstehung aus dem Blutfarbstoff eingetreten. LUBARSCH hielt zum mindesten eine Beteiligung von Blutfarbstoff am Aufbau des Pigments für nicht ausgeschlossen, weil er doch gelegentlich eine geringe Eisenreaktion bei reiner nicht mit Pseudomelanose verbundener Ochronose an den Körnern fand und bei verschiedenen Tieren (Kaninchen, Meerschweinchen, Rind) eine ähnliche Darm- und Gekröselymphknotenpigmentierung vorkommt, bei der das in gleichartigen Zellen liegende Pigment Eisen in nachweisbarer Form reichlich enthält (beim Meerschweinchen fast reines Eisenpigment, beim Kaninchen fast gleichmäßig viel eisenhaltiges und -freies Pigment, beim Rind überwiegend eisenfreies Pigment). LIGNAC nimmt auf Grund der Versuche KÄMMERERs an, daß in der Lichtung des Dickdarms bei Kotstauung durch bakterielle Wirkung aus Hämoglobin (auch aus artfremdem) ein chemisch noch nicht bekannter brauner Farbstoff gebildet wird, der durch die Epitheldecke hindurch vom interglandulären Bindegewebe absorbiert wird. Streng genommen habe man also ein exogenes Pigment vor sich. PICK dagegen glaubt, daß der Farbstoff aus den aromatischen Eiweißabbauprodukten des Dickdarminhalts (Indol, Skatol) unter dem Einfluß eines von den Bindegewebszellen der Schleimhaut gebildeten oxydativen tyrosinaseähnlichen Fermentes entstünde. Indol und Skatol würden von der Schleimhaut aufgesaugt und in den Bindegewebszellen in echtes Melanin verwandelt. DALLDORF schließt sich grundsätzlich der Auffassung PICKs an.

HUECK glaubt an eine Entstehung im Sinne der Entstehung der Abnutzungspigmente. HENSCHEN und BERGSTRAND äußern sich zur Frage der Entstehung überhaupt nicht. Wenn auch über den Pigmentfragen noch manches Dunkel schwebt, müssen wir doch mit Rücksicht auf die Übereinstimmung zwischen dem Darmpigment und dem „echten" melanotischen Pigment in den wesentlichsten Punkten die Berechtigung anerkennen, die Verwandlung als echte Melanose zu bezeichnen, unbeschadet des Umstandes, daß auch das Wesen der Melaninbildung noch nicht genügend bekannt ist.

Bei sonstigen Störungen des Melaninstoffwechsels (Arsenmelanose und Morbus Addison) werden Darmpigmentierungen nicht beobachtet. Die Angabe von NIKLAS, daß bei einem Morbus Addison eine Dickdarmmelanose vorhanden gewesen war, ist bisher vereinzelt geblieben. Auch steht in diesem Fall kaum der Morbus Addison in ursächlichem Zusammenhange mit der Melanosis. Es dürfte sich wohl um ein Nebeneinander der beiden Krankheiten gehandelt haben.

4. Die exogenen Pigment- und farbig erscheinenden Ablagerungen.

Hier kommen in Frage a) die Kohlenstaubablagerungen in der Darmwand und b) die schwarz erscheinenden Metallablagerungen (Gold), die aus den zu Heilzwecken in den Körper eingebrachten Goldverbindungen stammen. Für die unter b) genannten Ablagerungen metallischen Goldes hat BORCHARDT in Anlehnung an die für die übrigen Metallablagerungen im Gewebe gebräuchlichen Bezeichnungen (z. B. Argyrosis) den Namen Chrysosis vorgeschlagen.

a) Die Anthrakose des Darmes.

Die einzig sichere exogene Farbstoffablagerung des Darmes ist die Anthrakose. Sie spielte stark umstritten in früheren Jahren eine bedeutende Rolle.

Beschrieben wurde sie schon von Villaret, Klebs, Soyka u. a. Von späteren Untersuchern seien genannt die französischen Autoren, Calmette und seine Schule, W. H. Schultze, Basset, Carré u. v. a. Neuere Arbeiten liegen vor von Lubarsch 1915 und die von Matakas 1925, die auf Anregung von Lubarsch gemacht wurde. Erst die beiden letztgenannten Arbeiten haben die Frage der Darmanthrakose endgültig geklärt und zahlreiche immer wieder auftauchende Zweifel und Einwürfe beseitigt.

Die durchaus nicht seltene Kohlenstaubablagerung im Darm beschränkt sich auf den untersten Teil des Dünndarmes. Sie ist gesetzmäßig an die Peyerschen Haufen gebunden; tritt am stärksten ausgeprägt in den Lymphknotenhaufen an der Ileocökalklappe auf und nimmt nach dem Jejunum zu an Stärke

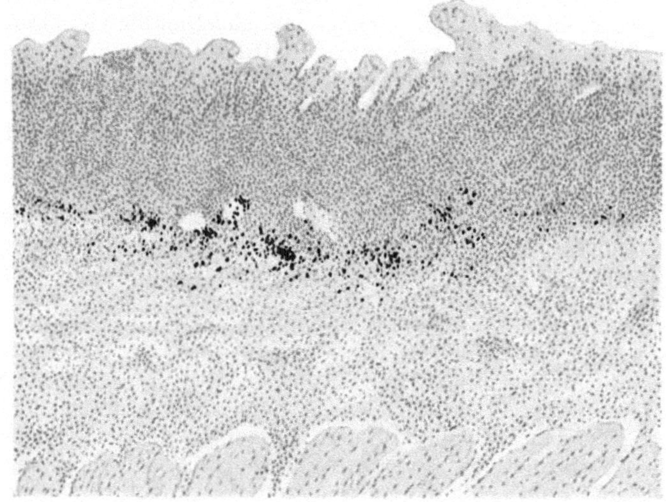

Abb. 34. Kohlenstaubhaltige Zellen am Grunde eines Peyerschen Haufens im untersten Ileum. — Meyers Karmin. — Leitz Okul. 2, Obj. 3.

immer mehr ab, um in Höhe von etwa 1,10 oberhalb der Klappe gänzlich zu verschwinden. Das grobanatomische Bild gleicht dem der nodulären Pseudomelanose der Peyerschen Haufen mitunter außerordentlich (vgl. Abb. 25). Auch hier fällt die zierliche schwarze Tüpfelung der Lymphknötchen auf. Die einzelnen schwarzen Pünktchen haben nicht ganz die Größe eines Stecknadelkopfes, sind aber trotzdem sehr viel größer als beispielsweise die feinen schwarzen Pünktchen der Zottenpseudomelanose. Mikroskopisch zeigt sich nun, daß im allgemeinen die Lymphknötchen der Peyerschen Haufen selbst frei von Farbstoffablagerungen sind. Der meist intrazellulär gelagerte tiefschwarze Farbstoff findet sich am Grunde der Lymphknötchen, wie auf Abb. 34 deutlich erkennbar ist. Nur selten liegt er auch in den Lymphknötchen. Die einzelnen Kohlenteilchen entsprechen in Kerngröße und Aussehen völlig denen der Lungenanthrakose bei Rußeinatmung (Steinkohle und Braunkohle verhalten sich etwas anders; vgl. Kap. Kohlenstaubablagerungen in der Lunge Bd. III, 2). Sie sind schwarz, splitterig und zackig. Die Zellen, in denen der Kohlenstaub liegt, sind teils spindlig, teils langgestreckt verästelt nach Art der Chromatophoren, mit denen Aschoff sie verglichen hat. Nach Lubarsch ist es durchaus nicht selten, daß der Kohlenstaub auch in den Endothelien der Lymphgefäße abgelagert ist. Das ist insofern von Bedeutung, als die Staubteilchen aus dem Darm auf dem Lymphweg zum Teil in die Gekröselymphknoten verschleppt werden können. Doch ist das ziemlich selten. KLEBS führt in seiner allgemeinen Pathologie 1889, Bd. 2, S. 222 aus den Arbeiten von VILLARET, SOYKA und WEIGERT ein derartiges Vorkommen von Gekröselymphknotenanthrakose intestinaler Herkunft an. Auf Abb. 35 ist eine solche Anthrakose eines Gekröselymphknotens dargestellt. Die Abbildung stammt von einem Präparat der Fälle von MATAKAS aus unserem Institut.

Bei der ungemeinen Häufigkeit der Kohlenstaubablagerungen im menschlichen Körper ist es nicht verwunderlich, wenn neben der Darm- und Gekröselymphknotenanthrakose gleichzeitig Kohlenstaubablagerungen in anderen

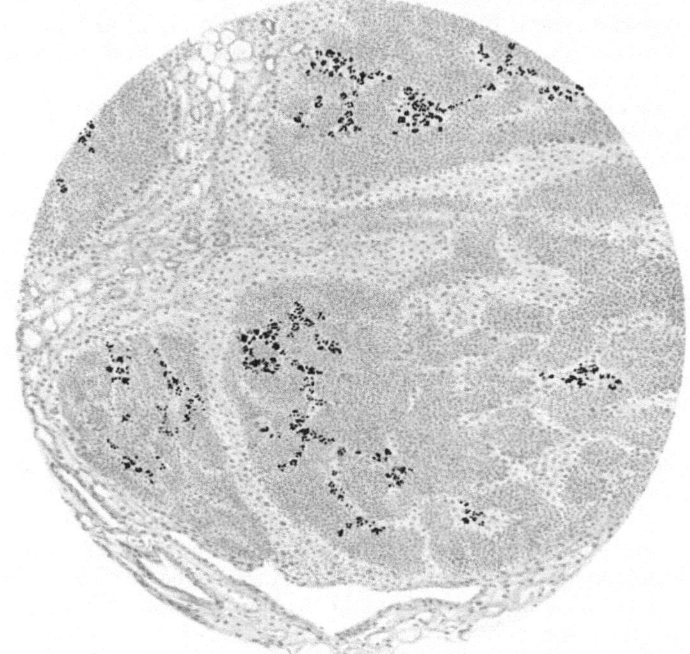

Abb. 35. Anthrakose eines Gekröselymphknotens bei Anthrakose des Dünndarms. — MEYERS Karmin. — Leitz Okul. 2, Obj. 3. — (Nach einem Präparat von Dr. MATAKAS.)

Organen gefunden werden. Die Lungenanthrakose und die der Brustraumlymphknoten haben jedenfalls sicher nichts mit Darmanthrakose zu tun. Für die Kohlenstaubablagerung in den retroperitonealen Lymphknoten, in der Leber und Milz ist das nicht so völlig sicher, aber doch im höchsten Grade wahrscheinlich; auf keinen Fall ist ein Zusammenhang zwischen der Darm- und den genannten anderen Anthrakosen bisher erwiesen. Man kann wohl mit einer an Sicherheit grenzenden Wahrscheinlichkeit sagen, daß die Anthrakose des Darmes auf diesen und die benachbarten Gekröselymphknoten beschränkt bleibt.

Die Natur des Farbstoffes als Kohlenstaub ist lange angezweifelt worden. So schrieb auch ASCHOFF noch in den früheren Auflagen seines Lehrbuches (4. Aufl., Bd. 2, 861. 1919): „Die Schwarzfärbung ist nur eine kadaveröse Erscheinung, jedenfalls keine anthrakotische, denn sie verschwindet bei Salzsäurezusatz." Das stand scheinbar in scharfem Gegensatz zu LUBARSCH, der 1915 in der Dtsch. med. Wschr. Nr. 35, S. 1925 ausdrücklich hervorhob, daß der Farbstoff gegen Salz- und Schwefelsäure äußerst widerstandsfähig sei. Dieser scheinbare Widerspruch ist dann durch Matakas aufgeklärt worden. Matakas machte die Beobachtung, daß die punktförmigen Schwarzfärbungen der Peyerschen Haufen durch die Fixierungsflüssigkeit (Formalin) mitunter beeinflußt wurden, in dem Sinne, daß sie schlechter sichtbar wurden oder ganz verschwanden. Solange er mit Formalin fixierte, erhielt er mikroskopisch nur reine Anthrakosen; zuweilen aber gar keine Farbstoffablagerung. Er ging dann dazu über, gleichzeitig in Alkohol zu fixieren und fand nun, daß beim Formalinmaterial nach wie vor nur die Anthrakose bestand oder nichts vorhanden war, daß dagegen im Alkoholmaterial oft eine Hämosiderinablagerung der Kohlenablagerung beigesellt war, gelegentlich sogar reine Hämosiderinablagerungen ohne Kohlenbeimengung. Auf diese Weise wurde der scheinbare Gegensatz zwischen den Erfahrungen Aschoffs und Lubarschs aufgeklärt. In der Neuauflage von Aschoffs Lehrbuch ist diesem Umstande auch bereits Rechnung getragen.

Daß der Kohlenstaub keine positive Eisenreaktion gibt, daß er unfärbbar ist und sich nicht bleichen läßt, ist ja allgemein bekannt.

Das Vorkommen der Dünndarmanthrakose ist häufig. Sie tritt schon, wie Lubarsch festgestellt hat, bei jugendlichen Personen auf. Unter 81 Fällen Lubarschs waren 11 Kinder im Alter von $2^1/_2$ bis 16 Jahren. Unter Matakas' Material waren sogar Säuglinge von 6 Monaten! Das Lebensalter spielt für das Zustandekommen also wohl keine wesentliche Rolle; ebensowenig das Geschlecht. Besondere Krankheiten allgemeiner Art scheinen das Zustandekommen der Dünndarmanthrakose nicht zu begünstigen.

Sie entsteht auf dem Fütterungswege in der Weise, daß der verschluckte Kohlenstaub von den Peyerschen Haufen, in deren Nähe er auf seinem Wege kommt, aufgesogen wird. Die Tatsache, daß nur der untere Dünndarm befallen ist, erklärt sich daraus, daß der mit Kohlenstaub durchmischte Speisebrei vor der Bauhinschen Klappe sich anstaut und so längere Zeit im unteren Dünndarm verbleibt.

b) Die Chrysosis des Darmes.

Die Chrysosis ist beim Magen schon kurz erwähnt worden. Am Magen sind die Goldablagerungen bisher nur im Tierversuch beobachtet worden, während beim Darm auch Beobachtungen am Menschen gemacht wurden. So haben Christeller und seine Schüler Gallinal und Kurosu bei Fällen von Tuberkulose, die mit Sanokrysin (anorganisches Goldpräparat) behandelt worden waren, Goldablagerungen im menschlichen Dickdarm gefunden. Das metallische Gold, das mittels besonderer histochemischer Methoden aus seiner Verbindung ausgefällt wurde, lag in feinkörniger Form im Zelleib der Bindegewebszellen des Zwischengewebes zwischen den Lieberkühnschen Drüsen und in der Unterschleimhaut. Borchardt fand es bei gesunden Kaninchen und Hunden, die mit einem organischen Goldpräparat („Lopion" der I. G. Farbenindustrie A. G.) behandelt worden waren, sowohl im Dickdarm, wie auch im Dünndarm sehr reichlich in den Retikulumzellen und Bindegewebszellen der Tunica propria der Schleimhaut, ferner in der Unterschleimhaut und in dem subserösen Bindegewebe (hier weniger reichlich). Er fand das Gold, das morphologisch dem der Christellerschen Befunde genau entsprach, auch im Zellkern in geringerer Menge sowie ringförmig angehäuft an der Kernmembran.

c) Das Vorkommen gasförmiger Stoffe.
(Die Pneumatosis cystoides.)

Die Pneumatosis cystoides intestinorum wurde zuerst bei Tieren (Schwein) beobachtet und von Mayer 1825 beschrieben. Er sowohl wie Kitt, von dem die Bezeichnung Luftblasengekröse stammt, hielten sie für einen zufälligen Nebenbefund. Beim Menschen ist sie zum ersten Male von Bang 1876 beobachtet. Ihr Vorkommen ist außerordentlich selten. Kopelowitz hat auf Veranlassung von Lubarsch alle bis 1924 bekannten Fälle (78) zusammengestellt. Hinzu kommt noch eine weitere Beobachtung von Skibniewski 1926.

Die Erkrankung ist gekennzeichnet durch das Auftreten teils vereinzelter, teils in Gruppen angeordneter durchsichtiger Bläschen, die in der Subserosa des Darmes liegen. Am Magen ist bisher nur 1 Fall beobachtet worden (Fall I, Plenge). Befallen ist meist das Ileum, doch liegen auch einige Fälle vor, bei denen das Jejunum bzw. der Dickdarm betroffen war. Die Bläschen sitzen gewöhnlich in der Nähe des Gekröseansatzes.

Die Zusammensetzung des Gasinhaltes entspricht etwa der der atmosphärischen Luft.

Auf die histologischen Befunde, Entstehungsweise und Ursachen soll hier nicht näher eingegangen werden, da eine ausführliche Besprechung in diesem Bande im Abschnitt Entzündungen von Siegmund noch erfolgt.

Schrifttum.

Normale Anatomie und Histologie des Darmes.

Adam und Froboese: Pathologie der Durchfallerkrankungen der Säuglinge. Z. Kinderheilk. **39**. — Askanazy: Nervöser Plexus. Wien. med. Wschr. **1900**, Nr 47.

Benecke: Über die Länge des Darmkanals bei Kindern. Dtsch. med. Wschr. **1880**, Nr 32. — Bizzozzero: Zit. nach Rauber-Kopsch. — Bujard: Internat. Mschr. Anat. u. Physiol. **1909**.

Chuma: Histologische Untersuchungen usw. Virchows Arch. **247** (Lit.).

Dogiel, A. S.: Bau der Ganglien in den Geflechten des Darmes und der Gallenblase. Arch. Anat. u. Physiol. **1899**.

Fusari: Arch. ital. de Biol. **42** (1904).

Grünhagen: Arch. mikrosk. Anat. **29**, 139.

Hamperl: Über die gelben Zellen des Magendarmtrakts. Virchows Arch. **266**; Dtsch. path. Ges. 22. Tag. 1927. — Heidenhain: Anat. Anz. **40** (1911). — Helly: Die Brunnerschen Drüsen als Bestimmungsmittel der Duodenallänge. Anat. Anz. **22** (1903).

Kaufmann-Wolff, Marie: Belegzellen und basalgekörnte Zellen usw. Anat. Anz. **39** (1911). — Kelly: The vermiform appendix a. s. o. Philadelphia et London 1905. — Kölliker: Handbuch d. Gewebelehre. — Kull: Die basalgekörnten Zellen des Dünndarmepithels. Arch. f. mikrosk. Anat. **81**. — Kultschitzky: Über die gelben Zellen usw. Arch. mikrosk. Anat. **49**.

Landois-Rosemann: Lehrbuch d. Physiol. Berlin 18. — Liertz: Lage des Wurmfortsatzes. Arch. klin. Chir. **89**.

Masson: Appendizite neurogène et carcinoides. Ann. Anat. path. méd.-chir. **1924**, H. 1. — Mühlmann: Messung über die Darmlänge. Zit. n. Rauber-Kopsch.

Oberndorfer: Lubarsch-Ostertag 13. 1. **1909**, 527. — Oppel: Lehrbuch d. vgl. mikrosk. Anat.

Paneth: Zit. nach Stöhr und J. E. Schmidt und Chuma.

Rauber-Kopsch: Lehrbuch d. Anat. Leipzig: G. Thieme. — Ribbert und Zuckerkandl: Zit. nach Kopsch. — Rolsenn: Messungen über die Darmlänge. Zit. nach Rauber-Kopsch.

Samson: Zit. nach Rauber-Kopsch. — Sappey und Tarenetzky: Messung über Darmlänge. Zit. nach Rauber-Kopsch. — Schmidt, J. E.: Zellarten der Darmschleimhaut. Arch. mikrosk. Anat. **66** (1905). — Schultze, W.: Beziehungen der Lieberkühnschen Krypten usw. Zbl. f. Path. **16** (1905). — Graf Spee: Beobachtung. über den Beweg. Apparat der Darmzotten. Arch. Anat. u. Physiol. **1885**. — Stopnitzky: Messung über Darmlänge an gehärteten Leichen. Internat. Mschr. Anat. u. Physiol. **15**. — Stöhr: (Bearbeitet von v. Möllendorff.) Lehrbuch d. Histologie. 20. Jena: Gust. Fischer. — Suda: Die basalgekörnten Zellen. Med. Z. **15**, 6.

Zillinberg, Paul: Funktionelle Änderungen des Darmepithels. Inaug.-Diss. Bern 1911.

Atrophie der Darmwand (s. auch Lit. Magen).

Adami und Nicholls: Principles of pathology. Philadelphia und New York 1911, 456. — Aschoff: Path. Anat. Spez. Teil. „Verdauungsorgane."

Birch-Hirschfeld: Lehrbuch d. path. Anat. Leipzig 1895. — Boyce: Morbid Histology. London 1892, 314/315.

Coats, J.: Manuel of pathol. London 1889, 750. — Cornil und Ranvier: Manuel d'histologie pathologique. Paris 1912, 568, 569.

Edinger: Zur Physiologie und Pathologie des Magens und Darmes. Dtsch. Arch. klin. Med. 29. — Enderlen, Justi und Kutscher: Beiträge zur Darmausschaltung. Mitt. Grenzgeb. Med. u. Chir. 10 (1902).

Faber und Bloch (1): Über die path. Veränderungen am Dig.-Traktus bei perniziöser Anämie. Z. klin. Med. 40. — Faber und Bloch (2): Nord. med. Ark. (schwed.) 1899, Nr 4. — Fabris: Sui diverticuli acquisiti dell' intestino crasso. Zbl. Chir. 1902, 1005. — Franke: Zur Pathologie der falschen Divertikel des Dickdarms. Dtsch. med. Wschr. 1909, Nr 3.

Gamna in Pio Foas Anatomia patologica. Turin 1920. Apparato digerente. — Gerlach: Kritische Bemerkungen zur Lehre von der Darmatrophie. Dtsch. Arch. klin. Med. 57. — Graser (1): Das falsche Darmdivertikel. Langenbecks Arch. 59, 638 (1899). — Graser (2): Über Darmdivertikel. 71. Vers. d. Naturforsch. u. Ärzte 1899.

Habel: Darmatrophie. Virchows Arch. 153. — Hansemann: Multiple Darmdivertikel. Virchows Arch. 144; Dtsch. med. Wschr. 1896. — Hart: Duodenaldivertikel. Berl. klin. Wschr. 1917, Nr 52. — Haudeck: Zur Klinik der Duodenaldivertikel. Klin. Wschr. 1924, Nr 32. — Heubner: Über das Verhalten des Darmepithels bei Darmkrankheiten der Säuglinge. Z. klin. Med. 29.

Kaufmann: Lehrbuch d. spez. path. Anat. — Keeser: Zur Kenntnis der Colitis cystica. Dtsch. med. Wschr. 1920, Nr 23. — Klebs: Handbuch d. path. Anat. Berlin 1869, 239 u. 266.

Maier, R.: Darmatrophie bei Bleivergiftung. Virchows Arch. 90.

Neumann: Über Härchenbefunde in Kotsteinen. Virchows Arch. 1926, 258. — Neupert: Zur Pathologie der Darmdivertikel. Arch. klin. Chir. 87. — Nothnagel: Beitr. zur Path. u. Phys. d. Darms. Berlin 1884 und Z. klin. Med. 4 (1882).

Orth: Lehrbuch d. spez. path. Anat. Berlin 1887.

Roessle: Wachstum und Altern. Ergebn. d. allg. Path. 18 II. — Rojas: Zur Atrophie der Darmschleimhaut. Berl. klin. Wschr. 1906, 1398. — Rosenow: Die Häufigkeit der Botriozephalusanämie. Z. klin. Med. 106, 212 (1927). — Rost: Zur Lehre von der chronisch. Obstipation. Mitt. Grenzgeb. Med. u. Chir. 28 (1915).

Sasaki: Über Veränderungen in den nervösen Apparaten der Darmwand usw. Virchows Arch. 96. — Scheimpflug: Beiträge zur pathol. Histologie des Darmes. Z. klin. Med. 9 (1885). — Schlaepfer: Beiträge zur Histologie des Darmes bei perniziöser Anämie. Dtsch. Arch. klin. Med. 100. — Schmidt: Dysfunktion des Intestinaltraktus und perniziöse Anämie. Z. klin. Med. 106, 337 (1927). — Seippel: Über erworbene Darmdivertikel. Diss. Zürich 1895. — Sheppe: False divert. of the jejun. J. amer. med. Assoc. 82, Nr 14 (1924).

Versé: Über die chronische Dilatation des Dickdarms im höheren Alter. Münch. med. Wschr. 1909, Nr 13, 654.

Ziegler, Lehrbuch d. spez. path. Anat. 11. Aufl., 1906, 619.

Störungen des Fettstoffwechsels (s. auch Lit. Magen).

Adam und Froboese: Untersuchungen zur Pathologie der Durchfallerkrankungen der Säuglinge. Z. Kinderheilk. 39, 273 ff. — Aschoff (1): Vorträge über Pathol. — Aschoff (2): Zur Morphologie der lipoiden Substanz. Beitr. path. Anat. 47. — Aschoff (3): Pathol. Anatomie. 1920 II, 860.

Blaschko: Erkrankungen der sympathischen Geflechte der Darmwand. Virchows Arch. 94. — Blatter: Recherch. exp. s. l. alterations des glandes etc. Paris 1909. — Bondi: Über Verfettung von Magen- und Darmepithel. Z. exp. Path. u. Ther. 6, 254. — Bouchut, Mazel et Devuns: Deux cas de varices lymphatiques de l'intestin. Arch. des Mal. Appar. digest. 2 (1921), Zbl. Chir. Ref. 15, 431 (1922) (zit. nach Winkler).

Ferrata und Moruzzi: Arch. Verdgskrkh. 13. — Fischer: Henke-Lubarschs Handbuch d. spez. path. Anat. u. Histol. I, 4, 319/320/321 (Lit.) — Furneaux-Jordan: Fatty change of the muscularwall etc. Brit. med. J. 1, 621 (1879).

Grünhagen: Arch. mikrosk. Anat. 29, 139. Anat. Anz. 2, 424 u. 493. — Grünhagen und Krohn: Pflügers Arch. 44, 535 ff. (1889).

Hansemann: Med. Klin. 1920, 247. — Hofbauer, J.: Biologie der menschlichen Plazenta. Wien: Braumüller 1905. — Holthusen: Über den histologischen Nachweis verschiedener Fettarten usw. Zieglers Beitr. path. Anat. 49, 627. — Hübschmann: Über Verfettung. Klin. Wschr. 1925, Nr 14.

JÜRGENS: Über die Veränderungen des Darmnervengeflechtes. Berl. klin. Wschr. 1882, 435 u. 357.

KAUFMANN: Lehrbuch d. spez. path. Anat. 1911, S. 518. — KAWAMURA: Die Cholesterinesterverfettung. Jena: Gust. Fischer 1912. — KISCHENSKY: Über Fettresorption im Darmrohr. Beitr. path. Anat. 32. — KROMPECHER: Zur Anatomie, Histologie und Pathogenese der gastro-intestinalen Sklerostenose. Beitr. path. Anat. 49, 384. — KRUSE: Über Chylangioma cavernosum. Virchows Arch. 95.

LOMBROSO, UGO: Arch. f. exper. Path. 56. — LUBARSCH (1): Über fetthaltige Pigmente. Zbl. Path. 13 (1902). — LUBARSCH (2): Henke-Lubarschs Handbuch d. spez. path. Anat. u. Histol. I, 6, 525 Anm.

MAIER, R.: Bleivergiftung. Virchows Arch. 90, 455. — MUNK und ROSENSTEIN: Über Darmresorption usw. Arch. f. Physiol. 1890. — MÜLLER, H. F.: Hämokonien. Zbl. Path. 7, 529.

NAUMANN: Fall von Chylangioma cavern. et cyst. ilei. Arch. klin. Chir. 147, 1927. — NAUWERK: Fettplomben. Zbl. inn. Med. 1917, Nr 10. — NEISSER und BRÄUNIG: Über Verdauungslipämie. Z. exp. Path. u. Ther. 1907. — NEUMANN, A.: Hämokonien. Zbl. Physiol. 21 (1907).

ORTH: Lehrbuch d. spez. path. Anat. 1, 856 (1887).

PERMAN: Multiple submuköse Chyluszysten im Jejunum. Zbl. Chir. 1920, 759. — PICK, L.: Über lipoidzellige Splenomegalie. Klin. Wschr. 1927, Nr 34, 1631.

SCHEIMPFLUG: Beiträge zur pathol. Histologie des Darmes. Z. klin. Med. 9 (1885).— SCHLAEPFER: Beiträge zur Histologie des Darmes usw. Dtsch. Arch. f. klin. Med. 100, 448. — SCHUJENINOFF: Zur Kenntnis der Chyluszysten im Darm. Z. Heilk. 18 (1897). — SEHRT: Zur Kenntnis der fetthaltigen Pigmente. Virchows Arch. 177 (1904). — STAEMMLER: Zit nach ADAM und FROBOESE.

WAGNER: Über eine eigentümliche Fettmetamorphose der Muskelhaut des Dünndarms. Arch. f. Heilk. 2 (1861). — WELTMANN, O.: Biochem. Z. 65, 440 (1914). — WINKLER: Lymphgefäße im Handbuch d. spez. Path. u. Histol. HENKE-LUBARSCH 2 (Lit.). — WINTERNITZ und BOGGS: Polypositas und Lymphangiome. Bull. Hopkins Hosp. 21 (1910) (zit. nach ASCHOFF). — WOLFF: Untersuchungen über autolytische Fermente. Zbl. Path. 35, 270. — WUTTIG: Experimentelle Untersuchungen über Fettaufnahme und Ablagerung. Beitr. path. Anat. 37.

ZIEGLER: Lehrbuch d. spez. path. Anat. 11. Aufl. 1906, 619.

Störungen des Eiweißstoffwechsels (siehe auch Lit. Magen).

ASCHOFF: Verdauungsorgane im Lehrbuch d. path. Anat. 6. Aufl. 1924. Path. Anat. 2, 860 (1919). — ASKANAZY: Demonstration eines Darmpräparates mit amyloider Knötchenbildung. Verh. dtsch. path. Ges. 1904.

BENEKE: Zur hyalinen Degeneration der glatten Muskulatur. Virchows Arch. 99. — BENNHOLD: Amyloidfärbung mit Kongorot. Münch. med. Wschr. 1922. — BIRCH-HIRSCHFELD: Lehrbuch d. path. Anat. Leipzig 1895. — BOAS: Diagnose und Therapie der Darmkrankheiten. Leipzig 1912. — BOLDYREFF: Zbl. Physiol. 24, 93 (1910). — BROWICZ: Über die Herkunft des Amyloids. Klin. ther. Wschr. 1901. — BURK: Amyloidtumor mit Metastasen. Inaug.-Diss. Tübingen 1901.

CHUMA: Zur Histologie der Magenschleimhaut usw. Virchows Arch. 247. — COATS: Manuel of pathology. London 1889, 751. — CORNIL et RANVIER: Manuel d'histologie-pathologique. Paris 1912, 575.

DMITREWSKI: Zit. nach HUETER.

EBERTH: Die Beziehungen des Amyloids zum Bindegewebe. Virchows Arch. 80 u. 216. — EDENS: Über lokales und allgemeines Amyloid. Virchows Arch. 184. Beitr. path. Anat. 35. — EDINGER: Zur Physiologie und Pathologie des Magens. Dtsch. Arch. klin. Med. 29. — ENDERLEN, JUSTI, KUTSCHER: Beiträge zur Darmausschaltung. Mitt. Grenzgeb. Med. u. Chir. 10, H. 3/4 (1902).

FICK: Zur Kenntnis der RUSSELschen Körperchen. Virchows Arch. 193. — FINKELSTEIN und L. F. MEYER: Verdauungsorgane. In Feers Lehrbuch d. Kinderheilk. 6. Aufl. 1920.

HAMILTON: Textbook cf path. London 1894, 554. — HANSEMANN, v. (1): Myxoglobulose der App. Path. Ges. 1914. — HANSEMANN, v. (2): Über hyaline Zellen in Magenpolypen. Virchows Arch. 148. — HAYEM: Sur la dégénerescence amyl. du tube digestif. Gaz. med. Paris 37, Sér. 21, 99 (1866); 1865, 116. — HEIDENHAIN: Zit. nach BENEKE. — HERXHEIMER: Über multiple Amyloidtumoren usw. Virchows Arch. 174. — HERXHEIMER und REINHART: Über lokale Amyloidosis. Berl. klin. Wschr. 1913, Nr 36. — HUETER: Ungewöhnliche Lokalisation des Amyloids in einem Fall von multiplem Myelom. Beitr. path. Anat. 49 (1910).

JAQUET: Metastasierender Amyloidtumor. Virchows Arch. **185**.

KAUFMANN: Lehrbuch d. spez. path. Anat. **1**, 518 (1911). — KLEBS: Darmkanal. Handbuch d. path. Anat. Berlin 1869. — KLIEN: RUSSELsche Körperchen. Beitr. path. Anat. **11**, 125. — KÖLLIKER: Hyaline Degeneration glatter Muskelfasern. Z. wiss. Zoolog. **1** (1849). — KONSTANTINOWITSCH: Entstehung der Hyalinkörperchen. Virchows Arch. **167**. — KRÜDENER: Beiträge zur path. Anat. d. Amyloidtumoren. Zbl. Path. **4**, 29 (Dorpat 1892). — KUSSMAUL: Zit. nach BENEKE. Arch. klin. Med. **3** (1869). — KYBER: Weitere Untersuchungen über amyloide Degeneration. Virchows Arch. **1880/81**, 84.

LAMBL und LÖSCHNER: Aus dem Franz-Joseph-Hospital **1860**, 328. — LEUPOLD: Amyloid und Hyalin. Ergebn. Path. **21** (1925). — LITTEN: Diskussionsbemerk. z. d. Ref. über Amyloid v. M. B. SCHMIDT. Verh. path. Ges. **1904**. — LUBARSCH (1): Untersuchungen über die Ursachen der angeborenen und erworbenen Immunität. 1887. — LUBARSCH (2): Hyaline und amyloide Degeneration. Erg. Path. **1** (1896).

MAIER, R.: Allgem. Path. **1871**, 169, zit. n. BENECKE. — MARCHAND: Colica mucosa. Beitr. path. Anat. **61** (1916). — MASLOFF: Untersuchungen d. physiol. Instituts Heidelberg. **2**, 300 (1878). — MILLER: RUSSELsche Körperchen. Virchows Arch. **199**. — MÜLLER, V.: Zur Genese der RUSSELschen Körperchen. Diss. med. Heidelberg 1919.

NEUMANN, E.: Zur Histologie der amyloiden Darmerkrankung. Arch. f. Heilk. **9** (1878). NIEHUS: RUSSELsche Körperchen. Virchows Arch. **118**, 161. — NOTHNAGEL: Erkrankungen des Darmes. Spez. Path. u. Ther. **17**, 1.2 (1895) Wien. — NOWAK: Experimentelle Untersuchungen über die Ätiologie des Amyloids. Virchows Arch. **152**.

ORTH: Lehrbuch d. spez. path. Anat. **1**, 857/858 (1887).

RECKLINGHAUSEN, v.: Allgem. Path. des Kreislaufs u. d. Ernährung 1883, 404, zit. nach BENECKE.

SALTYKOW: Zur Kenntnis der hyalinen Körper usw. Virchows Arch. **153**. — SCHMIDT, M. B.: Über Amyloid. Verh. dtsch. path. Ges. **1904**. — SCHMIDT, AD.: Klinik der Darmkrankheiten. Wiesbaden 1913. — SCHRIDDE (1): Beiträge zur Plasmazellfrage. Arch. f. Dermat. **73**. — SCHRIDDE (2): Zur Lehre von der Zellkörnelung. Anat. H. **85/86** (1905). — STEINHAUS: Über eine seltene Form von Amyloid usw. am Digestionsapparat. Z. klin. Med. **45** (1902). — STRÜMPELL: Lehrbuch d. spez. Path. u. Ther. Kap. Krankheiten des Darmes. Leipzig: C. F. W. Vogel. — STURM: Myxoglobulose d. App. Frankf. Z. Path. **16** (1915).

THIRY: Sitzgsber. k. u. k. Akad. Wien (Naturwiss.) I, **50**, 77 (1864). — THOREL: Über die hyalinen Körper der Magen- und Darmschleimhaut. Virchows Arch. **151**. — TOUTON: RUSSELsche Körperchen. Virchows Arch. **132**. — TURLEY und MANNING: Zbl. med. Wiss. **1892**, 945.

WICHMANN: Amyloiderkrankung. Beitr. Path. Anat. **13** (Lit.). — WILD: Beiträge zur Kenntnis usw. Beitr. path. Anat. **1**. — WIRTH: Isolierte Amyloidose des Darmes und der mesenterialen Lymphknoten. Diss. med. Leipzig 1918. — WOLPERT: Zur Kenntnis der metastatischen Amyloidtumoren. Virchows Arch. Ergänzgsbd. zu **227**.

ZIEGLER: Lehrbuch d. spez. path. Anat. 11. Aufl. **1906**, 619.

Lit. Kohlenhydratstoffwechsel s. beim Magen.

Kalkstoffwechsel (siehe auch Lit. bei Magen).

ASCHOFF: Verkalkung. Erg. Path. **8**, 1 (1902). — ASKANAZY: Beiträge zur Knochenpath. Festschrift f. JAFFÉ 1901 (Lit.).

DAVIDSOHN: Kalkablagerungen (mit Fragmenten der elastischen Fasern. Z. Path. **17** (1906). — DREYFUSS, W.: Über den Kalkstoffwechsel im Tierversuch. Zbl. Path. **41**, 561.

EHRLICH: Eisen- und Kalkimprägnation in menschlichen Geweben. Zbl. Path. **17**, 1906.

KATASE: Experimentelle Kalkmetastase. Bern 1916. — KISCHENSKY: Kalkmetastase. Zbl. Path. **12**, 674. — KLEINMANN: Untersuchungen über die Bedingungen der Kalkablagerung in tierischen Geweben. Virchows Arch. **1928**. (Im Druck.)

MATHIEU: Darmsteine. Zbl. Path. **10**, 379. — MATHIEU und RICHAUD: Darmsand. Zbl. Path. **8**. — MÜLLER, H.: Über Mediaverkalkung und Kalkgicht. Tagg. westdtsch. Path. 13. 7. 24. Bonn.

NAUNYN: Darmkonkremente. Dtsch. Arch. klin. Med. **84** (1905).

ODDO: Darmsand. Zbl. Path. **9**.

RABL (1): Kalkmetastase, Gefäßverkalkung und Nierenfunktion. Klin. Wschr. **1923**, Nr 5. — RABL (2): Theorie der Kalkablagerung usw. Münch. med. Wschr. **1924**, Nr 15.

SHELLEY: Intestinal sand. Brit. med. J. **1905**.

Tschistowitsch und Kolesnikoff: Multiples Myelom und Kalkmetastase. Virchows Arch. **197**.

Virchow: Kalkmetastase. Virchows Arch. **8/9**.

Ziegler: Lehrbuch d. spez. path. Anat. 11. Aufl. **1906**, 650.

Pigmente und farbig erscheinende Stoffe (s. auch Lit. Magen).

Anschütz: Über Diabetes mit Bronzefärbung usw. Dtsch. Arch. klin. Med. **62** (1899). — Arnold: Über Siderosis und siderofere Zellen. Virchows Arch. **161** (1900). — Aschoff (1): Darm im Lehrbuch d. path. Anat. 4. Aufl., **2** (1924) Jena. — Aschoff (2): Lehrbuch d. path. Anat. 4. Aufl. **2**, 853 u. Abb. 545. — Aschoff (3): Nachschrift s. d. Aufs. v. Bennecke s. u. —

Basset: A propos d. l. pathogénie de l'anthracose pulm. C. r. Soc. Biol. **1906**, Nr 61. Basset et Carré: A propos d. l. pathogénie de la pneumonie. C. r. Soc. Biol. **1906** Nr. 61. — Behring: Zit. nach Bennecke. — Bennecke: Über Rußinhalation bei Tieren. Beitr. Klin. Tbk. **6**, H. 2 (1906). — Berblinger: Melaningenese. Virchows Arch. **219** (1915). — Birch-Hirschfeld: Virchows Arch. **87** (1882). — Blaud-Sutton: Melanosis coli. Brit. med. J. **11**, 656 (1914). — Blaschko: Erkrankungen der symph. Geflechte der Darmwand. Virchows Arch. **94**. — Bloch: Dopaoxydase. Ztschr. f. phys. Chem. **98** (1916). — Bohnen: Histologische Untersuchungen über Gallenfarbstoffresorption im Säuglingsdarm. Klin. Wschr. **1924**, Nr 44. — Borchardt, H.: Experiment. Chrysosis und ihr histochemischer Nachweis. Virchows Arch. **267**, 272. — Brahn: Das melanotische Pigment. Zbl. Path. **36**, Nr 12, 347 (1925).

Calmette, van Steenbergh, Grysez: Sur l'anthracose pulm. d'origin. intest. C. r. Soc. Biol. **1906**, Nr 61. — Christeller: Mikrochemischer Goldnachweis usw. Verh. dtsch. path. Ges. **1927**. — Cohn, M.: Die Lungenanthrakose und ihre Entstehung vom Darm aus. Berl. klin. Wschr. **1906**, Nr 44/45.

Dalldorf: Melanosis coli. Beitr. Path. Anat. **78**.

Ehrmann: Das melan. Pigment usw. Bibl. med. Abt. D, **2**, H. 6 (1896). — Ernst, P.: Untersuchungen über Pseudomelanose. Virchows Arch. **152** (1898).

Farland, Mc.: Melanosis coli. J. amer. med. Assoc. **69**, 1946 (1917). — Fischer: Blut- und Gallenfarbstoff. Erg. Physiol. **14** (1914) (Lit.). — v. Fürth: Physiologische und chemische Untersuchungen über melan. Pigment. Zbl. Path. **15** (1904) (Lit.) — v. Fürth und Schneider: Über tierische Tyrosinasen und ihre Beziehung zur Pigmentbildung. Hofmeisters Beitr. **1** (1901).

Gallinal: Histochemische Goldreaktion an Organ. Tuberkulöser. Z. Tbk. **48** (1927). — Gaule: Über den Modus der Resorption des Fe und das Schicksal einiger Eisenverbindungen im Verdauungskanal. Dtsch. med. Wschr. **1896**. — Gessard, C.: Tyrosinase animale. C. r. Soc. Biol. **54**, 1304 (1902). — Goebel: Über Pigment in der Darmmuskulatur. Virchows Arch. **136**. — Grawitz: Ref. Pitt, Virchow-Hirsch. Jber. ges. Med. **1892**. — Günther: Porphyrinurie. Dtsch. Arch. klin. Med. **105** (1912) (Lit.).

Halberstam: Inaug.-Diss. Dorpat 1885. — Hegeler, Schumm und Fraenkel: Hämatoporphyrie. Dtsch. med. Wschr. **1913**, Nr 18. — Henschen und Bergstrand: Melanose des Dickdarms. Beitr. path. Anat. **56** (1913). — Herzenberg: Über Hämochromatose. Virchows Arch. **260**. — Hintze: Über Hämochromatose. Virchows Arch. **139**. — Hochhaus und Quincke: Eisenresorption und Ausscheidung im Darm. Arch. exp. Path. **37** (1896). — Howard and Stevens: Haemochromatosis. Arch. intern. Med. **20**, 897 (1917). — Hueck: Pigmentstudien. Beitr. path. Anat. **54** (1912).

Jürgens: Vortrag i. Verein f. inn. Med. Berlin, 2. Juni 1890. Münch. med. Wschr. **1890**, Nr 23.

Kämmerer, Hugo: Porphyrinprobe und Darmfäulnis. Dtsch. Arch. klin. Med. **145**, 257. Kaufmann: Darm. Im Lehrbuch f. spez. path. Anat. 7. u. 8. Aufl. 597. Leipzig u. Berlin. — Klebs: Staubkrankheiten im Lehrbuch d. allgem. Path. **2**, 222 (1889). Jena. — Kurosu: Histochemischer Goldnachweis. Z. exp. Med. **1927**.

Langstein (1): Zum Chemismus der Ochronose. Berl. klin. Wschr. **1906**, Nr 19. — Langstein (2): Zur Kenntnis der Ochronose. Hofmeisters Beitr. **4** (1903). — Lepehne: Über eigenartige Pigmentzellen in den mesenterialen Lymphknoten. Klin. Wschr. **1925**, 396. Lignac (1): Über das Hämatoidin, Gallenfarbstoff usw. Virchows Arch. **243**, 272. — Lignac (2): Over vorming an afbraak van huidpigment. Leiden 1922. — Lignac (3): Über das Vorkommen von Hautpigment usw. Zbl. Path. **32**, 201. — Lignac (4): Über hämoglobinogenes Pigment usw. Zbl. Path. **35**, 129. — Lignac (5): Melanosis coli. Krkh.forschg **2** (1926). — Lubarsch (1): Fetthaltige Pigmente. Zbl. Path. **13**, H. 22 (1902). — Lubarsch (2): Über Kohlenstaub im Darm. Dtsch. med. Wschr. **1915**, Nr 35. — Lubarsch (3): Über hämoglobinogenes Pigment. Klin. Wschr. 1925, 2137. — Lubarsch (4): Über das sog. Lipofuszin. Virchows Arch. 239, 491. — Lubarsch (5): Berl. klin. Wschr. 1917, Nr 3. — Lubarsch (6): Zusatz zu Hintze. Virchows Arch. 139.

Mac Callum: Textbook of Pathology 1924, 100/116. — Mc Clure: Haemochromatosis. Arch. int. 20, 610 (1918). — Mallory: Chronische Kupfervergiftung und Hämochromatose. Amer. J. Path. 1, Nr 1 (1925). — Matakas: Über Kohlenstaubablagerung im Darm. Virchows Arch. 263. Diss. med. Berlin 1925 (Lit.). — Mironescu: Sur la pretendue origine intestinale de l'anthrocose pulm. C. r. Soc. Biol. 1906, Nr 61. — Mitsuda: Pigmentfrage usw. Virchows Arch. 248, 91. — v. Möllendorff (1): Zit. nach Dalldorf. — v. Möllendorff (2): Gallenfarbstoffresorption im Darm von Mäusefeten. Münch. med. Wschr. 1924, Nr 18. — v. Möllendorff (3): Über die Anteilnahme des Darmepithels an der Verarbeitung zugeführter saurer Farbstoffe. Münch. med. Wschr. 1924, Nr 18.

Neumann: Zur Kenntnis der path. Pigmente. Virchows Arch. 111. — Niklas: Dickdarmmelanose. Arch. Verdgskrkh. 20, H. 4, 423 ff. — Nothnagel: Zur Klinik der Darmkrankheiten. 3. Abt. Z. klin. Med. 4, 422 (1882).

Oberndorfer (1): Pigment. Erg. Path. 12 (1908) (Lit.). — Oberndorfer (2): Die path. Pigmente. Erg. Path. 19 II (1921). — Oberzimmer und Wacker: Hämoglobinogenes Pigment. Virchows Arch. 252. — Orth (1): Über Resorption körperlicher Elemente im Darm. Sitzgsber. preuß. Akad. Wiss., 30. 7. 1908. — Orth (2): Lehrbuch d. spez. path. Anat. 1, 857 (1887).

Perls: Nachweis von Eisenoxyd in gewissen Pigmenten. Virchows Arch. 39 (1867). — Pick, L. (1): Über die Ochronose. Berl. klin. Wschr. 1906, Nr 16—19. — Pick, L. (2): Melanose der Dickdarmschleimhaut. Berl. klin. Wschr. 1911, Nr 19/20. — Pick, L. und Graeffner: Demonstration eines Kranken mit Ochronose. Berl. med. Ges. Sitzg. v. 24. Juli 1907. — Pitt: Colon pigmented black throughout with lead. Trans. path. Soc. London. 42 (1892). — Poulsen: Über Ochronose bei Menschen und Tieren. Beitr. path. Anat. 48 (1910).

v. Recklinghausen: Über Hämochromatose. Tagebl. d. Heidelberg. Naturforsch. u. Ärztevers. 62. Tag. — Remlinger: Existe-t-il une anthracose pulm. d. l'origine intestinale? C. r. Soc. Biol. 1906, Nr 61. — Rhein: Über Bildung von Phenol im menschlichen Darm. Biochem. Z. 84, H. 3/4, 246. — Rolleston: Colon pigmented from mercury. Trans. path. Soc. London 43 (1892). — Rosenfeld: Über das Pigment der Hämochromatose des Darmes. Arch. exp. Path. u. Pharm. 45 (1900).

Scheimpflug: Beiträge zur path. Histologie des Darmes. Z. klin. Med. 9 (1885). — Schmey: Ochronose. Frankf. Z. Path. 1913, Nr 12. — Schmidt, J. E.: Zur normalen und path. Histologie einiger Zellarten der Darmschleimhaut. Arch. mikrosk. Anat. u. Entw. mechan. 66 (1905). — Schmidt, M. B. (1): Über Typhus abdominalis. Zbl. Path. 1907, H. 18. — Schmidt, M. B. (2): Über Pigmentbildung in den Tonsillen und im Pr. vermiformis. Verh. dtsch. Ges. Path. 11 (1907). — Schmidt, M. B. (3): Hämorrhagie und Pigmentbildung. Ergebn. Path. 3 I, 542/549. — Schulze, W. H.: Gibt es einen intestinalen Ursprung der Tuberkulose? Münch. med. Wschr. 1906, 1702. — Schulze, W. H. (2): Verh. dtsch. path. Ges. 1906. — Schumm: Porphyrinurie. Zbl. physiol. Chem. 98 (1916). — Schwalbe, S.: Über den Farbenwechsel winterweißer Tiere (zit. nach v. Fürth) 2 (1893). — Sehrt: Fetthaltige Pigmente. Virchows Arch. 177 (1904). — Shimura: Experimentelle Untersuchungen über Ablagerung usw. Virchows Arch. 251, 464. — Simon: Über Pigmente des Darmes. Frankf. Z. Path. 1909, Nr 3. — Solger: Dickdarmmelanose. Diss. med. Greifswald 1898. — Staemmler (1): Untersuchungen über autogene Pigmente. Virchows Arch. 253, 459. — Staemmler (2): Oxydationsvorgänge und Pigmentbildung. Zbl. Path. 35, 221. — Staffel: Die Genese des melan. Pigments. Münch. med. Wschr. 1906, Nr 6, 285. — Sträter: Hämochromatose. Virchows Arch. 218 (1914) (Lit.)

Thorel: Pathologische Anatomie des Verdauungsschlauches. Ergebn. allg. Path. 5, 188.

Umber: Alkaptonurie in „Ernährungs- u. Stoffwechselkrankheiten". 2. Aufl. Berlin 1914.

Villaret: Zit. nach Klebs. — Virchow (1): Demonstrat. in der Berlin. med. Ges. 1890. Münch. med. Wschr. 1890, Nr 21. — Virchow (2): Die path. Pigmente. Virchows Arch. 1, 187. — Virchow (3): Fall von allgemeiner Ochronose. Virchows Arch. 37 (1866). Vogel: Julii Vogel Icones histologiae pathol. Tab. 9, Fig. 11. Leipzig 1843.

Wagner: Über eine eigentliche Fettmetamorphose der Muskelhaut des Darmes. Arch. f. Heilk. 2 (1861). — Wieting und Hamdi: Melaninpigmentierung. Beitr. path. Anat. 42 (1917). — Williams: Black deposit in the large intestine fr. presence of mercury. Trans. path. Soc. London 18 (1867).

Yllpö: Über den Icterus neonatorum. Ergebn. Med. 5, H. 2.

Ziegler: Lehrbuch d. spez. path. Anat. 11. Aufl. 1906, 619.

Pneumatosis cystoides. (S. auch Lit. bei Winkler Bd. 2 dieses Handbuches.)

ALBRECHT: Referat i. d. Z. Tiermed. 3, 429. — ARZT: Frankf. Z. Path. 6, 85.

BANG: Cystes gazeux dans le paroi de l'ileum etc. C. r. Traités 8.

CASPER: Über Zysten bei Tieren. Ergebn. allg. Path. 3 II. — CIECHANOWSKI: Darmemphysem. Virchows Arch. 203, 170 (1911).

EISENLOHR: Pneum. cystoides. Beitr. path. Anat. 3, 101 (1888).

JAEGER (1): Vaginal- und Intestinalemphysem. Verh. dtsch. path. Ges. Stuttgart 1906. 10. Tag. — JAEGER (2): Arch. wiss. u. prakt. Tierheilk. 32, 310 (1906).

KITT: Luftblasengekröse. Path. Anat. d. Haustiere 1, 663.—KOPELOWITZ: Über pneum. cyst. intest. Virchows Arch. 248 (1924) (Lit.). — KÜMMEL jun.: Vorgestellt im ärztl. Verein zu Hamburg 9. 2. 1926. Dtsch. med. Wschr. 1926, 818.

LUBARSCH (1): Diskussion zum Vortrag JÄGER. Verh. dtsch. path. Ges. 1906, 256. — LUBARSCH (2): Arb. a. d. path. Inst. Posen S. 47.

MAYER: J. f. prakt. Arzneiheilk. u. Wundarzneikunst 61, 67 (1825).

NOWICKI: L'étiologie et pathogenie des cystes gazeux. Virchows Arch. 198, 143 (1909).

PLENGE: Über Pneum. cyst. intest. Virchows Arch. 231 (1921) (Lit.).

SKIBNIEWSKI: Pneumat. cystoid. intest. (Poln.) Polska Gaz. lek. 5 29 (1926). Nr 2, Zbl. Path. 39 Ref. (1926). — SLOAN: Gascysts of the intestine. Surg. etc. 30 (1920).

WINAND: Fall von Gaszysten in der Darmwand. Beitr. path. Anat. 17. — WINKLER: Lymphgefäße. Henke-Lubarschs Handbuch d. spez. Path. u. Hist. Bd. 2.

2. Die erworbenen Lage- und Gestaltsabweichungen des Darmrohres.

(Hernien, Invaginationen, Volvulus, Divertikel und andere pathologisch-anatomische Grundlagen der Wegstörungen des Darmkanals.)

Von

H. Siegmund - Köln.

Mit 82 Abbildungen.

A. Einleitung.

Kaum ein anderes Kapitel der speziellen pathologischen Anatomie gibt dem Pathologen und pathologischen Anatomen so wenig Gelegenheit, auf Grund eigener Untersuchungen, Erfahrungen und Anschauungen zu den behandelten Fragen Stellung zu nehmen, wie der Versuch einer zusammenfassenden Darstellung der Lage und Gestaltsveränderungen des Darmkanals, soweit sie zu den Unterleibsbrüchen (Hernien) und dem klinischen Bilde des Darmverschlusses (Ileus) Beziehungen haben. Es hängt das (ganz abgesehen von der persönlichen Einstellung zu den Problemen der Pathologie überhaupt) in erster Linie mit dem Umstand zusammen, daß der pathologische Anatom heutzutage nur selten mehr Gelegenheit hat, auf dem Sektionstisch derartige Veränderungen unberührt von der Hand und dem Messer des Chirurgen zur Untersuchung zu bekommen. Auch dann werden es nur Zufallsbefunde und die schwersten Fälle derartiger Erkrankungen sein, die gelegentlich einmal auf den Obduktionstisch geraten, während dank dem heutigen Stand der chirurgischen Wissenschaft alle leichteren und beginnenden Fälle bei rechtzeitiger Erkennung durch kunstgerechte Operation einer sicheren Heilung zugeführt werden. Ist damit einmal der Hauptanteil der ausgedehnten Kasuistik ganz der Untersuchung und wissenschaftlichen Bearbeitung durch den Chirurgen vorbehalten, so berühren andererseits auch fast alle sich aufdrängenden wissenschaftlichen Fragestellungen, vorwiegend topographisch-anatomische, und soweit sie den Mechanismus der einzelnen Verschlußformen betreffen, mechanisch-physikalische Belange und nur ganz gelegentlich einmal das Interessengebiet des mit histologischem Rüstzeug und Experiment arbeitenden Pathologen. Nur so ist es zu erklären, daß der weit überwiegende Teil des ganzen dieses Kapitel berührenden Schrifttums aus der Feder von Anatomen und Chirurgen stammt, während der Pathologe nur selten Veranlassung hat, die schon heute ganz unübersehbare Zahl der einschlägigen Mitteilungen zu vermehren. Der Mangel ausgedehnterer, eigener Erfahrungen und damit zusammenhängend die Unmöglichkeit zu vielen strittigen Fragen eine eigene Stellung zu nehmen, erschwert eine umfassende Bearbeitung der Lage und Wegstörung des Darmes um so mehr, als eine erschöpfende Sichtung der sich täglich mehrenden vorwiegend kasuistischen Literatur so gut wie unmöglich ist. So mußte sich die folgende Bearbeitung bewußt eine Reihe von Beschränkungen auferlegen, die nicht nur die vorwiegend referierende Art der Darstellung betreffen, sondern auch die Verwertung der Literatur angehen. Dazu kommt noch, daß der zur Verfügung stehende Raum bei weitem nicht ausreicht, allen zu behandelnden Fragen in wünschenswerter Breite gerecht zu werden. Ein vollständiges Literaturverzeichnis allein würde ihn schon weit überschreiten.

Ich habe mich bemüht, aus der Fülle der chirurgischen, oft sehr unübersichtlichen und unkritischen Literatur zunächst einmal das herauszuheben, was zur Aufstellung von Typen dienlich ist und habe die ganze Darstellung in erster Linie auf diese eingestellt. Davon ausgehend ist aber auch, wenn auch nur kurz, allen Abweichungen, seltenen Einzelbeobachtungen und Kuriositäten soweit Rechnung getragen, daß wohl keine der beschriebenen Bruch- und Verschlußformen des Darmrohres übersehen worden ist. Es konnte dabei nicht ausbleiben, daß die bisher vorliegenden, zusammenfassenden Arbeiten über die Unterleibsbrüche und den Ileus als Wegweiser weitgehend benutzt wurden, so insbesondere die ausgezeichneten monographischen Darstellungen der Hernien von GRASER, SCHMIDT und SULTAN und die Abhandlungen über Ileus von WILMS und BRAUN-WORTMANN.

In diesen Werken ist auch die ältere Literatur weitgehend berücksichtigt, so daß hier auf ihre Aufführung teilweise verzichtet werden konnte. Überhaupt habe ich im Text nur diejenigen Autoren angeführt, die zu den behandelten Problemen kritisch Stellung nehmen und eigene Untersuchungen oder Ansichten mitteilen, während rein kasuistische Arbeiten lediglich in dem nach Abschnitten geordneten Literaturverzeichnis Platz gefunden haben. Arbeiten rein chirurgischen Inhalts wurden nicht berücksichtigt. Die Schwierigkeiten der textlichen Bearbeitung erstrecken sich auch auf die bildliche Darstellung. Ich habe es hier vorgezogen unübersichtliche Situsphotographien durch klare, oft sogar schematische Skizzen zu ersetzen, die zum Teil aus anderen Werken entnommen oder in Anlehnung an solche gezeichnet sind. Ein Teil von ihnen ist schlechterdings gar nicht zu übertreffen und gibt die Anschauungen eines Autors oft weit besser wieder, als lange Auseinandersetzungen (z. B. das Schema von BARTH über die Evagination des MECKELschen Divertikels, Abb. 61); ein Teil stellt seltene Einzelbeobachtungen dar, für die neue Vorlagen nicht beizubringen sind.

Mit die größte Schwierigkeit liegt schließlich in der Begrenzung des Stoffes, insbesondere nach der Seite der Mißbildungen hin. Viele, der unter das Kapitel Hernien oder die verschiedenen Formen der Darmverlagerungen und Wegstörungen fallenden Veränderungen zeigen so innige Beziehungen zu Entwicklungsstörungen (Nabelschnurbruch, Zwerchfellhernien, Divertikel-Ileus usw.), daß auf einige Fragen der Entwicklungsgeschichte und Mißbildungen eingegangen werden mußte, obwohl diese an einer anderen Stelle des Handbuches eine ausführliche zusammenhängende Darstellung erfahren haben. Andererseits habe ich wichtige Lageveränderungen (wie den Situs inversus), soweit sie nicht für die Hernien und Volvulusbildung in Frage kommen, oder die angeborenen, entwicklungsgeschichtlich bedingten Darmverschlußformen nur kurz gestreift. Die folgende Darstellung erstreckt sich also in erster Linie auf die allgemeine und spezielle Pathologie der Unterleibsbrüche (Hernien) und der erworbenen Lageveränderungen des Darmrohres, die als Einklemmungen (Inkarzeration), Einschiebungen (Invagination), Achsendrehungen und Verschlingungen (Volvulus) bezeichnet werden. Diese Veränderungen machen einen großen Teil der pathologisch-anatomischen Grundlagen des Darmverschlusses

(Ileus) überhaupt aus, dessen andere, wichtigste erworbene Formen [Obturations-, Kompressions-, funktionelle (spastisch-atonische) Verschlußmechanismen] anhangsweise abgehandelt sind.   Dabei mußte die eingehende Besprechung der zum Verschluß führenden, entzündlichen, geschwulstmäßigen und durch Parasiten hervorgerufenen Veränderungen den entsprechenden Kapiteln dieses Handbuchs vorbehalten bleiben.

Von den **entwicklungsgeschichtlich bedingten Lage- und Formanomalien des Darmkanals** seien nur diejenigen hier namhaft gemacht, die für irgendeine der weiterhin zu erörternden Veränderungen von Bedeutung sein können. Sie beruhen alle auf Störungen der Darmdrehung, für deren Mechanismus neuerdings Vogt Wechselwirkungen von Duodenum und Kolon verantwortlich gemacht hat. Hierzu gehören der Situs inversus abdominalis partialis superior, der auf eine vollständige Drehung der Nabelschlinge im umgekehrten Sinne zurückgeführt wird; die Dextroposition des Dickdarmes bei unvollständiger Drehung der Nabelschlinge im umgekehrten Sinne, die Sinistroposition des Dickdarmes bei unvollständiger Drehung in normaler Richtung und die Retroposition des Dickdarmes bei völligem Fehlen der Drehung (de Quervain). Wird der Dickdarm nicht, wie normalerweise, an der hinteren Bauchwand fixiert, so bleibt ein freies Gekröse an den betreffenden Darmteilen bestehen, das in direktem Zusammenhang mit dem Gekröse des Dünndarms steht und als Mesenterium commune

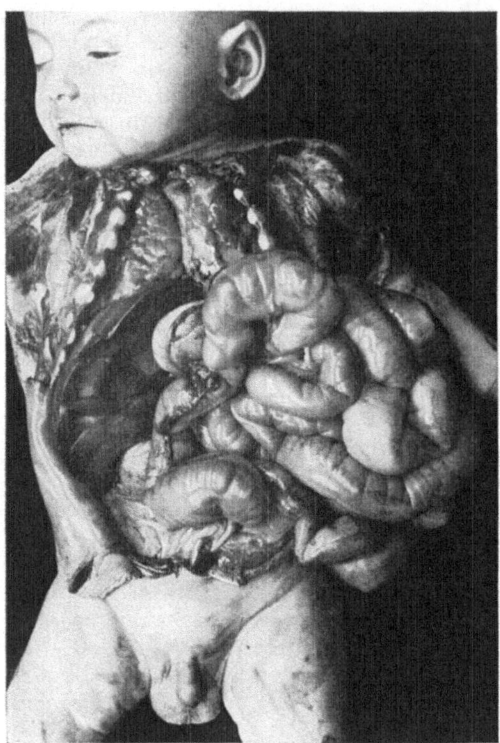

Abb. 1. Coecum mobile bei fehlender Anheftung des Colon ascendens. 3 Mon. ♂. Cökalvolvulus, Peritonitis.

bezeichnet wird. Am häufigsten unterbleibt, mehr oder minder vollständig, die Verwachsung mit der hinteren Bauchwand im Bereich des Colon ascendens. Es läßt sich dabei eine fortlaufende Reihe für die Anhaftungsverhältnisse des Mesenteriums aufstellen (Faltin), die vom Mesenterium commune bis zur völligen Fixation des Colon ascendens und der untersten Ileumschlinge führt. In der überwiegenden Mehrzahl der Fälle von Mesenterium commune reicht der freie Teil des Kolons bis dicht an die Flexura hepatica, viel seltener ist auch diese und noch ein Teil des Colon transversum frei beweglich. In solchen Fällen hängt das ganze Dünndarmpaket, Colon ascendens und ein Teil des Colon transversum an einem gemeinsamen Gekröse, dessen kurze Wurzel nur aus der primären Radix mesenterii besteht. Gelegentlich ist dann auch das Duodenum mangelhaft fixiert. Dabei zeigt gewöhnlich der Zwölffingerdarm auch nicht die gewöhnliche Form, sondern sein absteigender Teil geht direkt rechts an der Wirbelsäule ohne Vermittlung einer Flexura duodeno-jejunalis in das Jejunum über (ECKEHORN). Auf das Zustandekommen dieser Lageabweichungen, die vor allem für die Entstehung von mesenterialen Achsendrehungen (S. 203) von großer Bedeutung sind, werfen die schon erwähnten Untersuchungen von VOGT über die Lageentwicklung des menschlichen Darmes neues Licht. Näheres darüber ist im Kapitel „Mißbildungen" nachzulesen. — Die Übergangsstelle des viszeralen Bauchfellblattes in das parietale Mesenterium kann in verschiedener Höhe gelagert sein, über oder unter der Einmündungsstelle des Ileums, oder auf einer Höhe mit ihm. Die Radix des Coecums kann sagittal, frontal oder schräg gerichtet sein. Mit dem Alter senkt sich die Coecumwurzel nach unten, während ihre Länge und Breite zunimmt.

Nächst dem Coecum mobile, zu dessen abnormer Beweglichkeit oft noch eine besondere Länge der Blinddarmschlinge kommt (CURSCHMANN), gehören Insertionsanomalien der Flexura sigmoidea zu den wichtigsten angeborenen Lageabweichungen, die für das Zustandekommen von Wegstörungen von Bedeutung sind. Die zahlreichen Variationen der Lage- und Anheftung des S-Romanum sind von ENGEL, SCHIEFFERDECKER, SAMSON, PATEL und neuerdings von SSOSSON-JAROSCHEWITSCH eingehend studiert worden. Es lassen sich danach 4 Grundtypen seiner Lage und Form unterscheiden.

Am häufigsten liegt es im kleinen Becken mit einer Anzahl vertikal oder horizontal gelagerter Schlingen, bei einer 2. Gruppe liegen die Darmschlingen außerhalb des kleinen Beckens links an der Wirbelsäule, können vor oder neben dem Colon descendens steil nach aufwärts bis zum 2. Lendenwirbel, ja bis zur Milz emporsteigen. Dabei kommen gelegentlich Knickungen am oberen Ende und Ausbuchtungen des Endstückes vor (SAMSON). Eine weitere Gruppe ist dadurch charakterisiert, daß das S-Romanum in der rechten Bauchseite liegt, jedenfalls in verschiedener Höhe die Wirbelsäule kreuzt und verschieden hoch bis nahe an die Leber oder in die Fossa iliaca reicht. Nach der Krümmung geht der Darm fast schnurgerade in die Beckenhöhle zurück. Nur als eine besondere Abart dieser Gruppe sind Formen aufzufassen, die zwei Krümmungen aufweisen, von denen eine nach oben gerichtet ist und links von der Wirbelsäule liegt, während die andere in der rechten Bauchhälfte verläuft. Die rechtsseitige Lage des S-Romanum wird als HUGIERsche Lage bezeichnet, ist aber bereits 1815 von FLEISCHMANN beschrieben worden. Am seltensten (2%) ist eine 4. Gruppe, bei der das Sigmoid eine fast gerade Röhre ohne Schlingenbildung darstellt, die das Colon descendens mit dem Rektum verbindet. Darmrohr und Gekröse sind dabei sehr kurz und erinnern an die primitiven Verhältnisse früherer Entwicklungsstufen. Es sind auch ganz abnorme Lagen beschrieben worden. vollständiges Fehlen der Sigmaschlinge (KOCH), Doppelbildungen am Anfangsteil (LOOKWOOD), rechtsseitige Lagerung und Fixation bei Situs inversus totalis und partialis (TOLDT, GRUBER, REINBACH u. a.). Die Formbildung der Flexur hängt außer von zufälligen Einflüssen, die seine Lage ändern können (Druck benachbarter Organe, Füllungszustand) im wesentlichen von der Größe und dem Verlauf der Radix mesenterii, der Form und Länge des Mesenteriums und der Darmlänge ab.

Der Verlauf der Haftlinie des Gekröses steht in engem Zusammenhang mit der Entwicklung der Gekrösewurzel. Bis zum 4. Embryonalmonat ist der Dickdarm in der Mittellinie fixiert, ohne daß eine Trennung zwischen Colon descendens und Sigmoid besteht. Dann beginnt die Verwachsung des Mesocolon descendens mit dem Bauchfell auf der Höhe des oberen Nierenpols, die sich später auf die vordere Nierenoberfläche ausdehnt, während das Mesenterium an der Wirbelsäule befestigt bleibt. Die zwischen dem medialen Nierenrand und der Wirbelsäule bestehenbleibende Furche, in deren Bereich das Gekröse des Colon descendens keine Verwachsungen mit der hinteren Bauchwand eingeht, bildet die Anlage zum Recessus intersigmoideus (TOLDT, s. S. 168). Schreitet unter Verkleinerung des Rezessus die Verwachsung mit dem Bauchfell fort, so bekommt die Fixationslinie der Radix mesenterii des S-Romanum eine winkelige Form mit einer starken Krümmung am Deszendens, die sich später nach abwärts senkt, während der Winkel stumpfer wird. Dieser ist nach unten links geöffnet, sein einer Schenkel geht vertikal nach abwärts, der andere nach unten und links. Weite des Winkels, Lage und Form der Haftlinie wechseln unter verschiedenen Umständen. Im Alter senkt sie sich allmählich nach abwärts (1. Jahrzehnt 4.—5. L. W. K., 6.—7. Jahrzehnt Kreuzbein). Die Größe des Winkels schwankt zwischen 5—85 Grad, bei kleinem Winkel liegt die Haftlinie fast horizontal, bei größeren vertikal und das ganze Schlingensystem verläuft von oben nach unten. Außerdem bestehen enge

Beziehungen zur Beckenform, als der Gekröseansatz bei breitem Becken mehr horizontal (Frauen), bei schmalem mehr vertikal verläuft (Männer und Kinder). Die Wichtigkeit der Form des Mesenteriums für die Lage der Flexurschlinge erhellt aus den Untersuchungen von Samson; es können lange schmale, bandförmige Gekröse von kurzen, breiten, kreis-, zelt-, sattelförmigen und vieleckigen unterschieden werden, wobei das Gekröse sowohl nach aufwärts in die Bauchhöhle, wie nach abwärts ins kleine Becken steigen kann. Die Mesenterialform scheint für die Länge, Lage und Form der Sigmaschlinge am wesentlichsten zu sein. Mit ihr hängt auch die Größe der Schlinge eng zusammen.

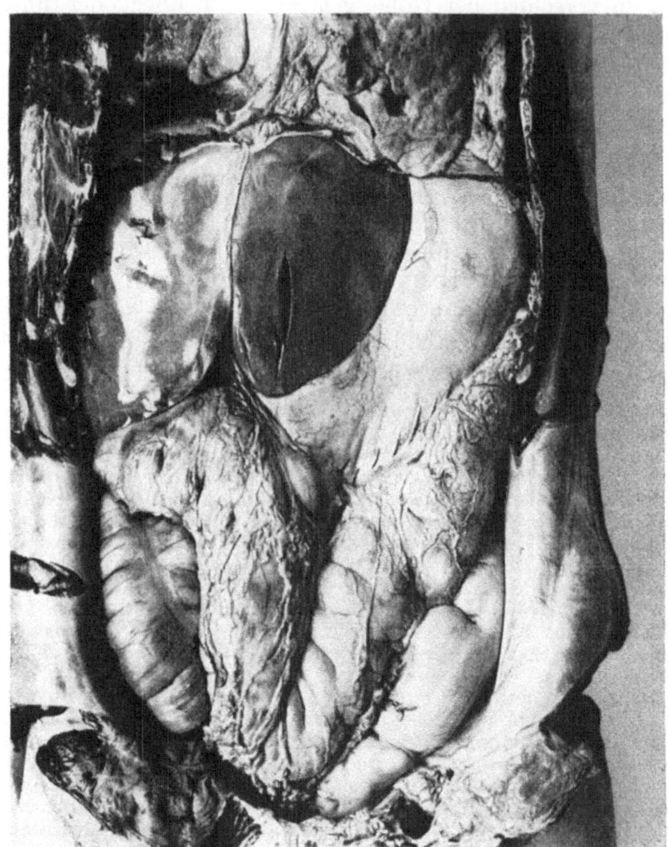

Abb. 2. V-förmiger Verlauf des Colon transversum.

Auch die Lage des Colon transversum kann sehr verschieden sein. Kuprijanoff unterscheidet eine nach dem Zwerchfell zu konvexe hufeisenförmige Gestalt, bei der eine eigentliche Milz- und Leberflexur nicht vorhanden ist, sondern das Colon ascendens in flachem Bogen in das transversum und dieses in das Colon descendens übergeht; eine transversale, mit fast gleichen Winkeln an beiden Flexuren; eine V- oder U-förmige, nach dem Becken gekrümmte, wobei drei Winkel gebildet werden, zwei spitze, von weniger als 45 Grad an der Milz- und Leberbiegung und ein dritter mehr oder minder spitzer des Colon transversum selbst mit nach der Symphyse zu gerichteter Spitze von verschiedener Weite. Je spitzer der Winkel ist, desto näher liegen die auf- und absteigenden Schenkel aneinander; bei einer 4. Gruppe besteht eine schräge Lage des Colon transversum, bei der der Winkel der rechten Flexur stets größer, der an der Milzbiegung stets kleiner als 90 Grad ist. Dabei liegt die rechte Krümmung immer tiefer, so daß das Colon transversum nach links aufsteigt. Diese Verlaufsformen sollen mit der Gestaltung des Bauches eng zusammenhängen. Sie werden durch die Lage der Flexura hepatica und lienalis bestimmt, deren Höhe, Form und Krümmungswinkel vom Zustand des Fixationsapparates abhängig ist. Die Flexura lienalis liegt meist in Höhe der 8., die Flexura hepatica in Höhe der 10. Rippe.

Über die Lage der einzelnen Dünndarmschlingen ist nichts Sicheres bekannt. Man nimmt an, daß sie ohne jedes System in der Bauchhöhle gelagert sind

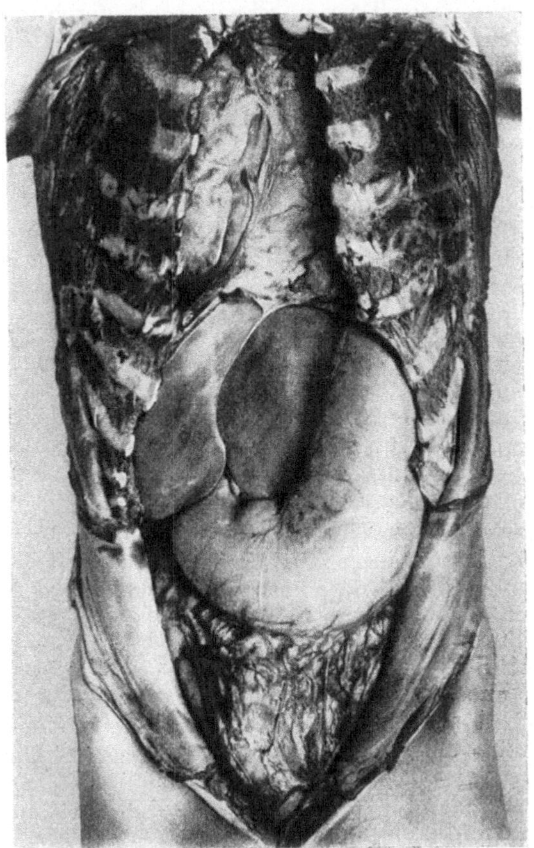

Abb. 3. Gastro- und Enteroptose mittleren Grades bei asthenischem Habitus. ♀ 36jähr. Lungentuberkulose.

(Treves, Addison). Pawlenko hat drei Lagetypen aufgestellt: Die Schlingen liegen entweder meist horizontal oder vertikal oder schräg; dementsprechend ist auch die Radix mesenterii im ersten Falle vertikal, im zweiten horizontal, im dritten Falle schräg gerichtet. Der erste Typ wird bei schmaler, der zweite bei breiter Thoraxöffnung angetroffen.

Senkungen der Baucheingeweide werden als **Enteroptose** bezeichnet (Glénardsche Krankheit). Es kommen sowohl isolierte Magensenkungen (Gastroptose) und isolierte Senkungen des Querkolons und Coecums (Benda) vor, häufiger aber sind gleichzeitige Senkungen aller Baucheingeweide einschließlich der Leber und Nieren. Nach Glénard beruht die Enteroptose auf einer primären Ernährungskrankheit (er spricht von einer Diathese), während Stiller den Zustand als angeboren, sogar vererbbar auffaßt und ihn als Ausdruck einer universellen Asthenie deutet. Rovsing, der vor allem vom Standpunkt des Chirurgen die Enteroptose genau beforscht hat, betont die Bevorzugung des weiblichen Geschlechtes. Bei der virginellen Form handelt es sich meist um Frauen des asthenischen Typs, bei denen das Leiden oft durch übermäßiges Schnüren ausgelöst wird. Während hier die Bauchdecken straff sind, ist beim maternellen Typ der Bauch durch vorhergegangene Geburten schlaff, der Abdominaldruck vermindert, so daß die dem Zwerchfell naheliegenden Organe, die „gewissermaßen auf den Därmen schwimmen", durch ihre Ligamente nicht gehalten werden und herabsinken. Das Ligamentum gastrocolicum ist dabei oft so stark verlängert, daß das Colon transversum bis ins kleine Becken herabreichen kann. Als ursächliche Faktoren sind auch anormale Wuchsformen des Rumpfskelettes (Dönninger), Tiefstand des Zwerchfells (Rieder), mangelnder Tonus der glatten Muskulatur der Hohlorgane des Darmkanals (Assmann, Heyer, Klee, Schlesinger), Schlaffheit der Muskulatur der Ligamente (Dahm) beschuldigt worden, wobei oft mehrere, häufig sogar eine große Anzahl von zusammentreffenden Störungen als die Ursache der Enteroptose angesehen werden. In der jüngsten Zeit hat Hasselwander neue Untersuchungen über die Verschieblichkeit und die Befestigungsmittel der Bauchorgane als Beitrag zur Ptosefrage mitgeteilt. Ich entnehme seinen Mitteilungen folgende Angaben: „Den Aufhängebändern und dem Bindegewebe kommt eine nennenswerte Bedeutung für die Fixation der Organe nicht zu. Sie vermögen sich sogar stark zu dehnen, wenn die eigentlichen Stützmittel fehlen. Diese sind in einer Reihe von Faktoren zu suchen. Eine große Rolle spielt die gesamte Gestaltung des Körpers, die schon am Skelett ihren Ausdruck findet, ferner das Verhältnis zwischen der Längen- und Breitenausdehnung des Rumpfes und der Zustand der Skelettmuskulatur, deren Tonus im größten Umfang beim einzelnen Individuum und unter verschiedenen Lebensumständen schwankt. Seine Herabsetzung, sei das nun als eine Erscheinung des Alters, der Konstitution (Habitus asthenicus Stiller) oder auch der durch äußere Bedingungen beeinflußten Körperverfassung entzieht durch Nachlassen der Bauchdeckenspannung den Eingeweiden ihre wichtigste Stütze." Auch die Überdehnung und ungenügende Rückbildung nach Schwangerschaft, Schwinden eines Aszites oder Entfernung eines Gewächses und ähnliche Ursachen sind von großer Bedeutung. Ebenso spielt der Fettgehalt des Gekröses und des Retroperitonealraums für die Lage der Baucheingeweide eine große Rolle. Damit hängt es zusammen, daß nach plötzlicher Abmagerung die Organe rasch tiefertreten können.

Hochgradige Erschlaffung der vorderen Bauchwand im Alter oder nach Krankheiten führt meist zur Umgestaltung der Bauchform mit gleichzeitiger Eingeweidesenkung, die gewöhnlich erst beim Aufsetzen aus der horizontalen Lage oder beim Pressen und Husten in Erscheinung tritt. Malgaigne spricht von einem dreihügligen Bauch (Ventre trilobé, triple saillant), wenn der obere Teil des Leibes flach ist, der untere im Bereich der Linea alba und beiderseits entlang und oberhalb der Ligamenta Pouparti hüglige Ausbuchtungen besitzt, die dadurch zustandekommen, daß der untere aponeurotische Teil des Musculus obliquus nicht gespannt wird, sondern dem Druck der Baucheingeweide nachgibt. Beim sog. Bettelsackbauch (Ventre en besace) ist der Leib nur in den unteren Teil gleichmäßig birnenförmig aufgetrieben, in den oberen abgeplattet, wobei die Bauchdecken so erweitert und verdünnt sein können, daß die Dünndarmschlingen durchscheinen. Hängen die häutigen Bauchdecken über die Schambeinränder bis über die Oberschenkel hinüber, so spricht man von Schürzenbauch (Ventre en tablier).

B. Die Unterleibsbrüche (Hernien).

I. Allgemeine Pathologie der Hernien.

a) Begriffsbestimmung.

Unter einer Hernie (Unterleibsbruch) versteht man die Verlagerung von Baucheingeweiden in pathologische Ausstülpungen des Bauchfells. Damit ist schon gesagt, daß bei einer echten Hernie der Zusammenhang des Peritoneums an keiner Stelle unterbrochen ist und die verlagerten Baucheingeweide stets innerhalb der Bauchhöhle verbleiben, sofern man damit im Sinne der normalen Anatomie den vom Bauchfell umschlossenen Raum versteht. Bei einer derartigen Begriffsfassung der echten Hernien wird der Unterschied gegenüber den Prolapsen ohne weiteres verständlich. Beim Prolaps erfolgt die Eingeweideverlagerung stets durch Lücken des Bauchfells, die seinen Zusammenhang unterbrechen. Während echte Hernien also einen peritonealen Bruchsack besitzen, entbehren die Prolapse jeder peritonealen Umhüllung. Extraperitoneale Organe, z. B. die Blase können im Sinne der obigen Begriffsbestimmung nur dann Inhalt einer Hernie werden, wenn sie das Bauchfell vor sich her ausstülpen; andernfalls sind ihre Vorfälle den Prolapsen zuzurechnen. Eine besondere Form der Hernien sind die sog. Gleitbrüche, bei denen das vorgefallene Organ bzw. dessen Gekröse einen Teil der Bruchsackwand bildet. Sie sind später im Zusammenhang besprochen (S. 108).

Die Ausstülpungen des Bauchfells erfolgen durch angeborene entwicklungsgeschichtlich bedingte und traumatisch entstandene, erworbene Lücken der vorderen und hinteren Bauchwand. Eine Unterscheidung in äußere und innere Hernien wird dadurch möglich, daß in enger Abhängigkeit von der Lage der Bruchpforte gewisse Brüche (Herniae retroperitoneales) nie eine äußerlich sichtbare Bruchgeschwulst bilden können, während die äußeren Brüche meist an irgendeiner Stelle der vorderen, seitlichen oder hinteren Bauchwand sichtbar werden, jedenfalls bei genügender Größe sichtbar werden können. Ein ausgebildeter Bruch besteht aus der Bruchpforte, dem Bruchsack, Bruchinhalt und Bruchhüllen.

b) Bruchpforte.

Die Bruchpforte ist diejenige Stelle der Bauchwand, an der die Ausstülpung des peritonealen Bruchsackes die Bauchdecke durchsetzt. Man spricht von einem Bruchring, wenn der die Bauchdecke durchsetzende Kanal nur kurz ist (z. B. Nabelring), von einem Bruchkanal, wenn er eine Strecke weit, womöglich schräg durch die Bauchwand verläuft. In diesem Fall ist oft ein äußerer und innerer Bruchring zu unterscheiden (innerer-äußerer Leistenring). Doch kann bei besonders großen Brüchen durch die Überdehnung der Bauchwand ein solcher Kanal immer mehr und mehr verkürzt werden, bis sogar eine Verschmelzung von äußerem und innerem Bruchring erfolgt (große Leistenbrüche). Als Bruchpforte kann letzten Endes jede Stelle der Bauchwand in Betracht kommen, wenn auch in der weitüberwiegenden Mehrzahl der Fälle durch ihren anatomischen Bau besonders dazu begünstigte Stellen benutzt werden; so bei allen typischen Brüchen, die nicht einer traumatischen Schwächung umschriebener Bauchwandbezirke durch Narben oder Muskellähmungen ihre Entstehung verdanken. Es sind aber durchweg auch hier

„schwächere" Stellen der Bauchwand, an denen unter dem Einfluß fortgesetzter Drucksteigerungen im Bauchraum allmählich Peritonealausstülpungen sich entwickeln können. Solche Stellen finden sich überall dort, wo Gefäße und Nerven oder auch andere Organe (Samenstrang, Speiseröhre) die Bauchwand durchsetzen. Nicht nur größere Gefäße, wie die Vasa femoralia, obturatoria, glutaea, kommen in dieser Weise für die Entstehung von Bruchpforten in Frage, auch kleinere, die vordere Bauchwand in mannigfacher, nicht gesetzmäßiger Weise durchsetzende Arterien und Nerven sind, wie ich glaube, mit vollem Recht, mit der Entwicklung seitlicher Bauchhernien in Verbindung gebracht worden (Stühmer). Auch die Stelle der verödeten Nabelgefäße ist für die Bruchpfortenbildung beim Nabelbruch der Kinder von Bedeutung. Der ganze Leistenkanal, der ja in der Lehre von den Brüchen eine so wichtige Rolle spielt, der mit der Wanderung der Keimdrüsen und dem Verlauf des Samenstranges in engster Beziehung steht, stellt schließlich auch nur eine durch seinen noch zu erörternden anatomischen Bau bedingte „schwächere" Stelle der Bauchwand dar. Das gleiche gilt für die Durchtrittsstelle der Speiseröhre durch das Zwerchfell. Eine andere Gruppe von Bruchpforten entsteht an solchen Stellen der Bauchwand, die durch das Fehlen einzelner Bauchdeckenschichten als weniger widerstandsfähig anzusehen sind. Solche Stellen liegen besonders an den Muskelgrenzen, da wo die seitlichen Bauchmuskeln in der Mittellinie als Linea alba zusammenstoßen, oder wo sie am Beckenumfang ihre Anheftung erfahren. Das Trigonum inguinale mit der Fovea inguinalis interna, die Linea alba, Muskellücken am äußeren Rande des Rectus abdominis, in der Lendengegend (Trigonum Petiti), am Beckenboden sind besonders zu nennen. Hierher gehört auch das Foramen Bochdaleki am Zwerchfell. An diese entwicklungsgeschichtlich bedingten Stellen reihen sich dann die an jeder Stelle der seitlichen und vorderen Bauchwand möglichen traumatischen, durch Verletzungen, Eiterungen, Lähmungen usw. entstehenden Wandschwächungen an.

Die Weite der Bruchpforte ist sehr verschieden, manchmal stellt sie einen eben wegsamen Spalt dar, in anderen Fällen — oft durch die Größe des Bruches sekundär erweitert — einen breiten Ring.

Den sog. inneren Brüchen wird eine eigentliche Bruchpforte meist abgesprochen, weil die den Bruchsack darstellende, zwischen der hinteren Bauchwand und dem Peritoneum erfolgende Bauchfellausstülpung nichts anderes als einen vergrößerten dort normalerweise gelegenen Rezessus darstellt. Einer besonderen Erwähnung bedürfen hier noch die angeborenen äußeren Leistenbrüche, bei denen der Bruchsack nicht durch eine sekundäre Bauchfellausstülpung entsteht, sondern von dem nicht verödeten, eine im embryonalen Leben normale Bauchfelltasche darstellenden Processus vaginalis peritonei gebildet wird. Mit diesen Brüchen wurden oft — mit Recht — die Hernien der Bursa omentalis verglichen, bei denen der normale Netzbeutel den Bruchsack darstellt, der hier also nicht durch eine erst im Laufe des Lebens entstandene Bauchfellausstülpung, sondern durch eine bei jedem Menschen vorhandene Bauchfelltasche gebildet wird. Wenn man sich dessen bewußt ist, kann man das Foramen Winslowii als Bruchpforte dieser Hernien betrachten. In einer physiologischen Peritonealausstülpung entstehen auch die sog. Nabelschnurbrüche. Große Brüche dieser Art bilden den Übergang zu den sog. Eventrationen, bei denen die Erweiterung der Bauchhöhle durch die Erschlaffung weiter Bauchwandabschnitte erfolgt, ohne daß von einem scharfen Übergang der normalen Bauchwand in den erweiterten Teil im Sinne einer Bruchpforte die Rede sein könnte (Rektusdiastase, Narbendiastase, Relaxatio diaphragmatica).

c) Bruchsack.

Der Bruchsack ist und bleibt, trotz verschiedener Veränderungen, die er erleiden kann, unter allen Umständen ein Teil des Bauchfells, mit dem er meist ununterbrochen den Zusammenhang bewahrt. Seine Bildung und Vergrößerung erfolgt durch eine Ausstülpung bzw. Vorschiebung des Peritoneums auf der lockeren fettgewebigen Unterlage. Von LEDDERHOSE ist neuerdings, wie ich glaube durchaus mit Recht, auch auf selbständige Wachstumsvorgänge, besonders an den Bruchsäcken angeborener Leistenbrüche hingewiesen worden. Im Bereich der Bruchpforte wird der Bruchsackhals allmählich so gut wie immer etwas dicker als die Mündung und der Grund, die oft lange das unveränderte Aussehen und die Beschaffenheit der normalen zarten Peritonealmembran behalten. Wird beim Eintreten einer „Bruchsackwanderung" der ursprüngliche allmählich verdickte Bruchsackhals weiter nach abwärts gedrängt und neues Bauchfell zu weiterer Bruchsackbildung herangezogen, so entsteht ein zwerchsackförmiger Bruchsack, der bei mehrmaliger Wiederholung desselben Vorganges zu einem „rosenkranzförmigen" werden kann. Ähnliche Bildungen können aber auch durch umschriebene, entzündliche Vorgänge unter dem Einfluß verschiedener starker Druckwirkungen des Bruchinhaltes oder der Bruchhüllen (Bruchbänder), in angeborenen Leistenbrüchen auch durch partielle unvollkommene Verödung des Processus vaginalis entstehen. Gehen von der Haupthöhle eine oder mehrere Seitenbuchten ab, so spricht man von Bruchsackdivertikeln, die zum Teil einen ganz anderen Weg einschlagen können als der Hauptsack (HAGENBACH). Die Verbindung der

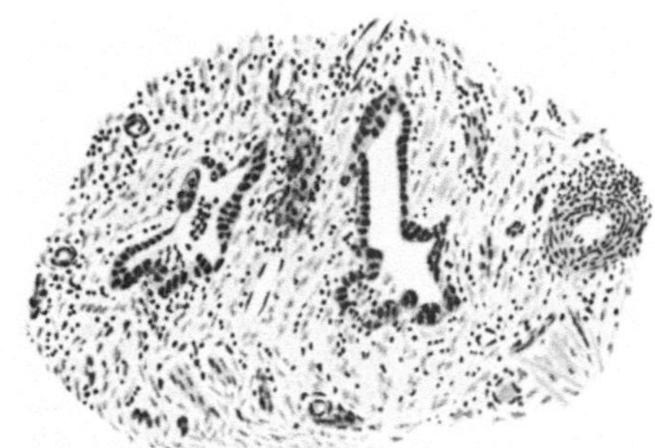

Abb. 4. Epithelzysten im entzündeten Bruchsack.

Divertikel mit dem Hauptsack kann auch ganz verödet sein. HAGENBACH nimmt an, daß die Divertikel entweder angeboren sind und mit dem zum Bruchsack werdenden Peritoneum herabgezogen werden, oder daß unter dem Zusammenwirken von ungleichem Druck und ungleicher Wandstärke des Bruchsacks eine Ausstülpung zustande kommt. LEDDERHOSE denkt auch hier an selbständige Wachstumsvorgänge der Bruchsackwand. Durch mannigfache mechanische und entzündliche Beeinträchtigungen von außen und innen, besonders unter dem Einfluß des Bruchinhaltes, erleidet der Bruchsack vielfache Veränderungen. Reste von Blutungen geben sich als bräunliche oder schwärzliche Flecken zu erkennen. Die Serosa verdickt sich und wird narbenähnlich, sehnig, weiß und trüb. Einzelne Teile können geradezu knorpelartig hart werden, auch Verkalkungen kommen vor. Eine „Druckatrophie" des Bruchsacks ist bisher mit Sicherheit nicht festgestellt worden. Dazu gesellen sich oft Verwachsungen der Bruchsackwände untereinander oder mit dem Bruchinhalt, denen eine Verklebung durch fibrinöse Exsudatmassen vorauszugehen pflegt. Verschließt sich dadurch der Bruchsackhals, so kommt es durch Ansammlung von seröser Flüssigkeit in dem abgeschnürten Teil zur Ausbildung von Bruchsackzysten. Gelegentlich kann sich dann oberhalb einer solchen Zyste ein neuer Bruchsack entwickeln, der sich unter Umständen sogar in die Zyste einstülpt. Ähnliche Einstülpungen von Bruchsäcken kommen in Hydrozelen des Hodens und Samenstranges vor (Hernia encystica).

Während im allgemeinen dem Bruchsack bei der Hernienbildung nur eine passive Rolle zugeschrieben wird, indem er durch Druck, Zug, Schwere und Spannung gebildet werden soll, denken manche Autoren auch an seine aktive Beteiligung bei der Bruchentstehung, nicht nur in dem Sinne, daß parallel dem Körperwachstum die Bruchsackanlage sich weiter vergrößert, sondern indem ein selbständiges, die normale Wachstumsvergrößerung überholendes Wachstum angenommen wird (Ledderhose). König spricht von einer entzündlichen Neubildung der Bruchsäcke und Cohn schreibt für die indirekten Leistenhernien allen Abschnitten des normalen wie veränderten und unvollständig verödeten Scheidenhautfortsatzes die Fähigkeit zu allmählicher und selbständiger Wucherung zu. In „Beiträgen zur Lehre vom äußeren Leistenbruch" hat kürzlich Ledderhose ganz neuartige Gesichtspunkte für das Wachstum und die Pathologie des Bruchsacks entwickelt, auf die hier kurz eingegangen sei.

Ledderhose geht von dem histologischen Befund aus, der sich ihm bei der Untersuchung von Leistenbruchsäcken ergab. Er fand überall da, wo die Wand trüb, verdickt, mit kleinen Gruben besetzt ist, wo umschriebene weiße Verdickungen, verzweigte Stränge und Leisten, in das Lumen vorspringende Ringe vorhanden sind, ebenso an der Wand von Vorbuchtungen und Divertikeln eine Gewebsschicht mit den Eigenschaften jugendlichen Bindegewebes

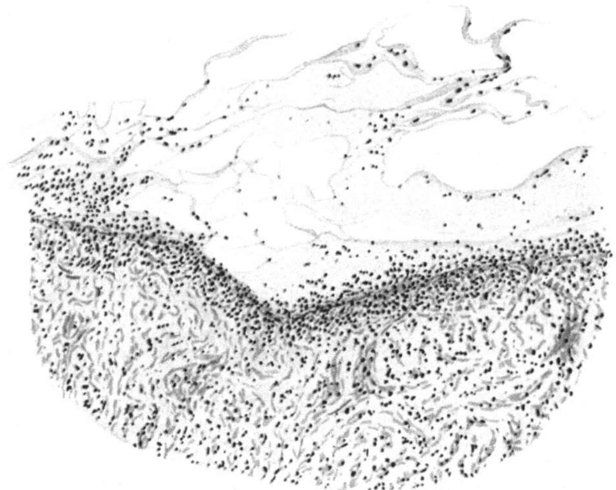

Abb. 5. Bruchsackentzündung mit zystischer Auffaserung der Wand.

ohne elastische Fasern mit Übergängen zu Narbengewebe. An Stellen seiner frühesten Entwicklung kann dieses Gewebe geradezu als embryonales Bindegewebe, als bindegewebiges Keimgewebe oder als Schleimgewebe bezeichnet werden. Es findet sich zuweilen in ziemlich dicker Schicht an der Spitze von im ganzen weichen, durchscheinenden Bruchsäcken. Dieser Befund beweist ihm, zumal auch die übrigen Schichten der Wand, insbesondere die glatten Muskelfasern und Blutgefäße erhebliche Wucherungen und Vermehrung zeigen, daß es sich bei mannigfachen Verdickungen, Ausbuchtungen und Divertikelbildungen des Bruchsackes nicht um Folgen und Bildungen einer fibrinösen Entzündung handelt, sondern daß ein aktiver Wucherungs- und Neubildungsvorgang anzunehmen ist, der nur im engsten Zusammenhang mit dem Wachstum des Bruchsacks selbst gebracht werden kann. Es soll nach Ledderhose die ganze Leistenbruchanlage (Processus vaginalis) mit der aus der embryonalen Zeit stammenden Fähigkeit ausgestattet sein, im postfötalen Leben lebhafte Wucherungsvorgänge zu entwickeln. Strahlige Narben, Falten, Stränge, Ringe und Ausbuchtungen können dann als Reste des Wucherungsvorganges zurückbleiben. Eine an der Innenfläche der Bruchsackspitze gelegene Stelle des stärksten Wachstums könne man mit dem Vegetationszentrum der Pflanzen vergleichen. Die von Kocher als Jahresringe bezeichneten, von Cooper, Best und anderen auf eine Bruchsackwanderung bezogenen Einschnürungen (dem ehemaligen Bruchsackhals entsprechend) seien gleichfalls durch vorausgegangene Wucherungsvorgänge nach Art des Spitzenwachstums zu erklären. Auch das Bild einer enzystierten Hernia funiculi kann im Sinne dieser Auffassung dadurch entstehen, daß es im distalen Teile eines von der Tunica vaginalis propria getrennten Bruchsackes durch Spaltbildung zur Abhebung der innersten, aus jugendlichem Bindegewebe bestehenden Wandschicht kommt. In ähnlicher Weise sei von Resten des abgetragenen Bruchsacks durch selbständige Wachstumsvorgänge eine Rezidiventstehung möglich.

Die Untersuchungen von LEDDERHOSE erstrecken sich zunächst nur auf die äußeren angeborenen Leistenhernien. In der Tat lassen sich die von ihm gesehenen Veränderungen der Bruchsackwand leicht feststellen, aber nicht nur an Leistenbruchsäcken, sondern an jedem einigermaßen entwickelten Bruchsack an beliebiger Stelle, besonders früh im Bruchsackhals. Schon daraus geht hervor, daß die zweifellos stattfindenden „Proliferationserscheinungen" die Ausbildung eines jugendlichen, später vernarbenden Bindegewebes nicht auf eine aus der embryonalen Zeit stammende, dem Processus vaginalis eigentümliche Fähigkeit zu beziehen sind. Vielmehr möchte ich glauben, daß hier die mannigfachen mechanischen Alterationen der Bruchsackwand, die zu einer Störung des lokalen Stoffwechsels im Bindegewebe führen, an den Anfang solcher Wucherungserscheinungen zu stellen sind; also nicht innere, in der Anlage begründete Eigentümlichkeiten der Bruchsackwand, sondern äußere Einflüsse Druck- und Zugwirkungen führen zur Entwicklung von Wucherungsvorgängen, aus denen ganz zweifellos narbige Verdickungen entstehen können. Fibrinös exsudativen Entzündungsvorgängen eine Bedeutung für das Zustandekommen von Verdickungen der Bruchsackwand ganz abzusprechen, geht sicherlich nicht an, wenn sie wohl auch seltener sind als es allgemein hingestellt wird. Sie deuten immer auf eine vorausgegangene bakterielle Infektion des Bruchsacks hin und werden bei den Entzündungen des Bruchsacks noch besonders zu erwähnen sein.

Zur Verwechslung mit Fibrinauflagerungen an der Wand von Bruchsäcken können auch Abhebungen der Deckzellenlage in der Form von dünnen schleierartigen Häuten Veranlassung geben. Oft zu beobachtende kleine, bis 2 cm lange, meist in Gruppen zusammenstehende Zotten, die vor allem in älteren Bruchsäcken vorkommen, bestehen auch aus Wucherungen von Deckzellen, die gelegentlich einen mit Flüssigkeit gefüllten Hohlraum umschließen. Oft haben solche Zotten einen Kapillaren führenden Grundstock. Sie können gelegentlich vollständig hyalin werden und entsprechen ähnlichen Wucherungen an der Tunica vaginalis des Hodens (gestielte Hydrozelenkörperchen) (LUSCHKA, REIN, RITTER); gestielte Bruchsackkörper können gelegentlich abreißen und als freie hyaline Körper im Bruchsack liegen bleiben. So wenigstens möchte ich die bei SCHMIDT erwähnten Fremdkörper im Bruchsack auffassen (CANTON, SHAW, MURCHISON).

Zysten in der Bruchsackwand entstehen teils durch Spaltung der Wand und Aufnahme von Flüssigkeit, teils auch durch Wucherung von Serosaepithelien. Solche Bildungen entsprechen ganz den bekannten kleinen Zysten in Herzbeutel- und Bauchfellverwachsungen. Sie sind meist nur mikroskopisch wahrnehmbar und besitzen eine Auskleidung von kubischen Epitheliennach Art eines Drüsenschlauches. Gegen ihre Ableitung von versprengten Nebenhodenkanälchen oder Resten des WOLFFschen Körpers (LEDDERHOSE) möchte ich entschieden Stellung nehmen. Sie sind zwanglos auf Wucherungen des peritonealen Deckepithels zu beziehen, das im Verlauf entzündlicher Vorgänge in das Granulationsgewebe einbezogen ist. Gelegentlich können sie eine beträchtliche Größe erreichen.

Erwähnung bedürfen schließlich noch die oft mächtigen Lagen glatter Muskelfasern, die man mitunter in älteren Bruchsäcken finden kann. Für die Leistenbrüche handelt es sich dabei zweifellos um hyperplastische Kremasterfasern.

d) Bruchinhalt.

Zum Inhalt des Bruchsacks können letzten Endes alle Organe des Bauchraumes, auch retroperitoneal gelegene werden. Je größere Bewegungsfreiheit ein Organ besitzt, desto größer ist die Möglichkeit, daß es einmal in einen Bruchsack gelangt. In den allermeisten Fällen besteht der Bruchinhalt aus Dünndarm und Netz. Das ist bei der freien Beweglichkeit, besonders des oberen und mittleren Ileums, wo das Gekröse schon normalerweise eine Länge von 25 cm besitzt, durchaus verständlich. Gewöhnlich tritt eine Darmschlinge mit zu- und abführendem Schenkel samt dem zugehörigen Mesenterium in den Bruchsack, bei weiter Bruchpforte finden sich aber auch oft mehrere Darmschlingen nebeneinander oder auch verschiedenartige Bauchorgane gemeinsam im Bruchsack. Liegt ein größeres Konvolut von Eingeweiden im Bruch, so spricht man auch von Eventrationen. Gerade bei diesen treten oft sehr ausgedehnte Verlängerungen des Gekröses auf. Nur selten gerät ein Stück des Gekröses allein in den Bruchsack hinein, während dazugehörige Darmteile in der freien Bauchhöhle verbleiben. Kommt es in solchen Fällen zur Einklemmung, so entwickelt sich eine retrograde Inkarzeration (s. S. 113). Auch echte (Meckelsche) und falsche Dünndarm- und Dickdarmdivertikel (Ausstülpungen der Schleimhaut durch Lücken der Muskularis) finden sich oft als Bruchinhalt.

Die echten Divertikelbrüche hat Littre zuerst beschrieben. Sie werden daher gewöhnlich als Littresche Hernien bezeichnet. Doch findet dieser Name auch für alle übrigen Partialbrüche Verwendung, insbesondere für die sog. Darmwandbrüche (Lateralbrüche), bei denen nur ein Teil der Darmwand, meist der dem Gekröseansatz gegenüberliegende Abschnitt in den Bruchsack eintritt. Bei längerem Bestehen eines solchen Darmwandbruches kann die eingetretene Stelle gelegentlich divertikelartig ausgezogen werden. Darmwandbrüche sind vor allem bei engen Bruchpforten sehr häufig, entstehen oft ganz akut und werden meist sofort inkarzeriert (Hernia obt., fem.). Auch in Bruchsackdivertikeln kommt es gelegentlich zu Darmwandabschnürungen.

Nächst dem Dünndarm wird das freibewegliche Netz besonders sein rechtsseitiger Zipfel (Ligamentum colicum Halleri) am häufigsten als Bruchinhalt gefunden. Es liegt meist vor gleichzeitig etwa noch vorhandenen Darmschlingen. In Nabelbrüchen wird es nur sehr selten vermißt, auch in Leisten- und Schenkelbrüchen ist es sehr oft anzutreffen, meist nicht als zartes Gebilde, sondern als dicker Klumpen, indem die Netzflächen miteinander verwachsen und das Fettgewebe zu lipomatösen Verdickungen auswächst. Vielfach verwächst der Netzzipfel mit dem Bruchsack oder den Brucheingeweiden, dann kann es auch ganz fettlos sein und einen dicken bindegewebigen Strang darstellen. Drehungen des Netzes im Bruchsack, die häufig sind, s. bei Volvulus (S. 216).

Viel seltener werden Teile des Dickdarms als Bruchinhalt gefunden, am häufigsten noch die frei bewegliche Flexura sigmoidea und das Querkolon, das bei langem Mesokolon in V- oder M-förmiger Schlinge schon normalerweise bis zur Symphyse herabhängen kann. Auch ein freibewegliches Coecum hat man, wenn auch selten, im Bruchsack sogar linksseitig gefunden. Die übrigen Dickdarmabschnitte können vermöge ihrer festen Anheftung an der hinteren Bauchwand nur in Form der Gleitbrüche in Hernien vorkommen. Auch der Wurmfortsatz, entweder allein oder mit dem Blinddarm zusammen, ist wiederholt, auch in linksseitigen Brüchen (Erb, Lit.) gefunden worden. (Näheres bei Appendizitis im Bruchsack, S. 118.) Sehr selten ist eine isolierte Einklemmung von Appendices epiploicae (Bruns, Riedel, Krüger, Muscatello, Lorenz, Mohr, Schweinsburg, Dubs). Sie ist fast ausschließlich in linksseitigen Leisten- und Schenkelbrüchen gesehen worden. Durch Verwachsungen, die besonders nach Torsionen eintreten, kann ein solcher Darmanhang im Bruchsack zurückbleiben, während der übrige Darm von selbst oder durch Reposition in die Bauchhöhle zurückgleitet (Hilgenreiner).

Der Magen als Bruchinhalt kommt nicht nur in Zwerchfell-, Nabel- und epigastrischen Brüchen, sondern auch in Leistenbrüchen vor (Maag, Ahrens). Den Beobachtungen von Hilgenreiner und Spiegel (eingeklemmter, übergroßer Leistenbruch mit stark erweitertem Magen) entspricht eine eigene hier bildlich wiedergegebene Beobachtung (Abb. 14). Die Hernia epigastrica ohne weiteres als Gastrozele zu bezeichnen, ist keinesfalls angängig (S. 143). Wiederholt sind früher Nabeldottergangsfisteln mit sezernierender magenschleimhaut-ähnlicher Wand fälschlich als Magendivertikel in einem angeborenen Nabelbruch gedeutet worden (TILLMANS).

Die oft verunstaltete Leber ist in rechtsseitigen Zwerchfell- (CAILLARD) und Nabelschnurbrüchen (KERMAUNER, ASCHOFF usw.) gefunden worden, die vergrößerte Gallenblase in einem Bruch der Linea alba (LANZ) und in einer Leistenhernie (SKEY). Über die Milz in Leistenbruchsäcken berichten KUYSCH und HEITZMANN. Das Pankreas, mit dem Dickdarm verwachsen, sah ROSE in einem erworbenen Nabelbruch. DEIPSER fand eine eingeklemmte bewegliche Niere, REICHEL einen erweiterten Harnleiter in einem Leistenbruch. (Andere Beobachtungen von CARLI, DARDANELLI, OLIVA und PROVERA.) GUINCOURT sah einen eingeklemmten Hoden im Schenkelbruch. Gar nicht so selten bilden die weiblichen Geschlechtsorgane den Inhalt von Bruchsäcken, insbesondere der oft zystisch oder entzündlich veränderte Eierstock (LEEGAARD). Man findet ihn nach PUECH, ENGLISCH, GRASER oft angeboren in Leistenbrüchen, so daß geradezu von einem Deszensus des Ovariums in dem offenen Processus vaginalis peritonei gesprochen werden kann. Auch doppelseitig, im Verein mit anderen Mißbildungen der Geschlechtsteile sind Eierstockshernien beobachtet. Meist sind die Eierstöcke durch Verwachsungen mit dem Bruchsack fest fixiert. Unter 38 Fällen fand ENGLISCH sie 17 mal entzündet, 5 mal zystisch, 1 mal krebsig. Der Eileiter liegt selten allein im Bruchsack. Die Ansicht von CRUVEILHIER, daß bei den Brüchen des Eileiters und des Eierstecks die Tube den Weg bahne, steht vereinzelt da. Die meisten derartigen Brüche entstehen wohl dadurch, daß Teile des Ligamentum latum allmählich zum Bruchsack verwendet werden und dabei die von ihm umschlossenen Organe herabgezogen werden (Gleitbrüche). Das gilt vor allem auch für den Uterus, der nie allein ohne Eierstöcke und Eileiter in Leisten- und Schenkelhernien gefunden wurde (SCHULZE). Auch der schwangere Uterus ist einigemal in Bruchsäcken angetroffen worden (WINCKEL, Lit. bei BRUNNER). Über eine Eileiterschwangerschaft in einer eingeklemmten Leisten-hernie hat JORDAN berichtet, über ein Gewächs des Ligamentum teres uteri POLLAG.

Eine besondere Rolle spielt die Blase als Bruchinhalt. Es sind etwa 220 hierhergehörende Beobachtungen in der chirurgischen Literatur aufzufinden [FINSTERER, EGGENBERGER, FRIEDBERGER, BRUNNER (1)]: In einer großen Zahl dieser Fälle kann es sich aber nicht um echte Brüche handeln, sondern um Prolapse, um ein Hervortreten von seitlichen, nicht vom Bauchfell über-zogenen Blasenteilen. Wird bei der Vergrößerung eines derartigen Prolapses auch der vom Bauchfell überzogene Teil in das angrenzende seitliche Bauch-fell in die Tiefe gezogen, so kann die Blase nach Art eines Gleitbruches einen Teil des Bruchsacks bilden, in den andere Baucheingeweide eintreten können. Oft wird aber erst bei Operationen durch Anziehen des Bruchsackes die Blase in ihn hineingezogen. Bei intraperitonealen Blasenbrüchen ist der vorgefallene Blasenteil ganz von Bauchfell umschlossen, extraperitoneale Blasenbrüche sind bruchsacklose Prolapse. Bei den paraperitonealen findet sich neben der Blase noch ein Bruchsack, dessen Wand zum Teil von der Blase gebildet ist (BRUNNER). Die paraperitonealen Brüche sind am häufigsten. Ein Divertikel der Harnblase als Bruchinhalt sah KÖNIG.

e) Fettbrüche.

Eine große Bedeutung für die Entstehung der Hernien und die Pathologie des Bruchsackes haben die sog. Fettbrüche (Herniae adiposae). Besser sind sie aber als Prolapse subseröser oder präperitonealer Lipome zu bezeichnen. Jeden-falls ist das präperitoneale Fettgewebe in der Gegend einzelner Bruchpforten oft stärker entwickelt und es tritt gar nicht so selten in Form kleiner gestielter Knoten entlang der die Bauchwand durchsetzenden Gefäße nach außen. Fast regelmäßig liegen solche Fettmassen längs der Linea alba, in der Umgebung der Harnblase und entlang der Schenkelgefäße. Langgestreckte fingerförmige Lipome werden oft neben Leistenbruchsäcken angetroffen. LEDDERHOSE hält sie für angeborene Varietäten. Nach ASCHOFF ist eine lipomatöse Wucherung an der Bruchstelle das Zeichen einer Entwicklungsstörung, das Symptom einer angeborenen Anomalie. Ich selbst habe in Studien über die Entwicklung des Fettgewebes den Eindruck gewonnen, daß überall dort, wo Gewebslücken (an Gefäßscheiden, Bauchfelltaschen) entstehen, im toten Raum in enger Anlehnung an kleine Gefäße und im Zusammenhang mit bestimmten Blutstromverlangsamungen, umschriebene Fettgewebsknoten zur Entstehung gelangen.

Bei allen Anstrengungen der Bauchpresse können sie sich deutlich vorwölben und klinisch durchaus den Eindruck einer echten Hernie erwecken. Sofern sie mit dem Bauchfell verwachsen sind, kann beim Vortreten des Lipoms ein Zug am Bauchfell ausgeübt werden, der nicht nur Schmerzempfindungen auslöst, sondern auch zu einer Bauchfellausstülpung führt, aus der bei weiterer Vergrößerung ein Bruchsack werden kann. Vor allem bei den epigastrischen Hernien spielt das präperitoneale Lipom in diesem Sinne eine große Rolle (s. S. 113). Aber auch bei Schenkel- und Blasenbrüchen, seltener bei der Hernia obturatoria sind präperitoneale Lipome vor oder neben dem Bruchsack gefunden worden.

Nehmen die Fettgeschwülste neben einem Bruchsack an Größe zu, so kann dieser so stark zusammengedrückt werden, daß seine Wände sich aneinanderlegen und der Hohlraum vollständig verödet. Man hat in solchen Fällen von einer Selbstheilung der Brüche gesprochen. Ein dünner bindegewebiger Faden kann unter Umständen als letzter Überrest des Bruchsacks allein noch erkennbar sein. Verödet der Bruchsack nur im Bereich der Bruchpforte oder an einer anderen umschriebenen Stelle, so entstehen ein- und mehrfache Zysten, in die hinein eine neue Bruchausstülpung erfolgen kann (s. Hernia encystia, S. 131).

Die äußeren Bruchhüllen sind naturgemäß je nach der Lage der Hernie sehr wechselnd. Schenkel- und Nabelbrüche liegen oft unmittelbar unter der Haut. Als Fascia herniae propria bezeichnet man eine an jedem äußeren Bruch erkennbare, von der Fascia transversa abdominis stammende Gewebsschicht. Bei den Schenkelbrüchen heißt sie auch Fascia Cooperi.

f) Gleitbrüche (Darmgekrösebrüche).

Eine seltene, auch dem Chirurgen wenig bekannte Form der Hernien stellen die sog. Gleitbrüche dar. ERKES, dem eine umfassende vor allem auch das französische Schrifttum der in Deutschland wenig beachteten Hernienart erfassende Darstellung zu verdanken ist (die neueste zusammenfassende Darstellung stammt von JACOBSON), versteht darunter die Hernie derjenigen Darmabschnitte, die kein oder nur ein kurzes Mesenterium besitzen und derart zum Inhalt eines Bruchsackes werden, daß sie im Zusammenhang mit dem Bauchfell ihrer Umgebung und der retroperitonealen Gewebsschicht nach der Bruchpforte und schließlich durch dieselbe nach außen gleiten. Gemeinsam und charakteristisch ist demnach für alle Gleitbrüche der Umstand, daß der vorliegende Darmteil mitsamt dem Bauchfell seiner Umgebung einen Teil des Bruchsackes bildet. Das Wesentliche ist jedenfalls der Umstand, daß ein Bauchhöhlenorgan mit seinem mehr oder minder flächenhaft ausgezogenen Ansatz am wandständigen Bauchfell Bestandteil eines Bruchsackes wird. Die auf die Vorstellung des Gleitvorganges sich aufbauende Bezeichnung ist danach nicht weit genug gefaßt. Ich stimme BUDDE durchaus zu, wenn er deshalb zweckentsprechender von Darmgekrösebrüchen spricht. Dabei ist der Darm entweder durch ein kurzes Gekröse an der Bruchsackwand angeheftet, oder er ist mit einem Teil seiner Oberfläche an der Bildung des Bruchsackes mitbeteiligt.

Daraus geht hervor, daß nicht ohne weiteres jeder Dickdarmbruch einen Gleitbruch darstellt, vielmehr diesen Namen nur Brüche mit „direkter oder durch ein Gekröse vermittelter Wandständigkeit des vorliegenden Darmteiles am Bruchsack" verdienen. Zu Gleitbrüchen können also nur solche Darmabschnitte werden, die entweder dem Bauchfell der hinteren Bauchwand fest anliegen oder nur durch ein kurzes Mesenterium mit ihr verbunden sind. Außer dem untersten Ileum, Wurmfortsatz und Blinddarm kommen in diesem Sinn noch das Colon ascendens und descendens in Frage. Auch die Blase kann mit ihrer teils intra-, teils extraperitonealen Lage einen Gleitbruch bilden helfen.

Nach ihrer Entstehung unterscheidet man mit SCARPA angeborene und erworbene Gleitbrüche. Das Schulbeispiel eines echten angeborenen Gleitbruches ist nach BUDDE

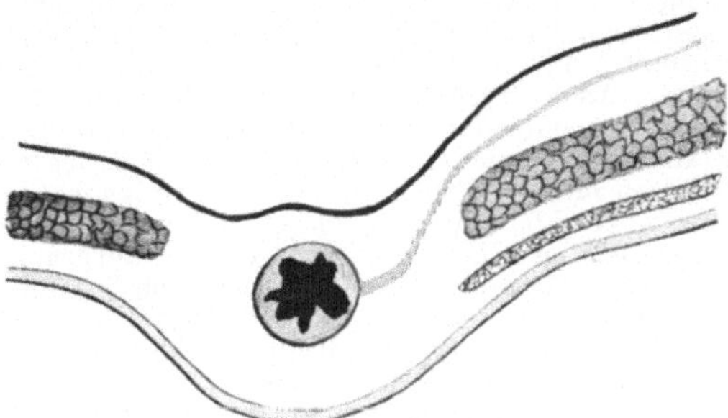

Abb. 6. Schema eines Gleitbruches des Dickdarmes ohne Bruchsack (nach ERKES).

wenigstens der Wirkung nach der Descensus testiculi, bei dem nicht der mechanische Einfluß der Schwere, sondern Unterschiede in der Wachstumsenergie des hinteren Bauchfellblattes mit den ihm benachbarten Keimdrüsen im Vergleich zu den seitlichen und vorderen Peritonealabschnitten die ausschlaggebende Rolle spielen. Gelangt nun der Blinddarm mit seinem Anhang und sogar noch die unterste Dünndarmschlinge im Verlauf ihrer normalen Dehnung in die ursprünglich weite Höhle des Processus vaginalis peritonei hinein, so kann sich der Vorgang, der sich in der Regel in der rechten Darmbeingrube abspielt, nämlich die Verheftung mit dem hinteren parietalen Bauchfell hier, im Scheidenfortsatz vollziehen.

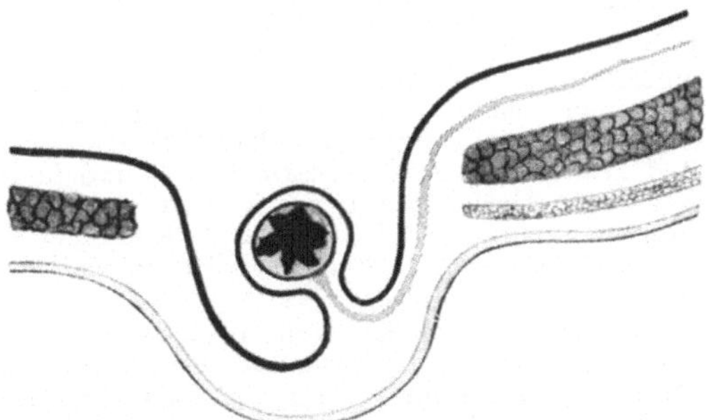

Abb. 7. Schema eines Gleitbruches mit vollständigem Bruchsack (nach ERKES).

Nur spielt die Schwere hier ebensowenig eine Rolle wie bei dem durch den Bauchhöhlendruck bedingten Hineingeraten von Darmabschnitten in die Bauchfellausstülpung, die sich in einer gewissen Entwicklungsstufe in die Nabelschnur hinein erstreckt und abnormerweise als Nabelschnurbruch erhalten bleiben kann. (Spielen sich im Nabelschnurbruch abnorme Verwachsungsvorgänge ab, so entsteht als Endergebnis das Bild der angeborenen Darmatresie, wenn die fixierten Darmschlingen, für gewöhnlich Dünndarm, aber auch Dickdarm im Nabelschnurbruch zurückbleiben (AHLFELD), während die in der Bauchhöhle gelegenen Darmteile sich abschnüren und wirbelsäulenwärts zurückziehen.) Die in den Processus vaginalis peritonei hereingeratenen Darmteile — zu bestimmten Zeiten sind sie dort ebenso sicher anzutreffen wie im Nabelstrang — ziehen sich für gewöhnlich zurück. Tun sie es nicht und kommen so dort samt ihrem Gekröse zur Verheftung, so besteht an dieser Stelle gar kein Grund zur sekundären Abschnürung wie im Nabelstrang, weil die anatomischen Verhältnisse hier beinahe völlig denen der hinteren Bauchwand, an der sich die Verwachsung normalerweise vollziehen sollte, gleichen.

Die angeborenen, nur beim männlichen Geschlecht bekannten, Gleitbrüche stehen also mit der Wanderung der Hoden in engstem Zusammenhang. Die Entstehungsbedingungen der angeführten Gleitbrüche — meist handelt es sich um Cökalhernien — können bereits im 4. Fötalmonat zustande kommen, wenn es zu einer frühzeitigen Verwachsung des Darmes mit der hinteren Bauchwand kommt, in deren Bereich der rechte Hoden liegt. Dann wird der Hoden bei seinem Deszensus den Darm nach sich ziehen, ein Ereignis, das auch bei Kryptorchismus beobachtet werden kann, wenn der Blinddarm in der rechten Leistengegend mit dem Hoden durch eine Plica vascularis verbunden ist. Eine weitere Möglichkeit für die Entstehung eines angeborenen Gleitbruchs ist noch in späteren Entwicklungsmonaten gegeben, wenn etwa im 7. Monat der Hoden noch innerhalb der Bauchhöhle nahe dem inneren Leistenring liegt und durch seine Gefäßplatte mit der hinteren Bauchwand in Verbindung steht. Diese Plica vascularis kann unter Umständen am Coecum, Ileum, Appendix oder Mesenterium enden und beim Deszensus die mit ihr verbundenen Darmteile mit dem Processus vaginalis ins Skrotum herabziehen. Auch Muskelbündel des Gubernaculum Hunteri können am Dickdarm, Coecum und Peritoneum der hinteren Bauchwand ansetzen. Zunächst soll der Darm nach Ramshoff (angeführt nach Erkes) frei im Bruchsack liegen und erst später durch entzündliche Verwachsungen mit der Bruchsackwand vereinigt werden. Oft wird es überhaupt unmöglich sein, zu entscheiden, ob ein primärer echter Gleitbruch vorliegt oder sekundäre Verwachsungen einer echten Hernie das Bild eines Gleitbruches bedingen. So hat besonders Baumgarten darauf hingewiesen, daß bei gewissen Coecum-,,Gleitbrüchen", insbesondere bei den fälschlich als linksseitige Cökal-Gleitbrüche bezeichneten Hernien, sekundäre entzündliche Verwachsungen eine Rolle spielen. Die Verwachsung schreitet von oben nach unten zu fort, anfangs nur lineär, greift sie nach und nach auf die Zirkumferenz des Darmes über. Sie kann schließlich zu einer vollständigen Verlötung des Darmes mit der Bruchsackwand führen.

Bei den erworbenen Gleitbrüchen unterscheidet man primäre und sekundäre. Nach Morestin beruht die primäre Form auf einer allgemeinen Senkung des Dickdarms, die entweder diesen allein betrifft oder eine Teilerscheinung allgemeiner Eingeweidesenkung ist. Besitzt es ein kurzes Aufhängeband, so weichen dessen nur lose miteinander verbundenen Blätter über dem heruntergleitenden Kolon auseinander. Tritt es als Bruch nach außen, so ist es von Serosa entblößt, die nach innen von ihm eine Art Bruchsack bildet. Auch Saveriand hält bei einem Gleitbruch des absteigenden Dickdarms den Bruchsack für das eingestülpte Mesenterium. Ein solches Umgestülptwerden der Serosa ,,ein Wandern des Darmes unter seiner serösen Hülle" hat wenig für sich. Schon Cavaillon und Loericke hielten wegen der Gefäßversorgung der Darmwand eine solche Dekortikation für unmöglich. Auch kann von einem Gleiten des Darmes in retroperitoneales Gewebe nicht die Rede sein, da ja die Gleitfläche des Darmes gar nicht in Verbindung mit dem retroperitonealen Zellgewebe steht. Im ganzen wird man diesen primären erworbenen Gleitbrüchen mit größter Zurückhaltung gegenüberstehen. Dagegen ist der Entstehungsmechanismus der sog. sekundären Gleitbrüche leicht verständlich. Wird bei der zunehmenden Vergrößerung eines Bruchsackes ,,mehr Peritoneum gebraucht" (Hildebrandt), so wird das benachbarte seitliche Bauchfell mit dem angehefteten Dickdarm herab- und in den Bruchsack einbezogen, oder auch benachbarte Darmabschnitte mit oder ohne kurzem Gekröse werden durch im Bruchsack liegende freie Darmschlingen samt ihrem Peritoneum als Gleitbruch heruntergezogen. Meist findet man auch in solchen Fällen neben dem Dickdarm ein großes Dünndarmpaket.

Der Beschaffenheit des Bruchsackes nach teilt man die Gleitbrüche in drei Formen ein. Bei Gleitbrüchen mit vollständigem Bruchsack ist der Darm durch sein kurzes Gekröse mit dem Bruchsack verbunden und liegt bis auf dessen Ansatzlinie vollständig in der Lichtung des Bruchsacks. Er kann vom Bruchsack nur noch durch Trennung seines Mesenteriums gelöst werden. Gleitbrüche mit unvollständigem Sack sind solche, bei denen der Darm in der Wand des Bruchsackes liegt, also ihn mitbildet. Besteht nur eine kleine divertikelartige Peritonealausstülpung hoch oben in einer Bruchpforte, so spricht man von Gleitbrüchen ohne Sack. Die Beschaffenheit des Bruchsackes hängt zum Teil wenigstens bei echten angeborenen Gleitbrüchen mit sekundären Rückbildungen des zunächst weit offenen akzessorischen Bauchhöhlenraumes zusammen. Sie ist bei einer Anheftung des Darmgekröses im Processus vaginalis genau so möglich, wie wenn er normalerweise nur den Hoden beherbergt. Kommt es kopfwärts vom späteren Cavum serosum testis zur sekundären Verödung, so entsteht der sog. Gleitbruch mit unvollständigem oder sogar fehlendem Bruchsack, wovon der im Samenstrang isoliert verlaufende Wurmfortsatz nur eine besondere Unterart ist.

Für das Zustandekommen vom Gleitbrüchen sind — das liegt im ganzen Wesen dieser Bruchform — die Bauchfellverhältnisse ausschlaggebend. Für das Ileocökalsegment (Alglave), das für die Gleitbrüche der rechten Seite in Frage kommt, gibt es nach dieser Richtung verschiedene Möglichkeiten. Entweder ist es allseitig vom Bauchfell bedeckt und an die hintere Bauchwand durch drei Bänder (Ligamentum ileocolicum, retroileocolicum = Ligamentum inferius Tuffier und Ligamentum latero-colicum ascendens = Ligamentum superius Tuffier) befestigt oder es ist nur mit seiner hinteren Fläche an der hinteren Bauchwand fixiert. Seltener besitzt es ein langes Aufhängeband. Durch verschiedenartige Ausdehnungen der Befestigung ergeben sich noch eine Reihe von Unterarten. So kann das untere Ende des Ileums an der Bauchwand fixiert werden, während Coecum und Aszendens beweglich sind; aber auch das Gegenteil kommt vor: das untere Ileum ist frei, Coecum und Aszendens aber fest fixiert. Jeder Abschnitt des Ileocökalsegments kann für sich allein zum Inhalt eines Gleitbruchs werden. So gibt es isolierte Gleitbrüche des Ileum (Lit. s. ERKES) des Wurmfortsatzes (Lit. BAUMGARTNER), des Coecum und Colon ascendens, aber auch das ganze Ileocökalsegment kann Inhalt einer solchen

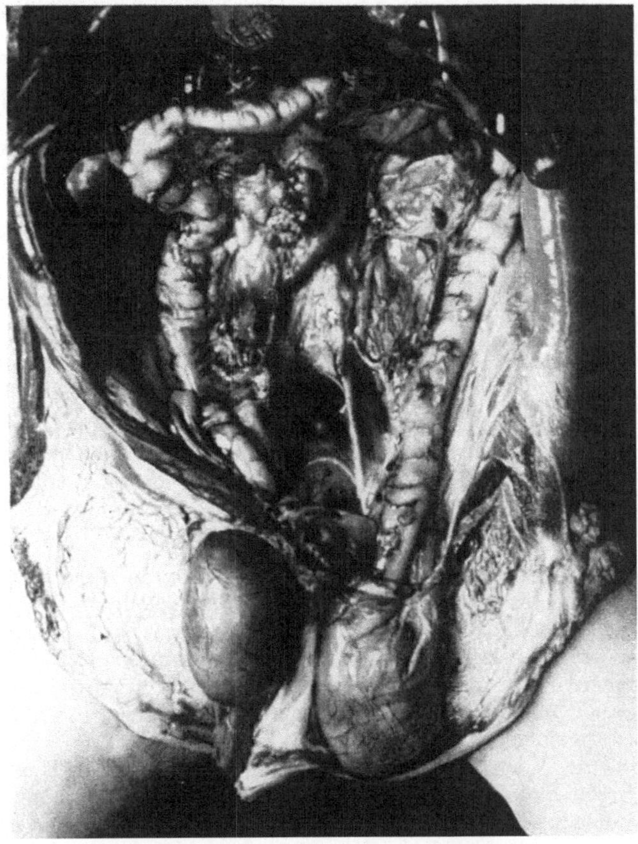

Abb. 8. Echter angeborener doppelseitiger Gleitbruch bei einem neugeborenen Knaben. Links Colon descendens, rechts Coecum mit ihrem Gekröse im weit offenen Processus vaginalis verwachsen.

Hernie sein. (Kasuistik bei JAKOBSON.) Unter den isolierten Gleitbrüchen des Colon ascendens verdient eine Form besondere Erwähnung, die oft „Schaukelbruch" (Hernie par bascule Tuffier) genannt wird. Sie entsteht nach TUFFIER-ERKES folgendermaßen: Durch Lockerung des oberen Ligamentes (Ligamentum colicum sup.) senkt sich das Kolon, während das Coecum durch das stärkere Ligamentum inferius festgehalten wird. Durch den Zug des herabsinkenden Kolons am Coecum wird dieses um seine quere Achse so gedreht, daß seine hintere untere Fläche nach vorn und oben sieht. Erst später gleitet infolge Zugwirkung durch den zunehmenden Bruchinhalt auch der Blinddarm in den Bruchsack hinab. Der einzige, in der deutschen Literatur auffindbare Fall dieser Art, ist die Beobachtung von FINSTERER (3). Die Gleitbrüche der linken Seite bieten dem Verständnis keine Schwierigkeiten. Sie sind im Gegensatz zu denen der rechten Seite meist zweischenkelig. Einen Fall von echten Schaukelbruch der linken Seite hat BAUMGARTNER mitgeteilt. Es ist nicht verwunderlich, daß bei großen Gleitbrüchen das Peritoneum der hinteren Bauchwand durch den an ihm ausgeübten Zug gelegentlich Faltenbildungen erkennen läßt, die naturgemäß in der Richtung auf den Bruchring konvergieren. In zwei bemerkenswerten Beobachtungen Baumgartners war durch die Zugwirkungen sogar die Bauchaorta in Mitleidenschaft gezogen. In beiden Fällen war die Teilungsstelle der Aorta in die beiden Iliacae um einen Lendenwirbel tiefergerückt und ihr Verlauf bogenförmig mit der Seite nach dem Bruchring zu. Auch die Niere war auf der erkrankten Seite um mehrere Zentimeter nach unten gezogen.

Gleitbrüche gelten als eine seltene Bruchform. Im Schrifttum sind etwa 250 Fälle beschrieben. Als eine besondere Art von Gleitbrüchen sind gewisse innere Hernien des Coecums und des Wurmfortsatzes im Bereich der rechten Fossa iliaca aufzufassen, welche gegen den Leisten- und Schenkelkanal nach abwärts gleiten können. Sie sind vielfach das erste Stadium von Leisten- und Schenkelbrüchen, die später durch eine Bruchpforte nach außen treten können (Alglave). Wenig bekannt ist es, daß bei Duodenojejunal-Hernien der zuführende Darmschenkel nach Art eines Gleitbruchs in den Bruchsack einbezogen sein kann.

Von einer angeborenen Gleitbruchanlage kann man mit Fleissig dann sprechen, wenn die physiologische Verheftung eines Bauchhöhlenorgans (Wurmfortsatz, Blinddarm) in unmittelbarster Nähe einer Bruchpforte erfolgt ist. Tritt dann im Laufe des Lebens diese Erschlaffung der Bauchwand (etwa im Bereich des Leistendreiecks) unter dem Einfluß des Bauchhöhlendruckes eine Vorwölbung des Bauchfells als Bruchsack auf, so wird das fixierte Organ nach außen herausgezerrt. Dann kann ebensogut ein direkter Leistengleitbruch entstehen wie ein indirekter, in ganz seltenen Fällen sogar ein Schenkelbruch (Richet, siehe Jakobson S. 314).

Budde hat darauf hingewiesen, daß es sich bei den für gewöhnlich unter Gleitbruch verstandenen Eventrationen von Darmabschnitten samt ihrem Gekröse nur um solche einer sekundären Verheftung des Urgekröses, nicht also um ein Vortreten dieses selbst handelt. Lediglich der Mastdarmvorfall stellt ein solches dar, weil ja das Mastdarmgekröse selbst ein Teil des Urgekröses ist. In diesem Zusammenhang hat Budde auch auf die eigenartigen Ausbuchtungen des Bauchfellraumes hingewiesen, — fälschlicherweise als Zwerchfellhernie bezeichnet —, die sich bei der Rhachischisis anterior vom Oberbauche aus durch Lücken in der Mitte des Lendenteiles des Zwerchfells hindurch nach oben in das Retromediastinum erstrecken und den Magen, den Dünn- und Dickdarm samt ihrem Urgekröse enthalten (Excavatio retromediastinalis peritonei) (s. S. 155).

g) Brucheinklemmung.

Die wichtigste Verwickelung der äußeren und inneren Hernien ist die Brucheinklemmung, durch die der Bruchinhalt an der Bruchpforte so fest umschnürt wird, daß er nicht mehr zurückgebracht werden kann und daß, was erheblich folgenschwerer ist, Kreislaufstörungen am eingeklemmten Stück eintreten. Der Schnürring braucht nicht in allen Fällen von der Bruchpforte gebildet zu werden, sondern kann auch im Bruchsackhals oder am Eingang in ein Divertikel liegen. Der Einklemmungsmechanismus ist nicht einheitlich. Am einfachsten und klarsten liegen die Verhältnisse bei der sog. elastischen Einklemmung, die meist an engen Bruchpforten vorkommt. Ist, durch plötzliche Steigerungen des Bauchinnendruckes, ein Darmstück in den Bruchsack getrieben und läßt dann der Druck wieder nach, so zieht sich der erst gedehnte elastische Bruchring wieder zusammen und umschnürt dabei den vorgefallenen Eingeweideteil in mehr oder minder starkem Maße, je nach den Größenverhältnissen zwischen Bruchring und Inhalt. Besteht der eingeklemmte Teil aus Darm, so kommt es naturgemäß zu Wegstörungen für den Darminhalt, Kotstauung, Zersetzungserscheinungen, Dehnungen der zuführenden Schlinge usw. Wichtiger und meist stürmischer sind aber die Veränderungen, welche sich als Erfolg der rasch einsetzenden Kreislaufstörungen einstellen. Je nach der Stärke der Abschnürung ist entweder nur der venöse Abfluß behindert oder auch der arterielle Zufluß unterbrochen. Im ersten Falle kommt es zu venöser Blutüberfüllung. Stase und hämorrhagischer Infarzierung der eingeklemmten Schlingen, im zweiten Fall zu anämischer Nekrose mit folgender Gangrän. Beide Male kann es am Schnürring und der Spitze der eingeklemmten Schlinge zur Darmdurchbrechung kommen, die gelegentlich zur Entstehung von Kotfisteln

Veranlassung gibt. Diese Form der Einklemmung ist bei allen im Bruchsack liegenden Eingeweiden möglich.

Dagegen ist die sog. schlaffe Einklemmung (Koteinklemmung) ein Ereignis, das nur an Darmschlingen eintreten kann, da sie letzten Endes durch den flüssigen oder gasförmigen Darminhalt ausgelöst wird, dann, wenn plötzlich Darminhalt in großer Menge in die im Bruchsack liegende Darmschlinge eindringt. Die Koteinklemmung tritt vor allem bei weiten Bruchpforten ein, bei denen eine aktive Schnürwirkung des elastischen Bruchrings nicht in Frage kommt. Über das Zustandekommen der dabei sich abspielenden Vorgänge sind die Ansichten auch heute noch geteilt, obwohl man durch zahlreiche experimentelle Untersuchungen diese Frage einer Lösung näher zu bringen versucht hat (ROSER, BUSCH, LOSSEN, BIDDER, KOCHER, REICHEL, KORTEWEG, WECHSLER). Sicherlich ist auch hier der Mechanismus kein einheitlicher, sondern eine ganze Reihe mechanischer Einflüsse können eine Rolle spielen. Das Wesentliche scheint folgendes zu sein: Durch die plötzlich eindringenden Inhaltsmassen wird die bereits im Bruchsack liegende Schlinge aufgebläht, angespannt und gegen die Wand des Bruchringes gepreßt, wodurch ein Ventilverschluß eintritt, besonders dort, wo der Darm durch längere Kanäle hindurchtritt. Auch eine gleichzeitige Einklemmung kommt vor allem dadurch zustande, daß bei den Ausgleichsbestrebungen der sich blähenden Darmschlinge die Darmschenkel fest gegen den Bruchring gepreßt und hier mehr oder minder abgeplattet und zusammengedrückt werden. Dazu kommt noch, daß die so abgeplatteten Schenkel infolge der starken Zugwirkung der gespannten Schlingen bandartig ausgezogen werden (KOCHER), wodurch gleichzeitig eine starke Verschiebung der Schleimhaut, sogar eine Klappen- und Faltenbildung erfolgen kann, die das Zustandekommen des vollständigen Verschlusses begünstigt. Vielfach kommt es noch beim vergeblichen Versuch des Ausgleichs der Innenspannung und infolge des Gegenzuges der im Bauchraum liegenden Darmschlingen zu Drehungen um die Quer- und Längsachse der im Bruchsack liegenden Darmschlinge, die zu Abknickungen und Kreuzung der bandartig ausgezogenen Darmschenkel führen. Jedenfalls tritt zuerst durch die plötzliche Füllung und Auftreibung der Darmschlingen ein Ventilverschluß am abführenden Darmschenkel infolge scharfer Anspannung und Abknickung über dem Ring ein, wonach durch die weitere Auftreibung des eingeklemmten und zuführenden Darmes der Abknickungsverschluß zu einem dauernden werden kann. In der so eingeklemmten Darmschlinge können Kreislaufstörungen und Gärungsvorgänge, ähnlich wie bei der elastischen Einklemmung sich entwickeln (BRAUN). Sicherlich ist es wichtig, zu wissen, daß die mit der Inhaltsaufstauung verknüpfte Überdehnung der Wand zu Lähmungen der Muskeltätigkeit und Entwicklung von Blutumlaufstörungen der Darmwandgefäße (Konstriktorenlähmung) führen, auf deren Boden sich schwere Ernährungsstörungen der Darmwand entwickeln können.

Ein besonderer, die praktische Chirurgie sehr angehender Einklemmungsprozeß ist die sog. retrograde Inkarzeration (Hernieneinklemmung über dem Ring). Das Wesentliche dieses Vorganges beruht darin, daß die im Anschluß an eine Einklemmung auftretende Ernährungsstörung nicht nur den im Bruchsack liegenden Darm betrifft, sondern sich mit und ohne Unterbrechung auf Teile erstreckt, die im freien Bauchraum liegen.

Eine ausführliche Besprechung dieser von MAYDL und POLYA besonders erforschten Einklemmungsform findet sich bei WANDEL. Daraus geht hervor, daß sowohl die Form wie auch der Mechanismus dieser Art von Inkarzeration sehr mannigfach sein kann. Ohne weiteres sind die Verhältnisse klar, wo wenigstens zwei Darmschlingen im Bruchsack liegen, und die rückläufige durch die Bruchpforte in den freien Bauchraum sich erstreckende Verbindungsschlinge mit ihrem Gekröse durch den Bruchring mitzusammengepreßt wird.

Voraussetzung dafür ist, daß das Mesenterium der Verbindungsschlinge überhaupt im Bereich des Bruchrings liegt. Solche Doppelbrüche können in der verschiedensten Weise entstehen (Polya, Lit.). Zum Beispiel, wenn die Verbindungsschlinge in der Bauchhöhle fixiert ist und deshalb nicht in den Bruchsack gelangen kann (Sultan) oder wenn ein Septum oder anderes Hindernis das Herabsteigen der Verbindungsschlinge verhindert. Die gleiche Wirkung tritt auch dann ein, wenn die Schlingenkuppe eines Bruches reponiert wird oder, wenn zwar die ganze Schlinge zurückgebracht wird und die beiden benachbarten Schlingen in die nun freigewordene Bruchpforte vorfallen (Hochenegg, Heller, Jenckel). Kommt es zu einer Gekröseeinklemmung der Verbindungsschlinge, so ist das Eintreten einer retrograden Inkarzeration völlig verständlich. Es gibt aber auch Fälle, wo das Mesenterium der Verbindungsschlinge nicht im Bruchsack eingeklemmt gefunden wurde. Hier können dann fortgeleitete Thrombosen vom Mesenterium des Bruchdarmes [Lauenstein (1, 2, 3)] häufiger

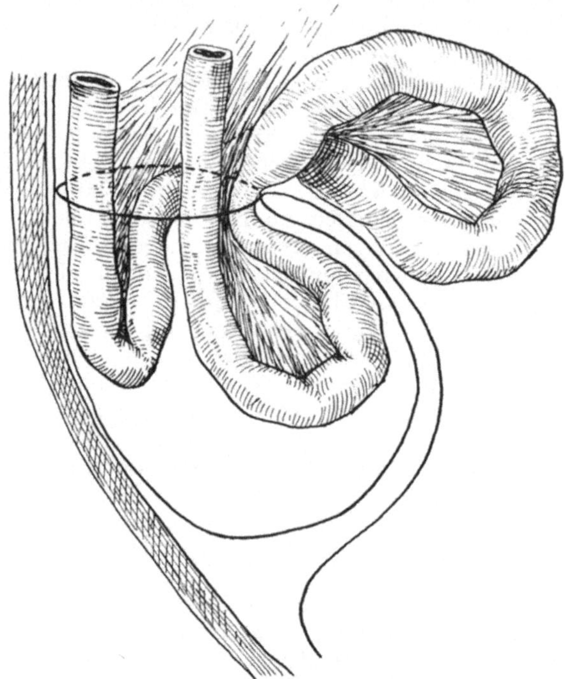

Abb. 9. Retrograde Inkarzeration (nach Sultan).

aber wohl Abknickungen der geblähten und gedehnten, in die Bauchhöhle zurücktretenden Dünndarmschlinge nach Art der schlaffen Einklemmung, auch Torsionen und Achsendrehungen (Enderlen, Sultan u. a.) von Bedeutung sein. Auch eine retrograde Inkarzeration freiendender Organe kommt vor [Wurmfortsatz, Netz, Eileiter, Darmmyom Kukulka), Verwachsungsstrang (Koppstein)], vor allem dann, wenn diese Organe in Schlingenform im Bruchsack liegen und die Gefäße zweimal (beim Eintritt und Austritt) aus dem Bruchsack abgeschnürt werden. (Siehe auch Appendizitis im Bruchsack.)

Die Einklemmung eines Darmwandbruches deckt sich gewöhnlich ganz mit der elastischen Einklemmung durch enge Ringe. Der eingeklemmte Teil kann „halbkugelig" oder „pilzartig" aufgetrieben werden. Selten kommt es zur Einklemmung eines Darmwandstückes in Bruchsäcken mit breiter Öffnung nach Art schmaler langer Taschen, ohne daß eine besonders enge Umschnürung seiner Basis vorhanden ist. In solchen Taschen (auch Bruchsackdivertikeln) kann sich die Darmwand fangen und flächenhaft mit der Bruchsackwand verkleben.

Das Verhalten des Darmes bei Inkarzerationen, besonders an den Schnürfurchen, ist durchaus abhängig von der Art und dem Grade der Kreislaufstörungen, zu denen an der

Schnürfurche noch die mechanischen Druckwirkungen hinzukommen. Die histologischen Veränderungen am zuführenden, eingeklemmten und abführenden Darmstück sind nur selten untersucht worden (HOFMANN, Lit.). Die hier zu erörternden Veränderungen gelten übrigens nicht nur für die Einklemmungen in Bruchpforten, sondern auch für die entsprechenden Vorgänge bei andersartigen Einklemmungen und Abschnürungen durch innere Spalten, Lücken und Stränge.

Die an der zuführenden Darmschlinge auftretenden Veränderungen sind je nach der Einklemmungsdauer verschieden. In frischen Fällen zeigt der Darm höchstens leichte Grade von Auftreibung. Die subserösen Gefäße sind deutlich gefüllt, magenwärts nimmt diese Gefäßfüllung rasch ab, nach der Schnürfurche hin rasch zu. Die ganze Wandung erscheint leicht verdickt und feucht, die Schleimhautfalten sind stark geschwellt und schwappend. Histologisch findet sich neben mäßiger Gefäßfüllung ein ausgesprochenes Ödem, vor allem der Unterschleimhaut, aber auch der Schleimhaut. Bei stärkeren Graden von Stauungen kommt zu der hochgradigen Füllung der Venen und Kapillaren noch ein oft beträchtlicher Austritt von roten Blutkörperchen ins Gewebe, die schließlich zu einer

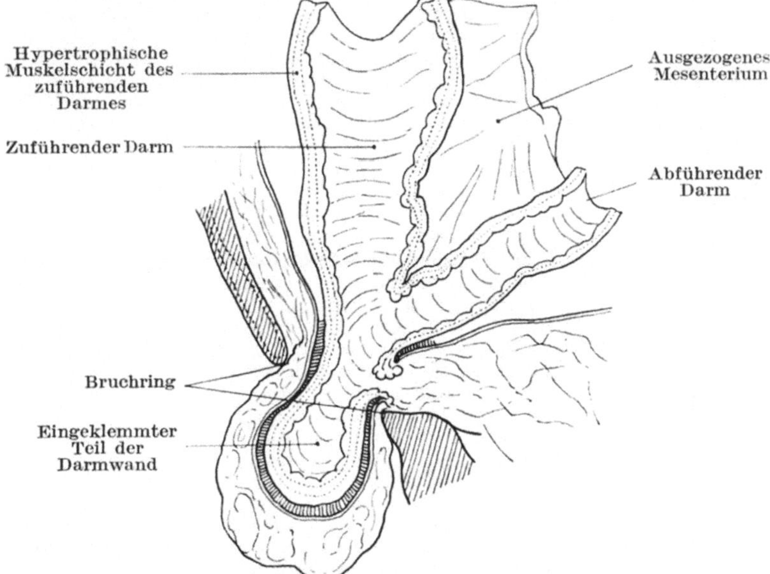

Abb. 10. Eingeklemmter Darmwandbruch (nach FRORIEP).

hämorrhagischen Infarzierung der Darmwand, vor allem und zunächst der Submukosa führt. Sie erstreckt sich bald auch auf die Tunica propria der Schleimhaut, während die Muskularis gewöhnlich in viel geringerem Grade beteiligt ist. Thrombosen der submukösen Venen entwickeln sich nach meinen Erfahrungen zunächst wenigstens nicht. Bei längerem Bestehen dieses Zustandes kommt es zur Bildung von Schleimhauthämatomen und Nekrosen, die zunächst an der Schleimhaut auftreten und bei deren Entstehung die Einwirkung des Darminhaltes sicherlich eine große Rolle spielt. Kommt es dann zum Eindringen von Bakterien in die Darmwand, so entwickeln sich auch tiefergehende Schädigungen bis zur vollständigen Gangrän. Ob die Kreislaufstörungen und Entzündungserscheinungen, die die ganze Reihe von Veränderungen einleiten, wirklich einzig und allein im Sinne KOCHERS auf die Dehnung der Schlinge zurückzuführen sind, muß wohl bezweifelt werden. Sicherlich spielt die Inhaltsaufstauung mit den rasch einsetzenden Zersetzungs- und Gärungsvorgängen und den veränderten Aufsaugungsverhältnissen auch eine große Rolle. Im Sinne dieser Anschauung spricht vor allem der Umstand, daß auch in Fällen fehlender Blähung am zuführenden Darm Veränderungen keineswegs fehlen. Die Veränderungen an der inkarzerierten Schlinge gleichen eigentlich in allem denen der zuführenden. Nur entwickeln sich hier die Erscheinungen viel stürmischer. Die venöse Stase erreicht meist höhere Grade, die hämorrhagische Infarzierung, die Neigung zur Entwicklung submuköser Hämatome und Schleimhautnekrosen ist viel ausgesprochener. Die Anfänge der Nekrosen lassen sich auch hier zunächst an der Schleimhaut nachweisen, deren Epithelien ihre Kernfärbbarkeit einbüßen und allmählich zerfallen. In der Umgebung der Schleimhautnekrose entwickelt sich dann rasch eine Resorptionszone in Form von Leukozyten-

und Rundzelleneinlagerung, die sich in Straßen und Nestern auch in die oberflächlichen Schichten der Unterschleimhaut hineinerstreckt. Von der Schleimhaut aus schreitet die Nekrose gegen die tieferen Schichten vor, wobei die Muskularis ihr verhältnismäßig lange widerstehen kann.   Solche Nekrosen treten gewöhnlich an der Schlingenkuppe zuerst auf, nach Kocher deshalb, weil hier der Druck des Darminhaltes am stärksten ist, nach Reichel, weil dieser Punkt der Schlinge vom gemeinsamen Zirkulationsmittelpunkt am meisten entfernt ist. Kommt es schließlich an der Stelle einer Nekrose durch weitere Dehnung und Übergreifen der Entzündungsvorgänge auf die äußeren Wandschichten zum Einriß, dann entsteht eine Darmdurchbrechung mit all ihren Folgen. Ist wie oft bei elastischen Einklemmungen, nicht nur der venöse Blutabfluß gedrosselt, sondern auch die arterielle Zufuhr unterbunden, so entwickelt sich rasch eine anämische Schleimhaut- bzw. Darmwandnekrose, mit all den Erscheinungen und Folgen, wie sie vom anämischen Darminfarkt (s. Bd. IV, 1) bekannt sind.

Die am abführenden Darmstück auftretenden Veränderungen sind viel geringer als die bisher besprochenen, doch lassen sich wohl in allen Fällen bei histologischer Untersuchung auch hier Kreislaufstörungen — Hyperämie und Ödem — der Submukosa gelegentlich auch Leukozyten in Randstellung, seltener kleine Thrombosen submuköser Venen nachweisen. Wieweit diese Veränderungen in Abhängigkeit von der Nachbarschaft der eingeklemmten Schlinge stehen, läßt sich schwer beurteilen. Besonders bemerkenswert ist das Verhalten der Epithelien in länger ausgeschalteten abführenden Darmstücken. Hier kommt es, wie an einer anderen Stelle näher ausgeführt ist (siehe Entzündungen des Darmes), zu einer reichlichen Entwicklung von Becherzellen mit starker Schleimbildung, die wohl mit dem Aufhören aller Resorptionsprozesse in Beziehung zu bringen ist.

Im Bereich des Schnürringes ist auch bei nicht sehr lange dauernder Inkarzeration regelmäßig eine scharf abgegrenzte Schnürfurche zu erkennen, über deren Entstehung die Ansichten sehr geteilt sind. Nach Klemm entwickelt sie sich als Drucknekrose gleichzeitig von der Schleimhaut- und Peritonealseite her durch den Druck des Schnürrings. Häufig komme es aber nur zu einer Druckgangrän des Bauchfellüberzugs ohne wesentliche Veränderungen der übrigen Darmschichten, wogegen Roux und Streubel darauf aufmerksam machen, daß in vielen Fällen von Brucheinklemmung zuerst an der Schleimhaut Veränderungen nachweisbar sind. Auch Garré sieht in der Schnürfurche zunächst ein Druckgeschwür der Serosa. Ausführliche histologische Untersuchungen von Hoffmann haben aber ergeben, daß von einem Defekt der Serosa entsprechend einem Druckgeschwür nicht die Rede sein kann.

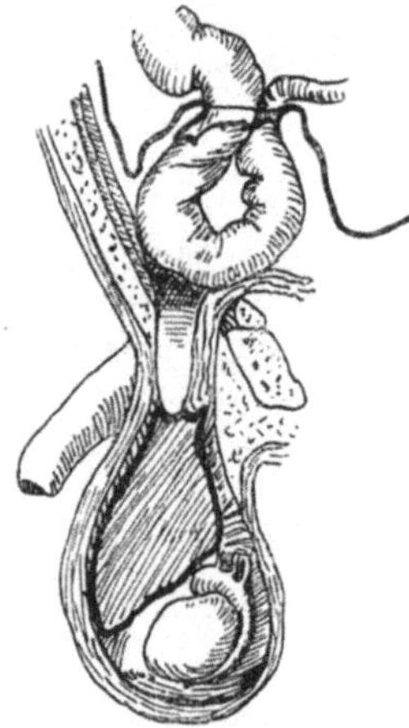

Abb. 11. Falsche Reposition.
(Réposition en bloc.)

Sie hat zwar vielfach ihren Glanz verloren, ist aber stets gut erhalten, oberflächlich glatt und erscheint höchstens in zarteste Längsfalten gelegt. Betrachtet man die Schnürfurchen von der Schleimhautseite her am aufgeschnittenen Darm, so kann man am frischen Präparate auch dann noch, wenn die Schnürfurche sich weitgehend erholt hat, die Strangulationsmarke deutlich feststellen, indem sich die dunkelgefärbte, wenn nicht nekrotische Schleimhaut der inkarzerierten Schlinge von der blassen ödematösen des abführenden Darmstückes oder der doch weniger als an der eingeklemmten Schlinge verfärbten des zuführenden Darmstückes deutlich abgrenzt. Auch makroskopisch lassen sich oft schon ringförmige Nekrosen der Schleimhaut durch ihre grau-gelbliche Verfärbung erkennen. Bei geringgradiger Kompression, wenn makroskopisch keinerlei Veränderungen nachweisbar sind, können solche auch mikroskopisch vollkommen fehlen. Ist die Druckwirkung aber stärker, so läßt sich zunächst eine leichte Zusammenpressung der Ringmuskulatur nachweisen, die bei zunehmender Stärke der Schnürung noch deutlicher in Erscheinung tritt. Gleichzeitig wird auch die Schleimhaut nekrotisch und zeigt Durchsetzungen von Leukozyteninfiltraten. Auch die Längsmuskelschicht erscheint im Querschnitt gleichfalls stark zusammengedrückt. Ob zu der Druckwirkung auch noch eine Dehnung durch Zug hinzukommt, ist schwer zu entscheiden. Die Schleimhaut kann schließlich ganz verloren gehen, ohne daß an der Serosa gleichschwere Veränderungen nachweisbar werden. Wenn auch nicht geleugnet werden soll, daß es Fälle geben könnte, wo ein Druckbrand der Serosa die erste nachweisbare Veränderung an der Schnürfurche ist, und von hier aus die Nekrose lichtungswärts fortschreitet, so ist das jedenfalls nicht die Regel. Meist entwickelt sich die Nekrose von der Schleimhaut gegen die Serosa zu, also von innen nach außen.

Aus den ringförmigen Schnürfurchen entstehen vielfach ringförmige Stenosen Goebell, Jerusalem, Lucksch, Maas, Meyer, Renner) dadurch, daß das zugrunde gegangene Gewebe der Darmwand durch ein allmählich schrumpfendes Granulationsgewebe ersetzt wird. Es kommen nach Inkarzerationen aber auch kanalförmige Stenosen ohne Schleimhautauskleidung vor (GARÉE). In solchen Fällen bildet der Darm ein starres, dickwandiges Rohr mit vollständig fehlendem, oder hochgradig verengtem Lumen. Die ganze Darmwand ist an solchen Stellen von jungem Narbengewebe durchsetzt und überall, wo der Epithelbelag der Schleimhaut fehlt, ist ein Zusammenwachsen der gegenüberliegenden Wandschichten ohne weiteres möglich. Die Veränderungen entsprechen vollständig denen, die auch sonst nach hämorrhagischen und anämischen Nekrosen der Darmwand im Gefolge von Kreislaufstörungen bekannt sind (SCHLOFFER).

Von der Einklemmung von Darmschlingen ist die Achsendrehung im Bruchsack liegender Darmschlinge zu unterscheiden, wenn auch zweifellos enge Beziehungen und Übergänge zwischen den schlaffen Inkarzerationen und dem Volvulus der Bruchschlinge bestehen. Meist ist auch hier das Mißverhältnis zwischen Breite und Länge des Gekrösestiels für das Zustandekommen einer Achsendrehung ausschlaggebend, wozu die Füllung und Blähung der Darmschlinge als auslösender Umstand hinzukommt. Vor allem scheinen Fixationen des Mesenteriums am Bruchring das Zustandekommen eines Volvulus zu begünstigen. Die den Chirurgen besonders differentialdiagnostisch beschäftigende Achsendrehung im Bruchsack ist wiederholt Gegenstand ausführlicher Bearbeitungen gewesen (SCHMIDT, CLAIRMONT, BLECHER, KÖRBER, KAISER, LANDSBERGER).

SCHMIDT unterscheidet drei Arten von Achsendrehungen in Brüchen:

1. ein in einem Bruchsack hineinhängendes Darmkonvolut dreht sich in der Höhe der Bruchpforte mit seinem Mesenterium um die Achse,

2. die Achsendrehung ereignet sich an einer Bruchdarmschlinge im Augenblick der Reposition. Während der Bruchsack zurückbleibt, liegt das gedrehte Darmpaket in der Bauchhöhle,

3. die Achsendrehung erfolgt an einem innerhalb der Bauchhöhle gelegenen Gekröseabschnitt, wobei das im Bruchsack liegende Darmpaket entweder die Drehung mit erleidet oder nur infolge des im Bauche vorgefallenen Volvulus meteoristisch wird.

Das klinische Bild solcher Achsendrehung ist von einer echten Inkarzeration schwer zu unterscheiden (Scheineinklemmung).

h) Bruchsackentzündung.

Es ist schon betont worden, daß der Bruchsack ein Teil des Bauchfells ist und trotz mannigfacher Veränderungen die er erleiden kann, auch stets bleibt. Daraus geht ohne weiteres hervor, daß die meisten entzündlichen Vorgänge, die sich im Bauchraum abspielen, auch den Bruchsack in Mitleidenschaft ziehen können. Das gilt insbesondere für alle Fälle von diffuser Peritonitis und für die Bauchfelltuberkulose (BRUNS) und -Karzinose. Aber auch selbständige Entzündungserscheinungen am Bruchsack spielen eine große Rolle. Sie treten meist unter der Einwirkung äußerer Einflüsse auf, durch Druck des Bruchbandes oder mechanische Schädigungen im Gefolge eines Traumas, durch gewaltsame Repositionsversuche und durch Quetschungen. Wenn es sich auch hierbei meist nur um Blutungen, die später organisiert und zu schwieligen Verdickungen werden, handelt, so können doch auch bakterielle umschriebene Bauchfellentzündungen auf der Grundlage solcher Verletzungen eintreten, vor allem dann, wenn auch die im Bruchsack liegenden Organe, insbesondere der Darm, durch die Gewalt geschädigt werden. Die Verhältnisse liegen hier so klar, daß auf sie nicht näher eingegangen zu werden braucht. Nur sei nochmals darauf hingewiesen, daß ein großer Teil der an alten Bruchsäcken nachzuweisenden Verdickungen mechanischen Einwirkungen (Druckwirkungen von außen oder der im Bruchsack liegenden Organe) ihre Entstehung verdankt. Entzündliche Veränderungen am Bruchsack können sich auch dann einstellen, wenn von Phlegmonen und Eiterungen der Nachbarschaft her entzündliche Vorgänge bis zum Bruchsack fortgeleitet werden. Das gilt nicht nur für die Entzündung der äußeren Bruchsackhüllen und für Entzündungsprozesse im Anschluß an vereiterte Lymphknoten oder Hautfurunkel der näheren Umgebung, sondern auch für fortgeleitete phlegmonöse und interstitielle Vorgänge bei Entzündungen des Beckenbindegewebes, z. B. nach Puerperalinfektionen und entzündlichen Adnexerkrankungen und bei Perityphlitis. Viel häufiger werden aber Bruchsackentzündungen durch Erkrankungen des Bruchinhaltes hervorgerufen, wobei naturgemäß alle Entzündungen der Darmschleimhaut in erster Linie in Frage kommen. Im Gefolge einer jeden Enteritis, beim Bestehen typhöser oder tuberkulöser Darmgeschwüre, häufig bei Fremdkörperentzündungen, kann die Entzündung durch die Darmwand hindurch den Bruchsack in Mitleidenschaft ziehen. Dabei kommt es meist zur Entwicklung von serösen Ergüssen in den Bruchsack, aber auch zu fibrinösen Ausschwitzungen, durch die Bruchsack und Bruchinhalt miteinander verkleben können. Eitrige Entzündungen finden sich nur in schweren Fällen beim Durchbruch typhöser oder anderer Geschwüre in den Bruchsack hinein. Ein Eindringen von Bakterien in das Bruchwasser ist auch schon bei geringgradigen Entzündungserscheinungen des Bruchdarms festzustellen. Es sind aber auch Fälle beobachtet worden, wo bei einer Netzeinklemmung eine eitrige Entzündung sich entwickelt hat. Auch für andere Fälle selbständiger Bruchsackentzündungen ohne Erkrankungen der Nachbarschaft oder des Bruchinhaltes, vor allem auch für die Entzündung leerer Bruchsäcke (Sutter, Dubs, Madlener) muß auf eine metastatische Entzündung zurückgegriffen werden, die auf einer hämatogenen Infektion beruhen kann. Eine geringe Menge von klarem keimfreien Bruchwasser findet sich fast in jedem Bruchsack. Bei allen Einklemmungen ist es gewöhnlich, oft sogar beträchtlich — durch Transsudation — vermehrt und mitunter hämorrhagisch. Bei jeder längere Zeit bestehenden Inkarzeration wird es von der Darmwand aus rasch infiziert, sehr bakterien- und leukozytenreich. Mitunter ist es auch rein eitrig, seltener von Gasblasen durchsetzt. Voraussetzung für das Durchtreten von Bakterien ist eine Erhöhung der Durchlässigkeit der Darmwand, wie sie bei allen Entzündungen der Schleimhaut sich einstellt. Meist treten zuerst Kokken, später auch Stäbchen über (Arnd, Brentano, Tietze, Garré, Ritter, Rovsing). Bei Einklemmung großer Dünndarmteile in der Verdauungszeit kann es auch zum Durchtritt von gestautem Chylus aus den Lymphwegen kommen (Graser, Renner, Prange).

Bei der „Entzündung des leeren Bruchsacks" (Bundschuh, Francisco, Sutter, Dubs, Madlener) ist für die Fälle mit weitem Bruchsackhals meist eine vorhanden gewesene und spontan reponierte Darmeinklemmung anzunehmen, während bei ganz engem Bruchsack auch an sekundären Infektionen, die von der Nachbarschaft (Lymphdrüsen) fortgeleitet sind, zu denken ist (Dubs).

Eine besondere Rolle spielt im chirurgischen Schrifttum die sog. Bruchappendizitis. Das Vorkommen des Wurmfortsatzes in Leisten- und Schenkelbrüchen ist ja heutzutage gut bekannt. Sogar in linksseitigen Leistenbrüchen ist etwa 50 mal der Wurmfortsatz teils allein, teils mit dem Blinddarm (Voraussetzung dafür sind entwicklungsgeschichtlich bedingte anormale Lagerungen des Coecums an der linken Bauchseite oder ein freies und leicht bewegliches Gekröse) beobachtet worden (Erb, Lit.). Bei der Häufigkeit einer Appendizitis ist es verständlich, daß sie gelegentlich auch einmal an einem im Bruchsack befindlichen Wurm auftreten kann. In solchen Fällen wird naturgemäß der

Bruchsack sehr rasch in den Entzündungsprozeß einbezogen werden, dessen Charakter je nach der Art der Wurmfortsatzentzündung bald fibrinös-exsudativ, bald eitrig, bald jauchig sein kann. Kommt es in solchen Fällen nicht zu einem rechtzeitigen Abschluß der Bruchsackentzündung gegen die Bauchhöhle, so wird sich in vielen Fällen eine diffuse Bauchfellentzündung entwickeln können (HÄMIG, KAPPELLER, GÖTSCHEL, KÖRBER, SPRENGEL, HILDEBRANDT, HILGENREINER, BARSICKOW: Lit.). (Auch bei einer im freien Bauchraum sich abspielenden Appendizitis und Perityphlitis ist gelegentlich eine Bruchsackentzündung beobachtet worden [GRASER (2)]). Von der selbständigen Appendizitis im Bruchsack ist die isolierte Brucheinklemmung des Wurmfortsatzes, die zu ähnlichen klinischen Bildern führt, scharf zu trennen. Pathologisch-anatomisch wird eine Unterscheidung meist leicht möglich sein. Die Inkarzeration des Wurmfortsatzes kann in zwei Formen verlaufen, entweder kann das durch den Bruchring eingetretene distale Ende des Wurmfortsatzes (Wurmfortsatzendbruch) mit dem zugehörigen Mesenteriolum abgeklemmt werden oder es kann ein sog. Wurmfortsatzschlingenbruch vorliegen, bei dem der gekrümmte Wurmfortsatz mit den zugehörigen Gefäßen bei seinem Ein- und Austritt aus dem Bruchring abgeklemmt wird. Auch eine retrograde Inkarzeration des Wurmfortsatzes ist einigemal beobachtet worden. Die isolierte Einklemmung des Processus vermiformis ist zuerst wohl von ROSE beobachtet worden. In der Mehrzahl aller vorliegenden Beobachtungen fand sie sich bei Schenkelhernien älterer Frauen. Bemerkenswert ist, daß sich an eine Perityphilitis gelegentlich eine sog. periherniäre Phlegmone (NICOLADONI) entwickeln kann, bei der die Infektion durch die Lymphbahnen in das subseröse Gewebe des Bruchsackes gelangt.

Auch Tuberkulose kommt gar nicht so selten im Bruchsack vor. Vor allem dann, wenn gleichzeitig eine allgemeine Bauchfelltuberkulose besteht, die auch die im Bruchsack liegenden Eingeweide in Mitleidenschaft zieht (BRUNS). Das Aussehen eines solchen Bruchsacks entspricht vollständig dem bekannten Bild der Bauchfelltuberkulose. Zahllose kleine Knötchen oder auch größere flächenhafte Infiltrate von gelblicher Farbe bedecken meist nicht nur den Bruchsack, sondern auch die in ihm liegenden Organe, die vielfach untereinander und mit dem Bruchsack verklebt oder fest verwachsen sind. Viel seltener ist eine selbständige Tuberkulose des Bruchsackes ohne gleichzeitige allgemeine Bauchfelltuberkulose. Meist ist in solchen Fällen übrigens kein Bruchinhalt festgestellt worden. Die Zahl der bisher beobachteten Fälle dieser Art beträgt etwa 170 (LEVISOHN, SEGRE). Auf das Vorkommen von Durchbrüchen tuberkulöser Geschwüre in Bruchsäcken ist mehrfach hingewiesen worden (TENDERICH, OTT). Entwickelt sich bei einer inkarzerierten Darmschlinge oder beim Durchbruch eines unspezifischen oder spezifischen Geschwüres die Perforation nicht stürmisch sondern so langsam, daß es zu einer Abdeckung der Durchbruchsstelle durch Verwachsungen des Darmstückes mit dem Bruchsack kommt, so greift der sich entwickelnde, entzündliche Vorgang vielfach in umschriebener Weise auf den Bruchsack und seine Hülle über, so daß es zu Durchbrüchen durch die Bruchhüllen und zur Entwicklung von Kotfisteln kommen kann.

Außer den schon erwähnten freien Bruchsackkörpern (S. 105) kommen gelegentlich aus dem durchbrochenen Darm ausgetretene Inhaltsmassen als Fremdkörper im Bruchsack vor. Auch [Spulwürmer können auf diese Weise in den Bruchsack gelangen.

Bei sog. „bruchsacklosen Hernien" handelt es sich, wenn nicht typische Prolapse damit verwechselt werden, meist um Gleitbrüche. Sekundäre Bruchsackzerreißungen treten meist künstlich nach ungeeigneten Repositionsversuchen ein. Einige ältere Beobachtungen, wo der Riß gleich beim Herabtreten

der Baucheingeweide erfolgt sein soll, halten einer strengen Kritik nicht stand
(Lit. bei Schmidt).

Spontane Bruchsackzerreißungen sind bisher fast ausschließlich in Bauchnarbenbrüchen bei Frauen beobachtet worden (Nonninger, Maetzke, Doebbelin,
Lönnberg, Dubs). Bei Männern sind sie bisher zweimal (Dubs, Maetzke)
gesehen worden. Wir selbst sahen eine Nekrose der Bruchhüllen einschließlich
der äußeren Haut bei einem übergroßen Nabelbruch mit Netz als Inhalt.

i) Entstehung der Brüche.

Die Ansichten über die Entstehung der Hernien sind im großen und ganzen
als geklärt anzusehen. Statistische Erhebungen über die Häufigkeit der einzelnen Bruchformen, anatomische Untersuchungen über die Bauchfellverhältnisse bei Föten und Neugeborenen im Verein mit klinischen Beobachtungen
gestatten es heute, die wichtigsten Faktoren klar zu überblicken.

Die statistischen Ermittlungen, die nach den verschiedensten Gesichtspunkten wiederholt angestellt und vor allem von Berger nach einem Material von
10000 Fällen nach der verschiedensten Richtung hin ausgewertet sind, sind deshalb von großer Bedeutung, weil sie nicht nur die Bevorzugung bestimmter anatomisch gut gekennzeichneter Stellen der Bauchwand für die Hernienentwicklung
eindringlich dartun, sondern auch beim Vergleich der einzelnen Lebensalter,
Geschlechter und Berufsarten die Wichtigkeit exogener Faktoren für die Brucherkrankung erkennen lassen. Über die Häufigkeit der einzelnen Bruchformen
ist das Wichtigste bei den einschlägigen speziellen Kapiteln nachzulesen. (Übereinstimmend werden Leistenbrüche als die weitaus häufigste Bruchform bezeichnet, an zweiter Stelle stehen die Schenkelhernien.) Hier interessiert in
erster Linie die Beteiligung der verschiedenen Lebensalter, Geschlechter und
Berufsklassen an der Brucherkrankung. Im ganzen sind Brüche sehr häufig:
auf 20—30 Personen kommt nach Berger eine, die mit einem Bruch behaftet
ist. Dabei überwiegt das weibliche Geschlecht das männliche um das Dreifache.
Sehr oft sind bei einem und demselben Individuum mehrfache Brüche vorhanden. So sind vor allem Leistenhernien in $66^0/_0$ der Fälle doppelseitig, und auch
Schenkelbrüche, die bei Frauen häufiger sind als bei Männern, treten in einem
Drittel aller Fälle doppelseitig oder mit anderen Hernien zusammen auf. Nach
der Statistik von Berger ist bei $3,6^0/_0$ der Fälle eine örtliche familiäre Belastung zur Bruchkrankheit nachzuweisen. Auf die Bedeutung des Geschlechtes
wirft ein Vergleich der Leisten- und Schenkelhernien ein grelles Licht: bei
Männern ist der Leistenbruch doppelt so häufig wie bei Frauen ($96^0/_0$:$44,3^0/_0$),
während der Schenkelbruch bei diesen sechsmal häufiger vorkommt als bei
Männern ($32,7^0/_0$:$5,6^0/_0$). Lehrreich und wichtig ist auch das Verhalten der
Nabelbrüche, bei denen neben dem Geschlecht auch das Lebensalter nicht
ohne Einfluß ist. Sie finden sich beim männlichen Geschlecht unter 15 Jahren
in $22,4^0/_0$, über 15 Jahren in $2,1^0/_0$, bei weiblichen Personen unter 15 Jahren
in $65,2^0/_0$, über 15 Jahren in $22,1^0/_0$ der Fälle. Die Häufigkeit der Hernien
im 1. Lebensjahr ist immer wieder bestätigt worden. Ihre Zahl ist nur um ein
geringes niedriger als die im 65. Lebensjahr (19,6:20,7), während sie in der ersten
Hälfte des dritten Jahrzehnts nur 0,88 beträgt (auf 1000 Personen des gleichen
Lebensalters). Vor allem sind es angeborene Leistenbrüche, die im ersten Lebensjahr zur Beobachtung gelangen und den 7. Teil aller Leistenbrüche überhaupt
ausmachen. In den späteren Lebensjahren nimmt die Zahl der Brüche bis zum
15.—20. Lebensjahr rasch ab, um erst dann bis zum 60. Jahr allmählich wieder
zu steigen, dann stärker zu wachsen und zwischen 70 und 75 Jahren ($24,2^0/_0$)
den Höhepunkt zu erreichen. Im hohen Greisenalter sind Brüche selten.

Die Häufigkeit der Brüche bei den einzelnen Berufsarten interessiert hier nur insoweit, als Schwerarbeiter, vor allem solche die vorwiegend stehend oder in gebückter Haltung ihrer Tätigung nachgehen, in weit höherem Maße erkranken als Personen, die körperlichen Anstrengungen nicht so sehr ausgesetzt sind. Am meisten gefährdet sind nach BERGERs Zusammenstellung Straßen- und Pflasterarbeiter, Müller, Zimmerleute, Schreiner und Maurer, überhaupt diejenigen Berufsarten, bei denen während der Arbeitsleistung der Körper nach vorn geneigt ist.

Diese hier nur ganz kurz gestreiften statistischen Feststellungen stimmen mit den allgemeinen Anschauungen über die Entstehung der Brüche, soweit sie auf anatomischen Untersuchungen beruhen, gut überein. Nach diesen steht es außer jedem Zweifel, daß wenigstens die typischen Bruchformen entwick-

lungsgeschichtlich bedingten Bauchfellausstülpungen ihre Entstehung verdanken oder besser gesagt, daß solche den wichtigsten veranlagenden Umstand für die Bruchentwicklung darstellen.

Die angeborenen, bei der Geburt bereits vollentwickelten Brüche kommen für die Theorie der Bruchentstehung im späteren Leben nur wenig in Frage. Sowohl die Nabelschnur-, Zwerchfell- und auch indirekten Leistenbrüche gehören ja streng genommen zu den Mißbildungen und Entwicklungsstörungen. Bei den angeborenen Leistenbrüchen ist das vor allem für solche Fälle deutlich, wo Verwachsungen zwischen Darm und Hoden gefunden werden. Auch manche, wenn nicht alle Fälle von Eierstocksbrüchen in das Diverticulum Nuckii bei der Frau gehören hierher.

Bei den meisten „angeborenen" Leistenbrüchen ist aber nur der Bruchsack

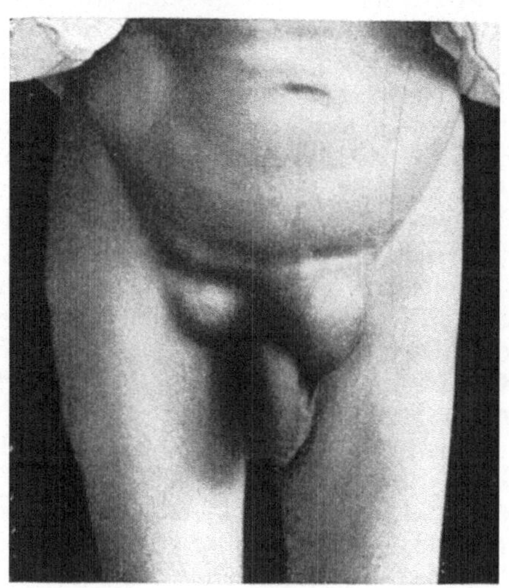

Abb. 12. Linksseitige indirekte Leistenhernie, rechtsseitige Schenkelhernie. ♂ 56 Jahre. Schwerarbeiter.

bzw. dessen Anlage angeboren, wenn nämlich ein Verschluß des Processus vaginalis peritonei gar nicht oder nur in unvollkommener Weise stattgefunden hat. Ganz allgemein ist heute die Anschauung von GOLDNER und HANSEN anerkannt, daß die überwiegende Mehrzahl der indirekten Leistenbrüche beim Mann, aber auch bei der Frau, mit einem offengebliebenen Processus vaginalis in engster Beziehung steht. Ein vorgebildeter Bruchsack wird aber neuerdings auch für die Mehrzahl der Schenkelhernien, für die Hernia obturatoria und andere Brüche vielfach angenommen. Vor allem von KOCH und seinen Schülern ist in zahlreichen Arbeiten darauf hingewiesen worden, daß, abgesehen von den seltenen, durch Narbenbildung entstandenen Bruchsäcken alle anderen angeboren und auf das Bestehenbleiben fötaler Bauchfellausstülpungen zu beziehen sind. „Und ebenso, wie der Bruchsack angeboren sei, müsse angenommen werden, daß auch die in den Bruchsack gelangten Eingeweideteile diese Fähigkeit durch ihre kongenital angewiesene Lage im Abdomen erlangt hätten". Eine Vergrößerung des angeborenen Bruches im späteren Leben erkennt KOCH als möglich an und erklärt sie durch eine Verschieblichkeit des Bauchfells und „vielleicht auch durch eine spezifische Wachstumsenergie". Die Ausbildung der Bruchsäcke beruht nach KOCH einzig und allein auf der dem Bauchfell während der

Entwicklungsperiode immanenter Fähigkeit, gegen die Oberfläche sich kanalförmig zu öffnen.

(Die Ansichten Ledderhoses über ein selbständiges Wachstum von Bruchsäcken, besonders bei angeborenen Leistenhernien, s. unter Kapitel Bruchsack.) — Die wichtigste Stütze findet die Annahme einer angeborenen Bruchanlage in den ausgedehnten anatomischen Untersuchungen v. Waldeyer und seinem Schüler Bernstein. Er tritt mit Nachdruck und guten Gründen dafür ein, daß bei Nabelbrüchen, den meisten Leisten- und Schenkelbrüchen, der Hernia perinealis, obturatoria und ischiadica eine entwicklungsgeschichtlich vorbereitete Anlage anzunehmen ist, die im Laufe der Jahre nicht, wie gewöhnlich, zurückgebildet wird, sondern bestehen bleibt und unter Umständen sich sogar weiter entwickelt. Solche Bruchpforten seien entweder von vornherein abnorm weit angelegt oder, wie beim seitlichen Leistenbruch, nicht zurückgebildet; oder ein kleiner Bruchsack nach Art eines Bauchfelldivertikels bildet von Anfang an eine mehr oder weniger tiefe Ausstülpung der Serosa, die sich in abnorm weite Gewebsspalten oft entlang von Gefäßen einsenkt. Unter dem dauernden Einfluß des intraabdominellen Druckes käme es dann im Lauf des Lebens an solchen Stellen zur Entwicklung ausgebildeter Brüche. Diese Ansicht gründet sich auf anatomische Untersuchungen an Erwachsenen, Föten und Neugeborenen, bei denen oft mehrere Bruchanlagen gleichzeitig zu finden wären. Vor allem bei Erwachsenen, die einen Bruch besitzen, lassen sich meistens noch mehrere Bruchanlagen an anderen Stellen der Bauchwand feststellen. Sogar durch histologische Untersuchung ließ sich bei Föten verschiedenen Alters und bei Neugeborenen der Nachweis ungewöhnlich weiter Bauchfellausstülpungen an Stellen erbringen, an denen später Brüche auszutreten pflegen [Bernstein (1, 2)].

Wenn auch an der Häufigkeit solcher entwicklungsgeschichtlich bedingter Bruchanlagen und an ihrer Bedeutung für die Bruchentstehung nicht zu zweifeln ist, so sei doch schon hier festgestellt, daß meist erst im Laufe des Lebens durch verschiedentliche äußere, die Elastizität der Bauchwand herabmindernde Einflüsse aus ihnen ein echter Bruch entsteht und daß meiner Ansicht nach auch für die Ausbildung der fötalen Bauchfellausstülpungen weniger selbständige Wachstumsvorgänge als mechanische von den Druckverhältnissen im Bauchraum abhängige Einflüsse maßgebend sind. Andererseits gibt es viele Hernien, bei denen sicherlich nicht eine angeborene Peritonealausstülpung die Grundlage für die Bruchentstehung bildet, sondern wo Elastizitätsminderungen der Bauchwand an erster Stelle zu setzen sind und erst die Möglichkeit für Bauchfellausstülpungen schaffen. Ganz klar sind die Verhältnisse bei den sog. Narbenbrüchen, wo nach einer gewaltsamen (operativ oder andersartig bedingten) Verletzung, oder auf der Grundlage eines entzündlichen Prozesses eine Schwächung der Bauchwand an einer umschriebenen Stelle eintritt. Hier schließen sich die physiologischen Narben an, in erster Linie die Nabelnarbe. Und ähnliche Verhältnisse finden sich an den schon erwähnten Stellen mit „weniger festem Gefüge" der Bauchwand, insbesondere in der Leistengegend und an der Durchtrittsstelle von Gefäßen und Nerven. (Das sind durchweg dieselben Stellen, an denen die angeborenen Bruchsackanlagen gefunden werden.) Sie schaffen, wie ich glauben möchte, überhaupt erst die Möglichkeit für die Entstehung von Bauchfellausstülpungen, die dann ganz allgemein zustande kommen, wenn ein Mißverhältnis zwischen dem Innendruck im Bauchraum und der Stärke des Widerstandes an bestimmten Stellen der Bauchwand besteht. Nur dadurch wird es verständlich, daß an den schon normalerweise durch ihren anatomischen Bau bedingten schwächeren Stellen Bauchfellausstülpungen fast regelmäßig, sogar schon im Kindesalter und bei Föten, gefunden werden und im Laufe des Lebens durch

Zustände, die die Bauchwandelastizität herabmindern oder den Druck im Bauchraum steigern, Hernien sich entwickeln. Hier liegt auch die Bedeutung individueller und konstitutioneller Einflüsse für die Bruchentstehung, insbesondere der Einfluß einer schlaffen Konstitution des Bindegewebes für die Hernienbildung. So gibt es Individuen mit ,,weicher Leiste'', die meist mit einem weiten Leistenring, einer verminderten Festigkeit der Fibrae intercrurales, überhaupt der ganzen vorderen Bauchwand vergesellschaftet ist. Mit konstitutionellen Momenten mag auch das häufige Zusammentreffen von Bauchbrüchen mit anderen auf einer Elastizitätsminderung des Bindegewebes beruhenden Krankheiten, Varizen, Enteroptose, Emphysem usw. zusammenhängen.

In ähnlicher Weise ist der so wichtige und eindrucksvolle Einfluß des Alters auf die oft mehrfache Bruchentstehung zu werten, der sich ja am Bindegewebsstützapparat — individuell in seiner Stärke zwar verschieden — in wohl charakterisierter Weise (HUECK, SIEGMUND) geltend macht und nicht nur auf einem Gewebsschwund, sondern einer Festigkeitsminderung der Muskeln, Sehnen, Faszien und der Hautdecke beruht. Die auch im Alter auftretenden Umgestaltungen in der äußeren Form des Unterleibes, die meist mit einer verminderten Fixierung der Baucheingeweide einhergehen, sind schon kurz erwähnt worden (S. 100).

Jede Form der Unterernährung, insbesondere die mit starker Abmagerung vergesellschafteten, gleichgültig ob sie durch Nahrungsmangel oder schlechte Verwertung der Nahrung und im Verlauf chronisch-abzehrender Krankheiten zur Ausbildung gelangt, schwächt die Widerstandskraft und Elastizität der Bauchwand, besonders an den an und für sich schon schwächeren Stellen. Dazu kommt noch die Bedeutung des Fettschwundes aus den Maschen des Zellgewebes, insbesondere im Bereich der Bruchpforten entlang der Gefäßkanäle, der um so größer ist, je fett- und gewebsreicher früher der Organismus war. In eindrucksvollster Weise hat der Krieg und die Hungerblockade den Einfluß der Unterernährung auf die Bruchentstehung kennen gelehrt: die Zahl der Brüche ist während dieser Zeit in Deutschland und der Schweiz (DUBS) erheblich gestiegen und insbesondere hat die Zahl der Einklemmungen um 60% zugenommen (KÖNIG, WIEMANN, BONIN, RODE, GOEBEL, DOSE, EUNICKE). Eine besondere Zunahme weisen insbesondere die eingeklemmten Schenkelbrüche bei Frauen auf, wofür neben der veränderten Ernährung auch eine Steigerung der Arbeitsleistung anzuschuldigen sein wird. Der Einfluß der veränderten Ernährung bezieht sich nicht nur auf die Verminderung, sondern auch auf die verschiedene Zusammensetzung (KÖNIG und WIEMANN). Die Zufuhr von weniger Fleisch, mehr Kartoffeln und kleiehaltigem Brot, die damit erhöhte Zellulosegärung sollen zu einer Mehrbelastung des Verdauungsschlauches führen, die sich in vermehrter Peristaltik, vermehrten Gärungsprozessen und erhöhten Volumensschwankungen äußern und mit einer allgemeinen Abmagerung Hand in Hand gehen. (Derselbe Ursachenkomplex ist auch für die Häufung von Volvulusfällen während der Kriegszeit verantwortlich zu machen.)

In anderer Weise als der Fettschwund führen einmalige oder fortgesetzte Überdehnungen der Bauchdecken zu einer Erschlaffung der Bauchwand, die sich in den muskelfreien Teilen ebenso auswirkt, wie in muskulösen Abschnitten. Von den hier in Betracht kommenden Ereignissen ist an erster Stelle die Schwangerschaft zu nennen, wo auch unter normalen Verhältnissen sogar bei kräftigen Individuen erst nach einiger Zeit die alte Festigkeit der Bauchwand wieder erreicht wird. Jede stärkere Anstrengung der Bauchpresse kann unter diesen Umständen aber leicht zu schweren Schädigungen führen, die naturgemäß bei rasch aufeinanderfolgenden, mehreren Schwangerschaften noch stärker sein werden. Die starke Dehnung der Nabellücke und das Auseinandertreten der geraden Bauchmuskel im letzten Stadium der Schwangerschaft erreicht ja oft so hohe Grade, daß man sich oft wundert, wie verhältnismäßig selten eigentlich eine Bruchentwicklung sich an diese Zustände anschließt. Auch beim Bestehen eines chronischen Aszites, einer Bauchfelltuberkulose oder anderer raumbeengender Vorgänge in der Bauchhöhle, die zu einer Ausdehnung der Bauchdecken führen, sind günstige Bedingungen für die Entwicklung von Hernien gegeben.

Bei den eben erwähnten Zuständen kommt es dadurch zur Entwicklung einer Bruchanlage, daß entweder an entwicklungsgeschichtlich vorgebildeten schwächeren Stellen oder auf dem Boden örtlicher Schwächungen der Bauchdecken, die unter dem Einfluß äußerer Einwirkungen entstanden sind, unter fortgesetzter Einwirkung des Bauchinnendruckes allmählich eine Vortreibung des Bauchfells, eine Bauchfellausstülpung zustande kommt. Ist man geneigt, solche Ereignisse etwa mit der Entstehung eines Pulsionsdivertikel der Speiseröhre zu vergleichen, so kann man eine andere Art von Bruchanlagen den Traktionsdivertikeln gegenüberstellen. Ich meine hier solche Bauchfellausstülpungen, die durch den Zug präperitonealer Bauchwandbestandteile erfolgt. Vor allem französische Autoren (Cloquet und neuerdings Roser und Lienhardt) haben eindringlich darauf hingewiesen, daß viele Brüche nicht durch Hervortreiben des Bauchfells von innen her, sondern durch Zug von außen entstehen. Besonders für die Schenkelbrüche hat man diese Zugtheorie der Drucktheorie gegenübergestellt. und ihr eine große Bedeutung zugemessen. Der Zug wird für die meisten Fälle ausgeübt durch die schon ausführlich erörterten (S. 107) präperitonealen Lipome, „die (nach Art einer Appendix epiploica) durch einen Gefäßstiel mit dem Bauchfell zusammenhängen, sich allmählich vergrößern und weiter vorwölben, dabei die Bruchpforten erweitern und das mit ihnen festverbundene Bauchfell trichterförmig nach sich ziehen". Ähnlich wie beim Wachstum solcher Lipome kann eine Zugwirkung durch Schrumpfungsvorgänge im subserösen Gewebe bei Narbenbildungen, bei Schrumpfungen von Lymphknoten usw. entstehen. Für eine Anzahl von Fällen, insbesondere für die epigastrischen Hernien (S. 143), wird man die Bedeutung eines solchen Vorgangs für die Bruchentstehung zugeben müssen; aber keinesfalls geht es an, diese Verhältnisse zu verallgemeinern. Schon deshalb nicht, weil an sehr vielen Brüchen, auch an Schenkelhernien, präperitoneale Lipome oder andere, eine Zugwirkung auslösende Veränderungen, nicht nachweisbar sind.

Ist es erst einmal auf die eine oder andere Weise zur Entstehung einer Bruchanlage gekommen, so erfolgt die Weiterausbildung zu einem vollständigen Bruch gewöhnlich allmählich unter dem Einfluß der Schwankungen des Bauchinnendruckes. Es kann hier nicht näher darauf eingegangen werden, wie sich die Druckverhältnisse in der Bauchhöhle unter normalen Verhältnissen gestalten (Melchior). Daß bei der Anspannung der Bauchpresse, bei jeder Verkleinerung des Bauchraumes überhaupt, so auch bei der Einatmung eine Drucksteigerung eintritt, ist außer Zweifel. Die beweglichen Eingeweide werden bei allen Steigerungen des Bauchinnendruckes auszuweichen versuchen und dabei nach Gegenden hingetrieben, an welchen eine aktive Beteiligung an der Verkleinerung des Raumes nicht vorhanden ist. Man kann sich leicht davon überzeugen, wie stark solche Druckwirkungen sind, wie groß der Anprall ist, welcher durch die andrängenden Eingeweide bei starker Anwendung der Bauchpresse gegen die Bauchwand ausgeübt werden, wenn man nur beim Husten oder Pressen die Druckverhältnisse im Mastdarm, in der Scheide oder der Blase berücksichtigt. Auch durch Änderungen der Körperhaltung, überhaupt durch das Muskelspiel können starke Schwankungen im Bauchinnendruck ausgelöst werden, und es ist ohne weiteres verständlich, daß bei einer fortwährenden Wiederholung stärkerer Drucksteigerungen allmählich an dazu geeigneten

Stellen der Bauchwand Ausstülpungen des Bauchfells sich ¦entwickeln und vergrößern können, in die hinein dann Eingeweide geraten, um aus der Bauchfellausstülpung einen vollständigen Bruch zu machen. Meist ist es ja immer wieder dasselbe Eingeweidestück, das an eine bestimmte Stelle der Bauchwand drückt und hier allmählich zur Bauchfellausstülpung führt.

Ob dabei noch eine besondere Länge und Schlaffheit des Mesenteriums für die Entstehung der Brüche von großer Bedeutung ist, ist sehr fraglich. Nach Graser spräche vor allem der günstige Erfolg der Radikaloperation gegen eine maßgebende Rolle der Mesenterialverhältnisse.

Unter allen Umständen ist daran festzuhalten, daß die Bruchentstehung ein komplexer Vorgang ist, und letzten Endes auf einem Mißverhältnis zwischen dem Bauchinnendruck und der Widerstandskraft und Elastizität der Bauchwand beruht. Eine fortdauernde Steigerung des Bauchdruckes wie sie z. B. bei manchen Berufsarten durch dem Einfluß der Arbeit bedingt ist, wird freilich mit der Zeit, auch ohne daß die Elastizität der Bauchwand durch irgendwelche andere Umstände herabgesetzt ist, zu Hernienentstehung führen, ebenso wie die normalen Druckverhältnisse in der Bauchhöhle imstande sind, Bauchfellvortreibungen in die Wege zu leiten, wenn die Widerstandsfähigkeit der Bauchdecken (z. B. im Bereich einer Narbe oder im Alter) herabgemindert ist. Meist werden aber verschiedene innere und äußere Einflüsse zusammenwirken, die in jedem einzelnen Falle einer besonderen Analyse bedürfen, wenn auch im allgemeinen eine intraabdominelle Druckwirkung auf mechanisch minderwertige Stellen der Bauchwand vorliegen wird. Dazu kommt noch, daß die Bruchentstehung nie plötzlich, sondern stets ganz allmählich erfolgt und sich über eine längere Zeitdauer erstreckt. Die plötzliche Entstehung eines „Gewaltbruches" ist ein sehr seltenes Ereignis.

Nicht zu verwechseln mit der Entstehung ist das Sichtbarwerden einer Hernie; es kommt zweifellos mitunter vor, daß ein in der Entwicklung begriffener Bruch nach plötzlichen Anstrengungen, Heben einer schweren Last bei gespreizten Beinen usw. sich plötzlich durch das Eingepreßtwerden neuer Darmschlingen vergrößert und an der Körperoberfläche sichtbar wird. Das gilt im übrigen auch für die inneren Hernien, deren Entwicklung wohl Jahrzehnte in Anspruch nimmt. Nach Beneke ist z. B. der Beginn für die Entstehung einer Treitzschen Hernie ins früheste Kindes-, wenn nicht gar Fötalalter zu verlegen, während ihre Ausbildung erst im Laufe mehrerer Jahrzehnte vollendet ist. Eine plötzliche Ausbuchtung des elastischen Bauchfells, ist zwar, wie wir aus den experimentellen Untersuchungen von Scarpa und Moro wissen, unter dem Einfluß eines plötzlich gesteigerten Druckes leicht und ausgiebig möglich; aber beim Nachlassen des Druckes kehrt es sofort in seine ursprüngliche Lage zurück. Bei gesunden Menschen hinterläßt sogar die Druckwirkung von der Kraft einer Atmosphäre auf das Bauchfell keine schädlichen Folgen. Dagegen ist bei Kindern und besonders bei Greisen die Widerstandskraft und Elastizität des Bauchfells erheblich herabgesetzt. Aus den Untersuchungen Moros geht auch hervor, daß auch eine nennenswerte Verschiebung des normalen Bauchfells auf seiner Unterlage unter der Einwirkung eines plötzlichen Druckes nur in ganz geringem Umfang möglich ist. Demgegenüber ist die Elastizität und Widerstandskraft eines ausgebildeten Bruchsackes erheblich herabgesetzt. Nach Graser ist die Bruchentstehung der Erfolg einer ganz unscheinbaren, auf lange Zeit sich erstreckenden fast unmerklichen Minierarbeit. Dem steht nicht im Wege, daß auf dem vorbereiteten Boden durch eine plötzliche Einwirkung auf „die Baucheingeweide ein nachgiebig gewordenes auf der Unterlage gelockertes Bauchfell ein Stück weit vorgetrieben und so ein seit längerer Zeit vorbereiteter Bruch bei einem bestimmten Anlaß fertig wird". In diesem Sinne kann ein „Unfall", eine plötzliche von außen kommende Gewalteinwirkung, die geeignet ist den Bauchinnendruck plötzlich zu erhöhen, mit der Bruchentwicklung in wesentlichem Zusammenhang stehen und — nach Rechtsprechung des Reichsgerichtes (Entscheidungen in Zivilsachen Bd. VI, S. 1) — auch dann entschädigungspflichtig sein, wenn bereits vor dem Unfall nachweislich eine Bruchanlage bestanden hat. Im übrigen unterscheidet das Reichsversicherungsgericht im Anschluß an die Einteilung von Paalzow nach der Art der Entstehung:

„1. Den Rißbruch (Gewaltbruch der alten Dienstanweisung). Er entsteht durch schwere Gewalteinwirkung von außen (Überfahren, Hufschlag).

2. Den Preßbruch, der unter dem Einfluß einer von innen wirkenden Gewalt, und zwar einer außergewöhnlichen Anstrengung der Bauchpresse zustandekommt. Hierzu gehören einerseits die eigentlichen Unfallsbrüche, die sich infolge plötzlicher Überanstrengung der Bauchpresse bilden oder ruckweise verschlimmern. Andererseits werden aber auch diejenigen Leistenbrüche zu dieser Gruppe zu rechnen sein, die sich unter der Einwirkung einer wiederholten oder länger andauernden Überanstrengung der Bauchpresse allmählich entwickeln.

3. Den Senkbruch, den Regelfall der Bruchbildung, der ohne jede Gewalteinwirkung unter dem gewöhnlichen Druck (Minierarbeit) der Bauchpresse allmählich zum Austritt führt.

Die richtunggebende Bedingung beim Rißbruch ist also stets die äußere Einwirkung, während beim Preßbruch besonders der zweiten Art mit der äußeren Einwirkung die innere Veranlagung in Wettstreit tritt und beim Senkbruch im wesentlichen die innere Veranlagung oder „Bruchbereitschaft" die Richtung weist. Unter ausführlicher Würdigung der einzelnen für die Bruchentstehung verantwortlich zu machenden Koeffizienten, insbesondere der Konstitution (Bindegewebsschwäche) und des Bauchdrucks (der Begriff Bauchpresse umfaßt nur einen Teilkomplex des Bauchdrucks) hat neuerdings zur Verth einen zum mindesten vom Standpunkt der Versicherungsmedizin sehr beachtlichen Vorschlag für eine der Lehre von der Entstehung angepaßte Einteilung der Unterleibsbrüche gemacht. Er unterscheidet:

1. Ausschließlich durch dynamische Einwirkung entstandene Unterleibsbrüche. Dahin gehören die Preßbrüche, die unter der Einwirkung einer einmaligen zeitlich begrenzten außergewöhnlichen Steigerung des Bauchdrucks zustande kommen. Richtunggebend ist die äußere Gewalteinwirkung. Sie unterliegen neben den Gewalt- oder Rißbrüchen nach dem Unfallversicherungsgesetz und dem Reichsversorgungsgesetz der Entschädigungspflicht, soweit die einwirkende Ursache unter die Bestimmungen der Gesetze fällt.

2. Durch dynamische und statische Einwirkungen entstandene Unterleibsbrüche. Dahin gehören die allmählich sich entwickelnden Preßbrüche. Richtunggebend bleibt die äußere Einwirkung. Sie setzen eine gewisse Bruchbereitschaft voraus. Sie unterliegen der Entschädigungspflicht nach dem Reichsversicherungsgesetz, sofern die einwirkende Ursache unter die Bestimmungen dieses Gesetzes fällt.

3. Vorwiegend durch statische Einwirkungen entstandene Unterleibsbrüche. Dahin gehören die Senkbrüche. Sie setzen eine erhebliche konstitutionelle Bruchbereitschaft voraus. Richtunggebend ist die Bruchbereitschaft, die „Konstitution". Sie unterliegen im allgemeinen nicht der Entschädigungspflicht.

Von solchen Unfallshernien sind sehr seltene echte traumatische Brüche (Rißbrüche) streng zu trennen, bei denen die Bruchpforte unter dem Einfluß einer traumatischen Gewalteinwirkung erst gebildet wird (Kilfingler, Haegler,

LOTHEISSEN, DÖPPNER). Sie gehen stets mit subkutanen Zerreißungen verschiedenen Umfangs einher, die an jeder Stelle der Bauchwand lokalisiert sein können (Lit. bei REICHLE). Auch Zerreißungen der Leistenbänder [traumatische Schenkelhernie nach Einrichtung von Hüftgelenksluxationen (NARATH) usw.] kommen vor. Meist schließt sich die Bruchentwicklung unmittelbar an die Gewalteinwirkung an. Nur in sehr seltenen Fällen (KÜHNE, SCHLENDER, Einriß im Leistenring) kann erst nach Wochen der Bruch sichtbar werden und Erscheinungen machen. Von manchen Autoren werden nur solche Hernien als echt traumatisch anerkannt, die sofort beim Unfall entstehen und eingeklemmt werden. Künstlich erzeugte Leistenbrüche — durch gewaltsame Erweiterung des Leistenkanals mit Sprengung des äußeren Leistenrings — sind u. a. von GALIN und KRYMOW aus Rußland bei jungen Männern beschrieben worden, die sich dadurch dem Kriegsdienst entziehen wollten. Durch Unregelmäßigkeiten des Leistenrings, Auszackungen, unregelmäßig verdickte Ränder, Entzündungsreste und Zerreißungen der Fascia transversa und der Obliquusaponeurose sind sie von den von selbst entstandenen Leistenhernien leicht zu unterscheiden. Der Eingriff, der von besonderen „Spezialisten" ausgeführt wird, erfolgt mit oder ohne Narkose, als erweiterndes Instrument dient der Finger oder ein geeigneter Gegenstand, z. B. Handschuhstrecker, der in den Leistenkanal eingeführt wird und hier Zerreißungen verursacht.

Nach GALIN sind zwei Arten von künstlichen Hernien zu unterscheiden:

Fälle mit engem äußeren Leistenring. Hier kann der Operateur nicht ohne weiteres in den Leistenkanal eindringen, sondern erst nach Zerreißen des äußeren Leistenrings, wonach erst der Finger bis zur hinteren Wand vordringt und sie zerstört. Solche Fälle gehen meist mit ausgedehnten Verletzungen einher.

Fälle mit weitem äußeren Leistenring. Hierbei kommt es im wesentlichen nur zu einer Zerreißung der Fascia transversa, und zwar wird, wenn der Operateur geschickt und erfahren ist, die Faszie an einer ganz bestimmten Stelle zerrissen, nämlich an der Spitze des Leistenzwischenraumes.

II. Die einzelnen Bruchformen.

a) Leistenbrüche (Hernia inguinalis)

treten oberhalb des Leistenbandes aus der Bauchhöhle aus. Ihre Formen und ihr Schicksal sind auf das innigste mit der Entwicklungsgeschichte und normalen Anatomie der Leistengegend verknüpft, die in allen Einzelheiten klargestellt ist.

Die Anatomie der Leiste, jenes scharf vorspringenden Faserzuges zwischen Spina anterior superior und Symphyse, der im wesentlichen durch das Ligamentum inguinale Pouparti, des untersten freien Randes der Aponeurose des Musculus obliquus externus gebildet wird und verstärkt ist durch Faserzüge der Fascia iliaca, Fascia transversa, Fascia superficialis und Fascia lata (Confluens fasciarum, GRASER) wird in ihrer Gestaltung weitgehend beeinflußt durch die Wanderung der Keimdrüsen. Am Hoden, der sich auf der inneren Bauchfaszie retroperitoneal in Höhe des 3. Lendenwirbels entwickelt, läßt sich schon frühzeitig ein Bauchfellstrang feststellen, der mit dem Musculus obliquus und transversus in Verbindung steht und nach der Leistengegend zieht (Gubernaculum Hunteri). In dieses Leitband senkt sich der Hoden ein und nimmt dabei das mit ihm verwachsene Bauchfell mit in die Tiefe. Die dadurch entstehende Bauchfelleinstülpung, welche den Hoden bis in den Hodensack begleitet, heißt Processus vaginalis peritonei. Die erste selbständige Aussackung des Bauchfells wird auch SEILERsches Blindsäckchen genannt. Später gelangt der Processus vaginalis allmählich, aber schließlich im größten Teile seines Verlaufes zum Verschluß, bis auf den Teil, der den Hoden selbst umgibt (Tunica vaginalis propria testis). Mit dem Bauchfell und Hoden wird auch noch die innere Bauchfellfaszie in den Hodensack hineingeschoben, die als gemeinschaftliche Hülle aller Teile Tunica vaginalis communis (Funiculi spermatici et testis) genannt wird. Auf ihr liegen noch von der Bauchdecke stammende Teile, Muskelfasern vom Obliquus internus und transversus

(Musc. cremaster) und Bindegewebsfasern (Fibrae intercrurales). Der Verschluß des Processus vaginalis erfolgt gewöhnlich im ersten Lebensmonat. Er beginnt im mittleren Teile der Portio funicularis und schreitet rascher nach unten als nach oben fort. Vorspringende Falten oder ringförmige Einschnürungen des Sackes finden sich aber auch dann, wenn der Verschluß ausbleibt, nach Ramonede-Graser ziemlich regelmäßig an der Eintrittsöffnung, dem vorderen und hinteren Leistenring. Auch bei der unvollständigen Verödung lassen sich einige häufig wiederkehrende Varianten feststellen. Vielfach erfolgt sie nur in der Mitte, während der Trichter oben offen bleibt und auch die Tunica propria des Hodens weiter nach oben reicht. Am häufigsten tritt der Verschluß im Bereich des Samenstranges ein, während die Leistengegend offen bleibt. Weniger häufig erfolgt die Obliteration nur in der Leistengegend, oder es bleibt nur ein Trichter mit klappenartiger Falte am Eingang offen (Sachs, Zuckerkandl). Als ganz unregelmäßige Zustände sind Verödungen an mehreren Stellen anzusehen, zwischen denen spindelförmige, mit Flüssigkeit erfüllte Höhlen bestehen bleiben können. Über die feineren Vorgänge bei der Verödung des Processus vaginalis ist nur wenig bekannt. Nach Eppinger beginnt sie mit einer endothelialen Wucherung am Eingangsabschnitt, der eine Verklebung der Wände folgt. Der Scheidenfortsatz wird dann strang- und fadenförmig, ist später noch an dichteren Bindegewebsfasern zu erkennen, aber schon bei einjährigen Knaben ist nichts mehr zu sehen, was dem ursprünglichen Verlauf des Processus vaginalis entsprechen könnte. Pellacani läßt seine Verödung unter Bildung eines Granulationsgewebes sich vollziehen.

Über den Zeitpunkt und die Häufigkeit der Obliteration des Processus vaginalis wird übereinstimmend angegeben, daß bei der Geburt der Fortsatz in der Regel noch offen ist und in der Mehrzahl der Fälle sich in den ersten 10—20 Tagen nach der Geburt schließt, daß aber nach diesem Zeitpunkt bis zum Ende des ersten Jahres der Verschluß weniger häufig erfolgt. Zuckerkandl hat bei 100 Kindern zwischen der 1. bis 12. Woche 37 mal den Processus vaginalis offen gefunden, davon 20 mal beiderseits, 12 mal nur rechts, 5 mal links. Ähnliche Angaben liegen von H. Sachs, Ramonde und Bernstein vor. Oft gehen Störungen in der Verödung mit Unregelmäßigkeiten in der Lagerung des Hoden Hand in Hand. Eine peritoneale Ausbuchtung (Seiler sches Blindsäckchen) kommt auch dann zur Entwicklung, wenn der Hoden in der Bauchhöhle liegen bleibt. Bei der Frau sind die Verhältnisse grundsätzlich gleichartig: Auch der Eierstock vollführt einen Deszensus, bleibt aber im kleinen Becken liegen. Nichts destoweniger bildet sich auch hier ein Processus vaginalis peritonei aus, der sich aber bald schließt. Finden sich nach der Geburt noch Reste davon, so pflegt man sie als Canalis bzw. Diverticulum Nuckii zu bezeichnen. Das Gubernaculum Hunteri geht zum Teil im Ligamentum rotundum auf.

Der vordere äußere Leistenring, durch den beim Mann der Samenstrang, bei der Frau das runde Mutterband die muskulöse Bauchwand verläßt, ist eine Spalte in der Aponeurose des Musculus obliquus externus, welche seitwärts in einem sehr spitzen Winkel ausläuft. Nach der Mitte zu lassen sich als Begrenzung unterscheiden: ein Crus superius, das nach der Symphyse hinzieht, und ein Crus inferius, das nach dem Tuberculum pubicum verläuft. Durch die Fibrae intercrurales (oben lateral) und das Ligamentum inguinale reflexum Colesii (unten medial) wird die so begrenzte Spalte eingeengt und zum äußeren Leistenring abgerundet (der beim Mann einen Durchmesser bis zu 25 mm, bei der Frau aber nur bis 10 mm erreicht). Unter dem Obliquus externus liegt das sog. Trigonum inguinale, eine dreieckige Muskellücke, die nach unten vom Poupart schen Bande, medial vom Rektusrand, lateral vom Obliquus internus begrenzt ist. Darunter liegt die Fascia transversalis, präperitoneales Fett und schließlich das Bauchfell.

Die Verhältnisse der Leistengegend von der Bauchhöhlenseite her sind allgemein bekannt. Durch 5 faltige Erhebungen ist eine sehr charakteristische Felderung der vorderen Bauchwand bedingt. In der Mittellinie zieht die Plica umbilicalis media als Rest des meist völlig verödeten Urachus vom Blasenscheitel zum Nabel. Als Plicae umbilicales laterales verlaufen die verschlossenen Nabelarterien von der Seitenwand der Blase zum Nabel hin, während noch weiter lateralwärts etwa in der Mitte zwischen Spina anterior superior und Symphyse die Plicae epigastricae mit den Vasa epigastrica inferiora verlaufen. Da wo die eben genannten nach oben hinziehenden Falten das Leistenband kreuzen, bilden sich unter der Einwirkung des intraabdominalen Druckes kleine grubige Vertiefungen, die besonders beiderseits der Plicae epigastricae deutlich in Erscheinung treten. Es sind das die medial gelegene Fovea inguinalis medialis, die in gleicher Höhe und unmittelbar hinter dem vorderen Leistenring liegen, und die seitlich von der Plica epigastrica zu suchenden Foveae inguinales laterales. Diese äußeren Leistengrübchen liegen höher als der äußere Leistenring; sie bezeichnen die Stelle, an der der Hoden mit dem vor sich hergestülpten Bauchfell und der Fascia transversa die Bauchhöhle verlassen hat und bilden so den inreren Anfang des Leistenkanals. Man nennt diese Stelle den hinteren inneren Leistenring (Anulus inguinalis abdominalis). Unter dem Peritoneum treten hier auch die Vasa spermatica und die zugehörigen Nerven, sowie der Ductus deferens, die sich hier zum Samenstrang zusammenlegen, in den Leistenkanal ein. Dieser 2—5 cm lange schräg von oben außen hinten nach unten innen vorn verlaufende beim Mann durch den von der Tunica vaginalis communis zusammengehaltenen Samenstrang fest ausgefüllte Kanal ist bei der Frau viel enger. Er enthält lediglich nach dem Labium majus ziehend das Ligamentum teres uteri, dem Fasern des Obliquus externus beigemengt sind.

Medial vom Ligamentum umbilicale laterale, neben der Plica umbilicalis medialis liegt die als Bruchpforte gelegentlich Bedeutung erlangende Fovea supravesicalis (WALDEYER).

Auch vergleichend anatomische Beobachtungen sind zum Verständnis für die Entstehung der Hernien herangezogen worden. KOCH hat behauptet, daß alle Brüche um und am Becken angeboren und an Stellen gebunden seien, wo bei niederen Tieren und bei einzelnen Wirbeltieren Exkretionslücken (PORI) liegen. Ferner ist bekannt, daß keine Familie der Haustiere frei von Hernienbildung ist, am häufigsten kommen sie beim Schwein und beim Pferd,

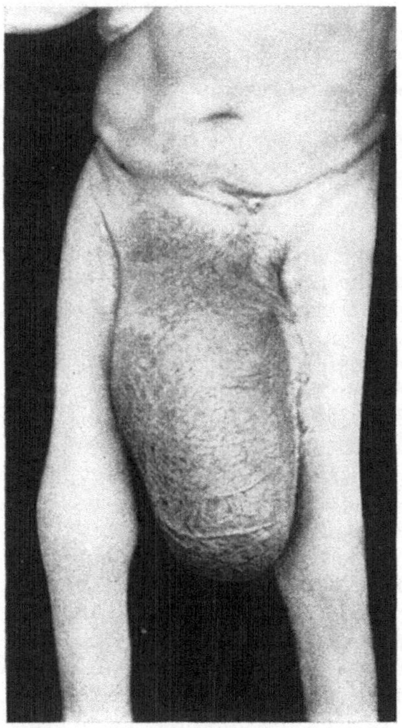

Abb. 13. Übergroßer indirekter Leistenbruch (Skrotalhernie). Pathol. Inst. Köln.

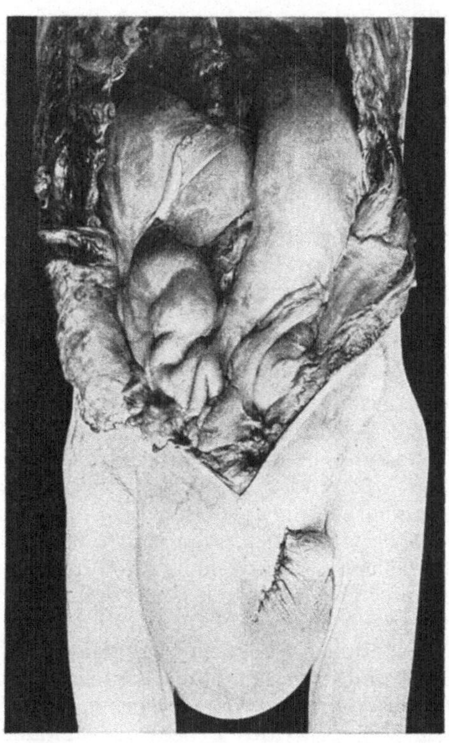

Abb. 14. Großer indirekter Leistenbruch mit Netz, Dünndarm, Querkolon und Magen im Bruchsack. Pathol. Inst. Köln.

seltener bei Wiederkäuern und beim Hund vor. Beim Hund werden Hernien bei männlichen und weiblichen Tieren ein- und doppelseitig beobachtet. Bei den männlichen handelt es sich um Brüche, die mit den angeborenen Leistenbrüchen des Menschen übereinstimmen, wo also Bruchinhalt und Hoden in der gleichen Höhle, dem offen gebliebenen Processus vaginalis liegen (LEDDERHOSE). Während bei den Säugetieren und den meisten Affenarten der Processus vaginalis für das ganze Leben offen bleibt, verschließt er sich bei den höheren Affen in der gleichen Weise wie beim Menschen, so daß FRANKL diejenigen Fälle, wo er beim Menschen nicht verödet, als atavistische Bildungen auffaßt.

Die äußeren schrägen indirekten Leistenbrüche benutzen bei ihrem Austritt aus der Bauchhöhle denselben Weg, den der Hoden bei seinem Deszensus genommen und vorgezeichnet hat. Sie treten in der Fovea inguinalis lateralis in den Leistenkanal ein, folgen dem Samenstrang durch den äußeren Leistenring in den Hodensack. Ihr Weg ist vorgezeichnet durch die Tunica vaginalis communis, die allseitig den Bruch umscheidet und daher gelegentlich auch als

Tunica vaginalis communis testis, funiculi et herniae bezeichnet wird. Während der Samenstrang am hinteren Leistenring und im Leistenkanal hinter dem Bruch liegt, ändert er jenseits des vorderen Leistenrings seine Lage, tritt vor die Hernie oder splittert sich gelegentlich fächerartig auf dem Bruchsack auf. Der schräge Verlauf des Leistenkanals bleibt nur bei frischen und kleinen Hernien gewahrt. Bei größeren Brüchen werden die Leistenringe erweitert, oft so weit, daß beide dicht hintereinander liegen. Ja es kann vorkommen, daß beide miteinander verschmelzen, so daß sie nicht mehr einen Kanal umgrenzen, sondern einen einfachen Ring bilden. Selbstverständlich bleiben auch dann die Beziehungen zur Arteria epigastrica inferior vollständig unverändert. Eine Einteilung der äußeren Leistenbrüche je nach der Größe und dem Stadium ihrer Entwicklung — Hernia incipiens (Malgeigne, Kocher), Hernia incompleta interstitialis (Kanalbruch, der noch keine Vorwölbung vor der Bauchdecke bildet), Hernia completa mit deutlicher Vorwölbung in der Leistengegend, Hernia scrotalis — hat nur chirurgisch-therapeutische Bedeutung. Mit der zunehmenden Größe des Bruches geht meist eine beträchtliche Erweiterung der Bruchpforte Hand in Hand. Große bis zum Knie reichende Eventrationen mit folgeschweren Änderungen der Lagebeziehungen in der Bauchhöhle sind auch heutzutage immer noch anzutreffen (Abb. 13).

Sofern man die äußeren Leistenbrüche in angeborene und erworbene einteilt, will man damit nicht so sehr den Zeitpunkt ihrer Entstehung, als die Beziehungen zu entwicklungsgeschichtlichen anatomischen Verhältnissen, insbesondere zum erhaltengebliebenen Processus vaginalis kennzeichnen. Auch bei den angeborenen Brüchen, bei denen Eingeweide in den ganz oder teilweise offenen Processus vaginalis eintreten, ist meist nur diese Entwicklungshemmung angeboren. Bereits bei der Geburt bestehende Eingeweidevorfälle sind sehr selten. Meist sind es erst besondere Gelegenheitsursachen, die in den ersten Lebensjahren unter Umständen sogar erst beim erwachsenen Manne den Eintritt von Eingeweiden bedingen. Schon bei der Geburt ausgebildete Hernien sind meist sog. Gleitbrüche; es finden sich dabei fast regelmäßig breite oder strangförmige Verwachsungen zwischen Bruchinhalt und Hoden, die darauf hindeuten, daß gelegentlich des Deszensus mit dem Hoden verwachsene Darmteile in das Skrotum eingetreten sind (s. S. 110). Sind beim sog. äußeren Leistenbruch Eingeweide in den offenen Processus vaginalis hineingeraten, so liegen sie mit dem Hoden in ein- und derselben Höhe, Bruchsack und Tunica vaginalis testis sind dasselbe. Demgegenüber ist der erworbene Leistenbruch dadurch gekennzeichnet, daß beim Verschluß des Processus vaginalis im Bereich des hinteren Leistenringes hier eine ganz neue Einstülpung des Bauchfells sich entwickelt, die dann entlang dem Samenstrang den Leistenkanal durchsetzt und bis ins Skrotum vordringen kann. Tritt ein solcher Bruchsack bis zum Hoden hinab, so sind Hoden- und Bruchinhalt durch 2 Bauchfellblätter voneinander getrennt, nämlich durch die Tunica vag. propria testis und den neuen Bruchsack. Durch die oben erwähnten Variationen beim Verschluß des Processus vaginalis ergeben sich auch für die angeborenen und erworbenen Leistenbrüche eine Reihe von Unterformen. Wenn der Bruchsack durch den vollständig offen gebliebenen Processus vaginalis bis an oder unter den Hoden reicht, Hoden- und Bruchinhalt in einer einzigen gemeinsamen Hülle liegen, spricht man von einer Hernia vaginalis testicularis. Eine Hernia vaginalis funicularis liegt dann vor, wenn nur im oberen Teile des Processus vaginalis der Verschluß ausgeblieben ist. Das Bestehen einer fistelähnlichen Verbindung mit der Tunica vaginalis testis propria oder ein bindegewebiger Strang als Überrest der früheren Bauchfelltasche läßt gelegentlich solche Hernien einwandfrei als angeborene erkennen. Aber mitunter kann die Unterscheidung von einer erworbenen Leistenhernie mit einem neuen Bruchsack sehr schwer sein. Ganz allgemein hat heute die Auffassung Anerkennung gefunden, daß die wichtigsten Ursachen für die Häufigkeit der äußeren Leistenbrüche in den Verhältnissen des Processus vaginalis zu erblicken ist. Für eine in den anatomischen Verhältnissen begründete Anlage der äußeren Leistenhernie ist wohl als erster ENGEL (1857) eingetreten, nach dem Darm durch Druck niemals in den inneren Leistenring hineingelangen kann, wenn hier nicht eine angeborene Einbuchtung als Rest des Processus vaginalis vorhanden ist. Die größere Häufigkeit des erhaltenbleibenden Processus vaginalis auf der rechten Seite bedingt nach ihm die größere Häufigkeit der rechts gelegenen Leistenhernien. Nach Untersuchungen von HANSEN sind bei Brüchen, die kurz nach ihrer Erkennung zur Operation kamen, in 87 % Zusammenhänge

mit dem Processus vaginalis nachgewiesen worden. Nach MURRAY ist die Frage, ob es sich aus dem offen gebliebenen Processus vaginalis oder· der angeborenen Bruchsackanlage ein Bruch entwickelt, abhängig von der Weite des inneren Leistenrings und von der Stärke der ihn umgebenden Muskeln. Bei Säuglingen dürften Weite des Ringes und Schwäche des „Sphincter inguinalis" die Häufigkeit des Leistenbruches erklären. BAYER hebt als Kennzeichen solcher Brüche außer den üblichen Unterscheidungsmerkmalen noch das Fehlen von subserösem Fettgewebe, das Vorhandensein eines zusammenhängenden Mantels von Kremasterfasern und eine mangelhafte Ausbildung der Leistenpfeiler hervor. Nach SACHS wären glatte Muskelfasern dicht unter der Serosa in den lateralen und hinteren Teil des Bruchsackes Überreste des Gubernaculum Hunteri als unbedingt sicherer Beweis für die ange-

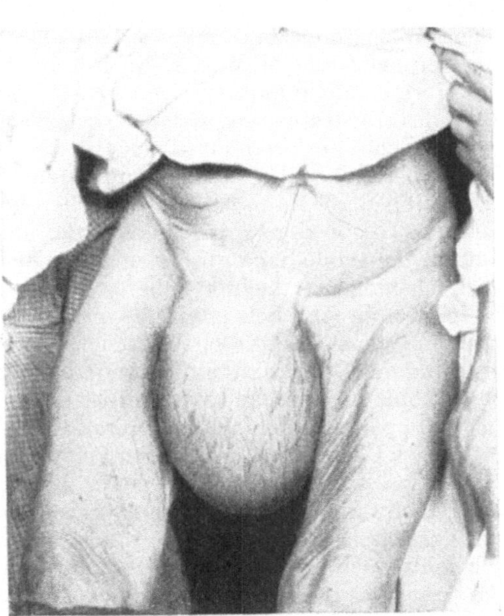

Abb. 15. GroßeLeistenhernie bei 84jähr. Frau (Labialhernie) (Chirurg. Klinik Prof. FRANGENHEIM).

borene Natur des Bruchsackes anzusehen. Sehr verwickelt kann sich die Sachlage gestalten, wenn partielle Obliterationen des Processus vaginalis zur Entwicklung von Hydrozelen des Hodens oder des Samenstranges geführt haben und gleichzeitig Leistenbrüche vorhanden sind. Dabei kann es vorkommen, daß der Bruch sich in den Sack der Hydrozele einstülpt, unter Umständen so weitgehend, daß der Bruchsack fast in seiner ganzen Ausdehnung noch von einer zweiten serösen Hülle umgeben ist (Hernia encystica). Das tritt vor allem dann ein, wenn ein Verschluß des Processus vaginalis nur im Bereich des Leistenrings erfolgt. Ein in den oberen Trichter eintretendes Darmstück kann dann die verödete Stelle vor sich herschieben und in den unteren mit Flüssigkeit erfüllten Sack einstülpen. Nach LEDDERHOSE ist bei der Entstehung einer Hernia encystica auch auf die Abspaltung von Bruchsacklamellen mit sekundärer Flüssigkeitsansammlung in den entstandenen Spalträumen zu denken (vgl. S. 105).

Auch durch Lageanomalien des Hodens können Variationen der üblichen Verhältnisse bedingt sein. Bleibt doch der Leistenkanal und der Processus vaginalis auch dann bestehen, wenn der Hoden in der Bauchhöhle oder im

Leistenkanal liegen bleibt. So kann es beim Bestehen eines Leistenhodens zur Bildung von Bruchsäcken kommen, die zum Teil im Bereich der Bauchwand, zum Teil im Hodensack sich ausbreiten. Graser erwähnt eine Beobachtung von Terillon, wo der invertierte Hoden den Kopf des Nebenhodens nach unten gekehrt an der vorderen Seite der Tunica vaginalis in der Höhe des äußeren Leistenringes liegen geblieben war, während der Ductus deferens durch eine Hernie heruntergepreßt eine Schleife durch das Skrotum bildete.

Beim weiblichen Geschlecht ist das Ausbleiben einer Verödung des Proc. vaginalis erheblich seltener als beim Mann. Unter 150 Fällen hat Sachs 38mal einen unvollständigen Verschluß festgestellt. So ist es nicht verwunderlich, wenn das Auftreten angeborener Leistenbrüche wenigstens in den ersten Lebensjahren hier viel seltener ist als beim männlichen Geschlecht. Dagegen scheint in späteren Jahren besonders unter dem Einfluß wiederholter Schwangerschaften einem Diverticulum Nuckii eine große Bedeutung für die Entwicklung von Hernien zuzukommen (Berger, Goldner). Da auch bei der Frau aus dem Rest des Processus vaginalis Hydrozelen hervorgehen können, ist auch das gelegentliche Vorkommen einer Hernia encystica bei der Frau verständlich. Große Leistenbrüche gelangen mit dem Ligamentum teres bis in die großen Schamlippen, die dann bis zum Knie herabreichen können. Bei einem sehr weiten äußeren Leistenring mit erschlafften äußeren Pfeilern kann der Bruchsack statt in die große Schamlippe so weit auf den Oberschenkel herabgelangen, daß Verwechslungen mit einer Schenkelhernie möglich sind.

Innere direkte Leistenbrüche treten erst nach dem 40. Lebensjahr in Erscheinung, fast stets bei Menschen, deren Bauchwand durch verstärkte Anwendung der Bauchpresse oder andere fortgesetzte Druckerhöhung innerhalb der Bauchhöhle nachgiebig geworden ist. Damit hängt es auch zusammen, daß sie meist doppelseitig sind. Die anatomischen Verhältnisse sind durchaus klar. Der Bruchsack bildet sich am inneren Leistengrübchen, medianwärts von der Arteria epigastrica und tritt am vorderen Leistenring aus. Er durchsetzt gradlinig die Bauchwand im Bereich des Trigonum inguinale, sein Bruchsack ist nur von der Fascia transversa, der Fascia externa und der Haut bedeckt. Gelegentlich fehlt auch die Fascia transversa, wenn der Bruch eine in ihr vorhandene Lücke als Weg nimmt. Innere Leistenbrüche erreichen selten eine erhebliche Größe, und wenn sie gelegentlich in das Skrotum vordringen, sind sie von Samenstrang und Hoden stets leicht zu trennen, da sie mit der Tunica vaginalis testis et funiculi nicht in Beziehung treten. Verhältnismäßig häufig ist als Inhalt innerer Leistenbrüche die Harnblase gefunden worden. Bei Frauen sind sie selten. Ob hier besondere „Schutzfasern" aus der Aponeurose des Transversus (Lamina pubo-transversalis Donati) einen regelmäßigen Befund darstellen, ist fraglich.

Als eine besondere Abart der Leistenbrüche gelten die sog. Interparietalhernien (ektopische Leistenbrüche Garré), die zwar auch bei anderorts entstehenden Brüchen vorkommen, für die Leistenbrüche aber am besten studiert sind. Ihr wesentlichstes Kennzeichen ist die Lage des gesamten Bruchsackes oder eines Teiles innerhalb der Bauchwand bzw. zwischen ihren einzelnen Schichten. Sowohl unvollständige im Bereich des Leistenkanals gelegene Leistenbrüche, wie vollständige, die den äußeren Leistenring überschritten haben, können sich interparietal entwickeln. Dadurch wird eine Unterscheidung in monolokuläre und bilokuläre möglich. Die heute herrschende Einteilung der interparietalen Hernien gründet sich auf eine Arbeit von Goebell, der 280 Fälle zusammengestellt hat. Man unterscheidet zweckmäßig drei Formen der Interparietalbrüche.

1. Die Hernia inguinalis properitonealis (Krönlein) entwickelt sich zwischen dem Bauchfell und der Fascia transversa, entweder medialwärts

(Hernia inguinalis properitonealis antevesicalis) oder lateral nach der Fossa iliaca (Hernia inguinalis properitonealis iliaca). Es ist von Wichtigkeit, daß diese Bruchformen fast ausschließlich bei Männern beobachtet sind und sehr häufig mit Kryptorchismus verbunden auftreten. In einigen Fällen scheint sich die properitoneale Bruchgeschwulst nach ungeeigneten Repositionsversuchen entwickelt zu haben.

2. Die interparietalen Leistenbrüche im engeren Sinne breiten sich zwischen den Bauchmuskeln aus. Dabei bestehen folgende durch Beobachtungen gesicherte Möglichkeiten: Der Bruchsack liegt zwischen Obliquus

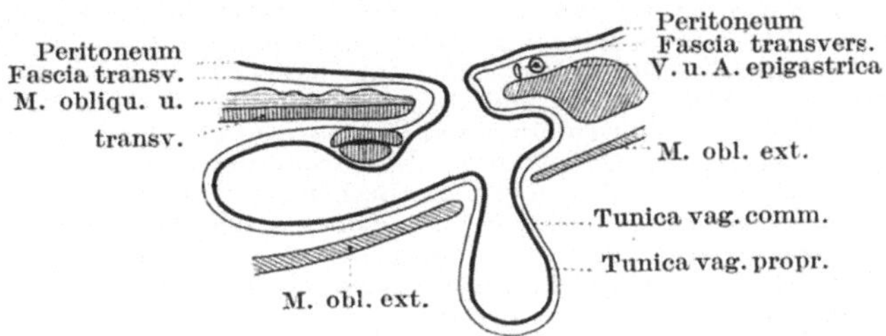

Abb. 16. Hernia inguinalis interstitialis bilocularis (nach GOEBELL).

internus und externus oder im Bereich des Obliquus internus und transversus oder zwischen Transversus und Fascia transversalis. Durch Beiseitedrängen des Obliquus internus und transversus kann er auch zwischen Obliquus externus und Fascia transversa gelegen sein. Auch von dieser Bruchform sind fast nur Männer mit gleichzeitigen Hodenanomalien betroffen.

3. Die Hernia inguinalis superficialis breitet sich zwischen der Aponeurose des Obliquus und der Haut aus. Nach KÜSTER handelt es sich

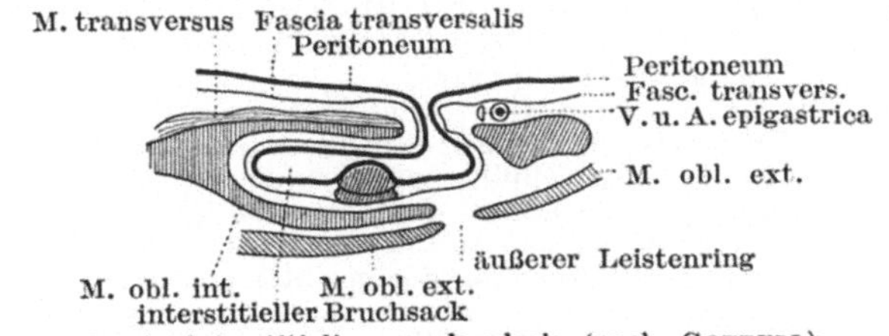

Abb. 17. Hernia interstitialis monolocularis (nach GOEBELL).

stets um angeborene Brüche mit Hodenverlagerung. Die anatomischen Verhältnisse einer Hernia supravesicalis transrectalis externa hat HANTSCH zur Grundlage einer eingehenden Beschreibung gemacht. In seinem Falle war der Bruchring an der Fovea supravesicalis, einer flachen Grube neben der Plica umbilicalis media gebildet, die Hernie durchsetzte den Musculus rectus an seiner Schambeininsertion und wölbte die Aponeurose des Musculus obliquus externus vor. Dadurch unterscheidet sie sich von einer anderen Art supravesikaler Hernien, die sich neben dem Musculus rectus vorstülpen und als pararektale bezeichnet werden. Unter den 32 von REICH und von HEIMKER zusammengestellten Fällen von Supravesikalhernien finden sich nur zwei mit transrektalem Verlauf. Beide Hernienformen kommen nur im höheren Lebensalter vor. Die von SÖLCHER beschriebene Hernia suppubica, die ganz mediär über dem Schambein durch das Adminiculum lineae albae austrat, ist sicher nicht zu den Leistenhernien, vielmehr zu den Brüchen der Linea alba zu

zählen. Als parainguinale Hernien bezeichnet man Brüche, die mit dem Leistenkanal parallel laufen, aber weder mit der Eintritts- noch der Austrittspforte
der gewöhnlichen Leistenbrüche etwas gemein haben (Graser). (Beobachtung
von Tuffier, Bornemann.)

b) Schenkelhernie (Hernia femoralis, cruralis).

Zum Verständnis der im Bereich des Schenkelbogens austretenden Hernien ist die
Anatomie dieser Gegend kurz darzustellen, die seit den grundlegenden Untersuchungen von
Cloquet, F. und A. Hesselbach (1, 2), Cooper und neuerdings von Narath (1, 2), Axhausen (1, 2) und Hyrtl in allen wesentlichen Punkten klargestellt ist. Unter dem Schenkelbogen (Arcus femoralis) versteht man die Körpergegend zwischen dem Ligamentum Pouparti
einerseits und dem knöchernen Becken zwischen Spina iliaca anterior superior und Tuberculum pubicum andererseits. Durch das Ligamentum ileo-pectineum, das eine straffe Faszien-
verbindung der tiefen Fascia iliaca und dem Ligamentum Pouparti darstellt, wird der
Schenkelbogen in die Lacuna musculorum und Lacuna vasorum geteilt. Seine innere Hälfte
ist gleichzeitig der Boden des Gefäßkanals. Die Größe der im Durchschnitt dreieckigen
Gefäßlücke ist sehr verschieden, je nachdem das Becken breiter gebaut oder das Ligamentum
ileo-pectineum in größerer oder geringerer Ausdehnung mit dem Ligamentum pub. verwachsen ist. Den am meisten medial gelegene Teil der Vagina vasorum propria, eine Auf-
spaltung der Fascia iliaca, die die Gefäße einscheidet und sie mit dem Ligamentum Pouparti
und der Fascia iliopectinea verbindet, bezeichnet A. W. Meyer als Ligamentum Pouparti
pectineum. Der feste ligamentöse Überzug des horizontalen Schambeinastes heißt Ligamentum Cooperi. Oben vom Ligamentum Pouparti, medial vom Ligamentum Gimbernati
(lacunare), unten vom Ligamentum Cooperi und der Fascia pectinea, außen vom Ligamentum
Pouparti pectineum begrenzt verläuft der Schenkelkanal fast senkrecht von oben nach
unten. Er liegt also medial von der Schenkelvene. Seine innere Öffnung vom freien Rande
des Ligamentum lacunare bis zum medialen Rande der Vena femoralis (Ligamentum Pouparti pectineum) mißt nach Corning fast 1 cm. Sie wird durch eine mehr oder weniger
als Membran ausgebildete Bindegewebsschicht verschlossen (Septum femorale Cloqueti),
welche wohl von der Fascia transversa abzuleiten ist (Graser). Hier liegt auch der sog.
Rosenmüllersche Lymphknoten. Das distale Ende des Schenkelkanals reicht bis zur Fossa
ovalis mit ihrer Fascia fibrosa. Die Hüllen eines Bruchsackes bestehen danach aus dem
Peritoneum, der Fascia transversa (Fascia herniae propria [Cooperi] Septum femorale),
der Fascia fibrosa und der Haut. Das Septum femorale hat stets Spalten, durch die Lymphgefäße ziehen. Nach Cloquet sind zwei Spaltlöcher so gut wie konstant. Ist das Septum
femorale sehr resistent, so wird es sich oft nicht als Ganzes vorwölben, sondern nur durch die
Spalten Hernien austreten lassen (Sultan).
   Wichtig ist schließlich noch ein Hinweis auf die Gefäßverhältnisse. Die Vasa epigastrica
biegen gleich nach ihrem Austritt aus den Schenkelgefäßen nach medial und oben ab und
sind bald vom Bindegewebe eingehüllt, das zusammen mit dem Ligamentum Pouparti
pectineum eine Scheidewand zwischen dem Spatium praevasculare und dem inneren
Schenkelring abgibt. Mehr Interesse beanspruchen und beanspruchten vor allem in früherer
Zeit Anomalien der Arteria obturatoria. Schon unter normalen Verhältnissen kommt ein
kleiner Ramus communicans zwischen Arteria epigastrica inferior und Arteria obturatoria
vor, der an der lateralen Wand des Schenkelhalses herumläuft. Bildet sich dieser Ast stärker
aus, so kann die Arteria obturatoria vollständig fehlen und der Ramus communicans über-
nimmt deren Rolle (Lauth). Er kann dann in großem Bogen um den Schenkelring ziehen,
am medialen Rande des Ligamentum Gimbernati oder direkt sich um die Schenkelvene
schlingen und am lateralen Rande des Ligaments liegen. Das letztere Vorkommnis soll
häufiger sein. Der Name „Totenkranz" für diese Anomalie stammt von Hesselbach (1).
Sie kommt in 5—6% aller Fälle vor. Eine andere Anomalie der Arteria obturatoria besteht
darin, daß sie direkt aus der Arteria femoralis kommt und über die Vene am lateralen Rand
des Schenkelringes ins Becken zieht (Langenbeck). Bei der heutigen Operationstechnik
stellen Überraschungen durch solche Varietäten kaum mehr eine Gefahr dar.

Unter den zahlreichen Einteilungsversuchen der Schenkelhernien ist der
von A. W. Meyer am glücklichsten. Es werden auf Grund der Faszien- und
Wandverhältnisse drei Fächer unterschieden, durch die je ein bestimmter Hernien-
typ je mit seinen Spielarten austreten kann. Das innere Fach stellt den eigentlichen Schenkelkanal dar. Die hier austretenden Brüche heißen innere
Schenkelhernien oder Schenkelbrüche schlechthin. Bei der Kleinheit und
den starren Rändern der Bruchpforte ist es verständlich, daß es sich meist
um kleine, selten über hühnereigroße Brüche handelt, die auch nur selten die

Schenkelvenen komprimieren oder sich über Arterie und Vene ausdehnen und damit zu einer prävaskulären Hernie werden. Oft sind es nur kleine präperitoneale Lipome, die sich durch die Bruchpforte vordrängen und das Peritoneum nach sich ziehen (ROSER, LINHART). Wird die Lamina fibrosa nicht als Ganzes vorgewölbt, sondern tritt der Bruch durch einige ihrer Löcher oder mehrere Divertikel aus, so spricht man auch von HESSELBACHscher Hernie. Doch wird dieser Name besser für eine andere Form der inneren Schenkelhernie reserviert. Die inneren Schenkelbrüche erreichen selten eine ansehnliche Größe, legen sich dann zunächst über die Vene, können aber auch medialwärts ins Skrotum bzw. in die Schamlippen reichen. Als Bruchinhalt kommen alle Bauchorgane in Frage. Am häufigsten findet man naturgemäß Dünndarm, bei den recht häufigen Einklemmungen vielfach in Form des Darmwandbruches. Ebenso häufig bilden Netz oder Netz mit Dünndarm zusammen den Inhalt. Dagegen

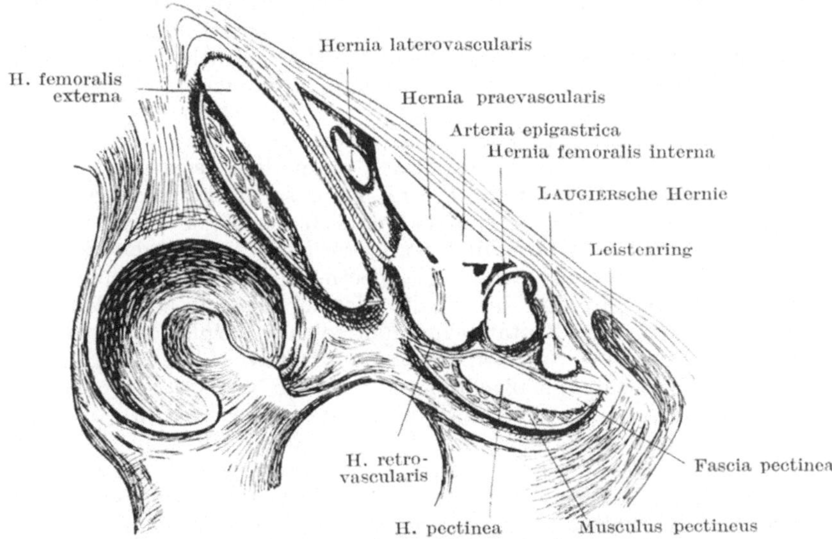

Abb. 18. Einteilung der Schenkelhernie (nach MEYER).

sind Magen (MULDER, KELLER), Kolon und Dünndarmdivertikel nur selten gefunden worden. ABRASHONOW sah eine Netzzyste, auch der ganze Geschlechtsapparat (MOSER, ECKEHORN) oder Teile davon — Eierstöcke, Eileiter, Ligamentum rotundum, Hoden — sind gelegentlich gefunden worden. Häufiger ist ein Vorfall der Blase sowohl in der intraperitonealen, extraperitonealen und paraperitonealen Form, bei der neben der Blase noch ein Bruchsack vorhanden ist, dem die ausgetretene Blase sehr innig anliegt (EGGENBERGER). (Gleitbruch der Blase.) Verödet der Bruchsack am Halse, so kann man statt eines mit der Bauchhöhle in Verbindung stehenden Bruchsackes eine seröse Zyste finden. Inkarzerationen von Schenkelbrüchen sind im Verhältnis viel häufiger als solche von Leistenbrüchen. Meist handelt es sich um Darmwandbrüche bei Frauen, bei denen überhaupt diese Hernienform häufiger ist als bei Männern. Nach BERGER sind Schenkelbrüche der rechten Seite häufiger als die der linken. Auch HILGENREINER, HOTZ, BUNDSCHUH wissen gleiches zu berichten. Hinsichtlich der Entstehungsweise der Schenkelhernie ist nur zu bemerken, daß in neuerer Zeit wiederholt der Gedanke an ihre angeborene Entstehung bzw. Anlage erörtert worden ist. Sowohl das Vorkommen von Schenkelhernien bei kleinen Kindern (PONCET, TURNER), wie der Nachweis von Muskelbündeln im Bruchsackhals, die auf eine Abzweigung vom

Ligamentum gubernaculi bezogen werden (Murray), werden in diesem Sinne verwertet. Das Überwiegen des weiblichen Geschlechtes wird auf Verschiedenheiten des Schenkelringes bei Mann und Weib zurückgeführt. Sicher ist, worauf schon Hesselbach hinwies, wenigstens beim normal breiten weiblichen Becken der Schenkelkanal beim Weib um die Hälfte größer als beim Manne. Auch der Inhalt des Schenkelkanals kann mit der Entstehung von Hernien in Zusammenhang stehen, wenn bei allgemeinem Fettschwund und Atrophie der Rosenmüllerschen Drüse der „Verschlußpfropf" entfernt wird.

Eine wichtige Abart der Schenkelhernie ist die Hernia femoralis pectinea (Cloqueti), die durch Dege eine zusammenfassende Darstellung erfahren hat. Man versteht darunter eine durch das Innenfach des Schenkelbogens austretende Hernie, die aber anstatt sich auf die Faszie des Musculus pectineus und der Adduktoren zu lagern, sich unter diese Faszie schiebt. Meyer beschreibt und bildet ein Präparat Gassers ab, das zeigt, wie die Hernie aus dem Schenkelkanal hervotrritt, sich sofort unter die Faszie begibt und diese vorwölbt, so daß eigentlich die Hernie nicht durch den Schenkelkanal, sondern unter ihm, ihn selber zusammendrückend heraustritt. Der Bruchsack kann sogar weit medial unter dem Ligamentum Gimbernati, im Falle von Harzbecker, durch dieses Band austreten, so daß der Schenkelring als leer erscheinen kann. Sobald der Bruch unter die Fascia pectinea geraten ist, entwickelt er sich unter ihr weiter und kann sogar tief in die Muskulatur vordringen. In seltenen Fällen erstreckt er sich bis unter die Gefäße (Cloquet, Dege, Ulrichs). — Graser und Redwitz berichten je von einem Falle, bei dem vom Hals eines auf der Fascia pectinea liegenden Bruches ein zweiter Bruchsack abzweigt, der unter die Faszie bzw. in die Muskulatur sich erstreckte. Ob für das Zustandekommen solcher Hernien vorgebildete Lücken oder Spalten [Graser, Sultan, Schmitt, Axhausen (2)], maßgebend sind, die Hernien durch Lymphgefäßspalten der Faszie (Cloquet), oder vergrößerte Gefäßlöcher (Linhard, Tillmanns, Dege) durchtreten, ist umstritten. Koerte sieht den Grund zur Entwicklung dieser Hernien in einem abweichenden Ansatz der Fascia pectinea am oberen Schenkelhalse, Alberti nimmt eine besonders dünne Pektineusfaszie an. Sicherlich hat aber Dege recht, wenn er in solchen Verhältnissen nur einen veranlagenden Umstand sieht, und das Wesentliche darin erblickt, daß beim Entstehen der Hernie ein abnormer Widerstand vorhanden sein muß, der sie nicht nach unten, sondern in die Tiefe treten läßt (Bruchband?).

Noch seltener ist die Hernia ligamenti Gimbernati, auch Laugiersche Hernie genannt, die durch einen wahrscheinlich vorgebildeten Spalt oder Gefäßlücken des Ligamentum Gimbernati austritt [Laugier, Legendre, Nuhn, Harzbecker (2), Linhart]. J. W. Fischer unterscheidet bei den eben besprochenen Abarten der Kruralhernie eine Hernia ligamenti pubici pectinea, eine Hernia ligamenti lacunaris pectinea und eine Hernia femoralis interna pectinea.

Was als **äußere Schenkelhernie** im Schrifttum beschrieben ist, sind keineswegs einheitliche Bruchformen. Sowohl Brüche, die lateral von der Arteria femoralis gelegen sind, wie solche, die seitlich von der Abgangsstelle der Arteria epigastrica austreten, und schließlich Brüche, die überhaupt nicht in der Lacuna vasorum, sondern in der Lacuna musculorum sich entwickeln, sind mit diesem Namen belegt worden. Ich ziehe es vor, als äußere Schenkelhernien lediglich die Hernien des Außenfaches (Meyer) zu bezeichnen, also die der Lacuna musculorum. Das ist diejenige Form, die seit alters her als Hesselbachsche Hernie bekannt ist. Diese im ganzen seltene Hernie wölbt sich zwischen den großen Gefäßen und der Spina anterior superior vor und wird nach oben durch das Ligamentum Pouparti begrenzt, während die seitliche

Begrenzung durch den Musculus sartorius, die innere durch die Arteria femoralis gegeben ist. Man spricht von einem unvollkommenen äußeren Schenkelbruch, wenn der Bruchsack das vordere Leistenband nicht überschreitet. Der ausgebildete Bruch liegt auf dem Musculus ileopsoas und dem Nervus cruralis. Einwandfreie Beobachtungen von echter HESSELBACHscher Hernie sind sehr spärlich [WALTHER, SCHOPART und DESSAULT, DEMEAUX, BASSINI, BÄHR (1, 2), FRANZISCO]. In den beiden Fällen BÄHRs war der Bruchentwicklung eine Verletzung der Hüftgegend voraufgegangen.

Zu den äußeren Schenkelbrüchen hat man vielfach auch die von NARATH (1) genauer studierte Hernia praevascularis gerechnet, die jedoch nach der Einteilung MEYERs den Brüchen des Mittelfaches zuzuzählen ist. Sie tritt mit breiter Basis im Spatium praevasculare unmittelbar vor der Arterie und seitlich von den epigastrischen Gefäßen auf. Größere Brüche dehnen sich nicht nur lateralwärts in der Lacuna vasorum aus, sondern dringen auch medianwärts vor, das Ligamentum pectinuum Pouparti und das Septum femorale vortreibend. Die Vasa epigastrica liegen dann vor dem Bruchsack. Die MAYDLsche Hernia intravaginalis scheint mit NARATHs Hernia praevascularis übereinstimmend zu sein. Sehr selten ist eine Hernia retrovascularis, die hinter den Schenkelgefäßen der Gefäßscheide nach abwärts folgt, ebenso die Hernia laterovascularis [AXHAUSEN (2)], die im seitlichsten Teile der Lacuna vasorum austritt und hart an die Arterie grenzt. Es ist bemerkenswert, daß die Entstehung der Hernien in der Lacuna vasorum meist mit einem Trauma verknüpft ist. NARATH sah sie zuerst bei Jugendlichen, nach Einrichtung einer angeborenen Hüftgelenkverrenkung. Es kann durch eine derartige Gewalteinwirkung eine solche Lockerung im Gefüge der Lacuna vasorum herbeigeführt werden, daß der Abschluß des Gefäßtrichters, die aufgesplitterte, die Gefäße fixierende und gegen die Bauchhöhle abdichtende Fascia-ileo-pectinea zerreißt und so dem intraabdominellen Druck kein Widerstand mehr entgegengesetzt wird.

Ebenso wie bei der Leistenhernie kennt man auch bei der Schenkelhernie eine properitoneale Form (KRÖNLEIN). Bei einer solchen Hernie teilt sich der Bruchsack nach dem Eintritt in den inneren Schenkelring in zwei Säcke, von denen der eine den gewöhnlichen Weg durch den Schenkelkanal nimmt, während der andere sich zwischen Peritoneum und Beckenfaszie schiebt und abwärts bis in die Gegend des Foramen obturatorium reichen kann (STEUBEL, HÖLDER, BREITER, LANGER). GRASER erwähnt eine Beobachtung von TERRIER, der einen dreifachen Bruch beschrieben hat, von dem ein Teil properitoneal, ein Teil am Oberschenkel, ein dritter in der Schamlippe lag.

Gar nicht so selten kommen Leisten- und Schenkelbrüche an einer Seite gemeinsam vor (Statistik von BERGER).

c) Hernia obturatoria.

Wie die Schenkelhernie, so bevorzugt auch die Hernia obturatoria ausgesprochen das weibliche Geschlecht. Nach der Statistik von BERGER entfielen von 136 Fällen nur 18 auf Männer. (Die CORNINGsche Angabe, daß die Hernia obturatoria beim männlichen Geschlecht häufiger sei, steht allein da.) Der Canalis obturatorius, der das Gefäßnervenbündel und meist Fettgewebe enthält, wird hinten vom Musculus obturatorius internus, vorn vom Musculus obturatorius externus begrenzt und verläuft in einer Länge von $1^1/_2$ cm (GRASER) bis 3 cm (WALDEYER) von hinten oben außen nach vorn unten innen. Nach der Bauchhöhle zu ist er von der Fascia transversa und dem Bauchfell überzogen, die hier besonders bei mageren Personen eine seichte

Grube bilden (Fossa obturatoria). Vor der äußeren Mündung des Kanals liegt auf dem Musculus obliquus externus noch der Musculus pectineus und vor diesem das Bindegewebe des Trigonum subinguinale.   Die Stelle, an der der Bruch die Bauchhöhle verläßt, ist stets die Fossa ovalis. Der Bruchsack durchsetzt gewöhnlich den ganzen Canalis obturatorius, um entlang der Gefäße zunächst am oberen Rand des Obliquus externus unmittelbar unter dem Schambeinrande zum Vorschein zu kommen. Kommt es durch den Bruchsack zu einer Zusammenfassung der im Kanal verlaufenden Nerven, so können klinisch-diagnostisch wichtige sensible und motorische Störungen im Bereich der Ausbreitungsgebiete der Nervi obturatorii auftreten (Romberg sches Symptom). Die Hernia obturatoria ist oft doppelseitig und vielfach mit Schenkel-, Leisten- oder Nabelbrüchen vergesellschaftet (Zimmer). Wiederholt wurde sie erst bei Leichenöffnungen sichergestellt (Auerbach, Martini, Nussbaum, Schmidt, Wilke). Der Bruchinhalt wird in 91% der Fälle vom Darm gebildet, meist handelt es sich um Dünndarm und um Darmwandbrüche (Bernhard, v. Meer, Zinner, Zorn). Aber auch

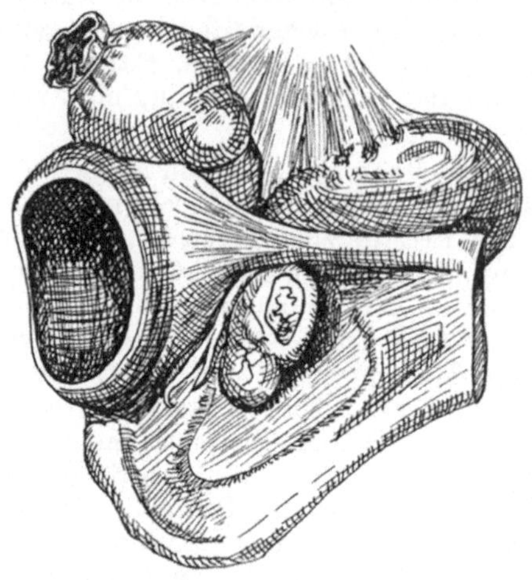

Abb. 19. Hernia obturatoria, Außenansicht (nach Froriep).

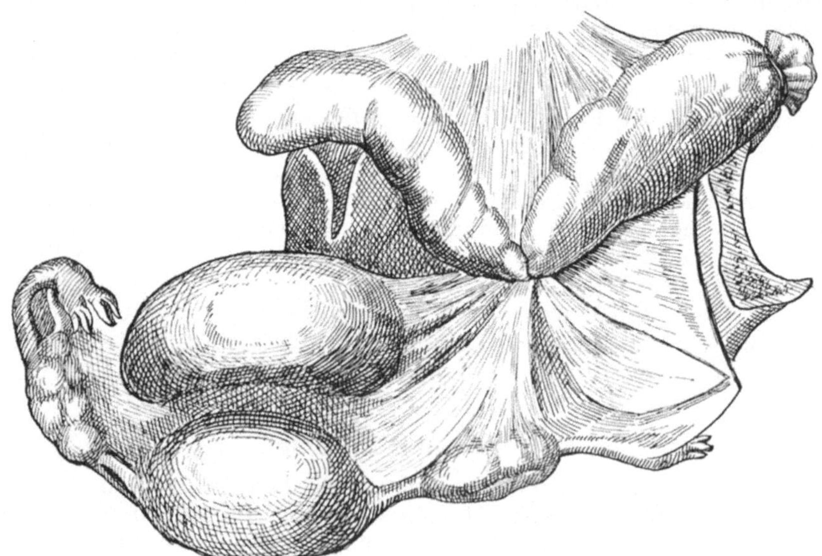

Abb. 20. Hernia obturatoria, Innenansicht (nach Froriep).

verschiedene andere Bauchorgane wurden gefunden, Netz, Wurmfortsatz, Appendices epiploicae, Meckelsches Divertikel (Zorn), Harnblasenzipfel (Gladstone), Ovarium und Tube (Türschmidt, Schopf), Ovarialzyste (Körte), Uterus (Brunner).

d) Mediale und laterale Bauchwandhernien.

1. Die Nabelschnurbrüche

gehören streng genommen zu den Mißbildungen (s. Bd. IV, 1). Nach THUDICHUM
kommt die Hernia funiculi umbilicalis bei etwa 5000 Geburten einmal vor; nach
SCHRAMM ist sie noch seltener (10—12000 Geburten). Man versteht unter Nabelschnurbrüchen im weitesten Sinne alle diejenigen Fälle von Bildungsfehlern, bei
denen die Bauchwand in der Nabelgegend nicht zu einem festen Ring geschlossen
ist, sondern eine mehr oder weniger große Öffnung besitzt, die in einem Bruchsack mündet. KERMAUNER unterscheidet einfache Nabelschnurbrüche
mit hühnereigroßem Bruchsack und Darm als Inhalt, Bauchbrüche, die neben
Darm noch andere Eingeweide enthalten und Eventrationen, die keine Nabelschnur besitzen, sondern bei denen der Bruchsack mit breiter Fläche der
Plazenta anhaftet. Die Bruchsackhüllen bestehen aus der Bauchhaut, die sich
allmählich oder nach Bildung eines kleinen Walles unmittelbar in das Amnion
fortsetzt. Als zweite Schicht findet sich gewöhnlich eine mehr oder weniger
breite Lage von WHARTONscher Sulze; im Innern liegt das Peritoneum. Während
früher die Entstehung der Nabelschnurbrüche durch mechanische Einflüsse
zu erklären versucht wurde — Vergrößerung der Bauchorgane, die den normalen
Verschluß der Bauchhöhle hindern (SCARPA, OSTERLOH), zu kurzer Nabelstrang mit Zerrung an der Insertionsstelle (SCARPA, MÜLLER), Lageanomalien
der Frucht (HOHL, PÜTZ), plötzliche Druckerhöhungen, Traumen (GERHARD),
peritoneale Verwachsungen, Amnionstränge (SIMPSON, KLAATSCH, HERZFELD,
FÜRST, BECKER, OTTER u. a.) — herrscht heute darüber Einigkeit, daß die
Nabelschnurbrüche auf entwicklungsgeschichtlichen Störungen beruhen.

Nach BROMAN obliteriert der entodermale Dotterstiel im Laufe des ersten Monats,
während der mesodermale Teil länger bestehen bleibt, und erst bei Föten von 15—20 mm
Länge durchreißt. Vor seinem Zerreißen wird die mit ihm verbundene Darmschlinge in das
sog. Nabelstrangcölom gezogen, wo sie auch später noch liegen bleibt, um den sog. physiologischen Nabelschnurbruch zu bilden. Trotz der bald eintretenden starken Vergrößerung
der Darmschlingen im Bruchsack bleibt dessen Bruchpforte verhältnismäßig klein. Trotzdem wird erstaunlicherweise bei 4—5 cm langen Föten der physiologische Nabelschnurbruch regelmäßig reponiert. Die Reposition soll nach BROMAN durch Vermittlung der Leber
zustande kommen, die in der 3. Embryonalwoche stark kaudalwärts wächst und unter Bildung
einer tiefen Inzisur um die Nabelstrangschlinge bis fast zum Becken reicht. (Von VOGT
neuerdings bestritten.) Durch den Druck der Leber auf die Darmschlinge soll diese kaudalwärts gepreßt und schließlich ganz in die Bauchhöhle zurückverlagert werden. Diese Reposition muß innerhalb eines sehr kurzen Zeitraumes vor sich gehen, da MALL nie einen Embryo
mit auf der Rückkehr sich befindender Nabelschnurdarmschlinge gefunden hat, der Darm
entweder stets im Nabelstrang oder in der Bauchhöhle lag. Die Bruchpforte wird durch eine
dünne Membran verschlossen, in die aus dem 10. Urwirbelsegment die Musculi recti einwachsen. Die bei der Rückbildung des physiologischen Nabelschnurbruches eine wichtige
Rolle spielende Leber entwickelt sich in ihrer ersten Anlage an der kranialen Grenze des
Darmnabels in das Septum transversum hinein und besitzt anfangs sehr ausgedehnte Verbindungen mit den angrenzenden Bauchwänden, die erst später zu dem definitiven Leber-
aufhängebändern verkleinert werden.

Auf dem Boden dieser entwicklungsgeschichtlichen Vorstellungen fußen
alle Theorien, die heutzutage für die Entstehung der Nabelschnurbrüche Geltung
beanspruchen. Bereits OKEN hat die Nabelschnurbrüche auf ein Erhaltenbleiben
der physiologischen Verhältnisse früherer Embryonalmonate zurückgeführt,
ähnlich wie KRÄMER, der eine mangelhafte Verkürzung des normalerweise
die Dünndarmschlingen zurückziehenden Gekröses annimmt. AHLFELD sieht
die Hauptursache für das Erhaltenbleiben des fötalen Nabelschnurbruches
in einem zu langen Bestehen des Dotterganges, wodurch die Darmschlinge
länger als gehörig in der Nabelschnur festgehalten wird. ASCHOFF schiebt der
Leber die Hauptrolle für die Entstehung von Nabelschnurbrüchen zu, die

seiner Ansicht nach nicht in den Bruchsack vorfällt, sondern in ihm entsteht. Nach ihm sind die Verwachsungen der Leber mit dem Bruchsack nicht durch Entzündung entstanden, sondern auf eine unvollkommene Loslösung des Organs von seiner Umgebung zurückzuführen. In der Mehrzahl der Fälle wird die abnorme Leberbildung durch eine Störung der Bauchwandanlage verursacht, doch kann auch eine Lordose der Lendenwirbelsäule die Bildung der Nabelschnurbrüche auslösen. Einen ähnlichen Standpunkt hat auch Neugebauer eingenommen, der aber die abnorme Leberanlage mit Lageabweichungen des Dickdarmes in Verbindung bringt, was von Aschoff jedoch bestritten wird. Den meisten Anklang haben die Ausführungen von Kermauner gefunden, der die Entstehung der Mißbildung in die früheste Embryonalzeit verlegt und sie mit einer Wachstumsbehinderung der Muskelplatte in die Membrana reuniens in Beziehung bringt. Dadurch kommt es zur Spaltbildung und zur Anlage und Entwicklung von Darm und Leber in dem entstehenden Bruchsack. In diesem Sinne sprechen auch Mitteilungen aus neuerer Zeit (Broman, Ritter, Bilke), sowie ein selbstbeobachteter Fall bei einem 16 cm langen Föt, wo breite Bauchspalten vorhanden waren, die auf eine Entwicklungsstörung der Muskulatur hinwiesen. Das häufige Ausbleiben einer Darmdrehung bei Nabelschnurbrüchen ist wohl darauf zurückzuführen, daß auch der Darm — wie die Leber — im Bruchsack selbst entsteht und nicht erst später in ihn eintritt. Bei sehr vielen Fällen finden sich überdies noch andere Mißbildungen, besonders an den Gliedmaßen, und wie wir in zwei eigenen Fällen sahen, des Herzens, die auf eine Störung der gesamten Embryonalanlage hindeuten. Auch die so häufige Wirbelsäulenverkrümmung wird von Kermauner auf eine Störung der Ursegmente zurückgeführt. Der gelegentliche Befund von Magen und Milz im Bruchsack hängt mit dem Erhaltenbleiben embryonaler Mesenterialverhältnisse zusammen. Der Geltungsbereich der Kermaunerschen Anschauungen erstreckt sich in erster Linie auf die Nabelschnurbrüche 2. und 3. Ordnung. Für die kleinen Nabelschnurbrüche wird man mit gutem Recht ein Bestehenbleiben des physiologischen Nabelschnurbruches anerkennen dürfen, wobei die verspätete Trennung des Darmes vom Dottergang und Nabelbläschen eine Rolle spielen mag. Eine Fixierung des Darmes am Nabel und ein Bestehenbleiben des Ductus omphalomesentericus führen nach Abstoßung des Hautnabels gar nicht so selten zur Entwicklung einer Darmfistel.

2. Nabelbrüche der Kinder.

Wenn sich normalerweise der Darm vollständig aus dem Bereich des Nabelstranges zurückgezogen hat, legen sich die Bauchdecken enger um die Nabelschnurgefäße zusammen und umschließen sie schon vom 3. Monat ab so eng, daß nur eine von derbem Bindegewebe umhüllte ringförmige Öffnung in der Bauchwand bestehen bleibt, welche man als Nabelring bezeichnet. Als Rest der sich in die Nabelschnur erstreckenden Bauchfellausstülpung, die sich immer mehr und mehr rückbildet, bleibt in den späteren Monaten des embryonalen Lebens nur eine kleine Einsenkung in der Nabelgegend erhalten. Die äußere Haut setzt sich gewöhnlich auf den Anfangsteil der Nabelschnur noch ein kurzes Stück weit fort und grenzt dann scharf gegen den Amnionüberzug ab. Nach der Geburt stirbt der stehenbleibende Rest des Nabelstranges wegen mangelnder Gefäßversorgung ab bis zu der Stelle, an welcher von der Bauchhaut aus eine ausreichende Ernährung möglich ist. An Stelle der abfallenden Nabelschnur bleibt eine kleine granulierende Wunde, die dann von den Rändern her vernarbt. Der spätere Nabel ist also im Grunde eine physiologische Narbe, was für die Pathologie dieser Stelle von ausschlaggebender Bedeutung ist. Während das umliegende Gewebe durch die Entwicklung von Fettgewebe allmählich in die Höhe steigt, bleibt der Nabel in der Tiefe liegen, da er selbst vom Fettgewebe nicht unterpolstert ist. Solange die Nabelgefäße noch nicht verödet sind, ist der Nabelring noch ziemlich breit. Erst mit ihrer Verödung wird er besonders im unteren Teil enger, wo die Reste der Nabelarterien fest mit der Bauchwand verwachsen. Die Nabelvene, die im oberen Teil des Nabelrings gelegen ist, legt sich gleichfalls an die Arterie an, verwächst also nicht mit dem Rande der Nabellücke. Graser weist darauf hin, daß auf diese Weise der obere Rand des Nabelrings freibleibt und eine Zeitlang zwischen ihm und Nabelvene eine klaffende Lücke bestehen läßt, die sich erst allmählich in den ersten Lebensmonaten schließt. Hinter dem Nabelring liegt die Fascia intraabdominalis und das Bauchfell. Als Fascia umbilicalis wird eine Verstärkung der Fascia intraabdominalis verstanden, die durch Bindegewebsfasern die Linea alba hier überspannt.

Aus diesen anatomischen Verhältnissen beim Schluß des Nabelrings wird die Neigung zum Zustandekommen von Nabelbrüchen während der ersten Lebensmonate ohne weiteres verständlich. Die Austrittsstelle solcher Brüche ist gewöhnlich im oberen Teil des Nabelrings zwischen dessen freien Rand und der Nabelvene zu finden, die Entwicklung des Bruches erfolgt über den freien Rand der Fascia umbilicalis schräg nach abwärts. Die Bruchpforte ist meist eng und vor allem im oberen Rand scharfrandig, der Bruchsack sehr zart und an der Nabelnarbe mit ihr verwachsen. Sie sitzt gewöhnlich an der unteren Seite der Bruchgeschwulst. Wenn diese stark ausgedehnt ist, kann sie aber auch wie ein Divertikel dem übrigen Bruch aufsitzen. Als Bruchinhalt findet sich fast immer Dünndarm, viel seltener Netz, das in den ersten Lebensmonaten noch nicht soweit herabgetreten ist. Einklemmungen sind im ganzen seltener. Bei Nabelhernien, die meist von selbst zur Ausheilung kommen, bleibt oft eine kleine Einsenkung des Bauchfells in dem erweiterten Nabelring zurück. Ganz zweifellos muß den fortgesetzten Drucksteigerungen, wie sie beim Husten, Schreien und Pressen ständig eintreten, ein bedeutsamer Einfluß für die Ausbildung von Hernien an der Nabelnarbe zuerkannt werden.

3. Die Nabelbrüche der Erwachsenen (Bauchnarbenbrüche)

unterscheiden sich in vielen Punkten von denen der Kinder. Sie bevorzugen das weibliche Geschlecht und Lebensalter über 30 Jahre. Zwischen dem 5.–25. Lebensjahre gehören sie zu den größten Seltenheiten. Sie sind echte Narbenbrüche, die in der überwiegenden Mehrzahl der Fälle auf dem Boden einer Dehnung der Nabelnarbe zustande kommen, wenn durch wiederholte Schwangerschaften aber auch bei großen intraabdominellen Geschwülsten, Bauchwassersucht, chronischer Peritonitis, Fettsucht Dehnungen der Bauchwand erfolgen. (Wiederholt findet man Angaben im Schrifttum, daß zunächst kleine präperitoneale Fettträubchen zwischen die Fasern der Fascia umbilicalis hineinwachsen und das Bauchfell nach sich ziehen.) Kann sich die Nabelnarbe nicht wieder zusammenziehen, so bildet sie leicht eine Bruchpforte, in die Eingeweide hineingeraten. Dadurch kann sie sich mächtig vergrößern, so daß die Bruchgeschwulst große Ausmaße erreicht. Oft durchdringen die Hernien aber erst mit einem dünnen Stiel die Bauchwand, um sich dann birnen- oder flaschenartig zu vergrößern. Die Bruchhüllen bestehen aus dem Bauchfell und Bindegewebsfasern von der Umgebung des Nabelringes, zwischen denen mitunter die verödeten Nabelgefäße liegen. Unterhautfettgewebe fehlt. Die Haut ist gewöhnlich hochgradig verdünnt und im Bereich der Nabelnarbe mit dem Bruchsack fest verwachsen. Auch Interparietalbrüche kommen vor, bei denen sich ein Teil des Bruchsackes zwischen Haut und Muskulatur einschiebt. Ebenso sind properitoneale Divertikel beschrieben. Als eine Eigentümlichkeit der Nabelbrüche gilt es, daß der Bruchsack große Unregelmäßigkeiten aufweist, er durch Querwände und Spangen in Unterabteilungen zerfällt, die ganz abgeschlossen und in Zysten verwandelt sein können (GRASER). Der Bruchinhalt besteht fast regelmäßig aus Netz, das entweder allein oder gemeinsam mit Dünndarmschlingen, selten mit dem Colon transversum oder gar dem Coecum im Bruchsack liegt. Auch der Magen kommt als Bruchinhalt vor. In zwei Fällen fand sich der Uterus in einem Nabelbruch. [MURRAY (zitiert nach GRASER).] Während der Darm meist frei im Bruchsack liegt, ist das Netz häufig flächenhaft oder strangartig an der Austrittsstelle oder im Grund mit ihm verwachsen. Dadurch entstehen vielfach Nischen und Spalten, in die hinein Darm eintreten und eingeklemmt werden kann. Häufiger als bei anderen Brüchen finden sich Bruchsackentzündungen, in deren Verlauf das Netz ganz schwielig wird und ausgedehnte Verwachsungen des Bruchinhaltes eintreten können. Bei stürmischem Verlauf der gelegentlich jauchigen Entzündung kommt es häufig zur Peritonitis.

Als Paraumbilikalhernien bezeichnet man die Brüche, die in der Nähe des früheren Nabelrings auftreten, da wo die Stümpfe der Nabelgefäße zusammenlaufen. Sie liegen bald über, bald unter, bald seitlich von der Nabelnarbe. Zuweilen kommen sie mit einem Nabelbruch gemeinsam vor (Cooper).

Einer besonderen Erwähnung bedürfen noch die **„Bauchnarbenbrüche"**, die nach Eiterungen und Verletzungen der Bauchdecke, noch häufiger nach Laparotomien sich einstellen. Insbesondere nach Störungen der Wundheilung durch Eiterungen, aber auch nach glatt verlaufenen Bauchschnitten kommen sie vor. Nach einfacher Knopfnaht der Bauchdecken sind sie viel häufiger als nach Etagennähten, welche Bauchfell, Faszie, Muskulatur und Haut gesondert vereinigen (Abel). In der Mehrzahl aller Fälle stellen sie aber gar keine echten Hernien dar, sondern sind gleichmäßige Narbenausdehnungen, bei denen die gedehnten Teile in die nichtgedehnten ganz allmählich übergehen. Nur ein kleiner Teil verdient den Namen Hernien, wenn eine scharfrandige Faszienlücke als Bruchpforte wirkt. Aber auch hierbei spielen Überdehnungen der Narbe eine große Rolle. In diesem Sinne unterscheidet Sprengel zwischen postoperativem Bauchdeckenbruch im eigentlichen Sinne, Bauchdeckenlähmung und Bauchdeckendehnung. Während beim echten Bauchwandbruch ein Durchtritt von Bauchfell und Bauchinhalt durch eine postoperativ entstandene Lücke der Bauchwand stattfindet, beruht die Bauchdeckenlähmung auf einer funktionellen Ausschaltung der muskulären Bestandteile infolge operativer Verletzung der zugehörigen Nerven (Assny). Bei der Bauchdeckendehnung braucht sich die Haut in Bereich der Narbe zunächst nicht an dem Dehnungsvorgang zu beteiligen. Mit den hierbei entstehenden Narbenprolapsen stehen die Eingeweidevorfälle auf gleicher Stufe, die bei einer sog. Rektusdiastase eintreten, wie sie nach Schwangerschaften, bei Bauchwassersucht usw. vor allem zwischen Symphyse und Nabel, aber auch im Bereich der ganzen Linea alba beobachtet werden. Auch hier handelt es sich im wesentlichen um Überdehnungen der Linea alba bzw. der hier anatomisch vorgebildeten Aponeurosenkreuzung. Das Auseinandertreten der Muskeln ist, wie bei der operativen Bauchdeckenlähmung der sekundäre Vorgang. Bauchnarbenbrüche können sehr groß werden, ihre Hüllen sind immer

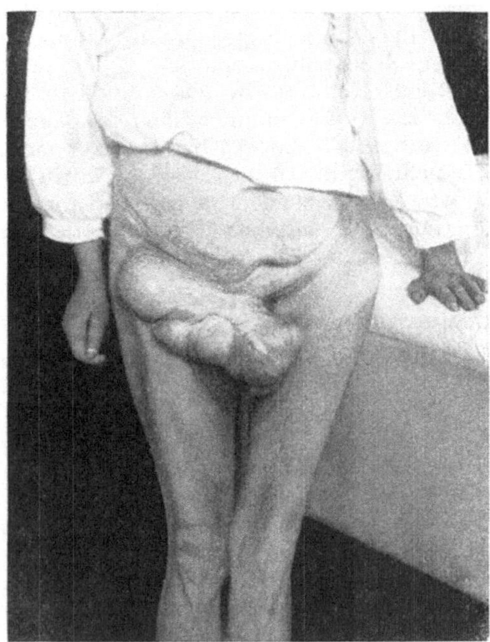

Abb. 21. Großer Narbenbruch nach Leistenbruchoperation (Chirurg. Klinik Prof. Frangenheim).

sehr dünn. Wie die Nabelbrüche, mit denen sie auch sonst viel gemein haben, neigen sie zu Entzündung und Geschwürsbildung, die eine Eröffnung des Bruchsackes und die Durchbrechung vorgefallener Darmschlingen bedingen können.

4. Hernia epigastrica. Hernien der Linea alba.

Wohl wegen angeblicher Beziehungen zu anderen Erkrankungen der Verdauungswege, insbesondere des Magens, haben die epigastrischen Hernien in letzter Zeit die Aufmerksamkeit der Chirurgen in erhöhtem Maße erregt und umfassende Bearbeitungen erfahren (WITZEL, MELCHIOR). Für den pathologischen Anatomen bergen sie wenig Probleme. Sie stellen die im epigastrischen Winkel gelegene Sonderform von Brüchen der Linea alba dar, jener fibrösen, vom Schwertfortsatz bis zur Symphyse reichenden Verbindung der medialen Ränder der Rektusscheiden, die durch eine Durchkreuzung der Sehnenfasern der breiten Bauchmuskeln in der Medianlinie zustande kommt. Nach MERKEL gehen hierbei die Bündel der Aponeurose des Obliquus externus der einen Seite in die des Obliquus internus der anderen unmittelbar über. Dazu kommen noch Bündel des Transversus, die von hinten her zwischen die des Musculus obliquus internus eintreten und sich mit ihnen verflechten. Im supraumbilikalen Abschnitt ist die Linie erheblich breiter als unterhalb des Nabels. Am Nabel selbst hat sie eine Ausdehnung von 18—20 mm. Bei allen den Bauchraum erweiternden Vorgängen, insbesondere bei der Schwangerschaft kommt es leicht zu ihrer Verbreiterung, die nach CRUVEILHIER hierbei bis 9 cm betragen kann. Von Wichtigkeit ist die Kenntnis der der Unterfläche der Linea alba

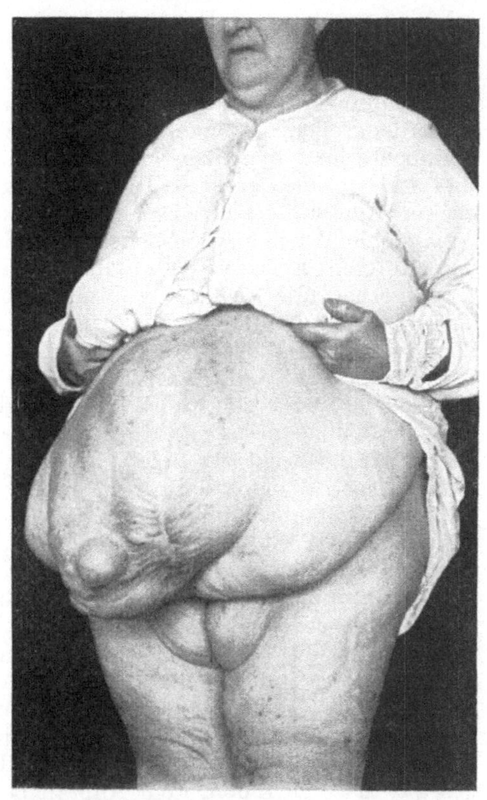

Abb. 22. Großer Narbenbruch nach Bauchschnitt.

anliegenden Fascia transversa, eines dünnen Faszienblattes, das die hintere Fläche des Musculus transversus überzieht und sich nach oben auf das Zwerchfell fortsetzt. Während sie in der Regio epigastrica nur eine dünne bindegewebige Schicht darstellt, ist sie in der Unterbauchgegend viel stärker ausgebildet. MELCHIOR (2) weist darauf hin, daß ihr Vorkommen bei der Beschreibung der epigastrischen Hernien meist übersehen worden ist, „eine an und für sich geringfügige Unterlassung, die aber indirekt zu erheblichen Mißverständnissen geführt hat".

Auch bei abgemagerten Individuen findet sich im Bereich der Linea alba gewöhnlich eine deutliche präperitoneale Fettgewebsschicht, in der im supraumbilikalen Abschnitt das Ligamentum teres hepatis verläuft. Die Hernien der Linea alba, insbesondere des Epigastriums werden gewöhnlich in zwei verschiedene Formen eingeteilt, in echte mit peritonealem Bruchsack versehene Hernien und in sog. Fettgewebsbrüche, die mangels eines Bruchsacks gar keine echten Hernien darstellen. Als Übergang zwischen diesen beiden Formen wird oft die „Hernie en pointe" hingestellt. Die echten epigastrischen Hernien mit regelrechtem peritonealem Bruchsack treten an Häufigkeit und Bedeutung völlig hinter den sog. Fettbrüchen zurück. Als Bruchsackinhalt finden sich bei echten Brüchen Netz und Darm, aber auch Magen und Gallenblase. Jede epigastrische Hernie aber ohne weiteres als Gastrozele oder Magenbruch zu bezeichnen, ist sicherlich zu weitgehend. Keinesfalls darf jedoch das Vorkommen von Magenwand im Bruchsack ganz geleugnet werden (Günz). Bei Melchior) (2) sind sichere Beobachtungen dieser Art mitgeteilt. Der häufigste Inhalt der echten epigastrischen Hernie bildet das große Netz, seltener findet sich Dickdarm (Quickstone) und Dünndarm. In einer Beobachtung von Tippelskirch lag das Ligamentum gastrocolicum vor, Lanz und Vialle berichten von Einklemmung der Gallenblase. Einklemmungen mit schweren Folgen sind angesichts der großen Häufigkeit epigastrischer Brüche im ganzen selten. Melchior (2) vermochte aus dem ganzen Schrifttum nur 14 Beobachtungen ausfindig zu machen und erklärt dieses Verhalten mit der Enge der Bruchpforte, ihrer häufigen Überdeckung durch die Leber und mit physikalischen Sonderverhältnissen der Oberbauchhöhle (der hier herrschende Innendruck soll wesentlich geringer sein als in den unteren Abschnitten). Mit der Verschiedenheit der intraabdominellen Druckverhältnisse mag es zusammenhängen, daß auch bei den seitlichen Bauchbrüchen der oberhalb des Nabels durchtretenden Brüche eine Einklemmungshäufigkeit von 30% besteht, während für die tiefergelegenen Hernien diese Ziffer auf 78,5% ansteigt.

Vielfach findet sich in der Literatur der epigastrischen Hernien der Hinweis, daß die Kuppe des Bruchsackes von einem präperitonealen Fettpfropf haubenartig bedeckt ist. Solche Befunde leiten über zu der sog. Hernie en pointe, womit eine kleine trichterförmige Ausstülpung des Bauchfells gemeint ist, an deren Spitze sich ein Lipom findet. Vor allem De Quervain hat die Vorstülpung des Peritoneums auf einen Zug durch das Lipom zurückgeführt, eine Anschauung, die aber nicht unwidersprochen geblieben ist und der insbesondere Melchior mit Nachdruck entgegengehalten hat, daß der intraabdominelle Druck die treibende Kraft darstellt, der das Bauchfell und damit das Lipom vorwölbt. Auch sonst wird man sich Melchior durchaus anschließen können, sofern ihm der ganze Begriff der Hernie en pointe sehr gekünstelt zu sein scheint. „Die trichterförmige Vorwölbung des Peritoneums" bedeutet beim Vorhandensein eines Lipoms keinen Dauerzustand, sondern tritt nur vorübergehend bei Anspannung der Bauchpresse in Erscheinung, vorausgesetzt, daß das Lipom dem Anprall beim Husten usw. nachgibt, was aber in Wirklichkeit meist nicht zutrifft. Melchiors Stellungsnahme zu dieser Frage beruht auf seinen Anschauungen über Natur und Entstehung der Fettbrüche, auf die hier, auch vor allem und wegen ihrer sonstigen Bedeutung für die Entstehung von Brüchen, mit einigen Worten einzugehen ist. Danach sind die Fettgewebsbrüche gar keine eigentlichen Hernien, sondern Prolapse des präperitonealen Fettgewebes durch Lücken der Linea alba. Außer Fettgewebe findet sich auch, worauf u. a. Roth, De Quervain, Schütz, Melchior hinweisen, gar nicht so selten das im präperitoneale1 Gewebe verlaufende Ligamentum teres vorgefallen; aber die epigastrischen Fettbrüche mit Villard ohne weiteres als einen Gleitbruch des Ligamentum teres zu bezeichnen, ist ebenso zu weitgehend wie die echte epigastrische Hernie generell als Gastrozele anzusprechen. In den meisten Schilderungen wird das vorgefallene Fettgewebe als „pilzartig polypöse" Bildung beschrieben, deren durch mechanische Einschnürung bedingter Stiel im Bereich der Aponeurosenlücke liegt. Nur selten finden sich bei größeren Fettprolapsen Verwachsungen mit dem äußeren Blatt der Linea alba. Die

Bezeichnung des präperitonealen Fettgewebsprolapses als Lipom ist streng genommen falsch, da es sich ja gar nicht um selbständige Wachstumsexzesse dabei handelt. Es fehlt ihnen durchweg eine allseitige, für Lipome charakteristische Kapsel, man vermißt an ihnen jede stärkere Wachstumstendenz und kann fast immer eine weitgehende Abhängigkeit vom allgemeinen Ernährungszustande feststellen [MELCHIOR (1, 2)]. Die Erkenntnis, daß die Fettbrüche gar keine echten Hernien sind, ist erst neueren Datums und noch keineswegs allgemein anerkannt. Namhafte Chirurgen (BERGMANN, GRASER, ROTH, EICHEL u. a.) sind auch heute noch geneigt, in den „Fetthernien" samt und sonders Netzbrüche zu erblicken, wobei das Fehlen eines peritonealen Bruchsackes auf peritoneale Defekte bezogen wird, die entweder traumatisch (EICHEL, JACOBSOHN, TIPPELSKIRCH) oder durch allmählichen Schwund (Druckatrophie [AHLFELD] entstehen sollen. Viel besprochen ist die Auffassung von LINDNER, der nur ein scheinbares Fehlen des Bruchsackes annimmt, das

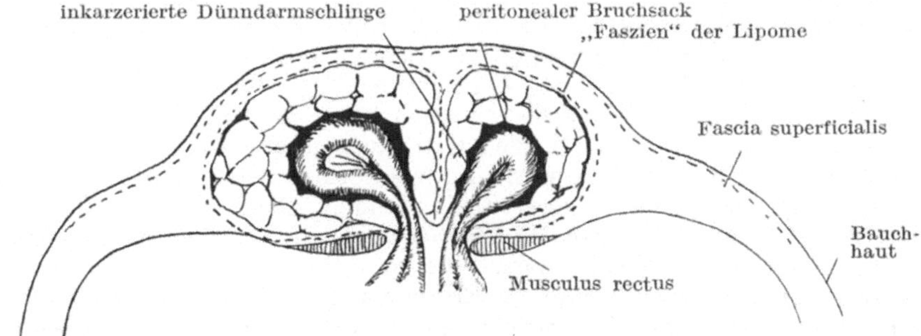

Abb. 23. Symmetrische paramediane, inkarzerierte epigastrische Hernie (nach GUSSENBAUER).

dadurch zustande kommen soll, daß das Netz vollständig und untrennbar mit dem Bruchsack verwächst. Hier muß festgestellt werden, daß Anhaltspunkte für eine traumatische Entstehung von Bauchfellspalten ebensowenig vorhanden sind, wie die Annahme einer Druckatrophie des Bruchsackes nötig erscheint. Es ist bei der Besprechung der Pathologie des Bruchsacks schon darauf hingewiesen worden, daß eine allgemeine stärkere mechanische Beanspruchung (Druck) nicht zum Schwund, sondern zur Verstärkung seiner Wand führt. Schwer zu widerlegen ist LINDNERs Annahme, daß der scheinbare Schwund des Bruchsackes auf eine völlige Verschmelzung des Peritoneums mit dem Netz zurückzuführen sei. Man muß MELCHIOR zustimmen, wenn er dagegen geltend macht, daß andererorts z. B. bei Nabelbrüchen, auch bei stärksten Verwachsungen von Netz im Bruchsack nie eine vollständige Verödung eintritt. Noch viel wichtiger aber ist seine Feststellung, daß „auch die Fettbrüche an ihrer Außenfläche eine mehr oder minder deutlich darstellbare Hülle besitzen, die zur fälschlichen Annahme eines Bruchsackes Veranlassung geben kann". Diese auch von andern festgestellte Hülle der präperitonealen Lipome (WERNHER, DITTMER, GUSSENBAUER) ist nach MELCHIOR, wie schon NICHUES, DITTMER, NELATON, CHIARI u. a. annehmen, im wesentlichen als eine Vorstülpung der Fascia transversa anzusehen. MELCHIOR hat diese mitunter gut verschiebliche Hülle der Lipome regelmäßig nachweisen können, die gewöhnlich zwar sehr zart, nur gelegentlich stärker entwickelt ist. Die Gegenwart dieser Bindegewebshülle ist in erster Linie dafür verantwortlich zu machen, daß die „Selbständigkeit des vorgefallenen subserösen Fettbrockens gewahrt bleibt". Aber man kann sich — im Gegensatz zu WITZEL — bei der Präparation leicht überzeugen, daß sie den Fettkörper durch die Aponeurosenlücke hindurch begleitet und sich nicht außen in die

Bauchwand fortsetzt. Auch die Ansicht von Miles ist abzulehnen, wonach das Zustandekommen der äußeren Kapsel dieser Lipome allein auf einer peripheren Verdichtung des normalerweise vorhandenen Bindegewebes beruht.

Die Mehrzahl aller epigastrischen Hernien ist klein, so daß vielfach eine äußerlich sichtbare Vorwölbung der Haut, vor allem bei fettreichen Personen fehlen kann. Die Brüche brauchen nicht immer genau in der Mittellinie zu sitzen, finden sich öfters exzentrisch (Witzei, Nichues). Nicht selten sind mehrere kleine epigastrische Hernien gleichzeitig vorhanden (Patel, Schütz, Berger). Einen besonderen Hinweis verdient die Beobachtung von Fritsch, wo ein Bruch durch eine Lücke des Schwertfortsatzes ausgetreten war. Gerade solche Fälle, sowie das nicht seltene gleichzeitige Zusammentreffen von epigastrischen Brüchen mit Spaltbildungen des Processus ensiformis (Boenheim) können als Stütze für ihre Entstehung auf angeborener Grundlage angeführt werden. Auch ihr Vorkommen im jüngsten Säuglingsalter läßt sich in diesem Sinne verwerten. Man denkt dabei an Störungen im Zustandekommen des ventralen Rumpfverschlusses, an eine Entwicklungshemmung des inneren Abschnittes im Bereich der Inscriptiones tendineae der geraden Bauchmuskeln. Wiederholt ist der Eintritt einer Abmagerung für das Entstehen epigastrischer Hernien verantwortlich gemacht worden. Nach Witzel soll dieser Vorgang an Schwund der Fettfüllung in den Kreuzzugsmaschen der weißen Bauchlinie liegen. Das ist schon insofern unrichtig, als normalerweise hier in den Maschen gar kein Fett liegt, dessen Anwesenheit vielmehr eben schon die „Fetthernie" darstellt. Melchior möchte die Bedeutung eintretender Abmagerung nur insoweit bewerten, als kleine Lipome, die bei fettleibigen Menschen bisher nicht tastbar waren, nunmehr leichter in Erscheinung treten. Nimmt auch das vorgefallene präperitoneale Fettgewebe an dem allgemeinen Fettschwund teil, so kann auch eine bis dahin fest ausgefüllte Bruchpforte zur wirklichen Lücke werden. Auf diese Weise wird die Umbildung eines Fettbruchs zur echten Hernie begünstigt. Als auslösende Koeffizienten für das Austreten der epigastrischen Hernie kommen alle Faktoren in Frage, die eine Steigerung des intraabdominellen Drucks bedingen, also auch anstrengende körperliche Arbeiten, wogegen einmalige örtliche Gewalteinwirkungen ohne Bedeutung sind. Dabei ist es wohl kaum zu entscheiden und in den einzelnen Fällen auch wohl verschieden, ob die Durchtrittsstellen für die Brüche durch Auseinanderweichen der transversalen Faszien erst allmählich geschaffen werden oder ob die Lücken im wesentlichen schon als vorgebildet anzusehen sind, sei es als Durchtrittsstellen für Blutgefäße, sei es als Entwicklungshemmungen.

Es kann hier nur kurz darauf hingewiesen werden, daß die Klinik der epigastrischen Hernien ihre besondere Bedeutung erhält durch das häufige Zusammenfallen von Hernien mit leichten und schweren Magendarmbeschwerden, die bald unter dem Bilde der einfachen Dyspepsie verlaufen können, bald mit paroxysmalen Schmerzanfällen und Koliken einhergehen. Sogar an Beziehungen zwischen epigastrischer Hernie und Magengeschwüren wurde gedacht (Strauss, Kelling). Außer der Einklemmung von Magenwand hat man Zugwirkungen durch Vermittlung von Netzsträngen und Reizungen des Bauchfells — die freilich auch bei allen anderen Bruchformen vorkommen und bei den epigastrischen Fettbrüchen wegen Fehlen eines Bruchsackes kaum verständlich sind — dafür verantwortlich machen wollen. Auch Druckwirkungen der sich zusammenziehenden Rekti auf das Lipom bzw. den Bruchinhalt, Zerrungen am Ligamentum teres wurden beschuldigt. Demgegenüber betont Melchior, daß „eine Erklärung des viszeralen Symptomenkomplexes der epigastrischen Hernie für die Mehrzahl der Fälle bisher aussteht". In einem Teil der Fälle, in denen kleine unscheinbare Brüche mit allen Zeichen einer schweren Erkrankung der Verdauungsorgane zumal des Magens, einhergehen, handelt es sich offenbar um grobe Verwechslungen mit organischen Abdominalveränderungen. Neuerdings hat Sindt aber wieder darauf hingewiesen, daß Kombinationen von epigastrischer Hernie mit ulzerösen Prozessen im Magen und Duodenum doch auffallend häufig sind. Er sieht in der epigastrischen Hernie ein „Quellgebiet" im Sinne der Rössleschen Auffassung vom Magengeschwür als „zweiter Krankheit".

Andere Unterarten von Hernien der Linea alba, die Hernia paraumbilicalis und Hernia suprapubica (VOELCKER) bieten vorwiegend klinisches Interesse.

Für die Beurteilung all dieser Hernienformen ist es wichtig zu wissen, daß sich gelegentlich schon bei Neugeborenen eine beträchtliche Diastase der Rekti findet, die manchmal von der Symphyse bis zum Processus xiphoides hinaufreicht, in der Regel aber oberhalb des Nabels stärker oder gar ausschließlich hier entwickelt ist. Auch der Schwertfortsatz selbst kann an der Spaltbildung beteiligt sein (s. oben). Nach GRASER sieht man solche Spaltbildung mit zunehmendem Alter der Kinder immer seltener werden, so daß an die Möglichkeit einer Selbstheilung der Rektusdiastase gedacht werden könnte. Ob man die Bruchpforte der epigastrischen, paraumbilikalen und suprapubischen Hernien als Reste oder leichteste Grade solcher Spaltbildungen ansehen kann, muß dahingestellt bleiben. Ganz zweifellos gibt es aber auch erworbene Zustände ähnlicher Art, nicht nur bei Frauen nach wiederholter kurz aufeinander folgenden Schwangerschaft, sondern auch bei anderenraum erweiternden Vorgängen in der Bauchhöhle.

5. Seitliche Bauchwandbrüche, Lendenbrüche (H. lumbalis).

Den Hernien der Linea alba stehen gewisse seitliche Bauchwandbrüche sehr nahe, insbesondere der Linea Spigelii semilunaris (KLINCKOSCH, MOLLIÈRE, MACSCADY, LINDNER, STÜHMER, Lit.). Diese wird aus dem seitlichen Rand der aponeurotischen Platte gebildet, die aus der Muskelmasse des Musculus transversus hervorgeht und — sich mit der Rektusscheide verbindend — hinter diesem Muskel zur Linea alba verläuft. Nach außen wird sie von den Aponeurosen der beiden Musculi obliqui bedeckt. Ein großer Teil aller beschriebenen seitlichen Bauchbrüche tritt in der Nachbarschaft dieser Linie, meist etwas medial vom MAC BURNEYschen Punkt aus, wo ein Ast der Arteria epigastrica inferior sich in die Tiefe senkt. Ob aber dabei der Linea semilunaris als solcher eine wesentliche Bedeutung für die Entstehung und Lokalisation der Hernien im Sinne einer hier häufigen angeborenen Lückenbildung oder Gewebsschwäche zukommt, ist nach den Ausführungen STÜHMERs doch sehr zu bedenken, vielmehr kommen als Durchtrittsstellen für Hernien Ausweitungen vorgebildeter Gefäßnervenkanäle viel eher in Frage. In diesem Sinne spricht jedenfalls sehr die Feststellung, daß ein großer Teil aller beschriebenen seitlichen Bauchbrüche gar nicht in Beziehung zur SPIEGELschen Linie steht, daß dagegen nach den Untersuchungen von LINDNER perforierende Gefäßkanäle gerade da (fast regelmäßig in der Mamillarlinie und $1-1^1/_2$ cm beiderseits neben der Mittellinie) vorkommen, wo Hernienaustritte beobachtet sind. Das steht durchaus auch in Einklang mit der Angabe von KÖNIG, wonach es keine Stelle der Bauchwand gäbe, an der nicht eine Hernie beobachtet sei. Irgendwelche ständige Beziehungen der Gefäßlücken zur Linea semilunaris konnten bisher jedenfalls nicht festgestellt werden. Es ist durchaus verständlich, wenn STÜHMER und neuerdings auch KASPER, so zu der Auffassung kommt, daß es nicht berechtigt ist, die Hernien der Linea semilunaris von den anderen Bauchbrüchen abzutrennen (SOHN, ANDLER). Die Rolle präperitonealer Lipome für die Erweiterungen bestehender Gefäßlücken ist hier sicher die gleiche wie bei der Hernia epigastrica.

Eine besondere Gruppe von seitlichen Bauchbrüchen bilden die sog. Pseudohernien (BORCHARDT) des Kindesalters. Sie stellen umschriebene hernienartige Erweiterungen der Bauchwand dar, die auf einer Atrophie der Bauchmuskulatur beruhen. In einem Fall will WYSS einen „kongenitalen Muskeldefekt" nachgewiesen haben. In der Mehrzahl aller Beobachtungen (BARACZ und BLAUEL) sind die Brüche aber auf dem Boden einer vorausgegangenen Poliomyelitis acuta entstanden, in deren Verlauf eine Atrophie- und partielle Lähmung von Bauchmuskelpartien eingetreten ist (Ibrahim, Hermann, Strassburger). Auch durch Verletzungen der Interkostalnerven durch Schuß und Operationen (Thorako-

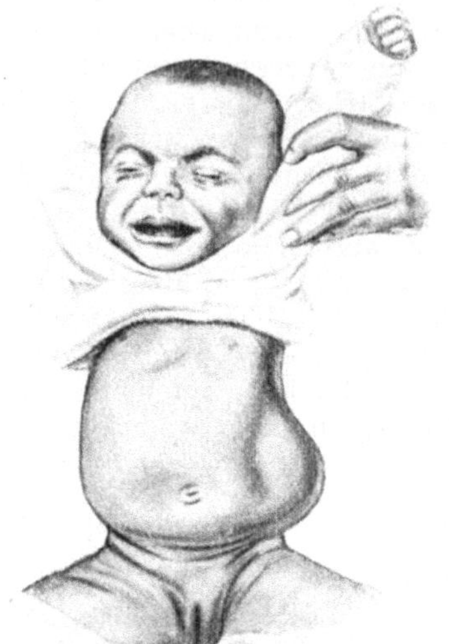

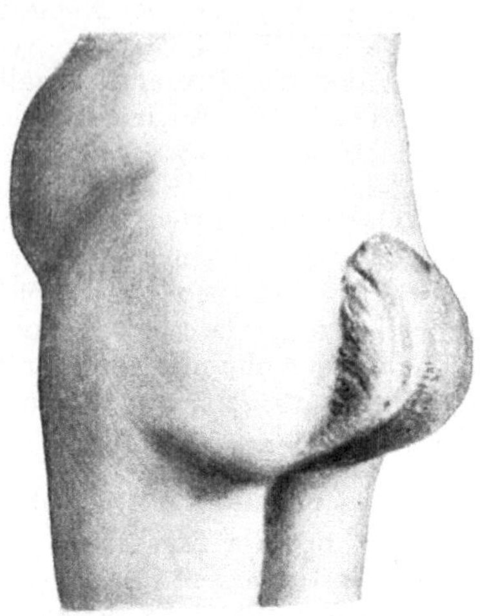

Abb. 24. Linksseitige Lumbalhernie (Borchardt).   Abb. 25. Hernia sacralis (Tietze).

plastik) sind umschriebene Bauchwandlähmungen beobachtet worden (Oehlecker, Dutzel). Sie wurden vielfach in Beziehung zu der Hernia lumbalis gebracht. Als solche sieht man aber heutzutage nur noch die seltenen echten Brüche an, die im Bereich des Petitschen Dreiecks — einer Muskellücke zwischen Musculus latissimus dorsi und obliquus externus am mittleren Teile des Darmbeinkammes — austreten. Die meisten Fälle von Hernien dieser Gegend sind aber sicherlich Narbenbrüche, die nach Traumen oder Eiterungen unabhängig von den anatomischen Verhältnissen sich entwickeln (Schmidt, Braun, Wolff, Reichle).

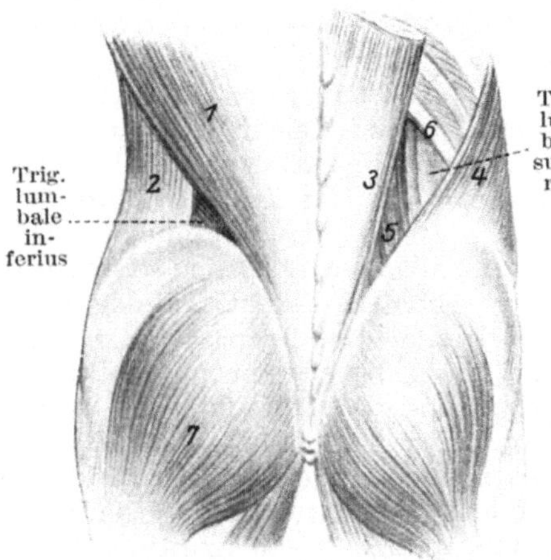

Abb. 26. Rückenmuskulatur zur Übersicht über die Lumbaldreiecke (nach Graser).
1 Musc. latissimus dorsi; 2 M. obliq. abd. ext.;
3 M. sacrospinalis; 4 M. obliq. abd. int.;
5 M. quadratus lumborum; 6 XII. Rippe;
7 M. glutaeus max.

Die anatomischen und chirurgischen Lehrbücher führen als die Stellen, an denen die echten Lendenhernien auftreten, zwei Dreiecke an: das Trigonum lumbale superius (Lesshaft - Grünfeldt) und das Trigonum lumbale inferius (Petit). Lage und Grenzen dieser Dreiecke sind aus der Abb. 26 ersichtlich. Über die Konstanz und die Häufigkeit des Vorkommens dieser beiden Dreiecke gehen merkwürdigerweise die Ansichten sehr auseinander. Zudem ist bei den bekannt gewordenen Lendenhernien nur ganz vereinzelt durch Autopsie oder Operation die Durchtrittsstelle festgestellt worden. Bei Ruppaner findet sich die Angabe, daß auf Grund der für die Entscheidung der Frage nach der Bruchpforte verwertbaren Fälle ein Überwiegen der oberen, also dem LESSHAFTschen Dreieck entsprechenden Lendenhernien besteht und daß es nicht mehr angängig ist, jeden Lendenbruch als Hernie im Trigonum PETITs zu bezeichnen.

Unter 54 erworbenen Lendenhernien (JEANUEL und RUPPANER) finden sich 14 autoptisch bzw. operativ geklärte Fälle, unter denen nur 7mal ein Bruchsack nachgewiesen wurde.

e) Brüche des Beckenbodens.

Einer genaueren anatomischen Erklärung entbehren noch die Brüche des Beckenbodens (Herniae perineales), von denen etwa 30 in der Literatur bekannt sind. Nach EBNER ist der größte Teil von ihnen auf Entwicklungsstörungen zurückzuführen, indem an der DOUGLASschen Spalte Bauchfelldivertikel entstehen, in die hinein Eingeweide verlagert werden können. Durch kleine Zwischenräume in der Muskulatur des Beckenbodens können solche Divertikel sich nach abwärts senken und in die seitlichen Teile des Beckenbodens gelangen (Cavum ischiorectale). — Sie können dann in der Nähe des Afters unter Vortreibung der Fascia perinei sichtbar werden. Die vor dem Musculus transversus perinei austretenden Brüche bezeichnet man als Hernia perinealis anterior, die — häufiger — hinter ihm zum Vorschein kommenden, als Hernia perinealis posterior. Während beim Mann die Excavatio rectovesicalis einen einheitlichen Raum darstellt, ist sie bekanntlich bei der Frau durch den Uterus und die Ligamenta lata in einen vorderen und hinteren Abschnitt geteilt. Nimmt bei der Frau eine Hernie den Weg aus dem hinteren Abschnitt der Excavatio rectouterina, so senkt sie sich, wie beim Manne, direkt nach unten zwischen Scheide und Rektum, wobei sie jeden dieser Schläuche ausbuchten kann (Hernia vaginalis, rectalis). Die Brüche des vorderen Raumes gelangen gewöhnlich in die Nähe der großen Schamlippen, seltener nach dem Damm. Von HOCHENEG, TIETZE und CLAIRMONT sind Hernien der Dammgegend nach gynäkologischen Operationen beschrieben worden. Zu den perinealen Hernien gehören auch die Mastdarmbrüche (Rektozele, Hernia rectalis), welche mit einem Vorfall des Mastdarmes einhergehen. Durch den Vorfall des Rektums kommt es dabei zu einer tiefen Ausbuchtung des DOUGLASschen Raumes, in die Eingeweide eintreten können. Nach LUDLOFF ist dabei in einem Teil der Fälle der Bauchfelltaschen Hernienbildung die ursprüngliche Störung und der Prolaps kommt erst infolge der Vergrößerung der Hernie zustande. Der Druck der Einstülpung trifft die in den DOUGLASschen Raum vorspringende Plica transversales recti, die dadurch nach abwärts getrieben wird.

f) Hernia ischiadica.

Eine der seltensten Hernienformen ist die Hernia ischiadica. Darunter werden diejenigen Brüche verstanden, welche durch einen der beiden hinteren Hüftbeinausschnitte (Incisura ischiadica maior und minor) aus dem Becken austreten. Nach GARRÉ ist die Möglichkeit für die Entwicklung einer Peritonealausstülpung hier an drei Stellen gegeben. Die Incisura ischiadica major ist durch den Musculus piriformis derart geteilt, daß sowohl in ihrem oberen wie unteren Rand eine spaltförmige Öffnung bleibt; die obere Spalte wird regelmäßig von der Arteria glutaea superior und dem gleichnamigen Nerven als Austrittsstelle benutzt, während durch die untere die Arteria pudenda interna und der Nervus ischiadicus verlaufen. Als dritte Bruchpforte kommt die Incisura ischiadica minor selbst in Frage. Charakteristisch für die Hernia ischiadica ist, daß sie stets oberhalb des Ligamentum sacrotuberosum austritt. Die durch die beiden erstgenannten Bruchpforten austretenden Brüche sind besser als Hernia glutaea superior und inferior zu bezeichnen, der Name Hernia ischiadica soll für die Hernie des kleinen

Sitzbeinausschnittes reserviert bleiben (Garré). Dies ist überdies die seltenste Form. Am häufigsten kommt die Hernia glutaea superior vor. Frauen, die geboren haben, sind offensichtlich bevorzugt (Literatur bei Garré).

g) Zwerchfellhernien.

Trotz zahlreicher Einzelbeobachtungen und zusammenfassender Bearbeitungen herrscht auch heutzutage noch auf dem Gebiet der sog. Zwerchfellhernien eine kaum glaubliche Verwirrung, die besonders beim Studium des chirurgischen Schrifttums offensichtlich wird. Die üblichen Einteilungen in wahre und falsche Zwerchfellhernien, in angeborene und erworbene sind nicht dazu angetan, hier klärend zu wirken. Unverkennbar ist wenigstens für die letzte Zeit das Bestreben, die mißdeutige Bezeichnung „falsche" Zwerchfellhernie (Hernia diaphragmatica spuria) ganz fallen zu lassen und durch die allein richtige Bezeichnung Prolaps zu ersetzen (u. a. Gruber, Dietrich, Wieting). Unbedingt ist daran festzuhalten, von Zwerchfellhernien nur dann zu reden, wenn ein peritonealer Bruchsack vorhanden ist, der die vorgefallenen Eingeweide umgibt, so daß der Zusammenhang der Bauchhöhle an keiner Stelle unterbrochen ist. Eine Verbindung zwischen Brust- und Bauchhöhle, das Bestehen eines gemeinsamen Pleuroperitonealraumes sind mit dem Begriff der Hernie unvereinbar. Solche Zustände können lediglich einen Eingeweideprolaps zur Folge haben.

Sehr schwierig ist eine Stellungnahme zum Begriff der angeborenen und erworbenen Zwerchfellhernie. Die Bezeichnung erworbene Zwerchfellhernie ist klar, sofern man darunter die im Anschluß an eine Zwerchfellverletzung entstandenen Brüche bzw. Vorfälle versteht. (Traumatische Zwerchfellhernie.) Da das Trauma aber auch intrauterin oder unter der Geburt stattgehabt haben kann, die Zwerchfellhernie also mit zur Welt gebracht wird, ist darin ein Gegensatz zu der „angeborenen" Zwerchfellhernie nicht zu erblicken. Es gibt zweifellos angeborene traumatisch entstandene Zwerchfellbrüche. Soweit ich die Literatur übersehe, will man übrigens mit dem Begriff der angeborenen Zwerchfellhernie weniger das Bestehen eines Zwerchfellbruches zur Zeit der Geburt kennzeichnen, als betonen, daß seine Entstehung auf dem Boden von Entwicklungsstörungen erfolgt ist, gleichgültig, welcher Natur diese sind. Bei ihrem Vorhandensein braucht aber die Entstehung eines Zwerchfellbruches keineswegs ins intrauterine Leben zu fallen. Es gibt zweifellos nicht angeborene, nicht traumatische auf entwicklungsgeschichtlicher Grundlage im Laufe des Lebens auftretende „erworbene" Zwerchfellhernien.

Keiner der mir bekannten üblichen Einteilungsvorschläge wird meines Erachtens den tatsächlichen Verhältnissen ganz gerecht, am ehesten noch der von Eppinger, sofern man statt falscher Zwerchfellhernie Prolaps setzt. Ich selbst bevorzuge eine Einteilung in 1. Prolapse durch Zwerchfelldefekte, 2. Hernien durch Bruchpforten. Jede dieser Gruppen entsteht einmal auf dem Boden entwicklungsgeschichtlich bedingter Verhältnisse, andererseits auf traumatischer Grundlage. Stellt man dabei, wie es für die folgende Besprechung notwendig ist, die Veränderungen am Zwerchfell in den Vordergrund, so sind zu unterscheiden:

    I. a) Entwicklungsgeschichtlich bedingte Zwerchfelldefekte [1].

       b) Entwicklungsgeschichtlich bedingte Bruchpforten.

    II. a) Traumatisch bedingte Zwerchfelldefekte.

       b) Traumatisch bedingte Bruchpforten.

---

[1] Anmerkung bei der Korrektur: Im wesentlichen dieselbe Einteilung nimmt neuerdings auch Gg. B. Gruber in seiner monographischen Darstellung der Zwerchfellmißbildungen vor, einer ausgezeichneten zusammenfassenden Darstellung, die hier leider nicht mehr weiter verwertet werden konnte.

Anhangsweise sind noch die diffusen und umschriebenen Zwerchfellerweiterungen zu besprechen, die zur Eventeratio (Relaxatio diaphragmatica) bzw. zur Entstehung von Zwerchfelldivertikel führen.

Einige kurze Bemerkungen zur normalen Anatomie und Entwicklungsgeschichte sind zum Verständnis der verwickelten pathologischen Verhältnisse unerläßlich. Ich halte mich dabei in erster Linie an die Darlegungen von BROMAN (1). Danach sind die Entwicklung der serösen Anteile und die der Muskulatur scharf auseinander zu halten. Die Bildung des primitiven, serösen Zwerchfells erfolgt ventral durch die Anlage des Septum transversum, dorsomedial durch Teile des ventralen Mesenteriums, dorsolateral jederseits durch eine eigentümliche, sichelartig vorspringende Falte, welche auch nach KEITH in Beziehung zur Entwicklung des WOLFFschen Körpers steht. Diese beiderseits vorspringenden Falten nennt BROMAN (1) Plicae pleuroperitoneales; bekannt sind sie auch unter dem Namen der USKOWschen Pfeiler. Sie wachsen von der dorsolateralen Körperwand in die zu dieser Zeit noch einheitliche Pleuroperitonealhöhle aus, um sich in der Mediallinie mit dem Septum transversum und dem ventralen Mesenterium zu vereinigen. Doch erfolgt die Vereinigung zwischen Pleuroperitonealmembran einerseits, ventralen Gekröse und Septum transversum andererseits nicht in gleichmäßig glatter Weise, sondern es bleibt nahe der dorsalen Körperwand noch einige Zeit eine kleine Öffnung bestehen, das sog. Foramen pleuroperitoneale (KEITHsche Pleuroperitonealpassage). Diese Pleuroperitonealöffnung schließt sich erst in der 7.—8. Embryonalwoche, während der übrige Abschluß der Bauch- und Brusthöhlenwand bereits in der 4. Woche ausgebildet ist.

Von TOLDT, HISS, v. GÖSZNITZ, BROMAN (1), KEIBEL und MALL, KEITH sind diese Entwicklungsverhältnisse sehr eingehend erforscht worden. Dabei ist unter anderem auch festgestellt worden, daß der Verschluß des Foramen pleuroperitoneale auf der linken Seite gewöhnlich später erfolgt als auf der rechten. (Nach GRUBER (1) -CAILLOUD kann damit das häufigere Vorkommen von Zwerchfelldefekten auf der linken Seite in Zusammenhang gebracht werden.)

Die Entwicklung der Zwerchfellmuskulatur schließt sich eng an die Ausbildung des primitiven serösen Zwerchfells an. Sie stammt aus dem infrahyoidalen Teil der ventralen Körpermuskulatur, die bereits am Ende der 4. Entwicklungswoche von vorn nach hinten in das seröse Zwerchfell einwächst. Erst mit dem 3. Embryonalmonat ist ihre Entwicklung abgeschlossen. Nach GÖSZNITZ trennt sich die Muskelanlage entsprechend der Teilung des Nervus phrenicus in zwei Abschnitte, eine dorsale Portion, die Pars lumbalis und eine sich fächerförmig dorsoventral ausbreitende Pars sternocostalis. Diese beiden Muskelteile stoßen an der dorsalen Körperwand in einem nach hinten offenen Winkel zusammen und lassen zwischen sich und der dorsalen Körperwand das bekannte Trigonum lumbocostale (Foramen Bochdaleki) frei, das auf der linken Seite gewöhnlich größere Ausmaße aufweist als auf der rechten. Die Basis dieses gleichschenkligen Dreiecks wird vom oberen Rand der 12. Rippe gebildet, die Spitze liegt kranialwärts. Auf der Brustraumseite ist es ganz von Pleura überlagert, auf der Bauchseite liegt ihm die hintere Fläche der Niere bzw. deren Fettkapsel an. Als LARREYscher Raum wird das Spatium sternocostale bezeichnet, das zwischen der Pars costalis und sternalis liegt, in der Regel sehr schwach entwickelt ist, gegen den Bauchraum von dem Peritoneum parietale, gegen den Brustraum von der Pleura diaphragmatica überzogen ist. Über Öffnungen im Zwerchfell, die mit dem Durchtritt von Gefäßen und Nerven und der Speiseröhre im Zusammenhang stehen, s. später.

Es ist ein Verdienst von G. B. GRUBER, die Frage der entwicklungsgeschichtlich bedingten Zwerchfellücken weitgehend geklärt zu haben. Seit langer Zeit ist es bekannt, daß die überwiegende Mehrzahl aller angeborenen Zwerchfellhernien mit Eingeweideprolapsen gewöhnlich an der hinteren äußeren Seite des Zwerchfells liegt [BOCHDALEK, MAYER, GROSSER, SCHWALBE, GÖSSNITZ (1), LUCKSCH (1), HOFFMANN, GRUBER (1, 4)]. Sie können aber, wenn sie einen großen Umfang erreichen, die ganze Zwerchfellhälfte einnehmen, oft aber mit Ausnahme einer von vorn zur seitlichen Körperwand nach hinten ziehenden Gewebssichel. Dieser „Hernie en croissant" haben französische Autoren (DUGUET) eine andere Art schlitzförmiger Defekte gegenübergestellt („Hernie en boutonnière"), die an jeder Stelle der Zwerchfellkuppe sitzen können und von ihnen als extrauterin erworbene Defekte angesehen werden. Unumstritten ist als häufigster Sitz angeborener Lücken die Gegend des Trigonum lumbocostale und es ist durchaus verständlich, wenn meist der dorsal gelegene Zwerchfelldefekt zum Foramen lumbocostale BOCHDALEKI genetisch in Beziehung gesetzt wird. Demgegenüber ist schon von MONNIER, ganz besonders aber von GRUBER-CAILLOUD darauf hingewiesen worden, daß diese Muskellücke nichts mit der Entstehung der angeborenen Zwerchfellücken zu tun hat, diese vielmehr auf das bereits viel früher ausgebildete Foramen pleuroperitoneale zu beziehen sind. Diese Öffnung liegt zwar häufig in einem Bereich, den nach regelrechter vollständiger Ausbildung des serösen Zwerchfells und nach muskulärer Diaphragmabildung das Trigonum lumbocostale einnehmen würde, ja sie kann ganz dorsal liegen und in verschiedener Größe bestehen bleiben, was zur Folge hat, daß auch dort keine Muskulatur einwachsen kann, aber sie kann auch einmal mehr medial und ventral liegen als das von der Stelle des Trigonum lumbocostale gilt". Der angeborene dorsale Defekt entsteht nach Gruber durch eine Hemmung in der Ausbildung der Pleuroperitonealfalte bzw. durch ein Zurückbleiben oder einen Mangel der hinteren Uskowschen Pfeiler. Durch die Annahme, daß sich zwar der rückwärts und seitlich gelegene Uskowsche Pfeiler des serösen Zwerchfells anlegt und ein Stück weit nach vorn und medial ausbreitet, dann aber in seinem Wachstum innehält, ist auch eine durchaus verständliche Erklärung für die angeborenen zentralen Zwerchfellücken gegeben. Dann kann auch unter Umständen an der Lücke vorbei Muskulatur einwachsen und ein vom Defekt ganz unabhängiges Trigonum lumbocostale bilden. Für das Zustandekommen zentral gelegener Lücken ist aber auch daran zu denken, daß der ursprünglich nahe der Körperwand gelegene Defekt beim Wachstum des Zwerchfells von der Körperwand allmählich abgedrängt wird und eine mehr zentrale Lage bekommt. Ein solches Wandern des Defektes, auf das auch Liepman hingewiesen hat, steht durchaus im Einklang mit der Anschauung Bromans über die späteren Wachstumsverhältnisse der primären Zwerchfellanlage. Wenn der Uskowsche Pfeiler angelegt wird, aber im Wachstum zurückbleibt, so wird das Pleuroperitonealloch durch eine von der Dorsalseite vordringende Falte allmählich abgedrängt werden. In diese Serosafalte vermag dann Muskulatur einzuwachsen und die lumbalen Schenkel zu bilden.

Über die Entstehungsursachen der Zwerchfellücken ist nichts Sicheres bekannt. Fötalerkrankungen, Lageanomalien der Frucht, Traumen der Mutter, sind meist ohne hinreichenden Grund beschuldigt worden. Marchand und andere geben zwar die Möglichkeit einer traumatischen Entstehung zu, vor allem denkt man daran, daß aus einer echten Zwerchfellhernie durch Druckatrophie oder Einreißen des Bruchsacks eine Zwerchfellücke mit Vorfall von Baucheingeweiden entstehen könne. Gegen eine solche Auffassung spricht, abgesehen von verschiedenem anderen, vor allem die Tatsache, daß Verwachsungen der Baucheingeweide mit den Rändern des meist ganz glattrandigen Defektes und mit Organen der Brusthöhle so gut wie stets vermißt werden. Viel erörtert ist auch die Vorstellung, daß abnorme, intraabdominale Wachstumsverhältnisse (Entwicklungsstörungen der Leber, des Gekröses, des Magens oder der Lungen) an dem Bestehenbleiben der Pleuroperitonealöffnung Schuld seien. In der Tat findet man auch häufig Entwicklungsstörungen an diesen Organen. Die Leber ist meist vergrößert [Schwalbe (1), Gruber (1, 4), Bohn, Beneke]. Ihr beim Schluß des Zwerchfells — sie soll nach Broman durch Dorsalwachstum die Plica pleuroperitonealis zur Vereinigung mit dem Septum transversum und dem ventralen Mesenterium bringen — eine bedeutsame Rolle zuzusprechen, wird stark bestritten, besonders von Beneke, der sogar ein zu starkes Wachstum der Leber als Ursache für den mangelnden Zwerchfellschluß beschuldigt. Ein frühzeitiger Vorfall des freibeweglichen Magens gegen das links länger offene, vielleicht auch weniger geschützte Pleuroperitonealloch sollte die überwiegende Häufigkeit der linksseitigen Zwerchfellprolapse erklären. In ähnlicher Weise wird das Vorhandensein eines freien Gekröses bewertet. Entwicklungsstörungen der Lungen (Hypoplasie, Aplasie, Nebenlunge) möchte Gössnitz mit der

Entwicklungsstörung des Zwerchfells in Zusammenhang bringen. GRUBER hat demgegenüber überzeugend dargetan, daß umgekehrt durch den Vorfall der Baucheingeweide die Lunge verdrängt und verkümmert sei. Dieselben Umstände,
die beim Zwerchfelldefekt eine Rolle spielen, können danach gleichzeitig eine
Abschnürung der embryonal weit in das Foramen pleuroperitoneale vorragenden Lungenanlage bedingen. Unbedingt wird man SCHWALBE folgen müssen,
wenn er gleichzeitigen anderen Entwicklungsstörungen eine gleichgeordnete
Bedeutung, aber keine übergeordnete auslösende Rolle zuerkennt. In diesem
Sinne spricht vor allem die lehrreiche Beobachtung WINKLERs, wo bei einem
siebenjährigen Knaben fast die ganzen Baucheingeweide in ursprünglichen früh-
embryonalen Lageverhältnissen in die Brusthöhle vorgefallen waren. Auch
sonst sind große Zwerchfelldefekte mit Vorfall ausgedehnter Eingeweideabschnitte
durchaus mit dem Fortbestand des Lebens vereinbar (THOMA, CAILLOUD), zumal
wenn wie meist die vorgefallenen Darm- und Mesenterialteile nicht untereinander
oder mit dem Brustfell verwachsen. Als Stütze für die Auffassung der angeborenen
Zwerchfelldefekte als Entwicklungsstörungen sei auch die Beobachtung von
OTTO angeführt, bei der an ein und demselben Föt rechts eine echte Zwerchfellhernie, links ein Zwerchfelldefekt bestand. Die auch in diesem Fall zutage
tretende Bevorzugung der linken Körperseite beim Zustandekommen des
Zwerchfelldefektes wird durch den späteren Schluß des Foramen pleuroperitoneale auf dieser Seite seine ungezwungene Erklärung finden. Daß rechtsseitige
gleichartige Veränderungen nicht ungewöhnlich sind, zeigt die 48 Fälle dieser
Art umfassende Zusammenstellung von CAILLOUD. In solchen Fällen kann
sich die Leber den veränderten Raumverhältnissen anpassen, indem sie wie ein
Knopf in die Öffnung hineinwächst oder aber unter starker Formveränderung,
aber bei völlig ungestörter Funktion, in die rechte Pleurahöhle eintritt. Die
Lage der in die linke Seite vorgefallenen Eingeweide zeigt im allgemeinen
eine sehr charakteristische Anordnung, als stets die Milz am weitesten dorsal
und medial liegt, nach vorn vom Magen, nach oben von Darmschlingen verdeckt.
Eine nischenförmige Ausbuchtung des hinteren Mediastinums nach rechts
wird von GRUBER als Pleuranebensack bezeichnet. Durch Nebenlungen waren
die Fälle von COHN, KAUB, ROBSMANN, BENEKE und GRUBER kompliziert.
Angeborene Zwerchfelldfekte kommen auch bei Tieren vor [GÖSSNITZ (1)].

Zwerchfelldefekte im vorderen Teil der Zwerchfellmuskulatur (LARREYsche
Spalte) sind sehr selten. Sie werden von den meisten Forschern nicht als
angeboren anerkannt.

Kommt das Foramen Bochdaleki für die Entstehung von Prolapsen
auf dem Boden angeborener Zwerchfelldefekte nicht in Frage, so spielt es eine
um so größere Rolle als Bruchpforte für Hernien insbesondere für angeborene.
Beim Erwachsenen liegen hier die Möglichkeiten für die Ausbildung von Hernien
ungünstiger, da in seinem Bereich nicht das Bauchfell, sondern Nebenniere und
Fettkapsel der Niere dem Zwerchfell anliegen. Den Hernien des Foramen Bochdaleki stehen diejenigen Brüche nahe, wo die Bruchpforte in ihrer Lage der vorher erörterten pleuroperitonealen Lücken entspricht. Auch ihre Entstehung ist
zweifelsohne als eine Hemmungsbildung aufzufassen, die aber nur die muskulösen
Anteile des Zwerchfells betrifft, also zu einer Zeit zur Ausbildung gelangt,
wo die Trennung der Bauch- und Brusthöhle durch das primäre seröse Zwerchfell bereits abgeschlossen war. Solche rein muskulöse Zwerchfelldefekte kommen
in allen Größen vor. Wir haben vor kurzem einen fünfmarkstückgroßen rundlichen Defekt dieser Art auf der Höhe der linken Zwerchfellkuppel bei typischer
Ausbildung des Foramen Bochdaleki gesehen. (Diss. HÜLS, Köln 1922.) Derartige, rein muskulöse Defekte beanspruchen auch vergleichend anatomisch
ein großes Interesse, als bei manchen Tieren, insbesondere beim Pferd,

Lenden- und Brustteil der Zwerchfellmuskulatur nicht zusammenstoßen, so daß Bauch- und Brustraum unmittelbar aneinander zu liegen kommen (Martin, Ellenberger, Baum, Gössnitz).

Eine weitere typische entwicklungsgeschichtlich bedingte Bruchpforte ist die schon erwähnte Larreysche Spalte zwischen Sternum einerseits und Portio sternalis und costalis des Zwerchfells andererseits. Diese rechts und links in der Höhe der 7. Rippe liegende Spalte ist nach oben durch den Herzbeutel überdeckt. Nach Thoma werden die parasternalen Öffnungen mit fortschreitendem Alter größer. Sämtliche im Schrifttum verzeichneten Fälle von Hernia diaphragmatica sternalis betreffen Erwachsene, meist sogar Personen in höherem Alter. Als Bruchinhalt fanden sich meist Netz und Kolon, nur selten Dünndarmschlingen (Seiler). Es ist aber sicherlich sehr schwer zu entscheiden — schon Thoma hat die Schwierigkeiten gewürdigt —, ob hier wirklich angeborene oder postfötal erworbene Bildungen vorliegen. Eppinger hat die parasternalen Bruchbildungen des Zwerchfells unter die erworbenen Hernien eingereiht. Kratzeisen, der kürzlich eine linksseitige retrosternale Hernia diaphragmatica mit Verlagerung eines Teiles des Colon transversum bei einem 85jährigen beschrieben hat, spricht zwar von einer Mißbildung, muß aber die Unsicherheit dieser Annahme zugeben. Er hält es sogar für wahrscheinlich, daß sich der Zwerchfellbruch erst nach der Geburt gebildet habe.

Sehr selten sind herniöse Vorstülpungen im Gebiet des perikardialen Zwerchfellanteils (Keith, Ceder, Gruber).

An der Stelle, wo die Speiseröhre das Zwerchfell durchsetzt, ist ebenfalls die Möglichkeit zur Entwicklung echter Hernien gegeben. Die anatomischen Verhältnisse bedingen es, daß rechtsseitige Hernien dieser Art häufiger sind als linksseitige (Holten, Loder). Nach Eppinger erscheint die rechte paraösophageale Bruchpforte als Grube zwischen dem linken Rand des linken Leberlappens und dem rechten Rand der Pars abdominalis der Speiseröhre unter dem Ligamentum coronarium hepatis. Man gelangt von hier aus leicht längs der Speiseröhre in das hintere Mediastinum, ebenso wie in zwei neuen Beobachtungen Stadtmüllers. In zwei von Eppinger beschriebenen Fällen dieser seltenen Bruchart fanden sich Anomalien der Zwerchfellmuskulatur (Mangel des inneren Anteils des linken mediastinalen Zwerchfellmuskels, der den Ösophagus von rechts her zu umgreifen hätte) rings um die Durchtrittsstelle der Speiseröhre. Auch Schwalbe (1) sieht in angeborenen Anomalien die Ursache für die wahrscheinlich erst im Laufe des Lebens sich entwickelnden Brüche. Eine besondere Gruppe bilden die Fälle von Bund und Tondorf, die auf einer Entwicklungsstörung der verkürzten Speiseröhre beruhen.

Unter den von Lacher zusammengestellten Fällen finden sich 14 Herniae paraoesophageae. Von diesen sind nach Gruber wohl nur 5 als kongenital angelegt zu sehen, sie betrafen Kinder in den ersten Lebensjahren.

Noch seltener sind Hernien, die entlang der Durchtrittsstelle des Sympathikus das Zwerchfell durchsetzen. Die Bruchpforte liegt zwischen äußerem und mittlerem Schenkel der Pars lumbalis, normalerweise als eben erkennbarer Spalt in Erscheinung tretend (Andral). Während die Durchtrittsstelle der Aorta und der unteren Hohlvene als Bruchpforte nie gefunden wurden, erwähnt Eppinger eine Beobachtung von Plattner, nach der an der Durchtrittsstelle eines Interkostalnerves eine kolon-, netz- und pankreasenthaltende Hernie ausgetreten war. In der Literatur finden sich schließlich noch einige Beobachtungen, wo echte, sicherlich nicht traumatische Bruchpforten an ganz atypischer Stelle des muskulösen und sehnigen Teils des Zwerchfells zur Entwicklung gekommen waren [Barth, Fischer, Kaup, Schröter, Schwalbe (1), Niemöller, Grosser, Hüls und andere].

Hier muß auch eine andere Gruppe von Entwicklungsstörungen Erwähnung finden, die bei besonderen Mißbildungen der Wirbelsäule zu finden sind und in der Literatur meist als Hernia diaphragmatica bezeichnet werden. Derartige Veränderungen finden sich bei der Rhachischisis anterior und sind dadurch ausgezeichnet, daß bei zunächst anscheinend regelrecht geschlossenem Zwerchfell der Magen und der Dünndarm, Milz und Pankreas in der Bauchhöhle fehlen. Sie liegen dafür in einem retromediastinalen, gegen die Pleurahöhlen vorgewölbtem Sack, dessen Eingang zumeist an Stelle des Hiatus oesophageus sich findet. Bemerkenswerterweise sind diese Organe mit der Wand des Sackes meist adhärent (neuere Beobachtungen bei LUCKSCH, BUDDE, GG. GRUBER). Das Unzutreffende, diese Verlagerungen als Zwerchfellhernien zu bezeichnen, klargestellt zu haben, ist ein Verdienst von BUDDE. Es handelt sich nach seinen Darlegungen um bei offenem Canalis mesentericus primär abweichend gelagerte Eingeweideteile, die am ungewöhnlichen Ort differenziert und angeheftet werden. Sie veranlaßten die Bildung des Recessus retromediastinalis, um den herum sich das Zwerchfell — bis auf wenige Ausnahmen — regelrecht schloß (Excavatio retromediastinalis peritonei). (Siehe auch bei Gleit- und Darmgekrösebrüche S. 112.)

Die Kenntnisse über die traumatisch bedingten Zwerchfellücken mit Vorfall der Bauchorgane sind durch die Erfahrungen des Weltkrieges erheblich erweitert worden. Hierher sind alle Fälle zu rechnen, bei denen durch eine Gewalteinwirkung eine Zerreißung des Zwerchfells eintritt. Die Verletzung kann eine direkte sein (Hieb, Stich, Schuß) oder eine indirekte, wie bei Gewalteinwirkungen, die eine so beträchtliche Drucksteigerung im Bauchraum bewirken, daß die Elastizität des Zwerchfells überschritten wird und eine Zerreißung eintritt (Überfahren, Verschüttung, Sturz, Pufferverletzung, Stoß gegen den Bauch usw., GRASER). Auch solche Fälle gehören hierher, wo durch subphrenische Empyeme, Karzinom oder Ulkus eine perforierende Zwerchfellschädigung eintritt. Im Kriege waren es vor allem sog. „Zweihöhlenschüsse", die zu traumatischen Zwerchfelldefekten führten. SCHLÖSSMANN hat 32 einschlägige Beobachtungen dieser Art zusammengestellt. PRYM beobachtete unter 1300 Sektionen sechs Fälle (von KASER veröffentlicht), OBERNDORFER hat sieben, GRUBER acht Fälle beschrieben. Von den zahlreichen klinisch orientierten Mitteilungen erwähne ich nur die von HESS, HOFFMANN, JAHN und NÄGELI, SEIFFERT. Gerade hier ist nochmals der Hinweis nötig, daß die überwiegende Mehrzahl dieser Fälle gar keine echten Hernien sind, sondern einfache bruchsacklose Prolapse darstellten. Keineswegs braucht auf die Durchlöcherung oder Zerreißung des Zwerchfells immer oder sofort ein Organvorfall zu folgen. Das gilt nicht nur für die rechte Seite, wo die Leber die Zwerchfellwunde abtamponieren kann, sondern gelegentlich auch für die linke [GRUBER (2)], wo vor allem bei kleinen Verletzungen die Milz die Rolle der Leber übernehmen kann (DIETRICH). In den meisten Fällen wird zunächst das Netz die Abdeckung des Defektes besorgen, dabei selbst in die Brusthöhle vorfallen und hier mit den Brustorganen und den Wundrändern des Zwerchfells verwachsen. Es können auf diese Weise ganz bruchsackähnliche Hüllen entstehen, die andere in die Brusthöhle vorfallende Bauchorgane umschließen können. Trotzdem möchte ich im Gegensatz zu GRUBER auch bei solchen Fällen nicht von echten Zwerchfellhernien reden. Gewissermaßen als Leitband zieht dann das vorgefallene Netz andere Organe nach sich, gewöhnlich zunächst den Magen und die Milz, aber auch den Querdarm und die linke Flexur. Die Anordnung der vorgefallenen Organe im Brustraum entspricht eigentlich regelmäßig den Verhältnissen bei Prolapsen durch entwicklungsgeschichtlich bedingte Zwerchfelldefekte.

Nur selten ist Dünndarm in die Brusthöhle verlagert. Im Gegensatz zu den Vorfällen bei angeborenen Lücken treten fast immer ausgedehnte Verwachsungen der vorgefallenen Organe untereinander, mit der Pleura und den Wundrändern ein. Die Möglichkeit, daß der Organvorfall sich erst später unter der dauernden Zugwirkung des negativen Druckes im Thorax und durch den abdominellen Überdruck beim Husten, Pressen usw. allmählich entwickelt, muß zugestanden werden. Über die Folgen der traumatischen Zwerchfellprolapse schreibt Dietrich: „Im ganzen ist es auffallend, wie selten Zwerchfellvorfälle zu früheinsetzenden schweren Störungen und folgeschweren Erkrankungen führen. Meist sind erst im weiteren Verlauf Folgeerscheinungen aufgetreten. Sie ergeben sich

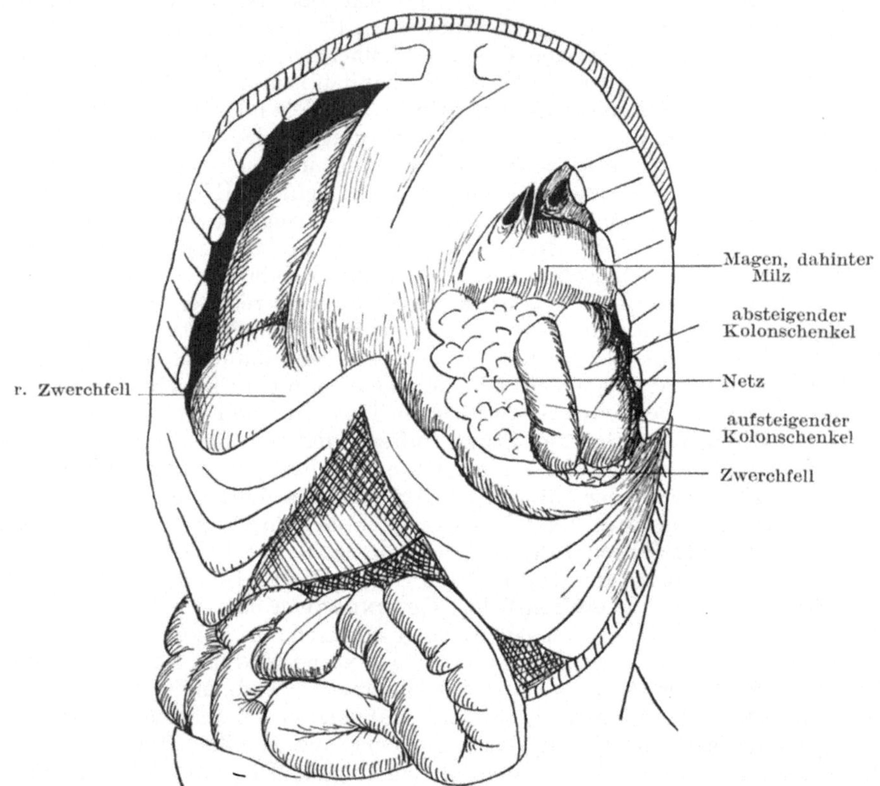

Abb. 27. Großer Eingeweideprolaps in die linke Brusthöhle nach Schußverletzung des Zwerchfells vor 5 Jahren.

aus Verwachsungserscheinungen am Rande der Lücke, die allmählich durch narbige Umwandlung zu einem straffen schwieligen Ring wird. Einklemmungserscheinungen durch Abschnürung ganzer Darmschlingen oder auch Darmwandbrüche sind oft beobachtet. Nicht unerwähnt dürfen als häufige Komplikationen die Entwicklung eines Pleurahöhlenempyems (Gruber) oder eines Spannungspneumothorax bleiben. Es sind Fälle mitgeteilt, wo erst mehrere Jahre nach der Verletzung schwere Krankheitserscheinungen aufgetreten sind. Ich erwähne nur Grubers Fall 5 ($3^1/_2$ Jahre), die Beobachtung von Hoffmann (Tod 14 Jahre nach dem Unfall) und eine eigene, die ausführlich von Hess mitgeteilt ist. Der eigene Fall, wo die Verletzung fünf Jahre zurücklag, bot ein als typisch zu nennendes Situsbild (Abb. 27): Der längsovale Zwerchfelldefekt lag auf der Höhe der linken Zwerchfellkuppel. Seine schwieligen Ränder waren mit dem vorgefallenen Netz verwachsen. Der Magen lag zum größten Teil in der Brusthöhle und verdeckte die Milz, an seiner linken Seite lag die Flexur mit auf- und absteigendem Schenkel, die untereinander mit der Brustwand, dem Magen und dem Netz verwachsen waren. Herz und Mesenterium waren nach rechts verdrängt; der Tod war im Anschluß an einen Operationsversuch eingetreten. Aus der Beobachtung HOFFMANNs ist der auch sonst beobachtete Befund eines großen, die ganze kleine Kurvatur des verlagerten Magens einnehmenden peptischen Ulkus hervorzuheben, für dessen Entstehung auf dem Boden fortgesetzter mechanischer Schädigung der Verfasser mit guten Gründen eintritt.

Echte traumatische Zwerchfellhernien sind außerordentlich seltene Vorkommnisse. Aus dem neueren Schrifttum (ältere Beobachtungen bei EPPINGER) kenne ich nur die Fälle von OBERNDORFER, DAVIDSOHN und KASER. Im Falle OBERNDORFERs — die beiden anderen lagen ähnlich — bestand eine Zwerchfellmuskelverletzung von der Brusthöhle her mit sackartig in die Pleura vorgestülpter, unverletzter Bauchfellwand, in die der Magen vorgefallen war. Solche Zufälle können sich nur nach tangentialer Verletzung des Zwerchfells ohne Einreißen des Peritoneums einstellen.

Von älteren Beobachtungen seien die Fälle von SCHLATTER (Stichverletzung der Pleura und der muskulösen Anteile bei unverletztem Peritoneum), ENGEL und LUKSCH (2) erwähnt. Wir sahen kürzlich einen rein muskulären Zwerchfellriß als Geburtsverletzung. Statisches über die Zwerchfellhernie siehe bei EPPINGER und GRUBER.

Anhangsweise sei kurz der sog. Relaxatio (Eventratio) diaphragmatica gedacht, die darin besteht, daß eine Zwerchfellhälfte im ganzen hochgradig ausgedehnt wird und sich mächtig gegen die Brusthöhle vorwölbt. In dem so entstehenden Sack, dessen Kuppel bis zur zweiten Rippe reichen kann, können große Teile der Baucheingeweide zu liegen kommen. Bisher ist diese seltene Erkrankung nur links gesehen worden. Während an den Ansatzstellen des Zwerchfells noch schmale, auseinanderstehende Muskelplatten zu erkennen sind, erscheinen die medialen Teile als dicke Membran, in der histologisch jedoch stets Muskelreste nachweisbar sind. In einem von BENDA histologisch untersuchten Fall fand sich eine lipomatöse Entartung, und zwar der Muskulatur ohne Nervenerkrankung. Er spricht von einer Muskelatrophie mit lipomatöser Pseudohypertrophie, FELGENSTEIN fand eine myogene Degeneration. Dagegen haben NEUMANN und MOTZFELD eine Atrophie des zugehörigen Zwerchfellnerven beobachtet. MOTZFELD stellt sie als die Ursache der Muskelentartung hin, NEUAMNN als Folge der Muskelatrophie. Auch KRAUSS spricht von einer Atrophie des Nervus phrenicus. Wir selbst verfügen über 3 Fälle von Zwerchfellähmung mit Zwerchfellhochstand bei Gewächsen des Halsmarkes (5. Zervikalsegment!). Die Entstehungsweise dieser seltenen Erkrankung — bisher sind einige 20 Fälle beschrieben — ist noch ganz ungeklärt. THOMA hält sie für angeboren, da häufig andere angeborene Störungen mitbeobachtet werden und die Erkrankung schon in frühester Jugend in Erscheinung treten kann. WEIGERT hat einen sehr bemerkenswerten Fall mitgeteilt, wo Schädigungen des Plexus brachialis bzw. der Wurzeln des Nervus phrenicus während der (Zangen)Geburt (Zerrungen oder Blutungen) als Ursache einer scheinbar angeborenen, in der Tat aber bei der Geburt erworbenen einseitigen Zwerchfellähmung sehr wahrscheinlich gemacht sind. Bemerkenswert ist die von STEINITZ beobachtete familiäre Häufung des idiopathischen Zwerchfellhochstandes bei einem Vater und zwei Töchtern.

Noch seltener sind echte umschriebene Divertikelbildungen, die sämtliche Zwerchfellschichten betreffen. Hierher gehören die Fälle von BROMAN (Lipom als Inhalt) und BOHN (Milz, Dünndarm, Coecum).

h) Innere Hernien.

Die Lehre von den inneren Hernien ist aufs engste verknüpft mit dem Namen Treitz, dessen Werk — 1857 erschienen —: „Hernia retroperitonealis, ein Beitrag zur Geschichte innerer Hernien" den Anstoß gab zu umfassenden anatomisch und entwicklungsgeschichtlichen Untersuchungen der Bauchfelltaschen, an denen Forscher wie Gruber, Landzert, Waldeyer, Told, Prutz und Brösicke beteiligt sind.

Als innere Hernien (Herniae internae abdominales verae) bezeichnet man solche Brüche, „deren Bruchsack wegen der Lage des Annulus im Innern der Bauchhöhle unter allen Umständen im Innern der Bauchhöhle verbleiben muß (Treitz)". Brösicke spricht von Hernia intraabdominalis, die auch bei Höchstausdehnung im Bauchraum gelegen bleibt und deren Bruchpforte immer im Cavum abdominis gelegen ist. Diesen Anforderungen entsprechen lediglich die Hernia duodeno-jejunalis dextra und sinistra (die Hernia subcoecalis und Hernia intersigmoidea). Über die Stellung der Hernia foraminis Winslovi siehe später. Vielfach werden die Herniae intraabdominales auch Herniae retroperitoneales — so bezeichnet Treitz die Hernia der Fossa duodenojejunalis — genannt. Doch sei hier schon darauf hingewiesen, daß es auch intraabdominale Hernien gibt, die nicht retroperitoneal liegen.

1. Hernien der Regio duodenojejunalis. Hernia mesocolica.

Die klassische Treitzsche Hernie ist die der Regio duodenojejunalis, deren Bruchpforte, den Recessus duodenojejunalis Treitz folgendermaßen schildert:

„Wenn man in einer Leiche mit normalem Peritoneum das große Netz und das Querkolon hinaufschlägt, so daß die untere Fläche des Mesocolon transversum zur Ansicht kommt, und wenn man zugleich die ganze Masse der Dünndarmschlingen gegen die rechte Seite drängt, so bemerkt man an der linken Seite der Übergangsstelle des Ducdenums ins Jejunum, der sog. Flexura duodeno-jejunalis eine Bauchfellfalte von verschiedener Größe und Gestalt. Am häufigsten stellt sie eine halbmondförmige Bauchfellduplikatur dar, deren freier, scharfer, konkaver Rand nach rechts und etwas nach oben zieht und das Darmrohr an der bezeichneten Flexur umkreist. Die obere Spitze oder das obere Horn dieser halbmondförmigen Falte verliert sich im unteren Blatte des Mesocolon transversum, und zwar an der Stelle, wo die obere Gekrösevene unter das Pankreas tritt, um zum Pfortaderstamme zu gelangen. Das untere breite Horn geht in den Peritonealüberzug des Endstückes des Duodenum über, während der konkave Rand der Falte sich unmittelbar ins innere Blatt des Mesocolon transversum und descendens fortsetzt.

Im oberen Horne verläuft in der Regel mehr oder weniger entfernt vom freien Rande die Vena mesenterica inferior in einem nach links und oben gewölbten Boden und markiert besonders dann dieses Horn, wenn sie im äußersten Rande desselben verläuft. Das untere Horn ist zart, besteht bloß aus den zwei Blättern des Peritoneum und nur weiter entfernt von seinem freien Rande sieht man den fürs Mesocolon descendens und die linke Kolonflexur bestimmten Ast der Arteria mesenterica inferior — die Colica sinistra — von rechts nach links ziehend und sich mit der eben genannten Vene kreuzen.

Durch das Zusammenwirken dieser beiden bedeutenden Blutgefäße wird die beschriebene Falte von einem Gefäßbogen umgeben, der mit ihr dieselbe Richtung und Krümmung hat und dessen oberes Ende die Einsenkungsstelle der Vena mesenterica inferior in den Pfortaderstamm, dessen unteres der Stamm und Ursprung der gleichnamigen Arterie aus der Aorta bildet.

Hinter dieser Bauchfellfalte, zwischen ihr und dem Duodenum, entsteht notwendigerweise eine Bauchfellausstülpung oder Tasche, welche sich gegen das Duodenum trichterförmig zuspitzt, wenigstens daselbst am tiefsten ist. Ihre Eingangsöffnung ist halbmondförmig und wird rechts vom Darm (Flexura duodeno-jejunalis), links vom freien Rande der Falte begrenzt. Die Weite dieser Höhle hängt offenbar von der Höhe und Krümmung der Falte ab, ist aber bei dieser Gestaltung der Falte stets geringer als der Umfang der Höhle selbst. —Beim leichten Anziehen der Flexura duodeno-jejunalis tritt diese Öffnung deutlicher hervor.

In vielen Fällen ist die Falte so hoch wie möglich und umgibt knapp das Darmrohr, so daß dieses ihr auszuweichen genötigt ist und über ihrem freien Rande eine Knickung erleidet, wodurch dann die Flexura duodeno-jejunalis S-förmig gekrümmt und die Eingangsöffnung geschlossen erscheint.

Diese Peritonealgrube fällt in der Regel an die linke Seite des III. Lendenwirbels und ruht in einer vom Pankreas, der linken Niere und der Aorta begrenzten Vertiefung der hinteren Bauchwand. In das sehr lockere retroperitoneale Bindegewebe eingebettet, deckt sie die zur linken Niere ziehenden Blutgefäße, hat somit im Verhältnis zu ihrer Umgebung eine sehr lockere Unterlage."

Aus den weiteren Ausführungen von Treitz geht aber schon hervor, daß die normale Fossa duodenojejunalis nicht in allen Fällen zu beobachten ist, Abweichungen von der Norm sogar sehr häufig sind. Treitz kennt noch eine sehr

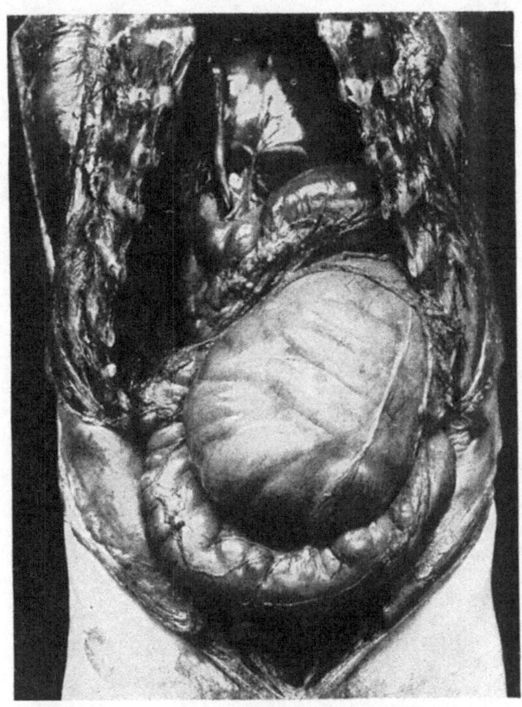

Abb. 28. Hernia mesocolica sinistra (der Fossa duodeno-jejunalis). Zufallsbefund bei einem an Pneumonie gestorbenen 26jähr. Manne.

seichte Grube mit außerordentlich kurzer Falte, deren freier Rand nach oben zieht; Gruben mit sehr langer Falte, deren freier Rand mit dem Darm verwachsen ist; vollständiges Fehlen jeder Faltenbildung; Verwachsung und Schrumpfung der Falte entsprechend der Verödung des Netzbeutels. Während Waldeyer sich noch ganz an die Darstellung von Treitz hält, erkannte man in der Folgezeit, daß insbesondere zur Erklärung der rechts gelegenen Duodenojejunalhernien diese Grundlagen nicht ausreichten. Jonnesco beschrieb im Jahre 1890 ausführlich drei Peritonealtaschen in dieser Gegend, Brösicke auf ein Material von 500 Leichen gestützt in heute noch gültigen Darlegungen sogar deren sieben. Er unterscheidet folgende Rezessus:

Recessus duodeno-jejunalis sinister s. venosus. Dieser ist das gleiche, wie das obere Horn der Fossa duodeno-jejunalis von Treitz und der „Fossette de Landsert" Jonnesco. Nach hinten wird er begrenzt durch das parietale Peritoneum, nach vorn durch eine Bauchfellfalte, deren konkaver freier Rand nach rechts und abwärts gerichtet ist, in der die Vena mesenterica inferior verläuft. Der freie Rand der Falte liegt links von der

Flexura duodeno-jejunalis, die Tasche ist gegen die Flexura hin offen und ihr blindes Ende zieht nach links und etwas nach oben.

Als häufige Abarten finden sich: Verwachsung des freien Randes der Plica mit der Flexura duodeno-jejunalis und Ansatz eines unteren Hornes an die Plica. — Im letzteren Falle sind dann die von Treitz beschriebenen Verhältnisse gegeben.

Recessus duodeno-jejunalis posterior. Seine vordere Wand wird durch die Flexura duodeno-jejunalis und das obere Ende der Pars ascendens duodeni, seine hintere durch das vor der Wirbelsäule gelegene Peritoneum parietale gebildet. Seine rechte Wand

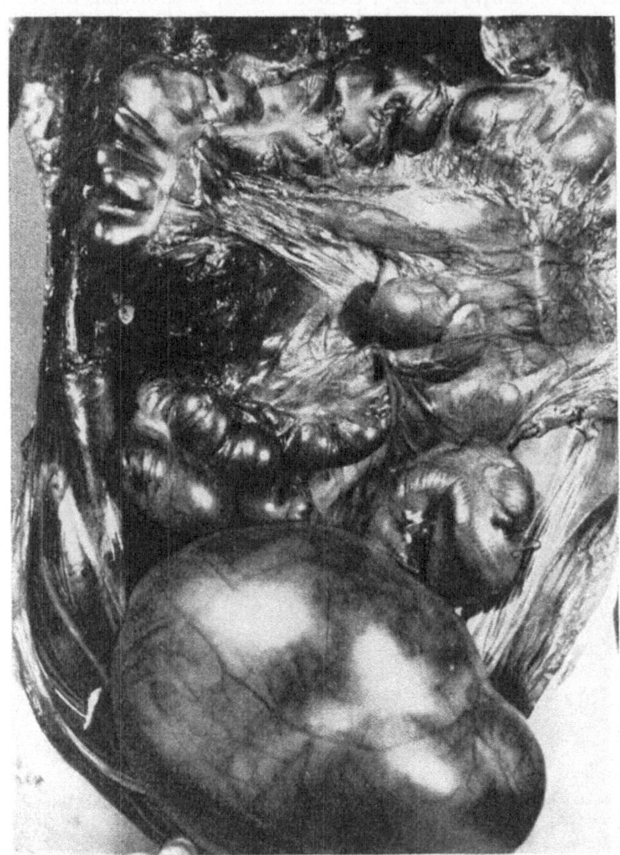

Abb. 29. Hernia mesocolica bei einer 33jähr. Frau. Multiple Mißbildungen. Hämangiom der Brücke, Uterus myomatosus. Die ganzen Dünndarmschlingen liegen in einem großen, bis ans Colon descendens reichenden Sack zwischen den Mesokolonblättern.

wird durch eine, den Musculus suspensorius duodeni überziehende Bauchfellfalte — Plica suspensoria, seine linke endlich durch eine Falte dargestellt, die zwischen dem Peritoneum parietale und der linken Seite der Flexura und des Duodeno ascendens vertikal verläuft — Plica duodeno-jejunalis posterior.

Diese Tasche ist also bei normaler Lage der Flexura hinter derselben gelegen, indem sie sich von links und oben her zwischen Duodenum und hintere Bauchwand einsenkt.

Die Plica suspensoria liegt etwas weiter rechts und oben, die Plica duodeno-jejunalis posterior etwas weiter rechts und unten.

Recessus duodeno-jejunalis superior. Seine vordere Wand wird vom Mesocolon transversum, die untere von der Flexura gebildet. Die Begrenzung nach rechts und links wird durch je eine Falte ersetzt, die vom Mesocolon transversum zu den Seiten der Flexura hinüberziehen. Ihr blindes Ende liegt nach hinten auf dem Mesocolon transversum, die Eingangsöffnung liegt nach vorn, die Achse des Rezessus ist sagittal gerichtet.

Recessus intermesocolicus transversus. Die obere und hintere Wand wird von dem Mesocolon transversum und dem Pankreas, die untere Wand von dem oberen Abschnitte der Pars ascendens duodeni und der Flexur, die vordere Wand durch eine frontal gestellte Peritonealfalte, welche die untere Fläche des Mesocolon transversum mit der Flexura und dem Mesojejunum verbindet, gebildet. Der Rezessus verläuft in transversaler Richtung und schiebt sich in die Wurzel des Mesocolon transversum ein. Bei den sechs von Brösicke beobachteten Fällen lag die Tasche vollständig rechts von der Flexura.

Recessus duodeno-mesocolicus inferior. Er ist begrenzt rechts vom unteren Abschnitte der Pars ascendens duodeni, hinten von dem prävertebralen Bauchfell, vorn und links von einer dreiseitigen Peritonealplatte, deren rechte Seite mit der Vorderfläche des Duodenum, deren linke Seite mit dem Mesocolon descendens verbunden ist, und deren freier, konkaver Rand nach oben zieht. Die Tasche ist nach oben offen, spitzt sich nach unten trichterförmig zu und ihre Achse verläuft vertikal. Dieser Rezessus ist gleich dem unteren Horne des Treitzschen Rezessus.

Recessus duodeno-mesocolicus superior. Er liegt links vom oberen Abschnitte der Pars ascendens und entspricht dem Recessus inferior gleichen Namens vollständig, nur daß sein blindes Ende nach oben sieht und der Rezessus nach unten offen ist.

Die Recessus duodeno-mesocolici kommen allein jeder für sich oder auch zusammen vor. In diesem Falle vereinigen sich die freien Falten, so daß zwei Rezessus mit nur einer Eingangsöffnung vorhanden sind. Diese Abart wurde häufig mit der Plica der Fossa duodeno-jejunalis Treitzii verwechselt und dann als Plica duodeno-jejunalis ohne Vene beschrieben. — Die beiden Falten kommen aber auch häufig mit der Plica venosa zusammen vor, die dann immer die freien Enden der beiden Recessus duodeno-mesocolici verbindet.

Der Recessus parajejunalis s. mesenterico-parietalis findet sich nur dann vor, wenn das Anfangsstück des Jejunum mit der hinteren Bauchwand verlötet ist. Er liegt dort, wo das Jejunum anfängt, ein freies Gekröse zu bekommen und schiebt sich nach rechts zwischen die Wurzel des Dünndarmgekröses und die hintere Bauchwand. Sein Eingang öffnet sich nach links. Wiederholt ist die Frage erörtert worden, ob das mit der hinteren Bauchwand verwachsene extraperitoneal liegende Darmstück als Duodenum oder als Jejunum zu bezeichnen ist (Treitz, Toldt, Brösicke, His).

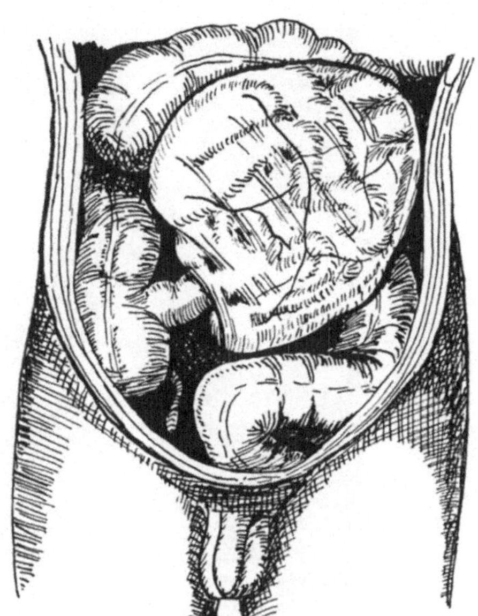

Abb. 30. Hernia duodeno-jejunalis (nach Aschoff).

Über das Zustandekommen der Taschenbildung herrscht nur hinsichtlich des Recessus venosus Klarheit. Treitz machte dafür noch die relative Verkleinerung der Leber verantwortlich, die Ursache der radförmigen Drehung des Duodenums und seines Hinüberwandern nach rechts sein sollte, eine Anschauung, die längst verlassen und als unrichtig erkannt worden ist. Dagegen haben auch heutzutage noch die Ausführungen von Waldeyer Geltung, nach denen die Vena mesaraica inferior bei der Taschenbildung die größte Rolle spielt.

Die Vene setzt sich nach Waldeyer zusammen aus den Stämmen der Vena haemorrhoidalis superior und der Vena colica sinistra. Ihr Stamm liegt anfangs, solange das Colon descendens ein ausgeprägtes Gekröse hat, in diesem. Je weiter nach oben zur Einmündungsstelle in die Vena lienalis oder in die Vena mesenterica superior, zwischen welchen beiden Mündungen das Gefäß für gewöhnlich bekanntlich zu wählen hat, die Vene zieht, desto mehr entfernt sie sich von der hinteren Bauchwand, entsprechend der mehr nach vorn gerichteten Lage der Pfortader. Schwindet nun allmählich das Mesocolon descendens und flacht es sich mit zunehmender Entwicklung der Niere immer mehr ab, indem es zur Bekleidung der hinteren Bauchwand links von der Wirbelsäule verwendet wird, so muß natürlich der Anfangsteil der Vene, welcher der Vena mesenterica superior und den unteren Venae colicae sinistrae entspricht, eine mehr retroperitoneale Lage bekommen. Er liegt beim Erwachsenen in der Tat ziemlich flach an der hinteren Bauchwand; der Endteil hingegen ist. teils durch seine Einmündung in die unmittelbaren Pfortaderwurzeln, teils durch die im Mesocolon transversum verlaufenden, von vorn her kommenden Venen des Colon transversum fixiert und mehr frei innerhalb der Mesenterialplatten gehalten, so daß die Vene, indem sie von unten nach oben zur Pfortader verläuft, nun noch deutlicher immer weiter von der hinteren Bauchwand abrückt und gleichsam als freier Strang durch das Cavum abdominis zieht. Dabei hat das obere Endstück der Vene den bekannten bogenförmigen Verlauf. Es muß sich also notwendig bei der Verstreichung des Mesocolon descendens, namentlich der medianen Platte desselben, um das in seiner Lage schwebend fixierte Endstück der Vene, das wie eine gespannte Saite sich verhält, eine Peritonealfalte bilden, in deren freiem Rande eben dies bogenförmige Endstück der Vene

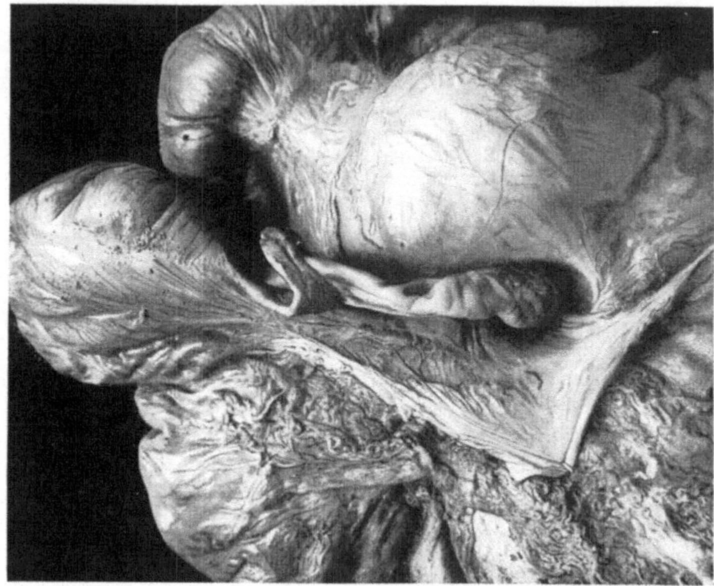

Abb. 31. Bruchpforte der in Abb. 29 wiedergegebenen mesokolischen Hernie. Links Coecum mit Wurmfortsatz.

liegt. Diese Falte ist die Plica duodeno-jejunalis. Sie bildet sich also in entsprechender Weise um die Vena mesenterica inferior, wie das Ligamentum suspensorium hepatis um die Vena umbilicalis oder die beiden Plicae umbilicales, welche von der Harnblase aufsteigen, um die gleichnamigen Arterien. Beim Embryo, wo sekundäre Veränderungen der Fossa duodeno-jejunalis meistens auszuschließen sind, läßt sich diese innige Beziehung zwischen der Vene und Plica resp. der Fossa duodeno-jejunalis auf das deutlichste verfolgen. Es gibt Fälle, in denen die Vene bis zu ihrer Einmündung in die Vena lienalis nahe der hinteren Bauchwand und ohne Bogenkrümmung verläuft. Dabei hat Waldeyer auch niemals eine Fossa und Plica duodeno-jejunalis gesehen. In anderen Fällen, wo die Vene etwas weiter ab vom Rande der Falte verläuft, ist diese auch niemals scharf, sondern abgerundet, die Grube flach. Bei Erwachsenen wird man natürlich diese Kongruenz häufig etwas verwischt finden; das ist aber die Folge sekundärer Veränderungen, die durch abnorme Verwachsungen, teils im Bereiche der Falte selbst, teils an entfernteren Stellen herbeigeführt werden; daher können Untersuchungen an Erwachsenen selbstredend für die Entwicklung der Falte nicht entscheidend sein (Waldeyer).

Eine Stütze finden diese Waldeyerschen Untersuchungen in einem Versuch von Brösicke, der die Vene subperitoneal durchschnitt und dadurch einen Ausgleich der Falte erzielen konnte. Die Entstehung der übrigen Rezessus wird auf Abweichungen beim Verwachsen der Peritonealblätter untereinander und mit dem Duodenum bezogen. Genaue Untersuchungen darüber fehlen. Für den Recessus parajejunalis nimmt BRÖSICKE eine partielle Unterbrechung in der Verschmelzung des ehemaligen Gekröses der Nabelschleife mit der Vorderfläche des Duodenums und Pankreaskopfes bzw. der hinteren Bauchwand an.

Welche Rezessus spielen nur für die Bildung innerer Hernien eine Rolle? Soweit ich das Schrifttum übersehe, ist eine Hernienbildung mit Sicherheit nur im Recessus venosus und parajejunalis beobachtet worden. Von den übrigen Falten erscheint höchstens noch der Recessus duodeno-mesocolicus zur Druckbildung geeignet (STROMEYER), wenn auch bisher Hernien hier nie beschrieben

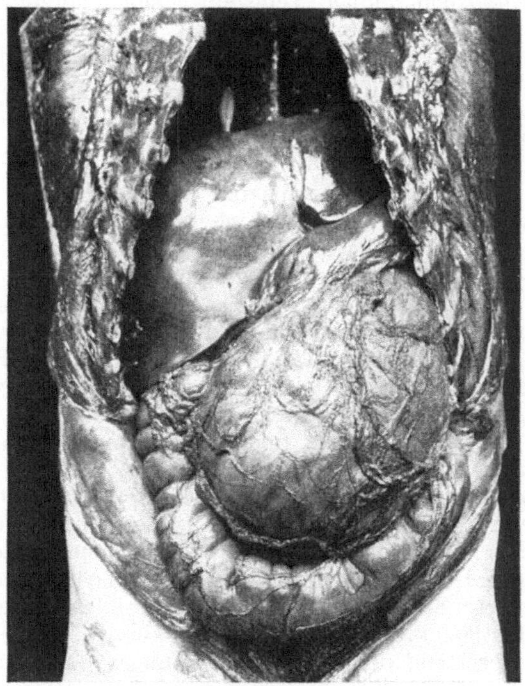

Abb. 32. Hernia mesocolica sinistra nach Entfernung des vorderen Blattes des Mesocolon transversum. (Vgl. Abb. 28.)

sind. Für alle, im ganzen etwa 90 Fälle (ABBÉE, SCHÖPPLER, BENEKE, BASSET, Literatur!), linksseitiger Duodenojejunalhernien muß unbedingt der Recessus venosus in Anspruch genommen werden. Dafür spricht nur der gar nicht seltene Befund kleiner nur wenige Zentimeter Darm fassender Brüche an dieser Stelle, bei denen die Topographie noch gut erhalten ist, so daß genaue Beschreibungen der Tasche möglich sind. Aber auch alle großen, den ganzen Dünndarm enthaltende Hernien, sofern sie nur exakt beschrieben sind (WALDEYER, BENEKE u. a.), lassen die Plica venosa als Bruchpforte wiedererkennen, da die Vena meseraica inferior stets in oder dicht neben dem Bruchring gefunden wurde. Der Bruchsack entwickelt sich bei allen größeren Brüchen ins Mesocolon transversum und Mesocolon descendens hinein. Nur bei sehr kleinen Hernien kann er lediglich aus der stark gedehnten Plica venosa bestehen, ohne daß eine Ausbreitung ins retroperitoneale Gewebe erfolgt. Bei besonders großen Brüchen

11*

kann sich der Bruchsack bis ins Gekröse des Sigmoids erstrecken. Die Größe der Bruchpforte ist sehr verschieden, bald eben nur für das Darmrohr durchgängig, bald bequem für eine ganze Hand zu passieren. Während bei kleinen Brüchen die Topographie der Duodenalgegend kaum gestört ist, ist bei großen Hernien die Bruchpforte nach unten und rechts verschoben. Einklemmungen des Darmes kommen sowohl bei enger Bruchpforte, als auch bei weiter, hier meist durch Vorfall einer Darmschlinge aus dem Bruchsack (retrograde Inkarzeration) zur Beobachtung. Mitunter kommt es durch den Druck des Bruchsackes auf das Colon descendens hier zu Abknickungen und Verschlüssen. Selten ist eine Zerreißung des Bruchsackes, wobei durch Vorfall der Brucheingeweide unter Umständen schwer zu deutende Verlagerungen vorkommen können (Merkel, Narath). Auch können Teile einer Duodenojejunalhernie zum Inhalt eines Leisten- oder Schenkelbruches werden. Sehr eigenartig wird von vielen der Umstand gefunden, daß bei großen Hernien aus der Bruchpforte nur der abführende Darmteil austritt, während der zuführende an der Seite oder der Rückfläche des Sackes durch seine Wand verläuft (Radefeld, Manski, Meckel, Waldeyer, Beneke u. a.).

Nach Brösicke kommt dieser Befund dadurch zustande, daß der vordere und hintere Rand des Bruchrings zunächst mit der Flexura duodenojejunalis verlötet werden, wodurch die Flexur den oberen Teil der Bruchpforte darstellt. Je mehr der untere Pol der Bruchpforte durch die Last des Bruches nach abwärts gezogen wird, um so mehr müssen der vordere und hintere Rand des Bruchringes sich nähern. Auch durch eigenes Wachstum des Bauchfells an den Verlötungsstellen kann der Abstand zwischen der Flexur in der Bruchpforte vergrößert werden. Im Sinne dieser Theorie lassen sich nach Bingel vor allem diejenigen Fälle erklären, wo die Vena mesenterica inferior vor und über die Flexur zu ihrer Einmündungsstelle in die Vena lienalis bzw. Vena mesenterica superior verläuft. Ich selbst nähere mich, auf Grund der Untersuchung eines sehr charakteristischen Falles von linksseitiger vollständiger Duodenojejunalhernie der Anschauung von Wilms, der jede „Wanderung der Bruchpforte" zur Erklärung dieser Verhältnisse nicht als ausreichend ansieht, sondern in der Art und Weise der Bruchsackbildung das Wesentliche erblickt. Für ihn ist dieser „nichts anderes als eine vergrößerte, kulissenartig vorspringende Falte, hinter der das eintretende den zweiten Schenkel bildende Duodenum mit versteckt ist". Begünstigend für die Bruchentwicklung ist jene Form der Falte, bei welcher ihr freier Rand der Flexur dicht anliegt oder gar vor ihr verläuft und sie etwas verdeckt. In dem von mir untersuchten Fall bildet die Pars. hor. duod. einen Teil der Hinterwand des Bruchsackes nach Art eines Gleitbruches. Von diesem Gesichtspunkt aus erscheint das Verhalten des eintretenden Darmschenkels zur sog. Bruchpforte nicht nur nicht verwunderlich, sondern sogar notwendig. Allerdings möchte ich glauben, daß die Möglichkeit für die Entstehung einer linksseitigen Treitzschen Hernie an entwicklungsgeschichtlich bedingte, mit der Drehung des Duodenums und der Flexurbildung (Vogt) zusammenhängenden Lage- und Größenverhältnissen der Plica venosa gebunden ist und das Eintreten von Darm in die Bauchfellduplikatur schon im Fötalleben erfolgt. Vielleicht erfolgt überhaupt das Längenwachstum des ganzen Jejunums schon innerhalb der übermäßig ausgedehnten Bauchfelltasche, deren Vergrößerung im späteren Leben durch den Druck der allmählich eintretenden Darmschlingen nur schwer verständlich ist. Eine Treitzsche Hernie beim Säugling hat Vogt beschrieben. Ein ähnlicher Fall beim Neugeborenen, den wir während der Drucklegung selbst beobachtet haben, hat uns von der Richtigkeit der Vogtschen Auffassung, die in den wenig bekannt gewordenen Ausführungen von Prutz ihren Vorläufer findet, überzeugt.

Wir werden die Beobachtung wegen ihrer grundsätzlichen Bedeutung ausführlich mitteilen.

Einklemmungen von Duodenojejunalhernien sind nur selten beobachtet worden (STAUDENMAYER, SONNENBURG, NEUMANN, HABERER). Sie entstehen meist dadurch, daß bereits im Bruchsack gelegene Darmschlingen wieder in die freie Bauchhöhle zurückfallen und dabei eingeklemmt werden. Auch bei den übrigen inneren Hernien ist diese Form der Inkarzeration weitaus die häufigste.

Rechtsseitige sog. Parajejunalhernien sind viel seltener als linksseitige (KORB, GRUBER, MARTIN, TÜRK, FÜRST, MEYER, HAASLER u. a.). Ihre Bruchpforte — der Recessus parajejunalis — liegt rechts von der Wirbelsäule und auch der Bruchsack entwickelt sich im rechten Teil der Bauchhöhle. Im vorderen Teil der Bruchpforte verläuft die Arteria mesenterica superior bzw. ileocolica. Als eine abnorme Entwicklung des Bruchsackes einer parajejunalen Hernie nach unten unterhalb der Mesenterialwurzel ist eine Beobachtung von MEYER aufzufassen, während der viel besprochene Fall von NEUMANN (Hernia retroperitonealis mesenterica parietalis) mit einer unvollständigen Anheftung des Gekröses an der hinteren Bauchwand im Zusammenhang steht. Eine ähnliche Beobachtung stammt von ROSSUM.

In der vorangegangenen Darstellung haben wir uns an die in den meisten Arbeiten übliche Einteilung und Benennung der inneren Hernien gehalten. Doch darf nicht verschwiegen werden, daß diesen landläufigen Anschauungen, die meines Erachtens nach sehr wichtige Arbeit von PRUTZ entgegensteht, in der er zu ganz eigenen Anschauungen über die Entstehung dieser Bruchformen gelangt, einer Anschauung, die sich sonst eigentlich nur noch in der Arbeit von REINHARDT und durch neuere entwicklungsgeschichtliche Untersuchungen von VOGT stark gestützt wird, verwertet findet. Doch haben uns vier eigene Beobachtungen, von denen die beigegebenen Abbildungen stammen, überzeugt, daß die Ansichten von PRUTZ ihre volle Berechtigung verdienen. Er faßt das Ergebnis seiner Untersuchungen, die sich auf entwicklungsgeschichtliche Überlegungen gründen, etwa folgendermaßen zusammen:

Die Betrachtung des fertigen Gekröses gibt über die Rolle der mannigfaltigen beschriebenen Taschen keinen Aufschluß. Die Taschen sind gleichsam nur normale Analogien der Bruchsäcke. Beide Taschen und Bruchsäcke hängen mit den gleichen Vorgängen im Laufe der Gekröseentwicklung zusammen. Bei der Bildung der Hernien handelt es sich ja stets um Abweichungen vom gewöhnlichen Verlauf der Entwicklung.

Es gibt nach PRUTZ zwei Hauptformen von Hernien, die eine links, die andere rechts vom Drehungszentrum der Nabelschleife, in dessen Bereich an der hinteren Bauchwand als kennzeichnendes Gebilde die Flexura duodenojejunalis liegt.

Beide Gruppen von Hernien hängen entstehungsgeschichtlich mit der Drehung der Nabelschleife zusammen, mit der Überkreuzung des Duodenums durch den Nabelschleifenteil des Dickdarmes, die rechtsseitige außerdem auch noch mit der in diesen Drehungen sich anschließenden Bildung der sekundären Radix mesenterii. Die Hernienbildung links von der Nabelscheibe wird vorbereitet durch die Aufrichtung des Mesocolon descendens, die zu einer Faltenbildung an der vorderen Oberfläche des letzteren führen kann. Diese Falte bildet erst in Gemeinschaft mit einer sekundären, durch Verschiebung des Bauchfelles gegen seine Unterlage entstandene Bauchfelltasche den Typus der TREITZschen Grube. Aber weder diese Faltenbildung, noch die aus ihr und der sekundären Bauchfellfalte entstandenen TREITZschen Tasche ist die direkte Vorstufe der

Treitzschen Hernie, und auch keine der anderen Falten und Taschen ist direkte Vorstufe irgendeiner Hernie. Es entstehen vielmehr am gleichen Ort entweder eine Falte bzw. Tasche, oder eine Hernie. Es sind also neben einer Hernie andere Taschen möglich, die in verschiedenen Falten entstehen können.

Die linksseitige Hernie entsteht dadurch, daß das sich aufwärts richtende Mesocolon descendens, das dauernd in breitem flächenhaften Zusammenhang mit dem Mesocolon transversum bleibt, den Dünndarm von links her überdeckt. Die Aufrichtung des Mesocolon descendens erfolgt im Zusammenhang mit der Lagerung der Milzflexur in ihren gewöhnlichen endgültigen Bereich. Die Neigung zur Faltenbildung, bzw. zur Überdeckung des Dünndarmes von links her, hängt zusammen mit der Drehung der Nabelschleife. Da hierbei auch das Mesocolon transversum beteiligt ist, und wegen seines flächenhaften Zusammenhanges mit dem Mesocolon descendens, kommt es auch zu einer beträchtlichen Beteiligung dieses Gekröseabschnittes in der Überdeckung. Dann reicht der Bruchsack entsprechend hoch nach oben.

Als auslösendes Moment für dieses Herüberschlagen des Mesokolons über den Dünndarm ist ein räumliches Mißverhältnis des schnell wachsenden Dünndarmes gegenüber dem durch die Drehung der Nabelschleife in eine Bewegung nach rechts versetzten Mesokolon zu vermuten. Da dem sich aufrichtenden Mesokolon am nächsten die Flexura duodeno-jejunalis ist, kommt es hier am frühesten und leichtesten zu einer Überdeckung. Daher ist der Dünndarm von der Flexur ab der verhältnismäßig beständigste Bruchinhalt. In der gleichen Weise kann auch ein Teil des Duodenums zum Bruchinhalt werden. Der Dünndarm kann bis zum untersten Ileum überdeckt werden. Das kann schon in frühen Lebensmonaten geschehen, ebensogut aber auch erst während einer späteren Vergrößerung der Hernien, über deren zeitliche Grenzen sich nichts Bestimmtes sagen läßt.

Linksseitige Hernien, in denen das oberste Jejunum nicht zum Bruchinhalt gehört, sind von den anderen ihrer Entstehung nach nicht prinzipiell verschieden. Es handelt sich bei ihnen um eine Überdeckung durch einen anderen Teil des Mesokolon bzw. um den Beginn der Überdeckung von einer anderen Seite her. Die Vena mesenterica ist jedenfalls für die Bildung der Falte im Mesokolon, also überhaupt für die Entstehung der linksseitigen Hernie nicht bestimmend. Sie wirkt nur sekundär formgebend, falls sie von vorneherein im freien Lauf der Falte, oder nahe an ihm liegt, oder später bei der Vergrößerung der Hernie in ihn gelangt. Die Bildung der linksseitigen Hernie beginnt wahrscheinlich in der ersten Hälfte des vierten Embryonalmonates. Der zeitliche Ablauf der Bildung entspricht dem der Lageänderung des Nabelschleifengekröses. Die weitere Vergrößerung der Hernie wird zeitlich nicht begrenzt sein. Die Entstehung der Hernien rechts vom primitiven Dorsalgekröse hängt zusammen mit der im Gefolge der Drehung der Nabelschleife vor sich gehenden Bildung der sekundären Radix mesenterii. Sie unterscheiden sich von den linksseitigen Hernien insofern, als ihre Bruchsäcke nicht vom Gekröse allein gebildet werden, vielmehr zu einem Teil dem Bauchfell der hinteren Bauchwand entstammen.

Gemeinsam ist bei beiden Gruppen, daß Dünndarm und Dickdarm durch Gekröse überdeckt wird. Bei rechtsseitigen Hernien geschieht das von rechts oben her. Auch diese Hernien haben keine Vorstufe in einer Tasche, die rechts von der Flexur gelegen sein könnte. Da die sekundäre Radix ganz oder teilweise fehlen kann, können erhebliche Störungen in der Fixation des Mesocolon ascendens verbunden sein. Die Bildungszeit der Hernien fällt zusammen mit der Zeit der Fixation dieses Teiles des Nabelschleifengekröses. Am frühesten dürften die Hernien begonnen haben, die am weitesten nach rechts reichen, d. h. die das Mesocolon ascendens am stärksten beteiligen. In extremen Fällen kommt es auch hier zu einer Überschreitung des Kolonrahmens, und zwar nach rechts.

2. Hernien der Recessus pericoecales.

In der Gegend des Blinddarmes findet man mit einiger Regelmäßigkeit drei Bauchfelltaschen: den Recessus ileocoecalis superior, inferior und retrocoecalis.

Der Recessus ileocoecalis superior liegt über der Einmündungsstelle des Ileums in das Coecum. Er verdankt seine Entstehung einer Falte, die vom vorderen Blatte des Ileocökalgekröses nach rechts und unten zieht und sich an der Vorderfläche des Coecums, seltener an der Wurzel des Processus vermiformis verliert. In dem nach links gelegenen konkaven freien Rande der Falte läuft ein stärkerer Ast der Arteria ileocoecalis, die Arteria ileocoecalis anterior. Nach ihr trägt auch die Falte den Namen Plica ileocoecalis anterior. Der Rezessus ist begrenzt vorn von dieser Falte, hinten vom Ileocökalgekröse und öffnet sich nach links und unten. Seine Entstehungsweise ist einfach: die Falte wird nur durch das erwähnte Gefäß gebildet.

Der Recessus ileocoecalis inferior liegt unter der Einmündung des Ileums in das Coecum. Der Name R. ileo-appendicularis gibt gleich einen Teil der Grenzen an. Die obere ist das Ileum, die rechte der Processus vermiformis, die hintere das Mesenterium des Wurms, der Mesoappendix, die vordere die sog. Plica ileoappendicularis. Der Rezessus sieht nach links und unten, sein blindes Ende stößt an den Winkel zwischen Ileum und Coecum. Im freien Rande des Mesoappendix verläuft die Arteria appendicularis, welche als Ast der Arteria ileocolica hinter dem Ileum herabsteigt. Der Mesoappendix wird von den Autoren einstimmig als Gefäßfalte gedeutet. Die zweite Begrenzungsfalte, die Plica ileoappendicularis, kommt vom vorderen Umfange des Ileum und zieht gegen die Wurzel des Wurmes, verläuft ein Stück weiter an seiner Vorderfläche und geht dann in das vordere Blatt des Mesoappendix über, dessen freien Rand sie gewöhnlich erreicht. Auch kommen Abweichungen dieses Verlaufes vor.

Der Recessus retrocoecalis liegt hinter dem Coecum und ist vorn vom Coecum, hinten von der hinteren Bauchwand, links von der Verlötungslinie des Mesocoecum und Mesocolon ascendens mit dem parietalen Bauchfell, rechts von der Plica parietocoecalis und parietocolica begrenzt. Er öffnet sich unmittelbar nach unten und erstreckt sich oft unter das Colon ascendens hinauf. Seine Entstehung sucht TREITZ entsprechend dem Recessus intersigmoideus durch den Deszensus der Geschlechtsdrüse zu erklären. WALDEYER stellt sich vor, daß der „Blinddarm durch weiteres Wachstum noch nach abwärts rückt, wenn bereits das Ende des Colon ascendens durch Verstreichen seines Mesenteriums fixiert ist; es wird dadurch an seinen beiden Seiten wie auch am Grunde Peritonealfalten mit dazwischenliegenden Taschen bilden müssen." Nach TOLDT sind aber ähnlich wie für den Recessus intersigmoideus die Anheftungsverhältnisse des Gekröses an der hinteren Bauchwand für seine Entstehung maßgebend. Für gewöhnlich schreitet die Verwachsung des Mesocolon ascendens mit der hinteren Bauchwand ohne Unterbrechung auf das Kolon fort, und nur das Coecum bleibt allseitig vom Bauchfell überkleidet. Mitunter kommt es jedoch vor, daß die Verwachsung am medialen Rande des Kolon Halt macht und daß erst der laterale Rand mit dem parietalen Bauchfell wieder verlötet. Diese Verlötung schreitet von oben nach unten fort, dehnt sich auch auf den lateralen Rand des Coecums aus und läßt die Plica parietocolica und parietocoecalis entstehen. Alle Spielarten der Tasche lassen sich durch abnorme Verlötung unschwer erklären.

Am häufigsten sind Hernien des Recessus retrocoecalis beobachtet worden. Als sehr charakteristisches Beispiel eines solchen Bruches gebe ich eine Beobachtung von ASCHOFF auszugsweise wieder.

Die Patientin war eine 48jährige Frau, die innerhalb von 12 Jahren achtmal geboren hatte. Starke Abmagerung infolge schwerer Arbeit und häuslicher Sorgen. Sie erkrankte plötzlich beim Scheuern des Fußbodens mit starken Schmerzen in der rechten Seite des Unterleibes, die im selben Augenblicke auftraten, als sie sich aus ihrer gebeugten Stellung aufrichten wollte. Am folgenden Tage Erbrechen und Ohnmachtsanfälle, Stuhlverhaltung. Zweimal erfolgte in der ersten Woche noch etwas Stuhl, keine Flatus. Am 21. Krankheitstage kam die Patientin in elendem Zustande ins Krankenhaus, an diesem Tage reichliches fäkulentes Erbrechen. Der Leib ist stark aufgetrieben, links etwas mehr als rechts. Bei dem kachektischen Aussehen der Patientin wurde an eine karzinomatöse Striktur gedacht und der Sitz derselben nach der Lokalisation der Hauptschmerzen in die Flexura coli sinistra verlegt. Es sollte ein Anus praeternaturalis angelegt werden. Durch einen 4 cm langen

Schnitt wurde das Abdomen über der Cökalgegend eröffnet. „Es läuft etwas seröse Flüssigkeit ab. Jetzt zeigte sich der Dünndarm stark aufgetrieben, gerötet. Das Kolon ist ganz vom Dünndarm überdeckt; es wird nach Beiseiteschieben der geblähten Dünndarmschlingen hervorgezogen. Dasselbe ist im Gegensatz zum Dünndarm, stark kollabiert. Ebenso ist die Einmündungsstelle des Ileum ins Kolon zusammengezogen, leer. Die zusammengefallenen Dünndarmschlingen lassen sich in eine Tasche verfolgen, die hinter dem Coecum und dem Colon ascendens liegt. Das letztere besitzt ein sehr entwickeltes Mesenterium. Die Tasche ist ausgefüllt von Ileumschlingen, die sämtlich ganz kollabiert sind. Dieselben werden vorgezogen, was unter Zerreißung einiger Adhäsionen zwischen den einzelnen Darmschlingen, sowie zwischen diesen und der Taschenwandung gelingt. Einkerbung des Randes am Eingang in die Tasche. Die in die Tasche eingeführte Hand konstatiert, daß eine geräumige Höhle hinter dem Coecum vorhanden ist, deren mediale Begrenzung durch das Coecum- und Kolonmesenterium gebildet ist. Da wo der stark geblähte Teil des Dünndarmes in den kollabierten übergeht, findet sich eine Schnürfurche.“

Der Fall ist vor allem auch hinsichtlich des Zustandekommens solcher Hernien lehrreich. Die Frau hatte in schneller Folge achtmal entbunden. In der letzten Zeit war sie infolge häuslicher Sorgen und schwerer Arbeit stark abgemagert. Die Bauchdecken waren somit schlaff, die Dünndärme konnten tief nach vorn und unten sinken; die peritonealen Rezessus hatten sich infolge der vielen Dehnungen und Zerrungen einerseits, durch Schwinden des Fettgewebes andererseits vertieft. Beim Scheuern des Fußbodens näherte sich das Coecum der vorderen Bauchwand, die Bruchpforte klaffte, es lagerten sich Dünndarmschlingen lose ein und wurden bei der Anstrengung des Aufrichtens vollends hineingepreßt und festgehalten. Ganz ähnlich ist ein Fall von Neumann gelagert, wogegen für die Entstehung eines Falles von Funkenstein keine Anhaltspunkte vorhanden sind.

Als eine Hernie des Recessus ileocoecalis superior kann eine Beobachtung von Mertens aufgefaßt werden. Hernien der Fossa ileo-appendicularis sind die Fälle von Nasse, Geisler, Riese. Zu den pericökalen Hernien sind von Reich auch die Brüche der Fascia iliaca gezählt worden, die in einer Bauchfellfalte auf der Fascia iliaca (Fossa coecalis Waldeyer?) sich entwickeln. Man unterscheidet eine subperitoneale präaponeurotische Form, bei der die Faszie nicht mit eingestülpt ist, und eine subaponeurotische, bei der der Bruch gelegentlich einmal in der Schenkelgegend zum Vorschein kommen kann (Reich, Krumm, Marcinkowski, Alglave). Die verschiedenartigen Bezeichnungen der einzelnen Rezessus bei verschiedenen Verfassern erschweren in vielen Fällen das Urteil über die Zugehörigkeit einer Beobachtung zu einer bestimmten Gruppe, um so mehr als oft übersehen wird, daß auch durch pathologische Verwachsungen Rezessus in der Blinddarmgegend entstehen können. Auch in solchen Taschen kommt es zu innerer Einklemmung (Dubs und Wilms).

Zu den inneren Hernien werden vielfach noch die sog. Herniae internae retrovesicales und paravesicales gerechnet. Retroperitonealhernien der vorderen Bauchwand im Bereich der Blase werden meist mit der Fovea supravesicalis zwischen Ligamentum umbilicale medium und laterale angetroffen. Sie verdanken ihre Entstehung einer besonders starken Faltenbildung der verödeten Nabelarterie und des Urachus. Für die genauere Topographie und Kasuistik dieser Hernien sei auf die Ausführungen in der Arbeit von Reich verwiesen (s. a. S. 133).

3. Hernien des Recessus intersigmoideus.

Hernien im Recessus intersigmoideus gehören zu den größten Seltenheiten.

Man kann ihn zur Darstellung bringen, wenn man das Colon sigmoideum nach aufwärts schlägt. Er schiebt sich zwischen die Anheftungslinie des Mesocolon sigmoideum und die hintere Bauchwand, entsprechend der Nische zwischen linker Niere und Musculus psoas. Sein blindes Ende kann gelegentlich bis in die Nähe des Duodenums reichen. In seiner Hinterwand verläuft der Ureter, links von ihm die Vasa spermatica, rechts die Vasa haemorrhoidalia superiora. Aber seine Form ist durchaus nicht immer typisch; es finden sich alle Übergänge von einem langen, unter Umständen sehr engen Trichter bis zu einer seichten Grube. Mitunter ist an der Stelle des Rezessus nur eine strahlige Narbe zu sehen. Über seine Entstehung ist viel diskutiert worden. Während TREITZ seine Entwicklung mit dem Deszensus der Keimdrüsen in Zusammenhang brachte, versuchte WALDEYER ihn aus den Wachstumsverhältnissen des Sigmoids zu erklären, wobei das untere Blatt seines Gekröses allmählich von der hinteren Bauchwand abgehoben würde und die Falte der Vasa spermatica und haemorrhoidalia die trichterförmige Bildung bedingten. Demgegenüber hat TOLDT die Bildung des Rezesses auf die Verwachsung des Mesenterium sigmoideum mit der Bauchwand bezogen, die am oberen Pol der Niere neben der Wirbelsäule beginnt und nach lateral unten fortschreitet, während in der Rinne zwischen Wirbelsäule und Niere die Verwachsung zunächst ausbleibt. Die Folge davon ist die Bildung eines trichterartigen Hohlraumes, dessen mehr oder minder große Reste im postfötalen Leben den Rezessus darstellen. Die

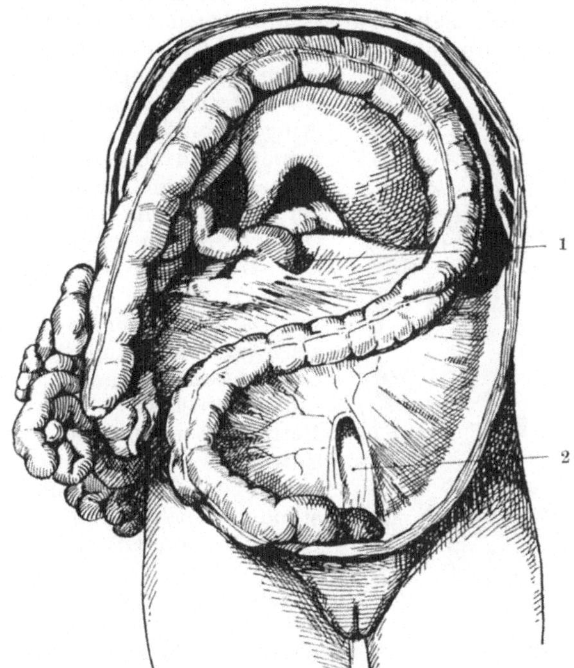

Abb. 33. Recessus duodenojejunalis (1) und intersigmoideus (2) (nach SULTAN).

Seltenheit hier vorkommender Hernien (FINSTERER, KROLL, MACHOL, STETTER) erklärt sich aus der Lage der Eingangsöffnung, die bei normaler Lage des Sigmoids ganz so verborgen ist und hinter dem Mesocolon sigmoideum liegt, daß Dünndarmschlingen nur schwer hineingelangen können. Man hat daher schon an eine ausschließliche intrauterine Entstehung der Intersigmoideal-Hernien gedacht (MANSKI).

4. Die Hernien der Bursa omentalis

nehmen in der herniologischen Literatur eine eigenartige Stellung ein, indem sie bald den echten, und zwar den inneren Hernien zugerechnet werden (WILMS), bald als eine besondere Gruppe innerer Einklemmungen durch vorgebildete Taschen in Spalten des Bauchfells besprochen sind. Gegen ihre Zugehörigkeit zu den Hernien wird angeführt, „daß es sich hier nicht um einen eigentlichen Bruchsack handle, sondern um eine präexistente Höhle, die in Form und Größe bei allen Individuen ungefähr gleich und in keiner Weise mit den Bruchsäcken anderer innerer Hernien vergleichbar sei, da diese nur in ihrer Anlage als verschiedene kleine retroperitoneale Gruben präformiert seien und ihre Ausbildung aufs engste mit dem Vordringen des Darmes im retroperitonealen Gewebe verknüpft ist". Demgegenüber ist wiederholt, insbesondere von SCHUMACHER, darauf hingewiesen worden, daß die Verhältnisse der Hernien der Bursa omentalis eigentlich gar nicht anders liegen wie bei der angeborenen Leistenhernie, da bei beiden eine vorgebildete Bruchpforte, ein vorgebildeter Peritonealraum und Beziehungen zu mit Bauchfell überkleideten Organen (Pankreas, Kolon, Magen - Hoden, Samenstrang) vorhanden wären. Aber der Processus vaginalis bleibt nur bei einem Teile der Individuen offen, während der Netzbeutel und sein Zugang durch das Foramen Winslowi stets erhalten sind. Wenn aber gesagt wird, daß bei einer Netzbeutelhernie die Darmschlingen in eine bestehende große Bauchfelltasche eintreten, deren Größe mit der Entwicklung des Individuums Schritt gehalten hat, während beim Leistenbruch die schließliche Größe des Bruchsackes durch den Bruchinhalt bedingt sei, so sei hier darauf hingewiesen, daß einmal auch der „Bruchsack" einer Hernia bursa omentalis beim Eindringen von Darmschlingen eine große Zunahme erfährt und daß ein offen gebliebener Processus vaginalis nach Zuckerkandl mit der Entwicklung des Gesamtorganismus sich vergrößern kann. Trotzdem möchte ich als Hernien der Bursa omentalis im strengen Sinne nicht jede Verlagerung von Darmschlingen in den Netzbeutel bezeichnen, sondern nur diejenigen, bei denen ein vorgebildeter Bruchring — das Foramen Winslowi — als Eintrittspforte in Betracht kommt. Dagegen sind die Eingeweidevorfälle in den Netzbeutel, die auf anderem Wege durch pathologisch entstandene Spalten und Löcher erfolgen, als eine besondere Gruppe zu betrachten, die überleitet zu inneren Einklemmungen durch angeborene und erworbene — stets pathologische — Spalten anderer Lokalisation, bei denen eine bruchsackartige Umhüllung durch Bauchfellteile infolge ihrer Lokalisation nicht möglich ist.

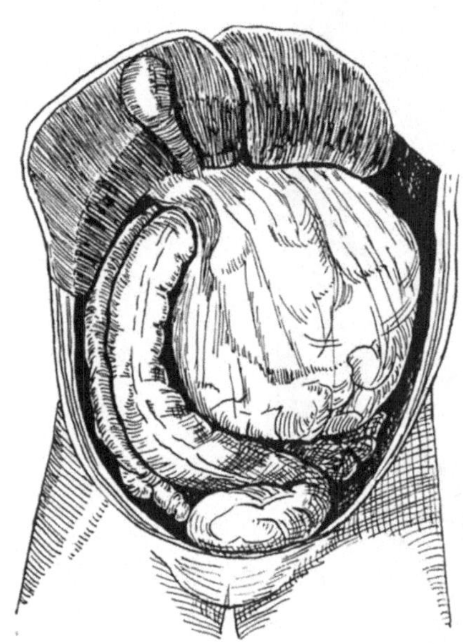

Abb. 34. Hernie des Foramen Winslowii. Dünndarm und Dickdarm im Netzbeutel gelagert (nach Delkeskamp).

Der Netzbeutel steht unter normalen Verhältnissen nur durch das Foramen epiploicum Winslowi mit dem übrigen Bauchraum in Verbindung, das nach vorn vom Ligamentum hepatoduodenale, nach hinten vom Ligamentum hepatorenale begrenzt wird. Leber und Dickdarm decken zwar normalerweise diese Öffnung in weitem Maße, aber bei abnorm großem Foramen, Verlagerung des Querkolons, abnormer Beweglichkeit von Dünn- und Dickdarm, insbesondere bei Mesenterium commune und bei Hochdrängung des vorderen Leberrandes ist die Möglichkeit gegeben, daß Darmschlingen hier in den Netzbeutel hineingeraten. Das Schrifttum kennt etwa 25 Fälle von derartigen Hernien des Foramen Winslowi. In der Regel findet sich Dünndarm als Bruchinhalt, seltener Dünndarm und Dickdarm zusammen, oder Dickdarm allein. Strangulationen und Abknickungen am Bruchring führen mitunter zu Ileuserscheinungen. (Kasuistik s. im Literaturverzeichnis.)

Diesen „Hernien foraminis Winslowi" stehen solche Eingeweideverlagerungen in den Netzbeutel gegenüber, die durch pathologisch entstandene Eintrittspforten in ihn hineingelangt sind. Eine ausführliche Darstellung der dabei beobachteten Verhältnisse findet sich in der umfassenden Bearbeitung von

SCHUMACHER und HILGENREINER (1). Danach können solche Eintrittspforten gelegen sein:
1. im Omentum minus,
2. im Omentum majus, sowohl im Ligamentum gastrocolicum, wie in der Pars libera,
3. im Mesocolon transversum,
4. im Peritoneum parietale der hinteren Bauchwand.

Lücken im kleinen Netz sind zwar gelegentlich als Resorptionslücken unter abnormen Dehnungsbedingungen (WANDEL) und auch beim Ulcus ventriculi (ACKERMANN) gesehen worden, ohne daß jedoch die Literatur einen Fall aufweist, wo Darmschlingen durch ein derartiges Loch in den Netzbeutel eingedrungen wären. Lücken im großen Netz, die teils durch „physiologischen Gewebsschwund", teils als Zug- und Dehnungswirkungen nach Fixationen und Verwachsungen entstehen, sind häufiger. Meist betreffen sie aber solche Stellen, wo beide Netzbeutelblätter miteinander verlötet sind, so daß die Möglichkeit eines Eindringens von Darmschlingen in die Bursa omentalis nicht gegeben ist. Hierher gehörige Beobachtungen hat PRUTZ mitgeteilt. Löcher in unverklebten Netzplatten führten in Fällen von LANDAU und HILGENREINER (Lücke in der hinteren Netzplatte), BANGRAW zwar zum Eintritt von Darmschlingen zwischen die Netzbeutelblätter, ohne daß sie jedoch über das Colon transversum hinaus vorgedrungen wären. Am wichtigsten und auch hinsichtlich ihrer Ursache am lehrreichsten sind die Lückenbildungen im Mesocolon transversum. In der Arbeit von SCHUMACHER finden sich 22 Fälle von Defektbildung im Mesocolon transversum zusammengestellt, in 19 Fällen war dabei ein Durchtritt von Darmschlingen in den Netzbeutel erfolgt. Es ist CHRIST durchaus zuzustimmen, wenn er sagt, daß bei der Autopsie solche Lücken oft wohl übersehen werden und nur Beachtung finden, wenn sie Komplikationen machen. Immerhin sind sie doch sehr selten. Sie sitzen in der Regel in dem großen gefäßlosen Bezirk links vom Stamme der Arteria colica media, der von ihrem linken Aste und seiner Anastomose mit der Arteria colica sinistra umgrenzt ist. Ihre Größe ist sehr schwankend, in den Fällen von HERMES und LAUER reichten sie vom Gekröseansatz bis fast an den Darm, sonst bilden sie nur einen mehr oder weniger kurzen Schlitz. Über ihre Entstehung herrscht keine Einigkeit. Es ist besonders beachtlich, daß verhältnismäßig oft ein Zusammentreffen mit chronischem Magengeschwür beschrieben worden ist. (Lit. bei CHRIST, 7 Beobachtungen.) Für diese Fälle hat SCHUMACHER ihre Entstehung auf dem Boden perigastrischer Veränderungen bei dem chronischen Ulcus ventriculi klarzustellen versucht, und für zahlreiche andere Fälle ist diese Entstehungsweise gleichfalls sehr wahrscheinlich gemacht. In einer Reihe von Beobachtungen waren sie mit einem Volvulus des Magens und Lücken im kleinen Netz verbunden, mitunter in der Weise, daß Darmschlingen durch die Mesokolonmitte in den Netzbeutel eingetreten und durch die Lücke im Omentum minus wieder herausgedrungen waren. Da die Achsendrehung des Magens meistens auf dem Boden eines verengerten Geschwürs (Sanduhrmagen) zustande gekommen war, ist man auch hier geneigt, Beziehungen zwischen dem chronischen Ulkus und der Netzperforation anzunehmen. Für einige andere Fälle von Volvulus des unveränderten Magens (Volvulus ventriculi anterior et posterior) hat man die beobachteten Lücken im Querdarmgekröse auf Zerrungen und Drehungen durch die Achsendrehung des Magens zurückgeführt. In noch anderen Fällen müssen als mögliche Ursachen ursprüngliche Rezessusbildungen, frühere retroperitoneale Hernien, atrophierende Prozesse, vielleicht auch angeborene Anomalien und mechanisch-traumatische Einwirkungen herangezogen werden. In der Mehrzahl der Fälle scheint es sich um angeborene Mißbildungen zu handeln. Die Defektbildung findet sich in den genauer beschriebenen Fällen immer an einer ganz bestimmten Stelle. Nach Prutz läßt sich für ihren angeborenen Ursprung auch der Umstand verwerten, daß andere, widerspruchslos als angeboren anerkannte Anomalien der Gekröse häufig mit ihnen vergesellschaftet sind. Lauer spricht von einem Vitium formationis und führt es auf eine etwa im 4. Embryonalmonat zu verlegende Störung in der Entwicklung des Dickdarmgekröses, insbesondere eine Störung seiner Verwachsung mit der hinteren Bauchwand zurück. Wichtige Gründe, die zugunsten dieser Ansicht sprechen, führt Christ an, der zwei Fälle von solchen Leiden mit Transhäsion des Dünndarmes beschreibt, darunter einen beim Neugeborenen. Christ tritt übrigens auch für die Ansicht Federschmidts ein, daß die häufig beobachteten Magenveränderungen nicht Ursache, sondern Folgen der Gekrösemißbildungen und deren sekundären Veränderungen sind. Auf Grund eines noch näher zu untersuchenden, während der Drucklegung beobachteten Falles habe ich den Eindruck, daß sehr enge Beziehungen zwischen den Mesokolonlücken und den mesokolischen Hernien bestehen, in dem Sinne, daß es sich nur um verschndene Grade ein und derselben Entwicklungsstörung handelt (siehe Abb. 21). In welcher Weise die durch die Mesenterialöffnung eingedrungenen Darmschlingen sich im Netzbeutel verhalten, hängt vor allem von den normalen und pathologischen Verklebungen und Verwachsungen ab, die die ursprüngliche Netztasche verkleinern. Meist treten die Darmschlingen oberhalb des Magens oder aus dem Foramen Winslowi wieder aus, durchbrechen auch das Omentum minus, seltener das Lig. gastrocolicum (Diettrich). Auf diese Weise kann der ganze Dünndarm durch das Ligamentum hepatogastricum hervordringen und vor dem Magencolon transversum und großen Netz herunterhängen. Solche Vorkommnisse (Sundberg, Narath, Permann, Enderlen-Graser, Prutz, Diettrich) bezeichnet Schumacher als Transhaesio intestini. Für sie ist der Name Hernien durchaus nicht gerechtfertigt. Benutzen sie doch die Bursa omentalis nur für ein kurzes Stück Weg als Durchtritt, ohne einen selbständigen Bruchsack zu besitzen; und den ganzen Vorgang als Berstung des Bruchsacks zu bezeichnen oder mit solchen Zuständen zu vergleichen ist vor allem für die Fälle, wo das normale Foramen Winslowi die Austrittsstelle der Darmschlinge darstellt, auch nicht gerechtfertigt. Nach Schumacher ist die ausgebildete Transhaesio dadurch gekennzeichnet, daß sich der Dünndarm hinter Magen und Colon transversum bzw. hinter diesem allein emporgeschoben hat, dann oberhalb dieses Organs wieder nach vorn tritt, über sie als Schranke herüberfällt und sich vor Magen, Colon transversum und Omentum majus in annähernd normaler Schlingenbildung wieder in der freien Bauchhöhle verteilt. Je nach der Austrittsstelle aus dem Netzbeutel spricht man deshalb von einer Transhaesio intestini supracolica oder supragastrica. Die übrigen Fälle werden zu den Netzbeutelhernien gerechnet (Odermatt).

Lücken im Peritoneum parietale der Rückwand können nur dann für das Eindringen von Darmschlingen in den Netzbeutel von Bedeutung werden, wenn sie mit einer retroperitonealen Hernie (Hernia dudenojejunalis oder parajejunalis) in Zusammenhang stehen. Sicheres hierüber ist nicht bekannt. Nur die schon oben erwähnte Beobachtung von Narath (Lücke in der Radix mesenterii hinter das Mesocolon transversum führend), vielleicht auch ein Fall von Enderlen und Graser, können mit einiger Wahrscheinlichkeit hierher gerechnet werden.

Stoltzenberg führt die Löcher im Mesokolon auf den Druck von Dünndarmschlingen zurück.

C. Darmeinklemmung in intraperitonealen Lücken und Taschen.

a) Innere Einklemmungen in Mesenteriallücken.

Die Eingeweidevorfälle durch Spaltbildungen im Netz und Mesocolon transversum, die zum Bilde einer sog. Hernia bursae omentalis führen, stellen nur

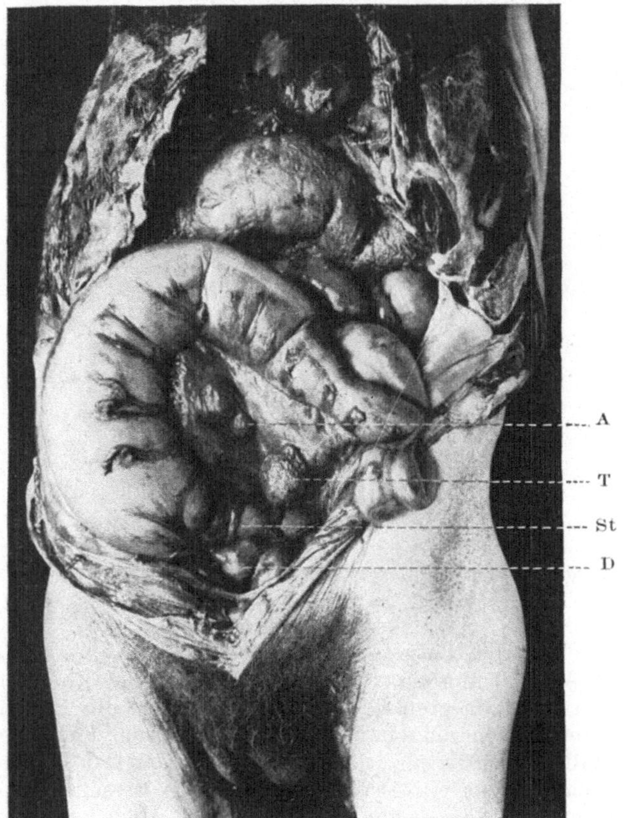

Abb. 35. Taschenbildung im Mesocolon sigmoideum mit Darmeinklemmung. St Verwachsungsstrang des Gekröseblattes mit dem Coecum; D über den Strang ins kleine Becken verlagerte Darmschlinge; T große sackartige Mesenterialtasche; A kleine Mesenterialausstülpung (SIEGMUND).

eine besondere durch ihre Lagebeziehung zum Netzbeutel ausgezeichnete Form von Eingeweidevorfällen (mit und ohne Einklemmung) durch Lücken im Mesenterium dar. Auch die Natur solcher Spaltbildungen an anderen Gekröseabschnitten ist keineswegs geklärt. Über ihre Häufigkeit, Lage und Bedeutung für Einklemmungen unterrichten gut die Abhandlungen von PRUTZ und FEDERSCHMIDT. Nur der allerkleinste Teil solcher Spalten läßt sich mit Sicherheit auf traumatisch entstandene Zerreißungen zurückführen (HIRSCH,

Hildebrand, Thiele, Schumann, Goodmann). Auch entzündliche Vorgänge spielen, abgesehen vielleicht von den schon erörterten Defekten im Mesocolon transversum (Ulcus ventriculi, Magenvolvulus) für ihre Entstehung gar keine Rolle. Dagegen lassen sich für eine Reihe typisch lokalisierter Spalten Störungen in der Entwicklung wahrscheinlich machen. Es ist auffallend, daß in der überwiegenden Mehrzahl aller mitgeteilten Beobachtungen die Gekröselücken im untersten Teile des Dünndarmgekröses gelegen waren, dicht am Übergang des Ileum ins Coecum, nahe dem Darm. Sie sind meist rund und oft auf einer Seite von einem Ast der Arteria mesenterica superior umscheidet. Mit ihnen hat sich schon Treves (1885) ausführlich beschäftigt. Man spricht auch heute noch vielfach von Lücken im Trevesschen Felde. Es ist das ein bei vielen Föten gefundenes Mesenterialfeld von runder oder ovaler

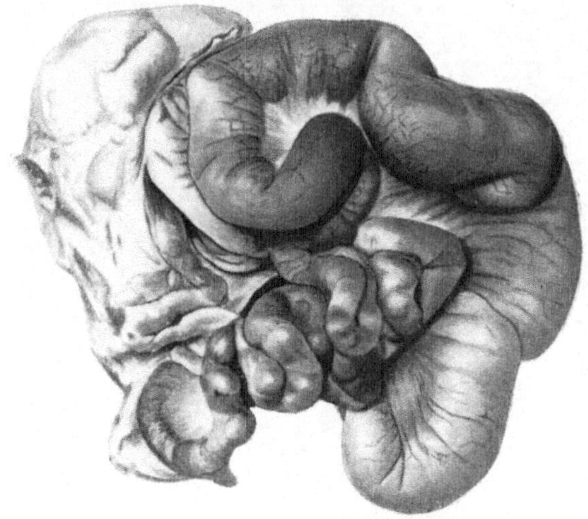

Abb. 36. Dünndarmeinklemmung in eine Gekröselücke beim Neugeborenen (nach Benn).

Gestalt, ohne Fett, ohne Blutgefäße und Gekröselymphknoten, das vom Ramus ileocolicus der Arteria mesenterica superior und seiner Anastomose mit dem letzten Dünndarmast abgegrenzt wird. Eine Atrophie des Bauchfells in diesem auch im späteren Leben manchmal noch vorhandenen Felde soll zur Bildung von Mesenteriallücken führen. Prutz hat zwar bei 20 Föten ein typisches Trevessches Feld stets vermißt, steht aber nicht an, dessen Vorkommen anzuerkennen. Den Grund für das gelegentliche Zustandekommen einer Bauchfellatrophie gerade an dieser Stelle sieht er in einem Mißverhältnis der Wachstumsenergie des ungleich schnell wachsenden Ileocoecum und des zugehörigen Gekrösestückes. Demgegenüber führt Federschmidt alle, auch die noch zu erörternden Spaltbildungen im Gekröse auf gewissermaßen physiologische Rückbildungsvorgänge des Gekröses zurück, die normalerweise beim Menschen nur das Mesenterium ventrale zum Verschwinden bringen, bei niederen Wirbeltieren aber auch das Mesenterium dorsale betreffen. Beim Menschen auftretende Lückenbildungen sind so im Sinne einer atavistischen Erscheinung zu deuten (Klaatsch). Sehr bemerkenswert ist die Beobachtung Benns, der eine intrauterin entstandene innere Einklemmung in einer Lücke des Trevesschen Feldes bei einem Neugeborenen beschreibt (Abb. 36, 37).

Für eine kleine Gruppe von Gekröselücken, die dicht an der hinteren Bauchwand im Gebiet der sekundären Radix mesenterii liegen, hat PRUTZ die Vermutung geäußert, daß sie auf einem teilweisen Ausbleiben der sekundären Peritonealfixation beruhen könnten. Besonders schwierig ist eine Erklärung radiärer, sicher nicht traumatischer Spaltbildungen im oberen und mittleren Dünndarmgekröse (TRENDELENBURG, BORBE), für die weder ontogenetische, noch phylogenetische verständliche Entwicklungsanomalien verantwortlich gemacht werden können. Wiederholt sind Gekrösespalten im Verein mit anderen Entwicklungsstörungen beobachtet worden (Mesenterium commune, MECKELsches Divertikel). Zweimal standen MECKELsche Divertikel in direkter örtlicher Beziehung zum Mesenterialloch (ATHERTON, SMITH). Einzig steht

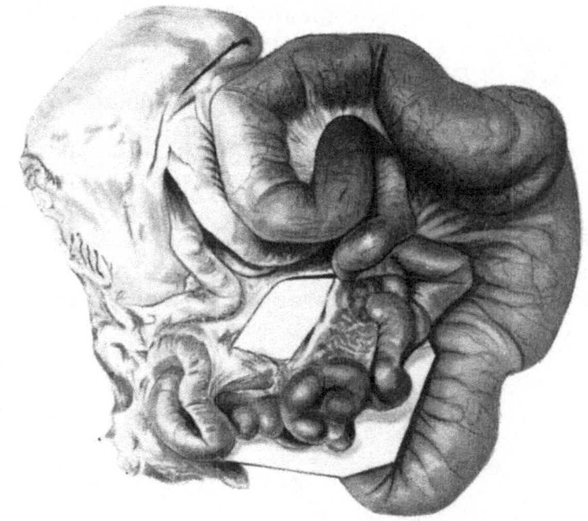

Abb. 37. Gekröselücke nach Lösung der Einklemmung (BENN).

eine Beobachtung von GRAY da, wo eine Darmeinklemmung in 2 Löcher von Appendices epiploicae erfolgt war. Zeichen für eine entzündliche oder traumatische Entstehung fehlten. Auch im Mesenteriolum des Processus vermiformis und des MECKELschen Divertikels sind in sehr seltenen Fällen Lücken gefunden worden. Sehr selten sind auch Taschenbildungen im Bereich des Ligamentum latum (HONSEL, BURIANEK), deren Entstehungsweise nicht geklärt ist. ANDRAE beschreibt eine ungewöhnliche Plica diaphragmatica ovarii als Ursache einer inneren Einklemmung, die von der Radix mesenterii zum Becken zog, um hier mit den Aufhängebändern der rechten Adnexe zu verschmelzen. Der Fall wird als eine entwicklungsgeschichtliche Hemmung gedeutet, als Rest von Bauchfelltaschen, die zwischen Keimdrüsen bzw. Urnieren nach unten verlaufen und denen entlang der Deszensus der Keimdrüsen stattfindet.

b) Innere Einklemmungen durch Taschen, Falten und Stränge entwicklungsgeschichtlicher Herkunft.

Von den abnormen auf entwicklungsgeschichtlicher Grundlage entstandenen Taschen- und Faltenbildungen, die zu inneren Einklemmungen und Abschnürungen Veranlassung geben können, seien nur einige wenige Typen

erwähnt. Als Plica mesenterio-duodeno-sigmoidea hat Konjetzny eine Gekröse-
falte beschrieben, die die Plica duodeno-jejunalis mit dem Gipfel der Flexura
sigmoidea verbindet. Konjetzny erklärt sie durch das Bestehenbleiben eines
fötalen Zustandes, der zur Zeit der Rechtsdrehung des gemeinschaftlichen
Gekröses entsteht, wobei der untere Sigma-
schenkel in die Höhe gehoben wird (s. auch
Hirschsprungsche Krankheit). Diese Falte
war einmal mit einer rechtsseitigen Peritonealduplikatur in Verbindung, die an
einer Ileumschlinge 7 cm oberhalb der Valvula Bauhini ansetzte. Auch ein persi-
stierendes Ligamentum mesenterio-
mesocolicum kann zum Ileus führen
(Neumann). Als ein erhaltenes, ven-
trales Gekröse bezeichnen Willis und
Murrat eine Membran, die vom oberen
Mesenterium nach den untersten Dünndarmschlingen zog und so eine Tasche bildete, in die hinein Darm eingetreten war.
Sehr eigenartig ist eine von Durlacher

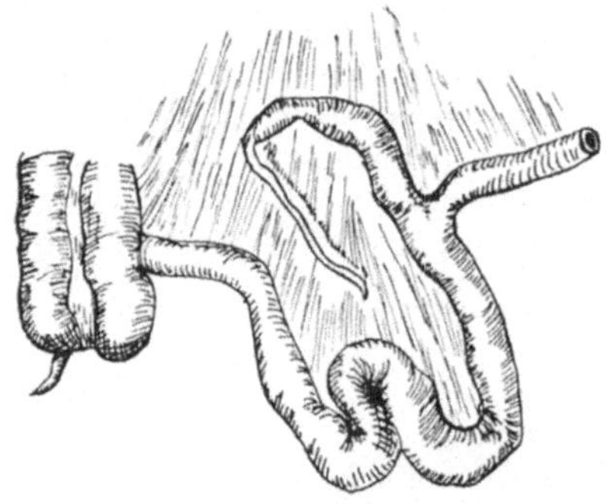

Abb. 38. Ringbildung durch Ansatz des
Gefäßstranges des Meckelschen Divertikels am Mesenterium (nach Wilms).

beschriebene Bauchfellduplikatur, die von der Symphyse zum Promontorium
zog, und das Becken in zwei gleiche Hälften teilte. In einem Falle von Haas,
ähnlich bei Fachin, ragte die Plica vesico-umbilicalis media fahnenartig in
die Bauchhöhle hinein. Sie war durch den erhalten gebliebenen, ein fingerdickes
Lumen enthaltenden Urachus be-
dingt und bildete eine Bauchfelltasche, in der Colon ascendens, Coecum und unterste Dünndarmschlinge lagen.

Häufiger als solche abnorme
Taschenbildungen sind entwicklungsgeschichtlich bedingte,
die Bauchhöhle durchquerende
Stränge, die in mannigfacher
noch zu erörtender Weise zum
Darmverschluß führen (durch
Einklemmung, Strangulation und
Abknickung). Sehr selten kommt
der normale, aber abnorm gelagerte Urachus in Frage (Fanoni),
oder die sog. Jonnesco-Jackson-
sche perikolische Membran, die
bei der Verschmelzung des Zwölffingerdarmes und Dickdarmes
mit dem seitlichen Bauchfell
entsteht (Summers, Harvet).
Abnorme Netzstränge als Reste

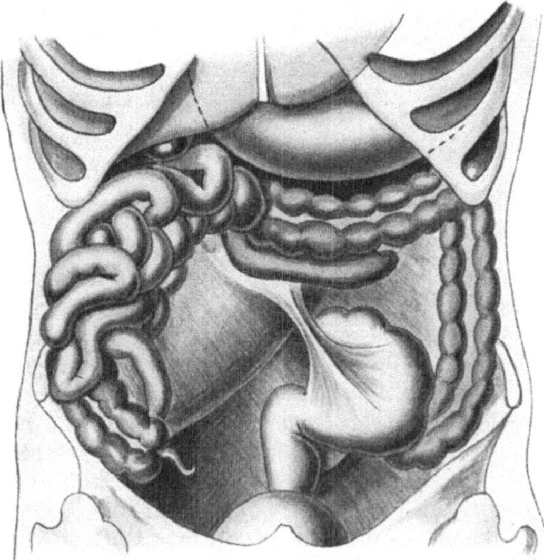

Abb. 39. Verlauf des Lig. mesenterio-mesocolicum
(nach A. Neumann).

des Omentum colicum werden gelegentlich als Ligamentum cystico-duodeno-epi-
ploicum, Ligamentum parieto-colicum, Ligamentum colicum dextrum bezeichnet
(Leveuf). Weitaus am häufigsten sind mannigfache Strang- und Ringbildungen,
die mit dem Meckelschen Divertikel zusammenhängen. Es ist an anderer Stelle
darauf eingegangen, wie dessen Spitze oder ein der Spitze anhängender Strang an
den verschiedensten Stellen der Bauchhöhle befestigt sein kann. Es ist auch

schon darauf hingewiesen worden, daß auch der verödete Gefäßstrang der Vena omphalo-mesenterica allein ähnliche Stränge und Ringe bilden kann.

Die Rolle des Meckelschen Divertikels für das Zustandekommen eines Darmverschlusses beschränkt sich nicht auf die Bildung von Strängen und Ringen, die zu mannigfachen Formen der Einklemmung und Abknickung Veranlassung geben. Die verschiedenen Möglichkeiten — Stenose des Darmes am Divertikelansatz, breite Kompression und Knickung des Darmes durch Zug am Divertikel, Knotenbildungen, hernienartige Strangulation im Mesenteriolum, seine Beziehungen zum Volvulus und zu Invagination — sind in zahlreichen Einzelarbeiten und in zusammenfassenden Darstellungen von Roth, Leichtenstern, Hilgenreiner, Kaspar und Wilms ausführlich erörtert worden, so daß auf diese verwiesen werden kann.

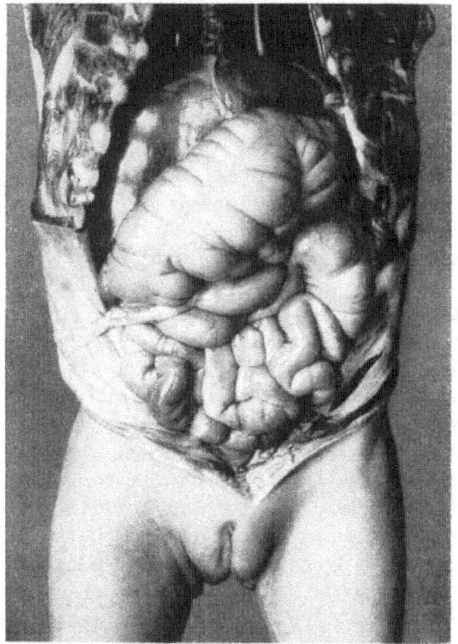

Abb. 40. Verwachsung des Meckelschen Divertikels mit der vorderen Bauchwand. Colon ascendens liberum. Cökal- und Dünndarmvolvulus. Pathol. Inst. Köln. ♀ 2 Jahre. Tod an Peritonitis.

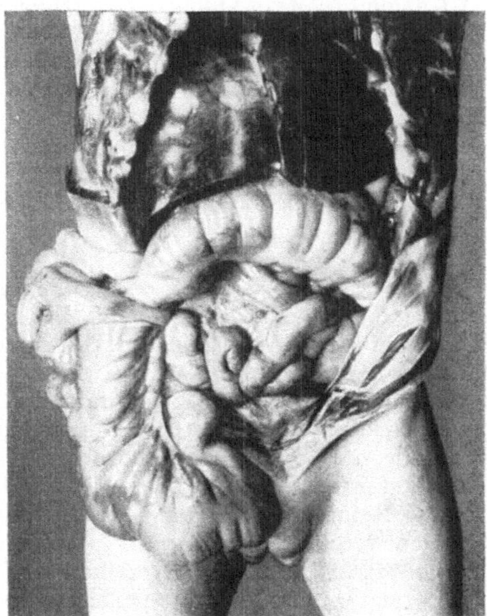

Abb. 41. Dasselbe Präparat nach Reposition des Dünndarmes.

Nach der neuerlichen zusammenfassenden Darstellung von Kaspar kommen folgende praktisch wichtige Möglichkeiten in Frage: 1. Inversion des Meckelschen Divertikels und sekundäre Invagination des Darmes. Als Ursachen für die Inversion kommen in Frage: Fremdkörper und Aufstauungen im Divertikelinnern, die reflektorisch eine krampfhafte Zusammenziehung des Divertikels auslösen können; in der Darmwand gelegene Ursachen, die einen aktiven peristaltischen Auspressungsvorgang hervorrufen u. a. entzündliche Veränderungen, vergrößerte Lymphknoten im Divertikelbereich, Ulzerationen, Blutungen. Eine besonders einflußreiche Rolle für den Mechanismus der Inversion fällt den „Geschwulstbildungen" des Divertikels zu (Magenschleimhautinseln, Pankreasgewebe, lipomartige Gewächse, Myome, Fibromyome, Enterokystome, Hämangiome, Sarkome), insbesondere denen, die ihren Sitz im distalen Ende haben. Durch das invertierte Meckelsche Divertikel wird dann der Invaginationsmechanismus für die Ileumumstülpung selbst in gleicher Weise in Bewegung gesetzt wie durch gestielte Gewächse (s. bei Invagination S. 199).

2. Darmverschluß bei Evagination des offenen Meckelschen Divertikels (s. S. 201).

3. Darmobstruktion durch Stenose des Darmes am Ansatz des Meckelschen Divertikels (nach entzündlichen Prozessen und Verwachsungen des Divertikels mit der Darmwand).

4. Breite Kompression des Darmes durch das Meckelsche Divertikel (selten).

5. Dünndarmvolvulus beim Meckelschen Divertikel. Aus den zahlreichen bekanntgewordenen Beobachtungen lassen sich mehrere Grundtypen herausheben: a) Volvulus bei nicht fixiertem Divertikel; b) bei fixiertem Divertikel; c) Torsion des Meckelschen Divertikels mit nachfolgendem Volvulus des Dünndarms; d) Volvulus des Darmes über ein als Strang ausgespanntes Divertikel.

6. Einklemmung und Strangulation durch das fixierte Meckelsche Divertikel. Je nach Lokalisation und Art der Fixierung der Divertikelspitze und Beschaffenheit seines Gekröses ergeben sich verschiedene Möglichkeiten für das Entstehen einer Einklemmung: Der Divertikel wirkt als brückenartiger Strang, der angeboren oder nach entzündlichen Veränderungen überall in der Bauchhöhle angeheftet sein kann. Voraussetzung für das Zustandekommen einer reinen Inkarzeration ist, daß der ausgespannte Strang kurz ist, über eine feste Unterlage zieht und der Spalt unter dem Bogen eng bleibt.

Eine weitere Rolle für die Darmeinklemmung unter den fixierten Darmanhang spielt eine Ring- bzw. Halbringform des Divertikels, welche ihren Ursprung einer Anlötung des Divertikelendes oder seines Gefäßstranges verdankt. Diese Fixierung ist vorwiegend angeboren und findet sich zumeist am zugehörigen Gekröse des Dünndarmes. Auch der Gefäßstrang allein kann durch verschiedenartige Anheftung Ringe bilden. Unter den Einklemmungsmöglichkeiten von Darmschlingen unter das Divertikel erscheint die Ringbildung als die häufigste. Seltener sind Gewebslücken im Mesenterium des Divertikels, wie sie durch die Zerrung des gefüllten Darmanhanges gelegentlich hervorgerufen werden. Als die wichtigsten Grundtypen der Strangulation des Darmes durch das Meckelsche Divertikel werden in der Literatur verzeichnet: 1. Abschnürung eines Darmschenkels vornehmlich im Bereich der Ansatzstelle (Ligatur des Darmes). 2. Umschnürung einer oder mehrerer Darmschlingen, welche verschiedentlich vor sich gehen.

Sie werden entweder durch das Herumschlagen des Divertikels um die Darmschlingen mit sekundärer Fixation bedingt, oder die Strangulation wird von abschnürenden Divertikelsträngen besorgt, deren Anordnung im wesentlichen die gleiche ist, wie die der sonstigen Divertikelbänder. Schließlich erfolgen Umschnürungen durch enge Schleifenbildungen des Divertikels. Sie entstehen, wenn dieses und sein fibröser Endstrang lang genug sind, um sich in Achtertouren zu überkreuzen, oder wenn der Gefäßstrang sich allein in Schlingenform umlegt. Besonders eigenartig sind Abschnürungen durch Knotenbildungen des Meckelschen Divertikels. Diese Verschlingungen werden durch das freie und gewöhnlich sehr lange Divertikel dann verursacht, wenn es eine Schleife bildet und sein kolbig aufgetriebenes Ende eine Lösung derselben verhindert. Meistens ist eine derartige Erweiterung des Divertikels primär vorgebildet, doch besteht auch die Möglichkeit, daß sich erst durch die Umschnürung einer starken Auftreibung der distalen Divertikelpartie bildet. Die Strangulierung ist bei dieser Art Umschnürung so fest, daß es im abgeschnürten Darm außerordentlich rasch zu den allerschwersten Veränderungen kommt. Vor allem ist noch zu berücksichtigen, daß als einklemmender und abschnürender Strang ein darmschleimhautartiges Organ in Tätigkeit tritt, mit Ausnahme der wenigen Fälle, wo nur der Gefäßstrang allein anzutreffen ist.

Im Gegensatz zur Inkarzeration stehen die seitlichen Darmabklemmungen und Torsionen. Über ihren Mechanismus findet sich alles Wissenswerte in der ausführlichen Zusammenstellung von Kaspar.

Eine besondere Form des Darmverschlusses stellt schließlich noch der Verschluß durch das Meckelsche Divertikel im Bruchsack dar. Am häufigsten handelt es sich dabei um Leistenhernien, besonders auf der rechten Seite, seltener um Schenkelbrüche, Nabelbrüche und die Hernia obturatoria. Das Divertikel ist dabei entweder frei oder mit dem Bruchsack verwachsen, gelegentlich wird es auch schon bei der Geburt dort angetroffen. Größtenteils handelt es sich um reine Divertikelbrüche, seltener finden sich noch Netz oder andere Darmabschnitte daneben im Bruchsack.

In einer großen Reihe von Fällen, die im Schrifttum verzeichnet sind, handelt es sich nicht um reine Formen bestimmter Verschlußmechanismen, sondern wie es ja den ganzen besonderen anatomischen Verhältnissen im Divertikelbereich entspricht, um Verwicklungen, oder um das Vorhandensein von zwei oder drei verschiedenen Verschlußformen.

c) Innere Einklemmungen durch Taschen, Falten und Stränge postoperativer und entzündlicher Herkunft.

Von solchen entwicklungsgeschichtlich bedingten Taschen- und Strangbildungen sind mitunter erworbene Zustände ähnlicher Art sehr schwer zu unterscheiden, die teils entzündlicher, teils postoperativer Herkunft sind. Von derartigen Schlitz- und Taschenbildungen sind zu nennen: Gewebslücken im Gekröse oder zwischen Darmschlingen, die bei Darmresektionen und Gastroenteroanastomosen künstlich gesetzt werden. Es ist den Chirurgen geläufig, daß vor allem nach der Gastroenteroanastomia retrocolica posterior zwischen der hinteren Bauchwand und der kurzen Jejunumschlinge und den weiten Mesokolonspalten Einklemmungen und Einschnürungen gar nicht selten eintreten, ebenso wie hinter der Anastomosenstelle zwischen Speiseröhre und Jejunum nach totaler Magenresektion. Aber auch nach allen anderen intraabdominellen Operationen können sich an jeder Stelle der Bauchhöhle ähnliche Zustände entwickeln (Petersen, Ledderhose, Gütig). Selten sind Eingeweidevorfälle und Einklemmungen in den durchbrochenen Uterus, die Blase oder andere Darmabschnitte. Hierher gehören auch Einklemmungen in Faszienrisse und Absprengungen (vordere Bauchfaszie v. Arx, Fascia iliaca O. Miller), sowie Inkarzerationen in taschenartige Ausstülpungen des Mesenteriums eines Meckelschen Divertikels (Körte). Eine ganz eigenartige Taschenbildung im überdehnten Mesosigmoid ist von mir ausführlich beschrieben worden. Von allergrößter Bedeutung sind erworbene intraperitoneale Strangbildungen, die in der verschiedensten Weise entstehen können. Außer durch rein mechanische Einklemmungen strangförmiger Organe in Bruchpforten (Wurmfortsatz, Eileiter) entstehen derartige intraperitoneale Brücken durch entzündliche Fixierung, etwa der Wurmfortsatzspitze am Mesenterium, an der Bauchwand oder einer Darmschlinge. Hierher gehören insbesondere auch die mannigfachen Netzstränge, die im engsten Zusammenhange mit der Funktion des Netzes bei entzündlichen Prozessen allenthalben in der Bauchhöhle zustande kommen können, unter anderem nach Bauchwandabszessen, an Laparotomienarben, nach Geschlechtsorganerkrankungen, Gallenblasen-Mesenterialdrüsenentzündungen, in Bruchsäcken, an Milzinfarkten. Es braucht aber hierauf nicht näher eingegangen zu werden. Sehr groß ist die Neigung zur Entwicklung von

Verwachsungssträngen nach Erkrankung der weiblichen Geschlechtsteile, sowohl bei solchen entzündlichen Ursprungs im Anschluß an das Wochenbett oder Gonorrhöe, als auch bei Geschwulsterkrankungen des Uterus oder der Adnexe. Auch der Verwachsungen nach geplatzter Eileiterschwangerschaft oder tubarem Abort (Lithopädion) sei gedacht. Verwachsungen der Eileiter mit dem Wurmfortsatz sind nicht selten, ebenso wie die Ausbildung von Verwachsungssträngen nach Uterusexstirpation und Amputationen sehr häufig ist. Die Verwachsungen der entzündeten Gallenblase mit den anliegenden Teilen: Leber, Bauchwand, Dickdarm, Magen, Netz spielen beim Zustandekommen von Durchgangsstörungen nur eine geringe Rolle. Jede Form der diffusen einfachen, oder spezifischen Bauchfellentzündung kann, wenn sie zur Heilung gelangt, mehr oder minder ausgedehnte Verwachsungen hinterlassen, ebenso wie die Aufsaugung von Blutergüssen vielfach Verwachsungen hinterläßt. Das Wesentlichste ist dabei stets die Bildung von Serosaepithellücken, die der Entwicklung von Verklebungen, die später organisiert werden, vorausgeht. Ändert sich dann durch die Peristaltik die Syntopie der Därme untereinander, zu den einzelnen Organen und den Bauchdecken, so werden zunächst breite und kurze Verwachsungen zu langen runden Strängen umgestaltet. Wo die Peristaltik normalerweise nicht sehr stark ist, an der untersten Dünndarmstrecke und den Dickdarmflexuren trifft man auch häufiger breite bandartige Verwachungsbrücken. Mit mechanischen Verhältnissen hängt es auch zusammen, daß nach diffusen Bauchfellentzündungen an der tiefst gelegenen Stelle des Bauchraums — im kleinen Becken — die ausgedehntesten Verwachsungen zu finden sind (s. Peritonitis). Nach Gersuny (1, 2) finden sich Verwachsungen immer an unbeweglichen Stellen des Darmes. Als Ursache werden von Vogel Verletzungen

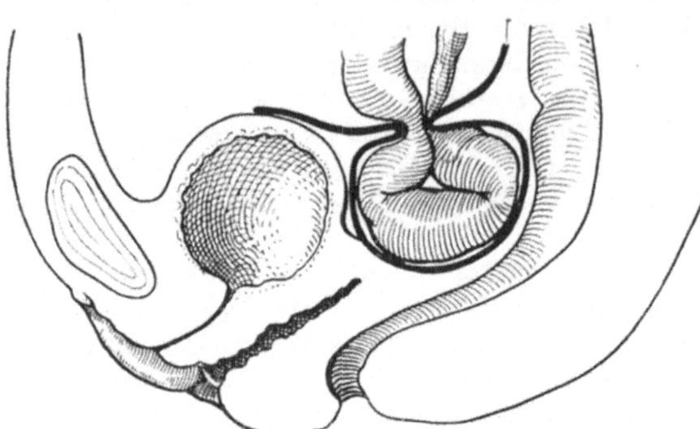

Abb. 42. Einklemmung im Douglasschen Raum nach lange vorausgegangener Uterusexstirpation (nach Braun-Wortmann).

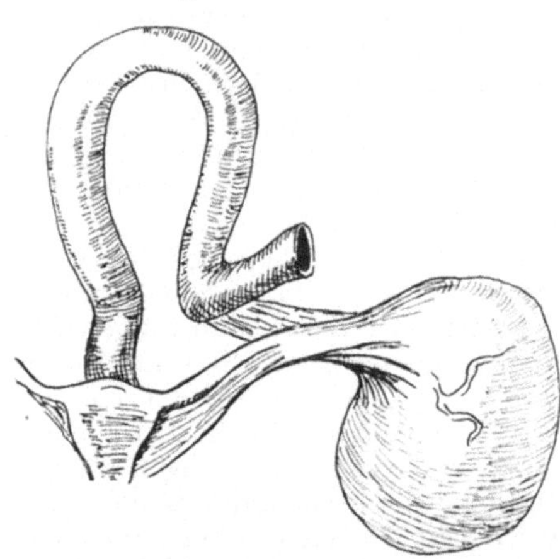

Abb. 43. Abschnürung der Sigmaschlinge durch ein gestieltes, mit ihr durch eine Verwachsung verbundenes Ovarialkystom. Die Zyste war um den Rektumschenkel herumgeschlagen. Befund nach Lösung der Abschnürung (Braun-Wortmann.)

der Darmserosa und des parietalen Peritoneums angeschuldigt. Dabei genügt nach Marchand die Schädigung einer Endothelfläche der Serosa. Ruhigstellung des Darms begünstigt auch im Versuch die Entstehung von Verwachsungen [Payr (3), Martins, Vogel, Uyeno]. Payr (2, 4) unterscheidet zwei Formen der Adhäsionsbildungen: plastisch progressive und Daueradhäsionen. Die erste Form, die im Anschluß an äußerliche Vorgänge zur Entwicklung kommt, beschreibt er als reich von Blutgefäßen durchsetzt, klebrig und durchfeuchtet, die zweite

Form, — durch Entwicklungsstörungen oder mechanische Einwirkungen verursacht — als gefäßarmes hyalines Bindegewebe. Eine Nachprüfung verdienen die Angaben von SCHÖNBAUER und SCHNITZLER, die dreimal innerhalb des Granulationsgewebes glatte Muskelbündel fanden; sie leiten sie von der Muskulatur der Darmwand ab, die „nach Schädigung der Serosa mit dem parietalen Bauchfell verwachsen müßte". Aber auch an die Neubildung glatter Muskelfasern aus indifferenten Mesenchymzellen durch besondere funktionelle Beanspruchung ist meiner Ansicht nach zu denken.

Unter den spezifischen Entzündungen ist an erster Stelle die chronische Bauchfelltuberkulose zu nennen (AIMES), bei der sehr ausgedehnte flächen- und strangförmige Verwachsungen sich entwickeln können. Aber auch bei

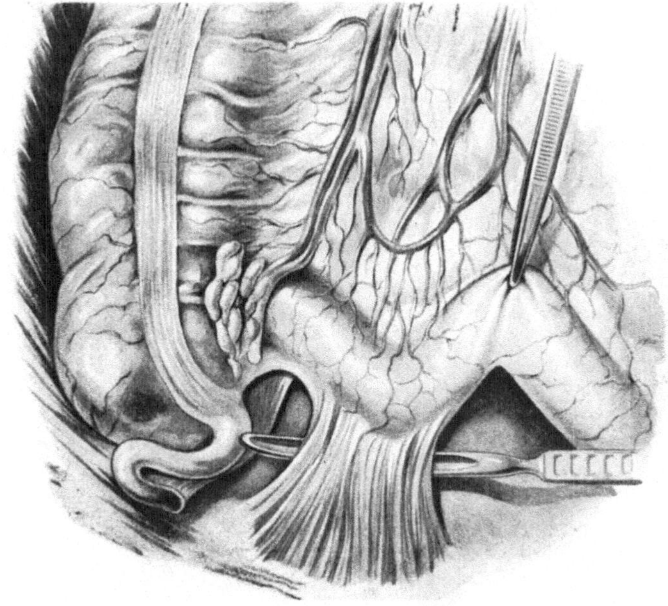

Abb. 44. LANEsche Ileumknickung durch Adhäsionsstrang fixiert (KUNTZEN).

Bauchfellaktinomykose sind Fälle von Darmverschluß durch Verwachsungsstränge beobachtet worden (TILING).

Nach SCHNEIDER seien noch folgende praktisch wichtige bevorzugte Stellen der Strangbildungen angeführt:

1. Mesokolische Verwachsungsstränge zwischen oberstem Jejunum und Unterfläche des Colon transversum (Gastroenterostomietyp der hohen Dünndarmadhäsionen).

2. LANEs Ileumknick, etwa 12 cm oberhalb der Ileocökalklappe. Dieser nach oben oder nach unten konvex gelagerte Knick behindert die glatte Durchgängigkeit an dieser Stelle und fixiert außerdem den Einmündungswinkel in das Coecum an der BAUHINschen Klappe in falscher Weise. In gewissen Fällen soll die Knickung dadurch verursacht sein, daß das Ileum normal befestigt ist, während das Coecum ascendens sehr stark gesenkt ist und damit das letzte Ileumstück zu einem nach abwärts winklig geknickten Verlauf zwingt. In anderen Fällen ist die Ileumschlinge durch ein eigenes Band wenige Zentimeter vor der BAUHINschen Klappe stark nach abwärts gezogen und an die hintere Beckenwand in der Gegend rechts des Promontoriums befestigt.

3. JACKSONs Membran. Darunter werden schleierartige Membranen im Bereich des Coecums, Colon ascendens bis zur Flexura hepatica hin verstanden, die vom Bauchfell der seitlichen Bauchwand über das Colon ascendens hin bis zur medialen Anhaftungsstelle oder bis zum großen Netz ziehen. Meist breiten sie sich über das Aszendens aus und lassen das Coecum frei, können es aber auch mitbedecken oder sich hinauf über die rechte Flexur hin erstrecken. In anderen Fällen bildet die rechte Nierengegend oder die Gallenblase ihren Ausgangspunkt.

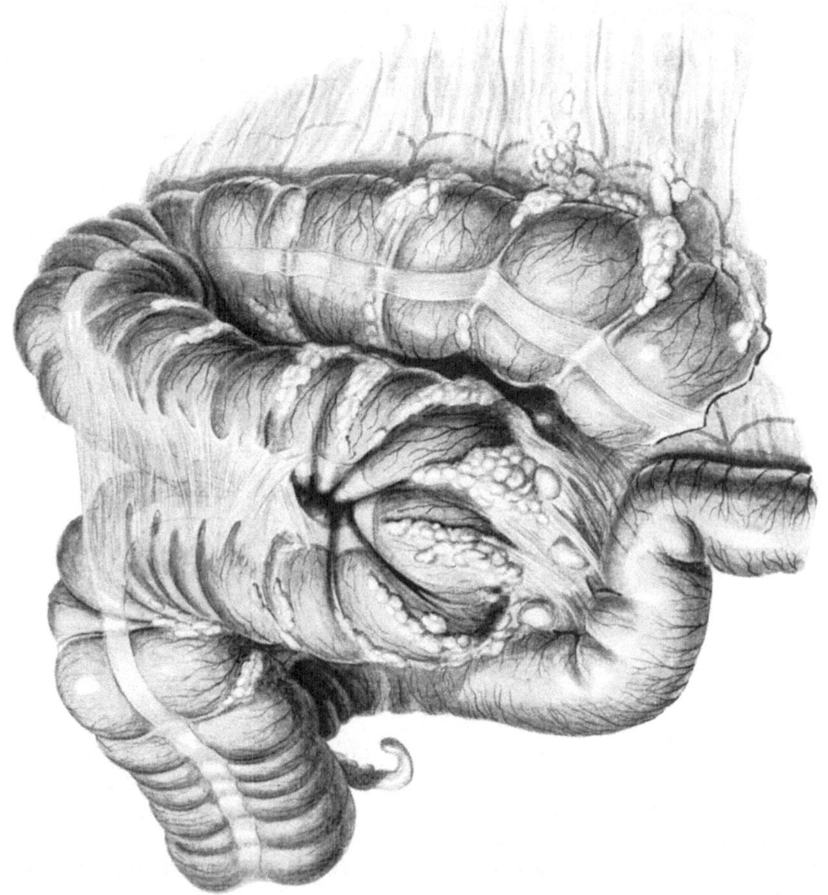

Abb. 45. Organische „Doppelflinte" am Colon ascendens (nach PAYR).

4. Fixierte Koloptose (PAYR), auf einer starren Fixation des Colon transversum in starker Senkung durch Netzverwachsung beruhend.

5. Doppelflintestenose der Flexura lienalis coli (PAYR) (s. S. 189.)

6. Verwachsungen an der Flexura sigmoidea zwischen beiden Schenkeln und mit anderen Darmteilen.

7. GERSUNYsche Adhäsion (Verwachsungen der absteigenden Sigmaschlinge mit dem Peritoneum parietale).

8. LANEs letzter Knick (last kink), der am Scheitelpunkt der Sigmaschlinge durch ein Band veranlaßt sein soll, das von der Außenseite der Darmwand zur seitlichen Beckenwandung im Eingang zum kleinen Becken verläuft.

Die Mitteilungen über die Häufigkeit der als JACKSONsche, LANEsche und GERSUNYsche Membranen bekannt gewordenen Gebilde sind aus den verschiedenen Ländern sehr schwankend. Bei uns in Deutschland bekommt man sie sicher, auch wenn darauf geachtet wird (KUNTZEN), nicht oft zu sehen. Aus dem Ausland dagegen liegen Berichte über sehr große Zahlenreihen vor (POLJENOFF, SCHÖMACKER, PECK).

Über ihre Entstehung sind die Ansichten sehr geteilt. Ich halte mich in folgendem an die Darlegungen von KUNTZEN. Die embryonale Theorie hält die Membranen für Reste einer Peritonealduplikatur (Fascia praerenalis), die sich im 4.—5. Embryonalmonat über der Aszendens von der rechten Flexur her herüberschiebt bis zum Coecum, das um diese Zeit seine Wanderung nach abwärts in die rechte Fossa iliaca dextra gemacht hat, während die hintere Bauchwand und das Gekröse dieser Dickdarmabschnitte noch nicht miteinander verlötet sind. Für diese Auffassung sprechen die Untersuchungsbefunde von GAETANO, der die Membran auch bei Föten von 7—9 Monaten in mehr als ein Drittel der Fälle fand. Dieser Auffassung schließt sich auch SCHÖMACKER an, der übereinstimmend mit anderen Untersuchern (ROST) in 68 untersuchten Membranen und den dazugehörigen Darmwandungen keine Spur abgelaufener Entzündungen fand.

Die entzündliche Entstehungstheorie für derartige Membranbildungen geht auf VIRCHOW zurück, der abgelaufene örtliche Bauchfellentzündungen als Ursache ansah (s. S. 209). Als Ausgangspunkt der Peritonitiden werden neben den zahlreichen Organentzündungen Appendizitis, Adnexerkrankungen, Gallenblasenentzündungen auch lokale unspezifische Darmwanderkrankungen, chronische Kolitiden, die ohne wesentliche Symptome verlaufen sind, angenommen. Heute steht jedoch die Mehrzahl der Untersucher diesen „entzündlichen" Perikolitiden ablehnend gegenüber. Eher denkt man daran, daß das Primäre die Kotstauung und das Sekundäre die Membranbildung als Reaktionsform der Serosa auf die ständige Dehnung und mechanische Beanspruchung der Wandung ist, die zu einer „Art Wandentzündung und Perikolitis" führen (PAYR, ROST). Übrigens hat auch VIRCHOW der Verstopfung als Ursache lokaler Peritonitis eine Rolle zuerkannt.

Eine dritte Theorie stammt von LANE und bringt den Erwerb der aufrechten Körperhaltung in Beziehung zu den Vorgängen der Membranbildung. Durch die aufrechte Körperhaltung sollen die Bänder und Aufhängeapparate des Darmes in abnormer Weise beansprucht werden. Dem arbeiten Verstärkungszüge entgegen, die sich in den Aufhängeapparaten und Gekröseblättern ausbilden als Reaktion auf den unphysiologischen Zug. Die dadurch entstehenden Membranen sind dann gleichsam „Kristallisationen von Widerstandslinien".

d) Mechanismus der Einklemmung, Abknickung und Torsion.

Die Art und Weise, wie derartige Taschen-, Ring- und Spaltbildungen, Verwachsungsstränge und -Bänder zum Darmverschluß führen, ist sehr verschieden. Man unterscheidet zweckmäßig Einklemmungen (Inkarzerationen) und Abschnürungen (Strangulation), seitliche Abklemmungen, Abknickungen (Inflexionen) und Torsionen. Auf den Mechanismus dieser Vorgänge ist in folgendem etwas näher einzugehen, wobei besonders typische, weil öfters wiederkehrende Formen in den Vordergrund gestellt sind. Es muß aber hier schon betont werden, daß reine Formen gegenüber Kombinationen mehrerer Verschlußarten und Verwicklungen viel seltener sind, und vielfach eine Form in die andere übergehen kann.

Der Mechanismus der inneren Einklemmung entspricht vollständig dem schon erörterten der äußeren Brucheinklemmung. Ausschlaggebend ist auch hier die Größe und Weite der Spalte. Durch enge Ringe und Spalten können Darmschlingen nur dann hindurchtreten, wenn sie unter starker Druckwirkung stehen, wie sie bei plötzlicher intraabdomineller Drucksteigerung bei plötzlicher Anwendung der Bauchpresse (Erbrechen, Husten, Preßwehen, Erschütterungen, Schlag) zustande kommt. Die Einklemmung entsteht im Augenblick des Durchtritts durch den Ring, wenn durch Behinderung des venösen Abflusses Kreislaufstörungen (Stase, Ödem, Diapedeseblutungen) den Darmquerschnitt vergrößern. Das Mißverhältnis zwischen dem schnürenden Ring und dem eingeklemmten Darm wird durch das Fortschreiten der Zirkulationsstörung, bald einsetzende Transsudation und Gasbildung infolge von Zersetzungsvorgängen rasch größer. Eine elastische Einschnürung des Darmes, wie bei äußeren Hernien, spielt bei inneren Einklemmungen bei den meist starren Rändern des Einklemmungsringes keine große Rolle.

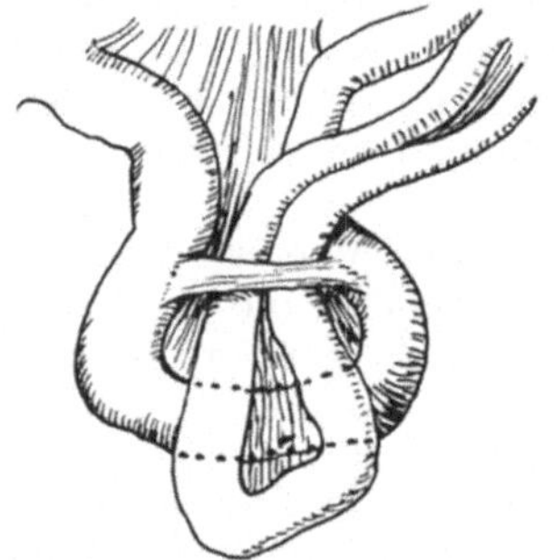 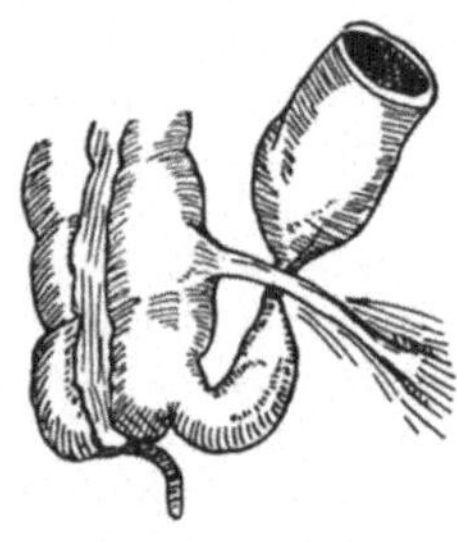

<table>
<tr><td>Abb. 46. Abklemmung unter einem Strang
(Braun).</td><td>Abb. 47. Abklemmung durch eine am Mesenterium haftende Appendix epiploica (Wilms).</td></tr>
</table>

Zum Durchtritt von Darm in weite Spalten genügen schon verhältnismäßig geringe Druckschwankungen, wie sie z. B. bei angestrengter Atmung, plötzlicher Volumenänderung von Bauchorganen (Uterus), Füllungsänderungen während der Verdauung gegeben sind. Auch angestrengte Peristaltik bei Darmkatarrhen und nach Genuß stark blähender Speisen kommt in Betracht. Während in kleinen Lücken meist nur eine einzige kurze Schlinge zur Abklemmung gelangt, können durch weite Spalten ganz erhebliche Darmmengen hindurchtreten, entweder dadurch, daß durch fortgesetzte Druckschwankungen „Schlag auf Schlag" neue Darmmassen durch den Ring gepreßt werden, oder indem durch den Zug der zuerst durchgetretenen Schlingen weitere Darmteile passiv — durch das Gewicht flüssigkeitsgefüllter wie durch den Auftrieb sich blähender Schlingen — nachgeholt werden. Einklemmungsvorgänge können erst dann vor sich gehen, wenn der Querschnitt des Spaltes durch vorgefallene Eingeweide ganz ausgefüllt ist. Oft erfolgt die Abschnürung erst einige Zeit nach dem Durchtritt, und so ist es möglich, daß durch Zug am Gekröse, Entspannung der Bauchdecken bei einem einigermaßen weiten Ring eingetretene Darmschlingen auch wieder zurücktreten können. Nach Braun (1) erfolgt der Vorgang der Einklemmung in weiten Ringen meist so, daß durch die Kraft der Bauchpresse oder durch die Peristaltik gasförmiger und flüssiger Inhalt „im Übermaß" plötzlich mit der Schlinge durch den verengenden Ring durchgetrieben oder in die bereits vom Ring erfaßte Schlinge hineingepreßt wird. Dadurch bläht sich die Schlinge auf und erleidet einen Ventilverschluß, der mit seitlichen Abklemmungen des Darmrohres am Schnürring einhergeht, wenn die Ausgleichsbestrebungen der unter erhöhtem Innendruck stehenden Darmschlinge an seinen Rändern

Widerstand finden (BUSCH). Auch eine bandartige Ausziehung des zusammengedrückten Darmschenkels unter der Zugwirkung der stark gefüllten Schlingen unter Umständen mit Faltenbildung der sich verschiebenden Schleimhaut (KOCHER, ROSER) trägt zum Zustandekommen des Darmverschlusses bei. Verwickelt wird dieser Vorgang oft durch Drehungen in der Längs- oder Querachse des Darmes, die beim Versuch des Ausgleichs der Innenspannung und infolge des Gegenzuges der außerhalb des Ringes gelegenen Darmschlingen entstehen (v. KORTECZ). Auch „Koteinklemmung" und „Darmwandbrüche" kommen wie bei äußeren Einklemmungen vor.

Den Einklemmungen steht die „Abschnürung" sehr nahe. Sie unterscheidet sich dadurch, daß „bei Einklemmungen der umschließende Ring oder Strang seine ursprüngliche Weite behält, während sich bei den Abschnürungen ein um den Darm gelegter Strang schlingenartig zuzieht und dadurch die Abschnürung herbeiführt und verschärft". Die Verschiedenheit der abschnürenden Gebilde und ihre wechselnden anatomischen und mechanischen Beziehungen zur Strangulationsschlinge machen es verständlich, daß dabei sehr verschiedenartige Bilder entstehen können. Maßgebend ist die Möglichkeit einer Verschiebung des Stranges im Verhältnis zu seinen Fußpunkten. Ist eine Darmschlinge in die Schleife eines Stranges hineingeraten, so kann sich die Schleife zuziehen, sobald sich ihre Fußpunkte verschieben oder sich ihre Kuppe von den Fußpunkten entfernt. Die Möglichkeit dazu ist gegeben durch Lage- und Größenveränderung des Organs, an dem der Strang ansetzt, bzw. durch Dehnung der durchgeschlüpften Schlinge selbst. Sehr häufig geht auch dieser Mechanismus unter gleichzeitigen Achsendrehungen und Abknickungen vor sich. BRAUN bezeichnet als den wichtigsten und kennzeichnendsten Abschnürungstyp die „Selbststrangulation einer Darmschlinge mit nachträglicher Schleifenbildung des Stranges" und schildert den dabei wirksamen Mechanismus folgendermaßen: Gerät eine Schlinge in den Bereich eines vom Mesenterium zum Darm gespannten Stranges, so kann der Abschnürungsmechanismus erst dann in Tätigkeit treten, wenn der Darm bis zum Ansatzpunkt des Stranges am Darm durchgetreten ist und jetzt infolge Anspannung des Stranges mit diesem nicht weiter vorrücken kann. Wird nun durch Aufblähung, Füllung oder Kreislaufstörungen eine Drehung der durchgeschlüpften Schlinge herbeigeführt, so bewegt sich die vom Strang erfaßte Schlinge spiralig um den Ansatzpunkt am Darm als festen Punkt, bis sie samt ihrem Gekröse infolge Raumbeengung oder anderer Widerstände nicht mehr folgen kann. Dabei kann der Mesenterialansatzpunkt des Stranges mit in die Strangulationsmasse hineingezogen werden. Infolge der unweigerlich einsetzenden Kreislaufstörungen im Darm und Gekröse wird das Volumen der abgeschnürten Schlinge und der Querschnitt ihres Mesenteriums immer größer und der verhängnisvolle Zug an den Endpunkten des Stranges noch stärker. Bei diesem Vorgang müssen mehrfache Drehungen des Darmes und seines Gekröses um die Quer- und Längsachse zwangsläufig erfolgen. Die Folge ist eine weitere spiralige Drehung des Stranges, die ihrerseits zu einer Verengerung des Schnürringes und zur Annäherung bzw. Kreuzung der Fußpunkte führt. Die Schlinge des Stranges wird hierdurch fest zugezogen, der Darm völlig abgeschnürt. Ein Aufsteigen der gasgefüllten, oder ein Umsinken der flüssigkeitsgefüllten blutdurchtränkten Schlinge kann gleichzeitig zu verwickelnden Achsendrehungen führen.

Bei einem zweiten Typ erfolgt die Schleifenbildung schon bevor eine Darmschlinge von der Schleife umfaßt wird. Voraussetzung für eine derartige vorangehende Schleifenbildung ist das Vorhandensein eines längeren Stranges von nicht unter 4 cm. Vielfach stellt die Abschnürung nur eine weitere Entwicklungsstufe von Zusammenpressungen und Einklemmungen dar. Schnürungen durch schmale kurze Stränge sind meist folgenschwerer als Abschnürungen durch lange. Eine besondere Form der Abschnürung stellt die sog. Darmverknotung dar (s. S. 215). Bei dem freien Meckelschen Divertikel wird die Abschnürung und Verknotung manchmal dadurch bedingt, daß das knopfförmig verdickte Ende sich nicht zurückziehen kann (s. Abb. 48).

Die Folgen der inneren Einklemmung und Abschnürung entsprechen vollständig denen der Einklemmungen äußerer Hernien. Auch retrograde Inkarzerationen kommen häufig vor.

Kommen bei den konzentrischen kreisförmigen Einklemmungen und Strangulationen durch die gleichzeitige Abschnürung des zugehörigen Gekröses und der hier verlaufenden Gefäße Kreislaufsstörungen mit ihren mannigfachen Folgen eine wesentliche Bedeutung zu, so treten sie bei der reinen Form der einfachen Darmabklemmung wie bei der Darmabknickung und den Drehungen um die Längsachse vollständig zurück. Bei den seitlichen Darmabklemmungen

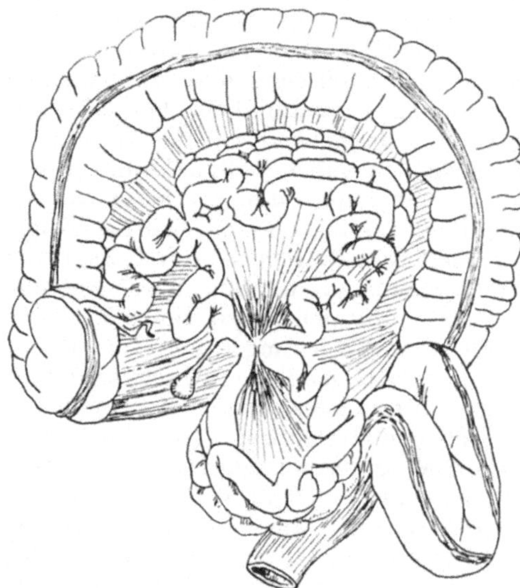

Abb. 48. Abschnürung durch Divertikelknoten. Situs nach Lösung (nach Gruber).

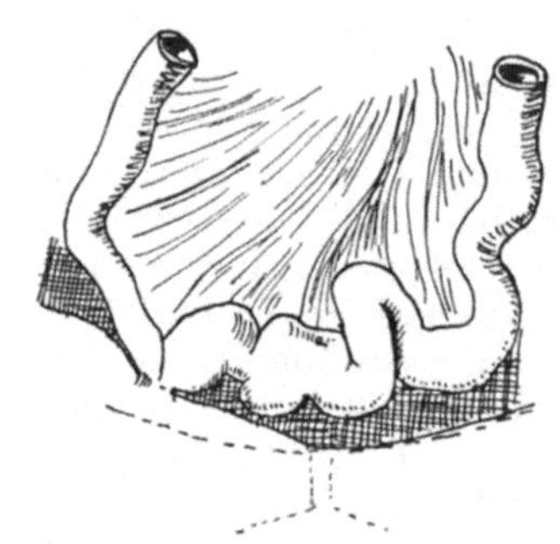

Abb. 49. Verlötung und Abknickung des Darmes am inneren Leistenring.

handelt es sich nicht um allseitige Umschnürungen eines Darmteiles, sondern um einfache linienförmige Zusammenpressungen. Man pflegt jetzt bei allmählich zustande kommenden Verschlüssen dieser Art von einer Strangkompression, bei plötzlich einsetzenden von einer Abklemmung zu reden. Die Bezeichnung Obturation möchte ich dem Vorbilde Brauns folgend den vom Darminnern ausgehenden Verschlußformen vorbehalten. Es liegt auf der Hand, daß es zwischen der einfachen lineären Abklemmung und der Einklemmung fließende Übergänge gibt. Sobald nicht nur durch den Strang, sondern auch durch die Unterlage eine Druckwirkung auf einen Darmteil möglich wird, kann eine seitliche Abklemmung in eine Darmeinklemmung mit allen Folgen übergehen; Braun unterscheidet sehr zweckmäßig die Abklemmung ganzer Darmschlingen von der Abklemmung einzelner Darmschenkel. Über ganze Dünndarmschlingen kann der Strang entweder vollständig frei hinwegziehen oder er ist an einem oder gar beiden Schlingenschenkeln befestigt. Gewöhnlich erfolgt die Abklemmung durch das Auseinanderrücken der Ansatzpunkte, wobei der Strang straffer gespannt wird. Lageverschiebungen und Inhaltsänderung der Bauchorgane spielen bei diesem Vorgang die Hauptrolle. So wird es verständlich, daß ein Strang einen Darmteil schon lange überlagert haben kann, ehe durch Lageverschiebungen von Eingeweiden der Darmverschluß eintritt.

Die Abklemmungen einzelner Dünndarmschenkel, bei denen der Ansatzpunkt des Stranges stets an der Darmwand oder dem Gekröse gelegen sein muß, zeigen meist Beziehungen zu den Drehungen. Zu der einfachen Anspannung des Stranges tritt noch vielfach eine Rotation des Darmes um seine Längsachse, besonders bei entzündlichen frischen und älteren Adhäsionen, „wenn die adhärente Schlinge gleichzeitig abgeknickt und mehr oder minder stark verdreht ist, so daß bei der physiologischen Aufstellung der gefüllten Schlinge der Strang über den einen Schenkel fest angespannt werden kann".

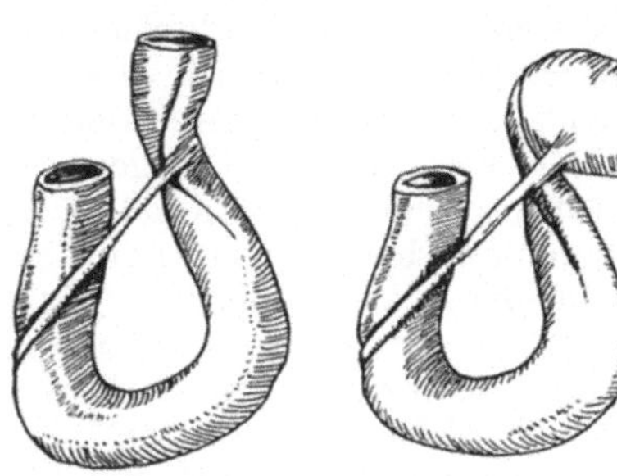

Abb. 50 und 51. Über eine Schlinge gespannter und am Darm ansetzender Strang, erschlafft und bei Anspannung (BRAUN-WORTMANN).

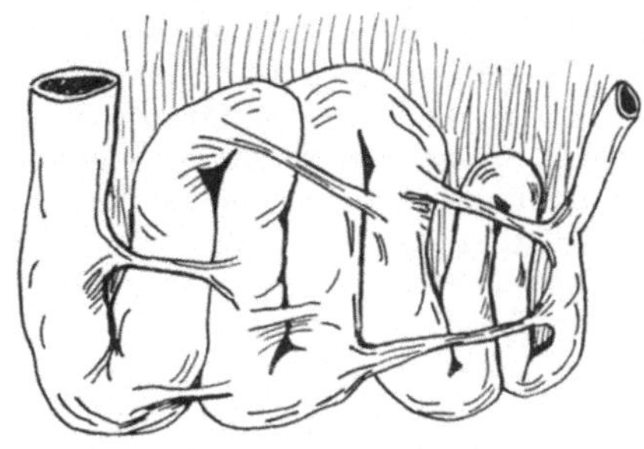

Abb. 52. Harmonikaverschluß nach Peritonitis (WILMS).

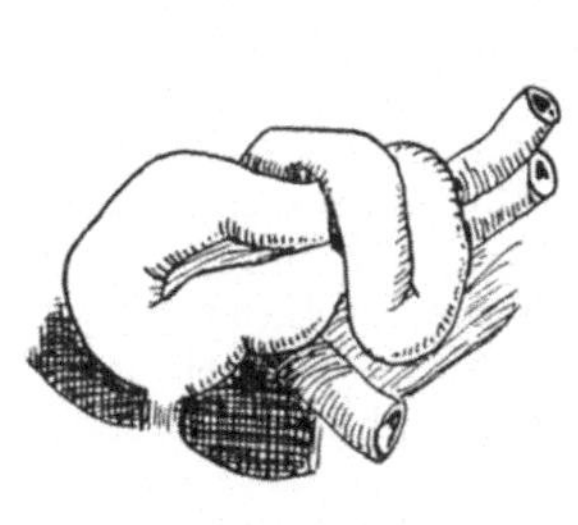

Abb. 53. Abknickung des Dünndarmes durch Fixation des Schlingenscheitels am Leistenring und Plaidverschluß einer 2. Schlinge über der fixierten (FRORIEP).

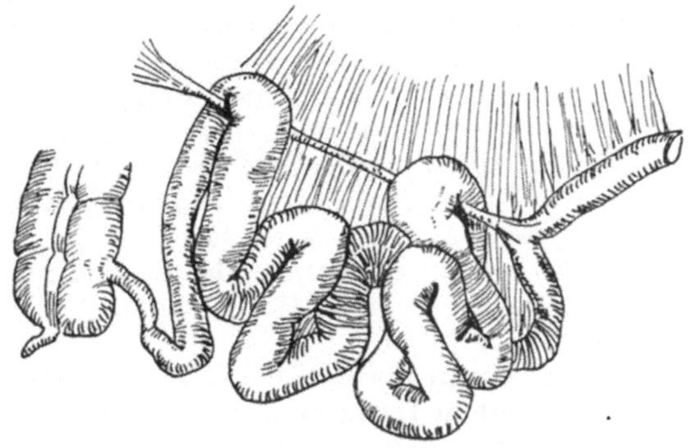

Abb. 54. Plaidverschluß über einen peritonitischen Strang (WILMS).

Bei ausgedehnten entzündlichen Verwachsungen mehrerer Darmschlingen können Volumenänderungen gleichzeitig an mehreren Stellen zu Abklemmungen führen, die sich beim Nachlassen der Zugwirkung wieder rückbilden können. Drucknekrose und Gangrän einzelner abgeklemmter Schlingen ist sehr selten. Wird der abschnürende Strang durch das MECKELsche Divertikel oder den Wurmfortsatz gebildet, so kann gelegentlich an diesen eine Drucknekrose mit folgender Gangrän und Peritonitis eintreten.

Abknickungen des Darmes und Drehungen um seine Längsachse kommen durch Vermittlung isolierter Stränge und noch häufiger bei ausgedehnten Verwachsungen vor. Wenn Darmschlingen an andere Schlingen, die Bauchwand oder andere Bauchorgane durch einen Strang festgehalten sind, kann durch die plötzliche oder allmähliche Anspannung des Stranges eine einfache seitliche spitzwinklige Abknickung durch das Anziehen der Schenkel hervorgerufen werden (Braun-Wortmann). Auch hier sind Lage- und Inhaltsveränderungen der an den Strang grenzenden Organe für die Anspannung des Strangs ausschlaggebend. Ebenso kann durch den Zug des festgehaltenen Darmteiles der gleiche Abknickungsmechanismus ausgelöst werden. Flächenhafte Verlötungen der Schlingenschenkel führen insbesondere dann zu Abknickung, wenn die Stränge über die Spitze der Schlinge hinausgehen, und gleichzeitig noch außerhalb der Schlinge an einer anderen Stelle des Bauchfells befestigt sind. Von einem Harmonikaverschluß (Wilms) spricht man dann, wenn eine ganze Reihe von Schlingen und parallel verlaufenden Windungen aneinander befestigt sind. Gerade hierbei ist die einfache Abknickung oft durch einen sog. Ventilverschluß kompliziert, der dadurch zustande kommt, daß durch Spannung und Füllung des zuführenden Schenkels oberhalb der Knickungsstelle der abführende Schenkel fest an den gespannten zuführenden Darmteil herangezogen wird. Braun und Wortmann weisen darauf hin, daß dabei nicht selten der mesenteriale Teil der Wandung beider Darmschenkel samt Gekröse wie ein Wulst gegen die Abknickungsstelle in das Lumen vorgetrieben wird. Auch durch Aufstauung von Inhaltsmassen im zuführenden Darmteile, besonders bei Atonien, kann die Durchgangsstörung verstärkt werden. Die Mehrzahl aller Abknickungsverschlüsse ist mit Torsionen, Drehungen des Darmes um die Längsachse verbunden, da die Zugrichtung meist nur in einer Ebene wirksam ist. Verschlüsse durch reine Darmtorsionen nennt Wilms Wringverschlüsse, auch sie sind häufig durch Ventilverschluß verwickelt. Einen besonderen Typ seitlicher Abknickung stellt der sog. Plaidverschluß dar (Treves, Wilms), der dann eintritt, wenn über einen Strang herabhängende Schlingen durch ihre eigene Schwere so stark zusammengedrückt werden, daß es zum Verschluß kommt. In ähnlicher Weise können stark geblähte Schlingen nach oben aufsteigen und gegen ein darüber hinziehendes Band gepreßt werden. Die Zug- und Druckwirkung kann so groß sein, daß erhebliche Kreislaufstörungen durch Kompression der Mesenterialgefäße eintreten. Daß durch Darmlähmungen der verschiedensten Art das Zustandekommen von Durchgangsstörungen der erwähnten Art begünstigt wird, liegt auf der Hand. Da die Drehungen und Abknickungen oft mit Drehungen des Darmes um die Mesenterialachse einhergehen, ergeben sich mannigfache Beziehungen zu den weiter unten zu besprechenden Volvulusformen.

Die erwähnten Formen der Abknickungen, Drehungen und Abklemmungen kommen an allen Darmteilen zur Beobachtung. Am Dickdarm sind Abklemmungen meist weniger vollständig als am Dünndarm, dafür Abknickungen und Torsionen häufiger, und oft in eigenartiger Ausbildung anzutreffen, die mit den häufigen Lage- und Gestaltsanomalien zusammenhängen. Auch durch einfache Lageanomalien kann gelegentlich eine weitgehende Abknickung hervorgerufen werden.

Die verschiedenen hierher gehörigen Verschlußformen im Bereiche des Dickdarmes haben insbesondere durch Braun in mehreren Arbeiten eine ausführliche Darstellung erfahren. Gar nicht selten sind Drehungen und Abknickungen des Coecums um die Längsachse bei starker Blähung, insbesondere wenn es durch ein langes Gekröse in seiner Beweglichkeit nicht gehemmt ist. Doch sind erhebliche Durchgangsstörungen dabei nicht häufig, da durch das Übergewicht der peristaltischen Kräfte die Abknickung meist überwunden wird (s. auch Cökalvolvulus). Abknickungen der rechten Flexur, z. B. bei Verwachsungen mit der Leber oder der Gallenblase, sind meist ohne Bedeutung, wo hingegen die Flexura lienalis durch Verwachsungen mit der Milz und dem Ligamentum phrenico-colicum, vor allem wenn gleichzeitig das Colon transversum weit nach hinten gesunken ist, vollständig verlegt werden kann. Das gleiche tritt ein, wenn die Schenkel des Colon transversum und Colon descendens flächenhaft „doppelflintenlauf"-artig miteinander verwachsen sind. Dadurch können spornartige ins Darmlumen vorragende Schleimhautfalten entstehen, die wie eine Klappe wirken können. Auch Ventilverschlüsse sind hierbei nicht selten. Torsionen des Colon transversum kommen durch den Zug des in die Höhe geschlagenen Netzes, auch durch Umschlagen nach Beckenhochlagerung vor. Abknickungen werden durch die häufigen Lageabweichungen begünstigt.

Eine zur Zeit scharf umstrittene, vom pathologischen Anatomen zu wenig beachtete Form der Abknickung stellt der sog. arterio-mesenteriale Duodenalverschluß dar (HABERER und MELCHIOR, Lit.).

Auf die Abknickungen am Übergang des Colon descendens in die Flexur und am Übergang der Flexur ans Rektum, die durch mannigfache Adhäsionsbildung und Schrumpfungsprozesse entstehen, wird bei der Besprechung der Hirschsprungschen Krankheit und des Sigmoidvolvulus noch zurückzukommen sein.

Arterio-mesenterialer Duodenalverschluß. Das bei der Leichenöffnung eines Falles von arteriomesenterialem Duodenalverschluß sich bietende Bild ist sehr charakteristisch. Der stark geblähte bis 15 l fassende Magen nimmt den größten Teil der Bauchhöhle ein, die große Kurvatur reicht bis ins kleine Becken, der Pylorus — bis auf Armdicke gedehnt — steigt senkrecht bis nach oben unter den Rippenbogen, und geht oft ohne erkennbaren Pylorusring in das ebenso stark erweiterte Duodenum über; die Pars horizontalis springt — nach Hochschlagen des Magens — im Winkel zwischen dem Dünndarmgekröse und dem Mesocolon transversum halbkugelig vor. Der ganze meist leere Dünndarm liegt mit Ausnahme der ersten Jejunumschlinge im kleinen Becken, das Gekröse erscheint etwas lang und seine Wurzel liegt als ziemlich straff gespannte Falte über der Wirbelsäule. Der an der linken Seite des Gekröses hervorkommende Darm ist zusammengefallen, jedenfalls nicht gedehnt. Die geblähten Teile schneiden vielmehr an der Radix mesenterica scharf ab, ohne daß aber an dieser Stelle eine Schnürfurche zu sehen ist. Dagegen ist der straff gespannte Mesenterialstrang bei Einführung des Fingers in die Pars horizontalis duodeni sehr deutlich zu fühlen.

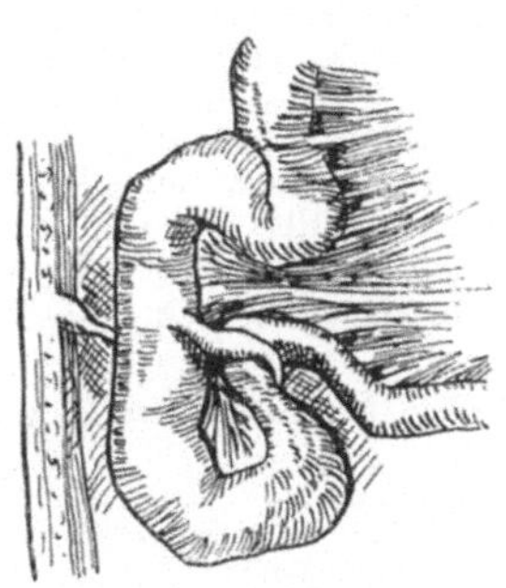

Abb. 55. Kombination von Abklemmung und Abknikkung durch das an der Bauchwand fixierte MECKELsche Divertikel.

Trotz zahlreicher zusammenfassender Arbeiten und Einzelbeobachtungen herrscht über die Ursache und Entstehungsweise dieses auch klinisch recht charakteristischen Krankheitsbildes noch keine Einigkeit. Die klassische, schon von ROKITANSKY erörterte Ansicht, zu deren Verfechter sich insbesondere HABERER gemacht hat, geht dahin, daß die über die Wirbelsäule gespannte Gekrösewurzel mit der Arteria mesenterica inferior auf die Pars horizontalis inferior duodeni einen Druck ausübe, der einen vollkommenen Verschluß bewirken könne. Die abnorme Spannung des Mesenteriums komme dabei durch das Herabsinken des Dünndarms ins kleine Becken zustande, wodurch der Winkel zwischen Wirbelsäule und Arteria mesenterica superior ein abnorm spitzer werde. Die Ausdehnung des Magens und Duodenums ist dann im wesentlichen ein sekundärer Akt. Aber auch von HABERER wird zugestanden, daß eine Atonie des Magens durch starke Blähungen den ganzen Vorgang einleiten könne, indem er die Dünndarmschlingen ins kleine Becken dränge und von oben her auf die Gekrösewurzel drücke. Demgegenüber will vor allem MELCHIOR das Krankheitsbild nur als eine Sonderform der sog. akuten Magen- und Darmerweiterung gelten lassen und leugnet die Bedeutung einer arterio-mesenterialen Duodenalzusammenpressung vollständig.

Ganz unzutreffend sind Bezeichnungen wie „Verschluß an der Grenze zwischen Duodenum und Jejunum" (BÄUMLER), „Duodenaljejunalverschluß" (WALZBERG, KISCHER), weil die Duodenalkompression stets die Pars horizontalis inferior betrifft. Aus demselben Grunde ist auch die Angabe KAUFMANNs nicht ganz richtig, wenn er von einem arteriomesenterialen Duodenalverschluß an der Ducdenojejunalgrenze spricht.

Der Streit der Meinungen dreht sich um eine Reihe von Punkten, von denen nur die wichtigsten hier aufgeführt werden können. Gegen die Bedeutung der arterio mesenterialen Kompression wird vor allem das Fehlen jedweder Abschnürungsmerkmale und Ernährungsstörungen der Duodenalwand an der Abklemmungsstelle ins Feld geführt. Lediglich in einem viel angeführten Falle von BÄUMLER fand sich an der Überkreuzung des Duodenums ein hellroter Streifen, dem in der Schleimhaut eine fast ringförmige oberflächliche Nekrose entsprach, während die Umgebung ganz reaktionslos war. Nie fanden sich auch nennenswerte Kreislaufsstörungen im Dünndarm oder gar ein Stauungstranssudat in der Bauchhöhle. wie sie bei einer Zusammenpressung der Mesenterialgefäße schon nach kurzer Zeit zu erwarten wäre. In einer Beobachtung von Reinhardt bestand eine hämorrhagische Infarzierung des Dünn- und Dickdarmes entsprechend dem Versorgungsgebiet der Arteria mesenterica superior, wobei die Venen nicht thrombosiert waren. Auch Haberer, Ranzel. Rohde und Halpert berichten über Kreislaufsstörungen, Blitz am Dünn- und Dickdarm. Die oft geäußerten Zweifel, daß dem ins Becken herabgesunkenen Dünndarm überhaupt eine Zugkraft zukomme, die genüge, um die Gekrösewurzel bis zu einem Verschluß des Duodenums anzuspannen, sind durch mannigfache Versuche an der Leiche zu erhärten versucht worden. Aber die Beweiskraft solcher Versuche ist, wie auch Melchior zugibt, nicht groß, wenn auch andererseits zuzugeben ist, daß eine Verlagerung des Dünndarmes mit Straffung der Mesenterialwurzel bei aufrechtgehenden Menschen sicherlich öfter vorkommt, ohne zum Duodenalverschluß zu führen. Auch den Einwand, daß eine Anspannung

des Mesenteriums zur Kompression der in ihm verlaufenden Gefäße, insbesondere der Vena mesenterica und damit zu schweren Stauungserscheinungen führen müßte, hat Melchior durch Versuche an Tieren und Leichen zu stützen gesucht. Er gibt an, daß schon bei einer geringen Anspannung des Gekröses, jedenfalls schon vor Eintritt eines Duodenalverschlusses, eine volle Absperrung der Vene gegen einen Druck von 10 cm Wasser zustande komme. Dem hält u. a. Hübschmann entgegen, daß wenigstens

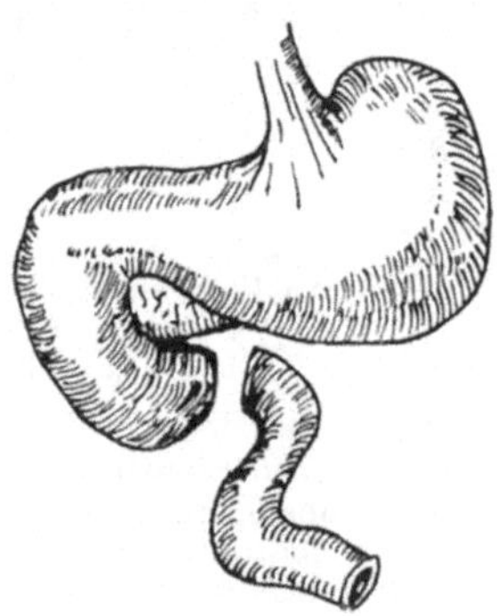

Abb. 56. Arterio-mesenterialer Verschluß durch die über das Duodenum ziehenden meseraischen Gefäße (Haberer).

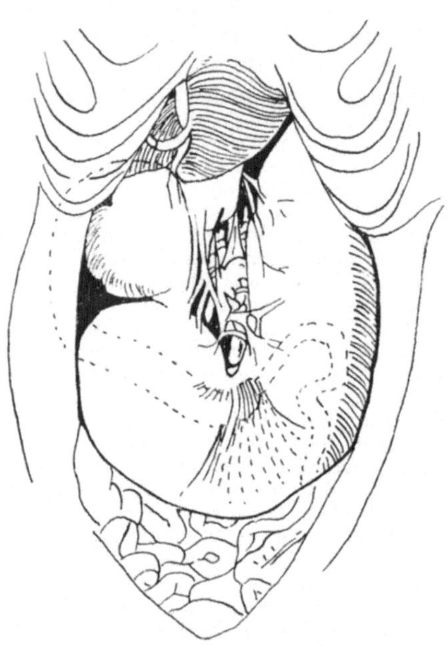

Abb. 57. Arteriomesenterialer Darmverschluß mit Magenerweiterung (Oberndorfer).

beim Menschen, bei einer Anspannung der Gekröse wurzel die Vene gar nicht zusammengedrückt werden kann, da das Wesen des arterio-mesenterialen Darmverschlusses ja darin bestehe, daß nicht etwa die Mesenterialwurzel als solche, sondern die Arteria mesenterica superior den Druck auf das Darmrohr ausübe. Dieser Druck sei nur darum möglich, weil die Aorta bei einem Zug der Mesenterialarterie nach unten nicht nachgeben kann, während die Lage der Vene und ihre Beziehungen zu den übrigen Gefäßen ein Nachgeben ohne weiteres gestattet.

Wenn auch meines Erachtens Melchior mit der Leugnung jeder Bedeutung einer arterio-mesenterialen Kompression zu weit geht — die scharfe Grenze der Duodenalerweiterung am Mesenterialstrang ist doch auffällig — so ist doch auch andererseits die Annahme eines primären Duodenalverschlusses durch die Gekrösewurzel des herabgezogenen Dünndarmes — mit sekundärer Magen- und Darmerweiterung — sicherlich nicht zu verallgemeinern. Gerade die Häufigkeit des Krankheitsbildes nach Laparotomien, wie bei geschwächten Individuen, nicht zuletzt auch der klinische Verlauf sprechen dafür, daß in sehr vielen Fällen eine Magenatonie das Primäre ist, zu der sich sekundär infolge Druck- und Zugwirkung des erweiterten Magens eine arterio-mesenteriale Duodenalklemmung hinzugesellen kann. Gerade hier scheint für die Entwicklung des Krankheitsvorgangs einem Circulus vitiosus eine sehr große Rolle zuzukommen. Auch sekundäre Knickungen, Drehungen des verlagerten und geblähten Duodenums um die Längsachse mögen gelegentlich zur Behinderung der Darmdurchgängigkeit beitragen. Eingehende anatomische Untersuchungen über den das Duodenum komprimierenden Gefäßmesenterialstrang sind kürzlich von HALPERT mitgeteilt worden, deren wichtigste Ergebnisse sich dahin zusammenfassen lassen, daß die Arteria mesenterica superior dort, wo sie die für den arterio-mesenterialen Duodenalverschluß in Betracht kommende Stelle erreicht, nicht mehr als Gefäß erster Größe (HENLE) angesehen werden kann. Die Verschlußstelle fällt mit der Grenze zwischen Pars inframesocolica dextra und sinistra zusammen, liegt also rechts von der Flexura duodeni sinistra, dort wo die Radix mes. über die Pars horiz. inf. duod. hinwegzieht. Der Abgang der Art. pancreaticoduodenalis sup., der Art. colica med. und von 2—5 Art. jejunales noch oberhalb der kritischen Stelle nimmt den Stamm so in Anspruch, daß

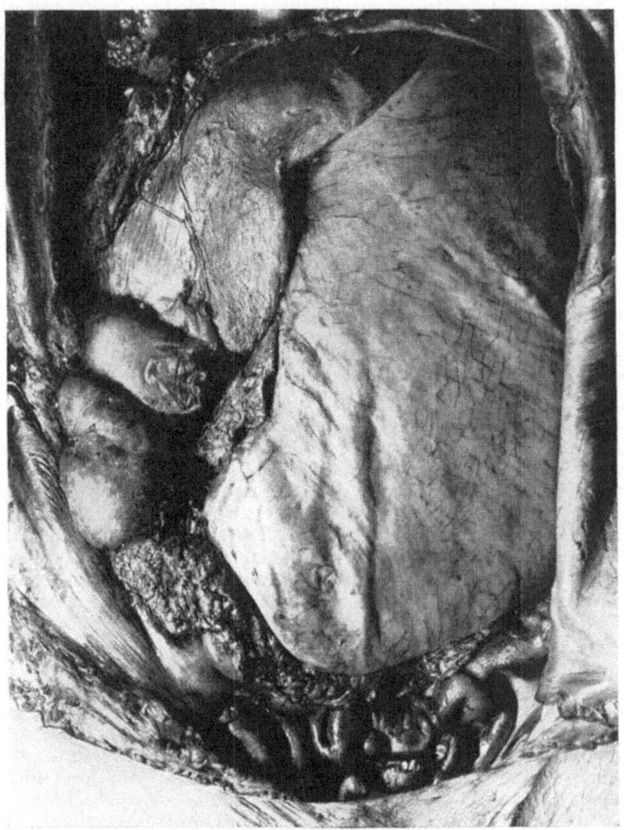

Abb. 58. Akute postoperative Magenerweiterung (arterio-mesenterialer Verschluß). Die hämorrhagisch infarzierten Dünndarmschlingen liegen im kleinen Becken.

er allein die Zusammenpressung kaum mehr bewirken könnte, doch muß dem Gefäß eine wichtige, wenn auch nicht die führende Rolle eingeräumt werden. Seine zahlreichen Äste, die sich zwischen den Blättern des Gekröses fächerförmig ausbreiten, wirken beim Straffen des Mesenteriums wie Zügel, so daß der Angriffspunkt am Stamm der Art. mes. sup. zu suchen ist.

Chronische Magenerweiterungen mit Wandhypertrophie kommen nur bei unvollkommenen chronischen Wegstörungen des Duodenums vor (HABERER). Für die Fälle akuter Abklemmung mit vollständigem Darmverschluß wird eine reflektorische Störung der Magenduodenalmotilität und des Tonus angenommen, die zu einer hochgradigen Sekretionssteigerung der Verdauungssäfte führen, so daß auch bei den seltenen Fällen sicheren, primären Duodenalverschlusses gewöhnlich ein hochgradig dilatierter und gefüllter Magen gefunden wird. In seltenen Fällen kommt ein Duodenalverschluß durch direkte Strangabschnürung oder schiefwinklige Abknickung, z. B. durch einen Anastomosenschenkel zur Beobachtung (AXHAUSEN).

Auch krankhafte Veränderungen an der Gekrösewurzel, entzündliche narbige Veränderungen, Verengerung des zur Gastroenteroanastomose angelegten Mesokolonschlitzes können gelegentlich zu Abklemmungen führen. Hierzu gehört auch das seltene Vorkommnis, daß nach einer Gastroenterostomie in den engen Spalt zwischen dem Ansatz der zur Anastomose verwandten obersten Jejunumschlinge und dem Magen eine Dünndarmschlinge hineingerät (Pels-Leusden); ebenso die Zusammenpressung des Colon transversum durch den stark gefüllten Magen und das Jejunum bei der vorderen Gastroenterostomia antecolica. Den übrigen ileusartigen Zuständen nach Gastroenterostomie, die im wesentlichen dem klinischen Bilde des Circulus vitiosus entsprechen, liegen nach Melchior entweder technische Fehler zugrunde, oder eine Magenatonie, seltener mechanische sekundäre Durchgangsstörungen, entweder durch Knickung oder Druck des Magens auf die abführende Schlinge, nur ausnahmsweise eine Mesenterialstraffung mit sekundärer Duodenalkompression.

Halpert betont, daß der primäre arterio-mesenteriale Duodenalverschluß nur bei Personen auftreten kann, bei denen bestimmte peritoneale Abnormitäten vorhanden sind, die dem pathologischen Anatomen die Möglichkeit geben, in den meisten Fällen zu unterscheiden, ob die Magenlähmung oder der arterio-mesenteriale Duodenalverschluß primär war. Diese peritonealen Abnormitäten betreffen das Ausbleiben solcher sekundärer Verlötungen zwischen den Blättern des Bauchfells, die die Syntopie zwischen den einzelnen Bauchorganen aufrecht erhalten. In seinem Falle war ein Ligamentum gastrocolicum und hepatocolicum nicht vorhanden, da die Verwachsung seines kaudalen Randes mit dem Colon transversum längs der Taenie omentalis ausgeblieben war. Dadurch stand das Colon transversum auffallend tief. Auch Wilkie meint, daß die Senkung der Eingeweide und angeborene Befestigungsschwäche des proximalen Dickdarms die Entstehung des arteriomesenterialen Duodenalverschlusses fördern.

Aber auch exogene Faktoren, die eine Eingeweidesenkung bedingen — hochgradige Abmagerung — ermöglichen das Hineinsinken der Dünndarmschlingen ins kleine Becken und damit das Auftreten eines arterio-mesenterialen Duodenalverschlusses. Bei der Anspannung des Mesenteriums wird naturgemäß der Winkel zwischen Aorta und Art. mesent. sup. spitzer werden, wobei, wie Halpert betont, zunächst die Vena renalis zusammengedrückt werden kann, die $2-2^1/_2$ Wirbelkörper höher liegt als die Pars horizontalis inferior duodeni. Die dadurch zustande kommende venöse Stauung in der linken Niere ist für die vor allem im Stehen auftretende Eiweißausscheidung durch den Harn verantwortlich zu machen.

Goldberg will für die Entstehung des arterio-mesenterialen Duodenalverschlusses den Einfluß der vegetativen Nerven eine bestimmende Bedeutung beimessen. Reinhard unterscheidet eine neurotische und organische Form des arteriellen Darmverschlusses. Zur organischen Form zählt er die Fälle, bei denen im Anfangsstadium die Gastroplegie fehlt und erst später die Magenerweiterung hinzutritt. Bei der neurotischen Form ist die akute Magenerweiterung das Erste, die stets mit einer Lähmung und Atonie des Dünndarmes verbunden ist, so daß der mesenteriale Abschluß an der Pars inf. duodeni außerordentlich leicht erfolgen kann.

Von amerikanischen Verfassern (Crouse) wird neuerdings häufig auf den sog. chronischen arterio-mesenterialen Duodenalverschluß hingewiesen. Doch scheint es sich hier in den meisten Fällen bei klinisch-einheitlichem Bilde um Duodenal- und hochsitzende Dünndarmverschlüsse anderen Ursprungs zu handeln, vor allem um Abknickung des überfüllten und nach unten sinkenden Dünndarms gegen den fest fixierten untersten Duodenalteil (Lane und Jordan). Auch Abknickungen am Übergang des Pars descendens zum unteren horizontalen Duodenalschenkel — sogar durch Verwachsungen festgehalten — sind beobachtet worden (von Kellag). Die Ansicht von Glénard, daß es einen physiologischen Duodenalverschluß gäbe, durch den die Galle und der Pankreassaft im Duodenum zurückgehalten würden, und der normalerweise 2—3 Stunden nach dem Essen überwunden würde, wenn ein stärkerer Austritt von Chymus in das Duodenum erfolgt, dürfte heute kaum mehr Anhänger haben.

D. Invagination, Evagination, Darmprolaps.

Einer besonderen Besprechung bedarf die als Invagination oder Intussuszeption bezeichnete Form des Darmverschlusses, die auf einer Einscheidung (Einstülpung) eines Darmabschnittes in einen benachbarten beruht. Bei der gewöhnlichen Form der Invagination kommt es dabei zur Bildung eines 3-zylindrischen Darmrohres, dessen äußerer Zylinder, in den die Einstülpung hinein erfolgt ist, als Scheide (Invaginans, Intussuszipiens) bezeichnet wird, während als Intussuszeptum oder Invaginatum sowohl der innere eintretende Zylinder, als auch das austretende Rohr zusammengefaßt werden. Die vorderste Stelle des Invaginatum, wo das mittlere Rohr in das innerste übergeht, wird oft als Spitze (Apex) bezeichnet, die Umschlagstelle vom äußeren zum mittleren Zylinder als Kragen oder Hals. Bei den seltenen doppelten oder dreifachen Invaginationen wird in entsprechender Weise ein 5- bzw. 7-facher Darmzylinder gebildet. Gewöhnlich entsteht eine 5-zylindrige Intussuszeption dadurch, daß sich eine fertige 3-zylindrische als Ganzes nochmals in den kaudalwärts gelegenen Darmteil einstülpt. Aus der doppelten 5-zylindrischen Einschiebung kann in gleicher Weise eine dreifache 7-zylindrische sich entwickeln (LEICHTEN-STERN, TREVES, WILMS). Mehrfache Einstülpungen scheinen sich übrigens

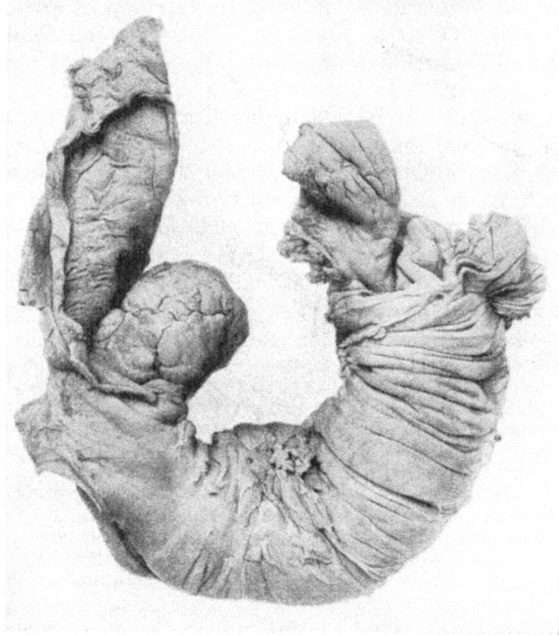

Abb. 59. Invaginatio iliocolica bei Myom des Dünndarmes (Pathol. Inst. Köln).

meist erst im Todeskampf zu entwickeln; sicher während des Lebens entstandene Formen sind auf jeden Fall seltener. Sie haben wegen der Weite des Darmrohres im Dickdarm viel bessere Entstehungsbedingungen als im Dünndarm. Verhältnismäßig häufig sind doppelte Invaginationen auch in der Ileocökalgegend, wo sie nach BRAUN-WORTMANN entweder dadurch zustande kommen, daß eine fertige Invaginatio iliaca wegen der Schwellung des Invaginatum am Durchtritt durch die Ileocökalklappe gehindert wird und dann Coecum und Kolon mit der Valvula Bauhini als Kopf weiter vor sich her einscheiden, oder daß eine durch die Klappe hindurchgetretene Invagination an der Klappe durch Schwellung oder Sphinkterkrampf festgehalten wird und nun diese feste Invagination als Ganzes ins Kolon getrieben wird. Wesentlich ist jedenfalls, daß eine primäre fixierte Invagination sich als Ganzes so verhält, wie sonst ein einfaches Darmstück im Augenblick der Einscheidung (WILMS). LEICHTENSTERN läßt eine doppelte Invagination auch dadurch entstehen, daß in den Kanal einer einfachen Invagination von oben nach unten Darm eingeschoben wird. Doch bezweifelt bereits WILMS durchaus mit Recht die praktische Bedeutung eines solchen komplizierten Mechanismus. Dreifache Invagination gehören zu den größten Seltenheiten. Einen Fall von 7-zylindrischer Einscheidung des Dünndarmes erwähnt Treves. In der Regel erfolgt die Einschiebung des Darmrohres gleichlaufend mit der Peristaltik, d. h. die Spitze ist afterwärts gerichtet, das Invaginat wird vom magenwärts gelegenen Darmteil gebildet, die Scheide von dem afterwärts gelegenen. Ob es eine rückläufige aufsteigende vital zustande kommende Invagination überhaupt gibt, muß als zweifelhaft bezeichnet werden. Agonal kommen sie jedoch sicherlich vor. Dann ist die Spitze magenwärts gerichtet und die Scheide gehört dem magenwärts gelegenen Darmabschnitte an. Vor allem auch bei denjenigen Fällen doppelter und dreifacher Einscheidung, bei denen eine absteigende Invagination mit einer aufsteigenden vereinigt ist, dürfte die retrograde Einschiebung meist agonal zustande kommen (Wilms, Kausch). Von der vollständigen — besser zentralen — Einstülpung sind partielle — laterale — Einscheidungen der Darmwand („Volvulus incompletus") zu unterscheiden, die meist durch seitlichen Zug von Geschwülsten entstehen. Ihre Bedeutung liegt lediglich darin, daß sie sich meist zur zentralen Invagination weiter entwickeln (Velse, Fleiner, Böttcher, Weiss). Für gewöhnlich pflegt man die Invagination nach ihrem Sitz in den einzelnen Darmabschnitten einzuteilen, wobei der Name dem vorangehenden Teile entnommen wird. Man unterscheidet so 3 Hauptgruppen (Wilms, Braun): Invaginatio enterica, ileocoecalis, colica. Bei der ersten ist Dünndarm in Dünndarm, bei der zweiten Dünndarm in Dickdarm, bei der dritten Dickdarm in Dickdarm eingeschachtelt.

Eine noch weitergehende Unterscheidung (Lorenz, Matti) ist im allgemeinen nicht notwendig. Matti hat vorgeschlagen, Invagination, bei denen eine Einstülpung gleichnamiger Darmteile vorliegt, mit einem einteiligen Worte zu bezeichnen (Invaginatio jejunalis, iliaca, sigmoidea), solche verschiedenartiger Darmschnitte mit zwei Worten zu benennen, deren erstes die Bestandteile des Invaginatums, deren zweites die der Scheide kennzeichnet (Invaginatio sigmoidea-rectalis). Nur bei den Einstülpungen im Bereich der Ileocökalgegend ist eine Trennung in Unterformen oft am Platze. Wird das Invaginatum vom Ileum, die Scheide vom Ileum + Coecum und Kolon gebildet, so spricht man von einer Invaginatio iliaca ileocolica; ist die Valvula Bauhini der Kragen, die Scheide nur vom Dickdarm, das Invaginatum nur vom Dünndarm gebildet, so bezeichnet man das als Invaginatio iliocolica. Ist die Klappe selbst mit eingestülpt, so daß sich das Invaginatum aus Ileum und Coecum zusammensetzt, so pflegt man von einer Invaginatio iliaca-ileocoecalis zu reden.

Gerade bei der Invaginatio ileocoecalis spielen beim Zustandekommen der oft bis an den Anus reichenden Einscheidungen abweichende Gekröseverhältnisse eine wesentliche veranlagende Rolle. Jedenfalls ermöglicht ein freies abnorm bewegliches Colon ascendens und Coecum, wie es bei fehlender Anheftung des Mesenteriums an die hintere und seitliche Bauchwand (Mesenterium commune) vorkommt, erst das Zustandekommen so weitgehender Invagination. Nach Leriche und Cavaillon (nach Wilms) ist eine derartige Anomalie bei Erwachsenen in 70%, bei Kindern sogar in 84% der Fälle vorhanden. Ob aber damit allein auch die nicht zu übersehende Häufigkeit der Invagination im Jugendalter erklärt werden kann, muß dahingestellt bleiben. Höchstwahrscheinlich· hängt auch der beträchtliche Weitenunterschied des Dünn- und Dickdarms ($1:2^1/_2$) mit dem häufigen Zustandekommen der Ileocökalinvagination zusammen. Ausführlich mit der Bedeutung des Coecum liberum für das Zustandekommen der Invagination hat sich Bräuning beschäftigt. Auch ein fettarmes Mesenterium soll die Einscheidung begünstigen.

Bei den sog. Cökalinvaginationen hat man sich in der chirurgischen Literatur viel mit der Frage beschäftigt, welcher Teil des Darmes als erster umgestülpt wird. Meist wird angegeben, daß das Ostium ileocoecale mit der Klappe die Spitze bildet. Aber schon Wilms hat darauf hingewiesen, daß zuweilen die Kuppe des Coecums sich zuerst einstülpt und auch beim Wachsen der Invaginatio an der Spitze bleibt. Proping hält auf Grund seiner wichtigen experimentellen Untersuchung über den Mechanismus der Invagination gerade die Frage der Ileocökaleinscheidung noch für ungeklärt. Lorenz sieht die eigentlichen Klappeninvaginationen seltener als die ursprüngliche Umstülpung des Coecums, auch Blauel und Matti haben sich in ähnlichem Sinne ausgesprochen. Es sieht danach so aus, worauf übrigens schon Wilms hinwies, daß viele scheinbare Klappeninvaginationen solche des Blinddarmes sind, die nahe an der Einmündungsstelle in das Coecum entstanden sind.

Die größten Ausdehnungen pflegen die Cökalinvaginationen zu erreichen, die den ganzen Dickdarm durchwandern, bis zum Mastdarm vordringen, ja sogar außerhalb des Afters zum Vorschein kommen können. Die Cökalinvagination ist, darin stimmen alle statistischen Zusammenstellungen überein, die bei weitem häufigste Form der Einstülpungen (64% gegenüber 20—25% Dünndarminvagination und 10—16% Dickdarminvaginationen). Im Kindesalter, das mit etwa 55% gegenüber dem erwachsenen Alter den Hauptanteil aller Invaginationen stellt, machen nach den Feststellungen von Kock und Oerum die Ileocökalinvaginationen sogar bei Säuglingen 85%, bei Kindern über einem Jahre 67% aus. Nach Wortmann wird das männliche Geschlecht

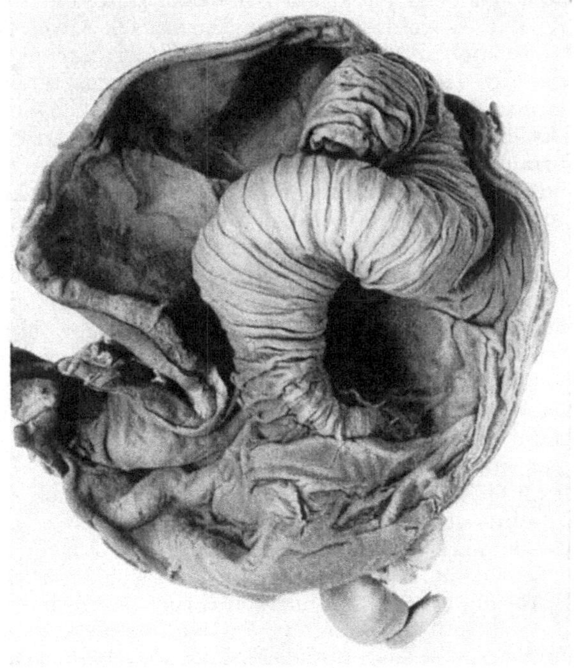

Abb. 60. Invagination des Dünndarmes in den Magen durch die sehr breite
Gastroenterostomieöffnung (Pathol. Inst. Köln).

im Säuglings- und Kindesalter doppelt so häufig als das weibliche befallen. In den späteren Lebensjahren verringern sich die Unterschiede, ohne daß jedoch die Zahl der Invagination bei Frauen die bei Männern je erreicht. Oft finden sich mehrere Einstülpungen an verschiedenen Stellen des Darmes bei einem Individuum.

Das ist in der Regel auch bei den agonalen Invaginationen der Fall, die durch das zeitlich verschiedene Absterben der einzelnen Darmabschnitte und unter dem Einfluß unregelmäßiger (Horn) meist stark gesteigerter Peristaltik zustande kommen. Sie finden sich vorwiegend bei Kindern, ausschließlich im Dünndarm, sind meist aszendierend, von geringer Ausdehnung und leicht zu lösen. Man sagt, daß sie vor allem bei Krankheiten, die unter Atemlähmung zu Tode führen, auftreten. Leichtenstern beschuldigt in erster Linie Gehirnkrankheiten, doch kommen sie eigentlich nach jeder Erkrankung vor, und ich glaube, daß vielfach äußere Umstände (Füllung des Darmes, Temperatur usw.), die die Schnelligkeit des Absterbens der Darmwand beeinflussen, für ihre Entstehung ausschlaggebend sind. Wiederholt sah ich agonale Invaginationen nach Einbringung von Fixierungsflüssigkeiten in die lebensfrische Bauchhöhle in großer Zahl zustande kommen.

Im Gegensatz zu der agonalen Invagination finden sich bei den vitalen Formen (Nothnagel spricht von pathologischen im Gegensatz zu physiologischen, Leichtenstern von entzündlichen oder persistierenden, Treves von obstruktiven Invaginationen) fast regelmäßig mehr oder weniger schwere Veränderungen an den beteiligten Darmabschnitten, vor allem am Invaginatum. Doch darf nicht übersehen werden, daß, worauf insbesondere Nothnagel und Wilms aufmerksam machten, auch zu Lebzeiten Einscheidungen vorkommen, die sich von selbst wieder lösen und klinisch keine Erscheinungen machen.

Die bei der Invagination auftretenden Darmveränderungen sind in allererster Linie abhängig von den Gekröseverhältnissen, die nicht nur die Form des Invaginationstumors, sondern auch sein Schicksal bestimmen. Man darf nicht vergessen, daß bei der Einscheidung eines Darmstückes sich gleichzeitig das Mesenterium mit einschieben muß, das fächerartig zusammengefaltet zwischen die beiden Zylinder des Invaginatums, also zwischen das innere und mittlere Rohr zu liegen kommt. Je weiter das Invaginat vorgeschoben wird, desto stärker wird der am Gekröse ausgeübte Zug, durch den der ganze Invaginationstumor eine hornförmige Krümmung erleidet, deren offene Seite nach der Mesenterialwurzel gerichtet ist. Je stärker der Zug ist, desto mehr krümmt sich der eingescheidete Doppelzylinder, und zwar so, daß die Spitze des Invaginats an den Fußpunkt des Mesenteriums herangezogen wird. Der Krümmung des Invaginats muß naturgemäß auch die Scheide folgen. Ihre Öffnung verwandelt sich dabei in einen schlitzförmigen Spalt, der gleichfalls nach der mesenterialen Seite gerichtet ist. Das ganze eingescheidete Darmstück kommt dabei gewöhnlich exzentrisch nach der Gekröseseite hin zu liegen. Dadurch kann unter Umständen ein solcher Druck auf die Scheide ausgeübt werden, daß sie durchbricht und das Intussuszeptum aus dem Darm heraustritt. Man ist oft überrascht, welchen Umfang insbesondere Dickdarminvaginationen gelegentlich erreichen können. Sicherlich spielt hier bei manchen Fällen eine Anomalie der Gekrösebildung, ein Mesenterium liberum eine ausschlaggebende Rolle. Aber auch andere Faktoren wirken mit. Der Radius des Kreises, den der Darm bei seinem Durchtritt durch Querkolon und Deszendens beschreibt, wird durch den starken Zug des Mesenteriums im ganzen sehr klein, und vor allem verkürzt sich der Dickdarm dadurch, daß er sich am Halse der Invaginationsgeschwulst außerordentlich stark „harmonikaartig" faltet, so daß auf einen Raum von 4 cm das ganze aufsteigende und quer verlaufende Kolon zusammengedrückt sein kann (Braun).

Praktisch wichtiger als diese Formveränderungen sind Kreislaufsstörungen, die durch die Einscheidung des Mesenteriums und der in ihm verlaufenden Gefäße zustande kommen. Sie bilden den Schlüssel zum Verständnis aller späteren an der Invaginationsgeschwulst auftretenden Veränderungen. Die Folgen der Venenkompression äußern sich in rasch auftretender hämorrhagischer Infarzierung, die vor allem den mittleren Zylinder, und zwar in erster Linie den konkaven Schenkel und die Spitze betrifft. Das Aussehen der Spitze ist dabei oft treffend mit einer aufgelockerten Portio verglichen worden. Schon nach kurzer Zeit der hämorrhagischen Infarzierung treten Blutungen ins Darmlumen und geschwürig zerfallende Schleimhautnekrosen auf. Kommt es auch zu einer Behinderung des arteriellen Zuflusses, so ist eine stürmisch verlaufende anämische Nekrose des Invaginats die selbstverständliche Folge. Das nekrotische Invaginat wird demarkiert und kann schließlich im ganzen ausgestoßen werden.

Die Abstoßung des Darmsequesters geht dabei in verschiedener Weise vor sich, deren Mechanismus bereits von Treves richtig erkannt war. Wenn die beiden Darmzylinder des Invaginats zur Zeit der Nekrose an ihrer Serosafläche miteinander verklebt sind, so werden sie als Doppelzylinder ausgestoßen, wie sie in situ im Darm gelegen haben. Fehlen dagegen Verklebungen zwischen den beiden inneren Röhren und löst sich wie gewöhnlich der mittlere Zylinder zuerst an seiner Umbiegungsstelle, so kann er durch die Peristaltik der Scheide zur Entfaltung gebracht werden, so daß die vorher nach außen gelegene Schleimhautseite nach innen gekehrt wird. Löst sich dann auch der innere Zylinder am Halse der Einscheidung, so wird das Invaginat als einfaches Rohr mit der Serosaseite nach außen abgestoßen. Wenn, wie es bei den Cökalinvaginationen häufig vorkommt, der innere Zylinder früher brandig wird und sich vor dem mittleren abgrenzt, so wird er durch die Peristaltik weiter nach abwärts geschoben und dabei umgestülpt, so daß er seine Schleimhaut nach außen wendet. Löst sich dann auch der mittlere Zylinder, so wird der Darmsequester als einfaches Rohr mit nach außen gewendeter Schleimhaut entleert.

Besonders wichtig für den Erfolg einer solchen Selbstheilung ist das Zustandekommen fester Verwachsungen am Halse des Invaginationstumors, wodurch allein das Auftreten einer Perforationsperitonitis verhindert wird. Bildet sich, wie gelegentlich bei den Dickdarmeinscheidungen, nicht ein völliger Verschluß aus, so kann nicht nur eine gewisse Durchgängigkeit für den Darminhalt erhalten bleiben, sondern auch das Auftreten von Kreislaufsstörungen sich auf ein ganz geringes Maß beschränken. Verklebungen und Verwachsungen zwischen dem Invaginat können lange Zeit ausbleiben oder nur an der Spitze sich entwickeln, wo auch in erster Linie Kreislaufstörungen sich geltend machen. Mitunter kommt es zur Bildung großer Geschwüre an beiden Röhren des Invaginats, die ins Darmlumen durchbrechen und damit einen neuen Weg für den Kot schaffen können. Im Gegensatz zu den Veränderungen des Invaginats sind solche der Scheide von geringerer Bedeutung. Bei langem Bestehen der Invagination kann sich eine echte Hypertrophie ihrer Wand entwickeln, gewöhnlich findet sich aber nur eine stärkere Durchblutung und geringe Schwellung. Durch den Druck des Invaginats können Druckgeschwüre entstehen, die in die Bauchhöhle durchbrechen (LEICHTENSTERN, RAFINESQUE). Die Veränderungen des Darmes oberhalb der Einscheidung entsprechen denen bei anderen Formen des Darmverschlusses und sind in erster Linie von dem Grad der Wegstörung abhängig.

Nach der Abstoßung des Invaginats ist mitunter eine feine ringförmige Narbe das einzige Überbleibsel, das auf die schweren pathologischen Veränderungen hindeutet. Nur selten entsteht eine stenosierende Narbe an der Stelle des früheren Halses, die sich meist auf eine kurze Strecke beschränkt. Beobachtungen wie die von MICHAILOW, bei der nach Abstoßung des Invaginats eine 10 cm lange kaum für eine Stecknadel durchgängige Stenose des Jejunums zurückblieb, gehören zu den Seltenheiten.

Der Entstehungsmechanismus der Invagination kann heute im großen ganzen als geklärt angesehen werden. Durch den Ausfall zahlreicher experimenteller Untersuchungen ist die sog. paralytische Invaginationstheorie vollständig überwunden. Nach dieser sollte ein gelähmtes, erschlafftes und erweitertes Darmstück zur Scheide für einen durch die Peristaltik heruntergetriebenen magenwärts gelegenen Darmabschnitt werden (PAYR) oder nach LEICHTENSTERN könnte ein gelähmter Darmteil durch den oberen normalen Darm in den unterhalb gelegenen normalen Darm betrieben werden. Auf Grund der Versuche von NOTHNAGEL, WILMS und WORTMANN hat sich neuerdings die spastische Theorie allgemein Anerkennung verschafft, die in einem örtlichen Darmwandkrampf die Ursache der Invagination sieht. Durch mechanische, elektrische oder chemische Reizung lassen sich jedenfalls übereinstimmend krampfhafte Zusammenziehungen eines umschriebenen Darmstückes mit nachfolgender Einstülpung erzeugen. Und auch für den Menschen liegen einwandfreie Beobachtungen vor, die Krämpfen die gleiche Bedeutung für die Entstehung der Invagination zuweisen, wie im Versuch. Freilich herrscht über den Mechanismus des eigentlichen Einscheidungsvorganges nach Zustandekommen der spastischen Kontraktion noch keine Einmütigkeit in der Auffassung. Während NOTHNAGEL mit WILMS und TREVES annimmt, daß über die krampfhaft zusammengezogene Darmstrecke der weite abwärts gelegene Darm durch die Tätigkeit der Längsmuskulatur hinüber gestülpt wird, glauben BRINTON und PROPPING, daß der kontrahierte Darm sich after- und magenwärts in den angrenzenden nicht zusammengezogenen Darm einschiebt. Dabei soll die ringförmige krampfhafte Zusammenziehung gleichzeitig zu einer Verlängerung dieses Darmabschnittes führen, die für die nun stattfindende Einscheidung von größter Bedeutung sei. Allen Versuchen zur Erzeugung künstlicher Invagination ist es bisher versagt geblieben, bleibende Dauerinvaginationen zu erzeugen. Vielmehr bildet sich im Tierversuch die Einschiebung schon nach kürzester Zeit wieder zurück, wofür neben der Erschlaffung der vorher zusammengezogenen Darmteile und dem Zug des Gekröses auch die Peristaltik der zuführenden Schlingen verantwortlich gemacht werden. Spricht so der Ausfall der Versuche nachdrücklich dafür, daß auch beim Menschen häufiger kleine symptomlos verlaufende und sich rasch lösende Invaginationen vorkommen — Nothnagel hat mit Nachdruck darauf hingewiesen — so zeigen sie doch andererseits, daß zur Bildung einer bleibenden Invagination noch besondere fortwirkende Reize notwendig sind. Das wird bei Geschwülsten, Divertikeln, Fremdkörpern und Parasiten ohne weiteres der Fall sein, während bei Geschwüren, Darmentzündungen und Blutungen an eine Schädigung der Darmmuskulatur gedacht werden kann, durch die das Zusammenwirken von Längs- und Quermuskulatur gestört ist (Dieterichs). Für viele Fälle aber wird man vergeblich nach den Ursachen der Dauerwirkung suchen.

Damit wird es notwendig, überhaupt etwas über bekannte auslösende Ursachen der Invagination beim Menschen zu sagen. Sehr zweckmäßig teilen Braun und Wortmann diese in solche, die im Darminnern gelegen sind, in solche, die in der Darmwand liegen und in äußere Einflüsse. Zu der ersten Gruppe gehören in erster Linie alle auf Grund fehlerhafter Ernährung oder ungeeigneter Nahrung vom Darminnern ausgehenden Reize, die eine Störung der Darmtätigkeit im Sinne einer ungeregelten und gesteigerten Peristaltik im Gefolge haben. Die Häufigkeit von Invaginationen im Säuglingsalter hängt zweifellos mit solchen Verhältnissen zusammen, wofür insbesondere auch die hohe Zahl von Invaginationen während der Entwöhnung spricht. Oft sind ausgesprochene Diätfehler (Genuß von Pfefferkuchen, aufgeweichtem Brot, Erbsensuppe), gerade bei Kindern in der Vorgeschichte nachweisbar. Ob, wie Kock und Oerum glauben, eine schlechtere Ausbildung der Antiperistaltik im Dickdarm für das Zustandekommen wirklich von großer Bedeutung ist, muß dahingestellt bleiben, ebenso wie Follikelschwellungen, insbesondere an der Bauhinischen Klappe, nur mit Vorsicht beschuldigt werden sollten. Nach manchen Statistiken könnte es scheinen, als ob Durchfallserkrankungen häufig zu Invagination führten. Im Zusammenhang damit könnte die wiederholt behauptete Häufigkeit von Einscheidungen während der Sommermonate gebracht werden (Fromm). Auch nach der Zufuhr reichlicher Abführmittel sind Invaginationen beobachtet worden. Größere Bedeutung haben aber zweifellos im Darminnern, insbesondere im Invaginat, aufgefundene Fremdkörper für das Zustandekommen der Einscheidungen. Werden doch durch sie gelegentlich spastische Kontraktionen des Darmes hervorgerufen, die schon für sich allein zum Darmverschluß führen können. Braun und Wortmann geben eine ausführliche Zusammenstellung der bei der Invagination aufgefundenen fremden Inhaltsmassen. Außer Obstkernen spielen dabei Parasiten, in erster Linie Askariden, eine große Rolle. Auch Trichozephalen und Oxyuren können von Bedeutung sein (Anschütz). Zu den in der Darmwand gelegenen Ursachen gehören die mannigfachen Formen der Darmentzündungen, besonders Geschwüre und die Geschwülste. So sind dysenterische, typhöse und tuberkulöse Geschwüre wiederholt als auslösende Momente beschuldigt worden (Wilms, Kasemeyer, Moreton). Auch Darmwandblutungen, vor allem umschriebene Blutungen bei sog. Purpura abdominalis Henoch, im Verlauf der Purpura rheumatica, Sepsis oder Erythema nodosum (TREPLIN) können bedeutungsvoll werden. Nach WILMS wird durch die blutige Infiltration die befallene Darmstelle in ein starres bewegungsloses Rohr verwandelt, das rein mechanisch wie ein Fremdkörper in den schlaffen, unterhalb gelegenen Darm hineingetrieben wird. Weit häufiger als solche Vorkommnisse sind aber Geschwülste der Darmwand, die gewöhnlich an der Spitze des Invaginats sich finden und damit ihren unmittelbaren Einfluß auf die Entstehung der Einscheidung beweisen. NOTHNAGEL nimmt an, daß kleine die Darmpassage nicht hemmende Gewächse durch ihren fortwährenden Reiz eine krampfhafte Zusammenziehung im Bereiche der befallenen Darmabschnitte hervorrufen und damit die wichtigsten Bedingungen im Sinne des Experimentes abgeben. Größere gestielte Tumoren und breitbasig aufsitzende Geschwülste, die für den Inhalt ein mehr oder minder großes Hindernis bieten, werden von der Peristaltik wie ein Fremdkörper erfaßt und nach abwärts getrieben. Dabei rufen sie durch den Druck, den sie an ihrer Ansatzstelle ausüben, zuerst eine seitliche, später eine völlige Invagination hervor (BRAUN und WORTMANN). Breitbasig aufsitzende Krebse und Sarkome, die gleichfalls nicht selten an der Spitze einer Dickdarmeinscheidung gefunden werden, spielen wohl nur eine rein passive Rolle. Man nimmt an, daß das geschwulstmäßig durchsetzte starre und bewegungslose Darmstück durch die peristaltischen Kräfte der zuführenden Darmschlinge rein mechanisch „wie ein Maschinenkolben" in den erschlafften abführenden Darm eingezogen wird (KASEMEYER). Der gleiche Mechanismus gilt auch für die Invagination ringförmiger entzündlicher Infiltrate oder Strikturen. So sind Invaginationen auf dem Boden tuberkulöser Narben wiederholt beschrieben worden (u. a. KASEMEYER, EISELSBERG). Über die Art und den histologischen Charakter, der die Invagination gelegentlich auslösenden Gewächse braucht nicht viel gesagt zu werden. Letzten Endes kann jede selbständige Geschwulst oder entzündliche Neubildung zur Invagination führen. Im ganzen spielen aber die gestieltsitzenden, das sind meist gutartige Neubildungen, eine größere Rolle als breitbasig aufsitzende oder infiltrierend wachsende. Reine Stützsubstanzgeschwülste, Myome, Fibrome, Lipome und fibroepitheliale Geschwülste, Schleimhautpolypen, Papillome und Adenome finden sich vorwiegend bei Dünndarminvaginationen, während Krebse — die ja so gut wie ausschließlich im Dickdarm vorkommen — zu Dickdarminvagination Veranlassung geben.

Einer Zusammenstellung von KASEMEYER entnehme ich über die Häufigkeit der Geschwülste bei Einscheidungen folgende Angaben über 214 Invaginationen mit Gewächsen, Karzinome fanden sich 52mal, Sarkome 26mal, bösartige Geschwülste ohne nähere Bezeichnung 7mal. Unter den gutartigen Geschwülsten waren 60 Polypen, 13 Adenome, 4 Papillome, 20 Lipome, 9 Myome, 6 Fibrome, 2 Myxofibrome, 1 Angiom, 1 Zyste und 7 Gewächse ohne nähere Bezeichnung. Auch im Kindesalter sind schon wiederholt gutartig gestielt sitzende Gewächse, aber auch Sarkome an der Spitze des Invaginats gefunden worden.

Besondere Beachtung beanspruchen in diesem Zusammenhang noch diejenigen Fälle von Invagination, bei denen das MECKELsche Divertikel oder der umgestülpte Wurmfortsatz in die Invaginationsgeschwulst einbezogen sind. Nach der kaum übersehbaren kasuistischen Literatur hierüber zu schließen, sind beide Ereignisse nicht selten (Lit. KASEMEYER, WELLINGTON, KASPAR, HÖPFNER, CARLSON, WORTMANN). Sie sind unter einem gemeinsamen Gesichtspunkte zu betrachten, bei dem die Frage nach der Bedeutung des Darmanhanges für das Zustandekommen bei der Einschaltung im Vordergrunde steht. Wird doch bemerkenswerterweise das Divertikel selbst ebenso wie der Wurmfortsatz gewöhnlich gleichfalls umgestülpt gefunden. Dabei ist es noch unentschieden, ob die Invagination dieser Teile der des eigentlichen Darmrohres vorausgeht oder durch sie bedingt ist. Wichtig erscheint nur die Feststellung, daß auch selbständige Invaginationen des Meckelschen Divertikels vorkommen, die sogar für sich allein einen Darmverschluß hervorrufen können. Welche Kräfte bei der isolierten Umstülpung des Divertikels wirksam sind, ist bisher noch nicht sichergestellt. Nach Quervain käme ein Ansaugen des Divertikels durch den rasch vorüberschießenden Darminhalt und den dabei entstehenden negativen Druck in Frage. Dafür sprechen vor allem solche Beobachtungen, wo die Schleimhaut des Divertikels von der Muskulatur losgelöst war (Hohlbeck). Nach Küttner erfolgt die Einstülpung durch eigene Peristaltik des Divertikels zunächst an dessen Basis, um nachher teils durch eigene Peristaltik, teils durch die des Darmes zu einer vollständigen zu werden. Wiederholt sind auch Geschwülste im umgestülpten Divertikel gefunden worden, so Lipome (Stubenrauch, Busch), akzessorisches Pankreasgewebe (Brunner, Busch, Herzeler), Zylindrome (Kaspar) und Fibroadenome (Kock). Aber nur selten bleibt es bei der isolierten Umstülpung des Divertikels, meist schließt sich eine Invagination des benachbarten Ileums an, wobei dann das umgestülpte Divertikel eine gleiche Rolle wie gestielte Geschwülste spielen dürfte. Es gibt aber auch einige Beobachtungen, bei denen ein vorhandenes Divertikel nicht mit eingestülpt war. Und gerade solche Fälle führten zu der Ansicht, daß ganz allgemein der Umstülpung des Divertikels die des Darmes vorausginge. Dieselben Fragen sind es auch, die bei den häufigen Invaginationen des Wurmfortsatzes immer wieder erörtert werden. Wilms ist mit Nachdruck dafür eingetreten, daß zuerst eine Einscheidung des Coecums stattfindet, und erst später bei zunehmender Spannung und Stauung im Invaginat die weite Anfangslichtung und weiterhin der ganze Wurm, dem er eine Eigenbewegung abspricht, handschuhfingerartig umgestülpt werde. Dabei mag der Peristaltik der Scheide oder gar der des mittleren Zylinders noch eine unterstützende Rolle zukommen. Aber in der 55 Fälle umfassenden Zusammenstellung von Szenes sind auch einwandfreie Beobachtungen einer alleinigen Umstülpung des Wurmfortsatzes verzeichnet, und auch sonst sind Invaginationen des Wurmes allein ohne Beteiligung der Cökalwand und Eigenbewegungen des Appendix bei Operationen und im Röntgenbilde festgestellt worden (Braun, Wortmann). Wenn vielfach nur die basalen Teile von der Invagination befallen sind, so hängt das wohl mit der Enge der Lichtung im Bereich der Spitze zusammen. Der breitbasige trichterförmige Ansatz des Wurmes am Coecum, wie er bei Kindern häufig ist, begünstigt zweifellos das Zustandekommen der Umstülpung. Die Mehrzahl aller Invaginationen der Appendix findet sich bemerkenswerterweise gerade bei Kindern zwischen $2^1/_2$—7 Jahren. Daß beim Bestehen von Narben und Strikturen die Umstülpung nur bis zur Stelle der narbigen Veränderung reicht, braucht nicht weiter betont zu werden. Ganz ungewöhnlich ist ein Fall von „jejunogastrischer" Invagination durch die sehr breite Gastroenterostomiestelle, den wir kürzlich in Köln gesehen haben (Abb. 60).

Unter den äußeren Einflüssen, welche Invagination auslösen können, sind psychische und körperliche Traumen zu nennen. Von Kock und Oerum sind einige Beobachtungen verzeichnet, wo psychische Erregungen von Invaginationen gefolgt waren. Man denkt dabei in erster Linie an zentral bedingte Störungen, vor allem an Steigerungen der Peristaltik. Größer ist die Rolle körperlicher Traumen, insbesondere von Bauchfellverletzungen jeder Art. Dem Geburtsvorgang, den Druckschwankungen bei starken Hustenanfällen, Erschütterungen des ganzen Körpers kann eine auslösende Bedeutung gelegentlich zukommen. Hat man früher solche Beobachtungen als Stütze der paralytischen Invaginationstheorie aufgefaßt, so ist man heute mehr und mehr geneigt, sie im Sinne der spastischen Theorie zu erklären, als nachgewiesenermaßen (Rehn, Trendelenburg, Braun), nach derartigen Gewalteinwirkungen oft sogar ausgedehnte Zusammenziehungen der betroffenen Darmteile vorkommen. Auch postoperative Invaginationen müssen hierher gerechnet werden. Die Häufigkeit der Invagination bei Knaben versuchen KOCK und OERUN damit zu erklären, daß bei Reizungen des Samenstranges (Quetschungen, Hydrozele, Leistenbruch, Kryptorchismus, verzögerter Deszensus, Phimose) eine Steigerung der Peristaltik eintreten kann.

Eng verwandt mit den eigentlichen Invaginationen sind **Ausstülpungen** von Darmteilen (**Evagination**, Vorfälle, Prolapse), durch natürliche oder künstlich angelegte Darmöffnungen (Anus, Anus sacralis, 1- oder 2-schenkliger Cökal- oder Inguinalafter, Nabeldottergangsfisteln). Der typische Mastdarmprolaps darf nicht verwechselt werden mit dem Vorfall bzw. dem Durchtritt einer Invagination durch den Anus. Es gibt aber tiefsitzende Rektalinvaginationen, die einen ununterbrochenen Übergang zum gewöhnlichen Mastdarmvorfall bilden.

Bei jenen liegt die Umschlagstelle des vorgefallenen Darmes mehrere Zentimeter vom Anus entfernt. Man kann sie nach KAUFMANN und WORTMANN dadurch unterscheiden, daß der tastende Finger außen am Prolaps vorbei durch den After ins Rektum eingeführt werden kann, während beim echten Rektumsprolaps die Umschlagstelle am Übergang der Anal- in die Rektumschleimhaut dicht oberhalb des Schließmuskels liegt, und infolgedessen am Vorfall entlang ein Eindringen in den Mastdarm nicht möglich ist. Es fehlt hier also eine eigentliche Scheide. Das ausgetretene Darmstück besteht aus

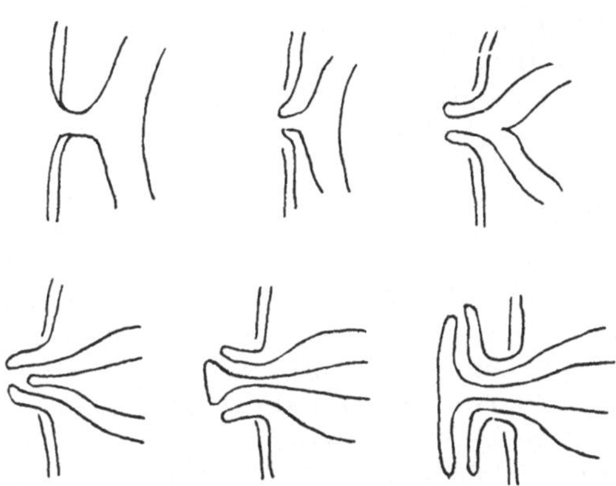

Abb. 61. Offenes MECKELsches Divertikel und Darmvorfall (nach BARTH).

2 Zylindern, deren Serosaseite einander zugekehrt ist. Für das Zustandekommen des Rektumprolapses spielt eine Erschlaffung des Sphinkters bei katarrhalischen Infektionen auch eine Lockerung des periproktalen Bindegewebes bei alten Leuten als disponierender Faktor eine Rolle (BERESNEGOWSKY, Lit.). Als auslösende Momente kommen gewöhnlich Drucksteigerungen im Abdominalraum, vor allem die Bauchpresse oder Hernien des Douglasschen Raumes (LUDLOFF) in Frage. Ganz selten sind Mastdarmpolypen verantwortlich zu machen. Eine besondere Form stellt die alleinige Ausstülpung der Rektalschleimhaut und ihrer Submukosa dar, die im Gegensatz zum Vorfall auch der Muskulatur (Prolapsus recti totius) als Prolapsus mucosae recti oder **Analprolaps** bezeichnet wird. Häufig sind solche Schleimhautprolapse bei Hämorrhoiden. Daß Schnürungen durch den Analring und damit zusammenhängende Kreislaufsstörungen eine Schwellung, Geschwürsbildung, mehr oder minder ausgedehnte Nekrosen im Gefolge haben, liegt auf der Hand. Ganz ähnlich wie bei Invaginationen oder beim Naturafter gestalten sich die Verhältnisse beim einfachen einschenkligen Kunstafter. Die Bedeutung für das Austreten von Darm sind hier um so günstiger, je geringer der Widerstand in der Öffnung, je größer die Beweglichkeit des Darmes ist und je stärker der Bauchinnendruck an ihr zur Wirkung kommt (BRAUN). Dagegen bedürfen die Verhältnisse am doppelläufigen Kunstafter und an Kotfisteln einer besonderen Besprechung, zumal es sich hier um sehr eigenartige, dem pathologischen Anatomen wenig geläufige Verhältnisse handelt, die zudem zu den gleichfalls wenig bekannten Evaginationen des offenen MECKELschen

Divertikels enge Beziehungen zeigen. Ihre eigene Note erhalten solche Evaginationen durch die Bildung einer spornartigen Vorfalles der der Öffnung gegenüberliegenden Wand, der bei zunehmender Größe die Gestalt eines kugeligen oder kolbigen Klumpens annimmt und gewöhnlich mit dem Namen „Hammerdarm" (König) bezeichnet wird, vor allem dann, wenn er an einem Stiel aus der Fistelöffnung herausragt. Das Wesen des Prozesses ist in einem zweischenkligen Vorfall zu erblicken, bei dem zuführender Darmteil und abführender getrennt vor die Fistelöffnung münden. Dadurch entleert sich naturgemäß der ganze Darminhalt nach außen, falls es nicht zu Abklemmungen des vorgefallenen Darmteiles am Fistelring mit Infarzierung und Brand kommt. Die vorgefallene abführende Darmschlinge kann gelegentlich den zuführenden Schenkel zusammendrücken und damit einen vollständigen Darmverschluß hervorrufen (Martens). Von Pels-Leusden, M. Schmitt und neuerdings Neuhöfer, der drei im Kölner Institut untersuchte Fälle beschreibt, liegen ausführliche Beschreibungen dieses beachtenswerten Krankheitsbildes beim Kunstafter und spontanen Kotfisteln vor, die indessen zum Mechanismus und Verständnis der Veränderungen nichts bringen, was durch die Untersuchungen Barths über die Vorgänge bei der Evagination des Meckelschen Divertikels nicht schon klargestellt gewesen wäre. Diese sog. Nabeldottergangsfisteln sind wenig bekannt. Sie finden sich dann, wenn bei einer Störung der normalen Rückbildung des Dotterganges das Divertikel am Nabel, der Austrittsstelle des Dotterganges festsitzt und durch den Prozeß der Abnabelung, seltener durch andere Ereignisse (Entzündungen) eröffnet wird. Solche Darmfisteln treten meist schon beim Nabelschnurabfall in Erscheinung. (Schon beim Vorhängen der Nabelschnur kann von dem Divertikel ein Stück nach außen umgestülpt sein, so daß nach Abfall der Nabelschnur ein von Schleimhaut bedeckter Wulst vorliegt.) Oder sie eröffnen sich erst Tage oder gar Wochen nach vollendeter Abnabelung durch Durchbrechung der feinen Verschlußmembran beim Schreien, Husten oder Pressen oder durch entzündliche Vorgänge. Von breit offenen Divertikeln bis zu feinen schleimsezernierenden Fisteln gibt es alle Übergänge. Nur die ersteren kommen für die Evagination in Frage. Nach Barth erfolgt diese in folgender Weise: Der offene Divertikelkanal schiebt sich zunächst so weit nach außen, daß eine Vorwölbung sichtbar wird. Stülpt er sich weiter um, so bildet die gegenüberliegende Darmwand einen divertikelwärts sich vorwölbenden Sporn, ohne zunächst das Lumen zu verschließen. Bei vollständiger Umstülpung des Divertikels tritt der Sporn in dieses ein und verlegt damit die Darmlichtung. Unter dem Einfluß des abdominellen Druckes wird der Sporn mit dem nachdrängenden Darme durchgepreßt, so daß zu- und abführender Darmteil nach außen münden. Der Vorfall kann sich dann auf Kosten eines der beiden Rohre vergrößern, gewöhnlich aber stülpen sich beide Rohre hervor, deren Mündungen infolge der Mesenterialverhältnisse sich in entgegengesetzter Richtung immer weiter voneinander entfernen. Vor dem Nabel liegt dann ein schwerer blauroter, zweihörniger, mit Schleimhaut überkleideter Wulst, der mit einem Stiele am Nabel hängt. Beim Vorfall aus dem doppelläufigen künstlichen After und bei spontanen Kotfisteln tuberkulöser Natur oder anderen Ursprungs spielt sich der Vorgang ganz gleichsinnig ab, nur mit dem Unterschied, daß hier ein dem Divertikel entsprechendes Ansatzstück fehlt und demzufolge der Stiel des Prolapses kürzer ist. Fälle von Ledderhose und Sabbotic sprechen nach Wilms übrigens dafür, daß auch bei Nabelfisteln zuerst der Darm und das Divertikel invaginiert werden und erst später das Divertikel selbst nach außen umgestülpt wird. In einer Beobachtung von Holt war nur die obere Wand des Divertikels mit der Wand des zuführenden oberen Darmstückes nach außen gekehrt.

Von den echten Divertikelfisteln des Nabels sind andere Nabeldarmfisteln zu unterscheiden, die beim Bestehen eines Nabelbruches, beim Abbinden der Nabelschnur oder von selbst sogar im späteren Alter sich entwickeln oder im Anschluß an Fremdkörperverletzungen, tuberkulöse Peritonitis usw. entstehen und gelegentlich gleichfalls evaginiert werden können (Plappert). Eine Wurmfortsatznabelfistel (Lettau) dagegen wird kaum zur Evagination führen. Doch sind Umstülpungen von Divertikelresten am Nabel bekannt geworden, die keine Verbindung mit dem übrigen Darm besaßen (König, Küster, Wilms). Man spricht hier von Divertikelvorfall des Nabels oder besser wohl von Vorfällen eines Dottergangrestes.

E. Gekröse-Achsendrehungen.

a) Volvulus des Dünndarmes.

Unter der Bezeichnung Volvulus hat man früher und bis in die neueste Zeit vielfach jedwede Form von Darmverschluß verstanden, sofern sie mit einer abnormen Lagerung von Darmschlingen einhergeht. Insbesondere hat man auch die Drehungen um die Längs- und Querachse hierher gerechnet (Wringverschluß, Torsionen), ebenso die Verknotungen und Verschlingungen zweier Darmabschnitte untereinander. In der modernen chirurgischen Literatur macht sich jedoch deutlich das Bestreben bemerkbar, nurmehr die Drehungen des Darmes um seine Mesenterialachse als Volvulus zu bezeichnen.

Drehungen des Darmes um die Gekröseachse kommen sowohl im Bereich ganzer Darmabschnitte als auch einzelner Darmschlingen vor, sofern nur die Mesenterialverhältnisse eine gewisse Bewegungsfreiheit gestatten. Mitunter zieht sogar eine Achsendrehung gleichzeitig Dünn- und Dickdarm in Mitleidenschaft, wogegen unabhängig voneinander Drehungen an räumlich getrennt liegenden Teilen des Dünn- und Dickdarmes keine Rolle spielen.

Für die Besprechung des Mechanismus und die pathologische Anatomie der Achsendrehungen ist es zweckmäßig, nach dem Vorbild von Wilms den Dünndarmvolvulus, den des Sigmoids und des Coecums als die häufigsten Formen und gewissermaßen als Typen gesondert zu besprechen, wenn auch bei jedem dieser drei Sonderfälle eine Reihe veranlagender und auslösender Koeffizienten in gleicher Weise zur Wirkung gelangen. Unerläßlich für das Zustandekommen eines Volvulus ist die Möglichkeit einer leichten Verschiebbarkeit und Drehbarkeit eines Darmabschnittes. Daher ist es verständlich, wenn allgemein betont wird, daß ein fettreiches Gekröse, geblähte und gefüllte Darmschlingen eine Achsendrehung erschweren, während Schmalheit, Fettarmut und Länge des Gekröses (nach Leichtenstern vor allem im Alter), Leere und tiefe Lage des Darmes, Herabhängen von Darmschlingen in das Becken ihr Auftreten begünstigen (Braun-Wortmann, Wilms). Das wichtigste disponierende Moment, das sowohl für den Dünndarm-, wie den Dickdarmvolvulus eine überragende Rolle spielt, bildet eine ungewöhnlich kurze Verbindungslinie der Fußpunkte zweier Darmschenkel, durch die eine unverhältnismäßige Länge des zugehörigen Gekröses im Vergleich zu seiner Breite, insbesondere an den basalen Abschnitten geschaffen wird. Die Bedingungen für das Zustandekommen eines derartigen schmalen Mesenterialstieles sind sehr verschieden. Zum Teil sind sie bereits in der Entwicklung der Mesenterialverhältnisse gelegen. So kommt ganz zweifellos für den Dünndarmvolvulus einer abnorm langen Fixierung des untersten Ileumschenkels an die hintere Bauchwand eine große Bedeutung zu (Eckehorn, Leichtenstern). Dadurch wird die Breite der Gekrösewurzel oft beträchtlich verringert, so daß der übrig bleibende Gekröseansatz gelegentlich ein ganz kurzer Strang sein kann, an dem der ganze Dünndarm mit seinem langen Gekröse hängt. Eine beträchtliche Verschmälerung des Mesenterialstieles kann in ganz ähnlicher Weise auch dann eintreten, wenn die normale Wanderung des Dickdarms nach rechts unvollkommen stattfindet. Dann bleibt ein Zustand bestehen, wie er vorübergehend in der embryonalen Entwicklung vorkommt, bevor die mit schmalem Stiel an der Rückseite des Bauches sich ansetzende Darmschleife durch Überwanderung des Coecums und Colon ascendens nach der rechten Seite eine breitere Anhaftung erfährt. Bleibt diese Überwanderung aus, so daß Coecum, Colon ascendens und zum Teil auch das Colon transversum nach der linken Seite zu verlagert sind, so bleibt das Gekröse aus einem dünnen, fast nur aus Gefäßen bestehenden Stiel, zeitlebens bestehen. Fälle von Volvulus des Dünndarms bei so entstandenem schmalen Mesenterialstiel sind wiederholt beschrieben worden (Lit. Wilms). Sie kommen zwar hauptsächlich im frühen Kindesalter vor, verursachen oft sogar schon, wie wir selbst in zwei Fällen sehen, im Anschluß an die Geburt Darmstörungen, sind aber auch bei älteren Personen, so von Eppinger bei einer 77jährigen Frau beobachtet worden. Nicht unähnlich sind die Verhältnisse bei denjenigen Volvulusfällen, die beim Bestehen eines Mesenterium commune zustande kommen. Hier verläuft ja der Mesenterialansatz nicht, wie normalerweise, in einer schrägen Linie in Höhe des 2. Lendenwirbels bis zum Blinddarm, sondern endet bereits bevor dieser erreicht ist. Dadurch entstehen Verkürzungen der Gekrösewurzel um 2—3 cm. Wilms ist übrigens nicht geneigt, so geringfügigen Verkürzungen, wie Küttner es tut, eine große Bedeutung für das Zustandekommen des Dünndarmvolvulus zuzuerkennen. An der Wichtigkeit eines gemeinsamen Gekröses für die Entstehung des Ileocökalvolvulus kann aber, wie noch erörtert werden wird, gar kein Zweifel bestehen. Derartigen durch Entwicklungsstörungen bedingten Gekröseanomalien stehen im Laufe des Lebens erworbene, meist durch entzündliche Veränderungen bedingte Verkürzungen der Mesenterialwurzel gegenüber. Es ist interessant (auch Braun und Wortmann weisen darauf hin), daß derartig erworbene Verkürzungen und Verschmälerungen an der Basis des Mesenteriums in Rußland und Polen, wo ja der Volvulus im Vergleich zu den übrigen europäischen Ländern viel häufiger ist, angeborene Verkleinerungen des Gekrösestiels um ein Vielfaches übertreffen. Philipowicz (2) spricht sogar von einer gesetzmäßigen Narbenbildung des Mesenteriums, die er am häufigsten im Bereich der untersten Ileumschlinge fand. Ob aber die auch von Braun und Wortmann übernommene Vorstellung richtig ist, daß solche Veränderungen auf eine Mesenteriitis bzw. Mesenterialperitonitis zurückzuführen sind, die als Folgen chronischer Ernährungsfehler (langes Fasten, unrationelle Ernährung) und dadurch bedingte Reizzustände und Entzündungsvorgänge der Darmschleimhaut eintreten, wird man doch wohl ernstlich bezweifeln müssen, wenn man sich der Seltenheit der Mitbeteiligung des Gekröses bei entzündlichen Erkrankungen der Darmwand, sofern es sich nicht um phlegmonöse handelt, bewußt ist. Vielmehr liegt es, wie es noch für den Volvulus des Sigmoids zu besprechen sein wird, viel näher, solche Mesenterialnarben mit voraufgegangenen von selbst zur Lösung gelangten Darmverdrehungen in Beziehung zu bringen (s. S. 210). Daß, wie Goebel annahm, die im Mesenterium vorkommenden Narben gewöhnlich nicht das Endergebnis einer in der Kindheit abgelaufenen Bauchfellentzündung sind, hat bereits Lucksch klargestellt. Meist betreffen übrigens solche Narben nicht die ganze Gekrösewurzel, sondern nur das Mesenterium der untersten Dünndarmschlinge, deren hinteres Blatt gewöhnlich stärker geschrumpft ist, als das vordere.

Gerade auch hier möchte ich für die Schwielenbildung vorausgegangene, sicherlich im Bereich der untersten Ileumschlinge besonders häufige Achsendrehungen mit ihren Folgen, Blutungen und Nekrosen in höherem Grade verantwortlich machen, als die erwähnten Entzündungsvorgänge. Ob der chronischen Perityphlitis nach Appendizitis eine größere Bedeutung zukommt, ist unsicher. Daß im Anschluß an eine Peritonitis Schrumpfungen des Mesenteriums vorkommen und gelegentlich zum Volvulus Veranlassung geben können, kann und soll nicht geleugnet werden. Aber meistens handelt es sich hierbei um die Absetzung kleiner Darmabschnitte von den übrigen Dünndarmmassen, so daß es nicht zur Achsendrehung des gesamten Dünndarms, als vielmehr zum Volvulus einzelner Schlingen kommt. Gerade bei der Drehung einzelner Dünndarmschlingen sind Fixierungen der Schlingenfußpunkte mit Verkürzung des dazwischen gelegenen Mesenterialabschnittes in der Regel leicht nachzuweisen. Hierher rechne ich nicht nur fest verbakkene Darmkonvolute bei der Peritonealtuberkulose oder bei Karzinose, sondern auch die Fixierung einer einzelnen Darmschlinge durch Bauchfellverwachsungen verschiedensten Ursprungs. Besonders zu erwähnen sind Schrumpfungsvorgänge und Narbenbildungen am Fußpunkt des

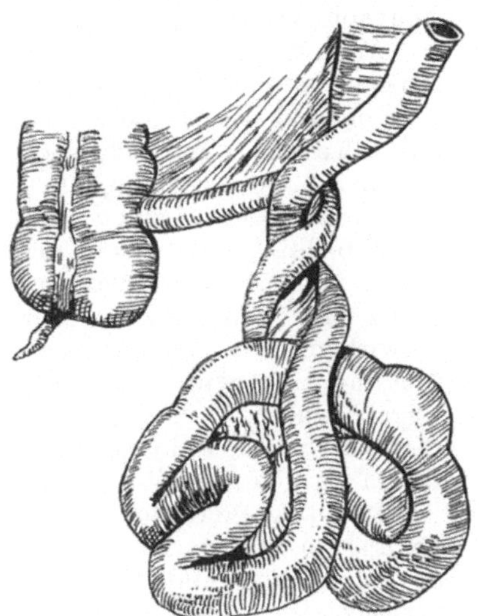

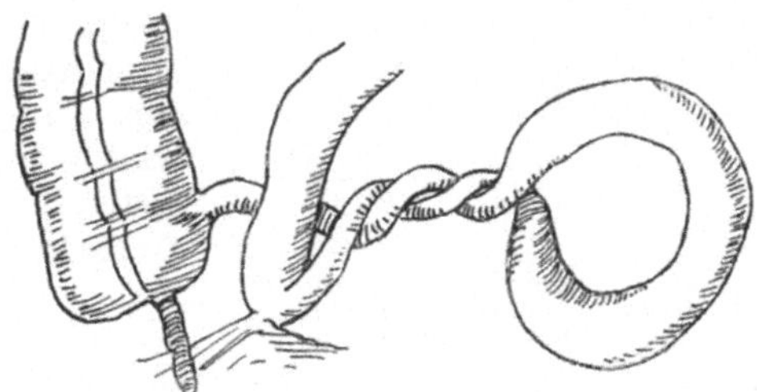

Abb. 62. Volvulus des untersten Ileums um 270° (BRAUN-WORTMANN).

Abb. 63. Dünndarmvolvulus von 360° bei Fixation der zuführenden Schlinge (nach GOEBELL).

Gekröses eingeklemmter Bruchschlingen. Volvulusfälle auf diesem Boden kommen einmal vor, wenn die Darmschlingen noch im Bruchsack liegen, aber auch nach Reposition von Brüchen und nach Herniotomien (EPPINGER, SCHMIDT, HOLST, EISELSBERG). In ganz ähnlicher Weise kommen durch Zusammenraffung des Mesenteriums und dadurch bedingte Annäherung der Fußpunkte auch Achsendrehungen einzelner Darmschlingen in Ringen und Löchern zustande. Auch dann, wenn durch den Schnürring allein kein Darmverschluß erfolgt. Die hier in Betracht kommenden Ringe und Mesenteriallücken sind dieselben wie die bei den inneren Einklemmungen namhaft gemachten. Hier schließen sich die Fälle an, wo eine Darmschlinge an der Darmwand selbst durch Verwachsungen, Stränge oder Divertikel an der Bauchwand oder anderen Organen fixiert ist. Vor allem bei angespanntem Mesenterium erfolgt die Achsendrehung dann sehr leicht, um die Fixationsstelle als Drehpunkt. Die Fixierungen eines Darmteils in einem Bruchring, die Darmverklebungen nach Operationen und Entzündungen, können in ähnlicher Weise zum Volvulus führen. Anders zu bewerten ist die Rolle von Divertikeln, Zysten oder Geschwülsten der Darmwand, die ähnlich, wie bei der Stieldrehung einer Ovarialzyste rein passiv einen Volvulus bedingen.

Es gibt also eine ganze Reihe von angeborenen und erworbenen Veränderungen an den Mesenterialverhältnissen des gesamten Dünndarms oder einzelner Schlingen, die ähnlich wie bei der Flexura sigmoidea ein Mißverhältnis zwischen Gekröselänge und Gekrösestiel schaffen. Für das Zustandekommen einer Achsendrehung wird dann der nämliche Mechanismus wirksam, der den Flexurvolvulus bewirkt; aber Wilms hat mit Nachdruck darauf hingewiesen: eine solche Stieldrehung am Mesenterium kann fehlen, das Mesenterium kann normale Form und Breite besitzen und doch sind sogar häufig Achsendrehungen der Dünndarmschlingen beobachtet worden.

Geringgradige Achsendrehungen des Darmes oder einzelner besonders gestielter Schlingen kommen unter dem Einfluß des Füllungszustandes, bei Lageveränderungen, Nachlassen und Steigerung der Peristaltik, durch den Druck benachbarter Organe usw. öfters vor, ohne klinische und pathologische Erscheinungen zu machen (Wilms). Auch Wilms, v. Kerlecz und Braun, Wortmann betonen fast übereinstimmend, daß die Füllung und Dehnung bereits gedrehter Darmabschnitte das wichtigste auslösende Moment für die Umwandlung einer bis dahin latenten Achsendrehung in einen Volvulus abgibt. Vielfach bedingt aber schon die erste Achsendrehung den vollständigen Darmverschluß. Meist müssen eine ganze Reihe von Faktoren zusammenwirken, um eine einfache Mesenterialachsendrehung zu einem vollständigen Volvulus zu steigern und zu fixieren. Peristaltik und Tonus der Darmwand, Füllung durch feste, flüssige und gasförmige Inhaltsmassen, Aufblähung und Auftrieb gasgefüllter Teile, Schwere und Senkung gefüllter Schlingen, Kreislaufstörungen bei Zerrung und Dehnung des Mesenteriums, Druckwirkungen seitens benachbarter Organe tragen zur Ausbildung einer vollendeten Achsendrehung in wechselndem Maße und wechselnder Reihenfolge wesentlich bei. Bei geringer Anspannung im Bereich der Kreuzungsstelle von Darm und Mesenterium ist ein Nachrücken von Darm, eine Einbeziehung benachbarter Darmschlingen in die Achsendrehung durchaus möglich, und Wilms hat sogar die Überwindung stärkerer durch die Zugwirkung des sich spannenden, gashaltigen oder überfüllten schweren Darmes bedingter Widerstände an der Kreuzungsstelle durch den Nachweis mehrerer deutlich markierter Schnürfurchen wahrscheinlich gemacht. Während Wilms einem aktiven Einfluß der Peristaltik bei der Umwandlung einer partiellen Achsendrehung in einen vollständigen Volvulus die bedeutsamste Rolle zuschreibt — der gedrehte Darmteil gerät in einen Zustand gesteigerter Peristaltik und zieht dadurch am abführenden Ende des gedrehten Darmteils, wo sich der Fortbewegung des Darminhaltes Widerstände entgegensetzen, die folgenden Darmschlingen bis hart an das Coecum in den Bereich der Achsendrehung herein — wäre nach Braun-Wortmann die Zugkraft des gedehnten und gefüllten Darmes viel wesentlicher. Sehr bedeutungsvoll ist auf jeden Fall die Zugkraft des gefüllten Darmes für das Zustandekommen von Achsendrehungen fixierter Darmschlingen. Schon bei verhältnismäßig geringfügigen Drehungen kommt es hierbei frühzeitig zu starker Abplattung der Schenkel und Zusammenpressung der Gefäße. Durch Abknickungen und Drehungen um die Längsachse (Torsionen) sind vielfache Komplikationen

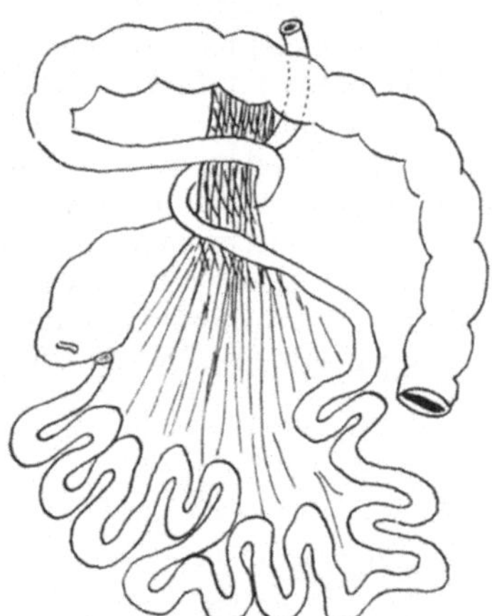

Abb. 64. Dünndarmvolvulus von 360°
bei langem, schmalem Gekrösestiel
und Colon liberum.

der Mesenterialachsendrehung möglich. Insbesondere beim Volvulus von Bruchschlingen sind Achsendrehungen mit Einklemmungen und Abschnürungen vergesellschaftet und in vielen Fällen bei Einklemmungen in weiten Lücken und unter langen Strängen ist die Einklemmung nur durch sekundäre Achsendrehungen der Darmschlingen verständlich.

Einen rein passiven Vorgang stellt die Achsendrehung von Darmschlingen bei verwachsenen aber frei beweglichen Ovarialzysten, Divertikeln, Gewächsen usw. dar, wo die Bewegung des Darmes durch das führende meist schwere Anhangsgebilde ausgelöst wird.

Die an den gedrehten Darmschlingen auftretenden Veränderungen sind abhängig vom Grad der Drehung, der Stärke des am Mesenterium ausgeübten Zuges und der Gefäßkompression, von der Größe des gedrehten Darmabschnittes und den Vorgängen im Innern des Darmes. Bei Drehungen von mehr als 270° kommt es meist sofort zu schweren Kreislaufsstörungen mit Blutungen, hämorrhagischer Infarzierung der gedrehten Schlingen, Gangrän der Wand und schließlicher Peritonitis. Meist bilden sich dann auch an der Abschnürungsstelle deutliche Schnürrinnen mit erheblichen Ernährungsstörungen. Bei geringgradigen Drehungen können die Darmveränderungen sehr gering sein, in Hyperämie, Ödem und flächenhaften Blutungen bestehen. Gewöhnlich finden sich beim Dünndarm und Ileocökalvolvulus Drehungen von 180—360°, noch weitergehende bis zu 720° wohl nur bei Mesenterium commune. Je schmäler das Mesenterium, desto stärker sind gewöhnlich die Drehungsgrade. In der Mehrzahl der Fälle erfolgt die spiralige Achsendrehung von rechts nach links unten im Sinne des Uhrzeigers bzw. einer linksgedrehten Schraube.

Die Wegstörung des Darminhaltes kommt bei hochgradiger Achsendrehung durch die bandförmige Abplattung und Zusammenpressung des abführenden Schenkels an der Kreuzungsstelle zustande. Durch die Anspannung der an der hinteren Bauchwand und Blinddarm befestigten untersten Ileumschlinge sind Achsendrehungen des untersten Ileums besonders verhängnisvoll, vor allem wenn die Schlinge dabei gleichzeitig eine Kompression der Mesenterialgefäße auslöst (WILMS). Ein vollständiger mechanischer Verschluß der Darmschenkel an der Kreuzungsstelle ist sonst nur bei sehr starken Drehungen des frei beweglichen Darmes oder bei einer abnormen Befestigung möglich. Oft ist die Kompression so gering, daß man nach Lösung des Volvulus die Kreuzungsstelle nicht mehr mit Sicherheit wieder finden kann. Ein vollständiger mechanischer Verschluß am abführenden Ende ist erst bei Drehungen von 360 und mehr Grad zu erwarten. Schwerwiegender als die Durchgangsstörungen sind daher in der Regel die durch die Gefäßdrosselung im Gekrösestiel bedingten Kreislaufsstörungen.

Drehungen unter 360° sind vielfach eines spontanen Ausgleichs fähig. Außer der Peristaltik wirken dabei der Spannungsausgleich der aufgestauten Inhaltsmassen, Lagewechsel, Änderung der Organbeziehungen zueinander (Entleerung des Magens, der Blase) in wechselvoller Weise mit.

Daß unter dem Einfluß plötzlicher intraabdomineller Drucksteigerungen (Trauma, plötzlicher Stellungswechsel des Körpers, plötzlicher Entleerung der Blase, des Uterus, plötzliche Überfüllung des Magens und Darmes) Achsendrehungen zustande kommen, ist wiederholt beobachtet. Dann kann gelegentlich einmal eine tödliche Achsendrehung als Unfallsfolge anerkannt werden.)

(So in einem kürzlich von DIETRICH in unserem Institut begutachteten und sezierten Falle, wo beim Bestehen eines Mesenterium commune ein Ileocökalvolvulus mit anschließender Peritonitis bestand, der bei einem sehr kräftigen Manne beim plötzlichen Anheben eines entgleisten Förderwagens zustande gekommen war. Begünstigend mag in diesem Falle die gebückte Stellung bei gespreizten Beinen für das Zustandekommen der Achsendrehung gewesen sein.)

b) Volvulus der Flexura sigmoidea.

Weitaus am klarsten in ihrem anatomischen Verhalten und am übersichtlichsten in ihrem Entstehungsmechanismus und den Folgen gestalten sich die Verhältnisse beim Flexurvolvulus. Je größer das Mißverhältnis zwischen Länge der Sigmoidschlinge und der Schmalheit der Gekrösewurzel ist, um so leichter kommt es zur Achsendrehung (Leichtenstern). Maßgebend hierfür sind in erster Linie die normalen Anheftungsverhältnisse des Mesosigmoids und die individuell sehr schwankende Länge der Flexurschlinge. Budberg und Koch unterscheiden sehr zweckmäßig zwischen kurzen Flexuren, die gewöhnlich nur in einem kurzen Bogen ohne Schlängelung ins kleine Becken hinabreichen und die Symphyse unbeträchtlich überragen und langen (60—110 cm, ja 170 cm), die im gefüllten und geblähten Zustande nach oben bis in die Nabelgegend oft noch höher, sogar bis zum Zwerchfell reichen (s. S. 97). Im Verein mit

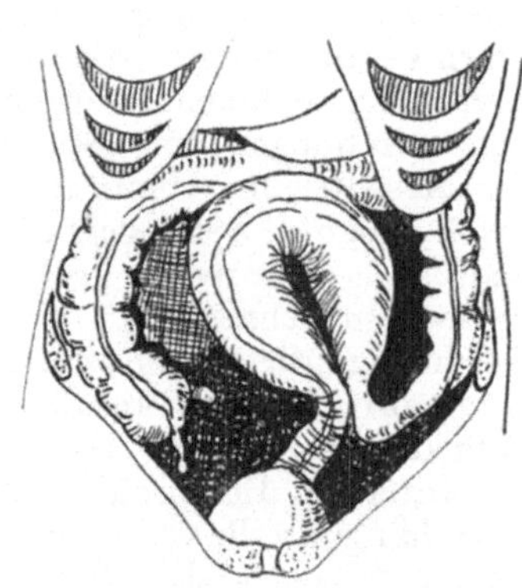

Abb. 65. Stielung der chronisch erweiterten Sigmaschlinge durch Mesenterialschrumpfung an den Fußpunkten (nach Brehm).

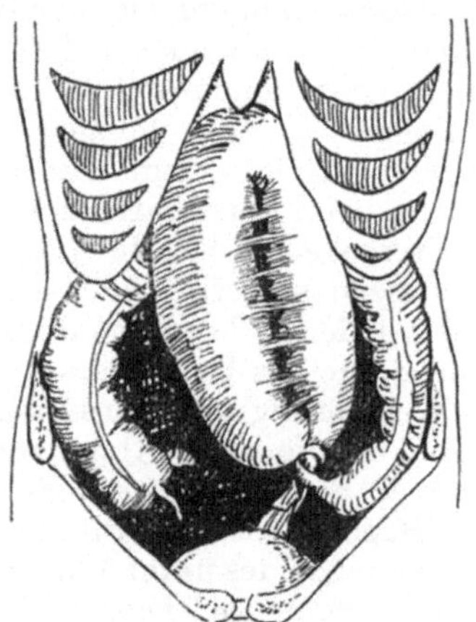

Abb. 66. Volvulus der Sigmaschlinge (nach Brehm).

dem sehr abwechslungsreichen Verlauf der Anheftungslinie — nach den ausführlichen Untersuchungen von Samson kann sie zwischen der oberen Grenze des Darmbeinkammes und dem 3. Lendenwirbel liegen, sich sogar über die Mittellinie nach rechts erstrecken — ergeben sich dadurch sehr mannigfache topographische Bilder. Gewöhnlich spannt sich das Mesosigmoid als zarte, dünne Bauchfellverdopplung jeder peristaltischen Bewegung der beiden Flexurschenkel geschmeidig nachgebend, zwischen den beiden Schenkeln aus, doch finden sich sehr häufig narbige Verdickungen und Schrumpfungen der Gekrösewurzel, die für die ganze Pathologie der Achsendrehung von großer Bedeutung sind und heute im Mittelpunkt der Erörterung stehen. Auf ihr Zustandekommen und ihre Bedeutung ist nachher einzugehen. Von den Bildungsvarietäten begünstigt nach Wortmann vor allem die abnorm kurze Entwicklung der Basis, weiter ihr steiler und spitzwinkliger Verlauf, sowie die nicht seltene Kreuzung der beiden Flexurschenkel an ihr das Zustandekommen des Volvulus. Diese Vorbedingungen sind nach Samsons Untersuchungen bei Kindern viel seltener gegeben als bei Erwachsenen.

Schon unter normalen Verhältnissen richtet sich die Sigmaschlinge bei Füllung und Gasblähung stärker auf und steigt mit ihren Schenkeln unter Anspannung des Gekröses aus dem Becken in den freien Bauchraum auf, um nach Entleerung wieder in ihre Ruhelage zurückzusinken. Dabei kommt es häufig zu physiologischen Achsendrehungen bis zu 180⁰, die, wie ich glaube, einen tiefen Einblick in das Verständnis pathologischer Achsendrehungen insbesondere auch für die dabei so häufigen Mesenterialschrumpfungen abgeben. Es ist ein zweifelloses Verdienst von HINTZE (1, 2), durch experimentelle Untersuchungen gezeigt zu haben, daß die Gasaufblähung des Sigmoids, wie sie bei manchen Individuen — ohne Krankheitserscheinungen zu machen —

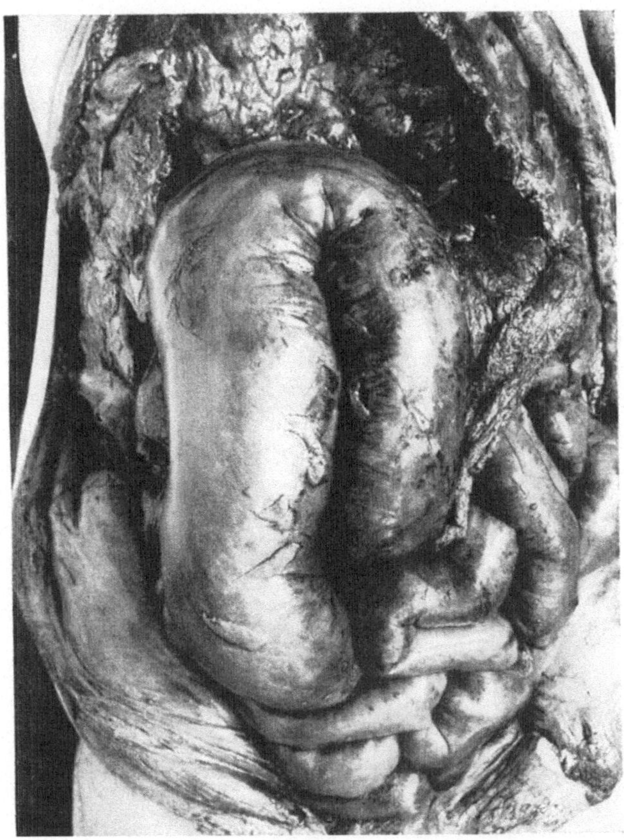

Abb. 67. Volvulus der Sigmaschlinge. Situs bei Eröffnung der Bauchhöhle. 53 jähr. ♂. Peritonitis (Pathol. Inst. Köln).

das ganze Leben hindurch auftreten, zu gesetzmäßigen Drehungen dieses Darmabschnittes führen und daß übermäßige Drehungen dieser Art durch Schnürung eine „schädliche Wirkung" auf das Mesosigmoid ausüben, die sich in der Bildung von charakteristischen Narben, Verwachsungen und Schrumpfungen des Gekröses kundgeben. Ich möchte auch an dieser Stelle mit Nachdruck dafür eintreten, daß die so oft erörterten Narbenbildungen am Stiel des Sigmagekröses, die schon VIRCHOW bekannte Peritonitis chronica mesenterialis, nicht so sehr auf bakterielle, vom Darmlumen ausgehende Infektionen zu beziehen sind, sondern den eben erörterten vorausgegangenen, mehr oder minder physiologischen Achsendrehungen zur Last zu legen sind. Daß solche Narben den Eintritt weiterer Drehungen begünstigen, steht außerhalb jeder Erörterung. Gerade hier besteht einmal der Mechanismus des sonst so berüchtigten Circulus vitiosus voll zurecht. Die Bedeutung solcher Narben für das Zustandekommen des Volvulus durch Schaffung eines langen, schmalen Gekrösestiels ist zwar wiederholt erörtert worden (Curschmann, Leichtenstern, Braun, Wilms, Eiselsberg, Riedel, Brehm, Steinthal u. a.), ohne daß ihre Entstehung ausreichend geklärt wurde. Gewöhnlich werden sie mit Virchow als das Endprodukt einer chronischen Mesenterialperitonitis aufgefaßt. Sie stellen weißliche, sehnenfleckartige, rosettenförmige, manchmal strahlige Narben dar, deren Oberfläche meist aber

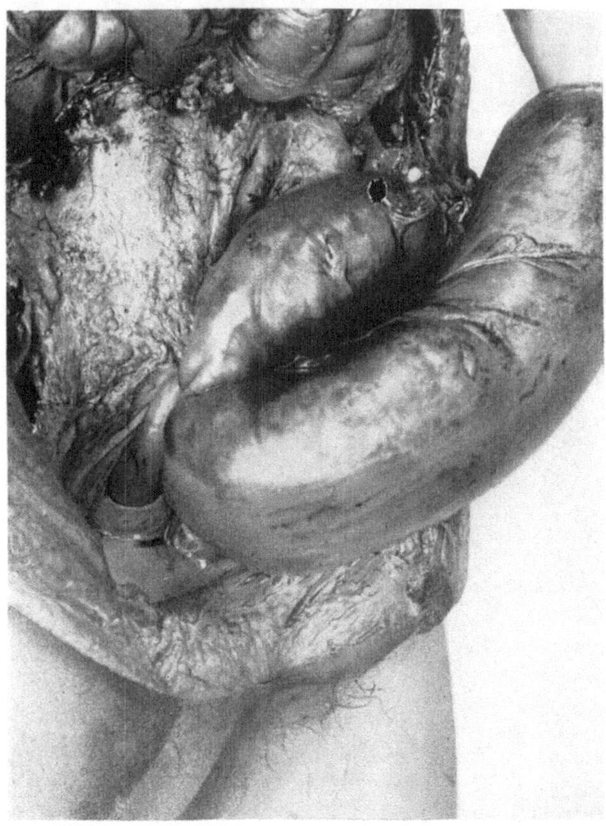

Abb. 68. Dasselbe nach Linkslagerung des Sigmoids. Die Verschnürung (Drehung um 180°) wird deutlich.

ganz glatt ist. Nach Graser (2) und Hansemann steht ihre Entwicklung mit den so häufigen Divertikelentzündungen im Bereich des Dickdarms im engen Zusammenhang. Aber dann müßten wohl, wie wir es bei solchen Prozessen wiederholt gesehen haben, die chronisch entzündlichen Veränderungen am Mesenterialansatz am deutlichsten sein, während sie doch gewöhnlich in der Basis des Mesokolons zu finden sind und hier so hohe Grade erreichen, daß die Schlingenfußpunkte der Flexur durch eine starre Narbenplatte festgehalten werden. Auch nach Wortmann handelt es sich in erster Linie um Folgezustände früherer akuter oder chronischer Entzündungen des Darmes, der Gekröselymphknoten oder des Bauchfells, die auf dem Boden spezifischer Darm- oder

Peritonealentzündungen vorkommen und sowohl auf dem Umweg über entzündliche Prozesse des Darminnern, wie infolge direkter Reizung und Infektion
des Mesosigmoidgewebes und seines Lymphapparates die Mesosigmoiditis
mit chronischer Infiltration des Mesenteriums oder mit lokaler chronischer
Entzündung ihres peritonealen Überzugs entstehen. Nach BREHM kann das
Gewebe des Mesosigmoids unter Umständen dick, trüb, sehnig und weiß werden,
seinen Gefäßreichtum und seine Geschmeidigkeit verlieren, starr und derb erscheinen und sich hochgradig, besonders im Durchmesser verkürzen. Oft verlöten dabei die beiden Schenkel miteinander oder es bilden sich zarte, auch
derbe Verwachsungen, die sich brückenartig von einem zum anderen Flexurschenkel hinüberspannen. LEICHTENSTERN führte ihre Entstehung auf eine fötale
Peritonitis zurück, KOCH und BUDBERG dachten an Entwicklungsanomalien.

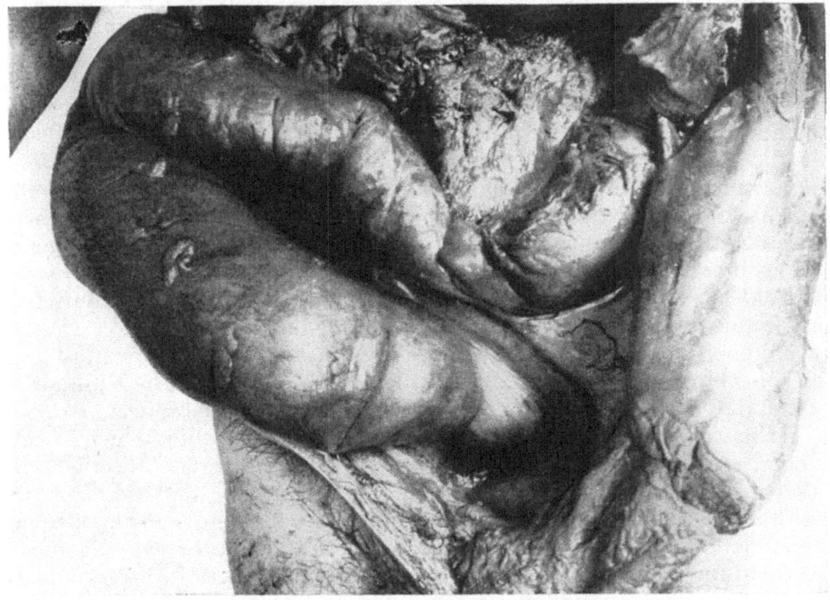

Abb. 69. Dasselbe nach völliger Reposition, hochgradige Verdickung und Verkürzung des
Sigmagekröses zunächst an den Fußpunkten. Deutliche Strangulationsmarken.

Oft hat man den Eindruck, daß ein „Reif um die Basis des Sigmoids gelegt
sei" (RIEDL), der aber meist nicht vollständig ist, sondern bereits am Ansatz
des Mesenterialrandes aufhört, sich aber an der Mesenterialseite des Darmes
als weißglänzende Narbe fortsetzt. Dafür, daß die so oft anzutreffenden
Schrumpfungsprozesse das Endprodukt einer bakteriellen Entzündung sind,
haben sich mir in darauf gerichteten Untersuchungen keine Anhaltspunkte
ergeben. Vor allem nicht, wenn der Peritonealüberzug ganz glatt oder nur selten
leicht rauh erscheint. Vielmehr erinnern sie mich ganz an die Bauchfellverdickungen an Bruchringen, Bruchsäcken und Bruchschlingen, die durch mechanische Alterationen zustande kommen. Für manche Fälle mögen im Sinne von
KREHL-ERB Blutungen zwischen die Gekröseblätter ihre Entstehung einleiten,
zumal man fast regelmäßig bei frischen Achsendrehungen Blutaustritte sieht
und gelegentlich auch Eisenpigment in dem schwieligen subperitonealen Gewebe
nach vorausgegangenen Achsendrehungen und Abknickungen finden kann. Ich

14*

trete dafür ein, daß die Narben am Fuße der Sigmaschlinge mechanischen Einwirkungen und Blutungen ihre Entstehung verdanken, die bei Zerrungen und Torsionen im Verlaufe gesteigerter physiologischer Achsendrehungen sich einstellen und Narbenschwielen hinterlassen. Je erheblicher diese Narben und die damit zusammenhängenden Mesenterialschrumpfungen sind, um so leichter werden Wiederholungen dieser Vorgänge eintreten, die schließlich einmal zum vollständigen Darmverschluß mit allen Folgen führen können. Chronische Verstopfung mit ihren Folgen, Kotstauungen, Gasblähungen und Zersetzung des Darminhaltes (Braun) spielen so für die Entstehung der Narben nur eine mittelbare Rolle.

Ob auch die von Gersuny beschriebenen, von ihm auf eine lokale Peritonitis oder organisierte Hämatome zurückgeführten Verwachsungen ohne narbige Schrumpfung im Bereich der Flexur, die nicht selten und anscheinend typisch in Form einer Pseudomembran von der Übergangsstelle des Colon descendens in die Flexur quer nach außen zum Peritoneum parietale verlaufen und dort den Darm festhalten (Baer, Eiselsberg), ebenso zu erklären sind, muß dahingestellt bleiben. Daß rein mechanische Zerrungen Gewebsschrumpfung und Adhäsionsbildung hervorrufen können, scheint auch Wortmann wahrscheinlich.

Für die Auslösung der Achsendrehung spielen Füllungsänderungen der Flexurschlinge eine wesentliche Rolle. Auf die Bedeutung der chronischen Verstopfung in diesem Sinne ist schon von Leichtenstern hingewiesen worden. Verstopfungszustände sollen vor allem bei Individuen mit langer Flexur häufig sein (Curschmann). Ausschließlich pflanzliche schlackenreiche Kost begünstigt gleichfalls den Eintritt einer Achsendrehung der Flexur. Die Häufigkeit des Sigmavolvulus in Osteuropa mag damit zusammenhängen. Wie beim Dünndarm, so ist wohl noch in höherem Maße bei der Flexur damit zu rechnen, daß leichtere Grade von Achsendrehung ein gewöhnlich sich oft wiederholendes Ereignis sind, ohne daß sie zu Durchgangs- oder Kreislaufsstörungen führen, daß sie aber durch Verkürzung der Gekrösewurzel immer günstigere Bedingungen für erneute Drehungen schaffen, die dann schließlich zu folgeschweren Störungen führen. In diesem Sinne spricht durchaus auch die Erfahrung, daß der Volvulus im Kindesalter sehr selten ist, in mittlerem Lebensalter und bei Greisen mit der zunehmenden Neigung zu Verstopfung weit häufiger auftritt. Welches Glied der Kette dabei die Obstipation bildet, wird sich meist schwer entscheiden lassen, da sie „sowohl primär wie sekundär und tertiär in Erscheinung treten kann. Auf jeden Fall scheint meist ein langer Weg bis zur Vollendung der zum Volvulus nötigen Vorbedingungen zurückzulegen zu sein" (Braun).

Nicht jede Achsendrehung führt, wie schon betont wurde, zum sofortigen oder vollständigen Verschluß. Ich glaube, daß hier ähnlich, wie bei der schlaffen Einklemmung in Bruchpforten oder beim Volvulus in Bruchsäcken zu der Achsendrehung noch Kotretentionen, Abknickungen, Ventilverschlüsse durch Schleimhautfalten (Hirschsprungsche Krankheit), Kompressionen durch andere Schlingen hinzukommen müssen. Dabei kann jedes dieser Ereignisse in wechselnder Reihe den verwickelten Verschlußmechanismus einleiten. Zu den primären Drehungen können sich sekundäre Abknickungen hinzugesellen, ebenso wie sich auf der Grundlage einer Abknickung oder Zusammenpressung durch die Veränderung des Füllungszustandes, insbesondere des Gasgehaltes erst die Drehung entwickeln kann. Andererseits kann die Aufrichtung einer Schlinge durch Gasblähung nicht nur die Achsendrehung herbeiführen oder verstärken, sondern auch die Rückdrehung eines vorher entstandenen Volvulus in die Wege leiten. In diesem verwickelten Getriebe spielen Verdauungsstörungen oft eine ausschlaggebende Rolle, sofern bei Diarrhöe, Diätfehlern oder reflektorischen

Störungen eine Insuffizienz der Schlinge eintritt, in deren Gefolge die sich bildenden Gasmassen nicht zur Resorption oder Entleerung kommen, sondern sich in der Schlinge ansammeln. Je ungünstiger die Entleerungsbedingungen der Flexur, je ausgesprochener die pathologischen Vorbedingungen an den Fußpunkten sind, oder vor Eintritt eines starken Grades von Achsendrehung waren, um so eher führt die Drehung der Schlinge an sich den vollständigen Verschluß und infolge gleichzeitiger Abklemmung der Gefäße schwere Kreislaufsstörungen und das Bild des Abschnürungsvolvulus herbei. Auch wenn die Drehung, die nach rechts oder links erfolgen kann, 270 ⁰ übersteigt, ist noch ein spontaner Ausgleich bei kräftiger Muskeltätigkeit möglich. Aber andererseits kann schon bei einer physiologischen Drehung um 180⁰ der starkgefüllte Rektumschenkel schon bei einer Drehung des Körpers auf die rechte Seite vor dem weniger gefüllten Kolonschenkel vorbeifallen und damit die Drehung bis auf 360⁰ steigern oder zur Kompression führen.

c) Cökalvolvulus

ist seltener als der Dünndarm- und Flexurvolvulus. Vor allem in Rußland und Osteuropa ist er aber wiederholt beobachtet worden und auch aus Deutschland liegen Berichte über einige Fälle aus der Kriegszeit vor. Häufiger als der reine Cökalvolvulus ist der sog. Ileocökalvolvulus, der bei einem gemeinsamen Aufhängeband des Dünn- und Dickdarms eintritt und schon beim Dünndarmvolvulus erwähnt ist. Eine selbständige Achsendrehung des Coecums ist selten. In der Mehrzahl der Fälle hängt sein Zustandekommen mit Bildungsanomalien des Blinddarms und Colon ascendens zusammen, unter denen WILMS einen

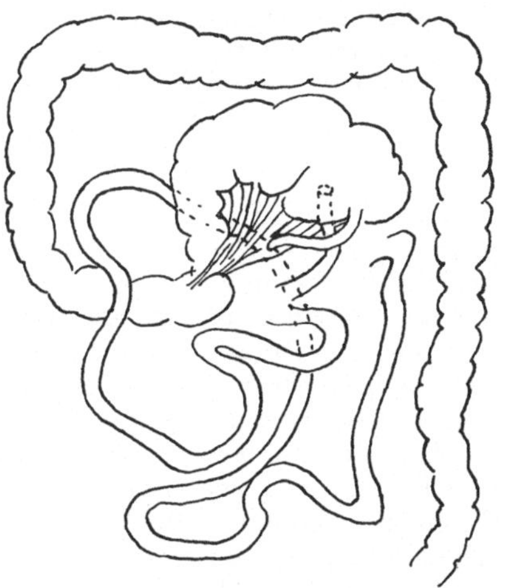

Abb. 70. Volvulus des Coecum mobile (nach OBERNDORFER).

Schlingentyp von einem Sacktyp unterschieden hat. Beim Schlingentyp hat das Coecum und Colon ascendens allein oder zusammen mit größeren Teilen des Dickdarms ein freies Mesenterium und kann infolgedessen eine freie Schlinge bilden. Meist ist die Bildungsanomalie auf das Ausbleiben der normalen Anheftung des Coecums an die hintere Bauchwand zurückzuführen, nur viel seltener kann im Laufe des Lebens meist gemeinsam mit anderen Senkungserscheinungen an Baucheingeweiden nachträglich das Coecum schlingenartig von der hinteren Bauchwand abgehoben und frei beweglich werden. Begünstigend für das Zustandekommen einer Achsendrehung sind auch hier zweifellos Schrumpfungsvorgang des Gekröses, wie sie nach Perityphlitis nicht selten sind. Beim Sacktypus ist der Blinddarm abnorm verlängert, wodurch er frei beweglich wird und seine Lage leicht verändern kann. — Das Zustandekommen der Achsendrehungen erfolgt genau so wie beim Dünndarm- und Flexurvolvulus. Meist sind auch hier plötzliche Überfüllungen und Auftreibungen durch Darmgase die treibenden Kräfte. Neben der eigentlichen Achsendrehung spielen auch Abknickungen und Abklemmungen, auch Torsionen um die Längsachse eine große Rolle für das Zustandekommen des Darmverschlusses. Solche Torsionen entstehen vor allem an Blinddärmen, die durch Verwachsungen in Bruchsäcken oder der Bauchwand fixiert sind. Die Drehung kann nach links oder nach rechts erfolgen und verschiedene Grade erreichen.

Gegenüber dem Flexurvolvulus und dem Cökalvolvulus sind Achsendrehungen der übrigen Dickdarmteile außerordentlich selten. Eine Möglichkeit für ihre Entwicklung ist nur dann gegeben, wenn ein freies Mesenterium oder eine abnorme Schlingenbildung vorhanden ist. Das ist am häufigsten am Colon transversum der Fall, aber auch hier sind Achsendrehungen doch außerordentlich ungewöhnliche Vorkommnisse. Höchst wahrscheinlich gehen leichtere Grade von Drehungen oft von selbst wieder in die Normalstellung zurück. Häufiger ist eine Drehung des Colon transversum um seine Längsachse, vor allem noch Beckenhochlagerung. Am Colon ascendens und descendens fehlen normalerweise alle Voraussetzungen, die für das Zustandekommen einer Achsendrehung notwendig sind. Nur beim Bestehen eines freien Gekröses und bei Entwicklungsanomalien sind sie möglich und in der Tat auch beobachtet worden. In einem Falle von Curschmann und zwei ähnlichen Beobachtungen von Neumann waren bei gemeinsamen Dünn- und Dickdarmmesenterien das Colon ascendens und transversum fast bis zur Flexura lienalis an der Achsendrehung beteiligt.

d) Magenvolvulus.

Die Vorgänge beim seltenen Magenvolvulus entsprechen weitgehend denen beim Sigma- und Coecumvolvulus. Im wesentlichen kommen zwei Achsen, um die die Drehung des Magens erfolgt, in Betracht: die mesenterioaxiale und die organoaxiale, die in der Richtung des kleinen Netzes bzw. in der Längsrichtung des Organes liegen. Bei der mesenterioaxialen Achsendrehung wälzt sich nach Kocher gewöhnlich der Pylorusteil der vorderen Bauchwand entlang und fällt dann von rechts nach links über den Fundusteil, der sich im entgegengesetzten Sinne bewegt. Das Omentum minus wird dabei meist spiralig aufgerollt. Für derartige Drehungen, die auch in den anatomischen Vorbedingungen denen des Sigmavolvulus nahestehen, spielt ein langes und schlaffes Omentum minus (entsprechend einem langen Mesenterium der Sigmaschlinge) eine wesentliche Rolle. Ein beweglicher Pylorus kann durch Verschiebung nach links zur Annäherung der Tastpunkte und damit zur Stielung führen. Bei Drehungen um die organoaxiale Achse entsprechen die Verhältnisse etwa denen des Cökalvolvulus durch Wringverschluß. Nach Borchardt würde das Kolon häufig vom Magen mitgezogen, derart, daß das Colon transversum nachher oberhalb oder unterhalb des Volvulus läge. Er unterscheidet damit einen Volvulus supracolicus und infracolicus. Demgegenüber hat Haberer geltend gemacht, daß das Colon transversum für gewöhnlich durch seine Schwere und sein Volumen der Bildung eines Volvulus entgegenarbeiten muß. Nach Neumann spielt neben den passiven Momenten der Blähung und Auftreibung die peristaltische Leistung des Magens bei schlaffen Bauchdecken für die Einleitung der Drehung eine wesentliche Rolle. Siegel stellt sich die Entstehung des Volvulus so vor, daß durch unzweckmäßiges Nebeneinanderarbeiten der einzelnen Schichten der Magenmuskulatur die Drehung des Magens eingeleitet würde.

Der Magenvolvulus kommt sowohl als selbständige (idiopathische) Erkrankung vor allem bei Enteroptose und bei Verlagerungen und Verwachsungen des Magens mit seinen Nachbarorganen vor, wie als Komplikation bei anderen Leiden, unter denen die Zwerchfellhernien und Prolapse, insbesondere auch die auf traumatischer Grundlage (Häufung des Magenvolvulus in der Nachkriegszeit nach Zwerchfellverletzungen!) eine Rolle spielen, beim Magengeschwür und Sanduhrmagen sowie bei Geschwülsten. Eine strenge Trennung der idiopathischen Formen von den durch andere Leiden bedingten wird sich, wie ich glaube, jedoch kaum durchführen lassen. Der wesentliche veranlagende Umstand ist jedenfalls stets in einer Lage- und Beweglichkeitsänderung der Fixierungspunkte zu suchen. Ein besonderes, den Magenvolvulus auslösendes Moment, läßt sich meist nicht ausfindig machen. Borchardt macht für einen Fall den Druck eines Gegenstandes gegen die Brust, Payr den Sturz von einer Leiter, verantwortlich. Gelegentlich wird auch eine übermäßige Füllung des Magens angegeben. Ob dem von Mühlfelder besonders betonten Brechakt eine wesentliche Bedeutung zukommt, ist strittig (Braun-Wortmann).

Die an der Magenwand beim Magenvolvulus auftretenden Veränderungen sind wie im allgemeinen beim Volvulus als Folgen der Kreislaufsstörung und des Meteorismus anzusehen. Bei länger bestehender Gefäßabschnürung kann die ganze Wand hämorrhagisch infarziert werden. Häufiger sind umschriebene Stauungsblutungen und die Entwicklung oft mehrerer hämorrhagischer Erosionen. Die starke Spannung durch den bald einsetzenden Meteorismus kann zum Abreißen des großen Netzes und der Aufhängebänder des Magens führen.

e) Verknotung zweier und mehrerer Darmabschnitte.

Noch seltener als die Gekröseachsendrehungen sind Darmstrangulationen, die durch Verknotung zweier Darmabschnitte zustande kommen. Nach Wilms und Braun-Wortmann ist die Voraussetzung für ihr Zustandekommen stets eine Mesenterialkreuzung mit gleichzeitiger mehr oder weniger hochgradiger Achsendrehung des einen oder der beiden am Verschluß beteiligten Darmabschnitte. Deutsche Beobachtungen hierüber sind im Gegensatz zu Mitteilungen aus Rußland außerordentlich spärlich. Am häufigsten sind Verschlingungen zwischen Dünndarmteilen und der Flexura sigmoidea gesehen worden, ganz selten ist die Verknotung zweier Dünndarmabschnitte untereinander. Der zur Verknotung führende Mechanismus spielt sich nach Eckehorn folgendermaßen ab: .

Vorbedingung für die Verknotung sind wie beim Volvulus Länge und Schmalheit des Dünndarmgekröses und Länge und Schmalheit des Flexurstieles. Besonders günstig liegen die Verhältnisse bei der retroperitonealen Fixation des untersten Ileums, weil dadurch der Mesenterialstiel des Dünndarms mehr nach links gerückt wird und die Fußpunkte beider Schlingen einander genähert werden. Der eigentlichen Knotenbildung muß notwendigerweise eine Kreuzung der Darmschlinge vorausgehen. Aus dieser entwickelt sich dann die Knotenbildung dadurch, daß die aus entgegengesetzten Richtungen kommenden Schlingen sich spiralig umeinanderwinden und daß bei dieser Windung die eine Schlinge durch den von beiden Schlingen ursprünglich umschlossenen Raum hindurchtritt. Die Verlagerung der Schlingen erfolgt unter dem Einfluß der gleichen Kräfte, wie bei der Abschnürung und beim Volvulus. Außer der Peristaltik, deren Bedeutung Wilms besonders betont hat, spielen passive Vorgänge (Blähung, Überfüllung, Kompression) eine große Rolle (Braun).

Eckehorn unterscheidet 4 Phasen der Knotenbildung. Zunächst kommt es zur Überkreuzung der beiden Schenkel, die sowohl bei von vornherein aufgerichteter Flexur, wie bei zunächst ins kleine Becken herabhängender und erst nachträglich aufsteigender Flexur erfolgt. Die Schürzung des Knotens tritt dadurch ein, daß die aufgerichtete Flexur hinter dem Ileumstiel ins kleine Becken fällt. Sie kann dadurch verschärft werden, daß gleichzeitig die Ileumschlinge nach dem Becken oder nach rechts oben in den Bauchraum vor die Flexur verzogen wird. Der zunächst lose Knoten erschwert die Durchgängigkeit, besonders am Flexurstiel, und führt allmählich zum Verschluß des abführenden Schenkels, gleichzeitig tritt eine Zusammenpressung der Gefäße ein. Damit sind die Voraussetzungen für die Blähung und Auftreibung und Zirkulationsstörungen gegeben.

Die räumliche Enge des Beckens bedingt ein Hochtreten der Flexur, während die Ileumschlingen bei zunehmender Darmblähung nach dem Ort des geringsten Widerstandes auszuweichen suchen und dabei noch mehrfach weiter verlagert werden können. Dadurch werden Flexur und Ileum bis zur straffen Anspannung ihrer Fußpunkte in den Knoten hineingezogen, so daß ein vollständiger Verschluß der Darmlichtung eintritt. Die Verknotung zweier Dünndarmabschnitte spielt sich ebenso ab [Rundle, Turner, Mannteuffel, Goebell].

Es kommen auch gelegentlich sehr verwickelte Knotenbildungen dadurch zustande, daß bei geschürztem Knoten aus irgendeinem Grunde ein weiterer Dünndarmabschnitt in die Schleife hineinfällt und nun beim Zuziehen des Knotens mitabgeschnürt wird.

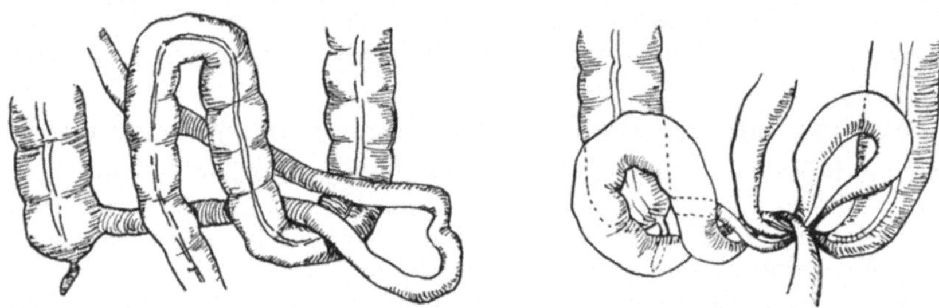

Abb. 71 u. 72. Knotenbildung zwischen Flexura sigmoidea und Dünndarm. Vollendete Knotenbildung (nach Ekehorn).

f) Anhang: Torsion des Netzes.

Anhangsweise sei kurz der Netztorsion gedacht, einer Veränderung, die der pathologische Anatom nur ganz selten zu sehen bekommt. Aber auch der Chirurg sieht sie nicht häufig. Die erste Mitteilung einer hierher gehörigen Beobachtung stammt von Oberst aus dem Jahre 1882. Eine erschöpfende Bearbeitung aller einschlägigen Fragen findet sich bei Prutz.

Man versteht unter Netztorsion eine Drehung des großen Netzes, des ganzen oder eines Teiles, gewöhnlich um die Längsachse, seltener in komplizierter Form. Zu unterscheiden sind Netztorsionen mit Hernie und solche ohne Hernie. Die erste Gruppe ist die bei weitem häufigere: bei ihr sind wieder rein interherniäre und intraabdominelle Torsionen zu unterscheiden. Sie sind in allem ein Gegenstück zu den Fällen von Dünndarmvolvulus in Bruchsäcken. Wichtig ist die Bildung von Verwachsungen mit dem Bruchsack, wodurch Netzabschnitte abgesondert werden, die Ausbildung eines mehr oder minder langen Stieles, an dem ein verdicktes oft bindegewebig und schwielig umgewandeltes Netzstück hängt. Die Entwicklung eines solchen gestielten „entzündlichen" Netztumors ist für das Zustandekommen des Drehungsmechanismus von allergrößter Bedeutung. Die Zahl der Umdrehungen am Stiel ist sehr verschieden, beschrieben sind solche von 1 mal 360 ° bis 8 mal 360°. Daß sich am akut torquierten Netz schwere Kreislaufsstörungen bis zur vollständigen hämorrhagischen Infarzierung, unter Umständen mit Blutung in die Bauchhöhle einstellen, ist verständlich. Der Torsionstumor kann abgegrenzt werden und als freier Körper in der Bauchhöhle gefunden werden. Häufiger sind Verwachsungen mit anderen Bauchfellabschnitten. Fettreichtum des Netzes begünstigt die Dehnung.

Die wesentliche Bedeutung der Hernie für die Netztorsion ist darin zu erblicken, daß sie am Netz als Bruchinhalt diejenigen Veränderungen schafft, die erst das Zustandekommen der Torsion ermöglichen. In seltenen Fällen können echte Geschwülste, entzündliche, ohne Mitwirkung einer Hernie entstandene Netzstielungen und umschriebene Verdickungen oder Parasiten im Netz (Echinokokkuszysten) die Torsionsmöglichkeiten schaffen. Ob es überhaupt eine Torsion des unveränderten und regelrecht gebauten Netzes gibt, scheint mir sehr fraglich zu sein. Morphologisch-anatomische Beobachtungen darüber liegen jedenfalls nicht vor.

F. Andere anatomische Grundlagen des Darmverschlusses

(Obturation, Kompression, Darmatonie, Darmspasmus, Hirschsprungsche Krankheit).

a) Verschluß durch Obturation.

Als Obturation möchte ich mit BRAUN-WORTMANN lediglich diejenige Art des Darmverschlusses verstehen, die durch ein im Darminnern gelegenes Durchgangshindernis zustande kommt. Die Natur derartiger Hindernisse kann sehr mannigfach sein, ebenso wie der zur Obturation führende Verschlußmechanismus selbst nicht einheitlich ist. Außer Geschwülsten der Darmwand, entzündlichen Neu- und Narbenbildungen kommen noch „Fremdkörper“ im Sinne abnormer Inhaltsmassen in Frage, die entweder von außen eingeführt oder im Organismus selbst gebildet sein können.

Eine Besprechung der pathologisch-anatomischen Grundlage des Obturationsverschlusses kann sich hier nur auf die Erörterung des Verschlußmechanismus und die Kennzeichnung von wichtigen Typen beschränken, zumal für den Verschluß durch Geschwülste, entzündliche Veränderungen und Parasiten, deren spezielle Pathologie an anderen Stellen dieses Handbuches eine ausführliche Darstellung erfahren hat.

Beim Darmverschluß durch **Fremdkörper** spielt die Größe der fremden Inhaltsmassen naturgemäß eine wichtige Rolle. Daß bei einem beträchtlichen Mißverhältnis zwischen Fremdkörper und Darmlichtung Verschlüsse sehr leicht zustande kommen, braucht nicht weiter betont zu werden. Wie große Fremdkörper, die zu einer Verlegung des Darmlumens führen, wirken auch zusammengeballte Mengen kleiner, so Haar- und Faserknäuel, Schalen von Hülsenfrüchten, Fruchtkerne usw. Die natürlichen Knickungen im Bereich des Dünn- und Dickdarms, die physiologischen Engen an der Bauhinschen Klappe und im Rektum, der Widerstand des Sphincter ani bilden aber auch für kleine Fremdkörper erhebliche Hindernisse, ebenso wie pathologische Veränderungen der Darmwand, Strikturen jeder Art, Verengerungen und Verlagerungen des Darmes durch Strangbildungen oder Verwachsungen und Hernien die Weiterbewegung des fremden Inhalts schwer beeinträchtigen können. Noch wichtiger als derartige anatomische Besonderheiten sind aber vielfach funktionelle Beeinträchtigungen der Darmwand durch den Reiz der Fremdkörper, die sich in lokalen Spasmen der Darmmuskulatur auswirken, um so mehr, wenn gleichzeitig entzündliche Schleimhautveränderungen durch physikalische oder bakterielle Einwirkungen der Fremdkörper vorhanden sind. Der Krampf hält den Fremdkörper in vielen Fällen längere Zeit an einer Stelle fest. Druckgeschwüre und entzündliche Veränderungen der Umgebung sind bald einsetzende Folgen, ohne daß aber zunächst eine erhebliche Störung des Allgemeinbefindens und auch der Kotpassage einzutreten braucht. Erst die sich aufstauenden Inhalts-

massen und das schließliche Erlahmen der das Hindernis zu überwinden suchenden Peristaltik führt zum Bilde des Darmverschlusses und meist durch
Peritonitis zum Tode. Jedenfalls handelt es sich meist um eine Vermengung
verschiedenartiger Vorgänge mechanischer und funktioneller Natur,
die, im Einzelfalle wechselnd, schließlich zum Darmverschluß führt.

Der Außenwelt entstammende **Fremdkörper** können auf verschiedenen
Wegen in den Darm gelangen. Am häufigsten ist der Mund die Eintrittspforte.
In der umfassenden Monographie von Wölfler und Lieblein ist der umfangreichen, sich täglich mehrenden Kasuistik ausgiebige Rechnung getragen,
so daß hier auf eine Aufzählung der Art und der Schicksale in den Darm gelangter
Fremdkörper verzichtet werden kann. Es gibt kaum einen Gegenstand, der
noch nicht im Darmkanal gefunden wurde. Ich erwähne als Kuriosa außer
den häufig anzutreffenden Münzen und Ringen (im Kriege war es bei den Soldaten vielfach üblich, den Trauring zu verschlucken), nur Uhren, Hufeisen,
Gabeln, Dolchklingen, Hosenträger, Zigarettenetuis. Die Liste kann aber
beliebig erweitert werden. Es sind vorwiegend Kinder, Geisteskranke oder
Schluckkünstler, bei denen solche Gegenstände oft zu mehreren in den Darm
gelangen. Oft ist man überrascht, daß selbst spitze und große Gegenstände den
Darm ohne wesentliche Störung durchlaufen und meist sehr rasch, manchmal
aber auch erst nach Wochen oder Monaten wieder ausgestoßen werden. Wenn
sie sich festsetzen, geschieht das meist an normaler- oder pathologischerweise
prädisponierten Stellen; die Gefahr der Geschwürsbildung und Durchbrechung
der Darmwand ist übrigens meist größer als die des Darmverschlusses. Dieser
erfolgt teils durch Spasmen, teils durch Invagination, aber auch durch Verstopfung latenter Strikturen, wodurch besonders große Mengen kleiner Fremdkörper (z. B. Obstkerne vor einer tub. Striktur) gefährlich werden.

Auch grobe Nahrungsbestandteile oder unverdauliche Nahrungsreste können,
wie ein Fremdkörper, zum Obturationsverschluß führen. Dazu gehören insbesondere die Schalen von Hülsenfrüchten und Obstkerne, aber auch, wie ich es
selbst gesehen habe, zusammengeballte Reste von Pilzen, Spargel oder das
häutige Gerüst samt Kernen einer Apfelsine. Solche Befunde leiten über zum
Verschluß durch **Darmsteine**, als deren Grundlage ja wohl immer Bestandteile
des Darminhalts in Betracht kommen.

Die Darmsteine werden gewöhnlich in drei Gruppen eingeteilt: echte Darmsteine, gemischte Darmsteine und medikamentöse Steine (Leichtenstern,
Wölfler und Lieblein, Braun-Wortmann).

Die echten Darmsteine bestehen aus einem Kern als Zentrum, um den
herum sich weitere konzentrische Schichten aus phosphor- und kohlensaurem
Kalk und phosphorsaurer Ammoniakmagnesia ablagern. Der Kern wird von
Bestandteilen des Darminhaltes gebildet, Kot und Schleimklümpchen oder
Fremdkörpern, Fruchtkernen, Pflanzenfasern, Knochenstückchen, Gallensteinen. Sie sind harte, kugelige oder ovale Gebilde, mit meist glatter Oberfläche, konzentrischer Schichtung und grauer, nach der Peripherie meist dunkel-
brauner Färbung. Sie können ein Gewicht von über ein Pfund erreichen,
entstehen gewöhnlich im Dickdarm, besonders im Coecum oder in Divertikeln
und in erweiterten Haustren. Kotstauung und alkalische Reaktion begünstigen
ihre Entwicklung. Einigemal sind sie bei Blinddarmtuberkulose gefunden worden
(Wiener, Gräfe, Mokrowski).

Die gemischten Darmsteine (Phytobezoare) sind leichte, poröse große
schwammähnliche Körper, die in der Hauptsache aus organischen, pflanzlichen Stoffen und nur zu geringem Teil aus anorganischen, kalkhaltigen Substanzen bestehen. Verfilzte Pflanzenfasern, Fruchthülsen, Haferschalen
(Arenolithen) bilden meist das Gerüst. Sie sind bei Tieren, insbesondere Pferden.

nicht selten, kommen bei Menschen vor allem nach reichlichem Genuß von Hafergrütze und Haferkleie vor. In Schottland sollen sie besonders häufig sein. Wiederholt sind sie in der Nachkriegszeit aus Rußland beschrieben worden, wo während der Hungersnot Haferkörner in verschiedener Zubereitung, Leinsamen, Sonnenblumenkerne, Buchweizen, Kleie, Mais, gemahlener Knochen, oft über längere Zeit hin als einzige Nahrungsmittel ausgegeben wurden. Als Folgen dieser Ernährung trat ein als Haferileus bezeichnetes Krankheitsbild auf, bei dem die unteren Dickdarmabschnitte mit steinharten, von Haferkörnern durchsetztem massigem Kot angefüllt waren (SSOKOLEFF, BRIZKE).

Sogenannte medikamentöse Steine sind jetzt selten zu finden. Sie entstehen nach dem fortgesetzten Genuß von Medikamenten (Kreide, Magnesia, Wismut, Salol, Benzoe). Ähnliche Steinbildungen sind bei Malern und Tischlern häufig, wo die Gewohnheit herrscht, alkoholische Schellacklösungen zu trinken. Sie entwickeln sich zunächst im Magen nach Resorption des Alkohols durch Wiederausfallen des Lackes, sintern dann zu großen, harzigen, dunkelgrünen Konkrementen zusammen, die später in den Darm gelangen (Schellacksteine). Als Darmgrieß oder Darmsand bezeichnet man feine körnige, aus organischen und anorganischen Substanzen bestehende Konkremente, die wiederholt bei Gicht und Colitis membranacea, vor allem in der französischen Literatur beschrieben sind (Lithiasis intestinalis).

Die bei chronischer Obstipation durch Kotstauung sich ansammelnden und eindickenden Kotmassen werden Koprolithen genannt. WORTMANN führt als wichtigste Ursache der Koprostase an: Störungen der nervösen Apparate, atonische und spastische Zustände des Darmes, Schwäche der die Kotabsetzung unterstützenden Muskulatur, Sphinkterkrampf, sitzende Lebensweise, Mißbrauch von Abführ- und Stopfmitteln, Faltenbildung der Schleimhaut, Hirschsprungsche Krankheit.

Die Kotsteine entwickeln sich vorwiegend im Dickdarm, den sie in weitem Ausmaße ausfüllen können. Im Gegensatz zu den Darmsteinen sind sie meist weich, eindrückbar, gewöhnlich in der Mehrzahl vorhanden und liegen rosenkranzartig aneinandergereiht. Sie können bis kindskopfgroß werden. Trotzdem findet der Weichkot seitlich an ihnen vorbei oft noch seinen Weg. Im Colon descendens und sigmoideum entstehen sie oft in den Haustren. Durch langes Verweilen der Kotballen am gleichen Orte kommt es zu divertikelartigen Erweiterungen, chronisch entzündlichen Veränderungen, Druckgeschwüren, Durchbrechung der Darmwand. Hypertrophie der Muskulatur und Ausweitung der Darmlichtung stellt sich, wie bei anderen Darmstenosen ein. Ein vollständiger Darmverschluß wird meist durch Erschöpfung oder Krampf der Muskulatur bedingt, seltener durch Abknickung oder Drehung der kotgefüllten Schlingen (WÖLFLER und LIEBLEIN, Lit.).

Kotverschlüsse sind vielfach schon im frühen Lebensalter beobachtet worden, sogar angeboren kann durch Mekoniumeindickung ein Darmverschluß hervorgerufen werden. In einem kürzlich in unserem Institut beobachteten Fall war das ganze Rektum und Sigmoid bei einem 7 Tage alten Kind durch eine in mehrere Stücke zerbrochene harte kerzenartige Masse von graugrüner Farbe erfüllt, der übrige Dickdarm bis zur Bauhinschen Klappe verdickt und erweitert. Eine Ursache für die Mekoniumstauung war nicht zu erkennen. In den meisten Fällen der Literatur lagen die bis 30 cm langen, glaserkittartigen graugelben Massen im unteren Ileum. Zur Erklärung eines solchen Mekonium-Ileus sind Entzündungen der Darmwand (MRAZEK), Störungen der Gallenabsonderung (FANKONI, LANDSTEINER), Pankreaserkrankungen (LANDSTEINER), Störungen der Fettverdauung durch das Fehlen eines der fettspaltenden Sekrete herangezogen worden.

Eine besondere Form des Kotverschlusses stellt der sog. Gärungsileus (Blähsucht, Trommelsucht) dar, der bei Tieren nach Genuß von frischem Grünfutter häufig ist, beim Menschen erst durch die Kriegszeit wieder bekannt geworden ist. Er beruht auf einer plötzlichen Auftreibung der Därme durch Gase, die zur Überdehnung und Lähmung der Muskulatur und der Darmwandgefäße führen. Für seine Entstehung kommen in erster Linie zellulosereiche Nahrungsmittel in Betracht: ungekochte grüne Bohnen (BRÜNZEL), (drei eigene Beobachtungen im Felde), Mohnsuppe (PEUKERT), mangelhaft zerkleinertes Getreide (WALTER), Gurkensalat, Kriegsbrot sind beschuldigt worden. Befallen sind sowohl der Dickdarm, wie der Dünndarm, besonders das Coecum; die geblähten Stellen sind blaurot, oft von Dehnungsgeschwüren durchsetzt. Durch den Auftrieb der geblähten Därme sah ich zweimal einen Cökalvolvulus zustande kommen.

Durch den After meist zu masturbatorischen oder therapeutischen Zwecken eingeführte Fremdkörper (auch hier sind die eigenartigsten Dinge festgestellt worden: Flaschen, Pinsel. Mörserkeulen, Schirmgriffe, Zigarrenetuis, Schweineschwanz) bleiben meist im Mastdarm liegen, nur selten werden sie durch die Antiperistaltik in höhere Dickdarmabschnitte getrieben.

In ganz seltenen Fällen können Fremdkörper noch auf einem dritten Weg in den Darm gelangen, nämlich aus der Bauchhöhle, wenn hier bei Operationen Instrumente oder Tupfer zurückgelassen worden sind. Wiederholt sind solche Beobachtungen mitgeteilt. wo zunächst eine Abkapselung des Fremdkörpers durch Darm, Netz und Gekröse eingetreten war, bis nach kurzer oder längerer Zeit der Durchbruch in den Darm erfolgte. Daß in den Darm eingewanderte Gegenstände fast immer zum Verschluß führen, hängt sicherlich mit der Perforation der Darmwand beim Eintritt des Fremdkörpers in den Darm eng zusammen (u. a. Bier, Schäfer, Hefting, Rader, Börner).

Einigemal ist auch der bei der Gastroenterostomie und Anastomose früher viel benützte Murphyknopf als Grundlage eines Obturationsverschlusses gefunden worden (Mühsam. Kloiber).

Eine große Rolle spielen in der Literatur des Obturationsverschlusses Gallensteine, die nicht nur durch den Ductus choledochus bzw. die Vatersche Papille, sondern durch entzündliche, auf dem Boden von Druckgeschwüren entstandene Fisteln in den Dünndarm (Duodenum) oder den Dickdarm (Querkolon, Colon ascendens) gelangen können. Auch mehrfache Durchbrüche der Gallenblase bzw. Gallenwege in verschiedene Darmabschnitte kommen vor (Lit.: Wölfler und Lieblein). In den Darm gelangte Steine können sich nachträglich durch Auflagerung von phosphorsaurem Salz beträchtlich vergrößern (auch mehrere Steine sind wiederholt in einem Darm gefunden worden, von denen meist jedoch nur einer einen Darmverschluß bedingte, wenn nicht gerade durch Zusammenballen eine größere Zahl vorlag). Die Hauptfundstelle für eingeklemmte Gallensteine ist — wegen seiner geringen Weite und der starren Fixation durch das kurze Mesenterium das unterste Ileum (Leichtenstern, Wölfler und Lieblein). Aber auch in allen übrigen Darmabschnitten sind Einklemmungen beobachtet worden, wobei natürliche und pathologische Engen — wie bei allen anderen Fremdkörpern — begünstigte Stellen darstellen. Der Einklemmungsmechanismus ist derselbe, wie für die übrigen Fremdkörper. Ebenso gilt das gleiche für die Entstehung von Druckgeschwüren und Durchbrüchen.

Das Interesse für den Darmverschluß durch Würmer (Ileus verminosus) ist erst in den letzten Jahren größer geworden. Gewöhnlich sind es Askariden, die meist zu mehreren in Knäuel geballt — es sind Knäuelbildungen von über 100 Würmern gefunden worden (Hofmeister, Beust, Doberaner, Strater, Müssig) — seltener in Einzelexemplaren — dann wohl stets durch Darmkrämpfe — zu Wegstörungen führen. Bei der Knäuelbildung, die meist im unteren Dünndarm, seltener im Dickdarm (Stepp) auftritt, ist die Darmwand stark ausgeweitet, dabei oft ödematös und hyperämisch und nach Schlössmann trotz der Dehnung vielfach im Krampfzustand. Die Knäuelbildung wird von Kieselbach auf die Eigenbewegung und Neigung der Askariden in Spalten und Lücken sich einzuzwängen, und sich so miteinander zu verfilzen, zurückgeführt. Schlössmann denkt daran, daß der Begattungstrieb der Würmer den ersten Anstoß zur Zusammenlagerung bildet, Rost macht eine Tonusverminderung der Darmwand dafür verantwortlich. Der Krampf wird meist auf mechanische Reize durch die sich bewegenden Würmer zurückgeführt. Nach Braun-Wortmann wäre auch die Reizwirkung abnormer Zersetzungsvorgänge des Darminhaltes in Rechnung zu ziehen, die wahrscheinlich im schmarotzerhaltigen Darm besonders Jugendlicher entstehen. Rost hat experimentell festgestellt, daß die Stoffwechselprodukte der Würmer den Tonus der Darmwand stark herabsetzen. Die Wirkung des Gesamtextraktes frisch getöteter Spulwürmer ist aber durch Vermittlung der Nervenendapparate gesteigert. Die tonussteigernden Substanzen sollen sich im Geschlechts- und Darmkanal der Würmer finden, während Hautschlauchextrakt den Tonus herabsetzt und die Leibeshöhlensubstanz entzündungserregend wirkt. Nach BRAUN-WORTMANN sind jedoch diese Versuchsergebnisse nicht eindeutig mit der klinischen Beobachtung in Einklang zu bringen. Die Entwicklung umschriebener Entzündungen wird teils durch chemische (FLURY, SPIETH), teils durch mechanische Einwirkungen (SCHLÖSSMANN und GERLACH) erklärt. Der krampfhaft zusammengezogene Darm um einen einzelnen Wurm oder kleinere Knäuel ist bleistiftdünn, die einzelnen Würmer sind durch die anämische Wand oft deutlich durchzufühlen (HAGEDORN, BERTELSMANN, HEIDENHAIN, BRAUN-WORTMANN). Außer dem Obturationsverschluß können Askariden einen Darmverschluß durch Volvulus oder Invagination (S. 198) einleiten.

Bandwürmer führen nur selten zum Darmverschluß, meist auch durch Knäuelbildung (BLACK, STEINHAUSER).

Die pathologisch-anatomischen Grundlagen der entzündlichen und geschwulstmäßigen Vorgänge, die durch Strikturbildung und Stenose zum Darmverschluß führen können, sind in Sonderdarstellungen dieses Bandes ausführlich behandelt.

Es erübrigt sich hier, einiges über den Verschlußmechanismus bei solchen Veränderungen zu sagen, der sehr wechselvoll sein kann. Sehr selten ist eine vollständige Verödung der Darmlichtung (Atresia acquisita), die im Gefolge starker Schnürungen des Darmes durch Einklemmung oder Abschnürung gelegentlich eintritt (KAUFMANN, JÄNKEL) und einen der kongenitalen Atresie ganz ähnlichen Befund darbieten kann (HADLICH). Auch durch Geschwülste, zirkulär sich ausbreitende Karzinome und die Darmlichtung ganz ausfüllende Knoten kann eine praktisch wenigstens vollkommene Lumeneinengung erzielt werden, häufiger jedoch erfolgt der vollständige Verschluß erst durch eingedickte Kotmassen oder unverdaute Nahrungsreste (Obstkerne, Spargelfasern usw.). Aber selbst hochgradige Verengerungen werden oft lange Zeit hindurch durch die gesteigerte Peristaltik des zuführenden Darmes überwunden. Im Laufe der Zeit kommt es dabei durch die dauernd erhöhte Arbeitsleistung zu einer beträchtlichen Hypertrophie der Muskulatur und Wandverdickung, die dicht oberhalb der Verengung am stärksten ist und magenwärts allmählich abnimmt. Bei Dickdarmstrikturen erstreckt sich die Hypertrophie nur dann auch auf den Dünndarm, wenn die Ileocökalklappe ihre Schlußfähigkeit verloren hat. Mit der Hypertrophie geht meist auch eine Erweiterung der Darmlichtung Hand in Hand. Bei multiplen Strikturen, wie sie auf der Basis tuberkulöser oder syphilitischer Narben gar nicht selten vorkommen, gewinnt die Form des Darmrohres durch das Abwechseln spindeliger Auftreibungen mit tiefen Einziehungen ein sehr charakteristisches Bild. Reicht die Kraft der überanstrengten Muskulatur nicht mehr aus, um den Darminhalt in ausreichender Menge durch die Verengung durchzutreiben, so staut sich der Inhalt vor dem Hindernis und die überdehnte Darmwand wird gelähmt. So kann es vielfach durch Diätfehler, die zu starker Gasentwicklung Veranlassung geben, zur Entstehung eines paralytischen Ileus kommen. Solche Ereignisse sind bei Dickdarmstrikturen und alten Leuten häufiger als bei Dünndarmstenosen. Hier überwiegt der Verschluß durch lokale Spasmen im Bereich der Striktur, umschriebene tonische Darmkontraktionen, die wie bei Fremdkörpern und Würmern die Verengerung in einen Verschluß umwandeln. Lokale Spasmen sind es auch, die bei kleineren entzündlichen oder autonomen Geschwülsten der Darmwand den Vorgang des Invaginationsmechanismus auslösen können.

Über die Entstehung von Dehnungsgeschwüren oberhalb von Darmverengerungen siehe unter „Entzündung des Darmes".

b) Verschluß durch Kompression.

Als Kompressionen pflegt man die Wegstörungen zu verstehen, die durch eine breite, mehr flächenhafte, von außen auf den Darm drückende Gewalt bedingt sind (Braun-Wortmann). Dafür kommen Vergrößerungen und Lageveränderungen der verschiedenen Bauchorgane, Geschwülste, Zysten, Flüssigkeitsergüsse im peritonealen und retroperitonealen Raum in Frage. Schließlich kann jeder den Bauchraum beengende Vorgang eine Darmverlegung ermöglichen. (Nur die wichtigsten und typischen Formen des Kompressionsverschlusses seien hier namhaft gemacht.)

Andererseits ist durch die täglichen Erfahrungen sattsam bekannt, daß auch beträchtliche Raumbeschränkungen in der Bauchhöhle z. B. durch den schwangeren Uterus, mit oft hochgradigen Verlagerungen und Verdrängungen weiter Darmabschnitte nur geringfügige Wegstörungen bedingen, sofern die Darmschlingen vermöge ihrer Gekröseverhältnisse der andrängenden Geschwulst ausweichen können. Wenn sich daher Kompressionsverschlüsse vorwiegend am Duodenum, auch im absteigenden Dickdarm, an Leber- und Milzbiegung, Mastdarm und Ileum finden, so hängt das offensichtlich mit der durch die Fixierung bzw. die Mesenterialverhältnisse bedingten Bewegungsbeschränkung zusammen. Auch der Gegendruck der Unterlage, insbesondere von Skeletteilen (Mastdarm, unteres Ileum - Becken, Duodenum -Wirbelsäule) ist für das Zustandekommen einer vollständigen Zusammenpressung von Bedeutung. Durch entzündliche Verwachsungen, unter Umständen mit der andrängenden Geschwulst, können auch sonst leicht bewegliche Darmschlingen befestigt und damit einem Kompressionsverschluß zugängig gemacht werden.

Bei weitem die häufigste Ursache des Kompressionsverschlusses stellen die Geschwülste des weiblichen Geschlechtsapparates dar.

Gutartige Geschwülste, Myome, Ovarialkystome führen nur dann zu stärkeren Druckerscheinungen, wenn sie im kleinen Becken eingekeilt oder in seltenen Fällen mit Darmabschnitten verwachsen sind. Bösartige Geschwülste bedingen durch Ummauerung (Konstriktion) der Beckenorgane häufiger Stenoseerscheinungen, übrigens nicht nur durch Kompression, sondern auch durch Abknikkungen bei bestehenden Verwachsungen mit Dünndarmschlingen. Stärkere Kompression durch den retroflektierten Uterus wird nur dann beobachtet, wenn es sich um eine myomatöse oder schwangere Gebärmutter handelt (Ludwig, Treub, Jackson, Wortmann). Aber auch durch den beweglichen schwangeren Uterus sind Darmkompressionen einwandfrei festgestellt worden (Kreis, Fleischhauer, Füth). Begünstigend wirkt zweifellos ein enges oder mißgestaltetes Becken (Rieck, Kehrer). Sofern Adnexentzündungen, para- und perimetritische Prozesse, Douglasabszesse einen Darmverschluß bedingen, handelt es sich weniger um Kompressionen des Mastdarmes oder ins kleine Becken verlagerter und verklebter Dünndarmschlingen, als um Abknickungen. Das gleiche gilt für den Verschluß durch Hämatozelen nach (geplatzten) Eileiterschwangerschaften (Ludwig und Treves).

Beim Mann sind es Prostatakrebse, die durch Vordringen gegen den Mastdarm gelegentlich schwere Störungen der Darmentleerungen verursachen können, auch ohne daß nennenswerte Blasenerscheinungen bestehen (Wilms, Burckhardt). Von Druckerscheinungen aufs Rektum durch Blasensteine berichtet Tulpius.

Reine Druckverschlüsse bei Erkrankungen der Gallenblase und -wege sind sehr selten. Meist sind hierbei auftretende Darmstörungen durch Verwachsungen und Abknickungen bedingt (Severin, Melchior). Gelegentlich können Cystikussteine und Gallenblasensteine vor dem Durchbruch durch den Darm (REHM, HÖRLE) das Duodenum komprimieren. Hochgradiger Hydrops oder Empyem der Gallenblase kann zu vollständigem Verschluß des Colon transversum und ascendens durch Kompression führen (GOLDBERG). Eine bestehende Alterskyphose kann durch Annäherung vom Rippenbogen an die Beckenschaufel die Kompression begünstigen (ANSCHÜTZ). Krebse der Leber und Gallenwege führen zu Darmverengerungen in erster Linie durch Umwachsung und Infiltration der Darmwand. Ein Kompressionsverschluß durch eine Echinokokkuszyste der Leber ist von REICHELL beobachtet. Nicht so selten ist ein Kompressionsverschluß des Duodenums bei Geschwülsten und Zysten des Pankreaskopfes, aber auch hier spielt außer der Zusammendrückung ein infiltratives Wachstum des Karzinoms in der Duodenalwand eine große Rolle (GULEKE, MELCHIOR, HÖRLE). Auch die mitunter zum Duodenalverschluß führende chronische sklerosierende Pankreatitis wirkt nicht nur durch Kompression, sondern auch durch Umwachsen des Darmes verengernd (SIEGEL, LEDDERHOSE, LEXER). Eine akute „hämorrhagische Pankreatitis" mit Verschluß des Duodenums und Colon transversum durch Blutmassen hat GERHARDI gesehen. Über Darmverschluß durch Pankreaszysten berichten HAGENBACH, ROUX (Duodenum) und ESAU, WORTMANN (Colon descendens).

Trotz der Häufigkeit auch ungeheurer Milzschwellungen (Leukämie, Sepsis, Banti, Malaria) sind Wegstörungen des Darmes durch sie nur ganz ausnahmsweise beobachtet worden (COLLINS). Nur bei Wandermilzen sind Kompressionen durch den verlängerten, oft verdrehten Milzstiel häufiger (HELM, KLOB, BABESIUS, BIRCHER). Die Rolle der Niere beschränkt sich meist auf geringfügige Kompressionen bei Geschwülsten, Zysten und Hydronephrosen (SCHMIEDEN, HÜGELMANN, WORTMANN). Auch andere retroperitoneale Geschwülste und Zysten (Lipome, Fibrome, tuberkulöse und karzinomatöse Drüsenpakete, Teratome, Aneurysmen der Bauchaorta, Enterokystome) drücken nur selten Darmabschnitte in höherem Maße zusammen. Am ehesten kommt dadurch noch ein Verschluß des Duodenums zustande (MELCHIOR, WORTMANN, Lit. PRUTZ). Selten ist auch eine Abklemmung von Darmabschnitten durch das Dünndarmgekröse. So beschrieb HELLER eine Kompression der gekreuzten Sigmaschenkel durch das überlagerte Mesenterium des Dünndarmes, WORTMANN eine Abklemmung des unteren Jejunums durch die schräg zur linken unteren Bauchseite sich hinziehende fixierte Mesenterialplatte. Hierher gehört auch der sog. arterio-mesenteriale Duodenalverschluß.

Die angeborenen Stenosen und Atresien des Darmkanals siehe unter Mißbildungen IV, 1.

c) Funktionelle Verschlußmechanismen.

Es ist in den voraufgegangenen Erörterungen schon wiederholt davon die Rede gewesen, daß mechanische Darmstörungen durch das Hinzukommen funktioneller Vorgänge verwickelt werden können; aber auch unabhängig von mechanischen Wegstörungen gibt es auf Störung der Triebkraft beruhende rein funktionelle Wegstörungen. Es sind hier zu unterscheiden:

1. Die auf einer länger dauernden tonischen Zusammenziehung beruhenden Darmkrämpfe, bei denen oft unter gleichzeitiger Gefäßsperre ein vollständiger Verschluß des Darmlumens eintreten kann.

2. Die mit einer Herabsetzung der Kontraktionsfähigkeit einhergehende Darmatonie (Parese, Paralyse). Während bei der Atonie geringen Grades eine Erweiterung des Darmrohres kaum festzustellen ist, nimmt diese bei zunehmendem Tonusverlust und aufhörender Peristaltik unter dem Einfluß des sich aufstauenden und zersetzenden Inhalts immer größere Ausmaße an.

Spasmus und Atonie können nebeneinander bestehen und durch an Stärke verschiedene, sonst gleichartige Reize ausgelöst sein. Oder ein Krampf kann schließlich in eine Atonie übergehen.

Die Mehrzahl der zu funktionellen Darmstörungen führenden Ursachen ist schon genannt worden. Häufig sind es Traumen, oft geringen Grades (Fromme) durch stumpfe Gewalteinwirkungen auf die Bauchdecken (Trendelenburg, Rehn, Jordans) operative Reize, die das Peritoneum parietale und viscerale treffen, Abkühlung, Austrocknung des Darmes während der Operation, Druck durch Instrumente, Tampons, Blutergüsse. Ihnen schließen sich die Fälle von Darmspasmus und Atonie bei mechanischem Verschluß, Darmwandbrüchen, durch Gallensteine, Kotsteine, Würmer, Entzündungen (Strehl, Pankow) und Geschwülste an. Auch bei Erkrankungen anderer intraperitonealer und retroperitonealer Organe (Netztorsion, Pankreaserkrankungen, Nierenstein, nach Nierenexstirpation (Pankow), Hodentorsionen, Epididymitis usw.) können reflektorische, spastische und atonische Störungen der Darmtätigkeit auftreten. Eine große Rolle spielen septische peritonitische Infektionen, die meist zur Darmlähmung führen. Die im Initialstadium einer Peritonitis eintretende Darmsperre [Braun (2)] beruht auf einer reflektorischen Erregung und Funktionssteigerungen des Splanchnikus durch die chemisch und bakteriell gereizten zentripetalen Nerven des Darmes und Bauchfells, die eine Tonussteigerung der Darmmuskulatur und Gefäße im Gefolge hat. Dieses Stadium geht aber sehr rasch vorüber, um als Ausdruck der nervösen Lähmung einer Hyperämie und Gefäßerweiterung Platz zu machen, die in eine starke venöse Hyperämie mit Stase, Nachlassen des Darmwandtonus und Meteorismus übergeht. Dafür ist neben der erst spät einsetzenden Lähmung der lokalen Nervenapparate und Muskelzellen (Enderlen und Hotz) eine Ermüdung und Schädigung der reflektorisch erregten Zentralapparate verantwortlich zu machen. Auch die Anhäufung von Gasen im Darm und die damit zusammenhängende Dehnung der Darmwand begünstigt die motorische Lähmung (Nothnagel, Hotz).

Eine gleichzeitige reflektorische Schädigung bzw. Erregung der zentralen Apparate ist auch bei anderen Formen der Darmlähmung bzw. Spasmen anzunehmen, so für die Krämpfe bei der Bleikolik, für die Magendarmatonie und der Meteorismus nach Chloroform- und Äthernarkose, bei Infektionskrankheiten (Sepsis, Typhus, Pneumonie) bei Diabetes, Urämie. Auf eine zentrale Störung der Innervation sind auch die krampfhaften Zusammenziehungen des Darmes bei Gehirn- und Rückenmarkskrankheiten (Meningitis, Enzephalitis, tabische Krisen (Santocz, Schmidt), Hirngewächse (Paviot), Apoplexie, Zystizerkus des 4. Ventrikels (Schüle), die Darmlähmungen bei Querschnittsläsionen zurückzuführen. An dem Vorkommen krampfhafter, zu schweren klinischen Störungen führender Darmverengerungen bei Hysterischen, Morphinisten, Kokainisten, Nikotinabusus, Bleivergiftung) ist — trotz des Einspruchs von Leichtenstern — nicht zu zweifeln (Heidenhain). Es liegen zweifelsfreie Beobachtungen von Schloffer, Neugebauer, Brünzel und Körte vor, wo sich bei der Operation derartiger Ileusfälle spastische und atonische Schlingen ohne irgendwelche mechanischen Hindernisse fanden. Wortmann erwähnt auch einen Sektionsbefund von Voisin, wo bei einem hysterischen Mädchen, das nach zweimal überstandenem Darmverschluß im Ileusanfall starb, am Darm nur Krämpfe gefunden wurden. In den meisten Fällen werden sich aber derartige Spasmen postmortal rasch lösen. Der Darmkrampf der Hysterischen kann sowohl zentral (psychisch) wie reflektorisch von irgendeiner Stelle des Darmes oder einem anderen Körperteile ausgelöst werden (Wortmann). Besondere Beachtung verdient in diesem Zusammenhang noch eine kürzlich erschienene Arbeit von Steindl (ausführliche Literatur!), der in einer Reihe von

Fällen, in denen pathologisch gesteigerte Krampferscheinungen im Bereich des Verdauungsschlauchs das klinische Bild beherrscht hatten, in bestimmten Abschnitten der Medulla oblongata krankhafte Veränderungen nachweisen konnte. Die zerebralen Veränderungen, in ihrer Art und Ausbreitung verschieden ausgeprägt und von verschiedenem Charakter, bestanden z. B. in einem Falle in einer deutlichen Erkrankung der Ganglienzellen in der Substantia reticularis mit herdförmiger Gliawucherung und Strauchmarkbildung, ausgedehnten perivaskulären Infiltraten und in Veränderungen in der Umgebung des dorsalen Vaguskerns; in einem anderen Fall in einer auffallenden Zelldegeneration, die fast elektiv den dorsalen Vaguskern und die Substantia reticularis betraf, während alle übrigen Gebiete sich als ziemlich frei erwiesen. Diese Veränderungen sind nach der Ansicht von Steindl mit den zu Lebzeiten beobachteten „idiopathisch-neurogenen Darmspasmen in ursächlichen Zusammenhang zu bringen". Pathologisch gesteigerte Vagusinnervation und Spasmus in bestimmten Abschnitten des Darmrohres stehen im Verhältnis von Ursache und Wirkung. Jedenfalls muß in einer bestimmten Anzahl von Darmkrampffällen eine, wenn auch in ihrer Art bisher nicht immer aufgeklärte Erkrankung im vegetativen System mit besonderer Beteiligung des Vagusanteils angenommen werden. Die nahen Beziehungen der Ursprungsverhältnisse des Vagus zu den sympathischen Kernen machen ein gewisses Mitbetroffensein der sympathischen Anteile verständlich.

Von anderen werden Veränderungen der Ganglienzellen des Darmplexus mit enterospastischen Erscheinungen in Zusammenhang gebracht (Jürgens). Exner und Jäger berichten über Veränderungen am Ganglion coeliacum und sprechen in einem Fall von spastischem Ileus die durch die Einscheidung in Schwielengewebe bedingte Veränderung des Plexus als unmittelbare Ursache der spastischen Erscheinungen an. Hier anzuschließen wären die Beobachtungen von Prader, Klett und Koenecke, die gleichfalls an und im unmittelbaren Bereich des Plexus coeliacus den unmittelbaren Grund für die Erscheinungen der von ihnen beobachteten Fälle von spastischem Ileus sehen. So war das eine Mal der Plexus mit Zellen einer Krebsmetastase durchsetzt (Prader). das andere Mal waren „entzündliche" Veränderungen im Bereich des Plexus als verantwortlich angesprochen worden (Koennecke).

Die bei Hysterischen zu beobachtenden Formen von Enterospasmus sind vom echten neurogenen Spasmus wohl zu trennen. Auch vasomotorische Störungen der Bauchgefäße werden für Darmsperrungen verantwortlich gemacht, so bei Alkohol- und Nikotinmißbrauch, Bleivergiftung, Syphilis. Als Dyspraxia intermittens angiosclerotica intestinalis hat Ortner ein Krankheitsbild bezeichnet, das mit Kolikanfällen, Meteorismus und Verstopfung einhergehend, auf einer Lähmung der Darmwand entsprechend dem Ausbreitungsgebiet der Arteria mesenterica superior beruhen soll. Etwas Ähnliches versteht Buch unter Epigastralgie. Bei der Thrombose und Embolie der Gekrösegefäße geht oft ein Stadium erhöhter Peristaltik der Darmlähmung voraus.

d) Die Hirschsprungsche Krankheit

ist ein rein klinischer Symptomenkomplex, der ausgezeichnet ist durch schwere Störungen der Kotentleerung und mit hochgradigen Auftreibungen des Sigmoids oder anderer Dickdarmteile einhergeht. Sie kommt vorwiegend im jüngeren Kindesalter, nur selten in späteren Lebensjahren zur Beobachtung. Pathologischanatomisch ist diese Krankheit durch einen negativen Befund am aufgeschnittenen Dickdarm ausgezeichnet. Wohl finden sich hochgradige

Erweiterungen und beträchtliche Verdickungen seiner Wand, gelegentlich auch Verlängerungen, aber nie raumbeengende Prozesse, die für die schweren Wegstörungen verantwortlich gemacht werden können. Der ausschließliche Sitz der Krankheit ist nach Hirschsprung der Dickdarm. In den meisten Fällen betrifft sie ihn aber nicht ganz, sondern meist nur Teile, gewöhnlich das Sigmoid allein, seltener andere Abschnitte, z. B. Colon transversum oder Rektum. Häufig sind Sigmoid und Colon transversum zusammen beteiligt. Ebenso geht vielfach mit der Erweiterung der Sigmaschlinge eine starke Erweiterung des Mastdarms einher. Sehr selten sind Fälle, in welchen die Sigmaschlinge selbst unbeteiligt ist (Oesterreich, Danziger). In Fällen von Marchand und Heimann reichte die Erweiterung vom Coecum bis zum Colon descendens, bei Lengemann begann sie in der Hälfte des Colon ascendens, um vor dem Sigma Halt zu machen. Isolierte Erweiterungen des Colon transversum lagen in den Fällen von Pleth, Schwarz und Bertelsmann vor. Die Mitbeteiligung des Mastdarms, die für die Auffassung des ganzen Krankheitsbildes von großer Bedeutung ist, ist in zahlreichen Beobachtungen erwähnt.

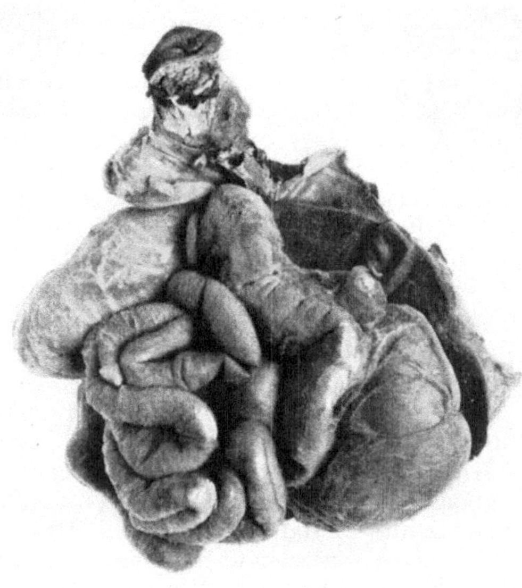

Abb. 73. Geringer Grad von Megasigmoid bei Analfissur mit Sphinkterspasmus. ♀ 2jähr. (Pathol. Inst. Köln.)

Der Umfang des erkrankten Darmes kann „wahrhaft riesenhaft" sein. Es wird über eine Breite des aufgeschnittenen Darmes von 50—70 cm berichtet (Vulpian) und von einem Fassungsvermögen von 10—15 Litern. Oft wird der Umfang des erkrankten Darmes mit Mannesarm- oder Oberschenkeldicke verglichen. Fast regelmäßig geht die Erweiterung des Dickdarms mit einer starken Wandverdickung einher, die aber nicht nur die erweiterten Teile betrifft, sondern auch in den mundwärts gelegenen Darmabschnitten nachweisbar ist. Übereinstimmend wird angegeben, daß die Hypertrophie im wesentlichen auf einer Zunahme der Muskulatur beruhe, vor allem der Ringmuskelschicht, die 5mal stärker als gewöhnlich sein kann (Perthes und Pfisterer). Die Muskelzellen sind nicht nur vermehrt, sondern auch zweifellos vergrößert. Auch von einer Vergrößerung der Epithelien ist gesprochen worden (Björksten, Barth). Die Schleimhaut und die Submukosa sind wiederholt als verbreitert bezeichnet worden (Zöpffel), wobei die Veränderungen auf eine sekundäre entzündliche Verdickung durch Ödem und kleinzellige Infiltration, Wucherung des submukösen und intramuskulösen Bindegewebes zurückgeführt werden. Bisweilen kann die Schleimhaut durch Infiltrate so mächtig verdickt sein, daß sie die Hälfte des Darmquerschnittes einnimmt. Auch die Serosa ist verdickt gefunden worden. Die Nerven und Gefäße der Submukosa und Serosa sollen an der Dickenzunahme gleichfalls teilnehmen; die Veränderungen werden als adventitielle Bindegewebs-Wucherungen, gelegentlich auch als Arteriitis und

Periarteriitis, die bis zur Verödung gehen kann, bezeichnet. Das Verhalten der Nerven und Ganglienzellen ist sehr verschieden. Sie können normal sein (ZOEPFFEL), hypertrophisch (GEE), auch auffallend schwach entwickelt (BRENTANO). In einigen Fällen fehlte die Verdickung der erkrankten Darmwand und einige Male ist sogar von einer Wandverdünnung gesprochen worden (EBERS, CONCCETTI). ESCHERLICH und BRÜNING fanden an den erweiterten Stellen eine durchaus normale Wandbeschaffenheit. In einigen Fällen hatte die Erweiterung

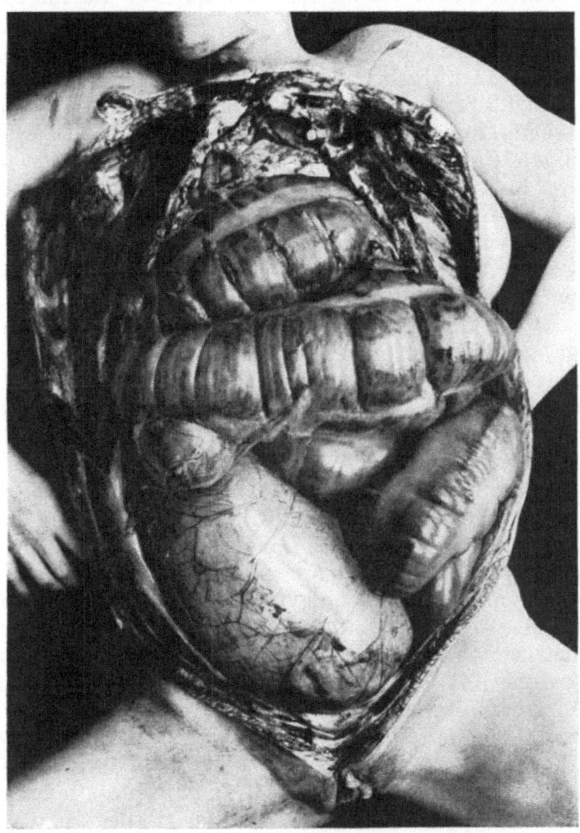

Abb. 74. Großartiges Megasigmoid und Megakolon bei multipler Sklerose. Kein anatomisch nachweisbares Hindernis. Ventilverschluß des Rektumschenkels. Der Dickdarm enthielt 26 l breiigen und steinigen Kot. (Pathol. Inst. Köln.)

nicht das Aussehen einer diffus vergrößerten Schlinge, sondern entsprach einer kugelförmigen, „ampullären" Auftreibung (FÜTTERER und MIDDELDORF). In den meisten Fällen kommt zu der Erweiterung und Wandverdickung noch eine mehr oder weniger beträchtliche Verlängerung hinzu, die vielfach zu einer starken Schlingenentwicklung der betroffenen Darmteile Veranlassung gibt.

Der Dünndarm ist fast gar nicht oder nur sehr selten in Mitleidenschaft gezogen, nur ganz geringfügige Erweiterungen und Verdickungen der untersten Abschnitte werden einigemal erwähnt, gewöhnlich fehlt in ihm jede Aufstauung von Inhaltsmassen (HIRSCHSPRUNG, BING, BAGINSKY, HEIMANN). Im Bereich der erkrankten Darmabschnitte verschwinden meist die Haustren und Tänien; in manchen Fällen werden wohl auch die Appendices epiploicae durch den vermehrten Inhaltsdruck ausgeglichen. Beim Aufschneiden sind die Darmwandungen oft so starr, daß sie nicht zusammensinken. Die erweiterten Darmschlingen enthalten größtenteils, oft unter starkem Druck stehende Gasmassen, aber auch reichliche Kotmassen in verschiedener Konsistenz. Diese sind dann in der Regel zu großen Klumpen zusammengeballt, in anderen Fällen wurden neben Kotsteinen sandartige Bildungen gefunden (Epstein, Neugebauer). Infolge der starken Dehnung der Schleimhaut und unter dem Druck der Inhaltsmassen ist jede Faltenbildung auch an den inneren Darmschichten verloren gegangen. Oft ist die Schleimhaut schmutzig grau gefärbt, in anderen Fällen von kleineren und größeren Geschwüren durchsetzt, die teils als Dehnungs-, teils als Druckgeschwüre aufgefaßt werden müssen. Solche Geschwüre können in schweren Fällen sich über den ganzen Dickdarm erstrecken, sogar in den Dünndarm hinüberreichen, durch Perforation kann es zur Bauchfellentzündung kommen. In einigen Fällen sind schwere Verdrängungen der übrigen Bauchorgane, Hochstand des Zwerchfells mit Lungen- und Herzkompression festgestellt worden, auch Stauungserscheinungen durch Zusammenpressung der Vena cava oder Vena portae sind gelegentlich gesehen worden, einigemal sind Störungen durch Kompressionen der Harnleiter festgestellt worden.

Soweit der pathologisch-anatomische Befund am aufgeschnittenen Darm. Charakteristisch ist jedenfalls, daß jedes anatomische Hindernis, das die schweren Durchgangsstörungen und ihre Folgen erklären könnte, stets vermißt wird. So erhebt sich die Frage, in welchem Zusammenhnag die erörterten Darmveränderungen mit dem klinischen Bild überhaupt stehen und wie die Pathogenese der Erkrankung zu erklären ist.

Hirschsprung und mit ihm eine große Reihe anderer Forscher haben eine angeborene Erweiterung und Hypertrophie der betreffenden Darmabschnitte angenommen, die bei Eintritt der Darmtätigkeit nach der Geburt die Ursache für die Kotstauung mit ihren mannigfachen Folgen abgeben sollen. Als Stützen für diese Annahme eines angeborenen Riesenwuchses des Dickdarms wird vor allem die einigemal beobachtete, gleichzeitige Hypertrophie der Blase (Marchand, Gerner, Roth), sowie der gelegentliche Befund von Erweiterungen von Dickdarmteilen bei Föten und Neugeborenen herangezogen worden. Auch der Umstand, daß nach der Anlegung einer Anastomose beim Eintreten einer klinischen Heilung die erweiterten und hypertrophischen Darmteile sich nicht zurückbilden (Neugebauer), ist als Stütze (?) für diese Theorie angeführt worden. Aber man wird nicht fehlgehen, wenn man die Annahme eines Megacolon congenitum als Ursache für die Hirschsprungsche Erkrankung nicht verallgemeinert, sondern dem Umstand Rechnung trägt, daß die erwähnten Veränderungen einzelner Dickdarmabschnitte oder des gesamten Kolons, die letzten Endes auf einer Hypertrophie und Dilatation beruhen, nicht so sehr entwicklungsgeschichtlich bedingte angeborene Veränderungen darstellen, sondern den Erfolg funktioneller Mehrleistungen ausdrücken, wie sie oberhalb einer jeden, sich allmählich entwickelnden Darmstenose, mit der Zeit eintreten. Von diesem Gesichtspunkte aus gewinnen funktionelle Einflüsse für das Zustandekommen des ganzen Krankheitsbildes eine erhebliche Bedeutung; sieht man sich nach solchen um, so gibt es eine ganze Gruppe von Fällen, bei denen spastische Kontraktionen der unteren Dickdarmabschnitte oder des Afterschließmuskels bei Operationen (Wachendorf, drei eigene Beobachtungen) durch die klinische Untersuchung oder das Röntgenbild einwandfrei festgestellt wurden (Fenwik, Wilms, Bertelsmann). Auch der Erfolg einer therapeutischen Behebung der Krämpfe läßt ihren erheblichen Einfluß auf die Gestaltung des ganzen Krankheitsbildes erkennen. So liegen Beobachtungen von Fenwick, Bertelsmann, Vogel u. a. vor, bei denen der Spasmus des Schließmuskels einen beherrschenden Einfluß auf das Krankheitsbild hatte. Als Ursache des Sphinkterkrampfes kommen kleine Sprünge und Risse am After, Reizungen der Analschleimhaut bei Darmkatarrh, kleine Geschwülste, Angiome in Frage. FLEINER führt ganz allgemein das Krankheitsbild auf einen während des fötalen Lebens physiologischerweise bestehenden und über die Geburt hinaus andauernden Dauertonus des rektoanalen Verschlusses zurück. Nicht zu verwechseln sind aber derartige Vorgänge

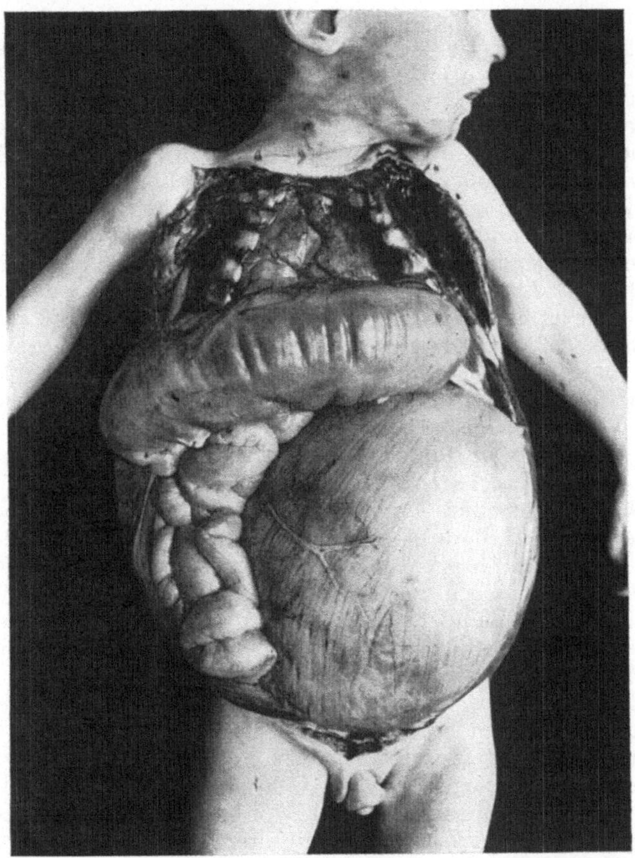

Abb. 75. Hochgradiges Megasigmoid und Megakolon. (Wegen Analfissur im 2. Lebensmonat operiert.) ♂ 4 jähr.

mit mechanischen Verengerungen, bei denen ein Krampf höchstens als sekundäres Moment hinzu kommt. Vor allem für diejenigen Fälle, bei denen die Erweiterung des Dickdarmes und die Anfüllung mit Kotmassen bis zum After reicht, wird man unbedingt an eine Störung der Sphinkterzusammenziehung denken müssen. Nach WILMS genügt schon das Ausbleiben der Sphinktererschlaffung beim Eintritt der Mastdarmkontraktion um die Störung hervorzurufen. Von anderen Beobachtern wird ein schwacher Tonus der Dickdarmmuskulatur infolge mangelhafter Innervation (FITZ, LENNANDER, BING) eine ausgesprochene Vagusschwäche bei gleichzeitiger Erhöhung des Sympathikotonus für die Erkrankung verantwortlich gemacht.

Als Gegenstück zu diesen rein funktionellen, spastischen oder atonischen Verschlußmechanismen des Dickdarms sind mechanische aufzufassen, die im Sinne einer Abknickung, Faltenbildung (SCHÖMAKER, GOEBELL) oder Volvulus der übergroßen Sigmaschlinge zu suchen wären. Ungewöhnlich kräftig entwickelte Vavulae rectales, gewöhnlich in der Mehrzahl vorhanden, und an der Grenze von Sigma und Rektum liegend, sind in Beobachtungen von JOSSELIN und LÄVEN gefunden worden. Sie können nicht nur die Darmlichtung einengen, sondern vor allem dadurch zum Verschluß führen, daß bei Anfüllung der zuführenden Schlinge die höher gelegene Klappe auf die räumlich benachbarte tiefere Falte aufgepreßt wird. Auch kann die Faltenbildung mit einer Abknickung einhergehen, wie überhaupt wohl ein durch Abknickung bedingter Ventilverschluß am häufigsten den Krankheitsmechanismus auflöst. Für die Entstehung der Abknickung sind meines Erachtens dieselben Einflüsse ausschlaggebend, die für den Sigmavolvulus erörtert wurden. Maßgebend sind die Mesenterialverhältnisse und die Größe der Sigmaschlinge bzw. Dickdarmschlinge, der Übergang der an einem langen Gekröse aufgehängten Flexur in den durch ein kurzes Aufhängeband befestigten Mastdarm, und die im Vergleich mit den großen Darmschlingen zu engen Raumverhältnisse der Bauchhöhle. Man hat sich nach BRAUN, dem ich hier folge, den Vorgang so zu denken, daß Teile der leeren Flexur im kleinen Becken liegen und bei starker Anfüllung sich infolge Platzmangels in der Bauchhöhle nicht mehr aufzurichten vermögen, oder daß bei Füllung der großen Flexur der absteigende Schenkel ins kleine Becken tritt und dort das obere, feststehende Ende des Rektums abknickt. Durch die Abknickung entsteht ein spornartiger Vorsprung in der Darmlichtung. Füllt sich nun die Schlinge weiter mit Kotmassen und Gas, so wird der Sporen durch den Druck ventilklappenartig gegen die gegenüberliegende Wand gepreßt und dadurch der Verschluß hergestellt. Fällt nach Öffnung der Bauchhöhle die Raumbeengung fort, dann ist die Abknickung im offenen Bauch nicht immer sichtbar. Ebenso kann gelegentlich am Übergang des festsitzenden Colon descendens in die bewegliche Flexur, oder im Bereich des Colon transversum und ascendens durch einen ähnlichen Mechanismus ein vorübergehender Verschluß erzielt werden, der auch den Teilriesenwuchs höherer Darmabschnitte erklärt. In weitaus der größten Mehrzahl der Megakolonfälle dürfte auch nach NEUGEBAUER ein Klappenmechanismus für das Zustandekommen des Krankheitsbildes von Bedeutung sein, wenn es auch, vor allem an der Leiche, nicht immer gelingt ihn nachzuweisen. Von dem Ventilverschluß gibt es allmählich Übergänge zu Drehungen um die Längsachse des Gekröses und zu Achsendrehungen um den Mesenterialstiel. Auch solche Fälle von Volvulus sind als Grundlage der Hirschsprungschen Krankheit gefunden worden (KLEINSCHMITT, LEICHTENSTERN, HELLER u. a.). (Siehe Sigmavolvulus.)

Die Entstehung des Hirschsprungschen Symptomenkomplexes ist für die meisten Fälle ein komplexer Vorgang (BRAUN), an dem funktionelle und mechanische Momente in wechselnder Weise beteiligt sein können und mannigfach in das verwickelte Getriebe eingreifen. Veranlagend sind zweifellos abnorme Schlingenbildungen einzelner Dickdarmabschnitte, die durch Kotfüllung oft unter dem Einfluß besonderer Ernährungsverhältnisse und Diätfehler, vielfach unter Mitwirkung krampfhafter Zusammenziehungen zu Abknickungen, Achsendrehungen oder Klappenbildungen führen können. Ob es überhaupt einen auf Entwicklungsstörung beruhenden angeborenen Riesenwuchs des Dickdarms gibt, vielmehr nicht auch schon im Fötalleben ähnliche Momente wie nach der Geburt zur Inhaltsstauung, Hypertrophie und Erweiterung von Darmteilen führen können, scheint mir sehr zweifelhaft zu sein.

G. Divertikelbildungen des Dünn- und Dickdarmes.

Divertikelbildungen in den verschiedensten Abschnitten des Darmkanals sind häufig anzutreffen. Die angeborenen — ich zähle hierzu lediglich das MECKELsche Divertikel und die seltenen divertikulären Myome und Adenomyome des Dünndarms, insbesondere des Duodenums — sind auf dem Boden von Entwicklungsstörungen entstanden und in diesem Handbuch unter den Mißbildungen des Magens und Darmes ausführlich behandelt worden. (Bd. IV/₁).

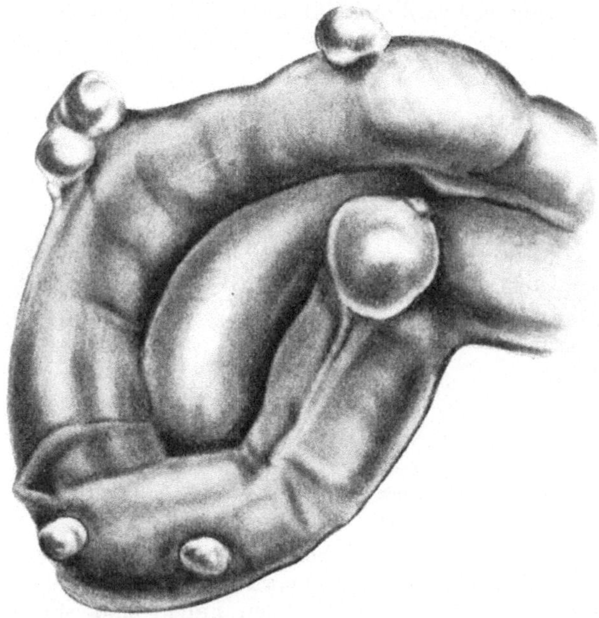

Abb. 76. Multiple Dünndarmdivertikel, nicht ausnahmslos am Mesenterialansatz gelegen. Nebenbefund. (Path. Inst. Köln.)

Während bei ihnen stets sämtliche Schichten der Darmwand an der „Ausstülpung" beteiligt sind, ist das bei den erworbenen meist nicht der Fall, insofern als die Pulsionsdivertikel des Dünn- und Dickdarms gleichartige und einheitlich aufzufassende herniöse Ausstülpungen der Schleimhaut und Submukosa in Gefäßlücken der Ringmuskulatur darstellen, die die Muskelschichten und Serosa erst sekundär in Mitleidenschaft ziehen. Man spricht in solchen Fällen von unvollständigen falschen Divertikeln, im Gegensatz zu echten, die von vornherein sämtliche Wandschichten betreffen. Zu diesen gehören — abgesehen von den angeborenen Divertikeln — vor allem die verhältnismäßig seltenen Traktionsdivertikel, wie sie bei Mesenterialschrumpfungen, Verwachsungssträngen (KLEBS, BIRCH-HIRSCHFELD) oder durch den Zug von Geschwülsten (Angiom, Myom, Nebenpankreas) (HANSEMANN, NEUMANN, NAUWERCK) beschrieben sind. Auch die bei Darmwandbrüchen entstehenden Ausbuchtungen der Darmwand werden mitunter zu den Traktionsdivertikeln (s. S. 106) gerechnet. Die weit überwiegende Mehrzahl aller erworbenen Divertikel sowohl im Dünndarm wie im Dickdarm sind Pulsionsdivertikel der Schleimhaut. Ich halte es nicht für

angängig, eine scharfe Trennung nach ihrem Sitz in den einzelnen Darmabschnitten vorzunehmen: in den anatomischen Verhältnissen, den Entstehungsbedingungen und den Verwicklungen bestehen jedenfalls keine grundsätzlichen
Unterschiede.

Im Jejunum und Ileum sitzen sie regelmäßig an der konkaven Seite
dicht am Gekröseansatz, doch sind sie zunächst nicht zwischen dessen
Blätter eingelagert; sie entspringen vielmehr seitlich am Gekröseansatz, gehen
nicht in ihn hinein, sondern liegen daneben (Edel, Hansemann). Erst wenn
sie größer werden, wölben sie sich zwischen die Mesenterialblätter. Ihre Zahl
ist sehr wechselnd, ebenso ihre Größe. Hansemann zählte in dem Darm eines
85jährigen Mannes über 400, die in ihrer Größe zwischen einem Hanfkorn und
einem großen Taubenei schwankten. Ähnliche Beobachtungen stammen von

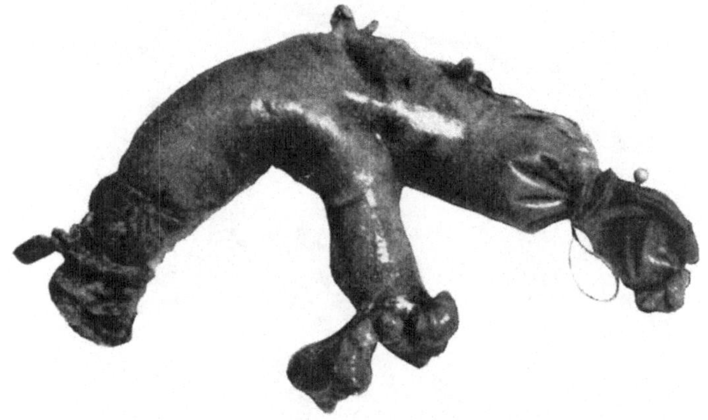

Abb. 77. Schleimhautdivertikel an der Spitze eines Meckelschen Divertikels. (Kaspar.)

Kornmann, Rössle, Watanabe u. a., besonders amerikanischen Untersuchern.
Helvestine hat kürzlich 31 Fälle von Divertikulosen des Dünndarms aus dem
Schrifttum zusammengestellt. In sehr vielen Fällen sind solche Dünndarmdivertikel, die das Jejunum und obere Ileum bevorzugen, mit entsprechenden
Veränderungen der Dickdarmschleimhaut vergesellschaftet. So auch in drei
eigenen Fällen. Die meisten Dickdarmdivertikel — sie sind unverhältnismäßig
viel häufiger als die des Dünndarms — sind jedoch in ihrer Ausbreitung auf das
Kolon beschränkt. In Sitz und Größe weichen sie etwas von den Dünndarm-
divertikeln ab. Sie sind gewöhnlich sehr klein. Vor allem ist ihr Eingang sehr
eng, ihre Lichtung dagegen flaschen- oder birnenförmig ausgebuchtet. Oft
sind sie im Verlauf der Tänien angeordnet. Von der Außenseite des Darmes her
sind sie meist gar nicht zu erkennen, da sie unter den Schleimhautfalten liegen,
oft auch in die Appendices epiploicae eindringen oder durch fettreiche Darmanhänge verdeckt werden. Mitunter sind sie so zahlreich, daß der Darm wie
mit Trauben oder mit Hagelkörnern besetzt erscheint (Kaspar). Das S-Romanum wird von den Divertikeln bevorzugt, im Gegensatz zu den entsprechenden
Dünndarmausstülpungen finden sie sich an der dem Mesenterialansatz entgegengesetzten freien Seite, an den Kanten der lateralen Längstänie oder in
dieser selbst. Sie kommen fast ausschließlich bei älteren Leuten zur Beobachtung
und sind oft mit Kotklümpchen gefüllt.

Über ihren Bau, insbesondere die Beteiligung der einzelnen Darmschichten
an ihrer Bildung dürften heute keine Meinungsverschiedenheiten mehr bestehen.

Sie sind zunächst samt und sonders einfache Schleimhautausstülpungen, entlang von Gefäßen in Gefäßlücken der Ringmuskulatur. Erst wenn durch den zunehmenden Innendruck und infolge eindringender Kotmassen die Ausweitung größer wird und ihre Lichtung sich erweitert, wird sekundär die davorliegende Längsmuskelschicht und Serosa vorgetrieben. Nur wenn die Ausstülpungen ganz große Ausmaße erreichen, wird auch die Längsmuskulatur durchbrochen werden. Für gewöhnlich fehlt jedenfalls bei der mikroskopischen Untersuchung an der Kuppe des Divertikels zum mindesten die Ringmuskulatur vollständig, während sie bei größeren in den Seitenteilen nach der Kuppe sich verjüngend, die Ausstülpung ein Stück weit begleiten kann. Durchweg ist an der Spitze des Divertikels das lockere oft auffallend fettgewebsreiche perivaskuläre Gewebe mit den Gefäßdurchschnitten zu finden. Wir selbst konnten in zahlreichen Fällen diese insbesondere von KLEINSCHMIDT klargestellten Verhältnisse bestätigen und müssen uns daher entgegen von HANSEMANN und EICHHORN zu der zuerst von GRASER betonten Ansicht bekennen, daß auch die Entstehung der Dickdarmdivertikel mit den Gefäßen der Darmwand in engster Beziehung steht. Nicht nur ihre Anordnung in Reihen entsprechend den Tänien und dem Mesenterialansatz ist dadurch bedingt; auch ihr Auftreten in den Appendices epiploicae hängt mit dem Gefäßverlauf zusammen. An allen diesen Stellen finden sich größere Gefäße, insbesondere Venen, die von lockerem

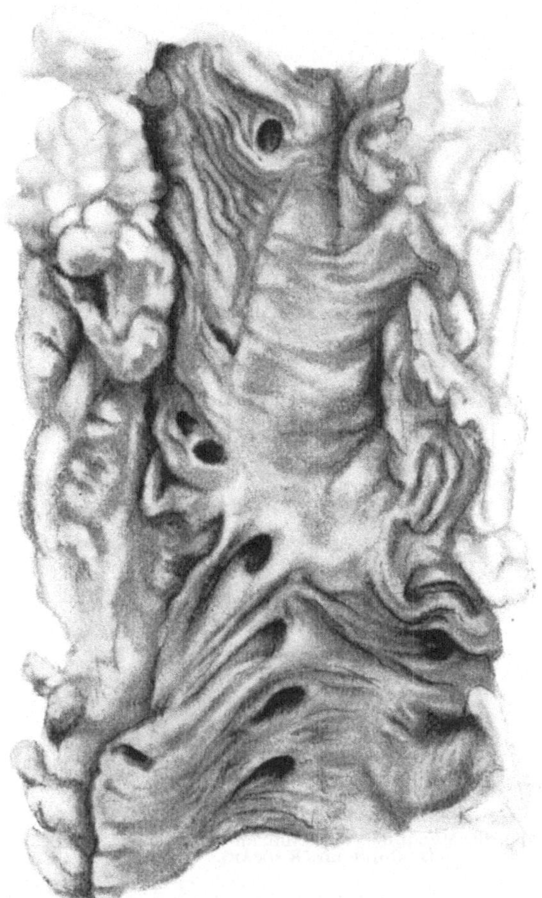

Abb. 78. Multiple Divertikel der Colon sigmoideum im Verlauf der Tänien angeordnet. Fettsucht Obstipation. (Pathol. lnst. Köln.)

Binde- und Fettgewebe umscheidet die Ringmuskulatur durchbrechen, während sie die Längsmuskulatur und die Serosa oft erst an einer entfernt liegenden Stelle am Rande einer Tänie durchsetzen. In die Muskellücken, entlang dem die Gefäße umscheidenden lockeren Bindegewebe, erfolgen jedenfalls die ersten Schleimhauteinstülpungen, die dann erst die Ringmuskelschicht auseinanderdrängen, die Längsmuskelschicht vor sich hertreiben und schließlich immer entlang der Gefäße durchsetzen.

Für ihre Entstehung ist das Zusammenwirken veranlagender und auslösender Einflüsse notwendig.

Als den wichtigsten Faktor, der für eine Erweiterung der Gefäßlücken verantwortlich zu machen ist, hat Graser Stauungszustände in den Darmgefäßen im Gefolge von Herzfehlern hingestellt, wobei der Gewebswiderstand durch die oft stark gefüllten und dann wieder geleerten Gefäße herabgesetzt werden sollte. Das mag für manche Fälle richtig und dann für die Anfänge der Divertikelbildung von Bedeutung sein. Keinesfalls aber darf diese Ansicht

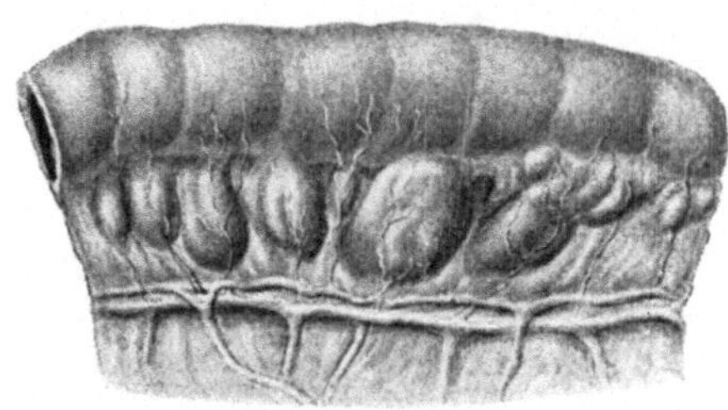

Abb. 79. Schleimhautdivertikel des Dünndarmes.
(Kaspar: Arch. f. klin. Chirurg. Bd. 141.)

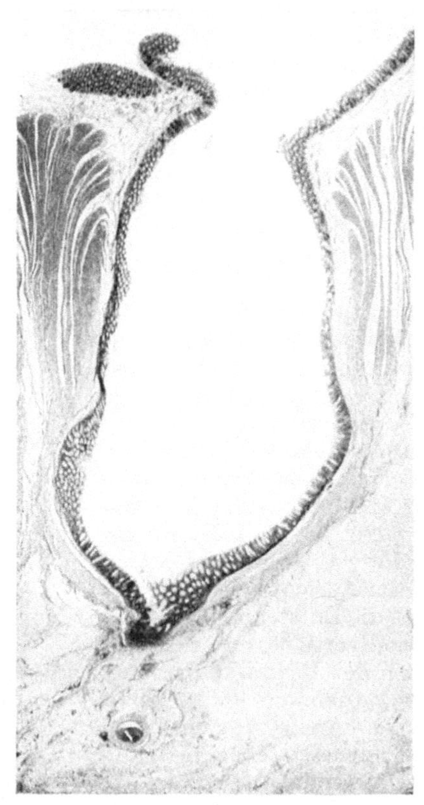

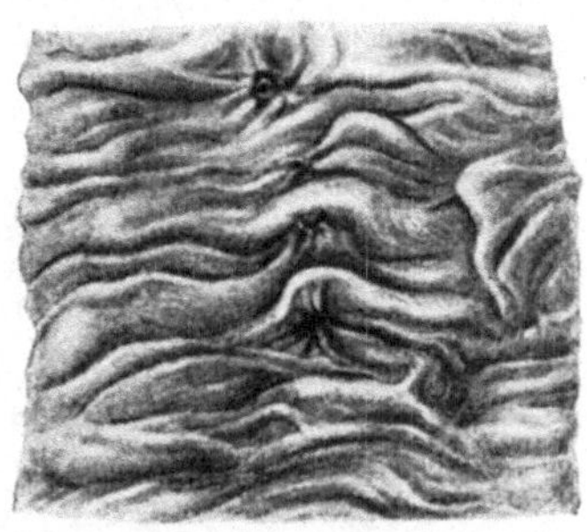

Abb. 80. Mündung von Schleimhautdivertikeln im Jejunum (Kaspar).

Abb. 81. Schnitt durch ein Dickdarmdivertikel. Charakteristische Ausziehung d. Ringmuskulatur, die an der Divertikelspitze, wo die submukösen Gefäße liegen, ganz fehlt. (Pathol. Inst. Köln.)

verallgemeinert werden; es gibt genug Därme mit zahlreichen Divertikeln, wo von Stauungszuständen im Gefäßsystem gar nichts nachweisbar ist, und andererseits oft genug Stauungszustände ohne Divertikel. Unter völliger Ablehnung der Graserschen Anschauung sieht Sudzuki die Veranlassung zur Divertikelbildung in einer individuellen Disposition, die in einer größeren oder geringeren Weite der Gefäßlücken ihren Ausdruck findet. Nach Ruhwandel wären umschriebene „Atrophien" der Darmmuskulatur (bei allgemeiner Kachexie) von Bedeutung. Wichtiger ist wohl der Schwund des Fettgewebes in den Gefäßlücken, der schon bei geringen Graden von Kachexie nachweisbar ist. Für die gar nicht seltene Divertikelbildung bei kräftigen Leuten mit reichlicher Fettgewebsentwicklung wird die reichliche Ansammlung von lockerem Fett in den Gefäßlücken für die Schleimhautausstülpung günstige Bedingungen schaffen (KLEINSCHMIDT).

Allen Fällen gemeinsam ist jedoch als auslösender Koeffizient stets die Erhöhung des Darminnendruckes bei Kotstauung und starker Gasfüllung, der die Schleimhaut nach den Stellen des geringsten Widerstandes vortreibt. Als solche kommen ausschließlich die Gefäßlücken der Ringmuskulatur in Betracht, deren Widerstandsfähigkeit in den einzelnen Fällen aus den angeführten Gründen verschieden sein kann. Sie ist herabgesetzt durch übermäßige Ansammlung von Fett bei allgemeiner Fettsucht, durch Schwund des Fettes bei Kachexie und Inanition, durch Schwankungen in der Füllung der Gefäße bei Stau-
ungszuständen, vielleicht auch auf konstitutioneller Grundlage. Besteht erst einmal eine
Schleimhautausstülpung in die Ringmuskulatur, dann erfolgt die weitere Vergrößerung
des Divertikels unter Mitwirkung des eindringenden Kotes und des Muskelspiels,
durch das immer mehr Kot in die Lücken
gedrängt und sein Zurücktreten aus dem
Divertikel verhindert wird.

Aber es sind nicht einmalige, plötzliche
und vorübergehende Erhöhungen des Darm-
druckes, die zur Divertikelbildung führen,
sondern über längere Zeit sich erstreckende
Drucksteigerungen. So finden sich gerade
im Dickdarm oft Schleimhautdivertikel über
funktionellen (krampfhaften) und anatomischen, z. B. krebsigen Verengungen. Hier liegt
auch die Bedeutung der chronischen Verstopfung für die Divertikelentstehung.

Zu klinisch nachweisbaren Störungen
geben die Dünn- und Dickdarmdivertikel
nur Veranlassung, wenn sich sekundäre Veränderungen in ihnen einstellen.

Die wichtigste Verwicklung aller Divertikel, insbesondere aber der des Dickdarms

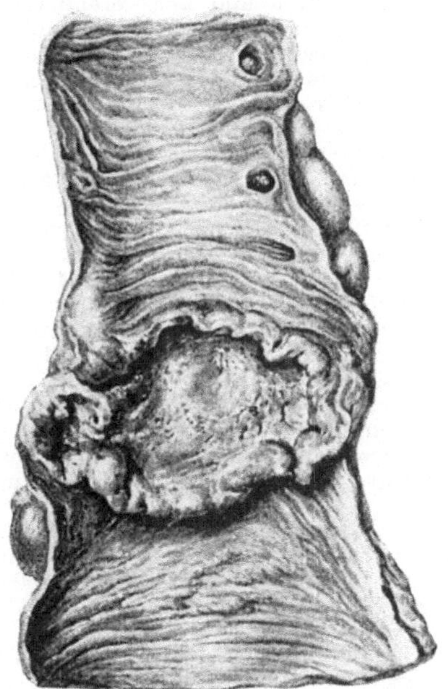

Abb. 82. Divertikel mit Kotsteinen oberhalb einer krebsigen Stenose des Sigmoids (KASPAR).

beruht auf ihrer Neigung zur Entzündung, die sich wohl unter Vermittlung der Kotstauung und Druckatrophie meist auf dem Boden kleiner Schleimhautverletzungen entwickeln. Wichtiger als die nur selten zur Beobachtung gelangende akute ulzeröse und phlegmonöse Divertikulitis mit gelegentlichem Durchbruch in die Bauchhöhle sind chronisch-entzündliche Veränderungen, die unter dem Bilde des sog. entzündlichen Dickdarmtumors in Erscheinung treten (s. bei Entzündungen). Sie sind gelegentlich der Ausgang einer eitrigen Thrombophlebitis der Gekröseblutadern und der Pfortader mit pylephlebitischen Leberabszessen (W. FISCHER, BÖHM).

Schrifttum.

Zusammenfassende Darstellungen der Hernien und des Darmverschlusses.

BERGER, P.: Resultats de l'examen de dix mille observations de hernies. Paris 1896 und Hernien in Traité de chirurg. (Duplay et Reclus 1906.) — BERGER: Über Unterleibsbrüche. Ergebnisse der Untersuchung in 10 000 beobachteten Fällen. Übersetzung von M. STEINER. Berlin: S. Karger 1897. — BOCCHGREVINK: Die Hernien. 1911. — BRAUN-WORTMANN: Der Darmverschluß und die sonstigen Wegstörungen des Darmes. Berlin: Julius Springer

1924. — Cooper, Askey: Anatomische Beschreibung und chirurgische Behandlung der Unterleibsbrüche. Nach der II. von C. Astor Key besorgten Ausgabe. Aus dem Englischen übersetzt von R. Froriep. Weimar 1833. — Corning: Lehrbuch der topogr. Anat. Wiesbaden: J. F. Bergmann. — Enderlen-Gasser: Stereoskopbilder zur Lehre von den Hernien. Jena: Gust. Fischer 1906. — Garré und Dorn: Pathologie und Klinik des Darmverschlusses. Handb. d. prakt. Chirurg. Bd. 3. 1922. — Graser, E.: Die Unterleibsbrüche. (Anatomie. Pathologie u. Therapie.) Wiesbaden 1891. — Kocher, Th.: Die Hernien im Kindesalter. Gerhardts Handb. d. Kinderkrankh. Bd. 6, 2. Abt. 1880. — König: Lehrbuch d. spez. Chirurg. 7. Aufl., Bd. 2, S. 366. 1899 — Koch, W.: Zur Entstehung und Behandlung der Eingeweidebrüche. Münch. med. Wochenschr. 1908. S. 2181. — Krehl: Pathologische Physiologie 1921. — Leichtenstern: Verengerung, Verschließung und Lageveränderung des Darmes. Ziemssens Handb. Bd. 7, S. 2. 1878. — Leichtenstern, L.: Verengerungen. Verschließungen und Lageveränderungen des Darmes. Ziemssens Handb. Bd. 7. 1876: Zur Pathologie des Ileus. Verhandl. d. 7. Kongr. f. inn. Med. Wiesbaden 1889. — Malgaigne: Über die Eingeweidebrüche. (Deutsch bearbeitet von Lietzau.) Leipzig 1842. Maydl: Die Lehre von den Unterleibsbrüchen. Wien 1898. — Murray: Hernie, its cause and treatment. London 1910. Ref.: Zentralbl. f. Chirurg. 1911. S. 1130. Brit. med. journ. Vol. 1, p. 1330. 1906. Lancet Vol. 2. S. 445. 1907. — Nothnagel: Erkrankungen des Darmes und Peritoneums. Spez. Pathol. u. Therap. Bd. 17, S. 316. — Prutz: Darmgekröse und Netz. Dtsch. Chirurg. Bd. 46. — Rehn: Die Hernien. Die deutsche Klinik am Eingange des 20. Jahrhunderts. Berlin-Wien 1905. — Rieder, W.: Der Ileus. Ergebn. d. inn. Med. Bd. 10. 1927. — Schmieden und Scheele: Darmstenosen, Darmgeschwülste, Ileus. In Kraus-Brugsch. Spez. Path. u. Therapie inn. Krankheiten. Bd. 6. — Schmidt, Benno: Die Unterleibsbrüche. Dtsche Chirurg. Liefg. 47. Stuttgart 1896. — Sudeck: Hernien in der chirurg. Operationslehre von Bier, Braus und Kümmel. — Sultan: Atlas und Grundriß der Unterleibsbrüche. Lehmanns med. Atlanten. München Bd. 25. 1901. — Toldt: Bau- und Wachstumsveränderungen des Gekröses des menschlichen Darmkanals. Denkschr. d. kais. Akad. d. Wiss. Bd. 47, II. Si. Wien 1879. — Treves (1): Intestinal obstruction: its varieties with their pathology diagnosis and treatment. Kassel 1899. — Treves (2): Darmobstruktion. 1883 engl., 1888 deutsch von Pollack. — Treves (3): Lectures on the anatomy of the intestinal canal and peritoneum in man. Brit. med. journ. Vol. 2, p. 415, 470. 1885. — Virchow: Historisches, Kritisches und Positives zur Lehre der Unterleibsaffektionen. Virchows Arch. Bd. 5. — Wilms: Der Ileus. Dtsch. Zeitschr. f. Chirurg. Bd. 45, S. 426. — Winkelmann, K.: Die Unterleibsbrüche und ihre chirurgische Behandlung. Leipzig 1896. Wölfler und Lieblein: Die Fremdkörper des Magen-Darmkanals des Menschen. Dtsch. Zeitschr. f. Chirurg. 1909. Liefg. 46 b. — Wullstein: Lehrb. d. Chirurg. von Wullstein u. Wilms. Bd. 2.

Entwicklungsgeschichtlich bedingte Lageanomalien, Enteroptose.

Berndt: Eine seltene Lageanomalie des Darmes. Med. Klinik 1910. S. 1905. — Bircher, Eugen: Das Coecum mobile (Übersichtsreferat). Med. Klinik 1910. S. 1578. Blecher (1): Beitrag zur chirurgischen Behandlung der Enteroptose. Dtsch. Zeitschr. f. Chirurg. Bd. 56, S. 374. 1900. — Blecher (2): Der Volvulus des gesamten Dünndarms und aufsteigenden Dickdarms bei Mesenterium ileocoecale commune. Dtsch. Zeitschr. f. Chirurg. Bd. 98, H. 6, S. 521. — Böminghaus: Über Dickdarmanomalien bei Situs inversus. Dtsch. Zeitschr. f. Chirurg. Bd. 155. 1920. — Bönninger: Die Gastroptose und ihre Entstehung. Berl. klin. Wochenschr. 1910. S. 438. — Bromann, Ivar: Grundriß der Entwicklungsgeschichte des Menschen. München u. Wiesbaden: J. F. Bergmann 1921. Budberg, Boeninghausen und Koch: Darmchirurgie bei ungewöhnlichen Lagen und Gestaltungen des Darmes. Dtsch. Zeitschr. f. Chirurg. Bd. 42, S. 329. 1896. — Burkhardt (1): Splanchnoptose. Ergebn. d. Chirurg. u. Orthop. Bd. 4. 1912. — Burkhardt (2): Enteroptose als Berufskrankheit. Ärztl. Sachverständigen-Zeit. Bd. 32. 1926. — Curschmann (1): Die Anomalien der Lageform und Größe des Dickdarmes und ihre klinische Bedeutung. — Curschmann (2): Topographisch-klinische Studien. Dtsch. Arch. f. klin. Med. Bd. 53, S. 1. 1894. Donath: Zum heutigen Stand der Lehre von der Enteroptose. Wien. med. Wochenschr. 1903. Nr. 27. — Engel: Einige Bemerkungen über Lageverhältnisse der Baucheingeweide. Wien. klin. Wochenschr. 1857. — Faber, Knud: Die normale Lage des Magens und die Gastroptose. Bibliothek for läger Vol. 9. 1908. Ref.: Münch. med. Wochenschr. 1908. S. 2250. — Faltin: Beitr. z. Pathol. u. Therap. d. Volv. des Coecums. Dtsch. Zeitschr. f. Chirurg. Bd. 71, S. 355. — Fenwick, V.: Soltan, Displacements of the stomach, and their effects upon digestion. Edinburgh med. journ. Nov. 1906. — Frommer: Anomalien des Dickdarms. Arch. f. klin. Chirurg. Bd. 67, S. 27. 1902. — Glénard: Néphroptose et Entéroptose. Bull. et mém. de la soc. méd. des hôp. de Paris. 1893. p. 10. — Gloeckler: Zur Kasuistik der abnormen Lage des S-Romanum. Anat. Anz. Bd. 63. 1927. — Gontermann: Ein Fall von Wanderleber. Dtsch. med. Wochenschr. 1890. Nr. 46a, S. 1043. — Graser:

Über angeborene abnorme Lagerung des Darmkanals und ihre Bedeutung für die praktische Chirurgie. Festschr. f. ROSENTHAL II. Leipzig 1906. — GRUBER, W. (1): Beiträge zu den durch Bildungsfehlern bedingten Lagerungsanomalien des Darmes. Virchows Arch. Bd. 48. 1869. — GRUBER, W. (2): Ein Fall von einer großen Ileumportion und einer kleinen sek. Schlinge der Flexura sigmoidea. Virchows Arch. Bd. 48. 1869. — GRUBER, W. (3): Fälle von ungewöhnlicher Stellung der Flexura sigmoidea. Virchows Arch. Bd. 99, S. 497. 1885. HANSEMANN: Über den sog. langen russ. Darm. Med. Klinik 1917. Nr. 36. — HARMS, W.: Über Lage und Gestalt des menschlichen Darmes. Ein kritischer Versuch auf Grund von 58 Leicheneröffnungen. Inaug.-Diss. Dorpat. 1900. — HARVEY, S.: Congenital variation in the peritoneal relation of the ascending colon coecum appendix enterminal ileum. Ann. of surg. Vol. 67, Nr. 6. 1918. — HASSELWANDER (1): Über die Verschieblichkeit und die Befestigungsmittel der Bauchorgane. Ein anatomischer Beitrag zur Ptosefrage. Dtsch. med. Wochenschr. 1924. S. 1635. — HAUSCHILD: Über Situs inversus des Dünndarms auf abnormer Drehung des Dünndarmgekröses. Verhandl. d. anat. Ges. Erlangen. Bd. 31. 1922. — HENKE: Der Raum der Bauchhöhle des Menschen und die Verteilung der Eingeweide in demselben. Arch. f. Anat. u. Physiol. 1891. — HEYER: Psychische Einflüsse auf die Magendarmtätigkeit des Menschen. Klin. Wochenschr. 1922. Nr. 50. — JANKER: Mesenterium ileocolicum com. Münch. med. Wochenschr. 1927. Nr. 5, S. 192. — KIRSCHMANN: Über einen Fall mesenterialer Bildungsanomalie. Bruns Beitr. z. klin. Chirurg. Bd. 61, H. 3, S. 615. — KOCH: Die ungewöhnlichen angeborenen Lagen und Gestaltungen des menschlichen Darmes. Dtsch. Zeitschr. f. Chirurg. Bd. 50. 1899. — KUPRIJUNOFF (1): Die Bedeutung der anatomischen Verhältnisse in der Pathologie und Chirurgie des Colon transversums. Ihre Rolle in der Bildung des Ileus. Arch. f. klin. Chirurg. Bd. 125, S. 35. 1923. — KUPRIJUNOFF (2): Über die Lage des Colon transversum. Arch. f. klin. Chirurg. Bd. 125, S. 518. 1923. — LANDAU: Bemerkungen zur Lehre von der Splanchnoptose. Berl. klin. Wochenschr. Bd. 46, H. 8, S. 341. 1909. — LANGERHANS: Über Enteroptose. Arch. f. Verdauungskrankh. Bd. 3. — LITTEN: Enteroptose. Berl. klin. Wochenschr. 1890. S. 347. MALL: Entwicklung des menschlichen Darmes in seiner Lage bei Erwachsenen. Arch. f. Anat. u. Entwicklungsgesch. Anat. Abt. 1897. Suppl. — MARCHAND: Verlauf des Colon transvers. hinter dem Gekröse. Leipzig 1883. — MARNOCH: Cases of acute intestinal obstruction due to rare causes. Brit. med. journ. of surg. Vol. 1, Nr. 4. April 1914. — MATHES, P.: Über Enteroptose nebst Bemerkungen über die Druckverhältnisse im Abdomen. Arch. f. Gynäkol. Bd. 77, H. 2. 1906. — MATHES: Enteroptose. Asthenia universalis congenita. Berl. klin. Wochenschr. 1908. Nr. 45, S. 988. — DE QUERVAIN: Über Rechtslagerung des ganzen Dickdarmes und partiellen Situs inversus. Arch. f. klin. Chirurg. 1902. Bd. 65. RIEDER: Beiträge zur Topographie des Magendarmkanals beim lebenden Menschen usw. Fortschr. a. d. Geb. d. Röntgenstr. Bd. 8. — ROVSING (1): Über Gastroptose und ihre operative Behandlung. Arch. f. klin. Chirurg. Bd. 60, S. 813. 1900. — ROVSING (2): Die sogenannte Enteroptosis und ihre chirurgische Behandlung. Volkmanns Vorträge. N. F. 1906. S. 413. — SAMSON: Einiges über den Darm, insbesondere die Flexura sigmoidea. Arch. f. klin. Chirurg. Bd. 24, S. 146. 1892. — SAUERBECK: Entwicklungshemmung des Mesenteriums und abnorme Lageverhältnisse des Darmes, insbesondere des Dickdarmes. Arch. f. klin. Chirurg. Bd. 89. 1909. — SAVIN: Variationen der Lage des Magens und des Darmes in Abhängigkeit von Abweichungen in der Entwicklung in frühester Keimperiode. Arch. f. klin. Chirurg. Bd. 91. 1910. — SCHIEFFERDECKER: Beiträge zur Topographie des Darmes. Arch. f. mikroskop. Anat. 1886. — SCHMIDT, E.: Über die Entstehung eines Mesenterium iliocolicum commune. Dtsch. Zeitschr. f. Chirurg. Bd. 93, S. 198. — SCHWERDT: Enteroptose und intraabdominaler Druck. Dtsch. med. Wochenschr. 1896. Nr. 53, 73 u. 87. SIMMONDS: Über Dünndarmptosis. Biol. Abt. d. ärztl. Vereins Hamburg. Münch. med. Wochenschr. 1908. Nr. 38. S. 2017. — SOOSSEN-JAROSCHEWITSCH: Die Analyse der Variationen des S-Romanum. Arch. f. klin. Chirurg. Bd. 125, S. 283. 1923. — STILLER (1): Über Enteroptose im Lichte eines neuen Stigma neurasthenicum. Arch. f. Verdauungskrankh. Bd. 2, S. 281. 1896. — STILLER (2): Die Lehre von der Enteroptose und nervösen Dyspepsie. Berl. klin. Wochenschr. 1899. S. 742. — STILLER (3): Habitus phthisicus und nervöse Dyspepsie. Berl. klin. Wochenschr. 1905. Nr. 38. — STILLER (4): Die asthenische Konstitutionskrankheit. Stuttgart 1907. — TOLDT: Die Darmgekröse und Netze. Kais. Akad. d. Wissensch. Wien 1889. S. 56. — TUFFIER: Sur une maladie generale caracterisée par une inferiosité physiologique des tissues. Semaine méd. 1894. p. 285. — VIRCHOW: Historisches, Kritisches und Positives zur Lehre der Unterleibsaffektionen. Virchows Arch. Bd. 5, S. 333. 1853. — VOGT, W.: Morphologische und kausalanalytische Untersuchungen über die Lageentwicklung des menschlichen Darmes. Die Wechselwirkung von Duodenum und Colon als Ursache der Darmdrehung, ihre Störung als Ursache von Lageanomalien (Mesenterium commune, Hochstand des Coecums). Zeitschr. f. angew. Anat. u. Konstitutionslehre. 1916. Nr. 2. — WAGENSEIL, F.: Über eine Entwicklungshemmung des Mesenteriums (sog. Mesenterium commune) verbunden mit anderweitigen Hemmungsbildungen. Inaug.-Diss. München 1915. — WEISSMANN: Über Enteroptose. München 1903. — ZANDER:

Versuch einer Erklärung eines Falles von seltener Lageabweichung des Colon descendens und des Colon sigmoideum beim erwachsenen Menschen aus der Entwicklungsgeschichte des Darmes. Anat. Hefte, Abt. 1. 1916. S. 126.

Pathologie des Bruchinhaltes.

Ahrens: Einklemmung des Magens und Schenkelbruch. Zentralbl. f. Chirurg. 1920. Nr. 44, S. 1345. — Albert: Spontane Ruptur von Bruchsäcken. Internat. klin. Rundschau 1892. Nr. 1. — Barsickow: Appendizitis im Bruchsack. Beitr. z. klin. Chirurg. Bd. 68, S. 257. 1910. Lit. — Bönnecken: Über Bakterien des Bruchwassers eingeklemmter Hernien und deren Beziehung zur peritonealen Sepsis. Virchows Arch. Bd. 120. 1890. — Brunner, F. (1): Herniologische Beobachtungen. Bruns Beitr. z. klin. Chirurg. IV (Brüche des Uterus usw.). Brunner, F. (2): Dtsch. Zeitschr. f. Chirurg. Bd. 101. — Brunner, F. (3): Dtsch. Zeitschr. f. Chirurg. Bd. 47. — Bruns, P.: Tuberculosis herniosa. Bruns Beitr. z. klin. Chirurg. Bd. 9, S. 209. 1892. — Carli: Ureter als Bruchinhalt. Arch. f. klin. Chirurg. Bd. 76, S. 1078. 1905. (Lit.) — Dardanelli: Ureter als Bruchinhalt. Clin. chirurg. 1910. — Deipser: Wanderniere als Bruchinhalt. Zentralbl. f. Chirurg. 1887. Nr. 39. — Doebbelin: Spontane Ruptur der Bauchwand usw. Dtsch. med. Wochenschr. 1899. S. 793. — Dubs: Über einen ungewöhnlichen Fall traumatischer Perforation eines Bauchnarbenbruches durch Meckel-sches Divertikel mit nachfolgender Einklemmung in der Perforationsöffnung. Korresp.-Blatt f. Schweiz. Ärzte 1918. — Ebner: Torsion eines Fettanhangs usw. Dtsch. Zeitschr. f. Chirurg. Bd. 98, S. 311. 1909. — Egbert: Appendizitis im Bruchsack. Dtsch. Zeitschr. f. Chirurg. Bd. 130, S. 53. 1922. — Eiselsberg: Abgeschnürter Darm als Inhalt einer H. ischiadica. Arch. f. klin. Chirurg. Bd. 76, S. 518. 1903. — Erb: Der Proc. vermiformis als Inhalt linksseitiger Hernie (Lit.). S. 379. — de Francesco: Bruchentzündung ohne Einklemmung. Bruns Beitr. z. klin. Chirurg. Bd. 26. — Garré, C.: Bakteriologische Untersuchungen des Bruchwassers eingeklemmter Hernien. Fortschr. d. Med. Bd. 4, S. 486. 1886. — Griep: Über hernienartigen Vorfall des hydropisch erweiterten Ureters durch den Leistenkanal. Med. Klinik 1920. Nr. 24. — Gussander: 3 seltene Fälle von H. incarcerata. (Einklemmung von Ap. epiploicae). Zentralbl. f. Chirurg. 1918. S. 1330. (Lit.) — Hämig: Klinische Beobachtungen über Perityphlitis. Bruns Beitr. z. klin. Chirurg. Bd. 31, S. 221. — Hagenbach: Über Bruchsackdivertikel. Bruns Beitr. z. klin. Chirurg. Bd. 45, S. 688. 1905. — Haegler: Bruchsacktuberkulose. Korrespondenzbl. f. Schweiz. Ärzte 1892. Nr. 24, S. 761. — Heegard: Ovarium und Bruchsack. Arch. f. klin. Chirurg. Bd. 75, S. 425. 1904. (Lit.) — Heitzmann: Milz in einem linksseitigen indirekten Leistenbruch. Zentralbl. f. allg. Pathol. u. pathol. Anat. Bd. 28, S. 401. 1917. — Helmberger und Martina: Experimentelle Untersuchungen über die Durchgängigkeit des Darmes für Bakterien. Dtsch. Zeitschr. f. Chirurg. Bd. 74, S. 527. 1904. — Hilgenreiner: H. uteri inguinalis. Berl. klin. Wochenschr. 1906. Nr. 11. Lit.! — Honsell: Isolierte Brucheinklemmung des Wurmfortsatzes. Bruns Beitr. z. klin. Chirurg. Bd. 37. 1903. — Jordan: Tubargravidität in einer eingeklemmten Leistenhernie. Münch. med. Wochenschr. 1897. H. 1. — Kappeler: Epityphlitis im Bruchsack. Dtsch. Zeitschr. f. Chirurg. Bd. 85, S. 283. 1906. — Karewski: Klinische und anatomische sowie experimentelle Beiträge zur Kenntnis der inguinalen und kruralen Blasenhernien. Arch. f. klin. Chirurg. Bd. 75, S. 355. 1904. — König: Lehrb. d. spez. Chirurg. 1881. — Kosyrew: Darmwandbruch. Arch. f. klin. Chirurg. Bd. 125, S. 625. 1923. — Krönlein: Arch. f. klin. Chirurg. Bd. 23 u. 25. — Levisohn: Tuberkulose des Bruchsacks. Mitt. a. d. Grenzgeb. d. Med. u. Chirurg. Bd. 11 u. 59. — Linkenheld: Brucheinklemmung der App. epiploicae. Dtsch. Zeitschr. f. Chirurg. Bd. 29, S. 383. — de Littre: Observation einer neuen Art von Bruch ((aus dem Franz.). Breslau 1700. — Lönnberg: Ruptur bei Bruchhüllen. Zentralbl. f. Chirurg. 1911. S. 1675. — Maag: Magen als Inhalt einer Skrotalhernie. Dtsch. Zeitschr. f. Chirurg. Bd. 152. 1920. — Madlener: Über die Entzündung des leeren Bruchsackes. Dtsch. Zeitschr. f. Chirurg. Bd. 199. 1926. — Makkas, M.: Hernia uteri inguinalis bilateralis. Dtsch. Zeitschr. f. Chirurg. Bd. 106. 1911. — Maetzke: Die Ruptur von Bauchnarbenhernien. Dtsch. med. Wochenschr. 1910. S. 843. — Niehaus: Korresp.-Blatt f. Schweiz. Ärzte. 1896. — Nonninger: Fall von geplatztem Bauchbruch usw. Inaug.-Diss. Breslau 1905. — Ott: Perforation eines tuberkulösen Geschwürs. Inaug.-Diss. München 1895. — Otto: Appendizitis im Bruchsack. Dtsch. Zeitschr. f. Chirurg. Bd. 170, S. 53. 1922. — Pohl: Über Einklemmung des Wurmfortsatzes. Dtsch. Zeitschr. f. Chirurg. Bd. 130, S. 215. — Pollag: Zur Pathologie des Bruchinhaltes. Dtsch. Zeitschr. f. Chirurg. Bd. 130. (Erw. Myom des Lig. teres.) — Prange: Chylus als Bruchwasser beim eingeklemmten Bruch. Dtsch. Zeitschr. f. Chirurg. Bd. 115. 1912. — Puech: nach Heegard: Des Ovaires. Paris 1873. — Rafinesque nach Nothnagel. — Reichel: Hernienartiger Vorfall eines Ureters durch den Leistenkanal. Arch. f. klin. Chirurg. Nr. 44. — Ritter, R.: Über die Durchgängigkeit der Darmwand usw. Göttingen 1890. — Roseno: Seltene Ileusfälle (totale Abstoßung einer Dünndarmschlinge nach Achsendrehung mit spontanem Verschluß des zu- und abführenden Schenkels). Dtsch. Zeitschr. f. Chirurg. Bd. 181, S. 375. 1922. — Roth: Hernientuberkulose. Inaug.-Diss. Heidelberg 1896. — Rovsing: Mikroben im Bruchwasser. Zentralbl. f. Chirurg. 1892. Nr. 32. — SCHNITZER: Isolierte Bruchein-klemmung des Wurmfortsatzes. Bruns Beitr. z. klin. Chirurg. Bd. 62, S. 1. 1900. — SCHÖNE: Über Inkarzeration des Wurmfortsatzes. Bruns Beitr. z. klin. Chirurg. Bd. 39. — SCHOPF: H. obt. tubae et ovarii. Wien. klin. Wochenschr. 1903. Nr. 8. — SCHULZE: Uterus als Bruchinhalt. Zentralbl. f. Gynäkol. 1898. H. 51. — SELCKE: H. proc. vag. encystica. Bruns Beitr. z. klin. Chirurg. Bd. 22. 1898. — STAUBER: Tuberculosis herniosa. Inaug.-Diss. Erlangen 1894. — SUTTER: Entzündung des leeren Bruchsackes. Korresp.-Blatt f. Schweiz. Ärzte 1907. — TENDESICH: Tuberkulose der Hernien. Dtsch. Zeitschr. f. Chirurg. Bd. 41. — VOLLBRECHT: Hydrocele bilocularis. Arch. f. klin. Chirurg. Bd. 52. 1896. — WEBER, H.: Phlegmone des Bruchsacks. Inaug.-Diss. Straßburg 1888. — WECHSELMANN: Hydrocele nucleolus. Arch. f. klin. Chirurg. Bd. 40. 1890. — v. WINKEL: Handb. d. Geburts-hilfe. II. 1904. — ZACHARIAS: Vorkommen des Proc. vermiform. in linksseitigen Hernien. Inaug.-Diss. Leipzig 1901.

Gleitbrüche (unter Benutzung des Literaturverzeichnisses von ERKES.)

ALGLAVE, M. P.: Contribution à l'anatomie chirurgicale comparée du segment iléo-coecal de l'intestin de l'adulte. Bull. et mém. de la soc. anat. de Paris 1907. Nr. 2. — ALGLAVE, M. P. (2): Hernies du coecum et de l'appendice dans la fosse iliaque interna Prisle. Ibidem 1909. Nr. 9. 1910. Nr. 4. — BAUMGARTNER: Les hernies par plissement du gros intestin. Thèse de Paris. 1905 — BERESNEGROWSKI: Über die Pathologie und Therapie des Mastdarmes. Arch. f. klin. Chirurg. Bd. 91, H. 2. — BERGER: Resultats de l'examen de 10 000 observations de hernies etc. 9. Congr. Français de chirurg. Rev. de chirurg. 1895. p. 917. — BRUNNER, K.: Herniologische Beobachtungen. Bruns Beitr. z. klin. Chirurg. Bd. 4. 1889. — BUDDE (1): Zur Histologie des Wurmfortsatzes im Gleitbruch. Arch. f. klin. Chirurg. Bd. 147. 1927. — BUDDE (2): Seltener Fall von Gleitbruch. Zentralbl. f. Chirurg. 1927. Nr. 9, S. 545. — BUNDSCHUH: Zur Pathologie und Therapie der Bruch-einklemmung. Bruns Beitr. z. klin. Chirug. Bd. 31. 1901. — CAVAILLON: Mecanisme et pathogénie des hernies du coecum. La semaine méd. 1907. — CURSCHMANN: Die Anomalien der Lage, Form und Größe des Dickdarms und ihre klinische Bedeutung. Dtsch. Arch. f. klin. Med. Bd. 53. 1894. — DEMEL: Beiträge zur Klinik der Gleitbrüche. Dtsch. Zeitschr. f. Chirurg. Bd. 168, S. 51. 1922. — ERKES: Der Gleitbruch des Darmes. Ergebn. d. Chirurg. u. Orthop. Bd. 13, S. 466. 1921. (Lit.) — EHLER: Beitrag zur Radikaloperation der Gleit-brüche. Ref.: Zentralbl. f. Chirurg. 1914. S. 1001. — FINSTERER (1): Zur Kenntnis des S-Rom. des Dickdarms. Bruns Beitr. z. klin. Chirurg. Bd. 81. 1912. — FINSTERER (2): Zur Therapie großer Gleitbrüche der Flexura sigmoidea. Wien. klin. Wochenschr. 1913. — FINSTERER (3): Die Bedeutung der Blasenbrüche und Gleitbrüche des Dickdarms für die Hernienoperationen. Wien. med. Wochenschr. 1917. — FLEISSIG: Zentralbl. f. Chirurg. 1925. Nr. 21. — GERBER, N.: Die Rolle des App. hernialis bei der Entstehung von Gleitbrüchen. Zeitschr. f. Chirurg. 1927. Nr. 19, S. 1162. — HAUSMANN, THEODOR (1): Das Coecum mobile. Berl. klin. Wochenschrift 1904. S. 1153. — HAUSMANN, THEODOR (2): Das Coecum mobile. Dtsch. Zeitschr. f. Chirurg. Bd. 110, S. 299. — HAUSMANN, THEODOR (3): Über Coecum mobile und Wanderblinddarm. Dtsch. med. Wochenschr. 1910. Nr. 42. — HILDEBRAND: Die Lageverhältnisse des Coecum und ihre Beziehung zur Entstehung von äußeren Cökalbrüchen. Dtsch. Zeitschr. f. Chirurg. Bd. 33. S. 182. 1892. — HILGENREINER (1): Seltene und bemerkenswerte Hernien. Bruns Beitr. z. klin. Chirurg. Bd. 69. 1910. — HILGENREINER (2): Statistik über 2238 operativ behandelte Hernien. Bruns Beitr. z. klin. Chirurg. Bd. 69, S. 333. — JAKOBSON: Zu den Gleitbrüchen des Dickdarms. Arch. f. klin. Chirurg. Bd. 141. S. 286. — KOCH: (1) Die angeborenen ungewöhnlichen Lagen und Ge-staltungen des menschlichen Darms. Dtsch. Zeitschr. f. Chirurg. Bd. 50. 1899. — KOCH (2): Die Entwicklungsgeschichte der Darmbrüche, insbesondere der Brüche des Blinddarmes und des aufsteigenden Dickdarms. Leipzig: F. C. W. Vogel 1899. — KÜSTER: Zur Operation der Eingeweidebrüche mit Wanderung des Bauchfells. Kongr. d. dtsch. Ges. f. Chirurg. 1888. — LUSCHKA: Über die peritoneale Umhüllung des Blinddarms. Virchows Arch. 1861. MARKONI: Inkarzerierter Gleitbruch des Ovariums. Wien. klin. Wochenschr. 1927. Nr. 12, S. 389. — ODYR: Über den Gleitbruch des Dickdarms. Inaug.-Diss. Marburg 1913. — PFISTER, J.: Über Anatomie und Therapie der Blinddarmbrüche. Inaug.-Diss. Zürich 1863. — v. SAMSON: Einiges über den Darm, besonders die Flexura sigmoidea. Arch. f. klin. Chirurg. 1892. — SAVERIAND: Hernie par glissement du gros intestin. Rev. du chirurg. 1911. p. 565. — SCHULZ: Über Gleitbrüche. Arch. f. klin. Chirurg. Bd. 98. 1912. — SCARPA: Abhandlungen über die Brüche, übersetzt von SEILER. Halle 1813. S. 319 ff. — SPRENGEL (1): Erfahrungen über den Gleitbruch des Dickdarms. Chirurg.-Kongr. 1911. (Lit.) — SPRENGEL (2): Erfahrungen über den Gleitbruch des Dickdarms. Arch. f. klin. Chirurg. Bd. 95. 1911. — VEREBELY: Über die Komplikationen der Bruchoperationen durch den Wurmfortsatz. Bruns Beitr. z. klin. Chirurg. Bd. 48. 1906. — WALTON: Hernia retroperitonealis nebst Bemer-kungen zur Anatomie des Peritoneums. Virchows Arch. Bd. 60. 1894.

Brucheinklemmung; retrograde Inkarzeration.

Baracz: Retrograde Netzinkarzeration mit Torsion durch die Bauchhöhle. Dtsch. Zeitschr. f. Chirurg. Bd. 54, S. 584. 1900. — Bidder, A.: Experimentelles über den Mechanismus der Brucheinklemmung; nachträgliche Bemerkungen zur Lehre von der Brucheinklemmung. Dtsch. Zeitschr. f. Chirurg. Bd. 10. 1878. — Buchbinder, H.: Experimentelle Untersuchungen am lebenden Tier- und Menschendarm. Dtsch. Zeitschr. f. Chirurg. Bd. 55, S. 458. 1900. — Bundschuh: Zur Pathologie und Therapie der Brucheinklemmung. Bruns Beitr. z. klin. Chirurg. Bd. 31, S. 425. 1901. — Busch: Mechanismus der Brucheinklemmung. Arch. f. klin. Chirurg. Bd. 19. 1875. — Buse: Akute Darmwandbrüche. Inaug.-Diss. Jena 1903. — Clairmont: Scheineinklemmung von Brüchen. Arch. f. klin. Chirurg. Bd. 88, S. 631. 1909. (Lit.) — Dubs: Beiträge zur Klinik; Pathologie der Brucheinklemmung. Dtsch. Zeitschr. f. Chirurg. Bd. 148, S. 52. 1919. — Fuchsing und Haim: 175 Brucheinklemmungen. Dtsch. Zeitschr. f. Chirurg. Bd. 69. S. 474. Dtsch. Zeitschr. f. Chirurg. Bd. 124. S. 155. — Garrè: Eigenartige Form von narbiger Darmstenose nach Brucheinklemmung. Bruns Beitr. z. klin. Chirurg. Bd. 9, S. 187. 1892. — Göbell, R.: Über die Darmstenose nach Brucheinklemmung. Dtsch. Zeitschr. f. Chirurg. Bd. 67, S. 578. 1902. — Heller: Beiträge zur Kenntnis der retrograden Darminkarzeration. Med. Klinik 1908. S. 151 u. 1268. — Hempel: Retrograde Darminkarzeration des ganzen Dünndarms mit Lauensteinscher Zugarkade. Dtsch. Zeitschr. f. Chirurg. Bd. 163. S. 119. 1921. — Henggeler: Statistische Ergebnisse von 276 inkarzerierter Hernien. Bruns Beitr. z. klin Chirurg. Bd. 15 1896. — Hermanns: Brucheinklemmung von Adnexen im frühen Kindesalter. Inaug.-Diss. Kiel 1899. — Hofmann: Über die Entstehung von Stenosen an Stelle von Schnürfurchen nach Reposition eingeklemmter Dünndarmschlingen Bruns Beitr. z. klin. Chirurg. Bd. 81. 1912. — Honnerbach: Über eine im Schußkanal inkarzerierte Hernie. Inaug.-Diss. Bonn 1920. — Hotz, L.: Beiträge zur Pathologie der Darmbewegungen. Mitt. a. d. Grenzgeb. d. Med. u. Chirurg. Bd. 20. 1909. — Jäckh: Retrograde Inkarzeration des Darmes. Dtsch. Zeitschr. f. Chirurg. Bd. 87, S. 536. 1907. — Jenckel: Zur Frage der retrograden Inkarzeration des Darmes. Zentralbl. f. Chirurg. 1907. Nr. 36, S. 1057. — Jerusalem, M.: Kasuistischer Beitrag zur Kenntnis der Darmwandveränderungen nach Brucheinklemmung. Zeitschr. f. Heilk. Bd. 23, S. 63. 1902. — Kader, Br.: Ein experimenteller Beitrag zur Frage des lokalen Meteorismus bei Darmokklusionen. Dtsch. Zeitschr. f. Chirurg. Bd. 33, S. 57. 1892. — Kaiser: Volvulus coeci mit Inkarzeration einer Leistenhernie. (Gleichzeitige Einklemmung eines Ileumabschnittes mit intraabdominalen Volvulus der zu diesem zuführenden Ileumschlinge.) Dtsch. Zeitschr. f. Chirurg. Bd. 55, S. 1443. — Kertecz (1): Zur Frage des Mechanismus der Darmstrangulation. Dtsch. med. Wochenschr. 1903. Nr. 23. — Kertecz (2): Der Mechanismus der inneren Darmstrangulation. Berl. klin. Wochenschr. 1904. Nr. 52. Klauber (1): Retrograde Inkarzeration. Samml. klin. Vorträge. Nr. 574. — Klauber (2): Ein weiterer Beitrag zur Lehre von den retrograden Inkarzerationen. Dtsch. Zeitschr. f. Chirurg. Bd. 107. 1910. — Klemm, P.: Studien über die pathologischen Veränderungen am Darm infolge Brucheinklemmung. Inaug.-Diss. Dorpat 1889. — Kocher, Th.: Die Lehre von der Brucheinklemmung. Dtsch. Zeitschr. f. Chirurg. Bd. 8, S. 331. 1877. — Körber: Fall von achsengedrehter gangränöser Leistenhernie usw. Dtsch. Zeitschr. f. Chirurg. Bd. 89, S. 249. 1907. — Korteweg (1): Beitrag zur Frage der Brucheinklemmung. Arch. f. klin. Chirurg. Bd. 22, H. 2. 1878. — Korteweg (2): Beitrag zur Frage der Brucheinklemmung. Arch. f. klin. Chirurg. Bd. 22. 1878. — Kukula: Fall von retrograder Inkarzeration, welche durch einen gestielten Tumor des Dünndarms bedingt war. Wien. klin. Wochenschr. 1895. S. 305. — Landsberger: Volvulus im Bruchsack. Inaug.-Diss. Berlin 1913. — Lauenstein (1): Seltene Form der Einklemmung des Dünndarms beim Leistenbruch. Arch. f. klin. Chirurg. Bd. 48. 1894. — Lauenstein (2): Zwei Dünndarmschlingen im eingeklemmten Bruch. Dtsch. Zeitschr. f. Chirurg. Bd. 77, S. 581. 1905. — Lauenstein (3): Zur Frage der Entstehung der Gangrän der Verbindungsschlinge „der zwei Darmschlingen im eingeklemmten Bruch". Zentralbl. f. Chirurg. 1907. S. 713. — Lauenstein (4): Ein weiterer Beitrag zur Frage der „zwei Darmschlingen im eingeklemmten Bruch". Dtsch. Zeitschr. f. Chirurg. Bd. 109, S. 583. — Lorenz: Über das Wesen der sog. retrograden Inkarzeration des Darmes. Dtsch. Zeitschr. f. Chirurg. Bd. 102, S. 51. 1909. Lossen: Die elastische und die Koteinklemmung. Arch. f. klin. Chirurg. Bd. 19. 1876. — Luksch, L.: Über Darmblutungen und Darmstenose nach Brucheinklemmung. Wien. klin. Wochenschr. 1898. Nr. 44, S. 999. — Maas: Über Entstehung der Darmstenose nach Brucheinklemmung. Dtsch. med. Wochenschr. Bd. 21, Nr. 23, S. 365. 1895. — Marcinkowski: Zwei Fälle von retrograder Inkarzeration des Dünndarmes. Ref.: Zentralbl. f. Chirurg. 1912. S. 591. — Matti: Genese der nach Reposition eingeklemmter Hernien entstehenden Darmstenosen. Dtsch. Zeitschr. f. Chirurg. 1911. S. 110. — Maydl: Über retrograde Inkarzeration der Tube und des Proc. vermiformis in Leisten- und Schenkelhernien. Wien. klin. Rundschau. 1895. S. 17 u. 33. — Meyer, L.: Über Darmveränderungen nach unblutiger oder blutiger Reposition eingeklemmter Brüche. Dtsch. Zeitschr. f. Chirurg. Bd. 76, S. 297. 1905. — Moreton: Brit. journ. of surg. 1920. Nr. 28. Ref.: Zentralbl. f.

Chirurg. 1920. S. 1150. — Polya: Beiträge zur Kenntnis der retrograden Inkarzeration. Wien. klin. Rundschau. 1906. S. 101. — Polya, E.: Die Pathogenese der retrograden Inkarzeration des Darmes. Dtsch. Zeitschr. f. Chirurg. Bd. 111, S. 424. 1911 u. Bd. 167, S. 1. 1921. — Propping: Beiträge zur Frage der retrograden Darminkarzeration. Bruns Beitr. z. klin. Chirurg. Bd. 69, S. 296. 1910. — Pulvermacher: Therapie d. Gegenw. 1917. Reichel: Die Lehre von der Brucheinklemmung. Stuttgart 1886. — Rener: Seltene Spontanheilungsversuche nach eingeklemmter Hernie. Dtsch. Zeitschr. f. Chirurg. Bd. 182. 1923. — Rose (1): Versuch der Radikalheilung einer inneren Hernie. Zentralbl. f. Chirurg. 1903. — Rose (2): Die Eigentümlichkeiten der Einklemmung bei inneren Hernien. Dtsch. Zeitschr. f. Chirurg. Bd. 40. 1895. — Roser, B.: Brucheinklemmung. Arch. f. Heilk. 1860. Roser, W.: Brucheinklemmungslehre. Arch. f. Heilk. 1864. Zentralbl. f. Chirurg. 1876, 1886 u. 1888. — Roser: Herniologische Streitfragen. Marburg 1887. — Sachs: Versuch einen Darmwandbruch zu erzeugen. Zentralbl. f. Chirurg. 1890. — Schloffer: Bruns Beitr. z. klin. Chirurg. Bd. 14. 1895. Mitt. a. d. Grenzgeb. d. Med. u. Chirurg. Bd. 7. 1901 u. Bd. 14, S. 251. 1905. — Schmidt: Eigentümliches Zustandekommen einer Darmeinklemmung bei einem großen Nabelbruch. Zentralbl. f. Chirurg. 1880. Nr. 32, S. 513. — Schnitzler, J.: Zur Frage nach dem Zustandekommen von Darmblutungen nach Operationen an Hernien. Wien. med. Wochenschr. 1897. Nr. 34, S. 1561. — Schwenninger, Fr.: Experimentelle Studien über Darmeinklemmung. Arch. f. Heilk. 1873. Jg. 14, S. 300. — Sick: Brucheinklemmung mit Volvulus. Bruns Beitr. z. klin. Chirurg. Bd. 57, S. 336. 1908. — Sior: Beiträge zur akuten Darmwandeinklemmung. Arch. f. klin. Chirurg. 1894. — Sultan: Über den Mechanismus der retrograden Darminkarzerationen. Zentralbl. f. Chirurg. 1907. S. 1518. — Tietze, A.: Klinische und experimentelle Beiträge zur Lehre von der Darminkarzeration. Arch. f. klin. Chirurg. Bd. 49, S. 111. 1894. — Wechsler, Th.: Historische Darstellung und kritische Erörterung der für den Mechanismus der Brucheinklemmungen aufgestellten Theorien. Inaug.-Diss. Berlin 1891. — Wendel: Die retrograde Inkarzeration (Hernie en W.). Ergebn. d. Chirurg. u. Orthop. Bd. 6, S. 536. 1913. (Lit.)

Bruchentstehung.

Aisenberg: Über kongenitale Bruchanlage. Inaug.-Diss. Basel 1916. — Berger: Unfallhernien. Rev. de chirurg. 1906. — Bernstein, P.: Zur Kasuistik der Hernien. Arch. f. klin. Chirurg. Bd. 101. 1913. — Bernstein (1): Untersuchungen über das Vorkommen von Bruchanlagen bei Föten und jungen Kindern. Arch. f. klin. Chirurg. Bd. 103. 1916. Bernstein (2): Angeborene Bruchsäcke. Arch. f. klin. Chirurg. Bd. 106 u. 163. — Bilfinger: Zur Frage der Entstehung der traumatischen Hernie. Arch. f. klin. Med. Bd. 64. Bode: Die Beziehungen des intraabdominellen Fettschwundes zur Bildung von Hernien und inneren Darmverschlüssen. Dtsch. Zeitschr. f. Chirurg. Bd. 150, H. 5—6. 1919. — Bonin: Zur Statistik der eingeklemmten Brüche unter dem Einfluß der Kriegsernährung. Med. Klinik 1919. Nr. 32. — v. Bramann: Processus vaginalis. Arch. f. klin. Chirurg. Bd. 40. 1890. — Brandenberg: Hernie und Unfall. Korresp.-Blatt f. Schweiz. Ärzte 1899. Bruns (Garré): Prognose der Darmwandbrüche. Inaug.-Diss. Bonn 1920. — Döpner: Ein Beitrag zur Lehre von den traumatischen Hernien. Dtsch. med. Wochenschr. 1908. Nr. 50. — Doose: Einfluß der Kriegskost auf Brucheinklemmung und mechanischen Ileus. Dtsch. med. Wochenschr. 1917. Nr. 46. — Englisch: Beziehungen der Phimose zu Leistenbrüchen. Wien. med. Wochenschr. 1898. — Esau: Ein Beitrag zur Lehre vom subkutanen Intestinalprolaps. Dtsch. Zeitschr f Chirurg. Bd. 101. 1909. — Frankl: Arch. f. Anat. u. Entwicklungsgesch., anat. Abt. 1895. S. 339. — Gallin (Kiew): Über Brüche in der Leistengegend künstlich traumatischen Ursprungs. (Lit.) Arch. f. klin. Chirurg. Bd. 60. 1899. — Goebell: Münch. med. Wochenschr. 1918. S. 744. — Graser (1): Die Entstehung der Leistenbrüche. Naturforschervers. München 1899. Dtsch. Ärzte-Zeitung 1900. — Graser (2): Lehre von den Hernien. Bruns Handb. d. prakt. Chirurg. Bd. 3. — Haegler: Zur Beurteilung der akz. traumatischen Hernie. Arch. f. klin. Chirurg. Bd. 66. — Hagenbach, E.: Über Bruchsackdivertikel. Bruns Beitr. z. klin. Chirurg. Bd. 45. — Herdtmann: Ein Fall von eigenartiger traumatischer Entstehung eines Schenkelbruches. Monatsschr. f. Unfallheilk. 1900. Nr. 6. — Hilgenreiner: Statistik über 2238 Hernien. Bruns Beitr. z. klin. Chirurg. Bd. 69, S. 431. 1910. — Hörmann: Die intraabdominalen Druckverhältnisse. Arch. f. Gynäkol. Bd. 75, S. 527. (Lit.) — Kelling: Physikalische Untersuchungen über die Druckverhältnisse in der Bauchhöhle sowie über die Verlagerung der Vitalkapazität des Magens. Volkmanns Samml. klin. Vorträge. N. F. Nr. 144. Leipzig 1896. — Keppich: Über den intraperitonealen Druck. Arch. f. klin. Chirurg. Bd. 116. S. 276. 1921. — Koch: Die angeborenen ungewöhnlichen Lagen und Gestaltungen des menschlichen Darmes. Arch. f. klin. Chirurg. Bd. 50. 1895. — Koch, W.: Wann entstehen und was bedeuten Eingeweidebrüche des Rumpfendes. Virchows Arch. Bd. 164; ferner Arbeiten der Dorpater chirurg. Klinik. H. 1—5. Münch. med. Wochenschr. 1908. — Kocher: Über Herniendisposition. Korresp.-Blatt f. Schweizer Ärzte 1899. — König: Eingeweidebrüche und Krieg. Dtsch. med. Wochenschr. 1917. Nr. 1. — Kosyrew: Über den Darmwandbruch. Arch. f.

klin. Chirurg. Bd. 125, S. 625. 1923. — Kries: Die Rechtsprechung des Reichsversicherungs-amtes mit Bezug auf Leistenbrüche. Ärztl. Sachverständigen-Zeitg. 1895. Nr. 19. — Krymor: Traumatische und künstliche Brüche. Arch. f. klin. Chirurg. Bd. 91. — Lauen-stein: Zur Beurteilung plötzlich entstandener Hernien vom Gesichtspunkt der Unfall-versicherung. Dtsch. med. Wochenschr. 1890. — Ledderhose: Beiträge zur Lehre vom äußeren Leistenbruch. Dtsch. Zeitschr. f. Chirurg. Bd. 148. 1919. — Leifer: Zur Frage der spontanen Heilung des Leistenbruches. Zentralbl. f. Chirurg. 1926. Nr. 47. — Liniger (1): Hernien als Betriebsunfall. Monatsschr. f. Unfallheilk. u. Invalidenw. 1905. — Liniger (2): Bauchbrüche und Unfall. Monatsschr. f. Unfallchirurg. u. Invalidenw. 1902. — Linhart, W.: Vorlesungen über Unterleibshernien. Würzburg 1866. — Lotheissen: Die traumatische Hernie. Arch. f. orthop. Mechanotherapie u. Unfallchirurg. Bd. 4. — Lühe: Zur Frage der Bruchanlage. Dtsch. militärärztl. Zeitschr. 1900. — Maydl, K.: Die Lehre von den Unterleibsbrüchen (Hernien). Wien 1898. — Melchior: Klinische Betrach-tungen über den Bauchdruck. Berl. klin. Wochenschr. 1919. Nr. 51. — Melchior, E. u. P.: Über den intraperitonealen Druck. Arch. f. klin. Chirurg. Bd. 119, S. 148. 1922. — Moro, G. (1): Histologische und funktionelle Veränderungen des Peritoneums in Bruchsäcken. Bruns Beitr. z. klin. Chirurg. Bd. 63. 1909. — Moro, G. (2): Experimentelle Untersuchungen über die Elastizität des Bauchfells in bezug auf die Entstehung der erworbenen Hernien. Bruns Beitr. z. klin. Chirurg. Bd. 63. 1909. — Murray: Sakkulartheorie. Lancet 1907. — Reichle: Über Gewaltbrüche (Unfallbrüche, traumatische Hernien). Ergebn. d. Chirurg. u. Orthop. Bd. 20. 1927 (Lit.). — Riedel: Über akute Darmwandbrüche usw. Klinische Vorträge 1891. Nr. 147 u. Dtsch. med. Wochenschr. 1910. Nr. 52. — Roser, W.: Über Darmwandbrüche. Zentralbl. f. Chirurg. 1886. — Schlender: Über traumatische Hernien. Bruns Beitr. z. klin. Chirurg. Bd. 66, S. 488. 1910. — Ssoson-Jaroschewitsch: Pathogenese und Behandlung der Leistenbrüche. Arch. f. klin. Chirurg. Bd. 142, S. 352. — Sprengel: Über den Be-griff der Bruchanlage in der Praxis. Volkmanns klinische Vorträge. Nr. 551. — Starlinger: Über Bruchsackdivertikel. Dtsch. Zeitschr. f. Chirurg. Bd. 183. 1923. — Sultan und Kurtzhalss: Beitr. z. pathol. Anat. u. z. allg. Pathol. Bd. 57, S. 75. 1913. — Wernher (1): Zur Statistik der Hernien. Arch. f. klin. Chir. Bd. 11. 1869. — Wernher (2): Geschichte und Theorie des Mechanismus der Bruchbildung. Arch. f. klin. Chirurg. Bd. 14. 1872. — Wilharn: Statistik über Bruchanlagen, äußere Leistenbrüche und Hernia epigastrica. Ärztl. Sachverständ.-Zeitg. 1903. — Zollinger: Traumatische Hernien. Dtsch. Zeitschr. f. Chirurg. Bd. 113. 1912 (Lit.) — zur Verth (1): Entstehung und Einteilung des Unter-leibsbruches. Dtsch. Zeitschr. f. d. ges. gerichtl. Med. Bd. 9. 1927. — zur Verth (2): Ent-stehung und Einteilung der Leistenbrüche unter besonderer Berücksichtigung ihrer Be-gutachtung. Leistenbruch, Konstitution, Bauchdruck. Dtsch. Zeitschr. f. Chirurg. Bd. 197. zur Verth (3): Entstehung und genetische Einteilung des Unterleibsbruches. Monatsschr. f. Unfallheilk. Bd. 34, S. 89.

Leistenbrüche.

Bayer: Der angeborene Leistenbruch. Wien 1900. — Berger: La hernie inguino-interstitielle et son traitement par la cure radicale. Rev. de chirurg. 1902. — Bernstein, P.: Untersuchungen über das Vorkommen von Bruchanlagen bei Föten und jungen Kindern. Arch. f. klin. Chirurg. Bd. 103, S. 672. 1914. — Bernstein: Angeborene Bruchsäcke. Arch. f. klin. Chirurg. Bd. 106, u. 136. — Bittner: Inguinalhernien im Kindesalter. Arch. f. klin. Chirurg. Bd. 49. 1895. — Breiter: Hernia inguino- und cruro properitonealis. Bruns Beitr. z. klin. Chirurg. Bd. 13. 1895. — Bramann: Processus vaginalis. Arch. f. klin. Chirurg. Bd. 140. 1890. — Cohn: Interparietale Leistenhernien. Arch. f. klin. Chirurg. Bd. 82. 1907. Galin: Brüche in der Leistengegend künstlich traumatischen Ursprungs. Arch. f. klin. Chirurg. Bd. 60. — Goldner: Diagnostik und Häufigkeit der kongenitalen Leistenbrüche. Wien. klin. Wochenschr. 1902 u. Münch. med. Wochenschr. 1905. Nr. 4. — Göbell: Über interparietale Leistenbrüche. Dtsch. Zeitschr. f. Chirurg. Bd. 56. 1900. — Graser: Über die Entstehung der Leistenbrüche. Dtsch. Ärztezeitung 1900. — Hanasiewicz: Hernia properitonealis vesicalis. Wien. klin. Wochenschr. 1911. H. 50. — Hagentorn: Zur Ätio-logie des Leistenbruchs. Zentralbl. f. Chirurg. 1911. — Hansen: Über die Häufigkeit an-geborener Bruchsäcke. Arch. f. klin. Chirurg. Bd. 78 u. 89. — Heim, F.: Hernia properi-tonealis und spontane Scheinreduktion. Arch. f. klin. Chirurg. Bd. 113. 1910. — Kauf-mann: Hernia inguino-properitonealis. Zentralbl. f. Chirurg. 1891. — Knopp: Fall von Hernia ing. encystica bei einer Frau. Zentralbl. f. Chirurg. 1927. S. 786. — Krönlein: Hernia inguino-properitonealis. Arch. f. klin. Chirurg. Bd. 19 u. 25. 1872 u. 1880. — Kurtzhalsz: Über die Hernia proc. vag. encystica. Inaug.-Diss. Leipzig 1918. — Ledderhose: Histo-logische Untersuchungen usw. Dtsch. Zeitschr. f. Chirurg. Bd. 148. 1922. — Link: Hernia properitonealis. Zentralbl. f. Chirurg. 1902. — Niemann: Processus vaginalis beim weib-lichen Geschlecht: Die Zysten der weiblichen Inguinalgegend. Inaug.-Diss. Göttingen 1882. Niebergall: Beitrag zur Entstehung der Leistenbrüche. Dtsch. militärärztl. Zeitschr. 1900. — Pellacani: Obliteration des Proc. vaginalis. Arch. f. mikrosk. Anat. Bd. 23,

S. 305. 1884. — Ramonede: Le canal periton. vag. etc. Thèse de Paris 1883. — Sachs: Untersuchungen über den Processus vaginalis peritonealis. Arch. f. klin. Chirurg. Bd. 35. 1887. — Sachs, H.: Untersuchungen über den Processus vaginalis peritonealis. Arch. f. klin. Chirurg. Bd. 35, S. 521. 1887. — Schmidt, Meinh. (1): Hernia inguino-interstitialis und inguino-properitonealis. Arch. f. klin. Chirurg. Bd. 32. 1889 u. Zentralbl. f. Chirurg. 1891 u. 1892. — Schmidt, Meinh. (2): Erklärungsversuche über Interstitial- und Properitonealbrüche. Arch. f. klin. Chirurg. Bd. 32 u. 41 u. Zentralbl. f. Chirurg. 1901 u. 1902. Schught (Garré): Ektopische Leistenbrüche. Dtsch. Zeitschr. f. Chirurg. Bd. 157. — Thöle: Entstehung und Begutachtung von Leistenbrüchen. Dtsch. militärärztl. Zeitschrift 1911 u. Monatsschr. f. Unfallheilk. u. Invalidenw. 1911. — Wendriner: Inguinalhernien im Kindesalter. Arch. f. klin. Chirurg. Bd. 113. 1920. — Zuckerkandl: Über den Scheidenfortsatz des Bauchfells. Arch. f. klin. Chirurg. Bd. 20. 1877.

Hernia vesicalis.

Bayer, C.: Hernia juxtavesicalis dextr. incarcerata. Zentralbl. f. Chirurg. 1922. S. 675. Brunner, F.: Dtsch. Zeitschr. f. Chirurg. Bd. 47 u. 101 (Blasenhernien). — Eggenberger: Blasenhernien (Lit.). Dtsch. Zeitschr. f. Chirurg. 1908. S. 94. — Gontermann· Hernia supravesicalis cruralis mit Beteiligung des Lig. umbilicalis lateralis an der Bruchsackbildung. Arch. f. klin. Chirurg. Bd. 104. 1914. — Hautsch: Zur Kenntnis der Hernia supravesicalis transrectalis externa. Arch. f. klin. Chirurg. Bd. 114. 1921. — Markoni, A.: Hernia supravesicalis externa. Wien. med. Wochenschr. 1920. Nr. 11. — Reich: Die äußeren Hernien der fovea supravesicalis. Bruns Beitr. z. klin. Chirurg. Bd. 62. 1909. — Samiter: Hernia interna retrovesicalis. Bruns Beitr. z. klin. Chirurg. Bd. 16, S. 833. 1896. — Schiele, G.: Hernia supravesicalis interna incarcerata. Zentralbl. f. Chirurg. Bd. 20. S. 1532. 1926.

Schenkelbrüche.

Aue: Zur Frage über die Harnblasenbrüche. Dtsch. Zeitschr. f. Chirurg. Bd. 55, S. 351. Axhausen (1): Fall von Hernia pectinea Cloqueti incarcer. Dtsch. Zeitschr. f. Chirurg. Bd. 81, S. 567. 1906. — Axhausen (2): Über den äußeren Schenkelbruch nebst Bemerkungen über die Klassifizierung der Schenkelbrüche. Dtsch. Zeitschr. f. Chirurg. Bd. 82, S. 96. — Bähr (1): Der äußere Schenkelbruch. Arch. f. klin. Chirurg. Bd. 57, S. 559. 1898. Bähr (2): Ein weiterer Fall von äußerem Schenkelbruch. Dtsch. Zeitschr. f. Chirurg. Bd. 62, S. 189. — Bernstein, P.: Zur Kasuistik der Hernien. Arch. f. klin. Chirurg. Bd. 100, S. 1094. 1913. — v. Bonsdorff: Hernia cruralis externa praevascularis. Zentralbl. f. Chirurg. 1905. S. 929. — Brunzel: Beiträge zur Kenntnis der Hernia pectinea nebst einem Fall von geheilter Obturatoriushernie. Arch. f. klin. Chirurg. Bd. 108. 1910. — Breiter: Über Hernia inguino und cruroproperitonealis. Bruns Beitr. z. klin. Chirurg. Bd. 15, S. 100. 1895. — Dardanelli: L'ernia dell' ureteri. Clin. chirurg. 1910. p. 769. — Dege: Die Hernia cruralis pectinea sive Cloqueti. Berl. klin. Wochenschr. 1907. S. 1401 u. 1453. — Dubs, J.: Zur Kenntnis der Hernia pectinea incarcerata. Arch. f. klin. Chirurg. Bd. 108. 1917. — Eckehorn: Die Brüche des Meckelschen Divertikels. Arch. f. klin. Chirurg. Bd. 64, S. 115. 1901. — Fabricius: Radikaloperation von Schenkelhernien. Wien. klin. Wochenschr. 1909. Ferrier: Zit. nach Graser. Hernia cruroproperitonealis. — Francisco: Sopra duo casi di variete vasa di cruica crurale. Pensiers med. 1911 (Meyer). — Graser: Die Lehre von den Hernien. Handb. d. prakt. Chirurg. 1913. 4. Aufl. — Gueterbock: Zur Kenntnis der Blasenhernien. Dtsch. Zeitschr. f. Chirurg. Bd. 32. 1891. — Habern: Diagnostische Schwierigkeiten und die Beurteilung der Schenkelbrüche. Berl. klin. Wochenschr. Nr. 51. Harzbecker (1): Entstehung der Hernia pectinae. Dtsch. med. Wochenschr. 1913. Nr. 16. — Harzbecker (2): Zur Frage der Hernia pectinea. Arch. f. klin. Chirurg. 1915. S. 207. — Hertle: Über ein differentialdiagnostisches Symptom zwischen Hernia cruralis und Varix. Bruns Beitr. z. klin. Chirurg. Bd. 43. — Hesselbach, F. C.: Neueste anatomisch-pathologische Untersuchungen über den Ursprung und das Fortschreiten der Leisten- und Schenkelbrüche (Meyer). Würzburg 1814. — Hesselbach, A. K. (1): Die Lehre von den Eingeweidebrüchen. Würzburg 1829. — Hesselbach, A. K. (2): Die Erkenntnis und Behandlung der Eingeweidebrüche. Nürnberg 1840. — Hölder: Über Hernia properitonealis. Bruns Beitr. z. klin. Chirurg. Bd. 7. 1891. — Kempf: Zur Frage der Hernia pectinea. Arch. f. klin. Chirurg. 1915. S. 207. — Köhl: Hernia cruralis. Korrespondenz-Blatt f. Schweizer Ärzte 1905. — Kroenlein: Herniologische Beobachtungen aus der Langenbeckschen Klinik. Arch. f. klin. Chirurg. Bd. 19. 1876. — Krymow: Die Coopersche Hernie. Arch. f. klin. Chirurg. Bd. 101. 1913. — Lanz: Krurale Blasenhernien. Berl. klin. Wochenschr. 1893. — Lehmann: Zur Kasuistik der eingeklemmten Hernia pectinea. Dtsch. Zeitschr. f. Chirurg. Bd. 149. 1919. — Linhart: Vorlesungen über Unterleibshernien. Würzburg 1866. — Magol: Spezielle Chirurgie. 1. Teil: Die Lehre von den Unterleibsbrüchen. Wien: Josef Saphar 1898. — Meyer, Arthur W.: Die Schenkelhernie. Ergebn. d. Chirurg. u. Orthop. Bd. 9. 1916. (Lit.: 404 Nrn.) — Narath (1): Über eine typische Form von Hernia cruralis im Anschluß an die unblutige Behandlung der Luxatio coxae congenita. Zeitschr. f. Chirurg. 1899. Bd. 27. (Dtsch. Chirurg.-Kongr.) — Narath (2): Über eine eigenartige Form der Hernia cruralis (praevascularis). Arch. f. klin. Chirurg. Bd. 59. 1899. — v. Redwitz: Über einen Fall von Hernia pectinea. Bruns Beitr. z klin. Chirurg. Bd. 88. Sattler: Über die Hernia lig. Gimbernati. Dtsch. Zeitschr. f. Chirurg. Bd. 178, S. 140. 1923. — Scalene: Einklemmung von Uterus und Tube in einer Schenkelhernie. Ref.: Zentralbl. f. d. ges. Chirurg. u. Grenzgeb. 1913. S. 528. — Spiezer: Eingeklemmter Schenkelbruch, Herniotomie mit Verletzung der Art. obt. Wien. med. Wochenschr. 1881. — Stieda: Kruralhernie im Labium majus. Dtsch. Zeitschr. f. Chirurg. Bd. 56, S. 219. 1900. — Ulrichs: H. pectinea. Dtsch. Zeitschr. f. Chirurg. 1911. Nr. 17.

Hernia obturatoria.

Albertin: Hernie obturatrice étranglée. La province méd. 1898. — Auerbach: Beitrag zur Lehre von der Hernia obturatoria. Inaug.-Diss. München 1890. — Bernhard: Hernia obturatoria incarcerata. Dtsch. Zeitschr. f. Chirurg. Bd. 55. 1900. — v. Bergmann: Über einen Fall von Hernia obturatoria inc. Dtsch. med. Wochenschr. 1895. — Bergmann: Fall von Hernia obturatoria. Prag. med. Wochenschr. 1895. — Borszéky: Über die Operationsmethoden der Hernia obturatoria. Bruns Beitr. z. klin. Chirurg. Bd. 54. 1907. — Bresler: Ein Fall von Hernia obturatoria. Dtsch. med. Wochenschr. 1901. — Dehner: Zwei Fälle von Hernia obturatoria. Inaug.-Diss. Freiburg 1897. — Dubs (1): Zur Kasuistik und Therapie der Hernia obturatoria incarcerata. Schweiz. Rundschau f. Med. 1911. — Dubs (2): Beiträge zur Klinik und Therapie der Brucheinklemmungen. Dtsch. Zeitschr. f. Chirurg. Bd. 148. 1919. — Eckstein: Die Lehre von der Hernia obturatoria. Inaug.-Diss. Breslau 1911. — Englisch: Über Hernia obturatoria. Leipzig-Wien 1891. — Frank: Geheilter Fall von Hernia obturatoria. Münch. med. Wochenschr. 1904. — Gelpke: Hernia obturatoria incarcerata sin., Laparotomie, Genesung. Dtsch. Zeitschr. f. Chirurg. Bd. 102, S. 259. 1909. — Gladstone: Obt. hernia of the bladder and the fellopias tube. Ann. of surg. 1901. Grüneisen: Hernia obturatoria incarcerata, Laparotomie, Heilung. Arch. f. klin. Chirurg. Bd. 93. 1910. — Hohmeier: Zur Operation der Hernia obturatoria. Zeitschr. f. Chirurg. Bd. 43, S. 953. 1917. — Kaiser: Über Hernia obturatoria. Med. Klinik 1919. Nr. 31. — Knipping: Beitrag zur Lehre der Hernia obturatoria. Inaug.-Diss. Leipzig 1906. Koennecke: Zur Kasuistik der eingeklemmten Hernia obturatoria. Dtsch. Zeitschr. f. Chirurg. Bd. 145, S. 138. 1918. — Körte: Über zwei Fälle von Hernia obturatoria mit Demonstration eines Präparates. Zeitschr. f. Chirurg. 1904. — v. Meer: Über wiederholte Einklemmung einer Hernia obturatoria sin. (Darmwandhernie) kombiniert mit Volvulus usw. Dtsch. Zeitschr. f. Chirurg. Bd. 60. — Menter: Über wiederholt eingeklemmte Hernia obturatoria. Zentralbl. f. Chirurg. 1926. S. 2395. — Meyer, E.: Über Hernia obturatoria. Arch. f. klin. Chirurg. Bd. 103, H. 2. 1914. — Rosenstein: Fall von Hernia obturatoria operata. Berl. klin. Wochenschr. 1903. — Schopf: Hernia obturatoria tubae et ovarii sin. Wien. klin. Wochenschr. 1903. Nr. 8. — Thiele: Die Hernien des äußersten Loches. Inaug.-Diss. Berlin 1898. — Türschmidt: Hernia obturatoria tubae. Nonring 1911. — Wagner: Zur Kasuistik und Operation der Hernia obturatoria. Dtsch. Zeitschr. f. Chirurg. Bd. 131. 1914. — Walker, : A case of strangulates obturar hernia. Brit. journ. of surg. Vol. 14, S. 528. 1927. — Zinner: Zur Kenntnis der Hernia obturatoria und der Hernia cruralis praevesicalis. Dtsch. Zeitschr. f. Chirurg. Bd. 103. 1909. — Zorn: Zur Operation der Hernia obturatoria incarcerata. Zentralbl. f. Chirurg. Bd. 11, S. 168. 1918.

Hernia epigastrica, Hernien der Linea alba
(erschöpfende Literatur bei Melchior).

Ahlbaum: Beiträge und Kenntnisse der Hernien der Linea alba. Inaug.-Diss. Jena 1885. — v. Arx: Hernia epigastrica retrorectalis usw. Dtsch. Zeitschr. f. Chirurg. Bd. 87, S. 565. 1907. — Bérard et Leriche: Hernies epigastriques et lésions de l'est. Soc. des sciences méd. de Lyon. Rev. de clin. d'urol. Tome 1, p. 822. 1911. — Bergmann: Über Hernien der Linea alba. Naturforscherverhandl. Bremen 1890. Verhandl. Bd. 12. — Boenheim, J.: Über Anomalien im ventralen Rumpfverschluß als Ursache der Hernia epigastrica. Mitt. a. d. Grenzgeb. d. Med. u. Chirurg. Bd. 30, S. 322. 1918. — Bohland: Über die Hernia epigastrica und ihre Folgezustände. Berl. klin. Wochenschr. 1894. S. 775. — Brandenberg (1): Über Hernia epigastrica. Korresp.-Blatt f. Schweiz. Ärzte 1897. S. 105. — Brandenberg (2): Die Hernia epigastrica im Kindesalter. Arch. f. Kinderheilk. Bd. 58, S. 8. 1912. — Capelle: Dauerresultate nach Operationen der Hernia epigastrica. Bruns Beitr. z. klin. Chirurg. Bd. 63, S. 264. 1909. — Denk: Zur Pathologie und Therapie der Brüche der vorderen Bauchwand. Arch. f. klin. Chirurg. Bd. 93, S. 711. 1910. — Dittmer: Über epigastrische Brüche. Inaug.-Diss. Bonn 1889. — Eichel: Über Hernia epigastrica. Münch. med. Wochenschr. 1900. — Ewald: Die Hernien der Linea alba. Klinik d. Verdauungskrankheiten. Bd. 3, S. 581. 1902. — FAULER: Über Hernia epigastrica. Inaug.-Diss. Leipzig 1913. — FISCHER, C. (1): Eingeklemmter Bauchwandbruch. Münch. med. Wochenschr. 1895. S. 627. — FISCHER, C. (2): Eingeklemmter Bauchwandbruch. Münch. med. Wochenschr. 1895. FRANZ (1): Epigastrische Hernie. Dtsch. Zentralbl. f. Chirurg. Bd. 51. 1899. — FRANZ (2): Epigastrische Hernien. Dtsch. Zeitschr. f. Chirurg. Bd. 51, S. 63. 1899. — FRIEDMANN: Die Hernien der Linea alba und ihre praktische Bedeutung. Zeitschr f. ärztl. Fortbild. 1906. S. 621. — FRIEDRICH, W.: Über die „Hernia epigastrica". Wien. klin. Wochenschrift 1903. S. 1450. — FRITSCH: Austritt einer epigastrischen Hernie durch eine Lücke im Schwertfortsatz. Berl. klin. Wochenschr. 1911. — FRÖLICH: Die Fettbrüche der Linea alba. Inaug.-Diss. Göttingen 1892. — GANCKE: Hernia epigastrica. Inaug.-Diss. Berlin 1906. — GÖBELL: Ein Bauchwandkarzinom der Regio epigastrica. Dtsch. Zeitschr f. Chirurg. Bd. 52, S. 347. 1899. — GRASER: Handb. d. prakt. Chirurg. — GUSSENBAUER: Über Hernia epigastrica. Prag. med. Wochenschr. 1884. Nr. 1. — GUTMANN: Inkarzeration der Hernia lineae albae. Zentralbl. f. Chirurg. 1926. Nr. 39. — HAVERKAMP: Die Hernia epigastrica. Inaug.-Diss. München 1914. — HILGENREINER: Seltene und bemerkenswerte Hernien. Bruns Beitr. z. klin. Chirurg. Bd. 69. 1910. — HUTTER: Beitrag zu den Beziehungen zwischen epigastrischer Hernie: Erkrankungen der Bauchorgane. Zentralbl. f. Chirurg. 1927. S. 854. — JAKOBSOHN: Über die Hernie der Linea alba. Inaug.-Diss. München 1914. — JAKOBSOHN: Über die Hernie der Linie alba. Inaug.-Diss. Freiburg 1902. — JANCKE: Die Hernia epigastrica. Inaug.-Diss. Berlin 1906. KEILER: Zur Kasuistik der Hernia linea albae congenita. Zentralbl. f. Chirurg. 1900. — KELLING: Über Entstehung des nervösen Reizzustandes des Magens bei Hernia epigastrica. Wien. med. Wochenschr. 1900. S. 1875. — KIRSCHNER: Die operative Behandlung der Brüche des Nabels, der Linea alba usw. Ergebn. d. Chirurg. u. Orthop. Bd. 1. 1910. — KOCHER: Die Hernia lineae albae in Handb. d. Kinderkrankh. (GERHARDT). Bd. 6, 2. Abt. S. 769. 1880. — KLAUSSNER: Zur Kasuistik der angeborenen Hernien der Liniea alba. Münch. med. Wochenschr. 1906. — KÖNIG: Münch. med. Wochenschr. 1904. — LANZ: Gallenblase in einer Hernia epigastrica inkarzeriert. Korresp.-Blatt f. Schweizer Ärzte 1893. — LINDNER: Über Bauchdeckenbrüche. Berl. Klinik. Bd. 49, H. 1—3. 1892. — LINDENSTEIN: Zur Lehre von der Hernia epigastrica. Bruns Beitr. z. klin. Chirurg. Bd. 57. 1908. — MAYDL: Die Lehre von den Unterleibsbrüchen. Wien 1898. — MELCHIOR (1): Die Hernia epigastrica und ihre klinische Bedeutung. Berl. klin. Wochenschr. 1919. Nr. 11. — MELCHIOR (2): Die Hernia epigastrica. Ergebn. f. Chirurg. u. Orthop. Bd. 13. 1921. (Lit. 190 Nrn.) — MEZGER: Hernia epigastrica. Komplik. mit Ulcus ventriculi. Zentralbl. f. Chirurg. 1908. S. 904. — MEYER, P.: Zur Lehre von der Hernia lineae semilunaris Spigeli. Zentralbl. f. Chirurg. 1926. S. 949. — MILES: On epigastria hernia. Edinburgh med. journ. Vol. 1, p. 326. 1906. — MOHR (1): Über Hernia epigastrica ohne fühlbare Geschwulst. Dtsch. Zeitschr. f. Chirurg. 1909. S. 99. — MOHR (2): Bauchbrüche der weißen Linie ohne objektiven Untersuchungsbefund. Zentralbl. f. d. Grenzgeb. Bd. 14. 1910. — MÜLLER, L.: Hernia epigastrica und ihre Bedeutung für die innere Medizin. Zentralbl. f. di Grenzgeb. Bd. 22. 1910. — NIEHUES: Über Hernien der Linea alba. Berlin. Klinik 1895. H. 80. — PLASCHKES: Hernien der Linea alba im Kriege. Münch. med. Wochenschr. 1915. Nr. 12. — REHM: Die Hernien der Linea alba. Dtsch. Klinik 1905. Nr. 8. — RIEDEL: Die Hernia retrofascialis et muscularis der vorderen Bauchwand. Arch. f. Chirurg. Bd. 66. 1902. — ROTH: Über die Hernien der Linea alba. Arch. f. klin. Chirurg. Bd. 42. 1892. — RUMPF: Die Hernien der Linea alba im Kriege. Münch. med. Wochenschr. 1915. — SCHÜTZ: Beiträge zur Kenntnis der Hernia lineae albae. Wien. Klinik 1903. — SEBBA: Beiträge zur Lehre von der Linea alba incarcerata. Dtsch. med. Wochenschr. 1909. — SMITD, H.: Über die pathologischen Beziehungen zwischen den ulzerösen Prozessen am Magen und Duodenum zu den epigastrischen Hernien. Arch. f. klin. Chirurg. Bd. 120. 1922. — STÜHMER: Über die Hernien der Bauchwand seitlich der Mittellinie unter besonderer Berücksichtigung der Hernie der Linea semilunaris Spigelii. Bruns Beitr. z. klin. Chirurg. 1910. — TIPPESLKIRCH: Die Hernia epigastrica und ihre Prognose. Inaug.-Diss. Kiel 1911. — UHDE: Bruch der weißen Linie. Arch. f. Chirurg. Bd. 11. 1869. — URY: Über das Zusammentreffen von Hernia epigastrica und Ulcus ventriculi. Med. Klinik 1909. — VÖCKLER: Über eine bisher unbeschriebene Bruchform der Linea alba. (Hernia liniae albae suprabubica.) Dtsch. Zeitschr. f. Chirurg. Bd. 117. 1912. — VÖLKERS: Über die Hernie der Linea alba. Mitt. a. d. Hamburger Staatskrankenanstalten. 1899. — VIALLE: Variété rare de la hernie épigastrique (Hernie de la vessie biliaire). La province méd. 1902. Nr. 50. (Zit. nach JANCKE.) — VILLARD: Pathogenie des hernies epigastriques. Lyon méd. Tome 1, p. 26. 1913. Ref.: Hild. Jahresber. 1913. S. 672. — WERNHER: Von den Fettbrüchen und bruchähnlichen Fettgeschwülsten. Virchows Arch. Bd. 47. 1869. — WIESINGER: Über akute Darmwandbrüche der Linea alba und der vorderen Bauchwand mit Ausgang in Gangrän. Dtsch. Zeitschr. f. Chirurg. Bd. 67. 1903. — WITTGENSTEIN und GROSSE: Über die Hernien der weißen Linie. Med. Klinik 1907. — WITZEL: Über den medialen Bauchbruch. Volkmanns Samml. klin. Vorträge. 1890. Nr. 10.

Seitliche Bauchbrüche, Hernia lumbalis.

v. BARACZ: Über die Lumbalhernien und seitlichen Bauchhernien. Arch. f. klin. Chirurg. Bd. 68. — BLAUEL: Ätiologie der seitlichen Bauchbrüche. Bruns Beitr. z. klin. Chirurg. Bd. 54, S. 229. 1907. — BORCHHARDT: Über Lumbalhernien und verwandte Zustände. Berl. klin. Wochenschr. Bd. 38. 1901. — BRAUN: Die Hernia lumbalis. Arch. f. klin. Chirurg. Bd. 24. 1879. — EDWARDS, H.: A case of lumbar hernia. Brit. journ. of surg. Vol. 14, p. 678. 1927. — IBRAHIM und HERMANN: Über Bauchmuskellähmung bei Poliomyelitis im Kindesalter. Dtsch. Zeitschr. f. Nervenheilk. Bd. 29. — KASPAR: Seitliche Bauchhernien. Arch. f. klin. Chirurg. Bd. 132. 1924. — DE QUERVAIN: Über den seitlichen Bauchbruch. Arch. f. klin. Chirurg. Bd. 65. — STEINER: Hernia lumbocostalis. Fortschr. a. d. Geb. d. Röntgenstr. Bd. 36. 1927. — STRASBURGER: Bauchmuskellähmungen auf Grund eines Falles von isolierter partieller Lähmung nach Poliomyelitis anterior acuta. Dtsch. Zeitschr. f. Nervenheilk. Bd. 31. — STÜHMER: Über die Hernien der Bauchwand seitlich der Mittellinie (Hernie der Linea semilunaris Spigeli). Bruns Beitr. z. klin. Chirurg. Bd. 66, S. 113. 1910. — STUMME: Die symmetrischen kongenitalen Bauchdeckendefekte. Mitt. a. d. Grenzgebieten d. Med. u. Chirurg. Bd. 11. 1903. — WYSA: Über Hernia ventralis lateralis congenita und ihre Beziehungen zur Hernia lumbalis. Billroths Festschr. Bruns Beitr. z. klin. Chirurg. 1892.

Nabelschnurbrüche, Nabelhernien.

AHLFELD: Die Mißbildungen des Menschen. II. Teil. 1882. — ASCHOFF: Über die Verhältnisse der Leber und des Zwerchfells zu der Nabelschnur und Bauchbrüchen. Virchows Arch. Bd. 44. 1896. — BROMANN: Normale und abnorme Entwicklung des Menschen. 1911. FIEBER, C.: Ruptur eines Nabelbruches mit massenhaftem Gedärmvorfall. Wien. med. Blätter 1881. Nr. 49. — HENNIG: Nabelbruch. Gerhardts Handb. d. Kinderkrankh. 1880. II. Teil. — HERZOG, W. (1): Die Rückbildung des Nabels und der Nabelgefäße mit besonderer Berücksichtigung der Pathogenese der Nabelhernien. München 1892. — HERZOG, W. (2): Über die Bildung des Nabelringes mit Rücksicht auf die Nabelhernien. Münch. med. Wochenschr. 1890. Nr. 28 u. 29. — HOLTERMANN: Intrauterine Ruptur einer Hernia umbilicalis permagna mit Vorfall. Med. Klinik. 1927. Nr. 12, S. 460. — KERMAUNER: Die Mißbildungen des Rumpfes in Schwalbes Morphologie d. Mißbild. d. Menschen u. Tiere. 1909. — KIRSCHNER: Nabelbrüche. Ergebn. d. Chirurg. u. Orthop. Bd. 1. 1910. (Lit.) — KLAUTSCH: Kasuistik der Bauchspalte. Beitr. z. pathol. Anat. u. z. allg. Pathol. Bd. 6. 1895. LINDFORST (1): Über Nabelschnurbrüche. Zentralbl. f. Gynäkol. 1894. — LINDFORST (2): Zur Lehre vom Nabelschnurbruch usw. Samml. klin. Vorträge. Bd. 63, S. 26. 1893. — NEUGEBAUER: Über das Auftreten von Leber- und Nabelschnurbrüchen. 1888. — OKEN: Preisschrift über die Entstehung und Heilung der Nabelschnurbrüche. 1890. — RIDDER: Ein Fall von fötalem Nabelschnurbruch. Frankfurt. Zeitschr. f. Pathol. Bd. 27. 1922. — USENER: Der Nabelschnurbruch. Sammelref. Jahrb. f. Kinderheilk. Bd. 77, S. 2. 1913.

Bauchnarbenbrüche.

ABEL: Über Bauchnaht und Bauchnarbenbrüche. Arch. f. Gynäkol. Bd. 56, S. 656. 1908. — AMBERGER: Postoperative Bauchbrüche. Bruns Beitr. z. klin. Chirurg. Bd. 48. ASSMY: Einfluß der Nervendurchtrennung auf die Narbenbildung bei den extramedialen Bauchbrüchen. Bruns Beitr. z. klin. Chirurg. Bd. 93. — BONVY: Bauchbrüche nach Laparotomie. Inaug.-Diss. Straßburg 1909. — v. BRAUN: Über die Häufigkeit der Narbenhernien nach Appendizitisoperationen. Bruns Beitr. z. klin. Chirurg. Bd. 68. — DENK: Zur Pathologie und Therapie der Brüche der vorderen Bauchwand. Arch. f. klin. Chirurg. Bd. 93. — FRANZ: Brüche der vorderen Bauchwand. Dtsch. Zeitschr. f. Chirurg. Bd. 51. LINDENSTEIN: Über die Beziehungen der Laparotomienarben zu den postoperativen Bauchbrüchen. Bruns Beitr. z. klin. Chirurg. Bd. 61. — SCHWALBACH: Zur Entstehung der traumatischen Hernien. Zentralbl. f. Chirurg. 1914. S. 420. — SEMLER: Häufigkeit der Bauchbrüche. Zentralbl. f. Gynäkol. 1895. S. 780. — SPRENGEL: Ursache und Behandlung der postoperativen Bauchbrüche. Arch. f. klin. Chirurg. Bd. 105. 1914. — STEINTHAL: Die Chirurgie der Bauchdecken im Handbuch d. prakt. Chirurg. 5. Aufl., Bd. 3. 1922. — STEPHAN: Nabelbruch. Zeitschr. f. Geburtsh. u. Gynäkol. 1918. S. 80. — WILKENS: Nabelbrüche kleiner Kinder und ihre Behandlung. Inaug.-Diss. Kiel 1892.

Perinealhernien. Brüche des Beckenbodens.

DEUS: Beitrag zur Kasuistik seltener Hernien. Dtsch. Zeitschr. f. Chirurg. Bd. 151, S. 222. 1919. — EBNER: Perinealhernien. Dtsch. Zeitschr. f. Chirurg. Bd. 26, S. 48. 1887. FINSTERER: Fall von innerer eingeklemmter Hernie (Perinealhernie). Bruns Beitr. z. klin. Chirurg. Bd. 66, S. 207. 1910. — EUNIKE, K. W.: Seltene Hernien. Dtsch. Zeitschr. f. Chirurg. Bd. 147, S. 136. — HEIMKER: Zwei seltenere Hernien. Bruns Beitr. z. klin. Chirurg. Bd. 82. 1903. — HOCHENEGG: Über sakrale Hernien. Wien. klin. Wochenschr. 1896. —

Köppel: Beiträge zur Kenntnis der Hernia ischiadica usw. Bruns Beitr. z. klin. Chirurg. Bd. 58, S. 314. 1908. — Langer (1): Hernia ischiadica incipiens. Wien. klin. Wochenschr. 1892. Nr. 34. — Langer (2): Hernia ischiadica incipiens. Zentralbl. f. Chirurg. 1893. — Ludloff: Weitere Beiträge zur Pathogenese und Therapie des Mastdarmvorfalls. Arch. f. klin. Chirurg. Bd. 60. 1900. — Winckel: Brüche des Beckenbodens. Samml. klin. Vorträge. Bd. 280. — Zuckerkandl: Beitrag zur Lehre von den Brüchen im Douglasschen Raum. Dtsch. Zeitschr. f. Chirurg. Bd. 31, S. 590. 1891.

Zwerchfellbrüche und -vorfälle.

Abel: Fall von angeborenem linksseitigem Zwerchfelldefekt. Berl. klin. Wochenschr. 1894. Nr. 4, 5. S. 84. — Abbée: Beitr. z. pathol. Anat. u. z. allg. Pathol. Bd. 29. 1901. (Lit.!) Aue, O.: Angeborene Zwerchfellhernien. Dtsch. Zeitschr. f. Chirurg. Bd. 160, S. 14. 1920. — Assmann: Hernia und Eventratio diaphragmatica. Fortschr. a. d. Geb. d. Röntgenstrahlung. 1918. — Akerlund: Der Hiatusbruch (Hernia hiatus oesophagi). Fortschr. a. d. Geb. d. Röntgenstr. Bd. 34, S. 177. 1926. — Bauert: Über Zwerchfellhernien. Inaug.-Diss. Freiburg 1900. — Beltz: Differentialdiagnose zwischen Hernia und Eventratio diaphragmatica. Münch. med. Wochenschr. 1910. S. 1006. — Benda (1): Zwerchfellhernie. Dtsch. med. Wochenschr. 1900. — Benda (2): Die Arbeit von Glaser. Dtsch. Arch. f. klin. Med. Bd. 78. 1903. — Beneke: Über Bauchlunge und Hernia diaphragmatica sperm. Verhandl. d. dtsch. pathol. Ges. Bd. 9, 1906. Jena. — Bischoff: 3 Fälle von Hernia diaphragmatica congenita. Arch. f. Gynäkol. Bd. 25. 1885. — Bochdalek: Angeborene Zwerchfellhernie. Prag. Vierteljahrsschr. Bd. 3. 1848; 1867. — Brachet: Die Entwicklung der großen Körperhöhlen und ihre Trennung voneinander, die Entwicklung der Pleuroperitonealmembran und des Zwerchfells. Ergebn. d. Anat. u. Entwicklungsgesch. Bd. 7. 1897. — Broman (1): Über die Entstehung des Zwerchfells beim Menschen. Anat. Anz. Ergänzungsh. 1902. — Broman (2): Muskulöses Diaphragmadivertikel als wahrscheinliche Folge eines Lipoms. Beitr. z. pathol. Anat. u. z. allg. Pathol. Bd. 27. 1900. — Breitner: Zwerchfellhernien. Arch. f. klin. Chirurg. Bd. 117. 1921. — Budde: Bedeutung des Canalis neurentericus für Rhachischisis anterior. Beitr. z. pathol. Anat. u. allg. Pathol. Bd. 52. 1912. — Bund, R.: Ein Fall von rechtsseitiger Hernia diaphragmatica mit Austritt des Magens in den perisistierenden Recessus pneumatoentericus dextra. Frankf. Zeitschr. f. Pathol. Bd. 21. 1918. — Cailloud: Über einen rechtsseitigen Zwerchfelldefekt. Virchows Arch. Bd. 218. 1914. — Damsch: Zwerchfellhernie. Dtsch. med. Wochenschr. 1905. S. 510. — Davidsohn: Hernia diaphragmatica vera. Berl. klin. Wochenschr. 1917. Nr. 41. — Daxenberger: Zwerchfellhernie mit Magenruptur. Münch. med. Wochenschr. 1906. S. 313. — Dietlen und Knierim: Hernia diaphragmatica dextra. Berl. klin. Wochenschrift. 1910. Nr. 25. — Dietrich: Schußverletzung der Bauch- und Beckenhöhle. Handb. d. ärztl. Erfahr. i. Weltkriege. Pathol. Anat. Bd. 8. 1921. — Döring: Über Eventratio diaphragmatica. Dtsch. Arch. f. klin. Med. 1902. Nr. 72 — Domanes und Salomon: Beiträge zur Kenntnis der Zwerchfellhernien nach Schußverletzung. Fortschr. a. d. Geb. d. Röntgenstr. 1915. Nr. 23. — Dubs: Hernia paroesophagea. Dtsch. Zeitschr. f. Chirurg. 1919. S. 151. 60 Lit.-Nrn. — Eckert: Über wahre Zwerchfellbrüche. Inaug.-Diss. Erlangen 1918. — Eppinger: Allgemeine und spezielle Pathologie des Zwerchfells. Nothnagels Handb. d. spez. Pathol. u. Therap. Suppl.-Bd. 1. 1911. — Falkenhausen: Hernia hiatus oesophagei. Fortschr. a. d. Geb. d. Röntgenstr. Bd. 35. 1927. — Fidler: Ein Beitrag zur Entstehung der Hernia diaphragmatica und Dilatation des Zwerchfells Berl. klin. Wochenschr. 1914. Nr. 15. — Glaser: Eventratio diaphragmatica. Dtsch. Arch. f. klin. Med. Bd. 78. 1903. — v. Gössnitz (1): 6 Fälle von linksseitigem Zwerchfelldefekt. Jenaische Zeitschr. f. Naturwiss. Bd. 38. 1903. — v. Gössnitz (2): Ein weiterer Beitrag zur Morphologie des Zwerchfells. Ebenda Bd. 38. 1905. — Greiner: Zwei Fälle kongenitaler Zwerchfellhernie. Zeitschr. f. angew. Anat. u. Konstruktionslehre. Bd. 5. 1919. — Grosser: Über Zwerchfellhernien. Wien. klin. Wochenschr. 1899. S. 655. — Gruber, G. B. (1): Beiträge zur Lehre vom kong. Zwerchfelldefekt mit besonderer Berücksichtigung des rechtsgelegenen. Virchows Arch. Bd. 118. 1915. — Gruber, G. B. (2): Über die pathologische Anatomie von Zweihöhlenschüssen mit Zwerchfellverletzung. Mitt. a. d. Grenzgeb. d. Med. u. Chirurg. Bd. 32. 1920. — Gruber G., B. (3): Ungewöhnliche neurenterische Kommunikation bei Rhachischisis. Virchows Arch. Bd. 247. 1923. — Gruber, Gg. B. (4): Die Mißbildungen des Zwerchfells u. E. Schwalbes Morphologie der Mißbildungen. 3. Teil, 12. Liefg., 3. Abt. 1927. — Guttmann (1): Angeborene Defekte der linken Zwerchfellhälfte. Berl. klin. Wochenschrift. 1893. Nr. 33. — Guttmann (2): Über einen Fall von Hernia diaphragmatica. Dtsch. med. Wochenschr. 1894. Nr. 14. — Haberloh: Vergleichende Untersuchungen über den Bau des Zwerchfells der Haussäugetiere. Dresden 1911. — Hansemann: Echte Zwerchfellhernien. Dtsch. med. Wochenschr. 1905. S. 337. — Herz: Eventratio diaphragmatica. Wien. klin. Wochenschr. 1907. Nr. 47. — Hess: Eventratio diaphragmatica. Dtsch. med. Wochenschr. 1906. S. 1990. — Hofer: Zur Kenntnis der Hernia diaphragmatica congenita. Arch. f. Gynäkol. Bd. 114. 1921. — Hoffmann, G.: Über Zwerchfellbrüche.

Inaug.-Diss. Breslau 1905. — Hoffmann, V.: Hernia diaphragmatica mit Ulcus ventriculi. Münch. med. Wochenschr. 1920. Nr. 34. — Hulisch: Eventeratio diaphragmatica nach Geburtslähmung des Nerv. phrenicus. Wien. med. Wochenschr. 1926, Nr. 48, S. 1430. — Iselin: Von den Zwerchfellverletzungen und ihren Folgen, die Zwerchfellhernie. Dtsch. Zeitschr. f. Chirurg. Bd. 88. 1907. — Jahr und Nägeli: Über traumatische Eventration des Magens und der linken Brusthöhle unter dem Bilde des Spannungspneumothorax. Münch. med. Wochenschr. 1918. S. 1489. — Kakels und Basch: Zwerchfellhernie des Magens und großen Netzes mit Bericht von einem Fall von angeborener Hernie deren Sack mit Inhalt in die rechte Brusthöhle wanderte. Beitr. z. Klinik d. Tuberkul. 1915. S. 34. — Kaser: Zwerchfellhernien und Zwerchfellschußverletzungen. Inaug.-Diss. Bonn 1920. — Kaufmann: Zwerchfellhernie mit Inkarzeration des Magens durch Achsendrehung. Dtsch. med. Wochenschr. 1887. Nr. 28. — Kaup: 2 Fälle von Hernia diaphragmatica congenita. Inaug.-Diss. Kiel 1891. — Keck: Zur Kenntnis der Zwerchfellhernie bei Neugeborenen und ihre Entwicklung. Wien. klin. Rundschau. Bd. 25. 1911. — Koch: Der Zwerchfellbruch. Münch. med. Wochenschr. Bd. 55, S. 1431. 1908. — Kratzeisen: Retrosternale Zwerchfellhernie. Virchows Arch. Bd. 232. 1921. — Liepmann: Zur Ätiologie von kongenitalen Zwerchfellhernien. Arch. f. Gynäkol. Bd. 68. 1903. — Lubosch: Ein seltener Fall von Zwerchfellhernie (Hernia sternalis). Anat. Anz. 1918. Nr. 51. — Lüning: Über einen Fall von Hernia diaphragmatica congenita mit Beteiligung der Leber und nachträgliche Ruptur des Bruchsackes. Zentralbl. f. Pathol. 1927. Nr. 40. — Luksch (1): Ein neuer Fall von wahrscheinlich erworbener Zwerchfellhernie. Prag. med. Wochenschr. 1904. Nr. 12. — Luksch (2): Echte erworbene Zwerchfellhernie. Prag. med. Wochenschr. 1913. Nr. 15. — Marchand: Mißbildungen und Eulenbergs Realenzyklopädie. Bd. 9. 1910. Mayer: Über Hernia diaphragmatica congenita. Inaug. Diss. Berlin 1891. — Motzfeld: Über Eventratio diaphragmatica. Dtsch. med. Wochenschr. 1913. Nr. 7. — Neumann: Relaxatio diaphragmatica. Dtsch. med. Wochenschr. 1913. Nr. 33 u. 34. — Niemöller: Eigentümlicher Fall von Hernia diaphragmatica. Berl. klin. Wochenschr. 1892. Nr. 15. — Oberndorfer: Zwerchfellschüsse und Zwerchfellhernien. Münch. med. Wochenschr. 1918. Nr. 51. — Pape: Über Hernia diaphragmatica vera mit einem durch die Leberanlage gebildeten Bruchsack. Inaug.-Diss. Leipzig 1904. — Posner und Langer: Eingeklemmter Zwerchfellbruch nach geheiltem Brust-Bauchschuß. Berl. klin. Wochenschr. 1918. Nr. 12. Reischauer: Über eine den inkarzerierten Magen enthaltende Hernia diaphragmatica vera. Inaug.-Diss. Leipzig 1913. — Riegner: Traumatische Zwerchfellhernien. Bruns Beitr. z. klin. Chirurg. Bd. 43. — Risel: Hernia abdominalis intercostalis. Dtsch. Zeitschr. f. Chirurg. 1875. Nr. 6. — Schermann: Relaxatio diaphragmatica. Münch. med. Wochenschrift. 1927. Nr. 12, S. 523. — Schletter: Stichverletzung des Zwerchfells. Münch. med. Wochenschr. 1901. Nr. 48. — Schlössmann: Der chronische Zwerchfellbruch als typische Kriegsverletzungsfolge. Bruns Beitr. z. klin. Chirurg. Bd. 103. — Stadtmüller: Beobachtungen über paraösophageale Hernien. Zeitschr. f. Anat. u. Entwicklungsgesch. Bd. 76. 1925. — Steinitz: Idiopathischer Zwerchfellhochstand. Fortschr. a. d. Geb. d. Röntgenstr. Bd. 29. 1922. — Schumacher: Zur Entstehung der traumatischen Zwerchfellhernie. Arch. f. klin. Chirurg. Bd. 129. 1924. — Schwalbe (1): Über kongenitale Zwerchfellhernien. Münch. med. Wochenschr. 1898. Nr. 1. — Schwalbe (2): Hernia diaphragmatica vera. Zentralbl. f. allg. Pathol. u. pathol. Anat. 1900. S. 262. — Seifert: Eingeklemmte Zwerchfellhernie nach alter Schußverletzung. Münch. med. Wochenschr. 1918. — Tondorf: Wahre Zwerchfellhernien als Folge einer Wachstumshemmung der Speiseröhre. Dtsch. Zeitschr. f. Chirurg. Bd. 179, S. 259. 1923. — Thoma: 4 Fälle von Hernia diaphragmatica. Virchows Arch. Nr. 88. — Uskow: Über die Entwicklung des Zwerchfells. Arch. f. mikrosk. Anat. Bd. 22. 1883. — Waldeyer: Über die Beziehungen der Hernia diaphragmatica congenita zur Entwicklungsweise des Zwerchfells. Dtsch. med. Wochenschr. 1884. Nr. 14. — Waelli: Über die kongenitale Hernia diaphragmatica im Foramen Morgagni und ihre Röntgendiagnose. Arch. f. klin. Chirurg. Bd. 97. 1912. — Weinberger, M.: Zur Klinik der rechtsseitigen Zwerchfellhernien. Fortschr. a. d. Geb. d. Röntgenstr. Bd. 25. H. 5. — Weckerle: Hernia diaphragmatica spuria. Münch. med. Wochenschr. 1906. S. 2014. — Weigert, R.: Geheilter Fall von Relaxatio diaphragmartica. Bruns' Beitr. z. klin. Chirurg. Bd. 119. 1920. — Wieling: Über Hernia diaphragmatica. Dtsch. Zeitschr. f. Chirurg. Bd. 82. 1906 u. Bd. 134. 1915. — Winkler, H.: Eine angeborene Zwerchfellhernie mit bemerkenswerten Mesenterialverhältnissen und anderen Besonderheiten. Frankfurt. Zeitschr. f. Pathol. Bd. 6. 1911. — Zurhelle: Beitrag zur Lehre von der Entstehung des Zwerchfellbruches. Inaug.-Diss. Bonn 1909.

Innere Brüche. Bauchfellrecessus, Hernia duodeno-jejunalis. Hernia parajejunalis, Hernia pericoecalis, Hernia intersigmoidea.

Abée: Über Hernia duodeno-jejunalis. Inaug.-Diss. Marburg 1901. — v. Arx: Hernia retrorectalis epigastrica und andere innere Bauchbrüche. Dtsch. Zeitschr. f. Chirurg. Bd. 87.

1907. — Aschoff: Berl. Klinik 1896. H. 100. — Basset: Hernie der Regio duodenalis. Virschow Arch. Bd. 190. 1907. — Beneke, R. und A. Lorenz: Ein Fall von Hernia duodeno-jejunalis (Retroperitonealis Treitzii) completa. Dtsch. Zeitschr. f. Chirurg. Bd. 160, S. 1. 1920. — Bing: Über Hernia retroperitonealis duodeno-jejunalis (Treitzii). Virchows Arch. Bd. 167. 1902. — Bingel: Über Hernia retroperitonealis duodeno-jejunalis (Treitzii). Inaug.-Diss. Tübingen 1902. — Broesicke: Über intraabdominelle retroperitoneale Hernien und Bauchfelltaschen nebst einer Darstellung der Entwicklung peritonealer Formationen. Berlin 1891. — Bromann: Die Entwicklungsgeschichte der Bursa omentalis und ähnlicher Rezessusbildungen bei den Wirbeltieren. Wiesbaden 1904. — Brüning: Ein Fall von Hernia duodeno-jejunalis sinistra. Inaug.-Diss. Tübingen 1894/1895. — Mc Callum: Right meso-jejunal hernia. Bull. of the Johns Hopkins hosp. August 1908. — Cruveilhier: Bull. et mém. de la soc. anat. de Paris. 2. anée. Mai 1827 et Traité d'anatomie descriptive. Tome 3, 5. édit. 1874/76. Zitiert nach Broesicke. — Daniel: Beiträge zur Lehre von den retroperitonealen Hernien. Bonn 1904. — Eisler, P. und Johann Fischer: Die Hernia mesenterica parietalis dextra. Versuch einer kausalen Analyse der atypischen Lagerung des Darmes. Leipzig: Engelmann 1911. — Endres: Anatomische und entwicklungsgeschichtliche Studien über die formbildende Bedeutung des Blutgefäßapparates unter besonderer Berücksichtigung der damit verbundenen mechanischen Einflüsse. Arch. f. mikrosk. Anat. Bd. 44. — Eppinger: Hernia retroperitonealis. Vierteljahrsschr. f. prakt. Heilk. Prag. Bd. 1. 1870. — Erdely: Über die um die Flexura duodeno-jejunalis gelegenen Brüche. Dtsch. Zeitschr. f. Chirurg. Bd. 205. — Felten: Hernia retroperitonealis Treitzii totalis acreta. Arch. f. klin. Chirurg. Bd. 89, S. 495. 1909. — Funkenstein: Hernia retroperitonealis. Dtsch. Zeitschr. f. Chirurg. Bd 64. — Geissler: Die Hernia ileo-appendicularis. Veröff. a. d. Geb. d. Militär-Sanitätswesens. H. 35. — Goebel: Über Hernia duodeno-jejunalis Treitzii. Inaug.-Diss. Kiel 1902. — Gruber: Über die Hernia interna mesogastrica. St. Petersburg. med. Zeitschr. Bd. 1. 1861. — Haasler: Die rechtsseitigen Hernia duodeno-jejunal. Inaug.-Diss. Berlin 1907. — v. Haberer: Ein Fall Treitzscher Hernie. Wien. klin. Wochenschr. 1905. Nr. 11. — Hartung, H.: Beitrag zur Klinik der Hernia duodeno-jejunalis. Dtsch. Zeitschr. f. Chirurg. Bd. 157. 1920. — Jonnesco: Hernies int. rétroperitonealis. Paris 1890. — Jürgens: Innere Hernien. Inaug.-Diss. Rostock 1915 (Lit.) — Koch, K.: Hernia mesocolica media. Zentralbl. f. Chirurg. 1926. Nr. 41. Kostié: Hernia intrasigmoidea incarcerata. Zentralbl. f. Chirurg. 1927. Nr. 15. S. 962. Krumm: Über intraabdominale Hernien usw. Arch. f. klin. Chirurg. Bd. 78. 1906. (Präcökale Hernien.) — Landzert: Über die Hernia retroperitonealis. Beitr. z. Anat. u. Histol. St. Petersburg 1872. H. 1. — Lauer: Ein Fall von Hernia mesocolonialis mit Einklemmung eines Sanduhrmagens. Greifswald 1894. — Manski: Hernia duodeno-jejunal. Münch. med. Wochenschr. 1892. Nr. 23, 24. (Lit.) — Maschke: Zwei Fälle von Treitzscher Hernie. Dtsch. Zeitschr. f. Chirurg. Bd. 114. 1912. — Merkel, H.: Über einen Fall von Treitzscher Hernie mit Bruchsackberstung. Münch. med. Wochenschr. 1906. Nr. 37. Meyer: Über einen Fall von Darmeinklemmung in noch nicht beschriebenen Peritonealtaschen. Dtsch. Zeitschr. f. Chirurg. Bd. 53. 1899. — Morestin: Hernie rétropéritonéale. Bull. et mém. de la soc. anat. de Paris 1896. — Mueller, H.: Die Hernia mesenterico parietalis (parajejunalis). Frankfurt. Zeitschr. f. Pathol. Bd. 6. 1910. — Müller, O.: Über seltenere innere Hernien mit besonderer Berücksichtigung eines Falles von „Psoashernie". Inaug.-Diss. München 1912. — Narath: Zur Pathologie und Chirurgie der Hernia duodeno-jejunalis. Arch. f. klin. Chirurg. Bd. 71, H. 4. 1903. — Neumann, A. (Berlin): Ein Fall von operativ geheilter Hernia retroperitonealis mesenterico parietalis. Dtsch. Zeitschr. f. Chirurg. Bd. 47 u. 58. — Pikin: Zur Frage der intraabdominalen Hernie. Arch. f. klin. Chirurg. Bd. 98. 1912. — Pribram: Beitrag zur Kenntnis der retrocökalen Hernien. Dtsch. Zeitschr. f. Chirurg. Bd. 153. H. 1 u. 2. 1920. (Lit.) — Priebatsch, H.: Eine Treitzsche Hernie mit doppelter Inkarzeration. Dtsch. Zeitschr. f. Chirurg. Bd 114. 1912. — Prutz, W.: Chirurgische Erkrankungen der Darmgekröse und des Netzes. Dtsch. Chirurg. Lf. 46 K. 1913. — Radefeldt: Hernia duodeno-jejunalis compl. Inaug.-Diss. Greifswald 1901. — Reinhardt: Hernia mesocolica media. Beitr. z. pathol. Anat. u. z. allg. Pathol. Bd. 63. 1917 (Lit.). — v. Rossum: Hernia mesent. parietalis (Hernia retrop. dextra). Inaug.-Diss. Bonn 1900. — Rüping: Ein Fall von Hernia retroperitonealis Treitzii, eine Ovarialzyste vortäuschend. Inaug.-Diss. Tübingen 1894/95. — Schöppler: Ein Fall von Hernia retroperitonealis Treitzii. Virchows Arch. Bd. 188. 1907 (Lit.) — Schopf, V.: Linksseitige Duodenalhernien. Beitr. z. pathol. Anat. u. z. allg. Pathol. Bd. 46. 1909. — Strohmeyer: Über die Hernien der Regio duodeno-jejunalis. Aus der Pros. d. Krankenh. rechts d. Isar München 1910. S. 55. Ref.: Zentralbl. f. Pathol. Bd. 22. 1911. — Schulz: Hernia retroperitonealis incarcerata. Dtsch. Zeitschr. f. Chirurg. Leipzig 1896. — Thoma, W.: Flexura duodeno-jejunalis und ventriculus gastricus. Virchows Arch. Bd. 231. 1921. — Toldt: Zur Charakteristik und Entstehungsgeschichte des Recessus duodeno-jejunalis. Prag. med. Wochenschr. 1879. — Treitz: Hernia retroperitonealis. Ein Beitrag zur Geschichte innerer Hernien. (Hernie der Fossa duodeno-jejunalis.) Prag 1857. —

Vogt: Treitzsche Hernie beim Säugling. Monatsschr. f. Geburtsh. u. Gynäkol. 1913. S. 36. Waldeyer: Hernia retroperitonealis nebst Bemerkungen zur Anatomie des Peritoneums. Breslau 1868. Virchows Arch. 1874; Virchows Arch. Bd. 55, S. 66 (Hernie der Fossa duodenojejunalis). — Wagner: Zur Pathologie, Klinik und Chirurgie der Duodeno-jejunal-Hernien. Dtsch. Zeitschr. f. Chirurg. Bd. 135, S. 437. 1916. — Zöpffel: Über eine den gesamten Dünndarm einschließende retrocökale Hernie. Dtsch. Zeitschr. f. Chirurg. Bd. 165. S. 267. 1921.

Hernia bursae omentalis. Innere Einklemmungen durch Mesenteriallücken.

Atherthon: Case of strangulation of a loop of ileum through a hole in the mesentery. with a Meckels Diverticulum attached. Brit. med. journ. Vol. 2, p. 975. 1897. — Baradulin, M.: Über einen Fall von kryptogenem Abszeß der Bursa omentalis. Dtsch. Zeitschr. f. Chirurg. Bd. 28, S. 309. — Benn: Innere Einklemmung infolge Mesenteriallücken bei einem Neugeborenen. Arb. a. d. pathol. Inst. Tübingen. Bd. 9, S. 129. 1914. — Besnier: De l'étranglement interne de l'intestin. Paris 1860. — Boetcher: Hernia bursae omentalis mit im Mesokolon befindliche Bruchpforte. Virchows Arch. Bd. 72, S. 642. 1878. — Borbe: Zur Kasuistik des Darmverschlusses infolge Einklemmung in einen Mesenterialspalt. Dtsch. Zeitschr. f. Chirurg. Bd. 175, S. 454. — Cackovic, M. v.: Inkarzeration in einem angeborenen Mesenterialspalt. Lijecnicki vjesnik (kroatisch) 1907. Nr. 5. — Carnett, J. B.: A case of intestinal obstruction due to volvulus through a traumatic mesentery rent. Univ. of Pensylvania med. bull. Vol. 22, Nr. 5. 1909. — Christ: Zur Kenntnis der Mesenteriallücken mit besonderer Berücksichtigung der sog. Transhaesio intestini. Zentralbl. f. allg. Pathol. u. pathol. Anat. Bd. 38. H. 1. — Eckstein: Vorweisung einer Hernia bursae omento mesocolica. Zentralbl. f. Pathol. Bd. 33, S. 16. 1922. — Federschmitt, F.: Die präformierten Lücken im mesenterialen Gewebe, ihre Genese und die in ihrem Gefolge auftretenden krankhaften Veränderungen. Dtsch. Zeitschr. f. Chirurg. Bd. 58, S. 205. — Goldammer: Über Ileus. Berl. klin. Wochenschr. 1889. S. 198. — Gray: Hernia through a foramen in an appendix epiploicae attached to the sigmoid flexure. Glasgow med. journ. 1909. Februar. — Gruber (1): Hernia interna mesogastrica. Österr. Zeitschr. f. prakt Heilk. Wien 1863. — Gruber (2): Nachträge zu der Bildungshemmung des Mesenterium hernia int. mesogastrica dextra. Virchows Arch. Bd. 44. 1868. — Hildebrand, O.: Mesenterialriß durch Sturz, Einklemmung einer Dünndarmschlinge, Ileus. Operation, Heilung. Berl. klin. Wochenschr. Jg. 57, Nr. 46, S. 1089. — Hilgenreiner: Zur Kasuistik der Hernia bursae omentalis (Hernia intraepiploica incarcerata). Prag. med. Wochenschr. 1903. Nr. 43—45. — Hirsch: Fall von innerer Inkarzeration des Darmes. bedingt durch eine anomale Öffnung im Mesenterium. Petersburg. med. Wochenschr. 1880. Nr. 32, S. 263. — Hohlbaum, Josef: Über die angeborenen Mesenteriallücken als Ursache von Darmeinklemmung. Bruns Beitr. z. klin. Chirurg. Bd. 119. S. 468. — Jeanbrau et Riche: L'occlussion intestinale par l'hiatus de Winslow. Rev. de chirurg. Tome 26. p. 618. — Klaatsch: Zur Morphologie der Mesenterialbildung an dem Kanal der Wirbeltiere. Gegenbaurs morphol. Jahrb. Bd. 23. — Korotschoner: Zur Kenntnis der Hernia bursae omentalis cum prolapsu. Mitt. a. d. Grenzgeb. f. Med. u. Chirurg. Bd. 31. 1919. — Landau: Die Taschen des großen Netzes. Inaug.-Diss. Berlin 1902. — Ledderhose: Darmeinklemmung im Mesokolonschlitz nach hinterer Gastroenterostomie. Bruns Beitr. z. klin. Chirurg. Bd. 102. 1916. — Lehmann: Ileus durch Mesenterialschlitz. Bericht auf der Vereinigung nordwestdeutscher Chirurg. Dezember 1919. Ref.: Zentralbl. f. Chirurg. Bd. 10, S. 237. 1920. — Lorenz: Einklemmung von Dünndarmgekröse in einer Spalte des großen Netzes. Dtsch. Zeitschr. f. Chirurg. Bd. 86, S. 260. 1907. — Narath: Zur Pathologie und Therapie der Hernia jejunalis. Arch. f. klin. Chirurg. Bd. 71. 1903. — Ofenheim: Volvulus infolge Mesenterialdefekts. Inaug.-Diss. Leipzig 1902. (Fall Trendelenburg). — Petersen: Chirurgenkongreß 1900. — Prutz, W.: Die angeborenen und erworbenen Lücken und Spalten des Mesenteriums und ihre Bedeutung als Ursache des Darmverschlusses. Dtsch. Zeitschr. f. Chirurg. Bd. 86, S. 399. — Schumacher: Die Hernien der Bursa omentalis mit abnormen Eintrittspforten. Die Transhaesio intestini. Bruns Beitr. z. klin. Chirurg. Bd. 66, S. 507. 1910. — Schwalbe: Intraabdominale Hernien der Bursa omentalis bei geschlossenem For. Winslowi. Virchows Arch. Bd. 177, S. 161. 1904. — Siegmund: Taschenbildung im Mesocolon sigmoideum. Dtsch. Arch. f. klin. Chirurg. Bd. 148. 1927. — Sofotterof: Zur Frage der Ätiologie von intraabdominalen Erkrankungen. (Innere Darmeinklemmung im Mesenterialgefäß.) Arch. f. klin. Chirurg. Bd. 125. 1923. — Steindl: Mesokolonschlitzbildung auf Grund eines pen. Ulcus ventr. usw. Arch. f. klin. Chirurg. Bd. 115, S. 562. 1921. — Stocker-Dreyer: Über Lücken im Mesocolon transversum. Korresp.-Blatt f. Schweiz. Ärzte 1919. Nr. 52. — Stoltzenberg: Hernia bursae omentalis mesocolica. Virchows Arch. Bd. 200. 1910.

Darmverschluß durch Taschen- und Strangbildungen, Adhäsionen, MECKELsches Divertikel.

AIMES, A. (1): Les epiploites. Progr. méd. Jg. 47, Nr. 8, p. 79. 1920. — AIMES, A. (2): L'occlusion intestinale au cours de la peritonite tuberculeuse. Rev. de chirurg. Jg. 39, Nr. 3, p. 177. 1920. — ANDREE, HANS: Die Plica diaphragmatica ovarii als Ursache einer Darminkarzeration. Dtsch. Zeitschr. f. Chirurg. Bd. 127, S. 500. — BERNARD et PATEL: Les occlusions intestinales par coudure de l'angle colique gauche. Rev. de chirurg. Tome 27, p. 590. 1903. — BIEN: Über einen Fall von Ileus, hervorgerufen durch Obliteration eines MECKELschen Divertikels. Wien. med. Wochenschr. 1913. Nr. 13. — BRAMS, W.: Über eine Spontananastomose zwischen Wurmfortsatz und Ileum. Zentralbl. f. allg. Pathol. u. pathol. Anat. Bd 32 1921. — BRAND, B.: Ileus durch Prolaps eines offen geDliebenen Ductus omphalomesentericus. Nederlandsch maandschr. v. geneesk. N. F. Jg. 11, Nr. 2, p. 142. 1922 (holländisch). Ref.: Zentralorgan f. d. ges. Chirurg. u. ihre Grenzgeb. Bd. 21, S. 65. BRAUN, W.: Zur Pathologie und Therapie des Darmverschlusses Bruns Beitr. z. klin. Chirurg. Bd. 41, S. 760. — BRAUN (1): Kolonverschluß durch Lage und Gestaltveränderungen. Dtsch. Zeitschr. f. Chirurg. Bd. 76, S. 540. 1905. — BRAUN (2): Über Darmverschluß am Kolon. 75. Naturforschervers. Ref.: Münch. med. Wochenschr. 1903, Nr. 39. — BURIANEK, B.: Inkarzeration einer Darmschlinge zwischen den Blättern des Ligamentum latum. Casopis lékaruv ceskych 1914. Nr. 25. Ref.: Zentralbl. f. Chirurg. 1914. Nr. 40, S. 1548. — COENEN: MECKELsches Divertikel mit Darmstenose und Ventilverschluß. Bruns Beitr. z. klin. Chirurg. Bd. 65. — CONNELL: Etiology of LANDs kink, JACKSONs membrane und Coecum mobile. Surg., gynecol. a. obstetr. Vol. 16, p. 4. — COMOLLI: Bemerkungen über die JACKSONsche Membran und ihre angebliche chirurgische Wichtigkeit. Mitt. a. d. Grenzgeb. d. Med. u. Chirurg. Bd. 39. — DENECKE: Entzündung des MECKELschen Divertikels und für Gangrän. Dtsch. Zeitschr. f. Chirurg. Bd. 62, S. 523. — DEUS, PAUL: Drei Fälle von Ileus durch MECKELsches Divertikel. Dtsch. Zeitschr. f. Chirurg. Bd. 155, S. 136. DREYFUSS, L.: MECKELsches Divertikel. Zentralbl. f. Grenzgeb. Bd. 8. — DURLACHER: Bauchfellmißbildung als Ileusursache. (Bemerkungen zu dem Aufsatz d. W. Nr. 26 von Privatdoz. Dr. HAAS aus der chirurg. Klinik Erlangen). Münch. med. Wochenschr. Jg. 69, Nr. 30, S. 1122. — ECKEHORN: Die Brüche des MECKELschen Divertikels. Arch. f. klin. Chirurg. Bd. 64, S. 115. 1901. — FACCHIN, ALBERTO: Un caso molto raro di occlusione intestinale. Policlinico, sez. prat. 1914. p. 1230. — FANONI, A.: A case of intestinal obstruction due to persistence and anotnaly of the urachus; operation; recovery. New York journ. a. med. record. 1907. Juni 1. — FINSTERER (1): Über doppelten Darmverschluß (Kombinationsileus). Bruns Beitr. z. klin. Chirurg. Bd. 81, S. 361. 1912. (Lit.) — FINSTERER (2): Darmverschluß bei chronischer Entzündung des MECKELschen Divertikels. Bruns Beitr. z. klin. Chirurg. Bd. 66, S. 39. 1910. — FLESCH-THEBESIUS: Über Ileus durch Verwachsungen und Stränge. Dtsch. Zeitschr. f. Chirurg. Bd. 157, S. 60. 1920. — FREUND: Ileus bei Adhäsionen. Zentralbl. f. Gynäkol. 1899. S. 1231. — FREUND, G: Ein Fall von Knotenbildung eines MECKELschen Divertikels. Inaug.-Diss. Berlin 1918. — GAETANO: nach KUNTZEN. — GEBELE: Entzündung des MECKELschen Divertikels. Münch. med. Wochenschrift. 1908. — GERSUNY (1): Über eine typische peritoneale Adhäsion. Arch. f. klin. Chirurg. Bd. 59, S. 102. 1899. — GERSUNY (2): Typische peritoneale Adhäsionen. Zentralbl. f. Chirurg. 1899. S. 115. Beilage. — GRASER: Untersuchungen über die feineren Vorgänge bei der Verwachsung peritonealer Blätter. Dtsch. Zeitschr. f. Chirurg. Bd. 27, S. 533. 1888. — HAAS, W.: Bauchfellmißbildung als Ileusursache. (Mit Bemerkungen über die Urachuspersistenz.) Münch. med Wochenschr. Jg. 69, Nr. 26, S. 968. — HEDLUND, J. AUG.: Über die Pathologie des MECKELschen Divertikels speziell in der Frage dabei auftretenden Darmverschlusses. Svenska läkartidningen. Jg. 18, Nr. 1, p. 1. 1921. (Schwedisch.) Ref.: Zentralorgan f. d. ges. Chirurg. u. ihre Grenzgeb. Bd. 12, S. 172. — HEIDENHAIN: Beiträge zur Pathologie und Therapie des akuten Darmverschlusses. Arch. f. klin. Chirurg. Bd. 55, S. 57. 1897. — HEILER, AD.: Über einen Fall von Einklemmung des Coecums. Münch. med. Wochenschr. 1910. Nr. 11. — HEUDORFER: Postoperativer Darmverschluß durch Adhäsionen und Stränge. Mitt. a. d. Grenzgeb. d. Med. u. Chirurg. Bd. 37. 1924. — HILGENREINER (1): Darmverschluß durch das MECKELsche Divertikel. Bruns Beitr. z. klin. Chirurg. Bd. 33, S. 702. (830 Lit.-Nrn.) — HILGENREINER (2): Entzündung und Gangrän des MECKELschen Divertikels. Bruns Beitr. z. klin. Chirurg. Bd. 40, S. 99. — HUBER: Seltene Ursache innerer Einklemmung (Ileumabschnürung durch die fixierte Tube). Münch. med. Wochenschr. 1906. Nr. 8, S. 361. — KAPPESSER: Ein seltener Fall von hochsitzendem Ileus nach Bauchquetschung. Dtsch. Zeitschr. f. Chirurg. Bd. 146, H. 3 u. 4, S. 276. September 1918. — KASPAR: Divertikelileus. Arch. f. klin. Chirurg. Bd. 141, S. 215 (Lit.). — KAUFFMANN, E.: Über Peri- und Mesosigmoidverwachsung. Zeitschr. f. Geburtsh. u. Gynäkol. Bd. 83. 1921. — KELTERBORN: Versuche über die Entstehungsbedingungen peritonealer Adhäsionen nach Laparotomien. Zentralbl. f. Gynäkol. 1890. Nr. 51. — v. KERTECZ: Zur Frage vom Mechanismus der Darmstrangulation. Dtsch. med. Wochenschr. 1903. Nr. 23. Der Mechanismus der inneren Darmstrangulation. Berl. klin. Wochenschr. Bd. 52. 1904. — Ketteler: Das Diverticulum Meckelii als Ursache des Ileus und sonstiger Veränderungen im Abdomen. Inaug.-Diss. Göttingen 1900. — Kirstein: Experimentelles zur Pathologie des Ileus. Dtsch. med. Wochenschr. 1889. Nr. 49. — Konjetzny: Über eine anormale Mesenterialbildung und ihre Beziehung zur Ätiologie des Darmverschlusses. Dtsch. Zeitschr. f. Chirurg. Bd. 97, S. 224. 1909. — Kuntzen, H.: Chirurgie der Obstipation. Ergebn. d. Chirurg. u. Orthop. Bd. 20. 1927. (Lit.) — Küttner: Über innere Inkarzerationen. Virchows Arch. Bd. 43. 1868. — Lane (1): On chronic obstruction of the coecum and ascending colon. Lancet 1903. — Lane (2): Klinische Vorlesung, über die Schleifen, welche sich in unserem Magendarmkanal bei chronischer Darmstase entwickeln. Berl. klin. Wochenschrift. 1911. Nr. 17. — Lauenstein: Verwachsung und Netzstränge im Leibe als Ursache schwerer Koliken. Arch. f. klin. Chirurg. Bd. 45, S. 133. 1893. — Leichtenstern: Verengerungen, Verschließungen und Lageveränderungen des Darms. v. Ziemssens Handb. Bd. 7, S. 2. — Leveuf, Jaques: Das große Netz und seine Bänder beim Neugeborenen und Erwachsenen. Rev. de chirurg. Tome 34, Nr. 1. année 1914. Ref.: Zentralbl. f. Chirurg. 1914. Nr. 45, S. 1662. — Lindig, Paul: Über die Entstehung, Bedeutung und Behandlung von Adhäsionen im Beckenbauchraum. Klin. Wochenschr. Jg. 1, Nr. 9, S. 421. — Loewenstein: Darmverschluß bei Persistenz des Ductus omphalomesent. usw. Arch. f. klin. Chirurg. Bd. 49, S. 541. — Martens: Mechanischer Ileus bei akut entzündlicher Abdominalerkrankung. Dtsch. Zeitschr. f. Chirurg. Bd. 86, S. 508. 1907. — Meissner: Ileus durch Strangulation des Wurmfortsatzes. (Postappendizitische fibröse Adhäsion der Appendixspitze.) Bruns Beitr. z. klin. Chirurg. Bd. 99. 1916. — Meyer, H.: Beiträge zur Kenntnis der Entzündung des Meckelschen Divertikels. Dtsch. Zeitschr. f. Chirurg. Bd. 113. S. 346. 1912. Morris: Adhaesions of the upper abdomen. Ann. of surg. 1912. Juni. — Müller, H.: Seltene Komplikationen durch ein Meckelsches Divertikel. Münch. med. Wochenschr. 1912. Nr. 12. — Neumann, A.: Ligamentum mesenterio-mesencolicum und Ileus. Dtsch. Zeitschr. f. Chirurg. Bd. 101, S. 402. 1901. — Palla: Über einen Fall von Kanalisationsstörungen des untersten Ileums infolge von Einschnürungen desselben durch einen bindegewebigen Strang. Virchows Arch. Bd. 166. 1901. — Payr, E.: Über Darmdivertikel und durch sie erzeugte seltene Krankheitsbilder. Arch. f. klin. Chirurg. Bd. 67. S. 996. — Payr (1): Über eigentümliche, durch abnorm starke Knickungen und Adhäsionen bedingte gutartige Stenosen an der Flexura lienalis und hepatica coli. Verhandl. d. dtsch. Konferenz f. inn. Med. Wiesbaden 1910. — Payr (2): Obstipationsursachen und Folgen usw. Arch. f. klin. Chirurg. Bd. 114. 1920. — Payr (3): Bemerkungen über die Prinzipien der Adhäsionsprophylaxe. Arch. f. klin. Chirurg. Bd. 106. 1915. — Payr (4): Obstipationsproblem und Chirurgie. Verhandl. d. Ges. f. Verdauungs- u. Stoffwechselkrankh. Wien 1925. Peck: Obstruction of the colon and ileocoecal region. Surg. gyn. a. obstetr. Vol. 132. 1921. — Polacco und Neumann: Zur Ätiologie, Symptomatologie und Pathogenese der akuten Darmstrangulation. Dtsch. Zeitschr. f. Chirurg. Bd. 122, S. 42. — Rebentisch: Entzündung des Meckelschen Divertikels und Ileus. Arch. f. klin. Chirurg. Bd. 70, S. 1015. — Reichel: Pathologie des Ileus und Pseudoileus. Dtsch. Zeitschr. f. Chirurg. Bd. 35, S. 495. — Riedel (1): Adhäsiventzündung in der Bauchhöhle. Arch. f. klin. Chirurg. Bd. 47, S. 153. 1894. — Riedel (2): Mitt. a. d. Grenzgeb. d. Med. u. Chirurg. Bd. 2, S. 528. — Rosenbach, O.: Beitr. zur Pathologie des Darmkanals. Berl. klin. Wochenschr. 1889. Nr. 13, 14, 28 u. 29. — Rost: Beitrag zur Lehre von der chronischen Obstipation. Mitt. a. d. Grenzgeb. d. Med. u. Chirurg. Bd. 28. 1915. — Roth: Mißbildungen im Bereich des Ductus omphalomesent. Virchows Arch. Bd. 86, S. 371. — Ruge, E.: Darmverschluß bei und nach Perityphlitis. Bericht von der Fr. Verein. d. Chirurg. Berlins. Februar 1911. — Schlange: Zur Ileusfrage. Volkmanns klin. Vorträge. N. F. 1894. Nr. 101. Arch. f. klin. Chirurg. Bd. 39, S. 429. 18. Kongreß f. Chirurg. — Schoemaker: Pericolitis membranacea. Arch. f. klin. Chirurg. Bd. 114. — Schönbauer und Schnitzler: Zur Histologie und Klinik der intraperitonealen postoperativen Adhäsionen. Arch. f. klin. Chirurg. Bd. 129. 1924. — Stabholz: Zur innneren Darmeinklemmung. Medycyna 1916. Nr. 26 (polnisch.) Ref.: Zentralbl. f. Chirurg. 1917. Nr. 36, S. 827. — Steiger: Verwachsungen im Bauchraum nach Eiterung der Bauchdecke. Med. Klinik. Jg. 16, Nr. 21, S. 550. — Stetter, K.: Über zwei seltene Fälle von Ileus. Dtsch. Zeitschr. f. Chirurg. Bd. 133, S. 58. — Summers: Suggestions regarding the anatomy of and the surgical technic in the treatment of Jonnescos membran. Ann. of surg. 1914. Nr. 6. Americ. surg. assoc. number. — Thiese: Chronischer Ileus infolge von subkutaner Zerreißung der Bauchdecken. Dtsch. Militärärzte-Zeitschr. 1906. H. 3. — Tiling, K.: Beitrag zur Aktinomykose des Bauchfells. Virchows Arch. Bd. 204, S. 86. — Virchow: Peritonitis fibrosa und Striktur. Virchows Arch. Bd. 5. 1853. — Voeckler, T.: Eine seltene Form innerer Inkarzeration. Dtsch. Zeitschr. f. Chirurg. Bd 63. S. 381. — Vogel: Klinische und experimentelle Beiträge zur Frage der peritonealen Adhäsionen nach Laparotomien Dtsch. Zeitschr. f. Chirurg. Bd. 63, S. 296. — Wilms, L.: Der Ileus. Dtsch. Chirurg. Liefg. 46g. Die Ursache der Kolikschmerzen. Münch. med. Wochenschr. 1904. Nr. 31. Zur Ätiologie der Kolikschmerzen. Mitt. a. d. Grenzegb. d. Med. u. Chirurg. 1906. Die Schmerzempfindungen innerhalb der Bauchhöhle. Med. Klinik 1911, S. 13 u. 508. Metallisch klingende Darmgeräusche. Zentralbl. f. Chirurg. 1910. S. 491. — WISTINGHAUSEN, R. v.: Seltene Fälle von mechanischem Ileus. Dtsch. Zeitschr. f. Chirurg. Bd. 150, S. 352. 1919.

Arteriomesenterialer Duodenalverschluß.
(Umfassendes Schrifttumverzeichnis bei HABERER und MELCHIOR.)

ACH, A.: Arteriomesenterialer Ileus. Bruns Beitr. z. klin. Chirurg. Bd. 83. 1913. — ALBRECHT, R.: Über arteriomesenterialem Darmverschluß an der Duodenojejunalgrenze und seine ursächliche Beziehung zur Magenerweiterung. Virchows Arch. Bd. 156, S. 285. 1899. — GOLDBERG, E.: Zur Theorie des arteriomesenterialen Duodenalverschlusses. Zentralblatt f. Chirurg. 1921. Nr. 74. — HABERER: Beiträge zum arteriomesenterialen Darmverschluß. Arch. f. klin. Chirurg. Bd. 108. 1917. — v. HABERER (1): Der arteriomesenteriale Duodenalverschluß. Ergebn. d. Chirurg. u. Orthop. Bd. 5. 1913. (Lit.) — v. HABERER (2): Beitrag zum arteriomesenterialen Darmverschluß. Arch. f. klin. Chirurg. Bd. 108. 1917. — HALPERT (1): Arteriomesenterialer Duodenalverschluß. Virchows Arch. Bd. 248. 1924. HALPERT (2): The arteriomesenteric occlusion of the duodenum. Bull. of John Hopkins Hosp. Vol. 38. 1926. — HÜBSCHMANN: Fall von arteriomesenterialem Duodenalverschluß. Münch. med. Wochenschr. 1915. Nr. 10, S. 340. (Med. Ges. Leipzig.) — KAYSER: Akute Magenlähmung oder duodeno-jejunaler Dünndarmverschluß? Dtsch. Zeitschr. f. Chirurg. Bd. 94, H. 3 u. 4. — MELCHIOR, E.: Über den sog. arteriomesenterialen Duodenalverschluß. Berl. klin. Wochenschr. 1914. Nr. 38—39. — MELCHIOR: Die Chirurgie des Duodenums. Neue dtsch. Chirurg. 1919. S. 525. — MUTACH: Zur Kenntnis des mesenterialen Duodenalverschlusses mit sekundärer Magenlähmung. Zentralbl. f. Chirurg. Bd. 41. 1920. — NIEDEN: Zur Frage der akuten Magenatonie und des arteriomesenterialen Darmverschlusses. Zentralbl. f. Chirurg. 1920. Nr. 18. — POTOSCHNIK: Akute Magenerweiterung bei Abdominaltyphus. Zentralbl. f. Chirurg. 1926. Nr. 49, S. 301. — RANZEL: Über den arteriomesenterialen Duodenalverschluß. Dtsch. Zeitschr. f. Chirurg. 1919. Bd. 150. — REINHARD: Arteriomesenterialer Duodenalverschluß. Bruns Beitr. z. klin. Chirurg. Bd. 168. 1922. — ROHDE: Über arteriomesenterialen Duodenalverschluß. Bruns Beitr. z. klin. Chirurg. Bd. 119. 1920. — SIMMONDS: Mesenterialer Duodenalverschluß. Münch. med. Wochenschr. 1909. S. 680. — STIEDA, ALFRED: Ein Beitrag zum sog. arteriomesenterialen Darmverschluß an der Duodenojejunalgrenze. Dtsch. Zeitschr. f. Chirurg. Bd. 56, S. 201. 1900. VOGEL: Über den mesenterialen Duodenalverschluß. Wien klin. Wochenschr. 1918. S. 237. — WAGNER: Arteriomesenterialer Darmverschluß bei Kriegsverletzten. Dtsch. Zeitschr. f. Chirurg. Bd. 147. 1918. — WEINBRENNER: Über postoperativen Duodenalileus. Münch. med Wochenschr. 1909. Nr. 41. — WILKIE: Chronic duodenalileus. Brit. journ. of surg. Vol. 60, Nr. 34. Ref.: Zentralbl. f. Chirurg. 1922. S. 1012. — WORTMANN: Beitrag zum arteriomesenterialen Duodenalverschluß. Dtsch. Zeitschr. f. Chirurg. Bd. 146, S. 407. 1918.

Invagination, Evagination.

ACH, A.: Pathogenese und Therapie des Prolapsus recti. Bruns Beitr. z. klin. Chirurg. Bd. 93. 1914. — ANDRÉE: Resektion des Ileocökalteiles wegen Invagination durch submuköses Lipom. Bruns Beitr. z. klin. Chirurg. Bd. 85. 1913. — BARTH: Inversion des offenen MECKELschen Divertikels und ihre Komplikation mit Darmprolaps. Dtsch. Zeitschrift f. Chirurg. Bd. 26. S. 192. — BERESNEGOWSKY: Mastdarmprolaps. Arch. f. Chirurg. Bd. 91. 1910. — BIRCHER: Zentralbl. f. Chirurg. 1912. S. 843. — BLAUEL: Zur Mechanik der Invaginatio ileocoecalis. Bruns Beitr. z. klin. Chirurg. Bd. 68, S. 106. — BRÄUNING: Entwicklungsstörungen des Darmes als Ursache von Darmverschluß. Dtsch. Zeitschr. f. Chirurg. Bd. 176. 1922. — BRÄUTIGAM: Zentralbl. f. Chirurg. 1920. S. 675. — CATZ: L'invagination retrograde de l'intestin. Rev. de chirurg. Bd. 33. 1913. — CURRY and SHAW: A case of intussusception of the vermiform appendix. Lancet 1916. — DELORE et LERICHE: Rev. de chirurg. 1908. p. 39. — DREIKE: Dtsch. Zeitschr. f. Chirurg. 1895. H. 40. — EICHHORN: Invagination. Münch. med. Wochenschr. 1910. S. 1568. — FISCHER: Kasuistischer Beitrag zur Ätiologie der Darminvaginationen. Münch. med. Wochenschr. 1907. H. 4. FLESCH-THEBERIAS: Invaginationsileus. Arch. f. klin. Chirurg. Bd. 112. 1919. — GARA: Beitrag zur HENOCHschen Purpura abdominalis. Jahrb. f. Kinderheilk. Bd. 76. 1912. — HEIBERG: Virchows Arch. Bd. 54. 1872. — HÜTTENBRENNER: Vorfall und Invagination des Dünndarms durch den offenen Ductus omphalomesenter. Allg. Wien. med. Zeitg. 1878. Nr. 23. — KAPPELER: Invagination. Virchows Arch. Bd. 234, S. 43. 1921. — KASEMEYER, E.: Tumorinvagination des Darmes. Dtsch. Zeitschr. f. Chirurg. Bd. 118, S. 205. 1912. (Lit.) — KASPAR: Zylindrom des MECKELschen Divertikels (Invagination). Dtsch. Zeitschr. f. Chirurg. Bd. 128, S. 612. 1914. (Lit.) — KOCK, A. und OERUM: Die Darminvagination im Kindesalter durch etwa 400 dänische Fälle erläutert. Mitt. a. d. Grenzgeb. d. Med. u. Chirurg. Bd. 25, S. 293. 1912. — KÜTTNER: Intussuszeption und MECKELscher Divertikel.

Bruns Beitr. z. klin. Chirurg. Bd. 21, S. 289. 1898. — Leriche et Cavaillon: Sém. méd. 1907. p. 85. — Leubuscher: Virchows Arch. Bd. 85, S. 881. — Lorenz: Beitr. zur Lehre der Invagination. Dtsch. Zeitschr. f. Chirurg. Bd. 110. 1911 u. Bd. 77, S. 7. — Losert: Invaginationsileus nach hinten, Gastroenterostomie. Bruns Beitr. z. klin. Chirurg. Bd. 140. S. 308. — Lotsch: Berl. klin. Wochenschr. 1913. S. 2140. — Lundberg: Ref.: Zentralorg. f. Chirurg. Bd. 18, S. 561. — Masson und Leriche: Untersuchungen über die pathologische Physiologie der chronischen Darminvagination. Lyon Chirurg. Tome 288. 1. Jan. 1920. Ref.: Zentralbl. f. allg. Pathol. u. pathol. Anat. Bd. 31. 1920. — Matti: Kritik der geltenden Lehre von der Invaginatio ileocoecalis und der üblichen Nomenklatur. Dtsch. Zeitschr. f. Chirurg. Bd. 110, S. 383. 1911. — Michaelsen, E.: Über Invaginationen. Dtsch. Zeitschr. f. Chirurg. Bd. 161, S. 226. 1921. — Michailow: Invagination. Ref.: Zentralbl. f. Chirurg. 1910. S. 1027. — Neuhöfer: Prolaps des Kunstafters. Bruns Beitr. z. klin. Chirurg. 1923. — Noetzel: Zur Charakteristik der Invaginatio ileocoecalis beim Säugling und beim Erwachsenen. Arch. f. klin. Chirurg. Bd. 110. 1918. — Pollag: Gibt es eine primäre Invagination des Wurmfortsatzes in dem Coecum? Dtsch. Zeitschr. f. Chirurg. Bd. 188. — Pototschnig, D.: Ein Fall von isolierter Umstülpung dés Wurmfortsatzes. Med. Klinik. 1918. Nr. 24. — Propping: Über den Mechanismus der Darminvagination. Mitt. a. d. Grenzgeb. d. Med. u. Chirurg. Bd. 21. 1910. — Raven: Über spontane Heilung von Invagination durch Gangrän und Ausstoßung des Intussuszeptum. Jahrb. d. Hamburger Staatskrankenh. Bd. 14. 1909. — Riedel: Dtsch. med. Wochenschr. 1909. S. 1655. Saarlund: Fall von Dünndarminvagination mit einem Meckelschen Divertikel als Spitze. Arch. f. klin. Chirurg. Bd. 98, 1912. — Savariaud: Clinique. Paris 1913, Nr. 25, p. 386. Ref.: Zentralorg. f. Chirurg. Bd. 2, S. 576. — Schmieden und Westhues: Über Invaginationen am Magen. Dtsch. Zeitschr. f. Chirurg. Bd. 200, S. 251. — Solieri: Über Invaginationen des Darmes im ileocökalen Abschnitt und Zusammenhang mit dessen anatomischer Disposition. Dtsch. Zeitschr. f. Chirurg. Bd. 107, S. 592. 1910. — Solieri, S.: Über Invaginationen des Darmes und Ileocökalabschnitt im Zusammenhang mit dessen anatomischer Disposition. Dtsch. Zeitschr. f. Chirurg. Bd. 107. 1910. — Sohler: Ein Fall von Invagination mit spontaner Heilung. Durch Ausstoßung des Intussuszeptums kompliziert durch Thrombose und Fremdkörper im Darm. Jahrb. d. Hamburger Staatskrankenanst. Bd. 14. 1909. — Souttar, H. S.: A lecture on Intussuszeption. Brit. med. journ. 1913. p. 977. — Steber: Über einen seltenen Fall von Invaginationsileus. Münch. med. Wochenschr. 1917. Nr. 20. — Stern: Invaginatio iliaca eines Sarkoms des Ileums. Berl. klin. Wochenschr. 1909. Nr. 37. — Syring: Bauchschuß und Invagination. Ein Beitrag zur Nervenpathologie des Darmes und zur Pathogenese der Intussuszeption. Bruns Beitr. z. klin. Chirurg. Bd. 114, S. 131. 1918. — Szenes: Appendixinvagination. Arch. f. klin. Chirurg. Bd. 119, S. 88. 1922. (Lit.) — Tillmans: Angeborener Prolaps von Magenschleimhaut durch den Nabelring. Dtsch. Zeitschr. f. Chirurg. Bd. 18. 1883. — Tuplin: Beitrag zur Ätiologie der Darminvagination. Münch. med. Wochenschr. 1913. S. 72. — Voekler: Zur Kenntnis der Dickdarmlipome. Zugleich ein Beitrag zur Frage der spontanen Lösung von Darminvaginationen. Dtsch. Zeitschr. f. Chirurg. Bd. 142, S. 169. 1917. — Vollhardt: Dtsch. Zeitschr. f. Chirurg. Bd. 164. 1921. (Lit.) — Weiss: Invagination. Sammelref. von 1897—1899. Zentralbl. f. d. Grenzgeb. 1899. S. 702. — Wölfler und Lieblein: Die Fremdkörper des Magen-Darmkanals des Menschen. Dtsch. Zeitschr. f. Chirurg. 1909. Liefg. 46b. — Wortmann: Invagination. Med. Klinik 1921. Nr. 36.

Volvulus des Dünndarmes und Coecums.

Bergmann, A. v.: Zur Diagnose und Behandlung der Darmokklusionen. Arch. f. klin. Chirurg. Bd. 61, S. 921. — Blecher (1): Ileus bedingt durch seltene Formen von Volvulus. Dtsch. Zeitschr. f. Chirurg. Bd. 64, S. 48. (Lit.) — Blecher (2): Volvulus des gesamten Dünn- und aufsteigenden Dickdarms bei Mesenterium ileocoecale commune. Dtsch. Zeitschrift f. Chirurg. Bd. 98, S. 521. 1909. — Braun, W.: Zum Mechanismus des Dünndarmvolvulus. Dtsch. med. Wochenschr. 1911. Nr. 41. — Dubs, J.: Gallertzyste oder Kolloidkarzinom des Appendix als Ursache eines Dünndarmvolvulus. Korresp.-Blatt f. Schweiz. Ärzte. Bd. 49. 1919. — Dobson: Volvulus and hernia. Lancet Tome 1, p. 679. 1909. — Dott: Volvulus neonatorum. Brit. med. journ. 1927. Nr. 3448, p. 230. — Ekehorn: Die anatomische Form des Volvulus und Darmverschlusses bei beweglichem Coeco-Colon ascendens. Arch. f. klin. Chirurg. Bd. 72, S. 572. 1904. — Eunicke (1): Der Volvulus des aufsteigenden Dickdarms. Münch. med. Wochenschr. 1915. Nr. 51. — Eunicke (2): Dtsch. med. Wochenschr. 1917. Nr. 52. — Goebell: Pathol. u. Therapie des inneren Darmverschlusses. Dtsch. Zeitschr. f. Chirurg. Bd. 82, S. 416. 1906. (Kasuistik!) — Haim: Dünndarmvolvulus als Spätfolge von Appendizitis. Dtsch. Zeitschr. f. Chirurg. Bd. 105. 1910. — Hausmann (1): Coecum mobile. Mitt. a. d. Grenzgeb. d. Med. u. Chirurg. Bd. 26. 1913. — Hausmann (2): Beitrag zu Lageanomalien des Darmes. Zentralbl. f. Chirurg. 1900. Hausmann (3): Ein Fall von chronischem Volvulus coeci. Zentralbl. f. Chirurg. 1900. — Hochenegg: Jahresber. d. 1. chirurg. Klinik d. Hofrats Prof. Albert in Wien. 1897.

S. 98, 99. — Höpfner: Eigenartiger Fall von Divertikelileus. Arch. f. klin. Chirurg. Bd. 97. 1912. — Hübner: Volvulus des gesamten Dünndarms usw. Virchows Arch. Bd. 201, S. 427. Hübner, H.: Volvulus des gesamten Dünndarms und aufsteigenden nebst einem Teil des queren Dickdarmes bei Mesenterium ileocolicum communis nach Exstirpation einer Mesenterialzyste. Virchows Arch. Bd. 201. 1910. — Ingebristen: Unterbliebene Drehungen des Kolons. Coecum mobile, Ileus. Dtsch. Zeitschr. f. Chirurg. Bd. 130. — Kaiser: Volvulus coeci mit Inkarzeration in Leistenhernie. Dtsch. Zeitschr. f. Chirurg. Bd. 55, S. 493. 1900. — Kalkof: Volvulus des aufsteigenden Dickdarmes durch Gekrösemißbildung. Berl. klin. Wochenschr. 1916. Nr. 45. — Klose (1): Coecum mobile. Bruns Beitr. z. klin. Chirurg. Bd. 63, H. 3. 1909. — Klose (2): Das Coecum mobile und seine Folgezustände. Bruns Beitr. z. klin. Chirurg. Bd. 74. 1911. — Klose (3): Die habituelle Torsion des mobilen Coecum. Ein typisches Krankheitsbild. Münch. med. Wochenschr. 1910. Nr. 7. — Knaggs: Volvulus and hernia. Ann. of surg. 1900. Lancet 1909. S. 676. — König: Volvulus und die Gravidität. Arch. f. klin. Chirurg. Bd. 122. 1923. — Körber: Fall von achsengedrehter gangränöser Leistenhernie mit fortgesetzter retrograder Mesenteriumthrombose. Dtsch. Zeitschr. f. Chirurg. Bd. 89, S. 249. — Kraske: Beckenhochlagerung und ihre Gefahren. Verhandl. d. dtsch. Ges. f. Chirurg. 1903. S. 152. — Leischner, Fr.: Über kongenitale Stenose und Achsendrehung des Dünndarms. Beitr. z. pathol. Anat. u. z. allg. Pathol. Bd. 67. S. 1020. — Lennander (1): Dünndarmvolvulus mit einem Meckelschen Divertikel usw. Dtsch. Zeitschr. f. Chirurg. Bd. 86, S. 1. 1907. — Lennander (2): Dünndarmvolvulus mit einem Meckelschen Divertikel. Dtsch. Zeitschr. f. Chirurg. Bd. 86, S. 1. — Manteuffel, Z. v. (1): Cökalvolvulus. Volkmanns Samml. klin. Vorträge. 1899. Nr. 260. Manteuffel, Z. v. (2): Die Achsendrehungen des Coecums. Verhandl. d. dtsch. Ges. f. Chirurg. 1898. — Marsten: A case of volvulus of the coecum. Brit. med. journ. 1913. S. 609. — Meissner: Volvulus mit Strangulationsileus. Bruns Beitr. z. klin. Chirurg. Bd. 99. 1916. — Mohopt, O.: Volvulus des gesamten Dünndarms. Beitr. zur Kasuistik und Ätiologie. Inaug.-Diss. Breslau 1918. — Müller: Verhandl. d. pathol. Ges. 1909. S. 13. Payr: Ursachen der Stieldrehung intraperitonealer Organe. Verhandl. d. dtsch. Ges. f. Chirurg. 1902. S. 586. — Philipowicz (1): Dünndarmvolvulus. Zur Kasuistik und Ätiologie. Arch. f. klin. Chirurg. Bd. 76. 1905. — Philipowicz (2): Weitere Beiträge zur Kasuistik und Ätiologie des Dünndarmvolvulus. Arch. f. klin. Chirurg. Bd. 97, S. 884. 1912. Prutz: Zentralbl. f. Chirurg. 1897. S. 223. — Richter: Über die operative Behandlung der Achsendrehung des Dünndarms. Inaug.-Diss. Gießen 1911. — Sandlas: Volvulus infolge Meckelschen Divertikels. Inaug.-Diss. München 1903. — Schneider: Beitrag zur Lehre vom Volvulus des gesamten Dünndarms. Inaug.-Diss. Marburg 1920. — Spasakukozky: Volvulus intestinorum als Krankheit der hungernden Menschen. Arch. f. klin. Chirurg. Bd. 91. 1909. — Spencer: Volvulus neonatorum. Brit. med. journ. 1917, Nr. 3465. — Steindl: Volvulus nach spastischem Ileus. Dtsch. Zeitschr. f. Chirurg. Bd. 179, S. 413. 1923. — Stetter: Über zwei seltene Fälle von Ileus. Dtsch. Zeitschr. f. Chirurg. Bd. 133, S. 1. — Tenckhoff: Zur Entstehung der Stieldrehung innerer Organe. Dtsch. Zeitschr. f. Chirurg. Bd. 178, S. 224. 1923. — Wandel: Über Volvulus des Coecum und Colon ascendens. Mitt. a. d. Grenzgeb. d. Med. u. Chirurg. Bd. 11, S. 53. 1903.

Volvulus der Flexura sigmoidea und des Magens,

Baer: Sigmavolvulus. Sammelreferat. Mitt. a. d. Grenzgeb. d. Med. u. Chirurg. Bd. 6. Becker: Über die Magenverschlingung. Arch. f. klin. Chirurg. Bd. 145, S. 203. 1927. — Brehm: Sigmavolvulus. Arch. f. klin. Chirurg. Bd. 70, S. 267. 1903. — Breitkopf: Magenvolvulus. Zentralbl. f. Chirurg. 1927. Nr. 22, S. 1376. — Brüning: Über Mesenteriitis, Mesenteriolitis und Mesokolitis. Arch. f. klin. Chirurg. Bd. 145, S. 257. 1927. — Dieterichs: Ref. Zentralorgan f. Chirurg. Bd. 3, S. 873. 1912. — Faltin: Nord. med. Arch. 1903. — Friedrich, v.: Chronischer Magenvolvulus. Dtsch. Zeitschr. f. Chirurg. Bd. 198, S. 185. — Graser (1): Verhandl. d. dtsch. Ges. f. Chirurg. 1898. S. 98. — Graser (2): Ebenda Bd. 199, S. 480. — Giffhorn: Sigmavolvulus. Inaug.-Diss. Leipzig 1905. — Hausmann: Virchows Arch. Bd. 1, S. 144, 400. — v. Hansemann: Verhandl. d. dtsch. Ges. f. Chirurg. 1899. — Heller: Volvulus des Sigmoideum. Münch. med. Wochenschrift. 1911. S. 1059. — Hintze (1): Volvulus der Flexura sigmoidea im Röntgenbild. Dtsch. Zeitschr. f. Chirurg. Bd. 153, S. 355. 1920. — Hintze (2): Verhandl. d. dtsch. Ges. f. Chirurg. 1922. — Kehl und Erb: Beitrag zur Frage der Entstehung der Peritonitis chronica mesenterialis (Virchow) und ihre Beziehungen zum Volvulus der Flexura sigmoidea. Virchows Arch. Bd. 246, S. 285. 1924. — Luksch: Naturforschervers. Meran 1905. — Neugebauer: Gekröseschrumpfung nach stumpfen Bauchtrauma. Bruns' Beitr. z. klin. Chirurg. Bd. 137. — Patel: Sigmoiditis et Perisigmoiditis. Rev. de chirurg. Tome 36. 1907. — Philipowicz: Mitteilung über inneren Darmverschluß mit besonderer Berücksichtigung des Volvulus der Flexura sigmoidea. Arch. f. klin. Chirurg. Bd. 70. 1903. Pochhammer: Sigmavolvulus. Zentralbl. f. Chirurg. 1920. S. 148. — v. Samson (1):

Einiges über den Darm, insbesondere die Flexura sigmoidea coli. Arch. f. klin. Chirurg. Bd. 45, S. 146. — v. Samson (2): Sigmavolvulus. Virchows Jahresber. 1892. S. 181.

Darmverknotung.

Ekehorn: Die gewöhnlichsten durch Verknotung verursachten Formen des Ileus. Arch. f. klin. Chirurg. Bd. 71, S. 333. 1903. — Faltin: Kasuistische Beiträge zur Kenntnis der Knotenbildung. Dtsch. Zeitschr. f. Chirurg. Bd. 84, S. 477. — Lindström: Über Knotenbildung am Dünndarm. Finska läkaresällskapets handlinger 1916. — Öhmann, R. C.: Ein Fall wirklicher Knotenbildung zwischen einem stark verlängerten Coecum in dem untersten Abschnitt des Ileum. Finska läkaresällskapets handlinger Februar 1917. — Wilms (1): Der Mechanismus der Strangulation. Dtsch. med. Wochenschr. 1903. S. 81. 369. — Wilms (2): Mechanismus der Knotenbildungen. Arch. f. klin. Chirurg. Bd. 69. 1903. — Wilms (3): Wie entstehen Achsendrehungen des Darmes? Arch. f. klin. Chirurg. Bd. 69. 1909.

Netztorsion.

Adler: Netztorsion. Chirurg.-Kongr. 1907. (Lit.) — Köhler: Netztorsion. Arch. f. klin. Chirurg. Bd. 111, S. 514. 1919. — Koster: Akuter Omentumvolvulus. Americ. journ. of med. the sciences. Vol. 172, p. 230. — Prutz: Dtsch. Chirurg. Lf. 46 K. 1913. — Riedel: Über gedrehte Netzgeschwülste. Münch. med. Wochenschr. 1905. Nr. 47.

Darmverschluß durch Obturation (Fremdkörper, Würmer usw.) und Kompression.

Allard: Über die gutartige Stenose an der Flexura coli sinistra. Med. Klinik 1911. Nr. 17. — Anschütz: Ileus infolge Ektasie der Gallenblase. Med. Klinik 1911. S. 15. — Babesius: Zit. nach Ledderhose. — Badberg, Boenninghausen und Koch: Darmchirurgie bei ungewöhnlichen Lagen und Gestaltungen des Darmes. Dtsch. Zeitschr. f. Chirurg. 1896. S. 42. — Barth: Fortschritte in der Beurteilung der eitrigen Perforationsperitonitis. Dtsch. med. Wochenschr. 1905. Nr. 10. — Bellmann: Ileus durch Schellacksteine. Dtsch. Zeitschr. f. Chirurg. Bd. 149. — Beust: Ein Fall von Ileus verminosus. Korresp.-Blatt f. Schweiz. Ärzte. Bd. 48, H. 35. 1918. — Bircher: Chirurgie der nicht parasitären Milzzyste. Dtsch. Zeitschr. f. Chirurg. Bd. 92, S. 323. 1908. — Birt und W. Fischer: Seltene Darmstrikturen in Mittelchina. Bruns Beitr. z. klin. Chirurg. Bd. 104. Bogdanitz: Darmverschluß bei Cholelithiasis. Wien. med. Presse 1902. Nr. 45. — Börner: Dtsch. Zeitschr. f. Chirurg. Bd. 164, S. 392. 1921. — Boso: Ileus infolge Perforation einer Genitaltuberkulose in den Dünndarm. Arch. f. klin. Chirurg Bd. 143, S. 238. — Braun (1): Über den durch Lage und Gestaltsveränderung des Kolon bedingten vollkommenen und unvollkommenen Darmverschluß. Dtsch. Zeitschr. f. Chirurg. Bd. 76, S. 540. 1905. — Braun (2): Zur Pathologie und Therapie des Darmverschlusses. Bruns Beitr. z. klin. Chirurg. Bd. 41, S. 760. — Braun und Seidel: Mitt. a. d. Grenzgeb. d. Med. u. Chirurg. Bd. 17. 1907. — Brizke: Ref. Zentralorg. f. Chirurg. Bd. 17, S. 452. — Brosch, A.: Über den Mechanismus der Kotpassage bei Kotretention auf Grund einschlägiger Obduktionsbefunde. Virchows Arch. Bd. 205. 1911. — Brüning: Darmverschluß nach Ruhr. Münch. med. Wochenschr. 1919. Nr. 8. — Buchholz, W. und Lange, H.: Ileus und Darmflora. Münch. med. Wochenschr. 1927, Nr. 6, S. 233. — Buchwald: Darmkystome als Ursache eines kompletten Darmverschlusses. Dtsch. med. Wochenschrift. 1887. S. 868. — Burkardt und Socin: Verletzungen und Erkrankungen der Prostata. Dtsch. Zeitschr. f. Chirurg. Bd. 53. — Collius: Brit. med. journ. 1882. S. 458. — Cačkowič: Obturationsileus infolge Einklemmung von Askariden in ein Meckelsches Divertikel. Lijecnicki vjesnik. 1902. Nr. 5. — Deutsch: Seltene Form von Strangulationsileus. Wien. klin. Wochenschr. 1927. Nr. 28. — Doberauer: Prag. med. Wochenschrift. 1917. S. 147. — Dührssen: Ileus nach Genuß von Pilzen. Med. Klinik 1926. Nr. 49. — Enderlen und Hotz: Über die Resorption bei Ileus und Peritonitis. Mitt. a. d. Grenzgeb. d. Med. u. Chirurg. Bd. 23. — Exalto: Darmverschluß beim Neugeborenen durch Schleimepithelpfröpfe. Dtsch. Zeitschr. f. Chirurg. Bd. 189, S. 52. 1924. — Exner, A.: Zur Kenntnis der Ätiologie der entzündlichen Mastdarmstenosen. Dtsch. Zeitschr. f. Chirurg. Bd. 109. 1911. — Fanconi: 5 Fälle von angeborenem Darmverschluß (Dünndarmatresie, Duodenalstenose, Mekoniumileus). Virchows Arch. Bd. 229. 1920. — Fleischhauer: Schwangerschaftsileus. Zentralbl. f. Gynäkol. 1918. S. 377. — Flury: Askaridenileus. Arch. f. spez. Pathol. u. Therap. Bd. 67, S. 275. 1912. — Füth: Schwangerschaftsileus. Zentralbl. f. Gynäkol. 1919. S. 353. — Gangl: Berstungsruptur des Darmes ohne Einwirkung äußerer Gewalt. Arch. f. klin. Chirurg. Bd. 131, S. 292. 1924. Gerhardi: Virchows Arch. Bd. 106, S. 303. 1886. — Gerlach: Über mechanische Schleimhautschädigungen durch Askariden. Dtsch. Zeitschr. f. Chirurg. Bd. 173, S. 396. 1922. — Goldberg: Zentralbl. f. Chirurg. 1912. S. 595. — Gollwitzer: Statistik über 223 Ileusfälle. Dtsch. Zeitschr. f. Chirurg. Bd. 197, S. 175. — Graeve: Zentralorg. f.

Chirurg. 1911. S. 225. — v. GREYERZ: Dtsch. Zeitschr. f. Chirurg. Bd. 77. 1905. — GULECKE: Erkrankungen des Pankreas. Ergebn. d. Chirurg. u. Orthop. Bd. 4. 1912. — HAASLER: Über Darmstenose. Arch. f. klin. Chirurg. Bd. 71, S. 652. 1903. — HAEBLER: Zur Molekularpathologie des akuten Dünndarmverschlusses. Zentralbl. f. Chirurg. 1926. Nr. 46. — HAGENBACH: Komplizierte Pankreaskrankheiten. Dtsch. Zeitschr. f. Chirurg. Bd. 27, S. 110. 1888. — HELM und KLOB: Nach LEDDERHOSE. — HILGENREINER, L.: Darmverschluß durch das MECKELsche Divertikel. Bruns Beitr. z. klin. Chirurg. Bd. 33, S. 702 u. Bd. 40, S. 99. — HOFFMANN: Askaridenileus. Monatsschr. f. Kinderheilk., Orig. Bd. 15. 1919. — HOFMANN, ARTHUR: Über Darmverschluß in der Schwangerschaft, 2 Fälle. Zentralbl. f. Gynäkol. Jg. 44, Nr. 5, S. 124. — HOFMEISTER: Askaridenileus. Ref.: Zentralbl. f. Chirurg. 1913. S. 1179. — HOHLBECK: 3 Fälle von Darmokklusion durch MECKELsches Divertikel. Arch. f. klin. Chirurg. Bd. 61, S. 1. — JENCKEL, A.: Atresia acquisita intestini. Dtsch. Zeitschr. f. Chirurg. Bd. 90, S. 330. — JORDANS nach BRAUN-WORTMANN. S. 420. — KADZA: Dünndarmileus durch Invagination einer Solitärmetastase eines radikal operierten Melanosarkoms. Wien. klin. Wochenschr. 1927. S. 208. — KAISERLING: Völlige Obliteration des S. romanum und Rektum nach Anlegung eines Anus praeternaturalis. Charité-Ann. Jg. 35. 1911. — KEHR (1): Chirurgie der Gallenwege. Neue dtsch. Chirurg. 1913. Nr. 8. — KEHR (2): Chirurgie der Leber, der Gallenwege und der Milz. Prakt. Chirurg. v. BERGMANN, Bruns Beitr. z. klin. Chirurg. Bd. 3, 3. Aufl. 1907. — KEHRER: Schwangerschaftsileus. Zentralbl. f. Gynäkol. 1894. S. 521. — KERN: Darmverschluß in der chirurg. Abteil. der kantonalen Krankenanstalt Aarau von 1899—1924. Schweiz. med. Wochenschr. 1924. S. 527. — KIESELBACH: Askaridenileus. Bruns Beitr. z. klin. Chirurg. Bd. 76, S. 204. 1911. KÖRTE (1): Beitr. zur Chirurgie der Gallenwege und Leber. Berlin 1905. — KÖRTE (2): Die chirurgischen Krankheiten und Verletzungen des Pankreas. Dtsch. Chirurg. 1898. Nr. 45d. — KLOB: Striktur nach Typhus. Wien. med. Wochenschr. 1863. — KREIS, PH.: Ein Fall von Ileus im Wochenbett. Zentralbl. f. Gynäkol. Jg. 44, Nr. 35, S. 976. — LEDDERHOSE: Die Erkrankungen der Milz. Dtsch. Chirurg. Nr. 45b. — LEICHTENSTERN: Über Darmverschließung. Dtsch. med. Wochenschr. 1888. Nr. 22. — LEO: Salolkonkremente in den Fäzes. Niederrhein. Ges. f. Natur- u. Heilk. Bonn 1899. — LEXER: Zentralbl. f. Chirurg. 1914. S. 1031. — LOESSL: Nahrungsmittel als Ursache von Ileus. Zentralbl. f. Chirurg. 1926. S. 2327. — LUDWIG: Schwangerschaftsileus. Zeitschr. f. Geburtsh. u. Gynäkol. Bd. 75, S. 324. 1914. — MELCHIOR: Die Chirurgie des Duodenums. Neue dtsch. Chirurg. Bd. 25. 1917. — MIKULICZ-RADECKI: Ileus und Gravidität. Münch. med. Wochenschr. 1926. S. 1352. — MOKROWSKI: Kotsteine. Ref.: Zentralorg. f. Chirurg. Bd. 14, S. 271. (Zit. nach BRAUN-WORTMANN). — MÜHSAM: Die Anwendung des Murphyknopfs am Darm. Dtsch. Zeitschr. f. Chirurg. Bd. 105, S. 284. 1910. — MÜSSIG: Askaridenileus. Münch. med. Wochenschr. 1921. S. 1395. — MUZENIK: Ileus nach dem Material des 1. Rigaschen Stadtkrankenhauses. Dtsch. Zeitschr. f. Chirurg. 1927. S. 202. — NAUNYN: Über Ileus. Mitt. a. d. Grenzgeb. d. Med. u. Chirurg. Bd. 1, H. 1. — PAYR: Ungewöhnlicher Fall von Ileus mit dreifachem Darmverschluß. Klin. Wochenschr. 1927. Nr. 9, S. 427. — PETRI: Über die subkutanen Rupturen und Kontusionen des Magendarmkanals. Bruns Beitr. z. klin. Chirurg. Bd. 16. — PEUKERT: Durch Genuß von Mohn verursachte Blinddarmerkrankung. Münch. med. Wochenschr. 1919. S. 100. — QUÈNU: Du rôle de l'angle colique gauche dans les occlusions intestinales. Bull. et mém. de la soc. chirurg. 1902. Nr. 23. — REICHOLD: Münch. med. Wochenschr. 1897. Nr. 17. — RIECK: Schwangerschaftsileus. Zentralbl. f. Gynäkol. 1913. S. 19. — RIEDEL: 1. Ileus infolge von außergewöhnlicher Strangbildung, Verwachsung und Achsendrehungen, sowie Darmsyphilis. 2. Ileus bedingt durch Schrumpfung der Mesenterien vom Coecum samt unterem Ileumende, desgleichen vom Mesenterium des S. romanum. Mitt. a. d. Grenzgeb. d. Med. u. Chirurg. 1897. H. 2. — RIESE (1): Striktur des Colon transversum nach Typhus. Dtsch. med. Wochenschr. 1900. Nr. 44. — RIESE (2): Arch. f. klin. Chirurg. Bd. 73. 1904. — RIETHER: Darmverschluß durch Kottumoren bei einem 3 Tage alten Kind. Wien. klin. Wochenschr. 1898. S. 77. — ROST: Askaridenileus. Dtsch. Zeitschr. f. Chirurg. Bd. 151, S. 251. 1919. — SCHAAL: Enterospasmus verminosus. Münch. med. Wochenschr. 1912. Nr. 48. — SCHLANGE: Der Darmverschluß. Handb. d. prakt. Chirurg. 1907. — SCHLÖSSMANN: Chirurgische Erkrankungen durch Askariden. Bruns Beitr. z. klin. Chirurg. Bd. 90, S. 531. 1914 u. Mitt. a. d. Grenzgeb. d. Med. u. Chirurg. Bd. 34. 1921. — SCHMIDT, J.: Bemerkungen über Dünndarmstenose. Münch. med. Wochenschr. 1913. Nr. 17. — SCHWARZ, K.: Ein Fall von Trichobezoare. Med. Klinik. Bd. 9, Nr. 152. 1913. — SIEGEL: Zit. nach KÖRTE. — SPIETH: Beitrag zur Askaridenerkrankung mit besonderer Berücksichtigung der Frage der Giftwirkung. Virchows Arch. Bd. 215, S. 117. 1914. — SPRENGEL: Arch. f. klin. Chirurg. Bd. 61. 1900. — STAHR: Darmgeschwülste bei Kindern durch Trichozephalus verursacht. Dtsch. med. Wochenschr. 1922. S. 1274. — STEPP: Askariden. Münch. med. Wochenschr. 1887. Nr. 51. — STRATER: Askaridenileus. Zentralbl. f. Chirurg. 1921. S. 1188. STREHL: Dtsch. Zeitschr. f. Chirurg. Bd. 50, S. 411. 1899. — SZOKOLOFF: Ref. Zentralorg. f. Chirurg. Bd. 13, S. 130. — TRUMPP: Rektaler Schleimepithelpfropf und Darmstenose beim Neugeborenen. Jahrb. f. Kinderheilk. Bd. 76. 1912. — Tulpius: Zit. nach Leichtenstern. — Versé: Chronische Dilatation des Dickdarms im höheren Alter. Münch. med. Wochenschr. 1903. S. 654. — Wagner: Ileus durch Gallensteine. Dtsch. Zeitschr. f. Chirurg. Bd. 130 (Lit.). — Walther: Über paralytischen Ileus infolge von Darmgärung. Dtsch. Zeitschr. f. Chirurg. Bd. 151, S. 77. 1919. — Wilhelm: Schwangerschaftsileus. Zentralbl. f. Chirurg. 1927. Nr. 5, S. 274. — Wimmer: Kotsteine. Münch. med. Wochenschr. 1907. S. 1032. — Wortmann: Enterostomie und die Behandlung des Darmverschlusses. Med. Klinik 1921. Nr. 31.

Funktioneller Darmverschluß, spastischer Ileus.

Abel: Beobachtung eines chronischen Hirnleidens mit höchstem Grade von Ileus. Dtsch. Klinik 1854. Nr. 48. — Brentano: Enterospasmus. Zentralbl. f. Chirurg 1923. S. 1297. — Brunzel (1): Spastischer Ileus. Dtsch. Zeitschr. f. Chirurg. Bd. 149, S. 414. 1919. Brunzel (2): Paralytischer Ileus nach Genuß roher Vegetabilien. Dtsch. Zeitschr. f. Chirurg. Bd. 145, S. 1. 1918. — Buch: Über das Wesen und den Sitz der Gastralgie. Arch. f. Verdauungskrankheiten. Bd. 7, S. 555. 1901. — Colmers: Über spastischen Ileus. Münch. med. Wochenschr. 1926. Nr. 52. — Einhorn: Scheinbare Tumoren des Abdomen (Hysterie). Berl. klin. Wochenschr. 1901. Nr. 43. — Exner: Tabische Krisen, Ulcus ventriculi und Vagus. Wien. klin. Wochenschr. 1912. H. 38. — Feltkamp: Zentralbedingte Hemmung der Dickdarmbewegungen. Dtsch. Zeitschr. f. Nervenheilk. Bd. 93. — Franke: Spastischer Darmverschluß, Wandermilz. Dtsch. Zeitschr. f. Chirurg. Bd. 47. 1898. — Fromme: Über spastischen Ileus. Dtsch. med. Wochenschr. 1914. Nr. 20. — Hotz: Zur Pathologie der Darmbewegungen. Mitt. a. d. Grenzgeb. d. Med. u. Chirurg. Bd. 20, H. 2. — Klett: Spastischer Ileus. Zentralbl. f. Chirurg. 1923. H. 16. — Kocher: Hodeneinklemmung mit Ileus. Dtsch. Zeitschr. f. Chirurg. Bd. 8. — Koennecke: Spastischer Ileus. Münch. med. Wochenschr. 1923. H. 30 und Zeitschr. f. d. ges. exper. Med. Bd. 28. H. 5. — Leube: Ileus spasticus. 70. Vers. dtsch. Naturforsch. u. Ärzte in Düsseldorf 1898. Münch. med. Wochenschr. 1898. Nr. 41. — Nagel: Zur Kenntnis des spastischen Ileus. Bruns Beitr. z. klin. Chirurg. Bd. 124. 1921. (Lit.!) — Nordmann: Hysterischer und spastischer Darmverschluß. Dtsch. med. Wochenschr. 1910. S. 452. — Ortner: Angiosklerose der Darmarterien. Volkmanns Samml. klin. Vorträge Nr. 347. — Pankow: Fall von spastischem Ileus. Münch. med. Wochenschr. 1903. S. 1362. — Reich: Embolie und Thrombose der Mesenterialgefäße. Ergebn. d. Chirurg. u. Orthop. 1913. S. 515. (Lit.) — Sandvez: Beitrag zur Symptomatologie der Tabes dorsalis. (Ileus im Verlauf.) Korresp.-Blatt f. Schweiz. Ärzte 1887. S. 41. — Schloffer: Ileus bei Hysterie. Bruns Beitr. z. klin. Chirurg. Bd. 24. S. 392. 1899. — Sohn: Über spastischen Ileus. Dtsch. Zeitschr. f. Chirurg. Bd. 164. 1921. — Sohn, A.: Ileuserscheinungen bei Erkrankungen des Herzens. Dtsch. Zeitschr. f. Chirurg. Bd. 165, S. 285. 1921. — Sohn, L.: Zur Kenntnis des spastischen Ileus. Bruns Beitr. z. klin. Chirurg. Bd. 120. 1920. — Steindl (1): Neue Gesichtspunkte zum Problem des Enterospasmus. Arch. f. klin. Chirurg. Bd. 139. 1926. — Steindl (2): Volvulus und spastischer Ileus. Zeitschr. f. Chirurg. 1923. S. 525.

Hirschsprungsche Krankheit.

Anders, H. E.: Über Kloakenmißbildungen. Virchows Arch. Bd. 229. 1921. — Baginsky: Demonstration der Präparate eines Falles von Hirschsprungscher Krankheit. Berl. med. Ges. Sitzung v. 26. Okt. 1904. Berl. klin. Wochenschr. 1904. S. 1252. — Baron: Über zwei Fälle von Hirschsprungscher Krankheit. Jahrb. f. Kinderheilk. Bd. 65, S. 741. 1907. — Barth: Hochgradige Kotstauung infolge einer durch zu langes Mesokolon zustandegekommenen Darmverlagerung. Wagners Arch. d. Heilk. 1870. Jg. 11. — Baur: Darmverschluß beim Megasigmoid permagnum. Korresp.-Blatt f. Schweiz. Ärzte 1914. — Bergmann: Zur Kasuistik der Erkrankungen der Flexura sigmoidea. Prag. med. Wochenschr. 1904. S. 322. — Bing: Zur Kenntnis der Hirschsprungschen Krankheit und ihrer Ätiologie. Arch. f. Kinderheilk. Bd. 44. S. 59. — Bittorf: Zur Pathogenese der angeborenen Stuhlverstopfung (Hirschsprungsche Krankheit). Münch. med. Wochenschr. 1906. S. 265. — Blochmann: Eine wichtige Form von funktionellem Darmverschluß im Säuglingsalter und ihre Beziehungen zur Hirschsprungschen Krankheit. Berl. klin. Wochenschr. 1911. Nr. 13. — Bode: Zur Pathogenese und Therapie der Hirschsprungschen Krankheit. Bruns Beitr. z. klin. Chirurg. Bd. 115. 1919. Brandenstein: Hirschsprungsche Krankheit unter dem Bilde des Ileus. Berl. klin. Wochenschr. 1919. Nr. 15. — Braun: Zur operativen Behandlung der kongenitalen Dilatation des Kolons (Hirschsprungsche Krankheit). Verhandl. d. Ges. dtsch. Naturforsch. u. Ärzte. Kassel 1903. 2. Teil. S. 143. — Brüning: Über die Hirschsprungsche Krankheit und verwandte Zustände. Arch. f. klin. Chirurg. Bd. 142, S. 88. — Buttersack: Familiäres Vorkommen der Hirschsprungschen Krankheit. Münch. med. Wochenschr. 1927, S. 1626. — Cesas: Die Hirschsprungsche Krankheit. Sammelreferat. Zentralbl.

f. d. Grenzgeb. 1909. S. 81. — CHIARI: Demonstration eines Falles von Hirschsprungscher Krankheit. Verhandl. d. dtsch. pathol. Ges. Breslau 1904. S. 153. — CONCETTI: Über einige angeborene, bei Kindern die habituelle Verstopfung hervorrufende Mißbildungen des Kolons. Arch. f. Kinderheilk. Bd. 27, S. 319. — DANZIGER: Beitrag zur Kenntnis der Hirschsprungschen Krankheit. Inaug.-Diss. Göttingen 1907. — DELKESKAMP: Über Volvulus der Flexura sigmoidea bei Hirschsprungscher Krankheit. Münch. med. Wochenschrift. 1906. Nr. 4. — DREIKE: Ein Beitrag zur Kenntnis der Länge des menschlichen Darmkanales. Dtsch. Zeitschr. f. Chirurg. Bd. 40, S. 43. — EISENHART: Kongenitale übermäßige Entwicklung des S romanum. Darmverschluß. Zentralbl. f. inn. Med. 1894. S. 1153. — ENDERLEN: Fall von Hirschsprungscher Krankheit. Würzburger Ärzteabend. Münch. med. Wochenschr. 1908. S. 2066. — ENGEL: Einige Bemerkungen über die Länge der Darmeingeweide beim gesunden Menschen. Wien. med. Wochenschr. 1857. Nr. 30 u. ff. FENWICK: Hypertrophie and dilatation of the colon in infanty. Brit. med. journ. Vol. 2, p. 564. 1900. — v. FREY: Über chronische Darmstenose infolge Abknickung der Flexura sigmoidea. Bruns Beitr. z. klin. Chirurg. Bd. 17, S. 123. — FÜTTERER und MIDDELDORPF: Ein Fall von großem kongenitalem Divertikel der Flexura sigmoidea. Virchows Arch. Bd. 106, S. 555. — GENERSICH: Über angeborene Dilatation und Hypertrophie des Dickdarmes. Jahrb. f. Kinderheilk. Bd. 37. 1894. — GÖBELL: Ein Beitrag zur Pathologie und Therapie des inneren Darmverschlusses. Dtsch. Zeitschr. f. Chirurg. Bd. 82. — GÖPPERT: Über einen Fall von angeborener Abknickung des Dickdarmes in Rücksicht auf die sog. angeborene Dilatation und Hypertrophie. Arch. f. Verdauungskrankh. Bd. 5, S. 175. — GORDON: Ein Fall von Hirschsprungscher Krankheit infolge von Klappenbildung. Inaug.-Diss. Leipzig 1914. — GRUBER: Ungewöhnliche Lage einer abnorm großen Flexura sigmoidea coli. Virchows Arch. Bd. 56, S. 432. — HAIM: Ideopathische Dilatation des Coecums. Med. Klinik. 1917. — HELLER: Über die Volvulus des Sigmoideum und die Hirschsprungsche Krankheit. Münch. med. Wochenschr. 1911. Nr. 20. — HIRSCH-MAINROTH und COHN: Megacolon congenitum und Anus anomalis vestibularis. Dtsch. med. Wochenschr. 1926. Nr. 50. — HIRSCHSPRUNG (1): Stuhlträgheit Neugeborener infolge von Dilatation und Hypertrophie des Kolons. Jahrb. f. Kinderheilk. Bd. 27. 1888. — HIRSCHSPRUNG (2): Angeborene Erweiterung und Hypertrophie des Dickdarms. Pädiatr. Arbeiten. Festschr. f. HENOCH. Berlin 1890. — HOFFMANN: Zur Diagnose und Therapie der Hirschsprungschen Krankheit. Bruns Beitr. z. klin. Chirurg. Bd. 76, S. 533. — HOFFMANN, G. (1): Über Hirschsprungsche Krankheit usw. Dtsch. Zeitschr. f. Chirurg. Bd. 161, S. 175. 1921. — HOFFMANN, G. (2): Über Hirschsprungsche Krankheit. Dtsch. Zeitschr. f. Chirurg. 1921. S. 175. (Neue Lit.) — IBRAHIM: Ein Beitrag zur Pathogenese der Hirschsprungschen Krankheit. Dtsch. med. Wochenschr. 1905. S. 905. — DE JOSSELIN, DE JONG und MUSKENS: Über Megacolon congenitum (Hirschsprungsche Krankheit). Mitt. a. d. Grenzgeb. d. Med. u. Chirurg. Bd. 21, S. 647. — KLEINSCHMIDT: Hirschsprungsche Krankheit. Ergebn. d. inn. Med. Bd. 9, S. 300. — KLEINSCHMIDT: Ätiologie des Megakolons. Arch. f. klin. Chirurg. 1926. Bd. 142. — KNÖPFELMACHER: Akuter Darmverschluß bei Hirschsprungscher Krankheit. Dtsch. med. Wochenschr. 1914. — KONJETZNY: Über die Hirschsprungsche Krankheit und ihre Beziehungen zu kongenitalen Form- und Lageanomalien des Colon sigmoidum. Bruns Beitr. z. klin. Chirurg. Bd. 73, S. 155. — LACHMANN: Ein im Felde beobachteter und operierter Fall von Hirschsprungscher Krankheit. Münch. med. Wochenschrift. 1918. — LAEWEN: Operierte Fälle von Hirschsprungscher Krankheit. Med. Ges. zu Leipzig. Sitzung v. 9. März 1909. Münch. med. Wochenschr. 1909. S. 1510. — LENNANDER: Fall von angeborener Dilatation und Hypertrophie der Flexura sigmoidea bei einem Kinde. Norddtsch. med. Arch. Bd. 11. 1900. — LINK: Die Hirschsprungsche Krankheit bei Erwachsenen. Inaug.-Diss. Königsberg 1906. — LÖWENSTEIN: Über die Hirschsprungsche Krankheit. Sammelreferat. Zentralbl. f. allg. Pathol. u. pathol. Anat. Bd. 18, Nr. 23. 1907. — MARCHAND: Demonstration in der med. Ges. in Leipzig. Münch. med. Wochenschr. 1903. S. 351. — METER (1): Die Beziehungen der kongenitalen Anomalien des S romanum zur habituellen Verstopfung im Kindesalter und zum Volvulus flexurae sigmoideae beim Erwachsenen. Arch. f. Kinderheilk. Bd. 32, S. 232. 1901. — METER (2): Zur Pathogenese der Hirschsprungschen Krankheit. Münch. med. Wochenschr. 1907. S. 1817. — NEUGEBAUER: Zur Diagnostik der Hirschsprungschen Krankheit. Verhandl. d. dtsch. Ges. f. Chirurg. 35. Kongreß 1906. — MÜLBERGER: Über die Dilatation und Hypertrophia coli. (HIRSCHSPRUNG.) Zeitschr. f. klin. Med. Bd. 57, S. 375. — PENZOLDT: Die obere Querfalte des Rektums in ihrer Beziehung zur Stuhlverstopfung. Beitr. z. pathol. Anat. u. z. allg. Pathol. Bd. 69. 1921. — PERTHES (1): Hirschsprungsche Krankheit. Münch. med. Wochenschr. 1903. Nr. 6. — PERTHES (2): Zur Pathologie und Therapie der Hirschsprungschen Krankheit. Arch. f. klin. Chirurg. Bd. 77, S. 1. PFISTERER: Obstipationen infolge Darmabknickung. Jahrb. f. Kinderheilk. Bd. 65. 1906. — REICHE: 2 bemerkenswerte Fälle von Hirschsprungscher Krankheit. Med. Klinik. 1918. — REINACH: Weitere Mitteilungen über einen Fall von Hirschsprungscher Krankheit mit Obduktionsbefund. Münch. Ges. f. Kinderheilk. Monatsschr. f. Kinderheilk.,

Orig. S. 939. — Retzlaff: Zur Hirschsprungschen Krankheit. Berl. klin. Wochenschr. 1920. Nr. 14. — Silberberg: Über angeborene Kolonerweiterung. Zentralbl. f. d. Grenzgeb. 1903. S. 881. — Sitsen: Megacolon congenitum. Neederlandsch tijdschr. v. geneesk. 1914. Steiner: Mitteil. über einen Fall von Hirschsprungscher Krankheit. Wien. klin. Wochenschrift 1913. Nr. 16. — Steintal: Ätiologie und Therapie der Hirschsprungschen Krankheit. Bruns Beitr. z. klin. Chirurg. Bd. 137, S. 401. — Torkel: Angeborene hochgradige Erweiterung des Dünndarms ohne Stenose. Dtsch. med. Wochenschr. 1905. S. 344. — Versé: Über chronische Dilatation des Dickdarms in höherem Alter. Münch. med. Wochenschr. 1909. S. 654. — v. d. Vryhoef: Ein Fall von Hirschsprungscher Krankheit. Wien. klin. Wochenschr. 1913. Nr. 32. — Wachendorf: Zur Pathogenese der Hirschsprungschen Krankheit. Münch. med. Wochenschr. 1925. Nr. 42. — Wieland: Über Hirschsprungsche Krankheit. Med. Ges. Basel. Ref.: Dtsch. med. Wochenschr. 1915. — Wilms: Demonstration eines Falles von Hirschsprungscher Krankheit. Med. Ges. zu Leipzig. Münch. med. Wochenschr. 1905. S. 1961. — Zarfel: Leichenbefund bei einem Fall von Hirschsprungscher Krankheit. Mitt. d. Ges. f. inn. Med. u. Kinderheilk. Wien. — Zöpffel: Die anatomischen Verhältnisse des Darmes beim echten Megakolon gegenüber dem Pseudomegakolon. Inaug.-Diss. Straßburg 1909 u. Virchows Arch. Bd. 198, S. 119. 1909.

Schleimhautdivertikel (außer Meckel- und Duodenaldivertikel).

Amon: Diverticulosis. Brit. med. journ. 1927. Nr. 3450, p. 344. — Arnsperger: Mitt. a. d. Grenzgeb. d. Med. u. Chirurg. Bd. 23, S. 627. — Böhm: Zentralbl. f. allg. Pathol. u. pathol. Anat. 1922. H. 2. — Edel: Virchows Arch. f. pathol. Anat. u. Physiol. Bd. 138. S. 354. — Glaus: Schweiz. med. Wochenschr. Jg. 50, S. 1024. — Gottstein: Seltene Divertikelbildungen. Zentralbl. f. Chirurg. 1926. Nr. 41. — Graser: Zentralbl. f. Chirurg. Bd. 2, S. 140. 1898. — Hansemann: Virchows Arch. f. pathol. Anat. u. Physiol. Bd. 144. S. 400. — Helvestine: Surg., gynecol. a. obstetr. Vol. 37. 1920. — Kaspar: Der Divertikelileus. Arch. f. klin. Chirurg. Bd. 141. 1926. — Kaufmann: Lehrbuch der speziellen pathol. Anat. I. — Kleinschmidt: Inaug.-Diss. Tübingen 1910. — Rössle: Münch. med. Wochenschr. 1910. S. 332. — Simmonds: Arch. f. Verdauungskrankh. Bd. 17. 1911. — Spriggs: Multiple diverticule of the colon. Lancet Vol. 212. 1927. — Sudzuki: Arch. f. klin. Chirurg. Bd. 61.

3. Einfache Entzündungen des Darmrohres.

Von

H. Siegmund-Köln.

Mit 51 Abbildungen.

I. Bemerkungen über den Bau und die aufsaugende Tätigkeit der Darmschleimhaut als Einleitung.

Die Schwierigkeiten einer Erörterung über entzündliche Vorgänge in der Darmwand beginnen mit dem Versuch einer Darstellung des normalen Baus der Darmschleimhaut. Gerade die Bedeutung des Darmes als wichtigstes Resorptionsorgan macht es im Hinblick auf das Wesen des Entzündungsvorganges, der ja immer deutlicher als Ausdruck und Erfolg gesteigerter und gestörter örtlicher Aufsaugungsvorgänge sich darstellt, verständlich, daß hier eine Reihe fließender Übergänge von normalen Resorptionsprozessen über einfache, noch im Rahmen der Norm sich bewegende Regulationsmechanismen zu krankhaft gesteigerten und gestörten „entzündlichen Vorgängen" zur Beobachtung gelangt. Die im ganzen freilich weder morphologisch, noch physiologisch durchsichtigen und einer Klärung dringend bedürftigen Vorgänge der Aufsaugung im normaltätigen Darm sind daher als Modell einer physiologischen Entzündung für die später zu erörternden Fragen von großer Bedeutung. Freilich sind die engen Beziehungen zwischen resorptiver Tätigkeit, Verdauung und geweblichen wie zellulären Strukturen, die ganz allgemein erst in neuester Zeit Gegenstand zielbewußter Forschung geworden sind, dabei auch im Darm unter normalen Verhältnissen noch nicht zu übersehen. Das macht es verständlich, wenn ich es als unmöglich bezeichne, zur Zeit ein allgemein gültiges Strukturbild der normalen Darmschleimhaut im Sinne einer Konstanten zu entwerfen: Jede nach Art und Menge veränderte Ernährung führt zu einer Umgestaltung der Aufsaugungsverhältnisse und unter dem Einfluß der veränderten nutritiven Reize zu einer mehr oder minder deutlichen Änderung des Zellbildes, insbesondere im retikulären Zottengerüst. Man hat ja lange die Verdauung als eine alleinige Leistung der Verdauungsdrüsen bzw. des Epithels im Verdauungsschlauch angesehen. Heute wissen wir, daß die Verarbeitung auch von enteral zugeführten Nährstoffen nicht nur eine Aufgabe des epithelialen Anteils der Darmschleimhaut ist, sondern daß auch mesenchymale Bestandteile im Schleimhautgerüst — nach epithelialer Vorverdauung durch Sekrete — aufs lebhafteste sich an den Vorgängen der Aufsaugung und Stoffverarbeitung beteiligen. Das retikuläre Gewebe des Zottengerüsts und die in ihm ausgebildeten lymphatischen Strukturen sind dabei nach unserer Überzeugung ein Teil des gesamten retikuloendothelialen Aufsaugungs- und Stoffwechselapparates, der im ganzen zum mindesten seiner Ausdehnung nach eine fließende, in engster Beziehung zur Funktion stehende Bildung darstellt und nicht nur, wie es nach den Angaben EPPINGERs (die Milz als Stoffwechselorgan, die hepatolienalen Erkrankungen) scheinen könnte, mit dem Hämoglobin-, Eisen- und Fettstoffwechsel betraut ist, sondern auch am Eiweiß- und Kohlehydrathaushalt regsten Anteil nimmt.

Gerade wenn man geneigt ist, den nahen Beziehungen, die ganz allgemein zwischen normalen Aufsaugungsprozessen und entzündlichen Vorgängen bestehen, Rechnung zu tragen, wird man bei einer vorwiegend morphologischen Darstellung der Darmentzündungen an den Erscheinungen der Resorption im Darm und ihren Störungen nicht vorübergehen können. Aber leider sind unsere Kenntnisse über die morphologische Seite der Verdauungsvorgänge im Darmschlauch noch viel geringer als über die noch mancher Klärung bedürftigen physiologisch-chemischen Vorgänge; und insbesondere ist eine Verknüpfung der chemischen Vorgänge mit geweblichen Leistungen und strukturellen Änderungen bisher weder für das Epithel, noch für das sehr vernachlässigte Gerüst möglich, ja kaum versucht worden. Hier liegen noch eine Menge unbeantworteter Fragen des Gewebsstoffwechsels. Neben den Vorgängen der Aufsaugung und ihrem morphologischen Ausdruck sind vor allem auch die Beziehungen zwischen Abbau und Umbau der einzelnen aufgenommenen Stoffe zu geweblichen und zelligen Leistungen ein ungeklärtes Problem. Das sind alles Fragen, die aufs engste mit den Vorgängen der Zelldurchlässigkeit und nutritiven Reizung zusammenhängen und damit nicht nur für die Pathologie des Verdauungskanals, sondern ganz allgemein von allergrößter Bedeutung sind.

Man wird nicht fehlgehen, wenn man mit Höber auch dem Darmepithel hinsichtlich seiner Durchlässigkeit zunächst die Eigenschaften zuerkennt, die nach Overton alle Zellen aufweisen; es ist durchgängig für lipoidlösliche Stoffe. Mit dieser Annahme scheinen mir aber die Vorgänge der Resorption noch nicht ohne weiteres restlos klärbar zu sein, wenn auch die Aufnahme der Fettstoffe und wohl auch im Modellversuch die von basischen Farbstoffen, soweit sie lipoidlöslich sind, damit im Zusammenhang stehen mag. Sicherlich ist die Zelldurchlässigkeit noch von einer Reihe anderer Umstände abhängig, unter denen die Funktionslage einen wichtigen Platz einnimmt. Es mehren sich in letzter Zeit die Beobachtungen, die einen Eintritt von sonst nicht aufsaugbaren Stoffen in den Zelleib unter dem Einfluß erhöhter Leistung, insbesondere vermehrte Eiweißaufnahme, wahrscheinlich machen.

Für die Resorption von Fettstoffen muß darauf hingewiesen werden, daß es immer noch ungeklärt ist, ob das Nahrungsfett emulgiert in feinster Form aufgenommen oder nach hydrolytischer Spaltung in gelöster Form aufgesaugt und in den Epithelien durch eine aktive Tätigkeit des Protoplasmas wieder aufgebaut wird. Ich glaube nicht, daß eine Entscheidung dieser Frage auf morphologischem Wege allein zu erwarten ist. Die histologischen Bilder, die man nach einer fettreichen Mahlzeit in den Darmepithelien zu sehen bekommt, sind bei Verfütterung der verschiedensten Fettarten stets die gleichen. Nach Wuttig sind die Spitzen der Darmzotten vollständig fettfrei, während in den basalen Teilen und in den Lieberkühnschen Krypten Fetttröpfchen in Epithelien nachweisbar sind. Sie sind unmittelbar unter dem Kutikularsaum am kleinsten, fließen in den tieferen Teilen zu größeren Tropfen zusammen und sind um den Kern am reichlichsten. Auch im Kutikularsaum selbst lassen sich auf der Höhe der Fettresorption, wie schon Kischenski angab, feinste Fettkörnchen nachweisen. In den Zellen des Zottengerüsts ist lediglich bei sehr starker Fettzufuhr färberisch Fett nachzuweisen, während es in den Chylusgefäßen schon frühzeitig feststellbar ist. Wie Neutralfett verhält sich nach den Untersuchungen von Hotz und Kreuter Cholesterin, das bei der Aufsaugung aus dem Darminhalt in den Zottenepithelien als Ester in Tropfenform gespeichert wird, und als Ester in Chylus- und Blutgefäße gelangt. Ob nicht neben der transepithelialen Aufnahme auch noch eine interepitheliale Aufsaugung in Frage kommt, ist für Fettstoffe ebensowenig geklärt wie für alle anderen Stoffe. Alle Versuche, die in der Aufnahme verfütterten Eisens ein Modell für die Resorption anderer Substanzen sehen wollen, scheitern meines Erachtens an den bisher völlig unzureichenden morphologischen Darstellungen über den Weg der zur Resorption gelangten Massen.

Viel wichtiger als die Frage der Fettresorption ist insbesondere auch für die Beziehungen zur Entzündung die Bedeutung des Eiweißabbaues im Darmkanal und der Darmwand.

Die physiologisch-chemische Seite dieser Frage hat eine erschöpfende Darstellung im Handbuch der physiologischen Chemie von ABDERHALDEN erfahren. Was für die morphologische Betrachtung dabei von Wichtigkeit ist, ist die Feststellung, daß das Eiweiß der Nahrung im Magendarmschlauch sicher zu Peptonen und Aminosäuren abgebaut wird. Wie weit aber der Abbau jedes einzelnen Peptons geht bis die Resorption einsetzt, darüber geben die bisherigen Untersuchungen keinen sicheren Anhaltspunkt. Doch hat die Annahme, daß der Abbau der Proteine im Darmkanal so weit geführt werden muß, bis jede einzelne Eiweißart ihre besondere Struktur angenommen hat, durch Versuche eine große Stütze erfahren. Jedenfalls enthält der Darminhalt unter normalen Verhältnissen Peptone und Aminosäuren, die von der Darmwand aufgenommen werden. Wie aber die Aufnahme erfolgt und was aus den in die Darmwand aufgenommenen Eiweißabbauprodukten wird, ist schwer zu entscheiden. Ob die aufgesaugten Eiweißabbaustufen in den Zellen der Darmwand wieder zu Eiweiß vereinigt werden, oder sie in anderer Weise verändert, abgebaut und umgebaut werden, ist ganz ungeklärt. Keinesfalls liegen Beweise dafür vor, daß in der Darmwand aufgenommene Abbauprodukte in irgendwie in Betracht kommender Menge über die Aminosäuren hinaus verändert werden, ebensowenig wie durch Versuche die Annahme einer Eiweißbildung in der Darmwand bewiesen werden konnte. Jedenfalls erfolgt ein rascher Übertritt der das Epithel durchwandernden Abbaustufen ins Blut. Wieweit dabei Zellen der Darmwand, insbesondere des Zottengerüsts, an dem ganzen Vorgang der Verdauung beteiligt sind, ist im einzelnen noch nicht bekannt.

Aber so viel ist sicher, daß die zellige Zusammensetzung des Zottengerüsts zu der Durchlässigkeit des Epithels für Eiweiß-Abbauprodukte nach Menge und wohl auch Art in enger Beziehung steht. Da es färberisch nicht möglich ist, den Weg der einzelnen Eiweißspaltprodukte durch die Darmwand und ihr weiteres Schicksal zu verfolgen und experimentelle Untersuchungen über die Beziehungen von proteinogenen Stoffen und zelligen Leistungen erst in den Anfängen sind, ist es zur Zeit noch nicht möglich, ein Bild von der funktionellen Struktur der Darmwand zu zeichnen. Auch der ja so nahe liegende Weg mit Hilfe der Vitalfärbung im Modellversuch Aufklärung über Weg und Schicksal der zur Aufsaugung gelangenden Stoffe zu erhalten, führt nicht zu einem befriedigenden Ziele, wenn auch manche bemerkenswerte und das Verständnis fördernde Beobachtungen zu verzeichnen sind. Man muß MÖLLENDORF (1), bei dem sich eine ausführliche Zusammenstellung der bisher vorliegenden Ergebnisse über die Vitalfärbung der Darmwand findet, ganz zustimmen, wenn er davor warnt, die mit enteraler Vitalfärbung erhaltenen Ergebnisse ohne weiteres als Beispiel für die normale Resorption hinzustellen. Eine Anfärbung der Oberflächenepithelien mit den verschiedensten basischen Farbstoffen läßt sich leicht erreichen. Insbesondere sei hierbei auf die Untersuchungen von ARNOLD (2) und HÖBER hingewiesen. ARNOLD (2) erhielt durch Verfütterung von Neutralrot bei Fröschen schöne Granulafärbung in den Epithelien. HÖBER konnte mit den verschiedensten Farbstoffbasen eine Anfärbung der Epithelien bei Fröschen leichter und ausgedehnter als bei Säugetieren erzielen. Es entspricht dabei seiner Einstellung zur OVERTONschen Lehre, wenn er das Zustandekommen der Färbung mit der guten Löslichkeit der Farbstoffe in der lipoiden Substanz der Granula in Zusammenhang bringt. Daß bei einem genügenden Angebot von Farbstoff dieser über die Epithelien hinaus in die tieferen Gewebsschichten eindringen kann, steht, wie auch MÖLLENDORF (2) hervorhebt, außer Zweifel. Ganz anders gestalten sich die Verhältnisse bei der Anwendung der für uns viel wichtigeren sauer en Farbstoffe. Gerade eine vergleichende Betrachtung der Aufsaugungsvorgänge nach ihrer Verfütterung bei den verschiedensten niederen und höheren Tieren zeigt die Kompliziertheit der sich hier abspielenden Vorgänge. Während den Entodermzellen der Wirbellosen noch die Fähigkeit zur phagozytären Aufnahme körperlicher Gebilde zukommt, tritt sie bei höher organisierten allmählich immer mehr zurück, bis schließlich nur gelöste feindisperse Stoffe aufgenommen und zum Teil vakuolär gespeichert werden. So läßt sich z. B. bei Kaulquappen vom Darm her mit Trypanblau eine Anfärbung des ganzen Tieres erzielen. Bei erwachsenen und normal ernährten Säugetieren, insbesondere bei Kaninchen, Mäusen und Meerschweinchen, ist es mir aber nie gelungen, eine stärkere Anfärbung des Epithels und bei unversehrtem Epithel eine Ablagerung der verschiedenartigsten verfütterten sauren Farbstoffe im Zottengerüst zu erreichen. Eine feintropfige geringgradige Speicherung in Epithelien ist das einzige, was sich erreichen läßt. Ich befinde mich hier in Übereinstimmung mit W. H. Schulze u. a., die z. B. nach Verfütterung von Kohlenstaub und Tusche eine Aufnahme dieses Stoffes in Gerüstzellen nicht nachweisen konnten. Auch mit feinst dispersen Stoffen ist vom Darme aus eine Anfärbung der Epithelien und Stromazellen nicht ohne weiteres zu erzielen. Selbst bei der Verfütterung von Blut und Hämoglobin konnte ich bei sonst normal ernährten Tieren Eisen im Zottenstroma nicht nachweisen. Allerdings muß hier eine Einschränkung gemacht werden. Gelegentlich finden sich in den Darm eingebrachte saure Farbstoffe in retikulären Zellen der Lymphknötchen des Dünn- und Dickdarms. Ja sogar gröbere Tuscheteilchen können hier wieder gefunden werden. Und das gleiche gilt für verfütterte Bazillen, z. B. Tuberkelbazillen (Baumgarten). Daraus scheint mir hervorzugehen, daß hier mit besonderen Aufsaugungsverhältnissen zu rechnen ist, die höchst wahrscheinlich auf den besonderen engen Beziehungen zwischen Epithel und lymphatischen Gewebe an diesen Stellen beruhen. Die Durchlässigkeit des Epithels scheint im Bereich der Lymphknötchen schon unter normalen Verhältnissen größer zu sein als an anderen Stellen der Darmwand.

Eine Anfärbung von Gerüstzellen bei Verfütterung saurer Farbstoffe tritt aber auch bei allen Zuständen ein, die mit einer Erhöhung der Epitheldurchlässigkeit Hand in Hand gehen, vor allem bei denjenigen reizenden Kostformen, wo ein Übertritt abbaufähigen Materials auch sonst durch zellige Reaktionen, insbesondere leukozytärer Natur im Zottenstroma wahrscheinlich wird. So läßt sich bei Eiweißmast eine stärkere Anfärbung der Epithel- und Gerüstzellen nicht nur vom Blute aus, sondern auch von der Darmlichtung her leicht erreichen. Insbesondere auch dann, wenn das Epithel in seiner Vitalität durch Gifte geschädigt oder gar zerstört ist, tritt eine ausgedehnte Speicherung und Verarbeitung von verfütterten Farbstoffen und in entsprechender Weise von Bakterien in Stromazellen auf. Unter solchen Verhältnissen gelingt es auch, in den benachbarten Gekröselymphknoten und im übrigen Retikuloendothel eine Ablagerung enteral eingebrachter Farbstoffe nachzuweisen. Maßgebend für die Aufnahme von Stoffen ins Schleimhautstroma ist also die Durchlässigkeit des Schleimhautepithels, die schon unter normalen Verhältnissen im Bereich der Drüseneinsenkungen in Lymphknötchen erhöht zu sein scheint und durch mannigfache morphologisch kaum nachweisbare Schädigungen (und Leistungssteigerungen?) auch in den übrigen Abschnitten gesteigert werden kann. Die Kenntnis dieser Verhältnisse scheint mir von großer Wichtigkeit zu sein einmal für das Verständnis intestinaler Pigmentierungen (Zottenpseudomelanose), sodann auch für die Beziehungen zwischen Epitheldurchlässigkeit und Eindringen von Spaltpilzen in die Darmwand. Die Frage der normalen und erhöhten Epitheldurchlässigkeit ist meines Erachtens auch ausschlaggebend für die zellige Zusammensetzung des Zottengerüsts im normalen Darm bei verschiedenen Kostformen.

Denn es ist sicher, daß das morphologische Verhalten von Epithel und Stroma auch beim Darmgesunden in gewissen Grenzen ständig in engster Abhängigkeit von der Menge und höchst wahrscheinlich auch der Art der jeweiligen Ernährung wechselt. Auch die zeitlichen Verhältnisse scheinen eine gewisse Rolle zu spielen, insofern als nämlich auf der Höhe der Verdauung ein ganz anderes anatomisches Bild zu finden ist als im Ruhezustand. Das wechselnde Verhalten des Zottenstromas unterscheidet sich dabei meines Erachtens, grundsätzlich wenigstens, in nichts von dem des resorptivtätigen retikulären Gewebes an anderen Stellen des Körpers. Allerdings sind wir, wie überall so auch im Darme, erst am Anfang unserer Erkenntnisse über die Beziehungen von Resorption zu zellulärer Leistung und Zellform. Und eigene Untersuchungen, die wir im Rahmen solcher Fragestellungen auch für den Darm anstellten, haben nichts zutage gefördert, was durch die an HEIDENHAIN, HOFMEISTER und GOLDMANN anknüpfenden Forschungen von KUCZYNSKI auf diesem Gebiete nicht schon bekannt wäre.

Das Gerüst der Darmschleimhaut ist sowohl in den Zotten, wie zwischen den Krypten und drüsigen Einsenkungen ein grundsätzlich retikulär gebautes Bindegewebe mit lymphoblastischen Fähigkeiten. Es besteht aus sternförmig sich verästelnden anastomosierenden Zellen, die sich in netzartiger Anordnung ausbreiten. Die Retikulumzellen stehen in engster, wohl auch entstehungsgeschichtlicher, Beziehung zu den Adventitialzellen der Schleimhautgefäße. Die Netzmaschen sind ausgefüllt mit verschiedenartigen Zellen, deren Bestand in Beziehung zu Form und Menge der Ernährung ein sehr wechselnder ist. Es lassen sich hier drei Zellgattungen voneinander trennen: histiozytäre Elemente mit makrophagozytären Fähigkeiten, lymphoide ungranulierte und leukozytoide granulierte Zellen. Die histiozytären Zellen sind direkte Abkömmlinge des Retikulums und entstehen, wie auch sonst überall im Mesenchym durch Loslösung aus dem synzytialen Verband im Verlauf gesteigerter Leistungen. Sie erscheinen dann als speicherfähige „Wanderzellen" mit großem scharf abgrenzbarem Protoplasma und hellem mannigfach geformtem Kern. Solche Zellen sind durch alle Übergänge mit noch im Netzverband gelegenen gleichfalls speicherfähigen schmalkernigen retikulären Gebilden verbunden. Sie enthalten meist phagozytiertes Material in ihrem Leib, außer roten Blutkörperchen, Eisen, Fett und Glykogen auch weiße Blutkörperchen und deren Trümmer. Die Fähigkeit zur Farbstoffspeicherung kommt jedoch auch den noch im Verbande ruhenden Zellen zu, wobei je nach dem Grade der vorausgegangenen Aktivierung durch frühere resorptive Leistungen das Speichervermögen verschieden ist. Im Hungerdarm kann man auch beim Menschen in ähnlicher Weise wie KUCZYNSKI es für die Maus und Ratte geschildert hat, ganze Zotten lediglich aus solchen retikulären Teilen zusammengesetzt finden. Die lymphoiden Zellen im Zottengerüst stellen sich als kleine Lymphozyten und Plasmazellen dar. Jene sind durchweg spärlicher als die Plasmazellen und treten ganz hinter diesen zurück. Fast stets kann man sie auf der Durchwanderung durch das Epithel ins Darmlumen erblicken, besonders bei reichlicher Nahrungs-zufuhr. Dann finden sie sich auch in den stark erweiterten zentralen und perinodulären Lymphräumen in großer Menge. Die in den Zotten vorhandenen Plasmazellen zeigen alle Merkmale dieses Zelltyps. Ganz selten sind sie in Mitose fixiert. Oft überwiegen sie aber alle anderen vorhandenen Zellen. Außer typischen Formen kommen aber auch lymphoblastische Reizformen vor, besonders in nächster Nachbarschaft der Gefäße, wo zweifellos die Keimlager für die Zellen lymphozytärer Natur zu suchen sind. In stark tätigen Därmen sieht man hier jedenfalls häufig fast epithelartige vieleckige platte voneinander abgrenzbare Zellen mit leicht basophilem Zelleib und großem Kern auftreten, die sich mitotisch teilen und mit der Bildung von Lymphozyten und Plasmazellen in engster Beziehung stehen. Reichliche Fütterung bewirkt eine starke Vermehrung aller lymphoider Zellen nicht nur in den Lymphknötchen, sondern auch sonst überall im Zottenstroma, während im Hungerdarm lymphoide Zellen vollständig fehlen können. Granulozyten spielen in der normalen Darmwand gegenüber den lymphatischen Zellen eine ganz untergeordnete Rolle, ja sie können ganz vermißt werden, auf der Höhe der Verdauung im Gerüst und Kapillaren aber auch in großer Menge vorhanden sein. Soweit es sich um gelappt-

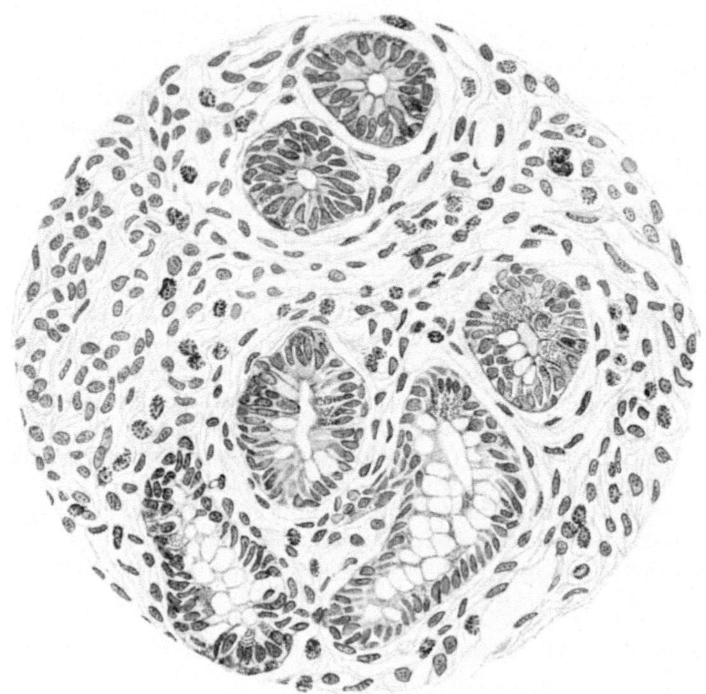

Abb. 1. Panethsche und gelbe Zellen in der Magenschleimhaut. (Ehrlich-Biondi-Heidenhainsche Färbung.) Zeiß: Obj. Ölimmers. Okul. 2.

kernige Zellen handelt, sind sie wenigstens zum Teil sicherlich aus den Gefäßen ausgewandert. Häufig sieht man aber auch einkernige, insbesondere reichlich eosinophile Granulozyten, deren autochthone Entstehung ich zugestehen möchte. Man hat oft den Eindruck, daß sie von den tieferen Gerüstschichten aus die Darmwand überschwemmen, zum Teil dabei ins Lumen vordringen. Gerade bei der Beurteilung des Granulozytenbestandes, über den man nur bei Anwendung der Oxydasereaktion zuverlässigen Aufschluß bekommt, erweisen sich tierexperimentelle Untersuchungen sehr klärend, wie wir sie insbesondere den vorbildlichen Untersuchungen von Hofmeister und von Kuczynski verdanken. Daraus geht hervor, daß wenigstens für die Versuchstiere in der Regel für die im Darm erforderliche Bewältigung der Nahrungsmittel und die Aufsaugung der Nährstoffe verschiedener Art die Gegenwart erheblicher Leukozytenmengen gänzlich entbehrlich ist, daß dagegen bei einseitiger Fütterung jeder Art am leichtesten bei Fleisch-, aber auch Milch- und Eigelbfütterung starke leukozytäre Reaktionen auftreten. „Jede ungewohnte oder im Übermaß zugeführte Nahrung führt zur Leukozytose der Darmschleimhaut, wenn dabei die normale Tätigkeit des Epithels gestört wird, soweit sie im Abbau und der Assimilation antigen wirksamer Nahrungsbestandteile besteht." Da im Anschluß an zweifellos entzündungserregende Einflüsse ähnliche Reaktionen innerhalb der Darmwand auftreten, betrachtet KUCZYNSKI die Steigerung der leukozytären Einwanderung in die Darmzotten als den Ausdruck einer Störung bzw. als Abwehrleistung des Körpers. Ein Übertritt von abbaufähigem Material durch die sonst schützende Epithellage steht damit am Anfang jeder Darmentzündung. Auf jeden Fall bieten uns derartige physiologische Regulationsmechanismen mit ihren fließenden Übergängen zu krankhaften Steigerungen die Grundlage für das Verständnis mancher Form von Darmerkrankungen, insbesondere auch der bei den Ernährungskrankheiten der Säuglinge auftretenden Veränderungen. Wenn es bis heute zwar noch nicht möglich ist, einer bestimmten Kost- und Ernährungsform einen entscheidenden Einfluß auf die Zusammensetzung des Schleimhautstromas zuzuschreiben, so zeigt doch die nicht zu verkennende Abhängigkeit des Zellbestandes von der Menge der verwertbaren Nährstoffe die große Bedeutung einer funktionellen Betrachtung des Schleimhautbaues, die insbesondere bei der Besprechung der an den Lymphknötchen sich abspielenden Veränderungen offenbar werden wird. Stark tätige Zotten sind wesentlich zellreicher, kürzer und dicker als die schmalen langen und fast ausschließlich aus histiozytären Zellen bestehenden in der Ruhe oder im Hungerzustand. Bei Fütterung mit gekochtem Fleisch findet man die höchsten Zellwerte überhaupt (KUCZYNSKI). Von den Beziehungen zu Aufsaugungsleistungen hängt es wesentlich ab, wenn der Zustand der Darmschleimhaut nicht an allen Stellen des Darmkanals das gleiche Verhalten zeigt, sondern im unteren Dünndarm und im Dickdarm ein im ganzen beständigeres Bild mit mittlerem Zellgehalt bietet.

Das gilt auch für das Epithel der Schleimhaut und Krypten. Die Differenzierung der entodermalen Zylinderepithelien in verschiedene Zellformen ist hier ebenso von funktionellen Einflüssen abhängig wie der Zellgehalt des Stromas. Das Oberflächenepithel der Dünndarmzotten besteht aus resorbierenden mit einem Bürstensaum versehenen Zellen und schleimsezernierenden Becherzellen. Die zwischen den Zotten mündenden LIEBERKÜHNschen Drüsen enthalten außerdem noch in den basalen Abschnitten spezifische Drüsenzellen mit azidophilem granuliertem Protoplasma, die gewöhnlich als PANETHsche Zellen bezeichnet werden. Als SCHMIDTsche gelbe Zellen werden Epithelien verstanden, die, im ganzen Dünndarm verstreut, wie eingeklemmt zwischen anderen Zellen liegen und durch eine bei Formolfixierung am besten in Erscheinung tretende gelbliche Färbung des sich nach außen verbreiternden Protoplasmaleibes ausgezeichnet sind. Trotz vieler darauf gerichteter Bemühungen ist über die Bedeutung der PANETHschen und der gelben Zellen, ihre Funktion und ihre Beziehungen zueinander und anderen Epithelien bisher nicht viel Positives zutage gefördert worden, wogegen das Vorkommen und die Bedeutung der Becherzellen in großen Zügen wenigstens klargestellt sind. Nach PANETHs eigenen Angaben sind seine Zellen ein regelmäßiger Bestand im Fundus der LIEBERKÜHNschen Krypten. Sie entsprechen Epithelzellen, deren Protoplasma körnig geworden ist und sich später in Sekret umwandelt. Die Zellen glichen Becherzellen und wandelten sich nach Entleerung der Sekrete wieder in Epithelien um. Heute wird ganz allgemein eine Beziehung von PANETHschen Zellen und Becherzellen bestritten. Hinsichtlich der Beschreibung dieser Zellen beim Menschen kann auf die genauen Angaben von NICOLAS, ZIMMERMANN, BLOCH und SCHMIDT verwiesen werden. In der Entwicklung treten sie erst verhältnismäßig spät in Erscheinung, jedenfalls nicht vor dem 7. Monat. Sie liegen dann neben Becherzellen im Drüsengrunde, zeigen aber keine Übergänge zu ihnen. Bei Erwachsenen sind sie in jeder Krypte des Jejunums und Ileums zu finden, wobei die Zahl der Zellen in einzelnen Buchten großen Schwankungen unterliegen kann. Nach Schmidt sind sie im Ileum reichlicher als in den oberen Dünndarmabschnitten. Auch im Wurmfortsatz sind sie in jedem Lebensalter nicht selten. Bloch sah sie auch im Dickdarm bei Säuglingen, Schmidt jedoch hier nur im Bereich epithelialer Geschwülste. Nach Oppel und Kull (1) kommen sie nicht nur in den Lieberkühnschen Krypten und Brunnerschen Drüsen, sondern auch im Zottenepithel vor. Über ihr Verhalten bei Darmerkrankungen ist wenig bekannt. Das hängt zum Teil wenigstens damit zusammen, daß die charakteristischen Granula sehr hinfällig sind und im Leichendarm rasch aufgelöst werden. Thorel sah sie bei katarrhalischen und atrophierenden Prozessen ebenso wie im normalen Darme, fast beständig auch in der Nachbarschaft und in den Randteilen der verschiedensten Geschwürsarten. Wiederholt sind sie auch in Geschwülsten beschrieben worden, ebenso wie, zuletzt von Chuma, in Darmdrüsen der Magenschleimhaut. Daß die leicht festzustellenden Unterschiede in der Größe und Färbbarkeit der einzelnen Granula verschiedene Funktionsstadien darstellen, scheint sicher zu sein, ebenso daß die Körnchen in die Lichtung der Drüsen entleert werden. Ob aber die Ansicht von Bizzozero und Kull (2) richtig ist, daß die Panethzellen durch eine allmähliche Umwandlung aus Becherzellen entstünden, ist vorläufig nicht zu entscheiden, ebensowenig wie die Frage nach ihrer Bedeutung. Ihr gesetzmäßiges Vorkommen im ganzen Dünndarm bei Menschen und bei pflanzenfressenden Säugetieren während des ganzen Lebens deutet auf eine dauernde Funktion für die Verarbeitung der aufgenommenen Nahrung hin. Während Bloch sie mit der Verdauung der Milch in Verbindung bringt, denkt Schmidt an Beziehungen zu den pflanzlichen Bestandteilen der Nahrung.

Noch viel unklarer sind die im Schrifttum auffindbaren Angaben über die gelben Zellen, deren ausführliche Beschreibung J. E. Schmidt gegeben hat, nachdem Kultschinsky, Nicolas und Müller sie wohl schon vorher gesehen haben. Diese Zellen finden sich zwischen den Epithelien der Darmschleimhaut, besonders am Ende der Lieberkühnschen Krypten, wenig oder gar nicht im Oberflächenepithel. Sie besitzen einen breiten Fuß, der bei Müller-Formolfixierung gelb gefärbt erscheint, und aus zahlreichen feinen Körnchen zusammengesetzt ist. Der große bläschenförmige Kern wird von ihnen halbkreisförmig umgeben, nie liegen sie in der lumenwärts gelegenen Seite der Zellen. Ihre Kerne sind vielfach etwas größer, heller und rundlicher als die benachbarter Epithelien. Meist erscheinen sie wie angelagert an die Fundusepithelien oder wie dazwischengedrängt. Sie fallen schon im ungefärbten Präparat als gelbe Gebilde auf und behalten diese Farbe auch nach Karmin- und Hämatoxylinfärbung bei. Im Dünn- und Dickdarm kommen sie gleichmäßig verteilt in allen Lebensaltern vor, auch beim Neugeborenen sind sie mühelos zu finden. Von Tang u. a. sind sie bei den verschiedensten Tieren gesehen worden. Während Schmidt und nach ihm Kull (1) die gelben gefärbten Zellen von den Azidophilen scharf trennt, behauptet Suda, daß es in der Genese der chromaffinen und azidophilen Zellen vielleicht keinen Unterschied gibt. Durch Fütterung und im Hunger hat Tang Veränderungen im Zelldurchmesser beobachtet. Ihre Bedeutung ist ganz ungeklärt. Wegen ihrer Fähigkeit, sich bei Chrombehandlung zu bräunen, hat man an Beziehungen zum chromaffinen System und Paraganglien gedacht. Doch spricht sowohl Aussehen wie Lagerung gegen eine solche Ansicht. Sie scheinen in gewissem Ausmaße eine Bewegungsfähigkeit zu besitzen. Vor einer Verwechslung mit eosinophilen Leukozyten und hämosiderinhaltigen Wanderzellen muß ausdrücklich gewarnt werden. Nach den Untersuchungen von

HAMPERL entspricht die Form der gelben Zellen ungefähr den benachbarten Zylinderzellen, ihr Maß erscheint etwas gegen die Lichtung gerückt, die charakteristischen Körnchen liegen an der Zellbasis und schwärzen sich bei der Behandlung mit ammoniakalischer Silberlösung. Die von verschiedenen Untersuchern (DANISCH) aufgestellte Behauptung, die gelben Zellen seien im Verlauf der embryonalen Entwicklung aus dem Bindegewebe in das Epithel eingewandert und als nervöse, dem chromaffinen System angehörende Elemente aufzufassen, ist vielfach bestritten worden. Beim Menschen kommen gelbe Zellen außer im Darmepithel auch als starke abgeplattete Zellen in den BRUNNERschen Drüsen und im Ductus pancreaticus vor. Bei den Darmentzündungen spielen sie keine besondere Rolle, um so größer ist ihre Bedeutung für die Geschwülste der Darmschleimhaut (siehe diese).

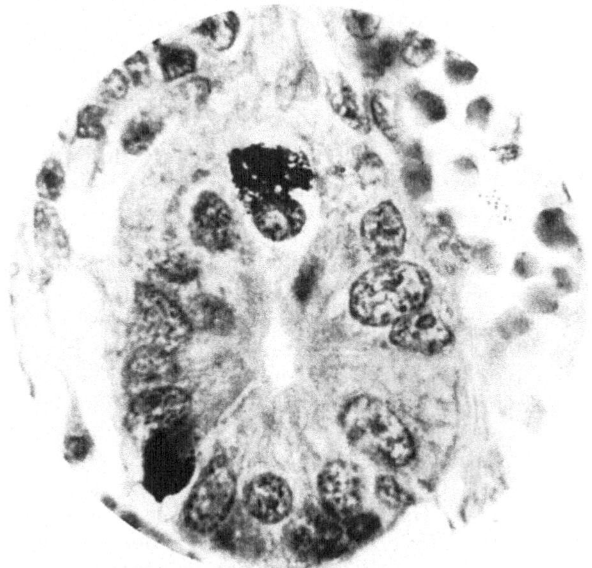

Abb. 2. Normale gelbe Zellen, längs getroffen. Menschlicher Dünndarm. Modifizierte Versilberungsmethode nach MASSON. (HAMPERL: Virchows Archiv Bd. 266.)

Am besten unterrichtet sind wir zur Zeit über das Verhalten der Becherzellen und ihr Auftreten bei den verschiedensten Zuständen, denen eine vermehrte Schleimsekretion gemeinsam ist. Auch hier ergeben sich enge Beziehungen und Übergänge von funktionellen physiologischen Zuständen zu pathologischen Prozessen, die über die Bilder der als sog. Colica mucinosa bezeichneten Sekretionsanomalien zu den katarrhalischen Entzündungen führen.

Eine Vermehrung der Becherzellen findet sich stets dann, wenn der Darm „leer" arbeitet und keine resorptiven Leistungen seitens des Darmepithels verlangt werden. Alles spricht dafür, daß die Becherzellen dabei aus einer direkten Umwandlung gewöhnlicher Zylinderzellen entstehen, also keine besondere Zellrasse, sondern nur ein funktionelles Stadium darstellen. Sie bedeuten nach SCHMITT ein gewisses Reifestadium der normalen Zellentwicklung bzw. der Zellfunktion. Damit steht auch die wiederholt bestätigte Angabe SOBOTTAs in Einklang, daß Kernteilungen bei der zunehmenden Becherzellbildung sehr spärlich zu finden sind. Durch einen besonderen Reichtum an Becherzellen ist der normale Neugeborenendarm ausgezeichnet, wo das Oberflächenepithel im unteren Ileum und vor allem im ganzen Dickdarm fast ausschließlich aus schleimbildenden Epithelien besteht, zwischen denen nur ganz vereinzelte schmale, nach Schmitt entleerte Zellen vorkommen. Ihre Ausbildung aus aufsaugenden Zellen setzt beim Föt bereits am Ende des 3. Monats ein und ist am Ende des 6. Monats schon in gleichem Maße wie bei der Geburt festzustellen. Schon in so frühen Stadien sind Beziehungen zwischen dem Darniederliegen der resorptiven Tätigkeit und der Bildung von Becherzellen erkennbar. Wenn in der Mitte der Schwangerschaft resorptionsfähiges Fruchtwasser in den Darm gelangt und mit der Bildung von Mekoniumkörperchen einhergehende Aufsaugungserscheinungen am Epithel zu beobachten sind, ist ihre Zahl noch sehr gering. In den späteren Monaten, wenn das eingedickte Mekonium keine resorptionsfähigen Stoffe mehr enthält und das Fruchtwasser wegen der Füllung der unteren Darmabschnitte nur noch in den Magen und den oberen Dünndarm gelangen kann, tritt die Schleimbildung immer deutlicher hervor, so daß schließlich der ganze Dickdarm und später auch das Ileum mit einer fast zusammenhängenden Schicht von Becherzellen und Schleim überzogen ist (Schmitt).

Ganz ähnlich liegen die Bedingungen für die Umwandlung der resorbierenden Epithelien in Becherzellen, wo es in ausgeschalteten Darmschlingen (Herzog), etwa bei der Gastroenteroanastomose, beim Anus praeternaturalis, aber auch bei entzündlichen und krebsigen Verengungen zur vermehrten Schleimbildung kommt; die nicht mehr resorbierenden Epithelien wandeln sich in Becherzellen um. Die Schleimbildung im verschlossenen Wurmfortsatz gehört ebenso hierher wie die Bildung kleiner Schleimzysten aus in die Lymphknötchen eingelassenen Dickdarmdrüsen bei der Colitis cystica. Sehr charakteristisch sind die gleichen Veränderungen im Hungerdarm, wo schließlich in ähnlicher Weise wie beim Darmverschluß ein mehr oder minder langdauerndes Leerarbeiten des Darmrohres gegeben ist. Ich habe vor allem während meiner Tätigkeit im Felde bei schweren Hungeratrophien wiederholt derartige Bilder gesehen, die sich weder im makroskopischen noch im histologischen Verhalten von Bildern der sog. Colica mucosa unterschieden, wie sie sonst bei spastischen Kontraktionszuständen des Dickdarms (klinisch oft mit Verstopfung einhergehend) besonders im Sigmoid und Colon descendens auch dem pathologischen Anatomen gelegentlich zu Gesicht kommen und vielfach klinischerseits besonders beachtet werden (Nothnagel, von Noorden, A. Schmidt). Diese Schleimkolik, bei der anfallsweise reichlich Schleim in Form von einzelnen Fetzen oder wurmartigen Darmrohrausgüssen entleert wird, wird von Noorden u. a. analog dem Asthma bronchiale als eine auf nervöser Grundlage beruhende Sekretionsanomalie (Sekretionsneurose) der Dickdarmschleimhaut angesehen und als ein Zeichen gesteigerter Drüsentätigkeit gedeutet.

Das histologische Bild der makroskopisch netz- und strangförmigen zähen Schleimauflagerungen auf der Höhe und in der Tiefe der Falten ist bei all den erwähnten Zuständen stets das gleiche. Man sieht eine aus unregelmäßigen faltigen Schleimmassen gebildete Auflagerung von verschiedener Dicke, die abgestoßene und mannigfach deformierte Zellen umschließt und innig mit der Schleimhaut zusammenhängt. Bei spezifischen Schleimfärbungen wird eine netz- oder gitterförmige Struktur in den Auflagerungen sichtbar, die aus senkrecht zur Oberfläche gerichteten durch Querbänder verbundene Bälkchen besteht, zwischen denen ein rundliches Maschenwerk ungefärbt bleibt. Nach Marchand setzt sich das Gitterwerk bis in die Drüsenschläuche fort. Es entsteht hier durch das Zusammenfließen verschieden großer Schleimtropfen, die teils einzeln, teils zu mehreren das Protoplasma der Becherzellen ausfüllen.

Die mit dem Ausguß der Drüsen zusammenhängenden Füllungen der Becherzellen erinnern MARCHAND in ihrer Anordnung an einen Tannenzapfen. Gelegentlich finden sich vereinzelte meist pyknotische Lymphozytenkerne zwischen den
Schleimmassen in den Krypten, während das Gewebe zwischen diesen etwas
zusammengedrückt erscheint und das Stroma einen wechselnden Gehalt an
Lymphozyten und Plasmazellen aufweist. Leukozyten fehlen gewöhnlich ganz.
Das gelegentliche Vorkommen von Eosinophilen kann keineswegs als ein besonderes charakteristisches Merkmal dieser Erkrankung angesehen werden
(STÜCHTE), wie überhaupt Zeichen einer entzündlichen Gewebsreaktion meist
vermißt werden und die gesteigerte Schleimbildung durchaus das Bild beherrscht. Immerhin ist doch in manchen „Hungerdärmen" auch gelegentlich

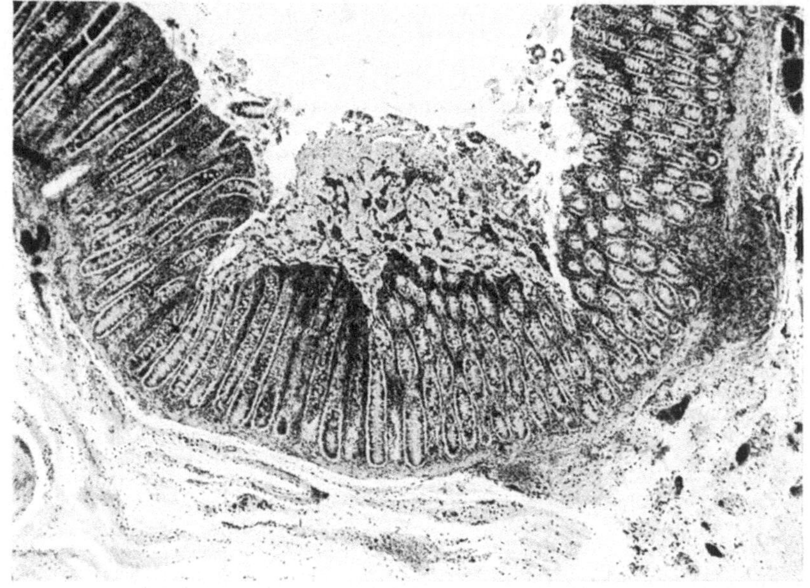

Abb. 3. Colitis mucinosa im Hungerdarm. Umwandlung fast sämtlicher Zylinderepithelien in
Becherzellen mit starker Schleimbildung und Zellabstoßung.

ein stärkerer Leukozytenreichtum im Zottengerüst und ein Durchwandern
von Zellen durch das Epithel zu beobachten, so daß hier gewisse Beziehungen
zu entzündlichen Vorgängen katarrhalisch-exsudativer Natur gegeben sind.
Höchst wahrscheinlich sind dabei die echt entzündlichen Vorgänge als etwas
Sekundäres aufzufassen und hängen mit einer zur Änderung der Epitheldurchlässigkeit führenden Schädigung der Epithelien zusammen. Im allgemeinen
wird eine strenge Trennung von einfachen Sekretionsstörungen und Entzündungen anzustreben sein. Es ist aber andererseits sehr bemerkenswert, daß auch
bei primär entzündlichen Veränderungen nicht nur bakterieller, sondern auch
toxischer Natur eine vermehrte Schleimabsonderung der Epithelien einsetzen
kann, die als reaktive Erscheinung gedeutet wird, und vielfach wohl in Abhängigkeit von gleichzeitigen Kreislaufsstörungen steht. Sogar bei manchen
Vergiftungen durch ätzende Stoffe (Lysol) oder bei der Urämie lassen sich ausgedehnte Umwandlungen von Zylinderepithelien in Becherzellen nachweisen
(SCHALL), während die eigentlich entzündlichen Veränderungen, Hyperämie und
Leukozytenvermehrung dabei erst in einiger Tiefe erscheinen.

II. Allgemeines über die Entstehung der Darmentzündungen.

Ist man geneigt. in den Vorgängen der normalen Resorption im Darm und den damit zusammenhängenden zelligen Reaktionen im Stroma ein normales Vorbild für „entzündliche" Veränderungen und in pathologische Formen gelenkte Aufsaugungsprozesse zu erblicken, so tritt bei der Erörterung entzündlicher Darmveränderungen in den Vordergrund des Interesses zunächst die Frage nach den Umständen, welche die normalerweise abdichtende und den Übertritt unabgebauter Stoffe hindernde Fähigkeit des Epithels zu schädigen geeignet sind, seine Durchlässigkeit erhöhen und mit dem Durchtritt abbaufähigen Materials in die Darmwand die pathologischen Resorptions- und Reaktionsvorgänge im Bindegewebs-Gefäßapparat der Darmwand einleiten. Sehr durchsichtig sind die Verhältnisse überall da, wo grobe Epithellücken aus mechanischer, traumatischer oder chemischer Ursache die schützende Epitheldecke in mehr oder minder weitem Ausmaße unterbrechen und eine direkte Einwirkung des Darminhaltes auf die epithellose Schleimhaut ermöglichen. Hierzu gehören nicht nur Schleimhautverletzungen, Zerstörungen des Epithels durch Blutungen oder anämische Nekrose, auch der nekrotisierenden Wirkung exogener Ätzgifte oder bakterieller Giftstoffe (Ruhr) ist hier zu gedenken. Aber gerade bei der Mehrzahl aller „katarrhalischen" Darmentzündungen, insbesondere auch bei den mit klinisch eindrucksvollen Erscheinungen einhergehenden, sind, wie bei der Cholera, der Gastroenteritis paratyphosa den dyspeptischen Formen der Ernährungsstörungen bei Kleinkindern und Erwachsenen, Epithelschädigungen morphologisch meist nicht zu erweisen, wenn auch die Verhältnisse im Gerüst auf eine Änderung der Resorptionsbedingungen hindeuten. Schon bei Erörterung der normalen Resorptionsprozesse mußte darauf hingewiesen werden, daß die Art der Ernährung die Durchlässigkeitsverhältnisse des Epithels weitgehend beeinflußt. „Reizende" Kostformen jeder Art führen zum Auftreten entzündlicher auch leukozytärer Reaktionen im Stroma. Ein großer Teil der in kleinen Mengen als Abführmittel gebräuchlichen Stoffe wirkt in stärkeren Gaben entzündungserregend. So sind es vielfach von außen eingeführte oder im Darm erst entstehende chemische Stoffe, die die Durchlässigkeit des Epithels ändern und damit entzündliche Reaktionen auslösen. Die von außen eingeführten gehören den verschiedensten chemischen Gruppen an, insbesondere Fettsäuren, Metalloide, Metallsalze, Alkaloide und aromatische Stoffe kommen in Betracht. Praktisch spielen Schädigungen des Darmes durch derartige von außen eingeführte Gifte eine große Rolle, weil, wie auch Krehl betont, die Grenzen von normalen und pathologischen Verhältnissen hier völlig ineinander übergehen und die Empfindlichkeit gegen sie bei verschiedenen Individuen außerordentlich wechselnd ist. Individuelle Einflüsse treten auch da sehr deutlich in Erscheinung, wo im allgemeinen unschädliche Nahrungsmittel (Sahne, Käse usw.) zu schweren Durchfallserkrankungen führen. Hier sei aber auch daran erinnert, daß selbst sehr starke Gifte, wie arsenige Säuren, deren Genuß bei den meisten Menschen sehr schwere katarrhalische Veränderungen hervorruft, bei gewohnheitsmäßigen Arsenesser anstandslos in großen Mengen vertragen werden können. Zu den von außen eingeführten Giften gehören auch die durch Bakterienwirkung in Nahrungsmitteln entstehenden Zersetzungsprodukte, die wie das Botulismusgift, nicht nur zu schweren Darmstörungen, sondern auch zu Allgemeinvergiftungen führen können. Auf ähnliche Weise entstehende giftige Alkaloide und bakterielle Toxine sind sicherlich gleichfalls oft von großer Bedeutung.

Eine viel größere Rolle spielen aber bakterielle Prozesse im Darmkanal selbst, sei es, daß sie im Verein mit Unregelmäßigkeiten der Ernährung zu pathologischen Zersetzungsvorgängen führen, sei es, daß sie als krankmachende Keime auf vorbereitetem Boden oder kraft ihrer eigenen Giftwirkung die Darmwand schädigen. Von der ungeheuren Menge der mit der Nahrung täglich eingeführten Keime wird zwar ein großer Teil im Magen sicherlich ganz abgetötet oder zum mindesten stark geschädigt. Jedenfalls gelangt nur ein geringer Teil in den Dünndarm, wo ihnen aber meistens außer geringfügigen Kohlehydratgärungen nennenswerte Wirkungen nicht zukommen. Es ist sehr lehrreich und für die Entstehungsweise der verschiedensten Darmerkrankungen sehr wichtig, daß der speisenfreie Dünndarm bei Tieren (Strasburger, Moro, Lit.) und beim Menschen (Bessau) nur eine verschwindend kleine Zahl von Keimen enthält. Ebenso wichtig sind die Untersuchungen von Morgenroth und seinen Schülern, die dartun, daß die Virulenz verfütterter pathogener Keime während des Durchgangs durch den normalen Darm erheblich herabgesetzt wird. Erst im unteren Teil des Dünndarms, sowie im Coecum und Colon ascendens spielen schon normalerweise Bakterien eine größere Rolle. Zahlreiche Arten von Spaltpilzen, die andauernd in den Magendarmschlauch eingeführt werden, gehen in ihm zugrunde und sind in den Fäzes nicht mehr nachzuweisen und meist beherrschen nur wenige bestimmte Formen der Coli-Aerogenes-Gruppe die Darmflora. Wenn auch die rein chemischen Aufgaben der Aufsaugung und Verdauung der Nahrungsmittel durch Bakterien sicherlich nicht gefördert werden, so sind sie doch von großer Bedeutung zur Erhaltung einer annähernd konstanten Wasserstoffionenkonzentration im Darm und zur Regulierung der Gärungs- und Fäulnisprozesse (UFFENHEIMER). Ob ihnen für die Aufschließung der Zellulose noch eine besondere Aufgabe zukommt, die beim Menschen durch fermentative Vorgänge nicht angegriffen wird, ist vorläufig nicht geklärt. Eine zusammenfassende Darstellung über die Bedeutung der normalen Darmbakterien für den gesunden Menschen findet sich bei KÜSTER im Handbuch von KOLLE-WASSERMANN, sowie bei UFFENHEIMER in PFAUNDLER-SCHLOSS-MANNS Handbuch der Kinderheilkunde. (Siehe auch den Abschnitt: Ernährungsstörungen der Säuglinge.) Die wichtigste Feststellung, die auch für die Pathologie von allergrößter Bedeutung ist, sehe ich darin, daß die Menge und Art der Keime im Darm weitgehend von der Beschaffenheit der Nahrung und der Lebensverhältnisse überhaupt abhängig ist. Jede Veränderung in der Zusammensetzung des Chymus führt zu einer Änderung der Lebensbedingungen für die Bakterien und damit zu Änderungen ihres Standortes, ihrer Menge und ihrer Eigenschaften. Die große Bedeutung veränderter Ernährungsverhältnisse ist besonders für die Bakterienbesiedlung des Neugeborenendarmes sehr eindrucksvoll, wenn der vorher keimfreie Darm durch Nahrungskeime bevölkert wird, deren Menge und Art bereits am 4. Lebenstage beständig ist, wobei je nach der Art der Ernährung — Flaschen- oder Brustmilch — eine ganz verschiedene Bakterienflora zu finden ist (s. S. 354); beim Übergang zur gemischten Kost tritt neuerdings eine Änderung des Bakterienbefundes ein. Stagnationen des Darminhaltes führen zur Keimbesiedelung auch sonst keimfreier Dünndarmabschnitte (endogene Infektion, MORO) wobei es zu pathologischen Zersetzungsvorgängen insbesondere Gärungserscheinungen kommt, deren Produkte — insbesondere wieder Fettsäuren — das Epithel schädigen und damit einen Übertritt von Keimen und Nahrungsabbaustoffen ermöglichen. Solche Vorgänge spielen nicht nur bei den Ernährungskrankheiten der Kinder eine ausschlaggebende Rolle, sondern stehen auch am Anfang sehr vieler Verdauungsstörungen der Erwachsenen, deren beststudierte die Gärungsdyspepsie darstellt. Das unversehrte Epithel gestattet vorhandenen Keimen nicht den Übertritt in die Darmwand, aber schon geringfügige Schädigungen, die meist morphologisch gar nicht faßbar sind, zu denen Beweglichkeitsstörungen des Darmes, Temperaturschwankungen, Übermüdung gehören, reichen hin, um das Epithel durchgängig zu machen (POSNER und KOHN). Bei gestörter Darmabsonderung, nach reizenden Speisen wuchern nicht nur die normalen Darmbewohner aufs lebhafteste und breiten sich auch auf sonst keimfreie Darmteile aus, auch fremden Keimen ist dann der Eintritt in den Organismus zweifellos erleichtert. Ich erwähne in diesem Zusammenhange nur die eindrucksvollen Versuche von UHLENHUT und HÄNDEL, die durch Herabsetzung der Allgemeinkonstitution (Hunger, Ermüdung) bei Ratten eine tödliche Infektion mit Gärtnerbazillen erreichten, obwohl diese Keime sonst ein rein saprophytäres Dasein im Verdauungsschlauch zu führen pflegen. Die meisten entzündlichen Darmerkrankungen entstehen durch eine Änderung der normalen Bakterienflora, wobei das Auftreten von abnormen pathogenen Keimen meist viel wichtiger ist als eine absolute oder relative Vermehrung normaler Darmbewohner. Dabei bestehen sicherlich im angedeuteten Sinne sehr enge Beziehungen zwischen chemischen — endogen oder exogen entstehenden — Schädlichkeiten, damit zusammenhängenden Änderungen des Darminhaltes, der gleichzeitig Nährboden für die Bakterien ist, Wucherung normaler Darmbewohner und Ansiedlung pathogener Keime. Die Bedeutung von Diätfehlern bei der Entstehung infektiöser Darmerkrankungen, auch der bazillären Ruhr — sie schließt sich insbesondere bei Kindern häufig an Ernährungsstörungen an — erscheint dadurch in besonderem Lichte. Insbesondere im Säuglingsdarm, der bei Frühgeburten oft schon an und für sich funktionell minderwertig erscheint, verdienen solche Beziehungen allergrößte Beachtung, wo schon ganz geringe Fehler in Menge und Art der Nahrung genügen, um zu den gefährlichsten Bakterienwucherungen zu führen. Auch Beweglichkeitsstörungen jeder Art, Darmlähmungen, Stauungen des Inhaltes von Verengungen üben auf Art und Menge der Keime und die Durchlässigkeit des Epithels einen großen Einfluß aus, ebenso wie parenterale Infektionen insbesondere im Kindesalter als schädigende Faktoren in Frage kommen. Die bei abnormer Keimwucherung im Darm entstehenden bakteriellen oder der Nahrung entstammenden giftig wirkenden Abbaustoffe, können aufgesaugt werden und zu schweren Allgemeinerscheinungen (Intoxikation) führen, ohne den anatomischen Bau der Darmwand, insbesondere des Epithels selbst zu schädigen. Stärkere Giftwirkungen führen aber regelmäßig auch zu anatomischen Schädigungen, die eben unter dem Bilde der verschiedenen Formen der Darmentzündung uns entgegentreten. Aber Art und Stärke funktioneller Störungen stehen nicht in einer unmittelbaren Beziehung zur Art und Grad der anatomischen Veränderungen. Die durch Bakterienwirkung im Darm entstehenden Stoffe gehören zu den verschiedensten chemischen Körpern. Als Produkte saurer Gärung der Kohlehydrate kommen Milchsäure, Buttersäure, Essigsäure in erster Linie in Frage, die in großen Mengen nicht nur die Darmbewegung beeinflussen, sondern — oft auch morphologisch erkennbar — die Schleimhaut schädigen, zum mindesten die Durchlässigkeit des Epithels erhöhen. Unter den Bildungen der Eiweißfäulnis seien insbesondere

Schwefelwasserstoff und Methylmerkaptan genannt, die unter normalen Verhältnissen nur im Dickdarm vorkommen. Die stärkste faulige Zersetzung findet sich bei Verengungen des Dünndarms. Das Auftreten von Zersetzungsprodukten, insbesondere die Anwesenheit niederer Fettsäuren steht in engster Beziehung zum Auftreten von Durchfallserscheinungen (Diarrhöe). Maßgebend für das Zustandekommen des wäßrigen Stuhles dabei ist in erster Linie die bei der schnellen Dünndarmpassage abnorm wasserreiche Zusammensetzung des Darminhaltes, wobei nicht nur eine Verminderung der Flüssigkeitsaufsaugung, sondern oft auch eine vermehrte Ausscheidung und Transsudation (Cholera) eine Rolle spielt.

Es muß eine weitere Aufgabe auch experimenteller Forschung sein, die Veränderungen der Epitheldurchlässigkeit, die an dem Anfang jedweder Form der Darmentzündung steht, nach ihren Entstehungsbedingungen, ihren Folgen für den Übertritt der verschiedenartigsten Darminhaltsstoffe und ihren morphologischen Ausdruck zu erforschen. Die Fälle, wo das Epithel mechanisch oder durch Giftstoffe vollständig zerstört ist, liegen ja klar. Aber dort wo wir nur aus den Folgen auf veränderte Durchlässigkeitsbedingungen schließen können, sind unsere morphologischen Kenntnisse noch sehr ergänzungsbedürftig. Damit hängt es zusammen, daß wir über die feinere pathologische Anatomie sehr vieler insbesondere katarrhalischer Darmerkrankungen nur notdürftig unterrichtet sind. Freilich soll nicht verkannt werden, daß eine Durcharbeitung dieser Verhältnisse am Leichenmaterial die allerungünstigsten Bedingungen findet.

III. Die verschiedenen Formen der akuten Darmentzündungen.

a) Die katarrhalische Entzündung.

Die Veränderungen des Epithels beim akuten Darmkatarrh und den verschiedenen Formen der katarrhalischen Darmentzündung überhaupt haben nur wenig mit den oben erörterten Absonderungsstörungen gemein. Hier geht die Verschleimung mit einer viel lebhafteren Neubildung und Abstoßung der ganzen Zellen vor sich, während zugleich die Merkmale der Entzündung, Hyperämie, Infiltration und Exsudation, deutlich in die Erscheinung treten. Man muß offen zugeben, daß es sehr schwer ist, ein einwandfreies Bild von den makroskopischen und histologischen Veränderungen beim Darmkatarrh zu geben. Vor allem, weil bei jeder Untersuchung des Leichendarms, sofern er nicht lebensfrisch entnommen wird, mit Leichenveränderungen zu rechnen ist, deren Abgrenzung von intravitalen Veränderungen vielfach unmöglich ist. Aschoff hat sicherlich recht, wenn er sagt, daß die Schilderungen der katarrhalischen Veränderungen bei vielen Autoren weniger aus eigener Erfahrung gewonnen, als vielmehr aus den klinischen Bildern und den Befunden an anderen sichtbaren Schleimhäuten erschlossen sind. Immerhin hat es uns doch während des Krieges nicht an Gelegenheit gefehlt, das anatomische Bild der ätiologisch verschiedenartigsten katarrhalischen Darmerkrankungen aus eigener Anschauung in einwandfreiem Zustande kennen zu lernen und im histologischen Bilde festzuhalten. Asiatische Cholera, Cholera nostras, Gastroenteritis paratyphosa, Ruhr- und Streptokokkenerkrankungen neben akuten Arsen- und Nahrungsmittelvergiftungen lieferten so die Grundlagen für die Darstellung der anatomischen Befunde, die, im Einzelfalle zwar an Stärke und Lokalisation wechselnd, doch in ihrer Gesamtheit ein hinreichend genaues Bild von dem makroskopischen und histologischen Aussehen der katarrhalisch veränderten Darmwand geben. Praktisch ist wichtig, daß insbesondere bei den Ruhr- und Choleraerkrankungen nicht immer der gesamte Darm gleichwertige Bilder aufweist, sondern alle Übergänge zu mehr eitrigen und fibrinös-exsudativen sowie zu verschorfenden Prozessen neben rein katarrhalischen vorhanden sein können, wobei vielfach das rein katarrhalische Stadium den schweren Schleimhautveränderungen vorausgeht. Am reinsten und gleichmäßigsten sind die katarrhalischen

Entzündungserscheinungen bei den unter dem Bilde des akuten Brechdurchfalls verlaufenden Erkrankungen, insbesondere der asiatischen Cholera und der akuten Arsenvergiftung.

Schon am unaufgeschnittenen Darme fällt meist die schlaffe schwappende Beschaffenheit des mit dünnflüssigem Inhalt gefüllten Darmrohres auf, dessen ödematöse Wand oft verdickt ist. Eine leichte Rotfärbung der Außenseite wird dabei nie vermißt, sofern man nur früh genug die Sektion macht. Aber auch einige Zeit nach dem Tode ist eine stärkere Gefäßfüllung nicht nur in den abhängigen Teilen nachzuweisen, wenn auch die leuchtend rote eindrucksvolle Farbe des frischen entzündeten Darmes vielfach bald einem schmutzigen Grau Platz macht. Die bekannte klebrige, fadenziehende — seifige — Beschaffenheit der Bauchhöhlenflüssigkeit findet sich nicht nur bei der Cholera, sondern auch sonst bei den mannigfachsten entzündlichen Darmerkrankungen. Der Inhalt des Darmrohres weicht sowohl im Dünn und Dickdarm von dem gewöhnlichen Aussehen in Farbe, Zusammensetzung und Konsistenz stark ab. Sehr oft ist er vor allem im Dünndarm in eine wässerige, graue bis weißliche Flüssigkeit verwandelt, die fast vollständig geruchlos ist und in der kleine oder größere, zarte weißliche, manchmal auch mehr gelbliche membranartige Flocken und Fetzen herumschwimmen. Sie sind bald außerordentlich zahlreich und gelegentlich mit der Darmschleimhaut locker verbunden, bald ganz spärlich. Mitunter ist die Farbe des wässerigen Inhalts durch reichliche Gallebeimischung auch mehr gelblich-bräunlich. Aber keinesfalls kann diese wässerige Beschaffenheit des Inhalts als Regel angesehen werden. Es gibt immer wieder Fälle, wo er fester, gallig und bräunlich gefärbt ist. Dann riecht er gewöhnlich auch sehr unangenehm. Aber auch bei einem solchen Zustande des Inhalts werden die charakteristischen Eigenschaften

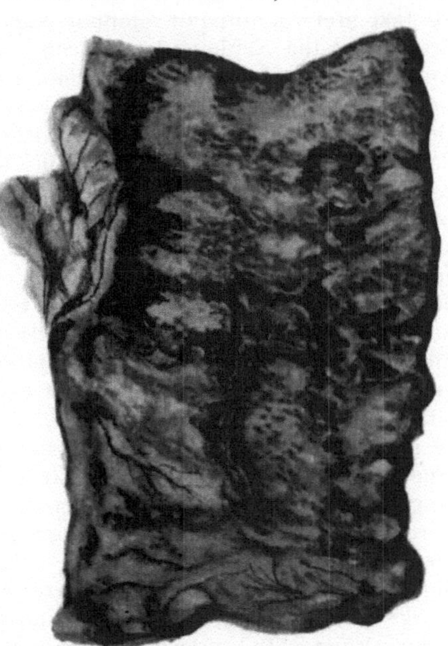

Abb. 4. Katarrhalische Entzündung des Ileums mit Blutungen und frischen Erosionen, lebendfrisch (akute Gastroenteritis ohne bakteriologischen Befund).

des frisch entzündeten Darmes, die hochgradige Blutüberfüllung und Schwellung der Schleimhaut meist nicht vermißt. Zwar wechseln sie stark nach Grad und Ausbreitung und die rote Färbung blaßt ebenso wie an der Serosa insbesondere bei längerem Liegen der Leiche häufig stark ab; aber auch bei Därmen, die erst einige Zeit nach dem Tode zur Untersuchung kommen, ist die starke Rötung insbesondere der Faltenhöhe gewöhnlich noch deutlich, wenn auch das eindrucksvolle Bild der samtartigen sattroten Schleimhaut nur wenige Stunden nach dem Tode anhält. Vor allem bei der Betrachtung unter Wasser ist gewöhnlich auch die starke Schwellung der hyperämischen Schleimhaut, die Umwandlung der zarten Zotten in plumpe rote Keulen unverkennbar. In schweren Fällen erstrecken sich Rötung und Schwellung auf die Höhe und Tiefe der Falten, doch können sie sich auch auf die Faltenkämme allein beschränken. Die Ausdehnung der Veränderungen ist natürlich sehr wechselnd. Bei Arsenvergiftungen und Cholera ist meist der gesamte

18*

Dünn- und Dickdarm befallen, oft ist aber auch nur der Dünndarm oder gar dessen untere Hälfte allein betroffen, während in anderen Fällen, insbesondere bei der Dysenterie lediglich der Dickdarm in Mitleidenschaft gezogen ist. Nicht so selten wechselt in den einzelnen Abschnitten auch die Stärke der Veränderungen, so daß stärker gerötete Teile mit meist kleineren helleren Flecken abwechseln. In engster Beziehung zu der Hyperämie stehen Schleimhautblutungen, die fast nie vermißt werden und bald als kleine Blutpunkte oft in Gruppen zusammenstehen, bald als flächenförmige Sugillationen die Schleimhaut durchsetzen. Sie bevorzugen oft die Höhe der Falten, in anderen Fällen die nächste Umgebung der Knötchen und lymphatischen Platten. Jene sind meist von einem zarten blutigen Ring umgeben, die Peyerschen Haufen oft von einem blutigen Netze durchzogen (siehe auch Abb. 48). Dazu kommt noch als fast stets schon mit bloßem Auge zu erkennende Veränderung eine starke Steigerung der Schleimabsonderung, die meist als umschriebene glasigweißliche Auflagerung auf der geröteten Schleimhaut in Ercheinung tritt. Seltener finden sich zähe dicke weißlich schimmernde Schleimmassen, welche der Oberfläche ziemlich fest anhaften und gelegentlich „kappenartig aus den Tälern zwischen den Dünndarmfalten hervorragen" (Stoerk). Der Zustand des follikulären Apparates ist sehr wechselnd und wird später gesondert besprochen werden. Starke Schwellungen gehören ebensowenig zum charakteristischen Bilde wie kleinere oder größere Geschwürsbildungen. Überhaupt stellt die Entwicklung geschwüriger Defekte stets bereits Verwicklungen des katarrhalischen Prozesses dar. Sind so Schwellung, Rötung der Schleimhaut, vermehrte Schleimabsonderung neben der Änderung der Inhaltsbeschaffenheit und gelegentlichen Blutungen die wesentlichsten und unverkennbaren makroskopischen Merkmale beim akuten Darmkatarrh, so sieht man doch gelegentlich überraschenderweise gar nichts oder nur sehr wenig von diesen, zumal bei rechtzeitiger Untersuchung, doch so eindrucksvollen Veränderungen, obwohl klinisch schwerste Durchfälle auf eine schwere Schädigung der Darmwand hindeuten. Nicht nur bei den noch eingehend zu besprechenden Ernährungsstörungen der Säuglinge ist man oft durch einen negativen makroskopischen Befund im Darme überrascht, sondern auch bei vielen Fällen zweifellos infektiöser oder toxischer Darmerkrankungen der Erwachsenen. Oft ist die abweichende Beschaffenheit, insbesondere der starke Flüssigkeitsgehalt des Darminhalts, das einzige Anzeichen für die schwere Erkrankung. In anderen Fällen ist ein schwappendes Ödem der blaßgrauen Schleimhaut der einzige pathologische Befund.

Noch viel mehr als die Beurteilung des makroskopischen Bildes wird eine Deutung und Bewertung der histologischen Veränderungen durch die rasch nach dem Tode einsetzenden kadaverösen Vorgänge erschwert. Insbesondere sind für die Beurteilung der Verhältnisse an Oberflächen- und Drüsenepithel nur Befunde verwertbar, die an einwandfreiem, womöglich lebenswarm fixiertem Material erhoben sind, da oft schon wenige Stunden nach dem Tode weite Strecken der Schleimhaut ihren Epithelüberzug verloren haben und nackte Zottenspitzen einen beständigen Befund in allen nicht frisch untersuchten Därmen darstellen. Aber auch an sehr frisch zur Untersuchung kommenden Fällen ist es oft sehr schwierig, eine intravitale Loslösung und Abstoßung der Epithelien von Kunstprodukten und postmortalen Veränderungen zu trennen. Es ist sehr bezeichnend, wenn ein so gewiegter Kenner der Darmveränderungen wie Stoerk zugeben muß, daß auch bei der Berücksichtigung aller in Betracht kommenden Umstände eine sichere Entscheidung der Frage, ob vitaler oder postmortaler Epithelabfall vorliegt, in sehr vielen Fällen ganz unmöglich ist. Das wichtigste Kunstprodukt, das auch an ganz frisch fixierten Därmen zu Trugbildern führen kann, ist die Zurückziehung des Zottenstromas einschließlich der Basalmembran vom Epithel. Ungleichmäßigkeiten in der Umfangsverringerung der verschiedenen Gewebsarten unter dem Einfluß der Fixierung spielen für das Zustandekommen solcher Bilder eine wesentliche Rolle. Auch eine Auspressung von Gewebsflüssigkeit aus dem Gerüst während des fixierenden Gerinnungsvorganges ist sicher bedeutungsvoll, wofür die starke Durchtränkung mit Gewebsflüssigkeit im entzündeten Zottenstroma besonders günstige Verhältnisse schaffen. Mit STOERK wird man zur Unterscheidung zwischen postmortaler

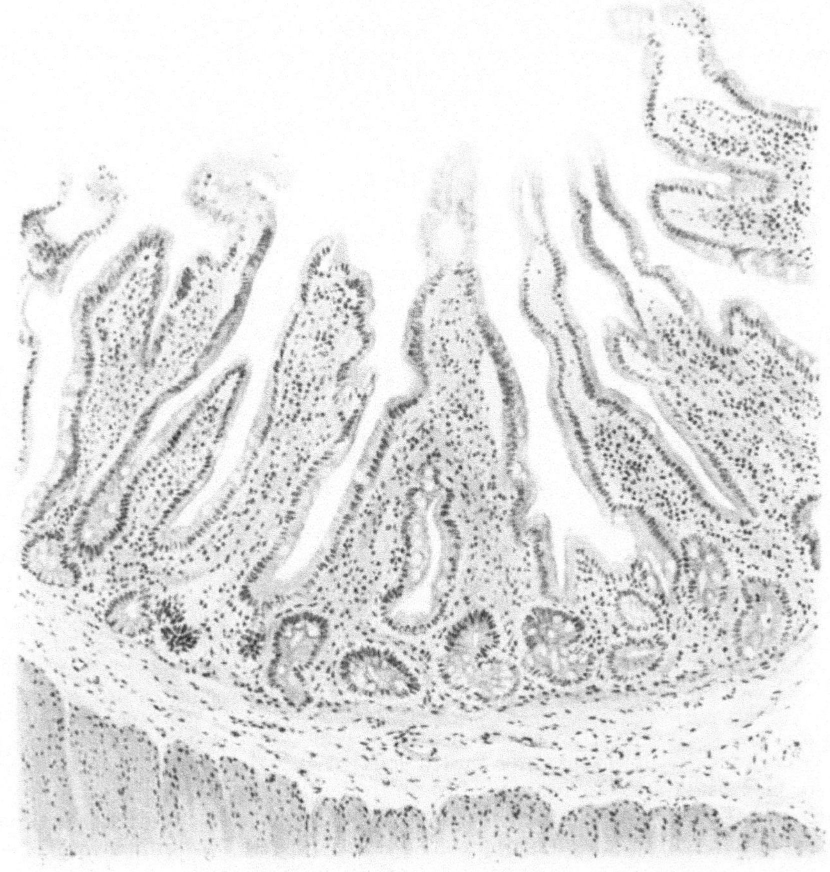

Abb. 5. Akuter Darmkatarrh beim Säugling. Wucherung und oberflächliche Nekrose des Zottenepithels. (Nach FROBOESE.)

und intravitaler Epithelablösung gelegentlich einige Merkmale verwerten können. Im histologischen Bilde erscheint der Raum (GRÜNHAGEN) zwischen Epithel und Gerüst entweder leer oder enthält geringe Mengen eiweißhaltiger Substanz, welche als zartfärbbare feinfädige Gerinnungsnetze erscheinen. Für eine vitale Flüssigkeitsansammlung im subepithelialen Bereich spricht die Beimengung reichlicher zelliger Gebilde, insbesondere von Lymphozyten und roten Blutkörperchen. Aber es darf nicht vergessen werden, daß vereinzelte Lymphzellen auf ihrem Wege zur Epitheldurchwanderung auch bei der postmortalen Epithelablösung im subepithelialen Raume zu Gesicht kommen können. Ganz gelegentlich wird man Protoplasmazerreißungen des im Bereiche der basalen Zellabschnitte abgelösten Epithels als einen sicheren Ausdruck künstlicher plötzlicher Trennung von Epithel und Gerüst verwerten können, wenn es gelingt, solche Zellbruchstücke an der Oberfläche des Zottenstromas aufzufinden. Doch darf ihr Fehlen nicht als Beweis für die im Leben eingetretene Natur der Epithelablösung angesehen werden. An dem Dasein eines zwischen Epithel und Gerüst an der Zottenkuppe gelegenen erweiterungsfähigen Lymphraumes besteht wohl kein Zweifel, wie insbesondere auch die Befunde von Fett nach der Aufsaugung fettreicher Mahlzeiten in ihm beweisen (FROBOESE).

Daß bei den meisten Fällen von Darmentzündungen eine erhebliche Abstoßung des Epithels schon zu Lebzeiten erfolgt, beweist eindeutig der Befund

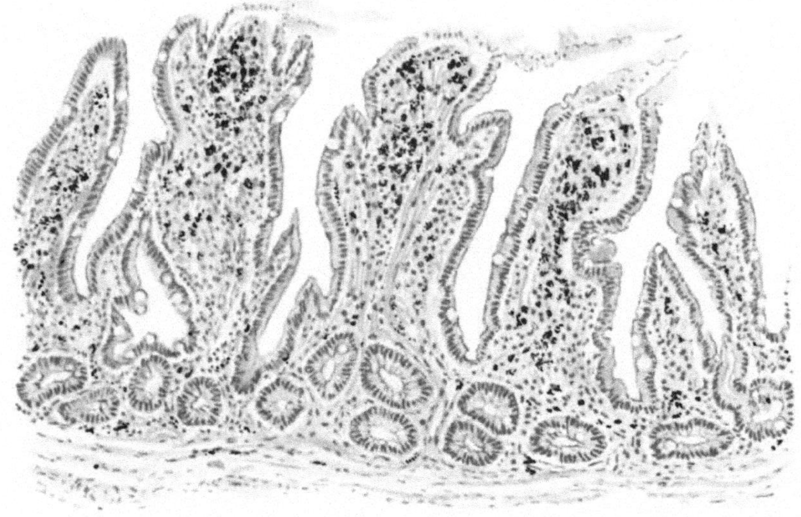

Abb. 6. Akuter Dünndarmkatarrh beim Säugling. Wucherung und Abhebung des Zottenepithels mit oberflächlicher Nekrose. Mäßige Leukozytendurchsetzung des Zottengerüstes. (Aus FROBOESE: Z. Kinderheilk. 39.) Oxydasereaktion.

einzelner oder zusammenhängender Epithelien in den Entleerungen. Bei der histologischen Untersuchung der fetzigen Bestandteile des Reiswasserstuhles erweisen sich diese nämlich in der Hauptsache aus Epithelien zusammengesetzt, die durch zarte Schleimmassen zusammengehalten sind. Sie liegen gewöhnlich in größeren Verbänden nebeneinander, meist sehr gut erhalten, viel seltener geschädigt oder nekrotisch. Andere Zellen treten gegenüber den Epithelien ganz zurück, wenn auch einkernige lymphoide Zellen, in manchen Fällen auch polymorphkernige Granulozyten und rote Blutkörperchen daneben vorkommen können. Die Bildung dieser Schleimmembranen wird erst bei der histologischen Untersuchung der Schleimhaut verständlich. Die Angaben von STOERK über den Choleradarm kann ich dabei vollinhaltlich bestätigen und hinzufügen, daß derselbe Weg der Membranbildung auch bei den meisten anderen katarrhalischen Darmveränderungen verschiedensten Ursprungs, auch bei den Durchfallserkrankungen der Säuglinge beschritten wird. Danach handelt es sich hier um eine äußerst lebhafte Epithelwucherung mit reichlichen Mitosen im Zottenanteil nahe der Darmoberfläche und in der Tiefe der LIEBERKÜHNschen Krypten. Die im Überschuß gebildeten Epithelzellen werden im Zusammenhang als zusammenhängende

Zellreihen, „lumenlose Röhren und mit Flüssigkeit erfüllte Säcke nach Art eines viel zu großen Handschuhfingerlings" entlang den Zotten über die Zottenspitzen hinaus vorgeschoben und über das Zottengerüst herübergestreift, ohne zunächst von den tieferen Epithelschichten getrennt zu werden. Dabei kommt es unter Umständen zu beträchtlichen Erweiterungen des GRÜNHAGENschen Raumes. Er erscheint dann mit eiweißreichen, auch fibrinhaltigen Massen erfüllt und birgt gelegentlich auch durchwandernde Lymphozyten und gelapptkernige Leukozyten. Oft hat man den Eindruck, daß der blasig abgehobene Epithelüberzug an der Zottenspitze zum Platzen kommt und die Exsudatmassen „rauchschwadenartig" ins Darmlumen einbrechen. Die abgehobenen Epithelverbände werden als zusammenhängende Massen meist in den Tälern zwischen

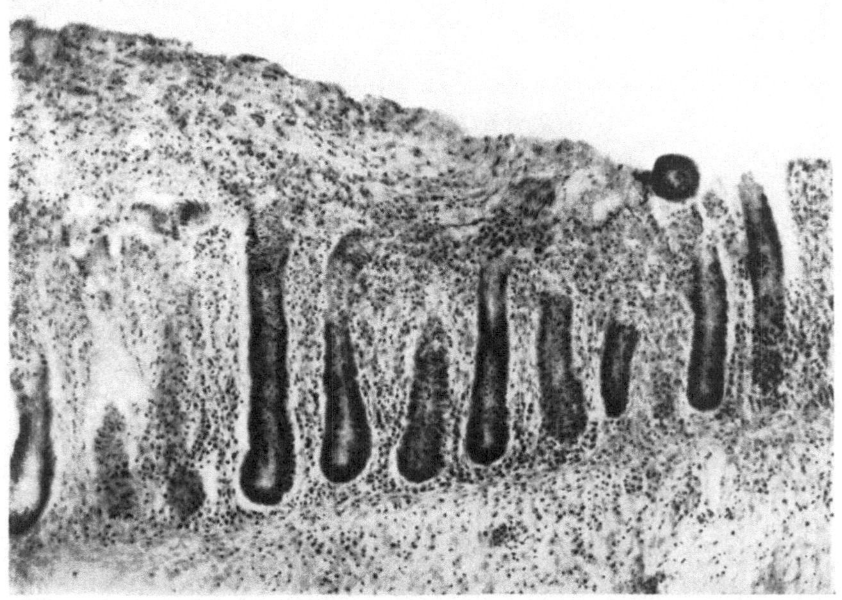

Abb. 7. Akuter Dickdarmkatarrh. Schleimhautbelag aus abgestoßenen gewucherten Epithelzellen, die zum Teil noch mit dem Kryptenepithel in Verbindung stehen, Schleim und vereinzelten Leukozyten.

den Falten aufgehäuft und zusammengeballt. Ihr Festhaften auf der Darmoberfläche beruht auf dem Zusammenhang mit dem noch an physiologischer Stelle sitzenden Epithel der Zottenoberfläche im Verein mit der Zähigkeit der verbindenden Schleimmassen. Neben dieser übermäßigen „selbständigen" Epithelneubildung spielt aber zweifellos bei der Membranbildung und katarrhalischen Vorgängen überhaupt eine Epithellockerung und Abhebung (mit nachfolgender Neubildung) eine große Rolle, die durch den Austritt flüssiger und geformter Bestandteile aus den Blutgefäßen und dem Zottengerüst bedingt ist. STOERK meint wohl mit Recht, daß es sich bei der Bildung zusammenhängender Epithelverbände in den Auflagerungen nur um eine besondere Form und exzessive Steigerung solcher Vorgänge handelt. Ob intravital eine vollständige Entblößung des Zottenstromas von Epithel überhaupt vorkommt, ist sehr schwer zu sagen. FRÄNKEL und SIMMONDS nehmen sie als sicher an. Kleine Epithellücken werden sicherlich außerordentlich rasch wieder ersetzt. Eine intravitale

Epithelentblößung sollte nach Stoerk jedenfalls stets zu regressiven und auch reaktiv-entzündlichen Veränderungen am Gerüst führen.

Der Bau und die Färbbarkeit des abgehobenen Epithels bleibt oft auffällig lange gut erhalten. Ebenso häufig ist jedoch eine Nekrose der oberhalb des Schleimhautniveaus gelegenen Membran, die entweder umschrieben in kleineren Abschnitten auftritt oder gleichzeitig auf größere Bezirke sich erstreckt. Über das Verhalten der Panethschen und gelben Zellen bei diesen Veränderungen liegen sichere Angaben nicht vor.

Es scheint, als ob die erörterten Veränderungen am Epithel oft in engster Beziehung zu den auch im histologischen Bild sehr eindrucksvollen Kreislaufsstörungen stünden. Eine mächtige Gefäßfüllung erstreckt sich nicht nur auf

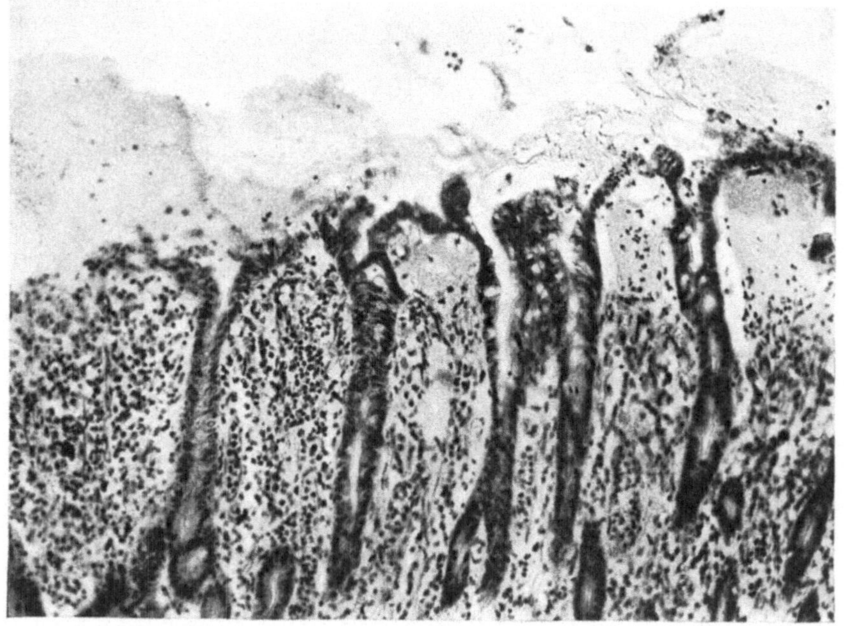

Abb. 8. Akuter Dünndarmkatarrh. Ödem und Exsudat im Zottenstroma und Grünhagenschen Saum. Epithelwucherung, Abhebung und Degeneration, Leukozyten- und Fibrinexsudation.

die Submukosagefäße, sondern auch auf die Zottenkapillaren, wobei neben dem axialen Gefäß auch das subepithelial sich an der Zottenoberfläche ausbreitende Kapillarnetz durch starke Füllung auffällt. Dadurch ist wohl in erster Linie die charakteristische Schleimhautrötung bedingt. (Infolge der postmortal eintretenden Blutsenkung sind jedoch nur frisch konservierte Darmstücke für die Beurteilung der Gefäßfüllung verwertbar.) Der Inhalt der Kapillaren besteht fast ausschließlich aus dicht nebeneinander liegenden, oft zu einer homogenen Masse erstarrten roten Blutkörperchen. Weiße Blutzellen finden sich so gut wie gar nicht. Mit dieser Stase in den kleinen Gefäßen geht meist ein sehr reichlicher Austritt von flüssigen und festen Blutbestandteilen Hand in Hand. Beim Austritt von Blutflüssigkeit kommt es zu einer als Ödem erscheinenden Durchtränkung des Zottengerüsts, wodurch die einzelnen Zotten zu plumpen Keulen anschwellen. Ein Vordringen der Flüssigkeit nach der Oberfläche wird vielfach mit der Abhebung des Epithels und der Basalmembran in Zusammenhang gebracht. Ein weiterer Erfolg der Kreislaufsstörung sind oft Diapedeseblutungen, Durchtritte von roten Blutkörperchen aus den Zottengefäßen in die Gewebsspalten des Zottengerüsts, wobei es zur prallen hämorrhagischen Infarzierung der Zotten kommen kann. Auch Zottenhämatome zwischen Epithel und Stroma im GRÜNHAGENschen Raum kommen zur Beobachtung. Gerade dieser Befund läßt Bedenken gegen die Auffassung FRÄNKELs und SIMMONDS berechtigt erscheinen, welche die Kreislaufsstörungen als eine Folge des Epithelverlustes anzusehen geneigt sind. Viel eher wird man eine selbständige Schädigung der Gefäße annehmen dürfen. Auch größere zusammenhängende Blutungen in Schleimhaut und Unterschleimhaut kommen vor (Enteritis haemorrhagica). Die wässerige Beschaffenheit des Darminhalts wird zum Teil

wenigstens mit dem reichlichen Flüssigkeitsdurchtritt in engster Beziehung stehen, wenn daneben auch echte sekretorische Leistungen seitens der Epithelien eine Rolle spielen mögen. Die abnorme Durchlässigkeit der toxisch geschädigten Gefäßwände hat etwa in dem entzündlichen Lungenödem ihr Gegenstück. In sehr rasch verlaufenden Fällen spielt neben dem Durchtritt von Flüssigkeit die Auswanderung von zelligen Gebilden eine sehr untergeordnete Rolle. Bei protrahierten Fällen finden sich Zellen reichlicher, auch im Darmlumen; je nach der Lage des Falles wechseln Lymphozyten, Leukozyten und rote Blutkörperchen. Sie breiten sich zunächst im Zottengerüst aus, auch in dem Raum zwischen Epithel und Basalmembran und finden sich bald in buntem Gemisch, bald mit Überwiegen der einen oder anderen Zellart. Dabei sind die roten Blutkörperchen oft ausgelaugt und erscheinen als hämoglobinlose Schatten.

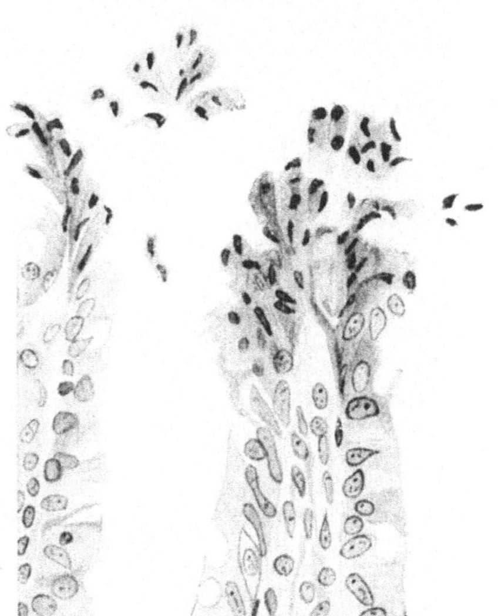

Abb. 9. Desquamativkatarrh des Sigmoids. Epithelbüschel in Abschilferung begriffener Zellen. (Nach FROBOESE.)

Größtes Interesse beanspruchen die Verhältnisse im Zottengerüst, insbesondere die in ihm zu beobachtenden Veränderungen des Zellbestandes, die mit der veränderten Epitheldurchlässigkeit in enger Beziehung stehen. Ganz allgemein ist der Gehalt an Lymphzellen beträchtlich vermehrt. Es handelt sich dabei weniger um perivaskuläre Anhäufungen dieser Zellen, als um eine mehr diffuse Durchsetzung — Infiltration — des gesamten Stromas, ohne daß auch eine Beziehung zu vorgebildeten Lymphknötchen immer deutlich ist. Vielmehr hat man durchaus den Eindruck, daß eine autochthone Entstehung aus den Zellen des retikulären Gewebes die allergrößte Rolle spielt. Daß sich daneben auch Wucherungsvorgänge in den Lymphapparaten abspielen, ist für die im eigentlichen Zottenstroma auftretenden Zellmassen ohne Belang, wenn auch eine Vergrößerung der Lymphknötchen und die Ausbildung heller Funktionszentren in der Mehrzahl der Fälle zu erweisen ist. Auch in den Teilen der Schleimhaut, die zwischen und unter den basalen Teilen der Krypten sich ausbreiten, entwickelt sich fast regelmäßig bei allen entzündlichen Vorgängen ein lymphoides Zellager, das vielfach bis in die Muscularis mucosae hineinreicht. Der allergrößte Teil dieser Lymphoidzellen besteht aus typischen Plasmazellen mit allen für diese Zellart kennzeichnenden Merkmalen. Sie überwiegen bei weitem über die übrigen Gebilde und führen gelegentlich zu einer beträchtlichen Verbreiterung der ganzen Zotte, die bei Anwendung der Unna-Pappenheimschen Färbung von einer leuchtendroten Zellmasse erfüllt erscheint (Abb. bei Stoerk). Dabei lassen sich unschwer alle Übergänge vom einfachen protoplasmaarmen Lymphozyten bis zu großen rundlichen und vieleckigen Plasmazellen mit basophilem Protoplasma und radspeichenartigem Kern feststellen. Außer diesen bei allen akuten Darmentzündungen in reicher Menge auftretenden Lymphoidzellen beschreibt Stoerk für den Choleradarm eine dritte Zellart, die sich durch die zentrale Stellung des Kernes und das Fehlen der Vakuole

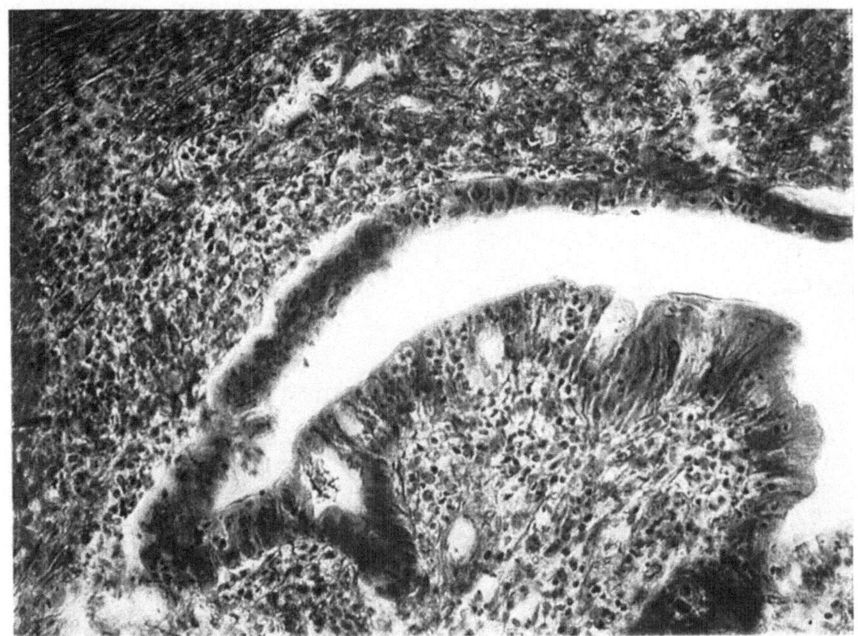

Abb. 10. Durchwanderung von Leukozyten durch das Epithel am Rand eines katarrhalischen Geschwürs.

sowie eine echte Granulierung von dieser und den Mastzellen unterscheidet. Stoerk faßt sie als eine besondere Modifikation der Lymphozyten auf. Mir ist es nicht deutlich geworden, wieweit sich diese dritte Zellart von den sog. großen mononukleären Zellen histiozytärer Abkunft abgrenzen läßt. Mitosen in den retikulären Zellen des Zottengerüsts und den Adventitialzellen sind bei allen entzündlichen Veränderungen ein häufiger Befund. Die lymphoiden Muttergewebe entwickeln sich auch hier vielfach in enger Beziehung zu Gefäßwandzellen. Mastzellen finden sich in der Unterschleimhaut meist reichlicher als in der Schleimhaut und sind auch oft in der Muskularis nachzuweisen. Im Gegensatz zu dem reichlichen Auftreten dieser lymphoiden Zellen spielen leukozytoide Elemente, insbesondere polynukleäre Granulozyten bei den akuten katarrhalischen Darmerkrankungen so gut wie gar keine Rolle. Wenigstens gilt das für die neutrophilen granulierten Zellen, während eosinophile gelappt- und einkernige Zellen schon eher und reichlicher beim akuten Katarrh anzutreffen sind. Auch in den Venen und Kapillaren sind Granulozyten selbst bei Zuhilfenahme der Oxydasereaktion oft so gut wie gar nicht nachzuweisen. Ebensowenig finden sie sich in den Knötchen der Darmschleimhaut, in denen übrigens auch Plasmazellen nie besonders reichlich sind. Es gibt aber auch Fälle, wo bei morphologisch wenigstens unversehrtem Epithelüberzug eine stärkere diffuse Granulozytendurchsetzung des Schleimhautstromas und des Epithels nachweisbar wird. Doch ist vorläufig eine nähere Würdigung solcher Bilder weder in Hinblick auf etwaige Änderungen der Wasserstoffionenkonzentration bzw. des Säuregehaltes im Darmlumen (im Sinne der von GRAEFF versuchten Erklärung der Leukozytenwanderung) noch in Beziehung zu besonderen das Epithel durchlaufenden abbaubedürftigen Stoffen möglich. Einer Änderung der Säuerungsverhältnisse des Darminhaltes möchte ich vorläufig wenigstens nur in dem Sinne Rechnung tragen, als mit zunehmender Säuerung die Durchlässigkeit des Epithels erhöht wird. Von diffusen Vermehrungen der Leukozyten im Gerüst trenne ich scharf jene Zustände, wo bei bestehendem Epithelverlust und degenerativen Prozessen im Stroma örtliche Leukozytenanhäufungen auftreten.

Ein großer Teil der retikulären Zellen des Zottenstromas betätigt sich auch phagozytär. Der Befund von „tingiblen Körperchen" sowie mannigfachen Kern- und Zelltrümmern in den Retikulumzellen der Knötchen ist bei allen Formen der Darmentzündung die Regel. Ebenso sind Makrophagen, histiozytäre Zellen, die aus den seßhaften Zellen sich loslösen und rote Blutkörperchen, Kerntrümmer, Pigment, auch Bakterien enthalten können, oft in sehr reichem Ausmaße im Zottenstroma nachzuweisen. Ich zweifle nicht daran, daß der gar nicht selten zu erhebende Befund von Bakterien — Kolibazillen, Choleravibrionen — im Zottenstroma die Bedeutung intravitaler Veränderungen hat, und auf eine erhöhte Durchlässigkeit der sonst schützenden Epithellage auch für Bakterien zu beziehen ist. An Stellen, wo das Epithel verloren gegangen ist, kommt es wohl auch intravital schon zur Nekrose der gesamten Zotte, in denen dann an den zugrunde gehenden Zellen mannigfache Degenerationsformen auftreten, die mit Vakuolenbildung,

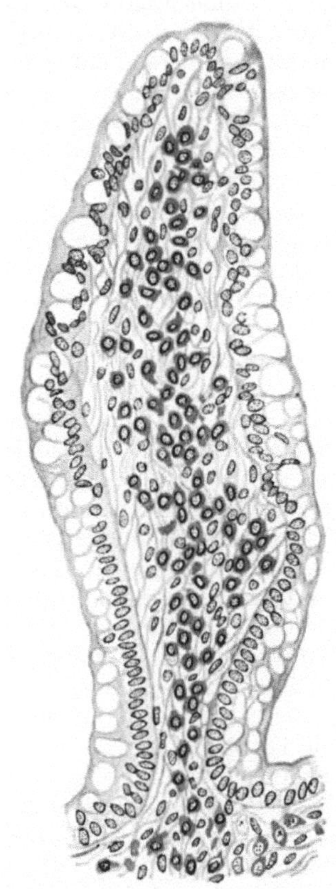

Abb. 11. Durchsetzung des Zottengerüsts mit Plasmazellen. Cholera. (STOERCK, Z. B. 63.)

Verlust der Protoplasmastruktur und Schrumpfung des Kerns einhergehen.

Gerade hier sind dann Granulozytenansammlungen, die in Schwärmen nach den epithelentblößten Zottenspitzen hinziehen, gewöhnlich nachzuweisen. Die Entstehung kleiner Ulzerationen hängt mit solchen Veränderungen zusammen. Gut fixiertes Material liefert überzeugende Bilder von der Häufigkeit eines Durchwanderns aller lymphatischen Zellen durch das Epithel, durch das sie in die Lichtung der Krypten und das Darmrohr hineingeraten. Fast regelmäßig sind auch die Gewebsspalten und Lymphbahnen in den tieferen Teilen der Schleim- und Unterschleimhaut strotzend mit Zellen erfüllt, unter denen Plasmazellen sehr reichlich sein können.

Mit diesen hier kurz skizzierten Veränderungen ist das anatomische Bild der eigentlichen katarrhalischen Darmentzündungen erschöpft. Es gilt in gleicher

Weise für den Dünndarm, Jejunum und Ileum, wie für den Dickdarm, natürlich unter jeweiliger Berücksichtigung der anatomischen Besonderheiten der einzelnen Darmabschnitte. Was über dieses Bild hinausgeht, sind durchweg freilich keineswegs seltene Komplikationen (so insbesondere die Entwicklung von oberflächlichen Schleimhautgeschwüren), sei es, daß diese auf der Grundlage von Blutungen, sei es, daß sie unabhängig von solchen an Stelle von Epithelnekrosen zur Entwicklung gelangen. Darüber wird noch zu berichten sein. Ebenso wie die Veränderungen der lymphatischen Apparate, die sich gelegentlich beim Darmkatarrh finden, insbesondere die Follikelschwellungen, -nekrosen und follikulären Erosionen im Zusammenhang später erörtert werden sollen. Ich verweise auch auf die spätere Besprechung der Veränderungen an den Ganglienzellen. Dagegen muß hier einiges über die Ursache der einfachen katarrhalischen Entzündungen gesagt und auf etwaige Besonderheiten ätiologisch verschiedener Formen hingewiesen werden.

Diejenige Erkrankung, bei welcher in klassischer Weise das Bild der akuten katarrhalischen Enteritis und Kolitis fast regelmäßig zur Entwicklung gelangt, ist die Cholera asiatica. Auch die vorausgegangene Schilderung der anatomischen Verhältnisse stützt sich in erster Linie auf das Verhalten des Darmes bei dieser Erkrankung, wie es insbesondere durch die Untersuchungen Stoercks uns übermittelt worden ist. Eine eingehende Bearbeitung dieser Erkrankung findet sich an einer anderen Stelle dieses Handbuches. Es scheint mir aber wichtig zu sein, nachdrücklich darauf hinzuweisen, daß das Bild des Choleradarmes nichts für diese Erkrankung Charakteristisches bietet und daß nicht nur grundsätzlich, sondern auch bis in die feinsten Einzelheiten gleiche anatomische Veränderungen bei zahlreichen anderen ursächlich ganz verschiedenen Erkrankungen bakterieller oder toxisch-chemischer Natur auftreten. So ganz besonders bei denjenigen Fällen, die klinisch unter dem Bilde der Cholera nostras oder dem akuten Brechdurchfall zusammengefaßt werden. Wir wissen heute, daß es sich dabei in der überwiegenden Mehrzahl der Fälle um Infektionen mit Keimen der Typhus-Koligruppe handelt, insbesondere mit dem Bacillus paratyphosus B. Die anatomischen Grundlagen der akuten Gastroenteritis paratyphosa entsprechen, wie insbesondere aus den Schilderungen von Hübschmann hervorgeht und wie ich es durch reichliche eigene Erfahrungen bestätigen kann, vollständig dem oben entworfenen Bilde. Dabei sei aus eigenen Beobachtungen hier nur vermerkt, daß die zellige Zusammensetzung des Zottenstromas, insbesondere der Gehalt an Plasmazellen, außerordentlich wechselnd ist, ohne daß sich mit der Dauer und Verlauf der Erkrankung in Beziehung zu bringende Gesetzmäßigkeiten erweisen lassen. Und gerade bei dieser Form der akuten Enteritis habe ich wiederholt reichlich gelapptkernige Leukozyten im Gerüst, Epithel und Darminhalt gesehen, so daß vielfach die Bezeichnung als katarrhalisch eitrige Darmentzündung gerechtfertigt erscheint. Epitheldefekte mit leukozytenreichen fibrinös-eitrigen Exsudationen kommen gerade hierbei recht häufig vor. Auch den Bacillus paratyphosus A habe ich wiederholt bei akut zu Tode führenden einfach katarrhalischer oder katarrhalisch-eitriger Enteritis und Kolitis gefunden, ohne daß anderweitige Komplikationen am Darm oder an anderen Organen bestanden hätten. Ob auch das Bacterium typhi gelegentlich beim Erwachsenen lediglich zu katarrhalischen Schleimhautveränderungen führt, konnte ich mit Sicherheit nicht feststellen. Aber die Veränderungen, die beim klassischen Typhus mit vorwiegender Beteiligung der lymphatischen Apparate unabhängig von diesen an der Dünn- und Dickdarmschleimhaut wenigstens im frischen Stadium der Erkrankung zur Beobachtung gelangen, gehören sowohl nach dem makroskopischen Aussehen wie nach dem histologischen Verhalten zur katarrhalischen Darmentzündung. Ebenso ist fast regelmäßig beim Typhus der Säuglinge und Kleinkinder eine katarrhalische Enteritis und oft auch Kolitis festzustellen, meist sogar als einzigster Befund im Darm, also ohne die für den Typhus sonst so kennzeichnenden Veränderungen der Lymphknötchen. Infektionen mit Bacillus enteritidis Gärtner gewöhnlich auch unter dem Bilde des akuten Brechdurchfalls und meist als Erfolg von Fleisch- oder Nahrungsmittelvergiftungen auftretend zeigen als anatomische Grundlage, wenigstens in den mir bekannt gewordenen Fällen, lediglich katarrhalische Veränderungen der Darmwand, meist des Dünndarms, ebenso wie das ganze Heer nahestehender Keime, die bei Fleisch- und Wurstvergiftungen gefunden werden, die gleichen Veränderungen auslöst. Beim echten Botulismus hingegen spielen Veränderungen des Magendarmkanals gewöhnlich gar keine Rolle. Dagegen kann ich nicht nachdrücklich genug betonen, daß die Infektionen mit Ruhrbazillen sowohl vom Typ SHIGA-KRUSE sowie FLEXNER häufig genug im Darm leglich zu einfach katarrhalischen Veränderungen der Schleimhaut führen, ohne daß sogar eine nennenswerte Beteiligung von Leukozyten zu erweisen wäre, wenn auch das Bild katarrhalisch-eitriger Prozesse zweifellos häufiger ist. Keineswegs geht es aber an, der Infektion mit Dysenteriebazillen das Bild der pseudomembranösen und verschorfenden Entzündung ohne weiteres als anatomisches Substrat zu unterschieben. Ich glaube nicht nur, daß Fälle von leichter Ruhr über ein katarrhalisches Stadium der Darmveränderungen nicht hinauskommen, sondern möchte, wie es ja wohl auch LÖHLEIN tut, jede Ruhr mit einem einfachen Schleimhautkatarrh beginnen lassen. Zu dieser Auffassung führt mich vor allem meine reiche Erfahrung während des Krieges im Felde, wo oft genug als einziges Zeichen einer klinisch einwandfreien und meist auch bakteriologisch sichergestellten Ruhr ein einfacher, gelegentlich auch eitriger Darmkatarrh ohne irgendwelche Membranen oder Schorfbildungen an der Leiche festzustellen war. Auf gelegentlich dabei auftretende Knötchennekrosen wird noch zurückzukommen sein. Das gleiche gilt eigentlich für die Ruhr des Säuglingsalters, wo während zweier Sommer eigens darauf gerichtete Untersuchungen am Kölner Material nicht nur die große Bedeutung echter Ruhrinfekte für die Sommerdiarrhöe und akuten Ernährungsstörungen der Kleinkinder erkennen ließen, sondern auch die weit überragende Rolle einfach katarrhalischer gegenüber verschorfenden und mit Membranbildung einhergehenden Darmveränderungen deutlich machten. Insbesondere bei den Fällen sog. toxischer Ruhr (GÖPPERT) ist die allerdings auch nur bei frühzeitiger Sektion oder zweckmäßiger Fixierung (Einleitung von JORESscher Lösung in die Bauchhöhle oder den Darm) zu erkennende hochgradige Blutüberfüllung, Epithelvermehrung und Abhebung das einzige Zeichen der Darminfektion. Auf das häufige Miterkranktsein der unteren Dünndarmabschnitte gerade bei den perakut verlaufenden Ruhrfällen bei Kindern sei besonders hingewiesen. Die auch im Dünndarm dabei fast regelmäßig zu beobachtenden Veränderungen am lymphatischen Gewebe, insbesondere die so gut wie nie fehlenden Blutungen und die Nekrosen werden besonders besprochen werden. Genau das gleiche klinische und anatomische Bild wird übrigens auch bei den Sommerdiarrhöen der Kinder überraschend häufig durch Paratyphusbazillen hervorgerufen. Außer diesen Keimen der Typhus-Coligruppe kommen aber zweifellos auch Kokkeninfektionen als Ursache für katarrhalische Darmerkrankungen bei Erwachsenen und Kindern vor. Über ausgedehnte Untersuchungen darüber hat v. WIESNER berichtet, nachdem schon vorher ESCHERICH auf die Bedeutung verschiedener Kokkenarten für das Zustandekommen katarrhalischer Darmveränderungen bei Kindern aufmerksam gemacht hatte (s. auch S. 306). Nach WIESNER handelt es sich dabei um fakultative Krankheitserreger, die als Saprophyten normalerweise den Darminhalt bevölkern, aber gelegentlich beim

Zustandekommen von katarrhalischen Prozessen bedeutungsvoll werden können, sei es, daß sie unter besonderen Umständen direkt durch ihre Stoffwechselprodukte schädigend wirken, oder aber daß unter ihrem Einfluß infolge abnormer Zersetzungen des Darminhaltes ein schädigender Reiz auf die Darmschleimhaut ausgeübt wird. Vor allem stellt er den Streptococcus lacticus als einen solchen Keim hin, durch den auch bei Erwachsenen Darmerkrankungen hervorgerufen werden, die entweder selbständig oder häufiger als spezifische Nachkrankheiten im Anschluß an Typhus, Ruhr usw. auftreten. Das makroskopische und histologische Verhalten der erkrankten Darmteile — meist unteres Ileum, doch auch Kolon und Jejunum — entspricht nach den Schilderungen Wiesners durchaus dem des einfachen oder eitrigen Darmkatarrhs, wenn auch gelegentlich diphtherische und ulzeröse Veränderungen vorkommen. Wieweit bei derartigen Darmveränderungen das „Wildwerden" normaler Darmbewohner unter Umständen bei abnormen Gärungsprozessen eine Rolle spielt, ist außerordentlich schwer zu beurteilen. Ich muß gestehen, daß mir bei den akuten Dyspepsien und Ernährungsstörungen der Säuglinge, auch wenn es sich nicht eben um Ruhr und Paratyphusinfekte handelte, ein Beweis für das regelmäßige Auftreten katarrhalischer Darmveränderungen bereits erbracht zu sein scheint. Ich werde über die ganze Frage der Darmveränderungen bei den Ernährungskrankheiten der Kleinkinder auf Grund eigener Untersuchungen weiter unten im Zusammenhang berichten, möchte aber hier schon betonen, daß das Vorhandensein eines dünnbreiigen Darminhaltes mit reichlich unvollkommen verdauten Speiseresten — durch die vielfach das Bild von Schleimflocken vorgetäuscht wird — noch keine Berechtigung gibt, einen Enterokatarrh im anatomischen Sinne zu diagnostizieren. Zwar wird wiederholt und wohl mit Recht darauf hingewiesen, daß schon der Darminhalt an und für sich durch chemische Zersetzungsprodukte, die insbesondere bei der Gärung von Kohlehydraten entstehen, entzündungserregend wirken kann, oder daß die aufgenommene Nahrung ohne selbst Entzündungserreger zu enthalten, durch ihre besondere Beschaffenheit nach Art und Menge abnormen Zersetzungsprodukten Veranlassung gibt, die als Reiz wirksam werden. Insbesondere sollen organische Säuren — Essigsäure — nach dieser Richtung bedeutungsvoll sein. Nach meinen Vorstellungen über den Entzündungsprozeß, den ich allenthalben unter gesteigerten resorptiven Leistungen ortsfremden Materials sich abspielen sehe, wird es dabei fließende Übergänge zwischen noch im Rahmen normaler Leistungen sich bewegender Vorgänge über einfache Regulationen bis zu krankhaften Störungen geben. Die vermehrte Aufsaugung auch qualitativ unterschiedlicher Substanzen, insbesondere von Eiweißabbauprodukten, führt zu gesteigerten Leistungen des Resorptionsgewebes, die Hand in Hand mit Kreislaufsstörungen sich in zelligen Reaktionen proliferativer und exsudativer Natur kundgeben, wobei die Art der zur Resorption gelangenden Stoffe von gewisser Bedeutung für die Zusammensetzung der letzteren ist. Die am Epithel des Darmes dabei auftretenden Veränderungen, insbesondere die rasche Zellvermehrung und Abstoßung scheint vielfach in enger Beziehung zu Kreislaufsstörungen zu stehen, wenn auch eine unmittelbare Einwirkung der zur Resorption gelangenden Stoffe nicht auszuschließen ist. Wesentlich ist in erster Linie aber eine Änderung der Epitheldurchlässigkeit, die durch die Einwirkung des „reizenden" Darminhaltes hervorgerufen wird.

b) Membranöse und nekrotisierende Entzündungen.

Es ist bei der Schilderung der katarrhalischen Veränderungen schon gesagt worden, daß bei einer stärkeren Beteiligung von Leukozyten an den infiltrativen

und exsudativen Vorgänge Bilder entstehen, die als eine katarrhalisch-
eitrige Entzündung bezeichnet werden können. Insbesondere bei frischen
Ruhr- und Paratyphusfällen finden sich derartige Veränderungen im Dünn- und
Dickdarm nicht selten. Aber gerade diese Form entzündlich exsudativer Veränderungen ist viel ungewöhnlicher als diejenige, bei der es neben der stärkeren
Durchwanderung von Leukozyten auch zur Ausschwitzung von Fibrin auf und
in die Schleimhaut kommt, die dabei meist in größerer oder geringerer Ausdehnung der Nekrose anheimfällt. Je nach dem Ausmaße der fibrinösen Ausschwitzungen und der nekrotisierenden Prozesse wird man bei diesen häutchenbilden-
den Entzündungen in ähnlicher Weise, wie DIETRICH es für die Tonsillen durchgeführt hat, fibrinös-pseudomembranöse Formen von verschorfend-
pseudomembranösen und tief verschorfenden Prozessen trennen. Die

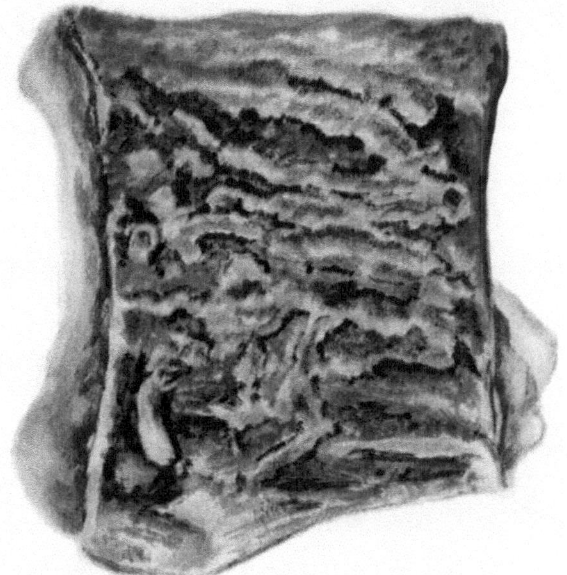

Abb. 12. Oberflächliche Schorfbildung im unteren Jejunum. Streptokokkensepsis.

fibrinös-pseudomembranöse – kruppöse – Entzündung entsteht in ihren leichtesten Formen aus den eitrig-katarrhalischen durch stärkere Gerinnung des flüssigen
Exsudates, so daß die zelligen Bestandteile zu einem zusammenhängenden Häutchen verschmolzen werden. Das Oberflächenepithel kann dabei in weitem Umfange unverändert bleiben. Im makroskopischen Bilde brauchen sich solche immerhin seltenen Vorgänge gar nicht von dem Aussehen des Darmkatarrhs zu unterscheiden. Höchstens eine stärkere Trübung der Schleimhaut kann auf sie hinweisen. Man findet solche Bilder gelegentlich mit serös-eitrigen Veränderungen
vergesellschaftet in einem Darme, aber auch als selbständige Krankheitsform
bei frischen Ruhrfällen. Häufiger ist jedoch bei der ausgesprochen fibrinös-
exsudativen Entzündung eine Nekrose und Abstoßung der Epithellage auf der
Schleimhautoberfläche vorhanden. Die der Epithellücke aufsitzende Membran
besteht dann aus abgestoßenen Zellen, Schleim, Fibrin und Leukozyten; dann ist
auch das Gerüst meist stark leukozytär durchsetzt, dabei ödematös, seine Blutgefäße ebenso wie die in der Submukosa stark gefüllt. Leukozytenanhäufungen
im Gefäßlumen sind nicht selten. Wie auch ASCHOFF betont, erfolgt im Gegensatz

zum eitrigen **Katarrh** die Auswanderung der Leukozyten nicht durch die Drüsen
oder die erhaltene Epitheldecke hindurch, sondern an den Stellen der Epithellücke
und der Schleimhautschädigung. Im Dickdarm, seltener im Dünndarm, kommt
es bei den besonderen anatomischen Verhältnissen sehr rasch auch zu einer Nekrose
der Einzelknötchen, die vielfach von dem fibrinösen Exsudat durchtränkt sind (siehe
auch bei Enteritis follicularis s. nodularis). Das nekrotische Gewebe erscheint
als unfärbbare schollige schwachlichtbrechende Masse, in der stellenweise die
Gewebsumrisse wie unter einem Schleier zu sehen sind. Die oberflächlichen
Teile des Schorfes, oft aber auch die tieferen sind stark von Bakterien durchsetzt.

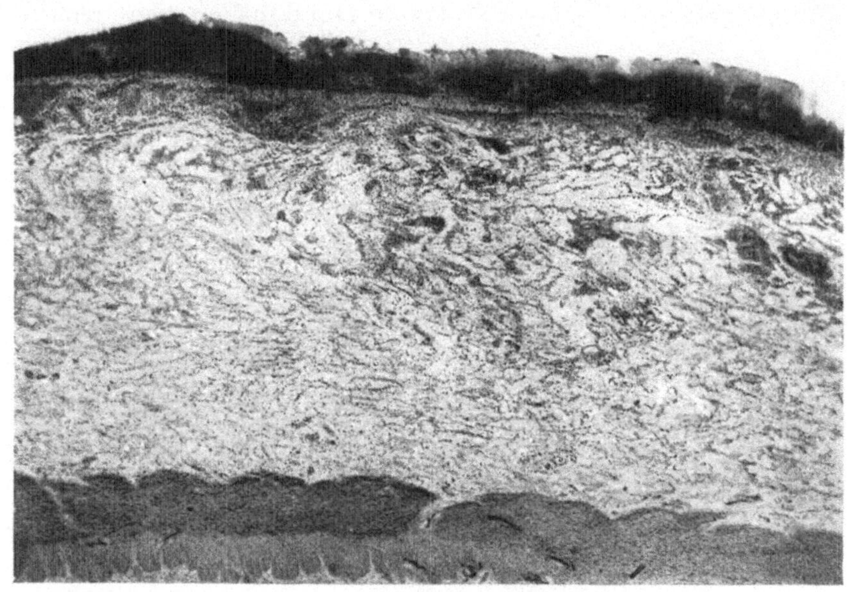

Abb. 13. Verschorfende Entzündung der Dickdarmschleimhaut. Ödem und eitrige Entzündung
der hochgradig geschwellten Submukosa. (Ruhr.)

Beschränkt sich die Nekrose nicht auf den **oberflächlichen Epithelbelag**,
sondern ergreift sie auch die **Drüsen und das Schleimhautgerüst**, so
ergeben sich die Bilder der **verschorfenden Entzündung,** bei denen die Nekrose
das Bild beherrscht, während die fibrinöse Exsudation zurücktritt, ja ganz fehlen
kann. Der Gewebsuntergang tritt unter dem Zeichen der Koagulationsnekrose
mit lebhaftem Kernzerfall ein. Gelegentlich mag ihm eine stärkere leukozytäre
Infiltration vorausgehen oder ihn begleiten. Wenn die Nekrose auch meist oberflächlich bleibt, die Höhe des Kryptengrundes nicht erreicht, so gibt es auch
Fälle tief verschorfender Entzündung, bei denen die ganze Unterschleimhaut
mit in die Schorfbildung einbezogen sein kann, wogegen die Muskelschichten
meist verschont bleiben. Starkes Ödem, hochgradige Hyperämie und Blutungen,
meist auch starke histiozytäre und leukozytäre Durchsetzung in den angrenzenden
Gewebsschichten vervollständigen das histologische Bild. Die reichlich vorhandenen makrophagen Zellen enthalten mannigfache Kern- und Zelltrümmer,
rote Blutkörperchen und Bakterien in ihrem Protoplasma. Auch Fibrin läßt
sich in dem benachbarten Gewebe und dem Schorf vielfach nachweisen. Muskularis und Serosa beteiligen sich schon sehr frühzeitig an den entzündlichen

Reaktionen, die Serosa meist mit lebhafter Entdothelwucherung. An der Grenze des nekrotischen Gewebes kann sich — keinesfalls regelmäßig — ein mehr oder minder breiter Leukozytenwall als Demarkationssaum einstellen.

Noch viel ausgedehnter sind die hemmungslos verlaufenden nekrotisierenden Vorgänge bei den Formen der Darmentzündung, die als **Gangrän der Darmwand** bezeichnet werden, wo nicht nur die Schleim-, sondern auch Unterschleimhaut und auch Muskularis unter stürmischen Zerfallserscheinungen meist bei überraschend geringfügiger Reaktion der Umgebung oft unter dem Einfluß von gasbildenden Keimen zerstört werden. Vielfach wird dabei auch die Serosa in den Gewebsuntergang einbezogen.

Es ist schwer, die einzelnen Formen dieser pseudomembranösen Darmentzündungen makroskopisch voneinander abzugrenzen, zumal gelegentlich der Charakter der Veränderung an den verschiedenen Stellen ein und desselben Darmes sehr wechselnd sein kann. KAUFMANN gibt an, daß bei der rein fibrinösen Entzündung die Beläge ziemlich dick und fest sein können und infolge Durchtränkung mit dem Darminhalt gelb, grün und braun gefärbt aussehen. Oft genug wird es aber nicht möglich sein, geringgradige Entzündungen dieser Art, die mit der Ausbildung feiner hauchartiger Beläge einhergehen, von einem einfachen Darmkatarrh zu trennen. Man ist jedenfalls oft überrascht, bei der histologischen Untersuchung einer vermeintlichen katarrhalischen Erkrankung fibrinöse Ausschwitzungen auf der Schleimhaut zu entdecken. Die oberflächlich verschorfenden Vorgänge sind durch die bekannten kleienförmigen, sägemehl- oder sandkornartigen Beläge charakterisiert, die leicht abwischbar sind und sich von der hochgradig hyperämischen dunkelroten Schleimhaut durch ihre hellere gelbweiße oder gelbbraune Farbe gut abheben. Für die tiefer verschorfen-

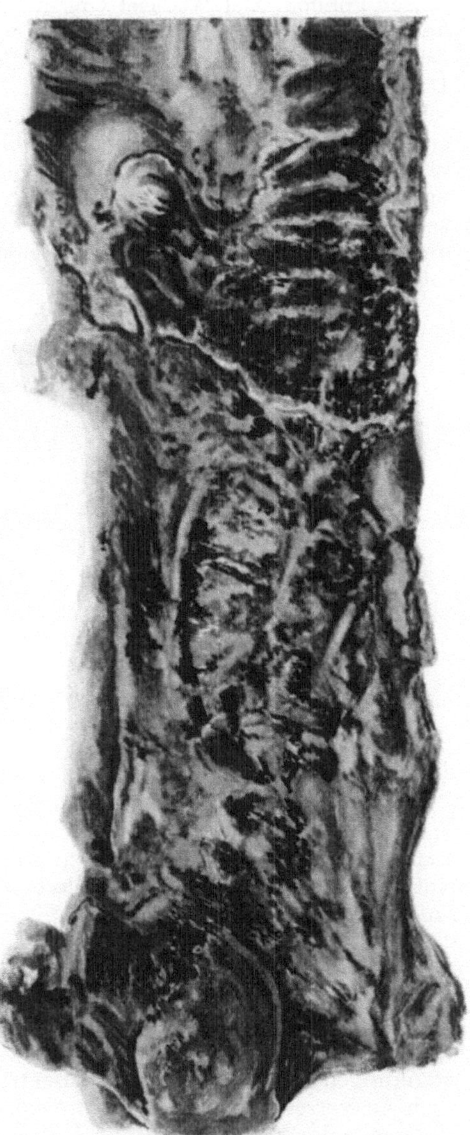

Abb. 14. Verschorfende und geschwürige Dickdarmentzündung bei Stauung harter Kotmassen oberhalb einer krebsigen Verengung, „Sterkorale Diphtherie."

den Entzündungen trifft oft der Vergleich mit dem Aussehen einer „rissigen mit Moos bedeckten Baumrinde" zu (KLAGE, W. VOGT). Die kleienförmigen Beläge schmelzen zu größeren, den Längs- und Querfalten der Schleimhaut folgenden Schorfen zusammen, die nun trocken und rissig aussehen, gelblichgrün, auch rotgrün gefärbt erscheinen. Bald sind die Schorfe mehr isoliert, vielfach dem Verlauf der Falten und Tänien folgend, bald fließen sie zu großen Platten zusammen, die eine glatte, körnige, oder stark zerklüftete Oberfläche aufweisen können. Der Wechsel von nicht verschorften, meist schwarzrot gefärbten hämorrhagisch infarzierten Schleimhautflecken mit den verschorften schmutziggrünen und braunen steifen Stellen, die meist etwas vorquellen, verleiht solchen Darmteilen ein außerordentlich buntes, oft sehr schwer zu deutendes Aussehen, zumal wenn noch Geschwürsbildungen, die durch Loslösung der Schorfe entstehen, das Bild verwickeln. Solche Geschwüre entstehen durch Demarkation des verschorften Gewebes von den übrigen Gewebsschichten. Sie sind meist sehr unregelmäßig, oft landkartenartig mit leicht überhängendem Rand, von Blutungen durchsetztem Grund, der aus einem sehr gefäßreichen, sonst uncharakteristischem Granulationsgewebe gebildet wird. (Näheres über Geschwürsbildung S. 304.)

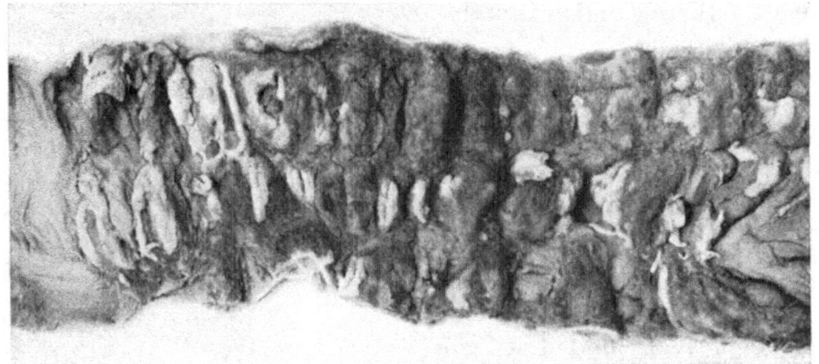

Abb. 15. Ödem, Schorf- und Geschwürsbildung im Colon ascendens bei Hg-Vergiftung.

Alle diese verschiedenen Typen der pseudomembranösen Entzündung kommen nebeneinander, aber auch in reiner Form, vor allem bei der einheimischen Bazillenruhr zur Beobachtung. Doch es wäre falsch zu glauben, daß diese Formen ohne weiteres mit der Ruhr gleichzustellen wären. Ruhrinfekte können auch unter dem Bilde des eitrigen Katarrhs verlaufen, und pseudomembranöse Entzündungen auch durch andere als Ruhrbazillen hervorgerufen werden. So können die gleichen Erreger, die auch für die katarrhalische Entzündung verantwortlich zu machen sind, gelegentlich auch einmal zu membranösen Erkrankungen führen. Ausschlaggebend ist der Grad der Epithelschädigung. Das gilt in erster Linie für die Cholera, bei der nicht einmal so selten kruppöse Veränderungen im Dünn- und Dickdarm vorkommen, aber auch für den Typhus und noch häufiger für die paratyphösen Erkrankungen; insbesondere bei Infektionen mit Paratyphus A sind wiederholt auch tiefverschorfende Dickdarmveränderungen beschrieben worden, die eine Unterscheidung von der Ruhr kaum zulassen. Auch bei der Streptokokkensepsis, vor allem nach puerperalen Infektionen, sind oberflächlich verschorfende Dünndarmveränderungen keineswegs selten. Ganz abgesehen von tiefverschorfenden nekrotisierenden Veränderungen, die im Verlauf der Grippe oder bei Erkrankungen des hämatopoetischen Systems durch Streptokokken hervorgerufen werden. Auch durch Proteus- (Jaffée) oder Pyozyaneusbazillen (Dold) können gelegentlich verschorfende Darmerkrankungen verursacht werden, in sehr seltenen Fällen mag auch eine Infektion mit Löfflerschen Diphtheriebazillen gleichartige Veränderungen hervorrufen. Zu den verschorfenden

Entzündungen gehören vor allem diejenigen Darmveränderungen, welche auf dem Boden von Kreislaufsstörungen zur Entwicklung gelangen, sei es, daß Embolie oder Thrombose der Mesenterialgefäße zur Infarzierung führt oder daß Einklemmungen von Hernien, Strangulationen, Volvulus oder Invaginationen zur Gefäßverlegung, zu Stauungsinfarkten und ähnlichen Schädigungen Veranlassung geben. Hierher gehören auch die Veränderungen, die als sterkorale Diphtherie bezeichnet werden, die bei länger dauernder Kotstauung in Erscheinung treten, meist oberhalb von Narben und andersartigen Verengungen. Schwere Kreislaufsstörungen scheinen mir auch hier zunächst eine große Rolle zu spielen, auf deren Boden erst die zur Verschorfung und Geschwürsbildung führenden Schleimhautveränderungen sich entwickeln. Auch die Quecksilbervergiftung führt fast regelmäßig zu schweren Verschorfungsprozessen, meist im Dickdarm, aber auch im Dünndarm. Und gerade die allerschwersten Formen tiefer Verschorfung mit dicken wulstigen schwarzgrauen Belägen kommen hierbei vor. Das Quecksilber, das im Darm zur Ausscheidung gelangt, scheint dabei nicht nur in einer direkten Einwirkung auf die Gewebe von Bedeutung zu sein, sondern führt zunächst zu Kreislaufsstörungen, Stase und Thrombose, durch welche die Schleimhaut für die Ansiedlung und Einwirkung der nor-

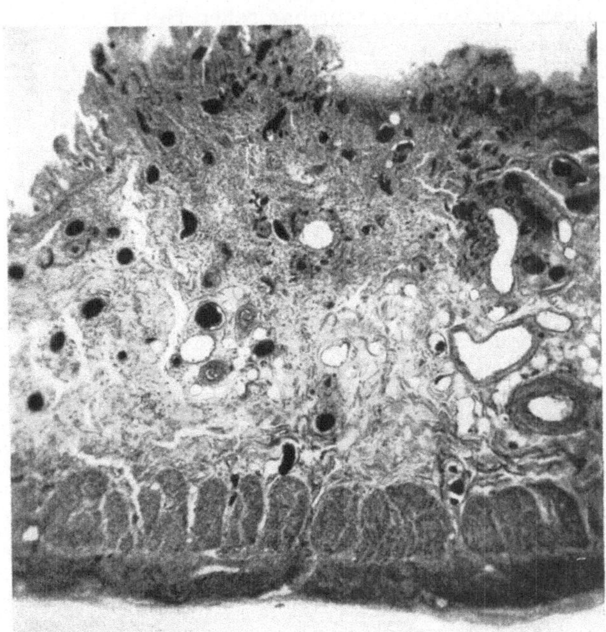

Abb. 16. Urämie. Frische Nekrose der Dünndarmschleimhaut. Nekrose der Arteriolen, hochgradige Stase in Venen und Kapillaren bei akuter Arteriolennekrose mit Glomerulonephritis der Nieren. Ödem der Unterschleimhaut.

malen Darmbewohner zugänglich wird. Auch bei chronischer Arsen- und Wismutvergiftung kommt ähnliches vor. Eine direkte Ätzwirkung auf die Schleimhaut die zur Korrosionsnekrose, aber auch zu schweren Zirkulationsstörungen mit anschließenden Entzündungen führt, wird durch Ätzgifte, Säuren und Laugen erzeugt; die im Verlauf der Urämie auftretenden nekrotisierenden Entzündungen im Dick- und Dünndarm führt man meist auf eine Wirkung von Ammoniak zurück, der aus in den Darm ausgeschiedenem Harnstoff entstehen soll (siehe Abschnitt 6a). Doch scheinen nach meinen eigenen Feststellungen auch hier Blutumlaufsstörungen oft mit nachweisbaren Gefäßveränderungen im Vordergrund zu stehen.

c) Eitrige Entzündung.

Im Gegensatz zu den katarrhalischen und membranösen Entzündungen sind rein eitrige selbständige und fortgeleitete Erkrankungen der Darmschleimhaut und Darmwand überhaupt viel seltener, wenn man von den eitrigen Katarrhen absieht, bei denen im katarrhalischen Exsudat neben Schleim und Epithelien auch Granulozyten in erheblicher Menge zu finden sind. Insbesondere begegnen **abszedierende** und **phlegmonöse** Entzündungen am Dick- und Dünndarm — vom Wurmfortsatz ist hier abgesehen — dem pathologischen Anatomen nicht allzu häufig. Es scheint, nach dem Schrifttum zu urteilen, daß der Chirurg öfters Gelegenheit hat, solche Erkrankungen zu sehen.

Die Mehrzahl aller **Darmabszesse** entsteht embolisch bei Pyämie oder ulzeröser Endokarditis. Insbesondere bei Osteomyelitis, Karbunkeln, Tonsillarabszessen mit anschließender Thrombophlebitis der zugehörigen Venengebiete und mit Metastasen in den verschiedensten Körperstellen kommen derartige meist miliare von einem hämorrhagischen Hof umgebene Abszesse auch im Darme zur Beobachtung. Sie finden sich dabei meist in großer Zahl, gleichmäßig im Dünn- und Dickdarm und bevorzugen die dem Gekröseansatz abgekehrte Seite der Darmwand. Die zugehörigen Gefäßästchen sind mit Bakterienembolien (Strepto-, Staphylokokken, Milzbrandbazillen) vollgestopft. Die Gefäßwand ist meist völlig nekrotisch. Durch Einbruch in das Darmrohr können kleine Geschwüre entstehen, auch eine Durchbruchsperitonitis geht gelegentlich von

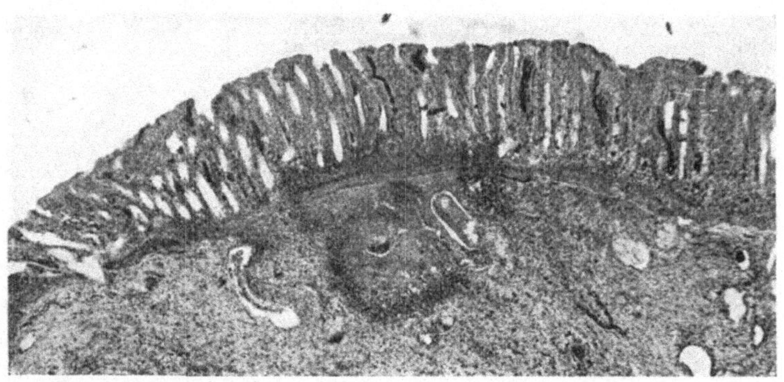

Abb. 17. Embolischer Abszeß in der Submukosa bei rezidivierender Endocarditis lenta.

ihnen aus. Vielfach ist eine besondere Bevorzugung der lymphatischen Apparate bei der Lokalisation solcher Abszesse festzustellen. Eine phlegmonöse Entzündung der benachbarten Darmteile schließt sich in seltenen Fällen an die Abszeßbildung an (Hart). Nach meinen eigenen Untersuchungen entspricht übrigens das histologische Bild der **embolischen Enteritis** nicht immer dem Bilde des **Abszesses**, im Sinne einer lokalen eitrigen Gewebseinschmelzung. Das geht auch aus der Mitteilung von Oberndorfer hervor. Er findet in kleinsten Herden die Unterschleimhautdurch ein hämorrhagisches Ödem aufgetrieben, das von wenigen Leukozyten durchsetzt und von Fibrinfäden durchzogen ist. Im Zentrum liegt ein kleinstes nekrotisches Gefäß mit gequollener Wand. Sehr charakteristisch sind auch entsprechende Bilder, wie sie insbesondere bei der ulzerösen Endokarditis zu finden sind. Im Mittelpunkte des meist rötlichen runden Herdes liegt ein kleines präkapillares Gefäß, das durch einen Bakterienpfropf vollständig ausgefüllt ist. Die Gefäßwand ist nekrotisch und in ein homogenes breites stark färbbares Band verwandelt. In den äußeren Gefäßwandschichten breiten sich periarteriitische entweder rein histiozytäre, oder mit Leukozyten mehr minder durchsetzte Infiltrate aus, die ein Stück weit in die Submukosa vordringen. Diese ist in der näheren Umgebung des Herdes ödematös und oft hämorrhagisch infarziert. Die Veränderungen entsprechen damit im ganzen einer mykotischen Endovaskulitis, oft mit Ausbildung richtiger mykotischer Aneurysmen. Größere Herde sind meist durch den Zusammenfluß mehrerer kleinerer entstanden. Über ihnen ist eine stärkere Leukozytendurchsetzung und Schleimhautnekrose die Regel. In den Gewebsspalten fortschreitende phlegmonöse Eiterungen, die sich an solche Herdbildungen anschließen, hat HART beschrieben.

Auch sonst entstehen Darmphlegmonen meist im Anschluß an anderweitige meist mit Schleimhautdefekten einhergehende Darmveränderungen. Sie sind in der Umgebung eines tuberkulösen oder sterkoralen Geschwürs, eines ulzerierten Karzinoms, eines entzündlichen veränderten Divertikels, bei schweren dysenterischen Schleimhautzerstörungen gelegentlich zu beobachten oder schließen sich an eine Gastroenterostomiewunde, einen Anus praeternaturalis an. Örtliche Schleimhautverletzungen mit sekundärer Infektion, Stauungszustände im Pfortadergebiet spielen jedenfalls für das Zustandekommen der phlegmonösen Darmerkrankungen die Hauptrolle. Der erkrankte Darmteil ist verdickt, starr, ödematös, oft eigentümlich teigig, die Submukosa stark verbreitert und feucht, von schmutzig gelber Farbe; auch die Muskelschichten sind ödematös und gelegentlich von feinen gelben Netzen durchzogen, die Serosa ist meist mit zarten fibrinösen Auflagerungen bedeckt. Histologisch finden sich alle Schichten von interstitiellen Leukozytenansammlungen durchsetzt, in länger bestehenden Fällen sind daneben auch Lymphozyten und Plasmazellen vorhanden. Neigung zu Gewebseinschmelzung wird vielfach erwähnt. Die Schleimhaut ist regelmäßig nekrotisch. Nach dem Schrifttum sind die oberen Darmabschnitte, Duodenum und Jejunum, häufiger befallen als die tieferen. In mehreren Fällen (ASKANAZY, MACCALLUM) stellte ein Trauma gegen die Bauchwand die Ursprungsschädigung dar. In anderen spielten direkte Verletzungen des Darmes durch verschluckte Fremdkörper, Fischgräten oder Knochensplitter die Hauptrolle. Im Falle UNGERMANNs nahm die Erkrankung von einem Duodenaldivertikel ihren Ausgang, dessen Schleimhaut durch einen kleinen Knochensplitter verletzt war, bei DEUTELMOSER entwickelte sich die Darmphlegmone von der VATERschen Papille aus im Verlauf eines Gallensteinleidens. Sehr bemerkenswert ist die Beobachtung von MATTHES, wo das ganze Darmrohr, Dünn- und Dickdarm, phlegmonös erkrankt war. Gleichzeitig bestand eine Leberzirrhose mit Aszites. Es scheint, daß hier die Punktion des Aszites den Anlaß zur Entwicklung der Phlegmone gegeben hat. Überhaupt scheinen Aszites und Leberzirrhose günstige Verhältnisse für die Entwicklung phlegmonöser Darmveränderungen zu schaffen, wie auch die Beobachtungen von LEUCHTENBERGER zeigen. Als Erreger sind Streptokokken und Pneumokokken gefunden worden. Daß aber auch auf hämatogenem Wege ausgedehnte phlegmonöse Prozesse vorkommen können, zeigte uns eine eigene Beobachtung, wo bei einem 13 jährigen Mädchen mit einer Endocarditis ulcerosa im unteren Dünndarm in einer Ausdehnung von 30 cm eine ältere phlegmonöse Erkrankung bestand. Die Darmlichtung war hochgradig verengt, die Schleimhaut nekrotisch, die Unterschleimhaut auf 1 cm verdickt, schmutzig graugelb. Auch die Muskelschichten waren von Eiterstraßen durchsetzt, die verdickte Serosa mit fibrinösen Auflagerungen bedeckt. Die benachbarten Gekröse und Lymphknoten waren vereitert und eine in die Bauchhöhle durchgebrochen. Sofern sich phlegmonöse Prozesse im Anschluß an tuberkulöse oder dysenterische Ulzerationen entwickeln, führen sie zu ähnlichen Bildern. Der Darm ist dann meist außerordentlich weich und brüchig, seine einzelnen Schichten zum Teil nekrotisch, zum Teil von Eiterstraßen durchsetzt. Häufig kommt es zu Durchbrüchen. Derartige phlegmonöse Veränderungen, insbesondere bei Ruhr, haben aber meines Erachtens nach nichts zu tun mit der Entwicklung epithelbekleideter Schleimhautzysten, die gewöhnlich als das Endergebnis phlegmonöser mit Durchbrüchen in die Submukosa und das Darmlumen einhergehende siebförmige Durchlöcherungen, Brücken- und Netzbildungen beschrieben werden. Ich werde bei der Erörterung der Colitis cystica noch darzutun haben, daß ich für die meisten Fälle hierin entschieden Löhleins Ansicht beitrete, wenn er epitheliale Drüsenwucherungen mit sekundärer Verschleimung und eventueller Vereiterung an den Anfang solcher Bilder stellt.

Phlegmonöse und abszedierende Prozesse sind es auch. die bei der sog. Sigmoiditis und Divertikulitis in entsprechender Weise wie ähnliche Veränderungen am Wurmfortsatz in der Darmwand sich abspielen. Wesen und Entstehung der Dickdarmdivertikel (Graser) können an dieser Stelle nur kurz gestreift werden. Eine umfassende Darstellung der pathologisch-anatomischen Grundlagen der Divertikelbildung findet sich bei Kleinschmidt und Hansemann (s. S. 231). Die erworbenen Darmdivertikel haben ihren Sitz regelmäßig am Gekröserand. Sie sind im Dickdarm häufiger als im Dünndarm, bevorzugen das S Romanum und kommen insbesondere bei fetten Personen männlichen Geschlechtes vor. Ihre Ausdehnung schwankt zwischen Stecknadelkopf- und Taubeneigröße. Die Form ist bei kleineren meist schlauchförmig, bei größeren mehr kolbig und kugelig. Außer der Schleimhaut ist vor allem bei größeren Divertikeln die Ringmuskulatur an der Ausstülpung beteiligt. Sie entwickeln sich regelmäßig in der Nähe von Gefäßlücken, für deren Entstehung Graser wohl nicht ganz zutreffend — zum mindesten gilt das nicht für alle Fälle — chronische Stauungszustände im Gefäßsystem verantwortlich macht. Einen viel wichtigeren Faktor für ihre Entstehung spielen jedenfalls Drucksteigerungen jeder Art im Darm, die sich in der Richtung schon normal schwächerer Abschnitte, dazu gehören die Gefäßlücken, auswirken

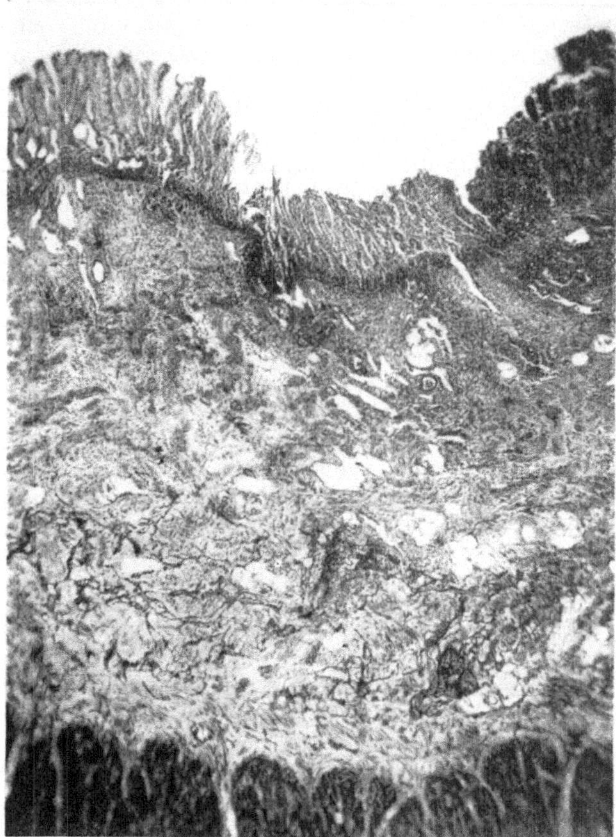

Abb. 18. Akutes Ödem der Unterschleimhaut und Nekrose der Schleimhaut im Dickdarm bei akuter Hg-Vergiftung. Das Blut aus den erweiterten Gefäßen ist ausgefallen. Die Stromazellen in der ödematösen Submukosa sind ausnahmslos feintropfig verfettet.

können. Schwund des Fettes infolge allgemeiner Kachexie, Schwankungen in der Gefäßfüllung infolge von Stauungszuständen bei Herzfehlern, sind begünstigende Koeffizienten. So entstandene Divertikel sind häufig der Ausgang eitriger Entzündungen der Darmwand. Eine gute Übersicht über die veröffentlichten Fälle von Divertikelentzündung im Bereich der Flexu sigmoidea gibt die Arbeit von Eiselsbebg, der insgesamt 55 Fälle zusammenstellt. Von diesen führten 17 zum Durchbruch in die freie Bauchhöhle oder ins Gekröse, 8 zum Durchbruch in die Blase. Wir sahen zweimal eine eitrige Pylephlebitis mit Leberabszessen auf dem Boden einer chronischen Divertikelentzündung entstehen. Über gleiche Beobachtungen hat W. Fischer berichtet. Bemerkenswert sind auch die Mitteilungen von Recklinghausen und Hochenegg über das gleichzeitige Vorkommen einer chronischen Divertikelentzündung und Karzinom im S Romanum. Die Infektion der Divertikelwand erfolgt regelmäßig. von einem Schleimhautdefekt aus, für dessen Entstehung in allererster Linie Druckschädigungen durch die eingepreßten Kotmassen verantwortlich zu machen sind. Die Weiterentwicklung des entzündlichen Vorgangs erfolgt dann unter denselben Bildern, wie sie Aschoff für die Wurmfortsatzentzündung kennen gelehrt hat. Wandabszesse mit Durchbruch in die Nachbarschaft, in Bauchhöhle, Appendices epiploicae oder Mesenterium, phlegmonöse Durchsetzungen der benachbarten Darmteile, meist mit ausgedehnter Ulzeration der Schleimhaut, sind die gewöhnlichen Folgen. Neben akuten entzündlichen Veränderungen kommen aber auch chronisch verlaufende Fälle zur Beobachtung, die zu langsam zunehmender Verdickung und Verengerung des ganzen Sigmoids durch Entwicklung ausgedehnter Granulationen oder zu Verwachsungen mit der Nachbarschaft meist unter dem klinischen Bilde eines Tumors führen. Im mikroskopischen Bilde sind derartige chronisch verlaufende Fälle nicht nur durch den Charakter des Granulationsgewebes, sondern meist auch durch lebhafte Regenerationsvorgänge an der ulzerierten Schleimhaut ausgezeichnet (s. S. 309).

Entzündliche Veränderungen in angeborenen oder erworbenen Divertikeln des Dünndarms sind viel seltener als im Dickdarm, wogegen ihre Bedeutung für das Zustandekommen von Strangulationen viel größer ist. Klinisch hat die Entzündung der Dünndarmdivertikel wegen der Ähnlichkeit ihrer Erscheinungen mit denen einer Appendizitis erhöhte Bedeutung. Kasuistische Mitteilungen darüber sind sehr zahlreich. Was den pathologischen Anatomen dabei interessiert, läßt sich kurz zusammenfassen. Fast stets sind Fremdkörper für ihre Entstehung verantwortlich zu machen. Kotsteine, Nähnadeln, Fischgräten, Obstkerne. Darmparasiten sind oft beschuldigt worden. Aber auch Verletzungen und Infektionen (Soor, Typhus, Tuberkulose) sind mitunter von großer Bedeutung. Die Divertikelentzündung kann unter verschiedenen anatomischen Bildern auftreten. Als einfache katarrhalische Entzündung, als Erosion, Geschwür, Empyem oder Gangrän. Sie kann zur Verödung des Divertikels und zum Durchbruch in die Bauchhöhle führen, mit anschließender diffuser oder umschriebener Peritonitis. Hübschmann weist auf die Möglichkeit des Vorkommens peptischer Geschwüre mit sekundärem Durchbruch hin, wenn ortsfremde Magendrüsen in der Schleimhaut des Divertikels gefunden werden. Über die Bedeutung der Divertikelentzündungen für Strangulationen usw. siehe Kap. IV. (Lit.)

Fast regelmäßig findet man bei allen Formen der Darmentzündung neben den Schleimhautveränderungen mehr oder minder tiefgreifende Veränderungen in der Unterschleimhaut sich abspielen. Sind sie in frischen Fällen auf Zirkulationsstörungen beschränkt, die sich morphologisch zumeist in einer beträchtlichen Erweiterung und Füllung der Venen und Kapillaren geltend machen, so beherrschen bei älteren Fällen exsudative und proliferative Veränderungen das Bild. Durch hochgradiges Ödem mit starker Quellung der faserigen Gewebsteile kann schon mit bloßem Auge die Submukosa als steife verbreiterte Wandschicht erkannt werden. Zumeist findet sich mikroskopisch eine beträchtliche Verfettung der Stromazellen im ödematösen Gewebe. Gleichzeitig mit diesem Ödem treten Anhäufungen von Leukozyten zunächst um die Gefäße herum in Erscheinung, um sich später in den aufgelockerten Spalten des Gewebes anzusammeln. Vielfach entstehen aus den indifferenten Mesenchymzellen der Gefäßscheiden plasmazelluläre Zellmäntel, die die Gefäße dicht umscheiden. Oft sind die Lymphgefäße mit kleinen runden Zellen aufs dichteste gefüllt. Auch an den Gerüstzellen selbst treten Wucherungserscheinungen auf, aus denen schließlich eine auf das Mehrfache verbreiterte zellreiche Unterschleimhaut entstehen kann, wie sie bei chronischen Entzündungen in Dünn- und Dickdarm in gleicher Weise anzutreffen ist. Von der Unterschleimhaut aus können die Muskelschichten und die Serosa in die entzündlichen Veränderungen einbezogen werden.

IV. Die chronischen Entzündungen.

Jede Erörterung chronisch entzündlicher Prozesse muß sich der Schwierigkeiten bewußt sein, die in der Abgrenzung noch im Fluß befindlicher Vorgänge von Ausheilungszuständen und Narbenstadien akuter Veränderungen liegen. Ja vielfach wird eine derartige Abgrenzung unmöglich und auch bei Berücksichtigung der heute geltenden Namengebung zum mindesten für den praktischen Gebrauch unerwünscht sein. Dessen ungeachtet muß im einzelnen Falle stets versucht werden, eine Trennung der chronisch verlaufenden Vorgänge von den gewordenen Zuständen zu erreichen. Ich werde in diesem Sinne von chronischer Entzündung dann reden, wenn, wie Lubarsch-Dietrich es ausgeführt haben, nach offenkundiger oder unbemerkt verlaufender akuter Erkrankung weder eine Wiederherstellung noch Reparation eintritt, sondern die Eigentümlichkeiten der Entzündung — Alteration, Exsudation und Proliferation — weiterbestehen. Voraussetzung ist

dabei ein Reizzustand, der eine ständige und wiederholte Reaktion auslöst,
sei es durch Fortwirken des gleichen Reizes, der die akute Entzündung
hervorgerufen hat, oder durch Fortbestehen einer gesteigerten Empfindlichkeit, so daß normale Reize eine erhöhte Reaktion auslösen, oder endlich
durch neue hinzutretende Reize, die auf dem veränderten Boden besondere
Erscheinungen hervorrufen. Von diesem Gesichtspunkt sind alle Ausheilungsvorgänge akut-entzündlicher Veränderungen von der chronischen Enteritis im
eigentlichen Sinne zu trennen. Als Ausheilungsvorgänge kommen in Frage
der Wiederersatz zerstörter Schleimhaut, vermittelt durch die verschiedenen
Formen der Epithelregeneration, die außer der einfachen Überhäutung entstandener Lücken vom Rande erhalten gebliebener Stellen her mit sekundärer
Drüsenbildung — nach zahlreichen Schrifttumangaben auch durch Einpflanzung

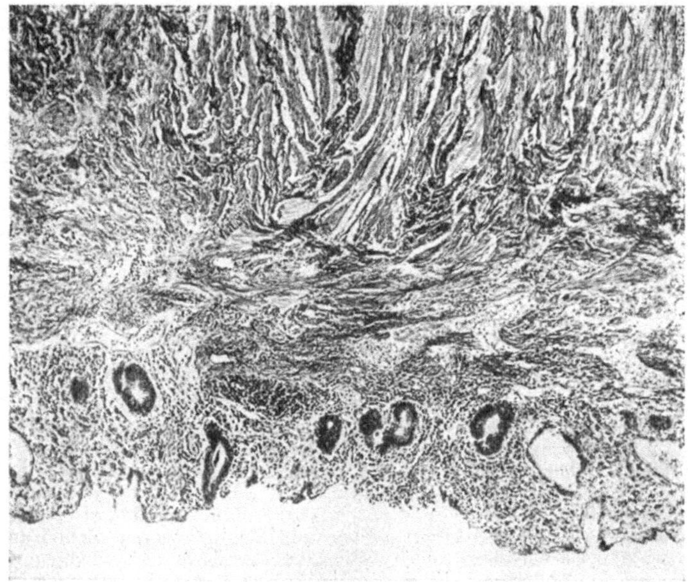

Abb. 19. Langjährige Colitis ulcerosa. Übergangszone zum normalen Darm. Epithelreste in der
Tiefe des Granulationsgewebes. Vereinzelt schmale Epithelsäume gegen das Lumen. (A. W. Fischer.)

von Epithelien aus überhängenden Geschwürsrändern — erfolgen kann. Auch
von Resten erhalten gebliebener Drüsen kann, vom Wucherungsmittelpunkte
ausgehend, eine Neubildung der zerstörten Schleimhaut stattfinden. Ich selbst
möchte schließlich Wucherungs- und Sprossungserscheinungen an Drüsen
mit Regenerationsvorgängen der Schleimhaut in Beziehung bringen. Eine Neubildung von typischen Zotten halte ich für unmöglich, ebenso wie eine Wieder-
bildung der anderen feineren Strukturen, insbesondere auch der Lymphknötchen, der Muscularis mucosae und elastischen Fasern meist ausbleibt. Sofern
die Zerstörung der Darmwand die Unterschleimhaut nicht überschritten hat,
kommt es gewöhnlich zur Ausbildung glatter, gelegentlich pigmentierter Narben,
bei Zerstörung der Muskelschichten, wie sie gewöhnlich bei Tuberkulose und
Syphilis zu finden sind, zur Entwicklung stark verengender Einschnürungen,
bei deren Entstehung Faltungen und Einstülpungen der Serosa oft eine Rolle
spielen. Auch in Lymphknoten sieht man gelegentlich kleine hyaline Narben im
Knötchenzentrum, die nach degenerativen Prozessen oft als Ausdruck einer

geweblichen Erschöpfung aus dem retikulären Gewebe entstanden sind. Die Vorgänge in der Aufsaugung und des Abfuhrs zerstörten Materials erfolgen im Darm nicht anders als in anderen Organen, vornehmlich unter Mitwirkung mesenchymaler Aufsaugungszellen.

Demgegenüber ist für die Diagnose einer chronischen Enteritis noch das Fortwirken eines Reizzustandes, ein Weiterschreiten der Reizerscheinungen zu verlangen. So sind es in erster Linie spezifisch entzündliche Veränderungen, Syphilis, Tuberkulose, Aktinomykose usw. für die diese Begriffsfassung der chronischen Entzündung zutrifft und die im einzelnen eine Darstellung erfahren werden. Auch die chronische Ruhr ist hier besonders zu nennen, bei der oft in Schüben verlaufend, neben Heilungs- und Vernarbungsvorgängen frische Zerstörungsvorgänge anzutreffen sind. Gemeinsam ist vielen solcher chronisch-verlaufender Darmerkrankungen die Neigung zur Schleimhautatrophie mit

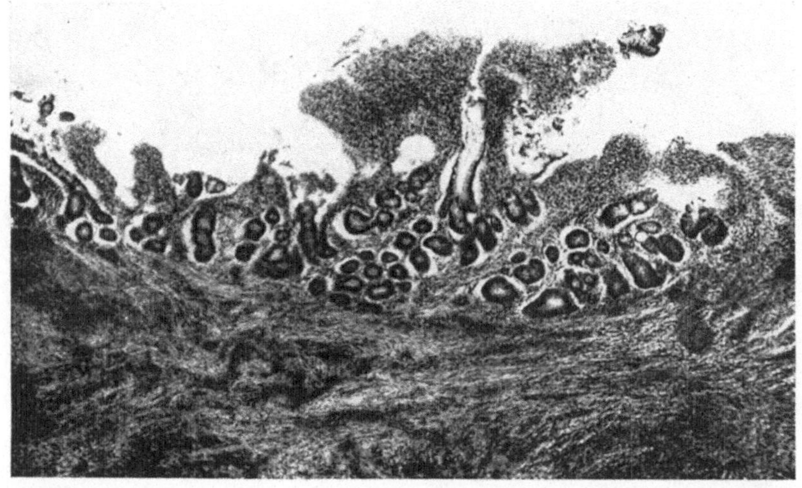

Abb. 20. Zum Teil polypöse, büschelförmige Drüsenwucherungen bei chronischer Dickdarmentzündung.

starker Verengerung und gelegentlich zystischer Umwandlung der Drüsen, wie ich sie auch in entsprechender Weise wie am Magen, bei manchen Fällen von perniziöser Anämie im Darm gefunden habe. Die noch zu erörternden Bilder der Colitis cystica profunda und superficialis sind regelmäßig Teilerscheinungen eines chronisch entzündlichen Vorganges. Auf der anderen Seite findet man oft neben Stellen starker Schleimhautatrophie hyperplastische Vorgänge, die zum Bilde eines chronischen hyperplastischen Katarrhs mit Entwicklung polypöser Wucherungen führen können. Insbesondere im Dickdarm sieht man derartige Zustände gar nicht so selten, die sowohl bei chronischer Ruhr und Darmkatarrhen unbekannten Ursprungs wie auch bei Tuberkulose. Die Entwicklung dieser polypösen Hyperplasie steht meines Erachtens in engster Beziehung zu den ausführlich gewürdigten Drüsenwucherungen reaktiver Natur, die sich so häufig bei länger dauernden Darmentzündungen mannigfacher Art finden, und von den Resten der noch erhaltengebliebenen Schleimhaut unter dem Reiz fortwirkender Schädigung entstehen. Ich möchte in solchen zur Polypenbildung führenden Drüsenwucherung das Gegenstück zur Colitis cystica profunda sehen. An der entzündlichen Entstehung derartiger polypöser Neubildungen oft größten Umfanges ist gar kein Zweifel. Nicht nur Ruhr, sondern auch Darmkatarrhe anderer Ursache, auch

Tuberkulose, können zu ihrer Entwicklung führen. Für die Ruhr hat kürzlich Justi solche Bildungen ausführlich beschrieben. Eine mächtige, auf entzündlicher Grundlage entstandene Polyposis der gesamten Dickdarmwand unbekannter Herkunft behandelt die Dissertation von Kloth, Köln (1924). Neben zahllosen kleinen Polypen war es hier zur Entwicklung mehrerer breitbasig aufsitzender großer Zottengeschwülste gekommen, bei denen sogar an einigen Stellen Neigung zu infiltrierendem Wachstum erkennbar war. Abbildung 13, S. 387 stellt eine ähnliche Polyposis auf dem Boden einer chronischen Dickdarmtuberkulose dar. Die Grenzen der reaktiven zur autonomen Neubildung sind dann oft sehr schwer

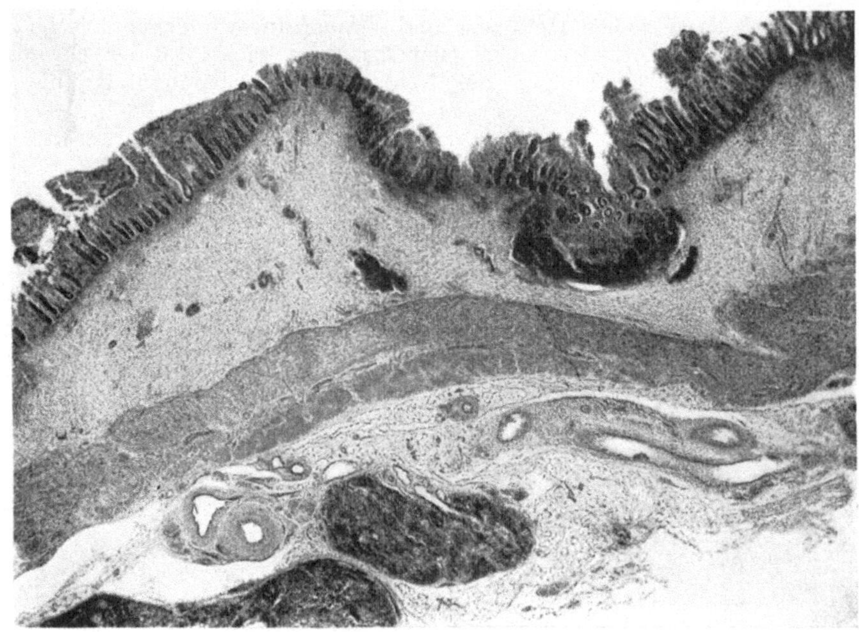

Abb. 21. Chronische Dickdarmentzündung beim Säugling. Starker Zell- und Schleimbelag auf den Drüsenstümpfen. Tiefenwucherung der Drüsen im Bereich eines Lymphknötchens. Starke, vorwiegend zellige Verdickung der Unterschleimhaut. Hochgradige Füllung der Lymphgefäße.

zu ziehen, und in der Beziehung der reaktiv-regenerativen Drüsenwucherungen auf dem Boden chronisch-entzündlicher Reizzustände zu selbständigen Geschwülsten auch bösartigen Charakters liegt über dem Rahmen der Darmpathologie hinaus eine große heuristische Bedeutung. Auch sei hier an die von Herzog beschriebene Krebsentwicklung auf dem Boden tuberkulöser Dünndarmgeschwüre erinnert, bei denen ganz zweifellos der Krebsentstehung die Bildung solcher ortsfremder reaktiver Drüsenwucherungen vorausgegangen war. Wieweit isolierte polypöse Bildungen mit derartigen reaktiven Drüsenwucherungen in Beziehung stehen, vermag ich nicht zu sagen, ebensowenig wie hier von der Polyposis des Dünndarms die Rede sein kann.

In dem älteren pathologischen Schrifttum wird der Hauptanteil der chronischen Darmentzündungen durch den Darmkatarrh der Säuglinge bestritten, wie er als charakteristisch für die Ernährungsstörungen und Pädatrophie angesehen wurde. Ich habe in einem besonderen Kapitel dieses Abschnittes dargelegt, daß weder ein atrophierender Katarrh noch eine chronische noduläre Enteritis hier zu Recht bestehen, daß, sofern es sich nicht um bakteriell infektiöse Darmerkrankungen handelt, die Darmveränderungen dabei lediglich der Ausdruck einer veränderten Resorptionsleistung sind und die pathologisch-anatomischen Grundlagen der Ernährungsstörungen, wenigstens was die Darmbefunde angeht, noch sehr unbefried gend sind. Wie auch Aschoff betont, handelt es sich dabei keinesfalls immer um eine Enteritis, insbesondere bei den chronischen Veränderungen, sondern um meist funktionelle, anatomisch nur sehr schwer faßbare Zustandsänderungen.

Zu den chronischen Darmentzündungen pflegt man auch den sog. Stauungskatarrh der Schleimhaut zu rechnen, wie er bei Stauungszuständen aller Art, bei Herzfehlern, Leberzirrhose usw. sich einzustellen pflegt. Das Bild dieser Veränderungen ist bekannt. Die Schleimhaut ist geschwellt und verdickt, oft schwappend ödematös, graurot bis dunkelrot von kleinen und großen Blutflecken durchsetzt. Reichliche Schleimbildung ist die Regel. Dickdarm und Dünndarm können in gleicher Weise beteiligt sein, oft beschränkt sich die Veränderung auf einzelne Darmabschnitte. Die Submukosa ist schon mit bloßem Auge als besonders stark verdickt zu erkennen. Histologisch fällt vor allem das Ödem und die starke Blutfüllung der Gefäße auf, die zu ausgedehnten Diapedeseblutungen führen können. Das Bindegewebe ist durch-

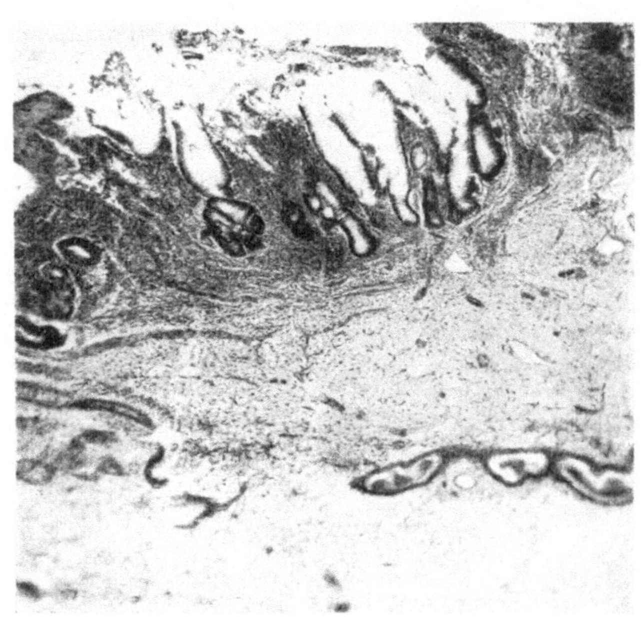

Abb. 22. Erweiterung und Verschleimung von Drüsenstümpfen bei chronischem Dickdarmkatarrh.

weg verdickt, Becherzellen und Schleimbildung sehr reichlich. Die einzelnen Zotten sind geschwellt, oft unförmig, eigentliche Entzündungserscheinungen, insbesondere starke Zellansammlungen und leukozytäre Durchsetzungen fehlen jedoch. Am zweckmäßigsten erscheint mir für diese Veränderung die von Aschoff gewählte Bezeichnung als Enteropathia cyanotica.

Chronische, mit Atrophie einhergehende Veränderungen der Darmschleimhaut sieht man gewöhnlich bei perniziöser Anämie (Faber) und bei chronischer Nephritis. Gerade bei dieser Erkrankung findet sich vielfach gleichzeitig das Bild der sog. Zottenmelanose, jener rauchschwarzen Verfärbung der Zottenspitzen im Dünndarm, deren Natur und Bedeutung noch in keiner Weise klargestellt ist. Während es für die Knötchenmelanose außer Zweifel steht, daß sowohl die ringförmigen schwarzen, durch Hämosiderin bedingten Pigmentierungen der Randzone wie die punktförmigen im Knötchenzentrum mit der intrazellulären Verarbeitung roter Blutkörperchen durch Retikulumzellen aufs engste zusammenhängen, spielen gleichartige Vorgänge bei der sog. Zottenmelanose sicherlich gar keine Rolle. An den Knötchen sind frische Stadien des pigmentierten Endzustandes bei entzündlichen Darmerkrankungen als rote Säume um die Follikel die auf stärkster Gefäßfüllung und Blutaustritten beruhen, oft genug nachweisen. Die Ausdehnung dieser Blutungen steht in engster Beziehung zu der Ausbreitung der Gefäße und dem Umbau in der Follikelrandzone. Ganz gleichartige Blutungen kommen übrigens unter gleichartigen Bedingungen auch in den Milzknötchen vor. Eine Resorption eisenhaltiger Bestandteile vom Darmlumen aus kommt für die Follikelmelanose keinesfalls in Frage. Wieweit man mit M. B. Schmidt hier eine gesteigerte hämolytische Leistung des retikulären Gewebes sehen will, ist meines Erachtens Geschmackssache. Auch für die eigentliche „Zottenmelanose", bei der das eisenhaltige Pigment im mobilen und fixen histiozytären und retikulären Elementen des Zottengerüsts liegt, habe ich mich im eigens zur Klärung dieser Frage angestellten Untersuchungen bisher nicht überzeugen können, daß sie mit einer resorptiven Leistung des Zottenstromas nach Aufnahme von eisenhaltigem Material aus dem Darmlumen ohne weiteres in Zusammenhang steht. Wie früheren Untersuchern ist es mir nie gelungen (Funcke, Donders, Eimer, Arnold, Schulze) bei Verfütterung von Farbstoffen eine Anfärbung der Gerüstzellen bei erwachsenen Tieren zu erzielen. Auch nicht bei Anwendung derjenigen Farbstoffe, die zur Vitalfärbung gebräuchlich sind, und solcher feinster Dispersität habe ich eine Ablagerung der Farbstoffe in Stromazellen und einen Durchtritt durch das Epithel gesehen. Selbst nach Verfütterung von Blut und Hämoglobin ist eine Eisenreaktion in den Zotten nie nachweisbar gewesen. Erst bei Mitverfütterung „reizender" Substanzen und bei saugenden Jungtieren kommt es zur Speicherung der Farbstoffe in Retikulumzellen. Dagegen ist es leicht möglich, bei verlängerten Vitalfärbungen vom Blut aus eine Anfärbung der Gerüstzellen zu erzielen, die in Aussehen und Verteilung ganz den Verhältnissen der intestinalen Siderose entspricht. Alle diese Gründe sprechen nicht sehr dafür, die Zottenmelanose mit der Resorption hämoglobinhaltiger Bestandteile des Darminhaltes in Zusammenhang zu bringen. Jedenfalls bedarf es zu ihrem Zustandekommen noch besonderer, vorläufig nicht übersehbarer Umstände. Aus örtlichen Blutungen bei Stauungskatarrhen und

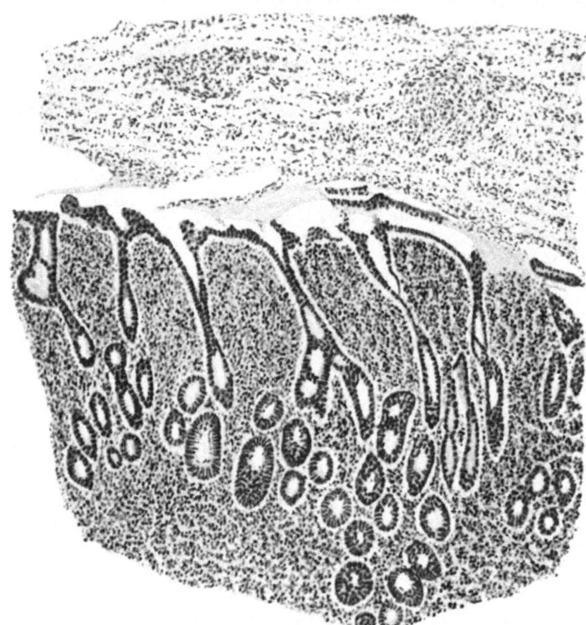

Abb. 23. Chronisch katarrhalische Entzündung am Rande eines heilenden Dünndarmgeschwürs.

Entzündungen dagegen ist die Entstehung von Pigmentierungen leicht zu erweisen, die sich jedoch von denen der Zottenmelanose wesentlich unterscheiden. Nach meinen Erfahrungen sieht man dabei auch im Dünndarm eine mehr diffuse schiefergraue Farbe und nicht das charakteristische Bild der Zottenmelanose, in ähnlicher Weise wie vor allem nach einer abgelaufenen Kolitis im Dickdarm eine diffuse schiefergraue Verfärbung mit diffuser Pigmentierung der Stromazellen der erkrankten Schleimhautabschnitte die Regel ist. (Vgl. hierzu den Abschnitt Eisenfarbstoffablagerungen S. 67—71 dieses Bandes.)

Soweit phlegmonöse Entzündungen der verschiedensten Art nicht zum Tode führen, können sie, wie schon erwähnt, zur Entwicklung eigenartiger chronisch-entzündlicher Veränderungen Veranlassung geben. Chronisch phlegmonöse interstitielle Entzündungen sind es auch in erster Linie, welche vor allem im chirurgischen Schrifttum als selbständige Typhlitis, Kolitis, Sigmoiditis, Proktitis bezeichnet werden. Sie entstehen meist im Anschluß an Schleimhautlücken der verschiedenartigsten Herkunft, so auch nach dysenterischen Geschwüren (Birt und Fischer). Eine chronische Typhilitis entsteht vielfach auch im Anschluß an eine Appendizitis, nach Verlötung des erkrankten Wurmfortsatzes mit dem benachbarten Dickdarmabschnitt. Etwas Ähnliches ist gelegentlich am Sigmoid durch Überleitung entzündlicher Vorgänge

von erkrankten Uterusanhängen beobachtet worden (FÜTH). Nicht ganz klar
ist, was von vielen Klinikern als Colitis ulcerosa beschrieben und als selbständiges
Krankheitsbild hingestellt wird. ALBU nimmt an, daß es sich um eine Nahrungsmittelinfektion handelt, die von der Dysenterie klinisch und anatomisch zu
trennen ist. Nach seiner Darstellung bleibt die Erkrankung zunächst oberflächlich.
Die Schleimhaut ist geschwellt, blutüberfüllt, gekörnt und neigt zu profusen
Blutungen. Dazu kommen noch manchmal Geschwüre, die außerordentlich
klein sind, oft nur vereinzelte punktförmige Erosionen darstellen, oft wieder
massenhaft vertreten sind und geradezu siebartig die Schleimhaut durchlöchern.
In anderen Fällen treten sie mehr in Haufen auf und reichen bis tief in die

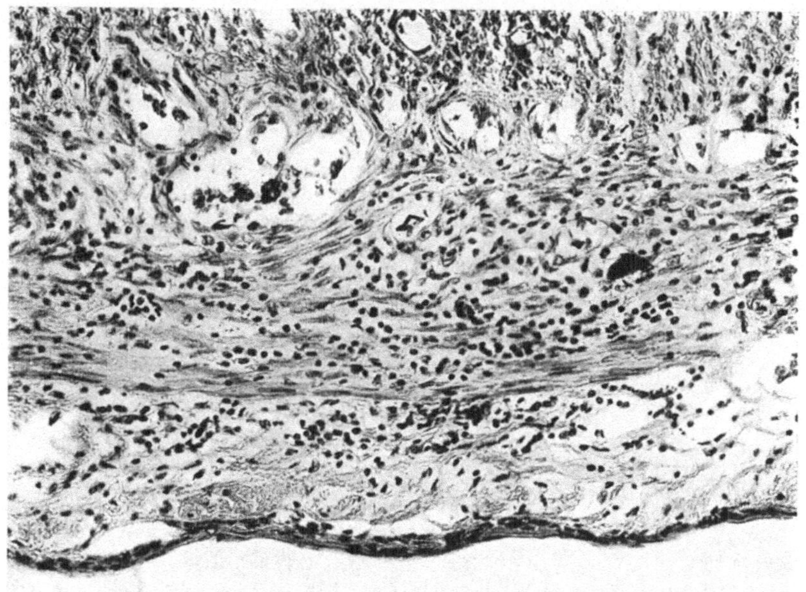

Abb. 24. Entzündliche Durchsetzung der Muskulatur und Serosa bei chronischer Dickdarmentzündung.
Verdickung des Serosaepithels.

Muskulatur, unterminieren die Schleimhaut, die fladenartig abgehoben ist,
einreißt, oder es bilden sich Brücken, die einzelne größere zusammenfließende
Geschwüre trennen und auch nach der Vernarbung als freischwebende Spangen
sichtbar bleiben. Ich kann mich auf Grund der bisher vorliegenden Mitteilungen
des Eindrucks nicht erwehren, daß es sich zum mindesten bei den mit groben
Schleimhautzerstörungen einhergehenden Fällen um sporadisch auftretende
Erkrankungen an chronischer Dysenterie handelt. Jedenfalls läßt sich die
Berechtigung zur Abgrenzung einer neuen selbständigen Krankheit aus dem
anatomischen, mir will scheinen auch dem klinischen Befund, bisher nicht
herleiten.

Sofern phlegmonöse und interstitielle Entzündungen der verschiedensten
Herkunft zur Ausheilung neigen, führen sie zur Entwicklung entzündlicher
Darmstenosen, die den Chirurgen als entzündliche Darmgeschwülste bekannt
sind und von TIETZE eine sehr ausführliche Darstellung erfahren haben. Oft
wird man vergeblich in der Vorgeschichte solcher Fälle nach einem Aufschluß
über ihre Entstehung suchen. Die Schleimhaut ist dabei — ich folge hier TIETZE

— meist erhalten, vielfach stark gewulstet, seltener, wie in Fällen von Goto, mit zottigen Auswüchsen besetzt; in anderen ist sie stark zerfallen und auf weite Strecken durch Granulationsgewebe ersetzt. Reste erhaltener Schleimhaut überbrücken größere Lücken und bilden eigentümlich knopfförmige und umgekrempelte in sich verwachsene Schleimhautinseln. Die Haupterscheinungen spielen sich gewöhnlich in der Unterschleimhaut ab, die von mächtigen zur Vernarbung und Schrumpfung neigenden Granulationsgewebsmassen durchsetzt ist. Kleinzellige Infiltrate, frische Granulationen und ältere Narben durchsetzen auch

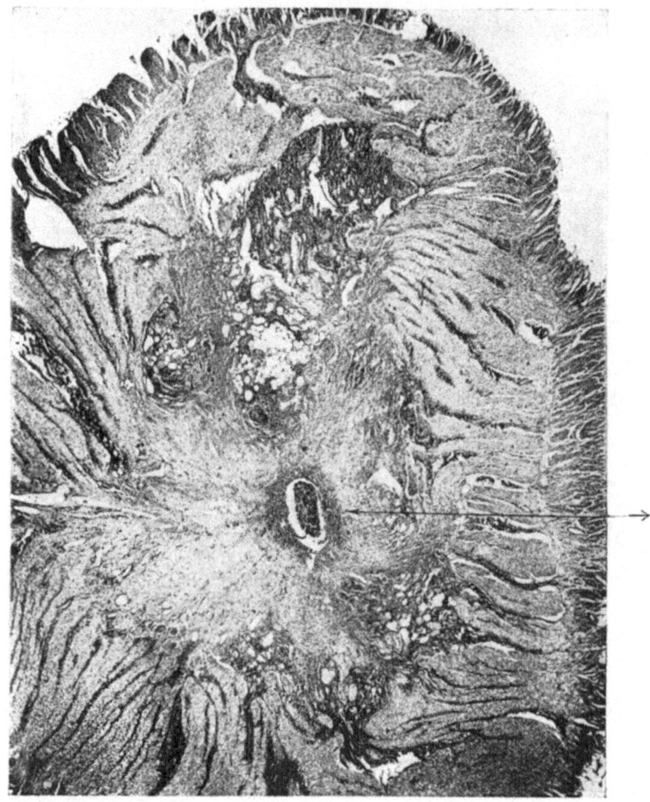

Abb. 25. Verödung des Darms bis auf einen kleinen mit Eiterzellen erfüllten Spalt (Pfeil).
(A. W. Fischer.)

die Muskulatur, die in manchen Beobachtungen als stark hypertrophisch geschildert ist. In schweren Fällen von Ulzeration der Schleimhaut kann es schließlich zu einem vollständigen Verschluß des Darmrohrs durch vernarbendes Granulationsgewebe kommen, indem zumeist nur kleine Epithelzysten als Reste des ursprünglichen Schleimhautepithels anzutreffen sind. Unter der Serosa breiten sich gleichfalls oft ausgedehnte Infiltrate aus. Frühzeitig beteiligt sich auch auf dem Wege der Lymphbahnen das Gekröse, das schwielig verdickt, von narbigen Streifen durchsetzt, auch geschrumpft ist. Die entzündliche Darmgeschwulst kann mit dem Netz und den benachbarten Darmschlingen, ja der Bauchwand verwachsen. So kann sie zu unförmigen Gebilden sich umgestalten, besonders wenn die entzündlichen Vorgänge im Innern noch weiter schreiten, namentlich wenn Fremdkörper oder nekrotische Stellen

einen dauernden Reiz ausüben. Dann sieht man oft Fistelgänge, xanthom-
artige Granulationsherde und Abszesse in das schwielige Gewebe versprengt
und es nach allen Richtungen durchsetzen. Wenn solche entzündliche Darmverengungen auch in der übergroßen Mehrzahl der Fälle durch eine vom Darminnern, insbesondere der Schleimhaut sich entwickelnden Infektion entstehen,
so ist es doch sicher, daß auch von außen her, etwa vom Wurmfortsatz, der
Gallenblase, den Adnexen fortgeleitet, ähnliche interstitielle Darmerkrankungen

zur Entwicklung gelangen
können. Auch die von
den sog. Dickdarmdiver-
tikeln sich ausbreitende
Darmerkrankungen ge-
hören hierher.

Solche Restzustände
eitriger, insbesondere
phlegmonöser Entzün-
dungen sind wohl gleich-
wertig der Enterite
scléreuse (schrump-
fende Darmentzündung)
französischer Forscher,
für die RIBADEAU DUMAS
3 Lieblingsstellen an-
führt, den Mast- und
Zwölffingerdarm und die
Ileocökalgegend. Beson-
ders im Bereich des Duo-
denums und im Quer-
darm ist von HANOT und
GOMBAULT eine hyper-
trophische Sklerose der
Unterschleimhaut be-
schrieben worden (sclérose
sous-muqueuse hypertro-
phique), die als ein Gegenstück zur Linitis plastica
des Magens betrachtet
wird. Wiederholt ist eine
derartige oder auch mehr
diffuse Sklerose des Dar-
mes bei chronischem Al-

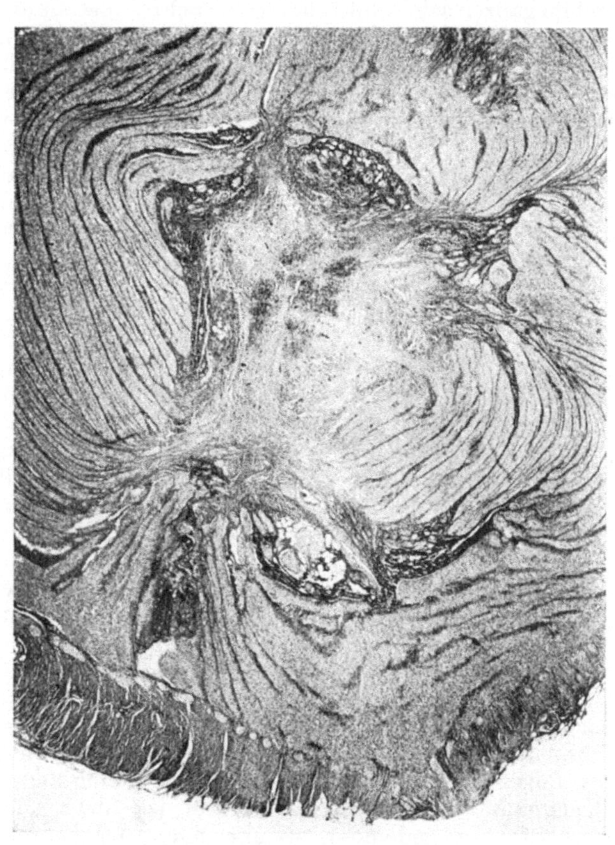

Abb. 26. Vollständige Verödung des Dickdarms nach ulzeröser
Kolitis. (A. W. FISCHER.)

koholismus und Leberzirrhose gefunden worden (GRATIE, CHAUFFARD-WILKS
nach DECLOUX und RIBADEAU).

V. Geschwürsbildung und -Heilung.

Wenn man mit LUBARSCH als Geschwür einen mit Entzündung oder Eiterung
verbundenen Oberflächendefekt versteht, so sind derartige Zustände im Darme
in selbständiger Form oder im Verlauf ausgedehnter Entzündungsvorgänge
außerordentlich häufig und unter den verschiedensten Bedingungen zu finden.
Eine Einteilung nach grob-anatomischen Merkmalen ist kaum durchführbar,
zumal ursächlich einheitliche Schleimhautdefekte unter verschiedenen Bildern

sich darbieten können. Mit dem Namen „lentikuläres Geschwür" wird lediglich die kreisrunde Form und die Größe im Ausmaß einer Linse gekennzeichnet, der Ausdruck „sinuöses Geschwür" legt das Gewicht auf den überhängenden buchtigen Geschwürsrand, der zu einer Unterminierung der Schleimhaut führt, unter „follikulärem" Geschwür versteht man die an der Stelle von Lymphknötchen entstehenden Schleimhautdefekte, der Ausdruck „katarrhalisches Geschwür" — oft mit lentikulärem und follikulärem Geschwür gleichbedeutend und im ganzen sehr willkürlich gebraucht — betont die Entstehung des Geschwürs bei einem katarrhalischen Schleimhautprozeß. Man muß sich bei der Beurteilung von Darmgeschwüren vor allem darüber klar sein, daß die für sie charakteristischen Schleimhautdefekte einmal der Erfolg eines entzündlichen Prozesses sein können, ein andermal erst den Boden für die Entwicklung von Entzündungserscheinungen schaffen können. Demzufolge scheint es mir angebracht, sich bei jedem Darmgeschwür dem Charakter der anfänglichen, sekundär zur Geschwürsbildung führenden Schleimhautläsion klar zu machen. So können grobmechanische vom Lumen her einwirkende örtliche Verletzungen der Darmschleimhaut am Anfang einer Geschwürsbildung stehen. Verschluckte Fremdkörper aller Art — es sind zahllose Einzelbeobachtungen im Schrifttum mitgeteilt (Lit. Wölflein und Liebler) — können an jeder Stelle des Darmrohres in diesem Sinne bedeutungsvoll werden. Auf die Wichtigkeit

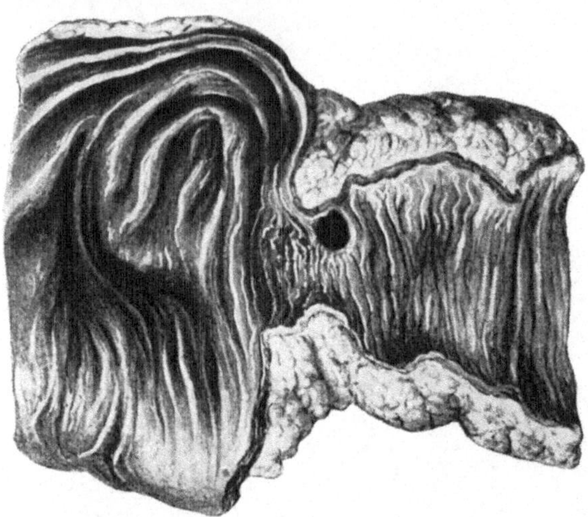

Abb. 27. Chronische stenosierende Sigmoiditis bei Divertikelentzündung (Kaspar).

solcher Ereignisse für die Entstehung von phlegmonösen und interstitiellen Darmentzündungen ist an anderer Stelle hingewiesen. Aber auch vom After aus eingeführte Gegenstände setzen oft genug zur Geschwürsbildung führende Schleimhautverletzungen. Und hier ist nicht zuletzt derjenigen Mastdarmgeschwüre zu gedenken, welche nach der Einführung eines Fieberthermometers oder Klistierrohres immer wieder, insbesondere im Kindesalter zur Beobachtung gelangen. Ob es streng genommen direkte Schleimhautverletzungen durch harte Kotballen gibt, scheint mir sehr fraglich. Den sog. sterkoralen Geschwürsbildungen gehen vielmehr nach eigenen Erfahrungen stets Kreislaufsstörungen voraus, die zur hämorrhagischen Infarzierung oder anämischer Nekrose der Schleimhaut führen, auf deren Boden dann erst die Geschwürsbildung einsetzt (vgl. Abschnitt 6a). Zu den Geschwürsbildungen auf dem Boden der Schleimhautverletzungen sind zum Teil wenigstens auch die Ulcera jejuni peptica zu rechnen, welche im Bereich des Anastomosenrings bei der Gastroenteroanastomie gelegentlich vorkommen. Für diese von den Pathologen wenig beachtete Form des peptischen Darmgeschwürs lassen sich zwei Untergruppen bilden. Bei der einen sitzt das oft schwielige Geschwür im Bereich der Nahtstelle und hat dann sicherlich engste Beziehungen zu der mit der Darmnaht verbundenen Schleimhautverletzung. Für die zweite Form, bei der das Geschwür an der der Anastomosenöffnung gegenüberliegenden Darmwand sitzt, sind direkte mechanische Reizungen an dieser Stelle nicht sicher zu erweisen. Vor allem der Umstand, daß diese Form des Ulcus jejuni so gut wie ausschließlich bei gleichzeitigem Verschluß des Pylorus nach EISELSBERG zur Beobachtung gelangt, muß weiteren Untersuchungen über ihren Entstehungsmechanismus auf dem Boden der veränderten Absonderungsverhältnisse den Weg weisen. (Lit. bei HABERER.) Andere peptische Geschwüre und solche Geschwürsbildungen, die dem einfachen Magengeschwür gleichwertig sind, spielen im Darm keine Rolle. Ich muß es für einen verfehlten Versuch von A. FISCHER halten, den Begriff eines solchen Ulcus simplex in die Darmpathologie einzuführen. Gerade seine

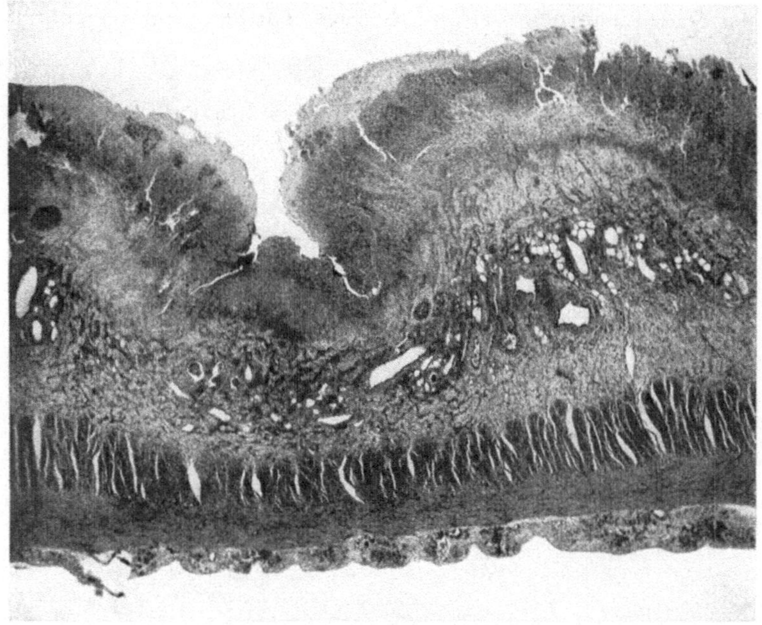

Abb. 28. Frische Geschwürsbildung bei tief verschorfender Dünndarmentzündung infolge embolischen Arterienverschlusses. Hochgradige Erweiterung der submukösen Venen, die strotzend gefüllt waren (rote Blutkörperchen ausgefallen). Blutungen in die Serosa.

Darlegungen scheinen mir zu zeigen, daß es etwas Derartiges nicht gibt. Bei jedem Fall von unklarem Darmgeschwür wird es durch eine mehr geeignete Untersuchung gelingen, seinen Charakter klarzustellen, wie in FISCHERs Falle, wo ein vermeintlich selbständiges Dünndarmgeschwür sich später als die Metastase eines Hypernephroms entpuppte! Die Mehrzahl aller Darmulzerationen, soweit sie nicht durch primär verschorfende entzündliche Darmerkrankungen entstehen, entwickeln sich auf dem Boden von örtlichen Kreislaufsstörungen insbesondere Schleimhautblutungen. Führen diese zu einer Nekrose des Epithels und der Schleimhaut, so entsteht nach deren Untergang ein entsprechender Schleimhautdefekt, der meist sehr rasch sekundär entzündlich verändert wird. Der eigentlichen Geschwürsbildung geht also auch hier eine Schleimhautnekrose mit Schorfbildung und Demarkation voraus. Auf diesem Wege entstehen vielfach zum Durchbruch führende Geschwüre auch nach stumpfer Verletzung der Darmwand ohne Eröffnung des Lumens. Solche auf Stase beruhende Kontusionsblutungen der Schleimhaut und tieferen Darmwandschichten kommen auch bei Verletzung durch stumpfe Gewalt ohne

Eröffnung der Bauchhöhle vor (Dietrich). Staseblutungen sind es auch vielfach, welche durch Druckwirkung harter Kotballen oder vor Verengungen zur Verschorfung der Schleimhaut und sekundärer Geschwürsbildung führen. Und auch bei Strangulationen und Einklemmungen entwickeln sich ähnliche Verhältnisse auf dem Boden von Blutungen und hämorrhagischen Infarzierungen. Auf Stauungsblutungen sind auch die bei asphyktischen Neugeborenen nicht nur in Speiseröhre und Magen, sondern auch im Dünndarm zu beobachtenden hämorrhagischen Erosionen der Schleimhaut zu beziehen. Wiederholt haben wir nach Laparatomien umschriebene direkt oder indirekt traumatische Blutungen an verschiedenen Stellen der Darmwand gesehen, die geschwürig zerfallende Schleimhautnekrosen im Gefolge hatten. Bei intraabdomineller

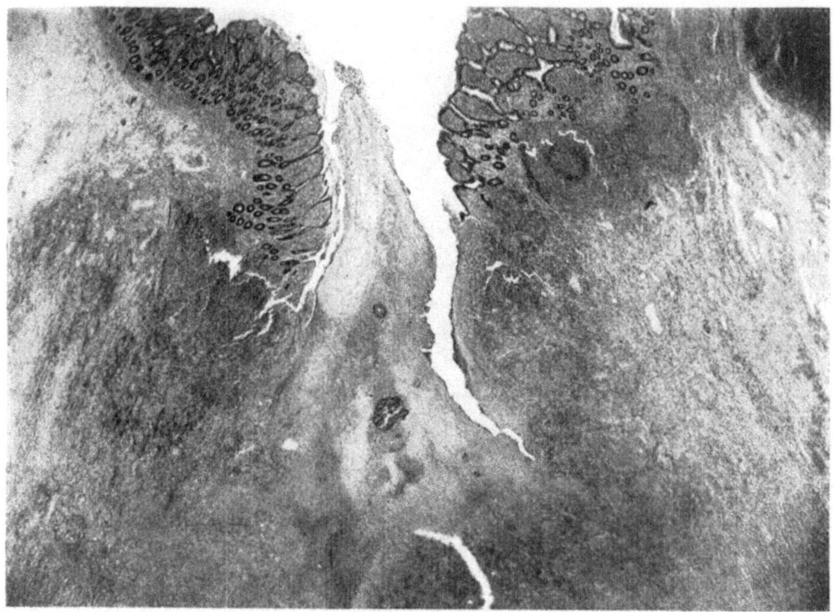

Abb. 29. Chronische Geschwürsbildung ins Ileum um eingedrungene Fremdkörper. Regenerationserscheinungen an der Schleimhaut mit frischer Fibrinexsudation. Älterer Leukozyten-Fibrinschorf im Geschwürsgrund.

Purpura und hämorrhagischer Diathese (Henoch) etwa im Verlauf des Gelenkrheumatismus oder einer Sepsis, in ähnlicher Weise bei akuter Leukämie führen Blutungen der Schleimhaut oft genug zur Entwicklung umschriebener, oft auffallend reaktionsloser Nekrosen. In ganz der gleichen Weise müssen viele der im Verlauf des Skorbuts auftretende Darmgeschwüre auf vorausgegangene Blutungen bezogen werden. Nach eigenen Untersuchungen scheinen auch sog. katarrhalischen Geschwüren, besonders im Dünndarm bei Kleinkindern, meist umschriebene Schleimhautblutungen vorauszugehen. Doch wäre auch gerade hier an anämischen Nekrosen der Schleimhaut zu denken, wenn es auch nicht immer berechtigt sein wird, sie als Ausdruck einer Spasmophilie (Schneider) zu betrachten. Wieweit die Geschwürsbildungen nach der Einwirkung von Röntgenstrahlen lediglich auf Kreislaufsstörungen zu beziehen sind, ist schwer zu beurteilen. Auch ein Teil der flachen Geschwüre, wie sie bei echten Darmkatarrhen aller Art zu finden sind, steht mit vorausgegangenen Blutungen oft in Zusammenhang. Daneben gibt es aber auch noch andere „katarrhalische"

Geschwüre, die durch einfache Nekrose des abgehobenen Epithelbelages mit nachfolgender Nekrose des Zottengerüstes entstehen. Sie sind aber zumeist mit stärkeren Leukozytendurchsetzungen, aber auch Fibrinausschwitzungen und oberflächlichen Schorfbildungen vergesellschaftet. Die Entstehung von Geschwüren bei den katarrhalisch-eitrigen und verschorfenden Entzündungen aller Art, sowohl bei den oberflächlichen wie bei den tiefen Formen ist ohne weiteres verständlich, als die Abstoßung des Schorfes stets zu einer mehr oder minder ausgedehnten Schleimhautulzeration führen muß. Den Geschwüren bei Ruhr, Quecksilbervergiftung, Sepsis, Urämie geht eine derartige Schleimhautzerstörung voraus.

Zu einer besonderen Gruppe von Geschwüren müssen diejenigen zusammengefaßt werden, welche nicht von der Lichtung her entstehen, sondern bei denen der Schleimhautschädigung eine Zerstörung der tiefen Darmschichten vorausgeht. Hierher gehören die embolisch-metastatischen Geschwüre bei Pyämie, wo eine mykotische Gefäßwandnekrose zur Abszeßbildung in der Submukosa führt, die erst sekundär nach der Schleimhaut durchbrechen kann. Vor allem gehört hierher die große Gruppe der follikulären (nodulären) Geschwüre, die mit einer Nekrose, seltener einer Vereiterung der Lymphknoten beginnen, der dann nach Demarkation und Ausstoßung des nekrotischen Pfropfes sekundär die Geschwürsbildung folgt. Das sind nicht nur manche oberflächliche oder tiefe Ulzerationen bei Ruhr und Urämie, sondern vor allem auch die charakteristischen typhösen und tuberkulösen Geschwürsbildungen ebenso wie die bei Lymphogranulomatose und Leukämie. Im einzelnen sei auf die entsprechenden Abschnitte dieses Kapitels verwiesen. Zerfallene Geschwülste, Ursprungs-, wie insbesondere metastatische Gewächse der verschiedensten Natur können gleichfalls unter dem Bilde einer einfachen Geschwürsbildung im Darm auftreten. Erst die histologische Untersuchung vermag in solchen Fällen vielfach Klarheit zu bringen (FISCHER). Besonders zu nennen sind schließlich noch die „knopfartigen", „flaschenförmigen" und „schornsteinartigen" Hohlgeschwüre, wie sie vor allem bei chronischer Ruhr im Dickdarm vorkommen. Während ORTH sie als primäre Schleimhaut bzw. Follikelnekrosen mit sekundärer Epithelialisierung vom Geschwürsrande her deutete, ist LÖHLEIN mit Nachdruck für ihre Entstehung aus reaktiven Drüsenwucherungen und daraus entstandenen Schleimzysten eingetreten, die ins Darmrohr durchbrechen und sekundär infiziert werden können. Eigene Untersuchungen zu dieser Frage veranlassen mich, der Ansicht von LÖHLEIN im wesentlichen zuzustimmen (vgl. dazu meine Ausführungen über die Colitis cystica profunda), womit nicht geleugnet sein soll, daß auch submuköse, von der Schleimhaut ausgehende und dann meist mit ihr an einer Stelle im Zusammenhang stehende Abszesse zu gleichen Folgeerscheinungen führen können. Solche Veränderungen stehen aber keineswegs immer, nicht einmal häufig mit den submukösen Lymphknötchen im Zusammenhang.

Form und Aussehen der Geschwüre ist außerordentlich verschieden. Kreisförmig verlaufende sog. Ringgeschwüre folgen in ihrer Ausbreitung den Lymphbahnen der Darmwand, während innerhalb von Lymphplatten sich entwickelnde Geschwürsbildungen vielfach deren Form annehmen. Soweit den geschwürigen Schleimhautdefekten eine Schleimhautnekrose vorausgeht, wird man ein Stadium der Demarkation und Geschwürsbildung von dem der Geschwürsreinigung oft unterscheiden können, wie es etwa in den lehrbuchmäßigen Darstellungen für den Typhus geschildert wird.

Wesentlich für das Schicksal eines Geschwüres ist seine Ausbreitung in die Tiefe. Meistens handelt es sich um einfache Zerstörungen der Schleimhaut und Unterschleimhaut. In den Fällen, wo auch die Muskelschichten in den Zerstörungsvorgang einbezogen werden, droht stets die Gefahr der Perforation. Geschwürige Zersetzungen der Muskulatur heilen nur unter starker zur Verengung führenden Narbenbildung. Die Geschwürsreinigung ist unbedingte Voraussetzung für eine mögliche Heilung, die dann durch eine Epithelialisierung der entstandenen Lücke erfolgt. Wieweit bei sinuösen Geschwüren mit überhängendem Rande eine Verwachsung dieser Teile mit dem Grunde eintritt (Orth) und so die Heilung einleiten kann, muß an geeignetem freilich schwer zu beschaffendem Material noch näher geprüft werden. Daß die meisten Ulzerationen als glatte flache, oft pigmentierte Narben ausheilen, Zotten, lymphatisches Gewebe und andere Feinheiten des Darmbaus nicht neu gebildet werden, ist schon erwähnt worden, ebenso daß narbige Verengungen gewöhnlich nur nach einer Zerstörung der Muskelschichten entstehen.

Man könnte bei Durchsicht des Schrifttums glauben, daß die Frage der Schleimhautregeneration im Darm längst gelöst ist und keine Probleme mehr birgt. Doch scheint mir, ist hier noch mancherlei klarzustellen. Beitzke hat vor kurzem in seiner Arbeit über die Heilungsvorgänge bei der Ruhr die einschlägigen Angaben gesammelt und zusammengestellt. Ich führe daher nur das Wichtigste kurz an. So schreibt Marchand, daß an der Grenze des Defektes aus den zylindrischen Zellen der Schleimhaut unregelmäßig gestaltete, niedrige, schließlich ganz platte Zellen hervorgehen, welche zunächst in einfacher Lage die freien Granulationsflächen bedecken. In der Regel geht die Wiederherstellung von den erhalten gebliebenen Drüsenresten am Geschwürsrande aus, indem das Epithel zunächst in Form einer einfachen, niedrigen Zellschicht den Defekt

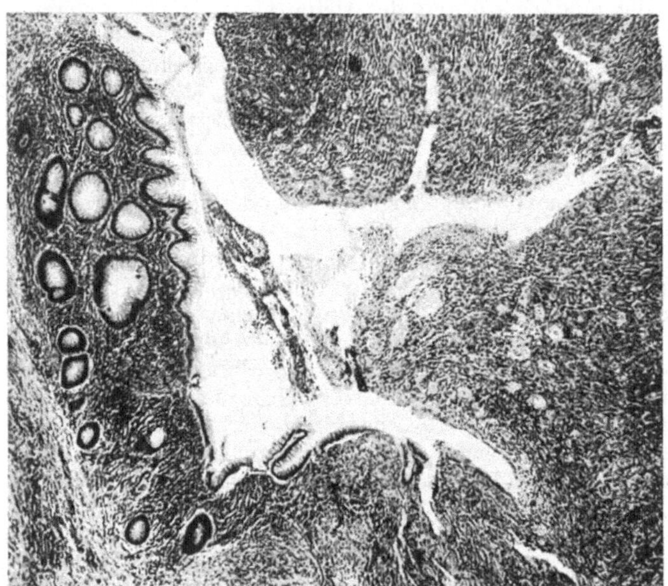

Abb. 30. Epithelüberhäutung in einem ulzerierten Dickdarmdivertikel.

vom Rande aus bedeckt und sodann Einstülpungen in die Tiefe bildet, die sich später zu vollständigen Drüsen umwandeln. An den überhängenden Rändern tuberkulöser Geschwüre kann man außerdem nicht selten drüsenartige Ausstülpungen des Epithels beobachten, aus denen auch kleine Zysten hervorgehen können. Ganz ähnlich äußert sich Borst, der mit Schaper die Krypten in ihren tieferen (Dickdarm) oder mittleren (Dünndarm) Abschnitten ausdrücklich als Keimzonen bezeichnet, von denen aus allgemein Lücken des Oberflächenepithels regeneriert werden. Umgekehrt betont er aber auch das Auftreten kryptenartiger Einsenkungen an der heilenden Wundfläche, die von dem neugebildeten Oberflächenepithel ausgehen. „Eine richtige Schleimhaut wird aber in der Regel nicht wieder gebildet; das neue Bindegewebe erreicht nicht wieder die Beschaffenheit des normalen Schleimhautbindegewebes und ein typischer zottiger Bau tritt nicht wieder auf." Rindfleisch, der im Tierversuch die Heilung von Darmwunden untersuchte, fand, daß bei Erhaltenbleiben der Drüsenfundi eine völlige Regeneration der Schleimhaut von den Drüsenstümpfen ausgehen kann. Die Drüsenwucherung kann dabei unter Umständen adenomartig bis tief zwischen die durchtrennten Muskelschichten gehen. Beitzke unterscheidet sehr zweckmäßig zwischen Geschwüren, die nur die Schleimhaut betreffen und solchen, die über die Muscularis mucosae hinausragen. Für die Geschwüre der ersten Art schildert er die Regeneration der Schleimhaut in folgender Weise: „Das erste ist die Bildung einer Schicht vorwiegend aus Lymphozyten bestehenden Granulationsgewebe, vermittels der die Muscularis mucosae durchbrechenden Gefäße. Kaum hat dieses

Gewebe seinen akut entzündlichen Charakter einigermaßen verloren, so fließen auch schon von der Seite her die Epithelien als anfangs flache, bald als kubische und schließlich auffallend hohe Zellen mit stark färbbarem Kern darüber hinweg und beginnen zugleich sich in Gestalt von Buchten und Krypten von oben her in das Granulationsgewebe einzusenken. Diese von oben her gebildeten Krypten haben ein äußerst unregelmäßiges Aussehen, sie stehen in ungleichen Zwischenräumen, sind bald eng, bald weit, buchtig, sackartig, bald gerade, bald gewunden, oder selbst gegabelt, auch kleine Zysten fehlen nicht." Die Ursache dieser scheinbar ganz willkürlichen oft abenteuerlichen Wuchsform der Krypten sucht BEITZKE in dem Verhalten der Gefäße, die von unten emporwachsen. Das Epithel muß ihnen ausweichen, sucht aber andererseits Berührung mit ihnen und schmiegt sich in Buchten und Winkel hinein, die die Gefäße freilassen. Das Endprodukt ist dann eine annähernd normale Darmschleimhaut mit vermehrtem Zellreichtum, Unregelmäßigkeiten in Form und Stellung der Krypten, Blutüberfüllung und Rundzellinfiltraten der Unterschleimhaut. Auffallend ist die große Zahl der schleimbildenden Zellen. Bei den tieferen Geschwüren mit mehr oder minder weiter Unterhöhlung der Schleimhaut sieht er den ersten Schritt zur Heilung in dem Aufeinanderlegen der oberen und unteren Wundfläche der Submukosa und dem Hineinsinken der Schleimhaut in den Defekt. Am Rande des Geschwürs neigt sich die Schleimhaut gegen seine Mitte, ihr Epithel wächst dann auf dem Geschwürsgrund fest. Unterstützt wird die so erreichte Verkleinerung der Geschwürsfläche durch lebhafte Kontraktionszustände der Muskulatur. Aus einem Knick der Muscularis mucosae ist die Einsenkung des Geschwürsrandes oft noch in weit vorgerückten Stadien der Heilung zu erkennen. Hat sich die Schleimhaut vom Rande her in den Defekt hineingelagert, dann beginnt das Epithel zu wuchern, um im Verein mit dem jungen Granulationsgewebe auf dem Rest des Geschwürs eine neue Schleimhaut zu bilden. Gewöhnlich wächst das Epithel sofort in Gestalt von Buchten und Schläuchen in die Tiefe hinein. Die neugebildete Schleimhaut nähert sich immer mehr der normalen, die Krypten erreichen bald die frühere Höhe und schließen sich enger aneinander an, wenn auch eine gewisse Unregelmäßigkeit in Form und Stellung noch längere Zeit bestehen bleibt. Auch eine mehr oder minder große Zahl von Zystchen kann erhalten bleiben. Das Zwischengewebe wird zell- und gefäßärmer. Hyperämie und Infiltration der Umgebung schwinden, das anstoßende submuköse Gewebe verdichtet sich, enthält aber längere Zeit noch Gruppen blutpigmentführender Zellen. Sehr häufig bildet sich das neugebildete Drüsenepithel in schleimbildende Becherzellen um. Auch eine Neubildung der Muscularis mucosae ist, wenn auch meist in sehr geringem Maße, festzustellen. Sie ist nach BEITZKE dann anzunehmen, wenn sich glatte Muskelzüge frei von elastischen Fasern finden, da bei einer Zerstörung der an elastischen Fasern reichen Muscularis mucosae sich diese erst nach 2—3 Wochen regenerieren, während bei den glatten Muskelfasern schon am 6. Tage zahlreiche Mitosen aufzufinden sind. Stellt man also im Bereiche eines heilenden Darmgeschwürs an irgendeiner Stelle der Muscularis mucosae das Fehlen elastischer Fasern fest, so darf man schließen, daß hier eine Regeneration der glatten Muskelfasern stattgefunden hat. Doch geht diese Regeneration nie über kurze Ansätze hinaus. Davon zu unterscheiden sind seltene Ereignisse, wo bei bis auf die Ringmuskulatur reichenden Geschwüren sich Züge glatter Muskelfasern in der obersten Schicht der Ringmuskulatur abtrennen und sich mit veränderter Richtung der neuen Schleimhaut als Muscularis mucosae anlegen. Eine ununterbrochene Muscularis mucosae wird aber auch in solchen Fällen nicht wieder hergestellt. Soweit BEITZKE.

Wenn diese Angaben zunächst auch nur für Ruhrgeschwüre gelten, so lassen sich ganz gleichartige Befunde aber auch bei Heilungsvorgängen an Geschwüren anderen Ursprungs erheben. Doch haben mich eigene Untersuchungen zu der Ansicht gebracht, daß ein Teil der von BEITZKE beschriebenen Drüsenbildungen eine andere Deutung beansprucht. Man wird zwar immer Bilder finden, die ein Überkriechen des Epithels vom Rande her, eine Verwachsung des überhängenden Geschwürsrandes mit dem Grunde, eine Einsenkung des neugebildeten Epithels mit Bildung von Drüsen und Krypten in das Granulationsgewebe des Geschwürsgrundes, eine Epithelregeneration von stehengebliebenen Drüsenresten aus in Richtung der Geschwürsoberfläche wahrscheinlich machen; und doch habe ich Bedenken, viele der so gedeuteten Befunde in diesem Sinne zu werten. Eigene Untersuchungen über die Geschwürsheilung im Darm, insbesondere bei älteren Geschwüren, führten mich zu der Ansicht, daß zum mindesten noch neben all diesen Vorgängen Vorgänge mit im Spiele sind, die LÖHLEIN (1) an den Anfang der Schleimzystenbildung stellt und die für tuberkulöse Geschwüre SCHÜNE-MANN wenigstens angedeutet hat. Ich bin überzeugt, daß LÖHLEIN bei einer

weiteren Durcharbeitung dieser Frage zu ganz ähnlichen Folgerungen gekommen
wäre. Nicht nur bei der Ruhr, sondern bei fast allen akuten und chronischen
Darmgeschwüren kann man, worauf schon hingewiesen wurde, sehr frühzeitig
ein Tiefertreten der Darmdrüsen auch unabhängig von lymphatischem Gewebe
sehen. Vor allen bei chronisch tuberkulösen Prozessen kommt es dabei nicht
nur zu einem Tiefenwachstum der Drüsen, sondern auch zu lebhaften Sprossungs-
vorgängen an diesen Drüsenschläuchen. Dem partiellen Untergang der Schleimhaut geht vielfach eine in die Tiefe sich erstreckende, oft sogar die Muscularis
mucosae durchbrechende „regenerative" Drüsenwucherung parallel. Und auch
am Rand geschwüriger Defekte sieht man in ganz gleicher Weise lebhafte Spros-
sungsvorgänge an den Drüsenschläuchen, die zur Bildung von büschel- und
stockartigen Drüsenwucherungen führen. Solche tiefer getretenen Drüsen, von
denen dann lumenwärts eine Epithelialisierung des Schleimhautdefektes erfolgen

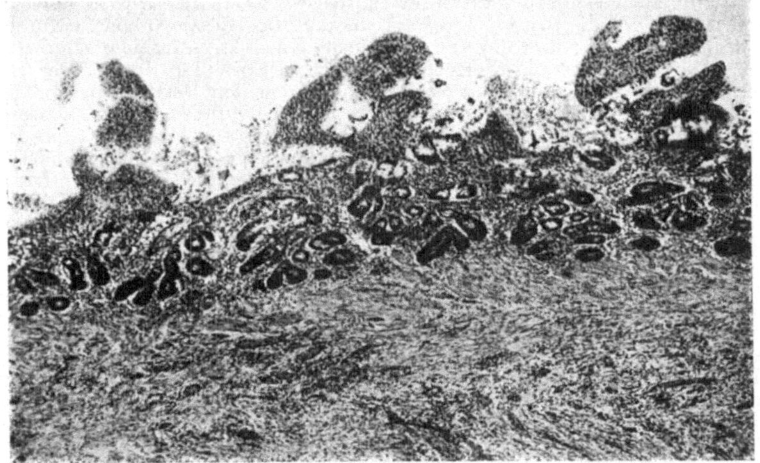

Abb. 31. Bildung von Drüsenbüscheln bei chronisch-dysenteriformer Dickdarmtuberkulose.

kann, sind es, die in vielen Fällen als Einsenkungen des vom Rande her wuchernden Epithels beschrieben worden sind. Vieles von dem, was Beitzke auffällt,
insbesondere die Lage der Drüsenregenerate zu den Gefäßen, die Unregelmäßigkeit der Drüsenschläuche nach Form, Größe und Stellung zueinander, die Verzweigungen und Ausbuchtungen, die Bildung von Zystchen erklären sich unge-
zwungen, wenn man von diesem Gesichtspunkt aus die Neuschaffung der
Schleimhaut betrachtet. Es ist nicht schwer, eine fortlaufende Entwicklungsreihe von Bildern beizubringen, die diesen Weg der Schleimhautregeneration
auf das deutlichste zeigen (Abb. 30, 31, 40). Die feineren Vorgänge beim Tiefertreten der Drüsenschläuche und Ausbildung der Büschel- und Stockformen
entspricht in allen Vorstellungen, welche Heidenhain für die Regeneration
von Drüsen insbesondere Speicheldrüsen entwickelt hat. Es handelt sich um eine
Art von Spitzenwachstum mit fortgesetzter Teilung der Endknospen (s. auch
S. 332). Der Gang der Regeneration ist also meines Erachtens nach nicht nur
der, daß von den Geschwürsrändern her das Epithel über die Geschwürsfläche
vorgeschoben wird. Schünemann ist durchaus zuzustimmen — das gilt nicht
nur für die Tuberkulose, sondern für geschwürige Lücken verschiedensten
Ursprungs — daß gleichzeitig während der Geschwürsbildung schon eine Verästelung von Drüsenschläuchen beginnt. Sie können so weit in die Tiefe wachsen,

daß sie von den Zerstörungsvorgängen nicht mehr erreicht werden. Von solchen tiefer getretenen Drüsenwucherungen nimmt dann die Regeneration des Epithels in der gleichen Weise ihren Ausgang wie von den Drüsen am Rande des Defektes.

Soweit sich Drüsensprossungen am Rande der Schleimhautdefekte abspielen, bringe ich sie in Verbindung mit der Entstehung von hyperplastischen Schleimhautinseln und polypösen Wucherungen, wie sie vielfach bei chronisch-ulzerösen Darmprozessen insbesondere bei der Ruhr und Tuberkulose anzutreffen sind. Es handelt sich dabei um Vorgänge, die, wie die ganz entsprechende Drüsenbüschelbildungen bei der Colitis cystica unter dem Gesichtspunkt der reaktiv regenerativen Prozesse zu betrachten sind und deren Beziehung zur Geschwulstentwicklung immer deutlicher zutage tritt. So ist es auch kein Wunder, wenn wiederholt auf dem Boden heilender Geschwüre die Entwicklung epithelialer auch destruierend wachsender Neubildung beschrieben worden ist (HERZOG, JUSTI, KLOTH).

Die Wiederherstellung der Schleimhaut nach Verletzungen ist u. a. von FÖRSTER. VOGT, SACCONI, WARREN, QUÈNU und BRAUER untersucht worden. Ausführliche Darlegungen darüber finden sich auch im Handbuch von CORNIL-RANVIER.

VI. Die Beteiligung des lymphatischen Gewebes des Darmes an entzündlichen Veränderungen.

Die Rolle des lymphatischen Gewebes an normologischen und pathologischen Leistungen der Darmschleimhaut und ihre Beteiligung an den verschiedenartigsten entzündlichen Darmerkrankungen und ihren Folgeerscheinungen ist eine der am wenigsten geklärten Fragen der Darmpathologie. Das gilt nicht nur für die funktionelle Bewertung und Ausdeutung der an ihm in Erscheinung tretenden Veränderungen, sondern auch für die rein formalen, morphologischen Grundlagen. Die Ursachen dafür sind mannigfach. Einmal liegen sie in der mangelhaften Kenntnis der normalen Funktion des lymphatischen Gewebes überhaupt und im Zusammenhang damit in gewissen unentschiedenen und schwer zu entscheidenden normal-anatomischen Fragen über seine Lage, seine Beziehungen zum Epithel bzw. zu den Darmdrüsen und seinem feineren Bau. Der hier aufzurollende Fragenkomplex greift so einerseits über die Pathologie der Darmerkrankungen hinaus, als er notgedrungen zu Problemen über Bau und Bedeutung des lymphoiden Gewebes überhaupt kurz Stellung zu nehmen hat, andererseits umfaßt er die umstrittensten Kapitel der Darmveränderungen selbst, vor allem die Enteritis follicularis, die follikulären Geschwüre und die Enteritis cystica.

Unsere Erörterungen müssen ausgehen von den Kenntnissen über die normalen Verhältnisse des lymphatischen Gewebes im Darm.

Daß im Dünndarm das lymphatische Gewebe in Gestalt von Solitärknötchen (Follikel, Nodolus lymphaticus) und zusammengesetzten Haufen (PEYERschen Haufen, P. Plaques) vorkommt, während im Dickdarm lediglich Einzelknötchen zu finden sind, ist ebenso hinreichend bekannt, wie die ringförmige Anhäufung lymphatischen Gewebes vor der BAUHINschen Klappe (Darmtonsille) und sein besonderer Reichtum im Wurmfortsatz. Versucht man aber sich über Einzelheiten wie Zahl, Lage und Beziehung der Knötchen zum Epithel und ihren feineren Bau zu unterrichten, so ist es schwer, Aufklärung zu erhalten. Ich selbst kenne keine bessere Darstellung der ganzen Verhältnisse als die in KÖLLICKERS Gewebelehre aus dem Jahre 1867, über die hinaus neue wesentliche Angaben nicht vorliegen. Über die Zahl der Einzelknötchen und PEYERschen Haufen finden sich Angaben bei PASSOW und HELLMAN. PASSOWs Zahlen schwanken für Einzelknötchen zwischen 0 bis 9000 in einem Darm, HELLMAN findet im Dünndarm bei gesunden plötzlich gestorbenen Individuen zwischen 3 und 13 Jahren ungefähr 15000. Die Anzahl der Einzelknötchen im Dickdarm bewegt sich zwischen 7000—21000. Bei älteren Personen sind die Lymphknötchen stets größer als bei jüngeren. Die unteren Dünndarmabschnitte enthalten in der Regel weniger und kleinere Knötchen als die oberen, und auch im Dickdarm nimmt ihre Zahl und Größe gegen das Rektum allmählich ab. Auszählungen der Haufen stoßen deshalb auf Schwierigkeiten, weil keine Einigung darüber besteht, wo die untere Grenze für die Haufenbildungen anzusehen ist. Bezeichnet man mit HELLMAN alle Bildungen mit mehr als 5 Einzelknötchen

als Platten, so kommt man zu bedeutend größeren Zahlen als Passow, der Schwankungen
zwischen 0 bis 41 fand, während Hellman 107—135, ja einmal sogar 246 zählte. Rechnet
Hellman als Haufen aber nur Bildungen über $^1/_4$ qcm Flächeninhalt, so kommt er bei den
gleichen Individuen zu Zahlen zwischen 45 und 71 und bei einer Fläche von $^1/_2$ qcm unterer
Grenze sogar nur zu Werten zwischen 26 und 48, Zahlen, die den Angaben von Passow und
Sappey durchaus entsprechen. Die Anzahl der Haufen sowie ihr Flächeninhalt soll nach den
Angaben des gleichen Untersuchers während des Wachstums im Kindesalter deutlich zu-
nehmen. Während die Peyerschen Haufen ausnahmslos als längere oder kürzere längs-ovale
Platten auf der Gegenseite des Gekröseansatzes im Dünndarm liegen, kommen Einzelknöt-
chen an allen Stellen der Darmwand vor. Die Mehrzahl der Peyerschen Haufen liegt im Ileum,
doch finden sie sich auch vereinzelt im unteren Jejunum und sind sogar in dessen oberen
Teilen, ja auch in der Pars horizontalis des Duodenums beschrieben worden. Ihre Größe
nimmt mit der Annäherung an den Blinddarm regelmäßig zu. Es gibt Haufen lymphatischen
Gewebes, die nur aus 3 oder 4 Einzelknötchen bestehen, doch kann die Größe einer Lymph-
platte auch bis zu 30 cm betragen und einen Flächeninhalt von 129 qcm besitzen, wenn
sie auch im Durchschnitt nicht über 5 cm hinausgeht. Fast ausnahmslos findet man in der
Umgebung jedes Haufens eine breite Zone, innerhalb der Einzelknötchen nicht vorkommen.
Jeder einzelne Haufen besteht aus einer Summe von Einzelknötchen, die bei der Betrachtung vom Darmlumen aus unter normalen Verhältnissen als 1 bis 2 mm voneinander entfernte oberflächliche rundliche Einsenkungen erscheinen, die durchweg keine Zotten tragen,
während der übrige Teil der Platten wieder von gewöhnlichen Zotten oder netzförmig zusammenfließenden Fältchen (Mehrlingsbildungen) und Öffnungen von Lieberkühnschen
Drüsen eingenommen wird, die als ein Kranz von 6—10 und mehr Öffnungen (Corona tubu-
lorum) um die Follikel angeordnet sind (Köllicker). Von den Einzelknötchen des Dünndarms
unterscheiden sie sich lediglich dadurch, daß auf deren Schleimhautüberzug auch auf der
Follikelkuppe Zotten entwickelt sind. Hellman empfiehlt zur deutlichen Darstellung
des lymphatischen Gewebes zwecks genauer Zählung eine Anfärbung des ganzen Darmes
mit dünner Hämatoxylinlösung nach Essigsäurevorbehandlung. Mit dieser Methode erhält
man in der Tat sehr eindrucksvolle Bilder über Ausbreitung und Menge des lymphatischen
Gewebes. Über den Sitz der Einzelknötchen und der Haufen in den einzelnen Schichten
der Darmwand, über ihre Beziehungen zur Schleim- und Unterschleimhaut, liegen nur
sehr unbestimmte Angaben vor. Auch eine Berücksichtigung der Verhältnisse bei der
onto- und phylogenetischen Entwicklung bringt hier weniger eine Klärung als weitere
Schwierigkeiten, vor allem, wenn man noch die Beziehungen der Drüsen und des Oberflächenepithels zu dem lymphatischen Gewebe ins Auge faßt.

Nach den Angaben von Biedermann-Trautmann liegen die Knötchen bei Fleischfressern vorwiegend submukös, während sie bei Pflanzenfressern in der Schleimhaut gelegen
sind. Für den Menschen findet man die verschiedensten Angaben. Außer solchen Knötchen, die lediglich in der Schleimhaut liegen und solchen, die ausschließlich in der Unterschleimhaut entwickelt sind, soll es alle Übergänge zwischen diesen beiden Grenzfällen geben.

Ich habe aber Bedenken, in dieser Form die Angaben zu übernehmen. Ich finde jedenfalls auf Serienschnitten auch für die Dünndarmknötchen regelmäßig sowohl in der
Schleim- wie in der Unterschleimhaut gelegene Anteile ein und desselben Knötchens und
möchte die wechselnden Angaben über ihre Lage zum Teil wenigstens auf eine Täuschung
durch An- und Schrägschnitte zurückführen, zum Teil mit funktionellen Stadien in Beziehung
bringen. Zunächst entwickeln sie sich jedenfalls beim Menschen (Stöhr) in der Schleimhaut und
dringen durch Lücken der Muscularis mucosae erst später in die Unterschleimhaut vor. Beim
Meerschweinchen dagegen entstehen sie nach den gründlichen Untersuchungen von Stöhr
von vornherein in der Submukosa, wo sie auch nach Abschluß der Entwicklung liegen bleiben.
Die noch zu erörternden Beziehungen zum Epithel werden hier nicht dadurch erreicht,
daß die Knötchen in die Schleimhaut hinaufwachsen, sondern dadurch, daß früher oder
später eine Verlängerung der Darmdrüsen in das lymphatische Gewebe der Unterschleimhaut
stattfindet. Diese submukösen Verlagerungen erweitern sich terminal und treiben eine Anzahl
hohlwerdender Sprossen. Eine Rückbildung dieser submukösen Drüsen findet nach Stöhr
nicht statt. Für den Menschen sind die bisher vorliegenden Angaben über Beziehungen der
Lymphknötchen zum Epithel außerordentlich schwankend. Bald heißt es, daß die Lymphknötchen Krypten und Zotten auseinander drängen und mit ihren gewellten von Epithel
überzogenen Kuppen frei in die Darmlichtung vorragen, bald liest man, daß an ihrer Stelle
Epithel in diesen sich kraterförmig einsenkt, so daß zwischen Knötchen und dem Darmlumen
eine unmittelbare Verbindung hergestellt ist oder daß zwischen ihm und dem Lumen nur das
Oberflächenepithel liegt, während Zotten und Drüsen ganz fehlen. Wenn die Drüsen an der
Stelle eines Nodulus noch vorhanden sind, so erscheinen sie in der Regel zur Seite gedrängt.
Bei den Platten ragen sie meist zwischen die einzelnen Knötchen herein. In anderen Fällen
sind die Drüsen verlängert, wenn das lymphatische Gewebe nur bis in die untersten Abschnitte
der Schleimhaut hineinreicht oder man findet nur ganz kurze rudimentäre Drüsenstümpfchen,
wenn die Knötchen höher hinausreichen.

Über die Dickdarmfollikel sind unsere Kenntnisse, vor allem durch die Untersuchungen von LÖHLEIN (1) und TORINUS im wesentlichen wohl abgeschlossen. Wenigstens herrscht hier über ihre Lage und ihre Beziehungen zur Schleimhaut einigermaßen Klarheit. Sie sind im Gegensatz zu den Einzelknötchen des Dünndarmes durch den Befund kleiner Grübchen ausgezeichnet, die in der Mitte der durch das lymphatische Gewebe bedingten Schleimhautschwellung gelegen, an jedem Knötchen nachzuweisen sind. Im ganzen Dickdarm ziemlich ungleichmäßig zerstreut, erscheinen sie als stecknadelkopfgroße Hervorragungen, die von einem schmalen weißlichen Hof umgeben sind und meist in der Mitte einen kleinen „grauschwärzlichen Punkt aufweisen". Dieser Punkt ist die „Öffnung" des Grübchens, welche auf eine Einsenkung der gesamten Schleimhaut mit den dazu gehörigen LIEBERKÜHNschen Krypten beruht. Die Größe der Einsenkung steht in direkter Beziehung zu dem dazugehörigen Nodulus. Für ihr Zustandekommen spielt die Vorwölbung der Muscularis mucosae nach den Angaben von TORINUS insofern eine große Rolle, als sie mit dem Wachstum auch des submukösen Follikelteiles von unten her vorgewölbt wird und sich um den wachsenden Hals wulstartig herumlegt. Wenn diese Vorwölbung fehlt, entsteht kein Grübchen, selbst wenn die in der Schleimhaut gelegenen Teile der Knötchen der Fläche nach ausgebreitet und mit einem drüsenfreien Epithelüberzug bekleidet sind. Wenn die Knötchen kleiner sind — bei alten Leuten — sind die Grübchen viel schlechter ausgebildet, zuweilen sogar sehr schwer nachweisbar. Bei Kindern treten sie durchweg besser hervor als bei alten Leuten. Daß am Rand der Schleimhauteinsenkung die Drüsen schräggestellt sein müssen — das ist wohl unter der strahliger Anordnung der Autoren zu verstehen — ist selbstverständlich. Ob im übrigen die hier wiedergegebene Ansicht von LÖHLEIN-TORINUS über die Entstehung der Grübchen in den Knötchen in allen Punkten zu Recht besteht, scheint mir doch sehr zu bedenken zu sein; schon deshalb, weil im Dünndarm derartige Bildungen über den Einzelknötchen doch stets vermißt werden, obwohl auch hier oft genug die Muscularis mucosae durch Schwellungszustände des lymphatischen Gewebes vorgewölbt wird. Sollte nicht vielmehr die Umbildung der Dickdarmschleimhaut, wie sie bei der Verschmelzung der embryonalen Zotten eintritt, auch für die Entstehung der mit Epithel ausgekleideten Drüsen über den Knötchenkuppen — sie wurden früher vielfach als Ausführungsgänge angesehen — verantwortlich zu machen seien? In diesem bisher wenig beachteten Vorgang mag vielleicht auch eine Erklärung für die sog. heterotopen Drüsenbildungen zu suchen sein, die sich innerhalb des lymphatischen Gewebes fast ausschließlich im Dickdarm finden. Darüber wird noch zu reden sein.

Nicht ganz so geklärt sind die Verhältnisse im Dünndarm. Soviel aber wenigstens scheint mir heute schon aus den zahlreichen verstreuten Mitteilungen hierüber hervorzugehen, daß der Zustand des lymphatischen Gewebes außerordentlich wechselnd ist.

Was Zahl, Größe und Ausbreitung der Noduli angeht, sei auf die erwähnten Untersuchungen von HELLMAN verwiesen. Der Eindruck starker individueller und funktioneller Schwankungen wird noch eindringlicher, wenn man auch das histologische Verhalten der lymphatischen Bildungen mitberücksichtigt, insbesondere ihren feineren zelligen Bau, das Auftreten heller Keimzentren, das Verhalten der Blut- und Lymphgefäße, die Beziehungen der einzelnen Knötchen innerhalb eines lymphatischen Haufens zueinander. Darin herrscht ja wohl allgemeine Übereinstimmung, daß die Lymphknötchen auch im Darm aus einem Gerüst retikulären speicherfähigen [zytogenen (KÖLLICKER)] Bindegewebes mit sternförmig verästelten Zellen und feinen mit Silber imprägnierbaren Fibrillen bestehen, die sich an der Oberfläche der einzelnen Knötchen leicht verdichten, so daß vielfach von einer Hülle oder Kapsel gesprochen wird. Dieses retikuläre Gewebe geht unmerklich in das gleichartig gebaute Schleimhautgewebe über. Innerhalb der Knötchen sind die Maschen dieses Netzes aufs dichteste mit kleinen protoplasmaarmen Rundzellen, Lymphozyten erfüllt, die aus dem indifferenten Blastem des retikulär-adventitiellen Keimlagers hervorgegangen sind. In engster Beziehung zu dem retikulären Gewebe breiten sich nämlich feine Kapillaren aus, die mit einem reichen, die Knötchen umspinnenden Gefäßnetz in Verbindung stehen. Im Innern der Knötchen scheint mir oft eine Aufsplitterung der Kapillarwand einzutreten. Auf jeden Fall ist das Verhalten der Knötchengefäße wohl in Abhängigkeit von bestimmten Funktionslagen und dadurch bedingten Abänderungen des Baues sehr wechselnd. Die vielfach mit einem auffallend hohen und hellen Endothel besetzten postkapillären Gefäßgebiete besitzen nach meinen Erfahrungen bei Farbstoffspeicherungen eine zweifellos erhöhte Durchlässigkeit. Andere Kapillargebiete, besonders der Knötchenrandzone, zeichnen sich durch besonders lebhafte Freßfähigkeit und enge Beziehungen zum retikulären Knötchengerüst aus. Es scheint mir sicher, daß diese besonderen Kapillarverhältnisse und die besondere Aktivität ihrer Wandzellen in besonderen, freilich noch nicht übersehbaren Beziehungen zu der leichten hämatogenen und enterogenen Beeinflußbarkeit ihres Gewebes steht und zu ihrer Bedeutung bei verschiedenen Erkrankungen. Lymphgefäße und Lymphsinus sind im Innern der Knötchen nicht vorhanden. Die von den Darmzotten kommenden Lymphgefäßstämmchen bilden nach Kölliker in der Mukosa ein reichliches Kanalsystem, von dem Gefäße abgehen, welche ihrerseits in großen Netzen die Knötchen umgreifen. Sie sind an ihrer Seite und am Grunde als lange platte Bänder zu erkennen, die mit einem niedrigen Endothel ausgekleidet sind, ähnlich den Lymphgefäßen der Darmzotten (Teichmannsche Netze). Ob das Auftreten von hellen Keimzentren zum normalen Bild eines Lymphknötchens gehört, kann nicht so ohne weiteres entschieden werden. Beim gesunden nicht luischen Föt habe ich Keimzentren nie gefunden. Erst einige Zeit nach der Geburt lassen sie sich nachweisen.

Nach meiner Auffassung läßt sich eine Verständigung über die Ausbreitung und den Bau der Lymphknötchen in der Darmwand lediglich unter weitgehender Berücksichtigung funktioneller Einflüsse erzielen. Auch die Angabe, daß beim Schwein und den Wiederkäuern das lymphatische Gewebe viel reicher entwickelt ist als beim Pferd und den Fleischfressern, sollte von diesem Gesichtspunkte aus geprüft werden. Die wichtigsten Grundlagen findet diese Auffassung in den vor allem von den Pathologen lange nicht genug beachteten Erfahrungen von Hofmeister, der vornehmlich bei Katzen — an Hungertieren —, kleine abgemagerte Knötchen mit wenig Zellen fand, während sie bei gut genährten Tieren sonst breite ovale und kugelige Gebilde sind, die strotzend mit Zellen erfüllt sind. Auch die nähere Umgebung der Knötchen ist bei verdauenden Tieren mit Lymphzellen reichlich durchsetzt, die Lymphgefäße an ihrem Grund aufs dichteste mit Lymphozyten vollgestopft. Bei gut genährten Tieren stellen die Follikel dicht nebeneinander liegende mehr oder weniger über die Schleimhautfläche hervortretende, bis ans Epithel reichende Bildungen dar, bei Hungertieren sind sie in die Unterschleimhaut zurückgesunken und von der übrigen Schleimhaut kaum zu unterscheiden. Dabei beruht die Schrumpfung der Knötchen im Hungerzustand auf einer hochgradigen Verminderung aller zelligen Bestandteile. Diese alten Angaben Hofmeisters werden durch neuerliche groß angelegte Untersuchungen Kuczynskis aufs beste bestätigt und erheblich erweitert. Jede Form gesteigerter Ernährung vermehrt das lymphatische Gewebe. Insbesondere sind es eiweißreiche Ernährungsformen, welche über längere Zeit hin gereicht, zur Entwicklung einer mächtigen Hyperplasie der lymphatischen Teile und zum Auftreten von Plasmazellen führen. Keinesfalls läßt es sich heute mehr übersehen, daß, wie schon Biedermann es ausdrückte, zwischen der Massenentwicklung des lymphoiden Gewebes des Darmes und den funktionell verschiedenen Zuständen des Verdauungsschlauchs ganz ausgesprochene Wechselbeziehungen bestehen. Es wird zu betonen sein, daß die Zellbildung dabei lediglich mit der Verdauung des Eiweiß in Verbindung stehen kann. Unter Berücksichtigung der hier kurz angedeuteten funktionellen Umständen wird es ohne weiteres klar, wie die verschiedenen Angaben über Bau, Größe und Lage der Lymphknötchen aufzufassen sind. Sie stellen zweifellos primäre Bildungen des retikulären zytogenen Gewebes der Schleimhaut dar, deren Größe und Ausbreitung ebenso wie die Form weitgehend unter dem Einfluß vorausgegangener resorptiver Leistungen steht. Jede Ausbreitung des lymphoiden Gewebes bei gesteigerten Leistungen, jede Verkleinerung der Knötchen in Hunger ändert damit ihre Beziehungen zu Epithel und Drüsen, zu benachbarten Follikeln in eindeutiger Weise. In den einen Fällen erreichen sie die Schleimhautoberfläche nicht und verlieren sich ohne scharfe Grenze im retikulären Gewebe der Mukosa, in anderen drängen sie sich an die Schleimhautoberfläche bis ans Epithel heran und erheben sich hügelförmig. Dann können die Knötchenkuppen vom Darmepithel unmittelbar begrenzt sein und in Gruben liegen, die von den eigentlichen nicht überall gut entwickelten Zotten überragt werden, während die LIEBERKÜHNschen Drüsen so ziemlich in einer Ebene mit der Knötchenspitze liegen. Auch die Frage, wie weit die einzelnen Knötchen der PEYERschen Haufen ineinander übergehen, hängt aufs engste mit diesen Verhältnissen zusammen. Gut abgrenzbare kleine Knötchen trifft man bei Reduktionszuständen des lymphatischen Gewebes, zusammenfließende, ineinander übergehende, schließlich als diffuse Bildungen imponierende bei erhöhter Aufsaugung und reichlicher Ernährung. Die Verhältnisse sind hier eben nicht anders als auch sonst im lymphoiden Gewebe ganz allgemein, insbesondere an den mit den Darmlymphapparaten auch funktionell auf eine Stufe zu stellenden lymphatischen Rachen-

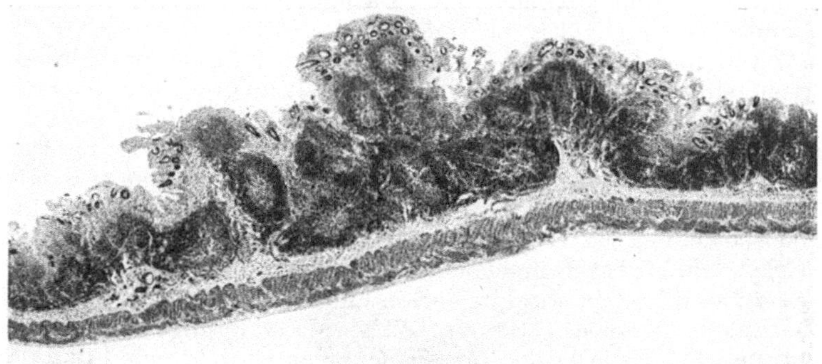

Abb. 32. Hyperplastischer PEYERscher Haufen beim Säugling mit allgemeinem Status lymphaticus.

ring und den Tonsillen. Ob und wieweit es aber berechtigt ist, auch im Darm von lympho-epithelialen Organen zu reden, darüber ist zur Zeit noch kein abschließendes Urteil möglich. Daß eine lebhafte Wechselwirkung zwischen dem Epithel des Verdauungsschlauches und den in seinem ganzen Verlauf ausgebreiteten lymphatischen Gewebe besteht, dafür spricht schon der lebhafte Durchtritt der lymphatischen Zellen durch das Epithel. Ein Vorgang, der auch im Darm stets zu beobachten ist, und bei allen hyperplastischen Zuständen des lymphatischen Gewebes in gesteigertem Ausmaße sich abspielt. Der wohl von HOFMEISTER stammende Vergleich des Verdauungsschlauchs mit einem großen schlauchförmigen Lymphknoten, in welchen die epithelialen Drüsen eingesenkt sind, kann jedoch nur das funktionelle Zusammenwirken von Epithel und lymphatischem Gewebe betonen. Eine Auflösung des Epithels zu retikulären Verbänden, wie sie wenigstens unter pathologischen Zuständen an den Tonsillen eintritt und schon normal im Thymus verwirklicht ist, kommt für den Darm keinesfalls, auch nicht unter pathologischen Bedingungen in Frage. Dagegen sieht man hier gar nicht so selten ein Tiefertreten ganzer Drüsen und Drüsengruppen, die sich ein gut Stück weit in das lymphatische Gewebe einsenken können. Es spielen nach meinen Erfahrungen solche Vorgänge unter pathologischen Bedingungen eine große Rolle, die auch für die Entstehung krankhafter Zustände (Colitis cystica) heranzuziehen sind, und daher einer eingehenden Erörterung bedürfen. Die hier anzuschneidenden Fragen stehen auch in engster Beziehung zu den Erörterungen über das Vorkommen ortsfremder und atavistischer Darmdrüsen (s. S. 328).

Die vorausgegangenen Erörterungen über Funktion und Zustand des lymphatischen Gewebes im Darm sowie unsere Ansichten über die Bedeutung resorptiver Leistungen für die Zellneubildung überhaupt machen unsere Stellungnahme zur Frage der Enteritis nodularis (follicularis) ohne weiteres verständlich. Als Enteritis nodularis oder follicularis (simplex, hyperplastica) wird gewöhnlich kritiklos jeder Schwellungszustand des lymphatischen Gewebes im Darm bezeichnet und als Ausdruck einer lediglich oder im wesentlichen auf das lymphatische Gewebe beschränkten „Entzündung" aufgefaßt. Im allgemeinen wird man, glaube ich, mit der Diagnose Darmkatarrh, die sich auf das Bestehen einer Follikelschwellung gründet, mehr Zurückhaltung üben müssen. In der Mehrzahl aller Fälle, insbesondere bei Kindern und Jugendlichen, ist die Schwellung der Knötchen — Einzelknötchen können die Größe einer Erbse erreichen, Peyersche Haufen als traubige Gebilde erscheinen — zunächst der Ausdruck einer vermehrten resorptiven Leistung, die in enger Beziehung zur Ernährung steht. Die Grenzen vom Normalen zum Krankhaften sind freilich durchaus fließende. Gut genährte Kinder besitzen durchweg größere, leichter in die Augen fallende und so „reichlicher" Darmknötchen als atrophische. Dabei scheint es zunächst gleichgültig zu sein, ob die Ernährung der Art nach zusagend ist. Zweifellos jedoch führt auch eine einseitige, insbesondere eiweißreiche Ernährung zu einer ganz besonders reichlichen Zunahme des lymphatischen Gewebes, nicht nur im Darm, sondern auch sonst überall im Organismus. Die an Ratten und Mäusen in dieser Richtung von Kuczynski durchgeführten Untersuchungen stehen, soweit ich sehe, im besten Einklang mit den Erfahrungen der Klinik und pathologischen Anatomie. Die „Enteritis nodularis" im Sinne einer Follikelschwellung ist so für uns zunächst jedenfalls nur der Ausdruck eines dem Grade und höchst wahrscheinlich auch der Art nach abnormen, in erster Linie mit dem Eiweißstoffwechsel in Verbindung stehenden Funktionszustandes des lymphatischen Gewebes. Soweit solche Veränderungen Teilerscheinung einer allgemeinen Hyperplasie des lymphadenoiden Gewebes sind und dem sog. Status lymphaticus zugerechnet werden, möchten wir diese Konstitutionsanomalie nicht so sehr als einen angeborenen, durch die Erbanlage bestimmten Zustand auffassen, als vielmehr in ihr den Ausdruck einer erworbenen, mit der Ernährung eng verknüpften Funktionslage erblicken. Wieweit diese zu einer Minderwertigkeit des Gesamtorganismus, zu einer Diathese im Sinne einer Krankheitsbereitschaft führt, ist eine andere Frage. Im Darm von gesunden Kindern und jugendlichen Personen sind die Knötchen und Platten jedenfalls stets gut ausgebildet und deutlich sichtbar, bei atrophischen Zuständen und im Hunger sind die Knötchen klein und unansehnlich. Es ist natürlich sehr schwer, wenn nicht unmöglich, ein Durchschnittsmaß für die Größe des normalen Knötchens anzugeben, aber es muß nachdrücklichst davor gewarnt werden, den durch kräftige Follikel ausgezeichneten Normalzustand als krankhafte Schwellung zu bezeichnen, wie es meist immer noch geschieht, insbesondere, wenn es sich um Individuen handelt, die im Leben Darmstörungen aufwiesen. Es ist eine oft genug betonte Tatsache, daß bei Personen, die aus voller Gesundheit heraus plötzlich zu Tode kommen, das lymphatische Gewebe reichlicher entwickelt ist als nach einem längeren Krankenlager oder chronischem Siechtum (Lubarsch, Groll, Richter). Das gilt auch für die Darmknoten. Große Knötchen berechtigen also nicht ohne weiteres, einen krankhaften hyperplastischen Vorgang anzunehmen oder gar eine Enteritis zu diagnostizieren. Überhaupt ist es schwer, die Kennzeichen eines „hyperplastischen" Follikels anzugeben, da eben auch sein Zustand einen funktionellen Bau bedeutet, der durch fließende Übergänge mit dem normal tätigen verbunden ist. Die Bildung von Keimzentren (Funktionszentren) deutet stets auf eine erhöhte Tätigkeit des adenoiden Gewebes hin, ebenso wie die Anwesenheit reichlicher Kernteilungsbilder in der Außenzone des Knötchens. Viel wichtiger scheint mir als Zeichen krankhafter Hyperplasie das Auftreten von Plasmazellen in größerer Zahl zu sein, die oft nicht als ausgereifte Gebilde, sondern als große basophile lymphoide abgeplattete Zellen in Erscheinung treten. Als konstanten Befund, der mir auch allgemein pathologisch von Bedeutung zu sein scheint und auf den erhöhten Stoffumsatz innerhalb des Gewebes bezogen werden muß, möchte ich ein eigenartiges Verhalten der Endothelien in Kapillaren und kleineren Gefäßen stark bewerten. Im hyperplastischen Knötchen liegen die Endothelzellen nicht wie sonst als flache, schmale, spindelige Gebilde an der Gefäßwand, sondern springen wie ein epithelartiger Belag als große geblähte Zellen mit hellem Kern weit in die Gefäßlichtung hervor, so daß solche Gefäße auf Querschnittsbildern ein fast drüsenartiges Aussehen erhalten. Gewöhnlich finden sich an der Außenseite so veränderter Gefäße deutliche Wucherungserscheinungen der Adventitialzellen mit Bildung großer lymphoider Zellager. Auch an den Endothelien kommt es vielfach zur Ablösung der geschwellten Zellen, die als freie Monozyten oft neben plasma-

artigen Zellformen in der Gefäßlichtung angetroffen werden. Zum Bilde des hyperplastischen Knötchens gehört noch die pralle Füllung der Lymphgefäße um die Follikel herum und in den tieferen Darmschichten mit Lymphozyten und Plasmazellen. Auch die unscharfe Grenze der Einzelknötchen gegen das übrige Gewebe und das Zusammenfließen der einzelnen Knötchen im PEYERschen Haufen zu einem nicht auflösbaren Konglomerat sind auf stark erhöhte funktionelle und damit zusammenhängende strukturelle Leistungen zu beziehen. Sind große Knötchen nicht nur bei Kindern und Jugendlichen, sondern auch bei Erwachsenen, die keine längere Krankheit überstanden haben, der Normalzustand, so deuten kleine, kaum sichtbare Lymphapparate der Darmwand immer

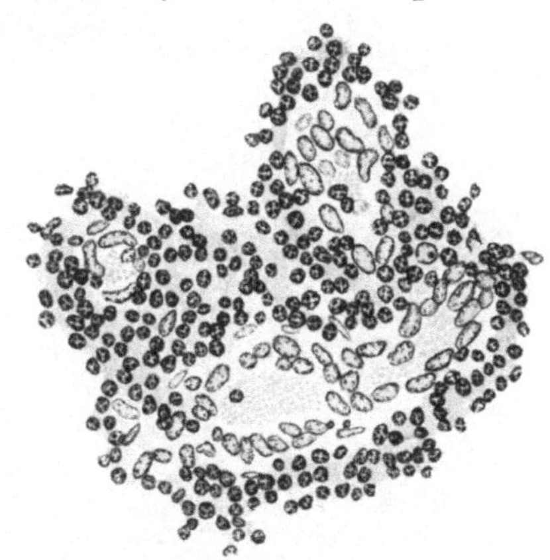

Abb. 33. Geschwellte und helle Gefäßwandzellen in einem hyperplastischen Lymphknötchen.

auf einen verminderten Stoffumsatz und auf abgelaufene Schädigungen hin. Nach einem überstandenen Typhus sind die Darmknötchen und PEYERschen Haufen mit bloßem Auge kaum zu erkennen, es sei denn, daß glatte Narben ihren Sitz anzeigen. Ich habe wiederholt Fälle von perniziöser Anämie gesehen, wo auch bei der histologischen Untersuchung nur ganz spärliche Reste von lymphatischem Gewebe im Dünn- und Dickdarm, ebenso wie im Magen und Rachen nachzuweisen waren. Ganz regelmäßig ist auch im hohen Alter parallelgehend mit dem Schwund des lymphatischen Gewebes an anderen Körperstellen eine Rückbildung der Darmknötchen festzustellen. Die feineren Vorgänge bei der Rückbildung der Knötchen und Platten werden nur verständlich, wenn man die auf Reize verschiedenster Art in ihnen sich abspielenden Reaktionen gebührend berücksichtigt.

Der Zustand der Lymphknötchen ist im histologischen Bilde außerordentlich wechselnd. Man wird berechtigt sein, gleichmäßig aus Lymphozyten aufgebaute sog. solide Knötchen als den Ausdruck einer gewissen Ruhelage aufzufassen. In solchen Fällen erstreckt sich die Ausbreitung des lymphatischen Gewebes gewöhnlich nicht über den aus retikulären Zellen und Kapillaren gebildeten Randsaum hinaus. Das Auftreten von sog. Keimzentren steht auch unserer Auffassung nach nicht so sehr mit der Bildung von Lymphozyten in Zusammenhang, vielmehr sehen wir in ihnen in grundsätzlich derselben Weise wie Hellman und Heiberg es tuen, Funktions- bzw. Reaktionszentren, die auf die verschiedensten Reize hin ausgebildet werden, sofern sie mit einer verstärkten und veränderten resorptiven Leistung des retikulären Gewebes einhergehen. Diese Anschauungen gründen sich auf eine ausgedehnte Untersuchung des gesamten lymphatischen Gewebes im Körper und spielen sich, soweit wir sehen, in gleicher Weise an den verschiedensten Stellen in Milz, Lymphknoten und Darm ab. Was im allgemeinen als Keimzentren bezeichnet wird, sind keineswegs immer gleichartige Gebilde. Es lassen sich unschwer verschiedene struktuelle Zusammensetzungen der hellen Follikelzentren erkennen. Am häufigsten ist die Ausbildung von Lymphoblastenherden, An-

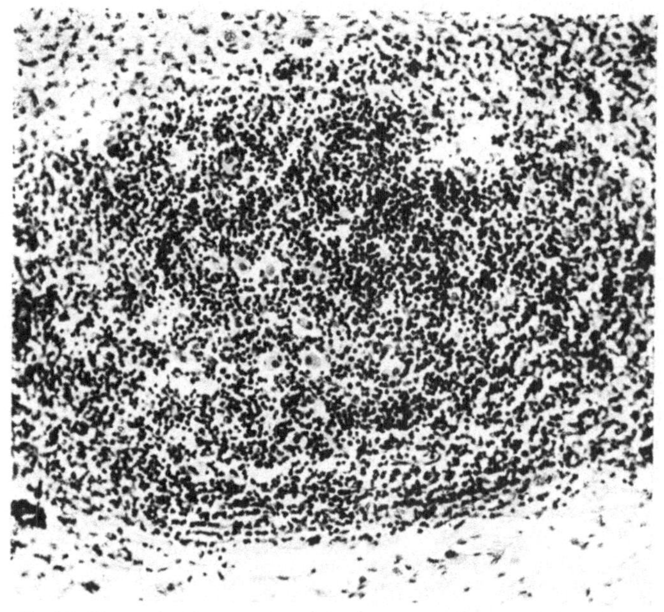

sammlungen großer Lymphozyten, die meistens im Knötchenzentrum, aber auch an anderen Stellen zur Entwicklung gelangen können. Innerhalb solcher Lymphoblastenherde sind die retikulären Zellen bei geeigneten Färbungen gut zu erkennen und zeichnen sich meist durch die Anwesenheit sehr reichlicher tingibler Körperchen aus, die wir in Übereinstimmung mit Hellman (3) ganz allgemein als Kerntrümmer auffassen möchten. Meistens handelt es sich zweifellos um abgebaute Lymphozytenkerne. Es scheint so,

Abb. 34. Hyperplastische Darmknötchen mit geschwellten, hellen, zum Teil phagozytierenden Retikulumzellen bei Diphtherie des Rachens.

als ob mit der Ausbildung der Lymphoblastenherde regelmäßig ein Abbau der kleinen Lymphozyten einher- oder gar vorausginge. In sehr vielen Fällen kommt es bei diesen Zuständen auch zur Ausbildung einer sog. Follikelaußenzone, die in enger Anlehnung an die retikulären Zellen der Knötchenkapsel sich entwickelt und gleichfalls zur Ausbildung von lymphoiden Stammzellen führt. Unter welchen Verhältnissen solche Lymphoblastenzentren entstehen, läßt sich heute noch nicht ganz übersehen. Auf jeden Fall können die verschiedenartigsten „Reize" zu ihrer Entwicklung führen. Von solchen Veränderungen möchte ich scharf die Ausbildung von Herden aus Fibroblasten und epitheloiden Bindegewebszellen trennen, die gewöhnlich auch im Zentrum der Knötchen sich entwickeln und gleichfalls mit einer Einschmelzung der lymphatischen Struktur einhergehen. Auch von der Knötchenkapsel aus kann gelegentlich die Entwicklung epitheloider Zellmassen ihren Ausgang nehmen. Gelegentlich kommt es in solchen Fällen zur Bildung von konzentrisch geschichteten zwiebelschalenartig sich aneinander legenden Zellknötchen, wie sie auch in der Milz oft zu beobachten sind (Groll). Reste phagozytierten Materials sind in solchen Fibroblasten meist nicht zu erkennen. Dagegen ist innerhalb solcher Zellager oft die Ausbildung von Fasern zu erweisen, die sich hyalin umwandeln und mit der Ausbildung von „Follikelnarben" in Zusammenhang stehen können. Wohl nur eine besondere Form der Entwicklung solcher Fibroblastenherde ist die Bildung von auffallend großen, in Verbänden liegenden hellen und durchsichtigen Zellen, die durch ihre Beziehung zu den Retikulumfasern sich deutlich als Abkömmlinge retikulärer Elemente erkennen lassen. Auch diese Bildungen entsprechen ähnlichen Vorgängen in den Milzknötchen. Vielfach sind die großen gewucherten retikulären Zellen mit Eosin auffallend färbbar, oft enthalten sie ganz feine Eisengranula diffus in ihrem Protoplasma, auch Fett können sie beherbergen. Meist entwickeln sich solche Zellnester von der Mitte des Knötchens aus in enger Beziehung zu den hier vorhandenen kleinen Kapillaren, deren Wand dabei vielfach aufgelöst wird, so daß es zu Blutaustritten in die Knötchen kommt. Ich glaube, daß die noch zu erwähnenden Veränderungen bei Diphtherie und Grippe sich nicht wesentlich von den hier erörterten Vorgängen unterscheiden, wenn auch meist bei diesen Zuständen degenerative Veränderungen an den großen Zellen augenfälliger sind; insbesondere ist ihr Fettgehalt dabei oft stark erhöht. Solche Zellen können schließlich auch vollständig zerfallen und zur Entwicklung von kleinen Nekrosen Veranlassung geben. Außer derartigen herdförmigen Wucherungen großer Retikulumzellen treten ähnliche Zellen oft in Einzelexemplaren im Verlauf der Retikulumfasern in Erscheinung, insbesondere bei Sepsis und frischer Ruhr haben wir so etwas gesehen. Auch die Veränderungen, die beim Typhus auftreten, ebenso wie die bei der Tuberkulose, sind nur durch spezifische Giftwirkung in andere Richtung geleitete Veränderungen derselben Art. Die Ausbildung der großen hellen Typhuszellen, ebenso wie die Entwicklung des Tuberkelknötchens erfolgt zweifellos aus den retikulären Gebilden des lymphatischen Gewebes unter gleichzeitigem Abbau der kleinen Lymphozyten. Wir haben den Eindruck, daß alle diese erörterten geweblichen Leistungen vor allem bei stark einwirkenden Schädigungen zu einer geweblichen Erschöpfung führen können, die oft durch die Ausbildung meist hyalin werdender Fasern sich anzeigt und mit der Entwicklung sog. hyaliner Knötchenzentren in engem Zusammenhang stehen. Auf diesem Wege kann es zu weitgehenden Rückbildungen der Follikel kommen, wie sie insbesondere nach abgelaufenen Infektionskrankheiten uns entgegentreten. Die auffällige starke Verringerung des lymphatischen Gewebes nach solchen Zuständen bringen wir mit solchen Vorgängen in Zusammenhang. Auch nach Röntgenbestrahlung lassen sich ähnliche Rückbildungserscheinungen — experimentell wenigstens — in den Follikeln nachweisen. Von solchen pathologischen Rückbildungsvorgängen sind physiologische Rückbildungsvorgänge zu unterscheiden, die vor allem im Alter auftreten.

Im Zusammenhang mit all diesen Veränderungen steht die Frage, ob auch im Verlauf entzündlicher Darmerkrankungen die Follikel in irgendeiner Weise verändert werden können. Ich möchte die Möglichkeit hierzu nicht ohne weiteres von der Hand weisen, wenn es auch schwer zu beweisen ist. Aber vergegenwärtigt man sich, daß insbesondere auch bei den katarrhalischen Vorgängen schwerwiegende Änderungen in der Durchlässigkeit des Epithels und damit in Zusammenhang stehende Änderungen der Resorptionsbedingungen eine große Rolle spielen, gleichgültig, ob man dabei lediglich der Aufsaugung von Nahrungsabbaustoffen oder auch der Aufnahme von Bakterien Bedeutung zumessen will, so wird man die Möglichkeit zu Veränderungen des lymphatischen Gewebes nach Menge und Art auf Grund erhöhter bzw. veränderter resorptiver Leistungen zugeben müssen. Dem scheinen mir auch die tatsächlichen Verhältnisse zum mindesten nicht zu widersprechen. Schließlich ist ja auch die markige Schwellung des lymphatischen Gewebes bei typhösen Infektionen in demselben Sinne zu bewerten, wobei freilich den besonderen Eigenschaften der Typhusbazillen und ihrer Giftstoffe Rechnung zu tragen ist. Aber auch bei anderen akut verlaufenden entzündlichen Darmerkrankungen sind Schwellungen der Lymphknötchen mit Makrophagenwucherungen oft genug nachzuweisen, so daß es gezwungen wäre, sie nicht mit gleichsinnigen Veränderungen der übrigen Schleimhaut, insbesondere des Zottengerüst, auf eine Stufe zu setzen. Nicht nur bei Cholera und akut verlaufenden Fällen von Gastroenteritis paratyphosa, sondern auch beim katarrhalischen Stadium der bazillären Ruhr findet man derartige Bilder fast regelmäßig. Ganz sicher werden, glaube ich, solche Vorgänge zu pathologischen gestempelt, wo sie mit Blutungen in oder um das lymphatische Gewebe herum einhergehen. In ihrem

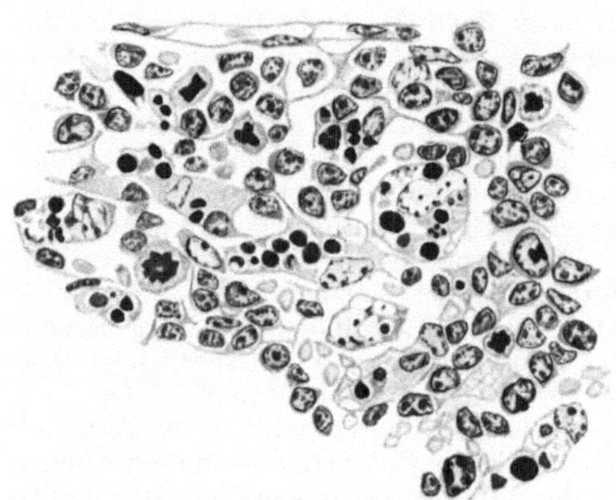

Abb. 35. Lymphknötchen im Dünndarm bei Rachendiphtherie. Phagozytose von Lymphozyten in geschwellten Retikulumzellen. Lymphoblastenbildung. Mitosen.

histologischen Verhalten sind derartige Knötchenschwellungen bei entzündlichen Darmerkrankungen meist durch den Reichtum an plasmazellähnlichen basophilen Lymphoblasten und Schwellung der Retikulumzellen ausgezeichnet. Oft handelt es sich allerdings weniger um die Entwicklung lymphoplastischer Zentren als makrophager Zellen mit hellen bläschenförmigen Kernen. Sie enthalten meist aufgenommene Zelltrümmer, Reste roter Blutkörperchen, auch Bakterien, in älteren Fällen auch Eisenpigment. Nicht selten sind fetthaltige Stoffe in ihnen nachzuweisen. Auch in der Außenzone der Knötchen treten dann vielfach größere Mengen lymphoplastischer und makrophager Zellen auf, die gleichfalls sehr häufig rote Blutkörperchen und andere Kerntrümmer enthalten. Aber alle derartigen Veränderungen sind dabei Teilerscheinungen einer Schleimhautentzündung und entwickeln sich nur im Verein mit dieser. Eine selbständige „Enteritis follicularis" gibt es in diesem Sinne wohl nicht.

Nach Decloux und Ribadeau Dumas ist bei der akuten Darmentzündung die Knötchenschwellung bedingt durch eine Vermehrung der lymphatischen Zellen, einer lebhaften Tätigkeit der Keimzentren, einer Vermehrung der Makrophagen, Schwellung und Vervielfältigung der Gerüstzellen und oft durch eine sehr lebhafte Gefäßbeteiligung.

Bevor ich auf einige besondere Formen von Knötchenveränderungen bei den verschiedenen Darmerkrankungen näher eingehe, soll hier noch kurz einiger Verhältnisse gedacht werden, die am Lymphapparat des Darmes im Verlauf von Allgemeinerkrankungen gelegentlich zu beobachten sind. Fast regelmäßig kommen bei der Rachendiphtherie Schwellungen der Darmknötchen vor, nicht nur dann, wenn es sich um Mischinfektionen handelt. Gerade hierbei sieht man oft an den Peyerschen Haufen das Bild des sog. Surface reticulé, jenes netzförmige gebänderte Aussehen, das nach Kaufmann bei vorwiegender Schwellung der internodulären Substanz entsteht. Ganz das gleiche Bild entsteht aber auch und gerade bei der Schwellung der eigentlichen Knötchensubstanz, während die Zwischensubstanz sich passiv verhält. Ringförmige Blutungen bzw. Blutfüllungen des perifollikulären Kapillarweges um die Knötchen herum, aber auch größere Blutungen in ihnen sind dabei nicht selten. Daß sich aus solchen Blutungen das Bild der sog. Follikelpseudomelanose (Siderose) entwickelt, ist selbstverständlich. Nicht regelmäßig, aber häufig findet man bei der histologischen Untersuchung in den geschwellten Lymphknötchen des Darmes ähnliche Bilder, wie sie bei Diphtherie oft in den Milzkörperchen zu sehen sind: Kleine Zellgruppen aus großen hellen vom Retikulum stammenden Zellen mit dichtem Kern, die in ihrem Leib meist Fett enthalten und oft Zerfallserscheinungen aufweisen. Auch Pigment- und Kerntrümmer sind gelegentlich in solchen Zellen enthalten. Ganz die gleichen histologischen Bilder habe ich wiederholt bei schweren Fällen von Grippe, insbesondere bei Kindern gesehen. Auch bei Scharlach kommen sie vor, einer Erkrankung, bei der oft großartige Schwellungen des lymphatischen Gewebes im Darm zu beobachten sind. Wie weit gerade bei diesen Erkrankungen eine Mischinfektion mit Streptokokken für das Auftreten der Darmveränderungen eine Rolle spielt, ist nicht zu sagen, da Bakterien sich weder färberisch noch kulturell in den geschwellten Knötchen nachweisen lassen. Daß bei der Strepto- und Staphylokokkensepsis, ähnlich wie bei der hämatogen entstehenden Tuberkulose embolisch-mykotische Veränderungen sich gern innerhalb der Lymphapparate des Darmes ansiedeln — es mag das in erster Linie mit den besonderen Gefäßverhältnissen zusammenhängen —, ist schon an anderer Stelle erörtert. Auch bei angeborener Syphilis und nach den Angaben von HOFFMANN bei der WEILschen Krankheit kann man die Entwicklung von Schwellungen des lymphatischen Gewebes stark ausgeprägter Reaktionszentren beobachten. Bei Sepsis kommen aber gelegentlich noch andere Bilder zu Gesicht. In der Kölner Sammlung werden einige Präparate von akut verlaufender Streptokokkensepsis aufbewahrt, bei denen es zu einer vollständig isolierten Nekrose der gesamten Einzelknötchen und Haufen im Dünndarm gekommen ist. Das makroskopische Bild dieser Fälle erinnert auf den ersten Blick in etwa an das Stadium der Schorfbildung bei Typhus, nur fehlen die Zeichen der vorausgegangenen markigen Schwellung. Eine gleichmäßige Nekrose von schmutzig-grün-brauner Farbe nimmt die Stelle der weit ins Darmlumen vorragenden Follikel ein, während die übrige Schleimhaut keinerlei Veränderungen erkennen läßt. Das histologische Bild zeigt Abb. 50. Es findet sich eine fast reaktionslose Nekrose der oberen Schleimhautschichten, während die Stümpfe der Drüsen inmitten des lymphatischen Gewebes noch erhalten sind. Die kleinen Lymphozyten sind fast vollständig geschwunden, an ihrer Stelle breitet sich ein granulationsgewebsartiges Histiozytenlager aus, in dem sich viel phagozytierende Zellen befinden. Ganz ähnliche Bilder haben wir einige Male nach Vergiftungen bei kombinierter Quecksilbersalvarsanbehandlung zu sehen bekommen. Lediglich auf die PEYERschen Haufen und Knötchen beschränkte Nekrose und Ulzerationen erinnerten auch dabei so sehr an einen typhösen Prozeß, daß, obwohl das Ergebnis der bakteriologischen Untersuchung und der übrige Obduktionsbefund keinerlei Anhaltspunkte für einen Typhus ergab, erst der gleiche Befund bei weiteren Fällen die Veränderungen der Darmfollikel als eine charakteristische Erscheinung bei der Quecksilbersalvarsanvergiftung kennen lehrte.

In fast allen Arbeiten über die entzündlichen Darmerkrankungen wird für das akute Stadium der Veränderungen eine Schwellung und Hyperplasie der Lymphapparate hervorgehoben und auf Rechnung der Entzündung gesetzt. Insbesondere bei den Ernährungsstörungen und Darmkatarrhen der Säuglinge wird solchen Knötchenschwellungen eine große Bedeutung beigemessen. Man wird nach den vorausgegangenen Erörterungen ASCHOFF durchaus zustimmen müssen, wenn er vor einer Überschätzung dieser Befunde warnt. Vor allem

kann die einfache makroskopische Untersuchung keinen Aufschluß über den
Zustand der Follikel geben. Ihre Beurteilung im Zusammenhang mit den entzündlichen Schleimhautveränderungen ist, wenn es sich um einfache hyperplastische Zustände handelt, insbesondere bei Kindern außerordentlich schwierig,
weil eben ein Beweis für die ausschlaggebende Rolle der entzündlichen Schleimhautveränderungen zu resorptiven Leistungen meist nicht zu erbringen ist.
Nach meinen Erfahrungen möchte ich bei der Beurteilung solcher Veränderungen
in den vielfach zu beobachtenden roten Säumen — Hyperämien und kleinen
Blutaustritten im Bereich des Kapillarkranzes an der Knötchengrenze — einen
Hinweis auf engere Beziehungen zwischen Lymphknötchenveränderungen und
entzündlichen Darmveränderungen sehen. Bei hyperplastischen Zuständen

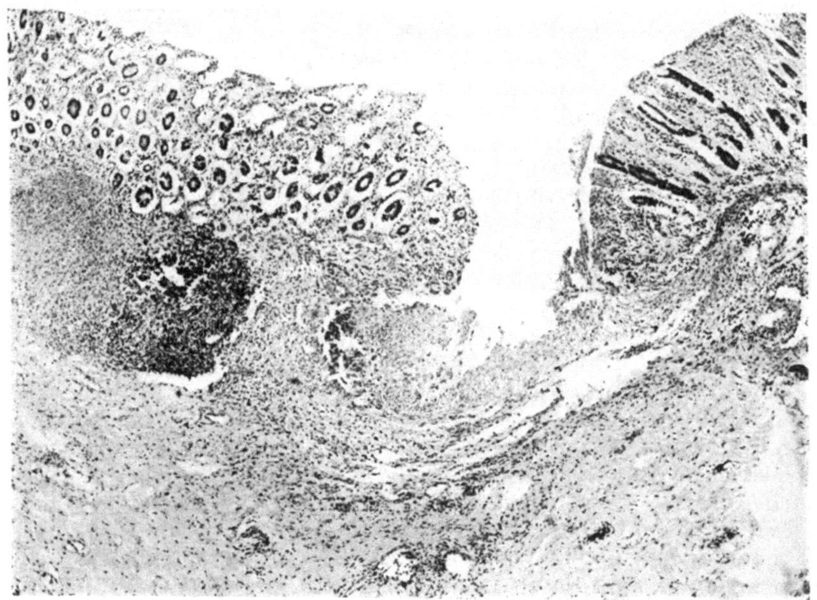

Abb. 36. Sogenanntes follikuläres Geschwür im Dickdarm, wahrscheinlich aus einem nekrotischen
Knötchen entstanden. Partielle Nekrose in einem benachbarten Lymphknötchen.

anderer Art, etwa beim Status lymphaticus, habe ich derartige Zirkulationsstörungen stets vermißt. Auch halte ich es für wahrscheinlich, daß eine Vertiefung
der Kenntnisse über die feinere Histologie dieser Veränderungen Unterscheidungen
in der einen oder anderen Richtung ermöglichen kann. Die Ausbildung großer
Fibroplasten- und Makrophagenherde, die schließlich zu einem Ersatz des
lymphatischen Gewebes führen, möchte ich schon heute als zweifellos pathologisch gesteigerte Reizwirkungen beziehen, vor allem dann, wenn mehr oder
minder deutliche degenerative Vorgänge an den mobilisierten histiozytären Elementen in Erscheinung treten. Ich sehe, wie gesagt, die markige Schwellung
beim Typhus als einen solchen Vorgang an, wo unter dem Einfluß der zur
Aufsaugung gelangenden Giftstoffe der Typhuskeime eine zur lebhaften
Wucherung retikulärer Elemente führende Mobilisation des mesenchymatischen
Gewebes einsetzt, das ganze lymphatische Gewebe zerstört und ersetzt, um
schließlich der Nekrose anheimzufallen. Nicht grundsätzlich anders ist die
Ausbildung mancher Funktionszentren bei den verschiedensten anderen
Erkrankungen zu bewerten. Auch die Entwicklung von Tuberkelknötchen im

Darmfollikel ist meines Erachtens von dem gleichen Gesichtspunkt aus zu betrachten.

Zuverlässige und histologisch überprüfte Angaben über das Verhalten der Follikel bei den verschiedenen Darmerkrankungen liegen bisher nur in sehr geringer Zahl vor und sie beziehen sich fast alle auf die Rolle der Knötchen bei der bazillären Ruhr. Wenn auch eine Darstellung der Ruhr an einer anderen Stelle dieses Handbuchs von sachkundigster Seite erfolgt, so kann ich es mir nicht versagen, hier kurz auf einige Punkte über die Veränderungen der Knötchen bei Ruhr einzugehen, weil es sich dabei um Fragen handelt, die über die Pathologie der Ruhr hinaus von größter Bedeutung für die Pathologie der entzündlichen Darmerkrankungen überhaupt sind. Meine hierüber angestellten Untersuchungen treffen sich mit den nach Abschluß des Manuskripts bekannt gegebenen Befunden von LÖHLEIN (1), dem ich in allen wesentlichen Punkten durchaus zustimmen muß. Ein Beweis für eine spezifische Verwandtschaft des Ruhrvirus zu den lymphatischen Apparaten des Darmes ist entgegen der WESTENHÖFERschen Ansicht — der in ähnlicher Weise, wie bei Typhus und Tuberkulose den Beginn der Darmveränderungen in die Follikel verlegen möchte — nicht zu erbringen. Ja in sehr vielen Fällen läßt sich nicht einmal eine den übrigen Veränderungen vorausgehende Knötchenschwellung erweisen. Damit ist in keiner Weise geleugnet, daß das lymphatische Gewebe in vielen, aber keineswegs allen Fällen eine Reihe von Veränderungen aufweisen kann. Aber genau die gleichen Bilder findet man häufig auch bei katarrhalischen und verschorfenden Darmentzündungen anderen Ursprungs. So ist an der objektiven Richtigkeit der Befunde WESTENHÖFERs gar kein Zweifel: eine Nekrose des lymphatischen Gewebes ist besonders im Dickdarm schon bei ganz frischen entzündlichen Veränderungen der Darmschleimhaut anzutreffen. Regelmäßig geht ihr zum mindesten im Dickdarm bei katarrhalischen Erkrankungen eine stärkere Schleimbildung in den Grübchen der Knötchen voraus, der dann ein Verlust des Epithels und eine an der Spitze beginnende Nekrose des Lymphgewebes folgt. Eine Vereiterung und leukozytäre Einschmelzung der Follikel gehört aber zu den Seltenheiten. Auch mit Oxydasereaktionen sind Granulozyten in ihnen nur in verschwindend geringer Zahl und dann meist in den Randteilen nachzuweisen. Es muß ausdrücklich betont werden, daß derartige Veränderungen nicht lediglich bei Ruhr, sondern, wie schon VIRCHOW hervorgehoben und LÖHLEIN (1) neuerdings wieder betont hat, bei den verschiedensten Formen des Darmkatarrhs in genau der gleichen Weise gefunden werden, so bei urämischen und septischen Prozessen, bei der Quecksilbervergiftung, bei sterkoralen Veränderungen, wo sie auch GRAWITZ erwähnt. Genau die gleichen Veränderungen sieht man auch bei pseudomembranösen, erst recht bei tief verschorfenden Darmentzündungen der verschiedensten Herkunft, natürlich auch bei Ruhr. Unter den Schorfen lassen sich genau die gleichen Knötchennekrosen nachweisen wie bei der sog. follikulären Ruhr, die aber erst bei mikroskopischer Untersuchung deutlich werden, da die Auflagerungen makroskopische Veränderungen verdecken. Wichtig sind die Kenntnisse über das weitere Schicksal dieser Follikelnekrosen, vor allem deshalb, weil die zu erörternden Veränderungen engste Beziehung haben zu der sog. „Enteritis follicularis apostematosa" der Lehrbücher und den „follikulären" Geschwüren. Soweit eigene Erfahrungen reichen, und ich muß auch darin LÖHLEIN zustimmen, ist eine Vereiterung, Abszedierung, der Lymphknötchen überhaupt ein sehr seltenes, freilich nicht zu leugnendes Vorkommnis. Das gilt nicht nur für die bazilläre Ruhr, sondern ganz allgemein. Wenn ORTH z. B. schreibt, daß bei dieser Erkrankung die Lymphknötchen, insbesondere des Dickdarms, zunächst anschwellen, dann im Zentrum gelblich und weich werden, indem sich zunächst nur eine kleine, dann immer größer werdende

Eiterhöhle in ihnen ausbildet, bis endlich das ganze Gebilde oder doch ein großer Teil in eine nur durch eine dünne Decke gegen die Darmlichtung hin abgeschlossenen Abszeß verwandelt ist (Nodularabszeß), so muß ich zum mindesten sagen, daß derartige Bilder weder bei Ruhr, noch bei anderen Darmerkrankungen häufig sind. Und insbesondere entstehen die nach Orths Meinung aus derartigen Follikelabszessen nach Durchbruch des Eiters ins Darmlumen auftretenden follikulären Geschwüre (Erosionen) weder bei Ruhr — für die sie keineswegs spezifisch sind — noch bei anderen Erkrankungen durch eine Vereiterung der Knötchen. Löhlein (1) ist durchaus recht zu geben, wenn er betont, daß eine Eiterung in den katarrhalischen Geschwüren meist ein zufälliges Ereignis ist. Anders als Orth (2) und, wie mir scheint, in viel zutreffenderer Weise, schildert Heubner in ausführlichen Darlegungen die Entstehung der Follikelverschwärungen. Er beschreibt eine eitrige Infiltration der Schleimhaut, die besonders auch die Umgebung der Knötchen ergreift, vor allem die Follikelspitze erfaßt. An dieser Stelle wird später die Knötchenkapsel eröffnet, und es entstehen so runde Löcher, die in eine Höhle führen, innerhalb derer der Follikel selbst als nekrotischer Pfropf liegt, der dann im ganzen oder in einzelnen Teilen aus gestoßen wird. Diese Schilderung trifft insofern das Richtige, als sie die Knötchen nicht vereitern und einschmelzen, sondern nekrotisch und ausgestoßen werden läßt. Ich erblicke und glaube auch Löhlein in diesem Sinne verstehen zu dürfen, das Wesentliche in einer Nekrose und sekundären Abgrenzung des Knötchengewebes, nach dessen Ausstoßung das flache lentikuläre, follikuläre Geschwür der Autoren entsteht, das dann sekundär vereitern kann. Daß dabei dem Verhalten der zum Knötchen gehörigen Drüsen vielfach noch eine besondere Rolle zukommt, wird weiter unten noch zu erörtern sein. Auf jeden Fall ist dieser Weg der follikulären Geschwürsbildung erheblich viel häufiger, als der durch Abszeßbildung. Nach Löhlein (1) scheint das letztere lediglich bei der Amöbenruhr öfters vorzukommen, während sowohl bei der bazillären Ruhr und anderen Erkrankungen solche Veränderungen sehr selten sind. Demgegenüber ist die Entstehung follikulärer Erosionen durch Nekrose und Demarkation mit Sequestrierung nicht nur im Verlauf der Ruhr, sondern auch bei den verschiedensten anderen Darmerkrankungen sehr häufig. Auch typhöse und tuberkulöse Geschwüre entstehen ja schließlich auf demselben Wege, ebenso wie gelegentlich einmal bei Sepsis und Grippe, häufiger bei akuter Leukämie und Urämie derartige Ereignisse eintreten können. Im übrigen wird man sich aber hüten müssen, jedes lentikuläre katarrhalische Geschwür ohne weiteres als ein follikuläres zu bezeichnen. Man sieht gelegentlich bei Kindern nicht nur im Dickdarm, sondern auch in sehr vielen Fällen ausschließlich im unteren Dünndarm zahlreiche kleine von dem Aussehen, wie sie als typisch follikuläre geschildert sind: flache, im ganzen linsengroße Lücken mit leicht überhängendem Rand und meist auffallend reaktionsloser Umgebung. Mitunter fließen 2 oder mehrere dieser Geschwüre zu größeren Defekten zusammen. Gerade für diese — sie sitzen in fast allen von mir untersuchten Fällen in nächster Nähe des Gekröseansatzes —

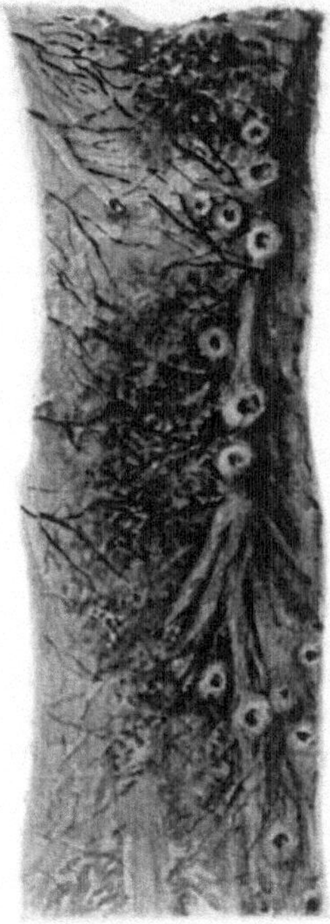

Abb. 37. Sog. „follikuläre" Lentikulärgeschwüre am Mesenterialansatz. Entstehung aus Lymphknötchen nicht erweisbar. Dickdarmkatarrh, Säugling.

ist es mir bisher nie gelungen, den Nachweis für ihre Entstehung aus Follikelnekrosen oder Eiterungen zu erbringen. Nicht einmal habe ich Reste lymphatischen Gewebes in ihnen gesehen oder aus anderen Befunden ihre Entwicklung aus veränderten Knötchen wahrscheinlich machen können. Im Gegenteil,
die Einzelknötchen und PEYERschen Haufen waren sowohl im Dünn- wie im
Dickdarm stets ganz unverändert. Einige Male schien mir ihre Entwicklung auf dem
Boden kleiner Blutungen wahrscheinlich zu sein. Dem entsprechen auch meine
Erfahrungen bei der Gastroenteritis paratyphosa, wo ich oft genug an Kriegsmaterial kleine „follikuläre" lentikuläre Geschwüre desselben Charakters vollständig unabhängig von Knötchen entstehen sah. Ich ziehe es vor, hier lieber
von katarrhalischen Geschwüren zu sprechen. Sie entwickeln sich im Säuglings-

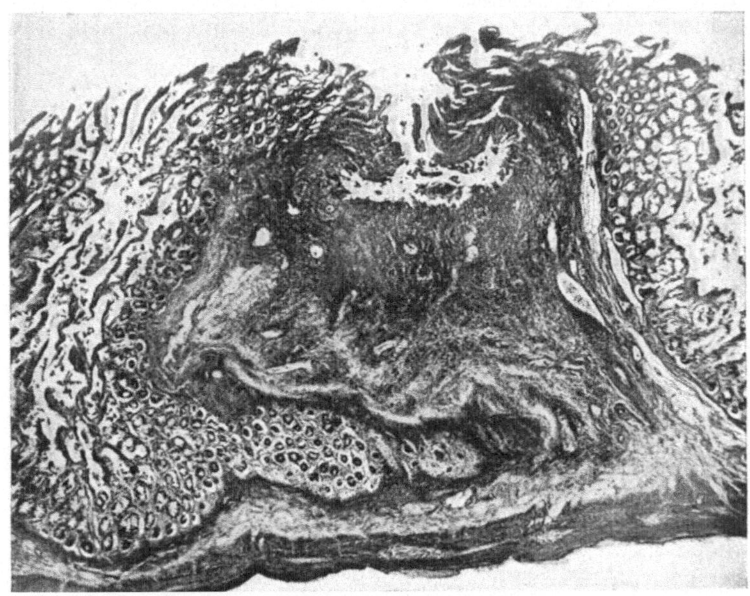

Abb. 38. Sinuöses Lentikulärgeschwür mit überhängenden Rändern.

darm übrigens nie bei den „einfachen" Ernährungsstörungen, sondern stets im
Verlauf infektiöser Darmkatarrhe. Ich konnte jedenfalls wiederholt Ruhr- oder
Paratyphusbazillen in solchen Därmen nachweisen. Sofern den Schilderungen
der Lehrbücher und anderen Angaben über die Enteritis follicularis apostematosa,
insbesondere in der pädiatrischen Literatur derartige Veränderungen zugrunde
liegen, wird man sie mit größter Zurückhaltung aufnehmen müssen. Die
Angaben ALBRECHTs über den Befund von Pseudotuberkulosebazillen als
Erreger der Enteritis foll. sup. beanspruchen keine allgemeine Gültigkeit.
Über das weitere Schicksal der katarrhalischen Geschwüre liegen nur wenig
zuverlässige Angaben vor. Gelegentlich kann man lesen, daß mehrere kleinere
Geschwüre zu großen Geschwürsflächen zusammenfließen, daß in ihrer Nachbarschaft phlegmonöse Entzündungen mit weitgehender Zerstörung der Darmwand
sich ausbreiten (BAMBERGER). Das sind seltene Ereignisse und es scheint fast,
als ob hier Verwechslungen mit Spätstadien der Dysenterie vorliegen würden
[LÖHLEIN (1)]. Das typische, voll entwickelte follikuläre Geschwür zeigt im
allgemeinen den Befund flacher gereinigter Schleimhautlücken mit gut erhaltener
Muscularis mucosae und geringen oder größeren Resten von lymphatischem

Gewebe im Geschwürsgrunde, an dem irgendwelche Veränderungen nicht nachweisbar sind. Der Rand der Geschwüre hängt über ihren Grund meist leicht
über und es steht außer aller Frage, daß durch ein Herüberschieben des Epithels
auf den Geschwürsgrund seine Epithelialisierung eingeleitet werden kann. Eine
sehr anschauliche Abbildung davon findet sich im Aschoffschen Lehrbuch.
Es mag auch vorkommen, daß, wie Orth vor allem betont, die Geschwürsränder
sich auf den Geschwürsgrund legen und mit ihm verwachsen. Daraus sollen dann
kleine lentikuläre Substanzverluste übrig bleiben, deren Ränder meist schieferig
gefärbt sind. Es ist sicher sehr schwer, geeignetes Material zu erhalten, um die
feineren histologischen Vorgänge der Geschwürsheilung hier zu studieren. Nach
den Angaben von Beitzke kleidet sich die Höhlung nach allen Seiten mit einer
Schicht anfangs platter, schließlich hoher zylindrischer Zellen aus, die schon
nach kurzer Zeit mit einer lebhaften Schleimabsonderung beginnen. Ganz gleich-

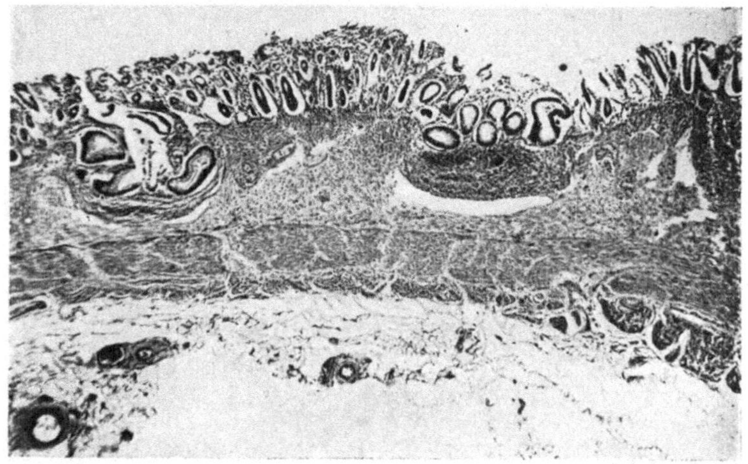

Abb. 39. Tiefe Schleimhautdrüsen, sog. atavistische Drüsen in Dickdarmlymphknötchen.
2jähr. Säugling mit wiederholten Darmkatarrhen.

artige Bilder müssen auch Orth (2) vorgeschwebt haben, wenn er als Endprodukt der follikulären Geschwürsbildung die Entstehung schleimhaltiger
Zysten in der Unterschleimhaut hinstellt und damit die sog. Colitis cystica profunda auf eine Schleimanhäufung in mit neuer Schleimhaut ausgekleideten Hohlgeschwüren zurückführt. Die theoretische Möglichkeit der Entstehung dieses
Krankheitsbildes auf dem von Orth gezeichneten Wege ist nicht von der Hand
zu weisen, wenn es auch für die meisten Fälle schlecht vorstellbar ist, daß in
einem sekundär-epithelialisierten Hohlgeschwür eine Schleimspeicherung eintritt.
Ausgedehnte eigene Untersuchungen zu dieser Frage veranlassen mich, im wesentlichen dem Standpunkt Löhleins beizutreten, dessen Forschungen über die
follikuläre Ruhr und die Colitis cystica einen großen Fortschritt bedeuten. Die
Löhleinsche Arbeit gipfelt in folgenden Sätzen: ,,Tiefe Hohlgeschwüre entstehen
aus submukösen Drüsenwucherungen, die z. T. aus sog. atavistischen Drüsen im
Bereich von Lymphfollikeln, z. T. aus anderweitigen in die Submukosa vorgedrungenen und zystisch erweiterten drüsenähnlichen Bildungen hervorgehen
und nachträglich teils durch Eiterung, teils durch Platzen tiefer greifende Veränderungen erfahren. Schleimanhäufung in den Krypten spielt dabei häufig,
aber nicht immer eine Rolle als primum movens. Follikuläre kleinste Hohlgeschwüre können epithelialisiert werden. Es ist aber fraglich, ob daraus tiefe

Schleimzysten werden können. Unmöglich erscheint dies nicht. Wahrscheinlicher ist die Annahme, daß auch in solchen Fällen die eigentliche Zystenbildung von drüsenähnlichen Schläuchen ausgeht, die sich in Gewebsspalten einsenken. Die Entstehung submuköser Schleimzysten aus nachträglich mit Schleimhaut ausgekleideten Hohlgeschwüren ist unwahrscheinlich."

Die Colitis cystica — es geht meines Erachtens nicht an, diese Bezeichnung für die chronische bazilläre Ruhr zu reservieren, da auch bei chronischen Entzündungen des Dickdarms anderer Ursache die gleichen Bilder vorkommen können — entsteht danach also aus submukösen Drüsenwucherungen, die nur z. T. im Bereiche der Lymphknötchen, z. T. aus anderweitigen drüsenähnlichen Bildungen hervorgehen. Wenn ich mich hier veranlaßt sehe, die ganze Frage der Colitis cystica aufzurollen, obwohl sie streng genommen in das Kapitel Ruhr gehört, so tue ich es in der Überzeugung, daß hier eine der wichtigsten Fragen der Darmpathologie überhaupt vorliegt, deren weitere Verfolgung nicht nur eine Erweiterung unserer Kenntnisse über die gerade hier oft so aufdringlichen Beziehungen zwischen Zusammenwirken von Epithel bzw. Drüsen und lymphatischem Gewebe erwarten läßt, sondern auch über spezielle Fragen hinaus von allgemeinen Gesichtspunkten im Rahmen der Lehre von dem regenerativ reaktiven Epithelwucherungen und ihren Beziehungen zur Geschwulstbildung Beachtung beansprucht. Ich selbst habe der hier sich aufdrängenden Frage seit längerer Zeit meine Aufmerksamkeit gewidmet und möchte deshalb die Ergebnisse eigener Untersuchungen kurz mitteilen.

Aus dem ganzen zur Erörterung stehenden Fragekomplex lassen sich drei Teilfragen als wesentlich herausnehmen. Das erste betrifft das Vorkommen sog. atavistischer Drüsengruppen im Lymphknötchen, das zweite — eng damit zusammenhängend — das Auftreten reaktiver Drüsenwucherungen der Darmwand, insbesondere in ihrer Beziehung zum lymphatischen Gewebe, das dritte die Bedeutung und das Schicksal solcher Bildungen, besonders in bezug auf die Colitis cystica und Geschwulstentstehung.

Das gelegentliche Vorkommen von tiefen Drüseneinsenkungen in Lymphknötchen ist seit langem bekannt. Von RETTERER sind sie als fast regelmäßige Bildungen hingestellt worden, und in engster Beziehung zur Entwicklung des lymphatischen Gewebes überhaupt gebracht worden. KLAATSCH mißt gleichen Befunden in den lymphatischen Organen des Dünndarms bei Echidna ähnliche Bedeutung bei, STÖHR schildert ausführlich für den Dickdarm des Meerschweinchens die gleichen Verhältnisse, bestreitet aber mit Recht eine Beteiligung der Drüsen an der Entwicklung des Lymphgewebes, betont vielmehr ein sekundäres Tiefertreten der Schleimhautdrüsen in die sich entwickelnden Follikel. ORTH (1) hat im Jahre 1900 auch für den Menschen das Vorkommen ortsfremder Darmdrüsen im Dickdarmknötchen beschrieben. Er sieht bald am Rande der Knötchen einzelne Krypten mit ihrem Fundus weiter in die Tiefe der Darmwand hineinreichen als die übrigen Krypten, bald mehrere Drüsen tief in das Knötchen sich hinein erstrecken, deren Endglieder gewunden und verästelt, oft auch erweitert sind, so daß sie den größten Teil des Knötchens einnehmen, von dem nur schmale sichelförmig gestaltete Reste in der Tiefe vorhanden sein können. Auf Schrägschnitten scheinen sie oft ganz für sich in der Unterschleimhaut zu liegen, während Reihenschnitte ihren Zusammenhang mit der Schleimhaut immer erkennen lassen. Von W. H. SCHULZE sind im Verfolg der ORTHschen Angaben Untersuchungen an Affen angestellt worden, und solche tief im Lymphknötchen liegende Drüsen nicht nur bei erwachsenen Tieren, sondern auch bei Föten nachgewiesen worden. Auch LUBARSCH und R. MEYER bestätigten, freilich mit einer bedeutsamen Einschränkung, ihr Vorkommen bei Erwachsenen und Föten, und neuerdings hat BLÖHDORN in auf LÖHLEINs Veranlassung vorgenommenen Untersuchungen beim Menschen in einigen der untersuchten Fälle positive Befunde erhoben. Nach Orth kann kein Zweifel bestehen, daß es sich hier nicht um krankhafte, im späteren Leben entstandene, sondern um angeborene Bildungen handelt, die aber nicht etwa mit embryonalen Keimversprengungen auf die gleiche Stufe gestellt werden dürfen, nicht eine besondere individuelle Eigenschaft darstellen, sondern eine allgemeine stammesgeschichtlich zu erklärende, die also in gewissem Sinne als atavistisch zu bezeichnen sind. Orth erörtert auch, daß die Dystopie der Drüsen in den Lymphknötchen mit der chronischen Entzündung als solcher nichts zu tun hat und mißt einer Angabe von Woodward, daß es eine entzündliche zystische Umwandlung der Lieberkühnschen Drüsen gäbe, in deren Verlauf sie zuweilen in die Lymphknötchen

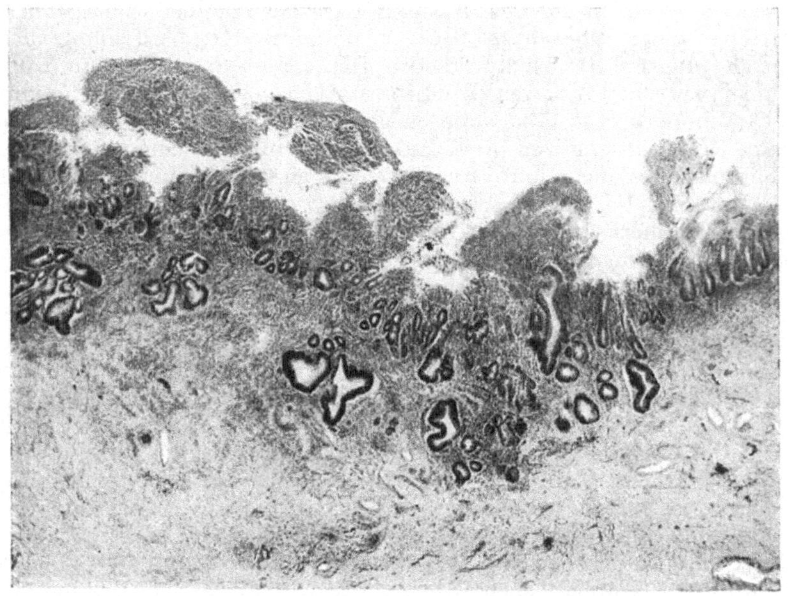

Abb. 40. In die Submukosa vordringende büschelförmige, zum Teil leicht zystische Drüsenwucherungen bei chronischer Dickdarmentzündung.

eindringen, keine allgemeine Bedeutung zu. Ich habe eigene Untersuchungen zu dieser Frage angestellt und kann zunächst ganz allgemein das Vorkommen der von Orth geschilderten submukösen Drüsenbildungen im Lymphknötchen des Dickdarmes für etwa 30% der untersuchten Fälle bestätigen. Auch bei Kindern und Föten finden sie sich. Sieht man aber das untersuchte Material einmal näher an, so fällt zunächst auf, daß sich sogenannte atavistische Drüsenwucherungen, ich möchte fast sagen, mit unbedingter Regelmäßigkeit, bei allen akut und chronisch entzündlichen Darmveränderungen finden. Ich sehe sie bei frischen katarrhalischen Entzündungen des verschiedensten Ursprungs ebenso wie bei den meisten Fällen von oberflächlich verschorfenden, ja gelegentlich auch tief verschorfenden und eitrigen Veränderungen, nicht nur bei Ruhr, sondern auch bei Sepsis, Urämie, Quecksilbervergiftungen, sterkoralen Entzündungen, auch Tuberkulose. Und zwar sind sie in den Dickdarmknötchen viel häufiger anzutreffen als im Dünndarm, wo es oft schwer ist, sich von einem Tiefertreten der Drüsen zu überzeugen. Aber es kommt mit Sicherheit auch hier vor. Demgegenüber ist es in die Augen fallend, daß bei Föten und jungen Säuglingen derartige Befunde doch außerordentlich selten sind. Und für sehr viele positive Fälle meines Materials ließ sich eine überstandene, zum mindesten katarrhalische Darminfektion gerade auch bei Kindern wahrscheinlich machen. Wenn ich somit das tatsächliche Vorkommen atavistischer Drüsen nicht bestreiten will, so möchte ich doch im allgemeinen den Sitz der Drüsen in Knötchen als etwas im Laufe des Lebens Erworbenes ansehen. Damit stehe ich in etwa auf demselben Standpunkt wie MEYER und insbesondere LUBARSCH, der vor allem für die späteren Lebensalter das Vorkommen solcher ortsfremder Drüsen auf voraufgegangene entzündliche Erkrankungen zurückführt. Vielleicht ist es angebracht, auch hier von einer fließenden Struktur zu reden, als es sich doch sicher um funktionelle Zustände handelt, die meines Erachtens ein grelles Licht auf die engen Beziehungen

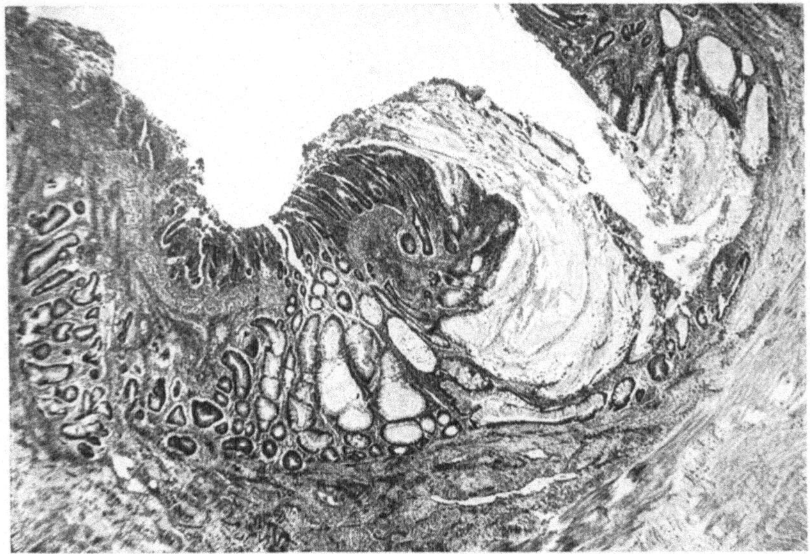

Abb. 41. Colitis cystica. Tiefe, submuköse, büschelförmige Drüsenwucherungen mit starker Verschleimung. Das Bild spricht durchaus gegen die Entstehung der Veränderungen aus epithelialisierten Abszessen.

im Zusammenwirken von Epithel und lymphatischem Gewebe werfen. Von diesem Gesichtspunkt aus wird vielleicht auch das gelegentliche Vorkommen solcher ortsfremder Drüsen bei Föten und Kindern verständlich, wenn man noch mehr als bisher veränderten Funktionslagen Rechnung trägt. Ich sehe in dem behaupteten Tiefertreten der Drüsen im Bereich der Darmlymphknötchen bei fast allen erhöhten Reizzuständen ein Analogon zu einem ähnlichen Verhalten des Epithels in den Krypten der Tonsillen, wo es sogar zu einer Auflösung der gewucherten Epithelverbände (Retikulierung) kommen kann, ein Ereignis, das für den Darm jedoch auch bei pathologischen Prozessen sicher nicht in Frage kommt. Ich gehe damit in meiner Ansicht noch einen Schritt weiter als LÖHLEIN, der das Vorkommen atavistischer Drüsen im Sinne von ORTH als etwas Gegebenes ansieht, daneben aber ein Vordringen von schlauchförmigen Epithelformationen in die Tiefe der veränderten Lymphknötchen ausdrücklich auch für frische Fälle von Ruhr betont.

Ich habe schon darauf hingewiesen, daß nicht nur bei der Ruhr, sondern bei den ätiologisch und auch in ihrem pathologisch-anatomischen Charakter verschiedenartigsten Entzündungen des Darmes der gleiche Vorgang sich

abspielen kann. Es ist nicht von der Hand zu weisen, daß in diesem Verhalten
sehr innige Beziehungen zwischen Epithel und lymphatischem Gewebe offensichtlich werden. Aber es muß hier nachdrücklich betont werden, daß ein grundsätzlich gleichsinniges Tieferrücken und eine Vermehrung der Darmdrüsen auch unabhängig von lymphatischem Gewebe sich einstellen kann. Ich finde eine solche
büschelförmige Drüsenwucherung fast regelmäßig am Rande aller chronischen
Geschwürsbildungen, ganz gleich welcher Art, so vor allem bei der chronischen Darmtuberkulose, am Rande lutischer Ulzerationen, bei Amöbendysenterie, Typhus, und auch bei der bazillären Ruhr am Rande solcher Geschwüre, die sicherlich nicht nodulärer Natur sind. Auf ähnliche Verhältnisse

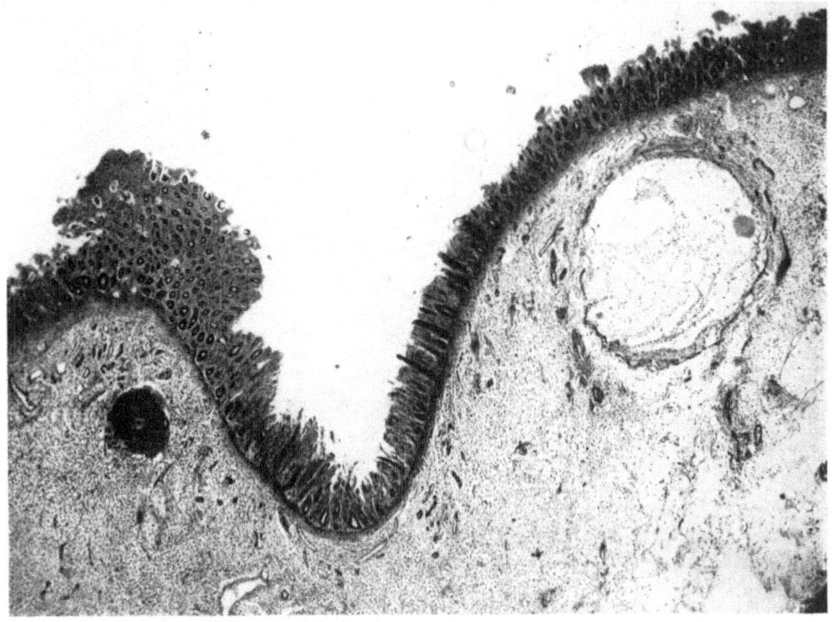

Abb. 42. Colitis cystica profunda. Chronische Dickdarmentzündung, wahrscheinlich alte Ruhr.
Hochgradige Verdickung der Submukosa mit perivaskulären Infiltraten. Gut erhaltenes
Lymphknötchen.

hat insbesondere Lubarsch schon hingewiesen. Vielfach kann man beobachten,
daß von dem Rest noch erhaltengebliebener Schleimhaut von den Drüsen-
stummeln aus sich verzweigende Drüsensprossungen oft in sehr charakteristischer
büschelförmiger Anordnung in das Granulationsgewebe vordringen und ich
behaupte, daß bei der Regeneration von Geschwüren der verschiedensten Art
dieser Typ der Drüsenneubildung eine viel größere Rolle spielen kann, als die
einfache Epithelüberkleidung vom Rande des Geschwürs her oder gar eine Epithel-
einpflanzung von überhängenden Teilen. Für die Tuberkulose hat Schünemann
in dieser Richtung bemerkenswerte Angaben gemacht, ohne jedoch die Frage
zu Ende zu führen. Die feineren Vorgänge bei dieser Drüsenneubildung entsprechen durchaus den Knospungsvorgängen bei der Bildung azinöser Drüsen,
wie sie insbesondere Heidenhain erforscht hat. Auch hier sieht man zunächst
kleine Epithelverdichtungen an einer Stelle des Drüsenschlauches, die sicherlich
aus fortgesetzter Teilung einer einzigen Zelle entstanden sind, sich dann vorwölben, durchschnüren und als zunächst solide, später erst hohlwerdende Stränge

weiterwachsen. Jedenfalls entstehen die Drüsenschläuche nicht durch sekundäre Einsenkung des Epithels, wie es gewöhnlich für die Regeneration der Darmschleimhaut geschildert wird, sondern durch Sprossenbildung von erhaltenen Drüsenresten aus. Derartige Drüsenwucherungen können oft einen großen Umfang annehmen und in unregelmäßigster Lagerung im Granulationsgewebe tief in der Submukosa angetroffen werden. Bald sind sie mehr oder weniger zystisch erweitert, bald geschlängelt und mit zahlreichen Sprossen und Ausläufern versehen. Sie sind meines Erachtens vollständig gleichwertig den reaktiven Epithelwucherungen in der Umgebung chronisch-entzündlicher Veränderungen an anderen Körperstellen, etwa dem Ulcus cruris, der Hauttuberkulose, den Gallengangswucherungen in der zirrhotischen Leber, und sind wie diese unter dem Gesichtspunkt der pathologischen Regeneration zu betrachten. In gar keiner Beziehung zu den eben erörterten Drüsenheterotopien stehen Drüsenbildungen in den äußeren Darmwandschichten, wie sie R. MEYER, neuerdings wieder LAUCHE und TOBLER beschrieben haben, die uterusschleimhautähnlichen Bau haben, nur bei Frauen vorkommen und sich an der Menstruation beteiligen.

Einem grundsätzlichen Unterschied zwischen den Drüsenheterotopien in Lymphknötchen und denen an anderen Stellen der Schleimhaut möchte ich nicht das Wort reden. Beide sind reaktive Neubildungsvorgänge, die unter dem Einfluß veränderter Umwelt und damit veränderter Leistung entstanden sind. Hier interessiert schließlich noch das weitere Schicksal der Drüsenbildungen, vor allem, soweit sie zur Colitis cystica profunda Beziehungen haben. Die Entscheidung dieser viel umstrittenen Frage muß meines Erachtens ganz im Sinne von LÖHLEIN gefällt werden. Es ist ganz sicher, daß es vor allem bei der chronischen Ruhr zu einer Wucherung und einem Tiefertreten von Drüsenschläuchen kommt, sowohl und zuerst im Bereich der Lymphknötchen, aber auch sonst in der chronisch entzündeten Schleimhaut. An den tiefer getretenen Drüsen der Lymphknötchen kann man schon in frischen Stadien des Krankheitsprozesses eine auffallende Vergrößerung der Epithelien beobachten. Und vor allem, wenn durch eine Verlegung der Kryptenöffnung, die durch Exsudat und Nekrose erfolgen kann, eine Sekretstauung eintritt, kommt es schon in verhältnismäßig frühen Stadien zur Schleimverhaltung und Bildung kleiner Schleimzysten. Erkennt man das Vorkommen atavistischer Drüsen im Sinne von ORTH an, so kann selbstverständlich aus diesem in gleicher Weise die Entwicklung von Schleimzysten erfolgen. An der fertigen Zyste kann man einen schmalen Lymphozytenhalbmond an ihrem Grunde meist noch nachweisen. In ganz der gleichen Weise kann es aus denselben Gründen auch in Drüsenwucherungen, die unabhängig von Lymphknötchen entstehen, zur Schleimzystenbildung kommen. Und man sieht das, wie ich mich überzeugt habe, nicht nur bei der chronischen Ruhr, sondern auch bei der Tuberkulose und Syphilis, freilich nicht in dem bei der Ruhr häufigen Ausmaße. Alle derartig entstandenen Schleimzysten können platzen und den Schleim nach außen entleeren. Auch mit bloßem Auge sind größere derartige Schleimzysten als sagokornartige Vorwölbungen der Schleimhaut oft zu erkennen. Unter dem zunehmenden Druck der Schleimmasse kommt es zur Umwandlung des zunächst hohen Epithels in platte Zellen, das an entleerten Zysten oft nur sehr schwer nachweisbar ist. Sekundärinfektionen der Zysten führen zu Eiterungen. Einzelne Zysten können miteinander verschmelzen und man muß LÖHLEIN (1), der alle die hier gestreiften Fragen ausführlich erörtert, recht geben, wenn er diese Zerstörungen der Unterschleimhaut bei chronischer Ruhr auf sekundäre Veränderungen solcher auf dem Boden von Drüsenwucherungen entstandener Schleimzysten zurückführt. Maßgebend für die hier vorgetragene Anschauung ist mir der Umstand gewesen, daß alle Stadien

vom Tiefertreten einzelner Drüsenschläuche bis zur Ausbildung großer Schleimzysten immer wieder nebeneinander anzutreffen sind und der umgekehrte Weg,
wie Orth (2) ihn für die Entstehung der Schleimzysten hinstellt — primäre
Geschwüre mit sekundärer Epithelialisierung und Schleimbildung durch die
Untersuchungen nur ausnahmsweise Stützen findet.

Von der Colitis cystica profunda mit Ausbildung großer Schleimzysten in
der Submukosa unterscheidet man nach Orth (2) durchaus mit Recht die
Colitis cystica superficialis. Während bei der Colitis cystica profunda die
Zysten in der Submukosa unterhalb der Muscularis mucosae liegen, wo es normalerweise keine Drüsen gibt, sie die Größe einer Erbse erreichen können, und
meist in den unteren Teilen des vielfach gleichzeitig polypös veränderten Dickdarmes liegen, sind die kleinen Zysten bei der Colitis cystica superficialis nur in
der Schleimhaut durch die Muscularis mucosae scharf gegen die Submukosa
abgegrenzt anzutreffen. Sie springen an der Oberfläche hervor, können sich aber
dabei auch gegen die Submukosa vorwölben, wobei sie die Muskulatur vor sich
herschieben. Sie entstehen aus den typischen Lieberkühnschen Krypten des
Dickdarms bei chronisch entzündlichen Veränderungen. Jeder beliebige chronische Katarrh kann zu ihrer Entstehung führen. Solche Bilder kommen in allen
Lebensaltern gar nicht so selten zur Beobachtung. Oft ist das Kolon mit tau-
tropfenartigen gallertigen Erhebungen übersät, die verschlossenen, mit Schleim
prall ausgefüllten Drüsen entsprechen, deren Epithel meist ganz abgeflacht ist.
Eine einheitliche Ursache kommt der Colitis superficialis ebensowenig zu wie der
Colitis profunda, wenn auch hier wie dort Ruhr in erster Linie von Bedeutung sind.

Anhang: Veränderungen der Darmwandganglien.

Ihre Veränderungen bei Entzündungen sind wenig untersucht und die Mehrzahl der mitgeteilten Untersuchungen ist schon deshalb mit einer gewissen Vorsicht aufzunehmen,
weil die Abgrenzungen gegenüber Leichenveränderungen, die gerade auch an den nervösen
Elementen sehr frühzeitig in Erscheinung treten und für das Leichenmaterial nur bei
rechtzeitiger Fixierung auszuschließen sind, meist kaum möglich ist. Insbesondere ist,
soweit sich die verschiedenen Befunde auf die Ganglienzellen selbst erstrecken, mit der Verwechslung von postmortalen oder durch die Fixierung entstandenen Veränderungen stets
zu rechnen. Mir ist zudem keine Arbeit bekannt geworden, die mit modernen neuro-
histologischen Fixierungs- und Färbemethoden an die Untersuchungen herangegangen ist.

Fast stets findet man im Leichendarm, auch ohne daß anderweitige krankhafte
Veränderungen an ihm vorhanden sind, die Ganglienzellen in einem sehr schlechten histologischen Erhaltungszustand, der Kern und Protoplasma in Mitleidenschaft zieht und ein
Urteil über den Zustand der nervösen Teile zu Lebzeiten nicht zuläßt. Immerhin
wird man durchaus zugeben müssen, daß nicht nur bei chronischen, sondern auch akuten
Darmentzündungen eine Schädigung der Ganglienzellen des Meissnerschen und Auerbachschen Plexus zu erwarten ist. In diesem Sinne sind vor allem die Angaben von
Lorentzen zu verwerten, bei dessen Material postmortale Zersetzungsvorgänge sicher
nicht in Frage kommen, wenn auch über die meines Erachtens unbedingt notwendige Alkohol-
fixierung Angaben nicht gemacht sind. Er findet bei Bazillenruhr schlechte Färbbarkeit
der Ganglienzellen, Vakuolen, Wucherung der Kapselzellen, bei einem Vordringen der Verschorfung an die Ganglienzellen heran auch vollständige Nekrose. Die Veränderungen,
welche er beschreibt, entsprechen im ganzen der akuten Zellveränderung Nissls an den
Ganglienzellen des Zentralnervensystems. Auch Leupold glaubt den von ihm erhobenen
Befunden im Bereich tuberkulöser Darmgeschwüre die Bedeutung intravitaler Degenerations-
prozesse beilegen zu dürfen. Er sah dunkle homogene, kugelige Kerne mit Schwund des
Chromatingerüstes, die vielfach kleiner sind als normal und exzentrisch liegen. Auch kernlose Zellen sind nach seinen Angaben sehr häufig. Vielfach zeigen die Kerne auch eine ganz
geringe Färbbarkeit. Die feinen Granula des Protoplasmas sind geschwunden, fehlen entweder ganz oder sind zu groben Schollen zusammengeballt. Dafür sieht man öfters kleine
und gröbere Vakuolen, sowie unregelmäßige Fäden und Körnchen. Im Gegensatz zu
Blaschko fand er nie Fett im Protoplasma. Wir haben in einigen wenigen Fällen bei
frischer kindlicher Ruhr und einigen resezierten brandigen Darmstücken bei eingeklemmten
Hernien das Verhalten der Ganglienzellen geprüft und dabei folgende Befunde erhalten.
Während der Kern unter normalen Verhältnissen bläschenförmig, chromatinreich ist und

ein, seltener zwei deutliche Kernkörperchen enthält, sieht man gelegentlich eine mit Abnahme des Chromatingehaltes einhergehende Kernvergrößerung. Der Kern wird im ganzen blasser, Membran und Nukleolen werden undeutlicher. Bei länger bestehender Erkrankung erscheint er manchmal auch pyknotisch, kleiner, dunkler und oft unregelmäßig stäbchenförmig. Bei dem mit Kernquellung einhergehenden Fällen ist gewöhnlich auch das Protoplasma in entsprechender Weise mitverändert. Es erscheint vielfach homogen, schwächer färbbar und gequollen, so daß der Kapselraum von einer ganz homogenen Masse ausgefüllt sein kann. Gelegentlich sind auch kleinere und größere Vakuolen festzustellen, so daß ein wabenartiges Netzwerk erscheint. Mitunter sieht man auch ganz leere Zellkapseln oder solche mit vereinzelten amorphen, leichtbasophilen Bröckeln. Man geht wohl nicht fehl, hier eine Resorption des untergegangenen Zellmaterials anzunehmen. In Beziehung zu solchen Vorgängen möchte ich Proliferationserscheinungen an den Kapselzellen setzen, die sich selbst an den eigentlichen Degenerationsprozessen nicht beteiligen: halbmondförmige Wucherungen oder mehr diffus und gleichmäßig auftretende, zur Ausbildung mehrfacher Zellagen führende Proliferationen möchte ich in Analogie zu den „Gliaknötchen" bei manchen Formen des Ganglienzellunterganges im Zentralorgan als den Ausdruck und Erfolg resorptiver Leistungen ansehen. Derartige, oft auch mit Faserbildung einhergehende, unter Umständen sehr ausgedehnte Wucherungserscheinungen der Kapselzellen sind vor allem bei länger bestehenden Darmveränderungen anzutreffen, bei chronischer Tuberkulose ebenso zu finden wie bei chronischer Ruhr und Appendizitis. Die Ganglienzellgeflechte treten bei derartigen Zuständen oft außerordentlich deutlich hervor und können dann zu der schon von ORTH gerügten Verwechslung mit einer Lymphangitis proliferans oder gar mit einer infiltrierend wachsenden Neubildung Veranlassung geben. Unter den gewucherten Kapselzellen finden sich vielfach einkernige Rundzellen vom Aussehen der Lymphzellen. Häufig ist dabei, worauf insbesondere ASKANAZY hingewiesen hat, eine Erweiterung der Kapselräume, ein Bild, das aber auch bei ganz akut verlaufenden Darmerkrankungen vorkommt. Nach ASKANAZYs Beschreibung sind bei solchen Zuständen die Ganglienzellen nicht wie sonst, zwischen die Muskelschichten eingewebt, sondern von mehr oder minder stark erweiterten Spalträumen umschlossen. Es finden sich alle Übergänge von solchen Stellen, wo die Kapsel nur durch einen schmäleren, hellen, leer erscheinenden Ring von dem nervösen Gewebe getrennt ist bis zu solchen, wo sich ein breiter Zwischenraum zwischen der Wand der Kapsel und dem abgedrängten Nervenplexus entwickelt hat. In Beziehung zu den beschriebenen Wucherungserscheinungen an den Kapselzellen stehen vielleicht Bilder, wie man sie ab und zu bei chronischer Ruhr und Tuberkulose findet, die im Hinblick auf die Befunde von D'AMATI und MARCI bei chronischer Gastritis als chronischparenchymatöse und interstitielle Entzündung der Ganglienzellen mit Bindegewebswucherung bezeichnet werden könnten (s. Abb. 24, S. 301).

Von den Bildern der Kapselwucherung sind meines Erachtens solche zu trennen, bei denen eine Ausbreitung entzündlich phlegmonöser oder auch spezifisch tuberkulöser Erkrankungen entlang der nervösen Geflechte erfolgt und in deren Verlauf es zu einer Durchsetzung der Ganglienzellhaufen mit Leukozyten oder typischen Tuberkeln (LEUPOLD) kommen kann. Sehr selten ist der Befund von verkalkten, stark geschrumpften oft ganz unförmig gestalteten Ganglienzellen. Ich fand solche Bilder einige Male bei chronischer Ruhr, FROBÖSE erwähnt etwas Ähnliches bei Durchfallserkrankungen der Säuglinge.

Es hat nicht an Versuchen gefehlt, eine Erkrankung der Ganglienzellen mit verschiedenartigen Beweglichkeitsstörungen in Zusammenhang zu bringen und insbesondere die bei Entzündungen häufigen Durchfälle damit zu erklären. Auch LEUPOLD ist geneigt, das Auftreten von Durchfällen, überhaupt den klinischen Nachweis einer Darmtuberkulose, von dem Befallensein des AUERBACHschen Plexus abhängig zu machen. Für die Ruhr kommt LORENTZEN zu ähnlichen Schlußfolgerungen. ASKANAZY und ORTH erwägen die Möglichkeit der Beziehung zwischen Darmatonie und Ganglienzellveränderungen. PLASCHKOW macht bei zwei Fällen von hochgradiger Atrophie der Darmschleimhaut bei chronischer Enteritis eine fettige Degeneration des nervösen Plexus für die Atrophie verantwortlich, SASAKI geht sogar soweit, die Ursache für die gastrointestinale Form der perniziösen Anämie in einer Verfettung der nervösen Darmgeflechte zu sehen. Ich möchte es bei der Unsicherheit der anatomischen Befunde und der trotz aller Fortschritte noch nicht restlos geklärten Beziehungen zwischen Darmbewegung und Nervensystem zur Zeit überhaupt noch für verfrüht halten, zu derartiger Annahmen Stellung zu nehmen.

VII. Spezielle Ursachenlehre einiger Darmentzündungen.

a) Entzündliche Darmveränderungen auf dem Boden mechanischer, physikalischer und chemischer Einwirkungen.

Die verschiedenartigsten mechanischen Einwirkungen auf die Darmwand können für das Zustandekommen entzündlicher Darmveränderungen von großer

Bedeutung sein. Eine große Rolle spielen Fremdkörper, die meist vom Mund aus, seltener vom After her in den Darm gelangen. Eine erschöpfende Übersicht über die verschiedenartigsten, im Darm vorgefundenen Fremdkörper und ihre mannigfachen Schicksale und Folgen gibt die umfangreiche Monographie von Wölflein und Liebler. Nicht nur körperfremdes Material aus dem Tier-, Pflanzen- und Mineralreich, auch körpereigenes kann als Fremdkörper wirken. Verschluckte Zähne, Haare, Gallensteine, nicht zuletzt der eingedickte, zu Kotsteinen umgeformte Darminhalt kommen hier in Betracht. Die Wirkungen, welche solche Fremdkörper entfalten können, lassen sich nach zwei Richtungen hin unterscheiden. Gröbere und feinere Verletzungen der Schleimhaut und der übrigen Darmschichten durch den sich einspießenden Fremdkörper oder durch seine scharfen Kanten und Ecken kennzeichnen die eine Wirkungsart. Solche Epitheldefekte, Schleimhautrisse und Verletzungen der tiefen Schichten bilden in sehr vielen Fällen den Boden für die Entwicklung entzündlicher Vorgänge. Nicht nur kleine Geschwüre entstehen auf diese Weise, sondern gar nicht selten fortschreitende und tiefergreifende interstitielle und phlegmonöse Prozesse, Veränderungen, die, wenn sie nicht akut zum Tode führen, zur Entwicklung verengender schwieliger Granulome Veranlassung geben. Es ist bei der Besprechung sowohl der phlegmonösen wie der chronisch granulierenden Veränderungen ausdrücklich darauf hingewiesen worden, daß sie in der großen Mehrzahl der beobachteten Fälle durch Fremdkörperverletzungen entstanden sind. Meist wird es zwar nicht mehr gelingen, den Fremdkörper in dem entzündeten Gewebe aufzufinden, in anderen Fällen aber liegt er oft von einem charakteristischen Fremdkörpergranulationsgewebe umgeben inmitten des Entzündungsherdes, den entzündlichen Prozeß unterhaltend und die Heilung verhindernd. Ich besitze ein solches Präparat, wo um eine Fischgräte in etwa acht Wochen ein geschwulstartiges Granulom entstanden war. Fremdkörperentzündungen sieht man auch gelegentlich um Kotreste sich entwickeln, die durch eine Verletzung in die Darmwand eingedrungen sind. Auch Parasiteneier haben wir in solchen Granulomen gefunden. Hierher gehören auch die meist zur Entwicklung von Verengungen führenden Entzündungen, welche um Nahtmaterial nicht nur nach Schleimhaut-, sondern auch nach einfachen Serosanähten entstehen. Unter den vom After aus eindringenden Fremdkörpern, die vielfach in spielerischer oder masturbatorischer Absicht eingeführt werden, kommt dem Fieberthermometer und dem Klistierspritzenansatz insofern eine große Bedeutung zu, als wir wiederholt phlegmonöse und nekrotisierende zum Durchbruch führende Entzündungen nach Verletzung durch sie gesehen haben. Größere Fremdkörper — Kotsteine — führen nicht so sehr zu direkter Schleimhautverletzung als durch Drucknekrose zur Entwicklung entzündlicher Veränderungen. Wir möchten dabei in erster Linie an eine Wirkung auf dem Umweg über Kreislaufsstörungen denken, die durch Blutungen oder anämischer Nekrose zu Schleimhautschädigungen und sekundärer Entwicklung von verschorfenden und nekrotisierenden Entzündungen Veranlassung geben.

Sofern derartige Veränderungen durch Kotsteine oder den Druck harter Kotmassen bedingt sind, pflegt man von sterkoralen Geschwüren bzw. sterkorale Diphtherie zu reden. Mit diesem Namen belegt man vielfach auch entzündliche, mit Geschwürsbildung einhergehende, verschorfende Schleimhautveränderungen, welche oberhalb von Verengungen der verschiedensten Art in dem starkerweiterten zuführenden Darmabschnitt entstehen und nach Kocher (1, 2) besser Dehnungsgeschwüre genannt werden sollen.

Über das Zustandekommen dieser Veränderungen sind die Ansichten geteilt. Eine übermäßige Dehnung der Wand ist übrigens schon von Rokitansky für das Zustandekommen der in Rede stehenden Veränderungen angenommen worden (Lehrb. d. pathol. Anat.). Dittrich betont neben der Auftreibung überhaupt besonders die übermäßige Anspannung eines Darmteils, vor allem der muskulösen Längsbänder, als ursächliches Moment für die Geschwürsbildung. Die Schleimhaut soll, da sich die Haustren durch die Aufblähung mehr und mehr vorbuchten, über die straff gespannten und infolge ihrer Hypertrophie kräftig Widerstand leistenden Bänder wie über einen Querbalken gezogen und schließlich geradezu durchscheuert werden. Die Auffassung NOTHNAGELs, daß es durch den Druck des im Verlauf der Stagnation durch Eindickung hart werdenden Kotes zur Anämisierung eines umschriebenen Gewebsbezirkes kommt, die schließlich zur Nekrose und eitrigen Einschmelzung führt, gilt nur mit Einschränkung, als eben, worauf KOCHER hingewiesen hat, der Kot bei der Stockung gewöhnlich ganz flüssig bleibt. Eine gute Zusammenstellung über die vorwiegend von chirurgischer Seite erfolgten Veröffentlichungen zu dieser Frage findet sich in der Arbeit von SHIMODAIRA, der auf KOCHERS Anregung sogar experimentell nach Überdehnung abgebundener Darmabschnitte entsprechende Veränderungen hervorrufen konnte. Diese experimentellen Untersuchungen sind eine gewichtige Stütze für die Anschauung KOCHERS, daß die so häufigen Geschwürsbildungen oberhalb eines Darmverschlusses, die im Dickdarm und Dünndarm auch beim Fehlen harter Kotmassen und bei ausschließlicher Anwesenheit von flüssigem Darminhalt vorkommen, auf eine übermäßige Dehnung des Darmes durch den sich stauenden Inhalt in Gase zurückzuführen sind. Wirksam wird freilich diese Überdehnung erst auf dem Umwege über Kreislaufstörungen. Sie führt zur Stase in den Kapillaren, zu schweren Stauungszuständen in den Venen der Darmwand, die sich entsprechend der Gefäßverteilung zuerst am Gekröseansatz geltend machen. Staseblutungen leiten dann die Entwicklung von kleinen Erosionen ein, in deren Bereich das geschädigte Epithel unter dem Einfluß der in dem gestauten und sich zersetzenden Darminhalt ungehemmt ausbreitenden Keime der Nekrose verfällt, und den Boden für die Entwicklung verschorfender und nekrotisierender,

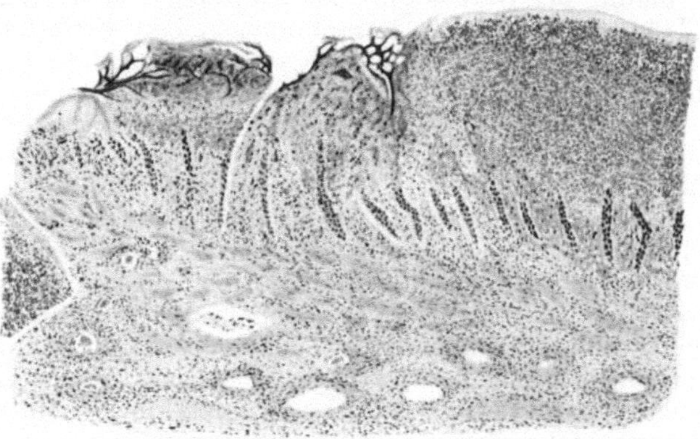

Abb. 43. Oberflächliche Verschorfung der Dickdarmschleimhaut bei sterkoraler Diphtherie. Die Oberflächenlage des Schorfes ist stellenweise mit Gallenfarbstoffen imbibiert.

vielfach zum Durchbruch führender Veränderungen abgibt. Durch rasch einsetzende, unter dem Einfluß des stürmischen Gewebszerfalls sich weiter fortsetzende Thrombenentwicklung wird der weiteren Ausdehnung der Prozesse Vorschub geleistet, die sich so über weite Darmabschnitte ausbreiten können. Dehnung, Darmlähmung, Stase, Thrombose, Blutung, Schleimhautnekrose, Ulzeration sind nach dieser Vorstellung die Staffeln, auf denen die Entwicklung von Dehnungsgeschwüren erfolgt. Nach KREUTER käme außerdem noch einer vermehrten Schleimabsonderung in den gestauten Darmabschnitten und der Einwirkung der Zersetzungsprodukte erhebliche Bedeutung zu. Wenn v. GREYERZ in seinen Fällen Stauungserscheinungen und Blutungen vermißt, so sieht er darin doch nur eine andere schwerere Form der Zirkulationsstörung, die zur vollständigen Blutsperrung führte. Nach der die pathologische Anatomie am besten berücksichtigenden Arbeit von MEIDNER führt die Stauungshyperämie auf zweifachem Wege, durch Thrombose und durch Blutung, zur Geschwürsbildung. Nach SAUER sind vorwiegend chemische Schädigungen der Darmwand seitens des veränderten Darminhaltes für das Zustandekommen der sterkoralen Diphtherie von Bedeutung. Damit vertritt er eine ähnliche Auffassung, wie NAUWERK und insbesondere KAUFMANN, der als wirksame Einflüsse die Tätigkeit der bei der stürmischen Zersetzung des Darminhaltes auftretenden Bakterien und pathologischerweise entstehende Stoffwechselprodukte ansieht. Freilich erkennt KAUFMANN auch mechanischen Einwirkungen eine Rolle insofern zu, als er den Druck harter Kotballen für die Entstehung sich ausbreitender verschorfender Veränderungen einsetzt.

Daß durch den Druck stagnierender harter Kotmassen Drucknekrosen zustande kommen, aus welchen sich sterkorale Geschwüre und anschließende fortschreitende Entzündungen entwickeln, zeigen am deutlichsten jene Fälle, wo die Form und Ausdehnung des Druckgeschwüres in Größe und Lage dem der einwirkenden Kotmassen ganz entspricht. Im übrigen wird man, glaube ich, nicht fehl gehen, auch für die sterkoralen Druckgeschwüre Kreislaufsstörungen, die je nach dem erreichten Gefäßverschluß bald zur hämorrhagischen, bald zur anämischen Infarzierung der Schleimhaut führen, an den Anfang der Veränderung zu stellen. Nach unserer Auffassung spielen also sowohl bei den koprostatischen Dehnungsgeschwüren oberhalb von Verengungen und Abknickungen, als auch bei den sterkoralen Dekubitalgeschwüren Blutumlaufsstörungen eine wesentliche Rolle, die bei dem hier nicht zu unterschätzenden Einfluß der veränderten Darmflora und dem geschädigten Epithel einer Infektion den Weg ebnen. Gerade das letztere darf, glaube ich, gegenüber der starken Betonung mechanischer Einflüsse nicht unterschätzt werden. Die Stagnation des Darminhaltes führt jedenfalls sehr rasch zu einer abnormen Keimbesiedlung sonst keimfreier Darmabschnitte und zur Entwicklung abnormer das Epithel schädigender Gärungsvorgänge, unter deren Einfluß die Lähmung der Darmwand, das Eintreten von Kreislaufsstörungen und die Ausbildung entzündlicher Veränderungen erst verständlich wird. Die koprostatischen Veränderungen können sehr verschiedenartig nach Aussehen und Ausdehnung sein, insbesondere oberhalb von Verengungen im abführenden Dickdarm sieht man mächtige verschorfende Entzündungsvorgänge im ganzen Dickdarm bis zur Bauhinschen Klappe sich entwickeln, die durch ihre Neigung zur Geschwürsbildung nach Abstoßung der Schorfe und Bloßlegung der Muskulatur mit ihren grün gefärbten, oft sehr dicken Belägen und den eingestreuten Blutungen ein sehr buntes Bild darbieten können. In anderen Fällen sind die Geschwüre sehr scharf ausgeschnitten, auf eine kurze Darmstrecke beschränkt. Ihre Umgebung ist bald blutig durchsetzt, bald aufgelockert ödematös, bald ganz unverändert. Solche Fälle, bei denen vorwiegend follikuläre Geschwürsbildungen vorhanden sind, wird man am ehesten auf die Einwirkung toxischer Stoffwechselprodukte im Sinne von Sauer beziehen können. Außer Durchbrechungen mit nachfolgender Peritonitis führen mitunter ausgedehnte Blutungen aus eröffneten Gefäßen solcher Geschwüre rasch zum Tode. Wiederholt haben wir bei alten Leuten in dem hochgradig erweiterten Sigmoid kleinere und größere Geschwüre und Schorfbildungen gefunden, ohne daß ein mechanisches Hindernis oder harte Kotballen nachweisbar waren. Wieweit krampfhafte Verschlüsse hier in Frage kommen, ist schwer zu sagen. Auf jeden Fall stellen solche gar nicht seltene Beobachtungen eine Bestätigung der von Versé beschriebenen Alterserweiterung des Enddarms dar. Hier bestehen enge Beziehungen zum Volvulus der Flexura sigmoidea.

Auf dem Umweg über Kreislaufsstörungen wirken meist auch diejenigen mechanischen Gewalteinwirkungen, die von der Außenseite her den Darm treffen und zu entzündlichen Veränderungen führen. Nicht nur direkte Kontusionsverletzungen mit oder ohne Eröffnung der Bauchhöhle, auch Gegenstoßwirkungen können bedeutungsvoll sein, und auch ohne eine direkte Darmverletzung kann eine Kontusionsblutung zur Geschwürsbildung oder Gangrän führen. Derartige Fälle sind im Kriege wiederholt beobachtet worden und vor allem von Dietrich beschrieben. Oft sind es Beckenschüsse, die auch ohne Eröffnung des Douglasschen Raumes die im kleinen Becken liegenden Darmschlingen erschüttern können, und Bauchwandverletzungen, entweder tangentiale Durchschüsse der Wand ohne Eröffnung des Bauchfells, aber auch Prellungen ohne durchdringende Verletzungen überhaupt. Besonders wichtig sind die Prellungen der hinteren Wand des Dickdarms bei extraperitonealen Verletzungen. Die Kontusionsverletzung des Darmes zeigt sich zunächst als Blutdurchsetzung aller Schichten von der Serosa bis zur Schleimhaut. Diese Blutungen führen zu gleichmäßiger Nekrose der befallenen Darmstellen, die, morsch und bräunlich, sich scharf gegen die Umgebung abgrenzen. Meist bilden sich rasch auf der so geschädigten Schleimhaut Schorfe, durch Nekrose des Epithels und fibrinöser Exsudation unter Hinzutreten bakterieller Einwirkung. Es sind nach DIETRICH anfangs schuppige Beläge, die in der Mitte der betreffenden Stelle in unregelmäßiger Begrenzung sitzen und festhaften. Durch Abstoßung entstehen Geschwüre, die nach dem Grade der Gewebsschädigung mehr oder minder tief reichen. Sie können rasch alle Wandschichten durchsetzen und zum Durchbruch in die Bauchhöhle führen, sofern nicht vorher Verklebungen einen Abschluß bewirkt haben. In ganz der gleichen Weise können Blutungen in der Darmwand, die etwa durch Pinzettendruck oder sonstige Schädigungen bei Bauchoperationen entstehen, die Entwicklung verschorfender und zur Geschwürsbildung führender Schleimhautveränderungen einleiten. Hierher gehören auch alle diejenigen Veränderungen, welche in der eingeschnürten Darmschlinge bei Brucheinklemmungen, und in den hämorrhagisch infarzierten Abschnitten bei Strangulationen entstehen. Wir begegnen hier demselben Ursachenkomplex, welcher bei den koprostatischen Dehnungsgeschwüren wirksam ist, Darmlähmung, Blutumlaufsstörungen verschiedenen Grades mit und ohne Blutungen, Stauung des Darminhaltes mit Zersetzungserscheinungen, Anreicherung der Bakterien usw. Oberflächlich und häufiger tief verschorfende zur Gangrän führende Entzündungen sind das Ergebnis dieser mannigfachen zur Einwirkung gelangenden Kräfte. Histologisch bieten so veränderte Darmteile gegenüber anderen gleichartigen Entzündungen, abgesehen von den Stauungserscheinungen, nichts Besonderes. Eingehend ist das Verhalten des Darmes bei Inkarzerationen von HOFMANN unter besonderer Berücksichtigung von Veränderungen an der Schnürfurche untersucht worden (siehe auch bei Hernien). Hier muß auch die von BIERENDE beschriebene postoperative, auf Kapillarlähmung zu beziehende Kolitis erwähnt werden, zu der HESSEs Fälle von Ileitis und Colitis gangraenosa idiopathica alimentaria postoperativa enge Beziehungen haben. Auch die Beobachtungen von RITTER über „Darmdiphtherie" nach schweren Operationen bei sehr geschwächten Kranken gehören hierher.

Während Kälte- und Wärmeschädigungen des Darmes keine pathologische Bedeutung besitzen, verlangen Nekrosen der Darmwand nach Röntgen- und Radiumbestrahlungen größere Beachtung. Wenn sie auch nur wenig und erst seit kurzem bekannt sind, gestatten doch die vorliegenden Mitteilungen, die wir durch zwei eigene Beobachtungen ergänzen können, ein gut umrissenes Bild der dabei auftretenden Veränderungen zu entwerfen. Über den ersten Fall von tödlicher Darmverbrennung hat FRANZ berichtet, der nach Intensivbestrahlung eines Uteruskarzinoms eine schwere Schleimhautnekrose des Dünn- und Dickdarms beobachtet hat. Überhaupt sind die Mehrzahl aller bekannt gegebenen Fälle von Röntgenverbrennung des Darmes im Anschluß an Bestrahlung des weiblichen Genitalapparates eingetreten. Lediglich WETZEL erwähnt eine entsprechende Schädigung der Magenwand nach Bestrahlung eines Magenkrebses ohne nachweisliche Überdosierung und ohne Hautreaktion. Das Fehlen von Hauterscheinungen ist auch sonst noch betont, wenn auch in den meisten Fällen gleichzeitig schwere Verbrennungen der Haut bestanden. KRÖMER sah nach Tiefenbestrahlung eine fast völlige Darmlähmung, FRANKE und HECK fanden nach überdosierter Röntgen - Tiefenbestrahlung bei einer nicht krebskranken Frau den unteren Dünndarm hart und schwielig, von Narben durchsetzt und Geschwüre im Blinddarm. ECHELT erwähnt Verklebungen der Darmbildungen im Bereich der Bestrahlungsfelder mit der Bauchwand und narbige und geschwürige Veränderungen des Darmes. Sehr anschaulich sind die ausführlichen auch histologisch erschöpfenden Beschreibungen dreier einschlägiger Beobachtungen von B. FISCHER, die zum Verständnis der in Rede stehenden Vorgänge wesentlich beitragen. An einem operativ entfernten Bestrahlungsgeschwür des Sigmoids haben wir selbst einen Befund erhoben, der auch in Einzelheiten der Schilderung Fischers in seinem dritten Falle entspricht.

Im Bereich des sehr scharf begrenzten fast kreisförmig verlaufenden Geschwürs fehlte die Schleimhaut vollständig. Der Geschwürsgrund ist schmierig, bräunlichgrau und rot, die Unterschleimhaut in der Nachbarschaft verdickt und glasig. Nach dem histologischen Präparat erstreckt sich die Nekrose stellenweise bis tief in die Muskelschicht hinein. Insbesondere in den Randteilen ist die erhaltene Submukosa stark verdickt und in ein eigenartiges hyalines, starres, stellenweise ganz strukturloses Gewebe verwandelt. Auch in der Muskularis sind ähnliche Homogenisierungen an einigen Stellen zu finden, die durch Leukozytenwälle demarkiert werden. Das Auffallendste und Charakteristischste ist das Verhalten der Gefäße, insbesondere der Venen, die, wo sie nicht frisch durch gemischte oder Plättchenthromben verschlossen sind, im Bereich des Geschwürs und der verdickten Submukosa durch faseriges Gewebe vollständig ausgefüllt und vielfach erst bei Elastikafärbung überhaupt zu erkennen sind. Die Gefäßveränderungen — auch die kleinen Arterien sind durchweg hyalin, die Kapillarwände zu homogenen Bändern verquollen — sind, worauf Fischer mit Nachdruck hingewiesen hat, sicherlich von größter Bedeutung für die Beurteilung der Strahlenulzera überhaupt, nicht nur am Darme. Auf jeden Fall erklären sie die in allen Arbeiten betonte Hartnäckigkeit und geringe Heilungstendenz der Geschwüre.

Aber sicher sind die Gefäße nicht der einzigste Angriffspunkt der schädigenden Strahlenenergie. Insbesondere treten für den Darm fast alle Untersucher dafür ein, daß hier mit einer besonderen Strahlenempfindlichkeit der Schleimhaut zu rechnen ist. Es ist lehrreich, daß auch im Tierversuch nach Röntgenbestrahlungen ein Schwund der Dünndarmzotten und der Lieberkühnschen Krypten zu erzielen war, die mit einer Schrumpfung des Gerüsts und einer Schädigung der lymphatischen Zellen (Warren und Whipple) Hand in Hand gehen. Daß beim Eintritt solcher Schädigungen das besondere Milieu des Darmes, die fortgesetzte Berührung mit Kot, die Überschwemmung mit Bakterien, die ständige Bewegung die besten Bedingungen für die Entwicklung und Unterhaltung schwerer entzündlicher Veränderungen schafft, braucht nicht weiter erörtert zu werden. Eine kurze Erörterung bedarf jedoch der von Seitz und Wintz gebrachte Hinweis auf die Entstehung einer echten Dysenterie als Röntgenschädigung des Darmes. Man wird durchaus mit einer derartigen Möglichkeit im Sinne unserer früheren Ausführungen und unserer Auffassung über die Dysenterie als „zweite" Krankheit zu rechnen haben. Und die Beobachtungen von Matthias und Herzog, die je einen von Ruhr in keiner Weise unterscheidbaren Fall von Röntgenschädigung des gesamten Dickdarms beschreiben, sprechen sehr in diesem Sinne. Mit den eigentlichen Bestrahlungsnekrosen und ihren, wie es nach den Fischerschen Untersuchungen scheint, doch im ganzen recht charakteristischen histologischen Befund haben solche Fälle nicht viel zu tun, wenn sie auch als ein Ausdruck für die hohe Röntgenempfindlichkeit des Darmepithels aufgefaßt werden können.

Die Veränderungen der Darmschleimhaut durch Ätzgifte, Säuren und Laugen entsprechen vollständig denen des Magens. Im allgemeinen gelangen aber die vom Mund aus eingeführten Gifte nicht tief in den Darm hinein und selten lassen sich unmittelbare Ätzwirkungen nachweisen, die über das Duodenum hinausgehen. Sie sind auch in ihrem Grade gewöhnlich nicht so stark wie im Magen. Je größer die Zeitspanne ist, die zwischen der Gifteinnahme und dem Tode verstrichen ist, desto tiefer reichen gewöhnlich die Veränderungen in den Dünndarm hinein. Ihre schnell fixierende und eiweißkoagulierende Wirkung kommt daher im Darm oft nicht mehr zur Geltung. So ist auch die histologische Struktur der Schleimhaut gewöhnlich nicht so gut erhalten wie im Magen, es kommt zu stärkeren Zerfallserscheinungen von Protoplasma und Kernen, bei längerer Dauer der Veränderungen nach Schall auch zur Verfettung. Die entzündliche Reaktion, die sich an der Grenze vom nekrotischen Gewebe und lebenden findet, ist sicherlich nicht nur im Sinne eines Demarkationsprozesses, sondern auch als Erfolg einer direkten Wirkung des sehr stark verdünnten, in die Tiefe eindringenden Giftes aufzufassen. Auch die ödematöse Schwellung der Unterschleimhaut, die hochgradige Füllung der Kapillaren, die gelegentliche Entwicklung der Thromben müssen einer direkten Einwirkung der Gifte auf die Gefäße zur Last gelegt werden. Die stärksten Veränderungen finden sich stets an den Faltenhöhen, die schmutzige meist schwarzrötliche Auflagerungen tragen können. Die nekrotischen Epithelien können sich gelegentlich auch mit ausgeschiedenem Fibrin zu einer echten Pseudomembran verfilzen, unter der Blutungen und exsudative Vorgänge nachzuweisen sind.

In einem Falle von etwa 4 Stunden alter Eisessigvergiftung sahen wir eine ausgedehnte Verschorfung des ganzen Duodenums und gelblichrote Auflagerungen auf den stark geschwellten Falten des Jejunums bis ins untere Drittel, neben hochgradiger Hyperämie und Blutungen der zwischen den Falten gelegenen Schleimhaut. Das histologische Bild war ausgezeichnet durch einen dichten Schleimüberzug auf der Höhe der Falten, der ganze Lamellen abgestoßener Zylinderepithelien in sich schließt. Die Zottenspitzen waren vielfach epithellos, das Epithel der Drüsen und Krypten sehr gut erhalten. Die Epithelien erschienen aber undurchsichtig und trüb, die Kerne schlecht färbbar. Auch im Zottengerüst war die Färbbarkeit der Zellen herabgesetzt. Die Blutgefäße der Submukosa waren hochgradig gefüllt. Es fanden sich auch Blutungen, die die nekrotische Schleimhaut und auch den darüber liegenden Schleim diffus bräunlich färbten. Die roten Blutkörperchen waren vielfach nur als Schatten erkennbar. Auch hier wird man neben der direkt nekrotisierenden Wirkung auf das Epithel eine Einwirkung der Essigsäure auf das Gefäßsystem anzunehmen geneigt sein. Ähnlich war der Befund bei einem Fall von Lysolvergiftung, wo wir im oberen Jejunum eine tiefgehende Nekrose der ganzen Schleimhaut stellenweise bis in die Submukosa hinein fanden. Dazu kamen eine starke Verunstaltung der Oberflächenepithelien neben gut erhaltenem Epithel in der Tiefe, das jedoch auch Trübung und Quellung und schlechte Kernfärbbarkeit erkennen ließ. Auch hier bestanden starke Hyperämien und Blutungen in der Unterschleimhaut. Bei einer Natronlaugenvergiftung ließ sich die Struktur der Schleimhaut auf der Höhe der Falten überhaupt nicht mehr erkennen. Die Epithelien erschienen ganz aufgelöst und verquollen, lediglich die allerdings stark verzerrten Kerne waren noch färbbar. Zwischen den Falten erschien die Schleimhaut stark geschwellt, die Drüsenschläuche waren erkennbar, die Drüsenlichtungen jedoch durch die geschwellten Epithelien ganz verschlossen. Die einzelnen Zotten, auch die Bindegewebsfasern der Submukosa, sind besonders an den freien Enden keulenartig geschwollen, diese selbst aufgelockert und ödematös. Die durchweg sehr stark gefüllten Gefäße lassen die roten Blutkörperchen nur als homogene strukturlose Massen erkennen. Nicht so sehr auf eine direkte oder indirekt durch Ausscheidung zustande kommende Ätzwirkung, als durch eine vornehmliche Einwirkung auf den Gefäßapparat (Böhm, Pistorius) sind die bei akuten Arsenvergiftungen zu beobachtenden Darmveränderungen zu beziehen. Nach Tierversuchen von Pistorius kommt es bei Asvergiftung zunächst zu einer hochgradigen Hyperämie der Zotten, aus denen die Transsudation einer leicht gerinnenden eiweißreichen Flüssigkeit erfolgt, durch welche der Epithelüberzug der Zotten abgelöst wird. Auch beim Menschen stehen bei Asvergiftung entzündlich katarrhalische Veränderungen durchaus im Vordergrund, die durch hochgradige Blutüberfüllung und lockere aus Schleim, abgestoßenen Epithelien und Rundzellen bestehende Auflagerungen ausgezeichnet sind. Zu der starken Hyperämie, besonders der Zottenkapillaren, der starken Epithelwucherung und Abstoßung und der Schleimabsonderung kommt noch eine starke Vermehrung der einkernigen Rund- und Plasmazellen, die auch das Epithel durchwandern und in das Darmlumen gelangen können (Schall). Daß ein verschlucktes Stück Höllenstein (AgNO$_3$) im unteren Dünndarm zu einer umschriebenen Verätzung und Geschwürsbildung der Schleimhaut führt, ist sicherlich ebenso selten wie Fälle, wo das Gift nicht vom Munde aus, sondern vom After her (durch Klysma) in den Darm gelangt. Die Veränderung, die Link bei einem solchen Falle von Vergiftung durch ein Klistier mit Lysol im Dickdarm gefunden hat — kernlose Drüsenschläuche, die sich schattenhaft von der kernhaltigen Submukosa abheben — entsprechen ganz den Bildern der Magen- und Dünndarmveränderungen bei oraler Zufuhr der Gifte.

Eine verschorfende Kolitis wurde in letzter Zeit mehrfach nach rektaler Avertinnarkose beschrieben (Sauerbruch).

Außer denjenigen Veränderungen der Darmschleimhaut, welche durch eine direkte Einwirkung von Giften zustande kommen, sieht man gar nicht so selten auch solche, bei denen die Beibringung des Giftes an einer anderen Körperstelle erfolgt. Hierzu gehören in erster Linie Veränderungen bei Quecksilberintoxikation, Wismut- und Arsenvergiftungen, auch die Veränderungen der Darmschleimhaut bei Urämie müssen hier erwähnt werden. Von großem theoretischem und praktischen Interesse sind vor allem die Quecksilber-vergiftungen aller Art. Eine direkte Ätzwirkung, wie sie bei Sublimat-vergiftung gelegentlich beobachtet wird, zieht vornehmlich die obersten Dünn-darmabschnitte in Mitleidenschaft und führt hier zur Entwicklung von ober-flächlichen Nekrosen. Ausgedehnte Verätzungen des Dünndarms, die schon wenige Stunden nach der Einnahme großer Giftmengen eintreten können, sind aber im ganzen selten; über eine einschlägige Beobachtung berichtet KAUF-

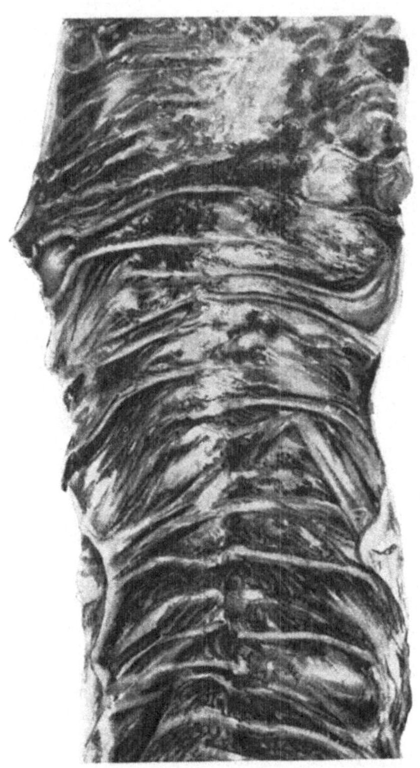

Abb. 44. Frische hämorrhagische und verschorfende Entzündung des Ileums bei Sublimatvergiftung.

MANN in seinem Lehrbuch. Die schweren, auch klinisch unter dem Bilde der Dysen-terie verlaufenden und für die Hg-Intoxi-kation besonders charakteristischen Dick-darmveränderungen entwickeln sich erst mehrere Tage nach der Einführung des Giftes, ganz gleichgültig, ob es vom Munde aus, durch muskuläre Aufsaugung oder von der Haut aus zur Einspritzung gelangt. In sehr vielen Fällen sind dabei die Verände-rungen nicht auf den Dickdarm beschränkt, sondern reichen ein Stück weit ins Ileum hinein. Die ganze Schleimhaut ist in cha-rakteristischen Fällen mit dicken, schwarz-grauen fetzigen Schorfen bedeckt, die durch Ablösung und Abgrenzung zu ausgedehnter Geschwürsbildung führen können. Oft bilden eigentümlich lamellöse, weißliche Schleimhautfetzen die oberste Lage der Schorfe. Die ganze Unterschleimhaut ist stark geschwellt und in allen Fällen, die wir untersuchen konnten, stark blutüber-füllt und von Blutungen durchsetzt, oft so hochgradig, daß man von einer hämor-rhagischen Infarzierung sprechen kann. Der Darminhalt ist gewöhnlich dünnflüssig, von Blut durchsetzt und ausgesprochen fäkulent. Die histologische Untersuchung ergibt eine vollständige Nekrose der Schleimhaut, die mitunter auf die Sub-mukosa übergreift. Zumeist ist diese hochgradig ödematös, ihre Zellen stark verfettet. Hervorzuheben ist die gelegentliche Ablagerung des Quecksilbers in Form feinstaubiger Niederschläge in den oberflächlichen Schleimhautgefäßen. Durch die hochgradige Stase in den Kapillaren und Venen, die oft sehr aus-gedehnten Blutungen, die Entwicklung von Plättchenthromben zeigen auch die Befunde am Menschen ihre Übereinstimmung mit den Ergebnissen tier-experimenteller Untersuchungen von MARCHAND (2) u. a. Die Ansichten über das Zustandekommen der Hg-Enteritis sind auch heute noch nicht geklärt. Das späte Auftreten der Darmveränderungen und die Tatsache, daß der Dick-darm vorwiegend befallen wird, legen den Gedanken nahe, daß die Aus-scheidung des Hg aus dem Körper nicht nur durch die Nieren, sondern auch durch den Darm erfolgt, und daß es dabei zu einer Schädigung der Darm-schleimhaut durch das zur Ausscheidung kommende Metall kommt (SCHMIEDE-BERG, KOBERT, MEYER-GOTTLIEB, COBLINER). Im Sinne einer solchen direkten

Ätzwirkung ist besonders der Befund von Quecksilberniederschlägen in der Darmwand herangezogen worden. Auch an eine Wirksamkeit von Schwefelwasserstoffverbindungen des Quecksilbers ist gedacht worden (ALMKVIST). Das in den Endothelzellen der Gefäße bei der Hg-Vergiftung zur Ablagerung gelangende Schwefelquecksilber soll eine „Starrheit" der Gefäßwandungen bedingen und dadurch sowie durch giftige Einwirkung auf die ernährende Tätigkeit der Gefäße, eine Nekrose des Gewebes hervorrufen. An der Schwefelquecksilbernatur der körnigen Niederschläge besteht kaum Zweifel. Wenn ALMKVIST aber behauptet, daß durch die aufgelockerte Schleimhaut eintretender Schwefelwasserstoff im Fall einer Quecksilbervergiftung mit dem Quecksilber des umlaufenden Blutes HgS bildet, das in den Endothel-

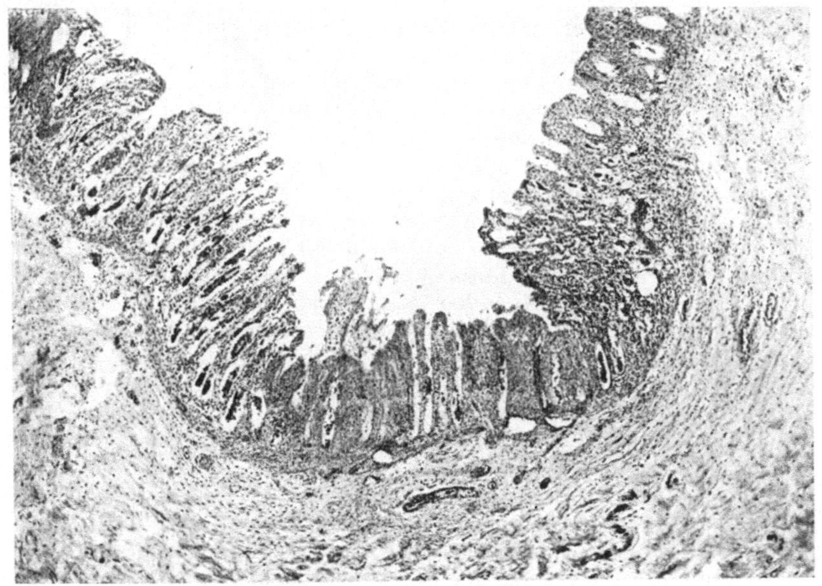

Abb. 45. Umschriebene Nekrose der Dickdarmschleimhaut bei Urämie. In der Submukosa ausgedehnte Arteriolennekrosen (siehe Abb. 46).

zellen als Niederschlag bemerkbar wird, so ist dem nach WEILER entgegenzuhalten, daß H_2S nicht imstande ist, in der geringen Konzentration und der kurzen Dauer der Einwirkung aus dem Quecksilberkochsalzalbuminat des Blutes Schwefelquecksilber auszufällen. Zudem werden körnige Niederschläge oft noch vermißt, wenn Hyperämie und Infarzierung der Darmschleimhaut schon sehr deutlich sind, während andererseits starke Grade von Schwärzung im Faltenkamm und zwischen den Falten angetroffen werden können, ohne daß sonst irgendwelche Veränderungen bestehen. So wird man in vielen Fällen, vor allem dann, wenn die einverleibten Hg-Mengen sehr gering sind, ganz im Sinne von KAUFMANN, zumal ja nur ein Teil des Quecksilbers durch den Darm ausgeschieden wird, eine solche Erklärung nicht anerkennen können. Nur eine besondere Form der Ausscheidungstheorie in modernem Gewande ist der Versuch SABBATANIS, die giftige Wirkung des Quecksilbers von dem Gehalt an freien Hg-Ionen abhängig zu machen, wobei Eiweißkörper und Chloride die Konzentration der Hg-Ionen niedrig halten (Magen - Dünndarm), während deren Fehlen (Dickdarm, Niere) eine hohe Ionenkonzentration bedinge. Daß

andererseits auch bei den Vergiftungen mit sehr hohen Gaben der Darm vollständig frei von Veränderungen sein kann, haben wir ebenso wie Kaufmann
wiederholt gesehen. Die von Heinecke-Kaufmann entwickelte Theorie gipfelt
darin, daß das Hg in erster Linie ein Gefäßgift ist und zur Entwicklung von
Stasen und Thrombosen führt. Erst auf dem Boden solcher Kreislaufsstörungen
kommt es dann in der geschädigten Darmschleimhaut durch Einwirkung der
Darmbakterien zur Entwicklung der verschorfenden Entzündung. Insbesondere
durch Heinz und die Arbeiten von Ricker und seinen Schülern Kionka,
Weiler, Strache ist die Kaufmannsche Auffassung durch Untersuchungen
am Menschen und Tierversuche weitgehend gestützt worden. Freilich bestehen
auch zwischen der Auffassung Kaufmanns und Rickers gewisse Unterschiede.
Kaufmann (1,2) sieht im Quecksilber ein Blutgift, das zur Entwicklung von
Thrombosen führt, während Ricker die Blutbahn während des Entstehens
der anatomischen Veränderungen frei von Gerinnseln findet; auch dann, wenn
das Blut durch Hirudin ungerinnbar gemacht wird, laufen die anatomischen
Erscheinungen in derselben Weise wie sonst ab (Sievert, Priebatsch). Nach
Ricker (Elbe und Weiler) greift das Quecksilber an den Gefäßnerven der
kleinen Gefäße an, in denen es zur Stase mit folgender Gewebsnekrose und hämorrhagischer Infarzierung kommt. Ricker will seine Auffassung auch getrennt
wissen von den Theorien, die eine allgemeine Blutdrucksenkung als das Wesentliche der Quecksilberintoxikation ansehen (Kunkel, v. Mering). Er konnte
jedenfalls zeigen, daß das Hg ganz allgemein ein staseerregendes Gift ist und
die Blutumlaufsstörungen den übrigen Darmveränderungen vorausgehen. Ob
daneben noch dem zur Ausscheidung gelangenden Quecksilber die Bedeutung
eines mittelbaren Ätzgiftes zukommt, ist wohl noch nicht endgültig entschieden.
Zugunsten der Kaufmann-Rickerschen Ansicht sprechen vor allem solche
Beobachtungen, bei denen außer den verschorfenden Veränderungen im Darme
gleichsinnige Veränderungen an anderen Schleimhäuten zu beobachten sind. So
sahen wir mehrmals eine histologisch ganz gleichartige verschorfende Entzündung
der Tonsillen, der Rachenschleimhaut, der Schleimhaut der Luftröhre und Bronchien bei Quecksilbervergiftungen, die von der Haut aus zur Entwicklung gekommen waren. Zweimal sahen wir tödliche Blutungen aus den zerfallenden
Tonsillen. Im Tierversuch (Weiler) machen sich die ersten Veränderungen in einer
starken Füllung und Erweiterung der Venen geltend, zu denen bald ein Ödem der
Schleimhaut und Unterschleimhaut kommt. Durch starke Füllung der Kapillaren
auf der Höhe der Falten und Austritt roter Blutkörperchen entwickelt sich eine
gleichmäßige hämorrhagische Infarzierung der Faltenhöhe. Auch in das Darmlumen gelangt hierbei Blut. Der zunächst dunkelblaurote Faltenkamm wird
mit fortschreitender Umsetzung des Hämoglobins allmählich grau, daneben geht
eine Zerstörung des infarzierten Gewebes einher, beides offenbar unter dem Einfluß des Darminhalts. Zuweilen schreiten die Veränderungen nach der Basis
der Falten zu fort, auch zwischen ihnen sind, allerdings seltener, scharf begrenzte,
hämorrhagisch infarzierte Gebiete mit demselben Ablauf der Veränderungen
vorhanden.

Ganz eigenartige Veränderungen des Darmes, denen wir aus dem Schrifttum nichts Ähnliches zur Seite stellen können, sahen wir in drei Fällen nach kombinierter Quecksilbersalvarsanbehandlung auftreten. Die Darmveränderungen beschränkten sich in elektiver
Weise auf die lymphatischen Apparate, die im ganzen Darm hochgradig geschwellt und an
verschiedenen Stellen, insbesondere im Dünndarm, mit Schorfen bedeckt, in zwei Fällen
auch weitgehend ulzeriert waren. Die Bilder erinnerten so sehr an die Veränderungen
bei Typhus, daß erst das Ergebnis einer eingehenden histologischen und bakteriologischen
Untersuchung sowie die Wiederholung gleichartiger Befunde uns die Veränderungen als
eine charakteristische Giftwirkung erkennen ließ. Die histologische Untersuchung deckte
im ganzen lymphatischen Apparat des Körpers nicht nur in den Lymphfollikeln des Darmes,
sondern auch in der Milz, den verschiedensten Lymphdrüsen und den Tonsillen einen weit-

gehenden Zerfall des lymphatischen Gewebes auf, mit dem eine hochgradige Vermehrung phagozytierender endothelialer Elemente einherging. Eine eingehende Beschreibung dieser auch von allgemeinen Gesichtspunkten aus beachtenswerten Fälle erfolgt von uns in Virchows Archiv. Daß auch As bei medikamentöser, subkutaner oder intramuskulärer Zufuhr zur Entwicklung katarrhalischer, seltener, pseudomembranöser Darmveränderungen führt, ist schon erwähnt worden. Auch hier ist der Angriffspunkt des Giftes sicher am Gefäßapparat zu suchen.

Von MEILLÈRE, AUDRAL, KUSSMAUL, TAUQUEREL sind entzündliche Darmveränderungen bei der akuter und chronischer **Bleivergiftung** beschrieben worden. Sie stellten einen Schleimhautkatarrh fest, eine Verfettung der Muskeln und Schwellung der Lymphknötchen, eine Verdickung der Gefäßwandungen der Unterschleimhaut und Sklerose der Nervengeflechts und Ganglienzellhaufen (nach CORNIL RANVIER, Manuel d'histologie pathol., Bd. 4).

Nach RIBADEAU DUMAS sind entzündliche Darmwandveränderungen beim chronischen **Alkoholismus** sehr häufig. Sie entsprechen denen des Magens. Man findet Schleimhautschwellungen mit katarrhalischen Veränderungen, punkt und streifenförmige Pigmentierungen, Verfettungen der Schleimhautdrüsen, hämorrhagische Erosionen, narbige Flecke und Adenombildungen. Besonders stark sollen die Pigmentierungen im Dickdarm, insbesondere dem Coecum sein. Mitunter sind bei Alkoholikern ausgedehnte Sklerosen des Darmrohres gefunden worden (s. S. 304).

Zu den durch die Einwirkung von Giftstoffen, und zwar endogen entstehenden Stoffwechselprodukten hervorgerufenen Darmveränderungen gehören auch die bei **Urämie**. Im ganzen werden jedoch, wie mir scheinen will, solche urämische Darmentzündungen in ihrer Häufigkeit weit überschätzt. Diffuse Pigmentierungen vom Charakter der Zottenpseudomelanose und ödematöse Schwellzustände sind zwar bei sehr vielen Fällen von Nephritis anzutreffen, aber echt entzündliche Veränderungen, insbesondere pseudomembranöse und geschwürige Prozesse sind doch recht selten. Und in vielen Fällen, wo wir sie bei akuter Nephritis gesehen haben, möchten wir sie viel lieber als den Ausdruck der septischen Allgemeininfektion, denn als Folge der Urämie auffassen. Im neueren Schrifttum lassen sich bezeichnenderweise auch gar keine Angaben über urämische Darmerkrankungen finden. Lediglich einige ältere Arbeiten von MLAVA, J. FISCHER, TREITZ und CHIARI beschäftigen sich mit ihnen.

Etwas ausführlichere Angaben findet man im französischen Schrifttum, insbesondere bei CORNIL RANVIER. Nach ihnen sind es vor allem die Nierenerkrankungen von längerwährendem Verlauf, die zu Darmveränderungen führen. Deren Sitz ist verschieden. Grobe Veränderungen, insbesondere Geschwürsbildungen finden sich vorwiegend im Dickdarm, seltener im untersten Teil des Dünndarmes. Doch kommen auch in den oberen Darmabschnitten gelegentlich Veränderungen vor. So ist eine geschwürige Erkrankung des Duodenums (duodénite ulcéreuse brightique) öfters u. a. von BARIÉ und DELANNAY, DERIC und CHARVET, PERRY und SHAW beschrieben worden. Soweit sich aus deren Beschreibungen ein Bild gewinnen läßt, scheint es sich um sog. hämorrhagische Erosionen, in einigen Fällen auch um kallöse Geschwürsbildungen zu handeln.

Die Dickdarmveränderungen werden von den französischen Forschern teils als Ödem insbesondere der Unterschleimhaut, teils als verschorfende dysenteriforme Schleimhautentzündungen hingestellt. Öfters sind auch hämorrhagische Infizierungen der Schleimhaut erwähnt (SOUQUES).

Im deutschen Schrifttum werden vornehmlich ödematöse Schwellungen und Kreislaufsstörungen erwähnt, denen gegenüber verschorfende Entzündungen ganz in den Hintergrund treten. So beschreibt FISCHER z. B. eine Gruppe von Veränderungen, die ausgezeichnet sind durch die blasse, trübgraue Farbe der Schleimhaut mit deutlich hervortretenden Falten, punkt-

förmigen Blutungen im Dickdarm, namentlich in der Umgebung der Einzelknötchen und den Peyerschen Haufen. Dazu kommen noch reichliche zähe
Schleimbeläge im Dickdarm. In solchen Fällen soll auch die Schleimhaut
mitunter stark gewulstet sein, an einigen Stellen lebhaft blutgefüllt und
von Blutpunkten durchsetzt und mit Schleim bedeckt sein. In anderen Fällen
erscheint die Dickdarmschleimhaut stellenweise ganz glatt und ohne Vertiefungen. Mikroskopisch findet man an diesen Stellen mehr oder minder atrophische Schleimhautabschnitte, die Zahl der Drüsen verringert, mitunter auch
ganz fehlend. Vereinzelt wurden ganz oberflächliche makroskopisch nicht erkennbare Zellnekrosen angetroffen, die hauptsächlich den von Blutungen durch-

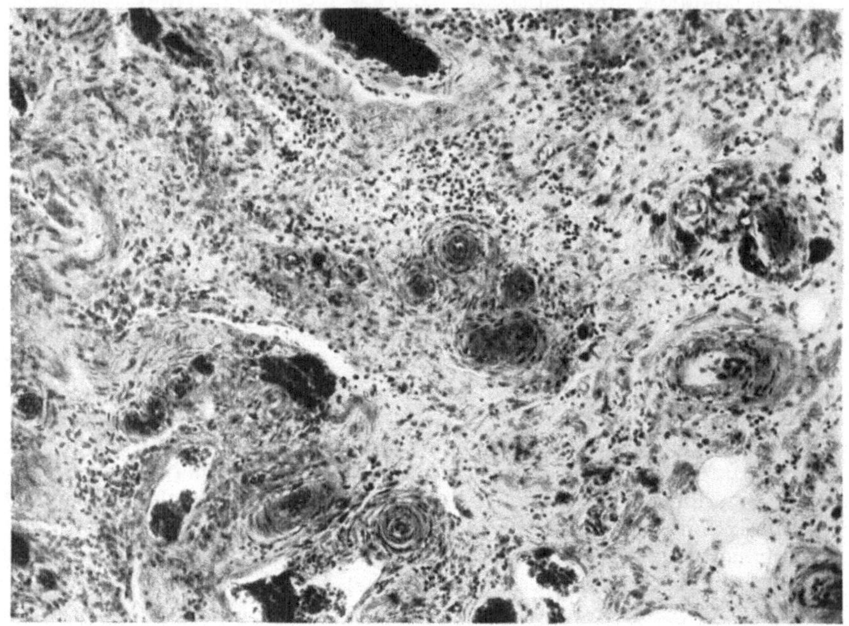

Abb. 46. Urämie. Akute Arteriolennekrose in der Unterschleimhaut. Gleichzeitig Arteriolennekrose
in der Vasa afferentia der Nieren, Haut, Nebennieren, Zunge, Hirn.

setzten Faltenhöhen angehörten. Veränderungen der kleinen Darmgefäße,
auf die Johnson, Gale und Suton aufmerksam machten, lassen sich nur selten
finden, ebenso Kapillarthrombosen. Sind, wie gesagt, derartige geringfügige
Befunde fast regelmäßig bei chronischer Nephritis, insbesondere entzündlichen
Schrumpfnieren anzutreffen, so sind Schorf- und Geschwürsbildungen dagegen
überaus selten. Fischer sah sie unter 17 Fällen viermal. Er beschreibt unregelmäßige Schleimhautdefekte, den Quer- und Längsfalten der Schleimhaut entsprechend, so daß Zeichnungen zustande kommen, die mit Gebirgszügen auf
Reliefkarten verglichen werden. Die Geschwürsränder sind schlaff, nicht verdickt oder unterminiert, der Grund glatt oder schmierig belegt. Die zwischen
den Geschwüren befindlichen Schleimhautteile sind bald wenig verändert,
bald stärker injiziert oder schiefergrau oder von dünnen, gelbgrüngefärbten
Schorfen bedeckt. Neben den flachen Ulzerationen kamen vereinzelt auch kleine
follikuläre Geschwüre zur Beobachtung. Soweit eigene Beobachtungen reichen,
sind ausgedehnte verschorfende Dick- und Dünndarmentzündungen mit und
ohne Geschwürsbildung noch seltener als kleine follikuläre, meist sehr oberflächliche Ulzerationen. Wenn sich am Geschwürsgrund und am Rande wiederholt

— auch in anderweitigen Beobachtungen — kapilläre und venöse Thrombosen fanden, so sind diese keineswegs als für urämische Veränderungen charakteristisch anzusehen, sondern fast regelmäßig in der nächsten Umgebung geschwüriger Vorgänge zu finden. Die beigegebene Abbildung stammt von einem Falle von Urämie bei chronischer Glomerulonephritis, wo im Dickdarm eine ganze Reihe bis pfennigstückgroßer, rundlicher und scharf begrenzter nicht sicher auf die Follikel zu beziehender, schwarzgrüner, nekrotischer Schorfe neben zahlreichen Blutpunkten ausgebildet waren. Der histologische Befund zeigte eine einfach umschriebene Nekrose und Zerfall mit deutlicher Demarkation der Schleimhaut- und der oberen Unterschleimhautschicht bei hochgradiger Blutüberfüllung der anliegenden Gefäße. Die Entstehung der urämischen Darmveränderungen wird seit TREITZ auf die kompensatorische Ausscheidung von Harnstoff durch die Darmdrüsen bezogen, der im Darm zu Kohlensäure und Ammoniak zerlegt wird. Daß durch experimentelle Einverleibung von Ammoniak nekrotisierende und geschwürige Darmveränderungen entstehen können, haben KREUER und KELTSCH in Tierversuchen gezeigt. Nach MLAVA kämen die Nekrosen und Geschwüre durch primäre Gefäßthrombose zustande, die unter der Einwirkung der zurückgehaltenen harnfähigen Stoffe entstünden. Er stützt sich dabei auf den sonst nicht bestätigten Befund von Kapillarthrombosen, auch in sonst weiter nicht veränderten Darmabschnitten. Daß es unter dem Einfluß der urämischen Giftwirkung in der Tat zu Kreislaufsstörungen kommen kann, dafür sprechen unseres Erachtens jene Fälle, die mit Purpurablutungen im Hirn einhergehen. Es ist in der Tat

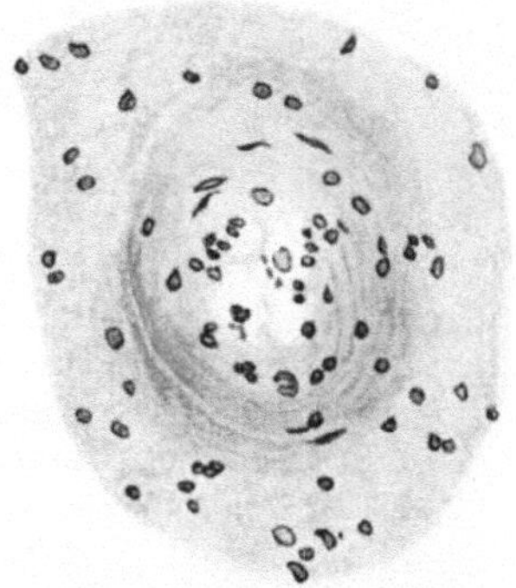

Abb. 47. Arteriolennekrose in der Unterschleimhaut bei Urämie.

sehr verlockend, wenigstens einen Teil der urämischen Nekrose in ähnlicher Weise zu erklären, wie es DIETRICH für die mit Blutungen einhergehenden Hirnnekrosen tat. (Diese Vorstellungen haben inzwischen eine starke Stütze erfahren durch den Befund von urämischen verschorfenden Dünn- und Dickdarmveränderungen, die wir in 3 Fällen bei sog. maligner Nierensklerose sahen. Bei diesen Fällen gelang es uns die Bilder der typischen akuten Arteriolennekrose in der Unterschleimhaut der erkrankten Darmteile nachzuweisen, in genau der gleichen Weise, wie sie an der Vasa afferentia der Nierengefäße vorhanden waren. Wir werden zu diesen Befunden und der Frage der akuten Arteriolensklerose überhaupt und im Zusammenhang mit dem Problem der malignen Nierensklerose alsbald anderorts Stellung nehmen. Anmerkung bei der Korrektur.) FISCHER hält den bei Nephritis und Urämie fast stets vorhandenen Darmkatarrh für den Boden, auf dem vielfach in Beziehung zu Blutungen sich verschorfende und geschwürige Prozesse erst sekundär unter Bakterieneinwirkung, vielleicht auch unter dem Einfluß des in manchen Fällen im Darm vorhandenen Ammoniaks entwickeln. Solange nicht am großen Material neue Untersuchungen über die Häufigkeit urämischer Darmentzündungen und ihre Beziehungen zu bestimmten Formen der Nierenerkrankungen beigebracht sind, wird es nicht möglich sein, eine abschließende Stellung zu ihrer Entstehung und Bedeutung einzunehmen. Aber es ist, wie wir uns selbst überzeugen mußten, ungemein schwer, charakteristische Fälle in größerer Zahl zu Gesicht zu bekommen. In einigen französischen Arbeiten (LEMIÈRE, PIÉDELIÈRRE, BENSAUDE, CAIN et ANTOINE) werden neuerdings urämische Darmveränderungen nicht so sehr mit der Ausscheidung des Harnstoffs als mit der gleichzeitig bestehenden Hypertonie in Beziehung gebracht.

Beitzke ist geneigt, bei Periarteriitis nodosa auftretende Darmveränderungen auf eine fast stets gleichzeitig bestehende Urämie zu beziehen (s. S. 350).

Wir konnten uns selbst überzeugen, daß man gar nicht so selten im diabetischen Koma leichtere und schwerere, mit hochgradiger Gefäßfüllung einhergehende katarrhalische Veränderungen der Darmschleimhaut finden kann (Kaufmann).

Cholämische Nekrosen der Darmschleimhaut hat Wegelin gesehen.

b) Darmveränderungen bei Allgemeinerkrankungen, Grippe, Diphtherie, Skorbut.

Wenn in Folgendem über das Vorkommen von entzündlichen Darmveränderungen bei infektiösen Allgemeinleiden in kurzem berichtet werden soll, so muß gleich eingangs festgestellt werden, daß es für sehr viele Fälle nicht möglich sein wird, einwandfrei anzugeben, wieweit sie eine Teilerscheinung des Allgemeinleidens sind, z. B. bei der Grippe eine im Darm lokalisierte Ausdrucksform des grippösen Prozesses, oder wie weit die durch das Grundleiden geschaffene Änderung in der Gesamtkonstitution oder der Verhältnisse im Verdauungsschlauch erst den Boden für die Entwicklung selbständiger enteritischer Prozesse geschaffen hat. Experimente Uhlenhuts und Händels zeigen in eindrucksvoller Weise die große Bedeutung derartiger Änderungen der Gesamtkonstitution, wenn sie durch Herabsetzung des Allgemeinzustandes bei Ratten eine tödliche Infektion mit Gärtnerbazillen erreichen, obwohl diese Bakterien ein sonst rein saprophytisches Dasein im Verdauungsschlauch zu führen pflegen. Gerade auch für die Ruhr und Erkrankungen durch Keime der Paratyphusgruppe, nicht zuletzt auch für die infektiösen Darmerkrankungen im Verlauf von Ernährungsstörungen der Säuglinge sind die Beziehungen zwischen der Gesamtkonstitution des Organismus und seinem Verhältnis zu weitverbreiteten Saprophyten von weittragender Bedeutung.

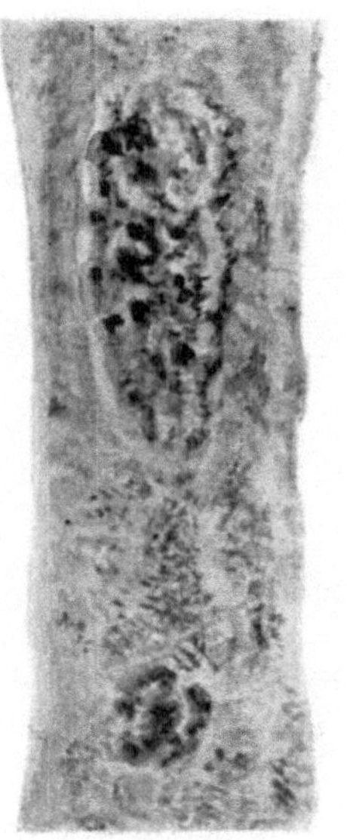

Abb. 48. Dünndarmkatarrh mit Blutungen ins lymphatische Gewebe bei Rachendiphtherie.

Die beobachteten Veränderungen des Darmkanals bei Grippe sind in der erschöpfenden Monographie von Kuczynski und Wolff kurz zusammengestellt. Sie sind weder häufig, noch von großer Bedeutung. Soweit es sich um einfache Blutumlaufstörungen handelt — Hyperämie und Blutungen — mögen sie der Ausdruck einer allgemeinen Kapillarschädigung sein. Selten steigern sie sich zu katarrhalischen Zuständen, die vielfach mit Knötchenschwellungen einhergehen. So berichten Borst und Miloslavich von akuter Gastroenteritis, Marchand (1) und Lubarsch von entzündlichem Ödem, besonders der Dickdarmschleimhaut mit dünnflüssigem Darminhalt. Ganz vereinzelt sind auch membranöse und verschorfende Entzündungen sowohl in Dünn- und Dickdarm bei der letzten Grippeepidemie beschrieben worden. Aber gerade bei diesen von bazillärer Ruhr durchaus nicht zu scheidenden Veränderungen wird es schwer sein, direkte Beziehungen zur Grippeerkrankung anzuerkennen, zumal ja gerade für die Grippe von verschiedensten Seiten eine Herabsetzung der normalen Resistenz und erhöhte Bereitschaft für Sekundärinfektionen betont wird. Ich selbst stimme nach eigenen Erfahrungen Kuczynski bei, wenn er derartige pseudomembranöse Prozesse auf eine gleichzeitig bestehende oder im geschwächten

Körper aufflammende Bazillenruhr zu beziehen geneigt ist. In diesem Sinne sind wohl auch die Angaben über akute hämorrhagische und nekrotisierende Enteritis, die PEREZ aus dem älteren Schrifttum zusammengestellt hat, aufzufassen. Bei eitrigen Lungenprozessen bekam man gelegentlich eine metastatisch eitrige Enteritis mit Follikularabszessen zu Gesicht (FAHR). Neuerdings wird von klinischer Seite (A. FISCHER) über gehäuftes Auftreten von Darmgrippe berichtet, ohne daß bisher pathologisch-anatomische Kontrollen vorlägen. Nach den Angaben von MANCINI und KNÖPFELMACHER scheinen enteritische Veränderungen bei grippekranken Kindern häufiger zu sein. Beschrieben werden Vermehrung des lymphatischen Gewebes, follikuläre Kolitis mit Geschwürsbildung, Ödem und Blutungen. Wir können diese Angaben insoweit bestätigen, als wir wiederholt starke Knötchenschwellungen mit Ausbildung großer phagozytierender Zellager und Neigung zur Nekrose gesehen und beschrieben haben. Nach unseren Erfahrungen entsprechen diese Veränderungen ganz den Bildern, wie man sie fast regelmäßig bei Rachendiphtherie, mitunter auch bei Scharlach zu sehen bekommt. Auch bei Masern kann man gelegentlich etwas Ähnliches sehen. Vermehrung des lymphatischen Gewebes ohne Zerfall und Runzelinfiltrate der Schleimhaut erwähnt bei dieser Erkrankung auch SECHER.

So gut wie regelmäßig sind bei Diphtherie hochgradige Schwellzustände der Lymphapparate festzustellen, die vielfach mit Blutungen vergesellschaftet sind. Die Lymphknötchen erscheinen schmutziggrau und glasig, die PEYERschen Haufen meist im Zustand des surface reticulé. Ja gelegentlich finden sich auch oberflächliche Ulzerationen. Am stärksten pflegen die Schwellungen vor der BAUHINschen Klappe zu sein. Dabei nimmt der Zerfall offensichtlich von den zentralen Teilen der Knötchen und Knötchengruppen seinen Ausgang. Mitunter sind auch die zugehörigen Gekröselymphknoten weich und vergrößert. Histologisch entspricht das Verhalten der Darmknötchen ganz dem der Milzknötchen in entsprechenden Fällen, wie sie von BIZZOZERO u. a. beschrieben worden sind. Mikroskopisch erkennt man in den Follikeln großzellige blasse Herde, welche zu einem unregelmäßigen Netzwerk angeordnet sein können. Vielfach finden sich in ihnen krümelige Kernreste und oft feintropfiges Fett. Am Kern sieht man meist Degenerationserscheinungen, die bis zu einer vollständigen Kariolyse sich entwickeln können. Die großen hellen Zellen sind Abkömmlinge retikulärer Zellen mit phagozytären speichernden Fähigkeiten. Die in ihrem Plasma auftretenden Kernbröckel sind Reste von Lymphozyten. Mit degenerierenden Lymphoidzellen (WASCHKEWITSCH) haben die großen Zellen nichts zu tun. Anscheinend ist das zellige Stadium dieser Endothelwucherungen sehr hinfällig und geht rasch und leicht in Nekrose über. Wir glauben, daß solche Bildungen in Beziehung stehen zur Entwicklung hyaliner Narben im Follikelzentrum. Sie sind nach unseren Erfahrungen für Diphtherie sehr charakteristisch, kommen aber auch bei allen möglichen anderen vorwiegend toxischen Einwirkungen zur Beobachtung. So sahen wir sie bei Salvarsanvergiftung, toxischer Leberatrophie, gelegentlich auch bei Streptokokkensepsis. Von gewöhnlichen Funktionszentren sind solche Zellherde durchaus zu unterscheiden. DÜRCK sah bei Diphtherie Geschwüre im Ileum und Coecum mit positivem Bazillenbefund. Wir fanden bei unseren Untersuchungen Diphtheriebazillen nicht.

Über das Vorkommen entzündlicher Veränderungen im Darm bei Skorbut machen ASCHOFF und KOCH einige Angaben. Sieht man, von den häufigen sicherlich nicht zufälligen Verwicklungen mit Ruhr ab — die dabei auftretenden geschwürigen Prozesse sollen auffallend hämorrhagisch sein —, so lassen sich drei verschiedene Formen von Darmveränderungen finden. Am charakteristischsten sind als Teilerscheinung der allgemeinen skorbutischen hämorrhagischen Diathese petechiale Schleimhautblutungen, seltener größere Sugillationen, die sich gelegentlich in dichter Anordnung im ganzen Verdauungsschlauch finden und höchstwahrscheinlich die Ursache für die blutigen Darmentleerungen zu Lebzeiten darstellen. Die Schleimhaut ist dabei völlig erhalten und zeigt nur in ihren obersten Schichten zwischen den Drüsen frisch ausgetretenes Blut ins Stroma, welches die Drüsenschläuche nicht auseinander drängt. Aschoff betont, daß diese Blutungen nicht im Zusammenhang mit den Einzelknötchen stehen. Sie erinnern weitgehend an die Erosionen des Magens. Eine zweite Gruppe von Veränderungen ist ausgezeichnet durch oberflächliche Geschwüre, die makroskopisch als kleine rote Flecken erscheinen. Im histologischen Präparat sieht man dabei flache Substanzverluste der Schleimhaut im Bereich der Einzelknötchen, Infiltration durch Lymphozyten und Histiozyten, ohne nennenswerte Beteiligung von Leukozyten. In der Nachbarschaft der Lymphfollikel kommt es dabei unter der Muskularis zu Blutaustritten in die Maschen der Unterschleimhaut. Außer solchen follikulären oberflächlichen Darmgeschwüren und perifollikulären Blutungen, die ohne weitgehende geschwürige Veränderungen am Darm zur Beobachtung kommen, finden sich mitunter bei solchen Fällen, die mit einer nekrotisierenden Stomatis einhergehen, Bilder, die von Aschoff als disseminierte follikuläre gangränöse Geschwüre ausführlich beschrieben sind. Sie erscheinen als im Dünn- und Dickdarm auftretende linsengroße und größere, im ersten Augenblick an verschorfte typhöse Schwellungen erinnernde Schleimhautveränderungen, die durch ihre unregelmäßige zerstreute Lokalisation, durch das Freibleiben der Peyerschen Haufen und eine starke hyperämische Randzone von typhösen Prozessen zu unterscheiden sind. Die Herde bestehen aus einer schmutziggrau bis gallig gefärbten Masse, die den gangräneszierenden Zahnfleischveränderungen entspricht. Der histologische Befund entspricht dem makroskopischen Bild. Neben hochgradigster Kapillarfüllung und Blutaustritten in die Schleimhaut und Unterschleimhaut, Ödem und Infiltration des Schleimhautgerüstes kommt es zur Entwicklung sehr charakteristischer Nekrosen von keilförmiger Gestalt, in deren Bereich massenhaft Bakterien gelegen sind. Während sich in der Kuppe vorwiegend Stäbchen befinden, sind in der Tiefe des Schleimhautgewebes inmitten der zelligen Reaktionszone neben Stäbchen und Kokken ganze Nester von fusiformen Bazillen und Spirochäten vorhanden. Solche im ganzen seltene metastatische Entzündungen, die durch verschlucktes Material von der Mundhöhle aus erregt sind, gleichen auch in histologischen Einzelheiten entsprechenden Veränderungen der Mundhöhle und können mit Recht als Darmnoma bezeichnet werden. Daß ganz ähnliche metastatische Schleimhautnekrosen an der Darmwand auch bei gewöhnlicher Plaut-Vinzentscher Angina vorkommen, betont auch Aschoff. Wir sahen sie wiederholt nicht nur bei dieser Erkrankung, sondern vor allem bei stürmisch verlaufenden Fällen von akuter Leukämie und sog. hämorrhagischen Aleukien oft in großer Zahl als schmutzig grauschwarze und schwarzgelbe fetzige Herde höchstwahrscheinlich auf dem Boden von Blutungen in allen Teilen des Darmkanals auftreten. Auch bei ganz dekrepiden Individuen, die an Inanitionsatrophie zugrunde gegangen waren, habe ich im Felde einige Male fast reaktionslose umschriebene Nekroseherde der Darmschleimhaut inmitten kleiner Blutungen gesehen, die durch den Befund von fusiformen Bazillen und Spirochäten ausgezeichnet waren.

Darmgangrän als Flecktyphuskomplikation beschreibt Gregory. Im allgemeinen fanden sich jedoch — von gelegentlichem Zusammentreffen mit Ruhr abgesehen — außer geringfügigen Kreislaufsstörungen beim Fleckfieber keine Veränderungen im Verdauungskanal. Bei Genickstarre kommen nach Göppert kapilläre Hyperämien der Schleimhaut und Submukosa vor, die auf Kapillarlähmung beruhen sollen. W. H. Hoffmann fand bei Weilscher Krankheit häufig beim Menschen wie beim Versuchstier eine „markige Schwellung" der Darmknötchen ähnlich der beim Unterleibstyphus des Menschen. Er hält die Veränderungen diagnostisch für bedeutungsvoll. Knötchenschwellungen bei der WEILschen Krankheit erwähnt auch KANEKO.

Die Darmveränderungen bei Sprue (W. FISCHER) entsprechen denen bei schweren Formen von Gärungsdyspepsie.

c) Darmveränderungen bei Sepsis.

Sehr mannigfach sind die Veränderungen am Darm, die im Verlauf septischer Allgemeininfektionen mit Keimen der Pneumo-Streptokokkengruppe bedingt sind. Bei der chronischen Sepsis widerstandsfähiger Menschen (Sepsis lenta), die meist mit Endokardbeteiligung verlaufen, entstehen die nach unseren sehr ausgedehnten Erfahrungen gar nicht seltenen Darmerkrankungen auf dem Boden einer embolischen Arteriitis, die sich vorwiegend im Bereich der Unterschleimhaut entwickelt. Je nach den zur Zeit der erfolgten Embolie herrschenden Immunitätslage wird das Schicksal der sich entwickelnden Arteriitis und Periarteriitis — damit das der Darmwand — in den einzelnen Fällen sehr verschieden sein. Bei erfolgreicher Keimvernichtung und vollständiger Autosterilisation des Embolus werden lediglich die im Gefolge des Gefäßverschlusses sich auswirkenden Kreislaufsstörungen in Erscheinung treten, die in Blutungen und davon abhängigen Schleimhauterosionen bestehen. Bei der nekrotisierenden Arteriitis, die sich unter dem Einfluß ungehemmter Toxinwir-

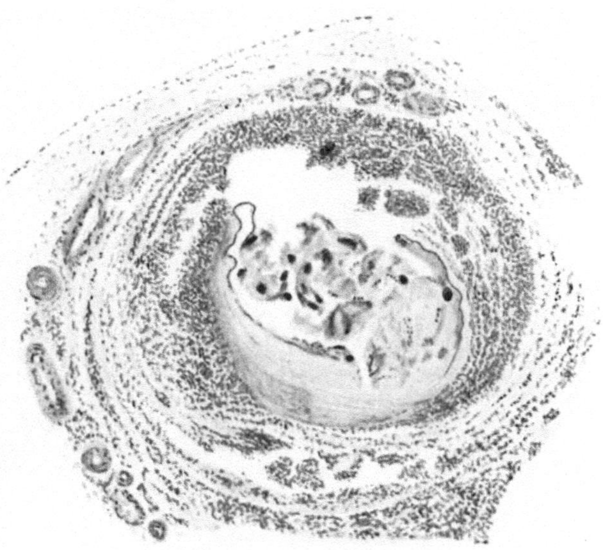

Abb. 49. Embolische eitrige Arteriitis in der Dünndarmsubmukosa bei Sepsis lenta.

kung entwickelt, kommt es zu rasch sich ausbreitenden und sämtliche Schichten der Darmwand in Mitleidenschaft ziehenden nekrotisierenden, seltener phlegmonösen Entzündungen, die zur Entwicklung von ausgedehnten Ulzerationen führen können. Bei der mikroskopischen Untersuchung findet man die von OBERNDORFER und HART mitgeteilten Befunde über embolische Enteritis (s. S. 292) vollauf bestätigt. Der histologische Charakter des Vorganges — nekrotisierende, phlegmonöse, einfach interstitielle — Entzündung ist wesentlich an der herrschenden Immunitätslage abhängig.

Ganz gleichwertig sind übrigens die Darmveränderungen, die man bei selbständigen nekrotisierenden Gefäßerkrankungen findet, für die heute noch der Name Periarteriitis nodosa gebräuchlich ist. Nicht nur bei frischen Fällen dieser septischen — nach unseren Beobachtungen häufig durch Streptokokken und Staphylokokken hervorgerufenen und gelegentlich auch mit Endokarditis einhergehenden „hyperergischen" Allgemeininfektion, — wo nekrotisierende Veränderungen der inneren Gefäßwandschichten im Vordergrund des anatomischen Bildes stehen, ist in ganz entsprechender Weise wie bei der frischen embolischen mykotischen Arteriitis der Darmgefäße der zugehörige Schleimhautteil in Mitleidenschaft gezogen, sondern auch bei den Fällen mit chronischem

Verlauf, bei denen es zur Entwicklung endarteriitischer und mit Aneurysmenbildung vergesellschafteter, zur Organisation neigender periarteriitischer Veränderungen kommt, sind Darmwandveränderungen nicht ungewöhnlich, die in allen Darmabschnitten lokalisiert von umschriebenen, oberflächlichen Schleimhautnekrosen und Blutungen bis zu tiefen, die Muskulatur zerstörenden Geschwüren die verschiedensten Übergänge zeigen können. Daß solche tiefgreifenden Veränderungen mitunter zur Peritonitis führen, zeigen die Mitteilungen von Zimmermann, Lorenz und Versé. Beitzkes Ansicht, daß derartige Darmwandschädigungen vom Charakter der schweren Entzündung und Nekrose gelegentlich erst auf dem Boden der bei Periarteriitis nodosa nicht seltenen Urämie entstehen, kann meines Erachtens nur für solche Fälle Geltung haben,

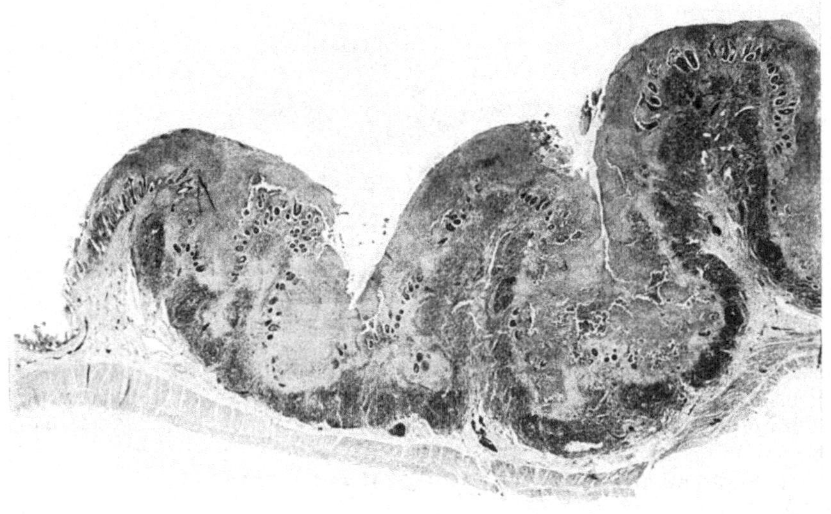

Abb. 50. Eigenartige Schleimhautnekrose über einem Peyerschen Haufen bei akuter Streptokokkensepsis.

bei denen durch histologische Untersuchungen entsprechende Gefäßveränderungen auszuschließen sind. Und das wird nicht oft der Fall sein.

Hier mögen eine Reihe von Beobachtungen angereiht sein, die wir einige Male bei solchen Streptokokkenseptikämien gemacht haben, bei welchen eine allgemeine Purpura haemorrhagica bestand. Sie umfassen Fälle mit stürmisch verlaufender nekrotisierender Endokarditis, aber auch solche ohne Endokardbeteiligung und sind durch das Bestehen mehr oder minder großer Defekte im Granulozytensystem ausgezeichnet. Die Darmveränderungen sind bei ihnen charakterisiert durch den Befund einer ausgedehnten Purpura der Schleimhaut (Purpura abdominalis Henoch) und oft weitgehender, vielfach herdförmiger Nekrose der Schleim- und Unterschleimhaut ohne nennenswerte Reaktion des angrenzenden gesunden Gewebes. Vor allem im Dünndarm bieten die steifen, speckig glänzenden graugelben, nekrotischen Schleimhautteilen ein sehr charakteristisches Bild. Leukozyten fehlen in der Demarkationszone oft vollständig, auch histiozytäre Zellmobilisationen treten gelegentlich ganz zurück. Wiederholt, doch nicht regelmäßig sahen wir Plättchenthromben in den zugehörigen Kapillaren und Venen. Streptokokken können im nekrotischen Gewebe mühelos nachweisbar sein. Wir sind geneigt, das histologische Bild derartiger nekrotisierender Schleimhauterkrankungen im Verlauf der Streptokokkenallgemeininfektion der verschiedensten Art (auch bei manchen Fällen von sog. akuter Leukämie kommen ähnliche Veränderungen vor) als den Ausdruck einer hochgradigen Widerstandsminderung des Organismus anzusehen; derartige Darmveränderungen sind ein bezeichnendes Beispiel für eine

anenergische Entzündung. Einer der von mir untersuchten Fälle dieser Art ist von AUER-
BACH kurz mitgeteilt und in Beziehung zur Purpura Henoch besprochen worden.

An solche vorwiegend nekrotisierende Schleimhauterkrankungen lassen sich jene Fälle anreihen, bei denen der Charakter der Entzündung mehr fibrinös-eitrig und eitrig-katarrhalisch ist. Sie finden sich gelegentlich bei Puerperalsepsis, ekzematöser Hauterkrankungen, Osteomyelitis, septischem Scharlach, seltener bei Endokarditis und bevorzugen in ihrer Lokalisation die unteren Dünndarmabschnitte. Die Beteiligung der Schleimhaut ist oft ausgesprochen fleckig, seltener sind zusammenhängende Darmabschnitte, insbesondere des Dickdarms ergriffen. Dadurch lassen sich solche Fälle von der Ruhr unter-

scheiden. Sie werden gelegentlich als Ausscheidungsenteritis bezeichnet, ohne daß es mir gelungen ist, hierüber klare Vorstellungen entwickelt zu finden. Wenn wir auch geneigt sind, sie im ganzen als Teilerscheinung der allgemeinen septischen Erkrankung anzusprechen, so soll andererseits doch betont werden, daß gerade hier Änderungen des Allgemeinzustandes zu einer Änderung im Verhältnis von nor malen Darmbewohnern und Darmwand führen können, in einen Sinus, wie es oben angedeutet wurde.

Wiederholt sind uns Fälle begegnet, wo bei allgemeiner Staphylokokken und Streptokokkensepsis die Lymphapparate der Darmwand in elektiver Weise

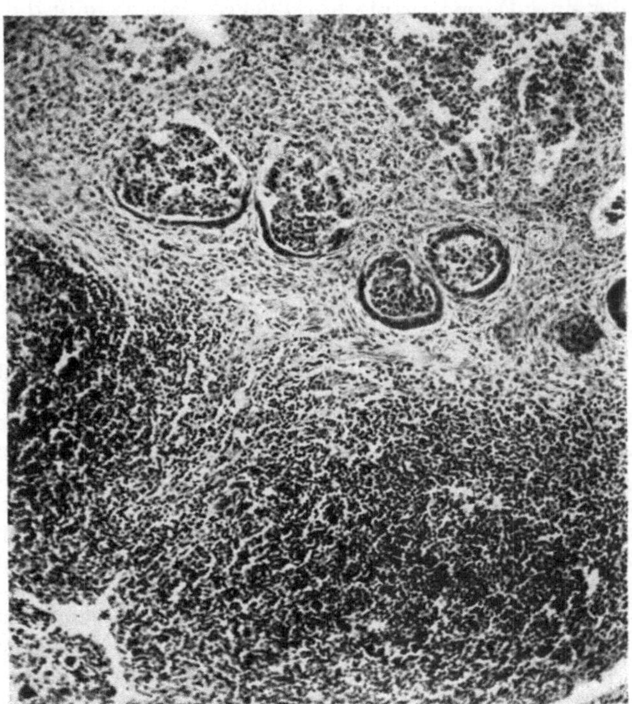

Abb. 51. Leukozytenansammlung in zystisch-erweiterten Drüsen bei oberflächlich verschorfender Entzündung der Dünndarmschleim-haut über einem PEYERschen Haufen (Streptokokkensepsis).

betroffen waren und zu makroskopisch schon erkennbaren Veränderungen geführt hatten. So sahen wir zweimal eine scharf auf die PEYERschen Haufen und die Einzelknötchen des unteren Ileums beschränkte nekrotisierende Entzündung mit Neigung zu Geschwürsbildung und Blutungen. Histologisch bestand dabei ein stürmischer Abbau des lymphatischen Gewebes durch Makrophagenwucherungen, die dann ihrerseits zerfallen und die Geschwürsbildung einleiten. Die über dem lymphatischen Gewebe liegende Schleimhaut wird dabei sehr frühzeitig mit nekrotisch, während die tiefertretenden Drüsenstümpfe in dem sich entwickelnden Granulationsgewebe sehr lange erhalten bleiben können (Abb. 51). Die Veränderungen entsprechen in ihrem Wesen in etwa dem der typhösen, und noch mehr denen bei der Rinderpest (vgl. JOEST).

d) Die Darmveränderungen bei den Ernährungsstörungen der Säuglinge.

Auf keinem anderen Gebiete der Darmpathologie liegen zur Zeit unsere anatomischen Kenntnisse so sehr im argen, wie bei den verschiedenartigsten Ernährungsstörungen des Säuglingsalters. Gerade hier ist im Laufe der letzten beiden Jahrzehnte eine so vollständige Wandlung in der Beurteilung und Bewertung der anatomischen Veränderungen im Darme eingetreten, wie bei kaum einer anderen Krankheitsgruppe. War es früher selbstverständlich, daß die Ursprungsschädigung für die verschiedensten akuten und chronischen Ernährungsstörungen in einer anatomischen Veränderung der Darmwand, einem Darmkatarrh oder einer Darmatrophie zu erblicken war, so mißt die moderne Klinik anatomischen Schädigungen so gut wie gar keine Bedeutung mehr für das ursächliche Zustandekommen akuter und chronischer Verdauungsstörungen bei. An Stelle des früheren Begriffes der Magen- und Darmerkrankungen ist derjenige der Ernährungsstörungen getreten. In eine Erörterung der verschiedenen Einteilungsgrundsätze und der speziellen Pathogenese dieser Erkrankungen kann hier nicht eingetreten werden. Es mag der Hinweis genügen, daß die lange Zeit maßgebende, auf verschiedenartige klinische und anatomische Veränderungen der Verdauungswege begründete Einteilung Widerhofers durch den Versuch von Czerny und Keller, eine Ernährungsstörung ex alimentatione von einer solchen ex infectione und ex constitutione zu trennen, vollständig verdrängt worden ist, und daß neuerdings Finkelstein mit einer rein klinischen Einteilung in Ernährungsschäden (einfache und dyspeptische Dystrophie und Dekomposition) und Toxikosen (Intoxikationen) viel Anklang gefunden hat. Für den pathologischen Anatomen und wohl auch für die Klinik erweist sich meines Erachtens auch das Langsteinsche Schema als sehr brauchbar, sofern es chronische Zustände (Hypotrophie und Atrophie) von Störungen akuter Art (Dyspepsie und Intoxikation) unterscheidet. Offensichtlich ist jedenfalls allenthalben das Bestreben, schon bei der Namensgebung das Wesen der Erkrankung nicht in einer anatomischen Schädigung der Darmwand zu erblicken, sondern in Störungen der Verdauungsvorgänge physiologisch-chemischer Natur, sei es, daß sie hervorgerufen sind durch eine nach Art und Menge ungeeignete Ernährung oder in einer außerhalb der Ernährung gelegenen Schädigung des Gesamtorganismus (Infekt). Durchfälle und Aufsaugungsverschlechterung erscheinen somit nicht als Ursache, sondern Folgen der Krankheit (Finkelstein).

Ein Versuch, die pathologische Anatomie der Darmveränderungen bei den verschiedenartigsten Ernährungsstörungen vorwiegend nach eigenen Untersuchungen kurz darzustellen, kann nur dann Gewinn versprechen, wenn die Schilderung der anatomischen Vorgänge in der Darmwand, soll sie mehr als Kasuistik sein, mit dem pathologisch-physiologischen Geschehen in Verbindung gebracht wird. Es entspricht unserer ganzen Einstellung zur Lehre von der Aufsaugung, wenn wir in den Veränderungen der Darmwand, wie sie uns bei verschiedenartigen Ernährungsstörungen entgegentritt, den Erfolg und Ausdruck nach Menge und Art gestörter Anfangsleistungen sehen. Damit werden die hier zu behandelnden Fragen auch für die pathologische Anatomie zu Problemen des Gewebsstoffwechsels in der Darmschleimhaut.

Die Klinik [Meyer (2)] betrachtet mit Recht die Ernährungskrankheiten als Störung im Stoffwechselablauf, die dann eintreten, wenn die Ernährungsvorgänge an irgendeiner Stelle ihres verwickelten Weges von der Norm abweichen. Damit ist schon gesagt, daß derartige Störungen nicht auf den Darmkanal beschränkt zu sein brauchen, sondern mehr oder minder den Gesamtstoffwechsel in Mitleidenschaft ziehen. Soweit lediglich ein der Menge nach abnormes Nahrungsangebot (Mast, Hunger) zu Störungen führt, stehen sogar Schädigungen und Veränderungen des Gesamtorganismus mehr im Vordergrunde als solche der Darmwand. Freilich fehlen sie auch hier nicht, wie die Mitbeteiligung des Darmes an den Veränderungen des Status lymphaticus bei der Eiweißmast und charakteristische Strukturveränderungen des Gerüsts bei der Hungeratrophie zeigen. Aber sie sind hier doch wohl der allgemeinen gestörten Ernährungslage eher gleichgeordnet, als daß sie ihr vorausgehen oder sie gar bedingen. Wichtiger als die Menge abweichenden Nahrungsangebot ist für die hier zu erörternden Fragen eine Störung der Nahrungsverwertung durch abnorme Resorptionsverhältnisse, die im Darmkanal erst geschaffen werden. Freilich darf man dabei nicht übersehen, daß eine meist der Art nach fehlerhafte Ernährung gewöhnlich erst die Grundlage für den gestörten Ablauf der Verdauung im Darme schafft. In welcher Weise dabei Änderungen im Bestand der einzelnen Nährstoffe den Stoffwechsel beeinflussen, wird in den Lehr- und Handbüchern der Kinderheilkunde viel erörtert. Ich verweise insbesondere auf das jüngst erschienene Handbuch von PFAUNDLER und SCHLOSSMANN, Bd. 3, wo in knapper, aber sehr übersichtlicher Weise die hier in Frage kommenden Probleme durch MEYER (2) und UFFENHEIMER eine kritische Darstellung erfahren haben. Es erscheint mir wichtig, hier nur hervorzuheben, daß ein Übermaß von Fett in der Nahrung zu einer unvollständigen Aufsaugung auch anderer Nahrungsbestandteile führt, so daß durch einseitige Fetternährung wenigstens im Tierversuch das Bild des Hungerdarms hervorzurufen ist. Wie weit diese Verschlechterung der gesamten Resorptionsverhältnisse bei Fettdarreichung mit der erhöhten Peristaltik oder einem in falsche Wege geleiteten Abbau des Fettes durch abnorme Fäulnis- und Gärungsvorgänge zusammenhängt, läßt sich vorläufig noch nicht übersehen. Dagegen ist es wohl sicher, daß die bei Überfütterung mit Kohlenhydraten regelmäßig eintretenden Durchfälle und katarrhalischen Darmveränderungen mit gesteigerten Gärungs- und Säuerungsvorgängen in engster Verbindung stehen. Bei MEYER finde ich auch den sicherlich sehr beachtenswerten Hinweis, daß bei einer Überfütterung mit einwandfreier und richtig zusammengesetzter Nahrung die Verdauungskraft des Magendarmschlauchs und ihre motorische und sekretorische Leistung versagen kann, so daß Durchfälle mit allen ihren Folgen im Stoffwechsel eintreten. Jedenfalls, und das allein verdient hier Beachtung, gehen häufig verschiedene Störungen des Stoffwechsels durch unzweckmäßiges überreichliches Nahrungsangebot abnormen Vorgängen im Magendarmkanal voraus. Wie man heute wohl allgemein mit BESSAU (2) annimmt, beginnen sie bereits im Magen, wo die Stockung des Nahrungsbreies zu abnormen Zersetzungsvorgängen und zur Entwicklung einer pathologischen Bakterienflora führen soll, so daß bereits in Gärung befindliches Material in den Dünndarm gelangt. Auch hier schafft die mit der Beweglichkeitsstörung des Magens im Zusammenhang stehende Stagnation des gärenden Chymus die Bedingungen für eine Bakterienbesiedelung des normal fast keimfreien Dünndarms, in der heute die wichtigste Phase für die Weiterentwicklung der Ernährungsstörungen gesehen wird [endogene Infektion MORO (1); siehe auch S. 273]. Das Übergreifen der sonst nur auf den unteren Dünndarm beschränkten Bakterientätigkeit auf die oberen Darmabschnitte, in denen die wichtigsten fermentativen und resorbierenden Funktionen vor sich gehen, führt hier zu schweren Störungen der Verdauungsvorgänge. Zwar zeigen die Drüsen des Magendarmschlauches auch in Krankheitsfällen eine bemerkenswerte Konstanz ihrer Funktion, und Fermentmangel kommt als Ursache der Ernährungsstörungen sicherlich nicht in Frage [MEYER (1)]. Dagegen ist die Richtung des bakteriellen Abbaues der Nahrung — Fäulnis und Gärung — mit Umstimmung der Säureverhältnisse von großem Einfluß auf den weiteren Verlauf des Stoffwechsels. Die bedeutsamste Rolle spielen dabei abnorme Gärungsvorgänge, die mit der bakteriellen Kohlenhydrat- und Fettverdauung zusammenhängen, während einer bakteriellen Eiweißfäulnis mit Bildung giftig wirkender Amine nur eine untergeordnete Bedeutung zukommt. Die Produkte der abnormen Gärung sind niedere Fettsäuren, insbesondere Essigsäure, die auch im Versuch bei direkter Einbringung in den Dünndarm nicht nur zu einer Beschleunigung der Peristaltik, sondern auch und vor allem zu einer Schädigung des Epithels führen, die meist weniger mit morphologisch greifbaren Veränderungen, als mit einer — anatomisch lediglich an den Folgen erkennbaren — Erhöhung seiner Durchlässigkeit einhergeht. Die große Empfindlichkeit der Darmepithelien für derartige Reize ist durch den Ausfall der Zellatmungsversuche MOROS und PFAUNDLERS deutlich dargetan. In der Durchlässigkeitsänderung des abdichtenden Oberflächenepithels durch abnorme Säurewirkung muß auch vom Standpunkt der pathologischen Anatomie ein wesentlicher Koeffizient für die übrigen bei den verschiedenartigsten Ernährungsstörungen auftretenden pathologischen Erscheinungen gesucht werden. Jedenfalls führt eine Erhöhung der Epitheldurchlässigkeit zum Übertritt von abbaubedürftigen antigenwirksamen Material aus dem Darminhalt in die Darmschleimhaut und den Säfteumlauf; und auf die Verarbeitung derartig abbaufähiger, insbesondere eiweißhaltiger Stoffe sind nicht nur das alimentäre Fieber und die alimentären Intoxikationen, sondern auch die zelligen Vorgänge mannigfachster Art in der Darmwand und dem parenteralen Stoffwechselapparat zu beziehen, die bei sorgfältigen Untersuchungen aufdeckbar sind. Während klinisch und physiologisch-chemisch Beweise für eine Durchlässigkeitsänderung der Darmwand bei akuten enteritischen Prozessen unschwer zu erbringen sind (MAYERHOFER und PRIBRAM) und auch der Übertritt von Milchzucker und verfüttertem Hühnereiweiß in den Urin bei solchen

Zuständen in diesem Sinne gedeutet werden müssen, läßt sich morphologisch eine strukturelle Veränderung der Epithelzellen meist in keiner Weise erkennen. Im Tierversuch läßt sich jedoch auch auf morphologischem Wege der Beweis für eine erhöhte Durchlässigkeit des Epithels bei veränderter Ernährung durch Mitverfütterung speicherfähiger saurer Farbstoffe erbringen. Untersuchungen, die wir nach dieser Richtung in die Wege geleitet haben, hatten bemerkenswerte Ergebnisse. Wie MÖLLENDORF konnten wir bei säugenden jungen Mäusen eine Vitalfärbung des gesamten Organismus durch mit Muttermilch verfüttertes Trypanblau erzielen. Weist das auf besondere Epithelverhältnisse noch säugender Tiere hin, so gelang es uns auch, an älteren und ausgewachsenen Mäusen vom Darme aus saure Farbstoffe im Gerüst der Darmwand und dem übrigen Retikuloendothel zur Speicherung zu bringen, wenn wir eine Nahrung verfütterten, die allgemein als „reizend" wirksam war, vor allem bei Verfütterung von Pepton und Kohlenhydraten in großer Menge. Aber auch bei einseitiger Eiweißernährung gelang es uns, die schützende Membran des Oberflächenepithels zu durchbrechen und eine erhöhte Aufnahme der Farbstoffe im Zottengerüst und den Epithelien nachzuweisen. Die veränderte Epitheldurchlässigkeit ist es auch, welche allein die noch näher zu erörternden Zellreaktionen im Stroma verständlich macht, die, wie wir glauben, durch die örtliche Verarbeitung abbaubedürftigen Materials ausgelöst werden.

Änderungen der Nahrungszusammensetzung, abnorme Bakterienbesiedelung des oberen Dünndarms, übermäßige Gärungsvorgänge an abnormer Stelle mit Erhöhung der Säuerung und Steigerung der Epitheldurchlässigkeit sowie Übertritt abbaufähigen Materials in die Darmwand sind also die Staffeln, die zum Zustandekommen der Ernährungskrankheiten beim Säugling führen (d. i. im großen und ganzen derselbe Mechanismus, der vielfach auch bei der Entstehung von Darmstörungen Erwachsener verwirklicht ist).

Die große Bedeutung der endogenen Infektion im Sinne einer abnormen Bakterienbesiedelung sonst fast keimfreier Darmabschnitte unter dem Einfluß der veränderten als Nährboden für die Darmkeime in Betracht kommenden Nahrung erkannt zu haben, ist ein unzweifelhaftes Verdienst von MORO.

Daß das Objekt des bakteriellen Abbaues, die Zusammensetzung des Darminhaltes als Nährboden für die Gestaltung der Darmflora von ausschlaggebender Bedeutung ist, weiß man zwar schon seit langem. Die gesetzmäßige Verteilung der Bakterien auf einzelne Abschnitte des Verdauungskanals, der Befund einer physiologischen Stuhlflora, sind aufs engste mit der Art und Weise der Ernährung verknüpft. Jede Änderung der Ernährung führt — insbesondere beim Säugling — zu einer in Art, Menge und standortsmäßigen Änderung der Bakterienflora. In den ersten Stunden nach der Geburt ist das Mekonium noch keimfrei, aber schon im Verlaufe des ersten Lebenstages siedeln sich Bakterien, insbesondere Enterokokken und Koli- und Buttersäurebazillen im Darme an (SITTLER). Vom 3. Tage an beherrschen Bakterien aus dem Formenkreis der unbeweglichen Buttersäurebazillen (Bacillus perfringens) das bakteriologische Stuhlbild. Von da ab beginnt die Umwandlung in die bleibende Frauenmilchflora, die durch das Hervortreten des Bacillus bifidus gekennzeichnet ist. Freilich beherrscht er lediglich die Dickdarmflora (der Bakterienbefund im Stuhl gibt nur ein Bild der Dickdarmkeime), während im sehr keimarmen Dünndarm der Enterokokkus überwiegt, der erst in unteren Abschnitten vom Bacillus lactis aerogenes und dem Bacterium coli verdrängt wird. Beim künstlich ernährten Kinde findet sich noch der grampositive Bacillus exilis. Sonst besteht zwischen Frauenmilch und Kuhmilch (nach SITTLER) kein grundsätzlicher, sondern nur ein Gradunterschied. Bei künstlicher Ernährung beeinflussen vor allem die Kohlenhydrate die Stuhlflora wesentlich, indem sie zu einem Überwiegen des Bifidus führen. Die im ganzen beim normalen Genährten gesetzmäßige mit dem normalen Ablauf der Gärungs- und Fäulnisvorgänge eng verknüpfte Bakterienverteilung im Darmkanale zeigt beim ernährungsgestörten Kinde — der künstlich ernährte Säugling steht stets an der Schwelle der Ernährungsstörung — so gut wie immer bemerkenswerte Verschiebungen, als nun auch im oberen Dünndarm eine Vermehrung der ortsständigen Keime und eine Ansiedlung solcher aus tiefen Darmabschnitten erfolgt. In der Hauptsache wird diese „endogene Infektion" des Dünndarms durch Keime der Coli-aerogenes-Gruppe bedingt, deren Bedeutung für die akuten Ernährungsstörungen immer mehr in den Vordergrund tritt [BESSAU (1, 2)]. Damit ist neben dem Einfluß der artfremden Ernährung einer der wichtigsten Einflüsse in der Erforschung der Entstehungsweise der Verdauungsstörung und Vergiftung sichergestellt, wenn auch die Anschauungen über ihre reaktive Wirksamkeit noch nicht einheitlich sind. Bald sind sie als Grundbedingung für die Dyspepsie anerkannt, bald als sekundärer Saprophytismus bewertet, bald als vermittelnder Faktor betrachtet. Ob dabei eine Virulenzsteigerung, etwa durch Symbiose (NOBECOURT) oder infolge einer durch die Änderung des Nährsubstrates bedingten Abartung (MORO) eintritt, ist zunächst unentscheidbar. Die normale Keimarmut des Dünndarms beruht jedenfalls nicht, wie auch heute noch angenommen wird, auf einer spaltpilzbildenden Leistung des Epithels, sie ist vielmehr die Folge des schnellen Ablaufes der normalen Dünndarmverdauung, die keine eine Bakterienansammlung begünstigende Stockung aufkommen läßt. Kommt es aber zu einer Verschiebung im Verhältnis zwischen Anforderung und Leistung durch ein Überangebot von Nahrung, insbesondere von gärfähigem Zucker oder durch Schwächung des Organismus im ganzen und der Darmleistung im besonderen, so sind der Ansiedlung von Keimen Tür und Tor geöffnet. Vor allem auf Grund der Untersuchung von ADAM (2) ist es sicher, daß bei Intoxikationsfällen im Dünndarm Kolibazillen besonderen Charakters gedeihen, die sich durch ein verhältnismäßig starkes Gärvermögen auszeichnen, während die Normalkoli aus Brustmilchstuhl verhältnismäßig kräftige Fäulniserreger sind. Ein weiteres wichtiges Ergebnis ADAMscher Untersuchungen sehe ich in der Feststellung, daß dieselben Eiweißkörper Kohlenhydrate und Fettbestandteile, welche die Dyspepsie auslösen bzw. zur Intoxikation steigern, Pepton, kristallinischer Zucker und Fettsäure, auch die Kolivermehrung fördern, während die Nahrungsstoffe, welche unwirksam sind oder als Heilnahrung dienen, Aminosäuren, Kasein und Stärke, auch das Koliwachstum hemmen. Was für Bakterien der Coli-aerogenes-Gruppe gilt, muß, wenn es auch in Einzelheiten noch nicht untersucht ist, auch für andere bei Ernährungsstörungen in abweichender Weise und an abnormer Stelle auftretende Keime Anwendung finden. So ist zu den endogenen Infekten zweifellos auch die Streptokokkenenteritis (ESCHERICH), die Staphylokokkenenteritis der Brustkinder [MORO (1), KERMAUNER] ESCHERICHs blaue Bazillose zu rechnen, wo die stark einseitige Entwicklung normaler Darmbewohner auf dem Boden mehr oder minder bestimmter rein alimentärer Störung zustande kommt. Als Übergang zu den echten ektogenen Infekten wird dagegen die von ESCHERICH sog. Colicolitis contagiosa angesehen, bei der nahe Verwandte des Bact. coli aus der Dysenterie und Paradysenteriegruppe im Darm auftreten. Wie weit alimentäre Störungen den Boden für exogene Infekte mit Ruhr und Paratyphuskeimen abgeben, ist zur Zeit noch sehr schwer zu beurteilen. Auf jeden Fall aber hat UFFENHEIMER recht, wenn er sagt, daß zweifellos viel zu oft alimentäre Erkrankungen diagnostiziert werden, wo es sich um solche Infekte handelt. Nach meiner Schätzung auf Grund eigener Feststellung sind $^2/_3$ aller Fälle von Sommerdiarrhöe sicherlich infektiösen Ursprungs und durch Ruhr-, aber auch sehr häufig durch Paratyphusbazillen, hervorgerufen. Dabei soll in keiner Weise verkannt werden, daß oft Ernährungsstörungen, insbesondere chronischer Natur [VOGT, BESSAU (2)] solchen Infektionen den Weg bereiten. Auch bei diesen sekundär auf dem Boden von Ernährungsstörungen erwachsenen Infekten spielen übrigens die normalen Darmbewohner eine erhebliche Rolle, als eine Koliinvasion des Dünndarms auch bei Ruhrerkrankungen nachzuweisen ist.

Wenn auch primäre **alimentäre Störungen** in der ganzen Kette von Bedingungen für das Zustandekommen der Ernährungsstörungen zweifellos von überragender Bedeutung sind, so werden neuerdings auch andersartige parenterale Schädigungen als wirkungsvolle Faktoren anerkannt. Außer Hitzeeinwirkungen kommen hier vor allem parenterale Infekte in Betracht, deren Bedeutung für den Ernährungsvorgang immer mehr gewürdigt wird. Gemeint sind hierunter infektiöse Prozesse, die nicht vom Darme, sondern von anderen Stellen des Körpers aus zur Wirkung gelangen. Ganz geringfügige Infekte, Schnupfen, Hautentzündungen, Bronchitis können in kürzester Frist zu schwersten, vielfach mit Durchfällen einhergehenden Verdauungsstörungen führen, die im klinischen Verlauf, aber auch im anatomisch-pathologischen Bild durchaus den Erkrankungen primär-alimentären Ursprungs entsprechen. Zweifellos ist dabei ein Teil der klinischen Symptome und anatomischen Veränderungen auf eine infektiöse Schädigung des Gesamtorganismus zu beziehen, und auch für den Darm ist eine Schädigung der Schleimhaut (Degeneration der Epithelien [FINKELSTEIN]) vielleicht auf dem Umweg über nervöse Teile (PLANTINGA) nicht ohne weiteres von der Hand zu weisen. Etwas Sicheres darüber, wie wir uns die Beziehung zwischen parenteralem Infekt und Darm vorzustellen haben, wissen wir noch nicht. Nach neuen Untersuchungen [BESSAU (2), ADAM (3)] ist auch bei parenteralen Infekten eine abnorme Kolibesiedlung des Dünndarms so gut wie immer zu erweisen. Damit wird es wahrscheinlich, daß die parenterale Infektion in gleicher Weise wie Schädigungen durch Hitze, Hunger, kalte Getränke, Überfütterung und Vergiftung eine „endogene" Infektion und damit dyspeptische Erscheinung zur Entwicklung bringen kann. An ihrer großen Bedeutung ist jedenfalls kein Zweifel und insbesondere sollen nach

Finkelstein Verdauungsstörungen bei älteren Säuglingen fast regelmäßig auf dem Boden vorausgegangener parenteraler Infekte entstehen, ebenso wie viele Fälle von Hospitalismus weniger primären Ernährungsstörungen, als parenteralen Infektionen zur Last gelegt werden sollen. Für das Verständnis der in der Darmwand sich abspielenden Vorgänge genügt die Feststellung, daß auch außerhalb einer schlechten Ernährung gelegene Schädigungen den Mechanismus der Verdauungsvorgänge in demselben Sinne beeinflussen, wie primär alimentäre Störungen. Abnorme Kolibesiedelung sonst keimfreier Darmabschnitte, Zersetzungsprozesse in abnormer Stärke und was sicherlich wichtiger ist, an abnormer Stelle, ändern die Durchgängigkeit der deckenden Epithellage und führen zur parenteralen Verarbeitung abbaubedürftiger Stoffe, als deren Erfolg anatomische Veränderungen im zellulären Bestand des Schleimhautstromas und des übrigen parenteralen Resorptionsapparates eintreten. Ein wesentlicher Koeffizient scheint überdies noch in der Labilität des kindlichen Darmepithels zu liegen, das sicherlich schon durch ganz leichte Reizungen geschädigt wird, die beim Erwachsenen ganz wirkungslos bleiben. Auch die Leistungsfähigkeit des Darmepithels bei verschiedenen Individuen ist sehr wechselnd. Bekannt ist, daß sich Frühgeburten meist durch eine hochgradige Empfindlichkeit auszeichnen, die zu einer bald meist mit schweren Inanitionszuständen einhergehenden Verdauungsschwäche führt und bei Hinzukommen parenteraler Infekte den akuten Zusammenbruch des Organismus zur Folge hat. Sicherlich sind manche Fälle von plötzlichem Tode im Säuglingsalter auf solche geringfügige parenterale Infektionen bei ernährungsgestörten Kindern zu beziehen. Wie weit in den einzelnen Fällen lediglich der Übertritt von Nahrungsbestandteilen oder der von Bakterien oder bakteriellen Produkten [Bessau (2)] das klinische und anatomische Bild beeinflußt, läßt sich vorerst noch in keiner Weise übersehen. Es scheint mir auch noch verfrüht zu sein, den einzelnen klinischen Krankheitsbildern heute schon ganz bestimmte anatomisch-pathologische Darmwandveränderungen zuzuerkennen, vielmehr wird man sich mit der Heraushebung einiger Gruppenreaktionen begnügen müssen. Auch klinischerseits ist übrigens über die Einteilungsgrundsätze und die Benennung der Krankheitserscheinungen noch keine Übereinstimmung erzielt.

Eine ausführliche Besprechung der pathologisch-anatomischen Befunde bei den verschiedensten Ernährungskrankheiten der Säuglinge findet sich bei. Czerny und Keller, Fischl und Raika. Von maßgebender Bedeutung waren lange Zeit die Angaben von Nothnagel, daß bei 80% aller Leichen eine Atrophie der Darmschleimhaut bestehe, die sich makroskopisch in einer Verdünnung sämtlicher Wandschichten zu erkennen gebe und histologisch vor allem durch den Schwund des Epithels und der Drüsen gekennzeichnet sei. Insbesondere Baginsky hat in mehreren Arbeiten auf Nothnagel fußend, die Wichtigkeit solcher Befunde für die Säuglingspathologie betont. Er teilte die Magendarmerkrankungen des Säuglingsalters in katarrhalische und follikuläre Entzündungen. Das anatomische Bild der akuten katarrhalischen Erkrankung ist nach ihm charakterisiert durch Hyperämie und Rundzelleninfiltrate in der Schleimhaut und Unterschleimhaut und Degenerationserscheinungen an den Drüsen, die zerfallen und ausgestoßen werden. Die follikulären Erkrankungen seien durch die starke Beteiligung der Follikel ausgezeichnet, die anschwellen, Zerstörungen aufweisen, stark injiziert und von Rundzellinfiltraten durchsetzt sind. Die chronischen Formen teilt er in subakute und chronische Katarrhe, welche in eine Atrophie der Schleimhaut mit Verlust des Oberflächenepithels übergehen. Er beschreibt ausführlich eine Abschilferung des Epithels mit Quellung der Zotten und findet „auf große Strecken hin ausgedehnte Defekte in der Schleimhaut, so daß die Zottengebilde und Lieberkühnschen Krypten wie rasiert und abgerissen erscheinen und die Schleimhaut hier tiefverwundet sich darstellt". Auch bei der follikulären Form der Erkrankung geht nach seinen Angaben das Darmepithel völlig verloren und auch die LIEBERKÜHNschen Krypten können in weitem Ausmaße verschwinden. Es hat eigentlich lange gedauert, ehe man den Versuch gemacht hat, die von NOTHNAGEL und BAGINSKI (2) als Atrophie beschriebenen Bilder mit Kunstprodukten und Leichenveränderungen in Zusammenhang zu bringen. Noch viel länger hat sich aber der Begriff der Darmatrophie als pathologisch-anatomische Grundlage für die verschiedenartigsten Ernährungsstörungen in den Lehrbüchern der pathologischen Anatomie und Kinderheilkunde erhalten, und ich weiß, daß auch heute noch vielerseits aus der gedehnten durchsichtigen Darmwand, durch die man „lesen kann", eine solche Darmatrophie (atrophierender Darmkatarrh) diagnostiziert wird. Erst im Jahre 1896 hat GERLACH die Schleimhautatrophie BAGINSKIs als das Ergebnis postmortaler Veränderungen hinzustellen versucht. Ihm fiel zunächst auf, daß an den Stellen der Schleimhautatrophie auch die Muskularis verdünnt war, und er erkannte alsbald, daß die sog. Atrophie ein Kunstprodukt durch Dehnung der Darmwand sei. Seine Untersuchungen wurden später von HABEL, FABER und BLOCH nachgeprüft und vollständig bestätigt. In das Jahr 1896 fällt auch die erste Veröffentlichung von HEUBNER (1), der seine Untersuchungen an möglichst lebensfrisch, kurz nach dem Tode fixierten Därmen ausgeführt hat. Seine Untersuchungen bedeuten einen großen Fortschritt und stehen in schroffem Gegensatz zu dem meisten, was bisher über die Darmveränderungen bei Säuglingserkrankungen gelehrt wurde. Er fand das Oberflächenepithel überall so gut erhalten wie in normalen Därmen, nur mitunter war es verschleimt und reich an Becherzellen. Außer Blutüberfüllung der Schleimhaut, Ödem, geringfügigen katarrhalischen Erscheinungen und Infiltration des ödematösen Gewebes sind seine Befunde sonst ganz negativ. Eine besondere Form der Epitheldegeneration (Verschleimung) beschrieben 1899 MARFAND und BERNARD, die sie als einen regelmäßigen Befund bei der Gastroenteritis bei Säuglingen fanden und als Transformation mucoide bezeichneten. Sie haben diese Veränderungen bei akuten und chronischen katarrhalischen Veränderungen leichter und schwerer Art gefunden. Sie beschreiben zwischen den Epithelzellen, insbesondere denen der LIEBERKÜHNschen Drüsen rundliche lichtbrechende Körperchen von glasig-schleimigem Aussehen, die sich mit Anilinfarbstoffen leicht anfärben lassen. Man findet sie teils in den Epithelzellen, teils frei in der Drüsenlichtung, meist an der Drüsenmündung angehäuft. In den BRUNNERschen Drüsen fehlen sie, im unteren Ileum und im Dickdarm sind sie häufiger als im oberen Dünndarm. Sie sollen der Ausdruck einer pathologischen Schleimbildung sein. Durch ihren im wesentlichen negativen Befund sind auch die Untersuchungen von BLOCH ausgezeichnet, die sich sonst auf einwandfrei fixiertes Material stützen. Ebenso stellen die gleichfalls am lebensfrisch (durch Formalineinspritzung in die Bauchhöhle) fixierten Material angestellten Untersuchungen von RAIKA einen wertvollen Beitrag zu den hier in Rede stehenden Problemen. RAIKA bestätigt vor allem die wichtigen Angaben von HEUBNER (1) und BLOCH, daß Ernährungsstörungen der Säuglinge — selbst schwere alimentäre Intoxikationen — ohne irgendwie nachweisbare Veränderungen an den Darmepithelien ablaufen können. Nur bei Fällen mit langer Agone hat er wie HEUBNER (1) eine „Verschlackung" der Epithelien und Drüsen gesehen. Im Gerüst der Schleimhaut und in der Unterschleimhaut hat er gelegentlich „Rundzelleninfiltrate" gefunden. Gegen die Bedeutung von Epithelveränderungen hat auch HELMHOLTZ Stellung genommen, der, wie TUGENDREICH, auch die sonst viel beachteten Angaben BLOCHs bestreitet, daß bei den mit Atrophie einhergehenden Fällen die Zahl der PANETHschen Zellen

in der Darmschleimhaut verringert sei. Die jüngsten, mir zu Gesicht gekommenen
bakteriologischen und pathologisch-anatomischen Untersuchungen von Schelble
(1914) stimmen durchaus mit den Heubnerschen Angaben darin überein, daß
mit den üblichen Untersuchungsmethoden am Darm keine Veränderungen
gefunden werden können, die eine Erklärung der im Leben beobachteten Erscheinungen ermöglichen. Schelble ist im übrigen der erste, der auch den Verhältnissen im Stroma erhöhte Aufmerksamkeit zuwendet, und auf Verschiebungen
des Zellbestandes im Hunger und auf der Höhe der Verdauung nachdrücklich
hinweist. Auf Grund der Schelbleschen Untersuchung vertritt auch Aschoff
die Ansicht, daß man bei den Ernährungserkrankungen der Kinder keinesfalls von
entzündlichen Veränderungen, höchstens von einer Enteropathie reden könnte.

Die Beschäftigung mit dem im ganzen spärlichen und nicht sehr tiefgründigen
Schrifttum über die pathologische Anatomie der Ernährungsstörungen und die
ganze Entwicklung dieser Frage überhaupt zeigt in eindringlicher Weise die
große Bedeutung, welche einer genauen Kenntnis und kritischen Würdigung
kadaveröser Veränderungen und durch die Fixierung bedingter Kunstprodukte für
die Beurteilung krankhafter Vorgänge in der Darmschleimhaut zukommt.
Gerade für die Darmveränderungen im Säuglingsalter gilt mit allem Nachdruck
das, was an einer früheren Stelle bei Besprechung der katarrhalischen Darmentzündung gesagt ist, und worauf insbesondere Stoerck in seiner Arbeit über
die Cholera hingewiesen hat. Im Darme der ernährungskranken Säuglinge
treten Leichenveränderungen außerordentlich frühzeitig auf, die in engster
Beziehung zu den schon im Leben sich abspielenden Gärungsprozessen mit starker
Gasentwicklung und einer oft hochgradigen Blähung aller Darmabschnitte einhergehen. Auch im Leben spielt ja ein Meteorismus bei derartig kranken Kindern
oft eine große Rolle. Die durch die Gasentwicklung bedingte hochgradige
Dehnung sämtlicher Darmwandschichten im Verein mit der rasch einsetzenden,
postmortalen Abstoßung des Epithels, insbesondere an den Zottenspitzen, aber
oft auch im Drüsengrund, führt schon nach wenigen Stunden zu Bildern, die den
Schilderungen Nothnagels vollständig entsprechen und eine Beurteilung
intravitaler Epithelverhältnisse nicht mehr gestatten. Ja, gar nicht so selten
sieht man gleichzeitig auch am Gerüst der Zottenspitzen Zeichen postmortalen
Zerfalls, deren Unterscheidung von intravitalen Zerfallsvorgängen, wie ich
glaube, aber meist möglich sein wird. Ebenso wichtig für die Beurteilung
der Epithelverhältnisse sind außer der Berücksichtigung von Leichenveränderungen die durch die Fixierung entstehenden Kunstprodukte. Sie beruhen
auf einer ungleichmäßigen Schrumpfung der einzelnen Gewebsteile, Epithel,
Stroma und Muskulatur, die gerade bei der Fixierung lebensfrischen Materials
sehr leicht eintritt. Noch wichtiger als Kontraktionserscheinungen an der Serosa
und Muskulatur (hier sind oft sehr eigenartige als Querbänderung erscheinende
Kontraktionsstreifen zu sehen) sind Zurückziehungen des Zottenstromas vom
Epithel. Die Unterscheidung der dabei entstehenden Bilder von manchen pathologischen Epithellösungen und Wucherungen, die mit Erweiterung des subepithelialen Lymphraumes einhergehen, ist dann sehr schwierig. Nur Untersuchungen, die durch möglichst frühzeitige Fixierung alle Leichenerscheinungen
sicher ausschließen, andererseits aber auch den durch die Fixierung selbst entstandenen Artefakten Rechnung tragen, können in Zukunft Anspruch auf Gültigkeit erheben. Geht man aber mit aller Vorsicht und Kritik an die Untersuchung
von Därmen bei Ernährungsstörungen heran, so gelingt es mit gewisser Regelmäßigkeit Befunde zu erheben, die zwar noch keine endgültige Stellungnahme
erlauben, aber immerhin zeigen, daß auch durch pathologisch-anatomische
Forschung — natürlich in enger Verbindung mit der Klinik und Bakteriologie —
die Lehre von den Verdauungskrankheiten der Kinder gefördert werden kann.

Von den drei Gruppen, in die ich die pathologisch-anatomischen Veränderungen der Darmschleimhaut bei solchen Erkrankungen vorläufig einteilen möchte, entspricht die erste Bildern, die zusammenfassend als echte katarrhalisch desquamative und katarrhalisch-eitrige Schleimhautentzündungen bezeichnet werden können und die auch in Einzelheiten stark an die Veränderungen des Choleradarmes erinnert. Es sind das solche Fälle, die — unter dem Bilde akuter oder subakuter Durchfallserkrankungen verlaufend — vielfach als akute Dys- pepsie und Toxikosen bezeichnet werden. Dabei ist es gleichgültig, ob alimentäre oder parentale Schädigungen vorliegen, sofern im Darm eben nur der Mechanismus verwirklicht ist, der durch die Begriffe der endogenen Infektion mit erhöhter Säuerung des Darminhaltes, Änderung der Epitheldurchlässigkeit und Übertritt, nicht vollständig aufgeschlossener Nahrungsbestandteile in die Darmwand und über sie hinaus gekennzeichnet ist. Der Abbau der nun parenteral zur Verdauung gelangenden, sicherlich antigen wirksamen Stoffe vollzieht sich dann im retikulären Zottengerüst nicht anders als sonst im Mesenchym. Wenigstens sind hier hinsichtlich seines Zellbestandes eigentlich immer typische Verschiebungen zu finden. Sie betreffen in erster Linie die Lymphozyten und Plasmazellen, die oft beherrschend in den vielfach plumpen Zotten auftreten, aber auch die Granulozyten, die insbesondere deutlich bei Darstellung durch die Oxydasereaktion in ziemlich gleichmäßiger Verteilung das Zottenstroma im Dünn- und Dickdarm durchsetzen und sich neben Lymphozyten in den vielfach erweiterten subepithelialen Lymphräumen und zwischen den Epithelien im Darmlumen finden. Oft sind daneben noch Granulozyten auch phagozytär von Stromazellen aufgenommen, um hier weiter verarbeitet zu werden. Der Granulozytengehalt ist in den einzelnen Fällen sehr wechselnd. Man sieht insbesondere bei kurz dauernden Erkrankungen Bilder einer so starken leukozytären Durchsetzung, die ohne weiteres als eitriger Katarrh bezeichnet werden müssen. Doch scheinen, wie im Tierversuch (KUCZYNSKI), solche Leukozytosen der Darmwand oft „flüchtig" zu sein; nur damit werden jedenfalls Bilder verständlich, wo man die Leukozyten mehr oder minder abgebaut lediglich in phagozytär tätigen Retikulumzellen findet. Man könnte versucht sein, im Sinne von GRAEFF derartige Leukozytenwanderung mit den Änderungen des Säuregehaltes im Darmlumen in eine direkte Beziehung zu bringen. Doch ist, glaube ich, die Erhöhung der Säuerung (Wasserstoffionenkonzentration) — nicht nur im Darm — viel eher für die Änderung der Durchlässigkeit des Darmepithels verantwortlich zu machen und die Leukozytose erst auf die mangelhafte, mit Übertritt abbaubedürftigen Materials in die Darmwand ausgezeichnete Darmfunktion zu beziehen. Die Lymphknötchen des Darmes sind in ausgesprochenen Fällen akuten Verlaufes fast immer als hyperplastisch zu bezeichnen. Sie haben meist eine breite Außen- und Zentralzone, enthalten reichlich basophile Stammzellen, aber auch phagozytär tätige Retikulumzellen. Nekrosen und Abszesse der Knötchen bedeuten stets eine Verwicklung der erörterten Verhältnisse, ebenso wie ich glauben möchte, daß die neuerdings von FROBÖSE wieder stark betonten Epithelzerstörungen nicht die Regel darstellen, sondern stets durch sekundäre, meist bakterielle Einwirkungen bedingt sind, wenigstens soweit sie als Nekrosen mit sekundärer Abgrenzung, Schorf- und Geschwürsbildung in Erscheinung treten. Dagegen sind lebhafte* Epithelabschaffungen mit raschem Ersatz der abgestoßenen Zellen, lebhaften Mitosen in den Regenerationszonen und oft lebhaften Wucherungen, die zur Entwicklung handschuhfingerartig über das Zottengerüst gestülpter hohler oder mit Flüssigkeit erfüllter Schläuche führen, in den meisten Fällen nachzuweisen. An der Erweiterung des subepithelialen Lymphraumes bei derartig akut verlaufenden Ernährungsstörungen ist gar kein Zweifel. Hier liegen die Verhältnisse genau

so wie bei der Cholera. Aber Erkrankungen mit nekrotisierenden, zur Geschwürsbildung und fibrinösen Exsudation führende Epithelveränderungen möchte ich
nach meinen Erfahrungen zu einer besonderen zweiten Gruppe rechnen, die
sicherlich meist zwar auf dem Boden einfacher alimentärer Störungen entstehend,
durch Sekundärinfekte mit pathogenen Keimen zustande kommen. Die große
Bedeutung, vor allem von Ruhr-, aber auch Paratyphusinfektionen im Säuglingsalter habe ich schon betont. Froböse findet bei den Fällen von primären
Durchfallserkrankungen, d. h. solchen ohne vorausgegangenen parenteralen Infekt für gewöhnlich eine Colitis purulenta ulcerosa mit Knötchenabszessen und
Geschwüren sowie leichter Mitbeteiligung des unteren Ileums. Auch ihm scheint
dabei eine infektiös kontagiöse Ursache wahrscheinlich zu sein. Jedenfalls sind
die von ihm beschriebenen Bilder in keiner Weise, weder nach Lokalisation noch
anatomischem Charakter von der echten Ruhr zu unterscheiden. Wenn solche
Fälle überhaupt zu den Ernährungsstörungen im strengen Wortsinn gerechnet
werden sollen, so kann das nur mit ausdrücklicher Betonung des exogenen
bakteriellen Infektes geschehen. Gerade bei derartigen Erkrankungen habe ich
im unteren Dünndarm wiederholt kleine rundliche flache Geschwüre gesehen,
deren Entstehung mit follikulären Veränderungen sicherlich nichts zu tun hat,
sondern eher mit den erörterten Epithelzerstörungen in Zusammenhang steht. Der
Gruppe der durch Sekundärinfekte hervorgerufenen pseudomembranösgeschwü-
rigen Veränderungen schließen sich immerhin seltene Fälle interstitieller phlegmonöser und abszedierender Entzündung an, die auch die Unterschleimhaut
und Muskularis in Mitleidenschaft ziehen, ja bis an die Serosa vordringen und
eine Peritonitis im Gefolge haben können. Auch Froböse erwähnt derartige
Vorkommnisse, die wir bei unserem Material gleichfalls einige Mal sahen. Ich
glaube, daß solche Fälle, bei denen die ganze Darmwand den Lymphbahnen
nach von leukozyten- und bakterienreichen Infiltraten durchsetzt ist, mit Beobachtungen von Lennander und Nyström — auch Kaufmann weist auf solche
Fälle hin — auf eine Stufe zu stellen sind, die bei Kindern, insbesondere Mädchen
eine durch Pneumokokken hervorgerufene Durchwanderungsperitonitis bei
akut-infektiösen Darmkatarrhen sahen. Die zugehörigen Gekröselymphknoten
sind in solchen Fällen meist hyperplastisch und können sogar vereitern.

Die anatomischen Veränderungen, die Froböse in jedem Falle von
parenteraler Dyspepsie und Intoxikation fand, erinnern auch ihn stark
an die bei Cholera beschriebenen Dünndarmveränderungen. Er unterscheidet
eine Jejunitis und Ileitis exsudativa mit Exsudation in den zwischen den Zottenepithelien und Zottenstroma befindlichen Grünhagenschen Raum und mit
Leukozytendurchsetzung des Zottengerüsts. Diese Veränderungen gleichen
durchaus dem, was ich oben als charakteristischen Befund der ersten Gruppe
geschildert habe. Wie weit eine „Jejunitis degenerativa et necroticans epithelialis"
(Nekrose des Zottenepithels und starke Leukozyteninfiltration des Stromas
mit mehr oder weniger starker Abstoßung der nekrotischen Epithelien) ohne
Mitwirkung pathogener Keime zustande kommt, scheint mir noch sehr fraglich
zu sein, ebenso wie ich eine „Enteritis fibrinosa purulenta et ulcerosa" bisher
nur bei Ruhr- und Paratyphusinfektion gesehen habe. Aber höchstwahrscheinlich
hängen Unterschiede in meinen und Froböses Befunden vorwiegend mit Verschiedenheiten des Materials zusammen, als sich, wie Froböse hervorhebt
und ich bestätigen kann, die schwereren Veränderungen gewöhnlich nur bei ganz
jungen Säuglingen finden, während bei älteren nur ein starker Desquamativkatarrh des Ileums oder des Dickdarms im Sinne einer über das physiologische
Maß hinausgehenden Hypersekretion mit vermehrter Zellmauserung nachzuweisen ist. Auf jeden Fall zeigen meine und Froböses Untersuchungen im
Gegensatz zur herrschenden Ansicht auf das deutlichste, daß bei sehr vielen

Fällen von akut verlaufenden Ernährungsstörungen anatomische Veränderungen der Darmschleimhaut nicht fehlen.

Noch viel schwerer ist es, ein Bild von der pathologischen Anatomie der chronischen Ernährungsstörungen zu entwerfen. Am durchsichtigsten sind hier noch diejenigen Veränderungen, welche als Ausdruck eines Nahrungsmangels durch das Bild des Hungerdarmes ausgezeichnet sind. Das sind insbesondere diejenigen Fälle, die bei längerem Bestehen der Erkrankung zu einer schweren Atrophie des Gesamtorganismus führen und die, als einfache Dystrophie bezeichnet, mit den Merkmalen des verschlechterten Ernährungszustandes verbunden sind. Dabei ist es ganz gleichgültig, ob das Wesen der Störung in einer mangelhaften Verwertung ausreichend und zweckmäßig dargereichter Nahrung (insbesondere bei Frühgeburten) liegt oder in einer mengenmäßig unzureichenden Ernährung, einer Inanition aus äußeren Gründen beruht, bei der die Zufuhr den physiologischen Bedarf im ganzen oder im einzelnen nicht deckt, oder zum mindesten nicht den besonderen Bedürfnissen einer durch angeborene oder erworbene Anomalie auf eine besondere Ernährungsweise angewiesenen Körpers entspricht. FINKELSTEIN insbesondere ist geneigt, eine Inanition aus äußeren Gründen auch bei denjenigen dystrophischen Zuständen anzunehmen, die meist als Produkt besonderer Stoffwechselstörungen aufgefaßt werden. Dazu rechnet er außer den Fällen von „nicht immer ganz leicht zu entlarvender allgemeiner Unterernährung" vor allem den Milchnährschaden, der höchstwahrscheinlich allein durch Kohlenhydratmangel, den Mehlnährschaden, der durch Eiweiß-, Salz- und Fettmangel, den infantilen Skorbut, der durch Mangel an Ergänzungsnährstoffen zustande kommt. Das bei derartigen atrophischen und dyspeptischen Zuständen sich darbietende Darmbild ist, sofern es nicht durch bakterielle Infekte oder andere akute Schädigungen verwickelt ist, im wesentlichen als eine Hungeratrophie des Darmes zu bezeichnen und steht in einer Reihe mit den Veränderungen des übrigen Körpers, die gleichfalls als Ausdruck einer Hungeratrophie aufzufassen sind. Hochgradiger Schwund des Fettgewebes, Hämosiderose der Milz, der Darmwand und Leber, Verkleinerung der Organe in solchen Fällen beherrschen das Sektionsbild. Auch der Schwund des lymphatischen Gewebes ist dann meist sehr ausgeprägt und kann, wie die Verkleinerung der Thymusdrüse (METTENHEIMER) direkt als Maßstab für den Ernährungszustand dienen. Die Veränderungen entsprechen vollständig dem, was man bei den Hungererkrankungen der Erwachsenen zu finden gewohnt ist. Mit der Darmatrophie NOTHNAGELs und BAGINSKYs haben die sich darbietenden Darmbilder aber nicht das geringste zu tun, da eben die meist in die Augen fallende Verdünnung der Darmwand nicht das Ergebnis einer echten Atrophie, sondern der Erfolg der postmortalen Dehnung durch Gase ist. Dagegen entspricht das mikroskopische Darmbild ganz den Veränderungen, die HEIDENHAIN, HOFMEISTER und KUCZYNSKI auch experimentell erzeugen konnten und ausführlich beschrieben haben. Am Epithel sind mir dabei — wenigstens für den Menschen — irgendwelche Veränderungen nicht deutlich geworden. Auch eine Vermehrung oder Verminderung der PANETHschen und gelben Zellen läßt sich nicht erweisen. Lediglich am Zottengerüst und den lymphatischen Apparaten ist ein Befund zu erheben, der aber auch nur dem Kenner zum Bewußtsein kommen wird. Im ganzen sind die Zotten klein und zugespitzt, die Lymphräume und Gefäße sind meist leer, das Zottenstroma ist sichtlich an Zellen verarmt, die Zellen im allgemeinen schmächtiger und kleiner. Fast durchweg lassen sie sich als Histiozyten erkennen, die teils im retikulären Verband gelegen sind, nur zum geringen Teile frei in den Netzmaschen liegen. Aber auch zwischen den Epithelien findet man mitunter freie histiozytäre Wanderzellen. Vielfach haben sie Eisenpigment feinkörnig gespeichert. Die Zahl der Lymphozyten

ist gewöhnlich stark herabgesetzt, oft vermißt man sie ganz, ebenso wie auch
Plasmazellen sehr spärlich sind. Auch Granulozyten gehören nicht zum typischen
Befunde des atrophischen Darmes. Die Rückbildung der lymphatischen Knötchen
fällt oft schon mit dem bloßen Auge in die Erscheinung, insbesondere an den
PEYERschen Haufen, wo meist eine Auflösung in Einzelknötchen festzustellen
ist, die auf dem Schwund der kleinen Lymphozyten bei reichlichem Auftreten
von tingiblen Körperchen in Retikulumzellen beruht.

Freilich stellen derartige „reine" Bilder ganz besonders schwere Veränderungen dar, wie sie nur bei langdauernder Atrophie gefunden werden. Es muß
gerade bei der Beurteilung von Därmen bei chronisch verlaufenden Ernährungsstörungen berücksichtigt werden, daß sehr verschiedene Vorgänge zu den klinischen Bildern der chronischen Dystrophie und Atrophie führen und daß akute
Schübe in den chronischen Verlauf eingeschaltet sein können. So findet man gerade
in solchen Därmen oft Restzustände aus akut entzündlichen Stadien mit Zeichen
vorausgegangener Reizung gelegentlich in Form von phagozytierten Leukozyten-
trümmern in Retikulumzellen oder man sieht neu aufgepfropfte, frisch entzündliche Veränderungen, die dann zu Bildern führen, deren Deutung nicht immer
ohne weiteres möglich ist.

Auch nach französischen Untersuchern (DUMAS, PARROT, FÉDÉ) sind die
Darmveränderungen bei der Säuglingsatrophie (Cachexie gastro-intestinale,
l'athrepsie de PARROT) im wesentlichen durch eine Atrophie der Schleimhaut
ausgezeichnet, die mit katarrhalischen und geschwürigen Vorgängen vergesellschaftet sein kann.

Gerade in dem weiteren Studium der Darmpathologie bei solchen Erkrankungen ist noch ein weites Feld für den pathologischen Anatomen, sofern er gewillt
ist, in enger Zusammenarbeit mit der Klinik vom Standpunkt der Resorptions-
pathologie an solche Fragen heranzugehen.

Dabei scheint es mir aber unerläßlich zu sein, nicht nur die Veränderungen der Darmwand zu berücksichtigen, sondern auch denen der übrigen
Organe seine Aufmerksamkeit zu schenken. Was bisher jedenfalls über Organveränderungen bei den Ernährungsstörungen bekannt ist, ist außerordentlich
geringfügig und knüpft sich an die Namen von LUBARSCH (1, 2, 3) und HÜBSCH-
MANN. Im großen und ganzen wird man den Angaben von STEPHANI, die unter
HÜBSCHMANNs Leitung gearbeitet hat, zustimmen können. Danach findet sich
bei akuten Störungen, namentlich bei solchen mit Zeichen von Vergiftungen,
fast stets eine schwere Leberverfettung bei gleichzeitiger Fettarmut oder völligem
Fettschwund in der Nebennierenrinde. Bei den chronischen Formen fehlen
Leberverfettungen nahezu oder vollständig. Dagegen finden sich hier ganz
auffallende Hämosiderinablagerungen vor allem in der Milz, in etwas geringerem
Grade auch in der Leber, die bei akuten Störungen nur in ganz geringem Ausmaße oder gar nicht nachweisbar sind. Der Grad der Hämosiderinablagerungen
im Retikuloendothel und den Parenchymzellen geht der Schwere des atrophischen Zustandes parallel, ist aber bis zu einem gewissen Grade wohl vom Alter
des Kindes abhängig. Eine wesentliche Ergänzung haben diese Feststellungen
durch die Untersuchungen von SAITO aus dem Institut von LUBARSCH erfahren,
die im großen ganzen zu den gleichen Ergebnissen führte. Daß bei jüngeren
Kindern die Eisenablagerungen reichlicher sind als bei älteren und sich auch
ohne voraufgegangene Ernährungsstörungen finden, kann auch ich bestätigen.
Ob dieser Umstand, auf den auch SCHWARTZ aufmerksam macht, lediglich auf die Aufsaugung von Geburtsblutungen zu beziehen ist, oder nicht
vielmehr mit der ganzen Umstellung der Blutmauserung während der Neu-
geborenenperiode zusammenhängt, möchte ich dahingestellt sein lassen. Es
darf auch nicht unerwähnt bleiben, daß als Verwicklungen zu primären

Ernährungsstörungen nicht selten sekundäre Infekte den kindlichen Organismus befallen. Dazu gehören nicht nur die Ruhr-, Paratyphus- und Streptokokken-erkrankungen des Darmes selbst, sondern auch intotriginöse und ekzematöse Hauterkrankungen, Mittelohrentzündungen, Katarrhe der Luftwege und ent-zündliche Infektionen der Lunge. Nach meinen Erfahrungen sind auch katarrha-lische und katarrhalisch eitrige Erkrankungen der ableitenden Harnwege und der Niere — vielfach als aszendierende Pyelonephritis bezeichnet — eine häufige Komplikation. Es wird weiter zu prüfen sein, wie weit bei diesen Nieren-erkrankungen, bei denen meist Kolibazillen im Harn nachgewiesen werden, eine Ausscheidung vom Darm ins Blut gelangter Keime in Frage kommt.

Schrifttum.

Allgemeines, normale Anatomie und Physiologie.

ABDERHALDEN: Lehrbuch der physiol. Chemie. Verdauung. I. Teil, 5. Aufl. — ARNOLD (1): Über Resorption vitaler Farbstoffe im Magen- und Darmkanal. Sitzungsber. d. Heidelb. Akad. d. Wissensch. 1911. — ARNOLD (2): Über Plasmastrukturen und ihre funktionelle Bedeutung. Jena: Fischer 1914. — BIEDERMANN: Vergleichende Physiologie der Ver-dauung. Wintersteins Handb. d. Physiol. Bd. 2. 1911. — BRÜCKE: Über die Chylusgefäße und die Resorption des Chylus. Denkschr. d. Wien. Akad. Bd. 5. 1854. — CHUMA, M.: Zur normalen und pathologischen Histologie der Magenschleimhaut (unter besonderer Berück-sichtigung des Vorkommens von Darmschleimhaut, Panethscher Zellen usw.) Virchows Arch. Bd. 247. 1923. — COHNHEIM, O.: Verdauung. Nagels Handb. d. Physiol. 1907. — ELZE: Histo-logie des embryonalen Säugetierdarmes. Diss. Freiburg. 1909. — ERDÉLY: Über die Bezie-hungen zwischen Bau und lymphatischen Apparates des Darmes. Zeitschr. f. Biol. Bd. 46. 1905. GOLDMANN: Die äußere und innere Sekretion des Organismus im Lichte der vitalen Färbung. Tübingen 1909. — HAMPERL: Über die gelben Zellen des Magendarmtraktus. Verh. d. dtsch. pathol. Ges. 1927. S. 171 u. Virch. Arch. Bd. 66, 1927. — HEIDENHAIN: Beiträge zur Histologie und Physiologie der Dünndarmschleimhaut. Pflügers Arch. f. d. ges. Physiol. Bd. 43. Supl. 1888. — HERZOG: Histologische Befunde in ausgeschalteten Darmschlingen. Beitr. d. pathol. Anat. u. z. allg. Pathol. 1912. 53. Bd. — HÖBER: Über Resorption im Darm. Pflügers Arch. f. d. ges. Physiol. Bd. 86. 1901. — HÖBER, R. und F. KLEMPNER: Biochem. Zeitschr. 1908. — HÖBER, R.: Physikalische Chemie der Zellen und Gewebe. 5. Aufl. 1924. — HOFMANN: Über Eisenresorption und Ausscheidungen im menschlichen und tierischen Organismus. Virchows Arch. Bd. 151. — HOLZ, W.: Beiträge zur Frage der Resorption und Ausschei-dung des Cholestearins im Magendarmkanal. Inaug.-Diss. München. 1914. — HORNEMANN: Bakteriendurchlässigkeit der Darmwand. Zeitschr. f. Hyg. u. Infektionskrankh. 1911. 69. Bd. KAUFMANN-WOLF: Kurze Notizen über Belegzellen und basalgekörnte Zellen im Darm des Menschen. Anat. Anz. Bd. 39. 1911. — KLEIMANN: Über die Resorption körniger Substanzen von seiten der Darmfollikel. Arch. f. exp. Pathol. u. Pharmakol. Bd. 27. 1890. KLIMENKO: Beitrag zur Frage der Durchgängigkeit der Darmwand für Mikroorganismen. Zeitschr. f. Hyg. u. Infektionskrankh. 1904. — KÖLLICKER: Handbuch der Gewebelehre des Menschen. 5. Aufl. Leipzig 1867. — KREHL: Pathol. Physiologie. 10. Aufl. S. 599. Leipzig. 1921. — KUCZYNSKI: Edwin Goldmanns Untersuchungen usw. Virchows Arch. Bd. 239. 1922. — KULL, H. (1): Über die Entstehung der Panethschen Zellen. Arch. f. mikroskop. Anat. Bd. 77. 1921. — KULL, H. (2): Die basalgekörnten Zellen des Dünndarm-epithels. Arch. f. mikroskop. Anat. Bd. 81. 1923. — KULTSCHINSKI: Zur Frage über den Bau des Darmkanals. Arch. f. mikroskop. Anat. Bd. 49. 1897. — KÜSTER: Die Bedeutung der normalen Darmbakterien für den gesunden Menschen. Kolle-Wassermanns Handb. 2. Aufl., S. 468. — MEYERHOFER und PRIBRAM: Darmwand als osmot. Membran bei akuter und chronischer Enteritis. Wien. klin. Wochenschr. 1909. S. 875. — MÖLLENDORF (1): Vitalfärbung. Ergebn. d. Physiol. Bd. 18. 1920. — MÖLLENDORF (2): Über die Anteilnahme des Darmepithels an der Verarbeitung enteral zugeführter Farbstoffe. Münch. med. Wochen-schrift. 1924. — OPPEL, A.: Lehrbuch der vergleichenden mikroskopischen Anatomie. 1906. Ergebn. d. Anat. u. Entwicklungsgesch. — NOTHNAGEL: Beiträge zur Pathologie und Physiologie des Darmes. Berlin. 1884. — PANETH, J. (1): Über die sezernierenden Zellen des Dünndarmepithels. Arch. f. mikroskop. Anat. Bd. 31. — PANETH, J. (2): Ein Beitrag zur Kenntnis der Lieberkühnschen Krypten. Zeitschr. f. allg. Physiol. 1887. H. 1. — PARI, A.: Frankf. Zeitschr. f. Pathol. 1910. 4. Bd. — PFLÜGER, E.: Die Resorption der Galle usw. Pflügers Arch. f. d. ges. Physiol. Bd. 86. 1901. — RÖSSLE: Referat über Entzündung. Ver-handl. d. dtsch. pathol. Ges. Bd. 19. 1923. — SCHAFFER (1): Beiträge zur Histologie mensch-licher Organe: Duodenum, Drüsendarm, Mastdarm. Sitzungsber. d. Akad. d. Wissensch., Abtlg. 3. Bd. 100. Wien 1891. — SCHAFFER (2): Histologie und Histogenese. Wien 1923. — SCHMIDT, J. E.: Beitrag zur normalen und pathologischen Histologie. Einige Zellarten der

Schleimhaut des menschlichen Darmkanals. Arch. f. mikroskop. Anat. Bd. 66. 1905. — Schultze, H.: Über die Schicksale verfütterter, korpuskulärer Elemente. Verhandl. d. dtsch. pathol. Ges. 10. Tag. 1906. — Stöhr: Lehrbuch der normalen Histologie. — Strucken. H.: Beiträge zur Histologie usw. des Rektum. Epithels und der Schleimzellen. Inaug.-Diss. Freiburg. 1893. — Stutz: Über eosinophile Zellen in der Schleimhaut des Darmkanals. Inaug.-Diss. Bonn. 1895. — Tang: Über die Panethschen Zellen und die gelben Zellen des Duodenums usw. Arch. f. mikroskop. Anat. 1922. Bd. 98. — Walz, K.: Durchlässigkeit der Schleimhäute, insbesondere der Magendarmwand für Leukozyten. Festschr. f. Baumgarten. Arb. a. d. pathol. Inst. Tübingen. 1908. 6. Bd. — Wuttig: Experimentelle Untersuchungen über Fettaufnahme und Fettablagerung. Beitr. z. pathol. Anat. u. z. allg. Pathol. Bd. 37. 1905. — Zillenberg, Paul: Funktionelle Änderungen des Darmepithels. Diss. Bern. 1911. — Zimmermann: Beitrag zur Kenntnis einiger Drüsen und Epithelien. Arch. f. mikroskop. Anat. Bd. 52.

Darmkatarrh, pseudomembranöse und verschorfende Entzündung. Colica mucosa. Darmgeschwüre.

Albrecht: Enteritis follic. suppurativa. Wien. klin. Wochenschr. 1910. — Albu: Colitis ulcerosa. Mitt. a. d. Grenzgeb. d. Med. u. Chirurg. 1914. Nr. 28. — Amenomiya: Über die Regeneration des Darmepithels an tuberkulösen Darmgeschwüren. Virchows Arch. Bd. 201. 1910. — Aschoff: Pathologische Anatomie. 2. Teil. Verdauungsorgane. Jena: Fischer 1922. — Beitzke, H.: Über Heilungsvorgänge bei der Ruhr. Beitr. z. pathol. Anat. und allg. Pathol. Bd. 64. 1918. — Boss: Der perforierte Dickdarmileus. Bruns' Beitr. z. klin. Chirurg. Bd. 140. 1927. — Burckardt, J.: Über den Sektionsbefund bei Infektion durch Bacterium enterititis Gärtner. Korresp.-Bl. f. Schweiz. Ärzte. 1914. Nr. 22. — Caspari: Über embolische Darmdiphtherie. Arb. a. d. pathol. Inst. Tübingen. Bd. 4. 1904. — David, O.: Umfrage über das Kolitisproblem. Dtsch. med. Wochenschr. 1926. S. 1421. — Decloux et Ribadeau-Dumas: In Cornil-Ranvier. Manuel d'histologie pathologique Paris. Bd. 4. 1912. Kapitel Intestinum. — Dietrich, A.: Die Schußverletzungen der Bauch- und Beckenhöhle. Handb. d. ärztl. Erfahrungen im Weltkriege von O. Scherning. Bd. 8, S. 487. — Dold: Pyocyaneusenteritis. Arch. f. Schiffs- u. Tropenhyg. 1918. 22. — Els: Zur Entstehung des Ulcus pepticum jejuni. Dtsch. Zeitschr. f. Chirurg. Bd. 175, S. 327. 1922. — Fischer, A. W. (1): Über das Ulcus simplex des Dünn- und Dickdarms. Virchows Arch. Bd. 234. 1921. — Fischer, A. W. (2): Heilungs- und Vernarbungsvorgänge im Dickdarm. Obliteration des Colon als Kolitisfolge. Arch. f. klin. Chirurg. Bd. 146. 1927. — Fränkel, E.: Pyocyaneusnekrosen der Darmwand. Zeitschr. f. Hyg. 72. — Fränkel. Simmonds und Deike: Cholera. Jahrb. d. Hamb. Staatskrankenanstalten. Bd. 3, S. 2. 1891. — Fritzsche, R.: Zur pathologischen Anatomie der durch Mäusetyphusbazillen erzeugten Gastroenteritis des Menschen. Zentralbl. f. allg. Pathol. u. pathol. Anat. — Gluge: Bei Vogt: Monographie der Ruhr. Gießen 1856. — Grawitz: Urämische Darmgeschwüre. Dtsch. med. Wochenschr. 1898. — Haberer: Das Ulcus pepticum jejuni. Zeitschr. f. ärztl. Fortb. Bd. 12. 1919. — Helmholz: Die Regeneration des Darmepithels in oberflächlichen Duodenalgeschwüren. Virchows Arch. Bd. 201. 1910. — Heubner: Über das Verhalten des Darmepithels bei Darmkrankheiten der Säuglinge, insbesondere bei Cholera infantum. Zeitschr. f. klin. Med. Bd. 29. 1896. — Hirsch und Schneider: Dünndarmgeschwüre als Erscheinungsform der Spasmophilie. Monatsschr. f. Kinderheilk., Orig. Bd. 15. 1918. — Huebschmann: Pathologische Anatomie und Pathogenese der gastrointestinalen Paratyphuserkrankungen. Beitr. z. pathol. Anat. u. z. allg. Pathol. Bd. 56. 1913. — Jadin: Über die chronischen Stenosen des Dünndarmes. Arch. f. klin. Chirurg. Bd. 144. S. 667. — Jaffé, R.: Über nekrotisierende und ulzeröse Entzündung im Dünndarm. Med. Klinik. 37. 1918. — Kaabeck und Rosenschein: Zur Frage der Schleimbildung im Darm. Virchows Arch. Bd. 204. 1908. — Kaufman: Spezielle pathol. Anatomie. Bd. 1, 8. Aufl. 1922. — Kaufman, E. (1): Sublimatintoxikation. Habilitationsschrift. 1888. — Kaufman, E. (2): Neuer Beitrag zur Sublimatentzündung. Virchows Arch. Bd. 115. — Lorentzen, W.: Beitrag zur Pathogenese der Bazillenruhr. Virchows Arch. Bd. 240. 1921. — Marchand (1): Der Prozeß der Wundheilung. Stuttgart 1901. — Marchand (2): Beiträge zur Pathogenese und pathologischen Anatomie des Bronchialasthmas und der Colica mucosa. Beitr. z. pathol. Anat. u. z. allg. Pathol. Bd. 61. — Neukirch: Erkrankungen durch den Bacillus Glässer-Voldagsen. Zeitschr. f. Hyg. u. Infektionskrankh. 85. 1918. — Noorden, V. und Dapper: Über die Schleimkolik des Darmes und ihre Behandlung. Samml. klin. Abhandl. H. 3. Berlin: Hirschwald 1903. — Orth: Pathol. Anat. Diagnostik. 8. Aufl. Berlin 1917. — Pistorius: Arsenvergiftung. Arch. f. exp. Pathol. u. Pharmakol. 16. — Propping: Über infiltrierende Dickdarmentzündung und vernarbte Prozesse. Münch. med. Wochenschr. 1926. S. 1308. — Quervain, de: Colica mucosa. Ergebn. d. Chirurg. u. Orthop. 1912. — Quênu et Brauer: Arch. de méd. exp. et d'anat. pathol. Bd. 4, p. 405. 1912. — Riedel: Darmdiphtherie nach schweren Operationen bei sehr geschwächten Kranken. Dtsch. Zeitschr. f. Chirurg. Bd. 67. 1902. — Rindfleisch: Experimentelle Untersuchungen über die Heilung des Darmes. Arch. f. klin. Chirurg. Bd. 46. 1893. —

Rothmann, M.: Beitrag zur Pathologie der Enteritis mucosa. Zeitschr. f. klin. Med. Bd. 23. Schall: Veränderungen des Verdauungstraktus durch einige Ätzgifte. Beitr. z. pathol. Anat. u. z.allg. Pathol. Bd. 44. 1908. — Schmidt, A. (1): Zeitschr. f. klin. Med. Bd. 20. 1892. — Schmidt, A. (2): Virchows Arch. Bd. 143. 1896. — Schmidt, A. (3): Klinik der Darmkrankheiten. Bd. 1. 1912. — Schünemann: Geschwürsheilung bei Darmtuberkulose. Virchows Arch. Bd. 238. 1922. — Sternberg, C.: Darmsystem und Peritoneum in Brünnings-Schwalbe Handb. d. Pathol. d. Kindesalters. Bd. 2, S. 1. 1913. — Stoerck, O.: Über Cholera. Beitr. z. pathol. Anat. u. z. allg. Pathol. Bd. 62. 1916. — Vogt, W.: Monographie der Ruhr. Gießen 1856. — Wiesner, V. R.: Zur Pathologie der Kokkenenteritis (Streptococcus lacticus). Frankf. Zeitschr. f. Pathol. Bd. 19. 1916. Wien. klin. Wochenschr. 1915. — Zum Busch: Zur Frage der Colitis ulcerosa. Münch. med. Wochenschr. 1926. Nr. 26.

Eitrige und chronische Entzündung.

Albrecht: Die Beziehungen der Flexura sigm. zum weiblichen Genitale. Arch. f. Gynäkol. Bd. 83. 1907. — Albu: Zur Kenntnis der Colitis ulcerosa. Mitt. a. d. Grenzgeb. d. Med. u. Chirurg. Bd. 28. 1915. — Askanazy: Enteritis phlegmonosa. Zentralbl. f. Pathol. Bd. 6. 1895. — Baer: Über äußerliche Tumoren der Ileocökalgegend. Zentralbl. f. Grenzgeb. Bd. 3. 1900. — Bellfrage u. Hederning: Darmphlegmone. Zit. Friesing u. Sjövall. — Birt und Fischer: Seltene Darmstrikturen in Mittelchina. Bruns' Beitr. z. klin. Chirurg. Bd. 104. 1917. — Boas: Operativ geheilte Colitis ulcerosa. Dtsch. med. Wochenschr. 1903. Nr. 11. — Boese: Über den strikturierenden tuberkulösen Tumor der Flexura sigm. Langenbecks Arch. Bd. 86. 1908. — Borséky: Narbige Darmstenosen nach Brucheinklemmungen. Bruns' Beitr. z. klin. Chirurg. Bd. 54, S. 360. 1907. — Boss: Der perforierte Dickdarmileus. Bruns' Beitr. z. klin. Chirurg. Bd. 140. 1927. — Braun: Über entzündliche Geschwülste am Darm. Dtsch. Zeitschr. f. Chirurg. Bd. 100. 1909. — Cheinisse: L'entroite phlegmoneuse. Semanie méd. Tom. 109. 1909. — Cude: Les diverticules acquis du gros intestin et lero ule en pathologie. Paris méd. Nr. 27. 1913. — Deutemoser: Enteritis phlegmonosa idiopathica. Diss. Greifswald. 1905. — Ehrmann: Über die Colitis ulcerosa od. supp. Berl. klin. Wochenschr. 1916. Nr. 48. — Eisenberg: Über die von erworbenen Divertikeln der Flexura sigm. ausgehenden äußerlichen Erkrankungen. Bruns' Beitr. z. klin. Med. Bd. 83. 1913. Lit. — Faber und Bloch: Über die pathologischen Veränderungen am Digestionstraktus bei der perniziösen Anämie und über die sog. Darmatrophie. Zeitschr. f. klin. Med. 1900. — Fahr: Über Typhlitis. Berl. klin. Wochenschrift. 1910. Nr. 18. — Fischer, A. W.: Über das Ulcus simplex des Dünn- und Dickdarms. Virchows Arch. Bd. 234. 1921. — Friedmann, R.: Über Divertikulitis des Dickdarms. Arch. f. klin. Chirurg. Bd. 117. 1921. — Frising u. Sjövall: Phlegmonöse Enteritis im Duodenum und Anfangsteil des Jejunums. Bruns' Beitr. z. klin. Chirurg. Bd. 82. 1913. Lit. — Füth: Pseudokarziomatöse Infiltration der Darmwand bei entzündlichem Adnexuterus. Arch. f. Gynäkol. 1907. — Glaus: Darmphlegmone. Berl. klin. Wochenschr. 1918. Nr. 20. — Goldschmidt: Fall von Enteritis phlegmonosa. Dtsch. Arch. f. klin. Med. Bd. 40. — Goto: Über die einfach chronische äußerliche Striktur des Darmes. Langenbecks Arch. Bd. 47. 1912. — Graser: Das falsche Darmdivertikel. Langenbecks Arch. Bd. 59. 1899. Dtsch. Zeitschr. f. Chirurg. Bd. 51. 1899. — Greyerz: Die oberhalb von Dickdarmverengerungen auftretenden Darmgeschwüre. Dtsch. Zeitschr. f. Chirurg. Bd. 77. — Hansemann, v.: Virchows Arch. Bd. 156. Dtsch. med. Wochenschr. 1908. — Hart: Embolische Enteritis. Arch. f. Verdauungskrankh. 1913. — Hässner: Zur Pathologie des Meckelschen Divertikels. Frankf. Zeitschr. f. Pathol. 1913. Nr. 14. — Heike: Darm-Blasenfisteln infolge von Darmdivertikeln. Diss. Leipzig. 1904. — Hellström: Darmphlegmone. Beitr. z. klin. Chirurg. Bd. 115. 1919. — Hepner: Operativ geheilter Fall von Blasen-Dickdarmfistel. Bruns' Beitr. z. klin. Chirurg. Bd. 38. 1903. — Herold: Akute primäre Kolitis. Wien. klin. Wochenschr. 1905. Nr. 511. — Holmdahl: Beitrag zur Kenntnis der eitrigen, ulzerösen und diphtheritischen Prozessen im Dünndarm. Bruns' Beitr. z. klin. Chirurg. 1916. Lit. — Ingier: Phlegmonöse Darmentzündung. Zentralbl. f. allg. Pathol. u. pathol. Anat. 1920/21. — Koch, M.: Über Veränderungen im Magen und Darm bei der perniziösen Anämie. Inaug.-Diss. 1898. — Kohn, Hans: Über die entzündlichen Divertikel des Dickdarms. Klinische und anatomische Bemerkungen. Berl. klin. Wochenschr. 1914. S. 20. — Leuchtenberger, R.: Darmphlegmone. Virchows Arch. Bd. 246. 1923. — Mac Callum: Phlegmon. entéritis. Bull. of Johns Hopkins hosp. Vol. 17. 1906. — Maier: Zur pathologischen Anatomie der Submukosa des Darmes. Arch. f. Kinderheilk. Zit. n. Tietze. — Materna: Vom Coecum aus in das Kolon aufsteigende Phlegmone der Darmwand. Wien. klin. Wochenschr. 1910. — Matthes: Seltener Fall von phlegmonöser Darmentzündung. Diss. Leipzig. 1905. Med. Klinik. 1907. — Meidner: Über die Genese der Dehnungsgeschwüre im Darm. Virchows Arch. Bd. 193. 1908. — Mertens: Falsche Divertikel der Flexura sigmoidea und des Proc. vermiformis. Mitt. a. d. Grenzgeb. d. Med. u. Chirurg. Bd. 9. 1902. — Meyer, E.: Anatomische Beiträge zur Lehre von der Darmatrophie. Inaug.-Diss. Bonn. 1900. — Moissejew: Darmphlegmone. Ergebn. d. Chirurg. u. Orthop.

1920. Zit. Tietze. — MOLL: Phlegmone und isoliertes Ulkus des Kolon. Zentralbl. f. Chirurg. 1926. S. 2274. — MÜLLER, W.: Zur Pathologie der Dünndarmphlegmone. Virchows Arch. Bd. 216. 1914. — NEUPERT (1): Zur Pathologie der Darmdivertikel. Arch. f. klin. Chirurg. Bd. 87. 1908.— NEUPERT (2): Demonstration eines Präparates von Enteritis phlegmonosa. Zentralbl. f. Chirurg. 1910. — OBEL: Primäre Typhlitis. Bruns' Beitr. z. klin. Chirurg. Bd. 84. 1913. — OBERNDORFER: Akute embolische Enteritis. Verhandl. d. dtsch. pathol. Ges. 1910. — OTTO: Krankheitsverlauf der Dickdarmphlegmone. Zentralbl. f. Chirurg. 1927. Nr. 12, S. 707.—REISINGER: Über akute Entzündungen des Coecums. Münch. med. Wochenschrift. 1903. — SAAR, V.: Zur Kenntnis der phlegmonösen Prozesse des Darmkanals. Arch. f. Chirurg. Bd. 106. 1915. — SCHLOFFER: Über Darmstrikturen nach Unterbrechung der mesenterialen Blutzufuhr. Mitt. a. d. Grenzgeb. d. Med. u. Chirurg. Bd. 14. 1905. —ᐟ SCHMIDT, WOLF: Colitis ulcerosa. Mitt. a. d. Grenzgeb. d. Med. u. Chirurg. Bd. 27. 1913. — SCHMIDT: Zur Kenntnis der Colitis suppurativa (gravis ulcerosa). Mitt. a. d. Grenzgeb. d. Med. u. Chirurg. Bd. 27. 1914. — SCHÜTZ: Über hyperplasierende Kolitis und Sigmoiditis. Beitr. z. pathol. Anat. u. z. pathol. Pathol. Suppl.-Bd. — SIMMONDS: Über strikturierende Perisigmoiditis. Münch. med. Wochenschr. 1911. S. 1425. — TAYLOR und LEKIN: Lancet. Vol. 2. 1911. — TEUTSCHLÄNDER und VALENTIN: Enteritis phlegmonosa. Mitt. a. d. Grenzgeb. d. Med. u. Chirurg. Bd. 38. 1925. —TIETZE, ALEXANDER: Über entzündliche Dickdarmgeschwülste. Ergebn. d. Chirurg. u. Orthop. Bd. 12. 1920. (Lit.) — UNGERMANN: Duodenitis phlegmonosa. Virchows Arch. Bd. 193. — WEISS (1): Dehnungsgangrän des Coecums bei tiefsitzenden Darmverschluß. Arch. f. klin. Chirurg. Bd. 73. 1904. — WEISS (2): Die syphilitischen Erkrankungen des Darmes. Zeitschr. f. Grenzgeb. 1900. H. 5. — WILKE: Umschriebene Phlegmone der Duodenalwand als Ausgangspunkt einer diffusen Peritonitis. Münch. med. Wochenschr. 1910.

Lymphatisches Gewebe.

ALBRECHT, H.: Ätiologie der Enteritis follicularis. Wien. klin. Wochenschr. 1910. H. 27. BAMBERGER: Ruhr. In Virchows Handb. d. spez. Pathol. u. Therap. Bd. 4. 1855. — BARBACCI: Über die feineren histologischen Alterationen der Milz, der Lymphdrüsen und der Leber bei der Diphtherie. Zentralbl. f. allg. Pathol. u. pathol. Anat. Bd. 7. 1896. — BIZZOZERO: Beiträge zur pathologischen Anatomie der Diphtheritis. Med. Jahrb. 1876. — BLÖHDORN: Über das Vorkommen atavistischer Drüsen im Dickdarm. Inaug.-Diss. Marburg. 1920. — BULLOCK und SCHMORL: Über Lymphdrüsenerkrankung bei epidem. Diphtherie. Beitr. z. pathol. Anat. u. z. allg. Pathol. Bd. 16. 1894. — CZERMACK: Einige Ergebnisse über die Entwicklung, Zusammensetzung und Funktion der Lymphknötchen der Darmwand. Arch. f. mikroskop. Anat. Bd. 42. — DAVIDOFF: Untersuchungen über die Beziehungen des Darmepithels zum lymphatischen Gewebe. Arch. f. mikroskop. Anat. Bd. 29. — ELLENBERGER: Beiträge zur Frage des Vorkommens usw. des zytoblastischen Gewebes in der Darmschleimhaut. Arch. f. Anat. u. Physiol. 1906. Physiol. Abtlg. — GROLL, H.: Die Hyperplasie der lymphatischen Apparate bei Kriegsteilnehmern. Münch. med. Wochenschrift. 1919. — GROLL, H. und KRAMPF: Involutionsvorgänge an den Milzfolikeln. Zentralblatt f. allg. Pathol. u. pathol. Anat. Bd. 31. 1920. — GROSS, W.: Ruhr. Münch. med. Wochenschr. 1919. — HART: Ruhr. Med. Klinik. 1918. Nr. 20. — HELLMAN (1): Studien über das lymphoide Gewebe. IV. Zur Frage des Status lymphaticus. Zeitschr. f. Konstitutionslehre. Bd. 8. 1921. — HELLMAN (2): Die normale Menge des lymphoiden Gewebes beim Kaninchen in verschiedenem postfötalem Alter. Upsala läkareförenings forhandl. 1914. — HELLMAN (3): Die Bedeutung der Sekundärfollikel. Beitr. z. pathol. Anat. u. z. allg. Pathol. Bd. 68. 1921. — HOFFMANN: Die markige Schwellung der Darmfollikel bei der Leptospiren-Infektion. Münch. med. Wochenschr. 1924. Nr. 14. — KLAATSCH: Über Beteiligung von Drüsenbildungen am Aufbau von Peyerschen Haufen. Morphol. Jahrb. Bd. 19. 1895. — KÖLLICKER: Handb. d. Gewebelehre d. Menschen. 5. Aufl. Leipzig 1867. — KÜCHENMEISTER: Beitrag zur Entwicklungsgeschichte der Darmlymphknötchen. Inaug.-Diss. Rostock. 1895. — LÖHLEIN (1): Über die sog. follikuläre Ruhr. Veröffentlich. a. d. Geb. d. Kriegs- u. Konstitutions-Pathol. 1923. H. 13. (Lit.) — LÖHLEIN (2): Verhandl. d. dtsch. pathol. Ges. Bd. 17. 1914. — LÖHLEIN (3): Med. Klinik. 1917. Nr. 30. Ebenda. 1918. Nr. 3. — LUBARSCH: Über heterotope Epithelwucherungen und Krebs. Verhandl. d. dtsch. pathol. Ges. Bd. 10. 1906. — ORTH (1): Über die Beziehungen der Lieberkühnschen Krypten zu den Lymphknötchen des Darmes. Verhandl. d. dtsch. pathol. Ges. Bd. 3. 1901. — ORTH (2): Colitis cystica profunda und superficialis. Berl. klin. Wochenschr. 1918. Nr. 29. — PASSOW: Über das quantitative Verhalten der Solitärfollikel und Peyerschen Haufen des Dünndarms. Inaug.-Diss. Berlin. 1883. — RETTERER: Nach OPPEL: Lehrb. d. vergl. mikroskop. Anat. Bd. 51. 1898. — RICHTER: Die Hyperplasie des lymphatischen Apparates bei Kriegsteilnehmern. Münch. med. Wochenschr. 1919. — RÖSSLE, R.: Bedeutung und Ergebnisse der Kriegspathologie. Jahreskurse f. ärztl. Fortbild. Bd. 10. 1919. — SCHULTZE, W. H.: Beziehung der Lieberkühnschen Krypten zu den Lymphknötchen des Dickdarmes. Zentralbl. f. allg. Pathol. u. pathol. Anat. Bd. 16. 1905. — SOCHACZEWSKI:

Lymphknötchen des Darmes. Inaug.-Diss. Jena. 1907. — STILLING, H.: Über progressive und regressive Metamorphosen der Follikel. Virchows Arch. Bd. 103. 1886. — STÖHR: Über die Entwicklung der Darmlymphknötchen. Arch. f. mikroskop. Anat. Bd. 51. 1898. — TOMARKIN: Lieberkühnsche Krypten und ihre Beziehungen zu den Follikeln beim Meerschweinchen. Anat. Anz. Bd. 8. 1893. — TORINUS: Über die Grübchen der Noduli lymphatici im Dickdarm. Virchows Arch. Bd. 231. 1922. — WASCHKEWITSCH: Über großzellige Herde in den Milzfollikeln bei Diphtherie und andern Affekt. Virchows Arch. Bd. 159. 1900. — WESTENHÖFER: Über primäre noduläre Ruhr. Berl. klin. Wochenschr. 1918. H. 47. — WOODWARD, J.: The medical and surgical History of the Rebellion. Part. II. Vol. 1.

Darmganglien.

D'ARMATO und MARCI: Die sympathischen Ganglien des Magens bei einigen Magenkrankheiten. Virchows Arch. Bd. 180. 1905. — ASKANAZY: Über das Verhalten der Darmganglien bei Peritonitis. Verhandl. d. dtsch. pathol. Ges. Bd. 3. 1901. — BLASCHKO (1): Zur pathologischen Anatomie des Darmnervenplexus. Virchows Arch. Bd. 96. 1884. — BLASCHKO (2): Mitteilungen über eine Erkrankung der symphatischen Geflechte des Darmes. Virchows Arch. Bd. 94. 1883. — LEUPOLD: Das Verhalten des Auerbachschen Plexus bei der ulzerösen Darmtuberkulose. Virchows Arch. Bd. 218. 1914. — LORENTZEN: Beitrag zur Pathogenese der Bazillenruhr. Virchows Arch. Bd. 240. 1923. — MÜLLER, L. R.: Die Darminnervation. Arch. f. klin. Med. 1912. — SASAKI: Über Veränderungen in den nervösen Apparaten der Darmwand bei perniziöser Anämie und allgemeiner Atrophie. Virchows Arch. Bd. 96. 1884. — SCHLEIMPFLUG: Arch. f. klin. Med. Bd. 9. — WALBAUM: Zur Histologie der akuten eitrigen Peritonitis. Virchows Arch. Bd. 162.

Entzündliche Darmveränderungen auf dem Boden mechanischer, physikalischer und chemischer Schädigung. Urämie, Sepsis, Grippe, Diphtherie usw.

ALMKVIST (1): Die Pathogenese der merkurialen Kolitis. Dermatol. Zeitschr. Bd. 13. — ALMKVIST (2): Arch. f. Dermatol. Bd. 127. 1919. — ALMKVIST (3): Weitere Untersuchungen über die merk. Kolitis und Stomatitis. Dermatol. Zeitschr. 1912. — ANDRASSI und HIMMELREICHER: Drei Fälle von akut entzündlichem Darmtumor (durch Ascaris lumbricoides verursacht). Zentralbl. f. Chirurg. 1923. H. 8. — ASCHOFF, L. und W. KOCH,: Skorbut. Veröff. a. d. Geb. d. Kriegs- u. Konstutions-Pathol. 1919. H. 1. — BARBACCI: Über die feineren histologischen Alterationen der Milz usw. bei Diphtherie. Zentralbl. f. allg. Pathol. u. pathol. Anat. Bd. 7. 1896. — BARIÊ et DELAUNAY: La duodénite ulcereuse urémique. Bull. et mém. Soc. méd. hôp. 1903, p. 45. — BEITZKE: Periarteriitis nodosa. Virchows Arch. Bd. 199. 1910. — BENSAUDE, R. CAIN et ANTOINE: Zur Kenntnis der urämischen Colitis haemorrhagica. Ann. de méd. Bd. 7. 1920. Ref. Zentralbl. f. d. ges. inn. Med. 1920. H. 13. — BITTORF: Die akuten Entzündungen der Flexura sigmoidea durch Kotstauung. Berl. klin. Wochenschr. 1903. H. 7. — BIZZOZERO: Beitrag zur pathologischen Anatomie der Diphtheritis. Med. Jahrb. 1876. — BÖHM und UNTERBERGER: Arsenvergiftung. Arch. f. exp. Pathol. u. Pharmakol. Bd. 2. 1895. — BORST: Pathologisch-anatomische Beobachtung zur spanischen Grippe. Münch. med. Wochenschr. 1918. — BRUNNER: Klinisches und Experimentelles über Verschiedenheiten der Pathogenität des Darminhaltes. Arch. f. klin. Chirurg. Bd. 73. 1904. — BULLOCK und SCHMORL: Über Lymphdrüsenerkrankungen bei epidemischer Diphtherie. Beitr. z. pathol. Anat. u. z. allg. Pathol. Bd. 16. 1894. — CASPARY: Über embolische Darmdiphtherie. Arb. a. d. Geb. d. pathol. Anat. u. Bakteriol. a. d. pathol. Inst. Tübingen. Bd. 4. 1904. — CHIARI: Beitrag zur Lehre von der Urämie. Verhandl. d. dtsch. pathol. Ges. Bd. 15, S. 207. 1912. — COBLINER: Experiment. Beitrag zur Entstehung der Colitis merc. usw. Arch. f. Verdauungskrankh. Bd. 17. 1911. — DEVIE et CHARVET: Contribution à l'étude des ulcerations des duodenum liées aux affections des veins. Rev. méd. 1903, p. 883. — DIETRICH, A.: Die Schußverletzungen der Bauch- und Beckenhöhle im Handb. d. ärztlichen Erfahrungen im Weltkriege. Bd. 8. 1921. — DÜRCK: Diphtherie des Darmes. Sitzungsber. d. ärztl. Ver. München. 1903. Ref. Münch. med. Wochenschr. 1903. — EBNER: Koprostatische Dehnungsgeschwüre als Ursache von Darmperforation. Dtsch. Zeitschr. f. Chirurg. Bd. 81. 1906. — EISELSBERG: Ulcus pepticum jejuni. Arch. f. klin. Chirurg. Bd. 114. — ELBE: Die Nieren- und Darmveränderungen bei der Sublimatvergiftung des Kaninchens. Virchows Arch. Bd. 182. — ELS: Zur Entstehung des Ulcus pepticum jejuni. Dtsch. Zeitschr. f. Chirurg. Bd. 175, S. 327. 1922. — EYMER: Röntgenschädigungen. Zentralbl. f. Gynäkol. 1918. — FABER und BLOCH: Über die pathologischen Veränderungen am Digestionstraktus bei der perniziösen Anämie und über die sog. Darmatrophie. Zeitschr. f. klin. Med. 1900. — FAHR: Grippe. Sitzungsber. d. ärztl. Ver. Hamburg. Münch. med. Wochenschr. 1919. — FALKENBERG: Über die angebliche Bedeutung intravaskulärer Gerinnungen bei Vergiftungen durch Sublimat. Virchows Arch. Bd. 123. 1891. — FISCHER: Darmaffektionen bei Nephritis und Urämie. Virchows Arch. Bd. 134. — FISCHER, B.: Über Bestrahlungsnekrose des Darmes. Strahlentherapie. Bd. 13. 1922. — FISCHER, A. W.: Über Darmgrippe.

Zentralbl. f. Chirurg. 1923. Nr. 38. — Franqué, O.: Schwere Darm- und Hautschädigungen bei Röntgentiefentherapie. Zentralbl. f. Gynäkol. 1918. — Franz: Tödliche Darmverbrennung ohne Hautverbrennung bei Karzinomkranken. Berl. klin. Wochenschr. 1917. S. 127. — Glaus und Fritzsche: Über den Sektionsbefund bei der gegenwärtigen Grippeepidemie. Korresp.-Bl. f. Schweiz. Ärzte. 1918. — Göppert: Genickstarre. Zeitschr. f. Kinderheilk. Bd. 7. 1913. — Grawitz (1): Urämische Darmgeschwüre. Dtsch. med. Wochenschrift. 1898. Nr. 20. — Grawitz (2): Über Dickdarmentzündung bei akuter Quecksilbervergiftung. Dtsch. med. Wochenschr. 1888. H. 3. — Gregory, A.: Darmgangrän als Flecktyphuskomplikation. Zentralbl. f. Chirurg. 1913. Nr. 13. — Greyerz, v.: Über die oberhalb von Dickdarmverengerungen auftretenden Darmgeschwüre. Dtsch. Zeitschr. f. Chirurg. Bd. 77. 1905. — Gruber, G. B.: Periarteriitis nodosa. Zentralbl. f. Herz- u. Gefäßkrankh. 1917. H. 9. — Haberer: Das Ulcus pepticum jejuni. Zeitschr. f. ärztl. Fortbild. Bd. 12. 1919. (Lit.). — Händly: Strahlenwirkung mit Hinblick auf die sog. elektive Wirkung. Arch. f. Gynäkol. Bd. 109. 1918. — Heck, W.: Schwere Darm- und Hautschädigung bei Röntgentiefentherapie. Strahlentherapie. Bd. 11. 1920. — Heinz: Natur und Entstehungsart der bei der Arsenikvergiftung auftretenden Gefäßverlegungen. Virchows Arch. Bd. 126. 1891. — Hesse, E.: Ileitis und Colitis gangraenosa neuropatica aliment. postoperativa. Mitt. a. d. Grenzgeb. d. Med. u. Chirurg. Bd. 35. 1922. — Hofmann: Verhalten des Darmes bei Inkarzerationen, insbesondere an den Schnürfurchen. Beitr. z. klin. Chirurg. Bd. 54. 1907. — Hoffmann, W. H.: Die markige Schwellung der Darmfollikel bei der Leptospireninfektion (Weilsche Krankheit). Münch. med. Wochenschr. 1924. H. 14. — Jenkel-Schüppe: Über Ulcus jejuni pepticum. Dtsch. Zeitschr. f. Chirurg. Bd. 175. 1922. — Kaufmann. E. (1): Die Sublimatintoxikation. Habilit.-Schrift. Breslau. 1888. — Kaufmann, E. (2): Neuer Beitrag zur Sublimatintoxikation. Virchows Arch. Bd. 117. 1889. — Knöpfelmacher, W.: Beobachtungen über die Influenzaepidemie bei Kindern. Wien. med. Wochenschrift 1920. — Koch, W.: Über Veränderungen an Magen und Darm bei der perniziösen Anämie. Inaug.-Diss. Berlin. 1898. — Kocher (1): Zur Lehre von der Brucheinklemmung. Dtsch. Zeitschr. f. Chirurg. Bd. 8. 1877. — Kocher (2): Über Ileus. Mitt. a. d. Grenzgeb. d. Med. u. Chirurg. Bd. 4. — Kohan: Quecksilbervergiftung bei gleichzeitiger Hirudinwirkung. Arch. f. exp. Pathol. u. Pharmakol. Bd. 61. 1909. — Kreuter: Dehnungsgangrän des Coecums. Arch. f. klin. Chirurg. Bd. 70. — Krömer: Röntgenschädigungen. Monatsschr. f. Geburtsh. u. Gynäkol. Bd. 46. 1917. — Kuczynski und Wolff: Pathomorphologie und Pathogenese der Grippe. Ergebn. d. Pathol. u. pathol. Anat. Bd. 19, H. 2, S. 1068. — Kunicke: Vergiftungen vom Rektum aus. Inaug.-Diss. Kiel. 1895. — Lemière und Pièdelievre: Les ulcerations gastrointestinales uraemiques. Ref. Zentralbl. f. inn. Med. 1923. — Lesser: Experiment. Untersuchungen über den Einfluß einiger Arsenverbindungen. Virchows Arch. Bd. 73/74. 1878. — Link: Lysolvergiftung. Arb. a. d. pathol. Inst. Posen, v. Lubarsch. Wiesbaden 1901. — Lorenz: Periarteriitis nodosa. Zeitschr. f. klin. Med. Bd. 18. 1891. — Lubarsch: Die anatomischen Befunde von 14 tödlich verlaufenden Fällen von Grippe. Sitzungsber. d. Berlin. med. Ges. Berlin. klin. Wochenschr. 1918. Nr. 32. — Manzini: Osservazioni anatomo pathologiche sur 200 casi di influenza. Ref. in med. scienze. II. 1920. — Matthias: Röntgenschädigung des Dickdarms. Zentralbl. f. allg. Pathol. u. pathol. Anat. 1922. H. 2. — Marchand, F. (1): Über die pathologischen und anatomischen Befunde bei der diesjährigen Influenzaepidemie. Münch. med. Wochenschr. 1919. — Marchand (2): Nachtrag zu Falkenbergs Arbeit über Sublimatvergiftung. Virchows Arch. Bd. 123. 1891. — Meidner: Über die Genese der Dehnungsgeschwüre im Darm. Virchows Arch. Bd. 193. 1908. — Mering: Wirkung des Quecksilbers auf den tierischen Organismus. Arch. f. exp. Pathol. u. Pharmakol. Bd. 13. 1881. — Meyer und Bernhardt: Zur Pathologie der Grippe von 1918. Berlin. klin. Wochenschr. 1918. — Miloslavich: Zur pathologischen Anatomie der akuten Influenza. Frankf. Zeitschr. f. Pathol. Bd. 22. 1919. — Perez: Die Influenza in chirurgischer Beziehung. Dtsch. Zeitschr. f. Chirurg. Bd. 59, 63, 64. 1920. — Pistorius: Arsenvergiftung. Arch. f. exp. Pathol. u. Pharmakol. Bd. 16. — Pribatsch: Über die Grundwirkung des Quecksilbers. Virchows Arch. Bd. 201. — Prutz: Mitteilungen über Ileus. Arch. f. klin. Chirurg. Bd. 60. 1900. — Prym: Zur Pathologie und Anatomie der Influenza. Dtsch. med. Wochenschr. 1919. — Ricker und Hesse: Über den Einfluß des Quecksilbers, namentlich des eingeatmeten auf die Lungen von Versuchstieren. Virchows Arch. Bd. 217. 1915. — Riedel: Über Darmdiphtherie nach schweren Operationen bei sehr geschwächten Kranken. Dtsch. Zeitschr. f. Chirurg. Bd. 67. 1902. — Rosenbaum: Grippeenteritis im Säuglingsalter. Monatsschr. f. Kindesheilk. Bd. 33. 1926. — Sabbatani: Physikalisch-chemische Betrachtungen über die Quecksilberwirkung. Biochem. Zeitschr. Bd. 11. 1908. — Sato und Nambu: Zur Pathologie und Anatomie des Skorbuts. Virchows Arch. Bd. 194. 1908. — Sauer: Perforation des Darmes oberhalb von Strikturen. Inaug.-Diss. Halle 1902. — Schall: Die Veränderungen des Verdauungstraktes durch einige Ätzgifte. Beitr. z. pathol. Anat. u. z. allg. Pathol. Bd. 44. 1908. — Schloffer: Darmstriktur nach Unterbrechung der mesenterialen Blutzufuhr. Mitt. a. d. Grenzgeb. d. Med. u. Chirurg. Bd. 14. 1905. — Secher: Enteritis bei Masern. Berlin. klin. Wochenschr. 1906.

Nr. 6. — SEITZ: Appendizitis bei Scharlach. Frankf. Zeitschr. f. Pathol. Bd. 14. 1913. — SHIMODAIRA: Dehnungsgeschwüre. Mitt. a. d. Grenzgeb. d. Med. u. Chirurg. Bd. 22. 1910. — SIEGMUND und ZSCHOKKE: Grippekrupp bei Säuglingen. Jahrb. f. Kinderheilk. 1922. — SIEVERT: Die toxischen Eigenschaften des Hirudins mit Rücksicht auf die Quecksilberhirudinvergiftung. Zeitschr. f. exp. Pathol. u. Pharmakol. Bd. 7. 1910. — SINGER: Erkrankungen des Darmes bei Erkrankungen des Blutes. Perniziöse Anämie, Leukämie usw. Kraus-Brugsch spezielle Pathol. u. Therap. Bd. 6, S. 1. — THIERAUCH: Urämische Darmgeschwüre. Arb. a. d. Geb. d. pathol. Anat. u. Bakteriol. a. d. pathol. Inst. Tübingen. Bd. 8. 1914. — TREITZ: Urämische Darmveränderungen. Prag. Vierteljahrsschr. f. Med. 1859. — UHLENHUT und HÄNDEL: Schweinepest und Schweineseuche. Kolle-Wassermanns Handb. d. pathog. Mikroorganismen. Bd. 6. — VERSÉ: Periarteriitis nodosa. Beitr. z. pathol. Anat. u. z. allg. Pathol. Bd. 40. 1907. — WARREN, S. L. and SCHIPPLE: Roentgen Ray intoxication I—IV intestinal lessions. Journ. of exp. med. Vol. 38. 1923. — WASCHKEWITSH: Über großzellige Herde in den Lymphfollikeln bei Diphtherie und anderen Affektionen. Virchows Arch. Bd. 159. 1900. — WEILER: Die anatomischen Veränderungen bei der Sublimatvergiftung des Kaninchens. Virchows Arch. Bd. 13. 1912. — WETTERER: Handb. d. Röntgentherapie. Bd. 1. Leipzig. 1913—14. — WÖLFLER und LIEBLEIN: Die Fremdkörper des Magendarmkanals des Menschen. Dtsch. Zeitschr. f. Chirurg. Bd. 46. 1909. (Lit.). — ZIMMERMANN (1): Periarteriitis nodosa. Arch. f. Kinderheilk. 1874. — ZIMMERMANN (2): Kasuistik der Dehnungsgeschwüre. Korresp.-Bl. f. Schweiz. Ärzte. 1907. — ZUELZER: Influenza. Ziemßens Handb. d. spez. Pathol. u. Therap. Bd. 2.

<h3 style="text-align:center">Ernährungsstörungen der Säuglinge.</h3>

ADAM (1): Endogene Infektion und Immunität. Jahrb. d. Kinderheilk. Bd. 99. 1922. — ADAM (2): Über die Biologie der Dyspepsiekoli und ihre Beziehungen zur Dyspepsie und Intoxikation. Jahrb. d. Kinderheilk. Bd. 101. 1923. — ADAM (3): Pathogenese der schweren Durchfallerkrankungen des Säuglings. Vers. d. dtsch. Ges. f. Kinderheilk. 1926. S. 275. — ADAM und FROBOESE: Untersuchungen zur Pathologie der Durchfallserkrankungen. I. Zur pathologischen Anatomie des Darmes. Zeitschr. f. Kinderheilk. Bd. 39. 1926. — ASCHOFF: Lehrbuch der Pathologie und pathologischen Anatomie. II. Verdauungsorgane. — BAGINSKY (1): Arch. f. Kinderheilk. Bd. 22, 32. — BAGINSKY (2): Virchows Arch. Bd. 89. — BAHRDT: Über die Pathogenese der Verdauungsstörungen im Säuglingsalter. Zeitschr. f. Kinderheilk. Bd. 11. 1914. — BESSAU (1): Enterale Infektion. Monatsschr. f. Kinderheilk., Orig. Bd. 22. 1921. — BESSAU (2): Referat über enterale Infekte der Säuglinge. Verhandl. d. Ges. f. Kinderheilk. Jena 1921. — BESSAU und BOSSERT: Zur Pathogenese der akuten Ernährungsstörungen. Jahrb. f. Kinderheilk. Bd. 89. — BLOCH: Anatomische Untersuchungen über den Magendarmkanal der Säuglinge. Jahrb. f. Kinderheilk. Bd. 58. 1903; Bd. 59. 1904. — BRUNN, v.: Über Peritonitis. Zentralbl. f. allg. Pathol. u. pathol. Anat. Bd. 12. — CZERNY und KELLER: Handbuch der Kinder, Ernährung usw. Leipzig: Deutike 1906—19. — DUBOIS: Hämosiderosis bei den Ernährungsstörungen der Säuglinge. Virchows Arch. Bd. 236. 1922. — ERKES: Durchwanderungsperitonitiden bei akuten Erkrankungen der Darmschleimhaut. Zentralbl. f. Chirurg. Bd. 7. 1918. (Lit.). — FALKENBERG: Eisenablagerungen bei Säuglingen. Zentralbl. f. allg. Pathol. u. pathol. Anat. 1904. — FÉDÉ: Sur les altérations de la muqueuse gastrointestinale dans l'atrophie infantile. Arch. de méd. infantile 1918. — FINKELSTEIN: Säuglingskrankheiten. Berlin: Julius Springer 1921. — FISCHL: In Pfaundler-Schloßmanns Handbuch der Kinderheilk. Bd. 3. 2. Aufl. FROBOESE: Pathologische Anatomie der Durchfallskrankheiten. Verhandl. d. pathol. Ges. Mannheim (südwestdeutsche Pathol.). Ref. Zentralbl. f. allg. Pathol. u. pathol. Anat. 1924. — GERLACH: Kritische Bemerkungen zur gegenwärtigen Lehre von der Darmatrophie. Dtsch. Arch. f. klin. Med. Bd. 57. 1896. — GÖPPERT (1): Zur Pathologie der infektiösen Intoxikation. Jahrb. f. Kinderheilk. Bd. 97. 1921. — GÖPPERT (2): Die einheimische Ruhr im Kindesalter. Ergebn. d. inn. Med. u. Kinderheilk. Bd. 15. 1917. — HELMHOLZ: Beitrag zur pathologischen Anatomie der Pädatrophie. Jahrb. d. Kinderheilk. Bd. 70. — HERZ: Infektiöser Darmkatarrh im Säuglingsalter. Monatsschr. f. Kinderheilk. Bd. 35, S. 193. — HEUBNER (1): Über das Verhalten des Darmepithels bei Darmkrankheiten der Säuglinge, insbesondere bei Cholera infantum. Zeitschr. f. klin. Med. Bd. 29. 1896. — HEUBNER (2): Jahrb. f. Kinderheilk. Bd. 53. Lehrb. d. Kinderheilk. Bd. 1. 1911. (Lit.). — HUEBSCHMANN: Zur pathologischen Anatomie der Ernährungsstörungen der Säuglinge. Verhandl. d. dtsch. pathol. Ges. Jena. 1921. — JEHLE: Streptokokkenenteritis und ihre Komplikationen. Jahrb. d. Kinderheilk. Erg.-Bd. 65. — KAUFMANN: Lehrbuch der speziellen pathologischen Anatomie. 7. u. 8. Aufl. 1922. — KUCZYNSKI: Edwin Goldmanns Untersuchungen usw. Virchows Arch. Bd. 239. 1922. — KUNDRAT: In Gerhardts Handbuch der Kinderheilkunde. — LANGE, DE: Zur normalen und pathologischen Histologie des Magendarmkanals beim Kind. Jahrb. f. Kinderheilk. Bd. 51. — LANGEMAAK: Serofibrinöse Peritonitis nach akuter Enteritis. Beitr. z. klin. Chirurg. Bd. 37. 1903. — LENNANDER-NYSTRÖM: Kasuistische Beiträge zur Kenntnis der von Enteritis ausgegangenen

Peritonitis. Zeitschr. f. klin. Med. Bd. 63. 1907. — Lubarsch (1): Zur Kenntnis des makrophagen retikulo-endothel. Apparates. Verhandl. d. dtsch. pathol. Ges. Jena. 1921. — Lubarsch (2): Diskussionsbemerkungen zu Huebschmann. Verhandl. d. dtsch. pathol. Ges. Jena. 1921. — Lubarsch (3): Beiträge zur pathologischen Anatomie und Pathogenese der Unterernährungs- und Erschöpfungskrankheiten. Beitr. z. pathol. Anat. u. z. allg. Pathol. Bd. 69. 1921. — Mayerhofer und Pribram: Die Darmwand als osmotische Membran bei akuter und chronischer Enteritis. Wien. klin. Wochenschr. 1909. S. 875. — Meyer, L. F. (1): Hospitalismus der Säuglinge. Berlin: Karger 1915. — Meyer, L. F. (2): Pathologie des Stoffwechsels im Säuglingsalter. Pfaundler-Schloßmanns Handb. d. Kinderheilk. 1924. — Moro (1): Enterale Infektion. Monatsschr. f. Kinderheilk. Bd. 22. 1921. — Moro (2): Einfluß der Molke auf das Darmepithel. Jahrb. d. Kinderheilk. Bd. 79, 91. — Moro (3): Jahrb. f. Kinderheilk. Bd. 43, 61, 84. — Niemann: Ernährungsstörungen der Säuglinge. In Pfaundler-Schloßmanns Handb. Bd. 3. 1924. (Lit.). — Ohlmüller: Über die Abnahme der einzelnen Organe bei der Atrophie des Kindes. Inaug.-Diss. München 1882. — Parrot: L'athrepsie. Paris 1877. — Plantenga: Die Serumtherapie der sog. alimentären Intoxikation. Jahrb. d. Kinderheilk. Bd. 86. — Raika: Histologische Untersuchungen des Darmes an Säuglingen. Jahrb. f. Kinderheilk. Bd. 70. Rosenthal: Zur Frage des alimentären Fiebers. Jahrb. f. Kinderheilk. Bd. 70. — Saito: Beitrag zur pathologischen Anatomie der Ernährungsstörungen der Säuglinge. Virchows Arch. Bd. 250, S. 69. 1924. — Scheer: Die endogene Infektion des Dünndarms. Würzburger Abhandl. a. d. Gesamtgeb. d. prakt. Med. Bd. 21, H. 5. 1924. Leipzig: Kabitzsch. Schelbe: Bakteriologische und pathologische Studien bei Ernährungsstörungen. 1910. Leipzig. Habil.-Schrift Freiburg. (Lit.). — Schloss: Pathologie des Wachstums im Säuglingsalter. Berlin: Karger 1911. — Siegmund: Diskussion zu Froboese. Ref. Zentralbl. f. allg. Pathol. u. pathol. Anat. 1924. — Sikler: Die wichtigsten Bakterientypen der Darmflora. Würzburg 1909. — Stephani: Pathologisch-anatomische Befunde bei Ernährungsstörungen der Säuglinge. Jahrb. f. Kinderheilk. Bd. 101. 1923. — Sternberg: Darmsystem und Peritoneum in Brünings-Schwalbe Handbuch der Pathologie des Kindesalters. II. Bd. 1. 1913. — Thiemich: Über Leberdegeneration bei Gastroenteritis der Säuglinge. Beitr. z. pathol. Anat. u. z. allg. Pathol. 1896. — Tobler-Bessau: Allgemeine pathologische Physiologie der Ernährung im Kindesalter. Wiesbaden: J. F. Bergmann 1914. — Trias: Über Durchfälle mit Spirillenbefund im Säuglingsalter. Monatsschr. f. Kinderheilk. Bd. 32. Uffenheimer: Darmflora. In Pfaundler-Schloßmanns Handb. d. Kinderheilk. 1924. (Lit.). — Weihe und Schürer: Über die Ruhr der kleinen Kinder. Zeitschr. f. Kinderheilk. Bd. 10. 1914.

4. Spezifische Entzündungen des Darmrohres.

Von

H. Siegmund-Köln.

Mit 24 Abbildungen.

Tuberkulose, Syphilis, Aktinomykose, Lymphogranulomatose, Milzbrand, Gasbrand, Pneumomatosis cystoides intestini. Darmveränderungen bei leukämischen Erkrankungen.

a) Tuberkulose des Darms.

1. Der tuberkulöse Primärkomplex im Darm.

Wenn ich bei der Besprechung der tuberkulösen Erkrankungen der Darmwand, dem „intestinalen Primärkomplexe" einen besonderen Abschnitt einräume, so soll damit auch äußerlich angedeutet sein, daß ich der primären Darmtuberkulose nicht nur hinsichtlich ihrer Bedeutung für das Tuberkuloseproblem überhaupt, sondern auch, was ihre bisher kaum erforschte pathologische Anatomie angeht, eine Sonderstellung gegenüber den übrigen Formen der Darmtuberkulose zuerkenne. Ich habe den Eindruck, daß der seit BEHRINGs bekannten Darlegungen entbrannte Streit über die Bedeutung der Fütterungstuberkulose für die Tuberkulosedurchseuchung des menschlichen Organismus so gut wie geschlichtet ist und die Entscheidung gegen die BEHRINGsche Ansicht gefallen ist. Und ich möchte meinen, daß die pathologisch-anatomische Forschung insofern eine entscheidende Rolle dabei gespielt hat, als mit der Entdeckung des Primärkomplexes der Stelle der tuberkulösen Erstinfektion in einem bisher tuberkulosefreien Organismus ein ganz bestimmt charakterisiertes, morphologisches Verhalten des Primärherdes zuerkannt werden konnte. Für die Veränderungen des primären Lungenherdes, um dessen Erforschung sich insbesondere GHON verdient gemacht hat, und die zugehörigen Veränderungen der regionären Lymphknoten hat RANKE die glückliche Bezeichnung Primärkomplex geprägt, dessen gesetzmäßiges Verhalten nicht nur für die primäre Lungentuberkulose der Kinder, sondern auch die der Erwachsenen durch zahlreiche Untersucher sichergestellt ist. Es ist ein weiteres Verdienst von GHON, auf das gesetzmäßige Verhalten auch extrapulmonaler Primärkomplexe hingewiesen zu haben, unter denen solchen im Darmkanal der größte Anteil zukommt. Ich habe mich bemüht, durch eigene Untersuchungen zu den GHONschen Ausführungen Stellung zu nehmen und neues Material zur weiteren Klärung einiger Fragen der primären Darmtuberkulose des Menschen beizuschaffen. Ich stütze meine Ausführungen auf die Durcharbeitung eines Sektionsmaterials von drei Jahren. Meine Erfahrungen sind eine vollständige Bestätigung der GHONschen Darlegungen. Der intestinale Tuberkuloseprimärkomplex des Menschen ist nach meiner Ansicht in seinem anatomischen Verhalten absolut charakteristisch und gleicht in allen wesentlichen Punkten den Veränderungen, die uns von der pulmonalen Erstinfektion her geläufig sind. Damit ist schon gesagt, daß zum Bilde der intestinalen Primärtuberkulose nicht nur Veränderungen

der Darmwand, sondern auch solche der zugeordneten Lymphknoten gehören,
die in den meisten Fällen zudem augenfälliger sind, als die des Darmes.
Unter dem von mir untersuchten Material findet sich eine Beobachtung, die
mir in allem so bezeichnend zu sein scheint, daß ich den ausführlichen Befund hier
wiedergebe. Bei einem 18 Monate alten, an verschorfender frischer Dickdarmentzündung (Ruhr) verstorbenen Mädchen fand sich in dem zum unteren Ileum
gehörigen Dünndarmgekröse etwa 4 cm vom Darmansatz entfernt eine erbsengroße, leicht verhärtete, auf dem Schnitt kreidig weiße Lymphdrüse von bröck-
liger Konsistenz und mit verdickter Kapsel. Bei näherem Zusehen erwies sich
das sehr fettarme Gekröse zwischen Drüse und Darm leicht verdickt und weißlich gefleckt und auch die Darmserosa an ent-
sprechender Stelle mit einem ganz feinen, leicht
unebenen Schleier überzogen. Am aufgeschnittenen Darm war ziemlich nahe am Mesenterialansatz eine eben in Erscheinung tretende feine
strahlige Einziehung zu entdecken, die sich
etwas verhärtet anfühlte und im durchfallenden
Licht undurchsichtig erschien. Trotz genauesten
Suchens wurden an keiner anderen Stelle des
Körpers tuberkuloseverdächtige Veränderungen
gefunden. Die kleine Darmnarbe ließ ich in
Serienschnitte zerlegen und erhielt bei deren
Durchsicht folgenden Befund: Die Drüsenschicht
der Schleimhaut erwies sich überall vollständig
unversehrt, nur reichte sie entsprechend dem
gleich zu erwähnenden käsigen Knoten in der
Submukosa in dessen Bereich weiter in die
Tiefe als gewöhnlich. Insbesondere zogen auch
an den seitlichen Rändern des Käseherdes Drüsenschläuche in dem zellreichen Granulationsgewebe
in die Tiefe. Von einer Muscularis mucosae war

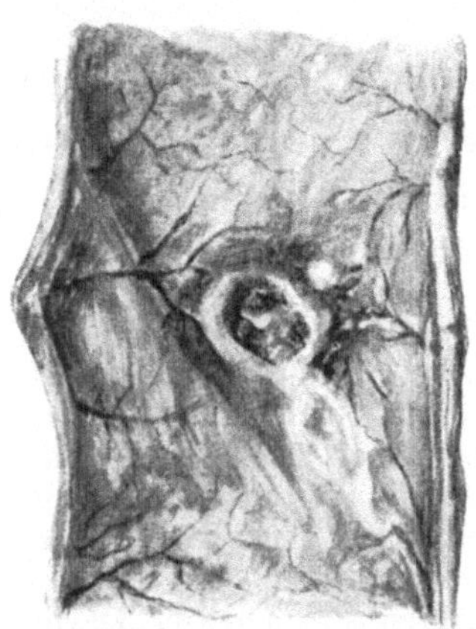

Abb. 1. Tuberkulöses Primärgeschwür
mit tuberkulöser Lymphangitis. Einzigste tuberkulöse Veränderung bei
3jährigem Kind.

nichts zu sehen. Die Submukosa beherbergte einen rundlichen, mit feinen Kalk-
stäubchen durchsetzten Käseherd (Abb. 2), der allmählich über eine Zone von
faserbildenden Epitheloidzellen und reichlichen Riesenzellen in ein lymphoid-
zellreiches Granulationsgewebe mit reichlichen Kapillaren übergeht. Dieses im
ganzen uncharakteristische, aber zur Faserbildung neigende Granulationsgewebe
verliert sich ganz unmerklich in das zellreiche Gewebe der Submukosa. An
zahlreichen Stellen ist es durchsetzt von kleinen, sehr typischen faserreichen Tuberkelknötchen, die in fast kranzartiger Anordnung den zentralen Käseherd umgeben
und sich also auch in weiterer Entfernung von ihm finden. Auch zwischen den
Muskellagen stößt man auf gleichartige kleine Tuberkelknötchen, ebenso wie sie
auch in der Serosa anzutreffen sind, die beträchtlich verbreitert in und ein gefäßreiches altes Granulationsgewebe verwandelt ist. Durchweg sind die eingestreuten
Miliartuberkel frei von nekrotisierenden Prozessen, vielmehr zeigen sie samt
und sonders Neigung zu faseriger Umwandlung. Ganz gleichartige Knötchen
findet man nun auch in dem verdickten Gekrösestreifen, der nach der verkreideten Mesenterialdrüse hinzieht. Auch hier liegen sie kettenartig angeordnet in ein älteres, mit hyalinisierten Fasern durchsetztes Granulationsgewebe
eingestreut, das bis an die Lymphknotenkapsel heranreicht. Diese ist zum Teil
fibrös hyalin, zum Teil sehr zellreich und umschließt eine bröckelige, von Kalk
durchsetzte Käsemasse, an deren Peripherie nur ganz spärliche Epitheloidzelltuberkel auffindbar sind. Leider wurde es versäumt, benachbarte, makroskopisch
unverändert erscheinende Drüsen mit dem Mikroskop zu durchmustern.

Es scheint mir außer Zweifel, daß wir in den untersuchten Veränderungen das Bild eines ganz reinen, in Abheilung begriffenen, intestinalen Primärkomplexes erblicken dürfen. Die mikroskopische Übereinstimmung mit gleichwertigen Veränderungen in der Lunge ist vollständig. Wir finden nicht nur den zentralen Käseherd mit aus ihm herauswachsenden randständigen Tuberkeln und die zunächst streng auf die regionären Lymphknoten beschränkte käsige Lymphadenitis und Perilymphadenitis, sondern auch die perifokale, in den abheilenden Fällen schwielige Entzündung um den Zentralherd, die entzünd-lichen, gleichfalls einer schwieligen Umwandlung zugängigen Veränderungen in der weiteren Umgebung des Primärherdes und in der Gegend zwischen ihm und der regionären Drüse. Dadurch unterscheiden sich die ihm zugehörigen Veränderungen grundsätzlich von denen der Sekundär- und Tertiärperiode mit überwundener oder erlangter Giftfestigkeit. Daß durch die Dauer der Veränderungen ihre Form in gewisse Grenzen beeinflußt wird, liegt auf der Hand. Und wenn auch mit der Ausbreitung der tuberkulösen Infektion auf andere Organe in gleicher Weise wie bei der primären pulmonalen Infektion die Schwierigkeiten seiner Erkennung wachsen, so wird es unter Berücksichtigung des Gesamtbildes doch meist gelingen, die richtige Deutung zu finden (Ghon). Fälle, wie Ghon und Pototschnik sie beschreiben, wo der primäre

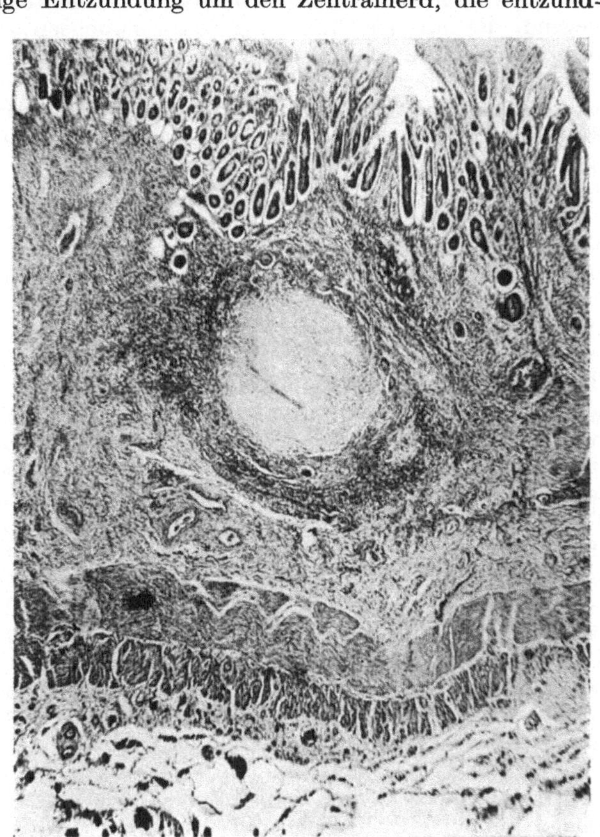

Abb. 2. Vernarbender tuberkulöser Primärherd in der Submukosa. (Vgl. Text S. 372.)

Komplex teilweise schon verdeckt ist, sind sicherlich viel häufiger als reine intestinale Primärkomplexe ohne weitere Ausbreitung auf andere Organe. In der Regel sieht man Bilder, wo gewöhnlich in einem Lymphknoten der Darmschleimhaut eine kleine unansehnliche Narbe sich findet, während im übrigen Darm mehr oder minder ausgedehnte tuberkulöse Geschwüre und Konglomerattuberkel entwickelt sind. Die Lymphknoten des Gekröses sind dann fast alle verkäst und vergrößert. Aber nur die der Schleimhautnarbe regionären zeigen neben gleichmäßiger Verkäsung auch noch Verkreidung. In der Lunge fehlen Veränderungen vom Aussehen des Primärkomplexes, etwa vorhandene Knötchen sind sekundär hämatogen entstanden. Meist werden nach meiner Erfahrung übrigens die zur Schrumpfung neigenden Entzündungen im Bereich der lymphogenen Abflußwege und die schwielige Periadenitis des zum Primärherd

gehörigen Gekröses, auch den Weg zur Auffindung der primären Darmveränderungen zeigen. Diese sind nur dann schwer auffindbar, wenn sie nicht zur
Ausheilung, sondern zur sofortigen Weiterverbreitung neigen. Ich sezierte vor
kurzem ein vierjähriges Mädchen mit chronischer Peritonealtuberkulose, käsigen
Mesenterialdrüsen, vereinzelten Tuberkelknötchen in Milz, Leber und Lungen,
und frischen Käseherden in tracheobronchialen Lymphdrüsen. Veränderungen
im Sinne eines Primärkomplexes waren an den Brustorganen nirgends festzustellen. Dagegen fanden sich mehrere verkreidete Lymphknoten in der Ileocökalgegend, die mit der Umgebung fest verwachsen waren und zum Teil dadurch
der Darmwand dicht anlagen. Die Darminnenfläche vor der Bauhinschen Klappe
war in eine große Geschwürsfläche verwandelt, die sich in nichts von tuberkulösen
Geschwüren der Sekundär- oder Tertiärperiode unterschied. Auch histologisch
fand sich hier nichts für ein Primärgeschwür Charakteristisches, während die
schwielige Periadenitis der verkreideten regionären Drüsen ihre Zugehörigkeit
zum Primärkomplex sicher stellte.

Der Sitz des intestinalen Primäraffektes ist meist im Dünndarm, nur
Ghon und Pototschnik berichten über eine primäre tuberkulöse Infektion
des Mastdarms bei einem 11 Monate alten Mädchen. Hier bestand ein chronisch
tuberkulöses Geschwür an der vorderen Mastdarmwand, 2 cm oberhalb des
Anus. Ein in Höhe des Darmgeschwürs gelegener, total verkäster und zentral
verkreideter Lymphknoten war der regionär direkt zugeordnete, während
die peripherwärts im lymphogenen Abflußgebiet gelegenen, sakralen, hypo-
gastrischen und paraaortalen Lymphknoten, die total und partiell verkäst waren,
den primären Komplex ergänzten, in ähnlicher Weise, wie man es von den
Tracheobronchialdrüsen bei der primären Lungentuberkulose zu sehen gewohnt
ist. Ob der Sitz der primären Darmveränderungen stets an das lymphatische
Gewebe der Solitärfollikel oder Peyerschen Haufen gebunden ist, läßt sich bei
der geringen Zahl der bisher auch histologisch untersuchten Fälle von intesti-
nalem Primärkomplex nicht mit Sicherheit entscheiden. Manches — insbesondere das Verhalten der zur Abheilung kommenden Darmveränderungen —
spricht dafür. Auch eine weitere Frage bedarf noch der Klärung, ob die intestinale
Primärtuberkulose stets Veränderungen der Darmwand hervorruft oder wie
die Tuberkelbazillen bei manchen Laboratoriumstieren (Meerschweinchen) so
auch beim Menschen die unversehrte Schleimhaut durchwandern und erst in
den regionären Drüsen Veränderungen machen können. Insbesondere Beitzke (2)
und Hedrén betonen ja, daß sie in der Mehrzahl der Fälle bei primärer Intestinaltuberkulose an der Schleimhaut keine spezifischen Veränderungen haben
finden können. Sicherlich sind die zum Primärkomplex gehörenden Lymphknotenveränderungen oft viel eindrucksvoller und in die Augen fallender als
kleine Schleimhautnarben. Solange aber nicht in scheinbar negativen Fällen
durch histologische Untersuchungen das Fehlen submuköser tuberkulöser Prozesse sichergestellt ist — und solche Untersuchungen liegen meines Wissens
für die Menschen bisher nicht vor[1] — ist kein Grund vorhanden, für den intestinalen Primärkomplex das gelegentliche Fehlen von Darmveränderungen
zuzugestehen. Wer die Entwicklung der Lehre vom pulmonalen Primärkomplex
verfolgt hat, wird berechtigte Zweifel hegen dürfen. Daß für die Erkennung einer
tuberkulösen Erstinfektion die nie fehlenden Lymphknotenveränderungen eine
größere Bedeutung besitzen können als der Darmbefund, ist damit in keiner
Weise bestritten. Wenn auch über das gleichzeitige Vorkommen mehrfacher
Primärkomplexe im Darm und solcher in Darm und Lungen nichts Sicheres

---

[1] Nach schriftlicher Mitteilung hat Lubarsch derartige Untersuchungen wiederholt
gemacht, in einigen Fällen auch Darmstückchen auf Meerschweinchen überimpft und nur
einmal positive Ergebnisse gehabt.

bekannt ist, so wird man die Möglichkeit einer gleichzeitigen mehrfachen Erstinfektion doch zugeben müssen. Alle bisher beschriebenen sicheren intestinalen Komplexe sind an Kindern gefunden worden, Beobachtungen an Erwachsenen stehen noch aus. Steht man mit Ghon, dem ich mich vollständig anschließen kann, auf dem Standpunkt, daß der primäre Komplex im Sinne Rankes als Ausdruck der erstmaligen Tuberkuloseinfektion nicht nur für die Lungeninfektion zu Recht besteht, sondern auch für alle Organe gilt, wo die Tuberkelbazillen in den Körper eindringen können, und daß er auch im Darm ein besonderes anatomisches, gut charakterisiertes Bild zeigt, so kommt man zu der Forderung, von der nicht abgegangen werden darf, daß zunächst als primäre Darmtuberkulose nur solche Fälle bezeichnet werden dürfen, bei denen Veränderungen im Sinne des Primärkomplexes anatomisch nachgewiesen sind. Damit gewinnt, wie insbesondere Ghon wiederholt betont hat, der Primärkomplex eine große Bedeutung für die Frage nach der Eintrittspforte der Tuberkulose überhaupt.

Über die Rolle des Darmes hierbei ist seit Behrings Satz: Die „Säuglingsmilch ist die Hauptquelle für die Schwindsuchtsentstehung" sehr viel geschrieben und gestritten worden (Lit. bei Beitzke [2, 3]). Dabei stellte sich bald ein großer Gegensatz zwischen den verschiedenen Untersuchern heraus, indem einzelne die primäre Darmtuberkulose nur sehr selten, andere in mehr als 30% der Fälle fanden (Beitzke $16,3\%$, Benda $9,3\%$, Edens $35,5\%$, Henke $14,5\%$, Lubarsch $30,8\%$). Rechnet Beitzke (1) auch die Fälle, „in denen eine ursprünglich primäre Intestinaltuberkulose sich weiter ausgebreitet hat" und nicht mehr mit Sicherheit als solche erkennbar ist, so kommt er bei seinem Material auf $26,5\%$. Neuerdings weist Beitzke (2) auf örtliche Verschiedenheiten hin, indem er in Berlin 16%, in Düsseldorf 15%, in Graz nur 4% primärer Verdauungsschlauch-Infektionen feststellen konnte. Die niedrigste Zahl für Primärkomplexe im Verdauungskanal hat Ghon gefunden, wenn er $2,48\%$ benennt. Es ist selbst bei Würdigung aller örtlichen Unterschiede klar, worauf die großen Unstimmigkeiten in den Angaben über die Häufigkeit der primären Intestinaltuberkulose zurückzuführen sind: außer dem Umstande, daß ein Teil der Untersucher nur die Darmveränderungen, ein anderer dagegen die im gesamten Verdauungsschlauch vorkommenden als primär gedeuteten tuberkulösen Veränderungen berücksichtigt (z. B. Lubarsch), im wesentlichen auf Unterschiede in dem, was als Primärtuberkulose bezeichnet wird. Hält man sich an den Primärkomplex, so kommt man sogar bei Zurückstellung der Schleimhautveränderungen und bei alleiniger Berücksichtigung der Veränderungen an den Lymphknoten, zu ganz niedrigen Zahlen, die mit den Ghonschen Angaben bestens übereinstimmen. Wir fanden für das reichhaltige Kölner Material etwa 96% Primärkomplexe der Luftwege und $3—4\%$ solcher des Verdauungskanals. Es ist unbedingt zu fordern, daß neue statistische Untersuchungen über die Eintrittspforten der Tuberkuloseinfektion dem Begriffe und der Bedeutung des Primärkomplexes weitgehend Rechnung tragen. Ich zweifle nicht, daß dann auch zahlenmäßig eine größere Übereinstimmung über die Häufigkeit bzw. Seltenheit der primären Darmtuberkulose erzielt werden wird. Nach Beitzke kann nunmehr auch die vor 20 Jahren lebhaft erörterte Frage als entschieden gelten, wie groß der Anteil der Rinderbazillen an der Fütterungstuberkulose ist. Wir wissen heute, daß etwa die Hälfte der primären Darmtuberkulose durch bovine Bazillen verursacht wird. Nach Rabinowitsch läßt sich sogar in 70% der Fälle von kindlicher Bauchtuberkulose der Typus bovinus nachweisen.

Mit der Anerkennung des Primärkomplexes als ein nie fehlendes anatomisches Substrat für die tuberkulöse Erstinfektion und mit seiner fortschreitenden statistischen Verwertung, werden auch alle Fragen über die Entstehung der Lungentuberkulose vom Darm aus einer Lösung zugeführt werden können. Es ist sicher, daß von einer primären Darmtuberkulose aus auf dem Blutwege eine Erkrankung der Lunge sich entwickeln kann. Aber bei der verhältnismäßigen Seltenheit der primären Darmtuberkulose überhaupt, spielen solche Ereignisse für die Entstehung der Lungentuberkulose keine Rolle. Dafür, daß ohne Hinterlassung von Spuren an Darmwand und anliegenden Lymphknoten in den Verdauungsschlauch gelangte Tuberkelbazillen den Körper überschwemmen können und der Primärherd in der Lunge auf dem Blutwege nach Aufsaugung von Keimen im Darm entsteht, liegen irgendwelche sicheren Unterlagen nicht vor. Es geht sicherlich gerade auch hier nicht an, die Verhältnisse beim Tier ohne weiteres auf die Menschen zu übertragen, schon deshalb nicht, weil nach den Ergebnissen zahlreicher Untersucher [Lit. Beitzke (2)] auch verschiedene Tierarten sich verschieden verhalten. Während sich verfütterte Tuberkelbazillen beim Meerschweinchen oft schon wenige Stunden später im Blut nachweisen lassen, tritt das bei Kaninchen so gut wie nie ein. Überdies ist ein Übertritt von Bazillen ins Blut bei normalen Tieren nur bei Verfütterung sehr großer Mengen zu erzielen. Und wenn auch bei hungernden und ermüdeten Tieren der Übertritt von Keimen durch die Schleimhäute ins Blut leichter erfolgt, so spricht doch keine experimentelle Beobachtung dafür, daß dies geschehen kann, ohne daß nicht mindestens ein Teil in den Lymphknoten zurückgehalten wird und diese zur Erkrankung bringt (Orth). Näheres über die Eintrittspforten der Tuberkulose und die Bedeutung des Darmes für die Lungentuberkulose muß bei Pagel-Henke, Bd. III des Handbuches und in den übersichtlichen Zusammenstellungen von Beitzke nachgelesen werden. Alle bisher vorliegenden Erfahrungen zwingen — wenigstens für den Menschen — zu dem Schluß, daß der Sitz eines tuberkulösen „Primärkomplexes" die Eintrittspforte der Keime in den Organismus darstellt. Dieser Anerkennung hat die Lehre von der primären Darmtuberkulose in Zukunft mehr Rechnung zu tragen als bisher.

2. Sekundäre Darmtuberkulose.

Ungemein viel häufiger als die Primärtuberkulose des Darmes sind sekundäre, auf dem Blut-, meistens jedoch auf dem Darmwege entstehende tuberkulöse Veränderungen. Bei kaum einer einigermaßen ausgebreiteten Lungentuberkulose, insbesondere bei solchen Formen, die mit größeren Einschmelzungsherden und der Entleerung von reichlichem Auswurf einhergehen, werden mehr oder minder ausgedehnte, durch Infektion mit dem verschluckten Sputum entstandene, tuberkulöse Darmerkrankungen vermißt werden. Insbesondere im unteren Ileum, der Gegend kurz vor der Bauhinschen Klappe sind auf diesem Wege entstandene tuberkulöse Geschwüre außerordentlich häufig. Auch die übrigen Stellen des Darmes, in denen schon physiologischerweise eine Stauung des Darminhaltes erfolgt (Coecum, Sigmoid und Rektum), sind offensichtlich insbesondere von ausgedehnten flächenhaften Geschwürsbildungen bevorzugt. Doch bleibt keine Stelle des Dick- und Dünndarms von der Tuberkulose verschont. Die im Darminhalt vorhandenen Tuberkelbazillen können das Epithel und die Drüsenschicht durchdringen, ohne Veränderungen an ihr zu setzen. Erst im retikulären Gewebe der Mukosa gelangen sie zur Ansiedlung und führen hier zur Entwicklung typischer tuberkulöser Granulationen. Es ist sehr interessant und bezeichnend für die Bedeutung des in der Mukosa vorhandenen lymphatischen Gewebes, daß in der weit überwiegenden Mehrzahl aller zur Untersuchung gelangenden Fälle die Entwicklung der Tuberkelknötchen innerhalb von Solitärfollikeln oder Peyerschen Haufen erfolgt. Die gleiche Anschauung vertritt auch Gamma im Handbuch von Pio Foà. Ob das mit den besonderen Epithelverhältnissen im Bereich der Lymphdrüsen oder mit einer

besonderen Aktivität der hier vorhandenen für die erste Abwehr der eingedrungenen Bazillen allein in Frage kommenden Retikulumzellen zusammenhängt, ist vorderhand nicht zu entscheiden. Auf jeden Fall sind Tuberkelbildungen an anderen Stellen der Schleimhaut ungleich seltener. CORNIL
und RANVIER haben öfters die kleinsten tuberkulösen Granulationen an
der Oberfläche der Schleimhaut und in den Zysten gefunden. Die Entwicklung der Tuberkelknötchen vollzieht sich in der Darmwand genau so wie
an anderen Stellen des Körpers. Phagozytose der eindringenden Keime durch
aktive Mesenchymzellen des Retikulums steht am Anfang der Proliferationserscheinungen dieses Gewebes, die unter Schwund der lymphatischen Struktur
zur Bildung typischer Epitheloidzelltuberkel mit Riesenzellen führen. Je nach
der allgemeinen und örtlichen Immunitätslage sind nekrotisierende Prozesse —

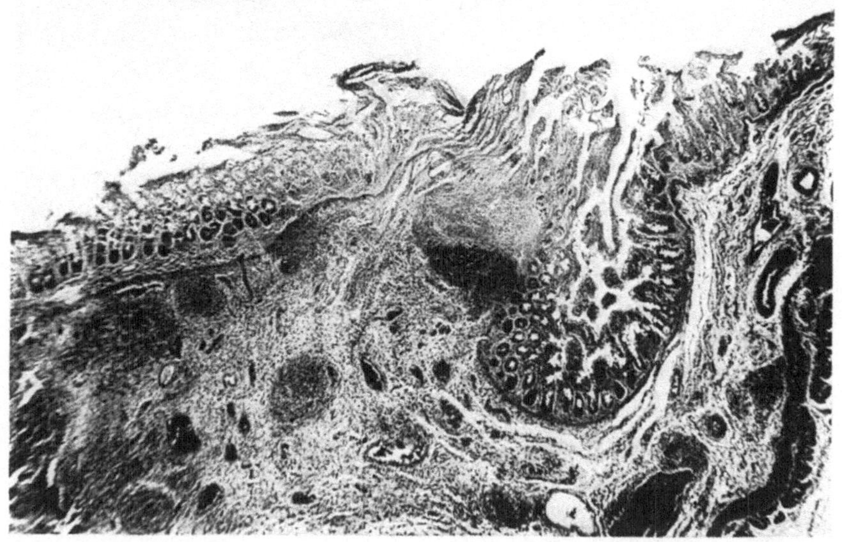

Abb. 3. Randbucht eines fortschreitenden Zirkulärgeschwüres.

Verkäsungen — innerhalb der Knötchen sehr wechselnd. Beim Überwiegen der
zellulären Leistungen können sie ganz fehlen oder stark zurücktreten (granuläre
Tuberkulose). Unter dem Einfluß wenig gehemmter Giftwirkung beherrschen — es
ist das der häufigere Fall — Verkäsungserscheinungen von Anfang an das Bild.
Mit bloßem Auge ist die Entwicklung der ersten tuberkulösen Veränderung oft sehr
schwer zu erkennen. Wohl sind die befallenen Lymphapparate geschwellt und
saftig, aber erst bei einer gewissen Größe der Tuberkelknötchen und beim Auftreten
regressiver Veränderung in ihnen gewinnen sie ein charakteristisches Aussehen.
Es treten in den geschwellten Follikeln kleine gelblichweiße Stippchen auf,
die sich allmählich vergrößern und der ganzen Bildung ein trübes, mattgelbes
Aussehen verleihen. Weiter vorgeschrittene Stadien lassen dann eine kleine
Einsenkung auf der Kuppe des Knötchens erkennen, die zur deutlichen Delle
wird und damit die Entwicklung des lentikulären tuberkulösen Follikel-
geschwürs einleitet. Es sind im Prinzip genau die gleichen Veränderungen wie
beim Typhus, bei der Rinderpest, manchen Sepsisfällen usw., die zur Bildung
von Follikelgeschwüren auf dem Umweg über eine hier spezifisch tuberkulöse
Follikelnekrose führen. In Fällen, wo die Verkäsung über die Granulombildung
überwiegt, und das ist häufiger als das Gegenteil, tritt die Follikelnekrose sehr

rasch ein und führt dann auch unter Zerstörung der deckenden Epithellage bald zu einem Weitergreifen des tuberkulösen Prozesses über das lymphatische Gewebe hinaus. Im übrigen gelangen, soweit eigene Untersuchungen reichen, meist von vornherein mehrere Tuberkelknötchen in einem Lymphfollikel, und zwar meist in dessen Randzone, zur Entwicklung (Abb. 4), die rasch miteinander konfluieren, einen Konglomerattuberkel bilden, so daß das follikuläre Geschwür nicht durch Verkäsung eines einzigen, sondern meist mehrerer Tuberkel-knötchen erfolgt. Das nekrotische Gewebe wird nach Verlust des Epithels zum Teil ausgestoßen. Das typische tuberkulöse Follikulärgeschwür erhält dadurch das so charakteristische Aussehen einer kleinen runden Delle mit

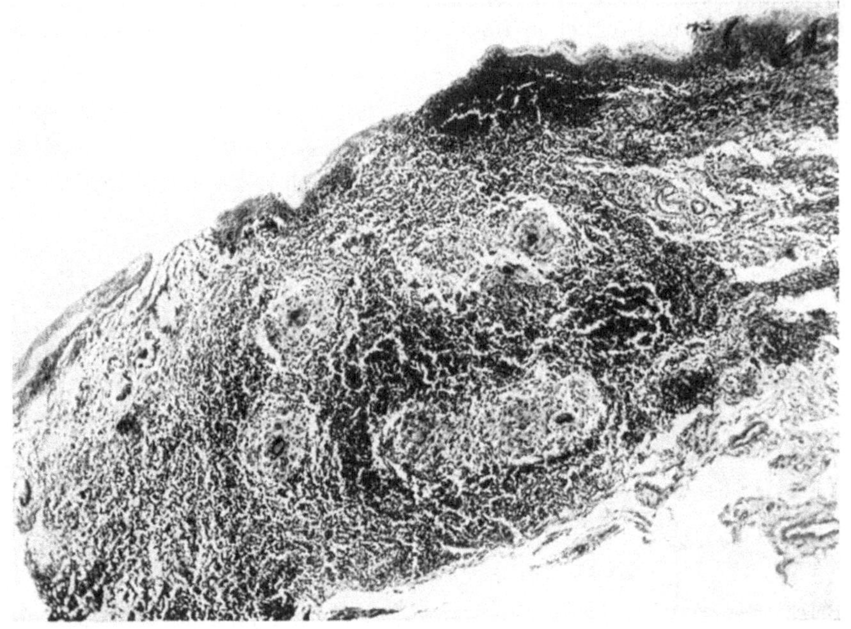

Abb. 4. Makroskopisch eben erkennbarer tuberkulöser Herd im Dünndarm bei ulzeröser Lungen-tuberkulose. Frische Tuberkelbildung in der Follikelrandzone; beginnende Nekrose der Schleimhaut.

leicht erhabenem, ein wenig überhängendem Rand von gelblicher Farbe und gelblich-käsigem unterminiertem Grund. Innerhalb einer Peyerschen Platte entwickeln sich mehrere solcher Lentikulärgeschwüre gleichzeitig, die dann zusammenfließen und durch weiteres Umsichgreifen den ganzen Haufen zer-stören. Außerhalb des lymphatischen Gewebes im retikulären Gewebe der Mukosa und Zotten sich entwickelnde Tuberkelknötchen verhalten sich ganz gleichartig. Erreichen sie das Epithel, so kommt es auch hier zur Bildung von kleinen Schleimhautdefekten runder Form mit käsigem Rand und Grund (Abb. 3). Sie sind, auch Kaufmann weist darauf hin, meist am Rande von Lymphknötchen gelegen. Fast gleichzeitig mit der Entwicklung der Schleim-hauttuberkel erfolgt gewöhnlich auch die Bildung von Tuberkelknötchen in der Submukosa, ja manchmal auch in der Muskulatur.

Durch Zusammenfließen mehrerer benachbarter Lentikulärgeschwüre (primäres primitives Tuberkelgeschwür Rokitanskys) entstehen größere geschwürige Schleimhautdefekte, gleichfalls mit käsigem Rand und käsigem Grund (sekundäre Tuberkelgeschwüre). Ihre Form ist meist nicht rund, sondern unregelmäßig buchtig. Auch aus sich selbst heraus vergrößern sich die Primitivgeschwüre, indem am Rand und Grund neue Knötchen entstehen, die durch fortschreitenden Zerfall immer weitere Schleimhautschichten durch seitliche Ausbreitung zerstören und sich durch Vordringen in Submukosa und Muskularis vertiefen. Oft lassen sich schon mit bloßem Auge weniger am Geschwürsgrunde als am Rande die einzelnen frischen, mehr oder minder verkästen Tuberkel erkennen, und es gehört geradezu zum charakteristischen Bilde eines tuberkulösen Geschwürs, daß sein Rand durch das Auftreten neuer, dicht beieinander stehender Miliartuberkel verdickt wird. Auch in der weiteren Umgebung eines sich entwickelnden Geschwüres sind im Verlaufe der Lymphbahnen regelmäßig Tuberkeleruptionen vorhanden. Entsprechend dem Verlauf

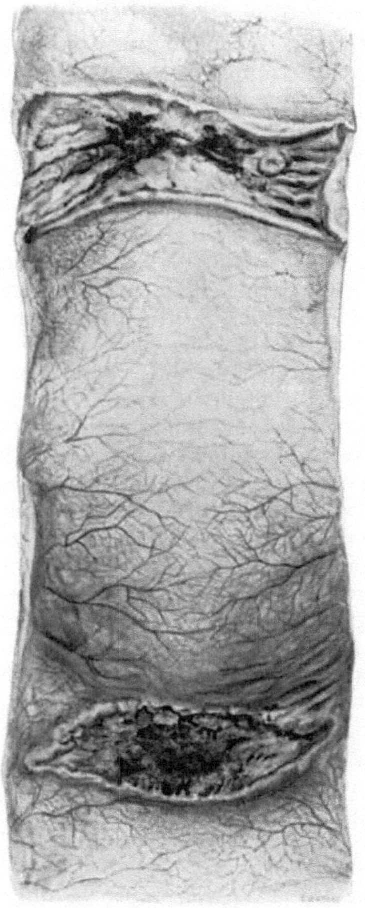

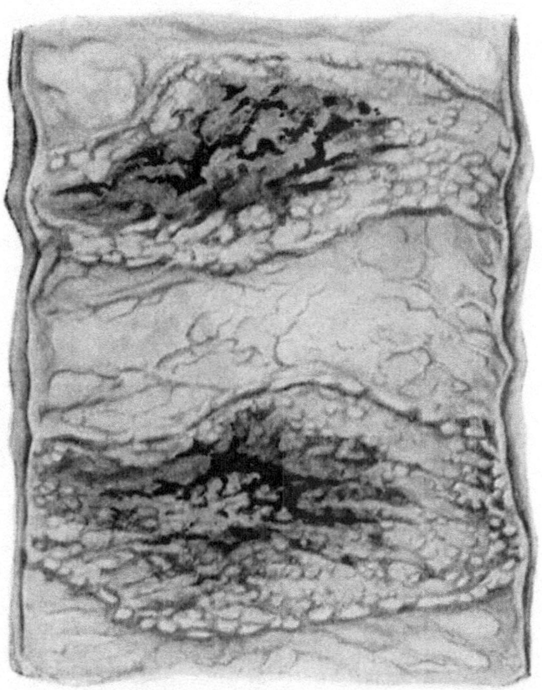

Abb. 5. Zirkuläre tuberkulöse Darmgeschwüre, tuberkulöse Lymphangitis über dem oberen Geschwür, „angenagter", leicht überhängender Rand an dem unteren. (Präp. von Geh. Rat LUBARSCH.)

Abb. 6. Frische tuberkulöse Zirkulärgeschwüre mit bräunlich-grünlichen Schorfen belegte Darmgeschwüre des Dünndarmes. (Präp. von Geh. Rat LUBARSCH.)

der Lymphgefäße erfolgt ihre Ausbreitung und damit die Weiterentwicklung der Geschwüre senkrecht zur Längsachse des Darmes, so daß typische tuberkulöse Geschwüre auf der Höhe ihrer Entwicklung als breite Querbänder erscheinen (Abb. 5 u. 6). Wenn, was in vielen Fällen sehr deutlich zu sehen ist, die Geschwüre mehr längs- als quergestellt sind, dann sind sie nicht so sehr durch lymphogene Weiterverbreitung, als durch Zusammenfließen mehrerer Einzelgeschwüre entstanden. Und gar nicht so selten sind solche tuberkulöse Längsgeschwüre streng an die Ausdehnung der PEYERschen Haufen gebunden. Nach eigenen Erfahrungen sind die Konfluenzgeschwüre im übrigen vorwiegend käsigen Charakters, während die quergestellten, gürtelförmigen durch ununterbrochenes Weiterschreiten mehr granulomatöser Eruptionen auf dem Lymphwege entstehen. Mit dem Auftreten perifokaler lymphogener Tuberkel hängt auch die Ausbildung subseröser Tuberkelknötchen zusammen, die, wenn sie, wie oft schon mit bloßem Auge erkennbar sind, unter Umständen ein wertvolles differentialdiagnostisches Merkmal gegenüber der Syphilis und Lymphogranulomatose abgeben können. Oft sitzen solche Serosatuberkel in zierlichen Reihen wie feine Perlschnüre zirkulär an der Außenseite des Darmes und setzen sich von hier aus auf dem angrenzenden Mesenterium bis zu den zugehörigen Lymphdrüsen fort. Nicht ganz selten ist der Grund der Geschwüre mit bräunlichen und bräunlich-grün-

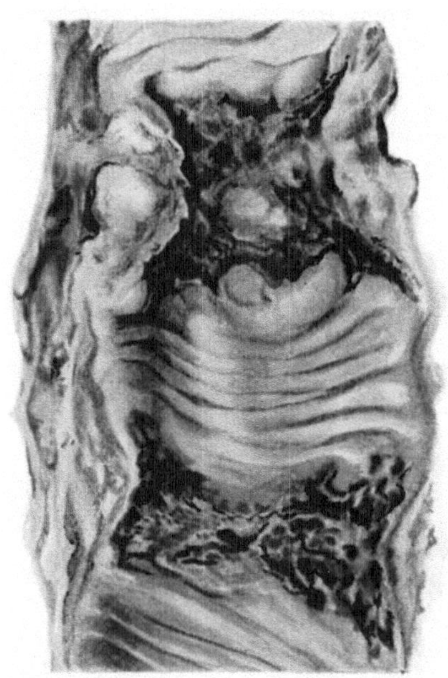

Abb. 7. Kreisförmig verlaufende in Vernarbung begriffene tuberkulöse Geschwüre im Jejunum.

lichen Schorfen belegt (Abb. 6), die, wenn nicht die übrigen Kennzeichen die tuberkulöse Natur ohne weiteres anzeigten, für weniger Erfahrene eine Verwechslung mit Typhusgeschwüren verursachen könnten. In solchen Fällen findet man meist große Massen von Tuberkelbazillen, untermischt mit zahlreichen, fast ausschließlich gramnegativen Darmstäbchen.

Der histologische Charakter der tuberkulösen Strukturen in den Darmgeschwüren ist keinesfalls gleichartig. Schon bei ganz frischen Schleimhauttuberkeln sind von vornherein zur Verkäsung neigende, rasch weiterschreitende Veränderungen von zelligen, ja sogar frühzeitig mit Faserbildung einhergehenden Tuberkeln zu unterscheiden. Und auch bei den ausgebildeten Geschwüren gibt es solche, bei denen die Ausbreitung ohne jede nennenswerte Granulationsgewebsbildung durch fortschreitende, verkäsende Gewebseinschmelzung erfolgt und andere, bei denen schubweise über Knötchenproliferationen ein Weiterschreiten stattfindet. Es ist eben im Darme nicht anders wie in der Lunge oder im Kehlkopf. Auch hier sind entsprechend der jeweiligen Immunitätslage bald mehr exsudativ nekrotisierende, bald proliferierende granulomatöse Prozesse nachweisbar. Ich möchte, ohne darauf hier näher eingehen zu können, ganz entsprechend den Lungenveränderungen darin nicht zwei wesentlich verschiedene Prozesse erblicken, sondern nur verschiedene Ausdrucksweisen ein und desselben Reaktionsvorganges, die von den in jedem Falle und oft auch zu verschiedenen Zeiten verschiedenen Wechselbeziehungen und Wirkungen zwischen durchseuchenden Keimen und reagierendem Organismus abhängig sind. Nach meinen Erfahrungen geht der Charakter der tuberkulösen Darmveränderungen dem der Lungenveränderungen ziemlich weitgehend parallel. Bei rasch verkäsenden mit Einschmelzung und Kavernenbildung einhergehenden pneumonischen Prozessen treten auch im Darme proliferative Knötcheneruptionen ganz zurück, die Geschwürsentwicklung erfolgt durch rasche, hemmungslos fortschreitende Verkäsung, die durch Entwicklung oft sehr ausgedehnter Konfluenzgeschwüre zu großen Geschwürsflächen im Coecum und Dickdarm führt. Bei vorwiegend indurierenden Lungenprozessen ist auch im Darme die Bildung typischer

granulierender Knötchen die Regel, die Geschwüre vergrößern sich durch langsames Fortschreiten auf dem Umwege über randständige Knötchenbildungen,
deren Ausbreitung eng an die Lymph-
bahnen gebunden bleibt. Gerade die
typischen ringförmigen Gürtelgeschwü-
re, die mitunter sogar zur Vernarbung
(Abb. 8 u. 9) gelangen und damit zur Stenosenbildung Veranlassung geben, sind
eigentlich nur bei langsam verlaufenden Tuberkulosen resistenter Individuen
zu finden. Ich sezierte erst vor kurzem einen
in dieser Richtung sehr charakteristischen Fall mit indu-
rierender nodösazi-
nöser Lungentuber-
kulose, tuberkulöser
Schrumpfleber, in-
durierender Speichel-
drüsentuberkulose
und zahlreichen, z. T.
weitgehend vernarb-
ten Ringgeschwüren
mit Stenosen und Di-
latation im Bereich
des ganzen Dünn-
darms. Andererseits
darf nicht vergessen
werden, daß im Ver-
lauf der tuberkulösen
Infektion oft Änder-
ungen und Um-
schläge der Immuni-
tätslage erfolgen, daß
zunächst stürmisch
verlaufende, verkä-
sende Prozesse in ein
torpideres Stadium
übergehen können,
ebenso wie bei an-
fangs zur Induration

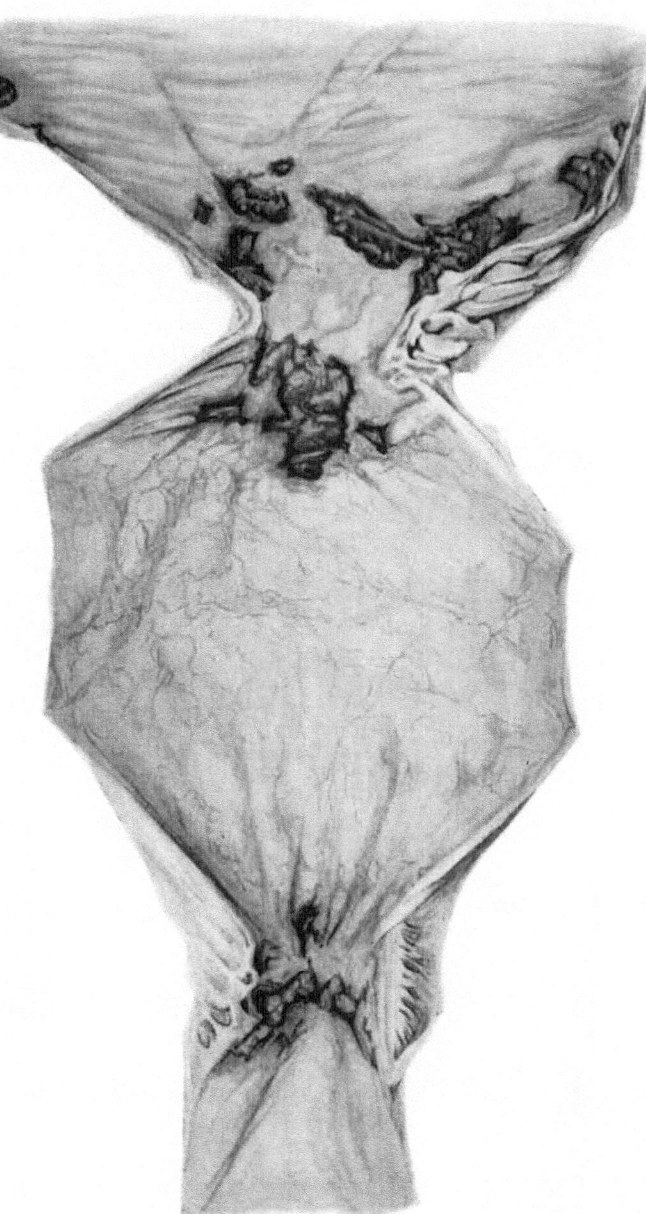

Abb. 8. Tuberkulöse Narbenstenosen im Dünndarm.
(Präp. von Geh. Rat LUBARSCH.)

neigenden Tuberkulosen Durchbrechungen der günstigen Immunitätslage mit
ganz anergischen verkäsenden Reaktionen eintreten können. Trägt man auch für
den Darm diesen Verhältnissen Rechnung, dann wird es in den meisten Fällen

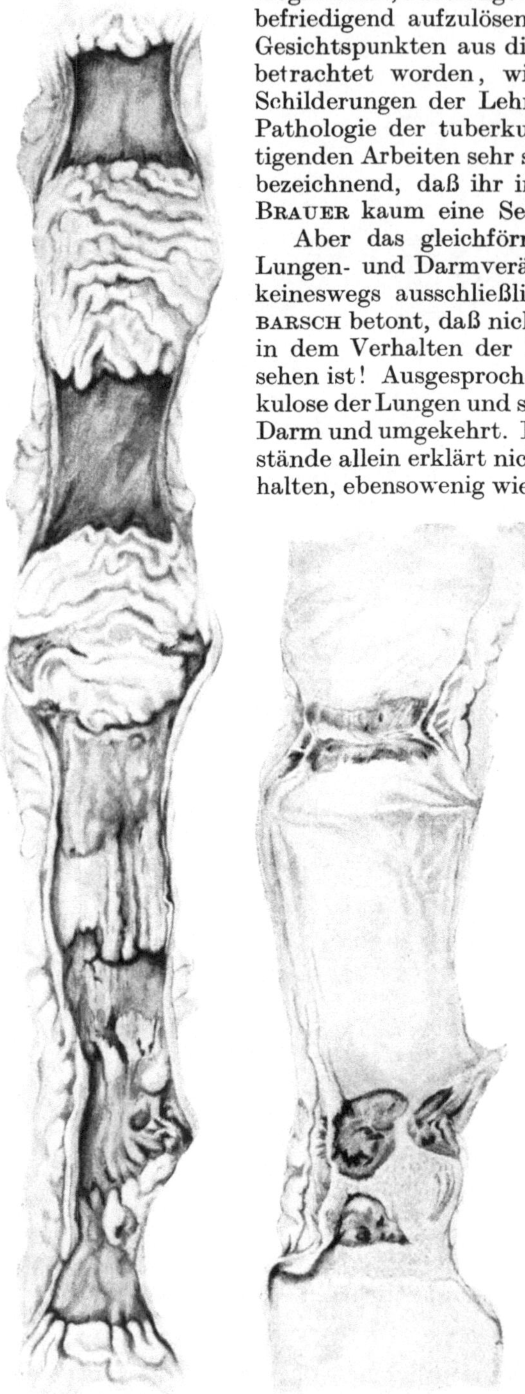

Abb. 9. Vernarbende tuberkulöse Zirkulärgeschwüre im Dünndarm. (Präp. Geh. Rat LUBARSCH.)

möglich sein, auch ungewöhnliche tuberkulöse Darmbefunde befriedigend aufzulösen. Soweit ich sehe, ist von diesen Gesichtspunkten aus die Darmtuberkulose noch gar nicht betrachtet worden, wie überhaupt, abgesehen von den Schilderungen der Lehrbücher die Zahl der sich mit der Pathologie der tuberkulösen Darmerkrankungen beschäftigenden Arbeiten sehr spärlich ist. Es ist meines Erachtens bezeichnend, daß ihr im Handbuch der Tuberkulose von BRAUER kaum eine Seite gewidmet ist.

Aber das gleichförmige Verhalten der tuberkulösen Lungen- und Darmveränderungen bei einem Menschen ist keineswegs ausschließlich vorhanden. Insbesondere LUBARSCH betont, daß nicht selten ein auffallender Gegensatz in dem Verhalten der Lungen- und Darmtuberkulose zu sehen ist! Ausgesprochene produktive vernarbende Tuberkulose der Lungen und stark fortschreitende geschwürige im Darm und umgekehrt. Die Berücksichtigung zeitlicher Umstände allein erklärt nicht immer dieses gegensätzliche Verhalten, ebensowenig wie die verschiedenartigen Lokalisationen oder die oft sehr ungleichmäßige Beschaffenheit der vorhandenen tuberkulösen Darmveränderungen. LUBARSCH weist auch darauf hin, daß es Fälle von isolierter Darmtuberkulose gibt, wo bei an und für sich bestehender Neigung zur Ausheilung der Geschwüre der Grad der Heilung und Vernarbung ganz verschieden ist. Einen besonders großartigen und lehrreichen Fall dieser Art beschreibt er in der Festschrift für SCHLOSSMANN. Von diesen Beobachtungen stammen die Abb. 9. Das Bemerkenswerte dieser Beobachtung liegt darin, daß in einem ganz abgegrenzten Bezirk der Darmschleimhaut eine völlige Heilung eingetreten war, während sie sonst überall unvollständig blieb. Das kann nach LUBARSCH nur mit nicht spezifischen Umständen, vielleicht mit nervös bedingten Ruhigstellungen zusammenhängen. Neben spezifischen und allgemeinen Immunitätseinflüssen sind jedenfalls die örtlichen Einflüsse, die meist mit der besonderen Natur und Leistung des Organs, seinem besonderen Stoffwechsel in Zusammenhang stehen, nicht zu vernachlässigen.

Der Charakter der tuberkulösen Veränderungen ist von ausschlaggebender Bedeutung für ihr weiteres Schicksal. Da kaum ein Fall in Lokalisation und Charakter der Geschwüre dem anderen gleicht, müssen die sich hier anschließenden Erörterungen etwas schematisch sein und auf das Aufzeigen von Typen sich beschränken.

Bei den vorwiegend granulierend fortschreitenden tuberkulösen Prozessen ist der Rand der Geschwüre gewöhnlich zackig und unregelmäßig, wie von Mäusezähnchen ausgenagt (ASCHOFF). Die knötchenförmigen Verdickungen am Rande und dem unregelmäßig höckerigen Geschwürsgrunde entsprechen neu entstandene gegen die Oberfläche zu sich vorwölbende Tuberkel. Das unregelmäßige Fortschreiten hängt mit dem Durchbruch solcher Knötchen gegen die Mukosa eng zusammen. Auch nach der Tiefe kommt es zur Entwicklung von Tuberkelknötchen, die den Lymphbahnen folgend zwischen den Muskelschichten vordringen und die Serosa erreichen. Im Bereich solcher Knötchen ist sie trüb weißlich verdickt und von zarten, fibrinösen, in älteren Fällen fibrösen Auflagerungen bedeckt. Beim stärkeren Vortreten von faserigen Differenzierungsprodukten des Granulationsgewebes kommt es auch zu umfangreicheren Verdickungen des Peritonealüberzuges an der den Schleimhautgeschwüren entsprechenden Stellen. Auch innerhalb der Geschwüre selbst setzen oft schon sehr frühzeitig Vernarbungsprozesse ein, die mit der Bildung fibröser Knötchen und faserigen Granulationsgewebes einhergehen. Aber meist ist gleichzeitig ein peripheres Fortschreiten der tuberkulösen Infektion festzustellen, während zentral schon ausgedehnte Vernarbungen und Schrumpfungen nachweisbar sind. Der Geschwürsgrund ist in solchen Fällen gewöhnlich auffallend gereinigt, d. h. von einem uncharakteristischen Granulationsgewebe gebildet.

Und auch in ganz alten Narben sind typische tuberkulöse Strukturen gewöhnlich noch nachweisbar. Gleichzeitig mit den Vernarbungsprozessen am Granulationsgewebe des Geschwürsgrundes setzen Regenerationsbestrebungen des Schleimhautepithels ein, die von den Drüsenresten am Rande der Geschwüre ihren Ausgang nehmen. Von der einfachen Überhäutung, die zur Ausbildung einer einfachen Epithellage führt, ist die Entwicklung von Drüsen zu trennen, die, wie auf S. 310 erörtert ist, mit Sprossungserscheinungen und Bildungen von Drüsenbüscheln einhergehen. Aus Resten in die Tiefe getretener und zwischen das Granulationsgewebe geratener Drüsenkrypten entwickeln sich so am Rande und aus dem Geschwürsgrunde heraus stockartig verzweigte Drüsenwucherungen, die meines Erachtens mit der Bildung der papillomatösen Schleimhautinseln, wie sie in und um vernarbende Geschwüre regelmäßig zu sehen sind, in engster Beziehung stehen. Ganz selten kommt es dabei zur Entwicklung von Zysten in solchen Drüsenwucherungen. Bei von vornherein chronisch verlaufenden Geschwüren sind schon in sehr frühen Stadien reaktive Drüsenwucherungen am Geschwürsrande sehr reichlich entwickelt, so daß man unwillkürlich an Bilder erinnert wird, wie sie bei hyperplastischer Hauttuberkulose am Epithel bekannt sind. Oft dringen solche Drüsen sogar tief in das Granulationsgewebe ein und entwickeln sich hier zu adenomatösen Formationen. Man wird nicht fehl gehen, in solchen Vorgängen Beziehungen zu seltenen Fällen zu sehen, wo gelegentlich gleichzeitig in mehreren Geschwüren typische Karzinome entstehen (HERZOG, HAMPERL). Nach HAMPERL[1] finden sich unter solchen Drüsenwucherungen oft solche vom Typ der Pylorusdrüsen. Fast regelmäßig habe ich solche polypöse Drüsenwucherungen bei alten Zirkulärgeschwüren gefunden, die mehr oder minder stark vernarbt waren. Da in solchen Fällen gewöhnlich auch die Muskulatur stark in Mitleidenschaft gezogen ist und auch die Serosaknötchen an dem Vernarbungsprozesse teilnehmen, ist die Entwicklung von Strikturen

---

[1] HAMPERL: Zieglers Beitr. 81.

und Stenosen mit spindelförmiger Erweiterung und Hypertrophie der vorliegenden Darmabschnitte eigentlich selbstverständlich. Oft ist die Zahl solcher tuberkulöser Dünndarmstenosen sehr groß. Verwechslung mit syphilitischen Strikturen ist auf den ersten Blick wohl möglich und sicherlich in früherer Zeit oft erfolgt (Fibiger). Bei histologischer Untersuchung wird sich aus dem Nachweis fibröser Tuberkelknötchen oder spezifisch syphilitischen Gefäßveränderungen aber eine Diagnose wohl gelegentlich stellen lassen. Nach unseren Erfahrungen ist dabei der Nachweis von Resten der tuberkulösen Serosaveränderungen oft auch makroskopisch schon ein sehr wertvolles Hilfsmittel. Im übrigen kommen endangitische Gefäßwandveränderungen nach unseren Erfahrungen auch bei sicher tuberkulösen Darmwandveränderungen häufig genug zur Entwicklung. Das gleiche betont auch Cruveilleur.

Die chirurgische Literatur birgt eine Fülle von Einzelbeobachtungen über stenosierende Dünndarmtuberkulose, die in der neuesten Arbeit von Schöppel zusammengestellt sind. Pathologisch-anatomisches Interesse beanspruchen aber nur die Untersuchungen von Wieting und Busse. Nach Wieting entsteht die Mehrzahl tuberkulöser Darmstenosen nicht durch Heilung tuberkulöser Schleimhautgeschwüre, sondern durch Vernarbung ausschließlich submukös in engster Beziehung zum Verlauf der Lymphbahnen sich ausbreitender Tuberkel. Er geht so weit, daß er die Geschwüre nur als Komplikationen des eigentlichen submukös verlaufenden Entzündungsprozesses ansieht. Dem gegenüber weist Busse auf den fast regelmäßigen Befund epithelialer Strukturen innerhalb des Narbengewebes hin und auf Einstülpungen der Darmserosa, die bei einer Zerstörung der Muskulatur durch Faltung der Darmwand entstehen können. Durch Darstellung der in der Serosa verlaufenden elastischen Fasern sind derartige Einstülpungen und Duplikaturen oft deutlich zu erweisen. Es bestehen hier weitgehende Ähnlichkeiten mit den Heilungsvorgängen anämischer Darmnekrosen, bei denen Schloffer die Bildung scharf umschriebener Strikturen dadurch zustande kommen sah, daß sich die an dem Nekroseherd anstoßenden Ränder des Darmes durch starke Kontraktion der Ringmuskeln einstülpten und dadurch eine Aneinanderlegung und Verwachsung der Serosaflächen ermöglichten. Wieweit eine Unterbrechung der Blutzufuhr auch bei der Entstehung tuberkulöser Darmstrikturen eine Rolle spielt, ist schwer zu sagen. Endangitische Venen und Arterienverschlüsse sind jedenfalls gar nicht so selten innerhalb des narbigen Granulationsgewebes nachzuweisen.

Den Bildern, die im Dünndarm zu den charakteristischen stenosierenden Zirkulärgeschwüren führen, entspricht im Dickdarm die hyperplastische Schleimhauttuberkulose, die vor allem im Coecum und Colon ascendens oft unter den klinischen Erscheinungen des Ileocökaltumors auftritt. Diesen Veränderungen entspricht im französischen Schrifttum die „typhlite tuberculeuse chronique" von Hartmann und Pilliet und das „tuberkulome hypertrophique du caecum" von Dieulafoy. Ob das Zurücktreten der vorwiegend zirkulären Ausbreitung im Dickdarm mit einer anderen Verbreitung der Lymphgefäße im Zusammenhang steht, vermag ich nicht zu entscheiden. Auf jeden Fall breiten sich auch vorwiegend granulierende Prozesse hier oft mehr flächenförmig nach allen Richtungen hin aus. Gerade im Dickdarm kommen sehr charakteristische polypöse Schleimhautveränderungen im Anschluß an vernarbende tuberkulöse Geschwüre zur Ausbildung, die oft, aber nicht immer, mit einer hochgradigen Verengerung des Lumens einhergehen. Die polypösen Bildungen entstammen, wie ich glaube, weniger stehengebliebenen Schleimhautinseln als von vornherein bei der Geschwürsbildung in die Tiefe verlagerten Drüsenresten. Die Entwicklung großer strauchartig verästelter Polypen ist keine Seltenheit. Die hyperplastische narbige Dickdarmtuberkulose

(KÜTTNER) spielt als isolierte Ileocökaltuberkulose (tuberkulöser Ileocökaltumor) klinisch eine besondere Rolle. Ganz analoge umschriebene Veränderungen sind aber auch in anderen Dickdarmabschnitten zu beobachten (Flexura sinistra, Sigmoid, Rektum). Auch hier sind Verwechslungen mit malignen Geschwülsten oft genug vorgekommen. Im histologischen Bilde können charakteristische tuberkulöse Veränderungen ganz zurücktreten, während uncharakteristische, vernarbende Granulationen mit reaktiven und regenerativen Schleimhautwucherungen das Bild beherrschen. Solche Fälle führten insbesondere für die Ileocökaltuberkulose zu der Ansicht, daß den Veränderungen ein unspezifischer mit Abszedierung, Fistel- und Schwielenbildung und hypertrophischen Schleimhautwucherungen einhergehender entzündlicher Prozeß zugrunde liegt, während die lediglich einen Nebenbefund darstellende Tuberkulose erst sekundär in den entzündlich veränderten Darmpartien zur Entwicklung gekommen ist (RICHTER). Eigene Untersuchungen in einigen Fällen haben für diese Anschauung keine Stütze gegeben. Es handelt sich, wie wir glauben möchten, um von vornherein

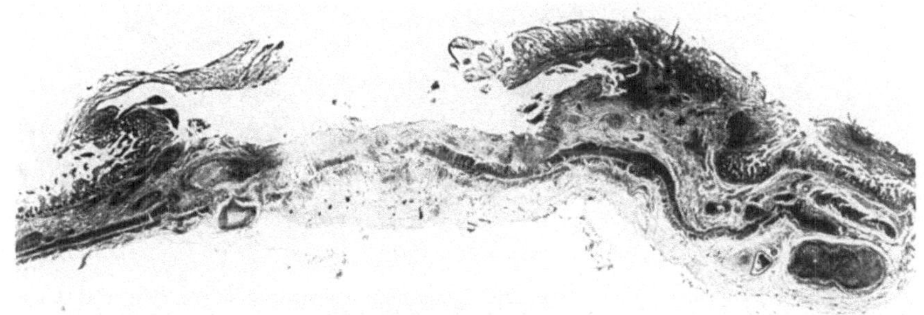

Abb. 10. Ganz frische Epithelzerstörung über einer käsigen tuberkulösen Nekrose der Submukosa.

chronisch verlaufende granulierende Tuberkulosen mit lebhaften tiefen Epithelwucherungen, ganz entsprechend hyperplastisch-lupösen Veränderungen der Haut und Schleimhaut, die den (tertiären) isolierten Organtuberkulosen an die Seite zu stellen sind.

Abgesehen von derartig umschriebenen hyperplastischen Vorgängen im Blinddarm oder Sigmoid kommen im Dickdarm mitunter auch weite Abschnitte, ja den ganzen Darm einnehmende ulzerös-polypöse Schleimhautveränderungen bei Tuberkulose vor, die von einer chronischen Dysenterie bei makroskopischer Betrachtung nicht zu unterscheiden sind und ihren tuberkulösen Charakter erst bei histologischer Untersuchung offenbaren (Abb. 13). Das sind jene Veränderungen, die ASCHOFF als tuberkulöse Dysenterie bezeichnet, „bei denen es sich vielleicht um eine Aufpfropfung einer tuberkulösen Infektion auf eine Dickdarmruhr oder um eine Mischinfektion handelt". Auch RAUBITSCHEK spricht von einer Darmtuberkulose bei chronischer Bazillenruhr. Nach dessen Beschreibung ist in solchen Fällen der Dünndarm meist vollständig normal, der Dickdarm von der Ileocökalklappe abwärts bis etwa gegen das S-Romanum in ein starres, derbes Rohr verwandelt. Die Schleimhaut scheint in diesen Abschnitten zu fehlen bis auf einzelne Stellen, die polypenartig als bohnen- bis haselnußgroße Knoten und Büschel in die Darmlichtung hervorragen. Sie bieten ein warzenförmiges und zottenartiges Aussehen, sind rot bis rotschwarz gefärbt. Zwischen diesen hyperplastischen Schleimhautstellen findet sich statt der normalen Schleimhaut ein fast porös aussehendes unebenes Gewebe, das durch zahllose kleinste kraterförmige, wie durch feine Nadelstiche erzeugte punktförmige

Vertiefungen ausgezeichnet ist. Die Darmwand selbst ist stark verdickt, besonders die Muskelschichten sind hypertrophisch. An der Serosa können massenhaft kleine, grauweiße durchschimmernde Knötchen vorkommen. In der Regel

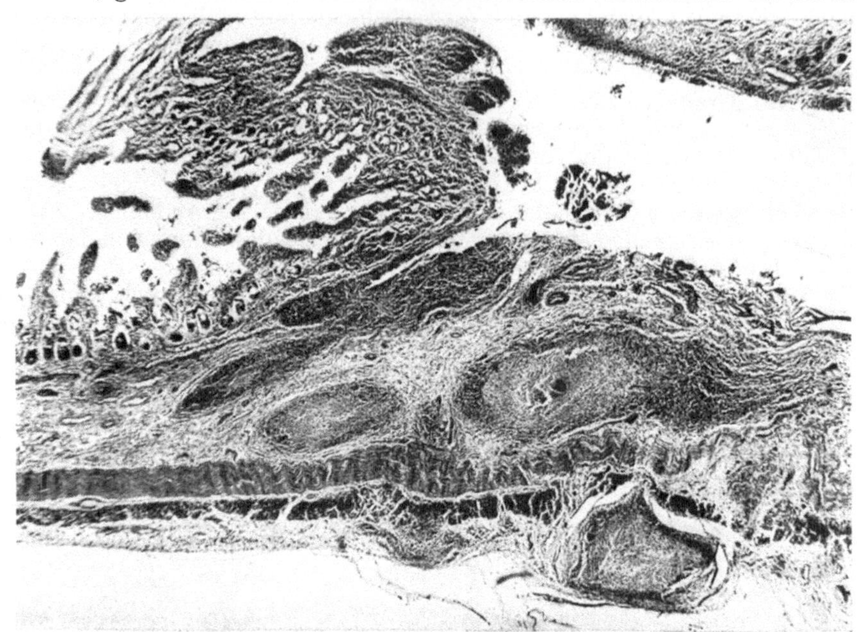

Abb. 11. Zirkulär sich ausbreitendes tuberkulöses Dünndarmgeschwür mit sehr charakteristischer lymphangitischer Knötchenbildung.

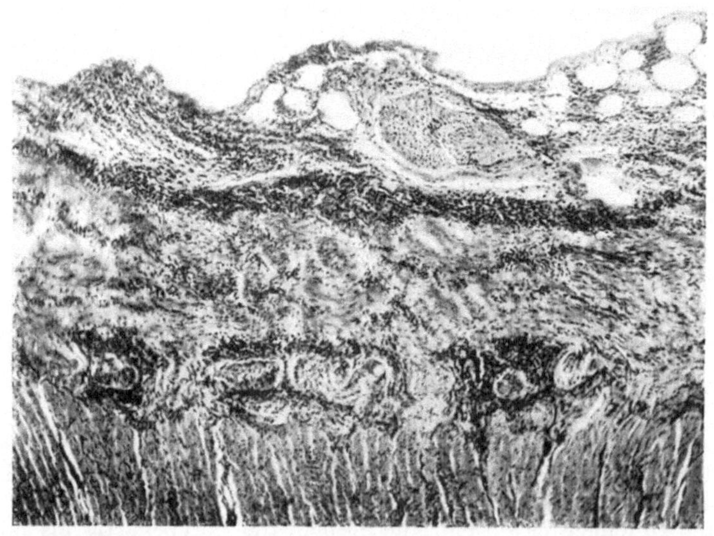

Abb. 12. Unspezifische Rundzellinfiltration zwischen den Muskelfasern und an den nervösen Apparaten innerhalb einer tuberkulösen Darmstriktur. Gefäßverödungen.

klingen die beschriebenen Veränderungen im absteigenden Dickdarmteil rasch ab, während in anderen Fällen im Sigmoid und Mastdarm typische tuberkulöse Geschwüre sich ausbreiten. Dieser Befund, wie der Umstand, daß die Gekröselymphknoten oft verkäst sind, dazu die zahllosen Tuberkelknötchen an der Serosa bestätigen die Vermutung, daß es sich in solchen Fällen um einen eigenartigen, tuberkulösen Prozeß des Dickdarms handelt, zumal eine fortschreitende Lungentuberkulose gewöhnlich als Todesursache gefunden wird. Im histologischen Bild ist die Schleimhaut durch ein lymphozyten- und plasmazellenreiches Granulationsgewebe ersetzt, das dicht bis an die Muskularis heranreicht. Die polypösen Stellen sind hyperplastische Schleimhautbildungen mit zahlreichen granulierenden und verkäsenden Tuberkeln in allen Schichten. Nach eigenen Untersuchungen kommen typische tuberkulöse Veränderungen aber auch in den schleimhautlosen Teilen gelegentlich vor. Da RAUBITSCHEK in der Mehrzahl seiner Fälle Dysenteriebazillen im Darminhalt kulturell nachweisen konnte, faßt er bei dem fast übereinstimmenden, grob anatomischen und histologischen Befund (er verweist meines Erachtens zu Unrecht auf das Vorkommen der Plasmazellen) sie als eine primäre Bazillenruhr auf, zu der sich sekundär eine Tuberkulose hinzugesellt hat. Eigene Untersuchungen an reichlichem Material gestatten es mir nicht, der Ansicht von RAUBITSCHEK restlos zuzustimmen. Dysenteriforme Dickdarmtuberkulosen sind keineswegs selten. Ich habe sie in allen Stadien der Entwicklung und in verschiedenster Ausbreitung zu sehen bekommen. Für die überwältigende Mehrzahl dieser Fälle steht dabei die tuberkulöse Schleimhauterkrankung auch zeitlich an erster Stelle. Wir verfügen über eine Reihe von Beobachtungen, die uns von den

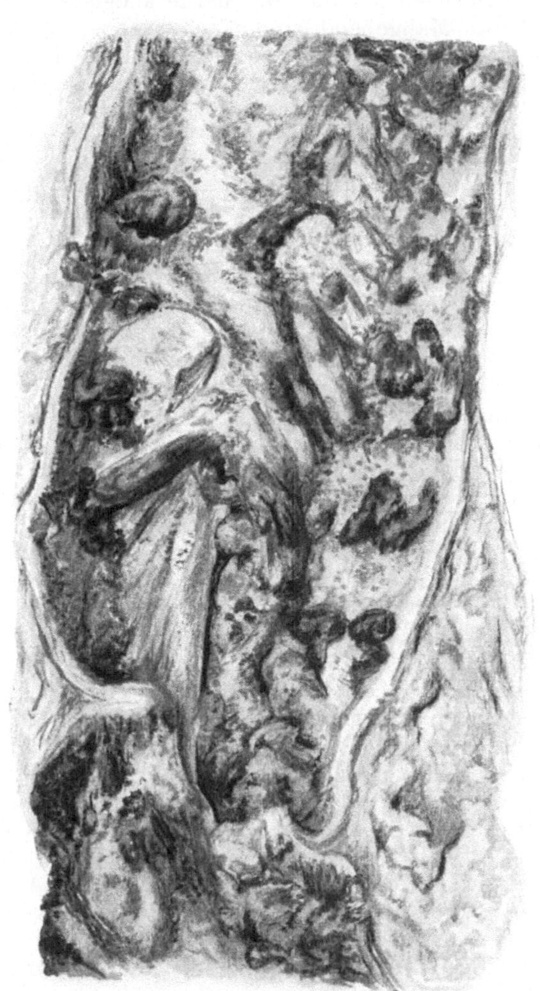

Abb. 13. Polypöse (dysenteriforme) Dickdarmtuberkulose.

ersten Anfängen mit diffusen, geschwürigen, tuberkulösen Zerfallserscheinungen bis zu typisch-polypösen und granulierenden, durchaus einer chronischen Bazillenruhr gleichenden Veränderungen alle Übergänge zeigten. Gerade im Blind- und aufsteigenden Dickdarm sind ja große flächenhafte, zum Zusammenfließen neigende Geschwüre außerordentlich häufig. Aus ihnen entwickelt sich, wenn es sich nicht von vornherein um chronisch verlaufende, mehr granulierende Veränderungen handelt, bei längerem Bestehen meist wohl in engem Zusammenhang mit einer Charakteränderung zunächst rasch verkäsender Vorgänge, bei sich günstig gestaltender Immunitätslage durch Reinigung des Geschwürsgrundes und regenerativ hyperplastische Wucherungen erhaltener Schleimhautreste und tiefer getretener Drüsen das Bild der chronischen tuberkulösen Dysenterie. Daß beim Bestehen ausgedehnter tuberkulöser Geschwüre eine beständige Einwirkung des Darminhaltes, Sekundär- und Mischinfektionen dabei von Bedeutung sein können, soll keineswegs geleugnet werden. Aber stets wird in solchen Fällen die Tuberkulose das Primäre, nicht das Akzidentelle sein. Mit dem histologischen Befund vorgeschrittener Fälle und bakteriologischem Bazillennachweis ist wenig anzufangen. Maßgebend sind Frühveränderungen, wie wir sie in diffusen submukösen und geschwürigen tuberkulösen Prozessen erkannt haben, aus denen sich bei einsetzender Geschwürsheilung das dysenterieähnliche Bild entwickelt. Daß gelegentlich einmal einer sicheren Dysenterie eine Tuberkulose aufgepfropft werden kann, haben wir selbst im Felde gesehen. Ebenso, daß in einem Darme mit tuberkulösen Geschwüren eine echte Bazillenruhr sich ansiedeln kann.

Nicht selten kommen auch im Mastdarm tuberkulöse Geschwüre mit polypösen und strikturierenden Bildungen zur Beobachtung. Vielfach führen sie zu fistulösen Durchbrüchen ins periproktale Gewebe und nach dem Damm. Die Mehrzahl der Afterfisteln ist auch nach unserer Erfahrung tuberkulöser Natur (Melchior).

Tuberkulöse Veränderungen, die von vornherein zur Verkäsung neigen, durch den Befund massenhafter Bazillen ausgezeichnet sind und diesen Charakter auch bei weiterem Bestehen beibehalten, zeichnen sich durch stetes rasches Fortschreiten und das Zurücktreten, ja Fehlen jeglicher Vernarbungs- und Regenerationserscheinungen aus. Oft genug lassen auch anfangs mehr zu Wucherungserscheinungen neigende Geschwüre einen plötzlichen Umschlag zur käsigen Weiterverbreitung erkennen. Rasch sich ausbreitende Nekrosen legen die Darmwand oft bis auf die Muskulatur frei und führen zur Durchbrechung auch dieser Schichten und der Serosa. In solchen Fällen zeigen fast alle Geschwüre den gleichen Charakter, und mehrfache gleichzeitige Durchbrüche sind nichts Ungewöhnliches. Erfolgt der Durchbruch in die freie Bauchhöhle, so ist eine diffuse, gewöhnlich rasch zum Tode führende Bauchfellentzündung die Regel. Bei längerem Bestehen eines abgesackten Durchbruches ist gelegentlich auch ein spezifisch tuberkulöser Charakter der Bauchfellveränderungen, mitunter schon makroskopisch, erkennbar. Als Fistulae bimucosae werden fistulöse Verbindungen benachbarter Darmschlingen bezeichnet, die durch den Durchbruch tuberkulöser Geschwüre in einen anderen Darmteil hinein entstanden sind. Meist geht dem Durchbruch eine Verklebung der Serosaflächen voraus. Solche Fisteln finden sich oft zu mehreren; ich sah einmal gleichzeitig 12 Durchbrüche in benachbarte Darmschlingen, einen ins retroperitoneale Gewebe hinter dem Blinddarm und einen in die freie Bauchhöhle. Bei Durchbrüchen ins Retroperitoneum können Senkungsabszesse durch die Haut entstehen. Auch Durchbrüche in andere Organe, Milz, Uterus (Kaufmann), Magen (Thorspecken) kommen, wenn auch selten, vor. An den perforierten Stellen ist, wie Aschoff hervorhebt, die Serosa gewöhnlich in weiterem Ausmaße zerstört als die inneren Darmschichten. Über zwei Fälle von tödlicher Darmblutung bei tuberkulösen Geschwüren berichtet Engelmann.

Ausgedehnte Blutungen aus tuberkulösen Geschwüren sind im Vergleich zu deren Häufigkeit sicher sehr selten. Einen Fall von Verblutungstod aus einem tuberkulösen Primärgeschwür bei einem 2jährigen Kinde beschreibt Pohlmann. Bei chronisch-hyperplastischen und zur Vernarbung führenden tuberkulösen Prozessen sieht man gelegentlich beträchtliche endarteriitische und phlebitische Veränderungen unspezifischen Charakters in den Gefäßen des Narbengewebes. Verwechslung mit Syphilis wird oft vorkommen.

Ribadeau-Dumas erwähnen die sklerosierende Rektumtuberkulose mit vorzugsweisem Sitz der Veränderungen in der Unterschleimhaut als eine besonders häufige Form der Rektumerkrankungen.

Nach Cornil und Hanot entwickeln sich Gefäßverschlüsse im Bereich tuberkulöser Darmveränderungen sehr rasch und häufig.

Tuberkulöse Darmveränderungen können in seltenen Fällen auch durch Übergreifen und Einbruch tuberkulöser Veränderungen von anderen Organen her entstehen. So erwähnten EDENS und KAUFMANN den Einbruch tuberkulöser Lymphknoten und verkäster Eileiter in Dünndarmschlingen. Hierher gehört auch der sekundäre Einbruch einer abgesackten tuberkulösen Bauchfellentzündung ins Darmlumen. Wir sahen eine käsige Nierentuberkulose ins Colon descendens durchbrechen. Daß mit der Galle zur Ausscheidung gelangende Tuberkelbazillen im Darm Veränderungen machen können, liegt auf der Hand.

Sehr wenig beachtet ist die hämatogen entstehende Tuberkulose der Darmwand. Eine größere praktische Bedeutung kommt ihr nur in Fällen von chronischer, disseminierter allgemeiner Tuberkulose zu und vor allem für solche Fälle isolierter und umschriebener Darmtuberkulosen, die als selbständige tertiäre Organtuberkulosen anmuten. Aber auch bei ganz akut verlaufenden Fällen von hämatogener Miliartuberkulose sind miliare Tuberkelknötchen regelmäßig im Darme nachzuweisen. Es verdient besonders hervorgehoben zu werden, daß sie in ausgesprochener Weise wie enterogen entstandene Tuberkel das lymphatische Gewebe bevorzugen, ja oft lediglich in Lymphknötchen aufzufinden sind. Außer einer leichten Schwellung brauchen sonstige Veränderungen an ihnen makroskopisch gar nicht in Erscheinung zu treten. Erst bei längerem Bestehen sieht man — bei chronisch-disseminierter Tuberkulose der Kinder ist das am deutlichsten — gelbe Trübungen in den Knötchen, aus denen dann lentikuläre Geschwüre entstehen, die von denen der enterogenen Tuberkulose nicht zu unterscheiden sind. Oft findet man dann aber spezifischtuberkulöse Gefäßwandveränderungen in der Unterschleimhaut, die, wenn sie sehr stürmisch sind, zu umschriebenen Schleimhautnekrosen führen können. Auffallend häufig haben wir solche Veränderungen im Duodenum bei Kindern gefunden. Die dabei beobachteten Bilder entsprechen ganz den Verhältnissen, wie sie PAGEL für einen Fall ausführlich geschildert hat.

Das wechselnde Verhalten der Gekröselymphknoten bei Darmtuberkulose ist nur verständlich, wenn man im Sinne von RANKE den allgemeinen Immunitätsverhältnissen Rechnung trägt. Die Verhältnisse sind hier denen der Hiluslymphknoten ganz entsprechend. Zum tuberkulösen primären Geschwür gehört die charakteristische käsige Lymphknotentuberkulose, die mit dem Darmgeschwür zusammen den intestinalen Primärkomplex ausmacht. Enterogene und hämatogene Tuberkulosen im Verlauf des Sekundärstadiums gehen mit ausgedehnten Verkäsungen fast aller Gekröselymphknoten einher. Im Tertiärstadium erworbener Giftfestigkeit entstehende Darmveränderungen, die selbst noch so ausgedehnt sein können, führen lediglich zur Entwicklung abortiver Tuberkelbildungen in den Lymphknoten, die makroskopisch feucht und geschwellt aussehen und sich sonst wie die Lymphknoten an der Lungenwurzel bei der tertiären Phthise verhalten. Ebenso verhält es sich übrigens mit dem histologischen Charakter der Lebertuberkel, die bei Darmtuberkulose im sekundären und tertiären Stadium wohl nie fehlen. Schwere Fettlebern bei ausgedehnten geschwürigen Darmprozessen mögen z. T. mit der Resorption der Zerfallsprodukte in Zusammenhang stehen.

Daß die Darmtuberkulose eine wichtige Quelle für die Überschwemmung des Blutes mit Tuberkelbazillen und von großer Bedeutung für eine Reinfektion der Lungen sein kann, wurde von B. FISCHER und STRAUSS betont.

Von einer retrograden lymphogenen Entstehung tuberkulöser Darmveränderungen bei Mesenteriallymphknotentuberkulose im Sinne von BAKACZ haben wir uns bisher nicht überzeugen können.

Wiederholt sind tuberkulöse Dünndarmstrikturen mit perniziöser Anämie vergesellschaftet gewesen (FABER, ZADECK).

Über die Häufigkeit der sekundären Darmtuberkulose liegen zahlreiche zahlenmäßige Angaben vor. Die Angaben weichen stark voneinander ab. So bestehen schon erhebliche Unterschiede in den Befunden bei Kindern und Erwachsenen, für die STEINER und NEUREITER 40% (71 bei 176 Lungentuberkulosen), WIDERHOFER nur 35% angeben, während FRERICHS bei einem Gesamtmaterial von 250 chronischer Lungenschwindsucht 80%, WEIGERT für Leipzig 90% und HERXHEIMER bei einem kleinen Material von 58 Phthisisfällen sogar 98,2% fand; Herr Dr. LÖFFLER vom Kaiser-Friedrich-Kinderkrankenhaus in Berlin, der auf Veranlassung von Geh. Rat LUBARSCH eine Zusammenstellung seines Materials machte, fand 45% bei Kindern; wir konnten aus unseren

Leichenbefundberichten unter 500 Fällen von Lungentuberkulose (vorwiegend Erwachsene) 423 mal = 84,6 % tuberkulöse Darmgeschwüre finden; unter 30 Fällen, die mit besonderer Sorgfalt durchmustert wurden, vermißten wir niemals tuberkulöse Veränderungen, die oft freilich nicht auf den ersten Blick gesehen werden. Höning gibt dagegen nur einen Hundertsatz von 70 an. Orth meint, daß wenn man nur die Fälle berücksichtigt, bei denen der Tod „einzig und allein an Phthise erfolgte“, wäre der Prozentsatz der Darmtuberkulosen erheblich höher als wenn auch die an anderen Krankheiten verstorbenen Lungenschwindsüchtigen „oder überhaupt alle Individuen, welche irgendeine phthisische Veränderung irgendwo im Körper oder auch nur in der Lunge haben“ in Betracht zieht. Für diesen Fall hält er die Angabe von 70 auf 100 für „noch viel zu hoch“.

Auf Veranlassung von Geh. Rat Lubarsch haben Herr Prof. Dr. Pick vom Krankenhaus Friedrichshain, Prosektor Dr. Steinbiss vom Krankenhaus Schöneberg, Prof. Christeller (Virchow-Krankenhaus) und Prosektor Dr. Ehlers (Krankenhaus Neuköln) eine Zusammenstellung ihrer Befunde aus den letzten Jahren gemacht, die sie in dankenswerter Weise mir zur Verfügung stellten.

Pick fand unter 210 Tuberkulosefällen von im Alter von $1^1/_2$ bis 80 Jahren Verstorbener im ganzen 130 mal tuberkulöse Darmgeschwüre, davon bei 183 Fällen ulzeröser Lungentuberkulose 103 mal = 56,3 % und bei 77 Fällen produktiver Lungentuberkulose 27 mal = 35 %. Bei Steinbiss waren unter 511 Tuberkulosefällen von im Alter von 1—90 Jahren Verstorbener im ganzen 295 mal tuberkulöse Darmgeschwüre nachweisbar = 57,7 %, davon bei 351 Fällen ulzeröser Tuberkulose 243 = 68,5 %, bei 160 Fällen produktiver Tuberkulose 52 mal = 32,2 %. Bei Christeller wurden 430 Tuberkulosefälle mit 228 maliger Beteiligung des Darms beobachtet = 53 %, davon bei 232 Fällen exsudativ-ulzeröser Tuberkulose 141 mal = 60,5 %, bei 195 Fällen vorwiegend produktiver Tuberkulose 87 mal = 43,9 %. In Fällen mit Höhlenbildung bei exsudativer Tuberkulose stieg der Hundertsatz auf 63,8. Bei Ehlers waren nur 115 mal tuberkulöse Darmgeschwüre bei 293 Lungentuberkulosefällen vorhanden = 40 %, unter 178 ulzerösen 101 mal = 56,7 % und 115 produktiven 14 mal = 12,2 %. Alles zusammen waren also bei 1444 Lungentuberkulosefällen 772 mal tuberkulöse Darmgeschwüre = 53,6 %, in 944 Fällen ulzeröser Tuberkulose 586 mal = fast 61 %.

Die Zahlen sind also wesentlich niedriger als die oben angeführten. Es mag sein, daß derartige auf Grund von Sektionsbüchern angestellte Statistiken kein ganz richtiges Bild geben, weil nicht immer alles genau angemerkt wird und auch bei den Leichenöffnungen nicht stets mit gleicher Sorgfalt gesichtet ist. Immerhin sind die Unterschiede doch sehr erhebliche und die Zahlen der einzelnen Institute ziemlich übereinstimmend. Vielleicht hängt der Unterschied gegenüber den älteren Statistiken damit zusammen, daß hier nur die eigentlichen Phthisiker (ulzeröse Tuberkulose) berücksichtigt sind und von diesen die meisten zu damaliger Zeit fortgeschrittener und schwerer waren, als das jetzt meist der Fall ist.

Jedenfalls zeigen die Zahlen aus dem Virchow-Krankenhaus, daß beim Vorhandensein von Höhlen in der Lunge die Beteiligung des Darmes wesentlich häufiger ist.

Über die Lokalisation der Geschwüre im Verdauungsschlauch haben Rilliez und Bartez im Handbuch von Cornil-Ranvier folgende Angaben gemacht: unter 141 Fällen von Tuberkulose war befallen der

Magen	21 mal	alle Darmabschnitte	11 mal
Dünndärme	131 „	der Dünndarm allein	71 „
Dickdärme	60 „	der Dickdarm allein	7 „

Widerhofer gibt an, daß bei 101 Fällen von Darmtuberkulose im Kindesalter Dünndarm 98 mal, Dickdarm allein 3 mal und zusammen mit Dünndarm genau 22 mal betroffen war, Frerichs unter 208 Fällen das Ileum 200 mal, Dickdarm allein 8 mal, zusammen mit Dünndarm 115 mal und der Mastdarm 18 mal befallen.

Es besteht Übereinstimmung darüber, daß der Dünndarm, besonders das untere Ileum bei weitem am häufigsten ergriffen sind, daß aber sämtliche Abschnitte des Darmes vom Zwölffinger- bis zum Mastdarm teils zusammen, teils allein befallen sein können.

b) Syphilis des Darmes.
1. Angeborene Syphilis.

Nicht nur im Vergleich mit anderen Darmerkrankungen, sondern auch im Verhältnis zur Lokalisation syphilitischer Veränderungen an anderen Körperstellen ist sowohl die angeborene, wie die erworbene Darmsyphilis eine seltene Erscheinung. Das wird durch nichts besser bewiesen als durch die Angabe E. Fränkels (4), er habe während seiner ganzen langjährigen Tätigkeit nicht mehr als 5 Fälle von Darmsyphilis zu sehen bekommen. Die Angaben über die Beteiligung des Darmschlauchs an angeborenen syphilitischen Veränderungen schwanken zwischen 5 und 10%. Aschoff weist allerdings darauf hin, daß diese Zahlen zu niedrig sind, weil geringe Veränderungen erst mikroskopisch erkennbar werden. Nach eigenen Beobachtungen am pathologischen Institut der Universität Köln scheinen uns diese Zahlen eher zu hoch als zu niedrig zu sein.

Der Befund von Spirochäten in der Darmwand und im Darmlumen, auch im Mekonium ist bei syphilitischen Föten allerdings nichts Ungewöhnliches. Nach den Untersuchungen von Simmonds, die mit den späteren Angaben von Versé und Schlimpert übereinstimmen, finden sie sich besonders reichlich im Epithel und in den Drüsen. In der Muskularis sind sie oft parallel zu den Fasern gelagert. Häufig liegen sie auch um Gefäße herum. Wenn auch das Fehlen aller histologischen Veränderungen in solchen Fällen für ihre postmortale Vermehrung in der mazerierten Frucht spricht, so haben wir jedoch auch in einigen Fällen von Spirochätensepsis bei lebendgeborenen Kindern im Darm wenige Stunden nach dem Tode reichliche Mengen von Spirochäten in Büscheln und Zöpfen nachweisen können. Wie auch sonst möchten wir dabei den Reichtum an Spirochäten als den Ausdruck einer mangelnden Reaktionsfähigkeit des Organismus ansehen. Kommt es zu einer Reaktion des Gewebes auf die eingedrungenen Keime und damit zur Entwicklung makroskopisch oder lediglich histologisch erkennbaren Veränderungen, so ist bezeichnenderweise innerhalb dieser der Nachweis von Spirochäten sehr erschwert, wenn nicht ganz unmöglich.

Die geweblichen Veränderungen der Darmwand bei Syphilis sind gekennzeichnet durch die Entwicklung eines Granulationsgewebes, das durch die Zusammensetzung der an seinem Aufbau beteiligten Zellen, durch das Verhalten der in ihm verlaufenden Gefäße und die Neigung zur Nekrose als spezifisch (syphilitisch) erkannt werden kann. Die Ausdehnung und Lokalisation des syphilitischen Granuloms ist sehr verschieden. In einem der Fälle von Versé bestanden lediglich kleinzellige Infiltrationsherde zwischen den Muskelfasern. In Beobachtungen von Mrazek und ähnlichen von Baumgarten war das ganze Dünndarmrohr diffus infiltriert. Ebenso wie die Ausdehnung der Infiltrate wechselt ihr Charakter. Bald erweisen sich „miliare Gummen" als nekrotische Herde mit massenhaft Spirochäten (Fränkel), bald als Epitheloidzellknötchen mit Plasma- und Riesenzellen. Wie wechselnd die im ganzen nicht sehr zahlreichen bisher beschriebenen Bilder sind, geht deutlich aus der 25 Fälle umfassenden Zusammenstellung von Oberndorfer hervor. Es erscheint mir unzweckmäßig, hier noch besondere Gruppen von Veränderungen unterscheiden zu wollen, die doch allesamt dadurch zusammengefaßt werden müssen, daß es sich um spezifische syphilitische Granulationsgewebsbildungen mit allerdings sehr wechselndem Schicksal handelt. Flache, beetartige, ins Lumen leicht hervorragende Platten, vorwiegend in der Schleim- und Unterschleimhaut gelegen, bezeichnet Jürgens als Condylomata lata (s. Abb. 14). Durch ihren Zerfall entsteht das syphilitische Geschwür, das selten in der Einzahl, meist in zahlreichen

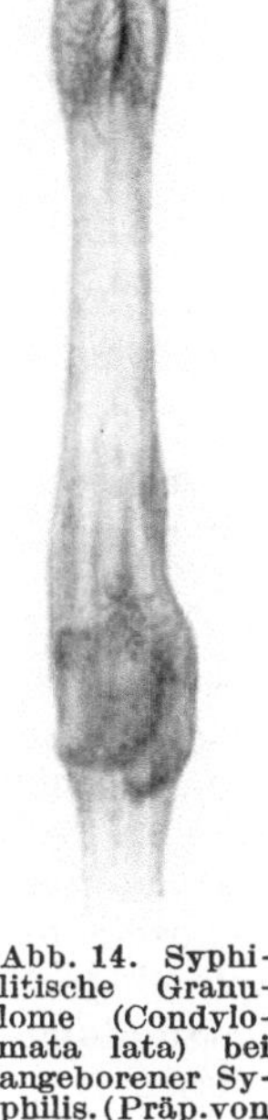

Abb. 14. Syphilitische Granulome (Condylomata lata) bei angeborener Syphilis. (Präp. von Geh. Rat Lubarsch.)

Exemplaren zur Beobachtung gelangt. Es ist durch den speckigen Grund, den glatten Rand, die Neigung zur Stenosenbildung ausgezeichnet. Im histologischen Präparat ist das syphilitische Granulationsgewebe durch seine Beziehungen zu Gefäßen und durch Veränderungen an diesen gekennzeichnet. Vor allem an den Venen kommt es zur Entwicklung einer verödenden Endophlebitis mit Aufsplitterung der äußeren Wandschichten und Durchsetzung mit Granulationsgewebe. Aber auch in den Arterien sind end- und periarteriitische Veränderungen festgestellt. Mit derartigen Gefäßveränderungen und davon abhängigen Kreislaufsstörungen steht die Neigung der syphilitischen Darmgranulome zu geschwürigem Zerfall in engem Zusammenhang (s. Abb. 15). In dem Schrifttum ist über eine bevorzugte Beteiligung der Peyerschen Haufen nichts Sicheres bekannt, wenn auch Mrazek und Kundrat eine besondere Form der Darmsyphilis durch das vorwiegende Befallensein des lymphatischen Apparates gekennzeichnet lassen wollen. Makroskopisch soll in solchen Fällen ein Katarrh der Schleimhaut bestehen, während die Peyerschen Haufen stark gerötet und von Grübchen durchsetzt sind. Man wird starke Zweifel

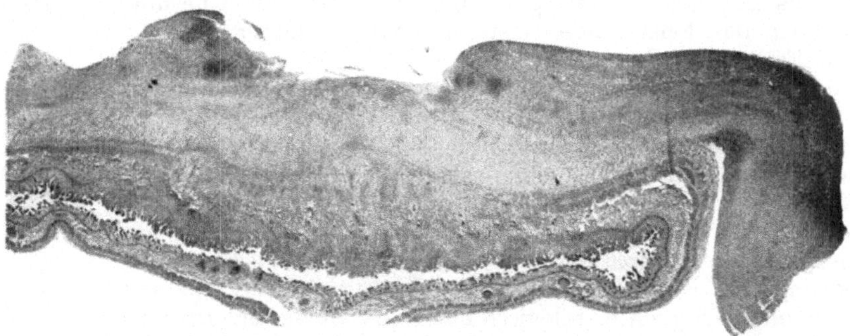

Abb. 15. Syphilitisches Granulom in den äußeren Darmwandschichten bei angeborener Syphilis. (Präp. von Prof. Schneider, Darmstadt.)

haben, ob es sich hier wirklich um spezifisch syphilitische Veränderungen handelt. Wir sahen bei syphilitischen Föten wiederholt große Reaktionszentren in den Knötchen, die bei gesunden Kindern erst im 2. bis 3. Monat nach der Geburt auftraten. Bemerkenswert ist noch eine Beobachtung von Fränkel, bei der im Gegensatz zum sonstigen Verhalten eine Darmwandnekrose bestand mit Schwellung des anliegenden Darmwandabschnitts, ohne daß eine vorausgegangene Gummenbildung oder Gefäßveränderungen nachzuweisen waren. Nach Fränkel wäre das so zu deuten, daß der geschwürige Zerfall durch Giftstoffe der Spirochäten ausgelöst ist. Das zurückbleibende Geschwür zeigt dann nichts für Syphilis Kennzeichnendes und seine spezifische Natur ist nur durch das Auffinden von Spirochäten feststellbar. Ob die Syphilis imstande ist, eine einfache katarrhalische Entzündung (Pal) der Darmschleimhaut hervorzurufen, wird bezweifelt werden müssen.

2. Die erworbene Syphilis

ist im Darm noch seltener als die angeborene. Ob den gelegentlich schon in der ersten Zeit nach der Infektion zur Beobachtung kommenden Darmstörungen ein besonderer Befund entspricht, ist nicht bekannt. Jedenfalls wird man sehr vorsichtig sein müssen, hier ohne weiteres eine Enteritis follicularis syphilitica zu supponieren, wie es u. a. Pal zu tun geneigt ist. Was wir an syphilitischen Darmveränderungen kennen, gehört in die tertiäre Periode: Gummen mit ihren mannigfachen Folgen, Geschwüren und Narben. Frische Gummen in scharf umschriebener Form oder als mehr diffuse Infiltrate sind viel spärlicher beobachtet worden als Geschwüre und narbige Endzustände. Sie kommen in allen Darmabschnitten vor, doch muß, wenn man vom Mastdarm absieht, das Jejunum als ihr Lieblingssitz angesehen werden. Die syphilitische Erkrankung des Duodenums ist gewöhnlich mit einer solchen des Magens, die des Dickdarms mit einer des Dünndarms verbunden. Die Zahl der gummösen Infiltrate und Geschwüre in einem Darm ist gewöhnlich sehr groß. Bis 54 sind in einem Darme gesehen worden (MARCHAND). E. FRÄNKEL (3) fand einmal 31 ringförmige Geschwüre, davon 18 im Jejunum. Auch in dem eigenen abgebildeten Falle (Abb. 16) fanden sich ausschließlich zirkulär verlaufende, in Vernarbung begriffene Geschwüre, 42 an Zahl. Nur in ganz wenigen Beobachtungen wird von einer Beteiligung des lymphatischen Gewebes an dem geschwürigen Prozeß berichtet (OSER). Der Grund der sehr verschieden tiefen Geschwüre wird gern als speckig bezeichnet. Er ragt ebenso wie die hyperämischen Ränder über die übrige Schleimhaut hervor. Die Serosa kann ganz unverändert sein; oft ist sie aber verdickt und trübe. Aus den ringförmigen Geschwüren können sich zirkuläre Narben entwickeln, die sehr leicht zur Entwicklung von Stenosen Veranlassung

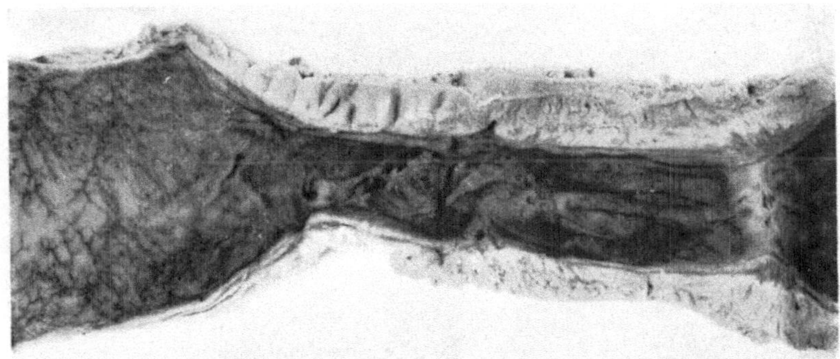

Abb. 16. Stenose des Dünndarms bei vernarbender, tertiärer Dünndarmsyphilis.

geben können. Vor Verwechslungen mit Strikturen tuberkulöser Natur warnt FIBIGER. Ich möchte seine Bedenken mit Nachdruck unterstreichen. Eine sichere ätiologische Diagnose der multiplen zirkulären Darmstrikturen halte ich für die Mehrzahl aller Fälle auf Grund morphologischer Merkmale für unmöglich. Nur selten kann der Nachweis von Tuberkelknötchen an der Serosaseite ein sicheres Unterscheidungsmerkmal sein. Über das Zusammentreffen von syphilitischen und tuberkulösen Veränderungen hat CHIARI berichtet. Histologisch ist der syphilitische Prozeß in der Darmwand kurz zu charakterisieren als eine Granulationsbildung mit Neigung zur fibrösen Umwandlung und obliterierender Arteriitis und Phlebitis. Die ersten Veränderungen entwickeln sich vorwiegend in der Submukosa. Doch können sie auch in der Mukosa lokalisiert sein (FRÄNKEL, JÜRGENS). Es kommt hier zur Entwicklung eines aus mononukleären Zellen zusammengesetzten Granulationsgewebes. in dem wie im selbst beobachteten Falle, auch Riesenzellen vorhanden sein können. Lymphozytenähnliche Elemente mit kleinen dichten Kernen und spärlichem Protoplasma, protoplasmareiche große Zellen mit bläschenartigem leicht eingedellten Kern, wohl histiozytärer Natur, und Plasmazellen beherrschen das Bild, während Mastzellen sehr spärlich sind und Leukozyten fehlen. Granulationsgewebe durchsetzt die Darmwand unter Zerstörung vorhandener Strukturen, dringt bis ans Epithel und zwischen die Muskelschichten vor, um sich allmählich ins normale Gewebe zu verlieren. Mitunter kann es als großes Infiltrat die subserösen Schichten durchsetzen. Eine Neigung zur Faserproduktion ist gewöhnlich schon frühzeitig nachweisbar und meist sind Partien mit faserreichen,

sklerotischen Stellen in rein zellige eingestreut. Die Entwicklung sklerotischer
und narbiger Stellen hängt dabei gewöhnlich mit dem Gefäßverlauf zusammen,
indem mehr oder minder hochgradig veränderte Venen und Arterien die zentralen Teile der Narben bilden. Aber auch schon in den frischen noch zelligen
Stellen ist, worauf insbesondere E. Fränkel (2, 3) hingewiesen hat, eine sehr
charakteristische Beteiligung der Gefäße an dem entzündlichen Prozeß in der
Regel festzustellen. Venen, Arterien und Lymphgefäße können verändert sein.
Bemerkenswert ist, daß die Veränderungen nicht gleichmäßig innerhalb des
Krankheitsherdes vorkommen, sondern vielfach nur stellenweise ausgebildet
sind. Auch in ein und demselben Gefäß sind sie oft nur über eine kurze Strecke
gelegentlich nur an einer Seite entwickelt. Die Veränderungen an den Venen
möchte ich als produktive Endo- und Periphlebitis bezeichnen, ohne eine scharfe
Trennung der Endophlebitis, die zu einer Verengerung des Lumens führt, von den

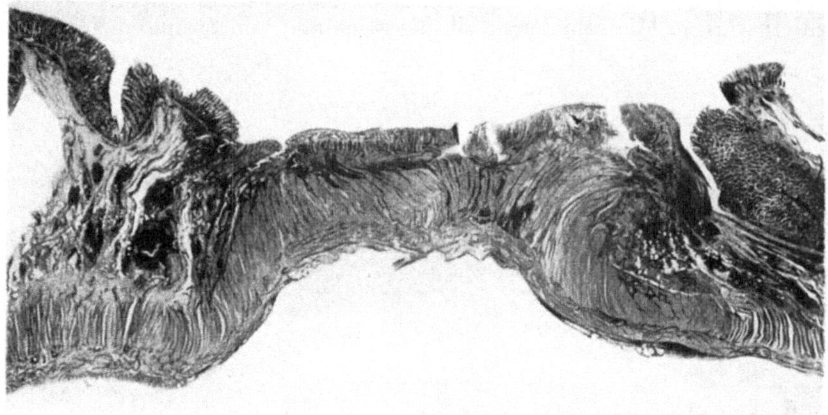

Abb. 17. Von einem Falle multipler, zirkulärer, geschwüriger Darmstrikturen. Syphilis wahrscheinlich.
Verdickung der Serosa.

in den tieferen Gefäßwandschichten sich abspielenden Veränderungen vorzunehmen. Nach meiner Auffassung handelt es sich um einen einheitlichen Prozeß,
nämlich um die autochthone Entstehung von histiozytären, faserbildenden
Zellen aus dem Blastem des retikulären Gewebes der Gefäßwand, der sowohl
zu den Bildern, wie sie als endotheliale Wucherungen bezeichnet werden, als zu
der Aufsplitterung der Gefäßwand und Auseinanderdrängung der elastischen
Fasern durch das neugebildete Gewebe führt. Wenn die Zellproliferation zu
einem vollständigen Verschluß der Gefäßlichtung geführt hat, dann ist es oft
nicht möglich, ohne besondere Darstellung der lange erhalten bleibenden
elastischen Fasern den Gefäßverlauf in dem übrigen Granulationsgewebe zu
erkennen, da der Übergang der in der Adventitia sich ausbreitenden Zell-
infiltration ins benachbarte Granulationsgewebe ganz unmerklich ist. Fränkel
betont, daß nach dem Untergang der elastischen Fasern schließlich nichts
mehr auf das ehemalige Vorhandensein von Gefäßen hinweist. Ganz ähnlich
sind die Veränderungen, die sich an den Arterien abspielen. Auch hier kommt es
zur Entwicklung polsterartiger endothelialer Intimagranulome, die das Lumen
bis auf einen ganz schmalen Spalt einengen können, aber auch nach der Adventitia hin unter Durchsetzung der Media sich ausbreiten. Außer rein zelligen Proliferationen in der Gefäßwand beobachtet man auch Bildungen von faserigen
Strukturen kollagener und elastischer Beschaffenheit. Vollständig zunächst
zellig verschlossene Gefäße können schließlich rein bindegewebig obliterieren
und den Mittelpunkt einer der erwähnten Narben abgeben. Die schon erwähnte

herdförmige Ausbreitung der Veränderungen tritt an den Arterien noch deutlicher in Erscheinung als an den Venen. Die außerhalb des Granulationsgewebes verlaufenden Gefäße besitzen durchgehend normalen Bau. Für die Diagnose der Syphilis ist der Nachweis der erörterten Gefäßerkrankung von größter Bedeutung. Aber sie kommen nach meinen Erfahrungen auch in tuberkulösen Narben vor. Die Gefäßveränderungen sind es wohl auch, die in erster Linie für die Neigung der syphilitischen Darminfiltrate zum Zerfall und damit zur Geschwürsbildung verantwortlich gemacht werden müssen. Die Ausheilung der Geschwüre erfolgt, was bei der weitgehenden Zerstörung auch der tieferen Darmschichten nicht verwunderlich ist, meist unter Zurücklassung großer Narben. Bei der ringförmigen Ausbreitung der Infiltrate und Geschwüre entwickeln sich aus ihnen gewöhnlich Strikturen, vor denen oft hochgradige Dilatationen gelegen sind. Vielfach sind die syphilitischen Veränderungen in einem Darme nicht gleichalterig. Auch in dem eigenen Falle waren tumorartige Infiltrate neben zirkulären Geschwüren und narbigen Stenosen vorhanden. Bemerkenswert ist auch die Mitbeteiligung des zugehörigen Gekröses, das verdickt ist, speckig aussieht und von Nekrosenherden durchsetzt ist. Außer zu Ileuserscheinungen können syphilitische Geschwüre zur Perforation führen (RIEDEL), in ganz seltenen Fällen auch Quelle einer tödlichen Darmblutung sein. Immerhin ist das ein sehr seltenes Vorkommnis, schon deshalb, weil ja die Mehrzahl der Gefäße obliteriert ist, ehe es zu ihrer Einbeziehung in den Geschwürsgrund kommt. Die Zahl der Mitteilungen über Darmsyphilis ist sehr spärlich. Außer den schon erwähnten Angaben von E. FRÄNKEL sind aus neuerer Zeit lediglich die Beobachtungen von SCHMIDT, PICK und SPORMANN hier zu nennen.

Es ist auch die Vermutung ausgesprochen worden, daß die Appendizitis häufig syphilitischen Ursprungs wäre (GAUCHER). Daß gelegentlich (TRINKLER) auch im Appendix spezifisch syphilitische Prozesse vorkommen können, ist nicht zu bestreiten. Aber man darf nicht so weit gehen, jede Appendizitis bei Syphilitikern als syphilitische Appendizitis zu bezeichnen.

3. Die Mastdarmsyphilis

bedarf einer gesonderten Besprechung nicht nur wegen der Häufigkeit dieser Lokalisation, sondern weil sie im Hauptpunkt der Erörterung über das Wesen und die Bedeutung der sog. Periproctitis ulcerosa steht. Rektum und Anus können in allen Stadien der erworbenen Syphilisinfektion Sitz mehr oder minder charakteristischer Veränderungen sein. Auffälligerweise sind dabei Frauen in jedem Stadium der Erkrankung häufiger befallen als Männer. Primäraffekte am Anus, denen durch das Bestehen ekzematöser Veränderungen und Rhagaden Vorschub geleistet wird, haben ihren Sitz auf der Höhe oder den Buchten der Analfalten, von wo aus sie weit in die Schleimhaut hineinreichen können. Unter dem Einfluß der mechanischen und bakteriellen Irritation bei der Stuhlentleerung entwickeln sich aus ihnen frühzeitig tiefe Wundflächen mit glattem, schmierig glänzendem Grund, die von gewulsteten Schleimhautpartien umgeben sind [NOBL (2)]. Sie können tief in die Muskulatur vordringen, zeigen geringe Neigung zur Heilung, eher die Tendenz zum Weiterschreiten. Durch sekundäre Infektion können im Bereiche der Sklerose nicht selten schwer entzündliche, ja phlegmonöse Veränderungen zustande kommen.

Im Sekundärstadium der Lues werden papulös-ulzeröse Infiltrate am Anus nicht selten beobachtet. Sie greifen häufig auf die unteren Abschnitte des Mastdarmes über und führen hier zur Entwicklung schmaler glattrandiger Defekte. Im Gegensatz dazu ist das Auftreten von Kondylomen oberhalb des Pflasterepithels des Anus äußerst selten. Über einige Fälle dieser Art ist bei NOBL berichtet, der maulbeerförmige, dicht über dem Sphinkter gelegene Infiltrate bei gleichzeitigen Kondylomen am After und Schamlippen sah. Als Myositis syphilitica hat NEUMANN eine besondere Erkrankungsform des Sphinkters beschrieben. Sie tritt vorwiegend bei Frauen auf und geht mit der Bildung tiefer stark infiltrierter Rhagaden einher. Histologisch bestehen vorwiegend perivaskuläre Infiltrate und Atrophie der Muskulatur mit Wucherung der Sarkolemmkerne. Vielfach bilden syphilitische

Ulzerationen des Sekundärstadiums an der hinteren Kommissur den Boden für die Entwicklung phlegmonöser Erkrankungen, die sich längs der Rektalwand ausbreiten, zur Abszeßbildung führen können und gelegentlich in die Scheide oder den Mastdarm einbrechen. Unter Hinterlassung vielfach verzweigter Fistelgänge können sie zur Ausheilung gelangen, wobei jedoch häufig dauernde Kommunikationen zwischen Scheide, Mastdarm und Damm entstehen können. In enger Beziehung zu diesen Veränderungen stehen chronisch-hyperplastische entzündliche Wucherungen: ulzerös-elephantiastische Veränderungen, denen Schröder und Nobl (2) eingehende Beschreibungen gewidmet haben. Es handelt sich dabei um polsterartige, durch narbige Kerben eingeschnürte Infiltrate der Analgegend mit warzigen Exkreszenzen, die zu ulzerösem Zerfall neigen. Das untere Ende des Mastdarmes ist dann in ein enges, starres, mit ulzerierten und papillomatösen Wucherungen ausgekleidetes Rohr verwandelt, von dem dann Fistelgänge in die Dammgegend führen. Auch Scheiden-Mastdarmfisteln können sich entwickeln. Im histologischen Bilde ist das zur Faserbildung neigende Granulationsgewebe durch den Reichtum an Plasmazellen und die Anwesenheit von Riesenzellen ausgezeichnet. Im Vordergrunde steht die Neigung zur Produktion sklerosierender Fasern, deren Bildung durch die stets gleichzeitig vorhandene Endo- und Periphlebitis syphilitica sicherlich begünstigt wird (Schröder-Nobl).

Von den sekundär-luischen Veränderungen werden die des Tertiärstadiums oft nur schwer abzugrenzen sein. Sie stellen sich in charakteristischen Fällen als knotige oder mehr diffuse gummöse Infiltrate dar, die durch die Neigung zu geschwürigem Zerfall und narbiger Schrumpfung ausgezeichnet sind. Dabei gehen sie den beschriebenen syphilitischen Veränderungen anderer Darmabschnitte vollständig analog, denen sie auch, was ihr histologisches Verhalten angeht, in Einzelheiten gleichen. Auch bei ihnen ist die spezifische, zur Obliteration führende Gefäßerkrankung oft ausschlaggebend für die Diagnose. Sie sitzen gewöhnlich oberhalb des Sphinkters, entwickeln sich im submukösen Gewebe und führen bald zu Zerfallserscheinungen an der Schleimhautoberfläche, bei deren Fortschreiten runde, scharfrandige, die Submukosa bloßlegende Geschwüre entstehen. Durch das Zusammenfließen mehrerer Einzelgeschwüre bilden sich unregelmäßige landkartenartige, von Schleimhautinseln durchsetzte Substanzdefekte. Auch nach der Tiefe breitet sich der Prozeß oft rasch aus und führt zur Infiltration des perirektalen Gewebes. Oft sind auch die ersten Veränderungen im perirektalen Bindegewebe zur Entwicklung gelangt, durch deren Zerfall und Vernarbung hier schwere Veränderungen entstehen, ohne daß die Schleimhaut in Mitleidenschaft gezogen wird. Im Septum recto-vaginale sich entwickelnde Gummen führen zur Entstehung von Rektovaginalfisteln. Die aus den zerfallenden Infiltraten hervorgehenden Geschwüre besitzen die Tendenz zur Vernarbung, die durch eine beträchtliche Verdickung der aufgeworfenen Ränder und eine schwielige Umwandlung des Geschwürsgrundes eingeleitet wird. Bei der Narbenbildung kommt es meist zu einer Einengung der Mastdarmlichtung und zur Bildung von Strikturen. Bei einer mehr diffusen Anordnung der gummösen Periproktitis, die sich über weite Dickdarmabschnitte (Kaufmann) ausbreiten kann, wird die Dickdarmwand in ein weites, hartes, starres und wulstig aufgetriebenes Rohr verwandelt, die Schleimhaut erscheint von ausgedehnten Geschwüren durchsetzt, zwischen denen Schleimhautreste und Inseln oft von polypöser Beschaffenheit stehen geblieben sind. Muskulatur und periproktitisches Gewebe sind schwielig verdickt, der ganze Darm ist mit der Umgebung fest verwachsen. Fisteln führen aus dem periproktitischen Gewebe nach dem Damm, der Vagina, gelegentlich auch nach der Blase. Häufig ist dabei die Schleimhaut zerfallen und von thrombosierten und ulzerierten Hämorrhoiden durchsetzt. Die Analfalten und die ganze Dammgegend können zu harten, von Knoten durchsetzten Wülsten anwachsen, sich in tiefe Geschwüre umwandeln, die vom After aus mehrere Zentimeter in den Mastdarm eindringen und in das narbige, periproktale Gewebe übergehen. Gelegentlich kommt es von den zerfallenen gummösen Analfalten zur periproktitischen Eiterung und zum Einbruch solcher Abszesse in die Rektalwand. Ein Übergreifen gummöser Prozesse von der Scheide auf das Rektum ist einige Male beobachtet worden, gehört aber zu den Seltenheiten. Ganz ähnliche Bilder kommen übrigens auch bei kongenitaler Spätsyphilis zur Beobachtung (Levi-Goebel).

Die hier erörterten Veränderungen, im allgemeinen als Proctitis ulcerosa, Periproctitis chronica, Ulcus chronicum recti bezeichnet, haben im letzten Jahrzehnt das Interesse zahlreicher klinischer Forscher auf sich gezogen, weil wenigstens für viele Fälle Zweifel an der syphilitischen Ätiologie des Prozesses aufgetaucht sind. Beobachtungen, die sich auf Sektionsergebnisse stützen, bei denen auch sonst im Organismus typische luische, gummöse Bildungen entdeckt wurden, müssen zwar als gesichert gelten und auch der Befund charakteristischer, syphilitischer endarteriitischer und phlebitischer Prozesse wird in vielen Fällen geeignet sein, die syphilitische Ätiologie zu stützen. Das gleiche gilt insbesondere von der Beobachtung frisch gummöser Veränderungen neben und in alten Schwielen, wie es u. a. Schuchardt und Kaufmann sahen, den flache Flecken mit leichten Dellen und oberflächlicher Ulzeration an verheilende Typhusgeschwüre erinnern. Aber alle diese Befunde sind leider sehr wenig konstant, und nur bei einer kleinen Zahl von Fällen zu finden. Das gilt auch für die Gefäßveränderungen. Während Ruge z. B. typische endarteriitische, syphilitische Gefäße häufig gefunden hat, sind sie nach Rider selten und Nakamura vermißt charakteristische, luische Gefäßveränderungen ganz. Diffuse Venenveränderungen, die Rider nebst einer produktiven Lymphangitis in allen Stadien der Syphilis und in allen Schichten des rektalen und periproktalen Gewebes findet, sind nach dessen Ansicht — und ich schließe mich ihm ganz an — sekundär entstanden und entzündlicher „reaktiver" Natur. Für eine Reihe von Fällen schwieliger und fistulöser Proktitis ist man daher geneigt, eine andere als luische Ätiologie anzunehmen und es mehren sich im letzten Jahrzehnt die Stimmen derer, die hinter solchen Befunden eine chronische Gonorrhöe vermuten (Gaucher, Le Noir, Wegner, Much). Freilich die Beweise, die bisher erbracht sind, sind nicht sehr stichhaltig; insbesondere muß davor gewarnt werden, die Anwesenheit von Plasmazellen, auch wenn sie noch so reichlich ist, eine diagnostische Bedeutung in der einen oder anderen Richtung zuzuerkennen (Exner). Das Beispiel der gonorrhoischen Salpingitis hat hier viel Unheil angerichtet. Man stellt sich vor, daß bei der im ganzen nicht seltenen akuten Rektalgonorrhöe (25% aller gonorrhoischen erkrankten Prostituierten hatte nach den Angaben von Huber auch Rektalgonorrhöe, die unter dem Bilde des eitrigen Katarrhs verläuft) Keime in die tieferen Wandschichten eindringen, hier zur Entwicklung eines Granulationsgewebes führen, das sich dann schwielig umwandelt. Die Ausbildung von Stenosen wird mit der Strikturentwicklung in der Harnröhre verglichen (Schuchardt). Stauungen, Gefäßveränderungen und sterkorale Prozesse führen dann zur Entwicklung von Geschwüren und Fisteln. Auch der Durchbruch einer gonorrhoischen Bartolinitis soll gelegentlich zur Periproctitis ulcerosa führen (Pölchen). Schließlich hat man versucht, die besondere Bevorzugung des weiblichen Geschlechtes bei der Proctitis ulcerosa durch die gonorrhoische Ätiologie der Erkrankung zu erklären. Unter den von Pölchen untersuchten 219 Fällen betrafen nur 25 Männer, unter 54 Beobachtungen Schädes und 9 anatomisch untersuchten Fällen Fränkels findet sich kein Mann, unter 67 Beobachtungen Ruges sind im ganzen 2 Männer. Nach Berndt stellt sich das Verhältnis der Erkrankung beim Mann und Weib von 2 : 13. Rieder, Quénu, Hartmann versuchen die Bevorzugung des weiblichen Geschlechtes mit anatomischen Besonderheiten im Verlauf der Rektalgegend zu erklären, da bei der Frau direkte venöse Anastomose zwischen Geschlechtsorganen und Rektum bestehen; beim Mann könne das Virus erst auf dem Umwege über den Plexus vesicalis und pudendus zum Plexus haemorrhoidalis gelangen. Auf Grund von histologischen Untersuchungen tritt auch Berndt für die gonorrhoische Natur der Erkrankung ein. Er fand rundzellige Infiltrationen der ganzen Darmwand, Atrophie der Muskulatur und Umwandlung des Zylinderepithels in Plattenepithel. Frisch gelang es, Gonokokken im Geschwürsekrete und in Schnitten des ulzerierten Gewebes nachzuweisen. Wegener kommt auf Grund der Untersuchung von 10 Fällen zu dem Schluß, daß nach dem histologischen Befunde allein eine Entscheidung zwischen Syphilis und Gonorrhöe nicht möglich sei, nimmt aber an, daß die Mehrzahl der entzündlichen Mastdarmveränderungen auf gonorrhoischer Grundlage entsteht. Nach Exner fällt die Wassermannsche Reaktion bei der chronischen Proktitis meist negativ aus. Während er schreibt, daß in der überwiegenden Mehrzahl der Fälle eine syphilitische Infektion des ganzen Individuums mit Sicherheit auszuschließen ist, und daher diese Ätiologie für das Gros der Fälle überhaupt nicht in Betracht kommt, findet E. Fränkel bei 7 von 9 Fällen sichere Anhaltspunkte für Syphilis. Auch bei den Fällen Nakamuras spielt, soweit aus dem Sektionsbefund überhaupt eine derartige Diagnose möglich ist, Syphilis eine große Rolle, selbst in solchen Fällen, bei denen spezifisch syphilitische Gefäßveränderungen nicht nachweisbar sind. Die Gefäßveränderungen sind bei der chronischen Proktitis nach diesem Autor fast ausschließlich an den kleinen Gefäßen der Submukosa vorhanden und sind nicht als primäre, sondern als sekundäre Prozesse aufzufassen, wie sie auch sonst überall im chronisch-entzündeten Gewebe vorkommen.

Eine chronische Mastdarmtuberkulose, die nach Rotter und Ruge sowie französischen Untersuchern zu denselben makroskopischen Veränderungen führen kann — die Mehrzahl aller Analfisteln ist auch nach unseren Beobachtungen sicherlich tuberkulöser Natur — wird durch die mikroskopische Untersuchung gewöhnlich leicht zu erkennen sein. Auch unspezifische Entzündungen, die im Anschluß an traumatische und mechanische Einwirkungen auf die Rektumschleimhaut entstehen, können unter dem fortgesetzten Einfluß von Kot zur chronischen Proktitis führen (Nickel, Ponfick). Hierher gehören Verletzungen im Anschluß an den Coitus per anum, Klistierverletzungen, Drucknekrose der Schleimhaut bei Geburten, Dekubitalgeschwüre bei Obstipation und freiwilliger Kotverhaltung (Geisteskranke), verjauchte Hämorrhoiden und Geschwülste. Auch die von Bierende beschriebene, auf Kapillarlähmung beruhende postoperative Kolitis ist hier zu nennen. Im allgemeinen werden die letztgenannten Affektionen mehr zum Bilde der einfach ulzerösen als dem der schwieligen Proktitis führen. Chronische Dysenterie des Rektums erwähnen Kuenen, Birt und W. Fischer. An Lepra denkt Lewin. Aktinomykose des Rektums siehe S. 400. Nach Kaufmann und Nakamura kommt eine selbständige eitrige, nicht zur Schleimhautläsion führende Periproktitis gelegentlich bei Pyämie, Puerperalsepsis und Typhus vor. Wir haben derartiges nie gesehen.

Eine besondere Form der Periproktitis höchstwahrscheinlich syphilitischen Ursprungs beschreiben Fournier und Herxheimer. Sie sahen eine schwielige Umwandlung des Beckenbindegewebes, ein die ano-rektalen Wände einnehmendes Infiltrat, das in schrumpfendes Rektalgewebe übergeht. Durch die oft mehrere Zentimeter dicken, die Schleimhaut des Mastdarms nicht in Mitleidenschaft ziehenden brettharten Infiltrate wird das ganze Beckenbindegewebe versteift, die Mastdarmwand ummauert, die Darmlichtung verengt. Das ganze Bild gleicht auf den ersten Blick eher einer Geschwulstbildung als einem entzündlichen Prozeß. Plasmazellinfiltrate und Gefäßveränderungen lassen an Syphilis denken.

Die Darmsyphilis ist eines der ungeklärtesten Kapitel der speziellen Pathologie.

c) Aktinomykose.

Die Aktinomykose ist eine ausgesprochen chronisch verlaufende, im ganzen selten zur Beobachtung kommende entzündliche Affektion des Darmkanals. Unter der Gesamtzahl sämtlicher Infektionen mit Aktinomykose nimmt der Verdauungsschlauch mit etwa 25—30% aller Fälle die zweite Stelle ein. Die Infektion erfolgt in der überwiegenden Mehrzahl deszendierend durch das Verschlucken mit dem Strahlenpilz behafteter Gegenstände. In seltenen Fällen kann sie sekundär nach einer Gesichts- oder Mundhöhlenaktinomykose auftreten (Illich). Noch viel seltener ist eine aszendierende Infektion vom Anus her. Wie überhaupt bei der Strahlenpilzerkrankung ist die ländliche Bevölkerung zu einem großen Prozentsatz auch an der Darmaktinomykose beteiligt. Der Ort der Primärinfektion kann an jeder Stelle des Magendarmkanals gelegen sein.

Auch auf dem Boden eines peptischen Magen- und Zwölffingerdarmgeschwürs kann sie sich sekundär entwickeln. Häufiger als der Dünndarm ist jedoch der Dickdarm, insbesondere das Coecum als erste Siedelungsstelle der Pilze beobachtet worden. Auch dem Wurmfortsatz wird vielfach mit Recht eine große Rolle als primäre Lokalisationsstelle zugeschrieben. Ob die Pilze das intakte Epithel durchdringen und erst in den tieferen Schichten der Schleimhaut oder in der Submukosa sich ansiedeln oder eine Schleimhautläsion erst Infektionsmöglichkeiten schaffen muß, ist nicht geklärt. Frische aktinomykotische Veränderungen zu untersuchen wird man überhaupt nur selten Gelegenheit haben. Nach den Angaben von CHIARI bestehen sie aus mukösen und submukösen Infiltraten, über welchen weißlich-gelbliche Pilzrasen sich ausbreiten können. Die platten- und knotenförmigen Erhebungen können zerfallen und zur Entwicklung flacher Geschwüre führen. Die aus ihnen entstehenden Schleimhautnarben können sehr unscheinbar sein, sich der makroskopischen Beobachtung ganz entziehen; vielfach sind sie erst bei der histologischen Untersuchung zu entdecken. Doch ist eine narbige Ausheilung aktinomykotischer Geschwüre nicht das Gewöhnliche. Viel häufiger kommt es zu einem Fortschreiten des Prozesses, zur Entwicklung großer Aktinomykome und zum Übergreifen auf benachbarte Organe. Innerhalb des aktinomykotischen Granulationsgewebes sind die charakteristischen Pilz- drusen auch im Darmkanal leicht zu erkennen und der feinere, gewebliche Aufbau der Veränderungen unterscheidet sich in nichts von der Zusammensetzung aktinomykotischer Infiltrate an anderen Körperstellen. Der Reichtum an großen, verfetteten ein- und mehrkernigen Zellen, das Auftreten von Riesenzellen, gleich- falls mit protoplasmatischer Schaumstruktur verleihen auch hier dem histo- logischen Bilde vielfach ein so charakteristisches Gepräge, daß es wohl möglich sein mag, zum mindesten den starken Verdacht auf das Vorliegen einer Aktino- mykoseerkrankung auszusprechen, auch dann, wenn Pilze noch nicht gefunden sind. Was die aktinomykotischen Darmerkrankungen besonders auszeichnet, ist der Umstand, daß sie außerordentlich selten auf die Darmwand beschränkt bleiben, sondern meist auf benachbarte Organe und Gewebe übergreifen. Aus dem intramural gelegenen Aktinomykom (HOFMEISTER) entwickelt sich ein subseröses und extramurales Granulom, das nicht nur vielfach zu Verwachsungen und fistulösen Verbindungen der Darmschlingen untereinander, sondern auch zu solchen mit anderen benachbarten Organen, den Bauchdecken, Milz, Leber usw. besonders häufig innerhalb des kleinen Beckens führt. Durchbrüche des aktinomykotischen Prozesses in die Blase oder in die Genitalien sind wiederholt beobachtet worden. Sehr charakteristisch ist auch das Übergreifen der Verände- rungen vom Wurmfortsatz und Coecum auf das retroperitoneale Gewebe, das zu einer Weiterverbreitung der Infektion auf die Beckenschaufel, die Wirbel- säule gelegentlich nach Art eines Senkungsabszesses Veranlassung geben kann. GRÖNDAHL unterscheidet eine intraperitoneale Ausbreitung der Erkrankung von der extraperitonealen. Gewöhnlich sind es auch nicht einmal die Schleim- haut- und Darmveränderungen, welche zu krankhaften klinischen Erscheinungen und gelegentlichen Operationen führen, sondern erst die Mitbeteiligung der benachbarten Organe innerhalb oder außerhalb des Bauchraumes. Eine diffuse aktinomykotische Bauchfellentzündung ist meines Wissens lediglich von ZONDEK im Anschluß an eine aktinomykotische Appendizitis beschrieben worden. Da- gegen stellen geschwulstähnliche Aktinomykome als Ausdruck einer umschrie- benen, chronischen Peritonealaktinomykose einen häufigen Befund dar. Wieder- holt sind auch Fälle beschrieben worden (PARTSCH, DIEHL), bei denen es im Verlauf aktinomykotischer Prozesse im Bauchraum zu einem Übergreifen der Erkrankung auf die Gefäße, zur Entwicklung einer Pylephlebitis kam, an die sich eine aktinomykotische Abszeßbildung in der Leber, in seltenen Fällen auch in anderen Organen anschließen kann.

Ein sehr charakteristisches Bild entsteht im Anschluß an die aktinomykotische Erkrankung des Wurmfortsatzes. Einen typischen Fall dieser Art habe ich im Felde beobachtet. Bei einem Soldaten, der wiederholt wegen appendizitischer Beschwerden in Behandlung war und im Anschluß bei einem chirurgischen Eingriff zu Tode kam, fand sich in der rechten Unterbauchgegend ein kindskopfgroßer, mit der hinteren Bauchwand verwachsener, derber Tumor, der von zahlreichen Eiterstraßen und Fistelgängen durchsetzt war. Durch Einsprengung schwefelgelber Herde gewann die ganze Bildung ein sehr eigenartiges Aussehen. Bei der sehr schwierigen Präparation der in dem Tumor aufgehenden Ileocökalgegend ließ sich der Wurmfortsatz als fingerdicker, eitererfüllter Strang an der Hinterseite des Coecums feststellen. Er war mit der Cökalwand nicht nur fest verwachsen, sondern auch durch einen dünnen Fistelgang mit dem Lumen des Blinddarms verbunden. Nach der rechten Beckenschaufel zu fanden sich im retrocökalen Gewebe zahllose Abszesse, die entlang der Wirbelsäule und zwischen der Psoasmuskulatur sich ausbreiteten und bis unter das Leistenband herabreichten. Ein abgesackter Abszeß lag im kleinen Becken, in den eine Fistel aus dem Coecum mündete. Die genaue histologische Untersuchung des Wurmfortsatzes deckte eine zweite Fistel auf, die mit einem Weichteilabszeß unter der Beckenschaufel in Verbindung stand. Diese war hier vollständig vom Periost entblößt, der Knochen war rauh und bröckelig. Im Eiter ließen sich schon mit bloßem Auge reichlich gelbe Körnchen erkennen. Der Wurmfortsatz bot sonst das Bild einer diffusen chronisch-interstitiellen Entzündung mit weitgehender Zerstörung der Schleimhaut und zahlreichen Wandabszessen, in denen auch im Schnitt Pilzdrusen nachzuweisen waren. Nicht immer wird es gelingen, den Ausgang einer intra- und retroperitonealen Infektion so deutlich nachzuweisen wie in dem geschilderten Falle.

Es ist schon betont worden, daß auch in der nächsten Nachbarschaft großer Darmwandaktinomykome geschwürige Schleimhautprozesse ganz fehlen können oder höchstens kleine pigmentierte Narben ohne weitere Besonderheiten zu finden sind. Es sind auch wiederholt Leberabszesse beschrieben worden, die nach der ganzen Sachlage auf dem Pfortaderwege oder durch direktes Übergreifen von einer primären Darmaktinomykose aus entstanden sind, ohne daß bei der Sektion irgendwelche oder nur ganz geringe Darmveränderungen nachzuweisen waren (Grubauer). In ganz seltenen Fällen kann eine Aktinomykose des Bauchraumes durchs Zwerchfell hindurch oder auf retroperitonealem Wege die Brusthöhle erreichen.

Es gibt einige Fälle, bei denen eine Aktinomykose des Mastdarmes unter dem Bilde einer stenosierenden Proktitis und Periproktitis verlief (Ranson, Beck), die klinisch zur Verwechslung mit Karzinom Veranlassung gegeben haben. In solchen Fällen erfolgt die Infektion meist durch eine schon bestehende Analfissur oder durch die Haut der Analgegend verletzende Fremdkörper. Einen sehr charakteristischen Fall dieser Art beschreibt Kaufmann bei einem 38jährigen Pferdebahnkutscher, bei dem das Rektum von tumorartigen Massen schwieligen Gewebes umgeben war, die mit der Prostata, den Samenblasen und der Hinterwand der Blase innig verwachsen waren. Innerhalb dieses Gewebes lagen weißgelbe, zundrige, zum Teil eitrige Herdchen und Fistelgänge. Kaufmann denkt bei dem Fehlen aller Schleimhautveränderungen an eine Infektion vom Anus her. Ähnliche Beobachtungen sind von Poncet (2), Popow, Thévénof mitgeteilt worden. Der Fall von Popow betraf einen Patienten, der die Gewohnheit hatte, sich nach der Defäkation mit Gras oder Stroh zu reinigen.

Burckhardt hat einen Fall beschrieben, bei dem eine Dickdarmaktinomykose mit Karzinom vergesellschaftet war. Beyerlein sah Tuberkulose mit Aktinomykose zusammen. Höchstwahrscheinlich ist in diesen Fällen die Strahlenpilzerkrankung sekundär auf dem Boden der karzinomatösen oder tuberkulösen Geschwürsbildung entstanden.

d) Lymphogranulomatose.

Sie gehört zu den seltenen Darmerkrankungen. Die Mitteilungen darüber sind spärlich und leicht zu übersehen, mehren sich aber in den letzten Jahren. Die erste einschlägige Beobachtung stammt von Schlagenhaufer (1), der 1913 auf der Naturforscher-Versammlung in Wien Präparate eines Falles von fast ausschließlicher Granulomatose des Magens und Darmes demonstrierte. Bis dahin wurde das Freibleiben des Darmes bei Lymphogranulomatose sogar als Regel hingestellt und differentialdignostisch gegenüber der Tuberkulose und dem Lymphosarkom bewertet. Die letzte größere zusammenfassende mir bekannt gewordene Arbeit über die intestinale Form der Lymphogranulomatose ist die von TERPLAN aus dem GHONschen Institut, in der ein selbst beobachteter Fall ausführlich mitgeteilt und das einschlägige Schrifttum vollständig zusammengestellt ist. (Inzwischen sind weitere Fälle von GAMMA, DROPE, JOSSELIN DE JONG, HEIMANN, THIEME beschrieben worden.)

Die Lymphogranulomatose kommt im Magendarmkanal einmal vor als Teilerscheinung einer generalisierten Lymphogranulomatose oder als selbständige isolierte Erkrankung ohne Beteiligung anderer Organe außer den benachbarten Lymphknoten. Die Mehrzahl der mitgeteilten Beobachtungen gehört zu der ersten Gruppe. Das ist ja auch nicht weiter verwunderlich bei einer Erkrankung, die in ausgesuchter Weise das retikulär-lymphatische Gewebe befällt. Die Beteiligung des Darmes an der Lymphogranulomatose wird dabei meist in Form flacher Geschwüre auf dem Boden von granulomatösen Schwellungen beschrieben, die in allen Teilen des Darmkanals ihren Sitz haben können. Viel größere Beachtung verdienen die Fälle, bei denen die Erkrankung des Darmes selbständig ist und als primäre Lokalisation des entzündlichen Prozesses angesprochen werden muß. Es sind das die Beobachtungen von SCHLAGENHAUFER (1), Fall I, EBERSTADT, PARTSCH, TERPLAN und zwei Fälle von DE GROOT. Dazu kommen zwei eigene Beobachtungen, die weiter unten kurz mitgeteilt werden. Der Sitz der granulomatösen Veränderungen ist auch in diesen Fällen außerordentlich wechselnd, jede Stelle des Darmkanals kann erkranken, wenn auch die ausgedehntesten Veränderungen mit besonderer Vorliebe im Duodenum und oberstem Jejunum vor der Ileocökalklappe und im Rektum zu finden sind. In dem Vorkommen granulomatöser Prozesse im Magen-Duodenum und Jejunum erblickt SCHLAGENHAUFER (2) ein wichtiges differentialdiagnostisches Merkmal gegenüber der Tuberkulose. Ihre Lokalisation ist keineswegs an die Lymphknötchen gebunden, wenn auch diese in der Regel mit erkrankt sind. Auch die benachbarten Lymphknoten des Gekröses sind fast regelmäßig in typischer Weise mitverändert. Makroskopisch finden sich zunächst Infiltrate der Darmwand, die bald flach und klein, bald höckerig und knotig sind, die Größe eines Apfels erreichen können und sich geschwulstartig in die Darmlichtung vorwölben. Sie haben vielfach die Neigung, von der Oberfläche aus geschwürig zu zerfallen. Die aus ihnen entstehenden Geschwüre haben einen aufgeworfenen unregelmäßigen Rand von weißgrauer Farbe und derber Konsistenz, der Geschwürsgrund ist meist uneben und schmierig belegt. Sie reichen oft bis an die Muskelschicht heran, ja auch bis in sie hinein. Der Prozeß beginnt zweifellos in der Unterschleimhaut, wo als Anfangsstufen der Veränderungen isolierte granulomatöse Herde zu finden sind, die sich dann in Richtung nach der Schleimhaut und der Serosa weiter ausbreiten. Schon mit bloßem Auge erkennbare Knötchen wie bei der Tuberkulose sind weder am Rand und Grunde des Geschwürs, noch auf der Serosa zu sehen. Eine sichere makroskopische Diagnose wird wenigstens bei den isolierten Fällen wohl kaum möglich sein. Meist wurde sie auf ulzeröse Kolitis und Enteritis, Tuberkulose oder Karzinom gestellt. Das histologische Bild ist das für Granulomatose typische: ein Granulationsgewebe aus retikulo-endotheliogenen Zellen mit Riesenzellen vom Typ STERNBERG, Plasmazellen, Lymphozyten und Eosinophilen, mit Neigung zur Nekrose und gelegentlicher Neigung zur Verhärtung. Bemerkenswert ist das Verhalten der Gefäße in den Fällen von DE GROOT, sowie in der einen eigenen Beobachtung. Wir sahen granulomatöse Herde die Gefäßwände umscheiden und sie durchsetzen. An vielen Stellen war es zu einem Einwachsen des Granulationsgewebes in die Gefäßlichtung gekommen, wo unregelmäßige

Höcker gebildet waren oder auch ein vollständiger Gefäßverschluß zustande
kam. In keinem der mitgeteilten Fälle von Intestinalgranulomatose wurden
färberisch Tuberkelbazillen, einmal von Eberstadt Muchsche Granula gefunden.
In einem Fall von Schlagenhaufer (1) sprach der Tierversuch für Tuberkulose.

Die Bedeutung der Fälle reiner Intestinalgranulomatose liegt neben der
Seltenheit solcher Befunde in der Frage nach der Eintrittspforte des Virus.
Während bei der generalisierten Form der Lymphogranulomatose die Mesenteriallymphknoten meist frei bleiben oder nur ganz geringe Schwellzustände erkennen
lassen, ist bei den Fällen reiner Intestinal-Lymphogranulomatose in ähnlicher
Weise wie beim tuberkulösen intestinalen Primärkomplex die Mesenterialdrüsen-
beteiligung sehr stark. Für diese Fälle ist der Sitz des Primärherdes wohl mit

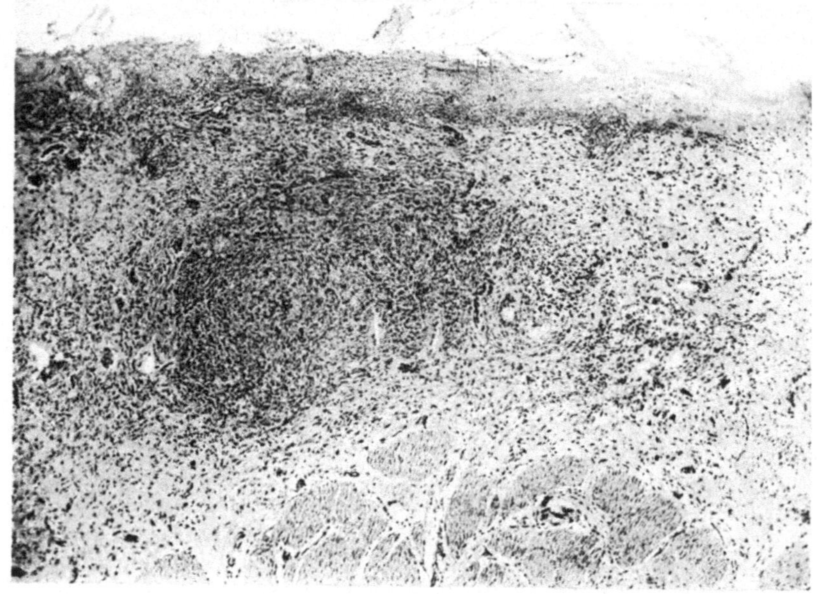

Abb. 18. Primärer lymphogranulomatöser Herd in der Dünndarmsubmukosa mit charakteristischen
granulomatösen Gefäßveränderungen. (Siehe Text S. 403.)

Sicherheit im Verdauungskanal anzunehmen. Es scheint, als ob der fragliche
Erreger die Darmschleimhaut passiert und erst im retikulären Gewebe der Submukosa zur Ansiedlung gelangt. Die vielfach beschriebene Ausdehnung und
Verbreitung der Veränderung über den ganzen Verdauungskanal ist vielleicht
damit zu erklären, daß durch den Zerfall der Infiltrate im Darmlumen immer
neue Infektionsquellen für den Darm entstehen (Terplan).

Von den beiden Fällen selbständiger Darmgranulomatose, die in den letzten
Jahren im pathologischen Institut der Universität Köln beobachtet wurden,
betrifft der eine einen 68jährigen Mann, bei dem seit drei Monaten ein Tumor
des Rektums bestand, der 5 cm über dem Analring gelegen sich ringförmig
ausbreitete, fest mit der Umgebung verwachsen war und auf der Oberfläche stark
ulzeriert erschien. Die klinische und auch die pathologisch-anatomische Diagnose war bei der Sektion auf Karzinom gestellt worden. Das Tumorgewebe
war durch den Mastdarm hindurchgedrungen und hatte zu Verwachsungen mit
der Blase und Dünndarmschlingen geführt. Am aufgeschnittenen Darm erschien
der Prozeß als eine große Geschwürsfläche, die auf einer knolligen, pilzartig
überhängenden Geschwulstmasse saß, sich ringförmig ausbreitete und einen
Größendurchmesser von 8 cm erreichte. Das histologische Bild zeigte den

üblichen Befund eines charakteristischen lymphogranulomatösen Entzündungsprozesses. Die zweite Beobachtung betraf eine 46jährige Frau, die seit einigen Monaten mit unbestimmten Darmsymptomen fieberhaft erkrankt war. Wegen des Bestehens einer Leukopenie war klinischerseits an Typhus gedacht worden. Im Anschluß an ene profuse Darmblutung trat der Tod ein. Bei der Obduktion fand sich im oberen Drittel des Jejunums ein fünfmarkstückgroßes, kraterförmiges Geschwür mit höckerigen Rändern und speckigem Grunde, in dem ein arrodiertes Gefäß lag. Die darüberliegende Serosa war schwielig verdickt, das anliegende Mesenterium strangartig verhärtet bis zu den regionären Mesenterialdrüsen, die in ein Paket leicht voneinander trennbarer, stark geschwellter Knoten von fester Beschaffenheit mit einigen kleinen landkartenartigen Nekrosen verwandelt waren. Schon bei der Sektion wurde in Kenntnis der vorliegenden Literatur und auf Grund des Verhaltens der Lymphknoten die Vermutungsdiagnose auf Lymphogranulomatose gestellt, die durch die histologische Untersuchung vollauf bestätigt wurde. In diesem Falle fand sich das schon erwähnte eigenartige Verhalten der Blutgefäße, die von Granulationsgewebe bald ringförmig umscheidet, bald mehr oder minder vollständig durchwachsen waren. Die Abb. 18 stammt von dieser Beobachtung.

e) Gasbrand des Darmes.

Eine Infektion des Darmes mit Gasbrandbazillen ist anscheinend außerordentlich selten beobachtet worden, obgleich doch anaerobe gasbildende Bazillen, insbesondere auch der WELCH-FRÄNKELsche Gasbrandbazillus ständige Bewohner des Darmes sind. Auch bei Darmverletzungen tritt eine Gasphlegmone außerordentlich selten auf. Bei einem reichen Sektionsmaterial im Kriege habe ich nicht einen einzigen derartigen Fall gesehen. Überhaupt wird man Beobachtungen am Leichenmaterial wenig Beweiskraft zusprechen dürfen. wenn es sich um den Nachweis einer bereits intra vitam entstandenen, durch Gasbazillen hervorgerufene Veränderung handeln soll. Eine Beobachtung sicheren Darmgasbrands, die am Lebenden durch Probelaparotomie erhoben worden ist, teilt JEPPSON mit. Im Magen, Duodenum und unteren Ileum fanden sich hier brandige Stellen, die durch Gewebsnekrose, Gasblasenbildung und geringe Leukozyteninfiltration charakterisiert waren. Intravital entstandene Nekrosen- und Gasblasenbildung der Muskulatur beschrieben auch HITSCHMANN und LINDENTHAL. Von den seltenen intravitalen, durch Gasbrandbazillen hervorgerufenen Veränderungen sind häufig zu beobachtende postmortale Emphysembildungen streng zu unterscheiden, bei denen die Schleimhaut in weitem Umfange von Gasblasen durchsetzt und abgehoben ist. Fast bei jeder längere Zeit und insbesondere in der heißen Jahreszeit liegenden Leiche treten im Magen und Darm solche Bilder auf, insbesondere beim Vorhandensein von Schleimhautdefekten und zerfallenden Geschwülsten. In vielen Fällen wird man in den lediglich nachweisbaren Kolibazillen die Ursache für die Gasbildung erblicken müssen. Im histologischen Bilde ist das Fäulnisemphysem des Darmes von dem intravital entstehenden Gasbrand durch die vollständige Reaktionslosigkeit des Gewebes gelegentlich zu unterscheiden. Vielfach ist ein solches Fäulnisemphysem Teilerscheinung einer allgemeinen Gasfäulnis mit Schaumorganen, gleichgültig ob der Eintritt der gasbildenden Keime im Darm oder an einer anderen Stelle erfolgt. Von dem Gasbrand und dem Fäulnisemphysem der Darmwand muß auch die sog. Pneumatosis intestini getrennt werden.
Bei einem eigenartigen Fall von Meteorismus bei Abdominaltyphus fanden HITSCHMANN und LINDENTHAL eine hochgradige Wucherung gasbildender Buttersäurebazillen, „die Gasblasen in den tiefen Wandschichten des Darmes bildete, die von hier aus auch ins Gekröse eindrangen".
Zu einer starken Gasentwicklung und Gasblasenbildung im Darminhalt kommt es auch bei der Gärungsdyspepsie und der Sprue (W. FISCHER).

f) Milzbrand.

Der Milzbrand ist dank der großzügigen Durchführung gesundheitspolizeilicher und gewerbehygienischer Maßnahmen eine seltene Erkrankung geworden. Insonderheit Fälle von menschlichem Darmmilzbrand gehören heute zu den seltensten Erkrankungen. Jedenfalls sind Mitteilungen pathologischer anatomischer Befunde mit Ausnahme der Fälle von ROCHS und VILLINGER von Darmmilzbrand aus neuerer Zeit nicht aufzufinden. Auch aus eigener Anschauung ist mir weder in München und Köln, noch im Felde ein Fall bekannt geworden. Es liegt an den Besonderheiten der örtlichen Verhältnisse, wenn lediglich E. Fränkel am Hamburger Material Milzbrandfälle — auch nach dem Kriege wieder — häufiger gesehen hat, die bezeichnenderweise ausschließlich Transportarbeiter betreffen, welche mit dem Verladen südamerikanischer Felle beschäftigt waren. Bei Tieren dagegen, insbesondere Kälbern und Rindern, werden Milzbranderkrankungen auch in Köln immer wieder einmal gefunden.

Den Schilderungen der Lehrbücher folgend, kann die Infektion des Darmes mit Milzbrandkeimen auf zwei Wegen erfolgen, enterogen mit den Speisen, oder hämatogen. Für die enterogene Form nimmt R. Koch an, daß die Auskeimung verschluckter Sporen bereits im Darmlumen erfolgt, während Baumgarten dafür eingetreten ist, daß die Sporen das intakte Epithel durchdringen, resorbiert werden und erst im Gewebe zur Auskeimung kommen. Erst nach der erfolgten Auskeimung kommt es durch das Vordringen der entzündlichen Veränderungen zur Epithelzerstörung und zum Austritt der Bazillen ins Darmlumen. Ich habe im übrigen große Bedenken, ob eine enterogene Infektion des Darmes mit Milzbrandkeimen für die Menschen wirklich die große Rolle spielt, die ihr meist zugeschrieben wird. Eine große Zahl von Fällen primären Darmmilzbrandes, die in früheren Jahren mitgeteilt wurden, entsprechen jedenfalls nicht den Anforderungen, die man für die Anerkennung einer primären Darminfektion stellen muß. Bei den meisten mitgeteilten Beobachtungen bestanden Hautkarbunkel, so daß auch hier das Vorliegen einer hämatogenen Darminfektion wahrscheinlich wird, zumal wenn man auch den histologischen Befunden Rechnung trägt. Das anatomische Bild des Darmmilzbrandes ist durch den Milzbrandkarbunkel charakterisiert, der ganz den entsprechenden Veränderungen der Haut gleicht. Über Unterschiede zwischen enterogen entstandenen und hämatogenen Darmkarbunkeln habe ich nichts finden können. Das Bild des Milzbrandkarbunkels im Darm wird folgendermaßen geschildert: in der hochgradig hyperämischen und ödematösen Darmschleimhaut entwickelten sich vor allem in der oberen Hälfte des Dünndarms, seltener in Dick- und Mastdarm, meist an der dem Mesenterialansatz entgegengesetzten Seite ziemlich scharf abgrenzbare, beetartige Flecken und Schwellungen, die vielfach schimmelartige membranöse Auflagerungen mit ungeheuren Bazillenmengen besitzen. Durch zentrale Verschorfung, Zerfall und kraterförmige Geschwürsbildung entsteht daraus das Bild des Karbunkels, dessen Zentrum schwarzrot und brandig ist. Auch die nähere Umgebung des Karbunkels ist schwarzrot und ödematös. Die karbunkulöse Schwellung ragt weit ins Darmlumen vor und schimmert auch schwarzrötlich durch die ödematöse Serosa hindurch. Histologisch beginnt der Prozeß mit einer starken ödematösenDurchtränkung, hämorrhagischen und serös-eitrigen Infiltration der Submukosa, die dann in die Schleimhaut und Muskeln eindringt. Die Zotten werden frühzeitig epithellos, sind stark geschwellt und hyperämisch, zellig infiltriert und enthalten massenhaft Bazillen, die nicht nur Blut und Chylusgefäße, sondern auch die Drüsen erfüllen. Später wird die Schleimhaut nekrotisch und zerfällt, ein tiefes, kraterförmiges Geschwür bildend. Die Geschwüre entwickeln sich meist auf der Höhe der Falten und sind gewöhnlich quergestellt. Die Zahl solcher Karbunkel kann 30—40 in einem Darm betragen. Auch die Darmfollikel sind meist stark geschwellt, ebenso wie die Mesenterialdrüsen von Blutungen durchsetzt und enthalten gleichfalls reichlich Bazillen. Eine sulzig-ödematöse Infiltration kann sich von der Darmwand auf das Mesenterium, Netz und das retroperitoneale Gewebe fortsetzen (Kaufmann). Kaufmann sah auch Ödeme der Bauchdecken und serös-eitrigen Erguß in die Bauchhöhle.

In einem Falle von primärem Darmmilzbrand, den Villinger beschreibt, fanden sich im oberen Dünndarm zwei kleine Geschwüre innerhalb einer sehr stark ödematösen-hämorrhagischen Zone. Die Geschwürsfläche war unregelmäßig und mit eigentümlichen kleieartigen weißlich-gelben Schüppchen belegt, die ziemlich fest hafteten. Der Geschwürsgrund reichte nicht sehr tief, ihr Rand war nicht unterminiert. Bei der mikroskopischen Untersuchung fiel vor allem die hochgradige, durch Ödem und Leukozyteninfiltration bedingte Verdickung der Submukosa auf, deren Dicke an den Geschwürsrändern das 10fache des normalen erreichte. Die Schleimhaut selbst war stark zellig infiltriert, zum Teil völlig nekrotisch abgehoben, mit Leukozyten und roten Blutkörperchen, Bazillenhaufen und Fibrinmassen zu einem Schorf verbacken. In den Gefäßen fanden sich neben hochgradiger Hyperämie auch frische Thromben. Auch die Darmmuskulatur war von dem Entzündungsprozeß ergriffen, die Muskelbündel durch Ödem und Blutungen sowie durch reichliche Leukozyteninfiltration auseinandergedrängt. Die Bakterienfärbung ergab massenhaft Milzbrandbazillen sowohl in der Schleimhaut, insbesondere im Geschwürsgrund nahe der Oberfläche, als auch in den ödematös-hämorrhagischen Ödembezirken. Am dichtesten gehäuft schienen die Bazillen in dem aufgelockerten lymphatischen Gewebe.

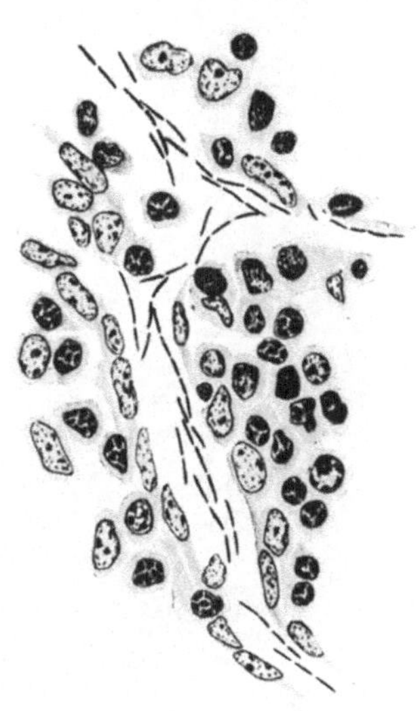

Abb. 19. Milzbrandbazillen in den Zottenkapillaren bei Milzbrandseptikämie.

An der Mitteilung von ROCHS ist bemerkenswert, daß neben der Milzbranderkrankung des Verdauungskanals eine schwere Atrophie der Magenschleimhaut bestand, die vom Verfasser als ein wesentlicher disponierender Koeffizient für das Zustandekommen der Milzbrandinfektion gewertet wird. Auch sonst findet man in der Literatur wiederholt den Hinweis, daß es zum Zustandekommen des gastrointestinalen Milzbrandes stets einer besonderen Disposition bedürfe. Im Falle von ROCHS bestanden zahlreiche Milzbrandkarbunkel im Magen und oberen Dünndarm. Bei den im Beginn stehenden Veränderungen fand sich histologisch eine abszeßartige dichte Anhäufung von Leukozyten, in deren Umgebung die Darmzotten mächtig aufgequollen waren und auffallend erweiterte Lymphräume besaßen. Bazillen fanden sich in geringer Menge auf der Schleimhaut und in der Drüsenlumina, zahlreicher in den Gewebsspalten und Chylusgefäßen der Darmzotten, in dichten Rasen im Gewebe der Submukosa. In den Blutgefäßen waren Bazillen nicht erkennbar. Dieser wichtige Befund spricht für die zunächst lymphogene Ausbreitung des Infektes.

ORTH erwähnt neben den typischen Karbunkeln phlegmonös-eitrige Infiltrationen der Submukosa, ASCHOFF diffuse hämorrhagische und verschorfende Prozesse. Auch SCHMINCKE berichtete mir von einem Fall metastatischen Darmmilzbrandes, bei dem das Aussehen des Darmes einer frischen hämorrhagischen Infarzierung glich, ohne daß umschriebene karbunkulöse Herde bestanden. Das gleiche Verhalten fand ich bei zwei Fällen von Milzbrandseptikämie bei Rindern. Auch hier fehlten umschriebene Veränderungen vollständig.

g) Pneumatosis cystoides intestini.

Das Krankheitsbild der Luftzystenbildung des menschlichen Darmes ist wenig bekannt und in seiner Ätiologie noch nicht restlos geklärt. Immerhin habe ich im ganzen etwa 75 vorwiegend kasuistische Mitteilungen darüber aus der meist chirurgischen Literatur auffinden können, nach denen sich, ergänzt durch zwei eigene Beobachtungen, ein einwandfreies Bild wenigstens der anatomischen Verhältnisse entwerfen läßt. In der Veterinärmedizin ist die Kenntnis von einem gleichsinnigen Krankheitsbilde, das vor allem bei Schweinen vorkommt, zweifellos verbreiterter. Hier sind auch die uns interessierenden Veränderungen bereits im Jahre 1825 von Mayer ausführlich beschrieben worden, nachdem Andral es bereits kurz vorher — auch beim Schwein — gesehen hatte. Und die neuesten Mitteilungen von Joest und seinen Mitarbeitern lassen erwarten, daß eine Klärung der noch strittigen Fragen hinsichtlich der Ätiologie am ehesten von dieser Seite zu erzielen sein wird. Die erste ausführliche Beschreibung des Krankheitsbildes für den Menschen stammt von Hahn aus dem Jahre 1899, der die Pneumatosis gelegentlich einer Laparotomie beobachtete. Überhaupt stützt sich die Mehrzahl der einschlägigen Mitteilungen auf Operationsmaterial. So auch der zuletzt beschriebene Fall von Schulte, der im Kölner Institut näher untersucht wurde. Vor Hahn scheint jedoch schon Bang 1876 bei der Obduktion einer an Ileus verstorbenen Frau den gleichen Prozeß gesehen zu haben.

Das makroskopische Bild der Veränderungen ist sehr eindrucksvoll und nicht zu verkennen. Es ist gekennzeichnet durch Anhäufung prall mit Luft gefüllter Zysten in der Darmwand, die besonders in den äußeren Schichten sitzen und oft in großartiger Ausdehnung als traubenförmige Tumormassen die Darmwand bedekken (Abb. 20). Gelegentlich hängen sie auch an einem kleinen Stiele einzeln oder zu mehreren an der Serosa. Der wiederholt gebrauchte Vergleich

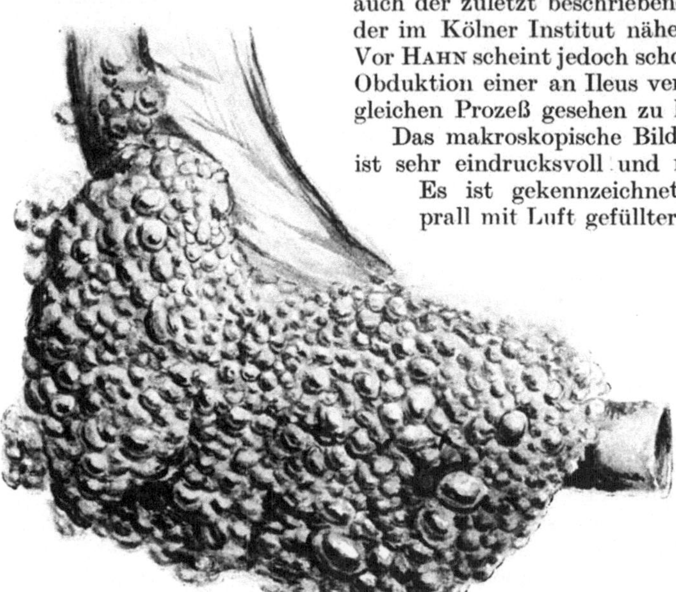

Abb. 20. Pneumatosis cystoides am Dünndarm.

mit einem multilokulären Echinokokkus ist durchaus zutreffend. Die Wand der Blasen ist hell und durchscheinend, manchmal von kleinen Blutgefäßen durchzogen. Ihr Inhalt besteht aus Gas, das beim Einschneiden mit leisem Knall entweicht, wonach die Wandungen zusammensinken. Durch Druck gelingt es nicht, die Luft von einer Zyste in die andere hineinzutreiben. Ihre Größe schwankt zwischen kleinstecknadelkopf- bis walnußgroß. Von Hahn wurde sogar eine faustgroße, einkammerige Blase gesehen. Die Blasen sitzen in der Mehrzahl der Fälle an der dem Mesenterialansatz gegenüber liegenden Seite unter der Serosa. Seltener kommt es auch zur Entwicklung von Zysten in die Mukosa, durch die dann eine Vorbucklung der Schleimhaut und Verengerung des Lumens herbeigeführt wird. Klinisch können in solchen Fällen die Erscheinungen einer Darmstenose bestehen (Neugebauer, Woltmann, Wassiljew). Meist wird nur ein umschriebener Teil des Dünndarms von diesen Veränderungen befallen, lediglich in den von Hahn und Demmer mitgeteilten Fällen war der ganze Dünn- und Dickdarm ergriffen.

Histologisch handelt es sich bei der Zystenbildung um die Entwicklung von teils runden oder ovalen, teils ganz unregelmäßigen Hohlräumen, die hauptsächlich in der Subserosa und Submukosa gelegen sind. Sie sind entweder kontinuierlich mit Endothelzellen ausgekleidet, die gelegentlich als mehrreihig oder gewuchert bezeichnet werden, oder das Endothel fehlt in einigen Zysten, oder wie in den Fällen von MORI, BARTSCH vollständig. Fast in allen Fällen sind mit wechselnder Häufigkeit Riesenzellen beschrieben von verschiedener Größe und Kernzahl, aber durchweg vom Typ der Fremdkörper-Riesenzellen. In den von uns beobachteten Fällen war ihr Protoplasma diffus gelblich pigmentiert, ohne jedoch Eisenreaktionen zu geben. Die Wand der Zysten und der sie trennenden dünnen Septen besteht aus kernarmem Bindegewebe, oft von hyaliner Beschaffenheit. Perivaskuläre Rundzellenanhäufungen finden sich regelmäßig, auch eosinophile Leukozyten gehören zu den häufigsten Befunden. Vielfach ist die Ausbildung von schmalen, mit Endothel ausgekleideten Spalträumen in der Längs- und Quermuskelschicht aufgefallen. Eine stärkere Proliferation dieser Endothelien wird von DAMMER als Endolymphangitis proliferans

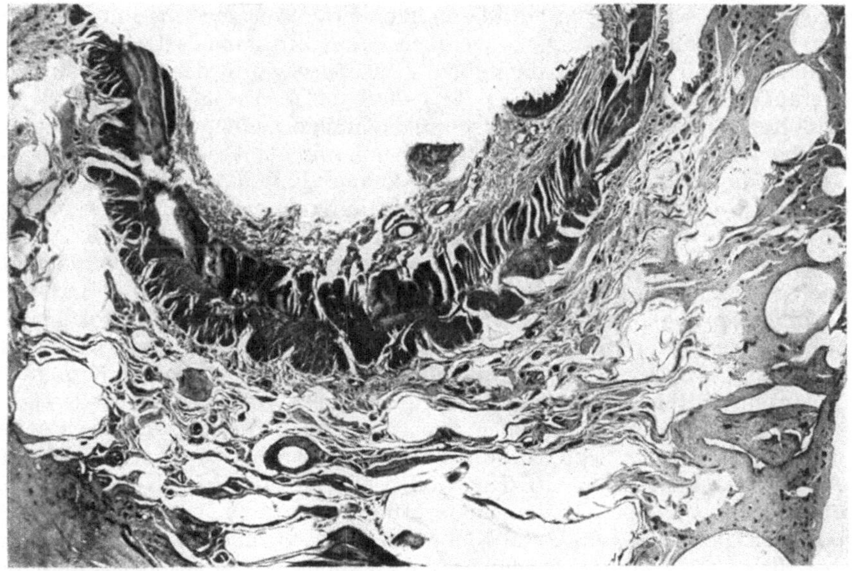

Abb. 21. Luftzysten in Submukosa, Muskularis und Serosa. (Eigene Beobachtung Abb. 20.)

bezeichnet und als Akt der Selbstheilung angesehen, da durch die verschlossenen Lymphgefäße ein weiteres Ausbreiten des Gases in die Darmwand verhindert wird. Nach STEINDEL ist überhaupt die Obliteration eines Lymphgefäßabschnitts das Primäre, der erst später die Ausdehnung dieses Abschnittes durch Gasbildung zur Zyste folgt. Auch die im Mesenterium sitzenden Zysten, wie sie u. a. CIECHANOWSKI (2) beschreibt, stehen mit den Lymphgefäßen in engstem Zusammenhang. In einem der von uns beobachteten Fälle waren wir geneigt, kleine gelblich-weiße Stippchen auf der Serosa als Residuen ausgeheilter Zysten anzusprechen. Nachoperationen oder Sektionen boten oft Gelegenheit, das Schicksal sicher festgestellter Zystenbildungen zu verfolgen. So haben WICKERSHAUSEN und FALTIN bei einer zweiten Operation nach 2 bzw. 9 Monaten das völlige Verschwinden der Gaszysten beobachtet, während KADJAHN und HAHN noch bei einer dritten, nach 3 Monaten ausgeführten Laparotomie sich von dem unveränderten Bestand der Gasblasen überzeugten. CIECHANOWSKI, WINANDS, GRÖNDAHL beschreiben an der Stelle der früheren Luftzysten streifenförmige Verdickungen und fadenförmige Gebilde und Zöttchen, oder grießkerngroße helle Knötchen, welche der Serosa aufsaßen und wohl Reste früherer Luftzysten waren. Nach CIECHANOWSKI werden die Gaszysten durch Granulationsgewebe ausgefüllt und können vollständig obliterieren. An ihrer Stelle bleiben rundliche, kleine narbige Herde zurück, welche später in dem umgebenden Gewebe ganz aufgehen. Die manchmal beobachteten gestielten Gaszysten oder zystenartigen Peritonealauswüchse, die an ihrem Ende eine kleine Gaszyste tragen, sind nach Ciechanowski nichts anderes als subseröse Zysten, welche durch die Darmperistaltik abgeschnürt sind.

Verschiedentlich hat man versucht, das in den Zysten enthaltene Gas zu analysieren, ohne jedoch bisher zu befriedigenden Resultaten gelangt zu sein. Überdies sind die Analysen wegen der technischen Schwierigkeit und der geringen Menge des zur Verfügung stehenden Gases nicht sehr hoch zu werten, zumal wenn man Jägers (1, 2) experimentellen Ergebnissen Rechnung trägt, daß zwischen dem Gasinhalt einer unterbundenen Darmschlinge und der umgebenden Luft alle Unterschiede in der Zusammensetzung nach 3 Stunden vollständig ausgeglichen sind. So scheinen mir untereinander zwar gut übereinstimmende Gasanalysen sehr wenig zu besagen, bei denen eine Zusammensetzung des Gases aus Sauerstoff und Stickstoff im selben Verhältnis wie in der atmosphärischen Luft gefunden wurde (10—20%, O 77%—90% N). Dreimal wurde außerdem Kohlensäure, einmal Wasserstoff in geringer Menge nachgewiesen. Gerade das Fehlen überzeugender Gasanalysen scheint mir mit ein Grund zu sein, weshalb über die Ätiologie des Pneumatosis noch keine Klarheit erzielt ist. Sicher ist nur, daß die Gaszystenbildung von der Schleimhaut ausgeht und entsprechend dem Verlauf der Lymphgefäße peripherwärts fortschreitet. Nach Joest werden dabei die gebildeten Gase durch die Muskelkontraktion in den Lymphgefäßen nach der Serosa zu weitergeschoben. Woher aber das Gas stammt und wie es in die Schleimhaut eindringt, ist nicht geklärt. Es stehen sich hier zwei Theorien gegenüber. Die eine sucht rein mechanisch durch das Eingepreßtwerden von Luft in die Darmwand das Krankheitsbild zu erklären, die andere möchte eine Infektion mit gasbildenden Bakterien in den Vordergrund stellen. Eine wichtige Stütze für die mechanische Theorie ist die Tatsache, daß die Pneumatosis in 70% der bisher beobachteten Fälle mit chronischen Magen- und Darmleiden, einer Pylorusstenose auf dem Boden eines Ulkus oder Karzinoms, einer Darmtuberkulose, Appendizitis, einem Stauungskatarrh vergesellschaftet ist. Auch in den beiden eigenen Fällen bestand ein chronisches Magenulkus. In den bei diesen Erkrankungen häufig auftretenden Obstipationszuständen, in Meteorismus, Schleimhautkatarrhen und Stauungsveränderungen sieht man den disponierenden Koeffizienten für das Auftreten der Pneumatosis. Bei allen, insbesondere plötzlich eintretenden intraabdominalen Drucksteigerungen (Husten, Niesen, Erbrechen) soll in die vorher geschädigte Darmwand Luft eindringen und zur Bildung von Luftzysten führen. Man denkt sich dabei den Vorgang ähnlich wie beim traumatischen Hautemphysem. Die Riesenzellen und sonstigen Zellinfiltrate verdanken dann ihre Entstehung dem Fremdkörperreiz der eingedrungenen Luft, die sich in den Lymphspalten ausbreitet. Es hat nicht an Versuchen gefehlt, experimentell durch Einblasen von Luft in die Darmwand eine Bestätigung für derartige Vorstellung zu finden. Allerdings sind die erhaltenen Resultate sowohl die von Miake wie die von Ciechanowski (2) nicht sehr ermutigend und beweiskräftig. Wohl entstanden unter der Serosa gelegentlich schmale, unregelmäßig gewundene, perlschnurartige Luftstreifen, aber ein Zusammenhang der künstlichen Luftbläschen mit Lymphgefäßen war ebensowenig zu erweisen, wie eine Entwicklung von Riesenzellen zu erzielen war.

Die Anhänger der bakteriellen Theorie stützen sich zumeist auf den Befund von Keimen im Zysteninnern. So fand Gröndahl in den erweiterten Lymphgefäßen grampositive Stäbchen, durch deren Ansiedelung in dem Lymphsystem des Darms eine chronische Lymphangitis mit Erweiterung der Lymphspalten zu Blasen hervorgerufen werden soll. Eisenlohr und Camargo haben zahlreiche feinkörnige Bakterienhaufen im Zysteninnern gesehen. Im Falle von HAHN fanden sich Kokken. Seit JÄGERs (1) Bericht über den Fund einer Koliart — er spricht von einem Bacterium coli lymphaticum aerogenes — häufen sich die Angaben über das Vorkommen von Keimen dieser Bakteriengruppe (SCHNY-DER, SCHUBERG und BINDER finden ganz analoge Keime auch bei der Cystitis emphysematosa des Menschen). Von LUBARSCH (1) sind freilich in drei Fällen Keime weder färberisch noch kulturell gefunden worden. Entschieden für die bakterielle Genese der Pneumatosis tritt neuerdings JOEST ein. Er hält die Be-dingungen für das Hineingelangen von Bakterien in die Lymphgefäße vom Darmlumen aus überall da für gegeben, wo eine, wenn auch leichte Erkrankung der Darmwand besteht, die ja auch beim Menschen in der Mehrzahl der bekannt gegebenen Fälle nachgewiesen ist. Zur Gasbildung bedarf es nicht des Eindringens besonderer Keime, sondern lediglich solcher, die wie die gewöhnlichen Koli-bazillen Kohlenhydrate unter Gasbildung zu vergären imstande sind. Notwendig ist nur die Anwesenheit hinreichender Mengen von Kohlenhydraten in den Lymph-gefäßen, die sich nur beim Vorhandensein von abnorm großen Zuckermengen in der Nahrung hier finden. JOEST sieht also die wesentliche Bedingung für die Entstehung der Pneumatose in einer Darmwandschädigung bei Zufuhr abnorm großer Mengen von Kohlenhydraten. Sind diese Bedingungen erfüllt, so bedarf es eines spezifischen Erregers nicht mehr. Es vermag dann vielmehr das in jedem Darme vorhandene Bacterium coli commune Gas zu bilden und damit das Krank-heitsbild hervorzurufen. Man wird abwarten müssen, wieweit diese Ansichten von JOEST, die sich zunächst auf das Studium der Pneumatosis des Schweine-darms gründen, auch für den Menschen Geltung haben.

h) Darmveränderungen bei Leukämie.

Wenn auch streng genommen die leukämischen Darmveränderungen nicht den entzündlichen Darmerkrankungen zuzurechnen sind, so muß ihrer hier doch soweit gedacht werden, als sie häufig den Boden abgeben, auf dem ent-zündliche Veränderungen sich entwickeln. Insbesondere akut verlaufende Leuk-ämien einschließlich der Fälle von Monozytenleukämien und Agranulozytosen (ihre Beziehungen zur Sepsis können hier nicht erörtert werden), gehen auch nach unseren Erfahrungen gar nicht so selten mit verschorfenden und ulzerösen Darmveränderungen einher, während bei der chronischen Leukämie eine Mitbeteiligung des Darmes wesentlich seltener ist. In zahllosen Einzelarbeiten verstreut finden sich Angaben über das Verhalten der Darmwand bei einzelnen Fällen, eine gute Schrifttumzusammenstellung stammt von HERXHEIMER. Es sind unseres Erachtens im wesentlichen zwei Gruppen von Veränderungen, die im Verlauf der Leukämie in der Darmwand auf zweierlei Weise entstehen können. Die einen entwickeln sich auf dem Boden von Kreislaufsstörungen, die vor allem sub finem sich nicht nur an der Haut, sondern auch den verschiedensten Schleim- und serösen Häuten sich einstellen. Ganz ähnlich wie es für den Skor-but geschildert ist, kommt es dabei in der Darmschleimhaut zu hämorrhagischen Erosionen, von denen gelegentlich größere Geschwürsbildungen, fibrinös verschor-fende und nekrotisierende Entzündungen ihren Ausgang nehmen (s. Abb. 23). Blutungen ins oft geschwellte lymphatische Gewebe führen zur Ausbildung aus-gedehnter Nekrosen, die zerfallen, sich mit Kot und Galle imbibieren können und durch ihr Aussehen zur Verwechslung mit typhösen Veränderungen Ver-anlassung geben können. (Lit. HERXHEIMER, FRAENKEL, FUCHS, HOFFMANN, HELLY, ASKANAZY, HANSEMANN u. a.) Die Neigung zur Nekrose ist z. T. eine Folge des Standorts; ein Vergleich der Darmveränderungen mit gleichsinnigen Veränderungen in der Mundhöhle ist in allen Punkten zutreffend. Auch hier wird man die hochgradig herabgesetzte Immunitätslage, die fast stets bei „akut leukämischen" Erkrankungen besteht, für den hemmungslosen Verlauf und den

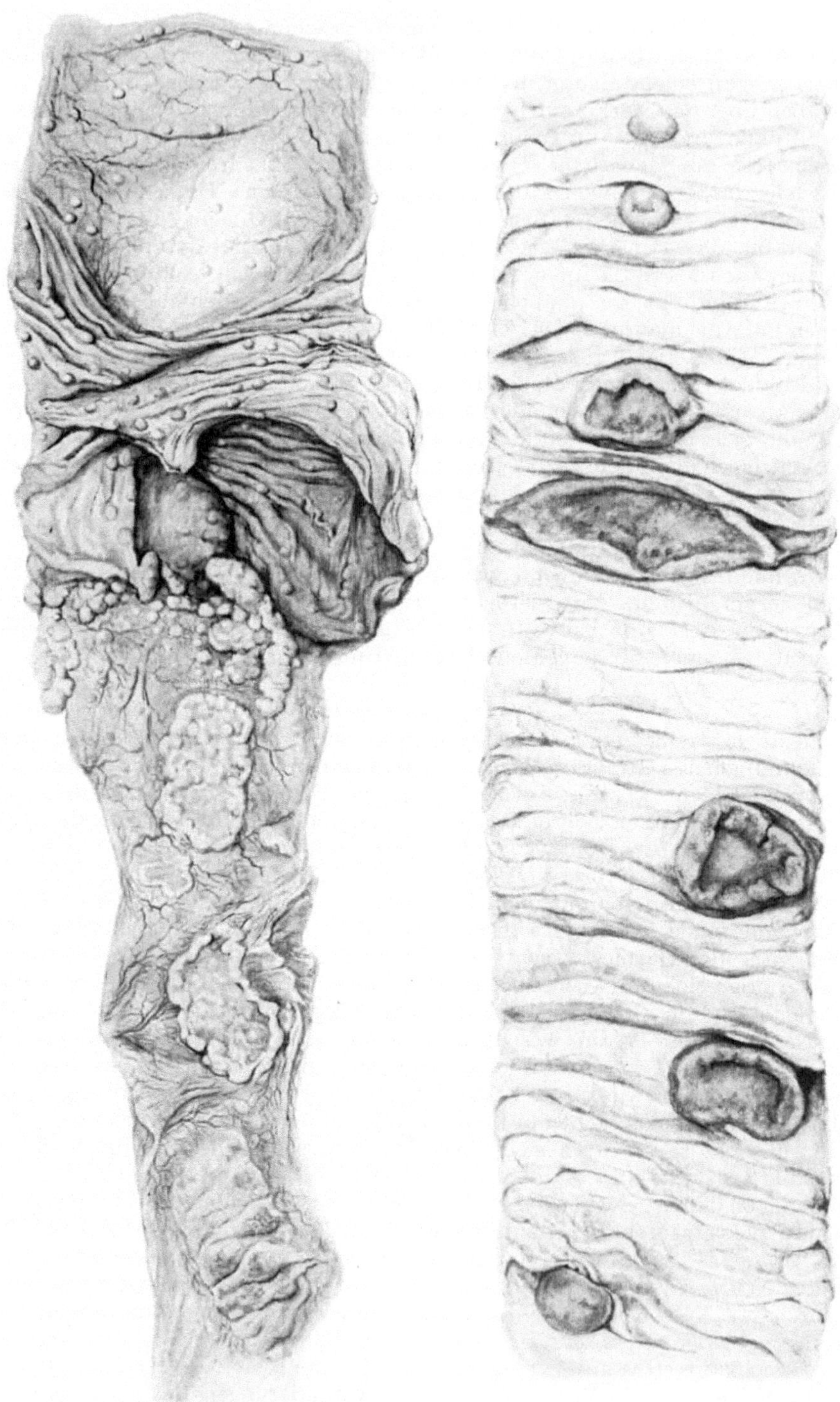

Abb. 22. Darm bei chronisch-lymphatischer Leukämie. (Präp. von Geh. Rat Lubarsch.)

Abb. 23. Teilweise geschwürig zerfallene Infiltrate der Darmschleimhaut bei lymphatischer Leukämie. (Präp. von Geh. Rat Lubarsch.)

stürmischen Zerfallserscheinungen der Veränderungen verantwortlich machen dürfen. Wiederholt fanden wir Streptokokken fast in Reinkultur in derartig zerfallenden Schleimhautabschnitten. Eigenartige scharf begrenzte Geschwüre, die wir einigemal in großer Zahl bei gleichzeitigem Bestehen einer nekrotisierenden Stomatitis und Tonsillitis gesehen haben, zeichneten sich durch die Gegenwart fusiformer Bazillen und Spirochäten aus (vgl. Skorbut).

Im makroskopischen Aussehen gleichfalls an typhöse Veränderungen erinnernd ist die andere Gruppe von Veränderungen, die sich auf dem Boden leukämischer Infiltrate der Darmwand selbst entwickeln. Sie kommen an allen Stellen der Schleimhaut, nicht nur im Bereich lymphatischen Gewebes, sowohl bei lymphatischen wie myeloiden, akuten und chronischen Leukämien vor. Auch hier kommt es zur Ausbildung oft tumorartiger Knoten und Flecken (s. Abb. 22), die meist nekrotisch werden, ulzerieren, mißfarbig aussehen und von Blutungen durchsetzt sind. Auch der Dickdarm ist vielfach mitbeteiligt, ebenso wie gelegentlich im Magen gleichartige Prozesse vorkommen (FRIEDRICH, EPPSTEIN, HOFFMANN, HANSEMANN). In den Schorfen liegen ausgedehnte Bakterienrasen, die zugehörigen Kapillaren und Venen können thrombosiert sein. Gefäßarrosionen mit tödlichen Blutungen kommen vor. Gerade solche Veränderungen werden sehr oft mit typhösen Prozessen verwechselt.

Sehr charakteristische Bilder sahen wir bei einigen Fällen von Agranulozytosen, bei denen nicht nur das lymphatische Gewebe im Rachen, sondern im ganzen Verdauungsschlauch einschließlich des Wurmfortsatzes in mißfarbene reaktionslose Nekrosen umgewandelt war.

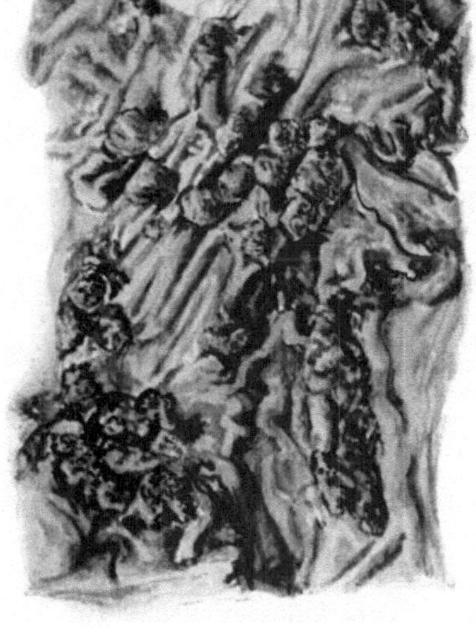

Abb. 24. Nekrosen der Lymphknötchen im Dickdarm bei Agranulozytose.

i) Darmveränderungen bei Mycosis fungoides, Rotz und Lepra.

Über Beteiligung des Magens und Darmes bei Mycosis fungoides liegen Mitteilungen von R. PALTAUF vor, der besonders im Magen kleine geschwürige, im Darm mehr mykoside Granulome fand. Mykoside Geschwüre mit festen Einlagerungen im Magen haben auch ROMAN und RADALI beschrieben. Über Beteiligung des Darmes bei Rotz des Menschen ist nichts bekannt, dagegen hat SCHÜTZ angegeben, Rotzgeschwüre und Knötchen im Darm nach Fütterungsversuchen bei Pferden beobachtet zu haben und OLT will sie auch nach dem histologischen Bau für echte Rotzveränderungen angesehen wissen; auch im italienischen Schrifttum finden sich Angaben über rotzige Veränderungen des Darmes. EBERBECK und JOEST bezweifeln dagegen, daß es sich um echte Rotzveränderungen und nicht vielmehr durch tierische Parasiten bedingte Veränderungen gehandelt hat. Über die Beteiligung des Darms beim Aussatz gehen die Meinungen auseinander. DANIELLSEN und BOECK haben lepröse Veränderungen im Darm beschrieben, A. HANSEN und LOOFT dagegen in 89 Fällen von tuberöser und 36 anästhetischer Lepra niemals Lepra des Darms beobachtet. In den 89 Fällen tuberöser Lepra fanden sie 40 mal den Darm normal, 23 mal tuberkulös und 30 mal amyloid. V. BABES hat dagegen angegeben, in 3 Fällen neben tuberkulösen Geschwüren lepröse Infiltrate und Leprabazillen im Darmschleim gefunden zu haben und SCHWIMMER und REISNER geben an, daß sich lepröse Darmgeschwüre von tuberkulösen durch ihre „starken Ränder und markige Infiltration" unterscheiden. Bei der Vielgestaltigkeit tuberkulöser Geschwüre und der Häufigkeit der Verbindung von Tuberkulose und Lepra, muß es doch als sehr zweifelhaft angesehen werden, ob die von genannten Verfassern gefundenen Veränderungen wirklich lepröser Natur waren, zumal im neueren Schrifttum keine derartigen Befunde vorliegen und auch bei der experimentellen Lepra der Meerschweinchen und Ratten der Darm nicht beteiligt gefunden ist.

Schrifttum.
Tuberkulose.

Askanazy: Über tumorförmiges Auftreten der Tuberkulose. Zeitschr. f. klin. Med. Bd. 32. 1897. — Bakacz: Beitrag zur Lehre der retrograd-lymphogenen Darmtuberkulose. Virchows Arch. Bd. 263, S. 35. — Beitzke, H. (1): Über die Infektionswege der Tuberkulose. Zeitschr. f. Tuberkul. H. 37. — Beitzke, H. (2): Häufigkeit, Herkunft und Infektionswege der Tuberkulose. Ergebn. d. allg. Pathol. u. pathol. Anat. Bd. 14, S. 1. — Beitzke, H. (3): Über primäre intestinale Tuberkulose nebst Bemerkungen über Infektionswege der Tuberkulose. Virchows Arch. Bd. 194. Beiheft. — Berg: Darmtuberkulose. Hygiene. Bd. 1. 1908. — Biedert: Die Tuberkulose des Darmes und des lymphatischen Apparates. Jahrb. f. Kinderheilk. Bd. 21. — Bcrock und Paschkowa: Mesenterialdrüsentuberkulose: Darmtuberkulose bei beginnender Lungentuberkulose. Zeitschr. f. Tuberkul. Bd. 47. 1927. — Brüning: Zur Lehre der Tuberkulose im Kindesalter mit besonderer Berücksichtigung der primären Darm-Mesenterialdrüsentuberkulose. Beitr. z. Klin. d. Tuberkul. Bd. 3. 1905. — Brunner: Tuberkulose, Aktinomykose, Syphilis des Magen-Darmkanals. Dtsch. Zeitschr. f. Chirurg. Bd. 46. 1907. — Busse: Über die Entstehung tuberkulöser Darmstrikturen. Arch. f. klin. Chirurg. Bd. 83. 1907. — Caird, Fm.: Intestinal tuberculosis. Edinburgh med. journ. Vol. 26. Ref. Zentralbl. f. Chirurg. 1921. — Challier und Delorme: Tuberkulöse Darmperforation. 131. Ref. Zentralbl. f. Chirurg. 1922. — Cornil et Ranvier: Manuel d'histologie pathologique. Bd. 4, 3. Aufl. Paris 1912. — Danzer: Über primäre Intestinaltuberkulose durch Nahrungsmittelinfektion. Inaug.-Diss. München. 1896. — Demme: Ein Fall primärer Darmtuberkulose. Jahresber. d. Jennerschen Kinderhospitals Bern 1879. — Erdheim: Über multiple Darmstenose tuberkulösen Ursprungs. Wien. klin. Wochenschr. 1900. — Edens: Über die Häufigkeit der primären Darmtuberkulose. Berlin. klin. Wochenschr. 1905. H. 49. — Engelsmann: Über sekundäre Darmtuberkulose. Beitr. z. Klin. d. Tuberkul. Bd. 28. — Faber, Knud: Perniziöse Anämie bei Dünndarmstrikturen. Berlin. klin. Wochenschr. 1897. — Fäusler: Beziehung von Tuberkulose und Analfistel. Journ. of the Americ. med. assoc. Vol. 85. 1920. — Fibiger: Über tuberkulöse Dünndarmstriktur und deren Verwechslungen mit syphilitischer Verengung. Nord. med. Ark. 34. Wien. klin. Wochenschr. 1902. — Findel: Vergleichende Untersuchungen über Inhalation und Fütterungstuberkulose. Zeitschr. f. Hyg. u. Infektionskrankh. H. 57. — Fischer, B. (1): Die Bedeutung der Darminfektion für die Lungentuberkulose und ihren Verlauf. Frankf. Zeitschr. f. Pathol. Bd. 5. 1910. — Fischer, B. (2): Über primäre Darmtuberkulose beim Erwachsenen. Münch. med. Wochenschr. 1908. Nr. 38. — Fleckseder: Über Entstehung tuberkulöser Veränderungen am Verdauungsschlauch auf dem Blutweg. Wien. med. Wochenschr. 1927, Nr. 19, S. 607. — Foá, Pio: Trattalo di anatomia pathologica. Torino 1920. Vol. 4. Appants digestivo. — Fränkel, E.: Multiple narbige Dünndarmstrikturen. Mitt. a. d. Hamburg. Staatskrankenanst. V. 1895/96. Frerichs: Beitrag zur Lehre von der Tuberkulose 1882. — Fürst, L.: Die intestinale Tuberkuloseaffektion mit besonderer Berücksichtigung des Kindesalters. Enke 1905. — Gehle: Zur Kasuistik der chronischen Coecumtuberkulose. Beitr. z. klin. Chirurg. Bd. 34. 1902. — Ghon: Einiges zum primären Komplex bei der Tuberkulose. Beitr. z. pathol. Anat. u. z. allg. Pathol. Bd. 69. 1921. — Ghon u. Roman: Pathologisch - anatomische Studien über die Tuberkulose bei Säuglingen und Kindern. Sitzungsber. d. kaiserl. Akad. d. Wissensch. Wien. Mathem.-naturw. Kl. Bd. 122. Abtlg. 3. Ghon und Potoschnig (1): Über den Unterschied im pathologisch-anatomischen Bilde primärer Lungen- und Darminfektion bei der Tuberkulose der Kinder. Beitr. z. Klin. d. Tuberkul. Bd. 40. 1921. — Ghon und Potoschnig (2): Med. Klinik. 1923. — Gottsacker: Zur Histogenese der tuberkulösen Darmgeschwüre. Inaug.-Diss. Bonn. 1880. — Grüttner: Beiträge zur Kenntnis der Darmtuberkulose beim Rind. Inaug.-Diss. med. vet. Gießen. 1909. — Grosser: Ein Fall primärer Darmtuberkulose. Inaug.-Diss. Tübingen. 1909. — Hamperl: Örtliche Vergesellschaftung von Krebs und Tuberkulose im Verdauungsschlauch. Zeitschr. f. Krebsforsch. Bd. 23, S. 430. — Hanau: Einige Beobachtungen über die Verhältnisse der Darmtuberkulose zur Anzahl der Darmfollikel. Virchows Arch. Bd. 102. — Hansemann: Über Fütterungstuberkulose. Berlin. klin. Wochenschr. 1903. — Hédrèn: Pathologische Anatomie und Infektionsweise der Tuberkulose der Kinder. Zeitschr. f. Hyg. u. Infektionskrankh. Bd. 73. — Heller: Über die Tuberkuloseinfektion durch den Verdauungskanal. Dtsch. med. Wochenschr. 1902. — Herxheimer: Über Tuberkelbazillen in geschlossenen, verkästen Darmfollikeln. Dtsch. med. Wochenschr. 1885. — Hoening: Über das Auftreten der Bazillen bei Darmtuberkulose. Diss. Bonn 1885. — Hofmeister: Über multiple Darmstenose tuberkulösen Ursprungs. Bruns' Beitr. z. klin. Chirurg. Bd. 17. 1896. — Hülse: Beiträge zur Pathogenese des tuberkulösen Ileocökaltumors. Virchows Arch. Bd. 217. 1914. — Hunter: Primäre Darmtuberkulose beim Rind. Münch. med. Wochenschr. 1904. S. 1406. — Kaufmann: Perforation eines tuberkulösen Darmgeschwürs in die durch Myome deformierte Uterushöhle. Arch. f. Gynäkol. Bd. 29. — Kleinmann: Über Resorption körniger Substanzen von seiten der Darmfollikel. Arch. f. exp. Pathol. u. Pharmakol. Bd. 27. 1890. —

LENNANDER: Fall von multiplen tuberkulösen Stenosen im Ileum. Berlin. klin. Wochenschrift. 1898. — LUBARSCH: Einiges über die Lokalisation und die Ausbreitungsweise tuberkulöser Veränderungen. Festschrift für SCHLOSSMANN, Düsseldorf 1927. — MEULENGRACHT: Tuberkulöse Dünndarmstrikturen und perniziöse Anämie. Acta med. scandinav. Bd. 56. 1920. — NEBELTHAU: Beitrag zur Entstehung der Tuberkulose vom Darm aus. Klin. Jahrb. Bd. 11. 1903. — ORTH: Über Resorption körperlicher Elemente im Darm, insbesondere Berücksichtigung der Tuberkelbazillen. Sitzungsber. der Kgl. preuß. Akad. d. Wissensch. Bd. 39. — OTT: Perforation eines tuberkulösen Geschwüres in einer eingeklemmten Hernie. Inaug.-Diss. München. 1895. — PAGEL (1): Zur Kenntnis der Duodenaltuberkulose. Virchows Arch. Bd. 251. 1924. — PAGEL (2): Beteiligung des Zwölffingerdarms am Sekundärstadium der Tuberkulose. Frankfurt. Zeitschr. f. Pathol. Bd. 33. 1925. — PÄSSLER, H.: Über akute Darmtuberkulose unter dem Bilde einer schweren allgemeinen Infektionskrankheit. Münch. med. Wochenschr. 1906. — PERTIK: Pathologie der Tuberkulose. Ergebn. d. allg. Pathol. u. Pharmakol. 1904. — POHLMANN: Blutung aus tuberkulösem Darmulkus beim Kind. Inaug.-Diss. Frankfurt. 1920. — RANKE, K. E.: Primäraffekt, sekundäres und tertiäres Stadium der Lungentuberkulose usw. Arch. f. klin. Med. Bd. 119. 1917. — REACH: Die multiplen Darmstrikturen. Zentralbl. f. d. Grenzgeb. Bd. 3. — RICHTER: Zur Kenntnis des sog. tuberkulösen Ileocökaltumors. Beitr. z. pathol. Anat. u. z. allg. Pathol. Bd. 39. 1906. — ROLLY: Chronische Enteritis mit Tuberkulose. Münch. med. Wochenschr. 1900. — SCHLOFFER: Darmstrikturen nach Unterbrechung der mesenterialen Blutzufuhr. Mitt. a. d. Grenzgeb. d. Med. u. Chirurg. Bd. 14. 1905. — SCHÜPPEL: Stenosierende Tuberkulose des Dünndarms. Dtsch. Zeitschr. f. Chirurg. Bd. 166. 1921. — SHIOTO: Zur Pathologie und Therapie der tumorbildenden stenosierenden Ileocökaltuberkulose. Arch. f. klin. Chirurg. Bd. 87. 1908. — SÖRENSEN: Über stenosierende Dünndarmtuberkulose. Dtsch. Zeitschr. f. Chirurg. Bd. 59. 1901. — STEINER und NEUREITER: Prag. Vierteljahrsschr. Bd. 86. — STREHL: Ein Fall von 15facher, zum Teil spastisch entzündlicher Darmstenose tuberkulösen Ursprungs. Dtsch. Zeitschr. f. Chirurg. Bd. 50. 1899. — SUDECK: Über die entzündlichen Dickdarmgeschwülste. Berlin. klin. Wochenschr. 1920. H. 18. — TAUSCHWITZ: Über die Kombination von Karzinom und Tuberkulose. Inaug.-Diss. Berlin 1910. — THOREL: Tuberkulöse Dickdarmstenose. Münch. med. Wochenschrift. 1898. — WIDERHOFER und GERHARDTS: Handb. d. Kinderheilk. Bd. 4, 2, S. 592. — WIETING: Beiträge zur Pathogenese und Anatomie der auf entzündlicher, namentlich tuberkulöser Basis entstandenen Darmstrikturen. Dtsch. Zeitschr. f. Chirurg. Bd. 78. (Lit.). — ZADEK: Darmulzera und Strikturen bei perniziöser Anämie. Münch. med. Wochenschr. 1926. Nr. 51, S. 2165.

Syphilis des Darmes.

AMERSBACH: Die Histologie der Salpingitis gonorrhoica. Beitr. z. pathol. Anat. u. z. allg. Pathol. 1909. S. 341. — BAERENSPRUNG: Syphilis des Mastdarms. Charité-Annalen. 1855. — BAUMGARTEN: Ein Fall von kongenitaler Darmsyphilis. Virchows Arch. Bd. 97. 1884. — BIRCH und HIRSCHFELD: Gerhardts Handbuch der Kinderkrankheiten. Bd. 4. 1880. Ref. Arch. f. Kinderheilk. — BJÖRNSTRÖM: Arch. f. Dermatol. u. Syphilis. Bd. 8. S. 641. 1876. — BUDAY: Ungewöhnlicher Fall von Syphilis. Virchows Arch. Bd. 141. 1895. CAHEN: Lues des Dickdarmes. Zentralbl. f. Chirurg. 1927. Nr. 1, S. 1302. — CORNIL et RANVIER: Manuel d'histologie pathologique. Tom. 4. Paris 1912. — EXNER: Zur Kenntnis der Ätiologie entzündlicher Mastdarmstenosen. Zeitschr. f. Chirurg. Bd. 109. 1911. — FIBIGER: Syphilis. Festschr. f. ORTH. Berlin: Hirschwald 1903. — FORSSMAN: Fall von Darmsyphilis. Endophlebitis syphilitica. Beitr. z. pathol. Anat. u. z. allg. Pathol. Bd. 27. 1900. — FOURNIER: Lésions tertiaires — de l'anus et du rectum. Paris 1875. — FRAENKEL: Strikturierende Mastdarmgeschwüre. Münch. med. Wochenschr. 1875. Nr. 24. — FRAENKEL, E. (1): Multiple narbige Dünndarmstrikturen. Mitt. a. d. Hamburg. Staatskrankenanst. 1897. — FRAENKEL, E.: (2): Über tertiäre Dünndarmsyphilis. Münch. med. Wochenschr. 1901. Nr. 31. — FRAENKEL, E. (3): Erworbene Dünndarmsyphilis. Virchows Arch. Bd. 199. 1910. — FRAENKEL, E. (4): Darmsyphilis. Ärztl. Ver. Hamburg. 1923. Ref. Münch. med. Wochenschr. 1923. — GANT: Krankheiten des Mastdarmes und Afters. München 1904. — GUTMANN: Multiple Dünndarmgeschwüre syphilitischer Natur. Zeitschr. f. klin. Med. Bd. 50. 1903. — HAHN: Syphilitische Mastdarmerkrankung. Dtsch. med. Wochenschr. 1892. — HARTMANN: Bei RIEDER. — HAUSMANN: Luetische Erkrankungen der Bauchorgane. Atlas Samml. zwangl. Abh. H. 4. — HERXHEIMER (1): Zur Ätiologie und pathologischen Anatomie der Syphilis. Ergeb. d. allg. Pathol. u. pathol. Anat. Bd. 11, H. 1, S. 270ff. 1906. — HERXHEIMER (2): Pathologische Anatomie der kongenitalen Syphilis. Ergebn. d. allg. Pathol. u. pathol. Anat. Bd. 12. Nr. 4. 1908. (Lit.). — HOMER: Fall von multiplem syphilitischem Geschwür. Zentralbl. f. allg. Pathol. u. pathol. Anatomie. Bd. 10. 1893. — JADASSOHN: Rektumsyphilis. Dtsch. Bibliothek d. med. Wissensch. 1900. — JÜRGENS: Kongenitale Darmsyphilis. Berlin. klin. Wochenschr. 1880. S. 677. — KLEINSCHMIDT: Inaug.-Diss. Göttingen. 1895. — LOCHTE: Darmsyphilis. Mitt. a. d. Hamburg. Staatskrankenanst. H. 2, S. 3. — LOEB: Zentralbl. f. inn. Med. 1903. S. 87. — MESCHEDE: Kasuistik der Lungen- und Darmsyphilis. Virchows Arch. Bd. 37.

1866. — Mrazek: Vierteljahrsschr. f. Dermatol. 1883. — Nakamura: Virchows Arch. Bd. 215. 1914. — Neumann: Festschrift für Lenin. Berlin: Karger 1885. — Nickel: Syphilitische Mastdarmgeschwüre. Virchows Arch. Bd. 127. 1892. — Nobl (1): Syphilis des Rektums. Handb. d. Geschlechtskrankh. von Fuger und Jadassohn. Bd. 3. Wien. 1913. (Lit.). — Nobl (2): Zur Kenntnis der postsyphilitischen Darmerkrankungen. Wien. klin. Wochenschr. 1907. — Oberndorfer: Formation der kongenitalen Syphilis des Magens und Darmkanals. Virchows Arch. Bd. 159. 1900. (Lit.). — Östreich: Arch. f. Dermatol. u. Syphilis. 1898. S. 312. — Pal: Syphilis des Dünn- und Dickdarms. Handb. d. Geschlechtskrankh. Herausgeg. v. Fuger u. Jadassohn. Bd. 3. Wien. 1913. (Lit.). — Pick: Dünndarmgummi. Berlin. dermatol. Ges. 23. April 1922. Ref. Zentralbl. f. Dermatol. 1922. — Poelchen: Ätiologie der strikt. Darmgeschwüre. Virchows Arch. Bd. 127. 1892. — Quénu: Bei Rieder. — Riedel: Mitt. a. d. Grenzgeb. d. Med. u. Chirurg. 1897. — Rieder (1): Zur Kenntnis der speziellen Darmerkrankungen bei akquirierter Syphilis. Jahrb. d. Hamburg. Staatskrankenanst. Bd. 91, 92, 94. 1889. — Rieder (2): Zur Pathologie und Therapie der Mastdarmstrikturen. Arch. f. klin. Chirurg. Bd. 55. — Rosenfeld: Syphilitische Darmstenose. Berlin. klin. Wochenschr. 1902. — Scheib: Syphilis mit gummösen Affektionen des Magens und Darms. Prag. klin. Wochenschr. 1900. Nr. 45. — Schlagenhaufer: Arch. f. Dermatol. u. Syphilis. 1902. S. 459. — Schlimpert: Dünndarmsyphilis. Dtsch. med. Wochenschr. 1906. — Schmidt, R.: Beitrag zur Kenntnis der erworbenen Syphilis des Dünndarms. Beitr. z. klin. Chirurg. Bd. 126. 1922. — Schuchardt: Zur Kenntnis der syphilitischen Mastdarmgeschwüre. Virchows Arch. Bd. 154. 1898. — Simmonds: Münch. med. Wochenschr. 1906. — Sparmann: Magen-Darmsyphilis. Dtsch. Zeitschr. f. Chirurg. 1921. H. 164. — Versé: Spirochaete pallida in Beziehung zu den syphilitischen Geschwüren. Med. Klinik. 1906. Nr. 24—26. — Warstatt: Zur Histologie der kongenitalen Dünndarmsyphilis. Virchows Arch. Bd. 212. 1913. — Zeissl, H.: Syphilitische Ulzerationen des Rektums. Arch. f. Dermatol. u. Syphilis. 1875. — Zeissl, M.: Syphilis des Magens und Darms. Wien. med. Presse. 1902.

Gonorrhöe.

Arnaud: Les rétressiments blen. du rectum. Gaz. des hôp. civ. et. milit. 1906. — Bruck: Pathologie der Gonorrhöe. Ergebn. d. allg. Pathol. u. pathol. Anat. Bd. 16. S. 1. — Brunswick: La blenorrhoe rectal et ses complications. Rev. de chirurg. 1907. — Eichhorn: Zur Kenntnis der Rektalgonorrhöe. Dermatol. Zeitschr. 1909. — Flügel: Gonorrhöe. Berlin. klin. Wochenschr. 1905. Nr. 12. — Kaumheimer: Münch. med. Wochenschr. 1910. S. 963. — Mucha: Rektalgonorrhöe. 10. dtsch. dermatol. Kongr. 1908. — Stumpke: Rektalgonorrhöe bei Kindern. Münch. med. Wochenschr. 1916. H. 46.

Aktinomykose.

Beyerlein: Über Kombination von Tuberkulose und Aktinomykose. Inaug.-Diss. Göttingen. 1913. — Beck: Aktinomykose d. Verdauungsapparates. Ärztl. Mitt. aus u. für Baden. 1901. — Bostroem: Untersuchungen über die Aktinomykose des Menschen. Beitr. z. pathol. Anat. u. z. allg. Pathol. Bd. 9. — Brandenstein: Bauchaktinomykose. Dtsch. med. Wochenschr. 1920. S. 22. — Burkhardt: Aktinomykose und Karzinom. Zentralbl. f. Bakteriol., Parasitenk. u. Infektionskrankh. Bd. 46. 1908. — Burth: Über Bauchaktinomykose. Dtsch. med. Wochenschrift. 1890. — Chiari: Über primäre Darmaktinomykose beim Menschen. Prag. med. Wochenschr. 1884. — Deutler: Kasuistischer Beitrag zur Lehre von der intestinalen Aktinomykose. Diss. München. 1902. — Drope: Zur Kenntnis der Lymphogranulomatose des Verdauungsschlauches. Virchows Arch. Bd. 259. Grill: Über Aktinomykose des Magens und Darmes beim Menschen. Beitr. z. klin. Chirurg. Bd. 13. — Grubauer: Leberaktinomykose. Virchows Arch. Bd. 248. 1923. — Habel (1): Über Aktinomykose. Virchows Arch. Bd. 146. — Habel (2): Über Aktinomykose des Verdauungsapparates. Zentralbl. f. d. Grenzgeb. 1900. H. 14. — Harbitz, F. und H. Gröndahl: Die Strahlenpilzkrankheit (Aktinomykose) in Norwegen. Beitr. z. pathol. Anat. u. z. allg. Pathol. Bd. 50. 1911. — Helfrich: Aktinomykose des Unterleibs. Münch. med. Wochenschr. 1890. — Herz: Über Aktinomykose des Verdauungsapparates. Zentralbl. f. d. Grenzgeb. d. Med. u. Chirurg. Bd. 3. Sammelref. — Hofmeister: Über eine ungewöhnliche Form der Blinddarmaktinomykose. Bruns' Beitr. z. klin. Chirurg. Bd. 26. 1900. — Hummel: Zur Entstehung der Aktinomykose durch eingedrungene Fremdkörper. Bruns' Beitr. z. klin. Chirurg. Bd. 13. 1895. — Illich: Beitr. z. Klinik der Aktinomykose. Wien. 1892. (Lit.) — Israel, J.: Klinische Beiträge zur Kenntnis der Aktinomykose des Menschen. Berlin 1885. Kazda: Einiges über Aktinomykose. Dtsch. Zeitschr. f. Chirurg. Bd. 156. 1920. — Krasnobajew: Ein Fall von Aktinomykose des Darmes bei einem Kinde. Arch. f. Kinderheilk. Bd. 23. — Lanz: Perityphlitis actinomycolica. Korresp.-Bl. f. Schweiz. Ärzte. 1892. — Löwe: Statistisches und Klinisches zur Kenntnis der Aktinomykose des Wurmfortsatzes und des Coecums. Inaug.-Diss. Greifswald. 1904. — Lubarsch: Primäre Darmaktinomykose. Korresp.-Bl. f. Schweiz. Ärzte. 1891. — Maisel, Z.: Über die Entstehung der Aktinomykose im Magendarmkanal. Inaug.-Diss. Göttingen. 1920. — Mikulicz- v. Kausch: Die Aktinomykose des Darmes. Handb. d. prakt. Chirurg. Unterleib. I. Teil. 1900. Poncet (1): De l'actinomy cose ano-rectale. Gaz. hebd. de méd. et de chirurg. 1898. —

Poncet (2): Bull. de l'Academie de méd. 1 avril 1902. (Zit. nach Kaufmann). — Popow: Rusk. Wratsch. 1909. S. 14. Ref. Dtsch. med. Wochenschr. 1909. Nr. 18. — Thèvenof: Rev. de méd. 1902. (Zit. nach Kaufmann.)

Lymphogranulomatose.

Eberstadt: Über einen Fall von isoliertem malignen Granulom des Dünndarms. Frankf. Zeitschr. f. Pathol. Bd. 15. S. 79. 1914. — Fabian: Die Lymphogranulomatosis. Zentralbl. f. Pathol. u. pathol. Anatomie. Bd. 22. 1911. (Lit.). — Gamna: Linfogranuloma primitivo d'ell intestino. Arch. per le science med. Vol. 42. 1919. — Grote de: Lymphogranulomatosis interstinalis. Frankfurt. Zeitschr. f. Pathol. Bd. 26. 1922. — Heimann-Hatry: Primäre isolierte Lymphogranulomatose des Darmes. Med. Klinik 1926. Nr. 25, S. 958. — de Josselin, de Jong: Primäre isolierte Lymphogranulomatose des Darmes. Frankfurt. Zeitschr. f. Path. 1925. Bd. 31. — Lange: Lymphogranulomatose des Darmes. Frankfurt. Zeitschr. f. Pathol. Bd. 31. 1925. — Lichtenstein: Ätiologie der Lymphogranulomatosis. Frankfurt. Zeitschr. f. Pathol. Bd. 24. Erg.-Heft. 529. — Meyer, O: Klinik, Pathogenese und pathologische Anatomie des malignen Granulatoms. Frankfurt. Zeitschr. f. Pathol. Bd. 8. — Paltauf: Lokales Lymphogranulom mit Amyloidose. Verhandl. d. dtsch. pathol. Ges. 1912. S. 59. Partsch: Beitrag zur Lymphogranulomatosis intestinalis. Virchows Arch. Bd. 230, S. 131. 1921. — Schlagenhaufer (1): Über Granulomatosis des Magendarmtraktus. Zentralbl. f. allg. Pathol. u. pathol. Anat. Bd. 24, S. 965. 1913. — Schlagenhaufer (2): Virchows Arch. Bd. 227. 1920. — Sternberg: Zeitschr. f. Heilk. Bd. 19. — Terplan: Über die intestinale Form der Lymphogranulomatose. Virchows Arch. Bd. 237. 1922. — Thiemer: Kasuistik der isolierten Lymphogranulomatose des Magendarmtraktes. Dtsch. Zeitschr. f. Chirurg. Bd. 205. — Ziegler: Hodgkinsche Krankheit. Jena: Fischer.

Milzbrand.

Aschoff: Pathologische Anatomie. II. Teil. Verdauungsorgane. Jena: Fischer 1922. — Eppinger: Die Haderkrankheit. Jena 1894. — Fraenkel: Demonstration eines Falles von Darmmilzbrand. Ärztl. Ver. Hamburg. Ref. Münch. med. Wochenschr. 1923. — Frost, Leo: Über Darmmilzbrand beim Menschen. Inaug.-Diss. Leipzig. 1894. — Hetsch: Milzbrand in Kraus-Brugsch: Spez. Pathol. u. Therap. II. 2. Infektionskrankh. 2. Teil. S. 475. — Kaufmann: Lehrbuch d. spez. pathol. Anat. Bd. 1, 8. Aufl., S. 634. 1922. — Kosanyi, v.: Zoonosen. Nothnagels spez. Pathol. u. Ther. Wien. 1900. — Krumbholz: Zur Pathologie des menschlichen Darmmilzbrandes. Beitr. z. pathol. Anat. u. z. allg. Pathol. Bd. 16. — Orth: Pathologisch-anatomische Diagnostik. 8. Aufl. Berlin. 1917. — Risel: Ein Beitrag zur Pathologie des Milzbrandes beim Menschen. Zeitschr. f. Hyg. u. Infektionskrankh. H. 42. — Rochs: Zur Frage des gastrointestinalen Milzbrandes beim Menschen. Virchows Arch. Bd. 222. 1916. — Schütte: Anthrax intestinalis beim Menschen. Diss. Göttingen. 1895. — Villinger: Über primären Darmmilzbrand. Virchows Arch. Bd. 260. 1926. — Zirkendörfer, K.: Primärer Darmmilzbrand beim Menschen. Prag. med. Wochenschr. H. 16. 1894. — Zirkendörfer: Über die Ätiologie einer Massenerkrankung nach dem Genuß von Fleisch- und Wurstwaren. (Trichinosis und Milzbrand.) Zeitschr. f. Heilk. Bd. 15.

Gasbrand des Darmes.

Fischer, W.: Über die Sprue. Virchows Arch. 1921. — Haberland, H. F. O.: Die anaerobe Wundinfektion. Neue dtsch. Chirurg. Bd. 27. 1911. (Lit.). — Hitschmann und Lindenthal (1): Über die Gangrän foudroyante. Arch. f. klin. Chirurg. Bd. 59; Ref. Sitzungsber. d. kaiserl. Akad. d. Wiss. Bd. 108, Abtlg. III. 1899. — Hitschmann und Lindenthal (2): Über die Schaumorgane und bakteriellen Schleimhautemphyseme. Sitzungsber. d. kaiserl. Akad. d. Wissensch. Mathem.-naturw. Kl. III. Bd. 110. 1901. — Jeppson, K.: Über Gasbrand im Verdauungskanal. Zentralbl. f. allg. Pathol. u. pathol. Anat. Bd. 27. 1916. S. 409.

Pneumatosis cystoides.

Albrecht: Luftblasengekröse bei Schweinen. Zeitschr. f. Tiermed. 1899. S. 429. — Arzt: Zur Kenntnis der Pneumatosis cystoides. Frankf. Zeitschr. f. Pathol. Bd. 6. 1911. Bartsch: Gashaltige Tumoren der Darmwand. Inaug.-Diss. Marburg. 1912. — Bindi: Dtsch. med. Wochenschr. 1912. S. 866. — Burjon et Dupasquier: Kystes gazeux de l'intestin. Lyon. méd. Tom. 121. 1913. — Ciechanowski (1): Über Darmemphysem. Wien. med. Wochenschr. 1904. S. 24. — Ciechanowski (2): Virchows Arch. Bd. 203, S. 107. 1911. — Chiari: Gefäßzysten der menschlichen Scheide. Zeitschr. f. Heilk. 1885. — Demmer: Arch. f. klin. Chirurg. Bd. 104. 1913. — Dieterich: Das Intestinalemphysem. Inaug.-Diss. Heidelberg. 1909. — Eisenlohr: Das interstitielle Darmemphysem, zurückgeführt auf gasentwickelnde Bakterien. Beitr. z. pathol. Anat. u. z. allg. Pathol. Bd. 3. 1888. — Ellenberger: Vergleichende Physiologie der Haustiere. Bd. 2, S. 819. — Faltin: Zur Kenntnis der Pneumatosis int. Dtsch. Zeitschr. f. Chirurg. Bd. 131. 1914. — Joest: Pathologie der Haustiere. Bd. 2. — Fraenkel: Über einen Fall von Gastritis acuta emphys. Virchows Arch. Bd. 118. — Groendahl: Darmemphysem. Dtsch. med. Wochenschr. 1908. S. 913. — Hacker und Hibler: Wien. klin. Wochenschr. 1909. S. 368, 430. — Hahn: Pneumatosis cystoides hom. Dtsch. med. Wochenschr. 1899. S. 657. — Hey:

Pneumatosis cystoides hom. Dtsch. Zeitschr. f. Chirurg. 1922. S. 154. — Jäger (1): Das Intestinalemphysem der Suiden. Arch. f. Tierheilk. Bd. 32. 1906. — Jäger (2): Verhandl. d. dtsch. pathol. Ges. Jg. 10. 1906. — Kopelowitz: Zur Kenntnis der Pneumatosis cystoides hom. Virchows Arch. Bd. 248. 1924. — Krummacher: Zusammensetzung der Gase des Luftblasengekröses bei Schweinen. Jahresber. d. tierärztl. Hochschule München. 1896/97. Kuder: Zentralbl. f. Chirurg. 1918. — Lejars: La pneumatose kystique de l'intestin. Semain méd. 1913. — Lubarsch (1): Diskussion zum Vortrag Jaeger. Verhandl. d. dtsch. pathol. Ges. 1906. — Lubarsch (2): Arb. a. d. pathol. Inst. Posen. S. 47. — Mavclaire: Kystes gazeux. Semain. méd. 1914. p. 271. — Mayer: Hufelands Journ. d. prakt. Heilk. 1825. — Miwa: Zentralbl. f. Chirurg. 1901. S. 427. — Miyake: Arch. f. klin. Chirurg. Bd. 95. 1911. — Mori: Dtsch. Zeitschr. f. Chirurg. Bd. 88. 1907. — Neudörfer: Zentralbl. f. Chirurg. 1920. S. 47. — Nowicki: Chronisch entstehendes Gasbläschenemphysem. Virchows Arch. Bd. 198. 1909. — Oidtmann: Zentralbl. f. Chirurg. 1913. S. 811. — Olt: Das Intestinalemphysem des Schweines. Beitr. z. pathol. Anat. u. allg. Pathol. 69. 1922. — Ostertag: Handb. d. Fleischkunde. 1895. S. 63. — Philipp: Pneumatosis int. bei Appendizitis. Inaug.-Diss. Leipzig. 1911. — Schmutzer: Luftblasengekröse der Schweine. Zeitschr. f. Fleisch- u. Milchhyg. 1899. — Schnyder: Korrespondenzbl. f. Schweiz. Ärzte. 1917. H. 10. Schulte: Arch. f. klin. Chirurg. Bd. 120. 1922. — Turnure: Gas cysts of the intestin. Ann. of surg. Vol. 57. 1913. — Urban: Wien. med. Wochenschr. 1910. S. 1750. — Verebély: Wien. klin. Wochenschrift. 1910. S. 2218. — Wiekershausen: Zentralbl. f. Chirurg. 1900. S. 938. — Wiesinger: f. Zentralbl. Chirurg. 1910. S. 527. — Winands: Gaszysten in der Darmwand. Beitr. z. pathol. Anat. u. z. allg. Pathol. Bd. 7. 1895. — Woltmann: Zentralbl. f. Chirurg. 1909. S. 616.

Darmveränderungen bei Leukämie.

Askanazy: Über akute Leukämie und Beziehungen zu geschwürigen Prozessen im Verdauungskanal. Virchows Arch. Bd. 137. 1894. — Benjamin-Gött: Fol. häm. Bd. 6. S. 152. Böttcher: Zur pathologischen Anatomie der Lunge und des Darms bei Leukämie. Virchows Arch. Bd. 37. 1866. — Dennig: Die akute Leukämie. Münch. med. Wochenschrift. 1900. Nr. 33. — Fränkel: Dtsch. med. Wochenschr. 1895. Nr. 39—43. — Eichhorst: Über akute Leukämie. Virchows Arch. Bd. 130 . — Hansemann, v. (1): Berlin. klin. Wochenschr. 1892. S. 365. — Hansemann, v. (2): Berlin. klin. Wochenschr. 1907. S. 821. — Herxheimer: Über die Lymphoblasten- und Myeloblasten-Leukämie; zugleich ein Beitrag zu den typhusartigen Veränderungen bei dieser. Münch. med. Wochenschr. 1913. (Lit.). — Herz (1): Die Störungen des Verdauungsapparates als Ursache und Folgen anderer Erkrankungen. Berlin: Karger 1912. — Herz (2): Die akute Leukämie. Leipzig-Wien: Deuticke. 1911. — Herz (3): Wien. klin. Wochenschr. 1909. — Hirschfeld, Alex.: Berlin. klin. Wochenschr. 1902. S. 231. — Hoffmann, M. (1): Die Veränderungen des Magendarmkanals bei Leukämie und Pseudoleukämie. Inaug.-Diss. 1905. — Hoffmann, M. (2): Über klinische Erscheinungen bei gastrointestinaler Pseudoleukämie. Arch. f. Chirurg. Bd. 82. 1907. — Kahn: Frankfurt. Zeitschr. f. Pathol. Bd. 9. 1911. — Lauenstein: Dtsch. Arch. f. klin. Med. Bd. 18. 1876. — Marchand (1): Münch. med. Wochenschr. 1911. S. 924. Marchand (2): In Krehl-Marchands Handb. II, 1. 1912. — Ortner: Jahrb. f. Kinderheilk. Bd. 32. 1891. — Pahl: Jahrb. d. Wien. Krankenanstalten. 1896. — Schultze, W. (1): Beitr. z. pathol. Anat. u. z. allg. Pathol. Bd. 39. 1906. — Schultze, W. (2): Beitr. z. pathol. Anat. u. z. allg. Pathol. Bd. 45. 1909. — Schultze, W. (3): Münch. med. Wochenschrift. 1909. S. 167. — Singer: Erkrankungen des Darmes bei Erkrankungen des Blutes (Leukämie). In Kraus-Brugsch: Spez. Pathol. u. Therap. Bd. 6, S. 1. (Lit.). — Sternberg (1): Primärerkrankungen des lymphatischen und hämatopoetischen Apparates. Ergeb. d. allg. Pathol. u. pathol. Anat. Bd. 9. 1905. — Sternberg (2): Zur Kenntnis des Chloroms. Beitr. z. pathol. Anat. u. z. allg. Pathol. Bd. 34. 1904. — Veszpremi: Virchows Arch. Bd. 184. 1906.

Darmveränderungen bei Mycosis fungoides, Rotz und Lepra.

Eberbeck: Die Lokalisation der rotzigen und präparierten Veränderungen beim Pferde usw. Inaug.-Diss. Berlin 1920. — Joest, E.: Zeitschr. f. Infektionskrankh. d. Haustiere. Bd. 18 u. 19 und Lehrb. d. spez. pathol. Anat. d. Haustiere. 2. Aufl., Bd. 1, S. 738. — Olt: Anat. f. wissenschaftl. Tierheilk. Bd. 36, Ergänzungsband 1910. — Paltauf, R. und Mracek: Handb. d. Hautkrankh. 1909. S. 693—785. — Paltauf und Schuber: Virchows Arch. Bd. 222. — Paltauf und v. Zumbusch: Arch. f. Dermatol. u. Syphilis. Bd. 118, S. 699. — Radaeli: Giorn. ital. d. mal. ven. Vol. 65, p. 1105. — Roman: Journ. of cutan. dis. Okt. 1910. Schütz: Arch. f. wissenschaftl. Tierheilk. Bd. 24. 1898.

Nachtrag.

Babes, V.: Untersuchungen über die Leprabazillen aus der Histologie der Lepra. Berlin: S. Karger 1898 und Die Lepra. In Nothnagels Handbuch der speziellen Pathologie und Therapie. Bd. 24, 2. Hälfte, 2. Abt. Wien 1906. — Daniellsen et Boeck: Traité de la Spedals et hed. Paris 1848. — Hansen und Looft: Die Lepra. Kassel 1894. — Schwimmer und Reisner: Monatsschr. f. Dermatol. 1896. Nr. 5.

5. Ruhr und asiatische Cholera.

Von

Walther Fischer-Rostock.

Mit 20 Abbildungen.

A. Ruhr.

Die Bezeichnung Ruhr oder Dysenterie ist zunächst ein rein klinischer Begriff: Man versteht darunter eine meist unter Allgemeinerscheinungen verlaufende, wesentlich auf den Dickdarm beschränkte Entzündung der Darmschleimhaut, die mit häufigen blutig-schleimigen Entleerungen einhergeht. Man hat sich aber daran gewöhnt, im engeren Sinne unter Ruhr und Dysenterie heute nur noch ganz bestimmte infektiöse Erkrankungen zu bezeichnen, nämlich einmal die, besonders epidemisch auftretende, durch die Ruhrbazillen verursachte, und dann die mehr endemisch und auch viel mehr sporadisch auftretende, durch Amöben bedingte Erkrankung. Diese letztgenannte wird auch neuerdings vielfach einfach als Amöbiasis bezeichnet, so daß heute gemeinhin mit Ruhr nur noch die durch die Ruhrbazillen verursachte Erkrankung gemeint wird. Wenn schon diese Einteilung nach ursächlichen Gesichtspunkten keineswegs in allen Fällen ganz restlos und sicher durchgeführt werden kann, so empfiehlt es sich doch, auch für die pathologisch-anatomische Betrachtung diese beiden Formen auseinanderzuhalten. Wir sind heute auch etwas besser über die makroskopisch erkennbaren Befunde bei den beiden Erkrankungen unterrichtet als früher, wo diese beiden Formen vielfach auch verwechselt worden sind, um so mehr, als in den warmen Ländern beide stellenweise etwa gleich häufig vorkommen.

Die Ruhr ist schon den alten griechischen und römischen Ärzten wohl bekannt gewesen. Wir haben aus dem alten Schrifttum sehr gute klinische Schilderungen; anatomische Befunde sind erst viel später des genaueren mitgeteilt worden. Und zwar sind hier besonders die Ruhrfälle aus tropischen Ländern genauer beschrieben worden; soweit wir den zum Teil trefflichen Beschreibungen entnehmen können, hat es sich dabei meist um Fälle von eigentlicher Tropenruhr, d. h. Amöbenruhr gehandelt [1]. Eine größere Arbeit über eine Ruhrepidemie bei der Armee in Flandern schrieb JOHN PRINGLE 1752. Hier hat es sich offenbar um bazilläre Ruhr gehandelt. Die vielen Kriege um das Ende des 18. und zu Anfang des 19. Jahrhunderts haben meist größere Ruhrepidemien mit sich gebracht: man denke nur etwa an die Schilderungen GOETHES aus der Campagne in Frankreich, oder gar an die verheerende Ruhrseuche im Jahre 1812. Eine größere Anzahl vorwiegend klinischer Arbeiten über die Ruhr stammen vom Anfang des 19. Jahrhunderts. Eine eingehendere und auch die pathologische Anatomie berücksichtigende Bearbeitung erfuhr eine Ruhrepidemie in Württemberg durch HAUFF 1836. Die pathologisch-

---

[1] Z. B. JOHN HUNTER: On the diseases of the army in Jamaica 1788; ANNESLEY: Researches on the diseases of India 1828.

anatomischen Veränderungen bei der Ruhr sind dann insbesondere von ROKI-
TANSKY und von VIRCHOW geschildert worden[1]. Eine ausgezeichnete mono-
graphische Bearbeitung der Ruhr verdanken wir dem Berner Kliniker VOGT
(1856). Die vielen Ruhrerkrankungen, die der Krieg von 1870/71 mit sich
brachte, gaben Anlaß zu der Bearbeitung HEUBNERs[2]; auch VIRCHOW[3] hat
sich über Kriegstyphus und Ruhr geäußert. Wertvolle Beiträge zur Kenntnis der
Ruhr brachte die Arbeit von WOODWARD (1879) über den amerikanischen Sezes-
sionskrieg. Die ursächliche Erforschung der Ruhr ist in ganz neue Bahnen
gelenkt worden, als KOCH in Ägypten 1883 Amöben bei Ruhrfällen nachwies und
dann diese Befunde durch die wichtigen Untersuchungen von KARTULIS (1886)
erweitert wurden. Amöben waren zwar beim Menschen schon 1859 von LAMBL
in Prag, und dann von LÖSCH in Petersburg 1873 gesehen worden. Aber eigentlich erst durch KARTULIS' Arbeiten ist die pathogene Bedeutung der Amöben
für Darmerkrankungen genauer erwiesen worden; nicht zum mindesten auch
dadurch, daß es ihm gelang, in Leberabszessen, die ja immer schon aus klinischen
Gründen mit der Tropenruhr in Zusammenhang gebracht worden waren, die
gleichen Amöben wie im Darm nachzuweisen (Arbeiten von 1887 und 1889).
Weitere wichtige Bearbeitungen der Tropenruhr lieferten COUNCILMAN und
LAFLEUR (1890—91) und KRUSE und PASQUALE (1893), ferner im gleichen
Jahre QUINCKE und ROOS.

In ein neues Stadium geriet die Forschung, als im Jahre 1897 SHIGA in
Japan bei Ruhrfällen einen Bazillus als Erreger feststellte und zwei Jahre
später, als fast gleichzeitig KRUSE in einer Epidemie im rheinisch-westfälischen
Gebiet, und FLEXNER und STRONG (1900) in Manila, wie auch in Nordamerika und
Portoriko wohl charakterisierte Bazillen als Ruhrerreger feststellten. Nach
diesen Entdeckungen schien eine Zeitlang bei manchen Forschern die pathogene
Bedeutung von Amöben für dysenterische Prozesse doch wieder in Frage
gestellt, obschon z. B. 1901 JÄGER in Deutschland eine kleine Epidemie von
Amöbeninfektionen näher beschrieben hatte und Untersuchungen von JÜRGENS
1902 wichtige experimentelle Ergebnisse hatten. Die weitere Erforschung
der Amöben durch SCHAUDINN, VIERECK, HARTMANN, CRAIG (um nur einige
Namen zu nennen) hat aber doch die krankmachende Bedeutung der Amöben
immer deutlicher werden lassen, weil es jetzt mit größerer Sicherheit gelang, die
pathogene Ruhramöbe von der nichtpathogenen Art zu trennen. Die größten
Fortschritte auf dem Gebiet verdanken wir schließlich WALKER, der mit SEL-
LARDS 1913 den sicheren experimentellen Beweis der krankheitserregenden
Eigenschaften der Ruhramöbe durch Versuche am Menschen lieferte, und den
schönen Untersuchungen von KUENEN. Der Weltkrieg hat dann auf den verschiedensten Kriegsschauplätzen Gelegenheit genug gegeben, die Ruhr des
genaueren zu erforschen, und die bessere und allmählich etwas weiter verbreitete Kenntnis der Amöben hat bei systematischen Stuhluntersuchungen die
Verbreitung und vor allem auch die Abgrenzung der Amöbenruhr von der
bazillären Ruhr und von anderen Erkrankungen näher kennen gelehrt[4].

Wenn wir heute von Bazillenruhr sprechen, so meinen wir damit eine
Infektionskrankheit, die durch bestimmte Bazillen hervorgerufen ist, deren
bakteriologische Klassifikation allerdings noch mancherlei Unbefriedigendes
hat und neuerdings auch noch etwas unsicherer zu werden scheint. Wir wollen
hier nicht des weiteren untersuchen, wieweit die als Shiga-Kruse, Flexner,

---

[1] Z. B. von VIRCHOW: Historisches, Kritisches und Positives zur Lehre von den
Unterleibsaffektionen, in Virchows Arch. 5 (1853).
[2] In ZIEMSSENs Handbuch 1876,
[3] 1871, in Band 52 seines Archivs.
[4] Eine gute historische Übersicht über die „Dysenterie" findet sich bei CALLENDER:
Arch. of pathol. 3, 665 (1927).

Y. Strong usw. bezeichneten Typen von Ruhrbazillen sich im einzelnen voneinander unterscheiden lassen, wieweit es sich um feststehende „Rassen", wieweit um „Mutationen" handelt. Es erscheint uns, wie manchen anderen, auch nicht zweckmäßig, mit KRUSE zwischen „echten" und „Pseudodysenteriebazillen" zu unterscheiden; denn beide Arten machen, im klinischen wie im anatomischen Sinne, beide eine gleich „echte" Ruhr.

Was als akute infektiöse Ruhr klinisch erscheint, ist nun in der Regel eine Infektion mit Erregern aus der genannten Gruppe von Bazillen. Wennschon im Weltkrieg die Ansichten da vielfach auseinandergingen, wenn es bei den typischesten Ruhrfällen nicht gelang, diese Erreger nachzuweisen, so lag das doch fast immer an den durch den Krieg und oftmals auch durch eine fehlerhafte Technik gegebenen erschwerenden Umständen. Denn wo erfahrene Bakteriologen unter günstigen Umständen untersuchen konnten, und wo dann auch die Untersuchung vom Obduktionsmaterial herangezogen wurde, da waren die positiven Befunde ganz überwiegend. Es soll zwar nicht gesagt werden, daß es nicht auch klinisch und auch anatomisch als „echte" Ruhr erscheinende Fälle gebe, bei denen man keine Ruhrbazillen, aber dann andere Mikroorganismen nachweisen kann; aber ich nehme mit HÜBSCHMANN an, daß solche Fälle doch recht selten sind. Die Ansicht ADELHEIMs, daß andere Bakterien als die Ruhrbazillen das typische Ruhrbild nicht hervorzurufen vermöchten, ist wohl nicht zutreffend.

Es sei nun gleich von vorneherein bemerkt, daß das gleiche pathologisch-anatomische Bild, wie wir es bei der Bazillenruhr finden, im Darm wenigstens auch durch andere Einflüsse hervorgerufen werden kann; das ist bekannt bei manchen Vergiftungen, etwa mit Quecksilber, bei Urämie u. a. Demnach kann man aus dem makroskopischen (und mikroskopischen) Befund am Darm allein allerdings die ätiologische Diagnose nicht stellen; aber bei Berücksichtigung der übrigen Körperbefunde wird man — insbesondere bei praktisch negativen anderweitigen Befunden — trotzdem in der Regel die richtige ursächliche Diagnose stellen.

Man kann nach praktischen Gesichtspunkten unter den Ruhrbazillen zwei Typen unterscheiden: die giftarmen und die giftigen (Shiga-Kruse). Der pathologisch-anatomische Befund ist bei den Infektionen mit diesen zwei Typen manchmal verschieden, aber durchaus nicht immer. Aber für die Klinik ist diese Unterscheidung manchmal von großem Werte.

Die verschiedenen Arten von Dysenteriebazillen, kurze, plumpe, unbewegliche Stäbchen, sind rein morphologisch nicht voneinander zu unterscheiden. Um festzustellen, welcher Typ der Bazillen vorliegt, ist das Kulturverfahren notwendig. Man pflegt die Ruhrbazillen auf Lackmusagarnährböden mit Zusatz verschiedener Zuckerarten (Mannit, Maltose, Saccharose) zu züchten; durch ihr verschiedenes Verhalten gegenüber den Zuckerarten und die Säurebildung sind dann die verschiedenen Typen voneinander zu trennen. Indes ist dies Verhalten kohlehydrathaltigen Nährböden gegenüber nicht so ganz beständig, zumal bei älteren Stämmen, die nicht selten die Fähigkeit verlieren, etwa Maltose zu vergären. Zur feineren Differentialdiagnose ist daher außerdem die Prüfung der Agglutination erforderlich.

Für den pathologischen Anatomen ist von besonderer Wichtigkeit die Frage: Wie leicht gelingt es, bei Ruhrfällen die Bazillen aus dem Stuhl oder aus den Leichenorganen nachzuweisen? Aus der Kriegszeit liegen hierüber nun eine sehr große Menge von Untersuchungen vor, die, wie es zunächst scheinen möchte, ganz außerordentlich widersprechende Befunde ergeben haben. Um nur einige Zahlen zu nennen: Es gelang der Nachweis der Ruhrbazillen aus dem Stuhl: FRIEDMANN erst in 11%, später nur in 3, 5% der Fälle; ähnlich waren die

Ergebnisse von GRUBER und SCHÄDEL. KUTTNER hatte 12% positive Ergebnisse, JACOB 34%. E. FRAENKEL fand Y-Bazillen in 44% aller Stuhluntersuchungen, GIESCYKIEWICZ hatte 52% positive Ergebnisse. KINDBERG bei frischen Fällen 33%, bei älteren Fällen 15% positive Befunde. Je nach der Dauer der Krankheit sind die positiven Resultate auch recht verschieden, wie etwa die Angaben von SELIGMANN zeigen: er hatte durchschnittlich 38% positive Befunde, und zwar in der ersten Woche der Erkrankung bei 70%, in der zweiten bei 53%, in der dritten bei 18%, und in der vierten Woche überhaupt keine positiven Befunde mehr. Hingegen hatten SCHÜRER und WOLFF bei chronischen Fällen immer noch in zwei Drittel aller Fälle positive Resultate. ROBINSKI dagegen gelang bei chronischen Fällen nur einmal (bei 57 Fällen) der Bazillennachweis!

Man darf nun diese Zahlen nicht ohne weiteres vergleichen; denn die äußeren Bedingungen, unter denen die verschiedenen Untersucher während des Krieges zu arbeiten hatten, sind ja recht verschieden und nicht immer günstig gewesen. Wo der Stuhl ganz frisch untersucht werden konnte, hat man bei genügender Technik auch in der Regel positive Ergebnisse gehabt! Und in den Fällen, wo dann der Nachweis der Bazillen nicht geglückt ist, hat die Prüfung des Krankenserums auf Agglutination von Ruhrbazillen doch noch ein positives Ergebnis gehabt.

Für den Nachweis der Ruhrbazillen aus der Leiche kommt nur das Kulturverfahren in Frage, da rein morphologisch der Ruhrbazillus anderen Bazillen gegenüber etwa im Schnittpräparat nicht mit Sicherheit abzugrenzen ist. Die positiven Ergebnisse sind während der Kriegszeit auch recht verschieden gewesen, indes lange nicht so verschieden, wie bei dem Nachweis der Bazillen aus den Fäzes. GROTEN hat aus dem Darm Ruhrbazillen in 20% der untersuchten Fälle nachgewiesen, meist Shiga-Kruse-Bazillen. SIKL impfte ab aus den frisch geröteten Abschnitten, aber auch aus Schleimzysten, und hatte in 54% ein positives Ergebnis. Noch bessere Ergebnisse verzeichnen JAFFE und STERNBERG, mit 62% positiven Befunden (überwiegend giftarme Stämme). Sie entnahmen das Material aus dem blutigen Schleim der Darmwand, auch aus den Stellen unterhalb der überhängenden Geschwürsränder; aus den sagoartigen Schleimklümpchen haben sie dagegen nie Bazillen züchten können. W. GROSS spült das zu untersuchende Darmstück erst mit 1%₀₀iger Sublimatlösung, fällt das Hg durch Schwefelammonium, wäscht gründlich in Kochsalzlösung, entfernt die Schleimhaut keimfrei und impft dann aus der Unterschleimhaut. Bei dieser Technik fand er in 19 Fällen 11mal die Bazillen (7mal Shiga-Kruse, 3mal Y, 1mal Flexner), also in 58%; und in weiteren 6 Fällen hatte noch die Agglutination ein positives Ergebnis.

Aus anderen Organen der Leiche ist die Züchtung der Ruhrbazillen im ganzen nicht sehr oft geglückt. Noch die meisten positiven Befunde hat man mit dem Herzblut gehabt (sowohl Shiga-Kruse wie auch Y-Bazillen, GHON-ROMAN); E. FRAENKEL hatte in 49 Fällen 1mal Y-Bazillen gezüchtet, ebenso ROSENTHAL 1mal, während ARNHEIM bei giftarmen Stämmen immer negative Ergebnisse mit der Kultur aus dem Herzblut hatte, ebenso FRIEDRICH. UNGERMANN und JÖTTEN züchteten 1mal Shiga-Kruse-Bazillen aus dem Herzblut. Dann sind in ganz wenigen Fällen die Ruhrbazillen auch aus der Milz und aus Lymphknoten gezüchtet worden, auch aus dem Urin (E. FRAENKEL 1mal unter 36 Fällen, ferner FRIEDRICH). Aus der Gallenblase ist die Kultur mehrfach geglückt (BÄRTHLEIN, Y-Bazillen). Sehr ausführliche, wenn auch nicht immer kritisch verwendete Angaben über Ruhrbazillenbefunde in Leber, Gallenblase und Gallenwegen finden sich in der Zusammenstellung POSSELTs (LUBARSCH-OSTERTAGs Ergebnisse Jahrg. XXII, Abt. 1, S. 651—670). Indes sind richtig systematische Untersuchungen noch recht selten angestellt worden, wenn wir absehen von W. GROSS, der gleichzeitig aus Darm, Herzblut und Lymphknoten Material entnahm.

So ist es nicht unwahrscheinlich, daß man bei der Untersuchung von Leichenmaterial aus den verschiedenen Organen doch etwas häufiger Ruhrbazillen mit Erfolg wird züchten können, als es nach den bisher vorliegenden Angaben des Schrifttums erscheint.

Die Entstehungsweise der Ruhr ist trotz der Kenntnis der Erreger noch in vieler Hinsicht nur mangelhaft geklärt; oft sind zu einseitig bakteriologisch-serologische, oft zu sehr bloß pathologisch-anatomische Erwägungen für die Theorien der Krankheitsentstehung maßgebend gewesen. Bei einer Infektionskrankheit, bei der wir ganz überwiegend nur Symptome von seiten des Darmes haben, bei der wir wohl charakterisierte und in ihrer krankmachenden Bedeutung nicht bezweifelte Keime aus den Darmentleerungen und aus den obersten Schichten der Darmwand mit ziemlicher Sicherheit reinzuzüchten vermögen, bei der diese Keime hingegen aus dem Blut, aus Urin oder sonst irgendwo aus dem Körper kaum je zu gewinnen sind, ist eigentlich schon von vornherein recht wahrscheinlich, daß diese Infektion vom Lumen des Darmes aus stattgefunden habe. Und dahin können sie nun eigentlich nur auf zwei Wegen kommen: vom Mund aus, also irgendwie mit der Nahrung eingeführt, oder vom After aus. Diesen Infektionsmodus hat BENEKE auch nach den anatomischen Befunden als den wahrscheinlichen erklärt: aber diese Ansicht ist von mehreren Forschern, und wie mir scheint, mit stichhaltigen Gründen, abgelehnt worden. Dann bliebe also der Infektionsweg vom Munde her. Da macht es nun Schwierigkeit, zu erklären, wie dann die Ruhrbazillen, die im Versuch wenigstens gegen die Einwirkung des Magen- und Dünndarmsaftes empfindlich sind, noch virulent so tief bis in den Dickdarm zu gelangen vermöchten. Wir wissen aus den Tierversuchen, daß die krankmachende Wirkung bei den Ruhrbazillen sehr wesentlich von den Endotoxinen ausgeht, die von ihnen stammen. Manche Forscher, so BRAUER, nehmen an, solche Toxine würden nun gerade im Dünndarm durch das Absterben der Ruhrbazillen frei, würden dort aufgesaugt, gelangten in den Kreislauf, und bei der Ausscheidung dieses Giftes durch den Dickdarm würden nun in diesem die schweren nekrotisierenden Veränderungen gesetzt — etwa ähnlich dem Geschehen bei der Quecksilbervergiftung. Diese „Ausscheidungskrankheit im Dickdarm" würde nun wieder einen günstigen Boden für die Ansiedelung der im Darm vorhandenen Keime, auch der Ruhrbazillen, die ungeschädigt den Darm soweit durchlaufen haben, schaffen, die Ruhrbazillen hätten sich dann sozusagen durch ihre Toxine und Endotoxine ihren Acker selbst bereitet (BRAUER). Aber diese primäre Schädigung der Dickdarmschleimhaut, die als Vorbedingung für die Ansiedelung der Ruhrbazillen angenommen wird, könnte recht wohl auch durch irgendwelche anderen schädigenden Einflüsse geschaffen werden. So könnten irgendwelche leichte katarrhalische Zustände, wie sie durch gewöhnliche Infektionen, durch Diätfehler, durch „Erkältungen" gegeben sind, die nötige Vorbedingung für die Ansiedelung der Ruhrbazillen abgeben, wie derartige Faktoren ja auch eine sehr erhebliche Rolle beim Zustandekommen der Ruhrrückfälle spielen. Nach SEMERAU wäre die Entstehung so: erst orale Aufnahme der Bazillen, die einen Katarrh des Dünndarms bewirken, von hier aus Eindringen der Keime in die Darmwand, Allgemeininfektion, Ausscheidung durch den Dickdarm, wo nun die Ansiedelung erfolgt. Vielleicht ist das Geschehen nicht in jedem Fall das gleiche, und es könnten kritische Untersuchungen bei Epidemien hier vielleicht doch noch mehr Klarheit schaffen; insbesondere wäre wichtig, einmal gründlichst in dem Stadium zu untersuchen, das dem eigentlichen Ruhranfall klinisch vorauszugehen pflegt, nämlich einem Stadium mit meist etwas unbestimmten Magendarmerscheinungen; da wäre der Nachweis der Ruhrbazillen im Dünndarmsaft, oder falls die eine oben angeführte Theorie zuträfe, im Blute, von entscheidender Bedeutung.

1. Die Bazillenruhr.

Der anatomische Befund, der bei Ruhrfällen in frühen akuten Stadien erhoben wird, ist dieser: Von außen betrachtet fällt am Dickdarm meist überhaupt nichts Besonderes auf, vielleicht eine etwas stärkere Gefäßfüllung und etwa eine geringe Schwellung der Darmwand. Beim Aufschneiden findet man die Schleimhaut des Dickdarms auf der Höhe der Falten geschwollen, weich und feucht; ihre Farbe ist da dunkelrot, man sieht auch allenthalben noch kleinste Blutaustritte. Bald nimmt die Blutüberfüllung zu, so daß die gesamte Schleimhaut gerötet und geschwollen ist. Die ödematöse Schwellung der Darmwand kann so erheblich sein, daß die Lichtung des Darmes dadurch merklich eingeengt wird. Die Schleimhaut ist bedeckt mit reichlichen Mengen von Schleim, dem etwas Blut beigemischt ist. Der Darminhalt selbst ist dünnflüssig, anfangs noch fäkulent, später besteht er immer mehr aus den glasigen, manchmal froschlaichartigen Schleimmassen, denen Blut, späterhin auch immer mehr Eiter beigemengt ist. Der Geruch dieser Schleimmassen (besonders bei kindlicher Ruhr) hat, wenn wenig Blut beigemischt ist, oft etwas an Sperma Erinnerndes. In diesem ganz akuten Stadium bekommt man die Ruhr allerdings auf dem Sektionstisch selten zu Gesicht, es sei denn, daß sie als Verwicklung zu einer anderweitigen Krankheit hinzugetreten wäre. Denn allein pflegt die Ruhr in diesem Stadium noch nicht den Tod herbeizuführen. Man kann dies Stadium als ein einfaches katarrhalisches Stadium bezeichnen. Der Dickdarm ist dann auch meist nicht unerheblich zusammengezogen. Man sieht das insbesondere auch gut bei der Ruhr von Säuglingen oder bei Ruhrfällen Kachektischer. Über einen ganz frischen Fall schwerster Ruhr bei einem 10jährigen Knaben berichtet z. B. EVANS. Der Tod trat schon 16 Stunden nach Einsetzen der ersten Krankheitszeichen ein. Es fand sich nur eine Rötung im Dickdarm und unteren Ileum, und viel rötlicher ziemlich dünner Schleim; keine Geschwüre. Histologisch nur Hyperämie und katarrhalische Veränderungen.

Es sei übrigens gleich bemerkt, daß die Schwere der anatomischen Veränderungen in Ruhrdärmen keineswegs immer parallel zu gehen brauchen mit der Schwere des klinischen Krankheitsbildes. Man beobachtet besonders bei den Infektionen mit den schwer toxischen Shiga-Kruse-Bazillen, die in wenigen Tagen tödlich verlaufen können, oft verhältnismäßig geringfügige Darmveränderungen. Der Kliniker stellt hier wohl mit Recht die schwere Toxämie in den Vordergrund.

Die mikroskopischen Veränderungen in den frühesten Stadien der Ruhr seien kurz geschildert. Ganz im Vordergrund steht die Hyperämie, sowohl der kapillaren Gefäße in den Zotten, wie auch der Gefäße in den übrigen Wandschichten. Sie ist oft ganz ungeheuer. Die Zotten sind dabei ödematös, kleine Blutaustritte in ihnen sind etwas ganz Gewöhnliches. Bei schwersten Ruhrfällen hat HART auch subseröse Blutungen gesehen, wie denn überhaupt dann die schwere Schädigung der Gefäßnerven bemerkenswert ist. Exsudatzellen finden sich in diesem Stadium in den Zotten noch wenig; man sieht wohl da und dort einen Leukozyten, auch einzelne eosinophile Zellen, verhältnismäßig wenig Lymphozyten, und fast nie Plasmazellen, dagegen nicht selten auch Makrophagen. Die oberflächlichsten Epithelien lösen sich los, an den übrigen Epithelien lassen sich die Zeichen einer gesteigerten Schleimbildung erkennen. In dem Schleim, der die Oberfläche bedeckt, sind rote Blutzellen, vereinzelt auch schon weiße, oft schon fetthaltige und degenerierte, und Bakterien zu finden.

Bald gehen nun diese einfachen katarrhalischen Veränderungen in schwerere Formen der Entzündung über, die je nachdem mehr als pseudomembranös-kruppös, bald mehr als verschorfende, diphtherische Entzündung gekennzeichnet werden kann.

Man sieht nun mit bloßem Auge, daß die dunkelroten geschwollenen Schleimhautabschnitte sich etwas trüben, zuerst eben auf der Höhe der Falten, dann auch ganz diffus. Die Farbe wird nun allmählich eigentümlich graugelblich, späterhin dann schmutzig gelbgrün oder bräunlich, braungrün bis braunschwarz. Seziert man rasch nach dem Tode, so findet man mehr rotbraune bis schwarzviolette Farbtöne der Darmwand, seziert man erst später, so trifft man mehr schwarzgrüne Farbtöne (GRUBER-SCHÄDEL).

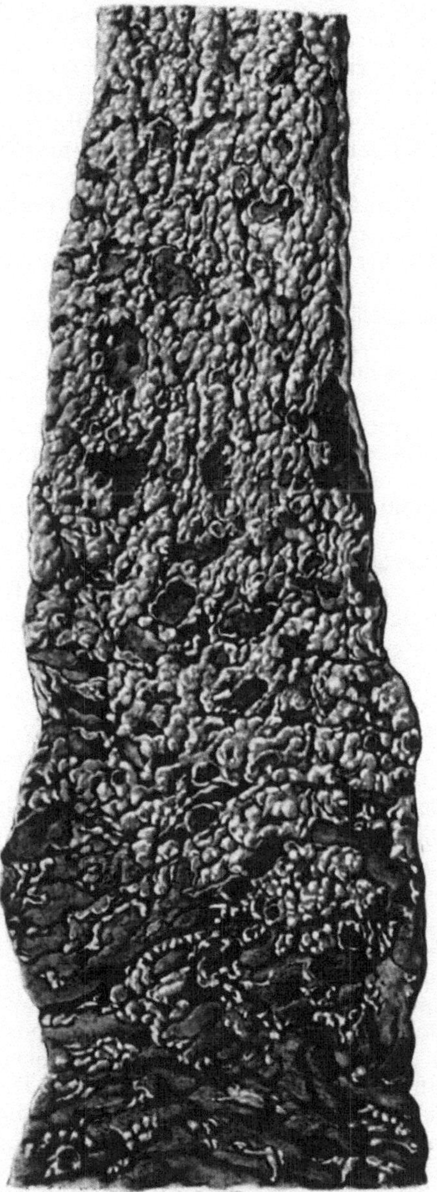

Abb. 1. Akute Ruhr. Teils spärliche, kleienartige, teils zusammengeflossene Verschorfung. (Pathol. Inst. Krankenhaus Friedrichshain-Berlin.) (Prof. PICK.)

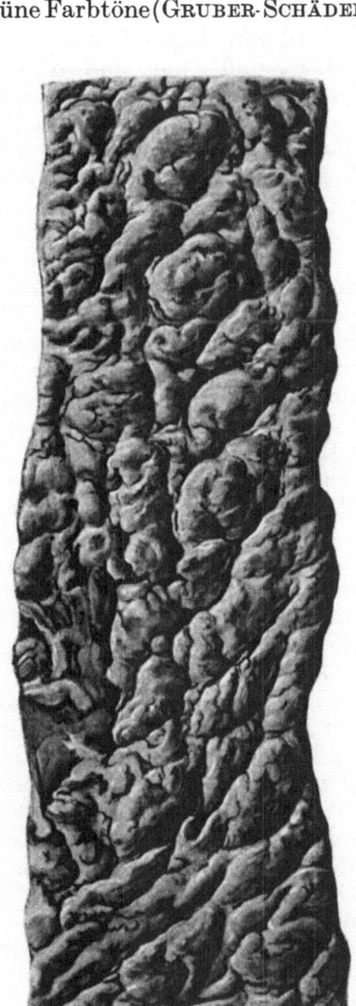

Abb. 2. Diffus verschorfende Ruhr. (Pathol. Inst. Krankenhaus Friedrichshain - Berlin.) (Prof. PICK.) A. P. III 1366/1918.

Diese Stellen fühlen sich auch trocken an. Die althergebrachte Bezeichnung für die eingetretene Veränderung ist die, daß hier kleienförmige Beläge auf der Schleimhaut sich gebildet haben. Diese heben sich um so mehr ab, als sie noch nicht allzusehr ausgedehnt sind, also in kleinsten Stippchen und Flecken bald in Streifen und Straßen angeordnet sind, weil ihre Farbe einen scharfen Gegensatz gegen die dunkle Röte der noch nicht von Belägen bedeckten Schleimhaut bildet. Vergrößern sich die Beläge, so finden wir sie nun in Streifen entsprechend den Tänien und auch den Plicae semilunares angeordnet, und zwischen ihnen liegen dann inselförmig die etwas tieferliegenden, aber nun auch schon etwas matt erscheinenden hyperämischen noch nicht verschorften Abschnitte. Es kommt aber auch vor, daß die Beläge noch mehr in den Haustren, als auf der Höhe der Tänien und Falten ausgebildet sind; das beschreibt schon VOGT, und ich sah kürzlich ebenfalls einen derartigen Fall. Bei Ruhr des Dünndarms ist von einigen Untersuchern das Betroffensein der queren Falten hervorgehoben, und zwar sind diese Falten als die „Kerkringschen Falten" aufgefaßt worden. Mit Recht hebt L. PICK hervor, daß das nicht vorgebildete Falten sind, sondern pathologische Querwülste der aufgelockerten Schleimhaut. Schließlich aber breiten sich diese Beläge auf weitere Strecken aus, so daß ganz große Abschnitte etwa das ganze Sigmoideum und Rektum, oder noch größere Abschnitte vom Dickdarm ziemlich gleichmäßig verändert sind. Dann findet man jedenfalls innerhalb solcher Abschnitte keine nicht irgendwie schwerer veränderten oder gar ganz unveränderte Schleimhautabschnitte. Einen derartigen Befund mit noch festhaftenden Belägen und ohne jegliche Geschwürsbildung beschreibt MARCHAND bei einem Soldaten, der angeblich nur 3 Tage krank gewesen war. Bei nicht ganz so schweren Veränderungen sieht man gelegentlich, aber doch selten, daß ganze Strecken von Darmschleimhaut von dem verschorfenden Prozeß übersprungen werden.

Diese Veränderungen, die man als nekrotisierende, verschorfende Entzündung, als „Darmdiphtherie" bezeichnen kann, findet man ganz überwiegend im Dickdarm. Doch ist der Dünndarm wenigstens in seinen untersten Abschnitten auch gar nicht so selten betroffen, wie schon VOGT bemerkt hat. BEITZKE z. B. sah das in etwa einem Fünftel seiner Fälle, doch waren die Veränderungen im Dünndarm nie so stark wie im Dickdarm. BEITZKE sah die Beteiligung des Dünndarms immer nur in den schweren Fällen. Nach L. PICK (BORDONI-POSSE) ist der Dünndarm in etwa einem Drittel der Fälle beteiligt, und zwar sind hierbei ausgesprochene Grade hämorrhagischer Entzündung und Verschorfung gemeint; sie können bis zu 2 Meter über die Ileozökalklappe hinaufreichen. Ist ein Divertikel im Darm vorhanden, so pflegt es auffallend verschont zu bleiben (PICK). Nach GALAMBOS ist der Dünndarm sogar fast in der Hälfte betroffen. Auch KARST, SCHMIDT-KAUFMANN, LÖHLEIN, ALBU erwähnen ähnliches. Diese aus den Fällen des Weltkrieges stammenden Zahlen sind vielleicht etwas höher als sich sonst ergeben würde. Doch hat schon ROKITANSKY bemerkt, daß anscheinend unveränderte Dünndarmabschnitte doch häufiger als man erwarte, sich als katarrhalisch verändert erwiesen. Auch bei Säuglingsruhr ist der unterste Dünndarm oft betroffen. LADE fand das z. B. bei 7 von 19 Fällen. GÖPPERT findet bei der Ruhr im Kindesalter den Dünndarm manchmal stärker verändert als den Dickdarm; der Dünndarm ist in den meisten Fällen, wenn auch schwach, mitbeteiligt. Die Erkrankung des Dünndarms ist fast allemal auf die untersten Ileumabschnitte beschränkt, kann aber auch einmal, wie bei POSSE, bis 2 Meter über die BAUHINsche Klappe hinaufreichen. Ganz vereinzelt steht die Beobachtung BENEKEs da, der einmal eine auf die Mitte des Ileums beschränkte Lokalisation der Ruhr mit positivem Bazillennachweis gesehen hat.

Über die Lokalisation der Veränderungen im Dickdarm selbst sind vielfach gewisse Regeln aufgestellt worden. ROKITANSKY hatte angegeben, daß die Schwere der Veränderungen im ganzen vom Blinddarm an nach unten zunehme. Das trifft nun tatsächlich häufig zu, aber es gibt doch auch recht viel Ausnahmen von dieser Regel. Im großen ganzen hat man in den zahlreichen Sektionsfällen aus der Kriegszeit die stärksten Veränderungen im Sigmoideum und Mastdarm gefunden (so z. B. ADELHEIM, LÖHLEIN), und dann, worauf auch schon VIRCHOW hingewiesen hat, was auch neuerdings wieder von HÜBSCHMANN bestätigt wird, an den Stellen, wo mechanisch am leichtesten eine Stauung des Kotes eintritt, also an den Biegungen und im Blinddarm. VOGT sah indes manche Ausnahme von dieser Regel. Das Querkolon ist im großen ganzen weniger schwer betroffen, bisweilen sogar gar nicht (LÖHLEIN), das Zökum wieder mehr (LÖHLEIN, HÜBSCHMANN, eigene Beobachtungen). JAFFE und STERNBERG hatten in ihrem Material, um ein Beispiel anzuführen, eine

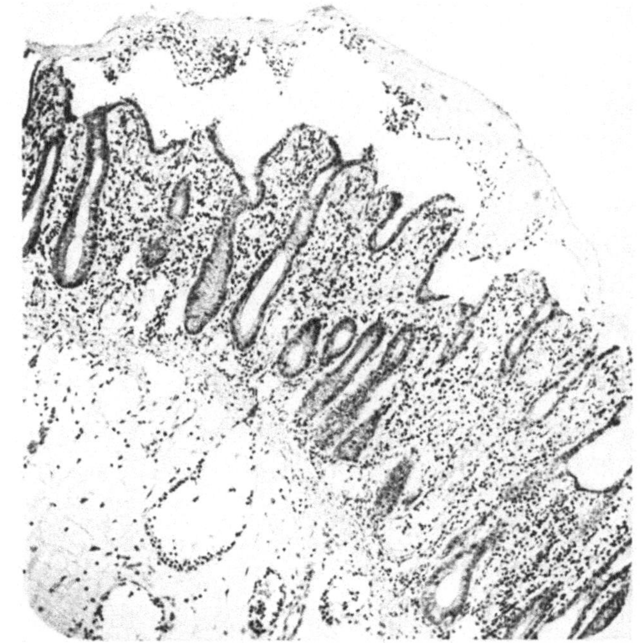

Abb. 3. Frische Ruhr im Dünndarm. Vergr. 80. (Pathol. Inst. Rostock.)

Beteiligung des ganzen Dickdarms in 50,5%, des Sigmoids und Mastdarms in 45%, nur des oberen Dickdarms in 4% und des Ileums in 20,6%. Diese Verhältnisse der Lokalisation gelten im ganzen für die akuten wie für die chronischen Fälle. Der Wurmfortsatz ist auffallend häufig von dem Ruhrprozeß verschont; PICK sah in seinem großen Material nur 2mal diphtherische Verschorfung.

Die mikroskopischen Veränderungen des Darmes in dem Stadium der fibrinösen Exsudation und oberflächlichen Nekrotisierung sind folgende: Schleim- und Unterschleimhaut finden sich immer noch stark hyperämisch und ödematös und kleine Blutungen im Gewebe sind zahlreich. Die oberste Epithelschicht ist zerstört, an ihrer Stelle findet sich ein anfangs fibrinös schleimiger, später fibrinös eitriger Belag. Die Basalmembran der Epithelien ist aufgelockert oder schon zerstört. Im Gerüst findet man ungefähr parallel der Epithelentblößung auch stärkere zellige Exsudation, in den ersten Tagen auch öfters noch verhältnismäßig zahlreiche eosinophile Zellen. Durch das Ödem der Zotten sind die Drüsenlichtungen, soweit noch vorhanden, zusammengedrängt.

Ruhrbazillen finden sich in den oberflächlichsten Belägen, aber auch in den oberflächlichen Epithelien (LORENTZEN). Die fixen Bindegewebszellen weisen Reizerscheinungen auf. Große Makrophagen können ziemlich reichlich vertreten sein, oft weisen sie pyknotische Kernveränderungen auf. Derartig veränderte Zellen im Exsudat (bei frischer Untersuchung am besten zu erkennen) sind in dem englisch-amerikanischen Schrifttum als „ghost-cells" („Geisterzellen") bekannt. Mitosen fand LORENTZEN in den Epithelien zahlreicher als unter normalen Verhältnissen, aber er fand sie auch an den mesenchymalen Zellen der ödematösen Unterschleimhaut. Mit dem Fortschreiten des Vorgangs werden die Kuppen der Zotten immer mehr verändert und durch die Gewebszerstörung hier werden sie nun immer niedriger, dafür der aus nekrotischem Zellmaterial, Fibrin und Leukozyten bestehende Belag immer dichter.

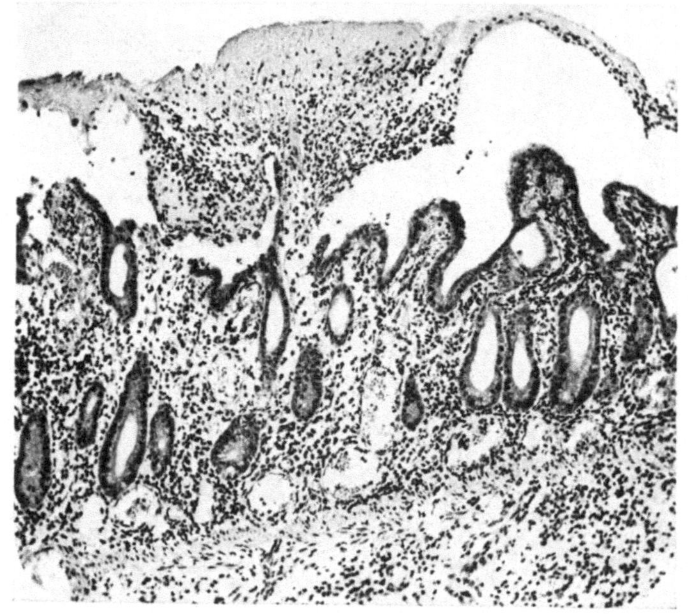

Abb. 4. Ganz frische Ruhr (Dünndarm). Vergr. 100. (Pathol. Inst. Rostock.) J. 456/26.

Wie verhalten sich nun dabei die lymphatischen Apparate des Darmes? In den frühen Stadien läßt sich (soweit das bis jetzt überhaupt genügend untersucht ist), jedenfalls keine besondere Bevorzugung gerade der lymphatischen Teile durch die entzündlichen Veränderungen nachweisen: das stimmt auch mit den makroskopischen Befunden ganz gut überein, denn die Einzelknötchen, und auch die PEYERschen Haufen, sehen durchaus nicht besonders geschwollen aus. Frei von Veränderungen bleiben sie allerdings auch nicht. LORENTZEN fand in gut untersuchten Fällen frühen Stadiums oftmals Leukozytenanhäufungen in einzelnen Follikeln und Durchbruch dieser Leukozytenherde in das Darmlumen. Das scheint besonders an den Stellen vorzukommen, wo die Knötchen dicht unter dem Oberflächenepithel liegen. Aber man sieht an diesen Stellen gar nicht etwa eine besonders frühe oder schwere Nekrotisierung. Das legt auch die Vermutung nahe, daß die Vereiterung von Follikeln, wo sie beobachtet wird, an sich gar nichts mit der Ruhrinfektion zu tun habe, sondern Ausdruck einer anderweitigen Infektion, etwa durch Streptokokken sei (so etwa Hübschmann, der auch die entsprechenden Befunde Lorentzens als Sekundärinfekte deutet). Im Gegensatz hierzu hat Westenhöfer die Ansicht vertreten, daß es eine primäre noduläre Ruhr gibt, bei der also im Anfangsstadium der Erkrankung gerade vorzugsweise nur die lymphatischen Apparate des Darmes befallen seien. Diese Erkrankung der Lymphknötchen des Darmes entstünde vermutlich dadurch, daß sich die Erreger hier als in einem primären Herd ansiedeln und vermehren. Ob das allerdings nun in jedem Ruhrfall so ist, bleibt nach Westenhöfer dahingestellt. Man hätte nach Westenhöfer die Ruhr

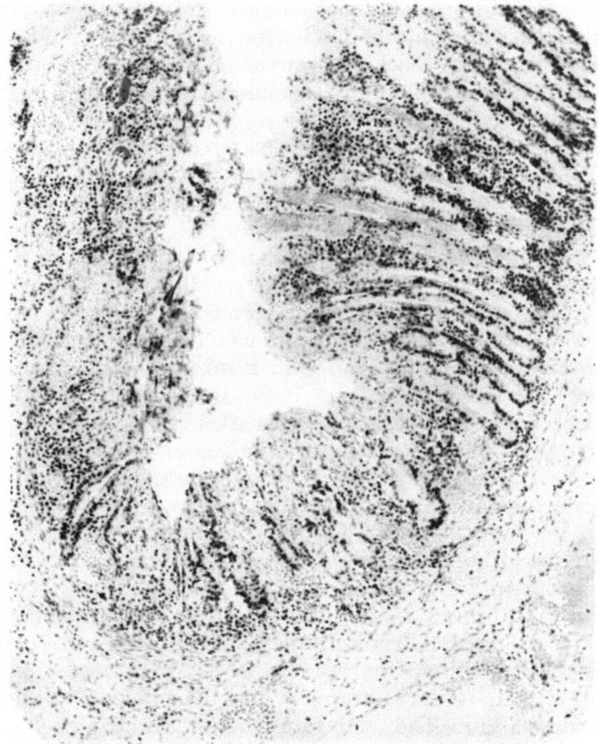

Abb. 5. Frische Dysenterie des Dickdarms. Vergr. 93.

also in Parallele zu stellen mit Typhus oder Tuberkulose, die ja auch primär im lymphatischen Apparat des Darmes sich lokalisieren; der Katarrh der Schleimhaut wäre bei der Ruhr dann nicht das Primäre, vielmehr etwas Sekundäres. Gegenüber Westenhöfer hat nun vor allem Löhlein vorgebracht, daß Westenhöfers Präparate seine Ansicht doch nicht ganz zu stützen vermögen. Der besonders beweisende Fall Westenhöfers (Nr. 1), nach dessen Ansicht vom 4. Krankheitstag stammend, wies makroskopisch keineswegs eine elektive Schädigung des lymphatischen Apparates auf, vielmehr bestand hier ein ganz diffuser, zum Teil hämorrhagischer Katarrh, die Unterschleimhaut war ödematös. Löhlein lehnt die Deutung der Westenhöferschen Befunde vollkommen ab, wie auch manche andere Forscher, und unseres Erachtens mit Recht. Nach den Angaben, die sich bei Westenhöfer finden, ist das verwertete Material doch nicht so einwandsfrei frisch konserviert, wie es zur Entscheidung der hier strittigen Fragen sein müßte. Es wird ja allerdings überhaupt nicht leicht sein, hier ganz beweisendes Material zur Untersuchung zu bekommen. Beweisend wären ja doch nur solche Fälle, bei denen bakteriologisch eine Ruhrinfektion sicher nachgewiesen wäre und nun in einem sonst ganz unversehrten Darm sich lediglich an den lymphatischen Apparaten Veränderungen fänden. Man müßte dann an diesen Stellen auch nur Bazillen finden, die nach ihrem morphologischen Verhalten wohl als Ruhrbazillen angesprochen werden könnten.

Es sprechen aber auch andere Beobachtungen gegen eine Bevorzugung des Ruhrvirus für die lymphatischen Apparate. PICK hat neuestens übersichtlich all das zusammengestellt, was gegen die von WESTENHÖFER vorgetragene Ansicht spricht. Er weist dann insbesondere auf eine Beobachtung hin, daß nämlich bei Ruhrerkrankungen des Dünndarms selbst bei zusammenhängender frischer Verschorfung der Darmschleimhaut die lymphatischen Apparate geradezu ausgespart erscheinen und von den Entzündungsvorgängen und Verschorfung geradezu umgangen werden [vgl. auch die Angaben bei PICKs Schüler (BORDONI-POSSE)]. Die PICKschen Fälle zeigen makroskopisch wie auch mikroskopisch aufs deutlichste die Widerstandsfähigkeit der Peyerschen Haufen gegen das Ruhrvirus.

Auch die Beobachtung, daß die Gekröselymphknoten bei der Ruhr, wie wir noch sehen werden, verhältnismäßig auffallend wenig Reaktion zeigen, spricht in diesem Sinne. Es spricht ferner gegen eine elektive Schädigung oder Reaktion der lymphatischen Apparate bei der Ruhr, daß man in frischen Fällen gar nicht so selten bei schon ausgedehnteren Nekrosen in der Schleimhaut noch fast unveränderte oder doch nur an der Oberfläche von der Nekrose ergriffene Lymphknötchen findet. Darauf hat LÖHLEIN hingewiesen und ich habe das an eigenen Präparaten bestätigt gefunden. Demnach muß also gesagt werden, daß eine besondere Vorliebe des Ruhrvirus für die lymphatischen Apparate des Darmes nicht besteht, und kein Grund vorhanden ist, anzunehmen, die ersten Ruhrveränderungen im Darm seien gerade an den Stellen der Lymphknötchen lokalisiert. Man kann demnach mit PICK sagen, daß zwar follikuläre Ruhrveränderungen vorkommen, daß aber keineswegs erwiesen ist, daß dies Wirkungen des Ruhrgiftes sind. Zu gleichem Ergebnis kommt auch FETTWEIS.

Schreitet die Erkrankung im Darme fort, so fällt immer mehr Gewebe der nekrotisierenden Wirkung anheim, die Kuppen der Zotten werden immer mehr abgestumpft. Die Zellansammlungen in der Schleim- und nun auch in der Unterschleimhaut nehmen zu, und zwar sind es neutrophile Leukozyten, aber auch Histiozyten, ferner Lympho- und Plasmazellen, die auf den Plan treten. Die obersten, zum Teil von Fibrinfäden durchzogenen Schichten sind jetzt schon ganz kernlos, und von Bakterien durchsetzt. Die Muscularis mucosae ist ebenfalls zellig durchsetzt. Auch in der Submukosa finden wir Ödem und zellige Durchsetzungen, doch findet man in unkomplizierten Fällen nie so starke Leukozyteneinlagerungen, daß man von eitriger Einschmelzung oder phlegmonösen Veränderungen hier sprechen könnte. Auch hier sind in dem ödematösen Gewebe Fibrinfäden nachzuweisen (LORENTZEN). Auch an den Ganglien treten Veränderungen auf, nämlich Quellung, Vakuolenbildung, Chromatolyse, selbst Nekrose. Um die Ganglienzellen findet man auch Anhäufung von Mastzellen. Körnchenzellen zeugen von Aufsaugung zerfallener Massen. (Näheres bei LORENTZEN und bei MOGILNITZKI.)

Die Hyperämie und eine geringe zellige Exsudation ist auch in der Muskularis und manchmal sogar noch wesentlich stärker, sogar unter Umständen mit flächenhaften Blutungen verbunden, in der Subserosa nachzuweisen. Die Muscularis mucosae bildet jedoch im großen ganzen die Grenzschicht zwischen nekrotisierten und den nur ödematösen und hyperämischen Abschnitten. Eine stärkere wallartige zellige Durchsetzung, die sich strich- oder auch nur fleckweise unter ihr ausbreitet, kennzeichnet dann deutlich diese Grenze.

Die nekrotischen Gewebsmassen werden allmählich abgestoßen, in kleinen Krümeln, oder auch bisweilen in größeren Fetzen; ihre Farbe ist allmählich

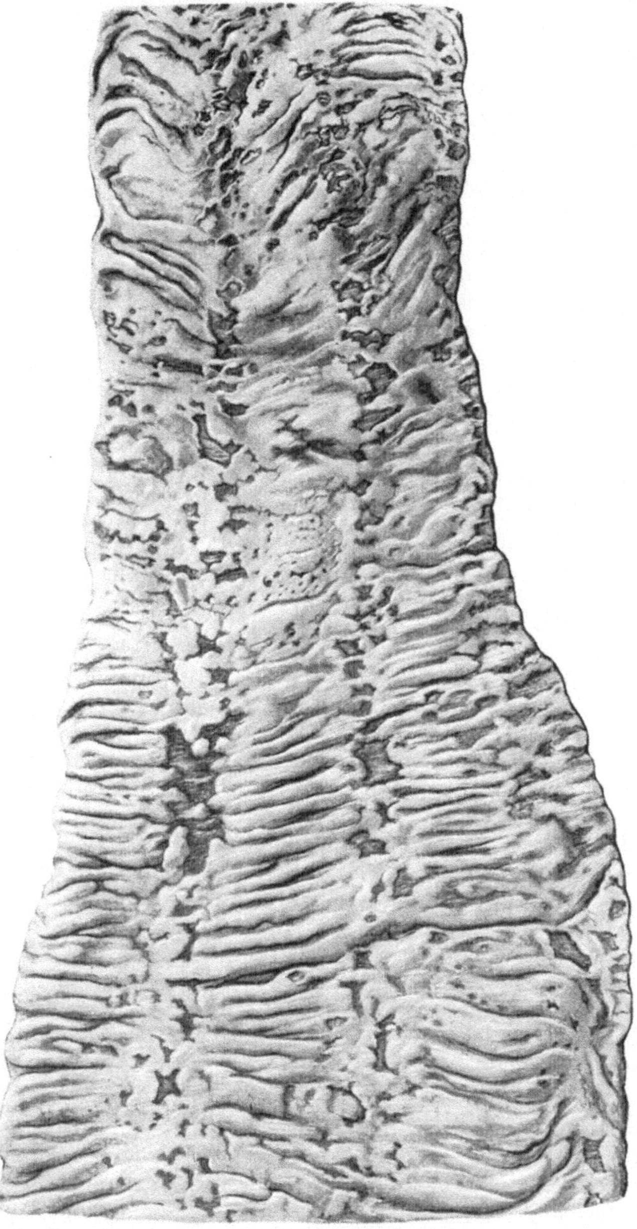

Abb. 6. Geschwüre bei chronischer Ruhr. Hauptsitz längs der Tänien. Atonische Erweiterung eines Kolonabschnitts. (Pathol. Inst. Krankenhaus Friedrichshain-Berlin.) (Prof. PICK.) Feldsektion 1828/1918.

durch die durchlaufenden Ingesta und durch bakterielle Zersetzungsvorgänge schmutzig gelbgrün, bräunlich, schwärzlich geworden. Durch diese Abstoßung der Beläge entstehen nun Geschwüre, allemal in größerer Anzahl und auf größere Strecken ausgedehnt. Die kleinen und etwas größeren fließen dann bei weiterer Ausdehnung des Prozesses, den VIRCHOW als „flächenhaft fressend" bezeichnet hat, schließlich zu ganz unregelmäßigen zackigen, manchmal sehr ausgedehnten Geschwürsflächen zusammen. Die Schleimhaut sieht bisweilen aus, als sei sie oberflächlich angenagt. Spült man mit Wasser vorsichtig über die Schleimhaut, so läßt sich gut erkennen, wie die Geschwüre oft noch ziemlich weithin seitlich unterminiert sind, d. h. wie die Ränder in Fetzen überhängen. Der Grund der Geschwüre ist meist von der sehr blutüberfüllten, daher auch leicht blutenden Schleim- oder Unterschleimhaut gebildet. Sind die Geschwüre weiter ausgedehnt, so ergeben sich oft recht charakteristische Bilder: Entsprechend dem Verlauf der Tänien und der Plicae semilunares finden wir Geschwüre, dazwischen, also entsprechend den Haustra, ist die hyperämische und mit diphtherischen Belägen überzogene Schleimhaut noch erhalten. So können dann die Geschwüre „strickleiterartig" angeordnet erscheinen.

Aber nicht immer entspricht der Sitz der Geschwüre den Tänien; in chronischen Fällen sieht man wohl auch, daß gerade tiefgreifende Geschwüre im Bereich der Haustra sitzen (SEYLER).

Die Bildung der eigentlichen Geschwüre erfolgt bei der Ruhr im allgemeinen nicht vor Ablauf einer Woche, in der Regel finden wir sie erst in der zweiten oder gar in der dritten Woche.

Das anatomische Bild wird nun dadurch oft erheblich verwickelt, daß wir es sehr oft nicht bloß mit einem einzigen Schub der Infektion zu tun haben, sondern daß neue Schübe kommen, so daß wir nebeneinander frische und ältere Veränderungen finden können, und natürlich auf den älteren Veränderungen, die vielleicht schon wieder in der Heilung begriffen sind, sich frische aufpfropfen. Ferner dadurch, daß auf dem Boden der Geschwüre sich auch anderweitige Darmkeime anzusiedeln vermögen, die nun wieder ihrerseits zu krankhaften Veränderungen, vorwiegend eben auch exsudativen, eitrigen oder verschorfenden, ja sogar gangränösen Prozessen Anlaß geben. So kann denn das Bild in den etwas späteren Stadien der Erkrankung recht mannigfach sein. Auch sind die Befunde bei gleichlanger Dauer der Erkrankung in den einzelnen Epidemien und den einzelnen Fällen oft weitgehend verschieden; das hängt nicht nur von dem Genius epidemicus, der Virulenz der Erreger würde man heute sagen, ab, sondern sehr wesentlich auch von den konstitutionellen Eigenschaften des betroffenen Einzelwesens. Bei kräftigen Leuten pflegen die Reaktionserscheinungen wesentlich ausgeprägter zu sein, als bei schwer kachektischen Leuten, die etwa bei irgendeinem chronischen Leiden sekundär an einer Ruhr erkranken. Da sind dann manchmal die Reaktionserscheinungen am Darm verhältnismäßig geringfügig. Auch gilt im großen ganzen, daß bei den schwer toxischen Ruhrfällen (Infektionen mit Shiga-Kruse-Bazillen), und dann oft bei der Säuglingsruhr, der Darmbefund überraschend gering sein kann.

In den späteren Stadien der Ruhr, nachdem einmal Geschwürsbildung eingetreten ist, pflegt das Darmrohr eigenartig verdickt und starr zu sein; die Lichtung erscheint verengt. Submukosa und subseröses Fettgewebe sind erheblich ödematös durchtränkt, in der Serosa finden sich Blutungen. Bei tiefergreifenden Geschwüren ist dann an den entsprechenden Stellen der Serosa eine umschriebene Trübung und leichte Fibrinausschwitzung festzustellen (z. B. CHIARI). Die Verdickung der Darmwand beruht aber nicht bloß auf dem Ödem und Exsudat, sondern oft wesentlich auf einer starken Zusammenziehung der Muskelschicht (vgl. GRUBER). Sie pflegt bei den im akuten Stadium Verstorbenen besonders ausgeprägt zu sein (SEYLER). Bei den chronisch verlaufenden Fällen, wo wir nach dem klinischen Verlauf und dem anatomischen Befund von wiederholten Infektionsschüben oder Rückfällen zu sprechen hätten, wo dann also ältere und frischere Entzündungserscheinungen mit Abheilungsvorgängen vermischt anzutreffen sind, wird dann der anatomische Befund recht verwickelt. Da finden wir etwa einen streckenweis stark zusammengezogenen Darm — diese Stellen entsprechen oft gerade denen, die oberhalb von größeren Geschwürsflächen liegen —, und solche verdickten Abschnitte mit ganz hell erscheinender, glasiger, hypertrophischer Muskelschicht können abwechseln mit Stellen erheblicher Erweiterung, wo dann ausgedehnte Geschwürsflächen liegen und die Wand dann erheblich verdünnt ist. Solche Stellen kann man im Dickdarm sogar mehrmals miteinander abwechselnd finden — bei ganz schweren Ruhrfällen habe ich das einige Male gesehen. LEWIN erwähnt einen Fall, wo eine monströse Erweiterung des Querkolons (Durchmesser 22,5 cm!) vorhanden war, die plötzlich dann an der linken Flexur aufhörte. Auch kann ein großer Abschnitt des Dickdarms stark erweitert sein, und eine Verdickung der Wand vermißt werden; man sieht das manchmal nach längerer Dauer der Erkrankung, wenn die ödematöse Schwellung der Darmwand schon abgeklungen ist und keine allzu tiefgehenden Geschwüre da waren (vgl. auch LÖHLEIN). Im Dünndarm gehören chronische Ruhrveränderungen zu den größten Seltenheiten.

Ein besonderes Bild bieten noch die ganz rasch nekrotisierenden und in Gangrän übergehenden Formen der Ruhr. Klinisch sind diese am meisten gefürchtet. Da ist niemals der ganze Darm betroffen, sondern die schweren nekrotisierenden und gangräneszierenden Veränderungen — die sich auch sehr rasch auszubilden pflegen — be

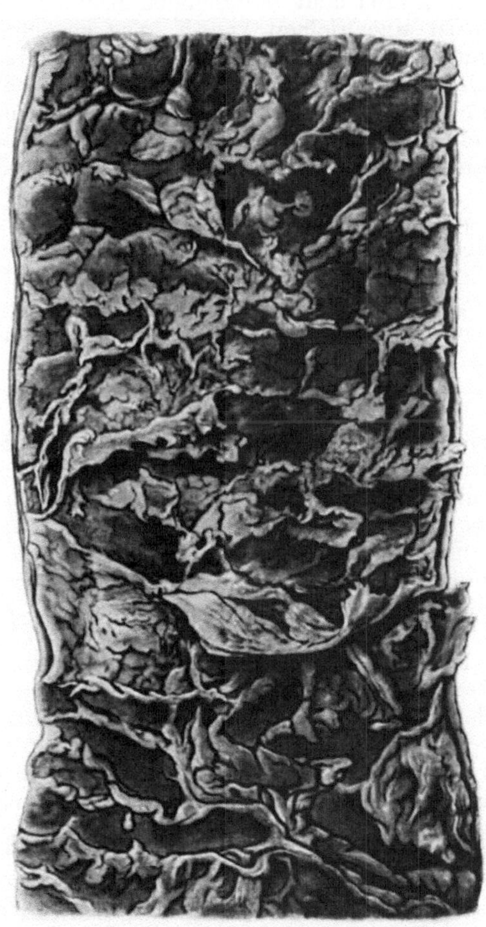

Abb. 7. Gangränöse Ruhr im Dickdarm. (Pathol. Inst. Krankenhaus Friedrichshain-Berlin.) (Prof. PICK.) Nr. 706/17.

schränken sich meist auf kürzere Abschnitte, vorzugsweise im Sigmoideum und Mastdarm, während wir im übrigen Dickdarm vielleicht bloß leichtere entzündliche und verschorfende Prozesse vorfinden. Die Schleimhaut ist dann äußerst mißfarben, mit vorwiegenden grünlich-braunen Farbtönen, ganz morsch und zundrig; vielfach ist sie in Fetzen schon zum Teil abgestoßen. An anderen Stellen können die Beläge mehr dunkelbraunschwarz aussehen. Durch Zerfall und teilweiser Abstoßung bekommt die Oberfläche ein eigenartig rissiges Aussehen, das GLUGE mit einer rissigen, mit Moos bedeckten Baumrinde verglichen hat.

Bei sehr rasch fortschreitenden gangränösen Veränderungen kommt es bisweilen zur Ausstoßung größerer Fetzen, ja ganzer röhrenartiger Gebilde von Schleimhaut, wie z. B. HAUFF und VOGT erwähnen. Ich sah das bei einem Fall von kombinierter Bazillen- und Amöbenruhr. Soweit wir heute sehen, macht der Ruhrbazillus allein diese Veränderungen nie, sondern es handelt sich dann immer um Mischinfektionen; doch wissen wir noch gar nicht, welche von den hier in Betracht kommenden Keimen da die Hauptrolle spielen, da kulturell meist eine Vielheit von Keimen gezüchtet wird, und die histologische Untersuchung hier auch nicht genügend sichere Auskunft gibt. Die Zerstörung der Darmwand geht in solchen Fällen allemal rasch vor sich und greift sehr rasch in die Tiefe. Daher tritt bei diesen Formen denn auch oftmals Durchbruch ein und tödliche jauchige Peritonitis; oft genug erfolgt der Tod aber noch vorher unter schwersten allgemein septischen Erscheinungen.

Damit kommen wir auf die Durchbrüche in Ruhrdärmen überhaupt zu sprechen. In den großen Ruhrepidemien findet man, daß eine Perforation doch in einem nicht so ganz kleinen Hundertsatz der Fälle eintritt. So fand JAFFE dies Ereignis in $4^0/_0$, GROTEN ein klein wenig seltener ($3{-}4^0/_0$), dagegen SCHMIDT sogar in 8 unter 30 Fällen. Bei anderen Verfassern ist aber die Ziffer wieder viel geringer. Es ist wohl möglich, daß die hohen Zahlen aus der Kriegszeit für andere Verhältnisse zu hoch sind; übrigens war auch im Kriegsmaterial der Befund verschieden häufig, und BEITZKE erwähnt z. B., daß die Durchbrüche äußerst selten seien. Im Gegensatz zur Amöbenruhr, mit ihren oft viel tiefer greifenden Geschwüren, ist sie jedenfalls bei Bazillenruhr erheblich seltener (vgl. DOPTER, W. FISCHER). Die zur Durchbrechung führenden Fälle bei der Bazillenruhr sind wohl auch meistens durch eine Mischinfektion verwickelt gewesen, wofür ja auch spricht, daß die Perforation meist nur bei schon länger dauernden Ruhrfällen eintritt. Auch sind aus dem Eiter der Bauchhöhle bei den Durchbrüchen meist Kokken (SIKL), bisweilen auch Bact. coli, meines Wissens aber nie Ruhrbazillen gezüchtet worden. Die Perforationen haben statt vorzugsweise im Sigmoideum und Rektum, als den Stellen, wo ja auch die schwersten Veränderungen am häufigsten sitzen. SEYLER sah solche auch im Querdarm, und zwar an dessen Rückwandung, entsprechend den Stellen der stärksten Ausdehnung durch Gase. Es ist selten, daß man einen Durchbruch schon in der zweiten Krankheitswoche antrifft (LÖHLEIN erwähnt solche einmal schon nach 10 Tagen). Die Durchbrechung braucht nicht notwendig zu einer allgemeinen Bauchfellentzündung zu führen, weil eben durch Verklebungen und auch Verwachsungen der Darmserosa mit der Nachbarschaft (Beckenwand, mit anderen Darmschlingen, auch mit Leber, Gallenblase u. a.) dem vorgebeugt sein kann. SCHMIDT-KAUFMANN hatten sogar bei 8 Durchbrüchen nur 1 mal Peritonitis, andere aber doch viel häufiger, und nur etwa in einem Drittel der Fälle ist die Peritonitis ausgeblieben (SIKL, GROTEN, BENEKE). Bei solcher Perforation können je nachdem dann auch subphrenische oder periproktitische Abszesse entstehen, die dann ihrerseits wieder in ihre Umgebung durchbrechen können. Es kommen auch mehrfache Durchbrüche vor; daß 30—40 Querrisse entsprechend den Haustren auftreten und Peritonitis unterbleibt (BENEKE), ist etwas ganz Ungewöhnliches. Umschriebene Peritonitis kann, wie schon erwähnt, auch ohne Durchbrechung von Geschwüren sich ausbilden.

Daß Durchbrüche ausheilen, ist wohl die größte Seltenheit. MARTENS erwähnt einen solchen Fall mit Geschwür in der Flexura sigmoidea (Infektion mit Shiga-Kruse-Bazillen) und eitriger Bauchfellentzündung, bei einer 31 jährigen Frau.

Ehe wir auf weitere Folgen eingehen, muß nun noch der Heilungsvorgänge am Ruhrdarm gedacht werden. Sie können schon sehr frühzeitig einsetzen; nach BEITZKE, der diese Verhältnisse besonders erforscht hat, sogar schon ehe eine eigentliche Reinigung der Geschwüre eingetreten ist, besonders im Sigmoideum und Rektum. Im allgemeinen wird man sie schon in der zweiten und dritten Woche erwarten dürfen (SEYLER, LORENTZEN). Nach GROSS-LORENTZEN erfolgte die Heilung erst dann, wenn keine Ruhrbazillen mehr in dem Gewebe vorhanden sind. Man wird also mit der Abstoßung der Schorfe, die durch die abgrenzende Entzündung erfolgt ist, nun auch die Heilungsvorgänge beginnen

sehen. Der eitrige Belag verschwindet sehr rasch aus dem Geschwürsgrund, wo nun eine samtige dunkelrote Fläche vorliegt. Hier findet man nun histologisch ausgesprochene Wucherungsvorgänge an den mesenchymalen Zellen, die Histiozyten sind vermehrt, Plasmazellen sind meist noch zahlreich vorhanden. Am Rand der Geschwürsfläche gerät das Epithel in Wucherung und schiebt sich so allmählich über die entblößte Fläche, ferner aber geht auch eine Wucherung aus von etwa in der Tiefe von Krypten stehengebliebenen Epithelien. Kleine, muldenförmige Geschwüre können so rasch überhäutet werden. Schwieriger wird der Heilungsprozeß, wenn das Geschwür die Muscularis mucosae zerstört hatte, weil nun auch (BEITZKE) die Schleimhaut in ihrer Gleitfähigkeit gelitten hat. Die Muscularis mucosae ist zwar auch der Regeneration fähig. Das Granulationsgewebe bricht eben durch die Lücken der Muscularis mucosae, und die Epithelien können nun vom Rande her darüber wegfließen. Aber bei den tiefergehenden Zerstörungen ist die Epithelisierung recht erschwert, und da kommt es dann auch oft zu recht eigenartigen Tiefenwucherungen von Epithel, etwa an Stelle von früheren Lymphknötchen, worauf wir nachher noch einzugehen haben werden. Bei größeren Geschwüren kommt oft nur eine Überhäutung der Randteile zustande, und es liegt dann eine samtige rote

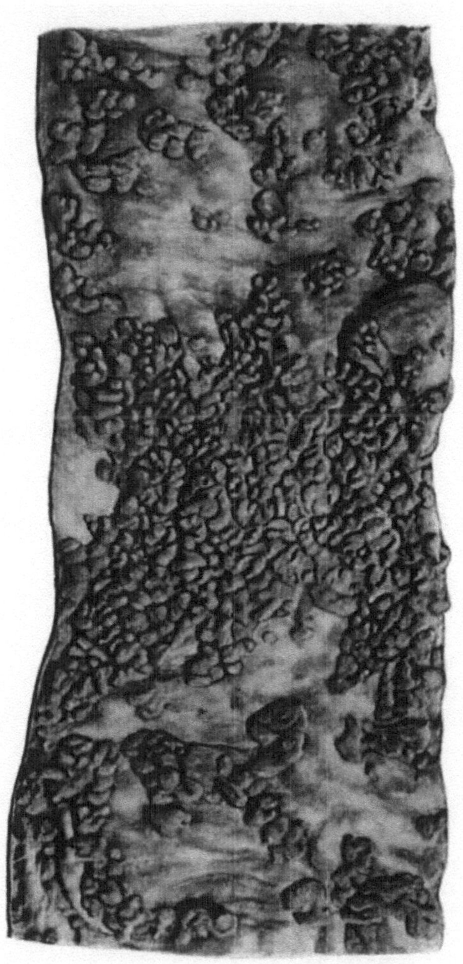

Abb. 8. Ruhrdarm. (Pathol.-anat. Sammlung des Krankenhauses Friedrichshain-Berlin.) (Prof. PICK.) Nr. 576/1917.

Fläche vor, die man zunächst vielleicht gar nicht als Geschwürsfläche anerkennen möchte; doch ist hier das Gewebe nie so weich, wie bei einer von Epithel überzogenen Schleimhaut, vielmehr ist es starrer (VON WERDT). Die Bindegewebswucherungen in den späteren Stadien führen dann oft zu recht erheblichen, manchmal derbschwieligen Verdickungen, die dann ganz wie die ursprünglichen Geschwüre, auch wieder strickleiterartig angeordnet erscheinen können. Es kann vorkommen, daß man beim Einschneiden in narbig veränderte Teile bisweilen noch kleine eitrige Herde antrifft, die hier mehr oder weniger

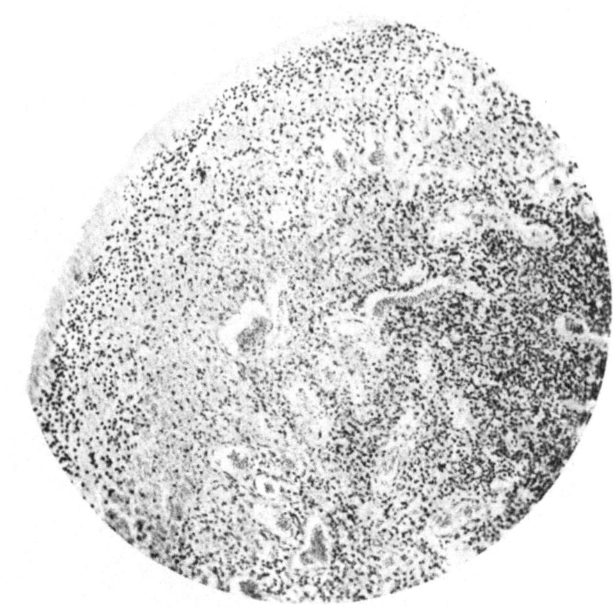

Abb. 9. Schnitt durch eine polypöse Verdickung der Schleimhaut mit oberflächlicher frischer
Entzündung (Rückfall). Vergr. 80.

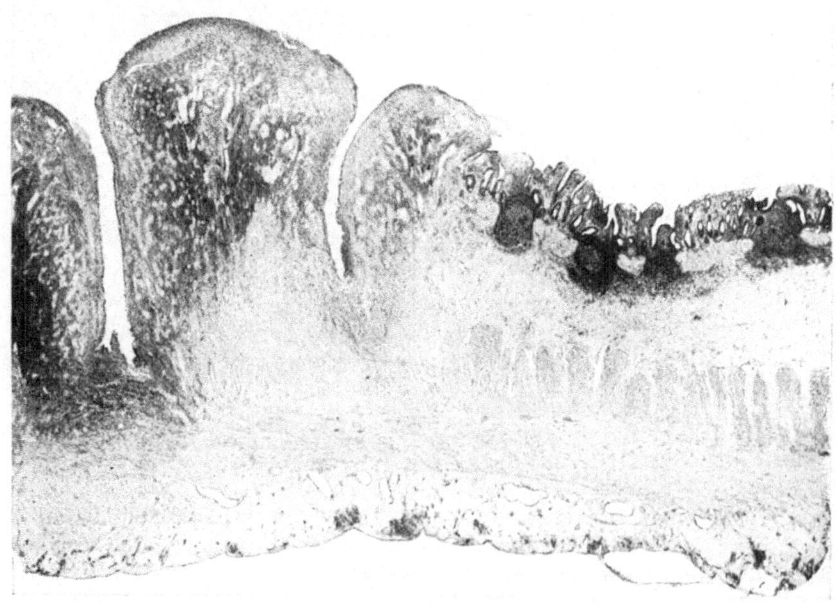

Abb. 10. Ruhr des Dünndarms. Rechts fast völlig unversehrte Schleimhaut, links polypös verdickte
Abschnitte mit frischer oberflächlicher Entzündung. Vergr. etwa 10 fach.

abgekapselt waren; hier können sich wohl auch die Erreger lange halten, und von solchen Stellen recht wohl Rückfälle ausgehen (vgl. SIKL).

Die Geschwüre pflegen insgesamt in den oberen Darmabschnitten, wo sie ja auch in der Regel weniger zahlreich und nicht so hochgradig waren, rascher völlig auszuheilen, als in den untersten Darmabschnitten. Im Ileum scheinen die Geschwüre langsam abzuheilen (SIKL).

Bei den Heilungsvorgängen ist noch eines Befundes zu gedenken, der nach chronischer Ruhr oftmals erhoben wird: es ist die eigenartige polypöse Hyperplasie der Schleimhaut. Sieht man schon häufig genug zwischen den Geschwüren die erhaltene Schleimhaut durch Ödem geschwollen und etwas polypös sich vorwölbend, so verstärkt sich dies nun, wenn die Schleimhaut hier nun in stärkere Wucherung gerät. Dann bilden sich plumpe oder feine, weiche, dunkelrote polypöse Auswüchse, oft in sehr großer Zahl und auf große Strecken ausgedehnt. Wenn der Infektionsprozeß im Darm noch nicht ganz abgeklungen ist, können dann die Kuppen solcher polypösen Verdickungen selbst wieder von den nekrotisierenden Veränderungen ergriffen werden. Man kann solche polypösen Veränderungen auch bei der Ruhr der Kinder beobachten (HÜBSCHMANN).

JUSTI hat zwei besonders lehrreiche Fälle beschrieben und durch gute Abbildungen erläutert, wo sich knollige, oberflächlich von Epithel freie, oft gestielte Granulationspfröpfe der Schleimhaut gebildet hatten (bei einer 36jährigen Frau, nach etwa 8wöchiger Krankheitsdauer, und bei einem 14jährigen Manne nach etwa 6wöchiger Krankheit). Da fanden sich dicke, wulstige bis 8 mm dicke polypöse Gebilde der Schleimhaut, bald gestielt, bald mehr plump aufsitzend, meist etwa erbsengroß; der Kopf der Knollen war hell rötlichgrau und glatt. Dabei waren noch umschriebene Geschwüre der Schleimhaut vorhanden. Es handelte sich hier um polypöse Wucherungen des Schleimhautgerüstes, mit partieller Epithelisierung, also eine Colitis hyperplastica polyposa. Es ist sogar gesehen worden, daß solche polypöse Wucherungen der Schleimhaut zu richtigen Verengerungen des Darmlumens führen und klinisch die Erscheinungen eines verengenden Krebses erzeugt werden (vgl. Fall von BRÜNING). Man hat solche polypöse Wucherungen wohl als übermäßige Regenerate aufzufassen und wird sie um so eher erwarten, je länger der chronisch entzündliche Reiz einwirken konnte. Daß aus solchen Wucherungen dann schließlich bösartige Geschwülste hervorgehen können, ist theoretisch nicht unmöglich, und es liegen einige Beobachtungen vor, die in diesem Sinn gedeutet werden können (z. B. Beobachtung von HÜBSCHMANN bei einem 33jährigen Soldaten mit Mastdarmkrebs, Fall von KLEIN). Natürlich kann auch zufällig einmal Darmkrebs und Ruhr zusammentreffen. Ferner ist auch zu erwägen, ob nicht bei einer schon bestehenden Polyposis des Darmes (etwa einer angeborenen) der chronische Entzündungsreiz bei einer chronischen Ruhr die Krebsbildung auf dem Boden der Polypen begünstigt haben kann; so ist wohl ein Fall von EBENDORFF, mit Krebs der linken Flexur, bei einem 21jährigen Manne zu deuten.

Wir haben noch eines besonderen Befundes zu gedenken, dessen, was follikuläre Ruhr genannt wird. Man verstand oder versteht hierunter eine Ruhr, die sich vorzugsweise an den lymphatischen Teilen des Darmes lokalisieren soll und die hier dann zu Eiterungen führt, so daß die sog. Follikularabszesse daraus entstehen. Man hat über diese Befunde lebhaft gestritten — ich nenne von Forschern nur ORTH, WESTENHÖFER, LÖHLEIN und dessen Schüler, ferner L. PICK und FETTWEIS. Nach den kritischen Darlegungen LÖHLEINS in seiner Monographie darf man heute wohl als feststehend annehmen (wie wir schon oben ausgeführt haben), daß das Ruhrgift keine besondere Vorliebe für die lymphatischen Apparate besitzt. Dies gilt nun für die akuten Ruhrfälle.

Nun ist aber bei chronischer Ruhr früher schon oft das Vorkommen follikulärer Geschwüre als häufig und typisch bezeichnet worden. Es handelt sich da um Bildungen mit folgenden Eigenschaften: Man hat vor sich flache „faßdeckelartige" oder tiefere schornsteinförmige oder flaschenförmige Geschwüre, die häufig ganz und gar mit Schleimmassen angefüllt sind, die ganz den Eindruck von Sagokörnchen oder von Froschlaich machen können. Durch leichten Druck lassen sich diese Schleimmassen auspressen, so daß nun ein ziemlich glattes Loch entsteht. Solche zystische Bildungen können recht dicht beieinander liegen, so daß man dann auch von einer Colitis cystica gesprochen hat. Die größeren von solchen Zysten sind auch manchmal mit Eiter angefüllt.

Diese Colitis cystica ist nach ORTH schon im 18. Jahrhundert abgebildet, und des näheren später von VIRCHOW, von WOODWARD, HEUBNER und mehreren anderen beschrieben worden. Nach ORTH kann es sich bei dieser Zystenbildung um vier ganz verschiedene Dinge handeln, nämlich:

1. Um kleine Retentionszysten der Schleimhaut, hervorgegangen aus LIEBERKÜHNschen Krypten.

2. Um größere, in der Submukosa gelegene Retentionszysten, die aus intranodulär gelagerten, „atavistischen" Drüsen entstanden.

3. Um Zysten, die sich ganz unabhängig von Lymphknötchen gebildet haben.

4. Um größere submuköse Schleimzysten, entstanden aus Hohlgeschwüren, die sich mit neuer Schleimhaut ausgekleidet haben.

Von den genannten vier Arten stünden also die unter 2—4 genannten mit chronisch entzündlichen Prozessen, speziell mit der Ruhr, in Zusammenhang. Es ist nun sehr schwer zu beweisen, wenn man eine solche fertige zystische Bildung vor sich hat, wie sie entstanden ist; und ORTH und LÖHLEIN haben sich über diese Frage des näheren auseinandergesetzt. Das Ergebnis dieser Erörterungen läßt sich kurz dahin zusammenfassen: Offenbar kommen alle die genannten Entstehungsweisen vor. Aber welche die häufigste ist, darüber ist doch keine vollkommene Übereinstimmung erzielt. Die unter Nr. 2 genannten, von ORTH der Einfachheit halber als „atavistisch" bezeichneten Drüsen sind jedenfalls ein recht häufiger Befund. LÖHLEIN (Blödhorn) findet sie etwa bei einem Drittel aller Untersuchten und meist in recht regelmäßiger Anordnung. Aus solchen können nun also derartige zystische Bildungen hervorgehen; aber auch aus anderweitigen durch irgendwelche Spalten in die Submukosa vorgedrungenen und dann zystisch erweiterten Bildungen, die dann späterhin durch Eiterung oder durch Platzen weitere Veränderungen erfahren. LÖHLEIN hält es für unwahrscheinlich, daß Hohlgeschwüre, nachträglich mit Schleimhaut ausgekleidet, sich zu tiefen Schleimzysten umbilden können. Er hält vielmehr dafür, daß die submukösen Schleimzysten in der Regel aus tiefertretenden kryptenähnlichen Epithelschläuchen gebildet werden. Solch wucherndes Epithel pflegt sehr reichlich Schleim zu sezernieren. Werden nun solche Spalten an ihrem Eingang durch Stauung des Schleims verschlossen, oder geschieht das etwa durch eine Schorfbildung bei Entzündung, so wird natürlich leicht die Folge die sein, daß unterhalb sich eine zystische Erweiterung ausbildet. Solche Zysten können dann auch wieder platzen, und ihren Schleim in das Darmlumen entleeren oder aber, es kann der Schleim auch in das Gewebe (Unterschleimhaut) eingepreßt werden. Bemerkenswert ist, daß man aus solchen Schleimklümpchen Ruhrbazillen in Reinkultur züchten konnte (JAFFE-STERNBERG). Solche Zystenbildungen könnten nun an sich an jeder Stelle des Darmes gebildet werden, vor allem eben im Dickdarm, da, wo Geschwüre saßen. In der Tat entsprechen aber die Stellen sehr oft ganz deutlich den Stellen der Einzelknötchen.

Bei deren anatomischer Lage, dicht unter dem Epithel des Darmes — oft ist diese Stelle deutlich als ein kleines Grübchen zu erkennen (vgl. Abbildungen bei TORINUS) —, und bei ihrem Verhalten zur Muscularis mucosae ist ja auch leicht zu verstehen, wenn hier ein nekrotisierender Vorgang verhältnismäßig leicht in die Tiefe, in die Submukosa greift. Die Epithelisierung solcher Stellen hat größere Schwierigkeiten als bei einem flach muldenförmigen Geschwür; und im Bereich solcher Stellen begegnet man denn auch oft recht atypisch anmutenden Wucherungen des Epithels, die histologisch leicht sogar als krebsige Wucherungen gedeutet werden können.

Bis sich nun solche zystische Bildungen im Darm haben ausbilden können, muß offenbar immer eine erhebliche Zeit verstreichen; so sind sie denn auch immer nur bei länger bestehenden Ruhrfällen gefunden worden. SIKL nimmt als Minimum eine Dauer von 2 Monaten an. Man trifft sie recht häufig an, im Kriegsmaterial fand sie LEWIN z. B. in über $28^0/_0$ und JAFFE-STERNBERG in etwa einem Fünftel. Nach FETTWEIS entstehen die großen flaschenförmigen Geschwüre aus submukösen Eiterherden, die durch Sekundärinfektion mit anderen Erregern bedingt sind.

Die Narbenbildung bei der Heilung von Ruhrgeschwüren kann schließlich auch zu Stenosen führen, sei es einzelnen, sei es mehreren. Im ganzen gilt dies Ereignis im Dickdarm nach bazillärer Ruhr für selten (GAMNA, HERXHEIMER, STRAUSS, WALKO). Am häufigsten finden sich solche Strikturen im Mastdarm (ROKITANSKY, LEDANTEC) und offenbar auch öfter bei Sekundärinfektionen (BIRT-FISCHER). Gelegentlich können solche rektale Strikturen den klinischen Eindruck eines Krebses machen (so z. B. Fälle von KLEMPERER; auch MILOS-LAVICH) (11 cm lange Strikturen oberhalb des Anus).

Wie hochgradig solche Schrumpfungs- und Verengungsvorgänge sein können, zeigt sehr schön ein von SCHULTE aus dem Göttinger Institut mitgeteilter Fall bei einem 26jährigen Mann 2 Jahre nach Ruhrinfektion: Der ganze Dickdarm maß nur $1^1/_4$ m in seiner Länge, die Wanddicke betrug bis zu 5 mm.

Einen Fall von Darmverschluß durch stenosierende Narbenbildung an der linken Kolonflexur erwähnen GRUBER-SCHÄDEL.

Ein seltener, von KUENEN beschriebener Befund (der übrigens auch gelegentlich bei Amöbiasis zu finden ist), ist der, daß in einem narbigen, starren Darmrohr auch noch indurierte Fäkalmassen in den Geschwürsnischen der Unterschleimhaut angetroffen werden.

Sind Geschwüre überhäutet und geheilt, so ist die Stelle des früheren Geschwürs oft noch leicht an einer gewissen Verdickung der Wand zu erkennen, oft aber noch lange Zeit hindurch an einer gewissen Verfärbung dieser Stelle. Man findet dann bräunliche, und später grauschwarze und schiefrige Töne, die herrühren von den Umsetzungen des Blutes, das hier im Gewebe abgelagert lag (vgl. Angaben bei BEITZKE, LÖHLEIN, WALKO, v. WERDT u. a.).

Kurz ist hier noch zu gedenken des in der Klinik viel erörterten Begriffes der „Colitis gravis ulcerosa sive suppurativa". Während die einen Kliniker diese Erkrankung als eine Krankheit eigener Art auffassen (z. B. BRUINE, SCHMIDT), sehen andere mehr oder weniger darin einen Folgezustand einer Ruhrinfektion (so z. B. ALBU, EHRMANN, zum Teil STRAUSS) oder andere wieder als Folge einer Infektion mit Bacterium coli oder diesem Erreger verwandten Keimen (so z. B. LEUSDEN, zum Teil auch STRAUSS). Diese Frage ist viel erörtert worden. Es läßt sich wohl soviel sicher darüber sagen: Ein großer Teil dessen, was der Kliniker unter diesem Krankheitsbild zusammenfaßt, ist nichts anderes als eine Folge einer überstandenen Ruhrinfektion (Bazillenruhr, doch ist das wohl auch für manche Amöbenruhrfälle zutreffend), wenn auch die Erreger jetzt nicht mehr nachzuweisen sind, da sie durch andere Keime verdrängt sind. Aber ohne Zweifel kann dieses Krankheitsbild auch die Folge von anderweitig bedingten Schädigungen des Darmes sein, ohne daß dabei eine Ruhrinfektion mit im Spiele ist. Eine zusammenfassende Darstellung dieser Fragen ist jüngst von DAVID gegeben worden. Daß für die Heilung des Ruhrinfektes die Konstitution des Betroffenen und sein Ernährungszustand eine wesentliche Rolle spielt, ist nicht zu vergessen, worauf insbesondere SALLE hingewiesen hat.

Wir haben nun noch zu fragen, wie oft geht denn eine Bazillenruhr in ein chronisches Stadium über? Nach den Erfahrungen des Weltkrieges — die man allerdings nicht unbedingt verallgemeinern darf — ist das in 1—5% der Erkrankungen der Fall; FROEMSDORFF fand das in 3 von 210 Fällen, KAUFMANN und ebenso STRASBURGER in schätzungsweise 5%. Hier sind nur solche Fälle gemeint, bei denen ein akuter Ruhranfall nicht zur Heilung gelangte, sondern Erscheinungen schwerer Darmstörungen noch für lange Zeit, Monate bis Jahre, nachweisbar waren. Würde man die allgemeinen Folgen einer Ruhrerkrankung auf den Organismus, würde man alle Nachkrankheiten nach abheilender eigentlicher Darminfektion noch hierher rechnen, so wären die Zahlen viel höher: So fand WALKO im ersten und zweiten Kriegsjahr 12%, in den beiden letzten sogar 27% Spätfolgen. Auf diese Nachkrankheiten und Komplikationen werden wir noch einzugehen haben. Wir haben nun noch der Veränderungen zu gedenken, die bei der Bazillenruhr im übrigen Körper, abgesehen vom Darm, zu erheben sind.

Die Lymphknoten des Gekröses haben die einen Untersucher makroskopisch nur ganz wenig verändert, etwa leicht gerötet und angeschwollen gefunden und mindestens stärkere reaktive Erscheinungen an ihnen vermißt (so VOGT, JAFFE-STERNBERG, LÖHLEIN, GRUBER-SCHÄDEL). LORENTZEN fand sie manchmal vergrößert; in den frischen Fällen konnte er in ihnen keine Ruhrbazillen, später nur Bacterium coli und nur in einem Falle Ruhrbazillen nachweisen. Erheblichere Veränderungen fand SSYSSOWJEFF bei Ruhrfällen von Kindern, und zwar fibrinös-hämorrhagische Entzündungen (leider ist hier nicht zu ersehen, ob es sich hier um verwickelte Ruhrfälle gehandelt hat). Auch bei den Befunden von NEUKIRCH ist eine Mischinfektion mit Paratyphus sehr wahrscheinlich. GROTEN findet in 42 von 58 Fällen Schwellung, und zwar auch in ganz akuten Fällen. Nach POSSELT sind in der Weltliteratur 30 mal aus Gekröselymphknoten Ruhrbazillen gezüchtet worden. Stärkerer Blutreichtum besonders in chronischen Fällen, auch Pigmentablagerung ist schon früher festgestellt worden, so von ROKITANSKI und ORTH. LÖHLEIN notiert Phagozytose von roten Blutzellen, ebenso auch LORENTZEN, der auch bisweilen myeloische Umwandlungen vorfand. Bei chronischen Ruhrfällen, wo Mischinfektion praktisch nicht ausbleibt, wird man mindestens mikroskopisch wohl immer Veränderungen der mesenterialen Lymphknoten erwarten dürfen.

Die Milz ist weder im akuten Stadium noch im chronischen irgendwie typisch verändert. Eine entzündliche Hyperplasie fehlt in den akuten Stadien durchaus, es sei denn, daß Komplikationen vorlagen; nach SSYSSOWJEFF wäre doch meist eine gewisse Hyperämie vorhanden, sowie auch herdförmige Blutungen, und die feine Untersuchung ergab mancherlei Veränderungen. Bei den chronischen Fällen ist die Milz in der Regel recht klein (so z. B. GRUBER-SCHÄDEL), Abnahmen über ein Drittel des Gewichts sind nicht ungewöhnlich (vgl. die Angaben bei KRIEGER): eine Teilerscheinung der oft so hochgradigen Abmagerung und Kachexie. Die nicht so ganz selten beschriebenen Infarkte der Milz, die sogar vereitern können, sieht man wohl bei reinen Ruhrfällen nicht. Wenn GROTEN bei Sektionsmaterial von der Ostfront in etwa ein Drittel der Fälle Milzvergrößerung fand, so ist natürlich zu berücksichtigen, daß diese sehr wohl auch Nachwirkung überstandener anderer Infektionskrankheiten (Malaria, Rückfallfieber) gewesen sein kann. Die Milzknötchen sind meist undeutlich und atrophisch gefunden worden. Ruhrbazillen sind aus der Milz nach POSSELT in insgesamt 27 Fällen gezüchtet worden. Ganz selten fand sich bei chronischen Fällen Amyloid. Veränderungen des Knochenmarks und des Thymus sind bis jetzt erst von SSYSSOWJEFF näher untersucht.

Von den Atmungsorganen sind an Kehlkopf, Luftröhre und Bronchien akut entzündliche Veränderungen, bisweilen sogar nekrotisierende Veränderungen gesehen worden. Blutungen der Pleuren sind häufig, fibrinöse Pleuritis ebenfalls (GROTEN in einem Drittel der Fälle). Bronchopneumonien, und zwar oft hämorrhagischen Charakters sind ganz gewöhnlich, wie weit an ihrer Entstehung Ruhrbazillen selbst beteiligt sind, ist unbekannt. HÜBSCHMANN macht auf die fast in einem Viertel seiner Fälle von Erwachsenen beobachtete Lungenblähung aufmerksam, die vielleicht als eine anaphylaktische Erscheinung zu deuten ist.

Am Kreislaufapparat sind die anatomischen Befunde im ganzen negativ und die öfters gefundenen Veränderungen wie feintropfige Verfettung (GROTEN) und degenerative Veränderungen (JAKOB) des Herzens sind jedenfalls nicht spezifisch, wohl ebensowenig wie die nicht ganz seltene Endokarditis (ADELHEIM in 15 von 500 Fällen, BRESLER, SICK u. a.); dasselbe gilt wohl auch für die Perikarditis (HEUBNER). Kleine Perikardblutungen sind häufig. Das Herzgewicht ist bei den chronischen Fällen fast stets stark herabgesetzt: v. WERDT vermerkt Gewichte von 160—170 g bei großen Erwachsenen, JAFFE-STERNBERG von 150—200 g nach monatelanger Krankheitsdauer. GRUBER-SCHÄDEL bemerken, daß bei der erheblichen Atrophie des Herzens der Gehalt an „Abnützungspigment" doch nicht so erheblich ist, wie bei einer gewöhnlichen Altersatrophie. Über charakteristische Veränderungen an arteriellen und venösen Gefäßen ist nichts bekannt.

Die Nieren sind in der Regel unverändert, doch hat man degenerative und entzündliche Veränderungen bisweilen gefunden, die jedoch keineswegs mit Sicherheit gerade auf die Ruhrinfektion zu beziehen sind. Die von JAFFE-STERNBERG näher beschriebene vakuoläre Degeneration der Nierenepithelien kommt auch bei anderen Krankheiten, die zu Kachexie führen, vor. Eine hämorrhagische Infarzierung vorwiegend des Nierenmarks bei einem Brustkind wird von Oppenheimer auf eine spezifische Giftschädigung der Kapillaren zurückgeführt. Urethritis ist wiederholt beobachtet (DORENDORF, MARKWALDT, MAYER, STACH), seltener Zystopyelitis (FÖRSTER, GIL). Ruhrbazillen hat man dabei, soviel ich sehe, nur ausnahmsweise gefunden (FÖRSTER bei Zystopyelitis), doch hat man immerhin bisher aus dem Harn Ruhrkranker 33mal Ruhrbazillen züchten können (POSSELT). Epididymitis und Spermatozystitis sind u. a. von BRESLER und HART gesehen worden (offenbar lagen Mischinfektionen vor). Über anatomische Befunde an den Hoden bei den klinisch bisweilen beobachteten Erkrankungen dieses Organs (SICK) ist nichts bekannt. Präputialgangrän erwähnen MANSON und FIJI.

Diphtherische Veränderungen der weiblichen Geschlechtsorgane (Vorderwand der Scheide) sind von GEIPEL und LEMANN beschrieben.

Im Bereich des zentralen Nervensystems sind neuerdings so gut wie keine anatomischen Befunde bekannt, obwohl klinische Symptome einer Schädigung nicht so ganz selten sind. Alte Untersucher, deren HAUFF einige anführt, haben in erstaunlich großer Menge „akuten Hydrozephalus" und „exsudative Prozesse" am Gehirn und seinen Häuten in Ruhrfällen vermerkt; aber offenbar sind hier nur ödematöse Veränderungen vorhanden gewesen und falsch gedeutet

worden (VOGT). Eine Enzephalitis bei einer 49jährigen Frau führt BUTTEN-
WIESER auf Ruhrtoxin zurück (SHIGA-KRUSE).

Neuritis, und zwar oft Polyneuritis, ist klinisch wohlbekannt, dagegen
liegen histologische Untersuchungen noch gar nicht vor. LÖHLEIN hat bei
früh nach dem Tode konservierten Hirn- und Rückenmarksmaterial keine
sicher degenerativen Veränderungen an den Ganglienzellen gefunden (Klinisches
bei BITTORF, CAHN, KECK, MATTHES, MENDEL, SINGER u. a.). Histologische
Untersuchungen über die ebenfalls recht häufigen Fälle von Konjunktivitis,
Iridozyklitis und noch seltener Keratitis liegen anscheinend noch nicht vor.
Die Veränderungen werden fast allgemein als toxische aufgefaßt (vgl. BRESLER,
DORENDORF, MARKWALDT, MAYER, ROSE, SICK). Mittelohreiterung (HART) und
die nicht so seltene Parotitis, die man bei den Individuen mit schwerer Kachexie
und Stomatitis findet, sind wohl auf anderweitige Infektionen zu beziehen (BÜR-
GERS, BRESLER, CASTELLANI, HART, HEUBNER, SICK). Nur POSSELT hat in
einem Falle beidseitiger Parotitis Ruhrbazillen im Eiter nachgewiesen.

Am Verdauungsschlauch wäre noch zu nennen: Zungenerosionen
(HÜBSCHMANN), Stomatitis (CAHN), die nicht so ganz seltene nekrotisierende
Ösophagitis (Fälle von GROTEN, LOBECK, LOCHOFF) und ähnliche nekrotisierende Entzündungen im Magen (GROTEN, LOBECK). Sie erweisen sich in jeder
Hinsicht so ähnlich wie die des Darmes, daß LOBECK für sie ebenfalls das Ruhrgift und nicht etwa anderweitige Keime verantwortlich macht. Geringfügigere
Veränderungen des Magens sind wohl recht häufig; so fand VON WERDT bei
chronischer Ruhr stets chronischen Magenkatarrh. Die anatomischen Grundlagen der klinisch höchst bedeutsamen Funktions- und insbesondere Sekretionsstörungen des Magens nach Ruhr sind noch so gut wie unbekannt. Erwähnt sei,
daß Ruhrbazillen schon bisweilen aus dem Mageninhalt gezüchtet werden
konnten (Angaben z. B. bei SEMERAU). Peptische Geschwüre erwähnt schon
VOGT, HART solche auf dem Boden von Blutungen und LÖHLEIN eine Schimmel-
pilzerkrankung.

Eine spezifische Veränderung der Leber bei Ruhr ist nicht bekannt, wenn
natürlich auch Verfettungen und ähnliches nichts Ungewöhnliches sind. Die
Atrophie der Leber ist in chronischen Fällen oft erheblich, bis über $40^0/_0$
(KRIEGER). Auch JAFFE-STERNBERG fanden Gewichte zwischen 900 und 1100
und erwähnen ein Minimalgewicht von 780. Abszeßbildung in der Leber ist
eine große Seltenheit: fast immer handelt es sich dabei um Sekundärinfektionen
mit Streptokokken oder Bacterium coli. CHANTEMESSE hat einen Abszeß
mit sicheren Ruhrbazillen gefunden, und zwar an der Oberfläche der Leber,
da, wo eine schwer ulzerierte Darmschlinge angrenzte. Ich habe einen Fall
seziert mit multiplen Leberabszessen bei gleichzeitiger Bazillen- und Amöbenruhr. Die Angaben MÜHLMANNs über die Leberabszesse durch Ruhrbazillen
halten strenger Kritik nicht stand. POSSELT führt insgesamt nur 6 Fälle von
Leberabszessen mit positivem Ruhrbazillenbefund (2 mal Shiga-Kruse-Bazillen)
an; dazu käme noch der von mir beobachtete Fall. Akute gelbe Leberatrophie,
wie sie schon VOGT beschreibt, könnte recht wohl mit Ruhrbazillen oder ihren
Giften in Zusammenhang stehen; dasselbe gilt für den Zusammenhang in einigen
Fällen von Leberzirrhose mit Bazillenruhrinfektion (EHRHARDT, ROBINSKI; vgl.
auch POSSELT). Aus der Gallenblase sind wiederholt, nach POSSELT in 39 Fällen,
schon Ruhrbazillen gezüchtet worden; Cholezystitis durch Y-Bazillen beschreibt
TSCHERNING.

Klinisch schon lange bekannt ist der Zusammenhang von Gelenkaffek-
tionen mit der Bazillenruhr (im Krieg bis zu $5^0/_0$ der Fälle). Anatomisch
handelt es sich um seröse Arthritis, oft mit erheblicher Beteiligung der Schleim-
beutel; die Ergüsse vereitern nie und sind, soviel ich sehe, mit einer einzigen

Ausnahme (ELSWORTHY, zit. bei POSSELT) immer keimfrei befunden worden (BRESLER, DORENDORFF, GALAMBOS, KECK, MAYER, ROSE, RUGE, PHILLIPPS, SICK, SINGER, STACH). Nach CLIFFORD soll der Ruhrbazillus in der Ätiologie der Arthritis deformans eine Rolle spielen; in etwas über der Hälfte seiner Fälle stellte CLIFFORD positive Dysenterieanamnese und Ruhr-Agglutinine im Blute fest. Verallgemeinern wird man diese Befunde sicher nicht dürfen.

Knochenveränderungen sind so gut wie unbekannt, nur DIEHL berichtet über Wirbelsäulenerkrankung nach dysenterischer Osteomyelitis. Über die Histologie der Muskeln ist so gut wie nichts bekannt.

An den innersekretorischen Drüsen hat man keine irgendwie spezifischen Veränderungen bis jetzt kennen gelernt (Angaben über die Nebennieren bei GROTEN und v. WERDT). Für die chronischen Ruhrfälle scheint in der Haut nach v. WERDT der sog. Lichen planus cachecticorum recht charakteristisch zu sein.

Von erheblicher Bedeutung sind dann noch die Komplikationen, die sich zur Ruhrinfektion des Darmes gesellen. Wir sprachen schon öfters davon, daß gerade die hochgradigen geschwürigen Zerstörungen und die gangränösen Fälle wohl stets eine Mischinfektion der Ruhr mit anderen Erregern (Streptokokken, Pyocyaneus, Koli, Proteus u. a.) darstellen. Gar nicht selten sind Mischinfektionen mit Bakterien der Typhusgruppe, also mit Typhus, Paratyphus und Enteritisbazillen. Da, wie oben gezeigt, das Ruhrvirus gar keine Prädilektion für die lymphatischen Apparate des Darms zeigt, so können sie ganz „ausgespart" sein und gerade an ihnen sich eine anderweitige Infektion festsetzen, wie etwa Tuberkulose, Typhus oder Paratyphus (vgl. PICK). Wieweit das anatomische Bild bei solchen komplizierenden Infektionen noch eine ätiologische Diagnose zuläßt, ist oben schon zum Teil erörtert (Näheres bei PICK, BORDONI-POSSE, SUZUKI). Diese Mischinfektionen mit Typhus und Paratyphus waren in den großen Epidemien der Kriegszeit gar nicht selten (vgl. auch MERKEL, LÖWY, SOLDIN). Aber auch VOGT erwähnt schon solche. In den Tropen sind sie recht häufig; in China habe ich deren manche gesehen. In den warmen Ländern ist dann die Kombination von bazillärer Ruhr mit Amöbenruhr gar nicht ungewöhnlich (s. bei Amöbenruhr). Ebenfalls schon lange bekannt und in der Kriegszeit wieder öfters bestätigt ist die Kombination mit Tuberkulose. Nicht nur, daß eine chronische Ruhr das Wiederaufflackern einer schon bestehenden Tuberkulose begünstigt — so haben JAFFE-STERNBERG unter 160 Ruhrinfektionen 42 mit Tuberkulose der Lungen, darunter 26 progressive Tuberkulosen gefunden; aber gar nicht so selten siedeln sich auch Tuberkelbazillen auf dem Boden der Ruhr an, besonders im unteren Dickdarm (JAFFE-STERNBERG in 8 von 160 Fällen; SIKL, F. MEYER, RAUBITSCHEK). Es kommt auch das Umgekehrte vor, nämlich Ansiedelung von Ruhrbazillen in tuberkulös veränderten Därmen (REIFF). Einbohren von Askariden in tiefe, vor der Perforation stehende Ruhrgeschwüre erwähnt LADE; nach ihm sollen die Askariden Träger bei Ruhrinfektionen besonders gefährdet sein.

Von der Bazillenruhr ist streng zu trennen

2. Die Amöbenruhr,

auch wohl Dysenterie im engeren Sinne genannt, oder auch die Tropenruhr. Indes setzt sich immer mehr die Bezeichnung Amöbenruhr oder Amöbiasis durch. Seitdem man mit Sicherheit weiß, daß Amöben als solche eine primäre pathogene Bedeutung haben — was lange angezweifelt worden war — ist diese Trennung nach dem ätiologischen Gesichtspunkt ja auch durchaus berechtigt.

Sie kann aber auch um so mehr durchgeführt werden, als auch im anatomischen und histologischen Verhalten ganz wesentliche Unterschiede gegenüber der Bazillenruhr bestehen. Diese Unterschiede können allerdings dann leicht verwischt werden, wenn ähnlich wie bei der Bazillenruhr, sekundäre Veränderungen auf dem Boden der Amöbenruhr Platz greifen; das war auch mit einer der Gründe, weshalb die Unterscheidung dieser beiden Formen früher nicht durchgeführt werden konnte, weshalb auch heute noch bisweilen diese beiden wesensverschiedenen Krankheiten verwechselt werden.

Im makroskopischen Bilde ist wohl das charakteristischste Kennzeichen der Amöbenruhr gegenüber der Bazillenruhr, daß die Veränderungen zunächst auf ganz umschriebene Stellen des Dickdarms beschränkt sind, nicht gleich eine größere Strecke gleichmäßig ergriffen wird. Zwischen diesen anfänglichen Veränderungen können nun hier in der Schleimhaut beinahe völlig normale Abschnitte liegen, so daß also diese Krankheitsherde sich recht scharf abheben.

Über die geographische Verbreitung der Amöbenruhr sind wir heute leidlich gut unterrichtet, seit man mit der Erkennung der pathogenen Bedeutung der Ruhramöbe die Amöbenruhr mit Sicherheit von der bazillären Ruhr abzugrenzen gelernt hat. Da man seit der besseren Kenntnis der pathogenen Amöben eben auch gelernt hat, Krankheitsbilder der Amöbenruhr zuzurechnen, die rein klinisch zunächst gar nicht zu dieser Krankheit zu passen schienen, hat man denn auch eine wesentlich weitere Verbreitung der Amöbeninfektionen gefunden, als man früher ahnte. Wir wissen heute, daß die Amöbenruhr in allen warmen Ländern, anscheinend ohne jede Ausnahme, vorkommt. Am meisten verseucht sind wohl Vorder- und Hinterindien, ferner das südliche und östliche China, und dann die Sundainseln und ähnlich stark auch Ägypten und der Sudan, ferner Deutsch-Ostafrika und auch Gebiete an der Westküste Afrikas (insbesondere die Goldküste). Aber aus recht vielen Ländern in Asien und Afrika liegen eben noch lange nicht genügend systematische Untersuchungen vor, so daß sich oft noch nicht mit Sicherheit sagen läßt, ob die Amöbenruhr in dem und in jenem Lande häufiger ist. Es war mir z. B. sehr auffallend, daß noch im Jahre 1914 die Amöbenruhr in Tsingtau bei den dortigen Ärzten als viel seltener galt, als etwa in anderen Küstenorten Chinas; wie dann systematische Untersuchungen während der Belagerung ergaben, stimmte das in keiner Weise, und ich habe z. B. damals einige 100 Fälle allein bei Soldaten untersucht und behandelt.

Anscheinend etwa gleich schwer infiziert wie die bisher genannten Gegenden ist Mittelamerika und die nördlichen und nordöstlichen Abschnitte von Südamerika. Vielleicht etwas weniger stark verseucht ist das übrige nördliche Afrika, dann Kleinasien, Persien und die angrenzenden Länder, und Teile des südlichen Rußlands. Mäßig verbreitet ist die Amöbenruhr in Japan, zumal im südlichen, und in Korea, stärker auf Formosa; sie kommt ferner vor an der Ost- und Westküste Australiens und auf Neuguinea.

In den Vereinigten Staaten hat man neuerdings die Verbreitung der Amöbiasis ziemlich eingehend erforscht und gefunden, daß sie gar nicht so selten ist wie früher angenommen war. Auch in den nördlichen Staaten der Union ist sie nicht unbekannt; daß besonders viele Fälle aus dem Staate Minnesota bekannt sind, erklärt sich dadurch, daß in der MAYOschen Klinik (in Rochester, Minnesota) neuerdings gerade hierüber recht systematische Untersuchungen angestellt sind. Aber auch aus Kanada stammen manche sichere Fälle. In Südamerika ist Chile ziemlich stark verseucht und noch mehr Teile von Brasilien.

In Europa galt früher die Amöbenruhr, wenn festgestellt, immer als aus den Tropen eingeschleppt. Doch waren schon vor dem Weltkrieg in den meisten

Ländern Europas (so aus Deutschland, Frankreich, Spanien, England, Griechenland) vereinzelte endemische Fälle mitgeteilt. Es war zu erwarten, daß durch den Weltkrieg nun wesentlich mehr Fälle eingeschleppt wurden, und dann Anlaß zu weiteren Infektionen geben würden. Dem ist nun tatsächlich auch so. Aber die systematischen Untersuchungen, vor allem in England und Frankreich (und gleiches ergaben auch die in den Vereinigten Staaten) lehrten, daß eben überhaupt Amöben vom Typ der Ruhramöbe viel häufiger sind als bisher bekannt war, und daß Erkrankungen durch Amöben vorkamen, die mit Sicherheit ganz unabhängig waren von etwa aus den Tropen eingeschleppten Krankheitsfällen. Daß solche Fälle auch in Deutschland vorkommen, habe ich schon vor längerer Zeit dargetan. Obwohl diese Ansicht zunächst Widerspruch erfuhr, wird sie jetzt doch wohl von niemand mehr bezweifelt und die übrigen Länder Europas und die Vereinigten Staaten haben genau dieselbe Erfahrung gemacht. In den Mittelmeerländern ist Amöbenruhr gar nichts Seltenes.

Wie systematische Stuhluntersuchungen ergeben, sind eben Amöben vom Typ der Ruhramöbe bei einem gar nicht geringen Prozentsatz aller Menschen nachzuweisen. Die Zahl derer, die nun tatsächlich an einer Amöbeninfektion erkranken, ist allerdings sehr erheblich viel geringer.

Über die Lokalisation der Amöbenruhr im Darm ist zu sagen: sie betrifft ganz überwiegend den Dickdarm. Im großen ganzen gilt folgendes: Sehr oft ist, besonders bei fortgeschrittenen und chronischen Fällen, der ganze Dickdarm betroffen (unter 200 Fällen fanden MATHIS, WORSLEY und MUSGRAVE dies in fast 50 %; der Blinddarm und aufsteigender Dickdarm war betroffen in 12 %, nur absteigender Dickdarm, Sigmoideum und Mastdarm betroffen in $4^1/_2$ %). Im großen ganzen sind die Veränderungen im oberen Dickdarmabschnitt auch am stärksten, nehmen nach unten hin etwas ab — dies kann zu Differentialdiagnose gegenüber der Bazillenruhr wichtig sein. Die Knickungsstellen des Dickdarms sind bei der Amöbiasis bevorzugt, das Querkolon ist sehr häufig viel weniger betroffen als seine Nachbarschaft. Gar nicht selten ist auch der Wurmfortsatz beteiligt. Ganz isoliert zwar selten (vgl. HEINEMANN und Fälle von KARTULIS); dagegen ist er häufig befallen, wenn auch sonst die Nachbarabschnitte betroffen sind. Die Beteiligung des Wurmfortsatzes wird von den verschiedenen Forschern verschieden häufig angegeben, die Zahlen schwanken zwischen 7 und einigen 40 %.

Erheblich viel seltener betrifft die Amöbiasis auch den Dünndarm. Ganz für sich betroffen scheint er niemals zu sein; ein Fall von PAYR muß hier ausscheiden, da lediglich ein Operationspräparat vorlag. Die Veränderungen sitzen dann im Dünndarm zumeist in seinem untersten Abschnitt. KUENEN sah Veränderungen, die bis $1^1/_2$ m oberhalb der BAUHINschen Klappe sich erstreckten. Über Dünndarmveränderungen durch Amöben haben u. a. berichtet: BATES,

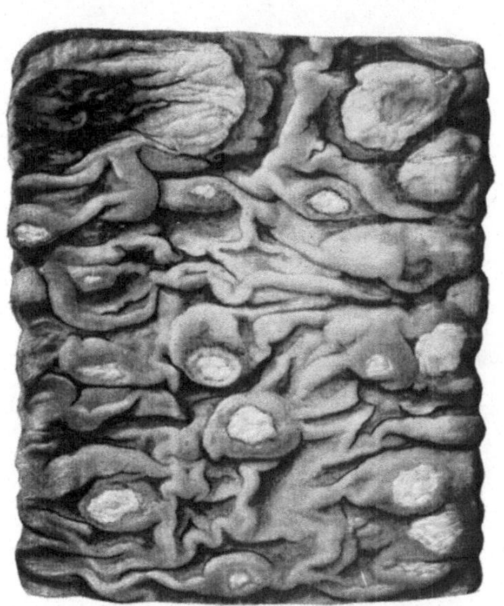

Abb. 11. Amöbenruhr. (Pathol.-anat. Sammlung Krankenhaus Friedrichshain-Berlin.) A. P. III/562.

BARTLETT, HALLENBERGER, KÜLZ, KUENEN; WORSLEY und MUSGRAVE fanden eine Beteiligung des Dünndarms nur in $3^1/_2^0/_0$, KUENEN wesentlich öfter. Ich habe in einem Fall gegen 100 Amöbengeschwüre des unteren Ileums gesehen, außerdem fand sich in diesem Fall noch ein großes Geschwür im Blinddarm, der übrige Dickdarm war frei, erst im unteren Rektum fanden sich wieder 10 Geschwüre.

Die ersten Veränderungen, die die Amöbeninfektion im Darm macht, sind diese: Man findet kleine, etwa stecknadelkopfgroße gelbliche Fleckchen in

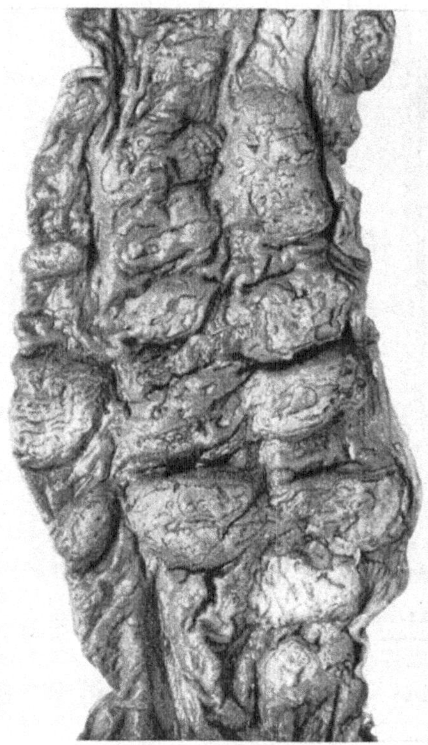

Abb. 12. Ziemlich frischer Fall von Amöbenruhr. (Pathol. Inst. Leipzig.)

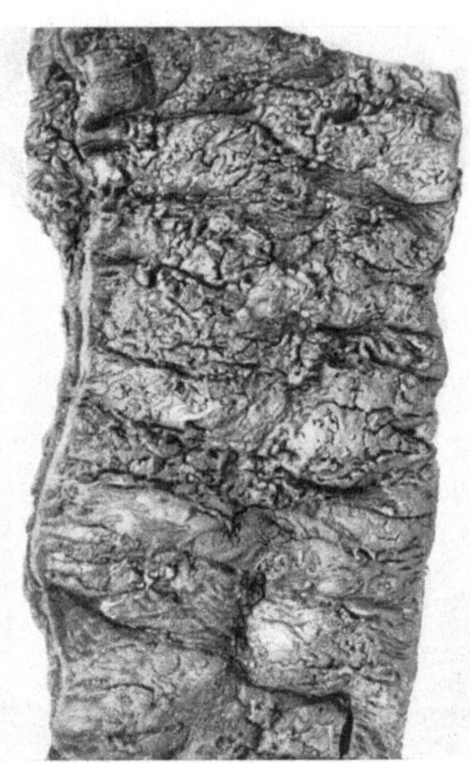

Abb. 13. Amöbenruhr. (Pathol. Inst. Leipzig.)

der hier etwas trüben Schleimhaut. Die etwas größeren Fleckchen wölben sich in der Mitte ein wenig vor, sehen bier gelblich-weiß oder gelblich-grau, manchmal auch mehr gelblich-grün aus, und sind in der Regel von einem hyperämischen Rande umgeben. Diese Fleckchen, die oft sehr einem kleinen Furunkel gleichen, sitzen mit Vorliebe auf der Höhe der Falten. Die zwischen den Herden liegende Schleimhaut ist in der Regel recht wenig verändert, meist nur ein klein wenig hyperämisch. Die ganze Darmwand fühlt sich in dem betroffenen Gebiete ganz leicht verdickt an. Das Darmlumen erscheint etwas enger und enthält Schleim mit blutigen Massen. Schneidet man in einen derartigen gelblichen, etwas größeren Herd ein, so kann man meist eine ein wenig gallertige oder nekrotische Masse auspressen.

Die Herde erscheinen von der Schleimhautseite aus betrachtet anfangs meist rund, im Rektum auf der Höhe der Falte auch wohl unregelmäßig sternförmig.

Bei den größeren Herden ist die rundliche Form meist nicht so deutlich vorhanden, sie sind dann unregelmäßiger ei-, sternförmig, zackig, um so mehr, wenn dicht zusammenliegende Herde miteinander verschmelzen. Solche etwas größeren Herde sehen dann in ihrer Mitte etwas glasig, schmutzig gelblich-weiß, bisweilen auch etwas grünlich aus. Der Herd als Ganzes wölbt sich zwar in der Schleimhaut etwas vor, bekommt aber bald in seiner Mitte eine Delle, wenn die nekrotischen Massen abgestoßen werden. Greift die Einschmelzung etwas weiter um sich, so finden wir Geschwüre mit zackigen und oft tief unterminierten Rändern. Größere derartige Geschwüre sind gern kreisförmig im Darm angeordnet, größere längsovale Geschwüre sind viel seltener. Dagegen kommen solche im unteren Dünndarm vor, wo sie bisweilen streng auf die PEYERschen Haufen beschränkt sind, und können dann außerordentlich an typhöse Geschwüre erinnern (vgl. W. FISCHER, auch VICHREW).

Je größer die Geschwüre sind, desto mehr pflegen sie auch an den Rändern unterminiert zu sein, und die Ränder hängen dann oft in Fetzen über die Geschwüre herüber. Der Grund der Geschwüre ist oft etwas schmutzig gelbgrau, feinkörnig, bisweilen aber auch glatt, und in den tiefer greifenden Geschwüren kann dann oft die Längs- oder Quermuskulatur des Darmes zutage liegen oder doch durchschimmern. Bei älteren Geschwüren nimmt der Rand der Geschwüre oft alle möglichen Farben an; das hier anfangs

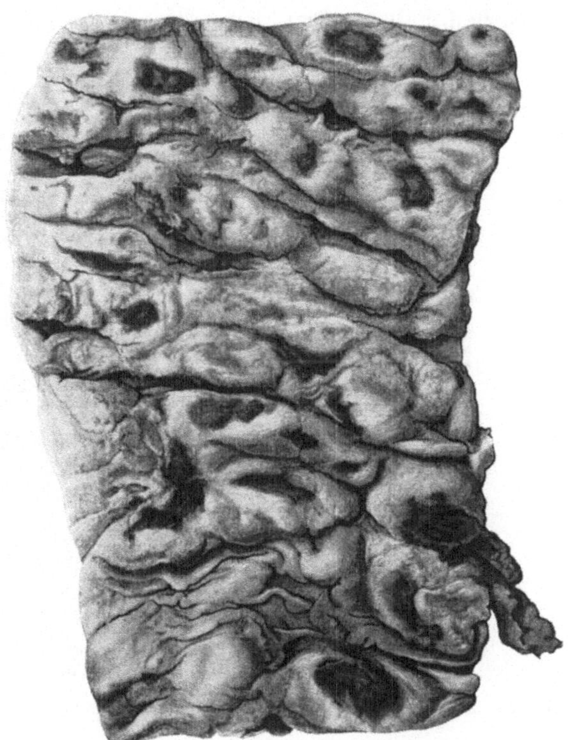

Abb. 14. Amöbenruhr. (Pathol.-anat. Sammlung Krankenhaus Friedrichshain-Berlin, Prof. PICK.) S. A. P. III/562).

deutlich hyperämische Gewebe kann dann schmutzige bis schwärzliche Farben annehmen. Bei solchen fortgeschrittenen Geschwürsbildungen ist dann auch die von Geschwüren freie Schleimhaut verdickt, ödematös, oft von kleinen Blutungen durchsetzt, und ist an ihrer Oberfläche mit oft erheblichen Mengen von Schleim bedeckt.

Beim Durchschnitt durch ein Amöbengeschwür bemerkt man zumeist, daß die Zerstörung in der Unterschleimhaut weiter geht als in der Schleimhaut, so daß man also die Gestalt solcher Geschwüre nicht ganz unpassend als trichter- oder flaschenförmig oder hemdenknopfförmig bezeichnet hat. Bei weiter fortgeschrittener Geschwürsbildung kommt nun in der Regel noch die Einwirkung anderer Mikroorganismen aus dem Darm hinzu, die ihrerseits eitrige, nekrotisierende, ja gangränöse Vorgänge veranlassen. (Nach CALLENDER wären die eigentlichen „entzündlichen" Veränderungen bei der Darmamöbiasis überhaupt nur durch Sekundärinfektion hervorgerufen.) Dadurch kann dann das Bild sehr wesentlich verwickelt werden. Insbesondere ist auch eine Verbindung der Amöbiasis mit Bazillenruhr durchaus nichts Ungewöhnliches. Ich habe einige derartige Fälle gesehen und sie mit DOLD genauer beschrieben. Auch viele andere Forscher (ich nenne aus neuester Zeit nur LÖHLEIN und HUNG) haben derartige Fälle beschrieben. Daß eine Amöbeninfektion von Anfang an gangränöse Veränderungen machen könne, erscheint mir sehr unwahrscheinlich. KUENEN hat derartiges beschrieben, aber man wird doch wohl annehmen dürfen, daß da immer noch andere Keime im Spiele waren.

Die Amöbengeschwüre können unter Umständen bis zur Serosa reichen; in solchen Fällen pflegt dann diese nicht unerheblich verdickt und schwielig

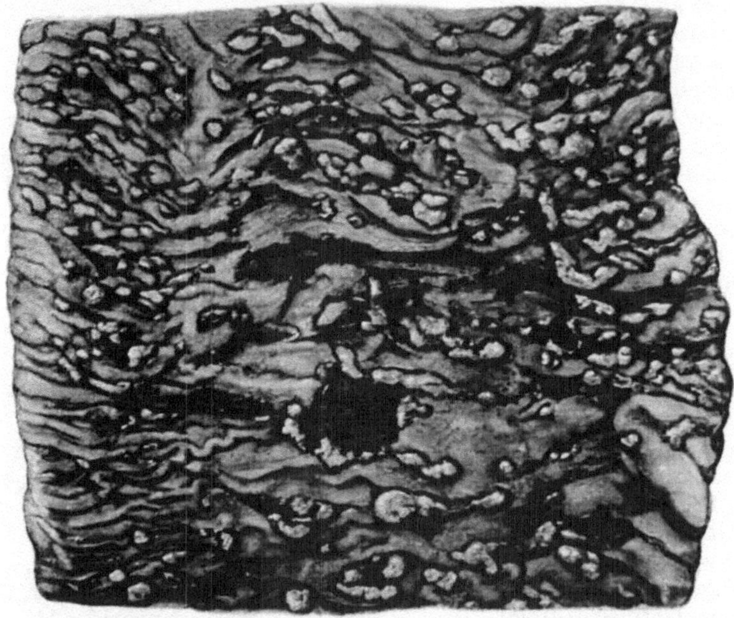

Abb. 15. Amöbenruhr (Blinddarm). (Pathol.-anat. Sammlung des Krankenhauses Friedrichshain-Berlin, Prof. PICK.) S. A. P. III/1284.

verändert zu sein. Entzündliche Veränderungen können dann auch auf die Aufhängebänder, auf das Mesokolon und Mesosigmoideum übergreifen und zu erheblicher Verkürzung dieser führen. So kommen dann bisweilen recht merkwürdige Verengungen und Verziehungen des Darmes, auch Abknickungen, Verwachsungen mit Nachbarorganen, mit Zwerchfell, Gallenblase, mit der Bauch- und Beckenwand vor, selbst Dünndarmschlingen können zu einem ganzen Knäuel mit dem Dickdarm verbacken werden. In solchen Fällen kann die Darmwand sehr erheblich verdickt sein, das Lumen pflegt dann sehr eng, oft knapp für den kleinen Finger durchgängig zu sein. Die Wand kann eine Dicke von 4 und mehr Millimeter erhalten und ist schwer durchzuschneiden; solche narbig schrumpfende Veränderungen können dann zu richtigen Verengungen führen, die man am häufigsten in der Gegend der Flexuren trifft, besonders auch am Sigmoideum. Wie hochgradig solche Schrumpfungsvorgänge sein können, mag ein von mir gesehener Fall erläutern, in dem die Dickdarmwand an einer Stelle 2,2 cm an Dicke maß und das Lumen kaum für einen gewöhnlichen Bleistift durchgängig war. Ob die Amöbiasis allein ohne Verwicklungen zu solchen ausgedehnten

Schrumpfungen und Narbenbildungen führen kann, ist allerdings fraglich, wahrscheinlich sind dann auch wiederum Mischinfektionen mit im Spiel gewesen. Sehr häufig sind allerdings solche verengernde Vorgänge bei Amöbenruhr nicht; einige besonders bemerkenswerte Fälle haben BIRT und ich beschrieben. Sie können in der Einzahl oder Mehrzahl vorhanden sein.

Bisweilen, lange nicht so oft wie bei der Bazillenruhr, sieht man im Schleimhautbereich zwischen den Geschwüren bei chronischen Fällen polypöse Schleimhautverdickungen. Kleinere und nicht allzu tief greifende Geschwüre haben eine ganz gute Heilneigung, so daß man die Narben in der Schleimhaut späterhin gar nicht mehr erkennt, wenn sie nicht etwa leicht pigmentiert sind. Ich habe öfters bei Sektion von Personen, die eine sichere Amöbenruhr durchgemacht hatten und irgendeiner anderen Krankheit oder einem Leberabszeß erlagen, im Darm die Narben nicht mehr auffinden können. Das ist ja auch wohl bekannt, gerade bei den Fällen von metastatischer Amöbiasis, vor allem der Leber, wo man die vorhergehenden Darmveränderungen öfter nicht mehr nachzuweisen vermag. Die Lymphknoten sind bei der einfachen Amöbiasis in der Regel gar nicht oder nur wenig verändert, d. h. etwas geschwollen und leicht blutüberfüllt. Eine Vereiterung der Lymphknoten ist beschrieben worden, verdankte aber immer einer sekundären Infektion ihre Entstehung.

Die histologischen Veränderungen bei der Amöbenruhr sind von vielen Forschern genauer untersucht worden, und zwar an menschlichem Material und an Material von Versuchstieren, besonders von Katzen. Da man nicht allzu oft in der Lage ist, ganz frische beginnende Fälle von Amöbiasis des Menschen einwandfrei fixiert zu untersuchen, und operativ gewordenes Material wohl kaum je in Frage kommen wird, so hat man die Befunde bei experimentell infizierten Versuchstieren zum Vergleich herangezogen. Von menschlichem Material liegen einige Untersuchungen der neueren Zeit vor, die unter besonders günstigen Umständen erfolgten (Arbeiten von CHRISTOFFERSEN, HAMMERSCHMIDT, LÖHLEIN) und diese Befunde müssen vor allem hier zugrunde gelegt werden.

In einem ganz frischen Fall von Amöbiasis findet man kurz gesagt, den Zustand einer leichten katarrhalischen Entzündung: eine mäßige Hyperämie der Gefäße der Schleimhaut, Zeichen vermehrter Schleimbildung von seiten der Epithelien, daher eine große Anzahl von Becherzellen; Anhäufung des Schleims in den Krypten, auch Andeutung von Zystenbildungen in solchen. Epithelien werden ferner in den die Schleimhaut überziehenden Schleim abgestoßen und in diesen Schleimmassen findet man ferner oft in erheblicher Anzahl Amöben. Es fehlen aber diesen Schleimmassen im Lumen Leukozyten durchaus, dagegen sind rote Blutkörperchen in der Regel, oft in reichlicher Menge vorhanden. Das Schleimhautgerüst ist etwas ödematös, die Gefäße stark gefüllt, man findet zahlreiche kleine Blutaustritte ins Gewebe; eine zellige Durchsetzung ist zunächst überhaupt nicht festzustellen, selbst wenn schon Amöben von der Schleimhaut aus in das Gerüst eingedrungen sind. In den obersten Schichten der Schleimhaut beginnt nun das Epithel abzusterben und wird abgestoßen. Man findet in diesen nekrotischen Teilen die Amöben anfangs noch zahlreich, mit fortschreitender Nekrose aber sterben sie auch selbst ab und sind dann nur mehr schwer darzustellen oder nicht mehr nachzuweisen. Dagegen findet man die Amöben zwischen den Epithelien, zwischen den Epithelien und der Basalmembran, bald auch in den tieferen Schichten, wo man sie dann auch schon in frühen Stadien in erweiterten Blutgefäßen der Schleimhaut und in Lymphgefäßen finden kann. Auch jetzt fehlt zunächst noch jegliche irgendwie nennenswerte zellige Reaktion in der Umgebung der Amöben. Man findet die Amöben im Gewebe gut erhalten, sie weisen die charakteristischen Befunde der vegetativen Formen auf, mit scharf umschriebenem Kern, sehr oft auch Vakuolen im Protoplasma; je nach ihrer Lage im Gewebe findet man runde, ei- oder birnförmige Formen oder man sieht deutlich ausgestreckte Pseudopodien. Bakterien sind in dem Leibe der Amöben nicht nachzuweisen, dagegen um so häufiger rote Blutkörperchen. Die Größe der Amöben im Gewebe in fixierten, gefärbten Schnittpräparaten ist durchschnittlich um 20 Mikren herum, unter 15 Mikren selten, über 30 kaum je. Wo postmortale Veränderungen einsetzen, wie an der Oberfläche, unterliegen die Amöben diesen sehr rasch und sind bald nur mehr als Schatten oder gar nicht mehr zu erkennen.

Im weiteren Verlauf dringen nun die Amöben von der Schleimhaut aus durch die Muscularis mucosae vor und in die Unterschleimhaut ein und hier scheint der Nährboden für sie meist besonders günstig zu sein, so daß sie sich hier oft viel weiter verbreiten als auf der Schleimhaut. Dem Eindringen der Amöben folgt dann bald eine Nekrose des Gewebes nach, so daß dann bald das Gewebe mehr oder weniger strukturlos erscheint und man in ihm nur noch einige wenige Zellen, etwa ein paar Lymphozyten oder eosinophile Zellen erkennen kann. Eine Fibrin-Ausscheidung fehlt in dem nekrotischen Gewebe so gut wie vollkommen. In der Muscularis mucosae kann man Leukozyten (doch nie in großer Anzahl) und Lymphozyten antreffen. In der Unterschleimhaut sind bei weiterer Ausdehnung der Nekrose nun auch allmählich Ansammlungen von neutrophilen Leukozyten, meist nur wenige eosinophile Zellen und Lymphozyten zu finden. Mit der Nekrose und Geschwürsbildung nimmt dann allmählich das zellige Infiltrat zu und es können sich so allmählich richtige Abszesse bilden; aber entsprechend der Zunahme von Exsudatzellen schwindet dann die Zahl der hier noch morphologisch nachweisbaren Amöben und es können dann Bakterien der verschiedensten Art dafür anzutreffen sein. So ist also aus einer anfänglichen Nekrose in Schleim- und Unterschleimhaut allmählich ein Abszeß geworden. In diesem Stadium sind nun allemal auch anderweitige Mikroorganismen im Gewebe hier nachweisbar und es ist dann schwer zu sagen, ob die Amöben ganz für sich allein oder nur unter Mithilfe dieser anderen Keime die Abszeßbildung bewirkt haben. Anfangs sind jedenfalls, das ist sicher festgestellt, andere Organismen als Amöben nicht im Spiel. Wie weit durch das Absterben der Amöben selbst die entzündliche Reaktion im Gewebe herbeigeführt wird, ist schwer zu beweisen. Immerhin hat diese besonders von LÖHLEIN vertretene Ansicht manches für sich. Auffallend ist ja auch, daß entfernt von dem Abszeßbereich in Lymphbahnen, in Gewebsspalten, in Blutgefäßen gut erhaltene Amöben oft in großer Anzahl, manchmal in Reihen und Haufen angeordnet, zu finden sind, ohne daß man in ihrer Umgebung irgendwelche entzündliche Reaktion anträfe.

Am Rand der Geschwüre pflegt also, wie schon erwähnt, eine gewisse indes oft gar nicht so erhebliche entzündliche Reaktion vorhanden zu sein, die histologisch indes nicht irgendwie spezifisch ist. Je länger der Prozeß besteht, je größer die Geschwüre, desto mehr finden sich in ihrer Umgebung dann chronische, produktive Veränderungen, so daß dann eine Zone von Granulationsgewebe wie ein Wall den Abszeß umschließt. Bindegewebsentwicklung in der Unterschleimhaut und Muskularis, Ansammlungen von Lymphozyten und Plasmazellen ebenda sind dann festzustellen. Die Art der Exsudatzellen bei länger dauernden Erkrankungen ist durchaus nicht einheitlich; man findet im allgemeinen, unter Zurücktreten der neutrophilen Leukozyten, Lymphozyten und Plasmazellen, manchmal auch eosinophile Zellen in wechselnden Mengen. Es ist hervorzuheben, daß man die Amöben durchaus nicht bloß im Bereich der Geschwüre selbst antrifft, vielmehr auch entfernt von ihren Rändern. Bei einem Geschwür in der Schleimhaut können sie recht wohl in kleineren Mengen auch in der

Unterschleimhaut, ja sogar in Gefäßen der Muskelschicht zu finden sein, ohne daß man allemal in ihrer Umgebung irgendwie ausgesprochene oder auch nur angedeutete Erscheinungen von Entzündung oder Nekrose anzutreffen brauchte. Hieraus darf man nun nicht schließen, dies beweise, daß den Amöben selbst keinerlei pathogene Bedeutung zukomme (ein früher von vielen Forschern gezogener Schluß), oder etwa, daß die Amöben nur die Rolle von Saprophyten auf dem Boden irgendwelcher anderweitigen Infektionen spielten. Denn durch zahlreiche experimentelle Untersuchungen (übrigens sogar am Menschen selbst) ist diese Ansicht mit Sicherheit widerlegt. Die Amöben, die man im Gewebe und in Blutgefäßen findet, gehen hier sicher zum Teil nun zugrunde; aber

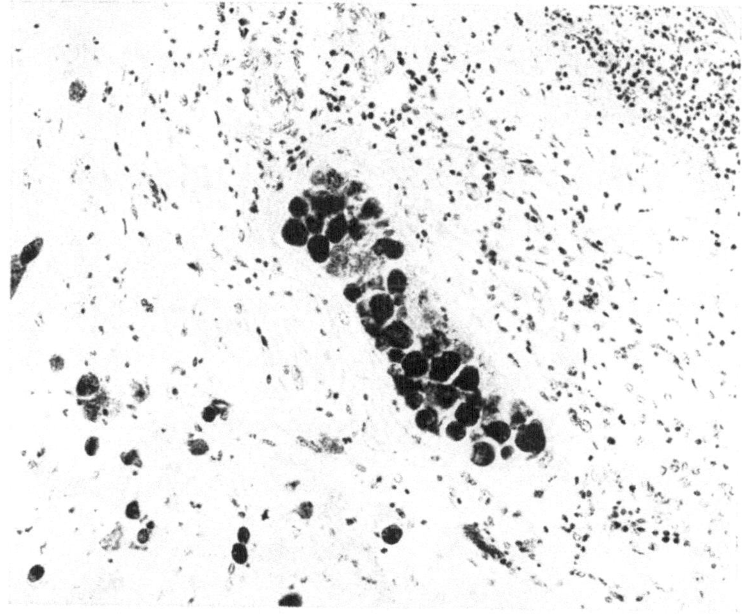

Abb. 16. Amöbenruhr (Material Pathol. Inst. Leipzig).   Glykogenfärbung.   Vergr. 200.   Amöben (dunkel) in einem Gefäß und im Gewebe.

manche werden auch von hier aus verschleppt, und das geschieht viel häufiger als man früher wußte, wo man fast nur die metastatischen Erkrankungen der Leber, den sog. Leberabszeß, kannte. Wir kommen auf diese metastatischen Erkrankungen später noch kurz zu reden.

Soviel wir wissen, können die Amöben an beliebigen Stellen in die Darmschleimhaut eindringen. Man hat hierüber längere Zeit sich erheblich gestritten; aber durchaus zwingende Beweise für die eine oder andere Ansicht sind eigentlich von keinem so recht erbracht worden. Es steht wohl heute das eine sicher fest, daß die Amöben z. B. von den Krypten aus in das Epithel einzudringen vermögen; aber man wird kaum bestreiten dürfen, daß sie dies auch von der Oberfläche aus zu tun vermögen. Es ist ferner die Ansicht jetzt wohl allgemein durchgedrungen, daß die Amöben imstande sind, das Epithel zu zerstören — so wäre der Name Entamoeba histolytica ja auch ganz ausgezeichnet gewählt — und daß es nicht nötig ist anzunehmen, sie könnten nur eindringen, wenn durch anderweitige Ursachen das Epithel geschädigt sei. Daß dies letztere in der Tat wohl oft zutreffen wird, darf man ebensowenig anzweifeln. In dieser Hinsicht ist bedeutungsvoll der Versuch von SELLARDS und THEILER; sie sahen, daß das Ausschlüpfen der vegetativen Amöben aus den Zysten im Katzenversuch begünstigt wurde durch Stauung des Darminhalts; da, wo diese vorhanden war, fanden sich vegetative Amöben und diese setzten dann Infekte. Im Ileum konnten sie trotz Stauung keine Infektion hervorrufen. Die Beobachtung, daß die Amöbiasis so gern an den Knickungsstellen des Darms sich lokalisiert, paßt ja ebenfalls gut zu dieser Annahme. Daß durch das Absterben Stoffe frei werden, die eine Schädigung der Schleimhaut veranlassen, hat besonders LÖHLEIN betont. Doch können wir uns ihm darin nicht anschließen, daß wir annehmen, nur durch Absterben von Amöben erfolge die Nekrose der Gewebe.

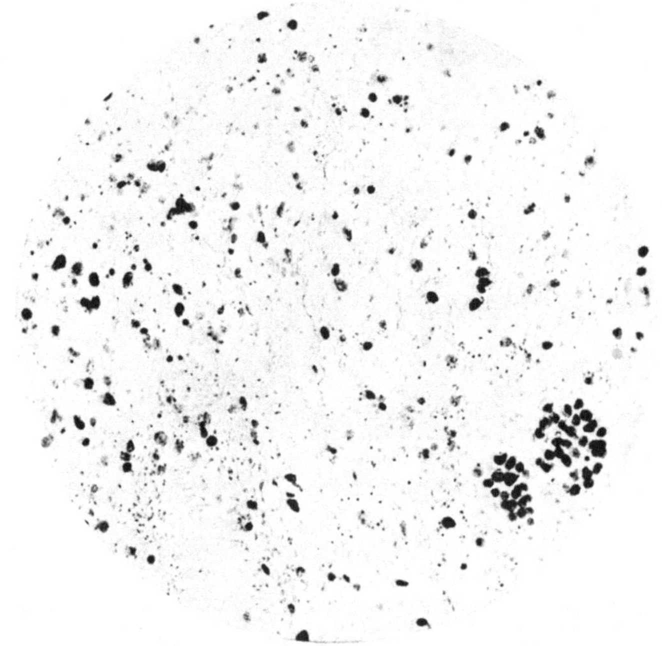

Abb. 17. Amöbenruhr. Amöben in Haufen und zerstreut im Gewebe. Amöben dunkel (Glykogenfärbung). Vergr. 96.

Daß die Amöben etwa stets an den Stellen der Einzelknötchen eindringen, dafür lassen sich histologische Beweise nicht erbringen. VICHREW teilt diese Annahme, aber offenbar lediglich auf Grund der makroskopischen Befunde. Man findet jedenfalls histologisch an den lymphatischen Apparaten des Darmes nur verhältnismäßig geringfügige entzündliche Veränderungen; Amöben werden bisweilen auch in den Follikeln angetroffen (DOPTER, HARRIS u. a.). Die eigenartige Anordnung kleiner Amöbengeschwüre kann allerdings dafür sprechen, daß sie sich ziemlich genau im Bereich eines Lymphknötchens entwickelt haben. Aber man kann keine Beweise dafür erbringen, daß die Amöben nur an diesen Stellen einzudringen und Geschwüre zu erzeugen vermöchten.

Das Bild der Amöbenruhr wird nun sehr häufig dadurch wesentlich verwickelt, daß, nachdem einmal Geschwüre gebildet sind, auf diesem Boden sekundäre Infektionen sich einnisten. Soviel wir sehen, sind z. B. die ganz schweren gangränösen Formen der Amöbenruhr immer durch solche Mischinfektionen bedingt (man findet Infektion mit Streptokokken, Staphylokokken, Bacterium coli, mit Pyocyaneus, auch mit anderen Darmbakterien), und es ist in den wenigsten Fällen dann zu entscheiden, welchen von solchen sekundären Keimen dann die Hauptrolle bei der weiteren Geschwürsbildung zukommt. Nicht so ganz selten geben solche Sekundärinfektionen Anlaß zu septischen und pyämischen Zuständen. Gar nicht so selten sind auch gleichzeitige Infektion von Amöben mit Ruhrbazillen. So haben z. B. DOLD und ich 7 solcher Fälle aus Schanghai beschrieben (4 mit Bacillus Shiga, 2 mit Flexnerbazillen, eine mit Y-Bazillen) und es liegen in der Literatur noch eine Reihe solcher Beobachtungen vor. (Näheres siehe in meiner monographischen Darstellung.) In einer neueren Arbeit von HUNG ist auch ein solcher Fall abgebildet. Dann sind Mischinfektionen mit Typhus gar nichts Seltenes (z. B. Fälle von BARTLETT, FISCHER, KUENEN, STÖRCK) — das ist insofern wichtig, als eine im Ileum lokalisierte Amöbenruhr täuschend einem Typhus ähnlich sehen kann. Ich sah in einem Fall gleichzeitig Amöbenruhr und Typhus, wo im Mastdarm zahlreiche Geschwüre vorhanden waren; hier war nur mikroskopisch zu entscheiden, welche durch Typhus, welche durch Amöben verursacht waren. Mischinfektionen mit Paratyphus, mit Bacterium coli und verwandten Keimen und auch solche mit anderen Protozoen, so z. B. Balantidien, sind beobachtet worden (ANDERSON, GANT).

Von den Folgezuständen der Amöbenruhr ist zum Teil schon gesprochen worden. Bei den tiefergehenden Geschwüren besteht, vollends bei sekundärer Infektion der Geschwüre, die Gefahr des Durchbruches; sie ist nicht so selten, besonders im Blinddarm und an den Flexuren, und oftmals multipel. BÉRANGER-FERAUD sahen in 580 Fällen 85mal Durchbrüche, also in 15%, CLARK in 11%. Eine nicht komplizierte Amöbenruhr scheint allerdings fast nie zur Perforation zu führen. (KUENEN sah das nur einmal in über 200 Fällen.) Kleine Amöbengeschwüre heilen auch vollkommen aus und mit so vorzüglicher Regeneration der Schleimhaut, daß man die Narben später bisweilen überhaupt nicht mehr findet (vgl. die Fälle von Amöbennekrose der Leber mit negativem Darmbefund!). Eine stärkere Wucherung der Schleimhaut zwischen den Stellen der Geschwüre kann sogar zu richtiger polypöser Verdickung führen (Fall von HINES). Das ist aber viel seltener als bei der Bazillenruhr.

Wo tiefgreifende Zerstörung vorhanden war, ist dann der Darm oft außerordentlich verdünnt, ja er kann geradezu papierdünn werden und ist an solchen Stellen dann allemal nicht unerheblich erweitert. Die oft auf kleinere Strecken beschränkten, oft aber auch ausgedehnteren Verdickungen der Darmwand durch chronische Veränderungen haben wir oben schon besprochen; sie können zu Verzerrungen, Verwachsungen, Abknickungen und richtigen Verengungen führen. Ob auf dem Boden lange bestehender geschwüriger Veränderung bei Amöbiasis Krebse sich entwickeln, ist bis jetzt noch nicht bekannt.

Über die Morphologie der Amöben ist hier noch kurz Einiges zu berichten. Die in Frage stehende pathogene Amöbe hat den zoologischen Namen: Entamoeba histolytica und ist gleich der früher als „tetragena" beschriebenen Form; zweckmäßiger spricht man neuerdings einfach von der Ruhramöbe. Man findet diese Amöben sowohl in den schleimig-blutigen Darmausleerungen, wie auch in den Geweben (Darmwand), und zwar hier allemal in der vegetativen Form. Diese vegetativen Formen haben eine Größe von etwa 20—35 Mikren. Die größten Exemplare werden etwa bis zu 70 Mikren groß. Das Ektoplasma ist glashell, das Entoplasma gekörnt. Im Plasma finden sich sehr oft rote Blutkörperchen, auch wohl Zelltrümmer, aber keine sicheren Bakterien. Der Kern der Amöben ist 4—8 Mikren groß. Die Bewegung ist lebhaft. Kleinere Formen, wie man sie zumeist kurz vor der Enzystierung findet, gehen auch unter der Bezeichnung „Minuta“-Formen, mit einer Größe von 12—20 Mikren. In diesem Stadium gleichen die Amöben in ihren Kernverhältnissen mehr der Entamoeba coli. Im Gewebe hat man diese Minutaformen noch nicht beobachtet. Kennzeichnend ist das Auftreten der sog. Chromidien (bâtonnets sidérophiles). Die Zysten der Ruhramöben sind kenntlich an ihren scharfen Umrissen und ihrer fast rein runden oder etwas ovalen Form. Ihre Größe beträgt durchschnittlich etwa 10,5 Mikren, das Maximum etwa 18 Mikren. Ob man tatsächlich verschiedene Rassen nach der Größe der Zysten unterscheiden kann, erscheint mir fraglich. In ein und demselben Fall pflegt jedenfalls die Zystengröße recht beständig zu sein, doch kommen auch Schwankungen vor (YORKE und ADAMS). Die jungen Zysten enthalten eine größere Glykogenvakuole und wetzsteinförmige Chromidien; die Kerne teilen sich bald und die reifen Zysten enthalten charakteristischerweise 4 Kerne (8 kernige Zysten werden nur ganz ausnahmsweise gefunden).

Welche Bedeutung die Enzystierung eigentlich hat, ist noch durchaus ungenügend aufgeklärt. Bei der frischen Amöbenruhr findet man jedenfalls niemals Zysten, immer erst später, nachdem schon vorher die kleinen Minuta-formen aufgetreten sind. Dies entspricht in der Regel einem Abklingen der akuten klinischen Symptome. Man faßt gemeinhin die Enzystierung als einen Anpassungsvorgang der Parasiten auf und vergleicht sie etwa mit der Sporen-bildung bei Bakterien. Vielleicht hängt die Enzystierung mit ungünstigeren Wachstumsbedingungen für die Amöben zusammen. Man hat die Zysten, wie gesagt, bis jetzt noch nie im Gewebe gefunden, nur im Stuhl. Da ist es nun von großer Wichtigkeit, daß neuestens BOYERS im Duodenalsaft (durch Drainage gewonnen) sowohl vegetative wie enzystierte Amöben gefunden hat. Da nun keinerlei Erscheinungen einer Erkrankung des Duodenums da waren, wäre es möglich, daß diese Amöben tatsächlich mit der Galle aus der Leber ausgeschieden waren und also vielleicht von in der Leber enzystierten Formen herstammen könnten.

Von der Ruhramöbe morphologisch zu trennen ist die im Dickdarm weit verbreitete Entamoeba coli (Näheres darüber siehe in meiner Monographie). In ihrer Größe ist sie nicht wesentlich von der Ruhramöbe verschieden; die Sonderung von Ekto- und Endoplasma ist bei der Koliamöbe meist nicht so scharf, die Bewegung langsamer. Charakteristisch ist bei ihr das Fehlen phago-zytierter Blutzellen. Es sind zwar ganz ausnahmsweise (z. B. von CASTEX, W. FISCHER u. a.) in sicheren Exemplaren von Entamoeba coli schon einmal rote Blutkörperchen gefunden worden, aber das beeinträchtigt die praktische Unter-scheidungsregel durchaus nicht, nämlich daß man Amöben mit roten Blut-körperchen ruhig als Ruhramöben auffassen soll. Die Zysten der Koliamöbe sind im reifen Zustande 8 kernig, die Größe schwankt zwischen 16—30 Mikren, die Durchschnittswerte sind um 20 Mikren. Diese Amöbe kann unter Umständen auch einmal im Gewebe gefunden werden. HAMMERSCHMIDT sah solche Fälle, wo Amöben vom morphologischen Typ der Koliamöbe auf dem Boden von Typhusgeschwüren und ähnlichem in die Darmwand eingedrungen waren. Ich selbst habe einen Fall beobachtet, der in einer Dissertation von GRUNEWALDT (Göttingen 1921) ausführlich dargelegt ist, wo bei einem Patienten mit chroni-schen immer wiederkehrenden Durchfällen als einzige in Frage kommende Er-reger Amöben vom charakteristischen Typ der Entamoeba coli gefunden wurden. Es liegen heute sonst noch einige Beobachtungen vor, wonach solche mor-phologisch der Koliamöbe zuzurechnende Amöben doch offenbar eine gewisse pathogene Wirksamkeit entfaltet haben. Daß wir indes zwischen Ruhramöbe und Entamoeba coli noch streng zu unterscheiden haben, dafür sprechen nicht nur experimentelle Versuche (WALKER-SELLARDS), sondern auch epidemiologische Beobachtungen und nicht zuletzt die Ergebnisse der künstlichen Züchtung der Amöben, wie sie neuerdings BÖCK-DRBOHLAV geglückt ist.

Die mikroskopische Differentialdiagnose von Ruhrfällen durch die Untersuchung der Entleerung hat zu berücksichtigen, daß die Amöben bisweilen in den Entleerungen rasch absterben, ein negativer Befund also je nach der Zeit der Untersuchung nicht unbedingt etwas beweist. Es ist bei der Amöbenruhr charakteristisch, daß in den schleimigen Massen in der Regel nur eine auffallend geringe Anzahl von Zellen vorhanden ist. Neutrophile Leukozyten insbesondere fehlen vollkommen oder sind nur ganz vereinzelt vorhanden, eosinophile Zellen können da sein, CHARCOT-LEYDENsche Kristalle findet man verhältnismäßig häufig (nach THOMSON in 25%). Bei der bazillären Ruhr dagegen fehlen die Leukozyten niemals, sie sind dabei häufig degenerativ verändert, und dann sind sehr charakteristisch die oft ziemlich zahlreichen mononukleären Zellen, insbesondere die großen schattenhaften Zellgebilde, die auch den Namen der Geisterzellen (ghost-cells) führen, offenbar gequollene Histiozyten. Die CHARCOTschen Kristalle fehlen bei reiner Bazillenruhr immer; doch vergesse man nie, an die Möglichkeit einer Mischinfektion zu denken.

Die pathogene Bedeutung der Amöben war lange Zeit in Zweifel gestellt worden und nicht zum wenigsten aus dem Grunde, weil ja auch bei völlig Gesunden sich so häufig Amöben nachweisen lassen, die morphologisch nur schwer oder gar nicht von den bei der Tropenruhr gefundenen Amöben abzugrenzen waren. Die sehr ausgedehnten Untersuchungen in allen Ländern haben ergeben, daß überall da, wo die Tropenruhr und der Leberabszeß vorkommt, auch die Ruhramöbe vorkommt; daß in all den Fällen, die klinisch das klassische Bild der Tropenruhr darbieten, in den Darmentleerungen mit Sicherheit die Amöben zu finden sind. Es ist dann ferner erwiesen, daß diese in solchen Fällen gefundenen Amöben tatsächlich krankmachende Eigenschaften besitzen, nämlich für Versuchstiere, insbesondere Katzen (aber neuerdings auch für Affen, Kaninchen und Meerschweinchen nachgewiesen). Es gelang in Tierversuchen nicht bloß ruhrartige Darmerscheinungen, sondern auch metastatische Amöbenerkrankungen, insbesondere auch Leberabszeß, hervorzurufen.

Die krankmachende Bedeutung der Amöben ist in experimentellen Untersuchungen auch für den Menschen dargetan, und zwar durch WALKER und SELLARDS in Manila. Sie infizierten 18 Strafgefangene mit Zysten der Ruhramöbe (die Versuchspersonen waren zuvor genauestens untersucht und ihr Stuhl sicher frei von Ruhramöben gefunden). 4 von diesen 18 Versuchspersonen erkrankten nach einer Inkubation von 20—95 Tagen. Dann sind beweisend einige unfreiwillige Laboratoriumsinfektionen mit Eiter aus postdysenterischen Leberabszessen (LÖHLEIN); die Inkubation betrug hier 20—24 Tage. Nach Erfahrungen, die man bei Verschiffung englischer Truppen nach warmen Ländern gemacht hat, ist übrigens anzunehmen, daß die Inkubation unter Umständen auch noch wesentlich kürzer sein kann. Die pathogene Bedeutung der Ruhramöben geht übrigens auch sehr deutlich aus systematischen, immer wiederholten Stuhluntersuchungen hervor, die man in warmen Ländern bei Ruhrkranken macht: Man findet immer wieder mit dem Einsetzen der Rückfälle im Stuhl die vegetativen Formen der Amöben erscheinen, während vorher, solange klinische Darmerscheinungen fehlten, lediglich Zysten der Amöbe aufzufinden waren.

Metastatische Erkrankungen.

Aus der Darmwand können die Amöben mit dem Blutstrom in andere Organe verschleppt werden und da kommt natürlich in allererster Linie die Leber in Betracht. Diese Erkrankung der Leber bei der tropischen Dysenterie ist ja schon lange bekannt und insbesondere der sog. Leberabszeß in den Tropen ja immer auch schon mit der Ruhr in Zusammenhang gebracht worden. Wir wissen heute, er entsteht durch die Amöben, die vom Darm aus dahin verschleppt werden und es lassen sich in frischeren „Abszessen" die Amöben in der Wand fast immer mit Leichtigkeit nachweisen, wenn das auch in dem „Abszeßeiter" nicht immer gelingt. Es handelt sich bei diesen metastatischen Erkrankungen eigentlich um Nekrose des Lebergewebes mit Einschmelzung. Große solitäre Herde findet man mit Vorliebe im rechten Leberlappen, aber auch mehrfache kleine sind nicht so ganz ungewöhnlich. Daß die metastatischen Lebererkrankungen durch Amöben viel häufiger sind als man früher annahm, erhellt aus der Tatsache, daß sie auf das spezifisch auf die Amöben wirkende Mittel, das Emetin, ausgezeichnet ansprechen und daß ganz junge in Bildung begriffene Herde dadurch prompt zur Rückbildung gebracht werden. So kommen denn heutzutage bei der besseren Erkennung und Behandlung der Amöbiasis des Darmes nun auch die schweren Lebererkrankungen, die großen Leber-„Abszesse" sehr viel seltener vor. Von weiteren metastatischen Amöbenerkrankungen seien nur genannt die der Bronchen und der Lungen (neuere Fälle sind mitgeteilt von CLARK, KOWITZ, MACNEAL, MANSON-BAHR, PANAYOTATON, PETZETAKIS, REUMOND, ROUILLARD). Manche von ihnen sind unter dem klinischen Verdacht der Tuberkulose verlaufen. Selten erfolgen (hämatogene) Metastasen in anderen Organen, wie z. B. in der Milz.

Die Amöbiasis der Harnwege ist nichts ganz Seltenes (Fälle von CARBONARO, W. FISCHER, FRANCHINI, PANAYOTATON, WORSLEY), meist unter dem Bilde einer Zystitis verlaufend. Die Infektion erfolgt sowohl auf dem Blutwege, wie auch direkt von den Geschlechtsteilen her. Über eine Amöbiasis des Penis berichtet STRAUB, Thromben der Venae spermaticae sah TOMB. Amöbiasis der Haut wird neuerdings von HEIMBURGER berichtet. Metastatische Hirnabszesse sind ebenfalls schon gesehen worden (so von CLARK in 4 Fällen).

3. Balantidienkolitis.

Den Befunden bei der Amöbenruhr recht ähnlich sind die, welche man bei der Infektion mit Balantidium coli, einem Parasiten aus der Klasse der Ziliaten, antrifft.

Es kann jetzt keinem Zweifel mehr unterliegen, daß dieser Parasit tatsächlich krankmachende Wirkung im menschlichen Darm entfalten kann und schwere Darmveränderungen hervorzubringen vermag, wenn schon in der Mehrzahl der Fälle die Infektion des Menschen mit Balantidien klinisch und anatomisch ganz unbemerkt verläuft. Viele Forscher nehmen an, daß die eigentlich als Symbionten im Darm lebenden Balantidien in die Darmwand nur dann einzudringen vermögen, wenn irgendwelche andere Schädigung, etwa ein Katarrh, dazu die nötigen Bedingungen schaffe (so COBET); an eine gewisse Symbiose der Balantidien mit Bact. alcaligenes denkt VAN DER REIS; nach RJANITZIN hingegen durchdringen die Balantidien die unverletzte Schleimhaut. Beim Menschen sind experimentelle Infektionen noch nicht gelungen; aber aus der

Analogie mit den Versuchen bei Tieren (z. B. Affen), wird geschlossen, daß die Balantidien ohne Mitwirkung anderer Keime die Fähigkeit haben, in der Darmschleimhaut Schädigungen zu setzen und dann in die Darmwand einzudringen (vgl. ASKANAZY, BRUMPT, NOC, WALKER u. a.).

In Deutschland sind Balantidieninfektionen insbesondere in den Ländern der Ostseeküste gesehen worden, doch sind auch aus anderen Gegenden Deutschlands (Kassel, Jena, Freiburg) Fälle beschrieben, und fast von allen Ländern der Welt sind einzelne Infektionsfälle mitgeteilt. Der Sitz der Balantidieninfektion ist ganz ausschließlich der Dickdarm. Hier kann jeder Abschnitt befallen sein, auch die Appendix (CAMPOS); eine besondere Bevorzugung eines bestimmten Abschnittes scheint nicht zu bestehen. Doch ist in einigen Fällen erwähnt, daß im untersten Dickdarmabschnitt die Veränderungen am stärksten waren. Gar nicht so selten sind Balantidieninfektionen auch schon bei Kindern gesehen worden, sogar bei einem 40 Tage alten Säugling (FOX).

In den ersten Stadien der Infektion findet man eine gerötete, mit reichlichen Mengen von Schleim bedeckte Schleimhaut; in den Schleimmassen sind die Balantidien zahlreich vertreten. Späterhin findet man dann Geschwürsbildung, bisweilen nur ein einziges Geschwür, meist aber zahlreiche; ja es kann sogar ein großer Darmabschnitt ganz von Geschwüren durchsetzt sein, so daß er geradezu siebartig durchlöchert erscheint (KOLISCH). Diese Geschwüre sind rund oder eiförmig, die kleinsten halten etwa 1 mm im Durchmesser, die größten bis über 2 cm. Ein blasses, etwas gelbliches, leicht eingesunkenes Zentrum hebt sich von einem geröteten (LUGER und KORKES), doch im Leben wenig ödematösen (SAXL) Rande ab. Die Ränder pflegen ziemlich tief unterminiert zu sein, in manchen älteren Fällen werden sie auch etwas pigmentiert angetroffen. Die Geschwüre reichen in den einen Fällen bis zur Muscularis mucosae, in anderen bis in die Unterschleimhaut; es sind aber auch Fälle beschrieben, wo die Geschwüre bis zur Serosa gingen, und in ganz seltenen Fällen hat das zur Durchbrechung geführt (Fall von WOIT). Schwerste Blutungen sind von BOWMAN in einem Fall gesehen worden. Durch entzündliche Verdickung der Serosa und Verklebungen kann der drohende Durchbruch verhindert werden. In manchen Fällen war die Anordnung der Balantidiengeschwüre ähnlich wie in vielen Fällen von Amöbiasis „kragenknopfartig“, indem das durch einen engeren Hals durch die Muscularis mucosae durchbrechende Geschwür in der Unterschleimhaut sich dann weiter ausgedehnt hatte. Außerhalb der Geschwüre wird die Schleimhaut meist in einem Zustand der Entzündung, mit Hyperämie, vermehrter Schleimabsonderung, auch etwas Ödem und kleinen Ekchymosen angetroffen. Im unteren Dünndarm hat man ebenfalls etwas entzündliche Veränderungen festgestellt, aber hier nie Geschwüre und nur einmal bis jetzt (VAN DER REIS) Balantidien gefunden. In den Geschwüren findet man bisweilen etwas Gewebstrümmer mit Schleim, manchmal auch gelblichen und grünlichen Eiter; sehr häufig sind aber die Geschwüre, besonders die kleinen, ziemlich gereinigt gefunden worden.

Bei der mikroskopischen Untersuchung findet man sowohl in den nekrotischen Massen der Geschwüre, wie in deren Umgebung, sowohl in den Drüsenlichtungen wie auch im Gerüst, in der Schleim- wie Unterschleimhaut, ja bisweilen auch in der Muskularis und Subserosa die Balantidien, einzeln oder in Gruppen, oft in größeren Reihen angeordnet, in den Gewebsspalten, oft ganz deutlich in Lymphbahnen; aber auch in Blutgefäßen der Submukosa kann man sie antreffen; überhaupt sind sie in der Unterschleimhaut in der Regel am zahlreichsten. In der Umgebung der nekrotischen Gewebsabschnitte ist in der Regel eine ziemlich scharf begrenzte Zone stärkerer entzündlicher Reaktion anzutreffen, die je nach Dauer der Erkrankung und Anwesenheit von sekundär eingewanderten Keimen etwas verschieden ist. In nächster Umgebung der

Balantidien hat man fast immer ebenfalls eine gewisse Anhäufung von Zellen angetroffen, neutrophile Leukozyten und oft auch zahlreiche eosinophile; in anderen Fällen waren es aber viel mehr Lympho- und Plasmazellen (z. B. CAMPOS). In den Balantidien selbst lassen sich Reste roter Blutkörperchen und auch sonst Zelltrümmer nachweisen. Das Gewebe außerhalb der Geschwüre weist in Schleim- und Unterschleimhaut entzündliche Erscheinungen, vor allem Blutüberfüllung der Gefäße und Ödem auf, auch werden kleine Blutaustritte kaum je vermißt.

Die Balantidien scheinen zum Eindringen in das Gewebe einer alkalischen Reaktion des Darminhalts zu bedürfen (DANISCH). Sie bewirken wohl, ähnlich wie wir das auch für die Amöben annehmen, vielleicht durch Ausscheidungen, eine Nekrose des Gewebes.

Ob die Balantidien, wie die Beobachtungen CHRISTELLERs bei Affen es zeigen, gerade an den Stellen der Darmknötchen eindringen, ist noch nicht genügend geklärt. Die dem Darm benachbarten Lymphknoten sind oft etwas vergrößert und entzündlich verändert betroffen worden (so z. B. ASKANAZY, KLIMENKO, auch CHRISTELLER bei Affen), aber Balantidien sind meines Wissens hier nur von CAMPOS (bei einem Kinde) nachgewiesen worden. Verschleppung der Balantidien vom Darm aus in andere Organe kommt vor, ist aber offenbar äußerst selten. MANSON und STOKVIS (zit. bei BRUMPT) fanden Balantidien in der Leber, WINOGRADOW in der Lunge. MALIWA und v. HAUS berichten sogar über Balantidien im Urin bei fieberhafter Zystitis und Pyelonephritis.

B. Asiatische Cholera.

Die pathologische Anatomie der asiatischen Cholera hat schon verhältnismäßig frühe ausgezeichnete Bearbeitung erfahren. Die zweite Pandemie von Cholera (1826—1837) hatte in Europa erst Rußland im Jahre 1830, dann auch andere europäische Länder, so Preußen (1831), erreicht und war erst 1837 auf europäischem Boden wieder erloschen. Die dritte, meist von 1846—1862 gerechnete Pandemie hat vor allem eine wissenschaftliche Erforschung gezeitigt. Es sei hier erinnert an die Arbeiten von GRIESINGER, dann vor allem an die sehr eingehende Bearbeitung der Berliner Epidemie vom Jahre 1848 durch REIN- HARDT und LEUBUSCHER. R. KOCH verdanken wir nicht nur die Entdeckung des Choleraerregers (1883), sondern auch pathologisch anatomische Unter- suchungen von Cholerafällen in Ägypten und Indien. Dann hat die große Ham- burger Epidemie des Jahres 1892 uns manche Bereicherung unserer Kenntnisse gebracht, wenn auch E. FRAENKEL bescheiden sagte, daß gegenüber früher nicht eben viel Neues gefunden worden sei. Aus späterer Zeit stammen größere Arbeiten von TIZZONI e CATTANI aus einer italienischen Epidemie, und endlich aus dem Weltkrieg die Untersuchungen von STÖRK, dem ein sehr reiches Material zur Verfügung stand. [Insgesamt hat der Weltkrieg im deutschen Heere 1656 Todesopfer gefordert; in deutschen Gefangenenlagern starben 851 (HEGLER- JOCHMANN)].

Wenn auch die anatomischen Befunde, die insgesamt bei einem Fall von asiatischer Cholera erhoben werden, häufig charakteristisch genug sein können, so muß doch aufs schärfste hervorgehoben werden, daß die Einzelbefunde in den verschiedenen Organen, insbesondere im Darmkanal, häufig genug so wenig charakteristisch sind, daß die sichere Diagnose auf asiatische Cholera lediglich durch den Nachweis der Vibrionen gestellt werden darf (so z. B. FRAENKEL, SIMMONDS, STÖRK).

Über den Erreger der Cholera, den Vibrio, oder besser das Spirillum cholerae (früher meist „Kommabazillus" genannt), sei hier kurz das Wichtigste gesagt.

Die Spirillen stellen recht kleine, oft kommaartig gestaltete Gebilde dar, die durchschnittlich 4mal so lang als dick sind; die Länge ist im Durchschnitt auf anderthalb Mikren anzugeben. Sie besitzen eine endständige Geißel, der sie ihre lebhafte Beweglichkeit verdanken. Sie sind mit den üblichen Anilinfarben (meist wird Karbolfuchsin verwendet) leicht zu färben, nach GRAM jedoch nicht. Je nachdem es sich um ganz frische Kulturen, oder um ältere Kolonien handelt, ist die Morphologie der Spirillen recht verschieden; insbesondere sind Degenerationsformen recht häufig, und es gilt daher mit gutem Grunde die Regel, die Choleradiagnose niemals lediglich auf Grund etwa eines gefärbten Abstrichpräparates etwa von Darminhalt zu stellen. Vielmehr ist erforderlich, die Diagnose durch Kulturverfahren. Das zu untersuchende Material wird zweckmäßig erst in Peptonwasser (mit $2\,^0/_0$ Agar) angereichert und von dem an der Oberfläche sich bildenden Häutchen wird nun weiterhin etwa nach 6 Stunden etwas auf Nährböden übertragen. Man wählt hierzu am besten den von DIEUDONNÉ angegebenen Nährboden, oder auch irgendeine der vielen angegebenen Modifikationen. Da die Kolonien der Choleraspirillen morphologisch nicht unbedingt charakteristisch sind — auch andere Vibrionen wachsen unter Umständen ganz ähnlich — ist zur endgültigen Diagnose noch die Agglutination und etwa auch der PFEIFFERsche Versuch anzustellen.

Aus der Leiche lassen sich die Spirillen aus dem Darminhalt fast immer ohne Schwierigkeiten züchten. Dagegen nicht aus anderen Organen. Eine Bakteriämie wird während des Lebens nie festgestellt, und erst gegen Lebensende oder nach dem Tode treten die Spirillen, aber nur bisweilen, in die Blutbahn über: CANTACUZENE hat sie in 5 von 53 Fällen aus dem Herzblut gezüchtet. Nur aus den Gallenwegen sind die Choleraerreger in einem größeren Hundertsatz der Fälle zu züchten; GREIG gelang dies sogar in einem Viertel seiner Fälle. Aus anderen Körperorganen scheinen die Erreger bis jetzt noch nicht gezüchtet worden zu sein; nur noch aus dem Liquor cerebrospinalis (TIZZONI).

Wir haben von den Sektionsbefunden bei asiatischer Cholera zunächst der Darmbefunde zu gedenken.

Bei den ganz akuten Fällen (wo der Tod ja oftmals schon nach einem Kranksein von nur einem oder wenigen Tagen erfolgt), fällt zunächst die starke, „schwappende" Füllung der meisten Dünndarmschlingen mit Flüssigkeit auf; die Inhaltsmenge kann bis zu 4 Liter betragen (LIEBERMEISTER). Dabei pflegen wenig Gase im Darm enthalten zu sein. Dies gilt aber nur für die ganz akuten Cholerafälle; bei Tod nach längerer Krankheitsdauer kann sehr wohl auch Meteorismus vorhanden sein. Die Schlingen sind oftmals ein klein wenig miteinander verklebt, sie fühlen sich schlüpfrig, etwas seifenartig an; reibt man sie gegeneinander, so kann sogar eine Art von Schaum entstehen. Die Farbe dieser Dünndarmschlingen ist hortensiafarben, auch herrscht manchmal ein mehr lilafarbener Ton vor. Der Dickdarm erscheint in der Regel unverändert. In der Serosa bemerkt man eine recht deutliche Füllung der feinsten Gefäße, und diese Füllung ist meist auch noch eine Strecke weit auf das Gekröse zu verfolgen (STÖRK). Die Gekröselymphknoten sind dabei entweder ganz wie in der Norm, blaß, bisweilen aber auch leicht vergrößert, saftig, und dann mehr grau oder weiß-rötlich (REINHARDT-LEUBUSCHER, STÖRK). Agonale Invaginationen von Darmschlingen sieht man nicht so ganz selten (bei akuten Fällen).

Eröffnet man den Dünndarm, so findet sich der Inhalt wäßrig, dünnflüssig und hat die viel besprochene graue, reiswasser- oder auch mehlsuppenähnliche Farbe, manchmal auch fast milchige Beschaffenheit — aber nur bei solchen Patienten, die nicht länger als 5 Tage erkrankt waren. Es kann aber auch schon früher eine deutlich gallige Färbung des Darminhalts da sein, und bei den Fällen mit längerer Krankheitsdauer ist das die Regel; und endlich sind auch Fälle beobachtet, wo der Inhalt etwas blutig gefärbt war. So sah EMMERICH in 2 Fällen von Choleratyphoid dunkelrote, schmierige Flüssigkeit, infolge hämolytischer Wirkung der Vibrionen. In der Darmflüssigkeit schwimmen zarte, weißliche, oder graue, schmutziggelbliche Membranen und Flöckchen, bisweilen sieht man sogar bis pfennigstückgroße Membranen.

Nach vorsichtiger Entfernung des Inhalts weist nun die Dünndarmschleimhaut eine ganz diffuse feine Rötung auf, die nach dem Ileum zu an Stärke zunimmt, und kurz vor der BAUHINschen Klappe am stärksten ausgeprägt ist (KOCH). Diese Injektion ist entweder beschränkt auf die Höhe der Falten, oder sie betrifft die gesamte Schleimhaut. Diese fühlt sich etwas ödematös an; auf den Falten findet sich fleckweise oder auch über größere Strecken ausgedehnt eine Anhäufung von Schleim. Im Dickdarm können ganz ähnliche Befunde erhoben werden, meist mehr fleckweise; sie fehlen aber doch häufiger. Sind sie da, so findet man sie am ehesten im Blind- und aufsteigenden Dickdarm (SIMMONDS).

Ein weiterer ganz charakteristischer Befund sind Schleimhautblutungen, von kleinsten punktförmigen Ekchymosen an bis zu flächenhaften Suffusionen; bald mehr auf einzelne Abschnitte des Darmes beschränkt, bald mehr diffus; und mit Vorliebe auf der Höhe der Falten. Bisweilen sind sie auch auf die PEYERschen Haufen beschränkt, derart, daß diese als graue, etwas erhabene Inseln von einem hämorrhagischen Saum umgeben erscheinen. In den frischen Fällen findet man die lymphatischen Teile des Darmes, vorzüglich eben die PEYERschen Haufen, aber auch die Einzelknötchen des Dickdarms, etwas geschwollen. Ältere Autoren haben öfters beschrieben, daß sie durch partielle Zerstörung dann eigentümlich siebartig durchlöchert, „retikuliert" aussähen (so REINARD-LEUBUSCHER, ROKITANSKY, auch LE DANTEC), doch scheint es sich dabei allemal um Leichenveränderungen gehandelt zu haben.

Im Duodenum ist in einigen Fällen ebenfalls etwas Blutfüllung der Schleimhaut und ödematöse Schwellung gefunden worden.

Man kann die bis jetzt beschriebenen Befunde zusammenfassend als die einer katarrhalischen Entzündung der Schleimhaut bezeichnen. Der Charakter der Entzündung kann aber sehr wohl auch andere Formen annehmen, zumal bei etwas längerer Krankheitsdauer, und man findet dann mehr „diphtherische" nekrotisierende Entzündungserscheinungen. Aber niemals vor dem dritten Krankheitstag (FRAENKEL); ganz charakteristisch aber in den Fällen von Choleratyphoid (unter Choleratyphoid versteht man das Stadium comatosum, das sich an das meist nur 1—3 Tage dauernde Stadium asphycticum anschließt; die Diarrhöen werden im Stadium comatosum seltener, die starke Trübung des Bewußtseins im fieberhaften Zustand hat den Anlaß zur Bezeichnung „Choleratyphoid" gegeben). Diese schwereren Veränderungen trifft man dann gerade an den Stellen, wo sonst die Blutüberfüllung am meisten ausgesprochen ist, besonders im unteren Abschnitt des Dünndarms. Hier sieht man dann weißlichgelbliche, später auch mißfarbene, mehr oder weniger gallig gefärbte Beläge auf der Höhe der Falten, fleckweise oder strichweise, auch über größere Strecken verbreitet. Aber es kommt kaum vor, daß die ganze Dünndarmschleimhaut oder größere Abschnitte des Dickdarmes solche diphtherischen Beläge aufweisen. Die Beläge werden schließlich abgestoßen, und es entstehen so Geschwüre: meist nur recht seichte, höchstens pfennigstückgroße. In ihrer Umgebung findet man meist Blutungen der Schleimhaut und kleine Nekrosen. Fälle mit schwereren diphtherischen Erscheinungen können sehr an die Befunde erinnern, die man bei Quecksilbervergiftungen (z. B. FRAENKEL, SIMMONDS) oder auch bei Arsenvergiftung bisweilen antrifft, worauf schon VIRCHOW hingewiesen hat (vgl. auch einen gerichtlichen Fall von LIEBERMEISTER). Nekrosen und diphtherische Veränderungen ohne Blutungen sind nach STÖRK selten. Tiefergreifende Geschwüre sind selten; SIMMONDS hat solche beschrieben. In seinem Sektionsmaterial waren diphtherisch-nekrotisierende Prozesse im Dünndarm in 2%, im Dickdarm dagegen in $71,2\%$ vorhanden, während E. FRAENKEL solches im Dünndarm in 3%, im Dickdarm dagegen nur in 1% fand. Ähnlich häufig fand CROWELL in Manila etwa in 2% solche schwereren Veränderungen im Dünn- und Dickdarm.

Kaum jemals gehen die Verschwärungen so tief, daß die Gefahr eines Durchbruchs eintritt. Bei Cholera, die nicht etwa durch irgendeine anderweitige gleichzeitige oder sekundäre Darminfektion verwickelt ist, scheint Perforation kaum je gesehen worden zu sein. Nur LEWY hat in einer injizierten Jejunumschlinge umschriebene Nekrose mit Durchbruch bei sonst typischem Cholerabefund gesehen. Ein ganz ungewöhnlicher Befund ist der einer förmlichen Gangrän des Mastdarmendabschnittes, den STÖRK in einem Fall erhoben hat.

Ganz selten sind auch Veränderungen des Magens. Ekchymosen sind zwar ein häufiger Befund (TIZZONI), brauchen aber mit der Cholerainfektion nichts zu tun zu haben. DEYCKE sah einmal einen bandförmigen hämorrhagischen Streifen der Magenschleimhaut, eine richtige hämorrhagische Infarzierung der Schleimhaut und ausgedehnte Nekrosen.

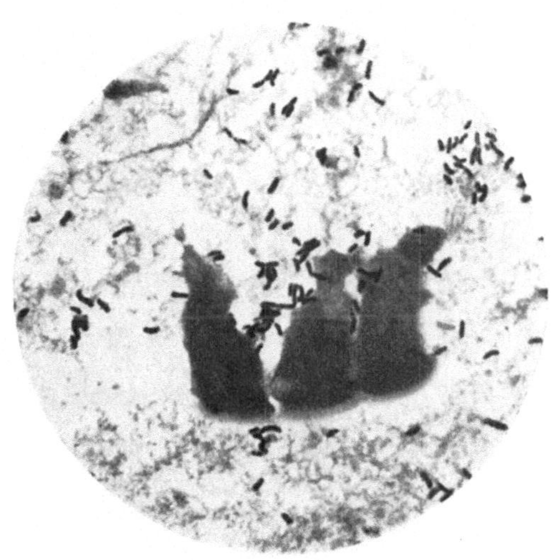

Abb. 18. Darminhalt bei Cholera. Deckglasausstrich. 1. Krankheitstag. (Präp. von E. FRAENKEL.)

Es ist aber wahrscheinlich, daß hier eine Mischinfektion vorgelegen hat. Auch CROWELL hat einmal pseudomembranöse, gangräneszierende Gastritis gesehen.

Die feineren histologischen Veränderungen des Choleradarmes sind insbesondere in der Hamburger Epidemie von FRAENKEL, SIMMONDS und DEYCKE und neuerdings recht eingehend von STÖRK erforscht worden.

Bei den ganz akuten Fällen ist der Befund recht einförmig. Es findet sich eine zunächst ganz oberflächliche Koagulationsnekrose des Zottenepithels und bisweilen auch schon der obersten Teile des Zottenstromas. Dabei ist auffallend, daß eine entzündliche Reaktion durchaus fehlt, wie man an einwandsfrei konservierten Präparaten leicht feststellen kann. Die Gefäße der Zotten, aber auch die der Unterschleimhaut erweisen sich mäßig bis stark mit Blut gefüllt und ein geringer Grad von Ödem ist sowohl in der Schleimhaut wie auch noch in der Unterschleimhaut festzustellen. Auch kleine Blutungen sind ganz gewöhnlich. Die Choleravibrionen sind in den an der Oberfläche haftenden schleimigen und nekrotischen Massen in Menge nachweisbar, auch in den Krypten, zwischen den Epithelien, und sogar noch jenseits der Muscularis mucosae, wie von mehreren Forschern, z. B. KOCH, FRAENKEL und DEYCKE gefunden wurde; doch muß nach STÖRK ein Vorkommen jenseits der Basalmembran der Epithelien als Seltenheit bezeichnet werden.

Abgesehen von der Abstoßung des Darmepithels können aber auch noch andere Befunde am Epithel zu erheben sein, wie STÖRK gezeigt hat, nämlich Wucherungen, die vielleicht als Folge der Blutüberfüllungen und wohl hauptsächlich als Wiederherstellungsvorgänge zu deuten sind. Das übermäßig wuchernde Epithel ist dann sozusagen für die Zotte zu groß geworden, es verhält sich zum Gerüst wie ein zu langer Handschuhfinger zum Finger.

Es unterliegt keinem Zweifel, daß die Abstoßung des Epithels ein vitaler Vorgang, nicht etwa bloß eine Leichenerscheinung ist. Wenn dann die Zotte ihres Epithelüberzuges entblößt ist, müssen auch reaktive Vorgänge hier einsetzen. Zunächst sieht man allerdings dann die Zotten etwas keulenförmig durch das Ödem angeschwollen; wahrscheinlich ist dies Ödem mit ein Grund

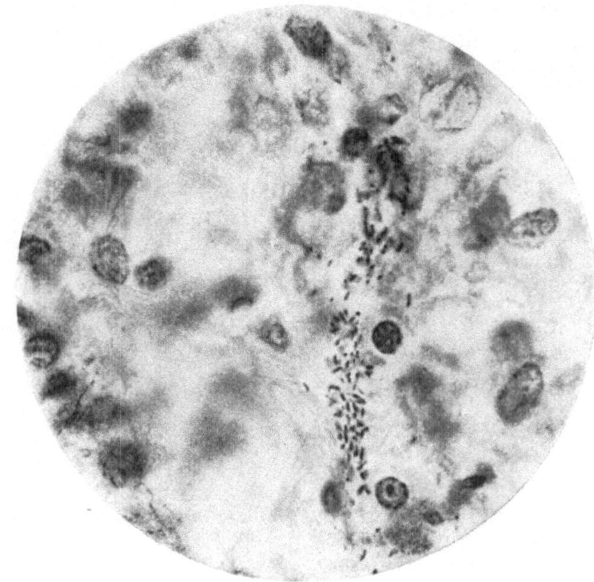

Abb. 19. Choleravibrionen. 3. Krankheitstag. (Präp. von E. FRAENKEL.)

für die Abstoßung. Aber eine gewisse Exsudation zelliger Gebilde in das Zottengerüst bleibt nun doch nicht aus; bald findet man neutrophile Leukozyten, bald mehr Lymphzellen und diese sind immer der Menge nach die Hauptsache. Mitosen in den lymphatischen Zellen sind häufig und deuten wohl auf eine Entstehung an Ort und Stelle hin. Die Lymphzellen findet man dann vorzugsweise unter den basalen Enden der Krypten und zwischen diesen und der Muscularis mucosae. Ein Teil von ihnen erweist sich als Plasmazellen. Die Unterschleimhaut ist, wie FRAENKEL hervorhob und STÖRK bestätigte, reich an Mastzellen, die sich bisweilen auch noch in der Muskularis finden. Eosinophile Zellen sind nur spärlich vertreten. Im Zottengerüst findet STÖRK noch eine dritte, von den Mast- und Plasmazellen verschiedene Zellart, die er als eine Abart der Lymphozyten ansieht. Von den Plasmazellen unterscheiden sie sich durch die zentrale Stellung des Kernes, das Fehlen der juxtanukleären Vakuole, und durch das Vorhandensein echter Granula. Gelegentlich kommt diese „dritte Zellart“ auch in der Submukosa vor; echte Mastzellen hingegen so gut wie nie in der Schleimhaut. Plasmazellen konnten schon 24 Stunden nach der Infektion im Gewebe gefunden werden.

Die Lymphknötchen sind in der Regel vergrößert, die sog. Keimzentren recht groß, und stets enthalten sie große hydropische phagozytierende Zellen, in denen pyknotische Kerntrümmer in Menge nachzuweisen sind. Plasmazellen können sich in den Knötchen ebenfalls finden.

Die mikroskopischen Befunde im Dickdarm ähneln denen des Dünndarms, nur ist die Epithelabstoßung und Nekrose hier nicht so ausgedehnt. Indes ist zu bemerken, daß die Dickdarmveränderungen bei der mikroskopischen Untersuchung sich nicht selten doch als viel erheblicher erweisen als der makroskopische Befund erwarten ließ (FRAENKEL, STÖRK).

Bei etwas längerer Dauer der Erkrankung sind die exsudativen Veränderungen viel deutlicher, und an der Grenze des Nekrotischen kann sich dann ein deutlicher Reaktionswall mit Lymphozyten, Plasmazellen und phagozytierenden großen mononukleären Zellen ausbilden. In den kleinen Gefäßen sind kleinste Fibrinthromben nichts Ungewöhnliches.

Die Zerstörungen pflegen sich meist nur auf die obersten Schichten der Darmwand zu erstrecken, und die durch Abstoßung des Nekrotischen entstehenden Geschwüre überhäuten sich offenbar sehr rasch und vollkommen. Diese Verhältnisse sind noch kaum untersucht worden. Daß durch narbige Prozesse etwa Stenosen des Darmes eintreten, scheint bei reinen Fällen von Cholera noch nie beobachtet worden zu sein.

Bei den schwereren „diphtherischen" Veränderungen in der Schleimhaut stellt die mikroskopische Untersuchung nekrotisierende Entzündung fest, eine wesentliche Abscheidung von Fibrin pflegt dabei zu fehlen.

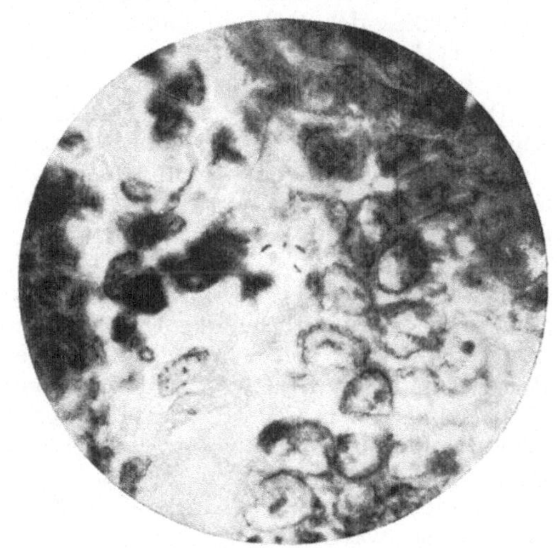

Abb. 20. Choleravibrionen im Gewebe. 3. Krankheitstag. (Präp. von E. FRAENKEL.)

Solche Fälle sind bis jetzt noch selten genauer histologisch untersucht worden. Bei Fällen aus der Hamburger Epidemie wurden da in der Schleimhaut alle möglichen Mikroorganismen: Kokken, kleine Bakterien, lange Fäden gefunden, ebenso auch noch bis tief in die Unterschleimhaut hinein; aus solchen Stellen waren dann keine Choleravibrionen zu züchten und die Annahme liegt sehr nahe, daß diese schweren Veränderungen auch gar nicht durch die Vibrionen, sondern durch die anderen Keime hervorgebracht worden sind.

Am Bauchfell wird in der Regel eine geringfügige Wucherung des Serosaepithels festgestellt. Was diese mit dem weißlichen Belag, der auf der Serosa so häufig angetroffen wird, zu tun hat, müßte noch des Genaueren erforscht werden.

Ganz kurz sei hier noch der Befunde gedacht, die bei den Cholerafällen sonst an der Leiche erhoben werden.

Von den Leichenveränderungen ist zu erwähnen die oft sehr erhebliche Starre der Körpermuskulatur (Fechterstellungen!); die Fäulniserscheinungen sind bei Cholera nicht grundsätzlich hintangehalten, wie vielfach angegeben wird. Die oftmals während des Lebens beobachteten Hautausschläge sieht man an der Leiche nicht mehr. Infolge des großen Wasserverlustes findet man bei den im akuten Stadium Verstorbenen ganz welke Haut, deren Elastizität gelitten hat; oftmals ist die Haut der Finger eigenartig faltig. An Fingern und Zehen überrascht oft eine ausgesprochene Blausucht, ebenso im Gesicht, zumal in der Mundgegend.

Am Herzen sind bisweilen (in nicht ganz 7% der Hamburger Epidemie) Verfettungen der Muskulatur festgestellt worden; auch parenchymatöse Trübung (STÖRK). Ekchymosen des Perikards, an der Herzbasis, sind gewöhnlich. Der rechte Ventrikel und Vorhof pflegen erweitert zu sein. Das Blut ist stark eingedickt, doch fand STÖRK dies nie in einer für die makroskopische Betrachtung erkennbaren Weise. Die blutbereitenden Organe sind noch recht wenig untersucht. Daß das Mark der Röhrenknochen oft eine krapp- bis karmoisinrote Farbe hat, ist schon LARREY aufgefallen. FRAENKEL fand öfters Blutungen, die Farbe himbeergeleeartig. Feinere histologische Untersuchungen konnte er leider nicht anstellen. KULESCHA unterscheidet zwei Arten des roten Markes der Röhrenknochen:

1. erythroplastisches (infolge des Sauerstoffmangels!),
2. granulozytäre Hyperplasie, als Reaktion auf die Infektion.

Die Befunde an der Milz werden von den Forschern etwas verschieden angegeben: doch läßt sich offenbar eine für Cholera irgendwie typische Veränderung nicht angeben. Blutungen werden öfters erwähnt. Nach STÖRK findet sich Milzschwellung nur bei komplizierender infektiöser Erkrankung. Sonst ist die Milz infolge geringer Stauung etwas vergrößert und ihre Konsistenz etwas vermehrt.

Die Körpermuskulatur ist meist von dunkler Farbe, oft trocken, aber doch nicht immer übermäßig trocken; auch in ihr sind Blutungen nicht ungewöhnlich. Nicht selten wurde wachsige Degeneration gefunden, so in den Recti abdominis, im Zwerchfell, im Gastroknemius (UTSUMI), bisweilen auch makroskopisch erkennbare Zerreißungen (MANSON-BAHR). Veränderungen der Stimmbandmuskeln, die wegen der Erklärung der „vox cholerica" ja ein größeres Interesse haben, sind von BOLTZ beschrieben und neuerdings genauer von STÖRK untersucht worden. An den Muskelfasern findet sich im wesentlichen die hyaline „wachsige" Degeneration; Wucherungsvorgänge trifft man in Form von Kernwucherungen der Muskelfasern; aber auch Vermehrung der fixen Zwischengewebszellen. In den Interstitien sind endlich vorwiegend Lymphzelleinlagerungen anzutreffen. Durchaus übereinstimmende Befunde wurden auch sonst in der Körpermuskulatur (Zwerchfell, Rectus abdominis, Longus colli) erhoben.

Am Respirationstrakt wird an den Stimmbändern bisweilen Ödem angetroffen, an den Bronchen sehr häufig Entzündung (diphtherische Entzündung erwähnen LEUBUSCHER-REINHARDT). Lobuläre Pneumonien sind bei den nach längerer Krankheit verstorbenen Cholerakranken häufig (in Hamburg in 65 von 400 Fällen), lobäre Pneumonien selten. Verhältnismäßig häufig ist eitrige Einschmelzung der lobulären Herde (Aspiration). In der Speiseröhre sind bisweilen Nekrosen und diphtherische Veränderungen gefunden (EICHHORST, REINHARDT-LEUBUSCHER, STÖRK), besonders im unteren Drittel.

Irgendwie für Cholera charakteristische Befunde an Leber und Pankreas gibt es nicht; parenchymatöse Trübung der Leber wird öfters beobachtet (STÖRK). Die Nierenveränderungen sind verhältnismäßig recht gut bekannt. Bei makroskopisch ganz unverändert aussehenden Nieren kann man schon nach 4—9 stündiger Dauer der Erkrankung mikroskopisch schwere parenchymatöse Degenerationen finden; vom 2.—4. Tag ab sind die Veränderungen auch mit bloßem Auge erkennbar; graurote Färbung und Hyperämie, Schwellung sind charakteristisch und bald heben sich die Rindenabschnitte durch mehr gelblichen Ton von den dunkler roten des Marks ab. Histologisch ist charakteristisch der Befund einer reinen „Nephrose", also lediglich degenerative Veränderungen ohne Erscheinungen der Entzündung.

In der Blase werden kleine Blutungen beim weiblichen Geschlecht häufiger als beim männlichen gefunden. An weiblichen Geschlechtsorganen sind eigenartige Befunde schon lange bekannt (vgl. REINHARDT-LEUBUSCHER): Blutungen in Scheide und Uterus. Gar nicht selten finden weitergehende diphtherisch-nekrotisierende Veränderungen an der Portio, flach muldenförmige Geschwüre der Scheide (DEYCKE, FRAENKEL, KRITZLER). Im Uterus ist die Hyperämie und Blutung am stärksten im oberen Abschnitt des Korpus, eine richtige hämorrhagische Infarzierung ist nach FRAENKEL ganz gewöhnlich. An den Eierstöcken sind Blutungen ebenfalls gefunden worden.

Die Galle ist in den ersten Tagen der Krankheit zäh und dickflüssig, wird ab 5. Tag wieder dünnflüssig und hell. Vibrionen sind in ihr oft nachweisbar, ohne daß eine histologisch nachweisbare Entzündung in der Blase bestünde. Makroskopisch erkennbare Cholezystitis ist selten (vgl. COULTER, E. FRÄNKEL).

Am Nervensystem sind bei histologischer Untersuchung degenerative Veränderungen der Nervenzellen von TSCHISTOWITSCH, PINES, POPOFF und anderen gefunden worden. Degenerative Veränderungen des Nervus phrenicus sah UTSUMI. Positiver Befund von Choleravibrionen im Liquor cerebrospinalis wird von TIZZONI erwähnt. Erwähnt seien noch gangränöse Prozesse, die z. B. in der Haut in der Nähe des Ohres (Fall von REICHE), dann an Nase, Fingern, Zehen, sogar einmal am Penis, von älteren Untersuchern erwähnt werden und vermutlich auf sekundären Infektionen bei Cholerakranken beruhen.

Schrifttum.

A. Ruhr.

1. Bazillenruhr.

ADELHEIM (1): Über den Ruhrbegriff. Dtsch. med. Wschr. 1918, 1176. — ADELHEIM (2): Zur Epidemiologie der Ruhr. Hyg. Rdsch. 1919, Nr 1. — ALBU (1): Der Stand der Verdauungskrankheiten während der Kriegszeit. Münch. med. Wschr. 1918, 261. — ALBU (2): Die Identität der Colitis ulcerosa und postdysenterica. Med. Klin. 1920, 1003. — ALBU (3): Zur Kenntnis der Colitis ulcerosa. Mitt. Grenzgeb. Med. u. Chir. 28, 386 (1915). — ARNHEIM, G.: Über die Ruhrbazillen des giftarmen Typus. Berl. klin. Wschr. 1915, 915. — ASCHOFF: Pathologische Anatomie. Spez. Teil. 6. Aufl.

BENEKE (1): Zur Pathogenese, Behandlung und Prophylaxe der Ruhr. Münch. med. Wschr. 1917, 1277. — BENEKE (2): Münch. med. Wschr. Ref. 1915, 159. — BEITZKE (1): Zur anatomischen Diagnose der Ruhr. Berl. klin. Wschr. 1917, 625. — BEITZKE (2): Über Heilungsvorgänge bei der Ruhr. Beitr. path. Anat. 64, 436 (1918). — BIRT und FISCHER: Seltene Darmstrikturen in Mittelchina. Bruns' Beitr. 104 (1916). — BITTORF: Die Ruhrneuritis. Dtsch. med. Wschr. 1918, 567. — BOESE: Beobachtungen und Erfahrungen über Ruhr in Ostasien. Z. Hyg. 61 (1908). — BORDONI-POSSE: Zur Kenntnis der pathol.-anatomischen Veränderungen bei gleichzeitiger Infektion mit Ruhr und Enteritisbazillen. Virchows Arch. 237, 380 (1922). — BRAUER: Die Ruhr. 2. Aufl. 1922. Berlin: Fischer. BRESLER: Seuchennachkrankheiten, insbesondere nervöse. Halle: Marhold 1920. — BRÜNING: Ein Fall von Darmverschluß nach Ruhr. Münch. med. Wschr. 1919, 213. — DE BRUINE PLOOS VAN AMSTEL: Colitis haemorrhagica seu Colitis ulcerosa. Mitt. Grenzgeb. Med. u. Chir. 33, 448 (1921). — BUTTENWIESER: Ein Fall von Encephalitis haemorrhagica bei Dysenterie. Münch. med. Wschr. 1920, 1472.

CAHN: Über die Folgen geringfügiger Infekte von Ruhr und Typhus usw. Berl. klin. Wschr. 1916, 642. — CALLENDER, Dysentery. Arch. of Path. 3, 665 (1927). — CASTELLANI-CHALMERS: Manual of tropical med. 2. Aufl. 1913. — CHIARI: Die Ruhr, ihre Komplikationen und Nachkrankheiten. Mitt. Grenzgeb. Med. u. Chir. 32, 49 (1920). — CLIFFORD: J. amer. med. Assoc. Ref. 87, 1064 (1926).

DAVID: Kritisches Sammelreferat zur Kolitisfrage. Dtsch. med. Wschr. 1926, Nr 5/6. — DAWIDOWSKY: Zur Frage über gutartige Metastasen der Epithelgewebe. Virchows Arch. 227, Beih., 230 (1920). — DIEHL: Wirbelsäulendeformierung eine Folge von Dysenterie. Dtsch. Arch. klin. Med. 145, 322 (1924). — DOPTER: Anatomie pathologique de la dysenterie bacillaire. Arch. méd. exper. 19, 282 (1907). — DORENDORF: Der Ruhrrheumatismus. Med. Klin. 1917, 519.

EBENDORFF: Karzinom des Querkolons und Polyposis mit chronischer Dysenterie. Inaug-Diss. Bonn 1919. — EGAN, KLEMPERER, STRISOWER: Zur Klinik und Pathogenese der Ruhr. Z. exper. Path. u. Ther. 21 (1920). — EHRHARDT, Leberzirrhose auf Grund einer Bazillenruhr. Inaug.-Diss. Rostock 1920. — EHRMANN: Über Colitis ulcerosa. Berl. klin. Wschr. 1916, 1285. — H. EVANS: Fulminating dysentery in a child. Brit. med. J. 1928, 21. 7.

FETTWEIS, M.: Beiträge zur sog. nodulären Ruhr. Frankf. Z. Path. 36, 113 (1928). — FISCHER, W.: Die Amöbiasis beim Menschen. Erg. inn. Med. 18 (1919). — FOERSTER: Ein Fall von Zystopyelitis hervorgerufen durch Ruhrbazillen. Münch. med. Wschr. 1918, 205. — FRAENKEL, ERNST: Untersuchungen über Pseudodysenterie. Dtsch. med. Wschr. 1915, 1182. — FROEMSDORFF: Prognostische Bemerkungen über Ruhr. Arch. Verdgskrkh. 32, 143 (1924).

GALAMBOS (1): Über das gleichzeitige Auftreten von Typhus und Dysenterie. Wien. klin. Wschr. 1915, 589. — GALAMBOS (2): Zur Klinik der Dysenterie. Wien. klin. Wschr. 1918, 381. — GAMNA: Anatomia patologica dell apparecchio digerente. 1922. — GEIPEL (1): Erkrankungen der Genitalien bei Ruhr. Zbl. Gynäk. 1920, 180. — GEIPEL (2): Münch. med. Wschr. Ref. 1923, 67. — GHON und ROMAN: Über Befunde von Bact. dysenteriae Y im Blute. Wien. klin. Wschr. 1915. — GIL: Zystopyelonephritis durch Ruhrbazillen. Dtsch. med. Wschr. Ref. 1921, 849. — GÖPPERT: Die einheimische Ruhr im Kindesalter. Erg. inn. Med. 15 (1917). — GOTTSCHALK: Über Beobachtungen am Blutbilde bei einer Ruhrendemie. Münch. med. Wschr. 1924, 1358. — GRALL: Traité path. exotique 4 (1920). — GROSS (1): Untersuchungen über die Bazillenruhr. Münch. med. Wschr. 1919, 644. — GROSS (2): Berl. klin. Wschr. Ref. 1918, 223. — GROSS (3): Beitrag zur Pathogenese der Bazillenruhr. Zbl. Path. 33, 178 (1922). — GROTE: Über Endzustände der chronischen Ruhr. Arch. Verdgskrkh. 30, 13 (1922). — GROTEN: Über pathologisch-anatomische Befunde bei der Ruhr. Inaug.-Diss. Bonn 1919. — GRUBER und SCHAEDEL: Praktische und theoretische Gesichtspunkte zur Beurteilung der Bazillenruhr. Münch. med. Wschr. 1918, 957.

HAMBURGER, R.: Untersuchungen über die Ruhr. Berl. klin. Wschr. 1917, 555. — v. HANSEMANN: Über die Bedeutung der anatomischen Diagnose der Ruhr. Berl. klin. Wschr. 1916, 1185. — HART: Pathologisch-anatomische Beobachtungen über Ruhr. Med. Klin. 1918, 488. — HAUGHWOUT: The microscopic diagnosis of the dysenteries at their onset. J. amer. med. Assoc. 83, Nr 15 (1924). — HERXHEIMER: Grundriß. 13. u. 14. Aufl. 1919. — HEUBNER: Dysenterie. Ziemssens Handbuch 2, 2. Aufl. (1876). — HILGERS: Pseudodysenteriebazillen als Erreger von Zystopyelitis. Zbl. Bakter. Orig. 83, 414 (1919). — HÜBINGER: Über die Lokalisation der Bazillenruhr. Inaug.-Diss. Bonn 1920.

JACOB: Klinische Beobachtungen über Bazillenruhr. Z. Hyg. 83, 467 (1917). — JAFFE und STERNBERG (1): Kriegspathologische Erfahrungen. Virchows Arch. 231, 346 (1921). — JAFFE und STERNBERG (2): Über die vakuoläre Nierendegeneration bei chronischer Ruhr. Virchows Arch. 227 (1920). — JAFFE, R.: Über nekrotisierende und ulzeröse Entzündungen im Dünndarm. Med. Klin. 1918, Nr 37. — JOCHMANN-HEGLER: Lehrbuch der Infektionskrankheiten. 2. Aufl. 1924. — JÜRGENS: Über chronische Ruhr. Med. Klin. 1916, 1331. — JUSTI: Colitis hyperplastica polyposa dysenterica. Virchows Arch. 234, 31 (1921).

KAUFMANN: Lehrbuch der speziellen pathologischen Anatomie. 7. Aufl. 1922. — KORBSCH und GROSS: Über chronische Bazillenruhr und ihre erfolgreiche Behandlung. Dtsch. med. Wschr. 1920, 735. — KRETSCHMER: Colitis ulcerosa. Zbl. Grenzgeb. Med. u. Chir. 17 (1913). — KRIEGER: Über die Atrophie der menschlichen Organe bei Inanition. Z. angew. Anat. 7 (1927). — KUENEN: Dysenterie bacillaire. 3. Kongr. Far Eastern Assoc. of trop. med. Saigon 1913. — KUNTZE: Über Ruhr im Kindesalter. Med. Klin. 1921, 307.

LADE: Bazillenruhr bei Säuglingen. Z. Hyg. 92 (1921). — LÄMPE: Das weiße Blutbild bei Ruhr. Med. Klin. 1923, 540. — LEMANN: J. amer. med. Assoc. Ref. 76, 1274 (1921). — LENTZ: Dysenterie. In Kolle-Wassermanns Handbuch der path. Mikroorganismen. 2. Aufl. 3 (1913). — LEWIN: Über einige besondere Befunde am Ruhrdarm. Z. klin. Med. 92, 78 (1921). — LIPPINCOTT: A case of bacillary dysentery contracted in the laboratory. J. amer. med. Assoc. 85, Nr 12 (1925). — LOBECK: Über nekrotisierende Ösophagitis und Gastritis bei Bazillenruhr. Zbl. Path. 33, 206 (1923). — LOCHOFF: Veränderungen der Speiseröhre bei Dysenterie. Zbl. Path. Ref. 35, 71 (1924). — LÖHLEIN (1): Zur pathologischen Anatomie der Ruhr. Med. Klin. 1918. — LÖHLEIN (2): Über die sog. follikuläre Ruhr. Jena 1923. — LÖHLEIN (3): In Handbuch der ärztlichen Erfahrungen im Weltkrieg. Herausgeg. von SCHJERNING. 8. — LÖWENTHAL: Die chronische postdysenterische Kolitis. Arch. Verdgskrkh. 25, 465 (1919). — LORENTZEN: Beitrag zur Pathogenese der Bazillenruhr. Virchows Arch. 240, 184 (1923).

MANSON-BAHR: Tropical diseases. 8. Aufl. 1925. — MARCHAND: Ref. Münch. med. Wschr. 1916, 204. — MARKWALD: Über seltene Komplikationen der Ruhr. Z. klin. Med. 53, 321 (1904). — MARTENS: Dtsch. med. Wschr. Ref. 1921, 1244. — MATTHES: Über die Ruhr. Verh. Kongr. inn. Med. 1916. — MENDEL: Polyneuritis nach Ruhr. Neurol. Zbl. 1916, 546. — MERKEL: Zur pathologischen Anatomie des Typhus im Feldheer. Münch.

med. Wschr. **1919**, 1416. — Meyer, F.: Ruhr und Ruhrbehandlung. Berl. klin. Wschr. **1916**, 1106. — Miloslavich: Über postdysenterische Mastdarmerkrankungen. Med. Klin. **1919**, 636. — Mogilnizky: Veränderungen der sympathischen Ganglien bei Infektionskrankheiten. Virchows Arch. **241**, 298 (1923). — Mühlmann: Zur Ätiologie und Pathogenese der dysenterischen Leberabszesse. Beitr. path. Anat. **57** (1914).

Nowicki: Ruhrfälle mit dem Nachweise des Erregers außerhalb des Darmtraktus. Berl. klin. Wschr. **1917**, 1237.

Ohly: Über die durch Ruhr bedingten chronischen Erkrankungen des Dickdarms mit besonderer Berücksichtigung ihrer Therapie. Arch. Verdgskrkh. **27**, 191 (1921). — Ono: Vergleichende Untersuchungen der Darmveränderungen durch die Infektion verschiedener Typen von Bac. dysenteriae. Jap. J. med. Sci. Ref. **1**, 1 (1922). — Oppenheim: Über den hämorrhagischen Niereninfarkt der Säuglinge. Z. Kinderheilk. **26**, 192 (1920). — Orth (1): Über Colitis cystica und ihre Beziehungen zur Ruhr. Berl. klin. Wschr. **1918**, 681. — Orth (2): Diskussionsbemerkung. Verh. dtsch. path. Ges. Jena **1921**, 287.

Philipps: Amoebiasis and the dysenteries. London 1915. — Pick, L.: Zur pathol. Anatomie der Ruhr im Dünndarm, zugleich ein Beitrag zur Kritik der sog. primären nodulären Ruhr. Arch. Verdgskrkh. **37** (1926). — Poelchen: Über die Ätiologie der stenosierenden Mastdarmgeschwüre. Virchows Arch. **127**, 189 (1892). — Posselt: Toxinaemia et bacteriaemia dysenterica. Erg. Path. **22**, 2, 360 (1928). — Prym: Allgemeine Atrophie, Ödemkrankheit und Ruhr. Frankf. Z. Path. **22**, 1 (1919).

Raubitschek (1): Die bazilläre Dysenterie. Erg. Path. **16**, 1 (1912). — Raubitschek (2): Die Darmtuberkulose bei chronischer Bazillenruhr. Verh. dtsch. path. Ges. **1912**, 130. — Reiff: Über die Kombination von Darmtuberkulose und Dysenterie. Inaug.-Diss. Bonn 1914. — Rogers: Dysenteries. Oxford med. Publications. London 1913. — Rokitansky: Lehrbuch der path. Anatomie. 3. Aufl. 1861. — Ruge: Die Ruhrformen der warmen Länder. In Menses Handbuch der Tropenkrankheiten. 3. Aufl. **4** (1926). — Rumpel und Knack: Dysenterieartige Darmerkrankungen und Ödeme. Dtsch. med. Wschr. **1916**, 1342.

Schmidt, Ad.: Zur Kenntnis der Colitis suppurativa. Mitt. Grenzgeb. Med. u. Chir. **27**, 150 (1914). — Schmidt und Kauffmann: Über chronische Ruhr. Münch. med. Wschr. **1917**, 753. — Schröder: Über Folgezustände der Ruhr. Dtsch. med. Wschr. **1917**, 1262. — Schürer, J. und G. Wolff: Der Nachweis der Ruhrbazillen bei chronischer Ruhr. Dtsch. med. Wschr. **1918**, 915. — Schulte: Über postdysenterische Narbenverengerungen des Dickdarms. Inaug.-Diss. Göttingen 1920. — Seligmann: Zit. bei Boehncke im Handbuch der ärztl. Erfahrungen im Weltkriege. Herausgeg. von Schjerning 1922. — Seyler: Bakteriologische Untersuchungsergebnisse der Mannheimer Ruhrepidemie. Juli-November 1917. Zbl. Bakter. Orig. **84** (1920). — Semerau: Zur Pathogenese der Ruhr. Wien. Arch. inn. Med. **6**, 395 (1923). — Sick: Über einen einheitlichen Symptomenkomplex unter den Nachkrankheiten der Ruhr. Münch. med. Wschr. **1918**, 1152. — Sikl: Bakteriologische Untersuchungen am pathologisch-anatomischen Material von Bazillenruhr. Z. Hyg. **90**, 337 (1920). — Singer (1): Erfahrungen aus der letzten Dysenterieepidemie. Münch. med. Wschr. **1915**, 183. — Singer (2): Polyneuritis dysenterica. Mschr. Psychiatr. **41**, 245 (1917). Soldin: Über Mischinfektionen von Ruhr und Typhus. Berl. klin. Wschr. **1915**, 1108. — Ssyssojew (1): Über die Rolle der retikuloendothelialen Zellen des Thymus bei seiner pathologischen Rückbildung und über die Blutbildung in ihm bei Infektionskrankheiten. Virchows Arch. **250**, 54 (1924). — Ssyssojew (2): Der blutbildende Apparat bei der Dysenterie. Virchows Arch. **250**, 41 (1924). — Ssyssojew (3): Zbl. Path. Ref. **33**, 275. — Stach von Goltzheim: Über Arthritiden nach Darmerkrankung, speziell Dysenterie. Med. Klin. **1920**, 331. — Strasburger: Über chronische bazilläre Ruhr und Ruhrfolgen. Dtsch. med. Wschr. **1921**, 441. — Strauss (1): Zur Ätiologie der Dysenterie und dysenterieähnlicher Erkrankungen. Arch. Verdgskrkh. **21**, 16 (1915). — Strauss (2): Nachkrankheiten der Ruhr. Halle: Marhold 1921. — Strauss (3): Über unspezifische akut-hämorrhagische Kolitiden. Ther. Gegenw. **1914**, Nr 11. — Strauss (4): Colitis chronica gravis und Bazillendysenterie in ihren Beziehungen. Ther. Gegenw. **1917**, Nr 6. — Suzuki: Pathologisch-anatomische und bakteriologische Ergebnisse in 69 Obduktionsfällen paratyphöser Infektion. Virchows Arch. **250**, 685 (1924).

Tietze: Über entzündliche Dickdarmgeschwülste. Erg. Chir. **12** (1920). — Torinus: Die Grübchen der solitären Lymphknötchen im normalen Dickdarm und die Beteiligung der Noduli bei Dysenterie. Virchows Arch. **231**, 290 (1921). — Tscherning: Cholecystitis dysenterica chronica. Münch. med. Wschr. **1922**, 1085.

Ungermann und Jötten: Ergebnisse und Beobachtungen bei der bakteriologisch-serologischen Ruhrdiagnose. Med. Klin. **1918**, Nr 14/15.

Vogt, P. F. Wilh.: Monographie der Ruhr. Gießen 1856.

Walko: Über die Spätfolgen der Ruhr. Med. Klin. **1923**, 1319. — Walz-Georges: 2 Fälle epidemischer Ruhr bei Neugeborenen. Münch. med. Wschr. Ref. **1921**, 590. — v. Werdt: Die pathologische Anatomie der chronischen Ruhr. Frankf. Z. Path. **28**, 379

(1922). — WESTENHÖFER: Über primäre noduläre Ruhr. Berl. klin. Wschr. **1918**, 1119. Dtsch. med. Wschr. Ref. **1919**, Nr 42. — WOLF: Über Nierenveränderungen bei Ruhr. Berl. klin. Wschr. **1919**, 129. — WOODWARD: Medical and surgical history of the war of rebellion. II, **1** (1879).

ZAHORSKY: The cytology of the diarrheal stol. J. amer. med. Assoc. **86**, Nr 2 (1926).

2. Amöbenruhr.

ABRAMOW: Zbl. Path. Ref. **35**, 252 (1924). — ALEXEIEFF: Zytodiagnose bazillärer und Amöbendysenterie. Zbl. Bakter. Orig. **103**. — ALLAN: J. amer. med. Assoc. Ref. **80** (1923). — ARESU: Ricerche e considerazioni anatomo-patologiche e parasitologiche sull' amebiasi nella provincia di Cagliari. Arch. Sci. med. **46**, Nr 7 (1923).

BENTMANN: Die Bedeutung der Dauerformen im Krankheitsbilde der Amöbenruhr. Arch. Schiffs- u. Tropenhyg. **29**, Beih. 1 (1925). — BIRT und W. FISCHER: Seltene Darmstrikturen in Mittelchina. Bruns' Beitr. **104** (1916). — BOECK und DRBOHLAV: Cultivation of endameba histolytica. Amer. J. Hyg. **5**, 371 (1925). — BOYERS, KOFOID, SWEZY: Chronic human amebiasis. J. Amer. med. Assoc. **85**, Nr 19 (1925).

CASTEX, M. R.: Über die Amöbiasis des Menschen. Arch. Schiffs- u. Tropenhyg. **30**, 309 (1926). — CLARK: The distribution and complications of amebic lesions found in 186 post mortem examinations. Amer. J. trop. Med. **5**, 157 (1925). — CRAIG, C. F.: The parasitic amoebae of man. Philadelphia 1911. — CRAIG: Symptomatology of entamoeba histolytica carriers. J. amer. med. Assoc. **90** (1928). — CHRISTOFFERSEN: Zur pathologischen Anatomie der Amöbendysenterie. Virchows Arch. **223** (1917).

DOBELL: The amoebae living in man. London 1919. — DOPTER: Anatomie pathologique de la dysenterie amibienne. Arch. de méd. expér. **19**, 505 (1909).

FISCHER, W. (1): Die Amöbiasis beim Menschen. Erg. inn. Med. **18** (1919). — FISCHER. W. (2): Über Darmamöben und Amöbenruhr in Deutschland. Berl. klin. Wschr. **1920**. Nr 1. — FISCHER, W. (3): Zur Kenntnis der Darmamöben des Menschen. Zbl. Path. **31**, 369 (1921). — FISCHER, W. (4): Einiges über Zysten der Entamoeba coli. Zbl. Bakter. Orig. **86**, 491 (1921). — FISCHER, W. (5): Die Amöbenruhr. Kolle-Wassermanns Handb. d. path. Mikroorganismen. 3. Aufl. 8 (1927). — FRANCHINI: Über 2 Fälle von Amöbenzystitis. Arch. Schiffs- u. Tropenhyg. **29** (1925).

GEHRCKE, A.: Die Amöbenerkrankungen des Menschen, insbesondere die des Verdauungstraktus. Med. Klin. **1927**, 637 u. 679. — GERLACH: Histopathologischer Beitrag zur Kenntnis der Leber- und Darmerkrankung durch Amöbenruhr. Arch. Schiffs- u. Tropenhyg. **23**, Beih. (1919).

HAMMERSCHMIDT: Über zufällige Amöbenbefunde an der Darmschleimhaut des Menschen. Arch. Schiffs- u. Tropenhyg. **29**, Beih. (1925). — HARTMANN: Untersuchungen über parasitäre Amöben. Arch. Protistenkde 18 u. **24** (1909 u. 1912). — HAUGHWOUT: The microscopic diagnosis of the dysenteries at their onset. J. amer. med. Assoc. **83**, Nr 15 (1924). — HEIMBURGER: J. amer. med. Assoc. **84**, Nr 9 (1925). — HEINEMANN: Zur Diagnose und Therapie der chronischen Amöbiasis. Arch. Verdgskrkh. **33**, 203 (1924). — HINES: A form of polypoid colitis as a late stage of amebic dysentery. J. amer. med. Assoc. **81** (1923). — HUNG SEE LÜ: Zur pathologischen Anatomie der Amöbenruhr. Virchows Arch. **243**, 478 (1923).

IZAR: (1) Amebiasi. Catania 1922. — IZAR (2): Le metastasi amebiche. Catania 1925 Daselbst umfass. Literaturangaben. — JAEGER: Über Amöbenbefunde bei epidemischer Dysenterie. Berl. klin. Wschr. **1901**, 917. — JOCHMANN-HEGLER: Infektionskrankheiten. 2. Aufl. Berlin: Jul. Springer 1924. — JAMES and DEEKS: The etiology, symptomatology and treatment of intestinal amebiasis. Amer. J. trop. Med. **5**, 97 (1925).

KARTULIS (1): Virchows Arch. **92** (1885). — KARTULIS (2): Zur Ätiologie der Dysenterie in Ägypten. Virchows Arch. **105** (1886). — KARTULIS (3): Zur Ätiologie der Leberabszesse. Zbl. Bakter. **25** (1887). — KARTULIS (4): Über tropische Leberabszesse. Virchows Arch. **118** (1889). — KARTULIS (5): Die Amöbendysenterie. In Kolle-Wassermanns Handbuch der path. Mikroorganismen. 2. Aufl. 7 (1913). — KOFOID u. SWEZY: Arch. Schiffs- u. Tropenhyg. Ref. **31**, 142 (1927). — KOWITZ: Klin. Wschr. Ref. **1922**, 1813. — KUENEN, W. A.: Sur la dysenterie amibienne. 3. Kongr. Far Eastern Assoc. trop. med. Saigon **1913**. — KUENEN, W. A. (2): Die pathologische Anatomie der Amöbiasis. Arch. Schiffs- u. Tropenhyg. **1909**, Beih. 7.

LAMBL: Aus dem Franz-Joseph-Kinderhospital in Prag. Teil I. Prag 1860. — LÖHLEIN (1): Beiträge zur Pathologie der Eingeborenen von Kamerun. Arch. Schiffs- u. Tropenhyg. **1912**, Beih. 9. — LÖHLEIN (2): In Aschoffs Path. Anatomie in Handbuch der ärztlichen Erfahrungen im Weltkrieg. Herausgeg. von SCHJERNING. 8 (1921). — LÖHLEIN (3): Über Amöbenruhr und Leberabszeß. Verh. dtsch. path. Ges. 17, 261 (1914). — LÖSCH: Massenhafte Entwicklung von Amöben im Dickdarm. Virchows Arch. **65** (1875). — LYNCH: J. amer. med. Assoc. Ref. **82**, 918 (1924).

Mac Neal, J. Ward and Paul Klemperer: Amebic abscess of the liver. Amer. J. trop. Med. 5, 339 (1925). — Manson-Bahr (1): Pulmonary amebiasis. Lancet 22. Sept. 1923. — Manson-Bahr (2): Tropical diseases. 8. Aufl. 1925. — Mathis: L'agent pathogene de l'amibiase humaine. In Traité path. exotique 4 (1920). Paris: Baillière.

Noeller: Die wichtigsten parasitischen Protozoen des Menschen und der Tiere. Teil I. Berlin 1922.

Panayotaton (1): Die extraintestinale Amöbenerkrankung in Ägypten. Wien. klin. Wschr. 1924, 801. — Panayotaton (2): J. amer. med. Assoc. Ref. 82, 1633 (1924). — Payr: Klin. Wschr. Ref. 1925, 1892. — Petzetakis (1): J. amer. med. Assoc. 82, 1734 (1924). — Petzetakis (2): Beobachtungen über eine durch lebende Entamöben im Anschluß an Amöbenruhr verursachte Bronchitis. Klin. Wschr. 1924, 1026. — Pickard: The pathogenicity of the small races of the amoeba of dysentery. J. Labor. a. clin. Med. 12, 743 (1927). — Pontano: Dtsch.med. Wschr. Ref. 1925, 1424.

Ramond, Denoyelle, Lautmann: J. amer. med. Assoc. Ref. 81, 1055 (1923). — Rogers: Dysenteries. Oxford. med. publications. London 1913. — Ruge: Die Ruhrformen der warmen Länder. Handbuch der Tropenkrankheiten. 3. Aufl., 4 (1926). — Rouillard: J. amer. med. Assoc. Ref. 83 (1924).

Sanfilippo: Dtsch. med. Wschr. Ref. 1923, 96. — Scalas: L'amebiasi. Cagliari 1924. — Schaudinn: Untersuchungen über die Fortpflanzung der Rhizopoden. Arb. ksl. Gsdh.amt 19 (1903). — Schiff: Zur mikroskopischen Diagnose der Amöbenruhr. Arch. Schiffs- u. Tropenhyg. 23 (1919), Beih. — Scott (1): A study of the size of entameba coli cysts. Ann. trop. med. 15 (1921). — Scott (2): A study of the sizes of entameba histolytica cysts. Ann. trop. Med. 15 (1921). — Sellards and Theiler: Investigations concerning amebic dysentery. Amer. J. trop. Med. Mai 1924. — Sitsen: Die Komplikationen der Darmamöbiasis und deren Ursachen. Arch. Schiffs- u. Tropenhyg. 31, 101 (1927). — Stoerk: Über einen Fall kombinierter enteraler Infektion. Virchows Arch. 222, 34 (1916). — Straub: Amöbiasis penis. Arch. Schiffs- u. Tropenhyg. Ref. 29, 403 (1925).

Tanaka: Bemerkungen über Pathogenität der Amoeba dysenteriae. Münch. med. Wschr. 1910, 2300. — Thomson and Robertson: Charcot-Leyden crystals in the stools as an aid to tho diagnosis of entamebic dysentery. J. trop. Med. 24, 289 (1921). — Tomb: Thrombosis of the spermatic vains following amoebic dysentery. Transact. roy. Soc. trop. Med. 20, 4 (1926).

de Vecchi: Sull' anatomia patologica dell enterocolite amebica. Sperimentale 78, 407 (1924). — Vichrev: Über Amöbenruhr. Arch. Schiffs- u. Tropenhyg. 29 (1925) Beih. — Viereck: Studien über die in den Tropen erworbene Dysenterie. Arch. Schiffs- u. Tropenhyg. 1907, Beih. 1.

Walker and Sellards: Experimental entamebic dysentery. Philippine J. Sci. Abt. B, 8, (1913). — Worsley and Bateman: J. amer. med. Assoc. Ref. 84 (1925).

Yorke and Adams: Investigations into the life-history of entamoeba histolytica. Brit. med. J. 1927, 486.

3. Balantidienkolitis.

Askanazy: Über die pathogene Bedeutung des Balantidium coli. Verh. dtsch. path. Ges. 1902, 224.

Bode: Über das Balantidium coli hominis und die bei dieser Art beobachteten Knospungsvorgänge. Zbl. Bakter. Orig. 89, 285 (1923). — Bowman: A case of dysentery caused by balantidium coli. Philippine J. Sci. Abt. B, 6 (1911). — Brandt: Über Balantidien-Enteritiden und ihre Therapie. Dtsch. med. Wschr. 1923, 1437. — Brumpt: Précis de parasitologie. 3. Aufl. Paris 1922.

Campos: Trop. dis. bull. Ref. 1924, 702; 1925, 28. — Christeller: Über die Balantidienruhr bei den Schimpansen des Berliner Zoologischen Gartens. Virchows Arch. 238, 396 (1922). — Cobet: Dtsch. med. Wschr. Ref. 1921, 115.

Danisch: Balantidienkolitis kombiniert mit Typhus abdominalis. Bemerkungen zur Biologie und pathogenen Bedeutung des Balantidium coli. Zbl. Bakter. Orig. 92, 104 (1924). — Devesa: Trop. dis. bull. Ref. 24, 31 (1927). — Dopter: Trop. diseases Bull. Ref. 22, 366 (1925).

Forrai: Balantidienkolitis. Zbl. Bakter. Orig. 89, 186 (1922). — Fox, Fr. W.: Balantidium dysentery in an infant. Trans. roy. Soc. trop. Med. 21, 8 (1927).

Klimenko: Beitrag zur Pathologie des Balantidium coli. Beitr. path. Anat. 33, 281 (1903). — Kolisch: Balantidium coli als Krankheitserreger. Klin. Wschr. 1922, 708. — Korkes: Klin. Wschr. Ref.: 1922, 1814.

Léger: Dysenterie à balantidium coli. Traité pratique de pathologie exotique. 4, Paris (1920). — Luger u. Korkes: Ein Beitrag zur Emetinbehandlung der Balantidienkolitis. Med. Klin. 1928, 330.

MALIWA und v. HAUS: Balantidieninfektion der Harnwege. Z. Urol. 14 (1920). — MAN-
LOVE: Two cases of balantidial colitis. Philippine J. Sci. Abt. B, 12 (1917).

VAN DER REIS: Balantidium coli und die pathologische Dünndarmbesiedelung. Münch.
med. Wschr. 1923, 835. — RJANITZIN: Die menschliche Balantidiose im Lichte neuer Forschung. Zbl. Path. Ref. 35, 71 (1924). — ROSENBLATH: Ein Fall von Balantidienerkrankung.
Zbl. Bakter. Orig. 85, 257 (1920).

B. Asiatische Cholera.

BOLTZ: Über Befunde an der Muskulatur von Choleraleichen. Dtsch. med. Wschr.
1893, 217.

COULTER: A study of the pathology of the gall bladder and biliary passages in cholera.
Philippine J. Sci. Abt. B, 10 (1915). — CROWELL: Notes on the diagnosis of asiatic cholera
at autopsy. Ebenda 9, 361 (1914).

LE DANTEC: Précis de pathologie exotique. 4. Aufl. 1924. — DEYCKE (1): Über histo-
logische und bazilläre Verhältnisse im Choleradarm. Dtsch. med. Wschr. 1892, 1048. —
DEYCKE (2): Über Leichenbefunde bei der Cholera, insbesondere an den Beckenorganen.
Dtsch. med. Wschr. 1893, 159.

EICHHORST: Artikel Cholera. Eulenburgs Realenzyklopädie 1908. — EMMERICH: Über
Hämolysinbildung der Choleravibrionen. Kriegspathol. Tagung 1916, 30.

FRAENKEL: Über Choleraleichenbefunde. Dtsch. med. Wschr. 1893, 157. — FRAENKEL,
SIMMONDS und DEYCKE: Choleraleichenbefunde. Jb. Hamburg. Staatskrankenanstalt. 3
(1894). — FUJII: Findings of an experimental study of the kidney affected by cholera toxin.
Trop. diseases Bull. Ref, 22, 388 (1925).

GAMNA: Anatomia patologica dell' apparecchio digestivo. 1922.

HEGLER-JOCHMANN: Lehrbuch der Infektionskrankheiten. 2. Aufl. Berlin: Jul. Springer
1924.

KAUFMANN, E.: Lehrbuch der spez. path. Anatomie. 7. Aufl. 1922. — KOCH, R.: Bericht
über die Tätigkeit der zur Erforschung der Cholera im Jahre 1883 nach Ägypten und Indien
entsandte Kommission. Arb. ksl. Gesdh.amt 3 (1887). — KOLLE und SCHÜRMANN: Cholera.
In Kolle-Wassermanns Handbuch der pathogenen Mikroorganismen. 2. Aufl. 4 (1912). —
KULESCHA zit. bei KOLLE. — KRITZLER: Beobachtung von Genitalblutungen bei cholerakranken Frauen. Zbl. Gynäkol. 1920, Nr 7.

LEWY: Pathologisch-anatomische und epidemiologische Erfahrungen aus der Türkei.
Arch. Schiffs- u. Tropenhyg. 23, Beih. (1919). — LIEBERMEISTER: Cholera. In Nothnagels
Handbuch 1896.

MANSON-BAHR: Tropical diseases. 8. Aufl. 1925.

PINES: Münch. med. Wschr. Ref. 1923, 129. — POPOFF: Pathologisch-anatomische Veränderungen des Zentralnervensystems bei der asiatischen Cholera. Virchows Arch. 136 (1894).

REICHE: Symmetrische periphere Gangrän im Verlauf von Cholera gravis. Jb. Hamburg.
Staatskrankenanstalten 3 (1895). — REINHARDT und LEUBUSCHER: Beobachtungen über die
epidemische Cholera. Virchows Arch. 2, 479 (1849). — ROKITANSKY: Lehrbuch der pathol.
Anatomie. 3. Aufl. 1861.

SIMMONDS: Choleraleichenbefunde. Dtsch. med. Wschr. 1892, 1173. — STOERK (1):
Über Cholera. Beitr. path. Anat. 62, 121 (1916). — STOERK (2): Klinik der Cholera.
Berl. klin. Wschr. 1914, Nr 51.

TIZZONI e CATTANI: Recherches sur le choléra asiatique. Beitr. path. Anat. 3 (1888). —
TSCHISTOWITSCH: Über die pathologisch-anatomischen Veränderungen des Gehirns bei der
asiatischen Cholera. Virchows Arch. 144, Supplement, 40 (1896).

UTSUMI: Zur pathologischen Anatomie der Cholera. Jap. J. med. Sci. 2, 3 (1925).

VIRCHOW: Choleraähnliche Befunde bei Arsenikvergiftung. Virchows Arch. 47 (1869).
VOGEL: Eine Epidemie von Mischinfektionen der Cholera mit Typhus usw. Arch. Schiffs-
u. Tropenhyg. 23, Beih. (1919).

WARASI: Pathologische Veränderungen der Muskeln bei Cholera asiatica. Dtsch. med.
Wschr. 1922, 1387.

6. Wurmfortsatzentzündung (Appendizitis).

Von

Erwin Christeller-Berlin und **Edmund Mayer**-Berlin.

Mit 39 Abbildungen[1].

Für die Darstellung des Appendizitisgebietes ist die Kenntnis der normalen Verhältnisse ganz besonders erforderlich. Sind doch eine Anzahl von Zuständen und Vorgängen am Wurmfortsatz bald als zur Appendizitis gehörig, bald als normal angesehen worden. Einige Beispiele mögen das zeigen.

So muß entschieden werden, ob Vermehrung der Leukozyten in der Schleimhaut und Durchwanderung durch das Epithel bereits leichte Appendizitis, bzw. Frühstadien anzeigt, oder unter welchen sonstigen Bedingungen sie vorkommt. Der Ausbildungsgrad des lymphatischen Gewebes ist in Beziehung zu chronischer Appendizitis oder überstandenen Anfällen gesetzt worden, während andere Untersuchungen auf sehr starke Verschiedenheiten ohne derartige Ursachen hinweisen. Bei Bindegewebsvermehrung in der Unterschleimhaut (Submucosa) und in den Außenschichten besteht die Neigung, sie stets als Entzündungsfolgen anzusehen, während eine darüber hinaus bis zur Verödung der Lichtung gehende bindegewebige Umwandlung vielfach als bloßer Rückbildungsvorgang gedeutet wird.

Als mitwirkend zur Appendizitis wurden angeschuldigt der enge Abgang vom Blinddarm (im Gegensatz zur Trichterform), die sog. GERLACHsche Klappe, die Verlaufsform des Wurmfortsatzes, sein Füllungszustand und wiederum die Menge seines lymphatischen Gewebes. Was über diese Gebilde oder Zustände bekannt ist, muß vor der Schilderung der Appendizitis besprochen werden und wird einen verhältnismäßig großen Raum einnehmen.

A. Anatomie.

I. Makroskopischer Bau.

Der Wurmfortsatz (Appendix vermiformis) ist ein Anhängsel des Blinddarmes. Er zeichnet sich gegenüber dem übrigen Darm durch besonderen Reichtum an lymphatischem Gewebe aus und wurde daher von SAHLI als Darmtonsille bezeichnet. Der Bau des Wurmfortsatzes läßt sich nach SPRENGEL dadurch verstehen, daß man die Schichten des Blinddarms in den Wurmfortsatz hinein verfolgt. Schleimhaut (Tunica mucosa), Muscularis mucosae, Unterschleimhaut (Tela submucosa), Ringmuskulatur, Subserosa und Serosa, setzen sich in gleicher Anordnung auf den Wurmfortsatz fort. Die Längsmuskulatur, die im ganzen übrigen Dickdarm auf die drei getrennten Längsbänder (Tänien) beschränkt ist, vereinigt sich im Wurmfortsatz wie im Dünndarm zu einem vollständigen Längsmuskelschlauch. Man muß also auf den Wurmfortsatz stoßen,

---

[1] Die makroskopischen Zeichnungen wurden durch Herrn SCHMIDTSOHN ausgeführt, die mikroskopischen durch Frl. O. BOARI, Abb. 24 durch Frau L. BLUMENTHAL.

wenn man einer der drei Tänien mundwärts folgt. Die engere Regel der Chirurgen, daß man der freien Tänie (Taenia libera) folgen müsse, bezieht sich nur auf ihre leichte Zugänglichkeit. Lage und Form des Wurmfortsatzes schwanken so stark, daß ihrer Besprechung ein besonderer Abschnitt gewidmet wird. Hier seien zur vorläufigen Verständigung einige Angaben mitgeteilt, die die idealistische Norm (vorbildliche Form) des Wurmfortsatzes veranschaulichen sollen. Der Fundus coeci liegt in dem Winkel, den die Bauchwand mit der Fossa iliaca bildet. Nach SPALTEHOLZ befindet sich bei mittlerem Füllungszustand das untere Ende des Wurmfortsatzes nahe über der lateralen Hälfte des Ligamentum inguinale, seine rechte Wand stößt an die laterale Wand der Bauchhöhle, seine vordere Wand ist unten und links von Dünndarmschlingen überlagert und berührt oben und rechts die vordere Bauchwand. Die Abgangsstelle heißt „Ostium processus vermiformis“, und man teilt zweckmäßig den Wurmfortsatz der Länge nach in ein proximales (Basis), mittleres und distales (Spitze) Gebiet. Die Form des Wurmfortsatzes entspricht im ganzen einem zylindrischen Rohr, dessen proximales Ende mit oder ohne vorausgehende Erweiterung ins Zökum mündet und an der Spitze oft knopfförmig verdickt ist. Die Schleimhaut bildet Falten, und zwar erkennt man meistens drei Längsfurchen, die der Lichtung im Querschnitt die Form eines Y geben. Von diesen Hauptfurchen zweigen sich zahlreiche Querfältchen ab. Die Faltenbildung entspricht also dem zusammengezogenen Wurmfortsatz, die glatte Lichtung dem erschlafften Wurmfortsatz. Diese Zustände wechseln im Leben und hängen im Tode von der bestehenden oder gelösten Totenstarre ab. Außer der Faltenbildung ist mit bloßem Auge eine Körnelung der Schleimhaut zu sehen, die durch die Lymphknötchen hervorgerufen wird.

Während beim Blinddarm die deutliche Entwicklung eines Aufhängebandes (Mesozökum) selten ist, ist der Wurmfortsatz stets mit einem solchen versehen. Es wird als Mesenteriolum (Mesoappendix) bezeichnet.

Während also beim Blinddarm ein Streit über seine intra- oder extraperitoneale Lage möglich war, kann an der intraperitonealen Lage des Wurmfortsatzes ebensowenig wie beim Dünndarm ein Zweifel bestehen.

Das Mesenteriolum entspringt vom unteren Rande des Mesenteriums als eine zarte Falte des Bauchfells und hat nach SPRENGEL eine Dreiecks- oder Trapezform.

II. Mikroskopischer Bau.

Mikroskopisch besteht das Schleimhautepithel aus einer einschichtigen Lage hoher Zylinderzellen, mit länglichen, der Zellbasis nahen Kernen. Das Epithel bildet Krypten, die etwas flacher sind als die LIEBERKÜHNschen Krypten des Dünndarms. Unter den Epithelzellen befindet sich eine wechselnde Zahl im Zustand der Becherzellen; reichlicher als im Oberflächenepithel sind solche in den Krypten zu finden. Nach ASCHOFF kommen auch PANETHsche Zellen und eigenartige SCHMIDTsche Zellen (chromaffine Zellen) in der Schleimhaut vor. Es handelt sich dabei um die gleichen Zellen, bei denen MASSON später Silberreduktionsvermögen entdeckte und die auf S. 472 noch genauer besprochen werden. Unter dem Epithel befindet sich die Tunica propria, die aus lymphatischem Gewebe und Gefäßen besteht. Die nun folgende Muscularis mucosae trennt die Tunica propria nur unvollständig von der Unterschleimhaut, denn die submukösen Lymphknötchen ragen durch Lücken der Muskularis hindurch mit großen Segmenten in die Schleimhaut hinein. Die Lymphknötchen machen durch ihre große Zahl, ihre Größe und dichte Stellung den Hauptbestandteil der Wurmfortsatzwand aus. Gewöhnlich haben diese Knötchen große Keimzentren und einen unscharfen Rand, wie schon SPRENGEL hervorhob. Die Menge des lymphatischen Gewebes wurde durch Messungen seiner Flächenausdehnung an aufgeschnittenen Wurmfortsätzen von LIEBECK untersucht. Diese Untersucherin fand, daß durchschnittlich ein Drittel der Wandfläche von lymphatischem Gewebe eingenommen wird. Auf diese lymphatische Innenschicht der Submukosa folgt eine vorwiegend aus kollagenem Bindegewebe bestehende Außenschicht, in der oft Fettgewebe enthalten ist. An sie grenzt die Muskularis, innen ringförmig, außen längslaufend. Die sich anschließende Subserosa ist reich an kollagenen Bindegewebsfasern, die sich bei van Giesonfärbung durch ihre violettrote Tönung von den zinnoberroten Fasern der Unterschleimhaut unterscheiden. Die Serosa-Deckzellen bilden eine einschichtige Lage und unterscheiden sich in ihrer Form in nichts von denen des übrigen Bauchfells.

III. Gefäße.

Die arterielle Versorgung des Wurmfortsatzes schließt sich der des Blinddarms an. Aus der Arteria mesenterica superior entspringt die Arteria ileocolica. Diese teilt sich in zwei Äste, den Ramus iliacus und den Ramus colicus. Der Ramus colicus versorgt das Endstück des Ileums, den Blinddarm und den Anfang des Colon ascendens und gibt einen besonders starken Zweig, die Arteria appendicularis zum Wurmfortsatz ab (RAUBER-KOPSCH). An diesen tritt sie vom Gekröse her heran, breitet sich in Form von Geflechten in der Subserosa aus, durchbricht mit zahlreichen feinen Ästen die Muskelschichten (Hiatus muscularis) und bildet in der Unterschleimhaut die zahlreichsten Endverzweigungen. Das Gebiet der Arteria appendicularis kann, abgesehen von geringen Verbindungen zum Blinddarm, als ein Endarteriengebiet angesehen werden (CORNING). Nach EUGEN FRÄNKEL soll außer der genannten Arterie noch eine zökale Randarterie an den Wurmfortsatz treten. Genauere Angaben über die Gefäßversorgung und ihre Variationen finden sich bei BRÜNN und bei OGNEFF (vgl. S. 495). Verbindungen zu den Arterien des rechten Eierstocks auf dem Wege über ein „Ligamentum ileo-ovariale" sind von CLADO und DURAND behauptet worden. Jedoch wurde das Vorkommen eines solchen Bandes und jeder Gefäßverbindung zwischen Eierstock und Wurmfortsatz von BARNSBY, BEUTTNER u. a. bestritten.

Die Venen des Wurmfortsatzes sammeln sich zur Vena ileocolica, die sich in die Vena mesenterica superior ergießt.

Die Lymphgefäße des Wurmfortsatzes nehmen ihren Anfang als oberflächliches Lymphgefäßnetz der Schleimhaut zwischen den Drüsentubuli. Von hier laufen Verbindungsäste zum tieferen Lymphgefäßnetz in der Unterschleimhaut. Diese Verbindungen laufen zwischen den Lymphknötchen hindurch.

Im Inneren der Lymphknötchen liegen keine Lymphgefäße. Die von LOCKWOOD beschriebenen und von SPRENGEL (Abb. 3) wiedergegebenen „Lymphsinus" an dem der Muskularis zugewandten Rande der Lymphknötchen scheinen künstliche Crossperäume zu sein, die durch die Paraffineinbettung zustande kommen, da wir sie in gewöhnlichen sowie in Gelatine eingebetteten Gefrierschnitten nicht sahen.

Aus der Unterschleimhaut sammelt sich die Lymphe zu größeren Ästen, die durch die Hiatus musculares hindurch mit den Lymphgefäßen der Subserosa und des Mesenteriolums in Verbindung stehen. Die zugehörigen Lymphknoten bilden nach CORNING zwei Gruppen, die Lymphonoduli ileocoecales im Winkel zwischen Ileum und Kolon und die Lymphonoduli retrocoecales, die an der Hinterfläche des Zökums liegen. TIXIER und VIANNAY unterscheiden drei

Gruppen: ileo-appendikuläre, meso-appendikuläre und zöco-appendikuläre. Der Lymphstrom des Wurmfortsatzes gelangt ausschließlich zu den mesenterialen Lymphknoten; Lymphgefäßverbindungen zwischen dem Wurmfortsatz und dem Eierstock gibt es nach Barnsby sowie Polya und Navratil ebensowenig wie Blutgefäßverbindungen.

IV. Nerven.

Die Nervenversorgung des Wurmfortsatzes entspricht den übrigen Abschnitten des Verdauungsschlauches. Das heißt, der Plexus myentericus Auerbachii zwischen den Muskelschichten und der Plexus submucosus Meissneri des Blinddarms setzen sich in den Wurmfortsatz fort. Außer den in diesen Nervengeflechten liegenden Ganglienzellen sollen nach Masson auch an den Drüsenfundi, in den periglandulären Nervengeflechten, Ganglienzellen vorkommen; sie seien aber nicht sicher von Zellen des endokrinen Systems zu trennen („neurokrine Zellen“).

Nachdem im übrigen Darm die chromaffinen Zellen von Kultschitzki, Schmidt, Ciaccio sich als übereinstimmend mit den argentophilen Zellen von Masson erwiesen haben, ist dies wohl auch für den Wurmfortsatz anzunehmen. Sprafke fand Silberzellen sowohl im Epithelverband, als auch im Bindegewebe, allerdings mit einiger Regelmäßigkeit nur bei lebensfrischen nicht entzündeten Wurmfortsätzen. Erös dagegen konnte Silberzellen in jedem Falle nachweisen, wo die Schleimhaut noch unveränderte Drüsen enthielt. In den quergetroffenen Drüsenlichtungen sah er durchschnittlich in jeder Drüse 1—2 Silberzellen, vereinzelte auch im Oberflächenepithel der Schleimhaut. Silberreduzierende Bindegewebszellen fand Erös in geringerer Zahl und zwar um die Drüsen herum gelagert. Die von Masson beschriebene Auswanderung dieser Zellen und ihren Zusammenhang mit den Nervenfasern konnte Erös nicht bestätigen. Kurz sei noch erwähnt, daß die Zellen der sog. Karzinoide ebenfalls chromaffin und argentophil sind und deswegen in Beziehung zu den eben besprochenen Zellen gesetzt werden (Masson 1924). Zusammenfassendes hierüber siehe bei Oberndorfer 1928.

B. Entwicklungsgeschichte.

Nach übereinstimmenden Angaben von Meckel, Johannes Müller, Wilhelm His, auf die sich Sprengel beruft, entsteht der Wurmfortsatz in der 5.—6. Fötalwoche. Nach den Untersuchungen von Toldt und von Jacobshagen ist dieser Zeitpunkt auf die 7.—8. Fötalwoche zu verlegen. Nach Kelly und Hurdon geschieht die Bildung des Wurmfortsatzes nicht durch Aussprossung aus der Blinddarmwand, sondern durch Zurückbleiben des Blinddarmgrundes im Wachstum. Durch dieses Zurückbleiben im Wachstum macht der zur Appendix gewordene Blinddarmgrund ein trichterförmiges Stadium im 6. Fötalmonat durch, das zur Zeit der Geburt noch im wesentlichen erhalten ist.

In der postfötalen Entwicklung bildet sich erst das distale, dann auch das proximale Ende zylindrisch um, so daß die gewöhnliche, scharf abgesetzte Form des Erwachsenen im Laufe des 3.—4. Lebensjahres erreicht wird (Toldt).

Das Verhältnis der Länge des Wurmfortsatzes zum Dickdarm beträgt beim Fötus und Neugeborenen 1 : 10, beim Erwachsenen 1 : 20 (Ribbert). Die Länge des Wurmfortsatzes verhält sich zu der des ganzen Darmkanals beim Neugeborenen wie 1 : 70, beim Erwachsenen wie 1 : 115 (Meckel). Die Entwicklung der Lagebeziehungen des Wurmfortsatzes ist von der des Blinddarms abhängig.

SPRENGEL gibt an, daß der anfangs unter der Leber befindliche Blinddarm allmählich nach rechts unten hinabsteigt. Am Ende des 8. Fötalmonats hat er die endgültige Lage erreicht.

Nicht alle Bestandteile der Appendixwand erscheinen gleichzeitig. LIEBERKÜHNsche Krypten treten in der 11. Fötalwoche, die Muscularis mucosae in der 16. Fötalwoche auf (JACOBSHAGEN). STÖHR erwähnt Rückbildungsvorgänge der LIEBERKÜHNschen Krypten während des 5.—6. Fötalmonats. Im Epithel der Oberfläche und der Krypten sind beim Neugeborenen die meisten Zellen im Zustande der Becherzellen, beim Kinde wird ihre Zahl etwas geringer, beim Erwachsenen sind sie fast ganz auf die Krypten beschränkt (ASCHOFF).

Die Lymphknötchenanlagen sind am Anfang des 4. Fötalmonats erkennbar. Trotz dieses frühen Entwicklungsbeginnes ist die Menge des lymphatischen Gewebes zur Zeit der Geburt noch gering und entwickelt sich nach BERRY und LACH erst vom 3.—14. Tage nach der Geburt zu deutlichen, wenn auch spärlichen Lymphknötchen. Hand in Hand damit geht die Vermehrung lymphatischer Zellen auch in der Außenschicht der Unterschleimhaut, unter denen einige Zeit nach der Geburt Plasmazellformen auftreten. RENN schreibt dies der nach der Geburt eintretenden Bakterienansiedlung im Wurmfortsatz zu. Einige Eosinophile und Mastzellen sind schon in der zweiten Hälfte des Fötallebens zu bemerken (vgl. auch EMIL F. KOCH). Die Menge des lymphatischen Gewebes erreicht ihren Höhepunkt im Kindesalter (nach BERRY und LACH zwischen 10 und 20 Jahren), erfährt dann im 30.—40. Lebensjahr eine Verminderung, um im 70.—80. Jahre bis auf geringe Reste zu verschwinden (entsprechende Angaben auch bei FRIEBEN, KLEMM, SPRENGEL und EASTWOOD). RIBBERT fügt noch hinzu, daß die Rückbildung des lymphatischen Gewebes sich auch auf die Form der Lymphknötchen bezieht. Sie werden nämlich flacher und breiter, springen schwächer gegen die Lichtung vor. Dadurch wird die Körnelung der Innenfläche geringer.

C. Vergleichende Anatomie und Pathologie des Wurmfortsatzes (einschließlich Anthropologie).

Die vergleichende Anatomie des Wurmfortsatzes bedarf deswegen einer besonders eingehenden Darstellung, weil man seine Neigung zu Entzündungen darauf zurückgeführt hat, daß er ein „rudimentäres Organ" sei (so neuerdings wieder A. MÜLLER). Das aber ist eine Frage der vergleichenden Anatomie und Stammesgeschichte.

Blinddarmartige Aussackungen des Darms kommen bei vielen Tieren vor. Es ist jedoch nicht angängig, die Darmanhänge aller Tierklassen als entwicklungsgeschichtlich gleichwertig (homolog) zu betrachten.

Die Blindsackbildungen der niederen Tierklassen sind nämlich größtenteils dorsale Darmanhänge und daher vom menschlichen Zökum verschieden. Dies gilt z. B. für die der niedrigsten Tierformen, bei denen Blindsäcke am Darm vorkommen, der Plathelminthen. Auch die „Leberhörnchen" der Daphniden gehören hierher, sowie (vgl. STAPLAY und LEWIS) die Blinddärme der Fische (z. B. der Plagiostomen, die nach SPRENGEL am Enddarm einen Processus digitiformis besitzen), der Amphibien, Reptilien und Vögel.

Gegenüber diesen Dorsalwandanhängen sind als entwicklungsgeschichtlich gleichwertig nach JACOBSHAGEN nur die bei den Säugetieren einschließlich dem Menschen vorkommenden Blinddärme zu betrachten, weil sie sämtlich ventrale Ausstülpungen der Darmwand sind.

Sehen wir zunächst von den Formverschiedenheiten dieses Blinddarms bei den einzelnen Säugetiergruppen ab, so ist zunächst festzustellen, daß der

Blinddarm bei vielen nach Abstammung und Lebensweise gar nicht zusammenhängenden Tierarten vorkommt, z. B. den Einhufern, den Katzen, den Känguruhs, unter den Nagetieren nur den Hasen, den Affen. Nach HILZHEIMER kommen zwei Blinddärme bei einigen Zahnarmen, beim Walroß und Klippschliefer vor. Dagegen fehlt z. B. (vgl. MAGNAN) der Blinddarm vollständig bei den Nagern (mit Ausnahme der Hasen), den Hunden, Fledermäusen, Insektenfressern, Bären, Mardern, einigen Walen, den Schlafmäusen.

Sondert sich der blind endigende Teil des Blinddarms nach Form, Größe und Wandbeschaffenheit von dem übrigen Organ, so nennen wir diese Bildung allgemein den Wurmfortsatz, oder die Appendix coeci.

TREVES hat zwar noch (1885) vergleichend anatomisch Blinddarm und Wurmfortsatz gemeinsam betrachtet und letzteren lediglich als den schlecht entwickelten distalen Endteil bezeichnet. Bei Tieren ohne diese Trennung findet sich ein gefäßfreies Mesozökum, während die Blutgefäße in zwei seitlichen Falten an den Blinddarm herantreten.

Dagegen hat SPRENGEL auf eine getrennte Betrachtung von Blinddarm und Wurmfortsatz Wert gelegt und mit dem Namen Wurmfortsatz das ganze blinde Ende des Blinddarms belegt, auch wenn es nicht äußerlich abgesetzt („wurmförmig“), sondern nur durch lymphatische Anhäufung ausgezeichnet ist. In ähnlichem Sinne hatte auch schon BERRY den abweichenden histologischen Bau der Blinddarmspitze, nämlich die bestimmte Anordnung von lymphatischem Gewebe, der Ausbildung eines Wurmfortsatzes gleichgestellt. Ähnlich äußert sich ELLENBERGER: „Ich fasse als Homologa des Wurmfortsatzes alle engen Anhänge des Zökums und als Analoge in erster Linie die zytoblastischen Schleimhautpartien des Zökums, namentlich an dessen blinden Enden auf.“ Und doch, wenn man sich vergegenwärtigt, daß der menschliche Wurmfortsatz sich von dem Hauptteil des Blinddarms durch a) seinen mehr oder weniger unvermittelt sich verengernden Durchmesser, b) seine langgestreckt zylindrische Wurmform und c) den Bau seiner Muskularis und der Entwicklung des lymphatischen Schleimhautapparates unterscheidet, so kann man mit ihm streng genommen nur die Wurmfortsätze der Menschenaffen, aber z. B. schon nicht mehr die der Halbaffen (Loris) und der Beuteltiere, vergleichen. (Nach STAPLEY und LEWIS wäre allerdings auch der Wurmfortsatz von Phascolomys (Wombat) dem menschlichen vergleichbar.) Daher stößt die vergleichend-anatomische und demzufolge die vergleichend-physiologische Beurteilung der Blinddärme der Säugetiere auf große Schwierigkeiten.

Je nachdem die Blinddärme und Wurmfortsätze der genannten Säugetiergruppen mehr durch ihre räumliche Ausdehnung, oder mehr durch die Ausbildung des lymphatischen Gewebes hervorstechen, ist die vergleichende Betrachtung mehr auf die mechanische oder mehr auf die sekretorisch-resorptive Funktion eingestellt, entbehrt aber immer mehr oder weniger eines gemeinsamen Maßstabes. Das muß man bedenken, wenn man die Theorien abwägt, die über Zusammenhang von Blinddarm und Wurmfortsatz mit der Ernährung aufgestellt worden sind.

So findet man in vielen lehrbuchmäßigen Darstellungen, daß der Blinddarm bei Pflanzenfressern besonders groß sei (KÜKENTHAL), während er bei Fleischfressern klein sei oder fehle (RICHARD HERTWIG). Auch BIEDERMANN macht im Handbuch der vergleichenden Physiologie ähnliche Angaben darüber, daß im allgemeinen die Fleischfresser einen kürzeren, die Pflanzenfresser einen längeren Blinddarm haben (desgleichen BREHM, MAGNAN und viele andere). JACOBSHAGEN (1923) behauptet dagegen, daß diese sich immer wieder findenden Angaben ins Gebiet der Fabel gehören.

Das lymphatische Gewebe soll nach BERRY am reichlichsten bei Allesfressern sein, während von anderer Seite daran erinnert wird, daß gerade beim Kaninchen die Lymphknötchen so dicht stehen, daß sie einen einzigen großen PEYERschen Haufen bilden (FIEDLER).

Bemerkenswert ist die Arbeitsgemeinschaft, die nach HILZHEIMER und HAEMPEL zwischen Blinddarm und Magen bestehen soll und morphologisch darin zum Ausdruck käme, daß jeweils dem einfacheren Magen der längere Blinddarm entspräche. Auch BREHM schreibt, daß dem Blinddarm wohl eine gewisse Bedeutung für die vollkommene Ausnutzung der wenig ausgiebigen Pflanzennahrung zukomme.

Wenden wir uns zunächst zur eigentlichen Vergleichung des menschlichen Wurmfortsatzes mit dem der Affen.

Allgemein bekannt ist (vgl. die neuere Zusammenstellung durch v. EGGELING 1921), daß die Katarrhinen und Platyrrhinen keinen Wurmfortsatz besitzen, während sein Vorkommen bei den Prosimiern, bei Stenops und Chiromys zweifelhaft ist. WEINBERG allerdings berichtet, unter obduzierten 19 Macacus sinicus, 19 Macacus cynomolgus, 2 Cercopithecus ruber, 1 Uistiti (Callithrix) bei je 2 Individuen der beiden ersteren Arten einen 1—2 cm von der Klappe entfernt entspringenden 15—20 mm langen zylindrischen, manchmal zur Spitze verjüngten Wurmfortsatz gefunden zu haben. Seine Angaben werden von TROUESSART angezweifelt.

Vereinzelt steht bisher die vielleicht stammesgeschichtlich wichtige Angabe von GIEBEL und LECHE, daß ein gut entwickelter Wurmfortsatz beim Fötus von Cercopithecus sabaeus, beim erwachsenen Tier dagegen nur ein Stummel vorhanden sein soll.

Unsere eigenen Beobachtungen erstrecken sich auf mehrere Sektionen von Varis, Makis und eines Plumplori aus dem Berliner Zoologischen Garten; danach kann man bei diesen Tieren keinesfalls von einem Wurmfortsatz, geschweige denn von einem dem menschlichen Organ vergleichbaren sprechen. Ihr Blinddarm ist sehr langgestreckt konisch und geht in mehreren Spiralwindungen unter ganz allmählicher Verjüngung in eine eingerollte Spitze über. Von der Valvula ileocoecalis bis zu dieser Spitze befindet sich nirgends ein Absatz oder eine Unregelmäßigkeit in diesem Verlaufe, die die Abgrenzung eines Blinddarms und eines Wurmfortsatzes zuließe.

So bleiben der Betrachtung, wie gesagt, nur die Anthropoiden übrig.

Das Vorhandensein eines menschenähnlichen Wurmfortsatzes bei allen Anthropoiden ist allgemein bekannt (Angaben über das Vorkommen bei Gorilla, Orang Utan, Schimpanse und Gibbons z. B. bei ELLENBERGER, BÜRGI, OPPEL, GIEBEL und LECHE, MITCHELL, MAGNAN erwähnt es nur beim Orang und Gibbon).

Weniger Einigkeit herrscht jedoch über den Grad der Übereinstimmung im einzelnen zwischen dem menschlichen und anthropoiden Wurmfortsatz.

Die Erörterung dieser Frage gewinnt im Schrifttum deshalb so großen Raum, weil man versucht hat, die verschiedenen Typen bei den Anthropoiden mit entsprechenden Typen menschlicher Wurmfortsätze zu vergleichen und vor allem die embryonale menschliche Form mit der der erwachsenen Menschenaffen auf gleiche Linie zu stellen.

Daher sei vorausgeschickt, daß man nach dem Vorgange von TREVES beim Menschen drei verschiedene Wurmfortsatzformen unterscheidet:

1. Der Wurmfortsatz behält während des ganzen postfötalen Lebens die fötale Form, d. h. er erscheint als die Längsfortsetzung des konisch gestalteten Zökums ... erscheint wie ein trichterförmiger Auswuchs aus der Spitze des Zökums, also seinem tiefsten Punkt (Trichterform des Wurmfortsatzes).

2. Der Wurmfortsatz entspringt zwar auch von der wirklichen Spitze des Zökums, aber diese Spitze hat nicht mehr die fötale konische Form, sondern sie ist breit und flach geworden (Zylinderform des Wurmfortsatzes mit Abgang vom Blinddarmgrunde).

3. Der vordere und äußere Teil des Blinddarms — der nach rechts von der gewöhnlich längs der Vorderfläche verlaufenden Taenia libera gelegene Teil

— hat sich stärker entwickelt, und der Zusammenfluß der Tänien erscheint dadurch mehr nach einwärts und hinten gedrängt, manchmal so weit, daß der Ursprung des Wurmfortsatzes etwas nach hinten von der Eintrittsfläche des Ileums liegt (Zylinderform des Wurmfortsatzes mit Abgang oberhalb, hinten und medial vom Blinddarmgrunde).

Nach Treves ist die erstere dieser Formen in 25% der Erwachsenen zu finden, die dritte ist die weitaus häufigste, die zweite am seltensten (vgl. auch die Tabelle auf S. 487).

Nun lautet die Frage also nicht mehr, ob die Wurmfortsätze der Menschenaffen dem des Menschen in allen Einzelheiten gleichen, sondern vielmehr, welchem dieser 3 Typen des Menschen sie am meisten entsprechen.

Der wichtigste Vergleichspunkt ist die Form der Wurmfortsatzbasis. Wiederholt ist behauptet worden, daß die Wurmfortsätze der Anthropoiden das ganze Leben hindurch die fötale Trichterform, also den Typus 1 von Treves, beibehielten. Auf Grund von Einzelbeobachtungen haben sich z. B. Broca, Fick, Flower für den Orang, Cavanna für den Gorilla, Flower für den Gibbon dahin ausgesprochen. Für den Schimpansen erkennt Flower die Trichterform, wie beim Menschen, nur für einen Teil der Individuen an, Sperino hält auch bei diesem die Trichterform für die Regel.

Diese von Zoologen nach eigener Untersuchung vertretene Ansicht ist neuerdings von mehreren Vertretern der menschlichen Pathologie und Klinikern als bewiesen übernommen und für ihre Theorien ausgewertet worden (Metschnikoff, Haeberlin, Westenhöfer, Ziemann).

So feststehend, wie es nach dem Bisherigen scheinen mag, sind aber die Tatsachen durchaus nicht.

So berichtet z. B. Sir Arthur Keith, er habe bei jungen Anthropoiden und bei Kindern zwar den Wurmfortsatz trichterförmig und unter allmählicher Verjüngung aus dem Blinddarm hervorgehen sehen, dagegen nahm er in der ersten Zeit des erwachsenen Zustandes bereits sowohl bei Anthropoiden wie beim Menschen die dritte der Trevesformen an, d. h. seine Basis wandere infolge Verlängerung der rechten Wand des Blinddarms nach hinten, oben und innen, und seine Absetzung vom Blinddarm werde schärfer.

Auch von anderen Seiten liegen Angaben darüber vor, daß die Form des Wurmfortsatzes bei den Anthropoiden starken, und zwar ähnlichen Wachstums- und Altersveränderungen unterliegt, wie beim Menschen. Dunker ist zu dem Ergebnis gekommen, daß beim Gorilla und Gibbon der Wurmfortsatz mit dem Alter an Größe zunimmt. Nach Sperino soll sowohl der Schimpansenfötus wie der Gorillafötus eine Trichterform des Wurmfortsatzes besitzen, wie der menschliche Fötus; beim Gorilla hat Deniker sogar den Übergang der fötalen Trichterform in die scharfabgesetzte Erwachsenenform beobachtet. Beim Gibbonfötus fand er dagegen eine scharfabgesetzte Wurmfortsatzform, während Flower hier eine Trichterform feststellte.

Wie man sieht, lassen die spärlichen embryologisch-vergleichenden Befunde noch keinen festen Schluß zu, zeigen aber, daß durchaus nicht alle Anthropoiden, auch nicht im Fötalalter, eine Trichterform haben, ebenso wie diese Trichterform ja nach Treves auch zu 25% bei erwachsenen Menschen vorkommt. Daher kann es sich nur um die Entscheidung der Frage handeln, ob die Trichterform bei Anthropoiden in einem wesentlich höherem Prozentsatz als 25% bei den erwachsenen Anthropoiden vorkommt, wenn man einen Unterschied zwischen diesen und dem Menschen feststellen will.

Diese Frage ist bisher noch nicht entschieden, ja überhaupt noch nicht aufgeworfen worden. Ihre Beantwortung ist erschwert durch den Mangel an geeignetem anthropoiden Vergleichsstoff. Immerhin sind durch Einzelbeobachtungen verschiedene Untersucher bereits stutzig geworden und haben die

1. Schimpanse Missie	2. II. 1916 ♀	Gewicht 40,5 kg Scheitel-Steißlänge 70 cm	Appendix sehr lang, in Verwachsungen eingebettet 26 cm lang, 1 cm im Durchmesser, drehrund
2. Schimpanse Moritz	10. VIII. 1916 ♂	Gewicht 27,7 kg Scheitel-Steißlänge 75 cm	Appendix frei von Verwachsungen, über die Linea arcuata ins kleine Becken ziehend, senkrecht vom Blinddarm abgehend, kaum geschlängelt, Abgang nicht trichterförmig, Lichtung von gleichbleibendem Kaliber, drehrund, Durchmesser 8 mm, Länge 12,5 cm
3. Schimpanse Loka	1. XI. 1921 ♀	—	Wurmfortsatz von Verwachsungen bedeckt. Form gleichmäßig zylindrisch, ohne trichterförmigen Anfang. 11,5 cm lang
4. Schimpanse Terzera	16. XII. 1922 ♀	—	Wurmfortsatz beginnt trichterförmig und erreicht bei langsamer Verengung eine Länge von 20 cm
5. Schimpanse Sultan	27. III. 1923 ♂	Gewicht 47 kg Scheitelfersenlänge 139 cm	Appendix stark geschlängelt, von Verwachsungen umgeben. Nicht trichterförmig
6. Schimpanse Caspar	8. VI. 1923 ♂	Gewicht 6370 g Scheitel-Steißlänge 48 cm, Scheitelfersenlänge 72 cm	Dünndarm 3,92 m, Dickdarm 0,78 m, Blinddarm 0,05 m. Appendix mehrfach spiralig gewunden, durchschnittlicher Durchmesser 6 mm, Länge 16 cm. Abgangsstelle allmählich trichterförmig verjüngt
7. Schimpanse Susi	15. VIII. 1925 ♀	Gewicht 11 kg Scheitelfersenlänge 81 cm, Scheitel-Steißlänge 46 cm	Dünndarm 4,25 m, Dickdarm 0,91 m. Appendix Ursprung scharf ohne konisches Zwischenstück, durchschn. 4 mm breit, 13 cm lang
8. Schimpanse Jackie	27. X. 1925 ♂	Gewicht 14 kg Scheitel-Steißlänge 59 cm	Appendix mehrere Male gekrümmt, 23 cm lang. Nicht trichterförmig
9. Schimpanse Ossie	24. XI. 1925 ♀	Gewicht 11½ kg Scheitel-Steißlänge 55 cm	Dünndarm 4,33 m, Dickdarm 1,16 m, Blinddarm 0,07 m. Appendix bleistiftdick, Abgang scharf, ohne Trichter, Länge 16 cm
10. Orang-Utan	21. VIII. 1926 ♂	10 Jahre, Gewicht 50 kg, Scheitel-Steißlänge 77 cm u. Fersenl. 120 cm	Dünndarm 5,90 m, Dickdarm 2,00 m, Blinddarm 7 cm. Appendix scharf abgesetzt, halbbogenförmig, 16 cm lang
11. Orang-Utan	14. II. 1928 ♀	4½ Wochen. Gewicht 1405 g, Scheitel-Steißlänge 27 cm und Fersenl. 38,5 cm	Dünndarm 1,90 m, Dickdarm 0,62 m, Blinddarm 2 cm. Appendix scharf abgesetzt, 2—3 spiralige Windungen, 3 mm breit, 11 cm lang

Trichterform, da sie sie bei ihren eigenen Fällen wenigstens nicht angetroffen haben, für nicht charakteristisch erklärt, so beim Schimpansen VROLIK, BROCA, EHLERS und DEVIGHT, beim Gorilla BISCHOFF, DENIKER und FLOWER, beim Gibbon BROCA und BISCHOFF. Aus den meisten Beschreibungen und Bildern geht hervor, daß den Untersuchungen Wurmfortsätze vom Typus III TREVES (Zylinderform mit seitlichem Abgang) vorgelegen haben, andere, z. B. GRATIOLET und ALIX, fanden dagegen den Typus II (Zylinderform mit tiefem Abgang).

Wir haben versucht, unsere eigenen Beobachtungen und unser eigenes Material daraufhin durchzusehen. Durch die Freundlichkeit von Prof. Matschie hatten wir Gelegenheit, die Sammlung des Berliner Zoologischen Museums daraufhin untersuchen, die Präparate entnehmen und messen zu können. Es waren in der dortigen Sammlung aufbewahrt die Eingeweide, leider ohne Angaben über Körpermaße der Tiere, von einem Schimpansen, einem Gorilla und fünf Orangs, größtenteils junge oder halberwachsene Tiere. Von diesen zeigte nur ein Orang die Trichterform der Wurmfortsatzbasis, die übrigen sechs Tiere zeigten den Typus II von Treves.

Die Tiere, die wir aus dem Berliner Zoologischen Garten durch die liebenswürdige Vermittlung von Herrn Geh.-Rat Heck und Herrn Dr. O. Pfungst zur Obduktion erhielten, waren neun Schimpansen und zwei Orang-Utans.

Von diesen können die ersten 5 Schimpansen und ein Orang-Utan als erwachsene oder fast erwachsene Tiere gelten, die übrigen 4 Schimpansen und der zweite Orang-Utan waren junge und halberwachsene Tiere.

Wie aus der Tabelle auf Seite 477 hervorgeht, ist der Wurmfortsatz bei den erwachsenen Schimpansen 1, 2, 3, 5 und dem erwachsenen Orang-Utan scharf abgesetzt, nicht trichterförmig, nur bei dem Schimpansen 4 trichterförmig, bei den jugendlichen Schimpansen 7, 8 und 9 und dem jungen Orang-Utan nicht trichterförmig, bei 6 trichterförmig.

Von diesen Tieren hatten also nur zwei einen trichterförmigen Abgang des Wurmfortsatzes, der 3. Form von Treves entsprachen die meisten, d. h. der Wurmfortsatz geht scharf abgesetzt aus dem Blinddarm näher dessen medialem als dem lateralen Rande ab.

Aus der Abgangsform und dem Abgangsort des Wurmfortsatzes kann man also zwischen Anthropoiden und Menschen keinen Unterschied herleiten, den Föten beider scheint die Trichterform zuzugehören, diese ist also nicht als anthropoide, sondern mit viel besserem Recht als fötale Form zu bezeichnen, die bei einem gewissen Prozentsatz von Individuen zeitlebens bestehen kann, beim Menschen in $25\,^0/_0$ der Fälle, bei Anthropoiden — wenn man aus so wenigen Fällen etwas schließen darf — ungefähr ebenso, nämlich in $20\,^0/_0$ der Fälle.

Es gibt aber andere Merkmale, in denen sich der menschliche und der anthropoide Wurmfortsatz wirklich voneinander unterscheiden, nämlich die Länge und der Verlauf.

1. Vergleich der Wurmfortsatzlänge.

Schon Broca war der Ansicht, daß der Wurmfortsatz der Schimpansen und des Gorilla länger sei, als der des Menschen, daß dagegen Orang und Gibbon einen kürzeren Wurmfortsatz habe, als der Mensch. Sieht man die Angaben in der Kasuistik an, so erkennt man als größte Schwierigkeit der Vergleichbarkeit die sehr mangelhaften Alters- und Körperlängenangaben über die untersuchten Tiere.

Für den Schimpansen geben als Wurmfortsatzlänge Bischoff bei jungen 8—9 cm, Flower bei jungen 12 cm, auch Symington bei einem 3—4jährigen 12 cm, J. C. Mayer 5,4 cm, Bolau 8 cm, Tyson 11,4 cm, sämtlich bei jungen Tieren. Erwachsene Tiere hatten nur Ehlers, Gratiolet und Mix und Bischoff vor sich und fanden hier 15—20 cm Länge.

Vom Gorilla wurden fast nur junge Tiere untersucht (Bischoff 6 cm, Cavanna 16 cm, Bolau 9,5; 5,0; 5,5 cm); nur Flower scheint ein älteres Tier mit einem Wurmfortsatz von 20 cm Länge vorgelegen zu haben.

Vom Orang sind nur wenig Angaben zu finden; Bischoffs Exemplar (10 cm Länge) war unerwachsen, die von Flower (16,8 cm Länge) und Fick (16 cm Länge) sind angeblich erwachsen gewesen.

Fast unbrauchbar sind die Angaben über Gibbons (Flower 7,2 und 3,6 cm, Bischoff 4,5 cm, Bolau 5,5 und 4 cm, Sandifort 9,5 cm, Vrolik 3,5 cm). Bedenkt man, daß diese

Tiere Scheitelsteißlängen von 38—55 cm und Scheitelfersenlängen von 56—71 cm hatten, so muß man sie für nicht erwachsen erklären. Ein ausgewachsenes Tier hatte vielleicht DAUBENTON vor sich; er maß 12 cm Wurmfortsatzlänge.

Unsere eigenen Messungen am Material des Berliner Zoologischen Museums ergaben bei einem $2^1/_2$ monatigen Schimpansen 6 cm, bei einem wohl erwachsenen Gorilla 35,5 cm, während die Zahlen bei den Orangs nicht genau auswertbar sind. Immerhin gehen die Zahlen bei diesen durchweg jungen Tieren (8,7; 14; 14,4; 15,7 cm) über den Durchschnitt bei jugendlichen Menschen weit hinaus.

Über das eigene Obduktionsmaterial gibt wieder die Tabelle Auskunft. Danach kommen bei den jugendlichen Schimpansen Wurmfortsatzlängen von 13, 16, und 23 cm vor, beim jungen Orang 11 cm, also sehr erheblich über dem Durchschnitt beim Menschen liegende Zahlen, bei den erwachsenen Schimpansen sogar solche von 11,5; 12,5; 20 und 26 cm, und auch der erwachsene Orang Utan hat die erhebliche Wurmfortsatzlänge von 16 cm aufzuweisen.

Faßt man das vorliegende Zahlenmaterial zusammen, so kann man mit Bestimmtheit sagen, daß die durchschnittliche Länge des Wurmfortsatzes beim Schimpansen und Gorilla sehr erheblich, beim Orang und Gibbon vielleicht weniger, aber immer noch deutlich über dem für den Menschen geltenden Durchschnitt liegen.

2. Vergleich des Wurmfortsatzverlaufs.

Eine auffallende Bildung des anthropoiden Wurmfortsatzes ist sein korkzieherförmiger Verlauf. Angaben darüber finden sich bei SPERINO (Schimpanse), BOLAU (Gorilla $1^1/_2$ schneckenförmige Windungen) und FLOWER (Schimpanse mehrmals gewunden, Orang 3 mal gedreht). Dieser gewundene Verlauf scheint so gesetzmäßig vorzukommen, daß anzunehmen ist, daß die Untersucher, welche keine Angaben über ihn machen, dies nur versäumt haben, denn in unserem Materiale, sowohl im Museumsmaterial, wie bei den eigenen Leichenöffnungen, konnten wir ihn ausnahmslos feststellen.

Nach unseren an Ort und Stelle gemachten Zeichnungen können wir ablesen, daß die Wurmfortsätze des Zoologischen Museums zeigten:

Schimpanse . . . . $3^1/_2$ Kreiswindungen
Gorilla . . . . . . 1 Kreiswindung
Orangs . . . . . . 2, $2^1/_2$, $2^1/_2$, $3^1/_2$, 5 Kreiswindungen.

Ähnliches ergibt unser Obduktionsmaterial (siehe die Tabelle)
4 mal wird er als stark geschlängelt bzw. spiralig,
1 mal als kaum geschlängelt bezeichnet,
3 mal fehlen Angaben,
2 mal ist die Beurteilung durch Verwachsungen verhindert,
1 mal, nämlich beim erwachsenen Orang-Utan, ist er halbbogenförmig.

Es fällt auf, daß die stark gewundenen Wurmfortsätze ausschließlich bei den jugendlichen und den halberwachsenen Tieren vorkommen. Da dies auch beim Menschen, jedoch hier nur bei Föten und Neugeborenen beobachtet wird, so muß bei beiden, sowohl dem Menschen, wie den Anthropoiden, die Spiralform als ein unreifer Typus gelten, der aber bei diesen viel länger bestehen bleibt.

Zusammengefaßt ergibt sich also: der Wurmfortsatz der Anthropoiden zeigt die Trichterform, d. h. die menschliche Fötalform, durchaus nicht stets, ja nicht einmal häufiger, als der des erwachsenen Menschen. Während er hierin also dem des Menschen gleicht, unterscheidet er sich von ihm regelmäßig durch seine größere Länge und durch seine in manchen Fällen noch bis zur Geschlechtsreifung hin ausgesprochene Spiralform.

Wie steht es nach diesem Ergebnis mit den Folgerungen, die man aus der vergleichenden Anatomie des Wurmfortsatzes gezogen hat?

Diese Folgerungen gehen nach zwei Richtungen:

I. Ist der Wurmfortsatz des Menschen ein rudimentäres Organ?

II. Bedingen die vergleichend anatomischen Unterschiede Verschiedenheiten in der Krankheitsbereitschaft des Wurmfortsatzes bei Mensch und Menschenaffen?

Zum ersten dieser beiden Punkte muß zunächst festgelegt werden, was unter einem rudimentären Organ zu verstehen ist. Man bezeichnet als rudimentär Organe, von denen man annimmt, daß sie sich in stammesgeschichtlicher Rückbildung befinden und voraussichtlich ganz verschwinden werden (A. Weismann). Außerdem wird, sei es als Ursache, sei es als Folge dieser Rückbildung, angenommen, daß die Leistungen der rudimentären Organe entweder minderwertig sind oder vollständig aufgehört haben.

Nun sind aber einerseits stammesgeschichtliche Erörterungen sehr hypothetischer Natur, andererseits sind Werturteile über Leistungen mißlich und besonders im Zusammenhang mit dem morphologischen Bau unmöglich abzugeben.

Mit Recht macht Aschoff bei Erörterung der Gallenblasenentzündung darauf aufmerksam, daß ein Organ deswegen noch nicht etwa rudimentär ist, weil seine operative Entfernung mit gesundem Weiterleben vereinbar ist.

Nur unter diesen Vorbehalten werden wir diejenigen Punkte aufzählen, die von den verschiedenen Forschern als Beweis für die rudimentäre Natur des menschlichen Wurmfortsatzes genannt worden sind.

Wenn z. B. Cott angibt, die Blutversorgung des Wurmfortsatzes sei „rudimentär und sehr schlecht", so müssen wir sagen, daß alle langen schmalen Gebilde mit lediglich basaler Gefäßversorgung schweren Kreislaufstörungen naturgemäß besonders ausgesetzt sind (vgl. unten S. 536 über den Wurmfortsatz als „Akron").

Gegenbaur, Wiedersheim, Oppel, Schridde, Mitschell und von Eggeling sprechen von Funktionslosigkeit des Wurmfortsatzes nur in bezug auf die Verdauung, und v. Eggeling weist zugleich auf den an der starken Ausbildung des lymphatischen Apparates erkennbaren Funktionswechsel des Organs hin. Jacobshagen hat wohl zuletzt noch die Beweispunkte für die „rudimentäre Natur des Wurmfortsatzes" zusammengestellt und aus ihnen eine „Kataplasie" des Wurmfortsatzes zu beweisen gesucht. Soweit seine Beweise aus der Stammes- und Einzelentwicklungsgeschichte des Organs hergeleitet sind, sind sie nicht verwertbar, weil sie eine genaue Kenntnis der Verwandtschaftsverhältnisse der Primaten voraussetzen; die Ausführungen Jacobshagens über den lymphatischen Apparat des Wurmfortsatzes sind aber besonders anfechtbar. Er behauptet, es handele sich beim Wurmfortsatz des Menschen nicht um eine absolute, sondern nur um eine relative Vermehrung der Lymphknötchen, die „aus noch nicht zu übersehenden Gründen allein dem kataplastischen Prozeß trotzten" und die in ihrer Zahl dem Befund bei einem gleich langen und normal dicken Blinddarm entsprechen. Daher sei der stark ausgebildete Lymphknötchenapparat nicht für eine Metaplasie des Organs heranzuziehen und spräche nicht gegen eine Kataplasie.

Uns erscheint es viel natürlicher, zu sagen, daß die starke Ausbildung des lymphatischen Apparates für einen Funktionswechsel spricht (E. Albrecht). Obwohl ein Teil des Darmrohres, ist er zu einem für den Kottransport und die Kotaufnahme ungeeigneten, durch seinen auffallend starken Lymphapparat nur der Aufsaugung, Abwehr und Absonderung zugewandten Organ geworden („Bauchtonsille"). Das trifft aber nach dem jetzigen Stande unseres

Wissens in ungefähr gleicher Weise für den Wurmfortsatz aller Anthropoiden und des Menschen zu.

Nur so viel ist also zu sagen, daß der Wurmfortsatz des Menschen und der Menschenaffen jedenfalls eine stammesgeschichtlich sehr junge Erwerbung ist und ferner, daß er sehr stark variiert. Gewiß geht aus unserer Statistik hervor, daß er beim Menschen durchschnittlich kleiner ist als bei den Anthropoiden, doch sind die Verwandtschaftsverhältnisse der Primaten noch zu strittig, um daraus Schlüsse auf die stammesgeschichtliche Entwicklungsrichtung des Wurmfortsatzes ziehen zu können. Es hat also wenig Sinn, den menschlichen Wurmfortsatz als ein rudimentäres Organ zu bezeichnen.

Zum zweiten Punkt sind die vergleichend anatomischen Erfahrungen über entzündliche Erkrankungen des Wurmfortsatzes herangezogen worden. Appendizitis bei Anthropoiden ist wiederholt von WEINBERG beschrieben worden. Er hat unter 61 Sektionen von Schimpansen im Institut Pasteur 3 mal eine frische phlegmonös-ulzeröse Appendizitis angetroffen, bei 7 anderen Schimpansen bezeichnet er Verwachsungsstränge um den Wurmfortsatz als Zeichen einer „chronischen Appendizitis". Wenn man selbst nur die drei erstgenannten Fälle als sicher gelten läßt, so ist das eine erstaunlich große Zahl; kurz darauf hat WEINBERG noch einen ähnlichen ulzerös-phlegmonösen Fall auch bei einem Gorilla mitgeteilt und überzeugend makro- und mikroskopisch abgebildet; übrigens beherbergte dieser Wurmfortsatz auch 2 Oxyuren. Es ist METSCHNI-KOFF am gleichen Institut nach WEINBERGs Angabe gelungen, auch experimentell diese Appendicitis acuta beim Schimpansen hervorzurufen.

Sieht man schon hieraus, daß die alte Behauptung, bei den Anthropoiden und den niederen Menschenrassen komme die Appendizitis nicht vor, wenigstens für die ersteren sich als hinfällig erweist, wenn man nur reichliches Material hat und es mit einer eigens darauf gerichteten Aufmerksamkeit untersucht, so ist die Vermutung nicht von der Hand zu weisen, daß auch bei außereuropäischen, besonders sog. „primitiven" Menschenrassen die Appendizitis in dem Maße häufiger beobachtet werden wird, als sie unter gleichen Bedingungen (Zahl der Fälle, Schulung der Ärzte, Operations- und Leichenuntersuchung) wie in Europa untersucht werden wird. Und selbst wenn eine dann entstehende vergleichend-anatomische Statistik der Appendizitis ergäbe, daß Rasseverschiedenheiten in bezug auf sie beständen, so müßte nicht oder nicht allein der anatomische Bau des Wurmfortsatzes, sondern könnten noch viele andere Bedingungen daran schuld sein.

Trotz dieser noch bei weitem nicht übersehbaren Verhältnisse ist man in der Annahme anatomischer, die Erkrankungsbereitschaft beeinflussender Rassenverschiedenheiten sehr weit gegangen. So soll nach HEWSON in den Vereinigten Staaten von Nordamerika die Länge des Wurmfortsatzes

$$\begin{array}{ccc} & \male & \female \\ \text{bei Weißen} & 9{,}1 & 6{,}7 \text{ cm} \\ & \male & \female \\ \text{bei Negern} & 9{,}12 & 9{,}2 \text{ cm} \end{array}$$

betragen, bei diesen also etwas größer sein.

So behauptet z. B. GELINSKI, unter den Eingeborenen Chinas und Persiens sei die Appendizitis unbekannt, während sie bei den dort lebenden Europäern durchaus nicht selten sei. Er führt dies auf die pflanzliche Kost der Einheimischen zurück, während FALLSCHER-ZÜRCHER die einfachere Lebensweise der Orientalen überhaupt hierfür heranzieht.

WEISCHER bestätigt ganz ähnliche Angaben von PERTHES über die Seltenheit der Appendizitis bei den Chinesen. Unter 86 000 poliklinischen chinesischen

Patienten in Tsientsin sah er nur 2 Fälle, noch dazu von chronischem Verlauf. Im einen enthielt der in Verwachsungen eingebettete Wurmfortsatz einen Trichocephalus dispar; im anderen Falle waren ebenfalls starke Verwachsungen vorhanden, die Patientin hatte seit vielen Jahren ausschließlich europäische Kost zu sich genommen. W. Fischer vermag über China keine Zahlen zu bringen.

Haeberlin hat ohne eigene Beobachtungen sich auf die Angaben von Nichtärzten (Ethnologen, Anthropologen) gestützt, die auf Forschungsreisen in Sumatra, Australien, Tibet keine Appendizitisfälle sahen. Er ist der erste gewesen, der anatomische Formschwankungen, hervorgerufen durch Rassemischung für die Häufigkeit der Appendizitis unter Europäern verantwortlich machte.

Westenhöfer gab der Frage eine andere Wendung, indem er von den angeblichen Rasseverschiedenheiten ausschließlich dem engen, nicht trichterförmigen Abgang des Wurmfortsatzes die Schuld an der Häufigkeit der Appendizitis gab. Die Seltenheit der Appendizitis unter der chilenischen Bevölkerung, die starken Anteil von Mapuche-Indianerblut (Araukanerblut) aufwies, erklärte er durch die Häufigkeit von trichterförmigen Wurmfortsätzen. Seinen Anregungen folgend hat Ziemann, dessen eigene Erfahrungen in Kamerun ebenfalls auf angeblich geringe Häufigkeit der Appendizitis bei Negern hindeuteten, versucht, durch Umfrage bei den Gefangenenlazaretten während des Krieges anatomisches Material von Farbigen zu sammeln.

Seine Bemühungen wurden ihrer Grundlage nachträglich enthoben, da letzthin Westenhöfer seine eigene Theorie aufgab, bzw. so erheblich veränderte, daß sie kein anthropologisch-ethnologisches Problem mehr darstellte. Er faßt die Trichterform des Wurmfortsatzes als Teil einer allgemeinen Bildungshemmung auf, die vereint mit Lappungen von Milz und Niere eine von ihm sogenannte „progonische Trias" bilde. Da er sie nach seiner Rückkehr aus Chile ganz ebenso in der Heimat und auch bei anderen Völkern, Russen, Türken, Juden und anderen fand, so nimmt er nunmehr an, „daß sie wahrscheinlich dem ganzen Menschengeschlecht eigentümlich und nicht etwa an eine bestimmte Rasse gebunden sei, wenn sie vielleicht auch bei farbigen Rassen etwas häufiger und deutlicher zu sein scheint, als bei weißen". Damit fällt alles, was über Trichterform und andere Formabweichungen als Rassenmerkmal bzw. als Grund für Rassenverschiedenheiten in der Neigung zur Appendizitis behauptet worden ist und insbesondere im Anschluß an Westenhöfer versucht wurde, in sich zusammen.

D. Variabilität einschließlich Anomalien und Mißbildungen.

Die Verschiedenheiten des morphologischen Verhaltens des Wurmfortsatzes sind insgesamt als Variationen zu bezeichnen. Bei welchem Grade der Abweichung von den Durchschnittswerten man von „Anomalie" und „Mißbildung" spricht, bleibt dem Übereinkommen überlassen. Morphologische Verhältnisse, die nachweisbar auf entzündliche Veränderungen zurückzuführen sind, werden nicht in diesem Abschnitt erörtert werden.

I. Lage und Verlauf des Wurmfortsatzes.

Bei den Lageverschiedenheiten des Wurmfortsatzes sind die der Basis und die der Spitze zu unterscheiden. Die Lage der Basis wird in der Hauptsache durch die Lage des Blinddarms bestimmt, während für die Lage der Spitze noch

die Verlaufsrichtung des Wurmfortsatzes entscheidend ist. Zwar schwankt auch
die Stelle, an der der Blinddarm den Wurmfortsatz entsendet, ein wenig.
Doch sind diese Variationen so eng mit denen der Form verbunden, daß sie erst
dort besprochen werden. Nach JONNESCO ist für den Fundus coeci die Lage
in dem Winkel, den die Fossa iliaca mit der Bauchwand bildet, das regelrechte:
„Positio iliaca normalis". Allerdings kommen große Abweichungen von dieser
Normallage vor, weil die Beziehung des Blind- und Dickdarms zum Bauchfell
sehr wechselt. Ältere Forscher wie BARDELEBEN (1849), LUSCHKA (1861), später

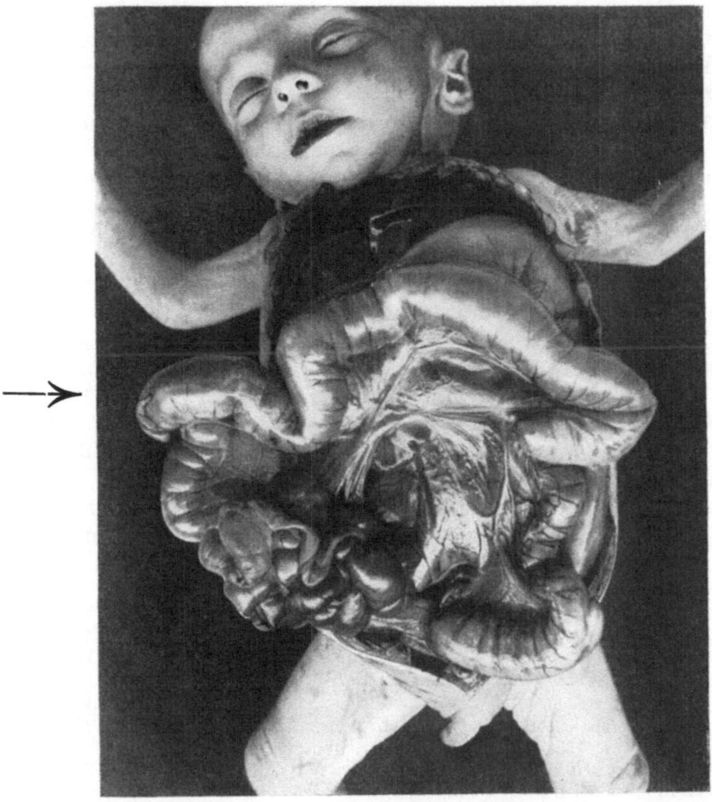

Abb. 1. Mesenterium ileocolicum commune eines 6 Wochen alten Knaben. Der Pfeil zeigt auf den
während der Aufnahme stark nach außen verlagerten Wurmfortsatz (Krankenhaus Neukölln
S. N. 289/1912).

LENNANDER, von SYDOW und TUFFIER sprachen sich für einen nahezu vollständigen
peritonealen Überzug des Blinddarms aus (intraperitoneale Lage). HYRTL (1884)
dagegen sowie QUÉNU, FERGUSSON und KRAUSSOLD nahmen an, daß die Hinterfläche des Blinddarms sich mit bindegewebigen Massen an der Fascia iliaca so
befestigte, daß ein erheblicher Teil des Blinddarmumfanges vom Bauchfell frei
bleibe (extraperitoneale Lage). Allerdings ist das Häufigkeitsverhältnis der
beiden Lagen noch nicht entschieden; TREVES bestreitet das Vorkommen des
Mesozökums völlig, LENZMANN dagegen sah es in 85%. CORNING sogar in 92%
aller Fälle. Zweifellos kommen beide Typen vor. Der Grad der Mesozökum-
bildung schwankt vom eben erkennbaren bis zu den als Coecum mobile und
Mesenterium ileocolicum bezeichneten Formen. Bei abnorm lang entwickeltem

Mesocolon ascendens kann Blinddarm und Wurmfortsatz in das kleine Becken sinken; bei besonders kurzem Mesocolon ascendens spricht QUERVAIN von Hochstand, ROSER von Ausbleiben des Descensus coeci. Dieses Ausbleiben scheint in gewissen Fällen mit dem mangelhaften Herabtreten des rechten Eierstockes oder Hodens in Zusammenhang zu stehen (LOCKWOOD).

Die Lageschwankungen in der Frontalebene sind ebenfalls abhängig vom Grade der Gekrösebildung am Dickdarm. Blinddarm samt Wurmfortsatz können bei zunehmender Beweglichkeit aus der Darmbeingrube vor die Wirbelsäule und über sie hinaus nach links verlagert werden (Coecum mobile). Begünstigt werden durch diese erhöhte Beweglichkeit Verschiedenheiten der Lage, bezogen auf die Nachbarorgane. Der höchste Grad der Beweglichkeit von Blinddarm samt Wurmfortsatz ist durch Bildung eines Mesenterium ileocolicum commune gegeben (s. Abb. 1).

Nimmt man mit TREVES und CORNING an, daß in 36% sämtlicher Menschen sich ein Mesocolon ascendens findet, so macht das die genaue Lagebestimmung des Wurmfortsatzabganges in der Bauchhöhle unsicher. Das von dieser Stelle auf die Bauchhaut gefällte Lot stimmt infolgedessen durchaus nicht immer mit dem MAC BURNEYschen Punkt überein. LIERTZ hat bei 85 Leichen durch Einstechen einer Nadel am MAC BURNEYschen Punkt dieses Lageverhältnis geprüft und fand, daß „der fragliche Punkt nur in 6 Fällen in mehr oder weniger enge Beziehung zum Wurmfortsatz trat". Diese Fragen werden im chirurgischen Schrifttum genauer erörtert. So gibt z. B. LANZ an, daß die Abgangsstelle des Wurmfortsatzes am häufigsten nicht am MAC BURNEYschen Punkt, sondern wesentlich tiefer läge, nämlich im rechten Drittelpunkte der Interspinallinie.

Der Lage der Abgangsstelle des Wurmfortsatzes stellten wir die durch die Verlaufsrichtung unbestimmte Lage seiner Spitze gegenüber. LIERTZ, der 2092 Fälle untersuchte, unterscheidet in Anlehnung an WALDEYER drei Hauptlagen und sechs Nebenlagen, deren Häufigkeit aus folgender Aufstellung hervorgeht.

	Fälle	$\%$
I. Hauptlagen	1215	58.1
1. Nach dem kleinen Becken	755	37
2. medialwärts vom Zökum	254	12
3. lateralwärts vom Zökum	206	10
II. Nebenlagen	877	41.9
1. retrozökal, teilweise zugleich retrozökal	433	21
2. auf den Blinddarm nach oben gelagert	97	4
3. nach vorn abwärts gelagert	48	2
4. in den Blinddarm eingestülpt	8	0,3
5. mit dem Zökum linksgelagert	16	0,7
6. in einer Hernie	275	13

Bei dieser Reihe ist nicht zu ersehen, wie weit die Abgangsstelle und wie weit der Verlauf des Wurmfortsatzes die Lage bestimmten.

Bald durch die Lageveränderungen der Abgangsstelle, bald durch die Verlaufsrichtung, bald durch beides hervorgerufen, findet man die Spitze des Wurmfortsatzes unter anderem an der Leber und Gallenblase und an der Milz, an der Flexura duodenojejunalis, an einer der Nieren, am Fundus, am Pylorus des Magens, am Colon descendens. Gleich anderen Baucheingeweiden kann der Wurmfortsatz auch in einen Bruchsack verlagert werden, und zwar bei Hernien jeder Art. Handelt es sich um eine angeborene Hernie, so kann als Grund eine fötale Peritonitis mit Bildung von Verwachsungssträngen angenommen werden (ROKITANSKY, VIRCHOW). Dazu kommt nach HILDEBRAND ein abnorm langes Mesokolon oder Verwachsung mit dem Hoden zur Zeit des Hinabsteigens des Blinddarms und Hodens. HUTCHINSON widersprach der Annahme einer fötalen

Peritonitis, Robinson dagegen rechnete sogar mit einer fötalen Appendizitis als Ursache solcher Verwachsungsstränge.

Unter den angeborenen Hernien ist der Fall von Liertz bemerkenswert, in dem sich der Wurmfortsatz in einem Zwerchfellbruch über der Leber befand.

Unter allen Hernien am häufigsten findet man den Wurmfortsatz in rechtsseitigen Leistenhernien. Bei diesen und bei Schenkelhernien bildet er häufig allein den Inhalt (Sprengel), nach Brieger wäre dies sogar in der überwiegenden Zahl der Beobachtungen der Fall, nämlich unter 41 Fällen 38 mal, während nur 3 mal Netz den Bruchsackinhalt mitbildete.

Bei der Invaginatio ileocoecalis liegt auch der Wurmfortsatz im Colon ascendens, wie dies schon Sömmering (1796) erwähnt.

Zu allen diesen Lagen und Verlaufsrichtungen ist allerdings zu bemerken, daß sie wohl bei ein- und demselben Menschen zeitlich wechseln können. So nennt Sprengel als veränderliche Bedingungen für die Wurmfortsatzlage die wechselnde Lage des Colon ascendens und Blinddarms, sowie die schwankende Kot- und Gasfüllung des Wurmfortsatzes und des übrigen Darmes. Dazu kommen der Einfluß der Körperhaltung, örtlicher Verschiebungen der Baucheingeweide durch Füllung des Magens und der Harnblase, ferner Schwangerschaft sowie pathologische Vorgänge wie Enteroptose, Gewächse, Zysten und dergleichen.

Die Zahl der Faktoren ist also sehr groß. Auf die meisten von ihnen hat bereits 1893 Robinson hingewiesen, allerdings ohne zwischen den zeitlich wechselnden und den dauernden zu unterscheiden. Er nennt

1. Länge des Mesenteriolum,
2. Länge des Wurmfortsatzes,
3. Füllungszustand des Magens, Dickdarms, Blinddarms usw.,
4. Volumen des Uterus,
5. Spannungszustand der Bauchdecken,
6. Geschlecht,
7. Gestalt der Bauchhöhle,
8. Bestehen von Verwachsungen.

So sagt denn auch A. H. Hofmann, daß man zwar für chirurgische Zwecke verschiedene Lagen des Wurmfortsatzes nach ihrer Häufigkeit unterscheiden könne, daß es aber keine typische Lage des Wurmfortsatzes gebe, weil sie beim Individuum schwanke.

Eine weitere Schwierigkeit zeigt sich in einem von Sprengel aufgestellten Vergleich zwischen dem Verlauf des Wurmfortsatzes an Leichen und an Operationsfällen. Er vermerkte:

Verlauf bei 93 Leichen		Verlauf bei 100 Operationsfällen	
nach innen	48 mal	nach innen . . .	50 mal
nach innen unten .	16 ,,	nach außen . . .	37 ,,
nach unten . . .	9 ,,	nach vorn oben .	13 ,,
nach außen oben .	13 ,,		
nach hinten oben .	7 ,,		

Bei dem am häufigsten Verlauf, nämlich nach innen, herrscht zwischen Leichen und Operationsfällen Übereinstimmung. Bei den selteneren Verlaufsrichtungen sind die überhaupt vorkommenden Typen in beiden Reihen verschieden, mithin zahlenmäßig nicht vergleichbar. Bei einer der Gruppen von den Operationsfällen (nach vorn oben) nimmt Sprengel als Grund eine Entzündungsfolge (Schrumpfung) an. Dieser Faktor kann natürlich auch bei den übrigen Gruppen beider Reihen mitwirken. Dazu müssen bei den Leichen auch kadaveröse Lageveränderungen (Totenstarre, Erschlaffung, Gasblähung) berücksichtigt werden.

Der Versuch von Büstow, die Verlaufsrichtungen des Wurmfortsatzes nach einer Windrose einzuteilen, deren Mittelpunkt am Mac Burneyschen Punkt liegt, ist bereits von Sprengel als absonderlich abgelehnt worden.

II. Form des Wurmfortsatzes.

Ein großer Teil der zu schildernden Formschwankungen des Wurmfortsatzes hängt mit den aufgezählten Lage- und Verlaufsarten zusammen, nämlich die Formschwankungen, welche seine Achse betreffen.

Es kommen annähernd gerader Verlauf sowie korkzieherförmige Drehung, und nach Aschoff kommaförmige bis C-förmige, fischhaken- bis U-förmige, S-förmige und winklig abgebogene Wurmfortsätze vor, ohne daß eine Appendizitis besteht oder bestand; völlig gradegestreckter Verlauf oder Knickung dagegen scheinen immer Folge entzündlicher Vorgänge zu sein.

Hier ist der Platz, das bereits auf S. 475 in vergleichend anatomischem Zusammenhang erwähnte Verhältnis des Wurmfortsatzes zur Blinddarmwand zusammenzufassen. Form des Blinddarmgrundes und des Wurmfortsatzabganges sind mit dem Wechsel der Abgangsstelle folgendermaßen verknüpft:

I. Trichterform: stets von der tiefsten Stelle des Blinddarms abgehend.

II. Zylinderform: a) von der tiefsten Stelle des Blinddarms abgehend; b) oberhalb, hinten und medial von dieser Stelle abgehend.

Man spricht von Trichterform, wenn der Blinddarmgrund an seiner tiefsten Stelle unter allmählicher Verjüngung in den Wurmfortsatz übergeht.

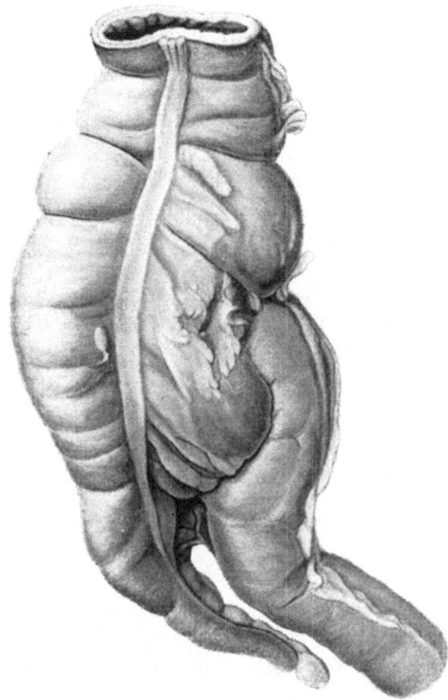

Abb. 2. Fötale Trichterform des Wurmfortsatzes beim Erwachsenen (28jährige Frau, Krankenhaus Lankwitz, S. N. 72/1926). $^2/_3$ natürl. Größe.

Die Trichterform kann von der Basis bis zur Spitze reichen, oder ein mehr oder weniger großes distales Stück ist zylindrisch. Jene Form ist der Typus des Fötus, diese Form der Typus des Neugeborenen; beide kommen jedoch auch vereinzelt bei Erwachsenen vor. Ein Erhaltenbleiben der fötalen Form bei Erwachsenen zeigt Abb. 2.

Demgegenüber ist die Norm des Erwachsenen die Zylinderform.

Während bei der Trichterform die Grenze des Wurmfortsatzes gegen das Zökum unscharf ist, ist durch die Zylinderform eine scharfe Grenzlinie gegeben. Im letzteren Falle gibt es zwei Unterarten. Entweder der Blinddarm bleibt symmetrisch, dann geht der Wurmfortsatz wie bei der Trichterform von der tiefsten Stelle des Blinddarmgrundes ab. Oder durch stärkeres Wachstum des lateralen Teiles der Blinddarmwand rückt die Abgangsstelle in die Nähe der Ileozökalklappe, während die tiefste Stelle des Blinddarms jetzt durch ein Haustrum gebildet wird.

Diese Darstellung beruht auf den Untersuchungen von TREVES, der ursprünglich fünf verschiedene Typen aufgestellt hatte. Spätere Untersucher haben seine Einteilung auf vier Typen (CORNING, JACOBSHAGEN) oder drei Typen (SPRENGEL) beschränkt; einige der TREVESschen Typen betreffen nämlich nur Gradunterschiede, und zwar was Stärke der Trichterform, bzw. seitliche Verschiebung der Abgangsstelle anlangt. Wir schließen uns der Darstellung von SPRENGEL an, haben jedoch durch die Gruppierung zum Ausdruck gebracht, daß Verschiebungen der Abgangsstelle nur bei der Zylinderform, nicht aber bei der Trichterform vorkommen. Die zahlenmäßige Verteilung der Typen geht aus folgender Tabelle hervor:

		SPRENGEL, LIERTZ, THORSCH, JACOBSHAGEN			
Zahl der Fälle		93	150	109	100
Typen		in Prozenten			
I. Trichterform	Kinder	25	16,7	—	—
	Erwachsene		6	2,7	2
II. Zylinderform	a) tiefer Abgang	75	77,3	1	3
	b) seitlicher Abgang			96,3	95

1. Frage der sogenannten GERLACHschen Klappe.

Mit den Variationen der Abgangsstelle und der Form hängt die Frage der sog. GERLACHschen Klappe zusammen. GERLACH hat im Jahre 1847 unter 9 Fällen dreimal an der Abgangsstelle des Wurmfortsatzes eine Klappe gefunden, „welche aus einer Duplikatur der inneren Darmhäute besteht, über welche an der peritonealen Seite eine Brücke straffen Bindegewebes geht". In einer späteren Arbeit ergänzt er die Beschreibung dahin, daß er die Klappe bei Kindern und Jugendlichen stärker als bei Neugeborenen, bei älteren Leuten nur rudimentär fand. GERLACHs Befunde wurden wiederholt bestätigt, besonders von solchen Forschern, die der Klappe eine Bedeutung für die Entstehung der Appendizitis beizumessen versuchten. Andererseits ist ihr Vorkommen vielfach bestritten worden. Erschwert sind die Untersuchungen über diese Frage dadurch, daß sie an operierten Wurmfortsätzen nicht ausgeführt werden können. Deshalb enthalten viele der umfangreichsten Arbeiten über die Appendizitis wie die von ASCHOFF, GOLDZIEHER, RENN hierüber nichts. SPRENGEL prüfte die Frage an 100 Leichen. Er fand die Ausbildung der Klappe sehr wechselnd, eine Andeutung schien ihm immer vorhanden zu sein. Nur bei trichterförmigem Ursprung, oder wenn man das Mesenteriolum durchtrennte und den Wurmfortsatz etwas in die Länge zog, fehlte, bzw. verschwand sie fast völlig. Deutlicher als SPRENGEL hat KELLY die Abhängigkeit der Klappenbildung von dem Abgangstypus betont. Nach KELLY ist die Klappe um so stärker ausgebildet, je spitzer der Abgang ist (unser Typus IIb); bei rechtwinkligem Abgang (unser Typus IIa) fehlt sie. Schon aus dieser Abhängigkeit vom Abgangstypus geht hervor, daß es sich bei der sog. Klappe nicht um ein Gebilde von selbständigem Bau handelt. Wo auch immer ein zylindrisches Rohr von einem anderen abgeht, wird es lediglich von dem Abgangswinkel abhängen, wie scharf die Umbiegungsstelle sich ausprägt, ob sie also wie eine Falte in die Lichtung vorspringt oder nicht. Um mehr als das handelt es sich auch bei der GERLACHschen Klappe

nicht. Mit dieser Auffassung stimmt überein, daß sie bei trichterförmigem
Abgang ganz fehlt, und daß sie histologisch eine reine Schleimhautfalte ohne
Muskulatur bildet. Im letzteren Punkte sind alle Untersucher einig, nur
Maaloe hat Muskeln in ihr gefunden.

2. Frage der sogenannten physiologischen Obliteration.

Anschließend sei die sog. „physiologische Obliteration" deswegen
erwähnt, weil sie die Form des Wurmfortsatzes stark verändert.

Man findet nämlich oft Wurmfortsätze, in denen in ganzer Länge oder teilweise Lichtung und Schleimhaut geschwunden sind. An ihrer Stelle sieht man
als Achse des Wurmfortsatzes narbenartiges Bindegewebe, umgeben von wechselnd starken Resten der Unterschleimhaut. Der Wurmfortsatz ist im Bereich
dieser Veränderung oft auf wenige Millimeter Durchmesser geschrumpft. Die
Häufigkeit von solchen Verödungen beträgt nach Ribbert $25^0/_0$, nach Zuckerkandl $23,7^0/_0$, nach Sudzuki $22,6^0/_0$ und nach Sprengel $20^0/_0$ aller Wurmfortsätze. Die wechselnde Lokalisation hat z. B. Aschoff an 53 Wurmfortsätzen untersucht; er fand folgende Reihenfolge der Häufigkeit der Verödung:

```
nur distal . . . . . . . . . . . . .  28
vollständig  . . . . . . . . . . . .   9
distal und im mittleren Drittel . . .  7
nur proximal . . . . . . . . . . .     7
nur im mittleren Drittel . . . . . .   2
```

Diejenigen Untersucher, denen größere Zahlenreihen zur Verfügung standen,
hatten schon vor Aschoff die völlige Verödung seltener als die distale gefunden.

Die Häufigkeit der Verödungen steigt mit dem Lebensalter. Ribbert hat
darauf besonders hingewiesen und festgestellt, daß sie beim Neugeborenen nie,
bis zum 20. Jahre selten, dann immer häufiger und nach dem 60. Lebensjahre
in etwa $50^0/_0$ gefunden wird (ähnliche Zahlen bei Aschoff).

Dieser narbige Schrumpfungsvorgang ist von Ribbert, Nothnagel, Zuckerkandl, Wölfler, Schlange und Sonnenburg und neuerdings auch von
Masson als „physiologische Obliteration" gedeutet worden. Beide Teile dieser
Bezeichnung bedürfen der Klärung. Mit „physiologisch" ist zwar „normal"
gemeint, aber nicht gesagt, ob es sich um die statistische Norm (durchschnittliche Form) oder um die idealistische Norm (vorbildliche Form) handelt. Mit
„Obliteration" wird in diesem Zusammenhange ein Vorgang gemeint, der nicht
das Ablaufsende einer Entzündung ist. Vielmehr soll es sich um einen „Rückbildungsvorgang" handeln, der auf der stammesgeschichtlichen Vorstellung
beruht, der Wurmfortsatz sei ein rudimentäres Organ. Daß diese Vorstellung sich
kaum begründen läßt, ist ausführlich auf S. 473—481 auseinandergesetzt worden.

Gegen die Lehre von der „physiologischen Obliteration" haben Faber,
Riedel, Lanz, Sprengel, Aschoff und andere Stellung genommen. Sie führen
alle Verödungen des Wurmfortsatzes auf Ausheilung von Appendizitiden
zurück, wie das auch schon ältere Forscher (Toft, Bierhoff, Fitz) getan haben.
Zur Frage der stets entzündlichen Entstehung können folgende Gründe und
Gegengründe geltend gemacht werden:

1. Die Häufigkeitsreihenfolge der Stellen der Verödung stimmt mit der der
Appendizitiden überein. Die nur distale Lokalisation beider ist bei Kindern
die weitaus häufigste.

2. Verwachsungen um den Wurmfortsatz herum wurden von Sudzuki bei
verödetem Wurmfortsatz fast doppelt so oft als bei nicht verödeten gefunden
$(24,8^0/_0 : 14,2^0/_0)$. Dies verwendet Sprengel mit Recht zugunsten der entzündlichen Entstehung.

3. Die Zunahme mit dem Lebensalter läßt sich in beiden Richtungen verwerten: man kann die Rückbildungshypothese aufstellen, man kann aber auch mit FABER sagen, daß die Restzustände von Appendizitiden sich naturgemäß in höheren Altersklassen häufen.

4. Die entzündliche Verödung läßt sich histologisch durch Übergangsbilder von der Geschwürsbildung bis zur Narbe verfolgen. Diese Übergangsbilder sind eindeutig, da über die zeitliche Reihenfolge kein Zweifel sein kann.

Will man sich dagegen eine Vorstellung von nichtentzündlichen Zwischenstadien machen, die vom Normalzustande ebenfalls zur Verödung führen, so müßte vor allem zunehmende Verengerung der Lichtung bei gleichzeitigem und gleichmäßigem Schwund der Drüsen zu erwarten sein, und zwar ohne entzündliche Vorgänge.

Beobachtungen, die diese Vorstellungen stützen könnten, sind aber weder im Schrifttum niedergelegt, noch von uns gemacht worden. Alles, was in der Literatur darüber gesagt wird, ist bloß Annahme. Z. B. meint RÜDIGER, daß die Drüsen durch die zunehmende Lymphknötchenvergrößerung schwinden können; CORDUA führt die nichtappendizitische Verödung auf Endarteriitis der Arteria appendicularis zurück, was EUGEN FRAENKEL widerlegt.

Was das Bild der fertigen Verödung betrifft, so geben selbst die Anhänger der „physiologischen Obliteration" zu, daß eine histologische Abgrenzung gegen die entzündliche Verödung unmöglich sei. Nach RIBBERT soll das Fehlen unregelmäßiger narbiger Ausläufer gegen die entzündliche Entstehung sprechen. Demgegenüber ist zu sagen, daß fast stets narbige Ausläufer vorkommen.

Die Unmöglichkeit der Unterscheidung auf histologischem Wege hat wohl RIBBERT dazu veranlaßt, auch noch folgende bakteriologische Hypothese aufzustellen: Die entzündliche Obliteration entsteht verhältnismäßig schnell im Anschluß an akute Appendizitis nach Eindringen von Bakterien in die Schleimhaut; die nichtentzündliche Obliteration entwickelt sich im Verlauf von Jahrzehnten als Reaktion auf Toxine; es gibt bei stärkerer Toxinwirkung auch rascher verlaufende Zwischenformen. — Diese bereits von SPRENGEL und RENN abgelehnten Erörterungen entziehen sich jeder Nachprüfung.

5. Die phylogenetische oder ontogenetische Rückbildung eines Hohlorganes zu einem narbenähnlichen Strange stände nach SPRENGEL ohne Gegenstück da.

Hier könnte man allerdings an die fötalen Blutgefäße (Ductus Botalli, Ductus venosus Arantii, Vena umbilicalis) denken, doch sind Zeitpunkt und Gesetzmäßigkeit ihrer narbigen Verödung mit der des Wurmfortsatzes nicht zu vergleichen. Größere Ähnlichkeit besteht z. B. mit der Rückbildung im Greisenalter und Verödung der Gebärmutter. Auch hier ist die Frage ungeklärt, ob und wie das Epithel ohne Entzündung zugrunde geht und der narbige Verschluß eintritt.

Wägt man alle diese Gründe und Gegengründe ab, so findet sich kein Punkt, der für die „physiologische Obliteration" spricht. Unentschieden bleibt die Bewertung von Punkt 3 (Alterszunahme) und Punkt 5 (entwicklungsgeschichtliche Analogien). Gegen die „physiologische Obliteration" sprechen Punkt 1 (peritoneale Verwachsungen) und Punkt 4 (Histologie). Letzterer mit der Einschränkung, daß zwar nicht das Schlußbild, wohl aber die Übergangsbilder die Entscheidung gestatten.

Danach kann man mit Berechtigung nur von einer entzündlichen Obliteration sprechen[1].

---

[1] Entzündliche Vorgänge brauchen nicht statistisch abnorm zu sein. Es wäre z. B. möglich, daß die meisten Menschen einmal eine Appendizitis durchmachen. Dann würden die Verödungen die Folge einer statistisch normalen Entzündung sein.

III. Größe des Wurmfortsatzes.

Die Länge und Dicke des Wurmfortsatzes zeigt sowohl vom Lebensalter abhängige als auch andere Schwankungen.

Erstere werden durch folgende Tabelle von RIBBERT veranschaulicht:

Länge bei Neugeborenen . . 3,4 cm
,,   bis zum 5. Jahre . . 7,7   ,,
,,   vom 5.—10. Jahre . 9   ,,
,,   ,, 10.—20.   ,, . 9,75 ,,
,,   ,, 20.—30.   .. . 9,5   ,,
,,   ,, 30.—40.   ,, . 8,75 ,,
,,   ,, 40.—60.   ,. . 8,5   ,,
,,   über 60 Jahre . . . 8,25 ,,

Für Neugeborene fand TOLDT Werte von 3,6—7,4 cm Länge.

Über die Schwankungen der Länge und Weite ohne Berücksichtigung des Lebensalters liegen eine Anzahl Messungen vor. Die von 10 Untersuchern gefundenen Mittelwerte sind in den Tabellen von FIEDLER und von VIERORDT zusammengestellt, zu denen noch Angaben von FRIEBEN, LIERTZ und THORSCH kommen. Danach scheinen am häufigsten Werte von 8—9 cm Länge und von 0,5—0,7 cm Durchmesser vorzukommen.

Schon die Angaben über Mittelwerte schwanken beträchtlich, noch mehr diejenigen über die Grenzwerte.

Als größte Länge fanden z. B. THORSCH 18,5 cm, LENGMANN 22 cm, LUSCHKA 23 cm, TREVES, LAFORGUE, KELLY und HURDON sowie OBERNDORFER 24 cm, ALTUCHOFF 25 cm, LIERTZ 30 cm, GEBAUER 33 cm; MILOSLAVICH fand besonders bis zu 21 cm lange Wurmfortsätze mit trichterförmigem Abgang beim Status lymphaticus und hypoplasticus. Auch SCHIOTA hat bei Lymphatikern größere durchschnittliche Längenwerte (8,3 cm) gefunden als bei Nichtlymphatikern (6 cm). Zwar gibt OBERNDORFER an, daß bei zwei ungewöhnlich langen Wurmfortsätzen auch der Durchmesser ungewöhnlich groß war. Doch nimmt im allgemeinen die Dicke des Wurmfortsatzes nicht mit der Länge zu, vielmehr scheinen die langen Wurmfortsätze meist unter den Mittelzahlen liegende Durchmesser zu haben. Allerdings drückt sich in dieser Tatsache vielleicht nur der Wechsel der Muskelzusammenziehung aus, der neben der Kotfüllung, dem Verlauf des Mesenteriolumansatzes und anderem eine Fehlerquelle bei den Messungen bilden dürfte. WILHELM MÜLLER betont, daß die bloße Abpräparierung des Mesenteriolums und Streckung des Wurmfortsatzes größere Längen ergibt, als vorher. Dies beruht wohl auf der Beseitigung kleiner Spannungen in der Serosa. Auch OBERNDORFER spricht von der Bedeutung der Zusammenziehungsfähigkeit für die Messung der Länge, nach seinen Angaben kann sich ein zusammengezogener Wurmfortsatz von 4 cm auf 9,5 cm verlängern. Noch viel stärker als nach diesen Beobachtern zu ersehen ist, unterscheidet sich die Darmlänge im erschlafften Zustande bei der Leiche und in der natürlichen Spannung beim Lebenden. Die jüngst durch VAN DER REIS und SCHEMBRA erfolgten Messungen der Darmlänge beim Lebenden mittels verschluckter Schläuche ergaben Werte von nur einem Viertel bis einem Drittel der von Leichen her bekannten Längen. Der Schluß liegt also nahe, daß auch der Wurmfortsatz sich nach seinem Tode streckt. Selbstverständlich sind zur Feststellung der Wurmfortsatzlängen nur Messungen brauchbar, die am Blinddarmgrunde beginnen. Solche sind z. B. von E. LIEBECK an Sektionsmaterial vorgenommen worden; am Operationsmaterial bleibt die Messung wegen der wechselnden Stumpflänge ungenau. Die größte von uns beobachtete Länge eines Leichenwurmfortsatzes (von einem

40jährigen Manne, R. V. K. S. 645/18. V. 1928), dessen Mesenteriolum in der üblichen Weise abgeschnitten war, betrug 28 cm.

Schwieriger zu beurteilen sind die abnorm kleinen Wurmfortsätze und die Frage des Bildungsmangels (Aplasie). Als kürzeste Wurmfortsätze werden angegeben von THORSCH 2,5 cm, von LIERTZ 1 cm, von HUNTINGTON 0,5 cm. Bei derart kurzem Wurmfortsatz müßte entschieden werden, wieweit Folgezustände von Entzündungen vorliegen, was nicht immer möglich ist. Denn entzündliche Schrumpfung oder Abschnürung des Wurmfortsatzes oder eines distalen Stückes kann einen von Haus aus kurzen Wurmfortsatz vortäuschen. Das gleiche gilt für den völligen Mangel des Wurmfortsatzes (angebliche Aplasie). So nannte FLESCH einen nekrotischen Schwund des Wurmfortsatzes bei einem 73jährigen Manne „Aplasie". Bei völligem Mangel besteht auch noch die Möglichkeit einer Abstoßung nach Invagination. SPRENGEL bildete einen von BENEKE ihm überlassenen Blinddarm eines Neugeborenen ab, an dem der Wurmfortsatz völlig fehlt. Hier wird echter Bildungsmangel angenommen. Ebenso erwähnt KAUFMANN zwei anscheinend sichere Fälle. Anerkannt werden als echter Bildungsmangel die Fälle von FAWCETT, BLACHFORD, FERGUSSON, ROBINSON, PIQUARD, GAUBE, MARIE, MARSHALL, und EDWARDS. In einigen dieser Fälle fehlte allerdings der Blinddarm. SCHRIDDE fand bei einem $1^1/_4$jährigen Mädchen vollständigen Mangel des Wurmfortsatzes und hebt das glatte Verhalten des Bauchfells ohne Entzündungsspuren hervor. Es fanden sich statt der gewöhnlichen 4 Haustren des Blinddarmes deren 6. Die 2 überzähligen Haustren deutet SCHRIDDE als den Blinddarmgrund, der sich nicht zum Wurmfortsatz umgewandelt hat. MILOSLAVICH hat völliges Fehlen des Wurmfortsatzes bei einer 60jährigen Frau mitgeteilt. Nahe der Stelle, wo sonst der Wurmfortsatz abgeht, fand sich im Blinddarm ein auf die Schleimhaut beschränkter Drüsenpolyp. Er erklärt diesen Fall aus folgenden Gründen für einen angeborenen Mangel des Wurmfortsatzes. Es fehlten 1. Laparotomienarben, Abweichungen in Form und Länge des Blinddarmes, 3. Entzündungsreste am Blinddarm sowie irgendwelche Verwachsungen in der Bauchhöhle, 4. die vordere und die hintere Tänie gingen am Zökumgrunde schleifenförmig ineinander über; die Vorgeschichte ergab keine Anhaltspunkte für überstandene Entzündungen in der Ileozökalgegend. Uns scheint es trotz dieser Gründe kaum möglich, eine Abstoßung des Wurmfortsatzes z. B. nach Invagination ohne Hinterlassung einer sichtbaren Narbe auszuschließen.

Mit Rücksicht auf derartige Schwierigkeiten leugnen viele Forscher das Vorkommen einer Aplasie oder hochgradigen Kürze des Wurmfortsatzes. Die Aplasie bestritt LOCKWOOD schon 1882. SCHRIDDE bezweifelt die Fälle von PUCHELT, GERLACH, BRÜGEL, HUNTER und AUTENRIETH. SPRENGEL hält die Fälle von PORTAL, MORGAGNI, A. v. HALLER, DELIUS, MECKEL, KLEIN und von GROHÉ für unsicher, ebenso MILOSLAVICH die von LENNANDER, TUFFIER, STAEHELIN und BOZZI. JACOBSHAGEN hat neuestens auch noch die Fälle von FR. ARNOLD, HUNTINGTON, ZUCKERKAHDL, ja sogar den von SCHRIDDE abgelehnt.

Die noch als Mißbildungen zu erwähnenden angeborenen Divertikel sind bereits von W. KOCH in diesem Handbuch (Bd. IV, Teil 1, S. 199) besprochen.

IV. Variabilität der Bestandteile.

1. Epithel.

Bei den Variationen der Schleimhaut sind zunächst die des Epithels zu nennen. Daß die Zahl der Epithelzellen, die sich im Zustande der Becherzellen befinden, wechselt, wurde bereits erwähnt. Nach ASCHOFF sind die Epithelzellen in den Furchen höher als auf den Falten; besonders niedrig ist das Epithel an den Stellen, wo stark entwickelte Lymphknötchen nah an dasselbe heranreichen. Bezüglich der Faltenzahl darf man sich nicht auf bloße Schätzungen verlassen, da durch Abflachung und Auseinanderrücken eine Verminderung vorgetäuscht werden kann. Dies findet sich besonders bei starker Kotfüllung.

Sehr lange Drüsenschläuche finden sich beim Neugeborenen, entsprechend dem noch schwach entwickelten lymphatischen Gewebe, wie eine Abbildung von ASCHOFF besonders gut zeigt.

Ganz ungewöhnlich zahlreiche und lange Drüsen haben wir in drei Fällen beim Erwachsenen beobachtet. Das Epithel bestand hier ausschließlich aus hohen zylindrischen Becherzellen mit außerordentlich starker Schleimbildung. Die Schleimhaut bekam durch all dieses eine große Ähnlichkeit mit der des Rektums. Das lymphatische Gewebe war fast ganz zurückgebildet (Abb. 3).

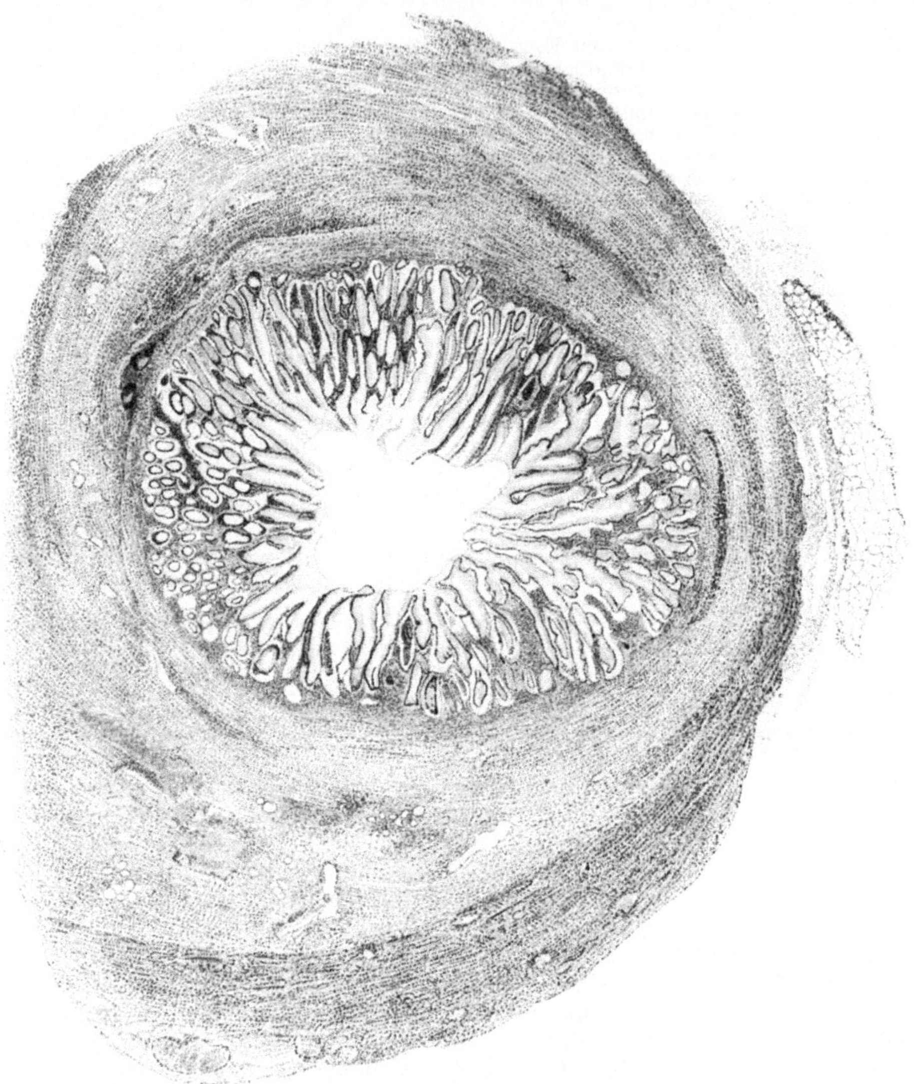

Abb. 3. Umwandlung der Schleimhaut des Wurmfortsatzes in lange Drüsen mit Becherzellen (Virchow-Krankenhaus E 827/26. VI. 25). Hämatoxylin-Eosin. Vergr. 12 : 1.

2. Lymphatisches Gewebe.

Unter den Bestandteilen des Wurmfortsatzes schwindet das lymphatische Gewebe am stärksten. Unter „lymphatischem Gewebe" sei hier das ganz vorwiegend aus Lymphozyten und Plasmazellen bestehende Zellpolster der Schleimhaut und Unterschleimhaut verstanden. Die Ursachen seiner Form-

schwankungen und die genaueren zytologischen Verhältnisse werden später im Zusammenhang mit
ihren physiologischen Bedingungen besprochen werden (seine Altersvariationen sind im Abschnitt „Entwicklungsgeschichte" erörtert). Seine Variabilität
hat E. LIEBECK in bezug auf folgende drei Aus-
dehnungsgebiete des lymphatischen Gewebes untersucht: 1. im Bereich des Wurmfortsatzes allein,
2. im Vergleich zum untersten Ileum, 3. im Vergleich
zum übrigen Verdauungsschlauch und der Milz. Für
diese Untersuchungen war es zunächst nötig, die
Menge des lymphatischen Gewebes im Wurmfortsatz
zu bestimmen. Messungen des lymphatischen Gewebes im menschlichen Wurmfortsatz und übrigen
Darm sind zunächst von PASSOW unternommen worden; in größtem Maßstabe und sehr gründlich hat
HELLMANN derartige Untersuchungen am Blinddarm
des Kaninchens, jedoch nur an anderen Darmabschnitten des Menschen durchgeführt. Die Untersucher gingen teils auf Flächenmessung aus, teils auf
räumliche Rekonstruktion und auf Volumenbestimmung durch Wägung ausgeschnittener Papierpausen.
Da bei den verwickelten Verfahren die Fehlerquellen
sich vermehren, da ferner wegen der vorwiegend
flächigen Ausbreitung des lymphatischen Gewebes im
Wurmfortsatz die dritte Dimension nicht in gleichem
Maße berücksichtigt zu werden braucht, so hat sich
E. LIEBECK auf Flächenmessungen beschränkt. Sie
ist folgendermaßen vorgegangen: Die Wurmfortsätze
wurden aufgeschnitten, gegen Verzerrung geschützt,
mit Formalin fixiert und mit Hämatoxylin durchgefärbt. Nach Differenzierung tritt dann das lymphatische Gewebe dunkel gefärbt auf der Schleimhaut
hervor. Dadurch ist es möglich zu messen, wie groß
der Anteil des lymphatischen Gewebes an der Schleimhautfläche ist. Durch Auflegen einer in 100 qmm
eingeteilten Glasplatte wurde in der Aufsicht aus-
gezählt, wieviel Quadrate lymphatisches Gewebe
deckten. Die Messung erfolgte in je einem Felde des
basalen, mittleren und distalen Drittels, sowie der
beiden Zwischengebiete. Die Gesamtzahl der Quadrate, die in diesen 5 Feldern lymphatisches Gewebe
deckten, wurde als „Follikelzahl" bezeichnet. Sie gibt
die Schwankungen des lymphatischen Gewebes in
den Wurmfortsätzen an. Um diese Variationen mit
dem lymphatischen Gewebe des übrigen Darmes zu
vergleichen, wurden die untersten 10 Zentimeter des
Ileums ebenso durchgefärbt und die Fälle nach der
Menge des lymphatischen Gewebes der PEYERschen
Haufen in drei Gruppen geteilt: 1. einzeln liegende
Knötchen (schwächster Grad), 2. netzförmig zusammenfließende Knötchen (mittlerer Grad), 3. einheitliche Knötchenplatte (stärkster Grad). Ferner wurde

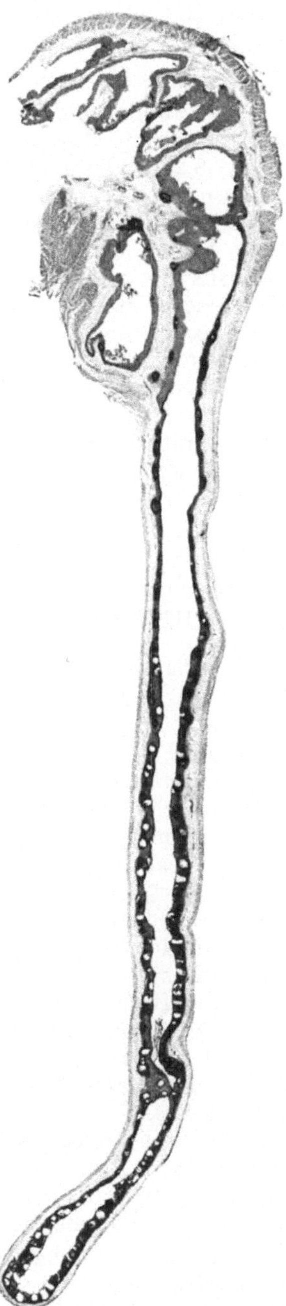

Abb. 4. Gesunder Wurmfortsatz.
Das lymphatische Gewebe, dessen Keimzentren im Gefrierschnitt meist ausgefallen sind,
nimmt zur Spitze hin zu (Vir-
chow- Krankenhaus, Sekt.-Nr.
632/1926). Hämatoxylin-Eosin
Gesamtgefrierschnitt.
Vergr. 1,5 : 1.

die Stärke der Einzelknötchen im Ileum, der Zungengrundlymphknötchen, der Gaumenmandeln und die Sichtbarkeit der Milzlymphknötchen vermerkt.

Die Ergebnisse wurden in Tabellenform dargestellt.

Die „Follikelzahl" lag bei den 43 untersuchten Wurmfortsätzen am häufigsten um 150 herum, das sind 30% der Schleimhautfläche. Die niedrigste Zahl war 41 ($= 8,2\%$), die höchste 264 ($= 52,8\%$). Aus der Messung in 5 verschiedenen Feldern ging außerdem hervor, daß das lymphatische Gewebe im allgemeinen in der Richtung von der Basis zur Spitze an Menge zunimmt. Diese Beobachtung hatten auch Fiedler, Berry und Lach, Nagoya, Waetzold sowie Miloslavich gemacht; vgl. auch Abb. 4. Die zahlenmäßigen Angaben früherer Untersucher stellen Zählungen und Schätzungen der Gesamtzahl der Knötchen dar. Berry und Lach gaben als höchste Zahl 200 Knötchen an; Kelly und Hurdon geben Zahlen von 300 bis 400 Knötchen an, Jacobshagen bei einem Wurmfortsatz von 8,5 cm Länge etwa 150—200 Knötchen, ebenso Lockwood bei mittlerer Länge 150 bis 200. Waetzold fand im distalen Gebiet auf dem Querschnitt 7 bis 12 Knötchen. Man kann mit diesen Zahlen nicht viel anfangen, weil die wechselnde Knötchengröße keine Beurteilung der Menge des lymphatischen Gewebes gestattet. Hierfür bieten die Liebeckschen sog. „Follikelzahlen" einen besseren Anhalt, weil sie den prozentualen Anteil des lymphatischen Gewebes an der Schleimhautfläche angeben.

Will man sich von der absoluten Menge des lymphatischen Gewebes im Wurmfortsatz ein Bild machen, so genügen weder die Liebeckschen Verhältniszahlen, noch ist es von vornherein gesagt, daß die großen Wurmfortsätze die an lymphatischem Gewebe reichsten sind. Vielmehr müssen Größe des Wurmfortsatzes und Anteil des lymphatischen Gewebes zusammen berücksichtigt werden.

Würde es sich etwa um die Beurteilung der Rachenmandeln handeln, so fiele diese Schwierigkeit fort, da die Größe der Mandeln überwiegend vom lymphatischen Gewebe bestimmt wird. Die absolute Menge des lymphatischen Gewebes im Wurmfortsatz könnte nach Hellmanns Methode durch dreidimensionale Rekonstruktion und Volumenbestimmung ermittelt werden. Wir haben bereits erwähnt, weshalb uns das Liebecksche Flächenmessungsverfahren ausreichend und einfacher erschien. Nur bedürfen die Liebeckschen „Follikelzahlen", die nur den auf 500 qmm entfallenden Anteil des lymphatischen Gewebes angeben, zur Bestimmung der absoluten Menge noch der Multiplikation mit der Innenfläche des Wurmfortsatzes. Die Liebecksche Tabelle enthält nun auch die Längen und Breiten der aufgeschnittenen Wurmfortsätze, ermöglicht also die Errechnung der absoluten Werte in Quadratzentimetern. Bei dieser Ausrechnung finden wir insofern eine Übereinstimmung, als der geringsten Knötchenzahl (41) auch die geringste absolute Menge (0,41 qcm), der größten Knötchenzahl (264) auch die größte absolute Menge (7,63 qcm) entsprach. Wurmfortsätze mit den mittleren Knötchenzahlen (um 150 herum) zeigten absolute Mengen von 3—4 qcm, Zahlen, die uns auch schätzungsweise Mittelwerte für die ganze Reihe zu sein scheinen.

Von einer durchgehenden Gesetzmäßigkeit zwischen Anteil („Knötchenzahl" oder besser „Knötchenflächenzahl") und absoluter Menge des lymphatischen Gewebes im Wurmfortsatz können wir jedoch wegen des vielfach gegensätzlichen Verhaltens und wegen der geringen Zahl der bisherigen Fälle nicht sprechen.

Der Vergleich des lymphatischen Gewebes im Wurmfortsatz im untersten Ileum, der Gaumenmandeln, der Zungengrundknötchen, der Einzelknötchen im Darm und der Sichtbarkeit der Milzlymphknötchen ergab folgendes: Entgegen dem, was man als Voraussetzung der Lehre vom Status lymphaticus erwarten sollte, bestand eine Übereinstimmung des Ausbildungsgrades des lymphatischen Gewebes in den verschiedenen Gebieten nur bei sehr wenigen Fällen.

3. Bindegewebe, Fettgewebe und Muskulatur.

Das lymphatische Gewebe grenzt sich gegen die bindegewebige Außenschicht der Unterschleimhaut (Tunica submucosa) mit wechselnder Schärfe ab. Die Breite dieser Außenschicht schwankt beträchtlich. Man findet hier manchmal kollagenes Bindegewebe von der Dicke der Muskelschichten, und zwar auch in solchen Wurmfortsätzen, bei denen kein Anhalt für eine überstandene, zur Bindegewebsvermehrung führende Entzündung vorliegt. Die Bedingungen für das mehr oder weniger reichliche Vorkommen von Fettgewebe in der Unterschleimhaut sind ungenügend bekannt. Die Dicke der Muskulatur hängt vorwiegend vom Zusammenziehungszustande ab, wie dies bei Besprechung der Beweglichkeit erwähnt werden wird. ASCHOFF hat darauf hingewiesen, daß die Längsmuskulatur gelegentlich in der einen Hälfte des Umfanges stärker entwickelt ist als in der anderen, so daß alle inneren Schichten etwas exzentrisch liegen. EASTWOOD entnehmen wir, daß die Muskelmasse des Wurmfortsatzes bis zum 60. Jahre zunimmt.

Die Verhältnisse in der Subserosa liegen ähnlich wie in der Unterschleimhaut. Auch hier ist in den Fällen, wo sie dicker ist als gewöhnlich, der Einfluß von Entzündungen in Betracht zu ziehen.

4. Mesenteriolum.

Das Mesenteriolum ist nach OBERNDORFER häufig schmal und kurz, aber stets vorhanden. Es hängt bezüglich seiner Dicke von dem Gehalt an Fettgewebe und lymphatischen Gewebe ab. Seine Lage-, Form- und Größenverschiedenheiten stehen in wechselseitiger Abhängigkeit mit denen des Wurmfortsatzes.

5. Variationen der Gefäße.

Eine ausführliche Bearbeitung der Gefäßvariationen im Wurmfortsatzgebiet ist kürzlich durch OGNEFF erfolgt. Wir folgen in diesem Abschnitt jedoch den älteren (OGNEFF entgangenen) Darlegungen von W. BRÜNN, einem Mitarbeiter RICKERs, der bezüglich der arteriellen Versorgung des Wurmfortsatzes folgende, für die Theorie der Appendizitis besonders wichtigen 4 Punkte untersucht hat:

1. Die ausschließliche oder nur teilweise Versorgung durch die Arteria appendicularis,

2. die Aufspaltungsformen der Arteria appendicularis,

3. etwaige Anastomosen im Mesenteriolum,

4. die Verzweigungsformen in der Unterschleimhaut (Submukosa).

Es wurden zu diesem Zwecke die Schlagadern von über 60 Wurmfortsätzen mit Karmingelatine gefüllt und teils am gegenüber dem Mesenteriolum aufgeschnittenen Wurmfortsatz unmittelbar untersucht, teils nach Aufhellung in Nelkenöl. Solche Aufhellungspräparate bildete übrigens auch MAALOE in seinem Atlas ab (vgl. Abb. 5).

Dabei ergab sich zunächst, daß die distalen Teile des Wurmfortsatzes ausschließlich von der Arteria appendicularis versorgt werden; ein kleiner proximaler Teil, seltener auch eine beträchtliche Strecke (bis zu 3,5 cm), wird meist von einem anderen Aste des Ramus colicus (bei Brünn Truncus coeco-appendicularis genannt) oder von einem Aste des Ramus iliacus (bei Brünn Arteria coecalis anterior) mitversorgt. Sofern zwischen diesen Versorgungsgebieten keine Überschneidung stattfindet, sondern zwischen dem distalsten Ästchen der letztgenannten Gefäße und dem proximalsten Ast der Arteria appendicularis ein Abstand liegt, wird dieser als „Zwischenstrecke" bezeichnet. Bei ausschließlicher Versorgung durch die Arteria appendicularis (5 unter 30 Fällen) wurde jedoch der Abstand ihres proximalsten Astes von der Ursprungsstelle des Wurmfortsatzes aus dem Blinddarm Zwischenstrecke genannt. Eine solche war unter 30 normalen Wurmfortsätzen 25 mal vorhanden.

Die Arteria appendicularis verläuft in der Mehrzahl der Fälle nahe dem Rande des Mesenteriolums ziemlich parallel mit dem Wurmfortsatz und gibt nacheinander mehrere Ästchen an ihn ab (Abb. 5). Als zweite seltenere Form steht die Arteria appendicularis etwa zur Mitte des Wurmfortsatzes senkrecht und zerfällt auf einmal fächerförmig in die versorgenden Äste. Diese zweite Form wurde meist bei kurzen Wurmfortsätzen gefunden und bei solchen, deren Basalgebiet reichlich Äste vom Ramus colicus und iliacus erhielten.

Ogneff beschreibt ebenfalls diese beiden Typen, als dritten aber noch den „Schlingentypus", der durch Verschmelzung des Ramus iliacus mit dem Ramus colicus entsteht und aus dem dem Wurmfortsatz parallelen und benachbarten Schlingenteil kurze Ästchen zu ihm entsendet.

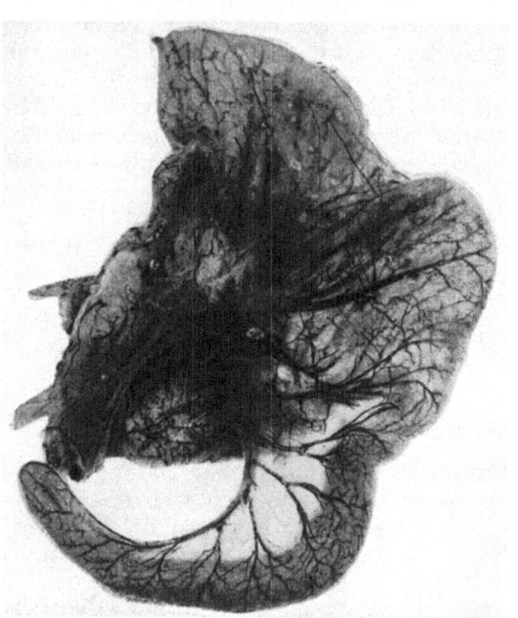

Abb. 5. Künstlich injizierter und aufgehellter gesunder kindlicher Wurmfortsatz. Häufigste Form der Arterienversorgung (entnommen aus Maaloe, Atlas, Taf. 7, Abb. 2).

Während nun am übrigen Darm zahlreiche bogenförmige Verbindungen der Arterien im Mesenteriolum stattfinden, sah Brünn im Mesenteriolum von 30 normalen Wurmfortsätzen nur einmal eine solche Verbindung, und zwar zwischen dem 2. und 3. Aste der Arteria appendicularis. Unter den krankhaft veränderten Wurmfortsätzen fand er zweimal — ebenfalls im Basalgebiet — Verbindungen.

Die Wurmfortsatzstrecken zwischen 2 Arterienästen können als „Segment" bezeichnet werden. Die Zahl der Segmente beträgt nach der Tabelle von Brünn 7—15 und steht ebensowenig wie die Zahl der Arterienäste in einer gesetzmäßigen Beziehung zur Länge des Wurmfortsatzes. Die durchschnittliche Länge eines Segmentes betrug 8,5 mm; die Abstände zwischen den Ästen der Arteria appendicularis schwankten zwischen 1 und 27 mm, die oben erwähnten Zwischenstrecken zwischen 1 und 36 mm.

Der Durchtritt der Arterien durch die Muskelschichten erfolgt im Spitzengebiet schräg distalwärts, im Mittelgebiet senkrecht, im Basisgebiet schräg proximalwärts. In Abhängigkeit hiervon gestattet die Verzweigung der „tiefen Submukosaäste" folgende drei Unterscheidungen:

I. Vorwiegend Richtung und Verzweigung auf den Blinddarm hin; herrscht im basalen Drittel vor; Gefäßverbindungen meist fehlend.

II. Annähernd ringförmiger Verlauf und symmetrische Verzweigung; vorwiegend im mittleren Drittel; reichlich Gefäßverbindungen.

III. Vorwiegend Richtung und Verzweigung nach der Spitze hin; herrscht im Spitzendrittel vor; Gefäßverbindungen meist fehlend.

Die von außen sichtbare segmentäre Gefäßversorgung des Wurmfortsatzes kommt also, wie BRÜNN betont, samt ihren Variationen auch in den inneren Schichten des Wurmfortsatzes zum Ausdruck.

E. Physiologie des Wurmfortsatzes.

I. Beweglichkeit.

Was die Physiologie des Wurmfortsatzes betrifft, so ist am besten die Beweglichkeit untersucht.

Zunächst hat man sich bemüht, aus der Kotfüllung des Wurmfortsatzes Schlüsse auf seine Bewegungen zu ziehen. Während durch den Dünndarm der Kot ohne wesentlichen Aufenthalt hindurchgeht, besteht im Blinddarm, im Wurmfortsatz und in den Haustren des Dickdarms die Möglichkeit, daß Kot liegen bleibt. Diese Möglichkeit ist im Wurmfortsatz noch mehr gegeben, da er eine schmale lange Sackgasse darstellt. Dadurch ist er, wie RÖSSLE hervorhebt, mehr als der übrige Darm auch auf Retroperistaltik eingestellt. Nach ASCHOFF hat die Kotsäule im (gehärteten) Wurmfortsatz durchschnittlich eine Dicke von 2 mm.

Es gibt mehrere statistische Untersuchungen darüber, wie oft der Wurmfortsatz leer und wie oft er kothaltig angetroffen wird, ferner wie die Menge und Beschaffenheit des Inhaltes sich verhält. KLEBS traf den Wurmfortsatz meist leer an; RIBBERT fand breiigen und flüssigen Inhalt selten, dagegen in $10\,^0/_0$ der Fälle Kotsteine; er hat dabei nur „feste" Gebilde über 3 mm berücksichtigt, doch bedarf der Begriff des Kotsteines einer schärferen Umgrenzung (vgl. den Abschnitt „Kotsteine"). SUDSUKI verfügt über 500 Fälle. Unter diesen beobachtete er in $57\,^0/_0$ kotigen Inhalt, nur in $10\,^0/_0$ feste Massen, in weniger als $1\,^0/_0$ Kotsteine. Häufiger sei kotiger Inhalt bei nach unten verlaufenden sowie bei längeren Wurmfortsätzen, dagegen spiele die Beweglichkeit des Wurmfortsatzes und die Ausbildung der GERLACHschen Klappe hierbei keine Rolle.

SPRENGEL fand unter 85 Fällen als Inhalt des Wurmfortsatzes

Nichts	13 mal	Breiigen Kot	11 mal
Schleim	45 „	Feste Kotmassen	2 „
Kot und Schleim	9 „	Kotsteine	5 „

Schon aus diesen Statistiken ersah man, daß sich der Wurmfortsatz in der Tat mit Kot füllt. Über die Verweilsdauer des Kotes im Wurmfortsatz kann die Statistik nichts sagen, doch nahm schon KLEBS an, daß der Wurmfortsatz bei normaler Muskeltätigkeit sich nur zeitweise mit Kot füllt und sich dann wieder entleert. Dafür spricht auch die meist dem Dickdarmkot gleiche Beschaffenheit, während stark eingedickter Kot und Kotsteine verhältnismäßig selten angetroffen werden.

Form, Beweglichkeit und Kotfüllung des Wurmfortsatzes sind seit längerer Zeit Gegenstand von Röntgenuntersuchungen gewesen (LIERTZ 1910, GRIGORJEW

1911—1914, MAX COHN 1913, GOTTHEINER 1926, DÖHNER 1926, bei Kindern
SIEGL 1927). In 90—93% aller Fälle gelingt es, den Wurmfortsatz mit Kontrastmasse zu füllen (s. Abb. 6). Gelingt es nicht, so ist er entweder mit Kot
gefüllt oder an der Basis sei es durch Narben, sei es durch Muskelzusammenziehung verschlossen. Die Entleerung des Kontrastbreies aus dem Wurmfortsatz erfolgt, wenn keine Abführmittel angewandt werden, meist erst nach
mehreren Tagen. Daraus folgt, daß eine Peristaltik zwar vorhanden, aber
bedeutend träger ist als im übrigen Darm. Letzthin hat MAX COHN (1928)
die Leistungsfähigkeit des Röntgenverfahrens zur Beurteilung der Wurmfort-
satzbewegungen zusammenfassend behandelt. Er
betont, daß die Füllung mit Kontrastbrei einen
ungewöhnlichen Reiz setzt, und daß eine unmittelbare Beobachtung von Bewegungen bei der
Durchleuchtung nicht gelingt; doch sind peristaltische Bewegungen durch Reihenaufnahmen
nachweisbar und besonders aus den — allerdings
seltenen — Fällen zu erschließen, wo mit ein
und demselben Kontrastbrei mehrmalige Füllung
und Entleerung des Wurmfortsatzes gesehen
wurde. In einem besonders eindrucksvollen Falle
gelang es ihm, zwei verschluckte Schrotkörner
in einem offenbar gesunden Wurmfortsatz zu
entdecken, aus deren Abstandsveränderung und
Verschiebung bzw. Verdoppelung des Umrisses
sowohl Rings- als Längsperistaltik geschlossen
werden konnte.

Unmittelbare Beobachtungen über die Bewegungen des Wurmfortsatzes sind bei Operationen
und an Leichen gemacht worden, und zwar sowohl in situ als auch am herausgenommenen
Organ. FLESCH sah, wie Wurmfortsätze, die
während der Operation 12—16 cm lang waren,
sich nach beendeter Operation unter entsprechender Verdickung auf 5—6 cm zusammenzogen.
Andererseits sah OBERNDORFER, wie erwähnt,
daß ein zusammengezogener Wurmfortsatz sich
auf mehr als das Doppelte verlängerte. Nach
den bereits herangezogenen Untersuchungen von

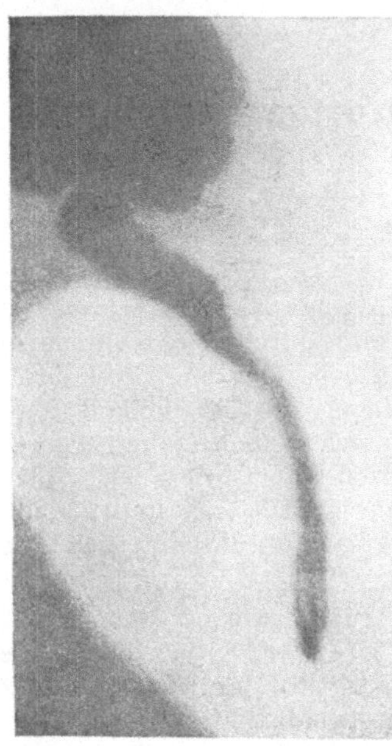

Abb. 6. Mit Kontrastbrei gefüllter
Wurmfortsatz im Röntgenbild. Die
Einschnürungen können auf Muskelzusammenziehung, auf Kotfüllung oder auf narbiger Verengerung
beruhen (Virchow - Krankenhaus,
Röntgenabteilung Nr. 51/215.1925).

VAN DER REIS und SCHEMBRA über die Länge des beim Lebenden tonisch
zusammengezogenen Darmes sind diese großen Längenunterschiede des Wurmfortsatzes durch Spannungsänderung erklärbar.

Peristaltische Bewegungen des Wurmfortsatzes werden bereits von A. H.
HOFMANN erwähnt. Auch von „Erektionen" ist gesprochen worden (neuerdings
wieder von S. A. LANE). Von RICKER wurde auf das Segmentäre der Peristaltik
im Zusammenhang mit der ebenfalls segmentären Blutgefäßversorgung hingewiesen. Neuerdings hat RÖSSLE eingehende Untersuchungen über die Beweglichkeit von Wurmfortsätzen veröffentlicht, die Operierten und Leichen ent-
stammten. Als Reize wurden angewandt: Erwärmung, Abkühlung, Dehnung
und andere mechanische Eingriffe, Elektrizität, und chemische Einwirkungen
(Suprarenin, Rizinusöl, Oxalsäure). Als am stärksten wirksam erwies sich die
Oxalsäure. Die beobachteten Bewegungsarten waren allgemeine und umschriebene Zusammenziehungen, Krümmungen, Windungen, Steifungen. Die

Bewegungen sind bei Aufbewahrung in erwärmter Ringerlösung noch nach 2—3 Tagen auslösbar; sie sind imstande, manchmal den Inhalt (Kot, Eiter, Schleim, Blut und Gase) auszutreiben.

II. Absonderung.

Außer der Beweglichkeit ist von Leistungen des Wurmfortsatzes noch die Absonderung und die Zellbewegung zu erörtern.

Zweifellos wird der weißliche Schleim, dessen Vorkommen in der Lichtung des Wurmfortsatzes erwähnt wurde, von den Becherzellen geliefert.

HERSKEY nennt wegen dieser Schleimabsonderung den Wurmfortsatz den „Einöler" (lubricant) und hält seine Entfernung für nicht gleichgültig. Der Schleim ist nach MEISEL fermentfrei. Dagegen soll der mit dem menschlichen Wurmfortsatz nicht vergleichbare wurmförmige Blinddarm des Kaninchens ein stärkespaltendes Ferment enthalten (FUNKE, angeführt nach SPRENGEL). Außerdem werden sowohl im abgesonderten Schleim als auch zwischen den Epithelzellen Lymphozyten und gelegentlich auch Eosinophile gefunden. Das läßt auf eine regelmäßige Durchwanderung schließen, wie sie z. B. von den Mandeln her bekannt ist. Jüngst hat sich OBERNDORFER über die Beimengung von Lymphozyten zum Sekret des Wurmfortsatzes folgendermaßen geäußert: „Die Wirkung der an diesen Stellen" (d. h. allen Engen des Magendarmkanals) „beigemengten Lymphozyten muß demnach wohl in erster Linie eine rein mechanische sein, die die Gleitfähigkeit der vorbeigleitenden Massen erhöht." Die Durchwanderung von neutrophilen Leukozyten hält ASCHOFF für pathologisch; eine erhebliche Durchwanderung von solchen erklärt auch RENN für pathologisch.

Gelegentlich finden sich im Schrifttum dunkle Andeutungen über eine mögliche innersekretorische Funktion des Wurmfortsatzes, die etwa der des Thymus gleichen soll (vgl. z. B. K. PETER).

III. Zellbewegung.

Die zellige Zusammensetzung der Tunica propria und der Unterschleimhaut (Tunica submucosa) ist auf verschiedene Weise gedeutet worden; jedenfalls muß sie als wechselnder Funktionszustand aufgefaßt werden. Das gilt schon, wenn man in den einzelnen hier vorkommenden Granulozyten und in den Plasmazellen endgültige Entwicklungsstufen erblickt. Um so mehr muß man das Zellbild als funktionell bedingt ansehen, wenn man damit rechnet, daß sowohl die Merkmale der Granulozyten untereinander wie die der Plasmazellen und Lymphozyten je nach den Umweltseinflüssen noch wechseln. Diese Erwägungen legen es nahe, das zytologische Bild nicht bei den morphologischen Verschiedenheiten, sondern im Zusammenhang mit den physiologischen Vorgängen zu erörtern. Hier ist zugleich der Ort, die oben nur beschreibend und messend dargelegten Variationen des lymphatischen Gewebes auf ihre etwaigen Ursachen zu prüfen.

Im Vordergrunde stehen neben den Retikulumzellen die Lymphozyten und Plasmazellen, die die Lymphknötchen aufbauen, aber auch diffus zwischen den Knötchen und in der Tunica propria liegen. Den Außenzonen der Lymphknötchen und dem genannten diffusen lymphatischen Gewebe beigemischt finden sich Eosinophile, Neutrophile und Mastzellen. Was zunächst die Menge des knötchenförmigen lymphatischen Gewebes im Wurmfortsatz betrifft, so hat beispielsweise von BRUNN den Schwerpunkt auf örtliche Umstände gelegt.

Er fand nach akuten Entzündungen Verminderung des lymphatischen Apparates, in chronischen Fällen jedoch überschießenden Ersatz (Hyperregeneration).

Aschoff dagegen hat die individuellen Verschiedenheiten der Menge des lymphatischen Gewebes als angeboren und konstitutionell, allerdings als von der Ausbildung des üblichen lymphatischen Systems unabhängig aufgefaßt. Dagegen besteht nach Schiota eine Beziehung der Zahl der Lymphknötchen nebst der Wurmfortsatzlänge zum Lymphatismus, die sich aus folgender Übersicht ergibt:

	Durchschnittliche Länge	Lymphknötchen in Prozent der Fälle		
		reichlich	mäßig	spärlich
bei Lymphatikern	8,3 cm	27	45	28
bei Nichtlymphatikern . . .	6 cm	9	48	42

Es wurde im Abschnitt „Variabilität" auseinandergesetzt, daß die Zahl der Lymphknötchen keinen Maßstab für die Menge des lymphatischen Gewebes gibt. Auch die gleichzeitige Angabe der Länge des Wurmfortsatzes erlaubt kein Urteil über die absolute Menge, wenn nicht Volumen- oder Flächenmessungen des lymphatischen Gewebes vorliegen. Auf der Grundlage dieser hier erwähnten Messungen kam E. Liebeck zu der Ansicht, daß die Menge des knötchenförmigen lymphatischen Gewebes im Wurmfortsatz weniger von individuellen Schwankungen des lymphatischen Systems, als vielmehr von örtlichen Reizen abhängt.

Das Mengenverhältnis der Zellen ist von Renn genauer untersucht und mit dem in den Gaumenmandeln verglichen worden. In der Tunica propria, und zwar besonders zwischen den Krypten, fand er die Plasmazellen am zahlreichsten, die Eosinophilen in geringerer Menge, nur spärlich Mastzellen. Die Bedingungen, von denen dieses noch dazu dem Grade nach sehr schwankende Verhältnis abhängt, liegen nicht klar. Man hat wiederholt versucht, die Vermehrung der einen oder anderen Zellart auf ungewöhnliche Reize zurückzuführen. Die Schwierigkeit liegt aber darin, daß selbst über die funktionellen Beziehungen der normalen Bilder nur Hypothesen bestehen. So könnte man den Reichtum an Lymphozyten nach Analogie der Ergebnisse an anderen Darmabschnitten (Hofmeister, Goldmann, Kuczynski) auch beim Wurmfortsatz mit Aufsaugungsvorgängen in Beziehung setzen. Hierfür spricht auch der häufige Pigmentgehalt (M. B. Schmidt, Renn, Eastwood), der sich etwa gleich oft in gesunden und erkrankten Wurmfortsätzen findet. M. B. Schmidt fand um die Lymphknötchen herum spärliche rote Blutkörperchen und verzweigte eisenpositive Pigmentzellen, seltener grobes Hämosiderin in runden Zellen innerhalb der Lymphknötchen. In der Ringmuskulatur beschreibt er feinkörniges Hämofuszin. Diese Pigmentbefunde erhob Schmidt in 15 unter 20 zum Teil auch normalen Wurmfortsätzen. Bei einer Nachuntersuchung konnte Veit Simon das eisenpositive Pigment nur in 2 Fällen in den verästelten Zellen nachweisen, während er eisennegatives Pigment („Hämofuszin") häufiger fand. In der glatten Muskulatur war die Eisenreaktion des Pigmentes stets negativ. Auch an der Melanose des Dickdarms nimmt der Wurmfortsatz, wenn auch in schwächerem Grade teil (L. Pick). Veit Simon nimmt im Anschluß an Schmidt eine Entstehung der Pigmente aus zerfallenen Blutkörperchen der Wurmfortsatzwand an; eine Resorption von der Lichtung aus lehnt er dagegen ab. Dem steht auch der Einwand von Eugen Albrecht entgegen, daß die Oberfläche des Wurmfortsatzes für eine ausgedehnte Resorption zu gering sei. Eugen Albrecht hat daher von einem Funktionswechsel des Wurmfortsatzes gesprochen: aus einem resorbierenden Organ sei eine Immunisierungsstätte für Bakterien mittels des Lymphozytenlagers geworden; dieses liefere Antikörper. Nach dem neueren Sprachgebrauch mit seinem stark erweiterten Resorptionsbegriff (vgl. hierüber EDMUND MAYER) führt dieser Funktionswechsel nicht aus dem Gebiet der Resorption heraus, nur müßten besonders starke oder vielseitige Vorgänge in der Wand des Wurmfortsatzes angenommen werden, zu denen auch immunbiologische gehören. KLEMM hat von einem im Wurmfortsatz herrschenden labilen Gleichgewicht zwischen Infektion und Immunität gesprochen und hierfür geltend gemacht, daß ein dauernder zur Lichtung gerichteter Leukozytenstrom dem Eindringen von Bakterien entgegenwirkt. Wie hypothetisch jedoch alle diesbezüglichen Erörterungen sind, zeigt der verworrene Satz RENNs, daß sich am Eingang wichtiger Abschnitte des Verdauungsschlauches (Wurmfortsatz und Gaumentonsille) lymphatisches Gewebe anhäufe, wo „es bei notorischer Anreicherung der Bakterienflora nur durch histologisch verschiedenes, aber physiologisch wohl gleichwertiges Deckepithel gegen die Invasion eben dieser oft aktiv virulenten oder jedenfalls beinahe stets latent pathogenen Bakterienflora geschützt ist".

Reichliches Vorhandensein von Mastzellen hält RENN für beweisend für einen chronischen Reizzustand oder vor längerer Zeit überstandene phlegmonöse Appendizitis. Ohne Unterlagen sind solche Behauptungen nicht verwertbar, wie sich sogleich bei der Besprechung der neutrophilen und eosinophilen Leukozyten zeigen wird. Über die Menge der Eosinophilen sagt ÖHLER, daß sie ohne Beziehung zu den übrigen histologischen Merkmalen des Wurmfortsatzes wechseln und anscheinend von den Nahrungsbestandteilen im Kot und und von der Darmsekretion beeinflußt werde. Von den Eosinophilen hat RENN behauptet, daß sie gemeinsam mit den Panethzellen eine Rolle bei der Eiweiß- und Fettverdauung spielen. Nach seiner Ansicht ist eine auf die Tunica propria beschränkte Gewebseosinophilie im Wurmfortsatz normal und hängt anscheinend mit der Funktion der Schleimhaut zusammen. Der Durchtritt von Eosinophilen durch die Schleimhaut jedoch sei auf toxische oder parasitäre Einflüsse oder auf exsudativ-lymphatische Diathese zurückzuführen. EASTWOOD dagegen meint, daß die häufige Eosinophilie wohl „durch einen bestimmten Grad von Entzündung", aber „nicht bedingt durch Würmer" sei. Er scheint also mit einer normalen Eosinophilie nicht zu rechnen. RENN führt die gleichzeitige Anhäufung von Eosinophilen und Plasmazellen auf eine Störung des äußerst labilen Gleichgewichtszustandes zwischen Infektion und Immunität zurück. Er stützt sich dabei auf die Analogie mit den Ergebnissen seiner Untersuchungen an den Mandelkrypten.

Den Leukozytengehalt im gesunden Wurmfortsatz untersuchte BRAUCH an Gefrierschnitten mit der Peroxydasereaktion. Er nahm von einer zahlenmäßigen Bestimmung Abstand wegen der durch die wechselnde Schnittdicke und Schnittrichtung bedingten Fehler und beschränkte sich auf Schätzung. BRAUCH fand in der Schleimhaut stets Leukozyten, jedoch an Menge sehr schwankend; in der Unterschleimhaut wechselnde Mengen bis zum völligen Fehlen; die Muskularis meist, die Serosa stets leukozytenfrei. Als den wichtigsten Faktor für den Leukozytengehalt der Schleimhaut betrachtet BRAUCH den Inhalt des Wurmfortsatzes. Bei pflanzenfaserreichem Kot sei der Leukozytengehalt größer als bei schleimigen, auch vor der Operation gegebene Abführmittel könnten von Einfluß sein. Den größeren Leukozytenreichtum des distalen Wurmfortsatzgebietes führt BRAUCH auf Kotstauung zurück, die jedoch „weniger durch mechanische Behinderung als durch toxische Reizung infolge Fäulnis und Gärung" wirke.

Während BRAUCH den normalen Leukozytengehalt vorwiegend an solchen Wurmfortsätzen untersuchte, die bei anderweitig veranlaßten Bauchoperationen gewonnen wurden, hat SCHWERIN gleichgerichtete Untersuchungen an einem folgendermaßen ausgewählten Material gemacht. Einesteils wurden von einigen hundert Wurmfortsätzen, die in der Leiche kurz nach dem Tode mit Formalin fixiert waren, 8 ausgewählt, die — abgesehen von dem zu prüfenden Leukozytengehalt — kein Merkmal bestehender oder abgelaufener Entzündung boten. Andererseits wurden unter etwa 100 exstirpierten Wurmfortsätzen 11 nach den gleichen Gesichtspunkten untersucht. SCHWERIN hat nicht nur wie BRAUCH den gesamten im Peroxydasepräparat erfaßten Leukozytengehalt untersucht, sondern auch den Anteil der Eosinophilen besonders berücksichtigt. Er kam zu dem Ergebnis, daß auch bei diesen, von jeden anderen Entzündungsmerkmalen freien Wurmfortsätzen erhebliche Mengen von Neutrophilen und Eosinophilen in der Schleimhaut vorkommen können. SCHWERIN hat geglaubt, bei den an Eosinophilen reichen Wurmfortsätzen in der Vorgeschichte Anhaltspunkte für eine beginnende oder „vorübergehuschte" Appendizitis im Sinne ASCHOFFs zu finden. Doch deutet SCHWERIN mit Recht wegen der kaum beizubringenden Beweismittel diese Vermutung nur als möglich an.

F. Zur Geschichte, Benennung und Literatur der Appendizitis.

Die Geschichte der Appendizitis ist wiederholt geschrieben worden, so daß hier auf eine genaue Wiedergabe verzichtet werden kann. Ausführlich hat z. B. SPRENGEL, knapp und klar LANZ ihre Entwicklung dargestellt. 1759 hat MESTIVIER zum erstenmal eine Appendizitis beschrieben, 1824 LOUYER-VILLERMAY bei zwei Fällen von gangränöser Appendizitis die Unversehrtheit des Blinddarmes betont und die Bezeichnung „inflammation de l'appendice" gewählt. Zunächst aber setzt sich die Auffassung von DUPUYTREN durch, die „Ileozökalabszesse" seien zökalen Ursprungs und eine Folge von Kotstauung (Typhlitis stercoralis). „Erst GEORGE LEWIS 1858 und LENDET 1859 fanden den Rückweg zu der von MELIER schon so richtig erkannten Bedeutung des Wurmfortsatzes" (LANZ). In den achtziger Jahren des vorigen Jahrhunderts trat endgültig die Wurmfortsatzentzündung an die Stelle der Lehre von der Typhlitis stercoralis. Die von FITZ 1883 eingeführte Benennung Appendizitis brachte dies in treffender Weise zum Ausdruck. Der geschichtliche Umweg über die Typhlitis spiegelt sich jedoch in der noch heute allein eingebürgerten deutschen Laienbezeichnung „Blinddarmentzündung" wieder. Ebenso nimmt unter den zahlreichen vorgeschlagenen Fachausdrücken das Wort „Perityphlitis" (GOLDBECK 1832) unter übermäßiger Betonung des Topographischen Bezug auf die früheren Auffassungen. Andere Bezeichnungen wie Epityphlitis, Skolikoiditis, Vermikulitis sind teils auf philologische Bedenklichkeit, teils auf die Befürchtung zurückzuführen, es könnte jemand unter Appendizitis eine Entzündung der Appendices epiploicae verstehen. Diese vorwiegend terminologischen Versuche und Bedenken haben gegenüber dem von der Mehrheit gebrauchten Ausdruck „Appendizitis" zurückzutreten.

Das Schrifttum über die Appendizitis hat einen unübersehbaren Umfang erreicht. Von größeren pathologisch-anatomischen Darstellungen seien die von ASCHOFF, WINKLER, MAALOE, OBERNDORFER, GOLDZIEHER erwähnt. Die umfangreichste Darstellung ist die von dem Chirurgen SPRENGEL aus dem Jahre 1906; sie enthält über 5400 Literaturangaben. Da das Schrifttum sich seitdem ähnlich weiterentwickelt hat, so ist ihre auch nur halbwegs vollständige Berücksichtigung unmöglich. Die Sichtung dieses Schrifttums ist dadurch sehr erschwert, daß in vielen Arbeiten eine ungerechtfertigte Vermengung klinischer und pathologisch-anatomischer Betrachtungsweisen stattgefunden hat. Zunächst sind die Kliniker vielfach von der vorgefaßten Meinung ausgegangen, daß man an jedem heraus-genommenen Wurmfortsatz pathologisch-anatomische Veränderungen finden müßte. Ob z. B. ein Wurmfortsatz aus falscher Anzeige entfernt worden ist, oder ob mit der Entfernung eines morphologisch normalen Wurmfortsatzes vielleicht manchmal der klinische Symptomenkomplex der Appendizitis verschwindet, ist aus der Literatur selten zu ersehen (vgl. J. SCHNITZLER). Von pathologisch-anatomischer Seite wiederum ist vielfach aus den klinischen Angaben mehr geschlossen worden, als in Anbetracht ihrer Unsicherheit erlaubt gewesen wäre. Außerdem war dem pathologischen Anatomen gewöhnlich nur der heraus-genommene Wurmfortsatz zugänglich, während er sich über Lageverhältnisse, Verwachsungen, Exsudation und Mesenteriolum kein eigenes Urteil bilden konnte.

Wir werden sogleich sehen, wie sich diese klinischen und pathologisch-anatomischen Schwierigkeiten bei den Versuchen zur Einteilung der Appen-dizitis auswirken.

G. Einteilung der Appendizitis.

Die Versuche zur Einteilung der Appendizitis sind so zahlreich, daß SPRENGEL ihrer Besprechung 15 Seiten widmet. Er unterscheidet in diesem Gewirr klini-sche, anatomische und gemischte Einteilungen. Dazu kommen noch unbestimmte Erwägungen auf Grund immunbiologischer Vorstellungen.

ROUX gab 1892 folgende Einteilung:

I. Typhlitis stercoralis (Kotstauung [Boudin stercoral] mit Entzündung der Blinddarmwand).

II. Eigentliche Appendicitis suppurativa.

Später ließ ROUX die Typhlitis stercoralis weg und unterschied:

I. Appendicitis simplex oder parietalis.

II. Appendicitis perforativa, gangraenosa als Folge von I.

III. Fälle mit schwerer Intoxikation. a) Hochgradige Virulenz der Keime: perakute jauchige Peritonitis. b) Wehrlosigkeit des Bauchfells: perakute Sepsis.

Ähnlich wie ROUX in seiner Gruppe III macht SAHLI die Beziehung zwischen Mikro- und Makroorganismus zur Grundlage seiner Einteilung.

Demgegenüber versuchte SONNENBURG eine rein pathologisch-anatomische Einteilung in

Appendicitis simplex,
Appendicitis perforativa,
Appendicitis gangraenosa.

Er versteht dabei unter Appendicitis simplex die Summe der Vorgänge, welche den Durchbruch oder Gangrän vorbereiten. SPRENGEL vermißt hier eine Trennung in akute und chronische Fälle.

LENZMANN hatte dagegen schon früher eine pathologisch-anatomische Ein-teilung vorgenommen und in dieser die chronischen Fälle als „Appendicitis granulosa haemorrhagica" untergebracht.

Bei den französischen Forschern spielte eine Zeitlang die Lehre DIEULAFOYS von der Kotstauung (Cavité close) und von der primären Lymphknötchen-entzündung eine Rolle. Daher die Einteilung von TUFFIER (1. Appendicite sans rétention. 2. Appendicite avec rétention) und die von DELAGÉNIÈRE (Appendicite folliculaire aiguë, calculeuse, gangréneuse, chronique).

Amerikanische Autoren haben zum Teil sehr eingehende Einteilungen vorgenommen.

So unterscheidet DEAVER

I. Akute Appendizitis,
  1. katarrhalisch,
  2. interstitiell,
  3. ulzerös
      a) nicht perforierend,
      b) perforierend,
  4. gangränös.
II. Chronische Appendizitis
  1. katarrhalisch,
  2. interstitiell,
  3. obliterierend.

SPRENGEL findet derartige Einteilungen zu weitgehend; er legt den Hauptwert auf die Trennung der akuten von den chronischen Formen und auf die gleichzeitige Berücksichtigung der klinischen und pathologisch-anatomischen Gesichtspunkte und gibt folgende einfache Einteilung:

A. Akute Appendizitis
  1. Appendicitis simplex oder superficialis,
  2. Appendicitis destructiva.
B. Chronische Appendizitis.
C. Folgeerscheinungen abgelaufener Appendizitis (Striktur, Stenose, Obliteration, Hydrops, Empyem).

SPRENGEL beschränkt sich mit Recht auf diese wenigen Gruppen, da die klinischen Angaben und die pathologisch-anatomischen Befunde sich nur bei Anlegung eines groben Maßstabes decken. Diese einfache Einteilung von SPRENGEL ist die von den Chirurgen allgemein angenommene (z. B. PAYR 1926).

Demgegenüber hat ASCHOFF versucht, eine vom vorwiegend histologischen Standpunkt ausgehende Einteilung zu geben. Er stellt die Befunde nicht als Verlaufsformen, sondern als Entwicklungsstadien dar. Er unterscheidet

1. Das Anfangsstadium (wenige Stunden) Appendicitis phlegmonosa simplex.

2. Das vorgeschrittene unkomplizierte Stadium (erster Tag) Appendicitis phlegmonosa-ulcerosa simplex.

3. Stadium der beginnenden Verwicklungen Entscheidungsstadium (zweiter Tag) Appendicitis phlegmonosa gravis oder ulcerosa gravis.

4. Das ausgebildete Komplikationsstadium (dritter Tag) Appendicitis gangraenosa. Appendicitis perforativa.

5. Das Ausheilungsstadium (beginnt durchschnittlich am 3.—4. Tage; Dauer bis zu mehreren Jahren). Appendicitis cicatricans.

6. Das Narbenstadium (bzw. Intervallstadium). Cicatrices ex appendicitide.

Die ASCHOFFsche Einteilung in Stadien beruht auf einer gleichzeitigen Verwertung zweier Reihen, nämlich der pathologisch-anatomischen Übergangsbilder und der klinischen Zeitangaben. Es wird sich im folgenden herausstellen, wie weit die Unterlagen für eine Vergleichbarkeit dieser beiden Reihen ausreichen.

OBERNDORFER gibt lediglich die Einteilungen von SPRENGEL und ASCHOFF wieder.

Unter den neueren großen Arbeiten über Appendizitis gibt RENN eine Einteilung der von ihm untersuchten Wurmfortsätze nach 4 klinischen Gruppen (akute, subakute, chronische Appendizitis; ferner die nicht wegen Appendizitis operierten Fälle) und nach folgenden histologischen Gruppen:

I. Normaler Wurmfortsatz oder oberflächliche Veränderungen, die die Schleimhaut nicht überschreiten (kongestive, lymphoid-hypertrophische, leicht-katarrhalische Fälle).

II. Wurmfortsätze mit Beteiligung der Unterschleimhaut und Muskularis, mit Primäraffekt oder einfacher Wandphlegmone.

III. Wurmfortsätze, die weitere Entwicklungsstadien von II zeigen (Appendicitis phlegmonosa complicata, Appendicitis ulcerosa gravis usw.); destruktive Fälle.

IV. Wurmfortsätze mit sklerotischen Vorgängen (Appendicitis obliterans)
    a) atrophische,
    b) hypertrophische.

V. Wurmfortsätze mit bloßer Periappendizitis.

In den Tabellen von Renn sind die Fälle mit Primärinfekten noch besonders als „Typus Aschoff" bezeichnet, ferner Fälle mit Blutungen am Rande oder im Innern der Lymphknötchen als „Typus Riedel". Als dritter Typus kommen in allen Gruppen Fälle mit beginnender bis vollendeter Verödung vor: er entspricht wohl den granulierenden Ausheilungsformen Aschoffs.

Wie sich diese Einteilungsgrundsätze zueinander verhalten, ist aus Renns an unklaren Bezeichnungen reichen Ausführungen nicht zu ersehen.

Einen anderen Weg hat kürzlich Helly beschritten. Er stellte 1629 Fällen von „Indikationsappendektomien" 720 „Gelegenheitsappendektomien" gegenüber. In der Abteilung „Indikationsappendektomien" bilden naturgemäß die schweren phlegmonösen, ulzerösen und gangränösen Fälle eine große Gruppe. Aber von dieser Gruppe abgesehen, sind die histologischen Befunde in beiden Abteilungen nicht sehr verschieden. Helly hat versucht, durch Auswertung sehr kleiner Abweichungen der zelligen Zusammensetzung usw. zu einem Parallelismus mit dem Klinischen zu kommen und hat deswegen den Namen „ruhende Appendizitis" eingeführt. Für diese Gruppe nimmt aber Helly — genau wie es Sprengel tat — auch die Vorgeschichte und die klinischen Einlieferungsangaben zu Hilfe, obwohl er selbst dieser Verknüpfung mißtraut.

Alle diese Versuche zur Einteilung der Appendizitiden lassen sich auf folgende drei Grundanschauungen zurückführen. Die Mehrzahl der Forscher unterscheidet als Hauptgruppen akute und chronische Appendizitis. Demgegenüber hat einerseits Riedel (neuerdings auch in ähnlicher Weise Oberndorfer) den Standpunkt vertreten, daß jede Appendizitis schleichend verlaufe, bis — in einer Anzahl der Fälle — ein Anfall (akutes Stadium) einsetze. Auf der anderen Seite steht die Auffassung Aschoffs, daß die sog. chronischen Appendizitiden lediglich verzögerte Ausheilungen der akuten Formen seien.

Alle drei Grundanschauungen stützen sich auf die klinischen Angaben und die Aneinanderreihung pathologisch-anatomischer Bilder. Nun ist das Verfahren, morphologische Zustandsbilder in Form von Ablaufsreihen zu bringen, berechtigt, sobald klare klinische Angaben eine zuverlässige zeitliche Ordnung gestatten. Andererseits können klinische Erscheinungen durch Zuordnung zu anatomischen Bildern erklärt werden, sofern bei letzteren die Entstehungsgeschichte gesichert ist.

Bei der Appendizitis liegen aber die Dinge so, daß zunächst die klinischen Daten zum großen Teil von einer geradezu erstaunlichen Vieldeutigkeit sind. Eine Zusammenstellung all dieser Unsicherheiten findet sich bei Dieulafoy,

Schnitzler, Kelling u. a. Weder ist die Appendizitis von den Erkrankungen der Bauchorgane (z. B. Magen, Gallenblase, Eileiter) stets abzugrenzen, noch besteht Einigkeit über die Erscheinungsgruppen, die als appendizitischer Anfall oder als chronischer Vorgang gelten. Insbesondere ist es unmöglich zu sagen, auf welche Vorgänge der „Anfall" oder die chronischen Beschwerden zurückzuführen sind. Z. B. können anscheinend durch die Anwesenheit von Oxyuren (ohne morphologische Gewebsschädigung), ferner durch eiterige Vorgänge in der Wand, schließlich auch durch periappendizitische Verwachsungen die gleichen klinischen Anzeichen hervorgerufen werden, vielleicht auch durch bloße Kotstauung im Wurmfortsatz („Appendostase", Arthur Fränkel). Ob Spannungszustände in der Wurmfortsatzwand oder das Vordringen der Leukozyten bis zur Serosa den Beginn des Anfalls auslösen, ist nicht zu entscheiden. Die klinischen Angaben über den Verlauf nach Stunden und Tagen sind also für das Verständnis der pathologisch-anatomischen Entwicklung kaum verwertbar.

Aber auch die Deutung der pathologisch-anatomischen Zustandsbilder stößt auf Schwierigkeiten. Diese erstrecken sich in zwei Richtungen, die sich aus der morphologischen und funktionellen Doppelnatur des Wurmfortsatzes als Teil des Darmrohres und gleichzeitig als lymphatisches Organ ergeben. Was zunächst den lymphatischen Anteil betrifft, so ist die Abgrenzung seiner Norm gegen die eben beginnende und dann wieder gegen die chronische Entzündung vielfach unsicher, wie bei den Variationen der Lymphknötchen und der zelligen Zusammensetzung der Tunica propria (Lymphozyten, Plasmazellen, Eosinophile, Mastzellen) auseinandergesetzt wurde. Wir können daher Renn nicht beipflichten, der in zwei Fällen die eben genannten Verschiedenheiten als Ausdruck einer „akuten lymphoiden Appendizitis" ansieht. Eben diese Verschiedenheiten des Gehaltes an Neutrophilen wurden von Helly bei gleichzeitigem Bestehen „von Folgezuständen abgelaufener Appendizitis" zwar als „ruhende Appendizitis" bezeichnet, bei gleichzeitigem Bestehen von Schleimabsonderung, Epithelabschuppung und Exsudation dagegen als „chronische Appendizitis" angesprochen. Es sind hier die gleichen Einwände wie gegenüber Renn zu machen. Aber auch bei den übrigen Bestandteilen des Wurmfortsatzes ist die Norm schwer festzustellen. So wurde schon mehrfach betont, daß der Gehalt der Unterschleimhaut, Muskularis und Subserosa an Bindegewebe stark schwankt, ohne daß man anzugeben vermöchte, wie weit dies auf chronischen bzw. überstandenen Entzündungen beruht. Bezüglich der leichtesten akuten Formen und der Anfangsstadien der Entzündung ist schwer zu entscheiden, wie weit kleine Epithellücken sowie geringe Exsudation unter das Epithel bereits hierher gehören oder alltägliche mechanische Beschädigungen darstellen oder Folgen der mikroskopischen Technik bilden. Auch bei den schon mehrfach erwähnten, das Epithel durchwandernden Leukozyten ist zweifelhaft, von welcher Menge ab sie als Entzündungsmerkmal zu werten sind.

Man sieht also, daß weder die klinischen noch die histopathogenetischen Unterlagen so eindeutig sind, daß man unter Zugrundelegung der einen Reihe ihr die andere zuordnen könnte[1]. Mit all den ungestützten Behauptungen über gesetzmäßige Beziehungen zwischen histologischem Bild und klinischem Verlauf ist weder der Forschung noch der praktischen Medizin gedient. Für die pathologisch-anatomische Darstellung ist es also am besten, unter Verzicht auf histopathogenetische und klinische Fragestellungen eine vorwiegend beschreibende Einteilung vorzunehmen.

---

[1] Beuttner hat bereits 1919 ausgesprochen, daß keine Beziehung zwischen der Vorgeschichte und dem mikroskopischen Befund am Wurmfortsatz besteht. Ähnlich Fonio (1923).

Unter den histologischen Bildern ergeben sich dann drei Hauptgruppen. Die eine Gruppe ist in erster Linie durch das Auftreten von Leukozytenscharen gekennzeichnet. Hierzu kommen Exsudation von Fibrin, Serum, Erythrozyten, sowie Nekrosen (Gruppe der vorwiegend exsudativen Vorgänge).

Die zweite Gruppe umfaßt die granulierenden Vorgänge. Hier werden auch die Schwankungen des lymphatischen Gewebes erörtert, soweit sie als entzündlich angesehen worden sind (Gruppe der vorwiegend granulierenden Vorgänge).

Die dritte Gruppe enthält die Folgezustände der Entzündung, nämlich die Neubildung des lymphatischen Gewebes in den Außenschichten und die Narbenbildung mit ihren weiteren Folgen. Fälle, in denen sich zugleich mit Narben auch leukozytäre oder granulierende Vorgänge finden, sind als zusammengesetzte Formen (Kombinationsformen) oder als Rückfälle aufzufassen.

Innerhalb der Untergruppen sind Erörterungen über die vermutliche Entwicklung der histologischen Bilder kaum zu vermeiden. Doch wird es nach der bereits erfolgten ausführlichen Darstellung der Variationen nicht mehr nötig sein, bei der Bewertung unsicherer Veränderungen jedesmal wieder auf die Fehlerquellen hinzuweisen. Die bisherigen Darlegungen sind also als eine vorweggenommene Einschränkung der nun folgenden Beschreibungen anzusehen.

H. Pathologische Anatomie der Appendizitis.

I. Die vorwiegend exsudativen Vorgänge.
(Akute Appendizitis.)

Die exsudativen Vorgänge bei der Appendizitis sind in oberflächliche und tiefer greifende zu teilen.

1. Wurmfortsätze, bei denen der Vorgang auf die Schleimhaut beschränkt ist.

Diese pathologisch-anatomischen Zustände sind von RENN als oberflächliche Phlegmone, von GOLDZIEHER als Appendicitis superficialis beschrieben worden. RENN beschreibt bei seiner „oberflächlichen Phlegmone" sowohl diffuse Leukozytenanhäufungen unter dem abgehobenen, aber vollständigen Epithel, als auch mehrfache kleine Epithellücken mit leukozytärer Durchsetzung der Schleimhaut. Da diese Zustände nach RENN nicht die klinischen Anzeichen einer Appendizitis machen, so deutet er sie ähnlich wie bei den Gaumenmandeln als „Zustand des steten „qui vive" gegen die Infektion nebst normalen physiologischen Abnützungserscheinungen".

Noch schwerer gegen die Norm abgrenzbar sind nach RENN solche Bilder, die als Folge oder Restzustände nach Ablauf derartiger Oberflächenentzündungen aufgefaßt werden können: etwas dichtere Zellanhäufungen in der Unterschleimhaut (besonders mit Plasmazellen), Erweiterung und Endothelschwellung der intertubulären Kapillaren, leichte Aufsplitterung der Muscularis interna durch Eosinophile oder Mastzellen, Verdickung und Blutüberfüllung der Serosa, Blutungen im Bereich der Lymphknötchen, schließlich als Blutungsreste gelegentlich viel Pigment. Der ASCHOFFschen Kritik sucht RENN mit der Bemerkung auszuweichen, daß die Blutungen zwar teilweise traumatisch seien, „aber noch lange nicht in Bausch und Bogen als Artefakte anzusehen seien".

Goldzieher unterscheidet folgende drei Formen von oberflächlicher Appendizitis:

a) Die Appendicitis superficialis catarrhalis.

Die Schleimhautkapillaren sind erweitert, die Leukozyten befinden sich in Randstellung oder Auswanderung. Das Oberflächenepithel ist blasenförmig abgehoben; den Blaseninhalt bilden Lymphozyten und Leukozyten. Aschoff lehnte 1908 die Appendicitis superficialis catarrhalis schroff ab, weil „noch keiner der zahlreichen Autoren eine einzige beweisende Abbildung oder zuverlässige Beschreibung geliefert habe".

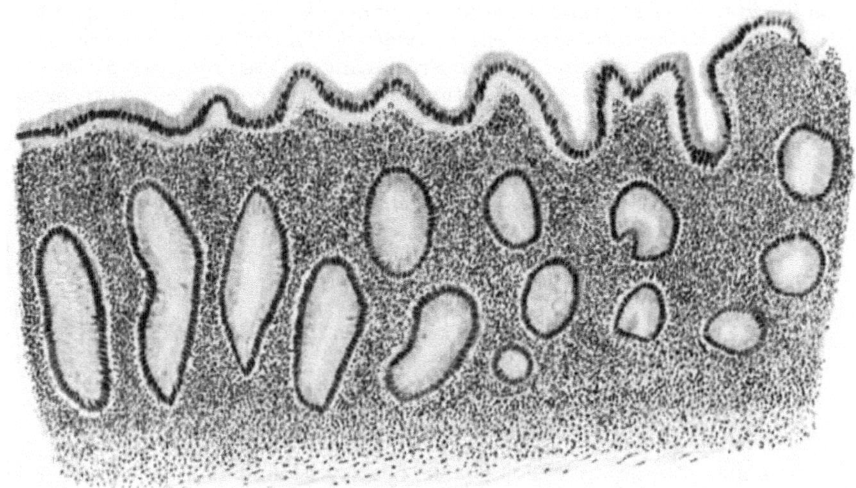

Abb. 7. Sogenannte Appendicitis superficialis catarrhalis. Unter dem abgehobenen Epithel mit der Peroxydasereaktion braun gefärbte Leukozyten (Virchow-Krankenhaus E 982/1925). Vergr. 100 : 1.

Die obige Beschreibung Goldziehers und seine zugehörige Abb. 11 stellen nun zweifellos einen Befund dar, der gelegentlich zur Beobachtung kommt. Auch unsere Abb. 7 zeigt eine Abhebung des Epithels mit deutlicher Ansammlung von (durch die Peroxydasereaktion braun gefärbten) Leukozyten im Spaltraum. Damit wäre allerdings das Vorkommen einer Appendicitis superficialis catarrhalis erwiesen; Voraussetzung ist jedoch dafür, daß der Spalt nicht auf die operative oder anatomische Technik und die Leukozytenanhäufung nicht auf Verteilungsänderungen nach der Herausnahme zurückzuführen sind. Ebenso schwierig ist es, umschriebene Lücken des Oberflächenepithels bei sonst gutem Erhaltungszustande zu beurteilen. Auf unserer Abb. 8 liegt im Bereiche der Epithellücke der Kot der Wurmfortsatzwand ohne Spalt an, so daß ein künstliches Abreißen des Epithels unwahrscheinlich ist. Andererseits fehlt jede leukozytäre Reaktion in der Umgebung des Defektes[1]. Man kann daraus schließen, daß solche kleinen Epithelschäden im Wurmfortsatz vorkommen, auch ohne daß sich eine Entzündung anschließt. Ed. Kaufmann neigt dazu, alle diese Befunde als „willkommene Bereicherung des Formenkreises der Appendizitis" anzuerkennen (Lehrbuch). Die Frage, wieweit solche Bilder etwas mit appendizitischen Anfällen zu tun haben, soll hier nicht erörtert werden.

---

[1] Zur histologischen Beurteilung lagen stets Hämalaun-Eosin-, Peroxydase- und van Gieson-Präparate vor.

b) Die Appendicitis superficialis exulcerans.

In der Schleimhaut befinden sich kleine Geschwüre mit oberflächlichem Leukozytenherd. Diese Herde sind manchmal im Schnitt dreieckig, ihre Basis wird dann von der Geschwürslinie gebildet, ihre Spitze reicht höchstens bis in die Lymphknötchen. Das Verhältnis zwischen diesen Bildern und dem Primärinfekt ASCHOFFs siehe unter 2a.

c) Die Appendicitis superficialis haemorrhagica.

Sie stellt eine Vereinigung der Form a oder der Form b mit Schleimhautblutungen und Plättchenthromben dar. GOLDZIEHER wägt die Gründe ab, die im

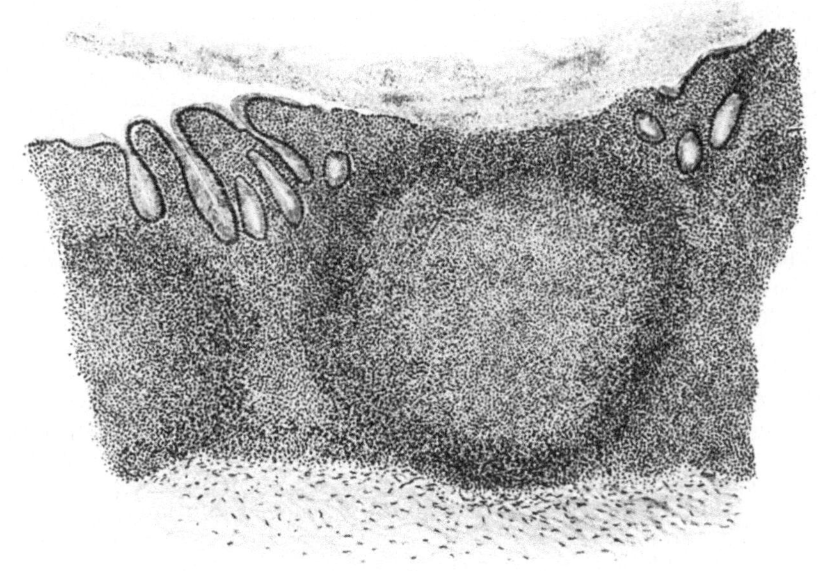

Abb. 8. Umschriebener Epitheldefekt mit anliegendem Kot ohne entzündliche Reaktion (Virchow-Krankenhaus E 1150/1925). Hämatoxylin-Eosin. Vergr. 50 : 1.

Sinne von KRETZ für die natürliche Entstehung der Blutungen sprechen, gegenüber den Gründen, die im Sinne von EUGEN FRAENKEL und ASCHOFF das Vorliegen von künstlichen Bildungen beweisen sollen. ASCHOFF erklärt hauptsächlich deswegen die Mehrzahl der Blutungen bei Appendizitis für traumatisch, weil sie bei „gestohlenen"[1] Wurmfortsätzen ebenso häufig und von gleicher Beschaffenheit seien. Er gibt aber daneben das Vorkommen entzündlicher und „physiologischer" Blutungen (M. B. SCHMIDT) zu. Die Plättchenthromben von KRETZ erklärt ASCHOFF für künstlich eingepreßte Kotteilchen. Hiergegen wurde eingewandt (LAUENSTEIN und RAVENSDORF), daß die Blutungen bei akuter Appendizitis häufiger als bei abgeheilter seien, daß sie bei Vermeidung jedes Traumas vorkämen (KLOSE), daß „gestohlene" Wurmfortsätze nicht mit normalen gleichzusetzen seien und die degenerativen Veränderungen an den ausgetretenen Erythrozyten die Entstehung der Blutungen durch Lebensvorgänge

---

[1] Man versteht unter gestohlenen Wurmfortsätzen solche, die anläßlich einer nicht wegen Wurmfortsatzerkrankung vorgenommenen Bauchhöhlenoperation entfernt wurden.

beweise (GOLDZIEHER). Aus einer Tabelle GOLDZIEHERs entnehmen wir folgendes: große Häufigkeit der Blutungen bei akuter Appendizitis und bei bloßer Anwesenheit von Oxyuren ohne Gewebsreaktion ($70-95\%$ der Fälle); dagegen verhältnismäßige Seltenheit bei abgeheilter Appendizitis und normalem Wurmfortsatz ($26-33\%$ der Fälle). GOLDZIEHER meint dazu, daß bei den akuten Appendizitiden und im Intervall eine größere Neigung zu traumatischen Blutungen bestehen könnte; zu den oxyurenhaltigen Wurmfortsätzen äußert er sich nicht.

Eine besondere Bedeutung haben die Blutungen in der von RICKER aufgestellten Appendizitislehre, die im Anhang genauer erörtert wird. RICKER legt entsprechend seiner allgemeinen Betrachtungsweise pathologischer Vorgänge auch hier den Schwerpunkt auf die einleitenden Kreislaufstörungen. Er hält die Blutungen nicht wie KRETZ für embolisch, noch etwa wie ASCHOFF und sein Mitarbeiter RUF für Operationstraumen, sondern für Diapedeseblutungen als Folge primärer Kreislaufsstörungen. RICKER nimmt nämlich an, daß die ersten örtlichen Veränderungen im Wurmfortsatz durch eine Stase in den Arteriolen, kleinen Venen und Kapillaren (Strombahnendgebiet) infolge einer Gefäßnervenreizung eingeleitet werden. In dieser Prästase treten Erythrozyten durch Diapedese aus, und es tritt rote Infarzierung ein. Diese Auffassung beruht auf Schlüssen aus RICKERs Tierversuchen, nach deren Ergebnissen er nun auch die Wurmfortsätze beurteilt. Die Deutung als Diapedeseblutung sucht er weiterhin so zu begründen: bei der Diapedese erfolge der Austritt „im Strahle" durch ein Stoma; daher lägen die Blutkörperchen dicht beieinander. Ferner paßte der unversehrte Zustand der Erythrozyten zu dem kurzen Zeitraum zwischen Anfall und Frühoperation. Wir möchten hier nur bemerken, daß sowohl der „Austritt im Strahl" wie der frische Zustand der Erythrozyten mindestens ebensogut bei traumatischen Rhexisblutungen zu finden wären. Übrigens gibt RICKER wenigstens für eine Minderheit von Fällen auch die traumatische Entstehung zu. Für die große Rolle des Traumas spricht aber unseres Erachtens vor allem die Beobachtung, daß Blutungen bei „gestohlenen" Wurmfortsätzen sehr häufig, bei Leichenwurmfortsätzen dagegen fast nie gefunden werden.

Aus alledem müssen wir folgern, daß die Natur der Blutungen nicht immer die gleiche ist, und ihre Rolle bei den einzelnen Formen der Appendizitiden zur Zeit noch nicht beurteilt werden kann.

Was die geringgradigen Leukozytenanhäufungen in der Schleimhaut betrifft, so sind sie, wie erwähnt, als krankhafte Exsudation aufgefaßt worden. Wie weit die Schwankungen des Leukozytengehaltes hierbei noch im Bereich des Gesunden liegen, ist in der Arbeit von SCHWERIN erörtert worden (siehe „Physiologie, Zellbewegung" S. 502).

Soviel über die auf die Schleimhaut beschränkten Vorgänge. Es muß noch betont werden, daß die Bezeichnung Appendicitis acuta simplex sive superficialis seinerzeit von SPRENGEL eingeführt wurde. Doch hat er damit etwas bezeichnet, was den Namen Superficialis nicht verdient. Gemäß seiner gemischt klinischen und pathologisch-anatomischen Einteilung versteht er nämlich darunter einen bestimmten klinischen Symptomenkomplex, aber mit histologischen Veränderungen aller Schichten. Die „Destruktion" beschränkt sich zwar bei SPRENGELs Appendicitis superficialis auf das Epithel, andererseits soll sich jedoch die Serosa stets beteiligen, gelegentlich sogar mit Exsudaten.

2. Wurmfortsätze, bei denen der Vorgang tiefer greift.

Die tiefer greifenden Vorgänge können unter zwei Gesichtspunkten betrachtet werden. Entweder man erblickt in ihnen eine Fortentwicklung der geschilderten

oberflächlichen Vorgänge, oder man läßt im Sinne von ASCHOFF jede akute
Appendizitis als sofort tiefgreifende beginnen; dann sind die genannten Bilder
von „oberflächlicher Appendizitis" als nicht zur Entwicklung gelangte Formen
der tiefgreifenden aufzufassen.

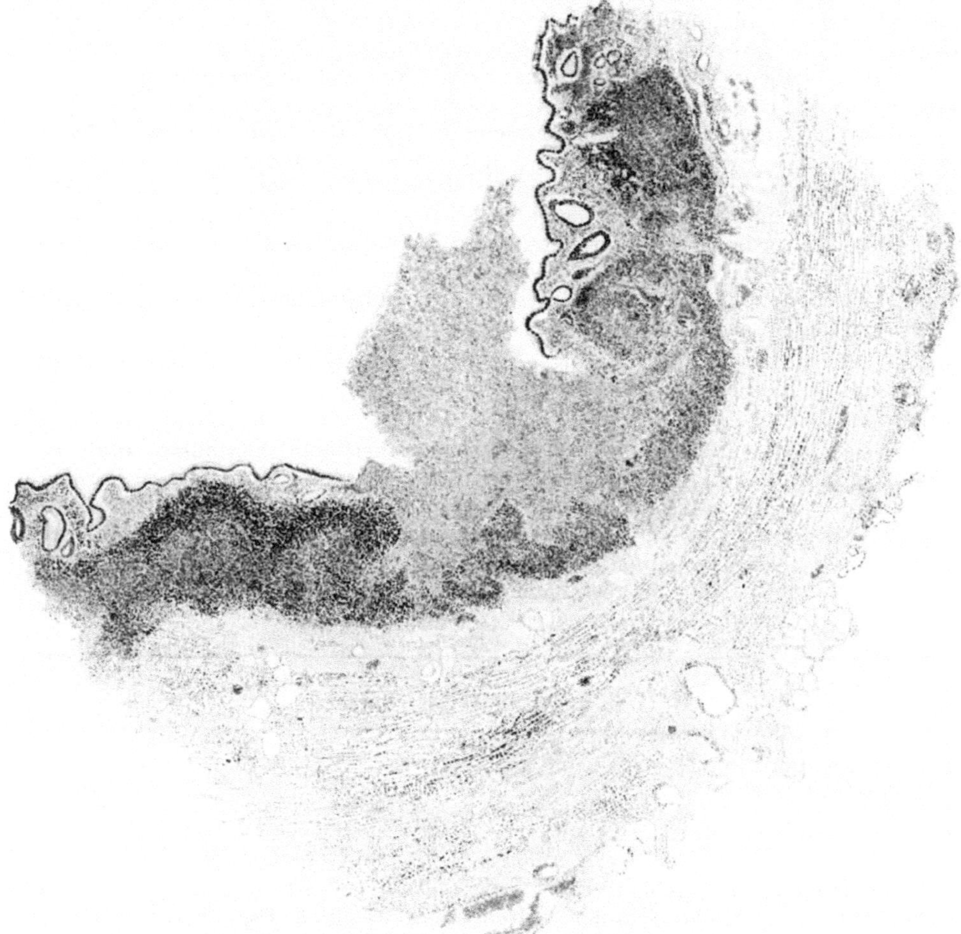

Abb. 9. Oberflächlicher Primärinfekt (Virchow-Krankenhaus E 804/1925).
Hämatoxylin, Peroxydasereaktion. Vergr. 22 : 1.

a) Der Primärinfekt.

Nach der ursprünglichen Beschreibung ASCHOFFs handelt es sich hierbei
um eine dichte Anhäufung von neutrophilen Leukozyten, die einen ungefähr
kegelförmigen Herd bilden. Die Spitze des Kegels liegt stets in einer Schleim-
hautbucht. Hier fehlt das Epithel auf einer kurzen Strecke, und dieser Lücke
sitzt ein in die Lichtung ragender eitrigfibrinöser Pfropf auf. Der Kegel hat
seine Basis in der Serosa; er ist häufig unsymmetrisch und so weit ausladend,
daß auf Schnitten die Leukozytenansammlung in den Außenschichten bedeutend
häufiger angetroffen wird, als der Epitheldefekt und Pfropf in der Bucht. Die
Lymphknötchen bleiben von der Ausbreitung des Primärinfektes verschont.
In der Regel sind mehrere Primärinfekte vorhanden.

Diese Darstellung ist allgemein angenommen worden. Auch GOLDZIEHER erkennt ihre Grundzüge an, mildert aber das Schematische durch einige Übergänge und Erweiterungen. So weist er darauf hin, daß die Primärinfekte nicht nur in Buchten vorkommen, sondern auch auf der Höhe der Falten und in buchtenlosen Wurmfortsätzen. Ferner hat GOLDZIEHER, wie erwähnt, außer den sofort durch alle Schichten greifenden Primärinfekten ASCHOFFs als Appendicitis superficialis exulcerans Herdchen beschrieben, die auf die Schleimhaut beschränkt bleiben. Wenn man bedenkt, daß GOLDZIEHER Übergänge zwischen beiden Formen sah, so muß man annehmen, daß die oberflächlichen Herdchen entweder Vorstufen oder unvollkommene Formen der echten Primärinfekte sind. In einer neuen Arbeit (1927) hat auch ASCHOFF Befunde erhoben, die für Übergänge zwischen der großen tiefgreifenden und der kleinen oberflächlichen Form des Primärinfektes sprechen. ASCHOFF erblickt also in dem von GOLDZIEHER beschriebenen Typus jetzt unvollkommene Primärinfekte. Er sah diese in Fällen, die er als „rudimentäre Appendizitis" bezeichnet, weil bei ihnen außerdem eine nennenswerte, aber nicht phlegmonöse Durchsetzung der Muskularis mit Leukozyten bestand.

Wir geben hier die Abbildung eines Primärinfektes, der eine Mittelform zwischen dem GOLDZIEHERschen und dem ursprünglichen ASCHOFFschen Typus veranschaulicht (s. Abb. 9).

Übrigens hat RENN schon vor GOLDZIEHER „oberflächliche, miliare, multiple Primärinfekte" beschrieben. In RENNs Schilderungen werden derartige Formen gemeinsam mit den typischen Primärinfekten als „Typus ASCHOFF" bezeichnet, also von ihm recht weit gefaßt. Trotzdem sind hierdurch die auffälligen Zahlenverhältnisse in der folgenden Tabelle von RENN, die den „Typus ASCHOFF" auch im Intervall und in gestohlenen Wurmfortsätzen ebenso häufig zeigt wie bei akuter Appendizitis, bei weitem nicht zu erklären.

Klinische Bezeichnung	Typus ASCHOFF vorhanden	Typus ASCHOFF fehlend
1. Akute Appendizitis	32	22
2. Subakute Appendizitis	11	4
3. Intervall oder chronische Appendizitis . . .	10	8
4. Nicht wegen Appendizitis operiert	6	8

Was den zeitlichen Ablauf des Primärinfektes betrifft, so schätzt ASCHOFF seine Dauer auf wenige Stunden, selten mehr als einen Tag. RENN gibt an, daß die Fälle, in denen man Primärinfekte findet, fast nie länger als 36 Stunden alt sind.

Über den geringen Wert derartiger Zeitangaben für die Entstehungsdauer des histologischen Bildes vergleiche S. 506.

b) Die tiefe phlegmonöse Entzündung (Appendicitis phlegmonosa).

Aus den Primärinfekten entwickelt sich bei weiterem Fortschreiten des Vorganges die phlegmonöse Appendizitis. Die Grenze von den höchsten Graden des gewöhnlichen neutrophilen Leukozytengehaltes (vgl. SCHWERIN) gegen eine beginnende Phlegmone ist naturgemäß nicht scharf. Die eosinophilen Leukozyten verschwinden nach EMIL F. KOCH bei Beginn von Eiterung oder Nekrose. Andererseits kommen hochgradige Durchsetzungen der Unterschleimhaut und Muskelschicht mit eosinophilen Leukozyten vor, die ohne Eosinfärbung (z. B. bei der Peroxydasereaktion) mit einer echten Phlegmone durch neutrophile Leukozyten verwechselt werden können. Diese anscheinend zu den Ausheilungsvorgängen gehörende Gewebseosinophilie wird bei der granulierenden Appendizitis noch erwähnt werden.

Da die Primärinfekte meist in größerer Zahl vorhanden sind, so fließen ihre breiten Außenabschnitte („Basen der Kegel") sehr bald zu einer zusammen-

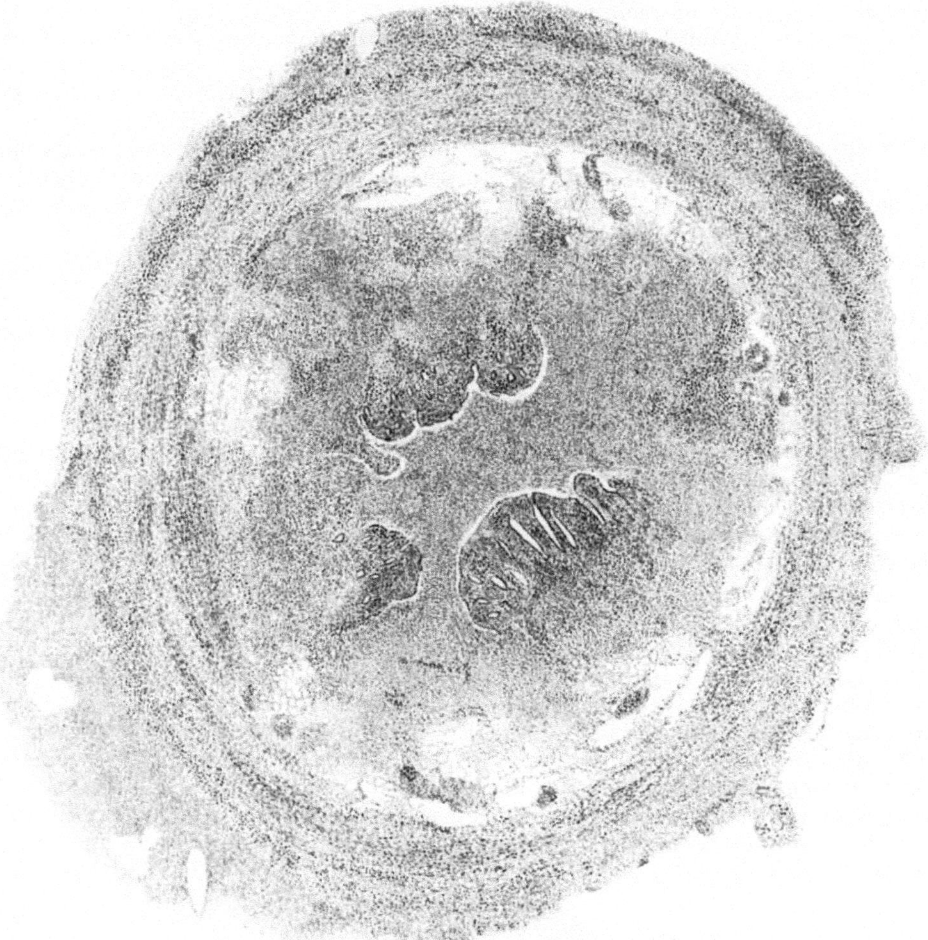

Abb. 10. Phlegmonös-ulzeröse Appendizitis. Beschreibung im Text (Virchow-Krankenhaus E 1182/1925). Hämatoxylin-Peroxydasereaktion. Vergr. 15 : 1.

hängenden Phlegmone der tieferen Schichten zusammen. In diesem Zustande überwiegen die noch erhaltenen Schleimhautstücke über die durch die Primärinfekte gesetzten Lücken. Daher sind nach ASCHOFF Ausheilungen in diesem Stadium eher möglich, als in dem nun folgenden.

c) Die phlegmonös-ulzeröse Entzündung (Appendicitis phlegmonosa-ulcerosa).

Diese von ASCHOFF gewählte treffende Bezeichnung gründet sich auf das nunmehr eintretende Übergewicht der geschwürig zerstörten Schleimhautabschnitte über die erhaltenen.

Der Übergang vom Stadium der Primärinfekte zum Stadium der phlegmonös-ulzerösen Entzündung erfolgt also derart, daß das Zusammenfließen der Phlegmone dem Zusammenfließen der Geschwüre bedeutend vorauseilt. Das Gegenteil, daß nämlich die Ulzerationen sich stärker und früher ausbreiten als die Phlegmone, tritt nach ASCHOFF niemals ein, mit Ausnahme seltener Fremdkörperverletzungen der Schleimhaut. Auf der Höhe des phlegmonös-ulzerösen Stadiums erscheint der Wurmfortsatz verdickt, stark gerötet, auf der Serosa mit grünlich-gelben fibrinös-eitrigen Auflagerungen versehen. Die Veränderungen greifen auf das Mesenteriolum über. Am aufgeschnittenen Wurmfortsatz sieht man in der Lichtung schleimig-eitrigen Kot in wechselnder Menge. Von der Schleimhaut sind nur Inseln und Leisten erhalten, die geschwürigen Stellen herrschen vor. Die Ausbreitung der Phlegmone dagegen ist makroskopisch nicht sichtbar, sondern tritt erst in mikroskopischen Schnitten zutage. Auf einem solchen Querschnitt (siehe Abb. 10) sieht man die Ausbreitung der Eiterung besonders schön infolge Braunfärbung der Leukozyten durch Peroxydasereaktion. Die Lichtung ist von der Eiterung ausgefüllt, die sich durch die breiten Schleimhautlücken in die Unterschleimhaut fortsetzt und hier zu einer ringförmigen Phlegmone zusammenfließt. Von der Schleimhaut sind inselartige Reste stehen geblieben, deren meist nach innen konvexe Oberfläche zeigt, daß es sich um Faltenhöhen handelte. Oberflächenepithel und Drüsen sind hier meist gut erhalten. Das lymphatische Gewebe ist bis auf unzusammenhängende kleine Lymphozytenhaufen zerstört. Die Phlegmone durchsetzt die Muskelschichten und hat ein streifiges Aussehen infolge der noch erhaltenen Muskelfaserbündel. Im verbreiterten Bindegewebe der Subserosa wird die Eiterung wieder massiger; sie erstreckt sich auf den Ansatz des Mesenteriolums. Sehr häufig haftet auch außen an der Serosa ein aus Leukozyten und Fibrin bestehendes Exsudat.

Sowohl die phlegmonöse als die phlegmonös-ulzeröse Form der Appendizitis kann, soweit aus morphologischem Bild und klinischem Verlauf eine Beurteilung möglich ist, auf jedem Stadium zum Stillstand kommen. Die dabei entstandenen Gewebsverluste können durch Regeneration oder durch Narbenbildung weitgehend ausgeglichen werden. Es scheint, daß ulzeröse Appendizitisfälle dabei klinisch ohne Erscheinungen bleiben können (LIEK). Sieht man hieraus, daß die Schwere der geweblichen Veränderungen in keiner festen Beziehung zur Schwere des klinischen Verlaufes steht, so gilt das noch mehr für die nunmehr zu besprechenden Verwicklungen des phlegmonösen und der phlegmonös-ulzerösen Appendizitis[1], wobei wir der Darstellung von ASCHOFF folgen.

d) Verwicklungen.

α) Wandabszeß.

Sammelt sich bei einer phlegmonösen Appendizitis der Eiter in der Unterschleimhaut, in der Muskularis oder in der Subserosa in Form von kleinen Herden mit Gewebseinschmelzung an, so sprechen wir mit ASCHOFF von Wandabszessen. Hierbei wird die Schleimhaut über den Abszessen geringfügig oder gar nicht verändert angetroffen, wenn, wie ASCHOFF es sich vorstellte, die ursprünglich vorhandenen Primärinfekte sich unter Schleimhautregenerationen wieder geschlossen haben.

Die Abb. 11 zeigt einen Sektor aus einem solchen Wurmfortsatz. Durch

---

[1] Bei groben (makroskopischen) Durchbrüchen scheint allerdings die Lebensgefahr zuzunehmen (vgl. SCHÄR).

die Peroxydasereaktion braungefärbte submiliare Abszesse liegen hier in großer
Zahl in der Unterschleimhaut. Das Hervorgehen aus dem phlegmonösen Stadium
ist an den streifigen Leukozytenansammlungen in den Außenschichten noch
erkennbar. Von der über den Abszessen liegenden Schleimhaut sind die Tunica
propria und die Drüsen gut erhalten, während das Oberflächenepithel stellenweise fehlt. An diesen Stellen sitzen Eiterflocken.

β) Miliarer Durchbruch.

Eine Folge der Wandabszesse sind die sog. miliaren Durchbrüche. Der
Durchbruch der Abszeßchen kann in die Lichtung des Wurmfortsatzes in das
Mesenteriolum oder in die Bauchhöhle hinein erfolgen. Der Einbruch in die

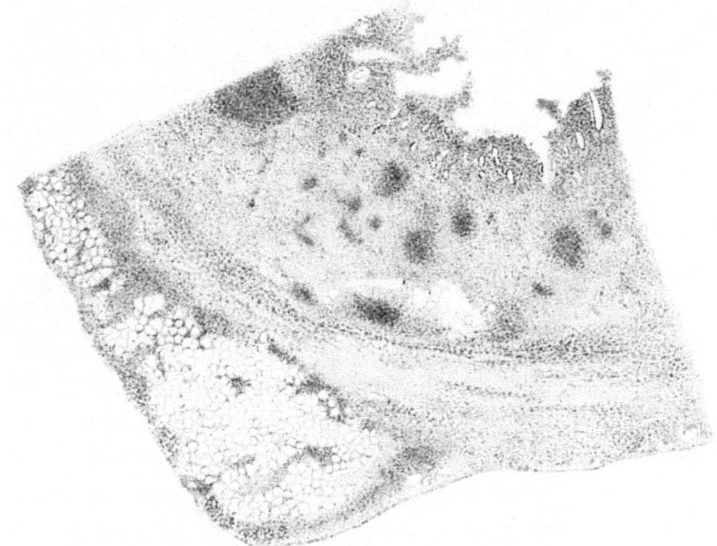

Abb. 11. Kleine Abszesse in der Wand des Wurmfortsatzes. Beschreibung im Text (Virchow-
Krankenhaus E 714/1925). Hämatoxylin-Peroxydasereaktion. Vergr. 15 : 1.

Lichtung stellt eine Art Selbstheilung dar. Die Schleimhaut ragt dann über die
Durchbruchsstellen mit einem überhängenden Rande herüber und zeigt dadurch an, daß der Durchbruch in der Richtung von außen nach innen erfolgte.
Was den Durchbruch miliarer Abszesse in die Bauchhöhle betrifft, so sind seine
Folgen abhängig von dem Grade der schon bestehenden Verklebungen in der
Umgebung. Jedenfalls ist die Wirkung nicht so sehr verschieden oder viel anders,
als wenn die einfache Phlegmone die Serosa des Wurmfortsatzes und damit
die Bauchhöhle erreicht hat. Die Wirkung des Durchbruches ist also hier nicht
so schwerwiegend wie bei anderen Bauchhöhlenhohlorganen, z. B. beim Magen
(SPRENGEL).

γ) Dissezierende Appendizitis.

Wenn die Phlegmone zu einer spaltförmigen Einschmelzung führt und
dadurch die Außenschichten von den Innenschichten trennt, so spricht man
von dissezierender Appendizitis. Der Spalt kann den halben Umfang erreichen
und dadurch ein halbmondförmiges Querschnittsbild zeigen. Wenn der Spalt
ganz herumläuft, so kann es zu einer röhrenförmigen Abstoßung der Innenschichten kommen.

Die beiden nun folgenden Verwicklungen gehen aus der phlegmonös-ulzerösen Appendizitis hervor.

δ) Geschwüriger Durchbruch.

Wenn bei allgemeiner phlegmonöser Durchsetzung die eitrige ulzeröse Einschmelzung stellenweise bis zur Außenfläche fortschreitet, so nennt man das

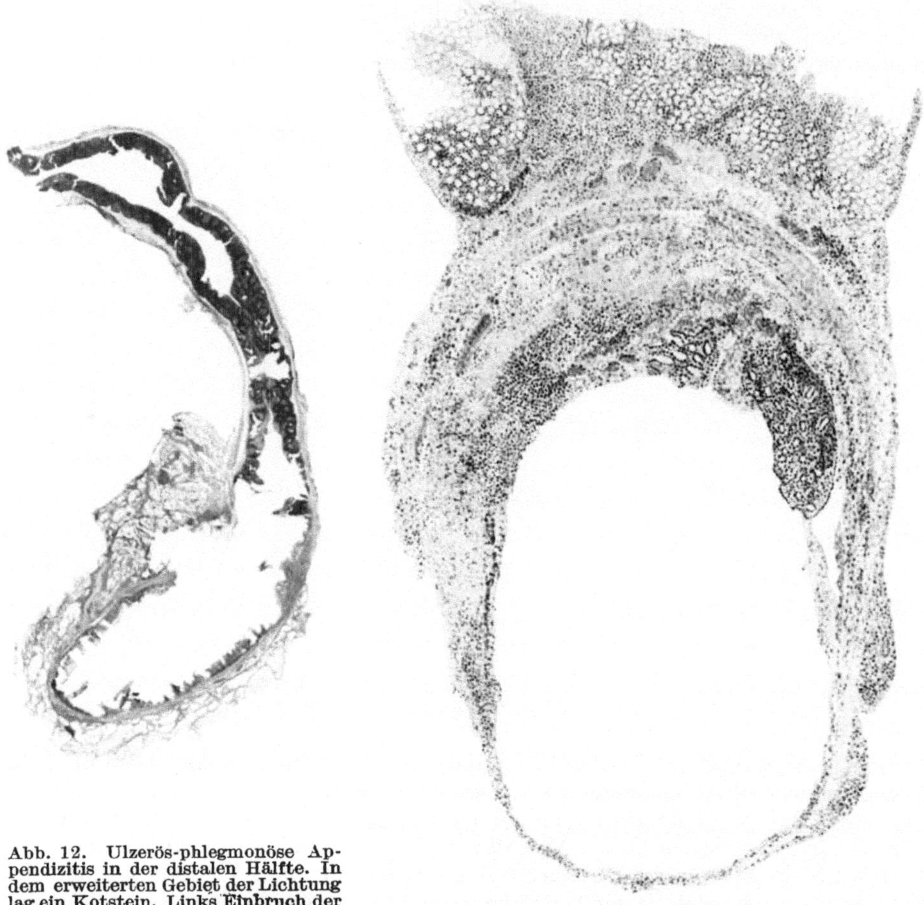

Abb. 12. Ulzerös-phlegmonöse Appendizitis in der distalen Hälfte. In dem erweiterten Gebiet der Lichtung lag ein Kotstein. Links Einbruch der Eiterung in das Mesenteriolum (Virchow-Krankenhaus E 591/1927). Gesamtgefrierschnitt. Hämatoxylin-Peroxydasereaktion.

Abb. 13. Ausgedehnte Wandzerstörung durch Gangrän (in einem Folgeschnitte befindet sich die Durchbruchsstelle) (Virchow-Krankenhaus E 1060/1925). Vergr. 9 : 1.

„geschwürigen Durchbruch". Aschoff hebt hervor, daß dies Fortschreiten von Zahl und Lage der Buchten abhängig ist und derselbe häufiger an der dem Mesenteriolum gegenüberliegenden Seite eintritt. Seltener geschieht es, daß die Eiterung in das Mesenteriolum durchbricht. Einen solchen Fall zeigt auf dem Längsgesamtschnitt unsere Abb. 12. Einen ähnlichen Fall zeigt die Abb. 84 im Atlas d. Histotopographie von Christeller.

ε) Wandnekrose und -gangrän.

Im ulzerös-phlegmonösen Stadium geht regelmäßig Gewebszerfall in begrenztem Umfange vor sich. Auch bei dem eben besprochenen geschwürigen Durchbruch sieht man kaum nekrotische Massen, da das nekrotische Gewebe alsbald beseitigt wird. Wenn jedoch ausgedehnte Gebiete plötzlich nekrotisch werden, dann hält die Fortschaffung durch Aufsaugung oder Abbröckeln nicht Schritt mit der Ausbreitung der nekrotisierenden Vorgänge, und man trifft nun große Teile — ein Drittel bis zur Hälfte der Wurmfortsatzwand (ASCHOFF) — in nekrotischem Zustande an (s. Abb. 13). Diese schnell eintretenden umfangreichen Nekrosen dürften — auch vom Standpunkt der herrschenden bakteriellen Theorie der Entstehung der Appendizitis — im allgemeinen weniger eine unmittelbare Bakterienwirkung als vielmehr eine Folge von Gefäßthrombosen sein, wie es auch ASCHOFF darstellt. Allerdings werden im nekrotischen Gebiete häufig Bakterien angetroffen, aber es ist schwer zu sagen, ob diese die Ursache der Nekrose bilden oder sekundär eingedrungen sind. Wenn im besonderen Fäulnisbakterien aus dem Kot eindringen, so kommt es zur fauligen Zersetzung der Nekrosen, also zur Gangrän. Die Abstoßung der großen nekrotischen oder gangränösen Wandgebiete stellt den Zustand dar, den ASCHOFF als „breite Perforation" bezeichnet.

Wir sehen also, daß die drei besprochenen Arten der Wurmfortsatzdurchbrechung, nämlich die miliare, die einfache ulzeröse und die breite Perforation bei Nekrose sich nicht nur durch die Größe der Löcher unterscheiden, sondern auch durch die Art ihrer Entstehung.

Es gibt zweifellos von außen auf den Wurmfortsatz übergreifende akute Entzündungen. Doch muß in den meisten Fällen ausgeschlossen werden, daß eine primäre Appendizitis vorliegt. Diese Verhältnisse werden in dem Abschnitt „Wechselwirkungen zwischen Wurmfortsatz und Nachbarorganen" besprochen werden.

II. Die vorwiegend granulierenden Vorgänge.
(Ausheilungsstadium der akuten Appendizitis; die Frage der subchronischen und chronischen Appendizitis.)

Ebenso wie bei dem Begriff der akuten Appendizitis muß man bei dem Begriff der chronischen Appendizitis unterscheiden zwischen einem klinischen Symptomenkomplex, der diese Bezeichnung führt, und zwischen morphologischen Vorgängen am Wurmfortsatz.

Alle die Schwierigkeiten, die einer Zuordnung der morphologischen Bilder und der klinischen Angaben bei der akuten Appendizitis im Wege stehen und dort (S. 503—506) bereits besprochen wurden, treten in noch höherem Maße bei den subchronischen und chronischen Formen auf. Vor allem gehen die klinischen Anschauungen hier noch mehr auseinander und erstrecken sich von kaum feststellbaren Beschwerden bis zu ernsten Krankheitsbildern. So vertritt denn, um nur zwei hervorragende deutsche Kliniker zu nennen, L. KUTTNER die Lehre von der chronischen Appendizitis, während SCHNITZLER sie völlig ablehnt. Aber auch in England (WALTON) und in Amerika (HERTZLER, MIXTER, BETTMANN, MORRIS) ist neuerdings wieder der Streit über die chronische Appendizitis entbrannt. Die verschiedenen Möglichkeiten, die sich in Wirklichkeit zu ergeben pflegen, wenn eine sog. chronische Appendizitis angenommen wurde, hat SCHNITZLER in folgendem Schema zusammengefaßt:

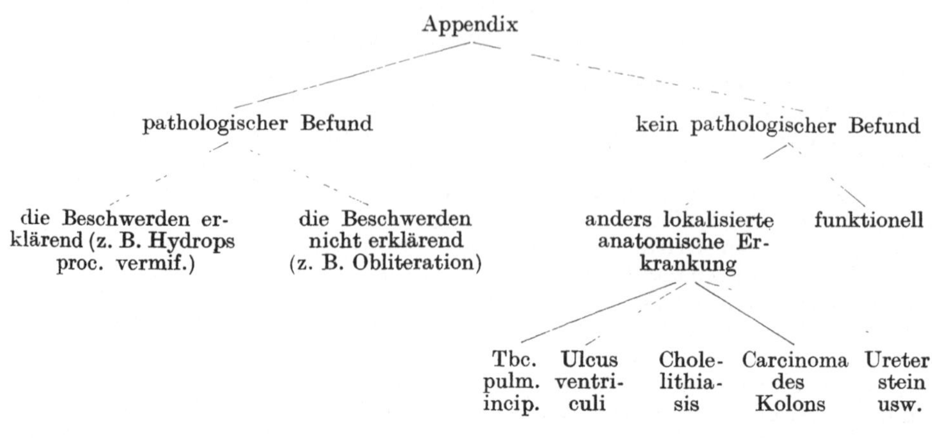

Aber auch in morphologischer Hinsicht werden als chronische Appendizitis
die verschiedenartigsten Dinge angesprochen. So wurde vor allem eine kräftige
Entwicklung des lymphatischen Schleimhautapparates hierher gerechnet
(LETULLE, KLEMM, MAALOE, OBERNDORFER und andere). Wenn ROHDENBURG
unter 3214 operierten Wurmfortsätzen 1374 mal „produktive Appendizitis"
gefunden haben will, so erklärt sich dies, wie aus seiner Beschreibung hervorgeht,
aus der Deutung der lymphatischen Zellanhäufungen in der Unterschleimhaut
als „entzündliche Infiltrate". Von anderen wurde ein besonders starkes lymphatisches Gewebe als „Hyperregeneration" nach Appendizitis angesprochen
(v. BRUNN, auch ASCHOFF). Wieder andere (HELLY) sehen einen „nicht durch
das Alter ausreichend erklärbaren Lymphadenoidgewebsschwund" als Folgezustand nach Appendizitis an. Die meisten dieser Forscher betonen schon
selbst die Schwierigkeit, die im Bereich des Gesunden liegenden Schwankungen des lymphatischen Schleimhautgewebes von den „entzündlichen" abzugrenzen (ASCHOFFs „lymphatische Pseudoappendizitis", vgl. auch LEIBLER).
Wir haben bei Besprechung der Variationen auseinandergesetzt, daß auch die
stärksten beobachteten Schwankungen des lymphatischen Gewebes im Bereich
des Gesunden liegen können, so daß also aus dem Verhalten dieses Gewebes
kein Schluß auf „chronische Entzündung" gezogen werden kann.

Andererseits sind alle möglichen Restzustände, Folgezustände und mittelbaren Wirkungen der akuten Appendizitis mißbräuchlich als „chronische Appendizitis" bezeichnet worden, so besonders Sklerose des submukösen Bindegewebes, Narben der Muskulatur, Verengungen, Verödungen, Verwachsungen.

Alle diese morphologischen Befunde sind bei den verschiedenartigsten klinischen Zuständen beobachtet und zu ihnen in Beziehung gesetzt worden,
wie auch PAYR zugibt, obgleich er mit einer chronischen Appendizitis rechnet.
SPRENGEL gibt eine anschauliche Zusammenstellung solcher Scheinbeziehungen,
z. B.: Schrumpfungsvorgänge am Mesenteriolum, dazu eine Anfallanamnese;
oder narbige Verengung bei angeblich erstem Anfall oder histologisch normaler
Wurmfortsatz, dabei klinisch unbestimmte Beschwerden, die nach Herausnahme verschwanden.

Trotz dieser Erkenntnis, daß eine Deckung zwischen klinischem und pathologisch-anatomischem Verhalten nicht vorliegt, versucht SPRENGEL, wie bereits
erwähnt, doch einen histologischen Typus der klinisch-chronischen Appendizitis
aufzustellen: „Epithelverlust, Abflachung und Veränderung der Drüsen und
mehr oder weniger tiefgreifende Infiltration mit Leukozyten". Gefäßfüllung,

Blutungen und Zerstörungsvorgänge sollen dagegen den nicht chronisch verlaufenden Appendizitiden angehören.

Es braucht kaum hinzugefügt zu werden, daß diese an sich sehr unbestimmte Schilderung fast ganz mit derjenigen übereinstimmt, die derselbe Verfasser von der Appendicitis superficialis acuta gibt. Ebensowenig unterscheidet sich die akute katarrhalische Appendizitis GOLDZIEHERs von denjenigen Fällen katarrhalischer Appendizitis, die er als chronische bezeichnet. Auch HELLY hat sich, wie bereits auseinandergesetzt wurde (S. 505 und 506), vergeblich bemüht, durch Auswertung kleinster Veränderungen für die im klinischen Sinne chronischen Fälle morphologische Unterlagen zu beschaffen.

Unter diesen Umständen muß der klinischen Beobachtung überlassen bleiben, welche chronischen Symptomenkomplexe durch Entfernung des Wurmfortsatzes gebessert oder geheilt werden können[1]. Bestimmte morphologische Veränderungen können nach dem oben Auseinandergesetzten bei den so gewonnenen Wurmfortsätzen nicht erwartet werden.

Welche histologischen Bilder am Wurmfortsatz könnten nun den Namen „chronische Appendizitis" verdienen?

Die bisher genannten Schwankungen der Lymphknötchen und der zelligen Zusammensetzung der Schleimhaut gewiß nicht; ebensowenig irgendwelche katarrhalischen Zustände, und auch nicht die Rest- und Folgezustände.

Wohl aber kommen Wurmfortsätze zur Beobachtung, die granulierende Vorgänge zeigen. Bei diesen Wurmfortsätzen befindet sich an vielen Stellen der Schleimhaut und Unterschleimhaut Granulationsgewebe. Hier fehlen die Drüsentubuli und zum Teil das Oberflächenepithel, oder es ist als Überzug neugebildetes, flaches, unregelmäßiges Epithel vorhanden. Von der normalen Tunica propria unterscheidet sich dies Granulationsgewebe durch seine zahlreicheren, sehr dicht gelagerten Fibroblasten, die zum Teil kollagene Fasern bilden, während Lymphozyten ganz spärlich sind (vgl. Abb. 14). Das Granulationsgewebe setzt sich zwischen den Lymphknötchen fort und umgreift sie außen nach der Muskularis zu. Dabei sind auch die Lymphknötchen zum Teil von ihm durchsetzt, so daß die Grenzen der Lymphknötchen noch unschärfer werden, als sie schon normalerweise sein können.

Diese Unschärfe der Grenzen tritt nämlich schon dann ein, wenn das lymphatische Gewebe der Knötchen sich ausbreitet oder zurückbildet; denn bei diesen Umbildungsvorgängen vermengen sich die Lymphozyten mit den fixen Bindegewebszellen. Ein derartiger Zustand läßt sich von einem Granulationsgewebe nicht immer unterscheiden, zumal auch Kapillaren hier zahlreich sind. Erst wenn eine Neubildung von Kapillaren, eine perikapilläre Anordnung von verschiedenartigen Zellen sowie eine deutliche Neigung zur kollagenen Bindegewebsbildung nachweisbar wird, sollte man hier von Granulationsgewebe sprechen. Da dies in den Beschreibungen meist nicht erörtert wird, so muß man annehmen, daß es diese vieldeutigen Vorgänge in den Lymphknötchenzwischenräumen der Unterschleimhaut sind, die von OBERNDORFER, RENN, GOLDZIEHER und anderen als Appendicitis chronica bezeichnet werden. Bloße Rundzellenansammlungen werden neuerdings jedenfalls von OBERNDORFER als nicht ausreichend zur Annahme entzündlicher Vorgänge in einem lymphatischen Organ angesehen.

---

[1] Nach HARRENSTEIN wird vielleicht durch die mit der Appendektomie verbundene Raffung des Blinddarmgrundes eine fehlerhafte Funktion der BAUHINschen Klappe behoben. — A. B. MITCHELL teilt Besserungen von Migräne (zum Teil mit Glykosurie) und Epilepsie durch Entfernung des Wurmfortsatzes mit!

Von granulierender Appendizitis möchten wir also erstens dann sprechen, wenn in der geschilderten Weise in den oberflächlichen Schichten der Schleimhaut das Epithel zerstört ist und ein fibroblasten- und faserreiches Granulationsgewebe nahe der Oberfläche auftritt, zweitens beim Auftreten echter granulierender Vorgänge in der Unterschleimhaut. Die oberflächlich-granulierende Form bzw. Phase der Appendizitis wurde von Hawkins (1893), dann von Riedel, Sprengel, Aschoff im wesentlichen übereinstimmend vorzüglich beschrieben. Sie wird sehr selten angetroffen, was zum Teil auf ihren schnellen Ablauf hindeutet; nur Sprengel bezeichnet sie als recht häufigen Befund. Unter der

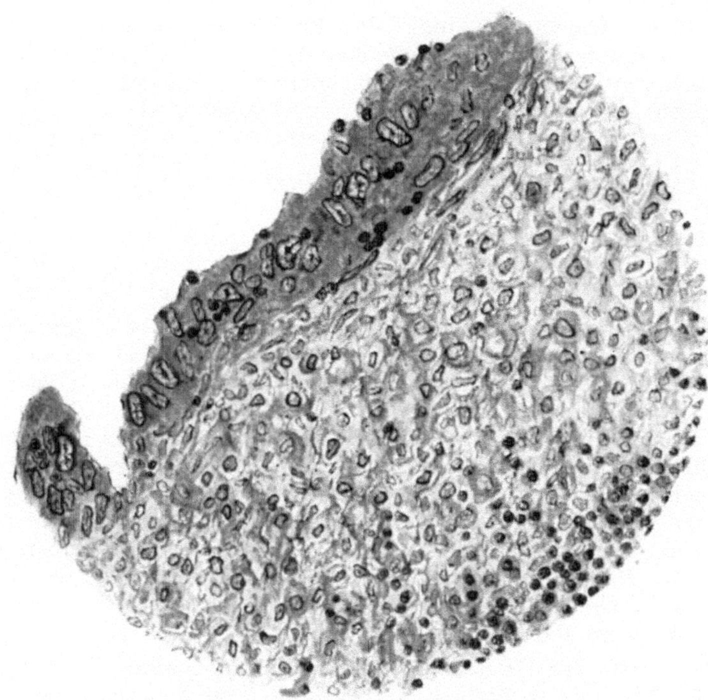

Abb. 14. Granulierende Appendizitis. Atypisches regeneriertes Epithel, darunter Granulationsgewebe mit Bildung kollagener Fasern (Virchow-Krankenhaus E 1248/1926). Eisenhämatoxylin-van Gieson. Vergr. 300 : 1.

sehr großen Zahl von Wurmfortsätzen, die wir untersucht haben, sind uns nur vier Fälle begegnet, die die eben gekennzeichnete granulierende Entzündung im Schleimhautgebiet zeigen. Zwei von diesen vier untersuchten Fällen sind in der Arbeit von Nishikawa verwertet und unter der Bezeichnung „subakute Appendizitis" beschrieben worden.

Der dritte Fall entspricht der oben gegebenen Beschreibung (S. 519). Es sind z. B. in einem Querschnitt an zwei gegenüberliegenden Stellen normale Schleimhautinseln erhalten, alles übrige ist von atypischem, regeneriertem, von Lymphozyten durchwandertem Epithel ohne Drüsen eingenommen, unter dem das geschilderte Granulationsgewebe mit vielen kollagenen Fasern liegt (Abb. 14). In den Außenschichten dieses Wurmfortsatzes sind ausgiebige Muskelnarben, Verdickungen des subserösen Bindegewebes und Lymphozytenhaufen in der Subserosa zu sehen.

Der vierte Fall zeigt in der gesamten Längsausdehnung breite Narben der Submukosa sowie Bindegewebsvermehrung in Muskularis und Subserosa. Im basalen Drittel ist nun (Abb. 15) etwa auf der Hälfte des Umfanges die ursprüngliche mit Drüsen versehene Schleimhaut erhalten. Die andere Hälfte dagegen ist von Granulationsgewebe eingenommen, das die mitsamt der Muscularis mucosae und den Lymphknötchen zerstörte Schleimhaut ersetzt hat und an den Rändern von atypischem, drüsenlosem Epithel überzogen ist, in der Mitte aber als freie Wundfläche an die Lichtung stößt. Einzelne Drüsen sind im Granulationsgebiet erhalten geblieben. Im mittleren Drittel ist rings um die Lichtung normale Schleimhaut mit all ihren Bestandteilen vorhanden. Im Spitzenteil endlich ist dagegen nichts von Schleimhaut zu sehen und die Lichtung durch vernarbendes Granulationsgewebe verödet. Bemerkenswert ist an diesem Wurmfortsatz die „segmentäre" Anordnung der Vorgänge im Sinne von RICKERs Schüler BRÜNN.

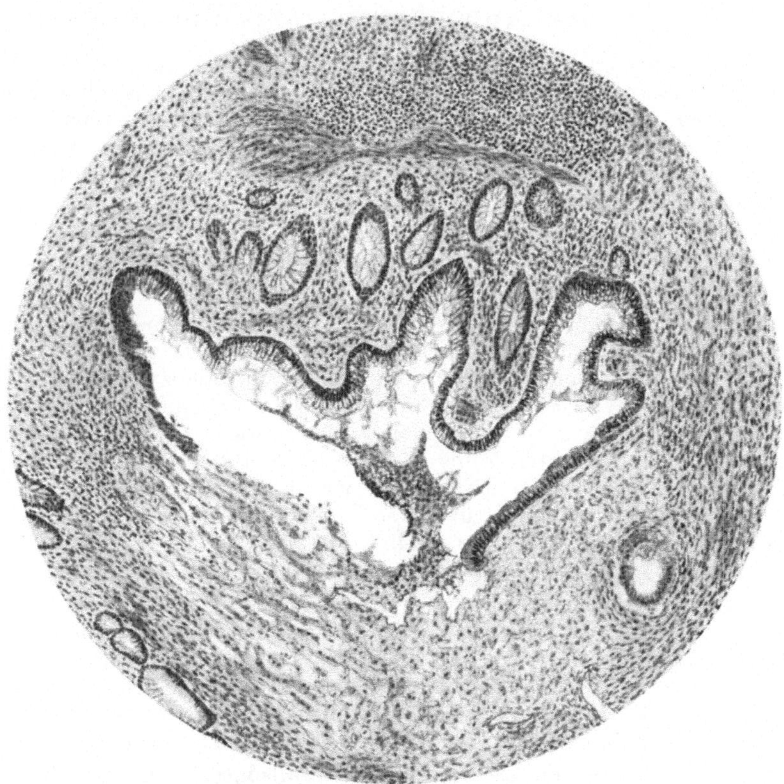

Abb. 15. Granulierende Appendizitis. Erklärung siehe im Text (Krankenhaus Am Urban E 441/1927). Hämalaun-Eosin. Vergr. 50 : 1.

Die granulierende Appendizitis ist von RIEDEL und anderen als eine anfallsfreie und deshalb von vornherein chronische Form aufgefaßt worden.

Dagegen lehnt ASCHOFF das Vorkommen einer von vornherein chronischen Appendizitis völlig ab und erklärt die Bilder der granulierenden Appendizitis für Ausheilungsvorgänge der akuten Appendizitis. Es würde sich dabei also um das Bindeglied zwischen den phlegmonös-ulzerösen Zuständen und den vernarbten Endstadien handeln.

Wenn man sich von der Heranziehung recht unsicherer klinischer Gesichtspunkte freihält, ob nämlich anfallsfreie schleichend verlaufende Appendizitisfälle vorkommen, und ob diese dann dem histologischen Bilde der granulierenden Appendizitis zuzuordnen wären, so ist allerdings eine sichere Entscheidung zwischen RIEDELs und ASCHOFFs Deutung nicht zu fällen. Doch sind bisher irgendwelche anderen, als Vorstadien in Betracht kommenden Veränderungen außer der Phlegmone niemals beobachtet worden, und das spricht entschieden zugunsten der Aschoffschen Anschauung.

Was schließlich die tieferen, in der Unterschleimhaut sich abspielenden granulierenden Vorgänge betrifft, so gehen sie gewöhnlich bald in Narbenbildung über und werden bei dieser nochmals erwähnt werden.

III. Folgen der Appendizitis (am Wurmfortsatz).

Eine Ausheilung mit völliger Wiederherstellung des geweblichen Aufbaus (restitutio ad integrum) ist vorstellbar bei allen oberflächlichen Formen der Appendizitis wie der Appendicitis superficialis (Goldzieher) oder den oberflächlichen Primärinfekten (Goldzieher, Aschoff 1927); nach Aschoff soll auch eine spurlose Ausheilung von voll ausgebildeten Primärinfekten und Phlegmonen möglich sein.

Beweisbar könnte eine spurlose Ausheilung nur dann sein, wenn die klinischen Beobachtungen einen sicheren Rückschluß auf Überstehen eines der genannten Stadien zuließen.

Aschoff sagt z. B. (Monogr. S. 56/57): „Was den Primärinfekt anbetrifft, so kann er in manchen Fällen ausheilen. Ich habe Wurmfortsätze am dritten Tage des Anfalles untersucht, in welchen wohl noch leukozytäre Infiltrationen der muskulösen und serösen Schichten zu finden waren, und eine abnorme leukozytäre Emigration am Oberflächenepithel bestand (s. Textabb. 32), aber die Epitheldecke der Buchten keine Defekte mehr aufwies. Jedenfalls müssen sie sehr gering gewesen sein. Der Anfall war bereits im Abklingen, und ich glaube, daß solche ganz leichten, über den Wurmfortsatz sozusagen wegeilenden Entzündungen gar nicht so selten sind.

Etwas anders steht es, wenn das Stadium der ausgesprochenen phlegmonösen Entzündung mit wirklichen Defekten in den Buchten vorliegt. Die Ausheilung der Defekte kommt nicht durch einfache Epithelbedeckung, sondern durch einen Granulationsgewebspfropf mit nachträglicher Epithelisierung zustande. In charakteristischer Weise sind alle infiziert gewesenen Buchten mit kleinen Granulationsgewebspfröpfen ausgefüllt (Textabb. 33). Die spätere Narbe pflegt so geringfügig auszufallen, daß sie nicht mehr als solche erkannt wird.“

Aschoff schließt also einmal von einem Anfallsdatum auf den Ablauf eines Primärinfektes bzw. einer Phlegmone, im anderen Falle auch ohne sichtbare Narbe auf das Vorangehen eines granulierenden Stadiums. Ebensowenig vermag Goldzieher für das Überstehen oberflächlicher Entzündungen einen Beweis zu liefern.

Wir meinen also, daß ein Rückschluß auf abgelaufene Appendizitis nur dann möglich ist, wenn histologische Veränderungen als Folgezustände nachweisbar sind.

1. Neubildung von lymphatischem Gewebe in den Außenschichten.

Von solchen histologischen Veränderungen gibt es zwei Reihen: die Neubildung lymphatischen Gewebes in den Außenschichten und die Narbenbildung.

Moritz sowie Heilmann haben auf das Vorkommen von Lymphozytenhaufen in der Muskularis, der Subserosa und dem Mesenteriolum aufmerksam gemacht. Jedoch hat zunächst nur Renn von einer Neubildung von Lymphknötchen mit Keimzentren in diesen Schichten gesprochen.

Nishikawa hat auf Christellers Veranlassung dieser Frage eine besondere Arbeit gewidmet und Neubildung vom lymphatischen Gewebe in den Außenschichten bei 61 von 111 untersuchten Wurmfortsätzen gefunden (101 operierte, 10 Leichenwurmfortsätze), eine überraschend hohe Zahl, die sich vorwiegend durch Anwendung des histotopographischen Schnittverfahrens ergab. Er fand

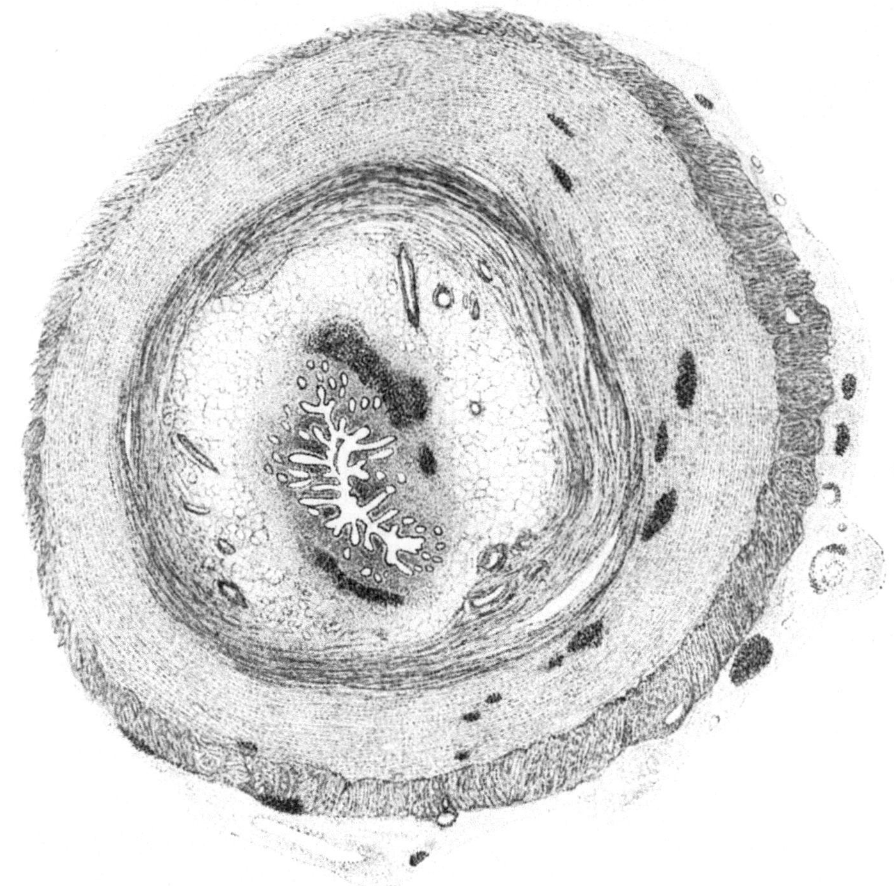

Abb. 16. Schwund des ursprünglichen lymphatischen Gewebes der Schleimhaut. Neubildung von Lymphknötchen (in diesem Falle ohne Keimzentren) in den Muskelschichten und der Subserosa (Virchow-Krankenhaus E 218/1925). Vergr. 12 : 1.

dies bei gesunden Wurmfortsätzen und bei phlegmonöser und ulzeröser Appendizitis niemals (34 Fälle), dagegen bei granulierender, ausheilender und ausgeheilter Appendizitis — mit oder ohne akuten Schub — in 61 von 77 Fällen. Es fanden sich alle Entwicklungsstufen: von ungeordneten Lymphozytenhaufen (59 mal) über umschriebene Lymphknötchen ohne Keimzentrum (39 mal) bis zu solchen mit Keimzentrum (14 mal). Diese lymphatische Gewebsreaktion erwies sich als unabhängig von der Ausbildung des lymphatischen Gewebes in der Schleimhaut (Abb. 16). Nun hatten Christeller und seine Mitarbeiter M. Jacoby und H. Lewin an menschlichen Steinnieren, Hydronephrosen usw. sowie im Tierversuch durch Einbringen von Fremdkörpern ins Nierenbecken ermittelt, daß Neubildung lymphatischen Gewebes regelmäßig als sekundäre Gewebsreaktion im Gefolge der primären entzündlichen Gewebsreaktion auftritt und diese überdauert. Gestützt auf diese Ergebnisse hat Nishikawa seine zahlenmäßigen Befunde an den Wurmfortsätzen folgendermaßen zusammengefaßt: „Die lymphatische Gewebsneubildung ist nicht ein Teil des Entzündungsvorganges, sondern ein sekundärer Vorgang, der unabhängig vom Verlaufe der Entzündung fortschreitet und unbegrenzt nach ihrem Ablauf weiter besteht. Als Zeuge einer abgelaufenen Entzündung kommt allerdings die lymphatische Gewebsreaktion zu den hier bekannten Anzeichen der abgelaufenen Appendizitis hinzu und besitzt in dieser Form eine große Bedeutung für die Erkennung solcher mehr oder weniger lang zurückliegender Entzündungsvorgänge."

2. Narbenbildung.

Narbenbildung in der Schleimhaut bei erhaltenem Epithel und erhaltener Lichtung kommt selten vor. Bei einer solchen Narbe findet sich unter einem flachen, drüsenlosen Epithel an Stelle der zerstörten Drüsen, der zellreichen Tunica propria, der Muscularis mucosae und der Lymphknötchenanteile ein kollagenfaseriges, straffes, kernarmes Bindegewebe. Derartiges meint offenbar Sprengel, der eine Narbe als Ersatz für abgestoßene Schleimhaut beschreibt. Ein solcher Wurmfortsatz ist von Aschoff vorzüglich abgebildet und von ihm sowohl als selbständige Veränderung als auch im Verein mit den so häufigen Narbenbildungen der anderen Schichten beschrieben worden. Aus der Seltenheit solcher Schleimhautnarben ist aber zu schließen, daß in der Mehrzahl der Fälle geschwürige und granulierende Vorgänge im Bereich der Schleimhaut entweder mit Verödung der Lichtung oder aber mit völliger Wiederherstellung des ursprünglichen Gewebes enden. Es mag zwar auch im zweiten Fall ein Stadium durchlaufen werden, welches reichlich kollagene Fasern und fast nur fibroblastenartige Zellen enthält und dadurch einer jungen Narbe gleicht (vgl. Abb. 14). Doch muß man annehmen, daß meist durch Auffüllung mit Wanderzellen eine Rückkehr zum normalen Bilde der Tunica propria erfolgt.

In der Unterschleimhaut, Muskularis und Subserosa dagegen stellt die Bildung von kollagenem Bindegewebe bzw. Narbengewebe einen handgreiflichen und häufigen Befund dar.

Was zunächst das Bindegewebe der Unterschleimhaut betrifft, so ist davor zu warnen, geringe Vermehrungen gegenüber dem Durchschnitt bereits als sichere Narbe anzusprechen, da man solchen „Plusabweichern" nicht die etwaige entzündliche Entstehung ansehen kann. Wir möchten also nur in folgenden Fällen von Narbenbildung in der Unterschleimhaut sprechen:

1. bei gleichmäßig ringförmiger Bindegewebsvermehrung dann, wenn diese ganz außerordentliche Grade erreicht,

2. bei ungleichmäßiger, einen Teil des Umfangs bevorzugender Ausbreitung (Lichtung infolgedessen exzentrisch),

3. bei ausgesprochen herdförmigen, strahlig angeordneten Bindegewebszügen, die sich in die Schleimhaut erstrecken,

4. bei streifigem Einstrahlen des submukösen Bindegewebes in die Ringmuskelschicht, wobei es zu völliger Abtrennung von Muskelfaserbündeln kommen kann,

5. bei gleichzeitigem Bestehen von granulierenden Vorgängen in der Unterschleimhaut.

In solchen Narben soll sich häufig und reichlich Pigment finden (Aschoff).

Die Vernarbungsvorgänge in den Muskelschichten können so weit gehen, daß streckenweise die Muskelbündel völlig durch kollagenes Bindegewebe ersetzt sind. In der Regel allerdings beschränken sich diese Vorgänge auf die Verstärkung der Bindegewebszüge zwischen den Muskelbündeln, wie es bereits als Vordringen von der Unterschleimhaut aus in die Ringmuskelschicht geschildert wurde. Eine größere Rolle aber spielt das Eindringen der subserösen

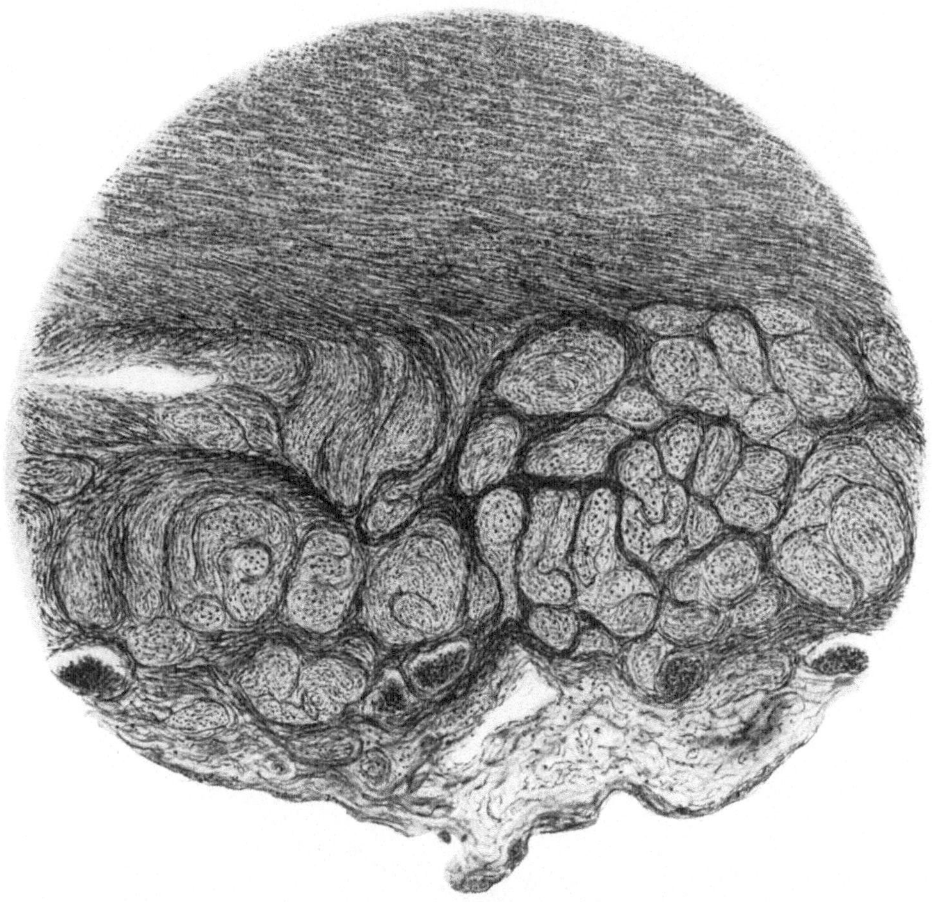

Abb. 17. Durchwachsung der Längsmuskelschicht des Wurmfortsatzes durch Bindegewebe (sog. Segmentierung) (Virchow-Krankenhaus E 440/1925). Die bei der van-Gieson-Färbung rot gefärbten Bindegewebszüge erscheinen in der Abbildung besonders dunkel. Vergr. 110 : 1.

Vernarbungsvorgänge in die Längsmuskelschicht. Da dies im Querschnittsbilde zu einer Trennung der Muskelbündel durch breite Bindegewebsnetze führt, so spricht ASCHOFF von einer Segmentierung der Muskulatur, die er als eines der wichtigsten Kennzeichen für überstandene Appendizitis aufführt (Abb. 17).

Als weiteres Kennzeichen führt er den von OBERNDORFER und WÄTZOLD beobachteten Umstand an, daß die Bildung des Narbengewebes in der Muskularis mit Neubildung elastischer Fasern einhergeht.

Wie bereits erwähnt, wird auch in der Subserosa das Bindegewebslager bei der Narbenbildung breiter. Ähnlich wie es mit den „segmentierenden"

Narben der Muskularis in Verbindung steht, kann es auch seine Ausläufer in peritoneale Verwachsungsstränge senden, von denen noch die Rede sein wird.

Es ist den geschilderten Narben des Wurmfortsatzes nicht immer anzusehen, welchen Vorgängen sie ihre Entstehung verdanken, d. h., ob nur Phlegmone ohne Wandnekrose, ob Geschwürsbildung oder ob Gangrän ihr vorausging.

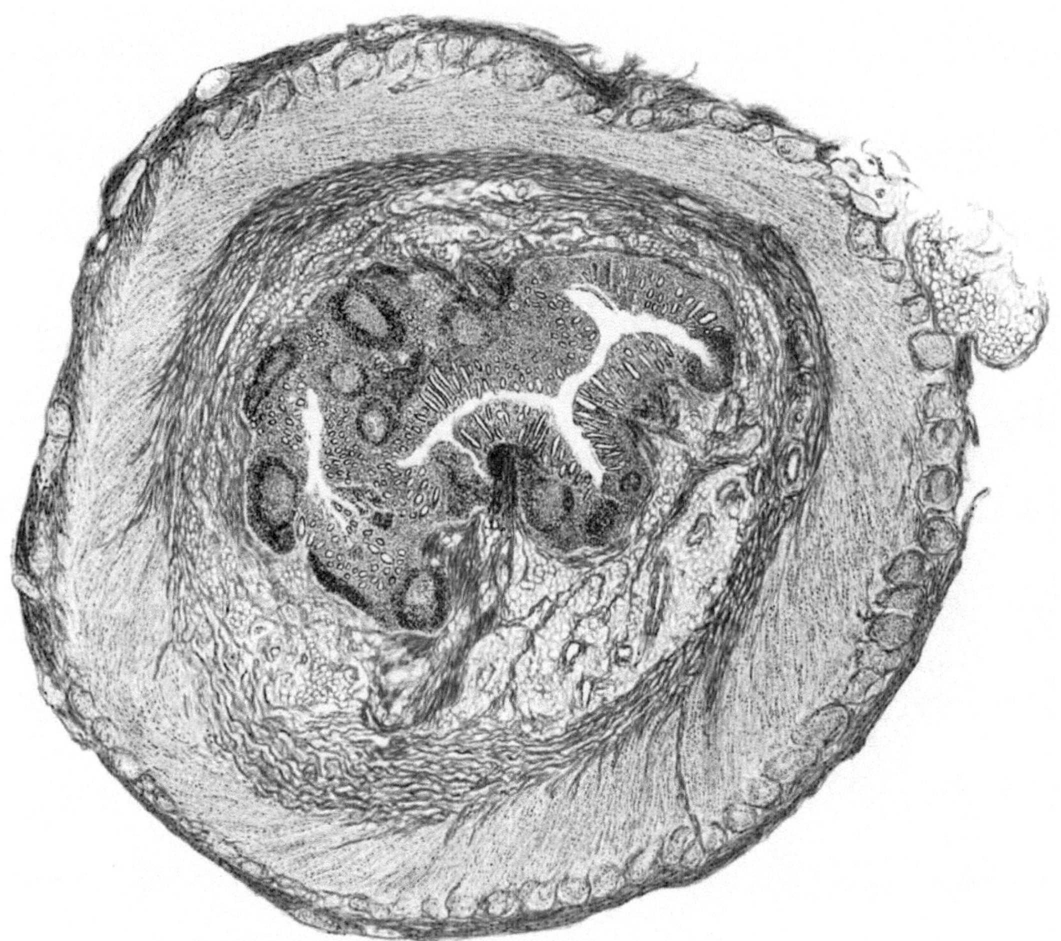

Abb. 18. Subseröse und submuköse Narbenbildung, in die Muskulatur einstrahlend (Virchow-Krankenhaus E 244/1925). Van Gieson. Vergr. 10 : 1.

Goldzieher rechnet auch mit einer Sklerosierung als Folge von einfachem Ödem und nennt einen solchen Endzustand dann Ödemsklerose im Sinne Krompechers. Oberndorfer meint neuerdings, daß eine Sklerose bis zur Verödung den Abschluß von rudimentären Appendizitiden im Sinne Aschoffs bilden könne, ohne das Zwischenstadium eines Granulationsgewebes zu durchlaufen.

Es ist selbstverständlich, daß die Vorgänge, die wir als Komplikationen angeführt haben (Wandabszeß, Dissezierung, Perforation), sich an der Narbenbildung beteiligen und diese so verwickelt gestalten können, daß die Deutung im einzelnen unmöglich wird. Die Abb. 18 zeigt hochgradige ringförmige Bindegewebsvermehrung der Unterschleimhaut mit streifigem Einstrahlen in die Ringmuskelschicht, ferner Einstrahlen des vermehrten subserösen Bindegewebes in die Längsmuskelschicht.

a) Verengung (Striktur) und Verödung (Obliteration).

Durch die Narbenbildung wird die Lichtung des Wurmfortsatzes in mannigfaltiger Weise beeinflußt. Infolge der zunehmenden Starrheit der Wand müssen die Schwankungen der Lichtungsweite und -form geringer werden. Je nach Stärke und Lage der Narben wird die Lichtung in eine exzentrische Lage gebracht oder auf kürzere oder längere Strecken hin verengt (Striktur, Stenose).

Ist das Epithel zerstört gewesen und nicht regeneriert, so vereinigen sich die Wundflächen der Schleimhaut, und die Vernarbungsvorgänge führen dann zum Verschluß der Lichtung (Obliteration). Nach MERLING war die Obliteration des Wurmfortsatzes schon ALBRECHT VON HALLER bekannt. Welcher von den eben genannten Vorgängen auch zur Verödung führen mag, so ist doch jedenfalls an ihrer stets entzündlichen Entstehung nicht zu zweifeln. Die nichtentzündliche, sog. physiologische Verödung ist bereits oben (S. 488 und ff.) ausführlich besprochen und abgelehnt worden. Bei dieser Gelegenheit wurden die Verteilung auf Basis, Mitte und Spitze des Wurmfortsatzes, die Häufigkeit in den verschiedenen Lebensaltern und alle übrigen wichtigen Punkte erörtert.

Was die — nicht bis zur Lichtungsverödung gehenden — Strikturen betrifft, so entgehen sie bei Untersuchung auf Querschnitten leicht der Beobachtung, wenn sie nicht zu äußerlich sichtbarer Einschnürung oder zu Folgeerscheinungen (Hydrops, Empyem) geführt haben. Infolgedessen gibt es auch über ihre Längsverteilung weniger Untersuchungen. SPRENGEL fand die Strikturen meist im proximalen Drittel, ASCHOFF dagegen häufiger im distalen Teil. Seit der Einführung der Röntgenuntersuchung des Wurmfortsatzes haben die Strikturen erhöhte Beachtung erlangt. Wieweit aber Aussparungen in der Kontrastmasse auf Strikturen oder auf andere Umstände, wie Muskelzusammenziehung oder Kotfüllung, zurückzuführen sind, läßt sich zur Zeit noch nicht entscheiden. Dies wurde bereits bei der Beweglichkeit des Wurmfortsatzes erwähnt.

b) Folgen der Narbenbildung.

α) **Fettgewebswucherung.** In solchen durch Narbenbildung bindegewebig verdickten Teilen der Submukosa sieht man gelegentlich eine beträchtliche Vermehrung des Fettgewebes, das schon normalerweise dort vorhanden sein kann. Den höchsten Grad erreicht diese Fettgewebsentwicklung in verödeten Strecken des Wurmfortsatzes. Im äußersten Falle sieht man, wie eine Beobachtung von uns (RVK E 407/1925) zeigt, den Wurmfortsatz vollständig in Fettgewebe umgewandelt, das nur noch von papierdünner Muskulatur umhüllt war, wie eine Wurst von ihrer Haut.

Da also ein großer Teil der geschwundenen ursprünglichen Bestandteile durch Fettgewebe ersetzt wurde, mag man von einer „Vakatwucherung" des Fettgewebes sprechen.

β) **Ruhestellung der Muskelkerne.** Eine weitere Eigentümlichkeit verödeter Wurmfortsätze ist die von OBERNDORFER als „Ruhestellung" beschriebene palisadenartige Reihenbildung der Kerne in der Muskularis. Auch ASCHOFF gibt eine entsprechende Abbildung. Unsere eigene Abbildung (Abb. 19) zeigt ein Stück der Muskulatur von einem verödeten Wurmfortsatz, in dem die Muskelkerne sich in dieser Weise streckenweise aufgereiht haben. Neuerdings ist LAUCHE den verschiedenen räumlichen Anordnungen der in der

Ebene palisadenförmig erscheinenden Kerne nachgegangen und hat durch
räumliche Rekonstruktion für die Muskelkerne der verödeten Wurmfortsätze
folgendes festgestellt: Die Kerne bilden „radiär um die obliterierte Achse
der Appendix gestellte Kernsäulen, etwa einem sehr breiten Wasserrad vergleichbar, bei welchem die Schaufeln die Kernplatten darstellen". LAUCHE ist
der Meinung, daß diese „rhythmische Kernverteilung" im Wurmfortsatz nur
nach Ausfall der Funktion möglich und als Ruhestellung zu bezeichnen sei,
da für die normalen mechanischen Beanspruchungen die abwechselnde Stellung
der Muskelkerne die günstigere sei.

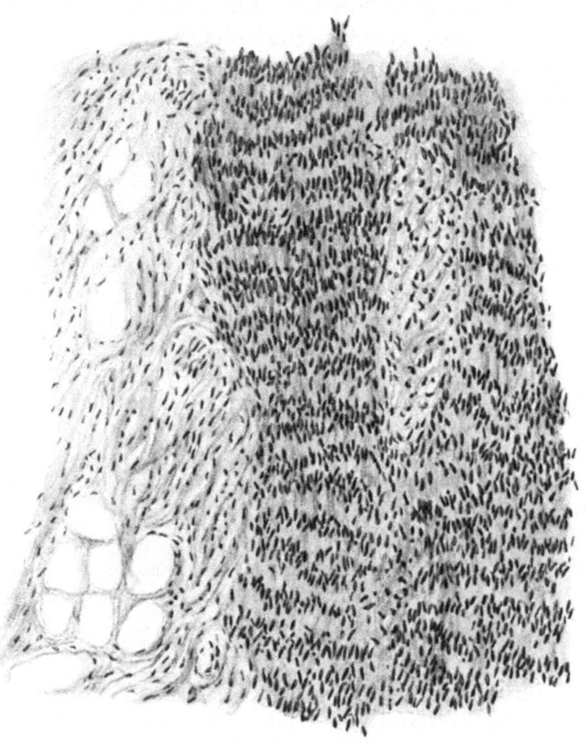

Abb. 19. Sogenannte Ruhestellung der Muskelkerne in einem obliterierten Wurmfortsatz
(Virchow-Krankenhaus E 1050/1925). Van Gieson. Vergr. 90 : 1.

γ) Zentrales Neurom. Unter den Folgen der Verödung ist ferner das
sog. zentrale Neurom zu nennen. Im Anschluß an MARESCH und MASSON hat
SCHWEIZER solche neuromartigen Bildungen mitgeteilt, und zwar fand er
sie unter 12 operierten verödeten Wurmfortsätzen 5 mal, unter 20 verödeten
Leichenwurmfortsätzen 12 mal. Er beschreibt in diesen Wurmfortsätzen axial
gelegene Herde von Knoten- oder Strangform, die aus „wirtelartig aufgerollten"
Faserbündeln bestehen und in einigen Fällen mehr, in anderen weniger Kerne
enthalten. Form und färberische Eigenschaften dieses Gewebes lassen die
Deutung zu, daß es sich um neugebildetes Nervengewebe handelte. SCHWEIZER
hält die Zellen für SCHWANNsche Scheidenzellen und rechnet daher die Gebilde
den VEROCAYschen Neurinomen zu. Nun sind nach SCHWEIZER außerdem noch
andere Zellen in diesem Gewebe vorhanden, nämlich erstens typische, wenn

auch seltene Ganglienzellen in den Randgebieten — schon von Masson und Maresch beschrieben — und zweitens die von Masson als argentophil bezeichneten Zellen. Von diesen Zellen steht — wie auf S. 472 erwähnt — nicht fest, ob sie echte Nervenzellen, Drüsenepithelzellen oder mesenchymaler Herkunft sind. Masson hat für diese, von ihm auch z. B. im Eierstock beschriebenen Zellen den Begriff der „neurokrinen Zelle" eingeführt. Da diese Zellen in der normalen Schleimhaut des Wurmfortsatzes vorkommen, so können sie in das axiale

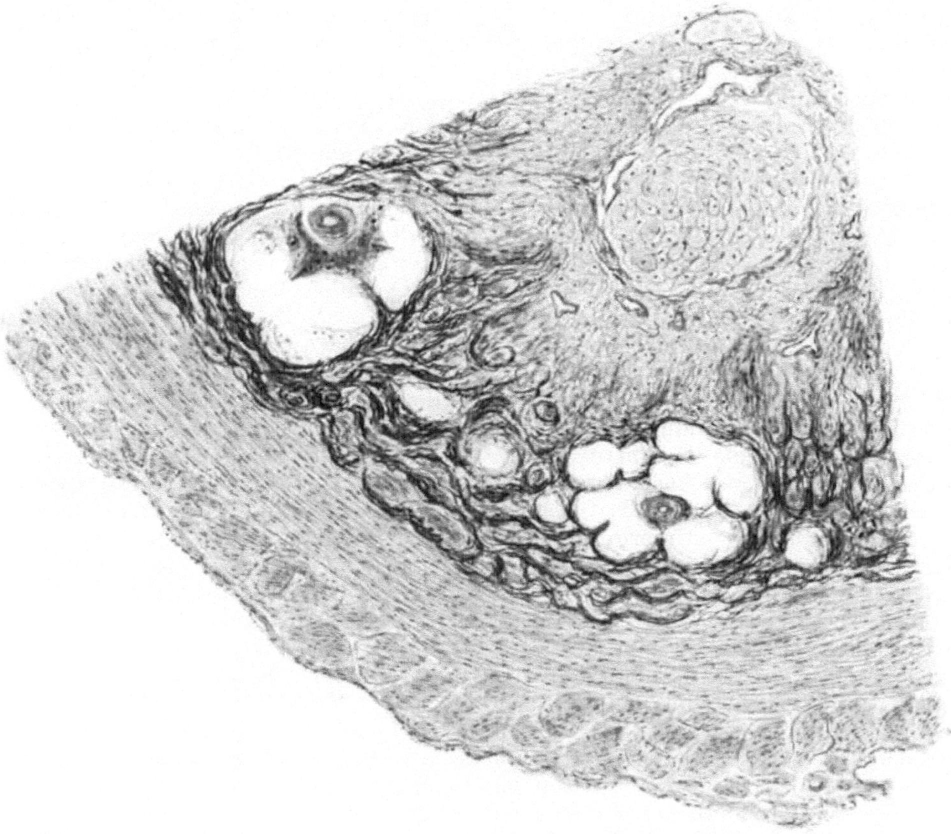

Abb. 20. „Neurom" in der Achse eines verödeten Wurmfortsatzes (Virchow-Krankenhaus E 1547/1927). Eisenhämatoxylin-van Gieson. Vergr. 60 : 1.

Gebilde einbezogen worden sein und beweisen infolgedessen nichts für dessen Nervengewebsnatur. Dasselbe gilt für die echten Ganglienzellen am Rande des „Neuroms", die sehr wohl vom Meissnerschen Plexus stammen können. Beweisender wäre der regelmäßige Nachweis von Markscheiden, der aber Schweizer nur an einem Drittel seiner Fälle, und auch nur auf Querschnitten, gelungen zu sein scheint.

Nimmt man trotz aller dieser Bedenken an, daß diese Gebilde aus Nervengewebe bestehen, so möchten wir sie nicht wie Schweizer zu den Neurinomen Verocays rechnen, weil diese als angeborene Mißbildungen aufzutreten pflegen. Wir möchten vielmehr mit Masson und Maresch die Ähnlichkeit mit Amputationsneuromen betonen. Unsere Abbildung (Abb. 20) zeigt ein derartiges

„Neurom" in der Achse eines obliterierten Wurmfortsatzes. Ganglienzellen enthält es nicht.

δ) **Wandhernien (falsche Divertikel).** Umschriebene Wandausstülpungen am Wurmfortsatz können auf verschiedene Weise zustande kommen, was aber in der Namengebung nicht immer genügend zum Ausdruck kommt. Die angeborenen Divertikel beruhen stets auf einem Bildungsfehler, da es fötale Appendizitis nicht gibt, und sind unter den Mißbildungen des Magens und Darms (dieses Handbuch Bd. IV, 1. Teil, S. 199) im Anschluß an den Fall von Hedinger bereits erwähnt. Hier gehen uns die auf entzündlicher Grundlage entstandenen Ausstülpungen der Schleimhaut des Wurmfortsatzes an, die häufiger als die angeborenen sind. Nur wenn alle Wandschichten sich an der Ausstülpung beteiligen, sollte man von echtem Divertikel sprechen. Wo sich aber nur die Schleimhaut durch die Muskellücken ausstülpt, ist die Bezeichnung Wandhernie oder falsches Divertikel am Platze. Echte, durch Entzündung erworbene Divertikel sind uns nicht bekannt. Bei der Entstehung der Wandhernien kann nun die Entzündung zwei verschiedene Rollen spielen. Entweder die Ausstülpung erfolgt an der gleichen Stelle, wo früher eine entzündliche Zerstörung der Wand stattgefunden und eine dehnbare Narbe hinterlassen hatte (Muskelabszeßnarbe, Durchbruchsnarbe). Oder aber es bildet sich durch entzündliche Verengung bzw. Verödung der Lichtung an der Basis und durch Innendrucksteigerung fern von dem Herd der alten Entzündung eine Wandhernie. Jene, am Ort der Entzündung entstandenen, können, wie die Abszesse, an jeder beliebigen Stelle vorkommen: diese, fern vom Entzündungsort, halten sich — als Ventile gegen die Drucksteigerung — an die Durchtrittsstellen der Gefäße durch Muskelschichten, liegen also stets am Ansatz des Mesenteriolum. Diese Lage kommt aber auch nach Mundt (angeführt nach Aschoff) manchen falschen Divertikeln „nichtentzündlichen" Ursprungs zu. Eine derartige eigene Beobachtung (siehe Abb. 85 bei Christeller, Atlas d. Histotop.) betrifft ein die Lichtung verlegendes Karzinoid in der basalen Hälfte des Wurmfortsatzes, durch welches sich das Sekret in der distalen Hälfte gestaut und die Lichtung hier erweitert hat. Auf dem Längsgesamtschnitt sind nur drei dem Mesenteriolum zugewandte Ausstülpungen der Schleimhaut getroffen, die die Muskelwand durchbrechen, ohne daß die angrenzenden Muskelränder narbig aufgesplittert sind. Die Spitze dieser Divertikel trifft auf einen größeren Arterienast, der anzeigt, daß hier eine Gefäßlücke vorlag. Die gleichen Verhältnisse würde man auch dann zu erwarten haben, wenn die Verlegung der basalen Lichtung auf entzündlichen Vorgängen beruhte. Nur zur Abgrenzung gegen die am Orte abgelaufener Entzündung entstandenen Ausstülpungen kommt das von v. Brunn (angeführt nach Aschoff) angegebene Kennzeichen in Frage, nämlich der narbenfreie, nicht aufgesplitterte Rand der angrenzenden Muskularis.

Zusammenfassend ist zu sagen, daß die Einteilung der erworbenen falschen Divertikel oder Wandhernien zweckmäßig so erfolgt:

1. Wandhernien ohne Verengung und ohne Drucksteigerung, stets am Orte der abgelaufenen Entzündung.

2. Wandhernien mit Verengung und Drucksteigerung
    a) Verengung durch entzündliche Narben,
    b) Verengung durch nichtentzündliche Vorgänge.

2a und 2b werden im Schrifttum unzutreffenderweise meist gemeinsam als „nicht entzündlich" bezeichnet, z. B. von Konjetzny und von Löhr, der unter 300 Wurmfortsätzen 4mal den Typus 1 fand, auf den allein er die Bezeichnung „entzündlich" anwendet. Erörterungen über entzündliche Divertikel finden sich noch bei Hedinger, Hellmann, Krabbel, R. Schweizer, Mac

Carty, Veit Simon, Sissojeff, M. Zondek, Renn, ferner bei Martens und Edel (zitiert nach Anders).

Über die Bildung von Zystchen aus Wandabszessen und falschen Divertikeln siehe unter Hydrops des Wurmfortsatzes (S. 533).

ε) Empyem.

Wenn nach Verengerung der Lichtung im proximalen Gebiet des Wurmfortsatzes eine eitrige Exsudation in die Lichtung des distalen Gebietes erfolgt, so entsteht durch Ansammlung des Eiters eine sackförmige Erweiterung, die als Empyem des Wurmfortsatzes bezeichnet wird. Wie Ed. Kaufmann angibt, kann diese Erweiterung sich auf das ganze abgeschnürte Stück oder einen Teil desselben erstrecken, und es kann ein nahezu faustgroßes Gebilde zustande kommen. Unsere Abb. 21 zeigt die häufig vorkommende Form des Empyems mit Narbenbildung im proximalen Drittel; die fingerdick erweiterte Lichtung war mit Eiter gefüllt, dessen Reste man noch an der hochroten Schleimhaut haften sieht. Auf unserer Abbildung ist die Wand infolge der Dehnung verdünnt; in anderen Fällen überwiegt die entzündliche Wandverdickung über die Dehnung. Eine Berstung von Wurmfortsatzempyemen kommt verhältnismäßig selten vor.

ζ) Hydrops.

Dem Empyem ähnliche Ausweitungen der Wurmfortsatzlichtung finden sich bei verschlossener Basis auch mit Ansammlung von wässerigem oder schleimigem bis steifgallertigem Inhalt und werden je nachdem Hydrops oder Mukozele genannt[1]. Diese Bildungen sind noch seltener als das Empyem, wurden aber schon von Rokitansky (1842) erwähnt. Hydrops und Mukozele können das Empyem an Größe weit übertreffen und Kindskopfgröße erreichen. Diese bedeutendere Größe könnte vielleicht dadurch erklärt werden, daß beim Empyem nur eine Verengung, beim Hydrops dagegen ein völliger Verschluß der Basis vorliegen soll (vgl. z. B. Klemm und Riedel). Falls der Verschluß unmittelbar

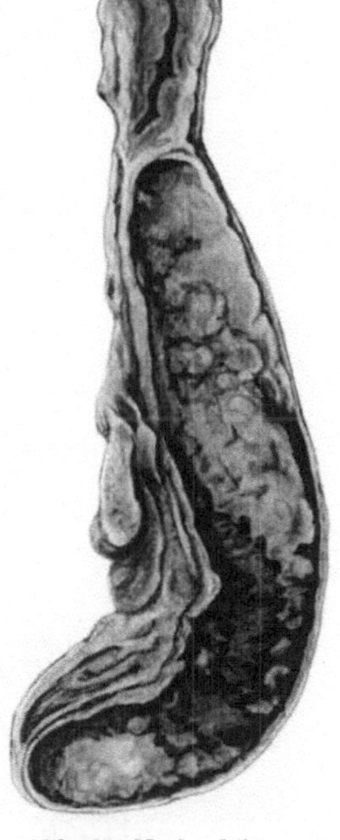

Abb. 21. Narbenbildung im basalen Drittel mit Empyem distal davon. (Sammlung von Prof. L. Pick, Krankenhaus im Friedrichshain 1911/80.) Natürl. Größe.

am Blinddarm beginnt und nur einen kurzen Ring bildet, sitzt der hydropische Sack unmittelbar dem Blinddarm auf (Abbildung bei Sonnenburg). In anderen Fällen schaltet sich eine Strecke unveränderten oder vernarbten Wurmfortsatzes zwischen Hydrops und Blinddarm ein (gestielter Hydrops, Abbildung bei Hawkins). Ob ein Empyem oder ein Hydrops entsteht, beruht nach Orth auf der entweder eitrigen oder einfach katarrhalischen Form der Absonderung. Nach Aschoff dagegen entsteht der Hydrops stets aus einem Empyem und zwar „durch allmähliche Verwandlung des Inhaltes" (Lehrbuch 4. Auflage S. 878). Klemm hatte umgekehrt die Umbildung eines Hydrops zum Empyem für möglich gehalten. Er ging dabei von der Voraussetzung aus, daß im hydropischen Wurmfortsatzgebiet die Schleimhaut zunächst normal sei, durch Dehnung geschwürig würde, und dann eitriges Sekret liefere. Für beide Vorstellungen dürfte ein Beweis kaum zu erbringen sein. Die gleiche Ansicht, daß eine normale

---

[1] Bei Beschränkung auf einen kleinen Abschnitt des Wurmfortsatzes auch als Zysten bezeichnet.

Schleimhaut hinter einem Verschluß der Lichtung Vorbedingung für die Entstehung eines Hydrops sei, vertritt SPRENGEL. Anscheinend stützte er sich bei dieser Auffassung auf die Untersuchung von QUÉNU, der hydropischen Inhalt bakterienfrei fand, eine Angabe, die sich auch bei v. HANSEMANN findet. Auch die Veränderungen, die RIBBERT bei seinen 6 Fällen von Hydrops beobachtete, nämlich Drüsenschwund und Knötchenatrophie, können durch Dehnung ohne Entzündung erklärt werden, zumal sie gerade bei hochgradigen Ausweitungen gefunden wurden. Dagegen wird von ASCHOFF die Bildung eines Hydrops

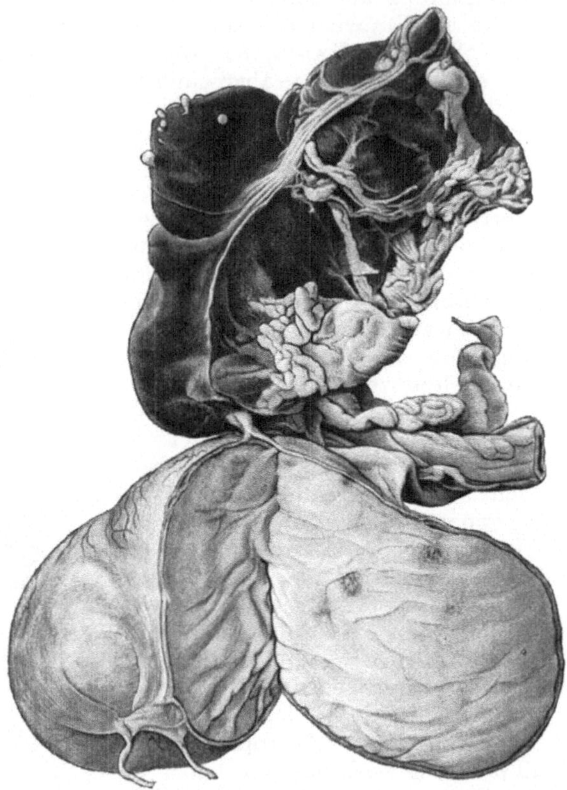

Abb. 22. Faustgroße birnenförmige Mukozele des Wurmfortsatzes, 70jähriger Mann. (Virchow-Krankenhaus, Sekt.-Nr. 487/1926.) $^1/_2$ der natürl. Größe.

durch bloße Sekretion der normalen Schleimhautdrüsen, also ohne entzündliche Exsudation, abgelehnt. Sowohl die Schleimhaut als die Unterschleimhaut und Muskularis können sich dabei bindegewebig umwandeln (RIBBERT; MESLAY und PAUCHET).

Unsere Abb. 22 zeigt eine der gestielten Form angehörige Mukozele von Faustgröße, die in Richtung der ehemaligen Wurmfortsatzachse längsgespalten und aufgeklappt dargestellt ist. Der Stiel ist dünn und kurz, die Wand bildet eine gleichmäßige Kapsel um einen steifgallertigen, glasig schimmernden Inhalt. Am Pole sieht man derbe Verwachsungsstränge. Ein überaus seltenes Vorkommnis ist auf Abb. 23 dargestellt. Ein durch Hydrops (ungestielte Form) wurstförmig gestalteter Wurmfortsatz hat sich in den Blinddarm eingestülpt, was man als Invagination des verödeten und hydropischen Wurmfortsatzes bezeichnen kann.

Aus dem ursprünglichen Sack können sich kleinere Blasen nach außen hin ausstülpen und abschnüren, wie das von ED. KAUFMANN abgebildet wird.

Ganz ähnliche Zystchen in oder auf der Wand des Wurmfortsatzes können auch ohne Hydrops entstehen, nämlich aus Wandabszessen und ihren Folgezuständen, besonders Wandhernien (SISSOJEFF, angeführt nach KAUFMANN S. 659, ASCHOFF). Sie sind mit Epithel oder regelrechter Schleimhaut ausgekleidet.

PALIERI führte eine Wurmfortsatzzyste auf überstandenen Typhus zurück, blieb aber den Beweis für diesen Zusammenhang schuldig.

Einen eigenartigen und seltenen Befund stellt die Verkalkung und Knochenbildung in der Wand von Mukozelen des Wurmfortsatzes dar. NISHII und AKIMOTO beschreiben bei zwei Fällen von Karzinom des Wurmfortsatzes mit Mukozele, daß in der Wand des karzinomfreien Gebietes sich Kalkablagerungen und markhaltige Knochen fanden mit den „typischen Bildern metaplastischer Knochenentstehung aus Bindegewebe". Einen dritten, ähnlichen Fall haben wir bei einem 17jährigen Mädchen (RVK E 680/1928) beobachtet. Hier war — ohne Karzinom — das Spitzengebiet in eine saubohnengroße Mukozele verwandelt. Die Schleimhaut in diesem Bereich war zerstört, und an ihrer Stelle lagen, in die Lichtung hineinragend, mehrere knöcherne Herdchen, deren Ausläufer in kollagene Fasern übergingen. In der Umgebung lagen Zellanhäufungen, darunter auch Riesenzellen (Abb. 24).

Durch Platzen von Mukozelen kann ein Pseudomyxoma peritonei entstehen (siehe dieses Handbuch Bd. IV, Teil 1, S. 1070—1074).

Anhang zu ζ: Myxoglobulose.

Eine eigenartige Erscheinung in solchen Wurmfortsätzen mit Hydrops oder Mukozele bilden die gelegentlich gefundenen kugeligen Zusammenballungen des Inhaltes. Dieser Befund wurde zuerst in je einem Falle von CAGNETTO und von POHL erhoben, von v. HANSEMANN auf Grund zweier Be-

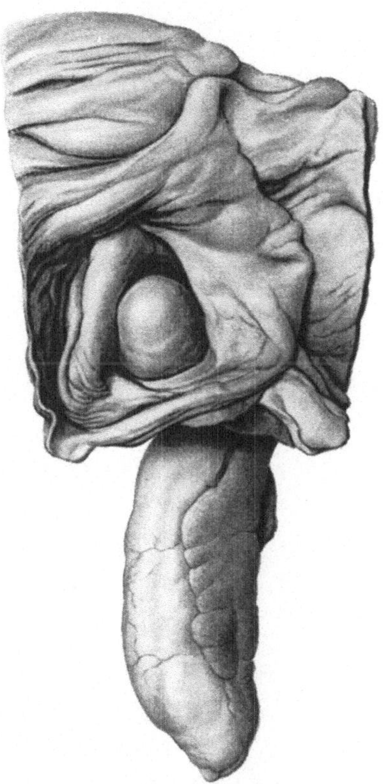

Abb. 23. Hydrops des Wurmfortsatzes mit Einstülpung in den Blinddarm (Virchow-Krankenhaus, 28jährige Frau, Sekt.-Nr. 946/1922). ²/₃ der natürl. Größe.

obachtungen eingehend untersucht und mit dem seitdem eingebürgerten Namen „Myxoglobulose" bezeichnet. Die Seltenheit dieses Befundes geht daraus hervor, daß v. HANSEMANN außer den genannten nur noch persönlich Kenntnis von 4 weiteren Fällen hatte (2 von SIMMONDS, 1 von BOECKMANN, 1 von einem Schüler v. HANSEMANNs). Seither sind noch einige wenige Fälle veröffentlicht worden, z. B. von LIGNAC, MILLIKEN, GIBBS und POINDEXTER und von WALTHER FISCHER. Den Fällen ist gemeinsam, daß die Lichtung des erweiterten Wurmfortsatzes außer formlosen Schleimmassen eine große Menge etwa kaviarkorngroßer, glasiger Kugeln enthält. v. HANSEMANN fand, „daß zum Teil erweiterte Drüsenlumina, zum Teil auch drüsenfreie Partien der Innenwand vorhanden waren". Den drüsenfreien Gebieten der Innenwand hafteten nur kleinere miteinander verklebte Ballen an, die wirbelförmig geschichtet waren. Ebensolche Ballen fanden sich, zu mehreren vereinigt, als Kern der genannten größeren Kugeln, von einer gemeinsamen Schale aus schleimartigem Stoffe umgeben. Schale und Kern waren sowohl makroskopisch als durch Schnittfärbung unterscheidbar. Die Schleimreaktionen fielen in einem Falle positiv,

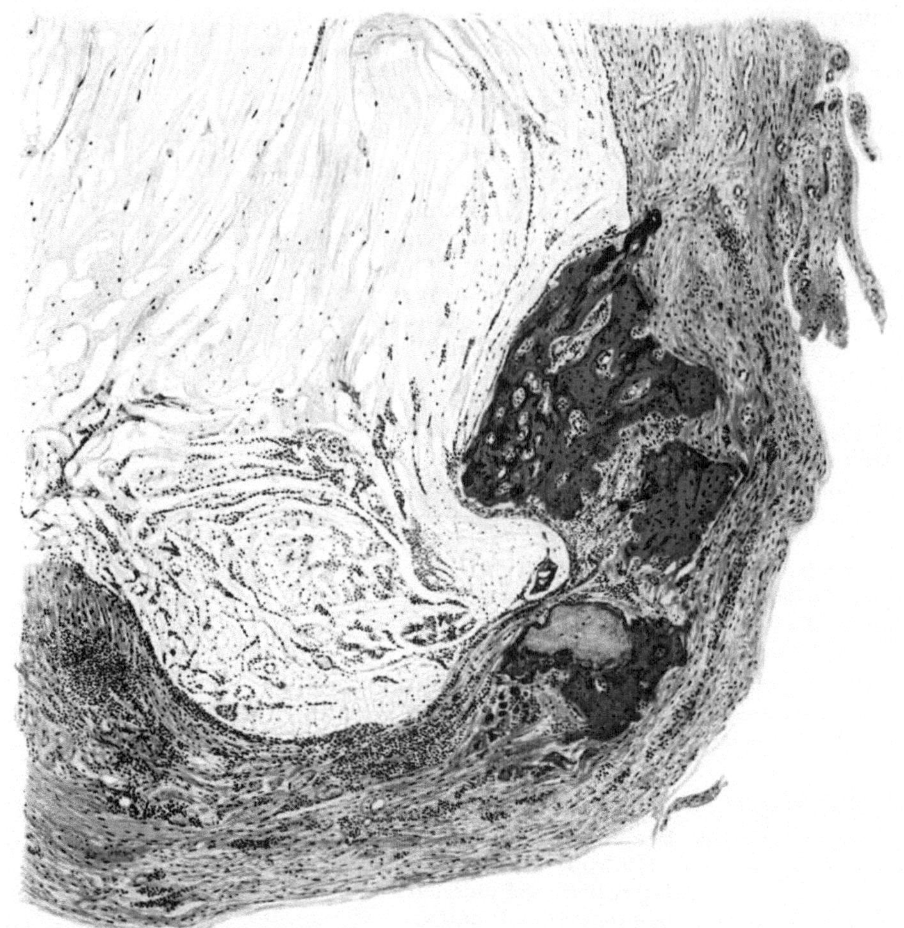

Abb. 24. Mukozele mit Knochenbildung in der Wand des Wurmfortsatzes. 17jähriges Mädchen (Virchow-Krankenhaus E 680/1928). Eisenhämatoxylin-van Gieson. Vergr. 70 : 1.

in anderen Fällen negativ oder unsicher aus („Kolloid" nach v. Hansemann, „Pseudomuzin" nach Milliken, Gibbs und Poindexter). Die Entstehung der Kugeln vergleicht v. Hansemann mit der Herstellung des künstlichen Sagos, bei der das Kartoffelmehl erst durch ein Sieb gepreßt und dann in einer Trommel zu kleineren Kugeln gerollt wird, ein Vorgang, der dem Auftreten des Sekretes aus den Schleimdrüsen und der Kugelbildung durch peristaltische Rollbewegungen entsprechen soll. Ein Fall v. Hansemanns, den wir nach dessen Sammlungspräparat erneut abbilden (Abb. 25), zeigt außer den besprochenen Eigenschaften neben der Spitze des Wurmfortsatzes einen haselnußgroßen, durch Bauchfellverwachsungen gebildeten Sack, der durch eine

Einrißstelle in der Gegend der Spitze des Wurmfortsatzes mit dem Inneren desselben in Verbindung stand und mit kugelförmigen Gebilden von derselben Beschaffenheit angefüllt war. Diese Verhältnisse legten v. HANSEMANN die Vermutung nahe, daß unter Umständen auch einmal ein Pseudomyxoma peritonei e processu vermiforme aus derartigen Fällen hervorgehen könnte.

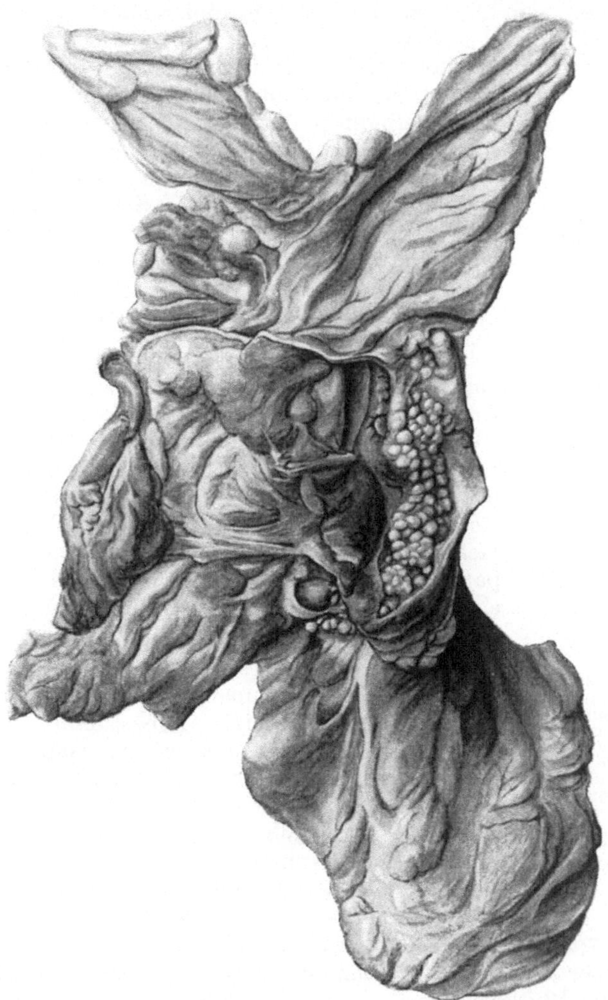

Abb. 25. Myxoglobulose des Wurmfortsatzes (Fall v. HANSEMANNS, 31jähriger Mann. Virchow-Krankenhaus 316/1914). ¹/₂ der natürl. Größe.

(Weiteres über Pseudomyxoma peritonei siehe dieses Handbuch Bd. IV, 1. Teil, S. 1070 bis 1074.)

IV. Kombinationsformen.

(Granulierende Appendizitis mit akutem Schub; ausgeheilte Formen mit Rückfall.)

In ein- und demselben Wurmfortsatz können zugleich die Zeichen einer abgeheilten, einer granulierenden und einer leukozytär-exsudativen Appendizitis oder zwei dieser Phasen angetroffen werden. Sieht man Narben und frische Eiterung nebeneinander, so wird man einen neuen Schub (Rückfall) annehmen. Findet man außerdem noch granulierende Vorgänge, so kommen sowohl verschiedene Schübe als auch ein verschieden schnelles Fortschreiten über die Länge des Wurmfortsatzes hin in Betracht. Dasselbe gilt für gleichzeitiges Bestehen von Narben und von granulierender Appendizitis, wie es z. B. auf S. 521 bei der Besprechung der Abb. 15 erwähnt ist. Ebenso häufig wie Narben findet man auch den anderen Restzustand der Appendizitis, nämlich die Lymphknötchen in den Außenschichten, zugleich mit noch im Fluß befindlichen appendizitischen Vorgängen. Unsere Abb. 26 (Längsgesamtschnitt) zeigt im Spitzengebiet Veröffung, in der Subserosa nahe der Basis einige Lymphozytenhaufen, in der Schleimhaut von basalem und mittlerem Drittel aber eine phlegmonös-ulzeröse Appendizitis.

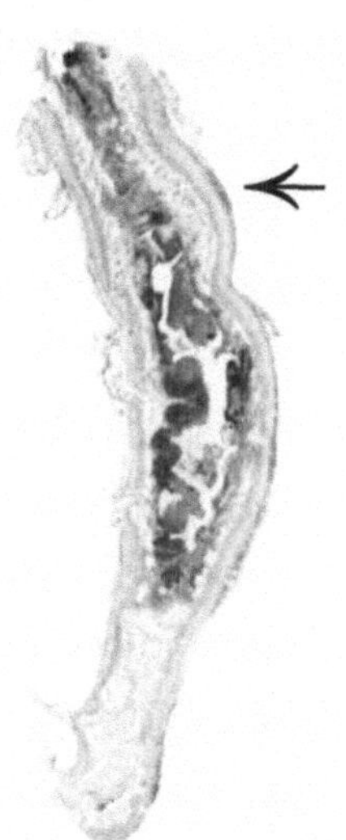

Abb. 26. Spitzenverödung zusammen mit phlegmonös-ulzeröser Entzündung des basalen und mittleren Drittels. An der mit Pfeil bezeichneten Stelle treten in der Subserosa erst bei stärkerer Vergrößerung Lymphknötchen hervor (Virchow - Krankenhaus E 79/1927). Hämatoxylin-Peroxydasereaktion. Vergr. 1,5 : 1.

Anhang: Die Darstellung RICKERs.

Eine gesonderte Darstellung erfordern die vollständig andersartigen Anschauungen GUSTAV RICKERs über die Entstehungsweise der Appendizitis, die schon bei der Frage der traumatischen Blutungen berührt wurde. Vom Standpunkte seiner „Relationspathologie" beginnt nämlich jeder „pathische" Vorgang mit einer abnormen Reizung oder Reaktion der Nerven, insbesondere der Gefäßnerven, denen übrigens auch BRIENNE vom histopathologischen, HOENCK vom klinischen Standpunkt eine Hauptrolle bei der Appendizitis zuschreiben. Bereits früher hatten FOWLER und VAN COTT sowie MEISEL vaskuläre Theorien der Appendizitis aufgestellt.

Der Beginn der Appendizitis besteht nun nach RICKER in einem sog. „Vorspiel": unbestimmte Beschwerden im Bauchraum (z. B. Nabelgegend, Ganglion coeliacum), denen abnorme Reizungen beliebiger Darmabschnitte, aber auch der Gallenwege oder des Pankreas zugrunde liegen können. Im Gefolge der hierbei auftretenden Gefäß- und Muskelnervenreize erleidet der Wurmfortsatz als ein „Akron" wegen der Besonderheiten seines Stromendbahngebietes (Blut und Lymphe) fortschreitende und daher morphologisch erkennbare Veränderungen.

In sehr kurzer Zeit entwickelt sich eine Stase, in deren Vor- und Nachstadien rote bzw. weiße Blutkörperchen aus den Gefäßchen treten. Diese Auffassung RICKERs beruht auf seinen ausgedehnten Tierversuchen über die Rolle der Gefäßnerven. Bei der Übertragung dieser Ergebnisse auf die menschliche Appendizitis wäre es unseres Erachtens bezüglich der Erythrodiapedese nötig gewesen, die traumatische Entstehung der Blutungen mit Sicherheit auszuschließen. Wir haben aber bereits oben (S. 510) auseinandergesetzt, daß die Gründe zugunsten der traumatischen Entstehung bei weitem überwiegen.

In der RICKERschen Auffassung breiten sich nun die Gewebsveränderungen im Wurmfortsatz entsprechend der Gefäßverteilung aus. Nach den Untersuchungen von RICKERs Mitarbeiter BRÜNN fallen nicht nur die umschriebenen akuten Herde, sondern auch die umschriebenen Restzustände (Narben, Verengungen, Verödungen, „Verschlußplatten") genau mit den Gefäßeintritten zusammen. Auch die kotsteinartigen Konkremente schienen sich auffallend häufig in ihrer Lage an die Gefäßsegmente zu halten (vgl. Abschnitt: Variationen der Gefäße).

Die akuten Vorgänge können sich in der Rickerschen Darstellung nun nach zwei Richtungen entwickeln. Entweder es tritt im Gebiet der Stase eine anämische Nekrose ein, die durch sekundäres Eindringen von Darmbakterien zur Gangrän wird. Oder die Stase löst sich, die Leukodiapedese setzt ein und führt zur Phlegmone. Der schwächsten Form dieses Vorganges entspricht als „ihr mikroanatomisches Momentbild der Aschoffsche sog. Primärinfekt"[1].

Die hauptsächlichsten Gegensätze in den Auffassungen von Aschoff und Ricker lassen sich folgendermaßen zusammenfassen:

1. Nach Aschoff beginnt die Appendizitis mit einer Infektion von der Schleimhaut her, nach Ricker dagegen mit einer Kreislaufstörung.

2. Nach Aschoff ist die Gangrän ein Folgezustand der notwendig voraufgehenden Phlegmone, nach Ricker dagegen eine unmittelbare Folge der anämischen Nekrose[2].

Wie man sieht, enthalten beide Anschauungen sowohl Beobachtungen als auch Hypothesen. Hypothetisch ist vor allem der bakterielle Faktor, mit dem Aschoff die Appendizitis beginnen läßt. Bei ihm ist ferner auch die zeitliche Ordnung der Zustandsbilder hypothetisch, aber für die einzelnen Phasen werden genaue, lückenlose Reihen bildende Belege beigebracht, die seitdem mit nur geringen Abweichungen allgemein bestätigt worden sind.

Ricker dagegen standen für die Ordnung der Zustandsbilder seine tierexperimentellen Beobachtungen zur Verfügung. Der pfadfinderische Wert ihrer Übertragung auf die Appendizitis ist zweifellos, ihre Beweiskraft jedoch keine unbedingte. Die Abhängigkeit der geweblichen Veränderungen von den Gefäßeintritten scheint uns durch Brünn nicht erwiesen, denn die von ihm gemessenen Strecken schwanken sowohl bei den Gefäßsegmenten als auch bei den Gewebsveränderungen beliebig stark und sind zueinander nicht in Beziehung gesetzt worden. Dort aber, wo Ricker die Aschoffsche Entwicklungsreihe angreift, sind seine morphologischen Belege nicht einwandfrei (nichttraumatische Blutungen, Gangrän ganz ohne Leukozytenexsudation!). Nicht nur Aschoff versucht die mit seinen Methoden gewonnenen Reihen mit dem klinischen Verlauf in Einklang zu bringen, sondern ebenso Ricker (sog. Vorspiel, Zeitabstand zwischen „Anfall" und Ausbildung der morphologischen Zustände). Daß auch dies Verfahren vor allem wegen der Vieldeutigkeit der klinischen Symptome nur hypothetischen Wert hat, haben wir bereits (S. 506) auseinandergesetzt. Rechnet doch Ricker zu den Beweisstücken seiner Theorie auch solche Wurmfortsätze, an denen weder der Chirurg noch der Histologe irgend etwas Abnormes fand. In solchen Fällen ziehen wir eher den Schluß, daß trotz des Schmerzes in der Blinddarmgegend eben etwas anderes als der Wurmfortsatz die Ursache der Beschwerden war.

Nachdem nun so vieles sich als ungesichert oder hypothetisch herausgestellt hat, und wir genötigt waren, wegen der unsicheren Beziehungen zu den klinischen Bildern uns auf eine rein histologische Einteilung zu beschränken, möchten wir doch nicht der Frage ausweichen, wie sich erstens für die Bedürfnisse der Praxis und zweitens für die künftige Erforschung der klinischanatomischen Zusammenhänge die pathologisch-anatomische Beurteilung der herausgeschnittenen Wurmfortsätze zu gestalten hat. Dabei wollen wir uns

---

[1] Ricker, D. Z. Chir. 1927, S. 148.
[2] Gangrän als Frühstadium der Appendizitis wird auch von C. Ritter angegeben.

die Betrachtungsweise, die SCHNITZLER bei der „chronischen Appendizitis“ anwandte, zu eigen machen und auch für klinisch akute Anfälle solche anatomischen Veränderungen, die mit Wahrscheinlichkeit die klinischen Symptome erklären, von solchen trennen, bei denen dies unwahrscheinlich ist (vgl. auch ARTHUR FRÄNKEL). Es folgt daraus, daß am besten nur die schweren phlegmonösen und phlegmonös-ulzerösen Wurmfortsätze der ersteren Gruppe zugerechnet werden sollten, weil der Befund anatomisch eindeutig und erheblich genug ist, um nach Analogie anderer Organe nennenswerte klinische Erscheinungen zu verursachen. Es versteht sich von selbst, daß die noch gröberen Befunde (Gangrän, Empyem, Abszesse usw.) erst recht hierfür in Frage kommen. Besonders für Statistiken über Häufigkeit und Ursachen der Appendizitis sind also nur diese eindeutigen Befunde zu verwerten, nicht aber z. B. die Appendicitis superficialis mit ihren Unterformen. Ob derartig geringfügige Befunde mit den zur Operation führenden Anzeichen irgendeinen Zusammenhang hatten, ist so unsicher, daß der Kliniker keineswegs in ihnen eine Bestätigung seiner Diagnose erblicken kann. Auch die meisten Folgezustände (Narben, Veröduung) beweisen nur, daß der Wurmfortsatz früher Entzündungen durchgemacht hat, nicht aber, daß er die Ursache der Beschwerden war, die zur Zeit der Operation oder in der Vorgeschichte bestanden. Es ist selbstverständlich, daß hierdurch die klinische Anzeige zur Entfernung des Wurmfortsatzes nicht berührt wird. Denn der Kliniker muß Fehldiagnosen in Kauf nehmen, um keinen lebensgefährdenden Fall zu übersehen.

J. Übergreifen der Appendizitis auf:

I. das Bauchfell.

Die durch Appendiziditen verursachten Vorgänge am Bauchfell waren viel früher bekannt, als die Appendizitis selbst, und man rechnete damals mit einer retroperitoneal und retrozökal gelegenen, idiopathischen, primären Zellgewebsentzündung und Vereiterung „in der rechten Darmbeingrube“.

LEWIS (1856) betonte zuerst die Möglichkeit einer Peritonitis appendicularis ohne Perforation des Wurmfortsatzes.

BAMBERGER (1859) unterschied dann zutreffend:

1. Intraperitoneale Entzündung
    a) abgekapselt,
    b) diffus,
2. retroperitoneale Entzündung,
3. subaponeurotische Eiterung (hinter der Fascia iliaca).

Eine erschöpfende Darstellung der Lehre von den Folgezuständen der Appendizitis findet sich bei SPRENGEL. Da seine Darstellung noch heute Gültigkeit hat, so geben wir ihre Hauptzüge im folgenden wieder.

Zunächst betont SPRENGEL, daß bei der Appendizitis jede Beteiligung des Bauchfells, ja auch des Serosaüberzuges des Wurmfortsatzes völlig fehlen kann.

Unter den Frühreaktionen am Bauchfell versteht SPRENGEL lediglich die exsudativen Formen ohne nennenswerte Fibrinausschwitzung und Verklebung, also das klare seröse „Frühexsudat“ und das trübseröse oder eitrige Exsudat. Die scharfe Grenze, die der Chirurg zwischen den frühen und den späten Veränderungen am Bauchfell bei der Appendizitis aus praktischen Gründen zieht, ist pathologisch-anatomisch nicht so ausgesprochen. Die so häufige Beteiligung des Mesenteriolums und die Einbeziehung der Serosa ist pathologisch-anatomisch bereits als ein Übergreifen auf das Bauchfell zu bezeichnen, wird aber klinisch von der Entzündung des Wurmfortsatzes selbst nicht abgetrennt. Unsere Abb. 27 zeigt einen Wurmfortsatz, dessen Schleimhaut durch geschwürige Entzündung zerstört und dessen Muskularis phlegmonös durchsetzt ist. Ganz besonders hochgradig ist nun in diesem Falle die phlegmonöse Durchsetzung seines Bauchfellüberzuges und des Mesenteriolums [1].

Eine Beziehung zwischen der Exsudatbeschaffenheit und der Schwere der Vorgänge im Wurmfortsatz besteht nicht.

Die späteren Veränderungen des Bauchfells werden von den Chirurgen bald nach dem Zustandsbild (diffus oder begrenzt), bald nach dem zeitlichen Verhalten (Neigung zum Fortschreiten oder zum Stillstand) eingeteilt. SPRENGEL unterscheidet:

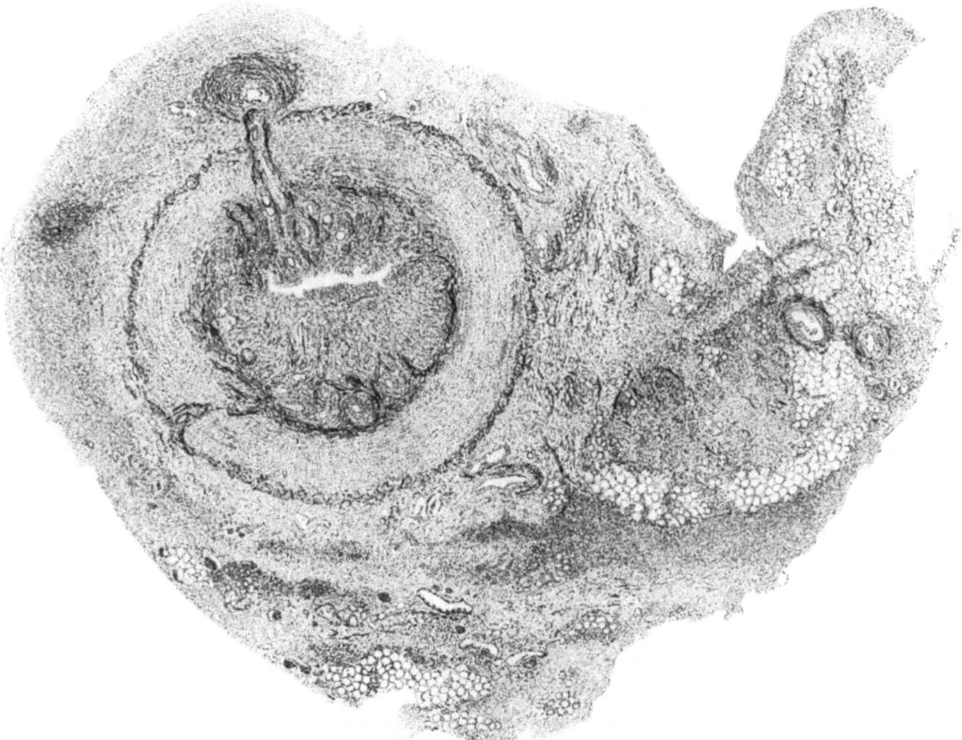

Abb. 27. Akute phlegmonös-ulzeröse Appendizitis mit besonders starker Beteiligung des Bauchfells und Mesenteriolums (Virchow-Krankenhaus E 1205/1925). Van Gieson. Vergr. 10 : 1.

I. Freie (diffuse) Peritonitis
    a) serös oder toxisch (Peritonismus, chemische Peritonitis),
    b) eitrige oder bakterielle Peritonitis.
II. Begrenzte Peritonitis.

Die begrenzten Bauchfelleiterungen werden allgemein als „periappendizitische oder postappendizitische Abszesse" bezeichnet, obwohl es sich gar nicht um Gewebseinschmelzung, sondern um Eiterentwicklung in einem vorgebildeten Raume handelt. Wir werden unter diesem Vorbehalt dem Sprachgebrauche folgen.

SPRENGEL geht ausführlich nur auf die begrenzte Peritonitis ein, da die freie sich beim Ursprung vom Wurmfortsatz von denen anderen Ursprunges

---

[1] Die von MARTENS mit Recht geforderte regelmäßige mikroskopische Untersuchung des Mesenteriolums ist bei vielen operierten Wurmfortsätzen nicht möglich.

nicht unterscheidet (vgl. die Darstellung der Bauchfellentzündung in diesem Handbuch Bd. IV, Teil I). Eine begrenzte Peritonitis kommt nur dann zustande, wenn Verklebungen oder Verwachsungen eintreten, die flächige Verbindungen zwischen benachbarten Organen herbeiführen.

Im Vordergrund steht nun die Frage: In welchen Fällen kommen Verklebungen zustande und in welchen bleiben sie aus? Hierüber gibt es nach SPRENGELs Darstellung drei Ansichten:

1. Die Verwachsungen stammen von früheren Anfällen (NOTHNAGEL, KROGIUS, SCHLANGE, DEAVER und andere).

2. Da jede Appendizitis sich schleichend entwickele, so seien die Verwachsungen schon vor dem akuten Anfall ausgebildet (RIEDEL, „präformierte Adhäsionen").

3. Gegen die zu 1. genannte Auffassung wird eingewandt, daß die von früheren Anfällen stammenden Verwachsungen wohl kaum so zweckmäßig angebracht sein würden, daß sie bei erneutem Anfall die Bauchhöhle schützen (LENZMANN).

LENZMANN, MEISEL und SPRENGEL betonen, daß sich die Verlötungen, die von einem Anfall stammen, sogar bis zum nächsten Anfall zurückbilden können, so daß also nicht die alten Verwachsungen der Ausbreitung der Bauchfellentzündung eine Grenze setzen. Nur mittelbar, nämlich weil sie die Lage des Wurmfortsatzes beeinflussen, haben alte Verwachsungen eine Bedeutung für die Folgezustände beim neuen Anfall.

Die Entscheidung, ob sich eine allgemeine oder umschriebene Bauchfellentzündung anschließt, soll nach SPRENGEL oft schon in den ersten 48 Stunden bemerkbar sein (Bildung eines „Tumors") und vor allem von der Virulenz der Erreger abhängen. SPRENGEL stützt sich bei letzterer Bemerkung auf eine Beobachtung, in der ein nach außen oben, also für die Abkapselung günstig gelegener Wurmfortsatz und dazu eine Netzverlötung gefunden wurde, und trotz der eingeleiteten Begrenzung eine allgemeine tödliche Bauchfellentzündung eintrat. Daß alle Erwägungen über bakterielle Wirkung, also auch über Virulenz, in der Appendizitisfrage lediglich hypothetischer Art sind, werden wir später auseinandersetzen, und wir möchten das gleiche auch für die Folgezustände der Appendizitis betonen. E. KAUFMANN meint, daß die örtliche periappendizitische Peritonitis sich am häufigsten dann in eine allgemeine verwandle, wenn z. B. „Traumen oder Erschütterungen" die Abkapselung verhinderten.

In manchen Fällen kann, wie SPRENGEL erwähnt, das Netz ebenso wie bei der entzündeten Gallenblase und dem durchbrechenden Magengeschwür auch bei dem entzündeten Wurmfortsatz zum Schutzorgan gegen die Ausbreitung in der Bauchhöhle werden.

Der Tastbefund, der klinisch als Tumor bezeichnet wird, ja sogar ein echtes Gewächs vortäuschen kann (J. W. SILBERBERG), braucht nach SPRENGEL nicht immer makroskopische Eiterbildung zu zeigen, sondern kann sich durch Blutüberfüllung, Schwellung und serofibrinöses Exsudat erklären.

Die Schwere und Verlaufsform der Entzündung im Wurmfortsatz entscheidet ebensowenig wie über die Art des Exsudates über die Abkapselung oder Ausbreitung der Bauchfellentzündung. Ein Durchbruch des entzündeten Wurmfortsatzes begünstigt zwar im allgemeinen die Eiterbildung im Bauchfell, aber es gibt Durchbruch ohne Bauchfelleiterung und Bauchfelleiterung ohne Durchbruch. Unsere Abb. 28 zeigt einen gangränösen Wurmfortsatz ohne Durchbruch, in dessen Umgebung sich eine abgekapselte Bauchfelleiterung entwickelt hat.

In den periappendizitischen Abszessen nach Durchbruch des Wurmfortsatzes werden häufig Kotsteine gefunden, da der Kotstein den Durchbruch begünstigt (vgl. die Bedeutung des Kotsteines S. 558). Der Übertritt von Darmgasen ist auffallend selten; der Übertritt von Kot in die Abszeßhöhle wird oft durch ventilartige Schleimhautfalten verhindert.

Bezüglich der Lage der intraperitonealen Abszesse unterscheidet man an der Bauchwand gelegene (parietale) und zwischen den Darmschlingen gelegene (mesozöliakale). Am häufigsten liegen die intraperitonealen Abszesse unmittelbar über dem Ligamentum inguinale (ileo-inguinaler Typus), seltener im kleinen Becken oder in der Gegend der rechten Niere. Mehrfache intraperitoneale

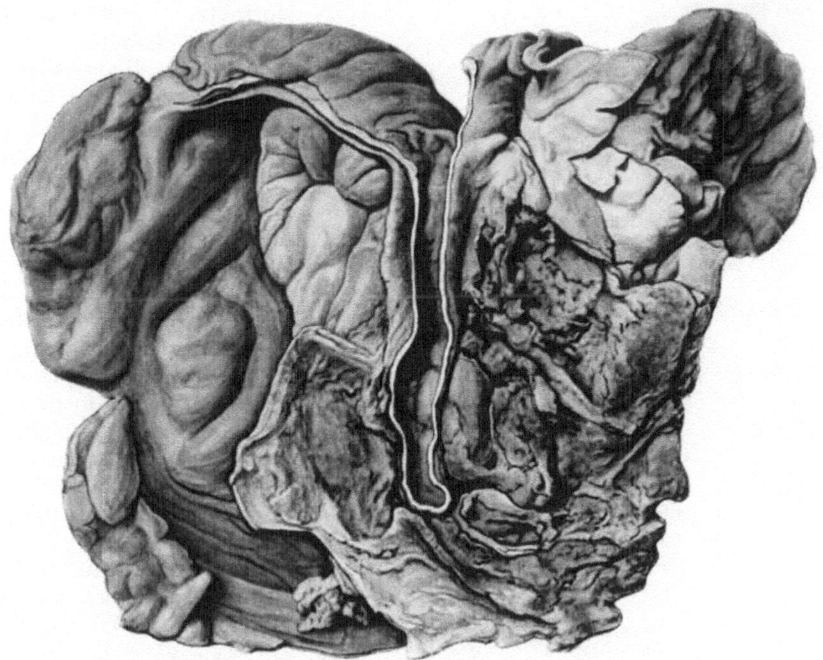

Abb. 28. Periappendizitische Eiterung (sog. periappendizitischer Abszeß) bei gangränöser Appendizitis, 13jähriger Knabe (Virchow-Krankenhaus 86a/1907). $^4/_5$ der natürl. Größe.

Abszesse kommen wohl häufiger nacheinander zustande, als durch gleichzeitige Entwicklung. Jenes ist möglich durch Übersehen von Abszeßbuchten bei einer Operation oder durch sekundäre Kammerung eines Abszesses, dieses durch mehrfache Abkapselung einer ursprünglich diffusen Peritonitis. Linksseitige Lage des Abszesses kommt vor bei medianer Lage der Wurmfortsatzspitze oder aber als Rest einer diffusen Peritonitis.

Die Lage der retroperitonealen Abszesse wird von SPRENGEL in ihrer Mannigfaltigkeit durch drei eigene Fälle belegt, von denen der eine ileo-inguinal, der zweite zwischen den Blättern des Gekröses lag, der dritte sich vom Ligamentum inguinale bis zur Nabelhöhe erstreckte.

Die retrofasziale Lage der Abszesse ist selten. Sie wurde früher als „idiopathische Psoitis" beschrieben. SPRENGEL teilt einen eigenen Fall von Abszeß hinter der Fascia iliaca mit, ferner einen Fall von gleichzeitig intraperitonealer, retroperitonealer und retrofaszialer Lage des Abszesses.

Das weitere Schicksal eines appendizitischen Abszesses besteht entweder in seinem Wachstum, in seiner Aufsaugung oder in seiner Entleerung durch Durchbruch in die Umgebung. Auch in dieser Frage begibt sich Sprengel auf den hypothetischen bakteriologischen Boden und sagt: „Die Wahrscheinlichkeit der Resorption steht im umgekehrten Verhältnis zur Virulenz des Abszeßinhaltes." Übrigens ist nach Sprengel Resorption schwer zu beweisen, da ein unbemerkter Durchbruch in den Darm stets in Betracht kommt; doch hält er es für möglich, daß gelegentlich Abszeßeiter im Bauchfell vollständig aufgesogen wird. Die Aufsaugung und Vernarbung der Abszesse wird aufgehalten durch eingedickte Eiterreste, Stücke des zerstörten Wurmfortsatzes oder durch herausgefallene Kotsteine. Im allgemeinen soll die Vernarbung einige Wochen oder Monate beanspruchen.

Vernarbte Verwachsungsstränge hinterlassen Schrumpfung des Mesenteriolums, Aufhebung der Beweglichkeit des Wurmfortsatzes, seine Anheftung an die hintere Bauchwand, an den unteren Rand des Mesenteriums oder an das Mesocolon ascendens. Hierbei erleidet der Wurmfortsatz Formveränderungen wie Knickung und korkzieherartige Drehung. Unsere Abb. 29 zeigt einen durch schleierförmige, aber auch derbere Verwachsungsstränge an die Hinterwand des Blinddarms angehefteten und abgeknickten Wurmfortsatz.

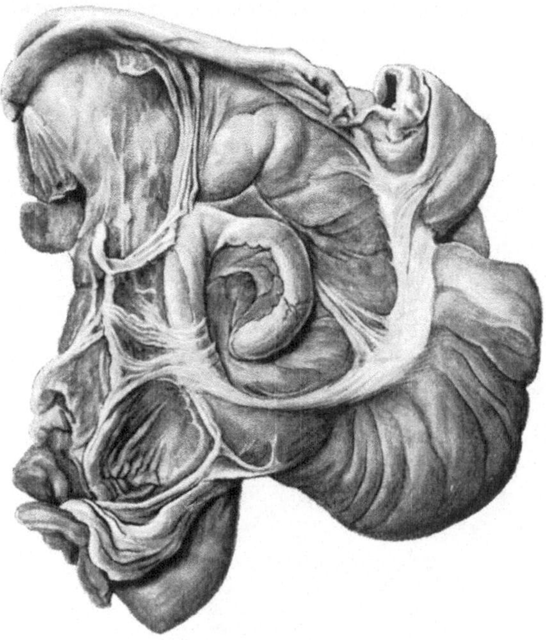

Abb. 29. Bauchfellverwachsungen um den Wurmfortsatz. Abknickung. 21jähriger Neger (Virchow-Krankenhaus 182 b/1910). ²/₃ der natürl. Größe.

Nach W. Goldschmidt sollen entzündliche Schwellungen des Netzes (sog. Schnitzlersche Netztumoren) in einem 3 Wochen nach appendizitischem Anfall operierten Falle Kindskopfgröße erreicht haben.

Appendizitis im Bruchsack.

Wie Sprengel mit Recht andeutet, unterscheidet sich eine Appendizitis im Bruchsack von der Entzündung eines frei in der Bauchhöhle gelegenen Wurmfortsatzes lediglich durch die Folgezustände am Bauchfell. Sie wird deshalb an dieser Stelle kurz abgehandelt.

Sprengel selbst hat keinen Fall von Appendizitis in Leistenbrüchen gesehen und nur einen zweifelhaften Fall in einem Schenkelbruch. Er meint, daß viele Fälle des Schrifttums keine echte Appendizitis darstellten, sondern lediglich die Folgezustände einer Brucheinklemmung, die sich unter anderem am Wurmfortsatz äußerten. Sonnenburg dagegen meint, daß es sich nicht um bloße Einklemmungsfolgen, sondern um echte Appendizitis handele, da man meist dabei eine Eiterung im Bruchsack fände. Hiergegen wendet Sprengel wiederum ein, daß jede gangränöse Hernie bei genügend langem Bestehen zur Bruchphlegmone führt. Von Riese und von Sprengel werden Fälle beschrieben, die auch nach histologischer Untersuchung gegen primäre Appendizitis und für Einklemmungsfolgen am Wurmfortsatz sprechen. Immerhin gibt Sprengel zu, daß das Bild einer durch Einklemmung verursachten und das einer durch gewöhnliche Appendizitis verursachten Wurmfortsatzspitzengangrän sich kaum unterscheiden läßt. Vgl. auch neuere Arbeiten von Salatich, Seatson.

Einen Fall von möglicher Appendizitis in der Nabelhernie eines Säuglings hat Lettau mitgeteilt (siehe den nächsten Abschnitt).

II. Übergreifen der Appendizitis auf andere Organe durch Vermittelung von Bauchhöhle und Bauchfell.

Im Anschluß an die peritonealen und retroperitonealen Abszesse nach Appendizitis sind die durch sie verursachten subphrenischen Abszesse zu besprechen. Subphrenische Abszesse sind nach Sprengel in etwa der Hälfte der Fälle auf Appendizitis zurückzuführen. Körte nimmt an, daß von 27 durch Appendizitis verursachten subphrenischen Abszessen seiner Beobachtung 14 innerhalb des Bauchfells, 13 außerhalb desselben zustande gekommen seien, während z. B. Lapeyre den intraperitonealen Weg durch Hinaufkriechen der Eiterung in der Rinne entlang dem Colon ascendens für den gewöhnlichen erklärt hatte. Sprengel schließt sich dieser Auffassung deshalb an, weil

1. Farbstofflösungen, die man retroperitoneal in der Gegend des Blinddarmes eingespritzt, sich nur bis zur Höhe des hinteren Leberrandes treiben lassen, aber nicht bis hinter den peritonealen Überzug des Zwerchfells,

2. weil in den Fällen, wo der Wurmfortsatz nach oben geschlagen liegt, Eiter besonders leicht in den subphrenischen Raum dringt.

In zweiter Linie rechnet Sprengel auch mit einer Entstehung subphrenischer Abszesse nach Appendizitis dadurch, daß erst eine diffuse Bauchfellentzündung eintritt und sich dann überall mit Ausnahme des subphrenischen Raumes zurückbildet. Auch die fast stets rechtsseitige Lage der subphrenischen Abszesse nach Appendizitis spricht nach Sprengel für ein unmittelbares intraperitoneales Übergreifen. Gegen diesen letzteren Grund möchten wir aber einwenden, daß ja auch diejenigen subphrenischen Abszesse, die nicht von einer Appendizitis herrühren, fast immer rechts liegen, was offenbar mit der Eigenart des Raumes zwischen Zwerchfell und r e c h t e m Leberlappen zusammenhängt.

Subphrenische Abszesse können auf Brustfell und Lungen übergreifen. Tilger fand unter 122 Sektionsfällen von diffuser Brustfellentzündung 32, in denen ein Übergreifen vom Bauchfell anzunehmen war, und unter diesen waren 5 durch eine Appendizitis verursacht. Wenn zwischen Lunge und Pleura diaphragmatica Verwachsungen bestehen, kann die Eiterung den Weg in die Lunge nehmen und unter Umständen auch in einen Bronchus einbrechen. Einen derartigen Fall beobachtete Sprengel.

Eine Beteiligung des Herzbeutels an einem Pleuraempyem nach Appendizitis scheint sehr selten vorzukommen.

Ein Einbruch appendizitischer Eiterungen in benachbarte Hohlorgane kann entweder dadurch eintreten, daß die Spitze des entzündeten Wurmfortsatzes mit dem betreffenden Hohlorgan verwächst und sich eine unmittelbare Fistel herstellt, oder aber durch Vermittlung eines periappendizitischen Abszesses. In dem ersteren Falle tritt am häufigsten eine Verbindung zwischen dem Wurmfortsatz und der Lichtung einer benachbarten Darmschlinge ein. Aber auch Fistelbildung zur Harnblase, zur Scheide und in eine Ovarialzyste hinein sind beschrieben worden. Lettau berichtet über eine Wurmfortsatznabelfistel eines 11 Monate alten Kindes, wobei es sich wahrscheinlich um eine Appendizitis in einer Nabelhernie gehandelt haben soll.

An Einbrüchen periappendizitischer Abszesse sah Einhorn unter 13 derartigen Sektionsfällen einen Einbruch in den Blinddarm 5 mal, ins Colon ascendens 3 mal, ins Rektum 2 mal, ins Ileum 3 mal; Krafft sah 17 Einbrüche in den Blinddarm, einen in die Harnblase. Boss teilt 2 Einbrüche in die Harnblase mit; in dem einen Falle gingen drei Kotsteine mit dem Harne ab. Besonders selten sind Einbrüche in obere Darmabschnitte (Duodenum), in die Gallenblase, sowie mehrfache Darmeinbrüche. Auch Einbruch in das Hüftgelenk ist beschrieben worden. Bei dem Einbruch eines periappendizitischen Abszesses in den Darm beobachtete Veingroff die Entleerung des 12 cm langen abgestoßenen Wurmfortsatzes durch den After.

Häufiger als ein Einbruch in benachbarte Hohlorgane erfolgt merkwürdigerweise der Durchbruch periappendizitischer Abszesse durch die Bauchdecken nach außen. Dabei erfolgen zunächst kleine Einbrüche in die inneren Bauchdeckenschichten, dann Ausbreitung in den Bindegewebsräumen zwischen den Muskellagen und schließlich Durchbruch durch die Haut. Es kann auch die periappendizitische Eiterung z. B. zunächst in den prävesikalen Raum (Cavum Retzii) kriechen und dann von dort aus die Bauchdecken durchbrechen. Die Vorzugsstellen für den Durchbruch nach außen entsprechen den Hauptlagen der periappendizitischen Abszesse, betreffen also besonders die Gegend über dem rechten Ligamentum inguinale und die Lendengegend rechts. Subfasziale Ausbreitung in der Psoasloge und nachfolgender Durchbruch nach außen ist selten. Im ganzen kommen die Folgezustände der Appendizitis im allgemeinen und die periappendizitischen Abszesse im besonderen bei der großen Bereitschaft zur Operation dieser Zustände dem pathologischen Anatomen jetzt nur noch selten zu Gesicht.

III. Beteiligung anderer Organe auf dem Lymph- und Blutwege.

Nach Sprengel ist die Weiterverbreitung der Appendizitis auf dem Lymphwege auffallend selten, wie man schon an dem Fehlen einer Schwellung der regionären Lymphknoten bemerken kann. Proizat hatte bei einer großen Zahl von Pleuritiden nach Appendizitis angenommen, daß die Infektion auf dem Lymphwege erfolgt sei, doch fehlt für seine Ansicht nach Sprengel jeder Beweis. Immerhin kommt, wie die Mitteilung von Ricard zeigt, als seltener Fall eine Vereiterung der Mesenteriallymphknoten vor. Über Vereiterung dieser Lymphknoten im Anschluß an Thrombophlebitis mesaraica siehe unten.

Für metastatische Eiterungen nach Appendizitis ist also der venöse Weg die Regel. Die reichlichen Venennetze des Wurmfortsatzes, des Blinddarmes und ihrer Umgebung geben reichlich Gelegenheit zur Fortpflanzung durch die Vena ileocolica und mesenterica superior zur Pfortader. Teils ist dieser Weg durch Thrombosen gekennzeichnet, teils findet man nur in unmittelbarer Nachbarschaft des Wurmfortsatzes und dann erst wieder in der Pfortader Thromben. Der Zusammenhang zwischen den beiden Thrombengebieten ist in solchen Fällen durch Übereinstimmung im Bau und Bakteriengehalt erweislich, aber auch beim Fehlen dieses Nachweises stets anzunehmen, wenn andere Entzündungsvorgänge in den Pfortaderquellgebieten auszuschließen sind. Berthelin, Loison, Polya haben Fälle von Pfortaderthrombose nach Appendizitis zusammengestellt. Nach Munro besteht kein gesetzmäßiges Verhältnis zwischen der Verlaufsform der Appendizitis und der Häufigkeit der Pfortaderthrombose; auch schlössen sich an Jahre zurückliegende Appendizitiden (z. B. mit kleinem, fast ausgeheiltem periappendizitischem Abszeß) noch Pylephlebitis und Leberabszeß an. Die Leberabszesse sind meist in der Mehrzahl vorhanden und sehen nicht anders aus, als bei anderen Grundkrankheiten wie etwa der Ruhr (Ikterus bei Appendizitis vgl. REICHEL, bei periappendizitischem Abszeß vgl. PARSONS). In der bis zum Jahre 1913 reichenden Zusammenstellung von PETRÉN ergibt sich, daß etwa $5^0/_0$ aller tödlich verlaufenden und ungefähr $0,3^0/_0$ aller im Krankenhaus behandelten Fälle von Appendizitis eine Thrombophlebitis meseraica hatten. S. WEIL, der 9 eigene Fälle mitteilt, betont, daß die Beteiligung der Leber nach Appendizitis zwar durch Übergreifen intraperitonealer Abszesse oder auf dem Lymphwege möglich ist, im allgemeinen aber der Pfortaderweg anzunehmen ist. Außer der Fortpflanzung in der Lichtung der Venen durch zusammenhängende Thrombose oder durch Emboli kommt aber nach WEIL auch eine perivenöse Eiterung vor, die ihrerseits wieder auf die Mesenteriallymphknoten übergreifen kann (ähnlich in dem von VITÉ mitgeteilten Falle). Außer den Leberabszessen nennt WEIL auch in diesem Zusammenhange die sonst bekannten Folgezustände der Pylephlebitis, wie Abszeßbildung in der Milz, Stauungsblutung und Geschwürsbildung in Magen und Duodenum, Infarzierung im Dünndarm, seltener im Dickdarm, Abszeßbildung und Nekrose des Pankreas. GOHRBANDT teilt einen Fall mit, der 13 Jahre nach einer operierten und anscheinend nur unter Schwierigkeiten geheilten Appendizitis an Sklerose und Thrombose der Pfortader mit Varizenbildung der Speiseröhre an einer Blutung aus einem geplatzten Varix starb. Die Sklerose der Pfortader kann bei dem 37 jährigen Mann nach GOHRBANDTs Ansicht nur durch Organisation von wandständigen Thromben mit ihren Umbauvorgängen in der Wand, nicht aber durch den gesteigerten Druck in der Pfortader während dieser Vorgänge erklärt werden, besonders weil mikroskopisch narbige Spuren der Wandentzündung nachweisbar waren. Die Arbeiten von PETRÉN, WEIL und GOHRBANDT hinterlassen, entgegen den früheren Angaben, doch den Eindruck, daß besonders schwere und verschleppte Fälle mit Durchbruch des Wurmfortsatzes und langwierigen Abszessen am ehesten zur Pfortaderthrombose führen.

Über angebliche Bindegewebswucherungen in der Leber bei Appendizitis berichtet CH. G. HEYD. In dem Falle von JAMISON und HAUSER schloß sich außer einem Leberabszeß noch eine tödliche Kranzschlagaderthrombose an „ältere und subakute" Veränderungen des Wurmfortsatzes.

Eine Annagung von Arterien oder Venen durch appendizitische Eiterung ist sehr selten; EHRICH hat derartige Fälle zusammengestellt, wo z. B. die Vena iliaca in die Bauchhöhle geblutet hat. Ob kleine Geschwüre der Pylorusschleimhaut, die PAYR als embolisch nach Thrombose der Mesenteriolumvenen beschrieb, lediglich diese Deutung zulassen, hat bereits SPRENGEL angezweifelt.

Hämaturie kann nach ANSCHÜTZ auf zwei Arten Folge oder Verwicklung einer Appendizitis sein, nämlich durch Übergreifen thrombotischer Vorgänge auf Niere oder Ureter (vgl. auch J. G. GOTTLIEB), oder aber durch eine akute herdförmige oder diffuse Glomerulonephritis.

Hirn- und Nierenabszesse als Folge der Appendizitis sind nach SPRENGEL äußerst selten, Lungenabszesse und Pleuraempyeme kaum je auf den Blutweg zurückzuführen. Auch Parotitis nach Appendizitis ist beschrieben worden, so von FISKE, der bei mehrfachen appendizitischen Anfällen einer Patientin jedesmal doppelseitige Parotitis beobachtete. Da allgemein die metastatische Entstehung solcher Parotitiden neuerdings für unwahrscheinlich gehalten wird, so gilt das auch für die nach Appendizitis auftretenden.

K. Wechselwirkungen zwischen Wurmfortsatz und anderen Organen.

1. Wechselwirkungen mit dem Blinddarm.

In ganz seltenen Fällen wird außer einer Appendizitis noch gleichzeitig eine Phlegmone der Blinddarmwand (unter Umständen bis zum Colon ascendens hinaufreichend, Pataky) angetroffen. Wo der Ausgangspunkt lag, ist in solchen Fällen nicht immer zu entscheiden (vgl. Lenzmann).

2. Wechselwirkungen mit den weiblichen Adnexen.

Wegen der Nachbarschaft des rechten Eileiters besteht die Möglichkeit des Übergreifens einer Appendizitis auf sie oder einer Salpingitis auf den Wurmfortsatz. Wenn beide Organe entzündet angetroffen werden, so gibt es zunächst die Möglichkeit zufälligen Zusammentreffens, wie schon Bouilly 1898 betont hat. Ein Übergreifen auf dem Lymphwege wurde von Clado angenommen, weil er an ein Ligamentum appendiculoovaricum mit Lymphbahnen darin glaubte. Auch eine Erkrankung auf dem Blutwege, z. B. nach Puerperalsepsis wurde von Thévenot und Vignard als Appendicitis streptococcica beschrieben. Wechselwirkungen jedoch bedürfen nur für die Fälle einer genaueren Erörterung, wo ein unmittelbares Übergreifen mit dem Nachweis entzündlicher Verlötungen zwischen Tube (oder Eierstock) und Wurmfortsatz besteht.

Sprengel betont, daß im allgemeinen der linke Eileiter häufiger erkranke, also eine Erkrankung des rechten an den Wurmfortsatz als Ursprung denken lasse. Als bakteriologischen Beweis führten Schauta, Hartmann und Morax sowie Jayle die Tatsache an, daß im Eileiter Bakterien gefunden würden, die nur dem Darmkanal entstammen könnten. Im allgemeinen sind die Äußerungen und Beweisgründe bezüglich der Wechselwirkung zwischen Eileiter und Wurmfortsatz recht unbestimmt. Ochsner fand unter 248 Appendizitisoperationen eine oder beide Tuben 56 mal „beteiligt", davon seiner Ansicht nach ein Übergreifen vom Wurmfortsatz zum Eileiter 41 mal, in den übrigen 15 Fällen das Umgekehrte. Amann fand unter 280 gynäkologischen Laparatomien den Wurmfortsatz 17 mal „beteiligt". Heynemann gibt an, daß $1^0/_0$ der Salpingitiden vom Wurmfortsatz herrühre, E. Moritz nennt $2,2^0/_0$, Pankow sogar $22^0/_0$! Schridde dagegen fand unter 280 Fällen von eitriger Salpingitis keinen einzigen sicheren Fall mit dem Wurmfortsatz als Ursprung. Renn führt in seiner Arbeit 23 Fälle auf, die zugleich wegen eines klinisch-gynäkologischen Grundes und wegen Appendizitis operiert wurden. Die 11 Fälle unter diesen, welche bezüglich der Geschlechtsorgane nichtentzündlicher Art waren (Myome und dergleichen), hatten Wurmfortsätze mit „Neigung zu follikulären Blutungen und Obliteration" und gehörten den „leichten, oft anfallsfreien Formen" der Appendizitis an. Bei den 12 Fällen mit entzündlichen Erkrankungen der Geschlechtsorgane (gonorrhoische Pyosalpinx 3, andere Pyosalpinx 5, Tubentuberkulose 1, chronische Salpingooophoritis 3) fand sich nur an 2 Wurmfortsätzen histologisch etwas Entzündliches. Der eine Wurmfortsatz — von einem Streptokokkenpyosalpinxfall — zeigte eine plasmazelluläre Appendizitis; der andere — von einem gonorrhoischen Pyosalpinxfall — hatte auch eine plasmazelluläre Periappendizitis, aber außerdem eine phlegmonöse Endoappendizitis mit Aschoffschen Primärinfekten. Renn zweifelt auf Grund dieser Beobachtungen die Zuverlässigkeit der Angaben von Schridde und E. Moritz an, wonach die plasmazelluläre Periappendizitis zur Erkennung eines Übergreifens von gonorrhoischen Eileitern her verwendbar sein soll. E. MORITZ hatte „die charakteristische Plasmazelleninfiltration" am Wurmfortsatz in 25 % der gonorrhoischen Pyosalpinxfälle gefunden.

Schon SPRENGEL hatte betont, daß man bei bloßer Periappendizitis oder dem alleinigen Bestehen von Verwachsungssträngen doch nicht den Anschein erwecken sollte, als ob eine echte Endoappendizitis durch die Tuben verursacht sei; vielmehr fände sich in einem Exsudat, das Tuben, Uterus, Dünndarm einschlösse, „zufällig auch der Wurmfortsatz". ASCHOFF sagt ebenfalls, daß die vom Eileiter herstammende gonorrhoische Entzündung sich meist auf die Serosa und die äußersten Muskelschichten des Wurmfortsatzes beschränkt; eine Salpingitis, die vom Wurmfortsatz herstamme, zeige in der Schleimhaut,

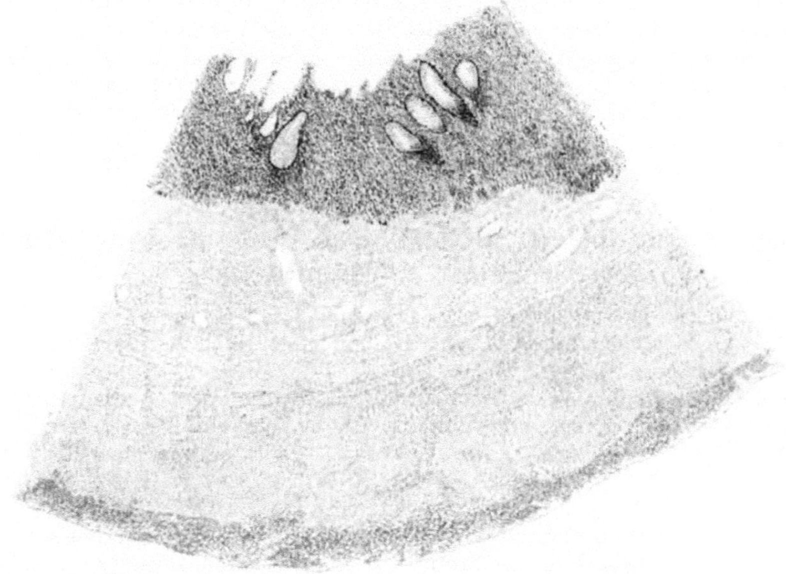

Abb. 30. Leukozytäre Durchsetzung der Subserosa des Wurmfortsatzes ohne Schleimhautveränderungen, 22jähr. Frau (Virchow-Krankenhaus E 717/1925). Hämalaun-Peroxydasereaktion. Vergr. 25:1.

wenn überhaupt, nur das Bild der leukozytären, nicht aber der plasmazellulären Exsudation. Unter BEUTTNERs in diesem Zusammenhang untersuchten 100 Wurmfortsätzen hatten 63 histologische „Veränderungen", aber höchstens 6 hatten Schleimhauteiterungen! J. SCHNITZLER drückt sich in seinem schon erwähnten kritischen Aufsatz folgendermaßen aus: „Ich bin ein absoluter Gegner der Lehre von der kombinierten Erkrankung der Appendix und der Adnexe, sowohl was die akuten als was die chronischen Fälle betrifft. Wenn bei der Erkrankung eines der genannten Organe das benachbarte zweite Organ mit herangezogen wird und nun in seinen oberflächlichen (d. h. dem Bauchfell zugewandten) Schichten affiziert wird, so halte ich es nicht für angezeigt, von einer wirklichen Erkrankung dieses zweitbetroffenen Organes zu sprechen. Entscheidend ist, in welchem dieser Organe die Schleimhaut erkrankt ist; dieses ist das wirklich erkrankte". Zusammenfassend möchten wir sagen, daß eine Erkrankung des Wurmfortsatzes von der Tube her sich meist auf die Serosa beschränkt, also mit der phlegmonös - ulzerösen Appendizitis nicht

35*

vergleichbar ist. Ein Übergreifen bis zur Schleimhaut ist möglich; doch ist in solchen Fällen ein zufälliges Zusammentreffen nicht auszuschließen.

Unsere Abb. 30 zeigt einen Wurmfortsatz mit leukozytärer, durch die Peroxydasereaktion braun dargestellter Durchsetzung der Serosa; die Muskularis und Schleimhaut sind frei von Leukozyten. Die Adnexe der 22jährigen Frau waren entzündlich verändert. In einem von uns beobachteten Falle (Virchow - Krankenhaus E 792/16. 5. 28) traten im Anschluß an einen Steißbeinbruch durch Unfall Veränderungen im rechten Parametrium und zunehmende Retro- und Dextroflexio uteri auf. Gleichzeitig bestanden mehrere Wochen hindurch wiederholt auftretende appendizitisartige Erscheinungen. Der bei der gynäkologischen Operation entfernte Wurmfortsatz zeigte keine Entzündung der Außenschichten, sondern lediglich im Spitzengebiet eine eigenartige Ausweitung und Vollstopfung vieler Schleimhautdrüsen mit neutrophilen Leukozyten. Eine Deutung dieses Befundes ist unmöglich.

Schließlich sei eine merkwürdige Beteiligung des Wurmfortsatzes an einer Adnexerkrankung mitgeteilt. Eine 36jährige Frau wurde mit der Diagnose Appendizitis eingeliefert. Bei der Sektion (Urban-Krankenhaus S.-Nr. 176, 1928) fanden wir, daß eine kleine Dermoidzyste des rechten Eierstockes mit dem Wurmfortsatz verwachsen war und ein ihr angehöriger Zahn durch Eröffnung des Wurmfortsatzes eine eitrige Peritonitis bewirkt hatte.

3. Wechselwirkungen mit der Gallenblase, dem Magen. dem Ganglion coeliacum usw.

Mc. Carty und Mc. Grath (1910) fanden bei Operationen wegen Magen- oder Duodenalgeschwür sowie wegen Gallenleiden in höherem Prozentsatz Wurmfortsatzveränderungen (vom „chronischen Katarrh" bis zur Verödung), als im laufenden Sektionsmaterial, und gaben daher die Anregung, auf etwaige Zusammenhänge zu fahnden. Diese Gedankengänge kehrten als „abdominale Trias" von Zweig, Nordmann u. a. wieder und sind dann auch von Lubarsch in dem Sektionsbefund des Reichspräsidenten Ebert folgendermaßen verwertet worden: „Bemerkenswert ist, daß hier die bekannte Trias: chronische Gallenblasenentzündung mit Steinen, chronische Magengeschwüre und Wurmfortsatzentzündung bestand." In den meisten mitgeteilten Fällen ist jedoch außer dem Wurmfortsatz nur noch Magen oder Gallenblase erkrankt. Weder die histologischen Befunde noch die Erfordernisse der Wahrscheinlichkeitsrechnung erlauben zur Zeit ein Urteil über das Fehlen oder Vorhandensein ursächlicher Beziehungen.

Rössle hat die peptischen Magengeschwüre als zweite Krankheit nach Appendizitis zu deuten versucht (vgl. dieses Handbuch Bd. IV, Teil I), während Ricker, wie bereits geschildert, die Appendizitis als Schlußakt eines Vorspiels ansieht, das durch alle möglichen Erkrankungen des Magens, der Gallenblase, des Pankreas, des Ganglion coeliacum hervorgerufen würde. Über Gallenblase und Wurmfortsatz vgl. Fuchsig, ferner Irger und Dragen.

L. Ursachen und Entstehungsweise der Appendizitis.

I. Der bakterielle Faktor.

Wo immer im Körper akut-entzündliche, insbesondere leukozytär-exsudative Vorgänge angetroffen werden, ist man geneigt, bakterielle Ursachen dafür heranzuziehen, sofern handgreifliche chemische oder physikalische Schädigungen

auszuschließen sind (z. B. Verätzungen, Verbrühungen, mechanische Einwirkungen). Ein so geschützt im Innern des Körpers gelegenes Organ wie der
Wurmfortsatz ist nun derartigen äußeren Einwirkungen im allgemeinen entzogen, und so erklärt es sich, daß man bei der Appendizitis nach der Beteiligung
von belebten Erregern gesucht hat. Die meisten Forscher sprechen den Bakterien sogar die Hauptrolle für die Entstehung der Appendizitis zu, und nur so
konnte ASCHOFF 1908 mit einem gewissen Rechte sagen: ,,Daß die Appendizitis
eine bakterielle Infektionskrankheit ist, steht so gut wie fest." Allerdings ist

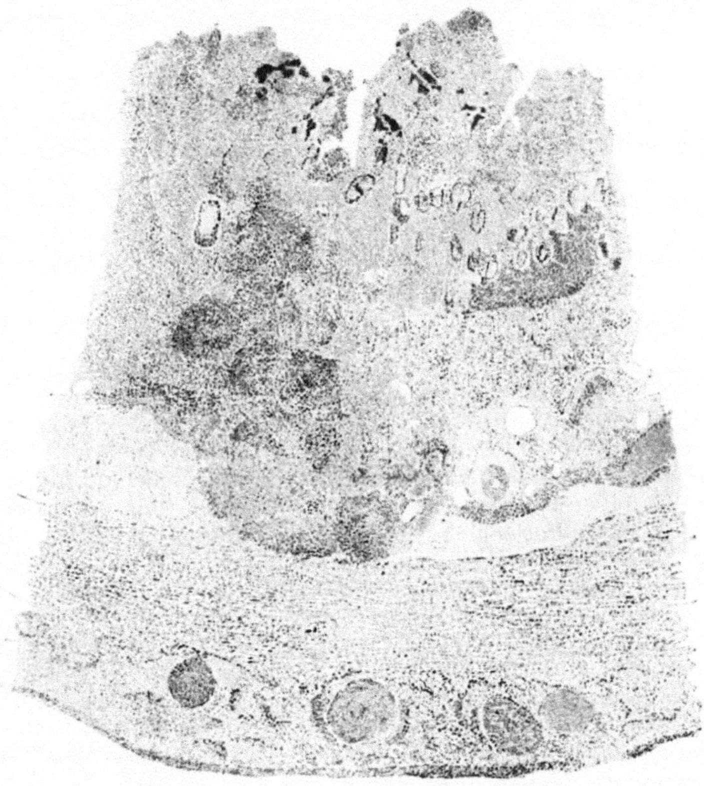

Abb. 31. Diplokokkenhaufen in der oberflächlichen Schicht einer ulzerös-phlegmonösen Appendizitis
(Virchow-Krankenhaus E 314/1925). Hämatoxylin-Eosin. Vergr. 20 : 1.

niemand so weit gegangen, einen Keim als ,,spezifischen Erreger" hinzustellen,
vielmehr sind eine Fülle verschiedener Bakterien teils im Wurmfortsatz, teils
im peritonealen Exsudat gefunden worden.

Die morphologische Feststellung von Bakterien in Schnittpräparaten ergab,
daß in ulzerierten Wurmfortsätzen sich häufig Bakterien nachweisen lassen,
und zwar meist grampositive Diplokokken. ASCHOFF erblickt in letzteren
und in feinen grampositiven Stäbchen die Erreger der Appendizitis (Lehrbuch
1923, II, S. 766), ebenso FONIO. Da diese Befunde sich aber auf die der Lichtung
benachbarte Schicht zu beschränken pflegen (vgl. Abb. 31), und da die Art
der Bakterien bei der Reichhaltigkeit der Darmflora im Schnittpräparat nicht
bestimmbar ist, so gelten die nachfolgenden Erörterungen ausschließlich dem
Bakteriennachweis durch Züchtung.

1. Die Bakterienbefunde im Wurmfortsatz und ihre Bewertung.

So fanden z. B. Achard und Broca unter 20 Appendizitisfällen

Koli allein . . . . 7 mal
„ mit Streptokokken . . . . . 5 „
„ „ Pneumokokken . . . . . 1 „
„ „ Staphylococcus albus . . 1 „
„ „ Streptokokken und Sta-
phylokokken . . . . . . 1 „

Koli mit Saprophyten . . . . . . 2 mal
Streptokokken und Bacillus aero-
genes . . . . 1 „
Staphylococcus aureus . . . . 1 „
unbestimmte . . . . 1 „

Eccles fand

Koli in . . . . 94 %
Pyocyaneus in . . . . . 0,5 %
Prodigiosus in . . . . 0,5 „
Staphylokokken in . . . 1,5 „
Streptokokken in . . . 1,5 „ der Fälle.

Kretz fand in den Frühstadien der Infektion ganz überwiegend Streptokokken, in den späteren Stadien verschiedenste andere Bakterien. Anaerobe Keime wurden hervorgehoben von Veillon und Zuber, die solche bei Appendizitis stets fanden, und zwar in Reinzucht oder zugleich mit Koli und Streptokokken. Ferner untersuchte Brütt Bauchfellergüsse von 107 operierten Fällen. Er fand bei den mit Gangrän und Durchbruch einhergehenden Fällen im stinkenden perityphlitischen Eiter nahezu regelmäßig anaerobe Streptokokken neben Bact. coli und seltener anaerobe Stäbchen und macht sie für den schweren Verlauf verantwortlich. Der serös-eitrige Erguß enthielt in 61 % lediglich Bact. coli, in 14 % war er keimfrei; klarer Erguß war stets keimfrei. Ganz verschiedene Bakterien, meist Koli, dann Streptokokken und Pneumokokken, fand van Gieson. Fonio fand bei Frühstadien der Appendizitis sowohl die Serosabeläge des Wurmfortsatzes als den Bauchfellerguß meist keimfrei. Abgesehen von diesen Untersuchungen größerer Reihen sind noch Einzelbefunde in entzündeten Wurmfortsätzen veröffentlicht worden, z. B. ein eigenartiger zur Gruppe der Gasbrandbazillen gehöriger Bazillus (Ukil und Weinberg).

Eine andere Gruppe von Forschern hat vergleichend die Bakterienflora des gesunden und des entzündeten Wurmfortsatzes untersucht. Hier ist besonders die Arbeit von Tavel und Lanz aus dem Jahre 1893 hervorzuheben. Sie fanden im gesunden Wurmfortsatz Bact. coli, Streptokokken, grampositive Diplokokken, dabei aber in leeren Wurmfortsätzen meist sehr wenig Keime. Hierzu kamen übrigens im ebenfalls untersuchten gesunden Kolon Proteusbazillen, Heubazillen, Pneumokokken, Staphylokokken und diphtherieähnliche Stäbchen.

Bei Appendizitis fanden diese Forscher

a) im Empyem [1] des Wurmfortsatzes: Diplokokken, Pneumokokken, Bact. coli,

b) in akuten periappendizitischen Abszessen: sehr verschiedenartige Keime, am häufigsten aber Streptokokken und Bact. coli,

c) im „ruhenden“ appendizitischen Abszeß: einmal Staphylococcus pyogenes citreus,

d) bei allgemeiner Peritonitis durch Appendizitis: Bac. pyocyaneus, Streptokokken, Pneumokokken, Bact. coli.

Hier ergibt sich, daß der Bakterieninhalt des gesunden und des entzündeten Wurmfortsatzes übereinstimmend aus Bact. coli, Streptokokken und grampositiven Diplokokken besteht. Besonders wesentlich ist, wie Kurt Meyer hervorhebt, daß nach Tavel und Lanz auch in den zahlenmäßigen Anteilen der einzelnen Bakterienarten zwischen gesunden und entzündeten Wurmfortsätzen kein Unterschied besteht.

---

[1] Hiermit ist bei Tavel und Lanz jeder eitrige Inhalt bei Appendizitis gemeint.

In einer späteren Arbeit ergänzen sie ihre Befunde dahin, daß, je stärker der Wurmfortsatz verändert war, um so weniger Bakterienarten nachweisbar wurden. 10% der erkrankten Wurmfortsätze waren sogar keimfrei, von den ruhenden Abszessen 75% (!), die gesunden Wurmfortsätze aber stets keimhaltig. Wo Bakterien vorhanden waren, war auch stets Bact. coli beteiligt.

Damit stimmt die Mitteilung von WINTERNITZ überein, der nur in einer gewissen Anzahl der erkrank en Wurmfortsätze mehrere Bakterienarten, in anderen aber nur eine Art fand (unter letzteren auch Influenzabazillen). Daß WINTERNITZ normale Wurmfortsätze keimfrei fand, wäre allenfalls so verständlich, daß er vielleicht nur kotfreie Wurmfortsätze untersucht hat.

Es sind im obigen eine Anzahl bakteriologischer Ergebnisse aufgezählt worden, deren Bedeutung für die Appendizitis sehr schwer zu beurteilen ist. Die bei Appendizitis gefundenen Bakterien werden zweckmäßig zunächst einmal in 2 Gruppen geteilt, nämlich in solche, die nur als seltenere Vorkommnisse bekannt sind, die Influenzabazillen, Bacillus pyocyaneus und Staphylokokken, und andererseits solche, die regelmäßige und häufige Befunde darstellen, nämlich Bact. coli, anaerobe grampositive Stäbchen und die bisher als Streptokokken und grampositive „Diplokokken" beschriebenen Keime.

Auf die erste Gruppe soll bei ihrer zahlenmäßigen Geringfügigkeit hier nicht eingegangen werden.

Die zweite Gruppe ist für die Frage, wie weit die gefundenen Bakterien als Erreger gelten können, von größerer Bedeutung.

Was die beschriebenen anaeroben grampositiven Stäbchen betrifft, so kommen der Bacillus ramosus und der Bacillus phlegmonis emphysematosae bzw. Bac. perfringens im Kot normalerweise vor. Diese sind als Gasbranderreger in anderen Organen bekannt, nicht aber im Wurmfortsatz, spielen jedoch nach WEINBERG, PRÉVOT, DAVESNE und RENARD eine Rolle beim Brandigwerden der Appendizitis; jener wird gelegentlich bei fötiden Prozessen gefunden.

Ebenso liegt der Fall bei dem Bact. coli. Dieses kann zwar gelegentlich krankmachend wirken, wie z. B. von den Harnwegen her bekannt ist. Aber im Wurmfortsatz wie im übrigen Dickdarm stellt es einen regelmäßigen Bewohner dar, und kann hier nicht ohne weiteres als Entzündungserreger angesprochen worden.

Ähnlich steht es mit den ebenfalls häufigen, bisher als Streptokokken und grampositive Diplokokken beschriebenen Keimen. Diese im Wurmfortsatz nachweisbaren grampositiven Kokken sind allerdings nach den Untersuchungen von KURT MEYER nicht mehr als Streptokokken und Pneumokokken anzusprechen, die ja auch sonst im unteren Darmgebiet nicht vorzukommen pflegen, sondern als Enterokokken. Die Enterokokken sind zwar nicht durch ihre Gestalt oder das Aussehen der Kolonien, wohl aber durch ihr homogenes Wachstum in Brühe, Äskulin- und Mannitspaltung, Unlöslichkeit in Galle und Lackmusreduktion gekennzeichnet, so daß ihre Abgrenzung gegen Streptococcus haemolyticus und Streptococcus viridans, sowie — durch die geringe Schädlichkeit für Mäuse — gegen Pneumokokken stets möglich ist (KURT MEYER und Mitarbeiter). Da nun die Enterokokken einerseits regelmäßige Darmbewohner sind, andererseits aber auch Krankheiten erregen können (z. B. Sepsis [französische Forscher, KURT MEYER]), so gilt für sie das, was über Bact. coli im Wurmfortsatz gesagt wurde[1].

Für die Erregernatur sowohl der Enterokokken wie der Kolibazillen im Wurmfortsatz gibt es solange keine Anhaltspunkte, als ein zahlenmäßiger Unterschied der Keime in gesunden und entzündeten Wurmfortsätzen nicht nachgewiesen werden kann. Nun liegen die bereits erwähnten Beobachtungen vor,

---

[1] Dies alles bleibt in ASCHOFFS neuestem Aufsatz (Med. Klinik 1928, 1660, Fußnote), in dem nunmehr die Enterokokken als Erreger aufgegriffen werden, unberücksichtigt; ebenso auch bei FERIZ, einem Schüler von LANZ.

daß in erkrankten Wurmfortsätzen die Mannigfaltigkeit der Keimarten abzunehmen scheint, so daß hier häufig nur noch eine Bakterienart nachzuweisen ist. Doch scheint es nicht gestattet, etwa diese Bakterienart dann als den „Erreger" anzusehen, da sie ebensogut die einzige sein kann, die sich trotz der Entzündung gehalten hat, während die anderen Bakterienarten im entzündlich veränderten Wurmfortsatz nicht gedeihen konnten. Für diese Auffassung spricht der Umstand, daß entzündete Wurmfortsätze einschließlich der Empyeme nicht selten keimfrei gefunden werden, kothaltige gesunde Wurmfortsätze dagegen niemals.

Unter diesen Umständen muß gesagt werden, daß alle bisherigen bakteriologischen Untersuchungen keinen Anhaltspunkt für eine Mitwirkung von Bakterien bei der Entstehung der Appendizitis gebracht haben (von etwaiger Beeinflussung des weiteren Verlaufs[1] durch Bakterien ist hier nicht die Rede, ebensowenig von der Beteiligung des Wurmfortsatzes an Tuberkulose, Ruhr [auch Amoebenruhr, PETZETAKIS], Strahlenpilzerkrankung [vgl. KAPLAN], Typhus usw.). Unbedingt widerlegt ist die Lehre von der bakteriellen Entstehung der Appendizitis allerdings hierdurch auch nicht, vielmehr besteht z. B. noch die Möglichkeit, daß nicht die Zahl und Mischung, wohl aber die Eigenschaften der Bakterien im Wurmfortsatz sich geändert haben könnten[2]. Der Stand wäre also — unter der Annahme. daß Bakterien überhaupt eine Rolle spielen — auch heute noch so, wie er vor 20 Jahren in den auch von KURT MEYER aufgeführten Sätzen ASCHOFFS zum Ausdruck kam: „Solange wir über die feineren chemischen Vorgänge in den Geweben und Flüssigkeiten, welche eine Virulenzsteigerung der Bakterien oder eine Herabsetzung der vitalen Energie der Gewebe begleiten, noch so wenig wissen wie heute, ist es müßig, darüber zu diskutieren, wieweit im einzelnen die Zirkulationsveränderung, vielleicht auch die Veränderung des Inhaltes durch Eindickung oder Verdünnung auf die Bakterien einwirkt." Noch schärfer hat sich 1909 bereits W. BRÜNN ausgedrückt, indem er sagte: „Daß dieser Prozeß bakteriellen Ursprungs ist, ist noch niemals gelungen nachzuweisen."

Wie sicher jedoch manchen Klinikern der bakterielle Boden der Appendizitis erscheinen muß, läßt sich aus der Serumbehandlung der Appendizitis schließen, die HILGERMANN und POHL bei den durch Streptokokken, Pneumokokken und Diphtheriebazillen (!) hervorgerufenen Fällen anwenden.

Die Sicherheit mit der eine bakterielle Ursache der Appendizitis trotz der fehlenden Beweise allgemein angenommen wird, sieht man unter anderem auch an dem oben erörterten, von HELLY aufgestellten Begriff der „ruhenden Appendizitis". Hier wurde offenbar der in der Bakteriologie berechtigte Begriff der ruhenden Infektion zu dem unhaltbaren Begriff einer ruhenden Entzündung umgeprägt. Wenn nach all diesem die Frage der bakteriellen Entstehung der Appendizitis offen bleiben muß, so herrscht doch mit wenigen Ausnahmen bei den Autoren die Meinung, daß Bakterien bei ihr eine wichtige Rolle spielen.

2. Der etwaige Infektionsweg (hämatogene oder enterogene Entstehung).

Unterstellt man die Hypothese der Bakterienbeteiligung als richtig, so erheben sich die Fragen nach der Eintrittspforte und den Verbreitungswegen der

---

[1] Klinisch beobachtete Schüttelfröste (vgl. MARTENS) beweisen keinen örtlich-bakteriellen Beginn.

[2] In dieser Richtung würden die eigenartigen, nicht wieder bestätigten Beobachtungen von DIEULAFOY liegen. Er züchtete in einem Fall von akuter Appendizitis sowohl aus dem Gebiete vor als hinter dem Verschluß Kolibazillen. Aber während 6 Meerschweinchen, denen Kolibazillen aus dem proximalen Teil eingespritzt wurden, am Leben blieben, starben die 6 Meerschweinchen, die Kolibazillen aus dem geschlossenen distalen Teil erhalten hatten.

angenommenen Erreger. Die Erörterungen hierüber lassen sich kurz kennzeichnen als hämatogene und enterogene Auffassung. Diese beiden Bezeichnungen sagen, daß die Bakterien entweder von der Darmlichtung aus in die Schleimhaut des Wurmfortsatzes eindringen, oder aber auf dem Blutwege in eine beliebige Schicht.

Die Lehre von der hämatogenen Infektion wurde 1901 von ADRIAN begründet und von KRETZ (1906) ausgebaut. Diese Lehre stützt sich einerseits auf die Blutungen im Bereich der Lymphknötchen des Wurmfortsatzes, die als embolisch gedeutet werden, andererseits auf die Beobachtung, daß in vielen Fällen der Appendizitis eine Allgemeinerkrankung oder eine andere Herderkrankung voraufgeht oder gleichzeitig mit ihr abläuft, und zwar besonders Anginen. Von den Blutungen im Wurmfortsatz ist bereits (S. 509) ausführlich die Rede gewesen; die Vor- oder Begleitkrankheiten, einschließlich der Mandelentzündung werden später besprochen. Als in den Verhandlungen der Deutschen Pathologischen Gesellschaft 1910 KRETZ seine Anschauungen vertrat, gaben in der Aussprache ASCHOFF, BEITZKE, WEICHSELBAUM, SCHMORL, OBERNDORFER die Möglichkeit einer embolischen Entstehung nur für einzelne Fälle zu; LUBARSCH vermißte den sicheren Beweis, da er in frischen Fällen im Blut keine Bakterien gefunden hatte; SCHMORL wies noch darauf hin, daß bei septischen Vorgängen embolische Herde in den Lymphknötchen des Dünn- und Dickdarms nicht allzu selten wären, daß sie aber in den Lymphknötchen des Wurmfortsatzes außerordentlich selten aufträten. In ähnlichem Sinne hatte OBERNDORFER die Frage aufgeworfen, wie es sich bei embolischer Entstehung erklären sollte, daß gerade die Lymphknötchen des Wurmfortsatzes und niemals zugleich die ihnen völlig entsprechenden Lymphknötchen des übrigen Darms ergriffen würden.

Die Gegner der hämatogenen Lehre — also besonders ASCHOFF — machen außer den Einwendungen gegen die Blutungen geltend, daß sichere Emboli nie gefunden seien, und daß der keilförmige Primärinfekt dann entsprechend der Blutgefäßausbreitung eine nach der Serosa gerichtete Spitze zeigen müßte.

Was die enterogene Lehre betrifft, so werden diejenigen Umstände, welche etwa den anwesenden Bakterien das Eindringen in die Schleimhaut ermöglichen könnten (Kotstauung, Kotsteine usw.), noch genauer erörtert werden. Rein bakteriologisch aber hat sich die Frage, ob hämatogen oder enterogen, seit kurzem durch die bereits erwähnten Untersuchungen KURT MEYERs mindestens zuungunsten der hämatogenen Auffassung entschieden. Für die hämatogene Infektion kamen nämlich unter den genannten Bakterienarten nur Streptokokken und Pneumokokken in Frage. Nun fand aber KURT MEYER unter 60 operierten Wurmfortsätzen (darunter 48 mit akuter, 12 mit sog. chronischer Appendizitis) in 58 Fällen grampositive Kokken, von denen die Reinzüchtung in 47 Fällen gelang, und von denen sich 44 als Enterokokken, die übrigen 3 als Streptococcus viridans erwiesen. Damit lassen sich die Ergebnisse von BAGGER und MICHELSEN vereinigen, die unter 160 Fällen von Appendizitis 87 mal Enterokokken fanden, ferner „32 mal Diplokokken, die wohl ebenfalls als Enterokokken anzusprechen sind, daneben allerdings auch 11 mal Streptokokken, über deren Eigenschaften sie aber keine näheren Angaben machten" (nach KURT MEYER). Da die Enterokokken im Darm heimische Keime sind, aber auf den Tonsillen z. B. nicht vorkommen, so geht daraus hervor, daß für alle Fälle mit Enterokokkenbefund die hämatogene Entstehungsmöglichkeit ausscheidet[1].

---

[1] Eine neue Verwicklung hat sich unterdessen dadurch ergeben, daß WALTER LÖWENBERG, ein Mitarbeiter KURT MEYERS, in der Rachenhöhle „Pharyngokokken" fand, die in einigen Merkmalen mit den Enterokokken übereinstimmen, auf Grund anderer Merkmale aber als besonderer — auch vom Viridans scharf zu trennender — Streptokokkentypus anzusprechen sind.

Das dürfte also für die große Mehrzahl all der Fälle gelten, bei denen früher angeblich Streptokokken oder Pneumokokken gefunden wurden.

Eine Minderzahl von Fällen gestattet allerdings auch heute noch vom bakteriologischen Standpunkt die Annahme einer hämatogenen Entstehung, so Fälle mit Influenzabazillen oder sicheren Pneumokokken. Was die 3 Fälle KURT MEYERs mit Streptococcus viridans betrifft, so sagt er hierzu, „daß es sich 2mal um Fälle chronischer Appendizitis handelte, bei denen keinerlei Anzeichen eines frischen entzündlichen Prozesses vorhanden waren. Für die Frage der Ätiologie der Appendizitis schalten diese Fälle somit aus. Der 3. Fall jedoch war eine akute phlegmonös-ulzeröse Appendizitis. Hier muß man allerdings die ätiologische Rolle des Streptococcus viridans in Erwägung ziehen. Ob man diesen Fall als hämatogen entstanden zu deuten hat, oder ob man ihn mit dem zwar seltenen, aber gelegentlich doch einmal zu beobachtenden Vorkommen von Viridans-Streptokokken im Darm erklären soll, muß dahingestellt bleiben“.

Wir betonen nochmals, daß alle Erörterungen über enterogene oder hämatogene Entstehung der Appendizitis auf der noch nicht bewiesenen Annahme von der bakteriellen Entstehung der Appendizitis überhaupt beruhen.

Nunmehr kommen wir zu den Einflüssen nichtbakterieller Art, die bei der Entstehung der Appendizitis eine hauptsächliche oder unterstützende Rolle spielen können.

II. Nichtbakterielle Faktoren.

1. Örtliche Faktoren.

a) Kotstauung.

Schon frühzeitig wurde als eine besonders wichtige örtliche, also im Wurmfortsatz gelegene Bedingung für die Entstehung der Appendizitis eine Stauung des Wurmfortsatzinhaltes angenommen. Als Ursache für diese Stauung kommen verschiedene mechanische Hindernisse proximal vom entzündeten Gebiet in Betracht, wie Fremdkörper, Kotsteine, umschriebene Schleimhautschwellungen, Narben, Knickungen. Wohl am weitesten gingen in der Bewertung dieser Dinge die französischen Forscher, welche in den neunziger Jahren die Lehre von der „cavité close“ begründeten. So sagte DIEULAFOY 1896: „L'appendicite est toujours le résultat de la transformation du canal appendiculaire en une cavité close“. Unter den deutschen Forschern hatten ASCHOFF und v. HANSEMANN am meisten den mechanischen, eine Inhaltsstauung begünstigenden Bedingungen eine Bedeutung beigemessen. Allerdings legt ASCHOFF den Schwerpunkt nicht auf „besondere Verlegungen des Lumens durch pathologisch gewucherte Schleimhautwülste und dergleichen, sondern nur auf die physiologisch gegebenen Widerstände der Biegungsstelle“. Außer diesen Biegungen sieht ASCHOFF auch die zwischen den Längsfalten der Schleimhaut liegenden Buchten als wichtig für den Ort der Entzündung an. Die Tatsache, daß die akute Entzündung so oft dicht hinter einer Biegung beginnt (Abbildungen siehe ASCHOFF, Monographie, Tafel XV), kann aber unseres Erachtens auch mit einer reflektorischen Krümmung des Wurmfortsatzes als Folge der Entzündung in ihrem Randgebiet erklärt werden, besonders in Anbetracht der von RÖSSLE beobachteten und bereits S. 498 erwähnten starken Beweglichkeit des Wurmfortsatzes. Gegen die Lehre von der „geschlossenen Höhle“ als Ursache der Appendizitis hat sich PASCALE gewandt. Er betont, daß gerade die Dinge, die nach DIEULAFOY zur Bildung der cavité close führen, nämlich 1. akute Anschwellung der Schleimhaut durch Infektion, 2. Verengung durch Narben oder Verschluß durch umschriebene Verödung, nicht Entstehungsursachen der Appendizitis darstellen, sondern entweder Teilerscheinungen der bereits im Gange befindlichen Entzündung oder Folgezustände einer Entzündung sind. Noch weiter ist neuerdings SCHRIDDE gegangen. Weil er in kotgestauten Wurmfortsätzen nur in $3,5\%$ Entzündung fand, in Wurmfortsätzen ohne Kotstauung aber in $41,5\%$, so schließt er, daß die Glättung der Schleimhaut durch den Kotdruck (von ihm als Kotdruckatrophie bezeichnet) die Neigung zu Appendizitis vermindere und nur klinisch anfallsartige Erscheinungen erzeuge. v. HANSEMANN hat als Anhänger der Lehre von der „geschlossenen Höhle" die Stauung des Wurmfortsatzinhaltes auf das Bestehen einer GERLACHschen Klappe zurückgeführt. Daß diese Klappe nichts anderes als der Ausdruck des Winkels ist, unter dem der Wurmfortsatz vom Blinddarm abgeht und dementsprechend bei trichterförmigem Abgange fehlt, wurde bei der normalen Anatomie des Wurmfortsatzes erörtert (S. 487). Eine Stütze für die Bedeutung der Kotstauung bei der Appendizitisentstehung ist immerhin darin zu erblicken, daß bei trichterförmigem Abgange — wo ja Stauung nicht möglich ist — auch Appendizitis nicht beobachtet wird. In seiner neuesten Arbeit hat auch OBERNDORFER sich bedingungslos für die Bedeutung der Kotstauung im Wurmfortsatz eingesetzt: „Ohne Muskelinsuffizienz des Wurmfortsatzes kommt eine Wurmfortsatzentzündung nicht vor." Gegen die Wirkung der Kotstauung ist andererseits eingewendet worden, daß wochenlanges Verharren von Röntgenbrei im Wurmfortsatz keine Entzündung zu erzeugen pflege (MAX COHN).

Eine nicht genauer umschriebene Rolle für die Entstehung der Appendizitis sollen stark entwickelte Lymphknötchen im Wurmfortsatz spielen (KLEMM, WAETZOLD, J. BAUER, FR. KRAUS, MILOSLAVICH, P. RENN), wobei Übereinstimmungen mit den Mandeln (SAHLI) und Vorstellungen aus der Lehre vom Status lymphaticus sowie mechanische Vorstellungen herangezogen werden. Erörterungen hierüber erübrigen sich an dieser Stelle nach alledem, was über die Schwankungen des lymphatischen Gewebes im Wurmfortsatz bereits ausführlich auseinandergesetzt worden ist (S. 493—495).

b) Fremdkörper einschließlich Kotsteine.

In der Anfangszeit der Appendizitisforschung nahm man an, daß die meisten Fälle von Appendizitis durch Fremdkörper verursacht würden, und zwar hauptsächlich durch verschluckte Kirschkerne. Später hat sich herausgestellt, daß unter der großen Zahl von Appendizitisfällen nur verhältnismäßig wenige Fälle Fremdkörper im Wurmfortsatz enthalten. Allerdings ist die Zählung solcher Fälle dadurch erschwert, daß in der Literatur manchmal die Kotsteine mit zu den Fremdkörpern gerechnet werden, manchmal nicht. Ferner dadurch, daß die Abgrenzung von Kotsteinen gegen eingedickte Kotbröckel unscharf ist. Neuerdings hat sich nun gezeigt, daß die überwiegende Zahl der Kotsteine als Kern Fremdkörper enthält.

Es sind also zu unterscheiden:
1. verschluckte nackte Fremdkörper,
. 2. Kotsteine mit Fremdkörpereinschluß,
3. reine Kotsteine.

α) Verschluckte nackte Fremdkörper.

Als verschluckte Fremdkörper wurden gefunden Metall-, Glas-, Emaille-, Porzellansplitter, Schrauben (KELLING), Hemdenknöpfe, Nadeln, Schrotkörner (bis zu 122 Stück nach LEWIS), Kieselsteinchen, Obst-, Gemüse- und Gewürzkerne, Pflanzenfasern und -dornen, Fleischreste, Gräten, Knochen, Borsten, Zähne sowie Haare von Tieren oder vom menschlichen Körper. (Neueste Zusammenstellung bei TOBLER.) Absonderlich ist der Befund von metallischem Quecksilber (RHEINDORF). Auch der Befund von parasitischen Würmern, Stücken oder Eiern von solchen gehört hierher, wird aber wegen mancher Eigentümlichkeiten gesondert besprochen.

Verschluckte Fremdkörper ohne Anlagerung von eingedicktem Kot werden entweder ohne Beschädigung der Wand angetroffen, oder sie machen Druckgeschwüre. In verschiedenen Fällen wurden Schrotkörner zum Teil in großer Zahl im Wurmfortsatz nachgewiesen, die lange Zeit in ihm gelegen hatten, ohne Entzündungserscheinungen zu verursachen (LEWIS, SONNENFELD, MAX COHN). SPRENGEL betont, daß rundliche Fremdkörper weniger Schaden anrichten als spitzige, die sich in die Wand einspießen. Er selbst hat merkwürdigerweise weder am Lebenden noch an der Leiche jemals Fremdkörper — außer Kotsteinen und Würmern — im Wurmfortsatz gefunden. Unsere Abb. 32 zeigt einen Wurmfortsatz, der bei einem 53jährigen Manne operativ entfernt wurde und zwischen mittlerem und distalem Drittel einen Zahn enthielt; dieser Zahn hatte mit seinem Wurzelteil die Wand des Wurmfortsatzes durch**bohrt**.

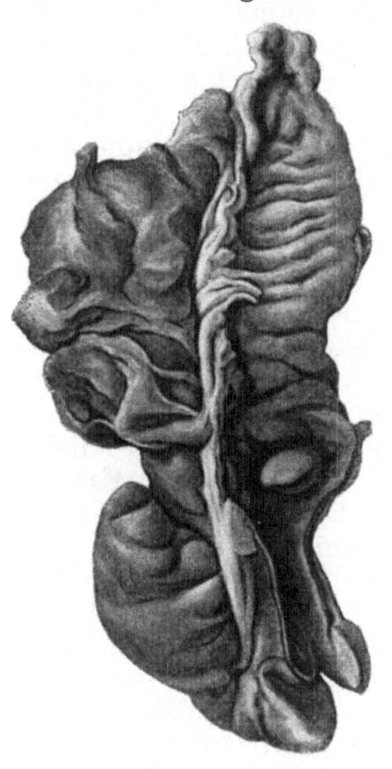

Abb. 32. Durchbohrung der Wurmfortsatzwand durch einen verschluckten Zahn, 53jähr. Mann. (Sammlung Prof. L. PICK, Krankenhaus im Friedrichshain, Chir. 109/1910). Natürl. Größe.

β) Kotsteine.

Ebenso wie die genannten Fremdkörper werden auch Kotsteine sowohl in gesunden als in entzündeten Wurmfortsätzen gefunden, wie schon MERLING (1836) bemerkte. Die Entstehung des Kotsteines im Wurmfortsatz stellt sich SPRENGEL folgendermaßen vor. Bei bestimmtem Füllungs- und Zusammenziehungsgrad des Blinddarms und Wurmfortsatzes füllt sich dieser mit Kot. Ist der Kot, wie meistens, breiig, so bleibt ein Rest zurück, der sich eindickt und durch die Peristaltik hin- und hergeschoben wird. Der Kotballen formt sich so zum Stein. Die fortgesetzte Schleimhautabsonderung führt zu Neuanlagerung von Schleim und Kot, also zu Wachstum und Abglättung des Steines.

Am häufigsten sind Steine von Kirschkern- bis Bohnengröße; taubeneigroße Steine sind hier und da beschrieben worden. VOLZ hat bereits 1843 mit Recht zwischen den weichen oder halbfesten Kotballen einerseits unterschieden, die nicht geschichtet und von brauner Farbe sind, und den eigentlichen festen Kotsteinen andererseits, die konzentrisch geschichtet und gelbgrau sind. Es erhebt sich damit die ganz allgemeine Frage, von welchem Härtegrade an eine geformte Kotmasse im Wurmfortsatz als Kotstein zu bezeichnen ist. Durch Ausdehnung dieser Bezeichnung auch auf weichere Gebilde erklären sich offenbar die sehr hohen Prozentzahlen, die die meisten Untersucher für das Vorkommen von „Kotsteinen" im Wurmfortsatz nennen. So gibt RIBBERT an, sie in 10% der Leichenwurmfortsätze gefunden zu haben. R. NEUMANN gibt an, daß von 1847 herausgeschnittenen Wurmfortsätzen mindestens 544 Wurmfortsätze Kotsteine enthielten, das sind 29%. SPRENGEL kommt sogar auf $48{,}6\%$ kotsteinhaltige unter seinen operierten Wurmfortsätzen. Dagegen hat RHEINDORF, dessen Darstellung wir nunmehr folgen wollen, sich mit voller Schärfe gegen die Vermengung der Begriffe „Kot" und „Kotstein" gewendet. Ebenso wie zwischen weichem und festem Kot fließende Übergänge bestehen, so auch zwischen festem Kot und dem Kotstein. Für die Bezeichnung Kotstein muß maßgebend sein: 1. die Härte — bedingt durch Wasserentziehung und Kalkablagerung —, 2. die Schichtung — als Beweis für das Wachstum im Wurmfortsatz, — 3. die Größe, die $^3/_4$ cm nicht unterschreiten soll, weil nur dann ein Eintritt aus dem Blinddarm auszuschließen ist. Wo eine Entscheidung zwischen Kot und Kotstein nicht sicher möglich ist, soll man sich nach RHEINDORFs Vorschlag auf eine Beschreibung des Tatbestandes beschränken. Wenn man verlangt, daß sich ein Kotstein durch Härte, Schichtung und Größe auszeichnen soll, dann muß man sagen, daß „das Wort Kotstein in den meisten Fällen zu Unrecht gebraucht" wird. Bei Einrechnung von bloßem Kot könnte man, wie RHEINDORF mit Recht bemerkt, an Leichenwurmfortsätzen leicht auf 60—70$^0/_0$ positiver Fälle kommen, während große, harte, geschichtete Kotsteine so gut wie nie an der Leiche gefunden werden.

Chemisch setzen sich die Kotsteine zusammen aus Kalziumphosphat, Kalziumkarbonat, Magnesiumphosphat, Spuren von Chloraten und Sulfaten. Die Menge des Alkohol-Ätherextraktes (einschließlich Cholesterin) schwankt ebenso wie die der übrigen organischen Bestandteile. (Kolloidchemische Erörterungen vgl. TOBLER.) Nach v. BRUNN und LOCKWOOD ist noch der große Anteil von Bakterienleibern am Aufbau der Kotsteine zu beachten, was aber bei dem Bakterienreichtum des Kotes nicht weiter verwunderlich ist. Morphologisch besteht der Kotstein nach RIBBERT innen aus verhärtetem Ko , außen aus Schleim mit reichlichen Leukozyten und abgestoßenen Epithelien, an denen man noch Kernfärbung erzielen kann. Im Innern des festen kotigen Kernes können nach SPRENGEL mannigfache Fremdkörper, wie Pflanzenfasern, Parasiteneier und Haare stecken. Man könne dann ähnlich wie bei den Harnblasensteinen von „Inkrustationen" sprechen, doch sei die Rolle der Fremdkörper nur eine gelegentliche und weniger wichtig als die des Kotkernes. MAX COHN hat darauf aufmerksam gemacht, daß neuerdings wiederholt eingedickter Wismutbrei nach Röntgenuntersuchungen als Kotstein angesprochen worden ist. Über Kotsteine im Röntgenbild vgl. auch HAAS.

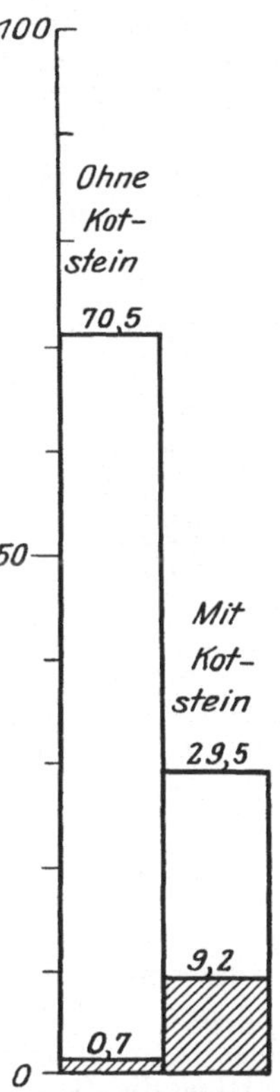

Abb. 33. Häufigkeit des Zusammentreffens von Kotsteinen und Härchen im Wurmfort atz in Prozenten, die Härchen schraffiert (graphisch dargestellt nach den Zahlen von R.NEUMANN).

Dem ursächlichen Zusammenhang zwischen Kotsteinbildung und Fremdkörpern hat nun LUDWIG PICK mit seinem Schüler RUDOLF NEUMANN eine größere Untersuchung gewidmet. Es stellte sich dabei heraus, daß unter den Fremdkörpern im Wurmfortsatz die Härchen eine zahlenmäßig so überragende Rolle spielen, daß nur sie statistisch ausgewertet werden konnten. L. PICK und NEUMANNs Material bestand in 1847 operierten Wurmfortsätzen. Von diesen hatten 544 (= 29$^0/_0$) Kotsteine. Von der Gesamtzahl der Wurmfortsätze enthielten Härchen 184 (= 9,9$^0/_0$), und zwar waren 170 mal (= 9,2$^0/_0$) die Härchen in Kotsteine eingeschlossen, während 14 mal (= 0,7$^0/_0$) die Härchen in kotsteinfreien Wurmfortsätzen vorkamen.

Dies veranschaulicht unsere graphische Darstellung (Abb. 33):

Wie man sieht, treffen Kotsteine und Härchen nicht nach der bloßen Wahrscheinlichkeit zusammen. Denn da ungefähr jeder dritte Wurmfortsatz einen

Kotstein, jeder zehnte Haare enthält, so würde zufälliges Zusammentreffen nur bei jedem dreißigsten zu erwarten sein. In Wirklichkeit hat aber jeder Zehnte beides, das ist das Dreifache der bloßen Wahrscheinlichkeit; es ist somit ein ursächlicher Zusammenhang anzunehmen. Ob aber die Härchen zur Steinbildung führen, oder ob die Steine ein Haften der Härchen bewirken, läßt sich statistisch nicht ablesen.

Was die Art der im Wurmfortsatz auffindbaren Haare betrifft, so hatten die früheren Untersucher sie hauptsächlich als Zahnbürstenborsten (Schweineborsten) oder abgebissene Barthaare angesprochen (Literatur siehe bei R. Neumann). Nach L. Pick und Neumann erwiesen sich die Haare zu $80^0/_0$ als menschliche Haare, zu $3,6^0/_0$ als Schafwolle, zu $0,6^0/_0$ als Schweineborsten und zu $15,9^0/_0$ als Haare von Pferd, Rind, Hund oder Katze. Die menschlichen Haare scheinen im allgemeinen Wimpern oder Augenbrauenhaare gewesen zu sein, da sie für männliche Barthaare zu zart waren.

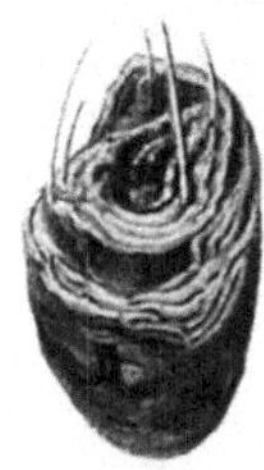

Abb. 34. Quer durchgebrochener, geschichteter Kotstein mit Härchen in den mittleren Schichten. (Sammlung von Prof. L. Pick, Krankenhaus im Friedrichshain P. V. 489, op. 12. 6. 1924.) Vergr. 2 : 1.

Solche Härchen fanden Pick und Neumann am weitaus häufigsten in der Einzahl, gelegentlich aber auch in der Mehrzahl (bis zu 11), meist in der Längsrichtung des Steins gelegen, jedoch selten in der Achse. Sowohl die Abbildungen von Neumann als auch ein Stein, den wir aus der Sammlung von L. Pick abbilden (Abb. 34), zeigt die Lagerung der Haare in verschiedenen Schichten des Steines, nicht aber im Kern. Dieses Freibleiben des Kotkernes spricht unseres Erachtens bis zu einem gewissen Grade dafür, daß die Haare in den bereits gebildeten Kotstein während der Anlagerung neuer Schichten einbezogen werden. Das erinnert an die Anschauung von Holländer, der eine Einknetung der Haare in den Kotstein durch die Peristaltik annahm. R. Neumann neigt allerdings zu der Auffassung, „daß das Härchen den Kondensationspunkt für die zunächst noch breiigen Kotmassen abgegeben hat, die dann später durch Eindickung zum Kotstein geworden sind". Die Tatsache, daß nur jeder dritte Kotstein Härchen enthält, zeigt jedenfalls, daß es außer der von Neumann als besonders wichtig angesehenen Entstehungsweise noch andere Bedingungen der Kotsteinbildung geben muß, wie auch Neumann selbst betont.

Über die Bedeutung des Kotsteines für die Appendizitis gibt es, wie schon Sprengel darlegte, zwei Hauptmeinungen: nämlich

1. daß der Kotstein unmittelbar eine Appendizitis verursachen könne,
2. daß er nur einen verschlimmernden Faktor darstelle.

Die Erzeugung einer Appendizitis durch den Kotstein wurde besonders von älteren Untersuchern angenommen, so von Volz (1843), Bamberger, Lewis, Gerlach, Bierhoff, Schuberg. Riedel nahm an, daß in gewissen Fällen, wo erst schwere und dann leichtere Anfälle einander folgten, die ersten Anfälle „Kotsteinkoliken" seien.

Alle diese Untersucher nehmen an, daß der Kotstein erst auf die Schleimhaut drückt und sie dann geschwürig zerstört.

In neuerer Zeit hat sich dagegen allgemein die Auffassung durchgesetzt, daß der Kotstein lediglich einen verschlimmernden Einfluß auf die bereits ausgebrochene Appendizitis hat, und nur über die Art seiner Wirkung gibt es Meinungsverschiedenheiten.

Sprengel sagt mit Recht, daß die Wand des Wurmfortsatzes den Druck eines Kotsteines verträgt, ohne daß auch nur das Epithel geschädigt wird, und erklärt es für unmöglich, daß dann in anderen Fällen der Kotstein allein eine Entzündung erzeugen soll. Darüber hinaus ist von KRETZ und zeitweise auch von ASCHOFF geäußert worden, daß er sogar eine schützende Wirkung auf die ihm anliegende Schleimhaut ausübe. Als einzige, im Anfangsstadium der Appendizitis dem Kotstein zuzuschreibende Mitwirkung käme nach SPRENGEL in Betracht, daß er nach erfolgter Infektion die sonst mögliche Abschwellung der Schleimhaut hindere, so daß aus einer oberflächlichen nun eine tiefgreifende Appendizitis werde. Auch ASCHOFF, GOLDZIEHER sowie RENN und andere Chirurgen sind der Ansicht, daß der Kotstein sich besonders bei den schwereren Formen der Appendizitis findet. So sah GOLDZIEHER von 48 Kotsteinen 21 (= 43,7 $^0/_0$) bei phlegmonös-gangränöser Appendizitis, 7 (= 14,6 $^0/_0$) bei Appendicitis superficialis, 9 (= 18,7 $^0/_0$) im Ausheilungsstadium, 11 (= 23 $^0/_0$) bei vernarbter Appendizitis.

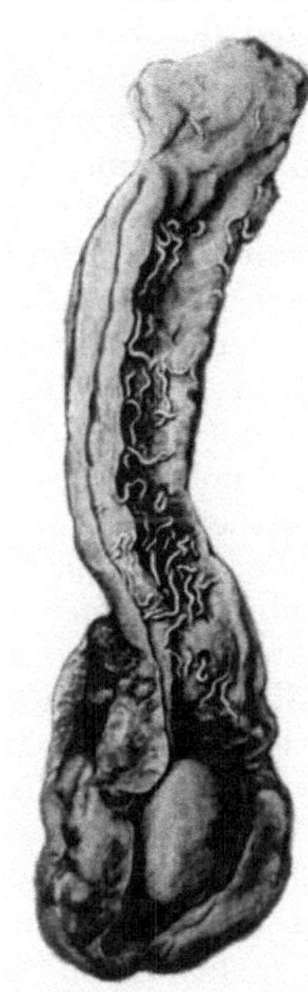

Abb. 35. Gangränös-eitrige Appendizitis mit Durchbruch am proximalen Ende des Kotsteines. Zahlreiche Oxyuren. 9jähr. Mädchen (Virchow-Krankenhaus E 1921). Natürl. Größe.

Die von RHEINDORF betonte und auch von uns beobachtete Tatsache, daß Kotsteine fast nur in entzündlich veränderten operierten Wurmfortsätzen, dagegen sehr selten in normalen Sektionswurmfortsätzen sich finden, spricht auch unseres Erachtens für einen Zusammenhang zwischen Entzündung und Kotsteinbildung. Wenn man nun mit SPRENGEL, WÄTZOLD und ASCHOFF ablehnt, daß der Kotstein die Ursache der Appendizitis ist, so kann er demnach nur ihre Folge sein, falls man nicht gleichgeordnete Ursachen für beides annehmen will. In Anbetracht dessen, daß man eine viel längere Dauer für die Entstehung eines Kotsteines als für die einer akuten Appendizitis annehmen muß, bleibt nur übrig, daß es sich bei dem so häufigen Zusammentreffen von Kotstein und akuter Appendizitis um Fälle von rückfälliger Entzündung handelt.

Immerhin ist so viel sicher, daß der Kotstein vorwiegend bei gangränöser und perforierender, also besonders schwerer Appendizitis gefunden wird und daher

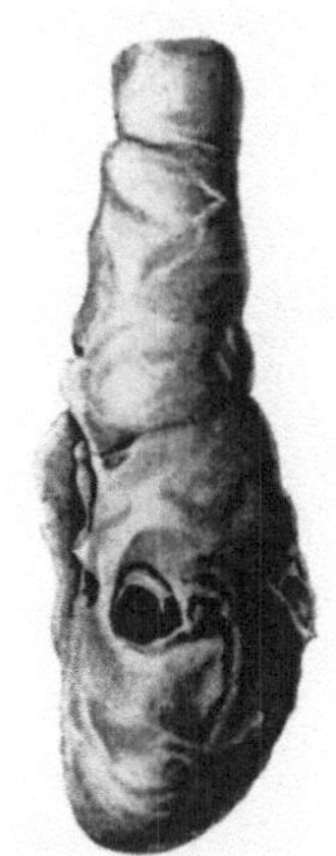

Abb. 36. Dreifacher Durchbruch der Wand eines Wurmfortsatzes durch einen Kotstein. Eitrig-fibrinöse Peritonitis, 6$^1/_2$jähriges Kind. (Sammlung von Prof. L. PICK, Friedrichshain 1910/19.) Natürl. Größe.

wohl einen verschlimmernden Einfluß ausübt. Die Wanddurchbrüche können vor, hinter oder an der Stelle, wo der Stein liegt, erfolgen. Unsere Abb. 35 zeigt in natürlicher Größe den exstirpierten Wurmfortsatz eines neunjährigen Mädchens, der im distalen Drittel von einer gangränös-eitrigen Appendizitis befallen ist. In diesem Endabschnitt befindet sich auch dicht vor der Spitze ein bohnengroßer Kotstein. An dieser Stelle ist die Lichtung deutlich erweitert, und die verdünnte Wand zeigt eine Durchbruchsstelle im Bereich des proximalen Poles des Steines. Über die im gleichen Wurmfortsatz vorhandenen Oxyuren vergleiche unten. Auf der Abb. 36 sieht man in natürlicher Größe den Wurmfortsatz eines 6$^1/_2$jährigen Kindes, in dessen distaler Hälfte ein Kotstein enthalten ist. Auch hier liegt der Wanddurchbruch bemerkenswerterweise im Bereiche des Kotsteines, und zwar sind drei getrennte Löcher entstanden.

Es ergibt sich also, daß der Kotstein weder als die alleinige Ursache einer Appendizitis anzusehen ist, noch als der „harmlose Geselle", sondern entweder als Anzeichen oder sogar als Mitbedingung für die Verschlimmerung der betreffenden Appendizitisfälle.

c) Parasitäre Würmer.

Die Schwierigkeiten in der Beurteilung belebter Erreger, die wir bei den Bakterien sahen, und die Fragen nach der mechanischen Wirkung der Fremdkörper, die besonders beim Kotstein erörtert wurden, finden sich vereinigt bei der Rolle der Würmer im Wurmfortsatz, und zwar besonders der Oxyuren. Oxyuren finden sich in manchen Wurmfortsätzen in so großer Zahl, daß es nahe lag, Schädigungen durch sie zu vermuten, wenn in dem gleichen Wurmfortsatz entzündliche Veränderungen bestanden (s. Abb. 35).

Da sie aber auch in gesunden Wurmfortsätzen auftreten, so ist die Rolle der Würmer von jeher verschieden beurteilt worden; so hat z. B. Metschnikoff in ihnen die Hauptursache der Appendizitis erblickt, während z. B. Sonnenburg die Möglichkeit des Zusammentreffens betonte (Geschichtliches siehe Rheindorf, Monographie Seite 6 ff.). Besonders bezüglich der Oxyuren hat sich die Frage nun so zugespitzt, daß Rheindorf in den durch Oxyuren gesetzten Schleimhautverletzungen die wichtigste Ursache der Appendizitis sieht, während Aschoff und seine Schüler die Oxyuren in der überwiegenden Zahl der Fälle als Nebenbefund anspre-

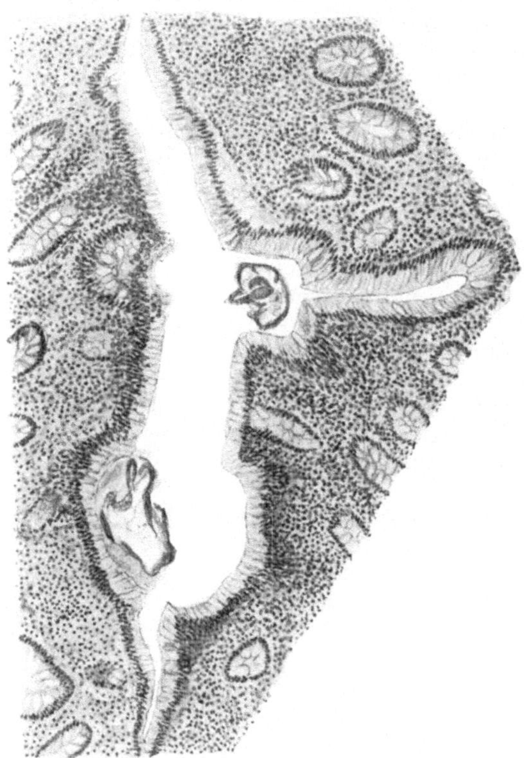

Abb. 37. Zwei Oxyurenquerschnitte in Schleimhautdellen ohne Epithelverletzung. Gelatineeinbettung (Krankenhaus Lankwitz E 344/1925). Eisenhämatoxylin-vanGieson. Vergr. 50 : 1.

chen, oder sie allenfalls als Ursache einer Pseudoappendizitis gelten lassen.

Die Entscheidung zwischen diesen Anschauungen ist zu erwarten einmal von der Deutung der morphologischen histologischen Befunde, zweitens vom statistischen Vergleich der oxyurenhaltigen und der entzündeten Wurmfortsätze.

α) Morphologisches.

Beginnen wir nun mit den morphologischen Verhältnissen.

Am eingehendsten hat sich mit den möglicherweise durch Oxyuren gesetzten Veränderungen A. Rheindorf beschäftigt. Er hat folgende histologische Bilder beschrieben und dabei den Schwerpunkt auf das Schleimhautepithel gelegt. Die geringste Veränderung besteht in einer bloßen Dellenbildung, die der weiche

Leib der Oxyuris dort bewirkt, wo sie der Schleimhaut oberflächlich anliegt. Wenn sich aber die scharfe Kutikularleiste in die Schleimhaut drückt, so bildet sich ein keilförmiger „Epitheldefekt". Beides wird als rein mechanische Fremdkörperwirkung aufgefaßt. Damit kann man sich einverstanden erklären. Auch wir haben solche Druckwirkungen der Oxyurenleiber auf das Epithel beobachtet, wie aus der Abb. 37 hervorgeht. Hier sieht man an einem in Gelatine eingebetteten Schnitt zwei Oxyuren in Schleimhautdellen; bei der schräg getroffenen ist das Epithel etwas abgeflacht, aber nirgends ist es unterbrochen.

Ob man die von RHEINDORF (Abb. 2 der Monographie) beschriebene etwas spitzere, durch den Kutikularsaum der Oxyuris hervorgerufene Epitheldelle als „Defekt" bezeichnen darf, erscheint aber fraglich. „Beginnende Karyolyse des Epithels" als Beweis hierfür scheint uns jedenfalls für die vorliegende Fragestellung eine Überfeinerung der histologischen Diagnostik zu sein. Das gleiche gilt für die Dinge, die RHEINDORF als Zeichen chemisch-toxischer Epithelschädigung anführt, nämlich „unscharfe Begrenzung des Epithelprotoplasmas", Karyolyse und Pyknose der Kerne. Bemerkenswerter wäre der von RHEINDORF als stärkster Grad der Epithelschädigung geschilderte beginnende oder völlige Verlust des Schleimhautepithels in der Nachbarschaft des Parasiten.

Außer diesen oberflächlichen Veränderungen werden nun noch tiefer in die Schleimhaut führende Risse oder Kanäle beschrieben, die RHEINDORF sämtlich als Wurmkanäle bezeichnet, weil er gelegentlich in ihnen Oxyuren liegen sah.

Sowohl das örtliche Zugrundegehen des Oberflächenepithels als die „Wurmkanäle" RHEINDORFs sind nun von ASCHOFF zwar nicht ausnahmslos, aber doch zum großen Teil als Kunstprodukte bezeichnet worden, die nichts mit Oxyuren zu tun hätten. ASCHOFF konnte nämlich zeigen, daß die Zahl und Art der Lücken vor allem von dem Einbettungsverfahren abhängt, weniger von der etwaigen Anwesenheit von Oxyuren. Wenn statt der von RHEINDORF ausschließlich benutzten Paraffineinbettung die bedeutend schonendere Gelatineeinbettung angewandt wurde, so verringerte sich die Zahl der Epithellücken und Schleimhautspalten bedeutend. Auch unsere Abb. 37 zeigt, wie sich infolge der Gelatineeinbettung das Epithel lückenlos erhalten ließ, obwohl Oxyuren es eingebuchtet haben, und obwohl weder bei der Operation noch bei der Fixation derartig weitgehende Vorsichtsmaßnahmen getroffen wurden, wie sie RHEINDORF für nötig hält.

Was die von RHEINDORF und ebenso von GOLDZIEHER als Wurmkanäle bezeichneten Spalten betrifft, so ist das Vorkommen solcher durch Würmer gebohrten Gänge allgemein anerkannt, ebenso das Wandern der Würmer im Gewebe und ihre schließliche Abkapselung in ihm. Da aber irgendwelche Spalten ungefähr in allen — in Paraffin eingebetteten — Wurmfortsätzen zu finden sind, und man nicht behaupten wird, daß in allen Wurmfortsätzen einmal Oxyurenbohrungen stattgefunden haben, so ist es offenbar unmöglich, Wurmkanäle von anderen Spalten (auch Kunstgebilden) zu unterscheiden, wenn man nicht den Parasiten in dem Spalt nachweisen kann. Dieser Nachweis ist also, wie auch EUGEN FRÄNKELs Schüler BECKER betont hat, notwendig, jedoch selbst nach RHEINDORFs Darstellung überaus selten zu erbringen. Wenn man nun wie RHEINDORF alle leeren Schleimhautspalten als Wurmkanäle deutet, so ist das — auch für Wurmfortsätze, die irgendwo Oxyuren enthalten — eine Hypothese, die weder bewiesen noch widerlegt werden kann, also aus der Erörterung ausscheiden muß. Der Kernpunkt der Frage liegt nunmehr darin, ob irgendwelche geweblichen Reaktionen auf das etwaige Eindringen von Oxyuren nachweisbar sind. Die oberflächlichen Epithelschädigungen sollen nun nach RHEINDORF entweder ganz ohne entzündliche Reaktionen bleiben. oder es finden sich am Epitheldefekt, meist in der Lichtung, einige Leukozyten,

Dieses Bild wird von Rheindorf als katarrhalische oberflächliche Appendizitis bezeichnet. Ebenso nennt Goldzieher die Oxyuren eine der wichtigsten Ursachen der Appendicitis superficialis catarrhalis, und zwar besonders der chronisch und schleichend verlaufenden Formen. Demgegenüber haben wir aber wiederholt auseinandergesetzt, daß eine Beziehung zwischen derart geringfügigen histologischen Befunden, wie sie die Appendicitis superficialis catarrhalis darstellt, und den Symptomen der klinischen Appendizitis nicht nachweisbar ist. Vor allem aber ist es durchaus zweifelhaft, ob die gewiß sehr häufig vorkommenden umschriebenen Epithelverluste im Wurmfortsatz (siehe Besprechung unserer Abb. 8) stets eine entzündliche Reaktion nach sich ziehen[1]. Sowohl Rheindorf als Goldzieher schuldigen für die oberflächliche Appendizitisform chemisch-toxische Einflüsse der Oxyuren an. Aber auch tiefer greifende phlegmonöse Appendizitisformen sollen nach Rheindorfs und Goldziehers Meinung von Oxyuren hervorgerufen werden, und zwar dadurch, daß ihre Bohrkanäle zur Eintrittspforte für Bakterien werden.

Nun waren wir bei der Besprechung der bakteriellen Faktoren zu dem Ergebnis gekommen, daß die Mitwirkung von Bakterien bei der Entstehung der Appendizitis eine unbewiesene Annahme ist. Alle Erörterungen über etwaige bakterielle Infektion von Bohrkanälen sind also schon deshalb hypothetischer Natur. Wie nun auch die ursächlichen Bindeglieder zwischen Oxyurenanwesenheit und phlegmonöser Appendizitis beschaffen sein mögen, so ist in histologischer Hinsicht der Nachweis einer geweblichen, entzündlichen Reaktion am Orte der als Bohrkanäle bezeichneten Spalten notwendig. Nun ist aber die Umgebung der angeblichen Bohrkanäle meist nicht leukozytenreicher als die übrige Schleimhaut, wie auch V. Becker bereits festgestellt hat. Läwen und Reinhardt erklären sogar für „charakteristisch für die Einlagerung lebender Oxyuren" das Fehlen „jeglicher reaktiver Entzündungsvorgänge und proliferativer Gewebsprozesse". Das Fehlen entzündlicher Reaktionen läßt aber doch wohl ganz andere Deutungen zu, als Rheindorf an seinen Präparaten gibt. So wird z. B. einmal von Rheindorf im Grunde eines Schleimhautrisses, ein kleiner Klumpen aus Leukozyten und Trümmern abgebildet (Abb. 15, S. 70 d. Mon.), den er für einen beginnenden Wandabszeß am Grunde eines Wurmkanales erklärt. Wir dagegen möchten den Klumpen deshalb eher für eingepreßten Kot halten, weil die Umgebung keine Zellvermehrung zeigt. Die Deutung des Risses als Wurmkanal bleibt aus den oben genannten Gründen unbewiesen. Nur die in der Tiefe abgestorbenen und verkalkenden Oxyuren führen — wie auch Aschoff anerkennt — gelegentlich zu kleinen umschriebenen Wandabszessen. Im ganzen aber sind auch nach Rheindorfs Angaben tiefe leukozytäre Reaktionen am Orte einer Oxyuris sehr selten. Einmal bildet Rheindorf (Abb. 22, S. 89 d. Mon.) die Auflösung von Oxyuren durch Leukozyten ab. Wo die von Rheindorf und von Goldzieher beschriebenen Wurmfortsätze Primärinfekte im Sinne Aschoffs oder ausgebildete Phlegmonen und zugleich Oxyuren enthalten, schließen diese Forscher auf Erzeugung der Entzündung durch die Oxyuren, obgleich sie keinen Fall mitteilen, in dem die Oxyuren im unmittelbaren Bereich dieser Entzündungen liegen. So bildet Rheindorf (Monogr. Abb. 36, S. 162) einen Aschoffschen Primärinfekt in einer Bucht ab und meint, daß in derselben Bucht ein Oxyurendefekt gelegen habe, der noch an der Epithelregeneration erkennbar sei. Oxyuren sind aber auf dem Bilde nicht zu sehen, und für Oxyurenlücken kennzeichnende Epithelregenerations-

---

[1] Jaroschka, ein Anhänger der Rheindorfschen Lehre, fand unter 100 operierten Wurmfortsätzen 28 oxyurenhaltige, unter diesen aber nur einen mit „Epithelbeschädigung durch Oxyuren" — und in diesem nichts Phlegmonöses!

formen gibt es nicht. In anderen Fällen, die von ihm als phlegmonöse Appendizitis bezeichnet werden, sieht man entweder Oxyuren in Schleimhautspalten (Monogr. Abb. 17, S. 75) oder nur Schleimhautspalten ohne Oxyuren (Monogr. Abb. 35, S. 65), doch zeigt gerade die Umgebung dieser Gebilde nach Abbildung und Text keine phlegmonöse Veränderung. RHEINDORF möchte diesen Mangel an örtlichem Zusammenhang so erklären, daß am Orte des Oxyurendefektes Infektionserreger nur eintreten, während die Eiterung erst weit ab von der Eintrittspforte erfolgt. Auch GOLDZIEHER fand in vier Fällen die Spalträume reaktionslos und etwaige Phlegmonen fern von ihnen. Z. B. (Protokoll Nr. 226) fand er proximal Querschnitte und Eier von Oxyuren, kleine keilförmige Schleimhautlücken und eigenartig gewundene Spalten; im mittleren Teil fand er keilförmige Schleimhautlücken, daneben einen Primärinfekt mit anschließender ganz frischer Phlegmone.

Wir würden also alle diese Zusammenhänge nur dann als bestehend anerkennen, wenn

1. die Schleimhautspalten durch darinliegende Parasiten als Wurmkanäle erwiesen wären,

2. wenigstens in einem Teil der Fälle um wurmhaltige Spalten herum eine entzündliche Gewebsreaktion nachweisbar wäre.

In diesen Forderungen bestärkt uns unter anderem ein von RHEINDORF selbst beigebrachter Fall, in dem eine Fischgräte eine umschriebene eitrige Appendizitis verursacht hat. Hier lag die Fischgräte tatsächlich in einem Schleimhautspalt, um den herum sich eine „lokale Abszeßbildung und herdförmige Phlegmone" entwickelt hat (Monogr. Abb. 42, S. 196).

Zusammenfassend müssen wir also sagen, daß nach den histologischen Befunden die Rolle der Oxyuren hypothetisch bleibt.

β) Statistisches.

In statistischer Hinsicht gestaltet sich die Frage nach dem Zusammenhang zwischen Oxyuren und Appendizitis so:

1. Wie groß ist unter den zur Untersuchung gelangenden Wurmfortsätzen der Prozentsatz oxyurenhaltiger Wurmfortsätze?

2. Wie groß ist unter den zur Untersuchung gelangenden Wurmfortsätzen der Prozentsatz mit entzündlichen Veränderungen?

3. Entspricht der Prozentsatz der Wurmfortsätze, die gleichzeitig Oxyuren und entzündliche Veränderungen enthalten, der Erwartung bei bloß zufälligem Zusammentreffen oder nicht?

Die Untersuchung von BRAUCH an 81 operierten Wurmfortsätzen ergab nun folgende Zahlen (Tabelle von BRAUCH):

	A. oxyurenhaltige Wurmfortsätze 27 = 33,3 %	B. oxyurenfreie Wurmfortsätze 54 = 66,6 %
1. Normal	15	17
2. Akut entzündet	1	18
3. Frisch abgelaufene Entzündung	1	5
4. Alte abgelaufene Entzündung .	7	12
5. Periappendizitiden	2	—
6. Tuberkulöse Entzündung . . .	1	2

Für unsere Fragestellung entnehmen wir hieraus folgende Zahlen:

1. Prozentsatz oxyurenhaltiger Wurmfortsätze (27 Stück) 33,3% (unmittelbar aus der Brauchschen Tabelle entnommen).

2. Prozentsatz der Wurmfortsätze mit akuter oder frisch abgelaufener Entzündung: (Gruppe 2 und 3 in Spalte A und B zusammengezählt = 25 Stück) 30,8%.

3. Wahrscheinlichkeit des Zusammentreffens für Oxyuren und akute oder frisch abgelaufene Entzündung im gleichen Wurmfortsatz: 33,3% · 30,8% = 10,26% Wahrscheinlichkeit.

Die in Wirklichkeit gefundene Zahl des Zusammentreffens von Oxyuren und akuter oder frisch abgelaufener Entzündung beträgt nun 2 unter insgesamt 81 Wurmfortsätzen, das sind 2,5%.

Man sieht also, daß das beobachtete Zusammentreffen (2,5%) weit hinter dem auf Grund bloßer Wahrscheinlichkeit erwarteten (10,26%) zurückbleibt. Dies Zurückbleiben hinter der Erwartung läßt zunächst zwei Schlüsse zu, nämlich entweder, daß aus entzündeten Wurmfortsätzen die Oxyuren wegen der veränderten Lebensbedingungen auswandern, oder aber, daß die Oxyuren Symptome machen können, die dem klinischen „Appendizitisanfall" gleichen, und deshalb ebenso wie dieser zur Operation führen. In letzterem Falle müßte sich unter den wegen klinisch akuter Appendizitis entfernten Wurmfortsätzen eine Gruppe ohne histologische Entzündung, aber mit Oxyuren finden, die größer ist als am Leichenmaterial. Das trifft nun tatsächlich zu, wie die Untersuchungen von V. Becker gezeigt haben, deren Zahlenergebnisse noch später angeführt werden (siehe S. 565), so daß von beiden möglichen Schlüssen die Auswanderung der Oxyuren bei Entzündung des Wurmfortsatzes abzulehnen ist[1].

Auch Brauch war zu dem Ergebnis gekommen, daß in entzündeten Wurmfortsätzen nicht halb so oft Oxyuren gefunden wurden als im Durchschnitt aller Wurmfortsätze. Brauch legt übrigens bei seiner Berechnung die mit verschiedenen Methoden gewonnene Zahl oxyurentragender Menschen (25%) zugrunde, während wir die durch Brauchs anatomische Untersuchung gewonnene Zahl oxyurenhaltiger operierter Wurmfortsätze (33,3%) bevorzugt haben, da nur hier eine Trennung in Wurmfortsätze 1. mit Oxyuren, 2. mit entzündlichen Veränderungen, 3. mit beidem möglich war. Die Lage ist also nach dieser Berechnung die gleiche wie bei der Beurteilung der Bakterien: ebensowenig wie bei diesen liegt nach dem heutigen Stande unseres Wissens ein Anlaß vor, den Oxyuren eine Rolle bei der Appendizitis zuzuschreiben.

Gegen diese oben zugrunde gelegte Statistik lassen sich allerdings verschiedene Einwände erheben. Zunächst ist die Zahl von 81 Wurmfortsätzen der Brauchschen Aufstellung für eine statistische Verwendung recht gering. Versucht man die Zahlen anderer Forscher heranzuziehen, so z. B. von Rheindorf oder O. Hueck, so ergibt sich meist, daß in ihnen die für unsere Berechnung des Zusammentreffens von Oxyuren und entzündlichen Veränderungen im Wurmfortsatz notwendigen Unterlagen nicht vollständig genug angegeben sind. So enthält in der Rheindorfschen Monographie die Tabelle I (S. 109) lediglich 100 Fälle wurmhaltiger Wurmfortsätze. Aus der Tabelle II (S. 142—43) folgt, daß Oxyuren in nicht entzündeten Wurmfortsätzen etwa so oft (50%) gefunden wurden als in entzündeten (45%). Tabelle III (S. 148/149) ist, da nach der Überschrift nur wurmhaltige Wurmfortsätze eingetragen wurden, ebenso wie Tabelle I für die Frage des Zusammentreffens von Würmern und

---

[1] Bemerkenswert — wenn auch für unsere Frage ohne Einfluß — ist die Angabe von v. Drigalski und Koch, daß unter 100 früher appendektomierten Schulkindern und 100 nicht appendektomierten Schulkindern die gleiche Anzahl Oxyurenträger zu finden war.

Entzündung nicht verwertbar. Die Zahlen von BECKER gestatten zwar keine Trennung zwischen Wurmfortsätzen mit frischen und alten entzündlichen Veränderungen, sind aber trotzdem für uns verwertbar. Wir haben allerdings zunächst im Anschluß an BRAUCH nur die Wurmfortsätze mit akuter oder frisch abgelaufener Entzündung als „entzündlich" gerechnet. Es könnte aber auch das Vorkommen von Oxyuren in Wurmfortsätzen mit alter abgelaufener Appendizitis auf einen Zusammenhang beider hindeuten. Ja, sogar eine Periappendizitis kann der einzige noch erkennbare Rest einer Appendizitis sein und müßte daher vielleicht mit eingerechnet werden. Zählt man nun in der Tabelle von BRAUCH dementsprechend die Gruppen 4. und 5. mit zu den entzündlich veränderten Wurmfortsätzen, so ergeben sich 46 entzündlich veränderte Wurmfortsätze $= 57\,^0/_0$; die oxyurenhaltigen waren 27 Stück $= 33,3\,^0/_0$. Die Wahrscheinlichkeit des Zusammentreffens wäre also $19\,^0/_0$, das wirkliche Zusammentreffen beträgt 11 Fälle $= 13,5\,^0/_0$.

Wertet man in derselben Weise die Zahlen von V. BECKER aus, so ergibt sich folgende Tabelle, die 115 operierte Wurmfortsätze umfaßt:

	A. oxyurenhaltige Wurmfortsätze 40 = 35%/0	B. oxyurenfreie Wurmfortsätze 75 = 65%/0
1. Normal	26	22
2. Akut entzündet	4	33
3. und 4. Frische und alte abgelaufene Entzündung	6	20
5. Fragliche Entzündung	4	—

Es ergeben sich also als frisch oder alt entzündlich veränderte Wurmfortsätze insgesamt $63 = 53\,^0/_0$. Die oxyurenhaltigen sind $40 = 35\,^0/_0$. Die Wahrscheinlichkeit des Zusammentreffens wäre also $19,3\,^0/_0$, das wirkliche Zusammentreffen beträgt 10 Fälle $= 8,7\,^0/_0$.

Diese Zahlen stimmen also merklich mit denen von BRAUCH überein. Der Arbeitsstoff von beiden Untersuchern, der zusammen immerhin 196 Wurmfortsätze umfaßt, ergibt also auch bei dieser denkbar weitesten Fassung der Gruppe „entzündlich veränderte Wurmfortsätze" keine Anhaltspunkte für eine ursächliche Rolle der Oxyuren.

Die bisherigen Erörterungen beschränkten sich streng auf die Frage, ob den Oxyuren eine Rolle bei der Entstehung der histologisch nachweisbaren, also phlegmonösen, ulzerösen oder vernarbten Entzündung des Wurmfortsatzes zukommt. Die Verquickung mit klinischen Gesichtspunkten ist dabei vermieden worden, weil — wie wiederholt betont — die Beziehungen zwischen den klinischen Symptomen („Anfall" usw.) und den histologischen Bildern unsicher sind, mithin eine weitere Unbekannte darstellen würden.

GOLDZIEHER allerdings schreibt (S. 139), man dürfe in Fällen mit klinischem Anfall nicht den Oxyurenbefund unberücksichtigt lassen, oder etwa die Blutungen oder Epithelverletzungen für künstlich erklären, weil man sonst als Pathologe „zur deutlichen Schadenfreude des Klinikers" keine Ursache für den Anfall angeben könne! Wir halten es dagegen für besser, die Lücken unseres Wissens zuzugeben.

Wenn nun auch jede Beziehung zwischen Oxyuren und histologisch nachweisbarer Appendizitis von uns abgelehnt wurde, so spricht andererseits manches dafür, daß Oxyuren den klinischen Symptomenkomplex der Appendizitis machen können.

Bereits METSCHNIKOFF glaubte beobachtet zu haben, daß sich „appendizitische Anfälle" beim Menschen, die Wurmeier im Stuhl hatten, fanden und nach Wurmkuren dann ausblieben. Im Sinne der Erzeugung derartiger klinischer Symptome wäre vor allem schon die bereits erwähnte Tatsache zu deuten, daß nicht entzündete operierte Wurmfortsätze in bedeutend höherem Maße

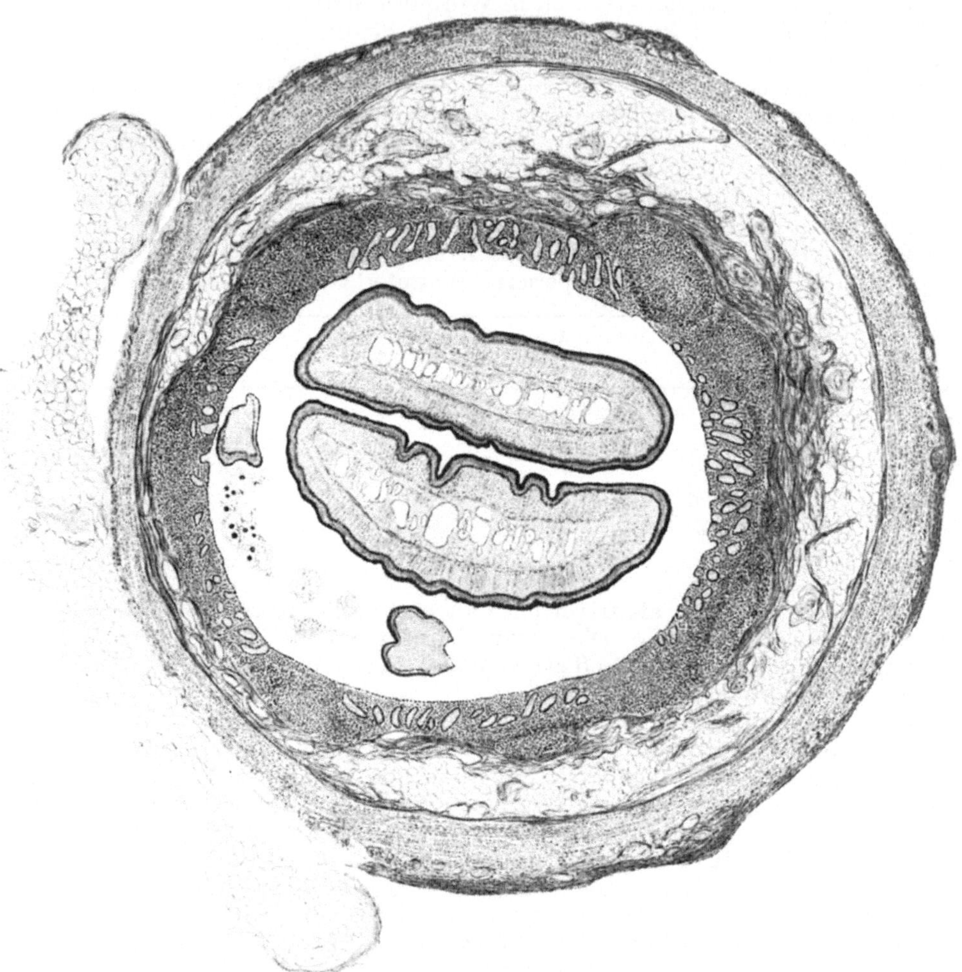

Abb. 38. Bandwurmglieder in der Wurmfortsatzlichtung. Epithel unbeschädigt. Schleimhaut durch Füllung abgeplattet (Virchow-Krankenhaus E 1328/1925). Van Gieson. Vergr. 13 : 1.

oxyurenverseucht sind als die nicht entzündeten Leichenwurmfortsätze. Fand doch V. BECKER bei Leichenwurmfortsätzen nur in 27 von 270 = 10% Oxyuren, bei nichtentzündeten operierten Wurmfortsätzen dagegen in 26 von 48 = 54%. W. H. HARRIS und BROWNE fanden unter 121 operierten Wurmfortsätzen 22 oxyurenhaltige und zweifeln nicht, daß die „chronische Appendizitis" durch die Oxyuren hervorgerufen wurde! Die möglicherweise durch die Oxyuren hervorgerufenen klinischen Symptome der Appendizitis ohne histologisch nachweisbare Phlegmone, Ulzeration oder Narben bezeichnet ASCHOFF und sein

Mitarbeiter Brauch als „Appendicopathia oxyurica" oder „Oxyuren-Pseudo-appendizitis, welche unter die große Kategorie der Pseudoappendizitiden fällt".

Außer den Oxyuren sind unter den Würmern noch die Trichozephalen und Askariden als beteiligt an der Entstehung der Appendizitis angeschuldigt worden. Urprünglich haben sogar unter den als Appendizitiserzeuger angeschuldigten Würmern die Trichozephalen eine größere Rolle gespielt als die Oxyuren (Metschnikoff). Unter anderem sehen auch Schiller und Dziembowski einen ursächlichen Zusammenhang zwischen Appendizitis und Trichozephaliasis, während z. B. Rostowzeff und Wirsaladze, Unterberger, Oberndorfer ihn ablehnen. Über histologische Einzelheiten der Wurmfortsätze, die Trichozephalen oder Askariden enthalten, gibt es kaum nähere Angaben. Girard gibt an, daß Trichozephalen Schleimhautwunden setzen können, welche die Eintrittspforte für Bakterien bilden. Die Untersuchungen von L. Pick über die Histologie der Trichozephalusinfektion beziehen sich auf den Darm im allgemeinen, aber nicht auf den Wurmfortsatz. Auch die Statistiken sind wegen des selteneren Vorkommens dieser Würmer im Wurmfortsatz noch weniger verwertbar als bei den Oxyuren. Allerdings scheint von manchen Forschern eine Häufigkeit der Trichozephalen im Wurmfortsatz beobachtet zu sein, die der der Oxyuren vergleichbar ist. So fand Rheindorf unter 335 Soldatensektionen 11 mal einen Trichozephalus, 22 mal Oxyuren im Wurmfortsatz, Askariden keinmal, obgleich in den Därmen dieser Leichen Askariden oft vorhanden waren. Rheindorf ist geneigt, nächst den Oxyuren in zweiter Linie auch den Trichozephalen und ausnahmsweise auch den Askariden eine Rolle für die Entstehung der Appendizitis zuzusprechen, und behauptet, daß auch diese Würmer Schleimhautzerstörungen hervorrufen könnten. Alles über die angeblichen Oxyurenbohrkanäle von uns Gesagte würde dann zunächst auch für diese Würmer gelten. Renn glaubt, daß zwar nicht Oxyuren und Trichozephalen das histologische Bild der Appendizitis zu erzeugen vermöchten, wohl aber Askariden durch ihre Toxine. Er stützt sich hierbei lediglich auf den von Weinberg und Julien erbrachten Nachweis, daß Pferdespulwürmer resorbierbare Toxine und anschließende Immunität hervorrufen — eine Tatsache, die mit der Erzeugung einer menschlichen Wurmfortsatzentzündung unseres Erachtens in keiner erkennbaren Beziehung steht.

Außer den Rundwürmern (Nematoden) finden sich, wenn auch selten, Bandwurmglieder im Wurmfortsatz. Unsere Abb. 38 zeigt den Querschnitt eines Wurmfortsatzes mit den Durchschnitten zweier Bandwurmglieder in der Lichtung. Es liegen noch Bruchstücke von Bandwurmgliedern und ein Häufchen Eier in der Lichtung. Die Schleimhaut ist durch die Füllung abgeplattet, aber das Schleimhautepithel ist unverletzt und weder in der Lichtung noch in der Wand besteht Leukozytenexsudation.

Sprengel gibt an, einmal eine Appendicitis acuta simplex, die „durch" eine Bandwurmproglottide erzeugt worden sei, beobachtet zu haben.

d) Gewalteinwirkungen (Traumen).

Fälle von sog. „traumatischer Appendizitis" sind in beträchtlicher Zahl mitgeteilt worden. Besonders in der älteren Literatur, also vor Sprengels Monographie, wurde ein erheblicher Bruchteil von Wurmfortsatzentzündungen auf Traumen zurückgeführt (nach Fitz etwa 5 $^0/_0$, nach Hawkins etwa 9 $^0/_0$, Mynter etwa 3 $^0/_0$, M. Neumann etwa 7 $^0/_0$, Nordmann etwa 1 $^0/_0$). Fürbringer hatte 1900 die Literatur zusammengestellt und dabei folgende Fälle aufgezählt:

1. Ein Wurmfortsatz mit latenter Appendizitis kann durch Trauma zur Perforation gebracht werden.

2. Ein nichtentzündeter Wurmfortsatz kann geschädigt werden, a) wenn er einen Kotstein oder Fremdkörper enthält, b) auch wenn er leer ist.

Am weitesten geht die letzte dieser Behauptungen, daß ein normaler, kotsteinfreier Wurmfortsatz sich durch ein Trauma entzünden könne. Alle diese Fälle hatte Fürbringer für tatsächlich möglich gehalten und neuerdings hat sich Brüning ihm angeschlossen. Recht weit ist aber auch oft der Begriff der auslösenden Traumen gefaßt worden. So nahm Crehove (angeführt nach Sprengel) an, daß die Zunahme des Sportes, z. B. des Fußballspieles, das Häufigerwerden der Appendizitis erkläre. Anghel (angeführt nach Sprengel) erwähnt einige Forscher, die die Tätigkeit der Bauchpresse beim Stuhlgang schon als zur Erzeugung einer Appendizitis geeignetes „Trauma" ansähen. Riedel hat die Auslösung eines akuten Appendizitisanfalls durch straffe Benutzung der Beine beim langsamen Schritt der Rekruten für möglich gehalten. Im Medical Record (1900) schuldigt nach Sprengel ein ungenannter Verfasser sogar das Sitzen mit übergeschlagenen Beinen als Ursache der Appendizitis an.

Wir bringen diese kaum ernst zu nehmenden Urteile, um zu zeigen, daß die Lehre von der „traumatischen Appendizitis" Gelegenheit zu unverantwortlichen Mutmaßungen gegeben hat. Um dieser Betrachtungsweise entgegenzutreten, bei der so gut wie jede Appendizitis auf ein „Trauma" zurückgeführt werden kann, hat Sprengel einen sehr strengen Maßstab angelegt und nun umgekehrt alle Fälle von angeblicher traumatischer Appendizitis für unbewiesen erklärt.

Unseres Erachtens kommen Gewalteinwirkungen auf den Wurmfortsatz durchaus in Betracht, wie z. B. Heben, Bücken, Fall, ferner örtliche stumpfe Einwirkungen wie Stoß, Hufschlag, gewaltsame Rücklagerung einer Hernie.

Doch fragt es sich, ob alle diese Dinge nur eine Zerreißung des Wurmfortsatzes bzw. einzelner Wandschichten erzeugen, gegebenenfalls mit Blutung oder Gangrän, oder ob sie eine echte phlegmonöse bzw. ulzeröse Appendizitis zustande bringen.

Also selbst von den Fällen, wo die traumatische Ursache der Erkrankung anzuerkennen ist (Gewalteinwirkung erwiesen, zeitlich begrenzt, lückenloser Anschluß der Krankheitserscheinungen, „Brückensymptome"), scheiden für unsere Fragestellung alle diejenigen aus, bei denen der mikroskopische Nachweis der Phlegmone oder Ulzeration fehlt. Es stellt sich nun heraus, daß die überwiegende Zahl der sog. traumatischen Appendizitisfälle nicht mikroskopiert ist, so z. B. der sonst klare Fall von Gutzeit, in dem ein Hufschlag gegen die rechte Unterbauchseite zu einer erbsengroßen Durchlöcherung des Wurmfortsatzes geführt hatte. Die wenigen mikroskopierten Fälle, die nach einem Trauma eine echte eiterige Appendizitis aufwiesen, enthielten außerdem aber stets Reste von früher abgelaufener Entzündung. Das bestätigte sich auch in zwei Fällen eigener Beobachtung, deren klinischer Verlauf von Hayward mitgeteilt wurde.

In dem einen Fall war z. B. ein 49jähriger Mann durch Ausgleiten auf der Straße auf die rechte Seite gefallen und hatte danach heftige Schmerzen im Bauch, mit Aufstoßen und Übelkeit bekommen. Er starb nach 14 Tagen unter den Erscheinungen der Bauchfellentzündung und Lungenembolie. Die Sektion und mikroskopische Untersuchung ergab eine durchgebrochene Appendizitis mit Kotstein und Narben in der Muskulatur.

Auch in den Fällen der Literatur sind solche mit Kotstein vorherrschend; so wiesen sämtliche 9 traumatischen akuten Fälle von M. Neumann einen solchen auf. Nach dem, was wir auf S. 559 auseinandergesetzt haben, sind nun kotsteinhaltige Wurmfortsätze als solche anzusehen, die bereits Entzündungen durchgemacht haben. Es bestätigt sich also die Ansicht von SONNENBURG und RIEDEL, daß durch ein Trauma lediglich eine „schleichende, chronische" Appendizitis in eine akute überführt werden kann, wobei nur nach unseren Anschauungen statt „schleichender, chronischer Appendizitis" zu setzen wäre „Wurmfortsatz mit Restzuständen nach Appendizitis". Wir stimmen mit STEINTHAL überein, daß bisher die Entstehung einer akuten Appendizitis in gesunden Wurmfortsätzen durch ein Trauma nicht erwiesen ist, wohl aber Verschlimmerung einer schon vorhandenen; ein verlagerter Wurmfortsatz soll dabei eher als der an normaler Stelle liegende, gut geschützte Traumen ausgesetzt sein. Immer aber ist, wie STEINTHAL mit Recht betont, die Unterscheidung einer unmittelbaren Gangrän[1] oder Durchbrechung von der typischen Appendizitis anzustreben. Auch REICHARDT hat in seinem Lehrbuch der Unfallbegutachtung diese Anschauung vertreten. Verschiedene wichtige Gutachtenfälle sind neuerdings von SILBERSTEIN zusammengestellt worden.

2. Allgemeine Faktoren.

Als „örtliche Faktoren" der Appendizitis hatten wir diejenigen besprochen, die im Wurmfortsatz selbst ihren Sitz hatten. Doch ist naturgemäß die Grenze gegen die nun zu besprechenden, außerhalb des Wurmfortsatzes gelegenen und allgemeinen Faktoren nicht scharf, weil ja auch diese schließlich bei der Erzeugung der Appendizitis auf den Wurmfortsatz übergreifen müssen. In diesem Grenzgebiet bewegen sich z. B. die mit der Gefäßversorgung zusammenhängenden Theorien der Appendizitis (vgl. S. 536).

a) Vorkrankheiten.

Unter den von ferne her auf den Wurmfortsatz übergreifenden und eine Appendizitis erzeugenden Faktoren bezeichnen wir diejenigen als „Vorkrankheiten", die selbst schon einen pathologischen Vorgang darstellen.

Von diesen haben wir bereits die Kreislaufstörungen besprochen, als wir die Lehre RICKERs von der Entstehung der Appendizitis wiedergaben (S. 536). Nach dieser Lehre sollten die Erkrankungen der verschiedensten Bauchorgane zu Gefäßnervenreizungen führen, die klinisch die unbestimmten Beschwerden des „Appendizitisvorspieles" verursachen; sie fügen nach dieser Auffassung dem Wurmfortsatz als einem Akron eine besonders schwere Kreislaufstörung zu, die entweder zur Gangrän oder zur Phlegmone führt.

An dieser Stelle sei die Verstopfung von Kapillaren des Wurmfortsatzes durch Malariapigment erwähnt, die DEMJANOW als Ursache der „Appendicitis malarica" anschuldigt.

Als von der Ferne her auf dem Gefäßwege herantretende Einflüsse wären weiterhin hämatogene Infektionen zu nennen. Auch diese sind bereits ausführlich bei der Erörterung der Rolle der Bakterien für die Appendizitis besprochen worden (siehe S. 553). Alle hierher gehörigen „Vorkrankheiten", so besonders die Mandelentzündungen, sind also von der bakteriologischen Seite der Frage her genügend beleuchtet und, wie hier nochmals betont sei, für die überwiegende Zahl der Fälle abgelehnt worden[2]. Ebenso wurden die angeblich vom Darme her erfolgenden Infektionen als unbewiesen gekennzeichnet,

---

[1] Diese Unterscheidung fällt für die Verfechter der primären Gangrän bei der Appendizitis (S. 537) fort.

[2] Gelegentliche Beobachtungen von „gehäuften Appendizitissymptomen bei Anginen" (WERNER SCHULTZ) ändern für die grundsätzliche Fragestellung nichts.

womit Erörterungen über Darmkrankheiten als bakteriell auf den Wurmfortsatz übergreifende Vorkrankheiten der Appendizitis entfallen[1]. Da nun
aber ein negatives Ergebnis der bakteriologischen Betrachtungsweise nicht
unbedingt ausschließt, daß mit klinischen oder epidemiologischen Verfahren
bestimmte Vorkrankheiten der Appendizitis aufgedeckt werden könnten, so
sei auf diese Möglichkeiten eingegangen.

Mit allen nun folgenden Erörterungen betreten wir allerdings insofern einen
höchst unsicheren Boden, als die in der klinischen und epidemiologischen
Forschung als „Appendizitis“ gebuchten Fälle zum allergrößten Teil nur den
klinischen Symptomenkomplex der Appendizitis gezeigt haben. Daß dieser
nicht einmal einen annähernden Schluß auf die pathologisch-histologischen
Verhältnisse in den betreffenden Wurmfortsätzen gestattet, ist in diesem Abschnitt sattsam betont worden.

Als wichtige Vorkrankheit wurde von Hopfenhausen der Typhus abdominalis
angesehen, weil unter 743 Appendizitisfällen 37 mal Typhus „voraufging“.
Allerdings war unter diesen Fällen 25 mal ein mehr als 10 jähriger zeitlicher
Abstand vorhanden. Im Kapitel Typhus abdominalis (dieses Handbuch IV. Bd.,
2. Teil, S. 512) war hiervon bereits die Rede; es ist nochmals zu betonen, daß
aus diesen Unterlagen kein Zusammenhang abgeleitet werden kann. Ebenda
wurde auch darauf hingewiesen, daß typhöse Geschwüre des Wurmfortsatzes
auf Grund ihres spezifisch-typhösen Granulationsgewebes von der phlegmonös-
ulzerösen Appendizitis abzutrennen sind.

Als sichere Vorkrankheit wurde von Adrian der Gelenkrheumatismus angesehen. Aber es soll auch umgekehrt die Appendizitis einen Gelenkrheumatismus erzeugen können. So glaubte auch unter anderem Robinson, aus dem
von manchen Autoren beobachteten günstigen Einfluß von Salizylpräparaten
auf die Appendizitis, ihre Entstehung auf dem Boden von Gelenkrheumatismus
erschließen zu sollen. Diese Forscher denken zum Teil an eine gemeinsame tonsillogene Entstehung von Gelenkrheumatismus und Appendizitis. Darüber
hinaus aber wurde die Mandelentzündung geradezu als gesetzmäßige Vorkrankheit angesehen (z. B. von Apolant, Simonin, H. Weber), wie schon bei
der hämatogen-bakteriellen Theorie der Appendizitis erwähnt wurde. Diese
Zusammenhänge hat aber Sprengel abgelehnt, weil bei der Häufigkeit von
Anginen mit ihnen auch jede andere Krankheit mit gleichem Recht wie die
Appendizitis in Zusammenhang gebracht werden könnte. (Über epidemiologische Beziehungen zwischen Angina und Appendizitis sowie zwischen Grippe
und Appendizitis siehe S. 571 Renn und Ruge.) Ja, sogar die kongenitale
Syphilis ist von Gaucher als Vorbedingung der Appendizitis genannt worden
(Malaria vgl. Demjanow). Auch Stoffwechselkrankheiten und Vergiftungen
sind als Vorkrankheiten der Appendizitis hingestellt worden, so die Gicht von
Haig, Grant, Dieulafoy, ferner die Bleivergiftung ebenfalls von Haig.

Bei allen diesen Äußerungen steht nicht nur der histologische Nachweis
der Appendizitis aus, sondern sie scheinen uns auch bei rein klinischer Betrachtungsweise sehr unfruchtbar. Zu bemerken wäre noch, daß Früh-
symptome der Appendizitis von gewissen angeblichen Vorkrankheiten kaum abzugrenzen sind. Hierher gehören besonders alle abdominalen Erscheinungen,
wie Sprengel schon betont hat, also besonders Verstopfung und Durchfall.
Die verschiedensten Abdominalerscheinungen spielen auch bei der Rickerschen
Lehre als sog. „Vorspiel“ der Appendizitis eine Rolle, wie bei ihrer Besprechung
bereits erwähnt wurde. Im Zusammenhang mit der Rickerschen Auffassung,
daß eine Gefäßnervenreizung das zeitlich Erste bei der Appendizitis ist, sei

---

[1] Von Beteiligung an Ruhr, Tuberkulose usw. ist auch hier nicht die Rede.

die Meinung von J. Kaufmann wiederzugeben, nach der die „appendikulären Koliken" als Äußerungen einer spastischen (vagotonischen) Konstitution anzusehen seien. Über Störung der Beweglichkeit und Sekretion des Wurmfortsatzes durch Vorkrankheiten vgl. Cignozzi.

b) Epidemiologie.

Sucht man auf epidemiologischem Wege die Appendizitis zu erforschen, so kann man die Zahl der Erkrankungen oder aber die der Todesfälle zugrunde legen[1].

Über die Erkrankungszahl an Appendizitis gibt es mehrere Arbeiten. Die Veröffentlichung von Haim (1907) scheidet hierfür aus, weil sie auf der unbewiesenen Annahme beruht, man könne Appendizitisfälle, die durch Bact. coli erzeugt werden, von solchen trennen, die durch Streptokokken entstehen.

Renn hat für New York die Jahreskurve der Mandelentzündung und der Appendizitis miteinander verglichen, und dabei festgestellt, daß die Mandelentzündung ihren Gipfel im März, die Appendizitis dagegen im Juli bis Oktober hat. Renn glaubt daraus einen Einwand gegen die tonsillogene Entstehung der Appendizitis ableiten zu können, und führt die Häufung der Appendizitis im Sommer auf die Zunahme der Darmkatarrhe während der Hitzeperiode zurück. Daß Rostowzew (1905) in seiner großen Zusammenstellung eine ziemlich gleichmäßige Verteilung über das ganze Jahr fand, möchte Renn durch das russische Klima erklären. Daß für jede dieser angeblichen Beobachtungen sogenannte Gründe ausfindig gemacht werden können, sieht man daran, daß Karrenstein im Sommer die akuten Darmkatarrhe, im Winter die Grippe anschuldigt, während Sprengel im Sommer kalte Getränke und Obstessen, für die Appendizitis im Winter aber die „Winterdiners" verantworlich macht.

Die Grippe ist außer von Karrenstein auch von Faisans, Franke und neuerdings von Ruge in epidemiologische Beziehung zur Appendizitis gebracht worden. Der letztere Verfasser stützt sich dabei auf 34 Appendizitisfälle, bei denen gleichzeitig die Symptome der Grippe bestanden, und von denen 30 operiert wurden. Von diesen 30 bestätigte sich aber bei 12 die Diagnose Appendizitis nicht, 11 zeigten einen recht zweifelhaften Befund („knollige Verdickung mit starker ödematöser Schwellung der Schleimhaut"). Während diese Angaben für Marinetruppen der Ostseestation galten, fand Ruge bei der Nordseestation keinen Zusammenhang mit der Grippekurve. In Kiautschou aber sollten nach Ruge für Magendarmkatarrh, Eingeweidewürmer und Appendizitis parallele Kurven bestanden haben; ob aber die gleichen Individuen befallen waren, ist nicht bekannt. Zur Annahme von Appendizitisepidemien glaubte sich ferner Lentz berechtigt, weil er einmal im Oktober 1924 in einem kleinen Bezirk Gelegenheit hatte, in wenigen Tagen 29 Fälle von Appendizitis zu operieren, und weil er ein anderes Mal in 14 Tagen 41 Fälle von Appendizitis in einem Bezirk beobachtete, davon 30 durch Operation bestätigt. Lentz sagt dazu: „Diese 41 Appendizitiskranken bildeten gleichsam die Auslese aus einer größeren Anzahl von Personen, die an leichtem Darmkatarrh und mäßigen Fiebererscheinungen erkrankt, aber meist schnell wieder genesen waren." Ebenso entbehren die Zusammenstellungen von Fonio jeden rechnerischen Beweises in dieser Richtung.

---

[1] Die Frage muß dabei stets lauten: „Wieviel Appendizitisfälle auf eine Bevölkerung von so und soviel Menschen?" Berechnungen innerhalb der Appendizitiszugänge, wie sie z. B. Seifert und Augustin vorgenommen haben, können für epidemiologische Zwecke kaum verwertet werden. Trotzdem spiegeln sich manche epidemiologischen Dinge auch in den Zugängen wieder.

Alle diese genannten, die Zahlen der Erkrankungen an Appendizitis zugrunde-
legenden Arbeiten enthalten, wie man sieht, lediglich Meinungen, aber keine
ernst zu nehmenden Begründungen.

Die einzige wertvolle Arbeit über die Epidemiologie der Appendizitis rührt
von A. Gottstein (1917) her. Er hat nicht die Erkrankungszahlen, sondern
die immerhin für Vergleiche bedeutend zuverlässigeren Zahlen der Todesfälle verwertet. Nach der von ihm benutzten preußischen Sterbetafel steigt
von 1907 (dem Beginn der amtlichen Abtrennung der Appendizitis von der
Bauchfellentzündung) die Zahl der Appendizitistodesfälle bis 1911 an, deutlich

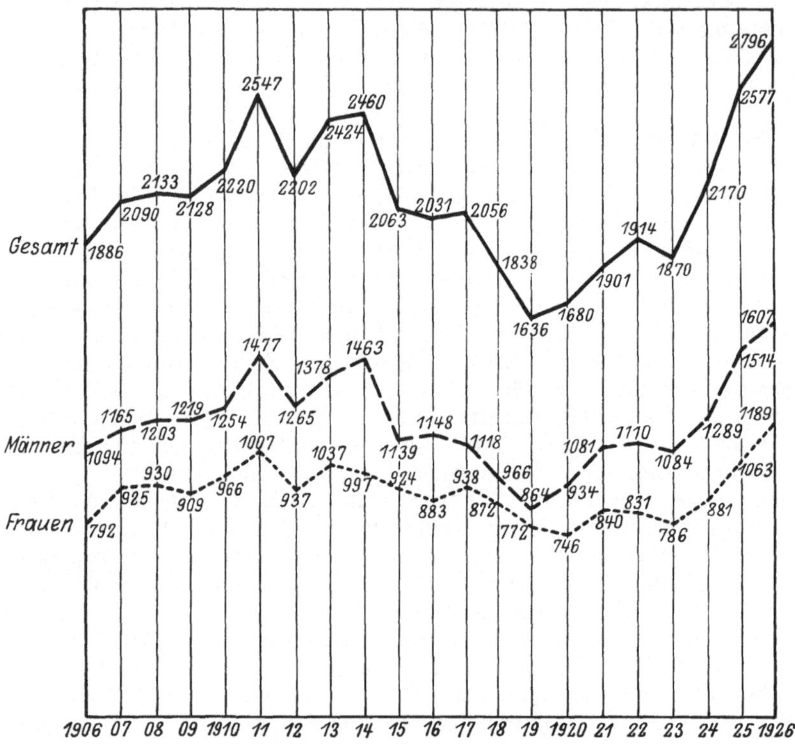

Abb. 39. Kurve der Sterblichkeit an Appendizitis in Preußen (nach R. Berg u. M. Vogel).
Die Zahlen der Kurven sind absolute. Für prozentische Umrechnung auf die Bevölkerung reichen
die Unterlagen nicht aus.

allerdings nur bei den Männern. Dann macht die Kurve eine kleine Zacke,
von 1914 ab aber sinkt sie steil. In der nach R. Berg und M. Vogel abgebildeten,
bis 1926 fortgeführten Kurve (Abb. 39) sieht man ihren tiefsten Punkt im
Jahre 1919, von da an einen allmählichen Aufstieg mit kleinem Sattel 1923.
Berg und Vogel glauben diesen Verlauf wie auch die Bevorzugung des „kräftiger
essenden" männlichen Geschlechtes auf die Schwankungen in der Ernährung
zurückführen zu können. Gottstein jedoch warnte schon 1917 vor diesem
naheliegenden Gedanken, weil z. B. in Berlin der steile Abfall bereits 1912
einsetzte und andererseits in Köln jede Änderung fehlte, und bezeichnet alle
Erklärungsversuche für verfrüht. Die Hauptschwierigkeiten der Beurteilung,
nämlich 1. die wechselnde Neigung zur klinischen Diagnose „Appendizitis",
2. vielleicht die verbesserte Operationstechnik, 3. die Möglichkeit einer epidemiologischen „Welle", werden von Gottstein hervorgehoben.

c) Ernährungsfaktoren.

Die verlockende, aber unbewiesene Meinung, daß die Appendizitis mit der Ernährungsweise zusammenhänge, ist auch sonst oft geäußert worden und grenzt teils an ethnologische, teils an soziale Fragen. SPRENGEL bezeichnet als Nationalsitten, die zur Appendizitis führen könnten, die eisgekühlten Getränke der Amerikaner und den Abführmittelmißbrauch der Franzosen. LUCAS-CHAMPONNIÈRE fand unter 22000 fast vegetarisch lebenden Bauernpatienten in Rumänien nur einen Fall von Appendizitis, während unter den Städtern mit starker Fleischnahrung 1 Appendizitisfall auf 221 Kranke kam. Ebenso fand BRUNSVIC LE BIHAN bei nomadisierenden, nur von Pflanzenkost lebenden Arabern keine Erkrankungen an Appendizitis, wohl aber bei den städtebewohnenden fleischessenden Arabern. Da gerade bezüglich der so oft angeschuldigten Fleischkost immer nur die vegetarisch lebenden Völker herangezogen werden (vgl. S. 481), so möchten wir darauf hinweisen, daß es auch Völker mit reiner Fleischkost gibt, wie die Eskimos, die männlichen Massai und viele Jäger- und Hirtenvölker, und daß bei diesen erst eine besondere Häufigkeit der Appendizitis gefunden werden müßte. Als Proben haltloser Mutmaßungen auf diesem Gebiet seien erwähnt, daß folgende Genuß- oder Nährmittel angeschuldigt wurden: Bier (LANZ), Hummern, Pilze, Kohl (TREVES), tierisches Fett, besonders Hammeltalg (WILLIAM, ANTONY), verdorbenes Bier (SPRENGEL), merkwürdige Zusammenstellungen wie Weißbier mit Kartoffeln und unreifen Äpfeln (HERZOG), zu viel Gewürze, zu viel stickstoffhaltige Stoffe und zu viel Mahlzeiten bei Engländern, Amerikanern, Deutschen, Schweizern im Vergleich zu den Franzosen (ANGHEL), übermäßiger Fleischgenuß mit Eiweißfäulnis (HEILE, MAC LEAN).

d) „Familiäres Auftreten".

Besonderer Mißbrauch wird auch mit dem sog. familiären Auftreten der Appendizitis getrieben. So erklärt LANZ (im Lehrbuch von WULLSTEIN und WILMS) einmal die gleichzeitige Erkrankung von 3 Geschwistern als Beweis für familiäre Disposition, während er wenige Zeilen später andere Beispiele von gleichzeitiger Erkrankung bei Geschwistern für die Infektiosität der Appendizitis verwertet. SPRENGEL betont mit Recht, daß auch Lebensgewohnheiten das einer Familie Gemeinsame bilden können und die erbliche Anlage unbewiesen sei (vgl. auch F. SCHIFF). Die Tabelle 2 von FONIO zeigt, daß die „Häufung" von Appendizitisfällen in der engeren Familie der bloßen Wahrscheinlichkeit entspricht.

e) Geschlecht.

Bei der Epidemiologie der Appendizitis wurde bereits erwähnt, daß die Schwankung bei den Frauen geringer ist als bei den Männern. Die auf kleinen Zahlen beruhenden Angaben von KELLY, MAC WILLIAM, MAC CARTY, EINHORN, WINCKLER-DEISS, DEAVER, die RENN zusammengestellt hat, ferner die von HERMES, OCHSNER, SPRENGEL lassen keine Schlüsse zu. Vgl. auch die Fußnote zu S. 571 und die Arbeit von GOTTSTEIN.

f) Alter.

Bezüglich der Verteilung auf die Altersklassen ist hervorzuheben, daß die Appendizitis im Säuglingsalter sehr selten ist. 1905 konnte BAMBERG nur 13 Fälle aus der Weltliteratur zusammenstellen. Über Appendizitis im Kindesalter vgl. SEEGER, C. BLUMENTHAL, A. S. ROOT, im Greisenalter siehe H. LEHMANN. Nach SPRENGEL ist das 10. bis 30. Jahr bevorzugt. Nach der NOTHNAGELschen, 954 Fälle umfassenden Zusammenstellung, kommen auf 100 Appendizitisfälle

80 in der Altersklasse von 11 bis 40 Jahre. Die geringe Zahl von Appendizitiszugängen mit höherem Lebensalter erklärt sich zum Teil durch die Abnahme
der Menschenzahl, welche den höheren Lebensaltern angehört (MICHAELIS).
Die Sterblichkeit an Appendizitis nach Altersklassen ist in der Arbeit von
GOTTSTEIN nachzulesen.

M. Experimentelle „Appendizitis".

In dem vergleichend anatomischen Teil ist auseinandergesetzt worden, daß
nur die Wurmfortsätze der anthropoiden Affen denen des Menschen vergleichbar
sind. Da aber anthropoide Affen für Versuche nur ausnahmsweise zur Verfügung
standen, so hat man sich damit abgefunden, den Blinddarm von Kaninchen
und Hunden als Vergleichsgegenstand mit dem menschlichen Wurmfortsatz
gelten zu lassen. Übereinstimmend ist hierbei in der Tat, daß beide Gebilde
blind endigende Anhänge des Dickdarms sind, so daß die Möglichkeit einer
Kotstauung gegeben ist. Den Hauptunterschied, der in der Enge von Abgang
und Lichtung des menschlichen Wurmfortsatzes gegenüber der Weite beim
Blinddarm der Versuchstiere besteht, hat man durch die Versuchsbedingungen
(z. B. Abschnürung) zu beheben versucht.

In erster Linie galten die Versuche — in Verfolgung der Anschauungen
DIEULAFOYs — der Erzielung einer abgeschlossenen Höhle mit Kotstauung.
Die zunächst zu nennenden Versuche wurden an Kaninchen gemacht.

KLECKI fand 1895, daß in abgeschnürten Darmschlingen sowie im abgeschnürten Blinddarm des Kaninchens die Kolibazillen „virulenter" wurden;
der Inhalt sei blutig oder eitrig, durch die venöse Stauung träten in der Wand
Nekrosen ein, ferner Blutungen, Leukozytendurchsetzung, Entzündung einzelner
oder aller Lymphknötchen, Brandigwerden und Durchbruch.

Auch BEAUSSENAT konnte bei Kaninchen nur durch völligen Fadenverschluß
an der Basis des Blinddarmes Gangrän und anschließende Bauchfellentzündung
hervorrufen, während bloße Verengerung ohne Wirkung war. Fremdkörper in
der Lichtung wirkten nur bei völligem Verschluß oder gleichzeitiger Verletzung
der Schleimhaut entzündungserregend. Verengerung nach Verätzung mit
$AgNO_3$ führte zu Empyem.

Ebenso waren ROGER und JOSUÉ zu dem Ergebnis gekommen, daß nur bei
völliger Abschnürung des Blinddarmes — mit oder ohne Einspritzung von
Kolibazillen — sich gangränöse Herde ähnlich einer „Appendizitis" fanden.

Demgegenüber konnte R. MÜHSAM in einer großen Versuchsreihe auch durch
völlige Abschnürung des Kaninchenblinddarmes nur Entzündungen an der Stelle
des Seidenfadens beobachten, nie aber ein Fortschreiten. Schleifenbildung und
Knickung, auch Verletzung und Einbringung von Kolibazillen blieben ohne
Folgen. Gefäßunterbindung führte zu Gangrän, aber nicht zu Entzündung.

ADRIAN sah nach Einbringung von Glaskugeln als Fremdkörpern keine
Folgen. Völliges Zubinden des Blinddarmes führte nach vorherigem Ausstreichen
des Inhalts zu unsicheren Befunden, ohne Ausstreichen angeblich zu Empyem.

Gegenüber diesen wechselnden Beobachtungen am Kaninchen glaubte
HEILE dadurch einen Fortschritt zu erzielen, daß er die Versuche an Hunden
anstellte. Hierfür gibt er zwei Gründe an: erstens, weil man „den Eindruck"
habe, „als entspreche dieser Blinddarm dem Wurmfortsatz des Menschen und
als fehle beim Hunde das Zökum", und weil auch histologisch weitgehende Übereinstimmung mit dem Wurmfortsatz des Menschen bestünde. Zweitens, weil er
an 100 gesund getöteten Hunden 6 Fälle von überstandener Spontantyphlitis
gefunden hatte (Wandverdickung, Wandnarben, hochgradige Lichtungsverengung, peritoneale Verwachsungen).

Zu dem ersten Punkt müssen wir jedoch sagen, daß nach HEILEs[1] eigenen Abbildungen der Blinddarm des Hundes mindestens dieselbe Weite hat wie der Dünndarm, und daß auch sein histologischer Bau[2] Ähnlichkeit mit dem Kolon des Menschen, nicht aber mit seinem Wurmfortsatz hat. Was aber die Spontantyphlitis des Hundes betrifft, so kommt Spontantyphlitis nach CHARRIN sowie MORI auch bei Laboratoriumskaninchen vor.

Bei seinen Versuchen am Hunde beschränkte sich HEILE nicht auf Abschnürung des Blinddarmes durch Seidenfäden, bei der er übrigens die Unterbindung der Gefäße sorgfältig vermied, sondern er verschloß den proximalen Teil mit einem eingespritzten Paraffinpfropf. Es ergab sich nun, daß vorübergehender Verschluß keine fortschreitende oder schwere Entzündung machte, ebensowenig aber auch dauernder Verschluß, sofern im Blinddarm kein Kot war; allenfalls kam ein dünnflüssiges Empyem oder ein Hydrops zustande. Dauernder Verschluß kothaltiger Blinddärme jedoch führte zu „Nekrosen der Wandung mit schwerster sequestrierender Eiterung" und allen entsprechenden Folgezuständen in der Bauchhöhle. Hierbei beschreibt HEILE zwei histologische Verlaufsformen, nämlich einen Typus mit umschriebenem Epitheldefekt und anschließender eitriger Lymphangitis der Darmwand, was er dem menschlichen Primäraffekt ASCHOFFs gleichsetzt, und einen Typus mit von vornherein breiter Nekrotisierung. Abschnürungsversuche am Blinddarm des Hundes machten auch BOIT und HEYDE. Sie erzielten hierbei unter 14 Versuchen 11 mal Nekrose und Gangrän dadurch, daß sie außerdem Keime aus dem Eiter von Hunden einbrachten. Mit menschlichen Eitererregern gelangen derartige Hundeversuche nicht.

Den bisher besprochenen, auf Schaffung einer „Cavité close" abzielenden Versuchen stehen diejenigen gegenüber, die enterogene oder hämatogene Schädigungen ohne Abschluß nachzuahmen trachteten. Diese Untersuchungen wurden am Blinddarm von Kaninchen gemacht. BEAUSSENAT erzeugte durch Verfütterung von fauligem Rindfleisch bei gleichzeitiger Neutralisation des Magensaftes eine Enterokolitis, die im Blinddarm besonders stark ausgeprägt war und sich hier nicht zurückbildete. Setzte er gleichzeitig eine örtliche oder hämatogene „Infektion" mit Kolibazillen, so wurden die Schleimhautveränderungen stärker, bis zur Gangrän.

Über hämatogene künstliche Typhlitis liegen zum Teil sehr unbestimmte Angaben vor (JOSUÉ, GOUGET, ADRIAN, MORI). BEAUSSENAT erzielte durch Einspritzung von Streptokokken in die Wand des Blinddarms Phlegmonen der Wand, ferner durch Einspritzung von Kolibazillen in die Blutbahn eine ulzeröse Typhlitis, sofern vorher die Wand verletzt wurde.

Überblicken wir diese Tierversuche, so müssen wir folgendes sagen. Selbst wenn man eine Vergleichbarkeit dieser Versuche an Tierblinddärmen mit der Wurmfortsatzentzündung des Menschen annehmen will — wovor z. B. SPRENGEL dringend warnt — so haben sich doch keine anderen Hypothesen ergeben, als die bei der Entstehungsgeschichte der menschlichen Appendizitis bereits erwähnten.

Anhang: Spontane Appendizitis bei Tieren.

Echte Appendizitis bei anthropoiden Affen wurde bereits auf S. 481 besprochen. Die spontane Typhlitis der Hunde und Kaninchen wurde im vorhergehenden Abschnitt erwähnt. Die Lehrbücher der Tierheilkunde enthalten keine Angaben hierüber.

---

[1] HEILE: Beitr. klin. Chir. **93**, 522.
[2] HEILE: Mitt. Grenzgeb. Med. u. Chir. **22**, Taf. II.

Schrifttum.

Achard et Broca: Bactériologie de 20 cas d'appendicite suppurée. Gaz. hebdom.
Méd. et Chir. 1897. — Adrian: Die Appendizitis als Folge einer Allgemeinerkrankung.
Klinisches und Experimentelles. Mitt. Grenzgeb. Med. u. Chir. 7 (1901). — Albrecht,
Eugen: Die Bedeutung des Wurmfortsatzes und des lymphatischen Apparates des Darm-
traktus. Mschr. Geburtsh. 23, 230 (1906). — Amann: Beziehungen der Appendizitis zu
gynäkologischen Erkrankungen. Dtsch. med. Wschr. 1900, Nr 23. — Anschütz, W.:
Über Hämaturie als Komplikation der Appendizitis. Bruns' Beitr. 115, 259. — Antony:
Fatty compounds as a factor of the etiology of appendicitis. J. med. Res. 25 (1911). —
Apolant: Über gleichzeitiges Vorkommen von Angina und Perityphlitis. Ther. Mh. 2
(1897). — Armstrong-Atkinson: A note of the etiology of appendicitis. Brit. med. J.
1895. — Arnold, R.: Beitrag zur Kenntnis der Divertikel des Wurmfortsatzes. Münch.
med. Wschr. 344 (1928). — Aschoff (1): Über Orthologie und Pathologie der extrahepa-
tischen Gallenwege. Vorträge über Pathologie gehalten in Japan. Jena: Gust. Fischer 1925.
Aschoff (2): Die Wurmfortsatzentzündung. Jena 1908. — Aschoff (3): Lehrbuch der
pathologischen Anatomie 2, Abschn. Verdauungsorgane. 6. Aufl. Jena: Fischer 1923. —
Aschoff (4): Pathogenese und Ätiologie der Appendizitis. Erg. inn. Med. 9 (1912). —
Aschoff, L. (5): Appendicopathia oxyurica (Pseudo-Appendicitis ex oxyure). Med. Klin.
9 (1913). — Aschoff, L. (6): Über rudimentäre Appendizitis. Gleichzeitig ein Beitrag
zur Frage der funktionellen Bedingungen der Appendizitis. Zieglers Beitr. 77, 141 (1927). —
Aschoff, L. (7): Müssen wir unsere Ansicht über die Ätiologie der Wurmfortsatzentzündung ändern? Berl. klin. Wschr. 1920, Nr 44. — Aschoff, L. (8): Über chronische
Appendizitis. Med. Klin. 1928, 1660. — Aschoff, L. und O. Pokorny: Über die Beweglichkeit des Wurmfortsatzes. Dtsch. Z. Chir. 203/204, 175. — Ashurst: The mortality in appendicitis. Ann. Surg. 85, 89 (1927). — Askanazy: Der Peitschenwurm, ein
blutsaugender Parasit. Dtsch. Arch. klin. Med. 57.

Bamberger: Über die Perforation des wurmförmigen Anhanges. Verh. physik.-med.
Ges. Würzburg 1859, Nr 9. — Bardeleben: Über die Lage des Blinddarms beim Menschen.
Virchows Arch. 2, 583 (1848). — Barnsby: Appendicite et annexite. Thèse de Paris 1898. —
Barth, F.: Über Appendicitis fibroplastica. Bruns' Beitr. 131. — Bauer, J.: Konstitu-
tionelle Disposition zu inneren Krankheiten. 2. Aufl. Berlin 1921. — Baumecker, H.:
Über seltenere Wurmfortsatzveränderungen bei chronischer Appendizitis. Z. ärztl. Fort-
bildg 24, 697 (1927). — Beaussenat: Pathogénie de l'appendicite; recherches expérimentales. Thèse de Paris 1897. — Becker, Victor: Besteht ein ätiologischer Zusammenhang zwischen Oxyuren und der akuten Wurmfortsatzentzündung? Zieglers
Beitr. 68 (1921). — Behan, R. J.: Traumatic appendicitis. Ann. Surg. 85, 263 (1927). —
Beitzke, H.: Zur Frage nach der Entstehung der Wurmfortsatzentzündung. Berl. klin.
Wschr. 1917, Nr 30. — Berg, R. und M. Vogel: Die Grundlagen einer richtigen Ernährung. 4. Aufl. Dresden. Deutscher Verlag f. Volkswohlf. 1927. — Berry (1): The structure of the verm. appendix and its homologue in the lower animals. Lancet 1901, Nr 4046.
Berry (2): The true coecal apex, on the verm. appendix, its minute and comparative
anatomy. J. of Anat. 35 (1899). — Berry und Lack (1): The changes in the verm. app.
with age. Ber. 1. internat. anat. Kongr. Genf 1905. — Berry and Lack (2): The vermiform
appendix of man and the structural changes therein coincident with age. J. of Anat.,
Physiol. 40, 3 (1906). — Berthelin: Complications hépatiques de l'appendicite. Thèse
de Paris 1895. — Bettmann: Unnötig entfernte Wurmfortsätze. J. amer. med. Assoc.
1924, Nr 16. — Beuttner, O: Die Beziehungen der erkrankten weiblichen Genitalorgane
zum Wurmfortsatz und die daraus sich ergebende Indikation zur Appendektomie. Z.
Geburtsh. 81 (1919). — Biedermann: Die Aufnahme, Verarbeitung und Assimilation
der Nahrung. Handbuch vergleich. Physiol. Herausgeg. von Winterstein. Jena:
G. Fischer. 2 (1911). — Bierhoff: Beiträge zu den Krankheiten des Processus vermiformis. Dtsch. Arch. klin. Med. 27, 248 (1880/81). — Birch-Hirschfeld: Lehrbuch
der patholog. Anatomie, 3. Aufl. 2, 559 1887. — Bischoff, Th. L. W. (1): Beiträge zur Anatomie des Hylobates leuciscus und zu einer vergleichenden Anatomie der
Muskeln der Affen und des Menschen. Abh. bayer. Akad. Wiss., math.-physik. Kl. III
10 (1870). — Bischoff, Th. L. W. (2): Beiträge zur Anatomie des Gorilla. Abh. bayer.
Akad. Wiss., math.-physik. Kl. III 13 (1880) München. — Blumenthal, Carla: Zur
Appendizitis im Kindesalter. Med. Inaug.-Diss. Zürich 1919. — Boit, H. und M. Heyde:
Experimentelle Untersuchungen zur Ätiologie der Wurmfortsatzentzündung. Bruns' Beitr.
79, 271 (1912). — Bolau: Die menschenähnlichen Affen des Hamburger Museums. Ham-
burg. Abh. a. d. Geb. d. Naturwiss. 6, 61 (1876). — Boss, William: Perforation von
appendizitischen Eiterungen in die Blase. Z. urol. Chir. 20, 215 (1926). — Bossard: Über
die Verschwärung und Durchbohrung des Wurmfortsatzes. Inaug.-Diss. Zürich 1869. —
Bouilly: Appendicite ou annexite. Semaine gynécol. 43 (1898). — Brauch, Max:
Über Appendicopathia oxyurica. Ein Beitrag zur Frage der Bedeutung der Oxyuren für

den appendizitischen Anfall. Zieglers Beitr. 1, H. 2, 207 (1923). — Brehm: Tierleben. 4. Aufl. Leipzig-Wien 1918. — Brieger: Die Hernien des Processus vermiformis. Arch. klin. Chir. 45 (1893). — Bristowe, J. S.: Diseases of the caecum and append. vermif. Reynolds Syst. of Med. 3, 121 (1871). — Broca, P.: L'ordre des Primates. Parallèle anatomique de l'homme et des singes. Bull. Soc. Anthropol. Paris. 4, 228 (1869). — Brüning, F. (1): Gibt es eine traumatische Appendizitis? Münch. med. Wschr. 1927, 2180. Brüning, F. (2): Zur Frage der traumatischen Appendizitis. Dtsch. med. Wschr. 42, 1779 (1926). — Brünn, Wilhelm: Über das Segmentäre bei der Wurmfortsatzentzündung. Mitt. Grenzgeb. Med. u. Chir. 21, 1 (1909). — von Brunn, M. (1): Über die Divertikelbildung resp. über Veränderungen der Muskularis des Wurmfortsatzes. Zit. bei Sprengel (1900). — v. Brunn (2): Beiträge zur Ätiologie der Appendizitis. Beitr. klin. Chir. 42 (1904). — v. Brunn, M. (3): Was wissen wir von der Ätiologie der Appendizitis? Erg. Chir. 2 (1911). — Brunsvic le Bihan: À propos de l'appendicite chez les arabes. Zbl. Chir. 606 (1905). — Brütt: Bedeutung der anaeroben Streptokokken für die destruktive Appendizitis. Bruns' Beitr. 129, 175 (1923). — Budde, M.: Zur Histologie des Wurmfortsatzes im Gleitbruch nebst einigen allgemeinen Bemerkungen über diese Bruchform. Arch. klin. Chir. 147, 386 (1927). — Burckhard, G.: Appendix und Dysmenorrhöe. Verh. physik.-med. Ges. Würzburg 50, 20 (1925). — Bürgi, Oskar: Blinddarm und Wurmfortsatz bei den Wirbeltieren. Antrittsrede, gehalten den 20. Mai 1905 an der Universität Zürich. Schweiz. Arch. Tierheilk. 47, 173 (1905). — Burne, John (1): On inflammation, chronic disease and perforative ulceration of the coecum and of the app. verm. coeci with symptomatic peritonitis and faecal abscess. Med. chir. Trans. London 20, 200 (1837). — Burne, John (2): Mem. on typhlo-enteritis or inflammation and perforative ulceration of the coecum and of the app. verm. coeci. Med.-chir. Trans. London 22 (1839). — v. D. Busch: Vergleichende Anatomie des Wurmfortsatzes. Inaug.-Diss. Göttingen 1814.

Caneva-Zanini, F.: Appendicite. Soc. editrice libraria 1926. Rom, Neapel, Mailand. — Caplescu, C. P.: Etudes sur l'appendicite parasitaire. Bull. Acad. Méd. Paris 97, 31 (1927). Carisi: Riforma med. 1925, Nr 11. — Carpenter, Mac Carty: Beiträge zur normalen und pathologischen Histologie des Wurmfortsatzes. Virchows Arch. 185. — Cavanna, G.: Sulla splancnologia di un Troglodytes niger. Arch. Antrop. (Mantegazza) 5, 211—215 (1876). — Cecil and Bulkley: On the lesions produced by oxyuris in the appendix. J. of exper. Med. 1912. — Charrin: Réproduction expérimentale d'appendicite par injection d'un streptobacille dans le sang. Soc. Biol. 1897. — Christeller, Erwin: Atlas der Histotopographie gesunder und erkrankter Organe. Leipzig: Georg Thieme 1927. Clairmont, P.: Zur Diagnose der akuten Appendizitis. Münch. med. Wschr. 117 (1928). — Cohn, Max (1): Der Wurmfortsatz im Röntgenbilde. Dtsch. med. Wschr. 1913, Nr 13. — Cohn, Max (2): Der Verlauf der appendikulären Lymphgefäße. Arch. Anat. u. Physiol. 1905. — Cohn, Max (3): Zur Frage der Beweglichkeit und Bewegung des Wurmfortsatzes. Fortschr. Röntgenstr. 38, 1 (1928). — Comolle, A.: Zur Frage des Pseudomyxoma peritonei e processu vermiformi. Frankf. Z. Path. 19, 417 (1916). — Corning: Lehrbuch der topographischen Anatomie. 3. Aufl. Wiesbaden: J. F. Bergmann 1911. — Croizat: De la pleurésie droite comme complication de l'appendicite, de la typhlite et de la pérityphlite. Thèse de Lyon 1892. — Cumming, A.: Concurrent appendicitis and Meckels diverticulitis. Lancet 213, 1392 (1927). — Czepa, A.: Röntgenologie der Appendix. Med. Klin. 461 (1927); Wien. klin. Wschr. 1927, 645 u. 682; Fortschr. Röntgenstr. 36, 60 (1927).

Deaver: Appendicitis. 4. Aufl. 1913. — de Groot: Kritische und experimentelle Untersuchungen über Entstehung und Verschwinden von Lymphdrüsen. Ref. Zbl. ges. inn. Med. 4, 529. — Delsmit: Appendizitis und Eingeweidewürmer. Münch. med. Wschr. 1901, Nr 45. — Demjanow: Appendicitis malarica. Zbl. Bakter. I Orig. 100, H. 7/8 (1927). Dentici, S.: Sulla cosidetta rigenerazione dell' appendice e sui processi di riparazione del cieco. Ann. ital. chir. 1, 686 (1922). — Deutschmann: Über Cökalsteine. Inaug.-Diss. Freiburg 1896. — Dieulafoy (1): La lithiase intestinale et la gravelle de l'intestin. (Vortrag.) 1897. — Dieulafoy (2): Pathogénie des appendicites. Soc. savantes. Semaine méd. 13 (1896). — Dieulafoy (3): Les fausses appendicites. Clin. méd. Hôtel-Dieu Paris 5 (1906). Döhner, Bernhard: Die chronische Appendizitis im Röntgenbild. Fortschr. Röntgenstr. 35, 2 (1926). — v. Drigalski urd Koch: Über die Bedeutung des Wurmfortsatzes für die Entwicklung der Oxyuren. Dtsch. med. Wschr. 1925, 309. — Dubs, J.: Unter dem Bilde einer akuten Appendizitis einsetzende epidemische Kinderlähmung. Schweiz. med. Wschr. 1921, Nr 11/12. — Durand: Le ligament iléo-ovarien. Progrès méd. 97 (1895). — Dwight, Th.: Notes on the dissection and brain of the Chimpanzee „Gumbo" (Troglodytes niger). Mem. Boston Soc. of Nat. hist. 5, 2, 31 (1895). — Dziembowski: Trichocephalus dispar als Ursache der Blinddarmentzündung. Now. lekarskie (poln.) 1901, Nr 7.

Eastwood, E. H.: The relation between appendicitis, Oxyuris vermicularis and local eosinophily. J. of Path. 26, Nr 1 (1923). — Eccles, W. M. A.: A case of hernia of the appendix vermif. Trans. path. Soc. London 48 (1903). — Edelmann, H.: Spastischer Ileus, Appendizitis und Darmgrippe. Zbl. Chir. 75 (1928). — Edberg, E.: Experiences of appendicitis in childhood. Acta scand. Chir. (Stockh.) 60, 397. — v. EGGELING: Inwieweit ist der Wurmfortsatz am menschlichen Blinddarm ein rudimentäres Gebilde? Anat. Anz. 53 (1921). — EHLERS, E.: Beiträge zur Kenntnis des Gorilla und Chimpansen. Abh. Physik. Kl. Ges. Wiss. Göttingen 28, 1—77 (1881). — EHRICH, E.: Arrosionsblutungen bei Perityphlitis. Bruns' Beitr. 29 (1901). — EINHORN: Über Perforationen des Processus vermiformis und des Coecums. Münch. med. Wschr. 1891, 121. — ERÖS, GEDEON: Über die argentaffinen Zellen der Schleimhaut des Magen- und Darmtraktes. Frankf. Z. Path. 57 (1928).

FABER, KNUD (1): Beiträge zur Pathologie der Verdauungsorgane. Arb. med. Klinik Kopenhagen 1. Berlin 1905. — FABER, KNUD (2): Appendicitis obliterans. Mitt. Grenzgeb. Med. u. Chir. 11 (1903). — FABER, KNUD (3): Appendicitis obliterans. Hosp.tid. (dän.) 1902. FAISANS: Sur la nature et le traitement de l'appendicite. Soc. méd. Hôp. 1899. — FALKENSTEIN, J.: Morgensternartiger Stein im Wurmfortsatz. Zbl. Chir. 1923, Nr 50/51. — FALLSCHER-ZÜRCHER: Erfahrungen des im Orient praktizierenden Arztes betreffs Vorkommen, Verlauf und Ausgang der akuten und chronischen Appendizitis. Schweiz. med. Wschr. 1926, 840.— FERGUSON, J.: Some important points regarding the append. vermif. Amer. J. med. Sci. N. S. 101, 61 (1891). — FARIZ, HANS: Appendizitis und Streptokokken. Dtsch. med. Wschr. 1928, Nr. 47, 1970. — FERLIN et AGNIEL: Deux cas d'appendicite terminés par vomiques. Rev. franç. Méd. et Chir. 20 (1904). — FICK, R.: Vergleichend-anatomische Studien an einem erwachsenen Orang-Utang. Arch. Anat. u. Physiol. 1895. — FIEDLER: Über die anatomischen Verhältnisse des Processus vermiformis. Inaug.-Diss. Leipzig 1903. — FISCHER, WALTHER: Der jetzige Stand der Pathogenese der Appendizitis. Dtsch. med. Wschr. 47, H. 17, 477 (1921). — FISCHER, WALTHER: Der Einfluß der Rasse in der Pathologie. Arch. Schiffs- u. Tropenhyg. 29, Beiheft (1925). — FISCHLER: Typhlatonie (Dilatatio coeci) als selbständiges Krankheitsbild und ihre Beziehungen zur Appendizitis. Mitt. Grenzgeb. Med. u. Chir. 20 (1909). — FISKE: Recidiv. parotitis following recidiv. attacks of appendicitis. Boston med. J. 1902. — FITZ, REGINALD (1): Appendicitis: some of the results of the analysis of 72 cases, seen in the past four years. Boston med. J. 1890. — FITZ, REGINALD (2): N. Y. med. J. 47 (1886). — FLESCH, MAX (1): Zur Pathologie der Appendizitis. Münch. med. Wschr. 1907, Nr 5. — FLESCH, MAX (2): Bemerkungen zu dem Aufsatz von E. JACOBSHAGEN: Zur Morphologie des menschlichen Blinddarms. Anat. Anz. 56, 507 (1923). — FLOWER, W. H.: Lectures on the comparative anatomy of the organs of digestion of the mammalia. Med. Times a. Gaz. 1 u. 2, 335, 392 (1872). — FONIO, A. (1): Die Blinddarmentzündung, ihre infektiöse Ursache und ihr endemisches Vorkommen. Schweiz. med. Wschr. 1923, Nr 41. — FONIO, A. (2): Röntgenbefunde bei der chronischen Appendizitis. Schweiz. med. Wschr. 1927, 1189. — FOWLER, R. G. (1): Observations upon appendicitis. Ann. Surg., Jan.—May 1894. — FOWLER, R. G. (2): A preleminary note upon the relation of the bacterium coli commune to appendicitis. N. Y. med. J. 58 (1893). — FOWLER und VAN COTT: Pathologische Anatomie der Appendizitis. 1890. — FRANKE: Über einige chirurgisch wichtige Komplikationen und Nachkrankheiten der Influenza. Mitt. Grenzgeb. Med. u. Chir. 5 (1900). — FRÄNKEL, ARTHUR: Appendizitis und Appendostase. Verh. Berl. med. Ges. 1926. Berlin 1927. — FRAENKEL, EUGEN: Über das sog. Pseudomyxoma peritonei. Münch. med. Wschr. 1901, Nr 24; 1912, Nr 21/22; Verh. dtsch. path. Ges. 1904. — FRIEBEN (1): Über die Anatomie und Histologie des Wurmfortsatzes. Münch. med. Wschr. 1901, Nr 7. — FRIEBEN (2): Zur normalen Anatomie und Histologie des Wurmfortsatzes. Jber. Hamb. Staatskrankenanst. 7 (1899—1900). — FROUSSARD: Appendicite et entéro-colite mucomembraneuse. Gaz. Hôp. 1900. — FRÖHNER: In FRIEDBERGER und FRÖHNER: Lehrbuch der spez. Pathologie und Therapie der Haustiere. 1900. FUCHSIG: Ikterus im Frühstadium der Appendizitis. Wien. klin. Wschr. 1927, 1660. — FÜRBRINGER: Zur Kenntnis der traumatischen Perityphlitis. Ärztl. Sachverst.ztg 9 (1900). — FÜRSTENBERG: Von den Steinen und Konkrementen im Körper der Haussäugetiere. Magazin ges. Tierheilk. 1844.

GAUCHER: Soc. dermat. et syphil. Paris, April 1904. — GELINSKY, E.: Zur Ätiologie der Appendizitis. Münch. med. Wschr. 1917, 743. — GERLACH: Zur Anatomie und Entwicklungsgeschichte des Wurmfortsatzes. Wiss. Mitt. physik.-med. Soc. Erlangen 1859. — GEY, R.: Appendizitis und entzündlicher Mesenterialtumor. Dtsch. Z. Chir. 199, 341. — GIEBEL und LECHE: Säugetiere. Bronns Klassen und Ordnungen des Tierreichs 6. Bd., 5. Abt., Bd. 1, Leipzig (1874/1900). — GIRARD (1): Présence de deux trichocéphales dans l'appendice iléo-coecal. C. r. Soc. Biol. Paris 1, 265 (1901). — GIRARD (2): Rôle des trichocéphales dans l'infection de l'appendice iléo-coecal. Ann. Inst. Pasteur 1901, Juin. — GOHRBANDT, ERWIN: Pfortadersklerose als Folge von Appendicitis. Berl. klin. Wschr. 41, 977 (1920). — GOLDMANN, EDWIN: Die äußere und innere Sekretion des gesunden und kranken Organismus. Bruns' Beitr. 1912, März. — GOLDSCHMIDT, W.: Epiploitis und entzündlicher Netztumor. Wien. klin. Wschr. 20 (1925). — GOLDZIEHER, M.: Zur Pathologie der Appendizitis. Frankf. Z. Path. 21, 85 (1918). — GOLUBOFF: Die Appendizitis als eine epidemische infektiöse Erkrankung. Berl. klin. Wschr. 1897, Nr 1. — GOTTHEINER, VIKTOR: Die normale und pathologische Appendix im Röntgenbild. Fortschr. Röntgenstr. 35, 1 (1926). — GOTTLIEB, J. G.: Zur Frage der Hämaturie bei Appendizitis. Z. urol. Chir. 15, 30 (1924). — GOTTSTEIN, ADOLF: Zur Epidemiologie der Appendizitis. Dtsch. med. Wschr. 43, Nr 12 (1917). — GOUGET: Appendicite folliculaire par pyohémie expérimentale. Bull. Soc. Biol. 1899. — GRANT, J. A.: Rare forms of gout and rheumatism. N. Y. med. Record 1893. — GRATIOLET et ALIX: Recherches sur l'anatomie du Troglodytes Aubryï. Nouv. Arch. du mus. hist. nat. 2, 1 (1866). — GRIGORJEW, S.: Ref. Zbl. Chir. 1914, 1417. — GROHÉ: Pathologie und Therapie der Typhlitiden. Eine historische Studie. Greifswald 1895. — GROLL: Die „Hyperplasie" des lymphatischen Apparates bei Kriegsteilnehmern. Münch. med. Wschr. 66, 833 (1919). — GROSS, W. (1): Physiologische Zusammenhänge der Appendix mit der BAUHINschen Klappe (bei Operationen nachgewiesen). Münch. med. Wschr. 1927, 1130. — GROSS, W. (2): Probleme der Appendixphysiologie. Arch. klin. Chir. 148, 626. — GUBERGRITZ, M. M.: Zur Frage der chronischen Appendizitis. Dtsch. med. Wschr. 1927, 476. — GUERRY, LE GRAND: A study of the mortality in appendicitis. Ann. Surg. 84, 283. — GUTZEIT, R.: Traumatische Perforation des gesunden Wurmfortsatzes. Zbl. Chir. 1926, 1943.

HAAS: Röntgenologisch feststellbare Wurmfortsatzsteine. Klin. Wschr. 1928, 1470. — HÄBERLIN, CARL: Zur Entstehung der Wurmfortsatzentzündungen. Vorläufige Mitteilg. Dtsch. med. Wschr. 1909, 394. — HAIG, A.: Plombism and appendicitis. Lancet 1899. — HAIM (1): Zur Frage der bakteriellen und insbesondere der durch Streptokokken hervorgerufenen Appendizitis. Arch. klin. Chir. 82 (1907). — HAIM (2): Die Epityphlitis in Wechselbeziehungen zu ihren bakteriellen Erregern. Arch. klin. Chir. 78. — HAM, C. J.: Appendicitis in an infant. Brit. med. J. 1927, Nr 3465, 1006. — v. HANSEMANN (1): Ätiologische Studien über Epityphlitis. Mitt. Grenzgeb. Med. u. Chir. 12, H. 1 (1903). — v. HANSEMANN (2): Ätiologie und Pathogenese der Epityphlitis. Dtsch. med. Wschr. 1908, 769. — v. HANSEMANN (3): Über die Entstehung falscher Darmdivertikel. Virchows Arch. 144 (1898). — v. HANSEMANN (4): Über die Myxoglobulose des Wurmfortsatzes. Verh. dtsch. path. Ges. 17, 568 (1914). — HARRENSTEIN, R. J. (1): Eine verkannte Folge der Appendektomie in Zusammenhang mit der Funktion der Valvula Bauhini. Beitr. klin. Chir. 137, 1. — HARRENSTEIN, R. J. (2): Eine notwendige Korrektur der herrschenden Auffassungen über die Bedeutung der Appendixadhäsionen in dem Krankheitsbilde der chronischen Appendizitis. Beitr. klin. Chir. 139, 533 (1927). — HARRIS, WILLIAM H. and BROWNE, DONOVAN C.: Oxyuris vermicularis as a causative factor in appendicitis. J. amer. med. Assoc. 84, 9 (1925). — HAWKINS, H. P.: The pathology of perityphlitis. St. Thomas Hosp. Rep. 21 (1893). — HEDINGER, ERNST: Kongenitale Divertikelbildung im Processus vermiformis. Virchows Arch. 178, 25 (1904). (Ausführl. Literatur). — HEILE, BERNH. (1): Über die Entstehung der Entzündungen am Blinddarmanhang auf bakteriologischer und experimenteller Grundlage. Mitt. Grenzgeb. Med. u. Chir. 26, H. 2 (1913). — HEILE, BERNH. (2): Über bakteriologische Untersuchungen zur Klärung der Pathogenese der Appendizitis. Zbl. Bakter. 56, H. 3/4 (1910). — HEILE, BERNH. (3): Experimentelle Beobachtungen über die Resorption im Dünn- und Dickdarm. Mitt. Grenzgeb. Med. u. Chir. 14, H. 4 (1905). — HEILE, BERNH. (4): Zur Physiologie des Blinddarmanhanges. Bruns' Beitr. 23, H. 3 (1914). — HEILE, BERNH. (5): Zur Pathogenese der Appendizitis. Arch. klin. Chir. 90, H. 1 (1909). — HEILE, BERNH. (6): Die Ursache der akuten Appendizitis im Experiment. Münch. med. Wschr. 1925, Nr 6. — HEILE, BERNH. (7): Zur Klärung der Pathogenese der Wurmfortsatzentzündung auf Grund experimenteller und bakteriologischer Untersuchungen. Mitt. Grenzgeb. Med. u. Chir. 22, H. 1 (1910). — HEILMANN, P. (1): Über Veränderungen der Mesenterien und der Leber bei entzündlichen Erkrankungen der Bauchorgane. Virchows Arch. 256 (1925). — HEILMANN, P. (2): Über Veränderungen des lymphatischen Gewebes im Wurmfortsatz und im allgemeinen. Virchows Arch. 258, 52 (1925). — HEINLEIN, F.: Ein Beitrag zur Appendizitisfrage. Dtsch. Z. Chir. 182, H. 1/2. — HELLER, A.: Über Oxyuris vermicularis. Dtsch. Arch. klin. Med. 57, 21—28 (1903). — HELLMANN: Tuberculosis of an appendix diverticel. Festschrift zur 40jähr. Stiftungsfeier des deutschen Hospitals der Stadt New York. 1909. — HELLMANN, T. S.: Studien über das lymphoide Gewebe. IV. Zur Frage des Status lymphaticus. Untersuchungen über die Menge des lymphoiden Gewebes, besonders des Darms beim Menschen mittels einer quantitativen Methode. Z. Anat. II, 8, 3 (1921). — HERSHEY: The function of the appendix. Denver med. Times, Febr. 1902; N. Y. med. News 1901. — HERTWIG, RICHARD: Lehrbuch der Zoologie (S. 584 Blinddarm). 8. Aufl., Jena 1907. — HERTZLER, A. E.: An inquiry into the nature of chronic appendicitis. Amer. J. Obstetr. 13, 155 (1926). HERZOG: Die Perityphlitis vom chirurgischen und internen Standpunkte aus beurteilt. Dtsch. Z. Chir. 46 (1897). — HEWSON: Amer. J. med. Sci. 106, 185 (1893). — HEYD, CHARLES GORDON: Changes in the liver associated or coincident with infection of the appendix. J. amer. med. Assoc. 83, 18 (1924). — HEYDE, M.: Bakteriologische und experimentelle Untersuchungen zur Ätiologie der Wurmfortsatzentzündung. Beitr. klin. Chir. 76 (1911). — HEYNEMANN: Zur Ätiologie der Pyosalpinx. Z. Geburtsh. 70 (1912). — HELLY, K.: Appendizitis und Gelegenheitsappendektomie. Münch. med. Wschr. 1926, Nr 20. — HILDEBRAND:

Die Lageverhältnisse des Coecums und ihre Beziehungen zur Entstehung von äußeren Cökalbrüchen. Dtsch. Z. Chir. **33** (1892). — HILGERMANN und POHL: Ätiologie und Serumtherapie foudroyanter Appendizitiden. Münch. med. Wschr. **1927**, Nr 40. — HILZHEIMER-HAEMPEL: Handbuch der Biologie der Wirbeltiere. Stuttgart: F. Enke 1913. — HOENK, E.: Über die Rolle des Sympathicus bei der Erkrankung des Wurmfortsatzes. Jena: Gust. Fischer 1907. — HOFMANN, A. H.: Über die Lage des Wurmfortsatzes. Dtsch. med. Wschr. **1922**, 939. — HOFMEISTER: Typhlektasie (chronische Perityphlitis, Coecum mobile). Bruns' Beitr. **71** (1911). — HONECKER, WOLFGANG: Pseudomyxoma peritonei nach Appendizitis. Frankf. Z. Path. **4**. — HOPFENHAUSEN, OLGA: Semaine méd. **1897**, 1. — HOPPE-SEYLER: Über Erkrankungen des Wurmfortsatzes bei chronischer Amöbenenteritis. Münch. med. Wschr. **1904**. — TEN HORN, C.: Über die Ätiologie der Entzündung des Wurmfortsatzes sowie über die Gefahren seiner Ausschaltung. Arch. klin. Chir. **109**, 261 (1917). — HUDDY, G. P. B.: Intussusception of the appendix. Brit. J. Surg. **14**, 580 (1927). — HUECK, OTTO: Über die pathologische Bedeutung von Helminthen in der Appendix. Frankf. Z. Path. **13** (1913). — HUETER: Zur Frage des Pseudomyxoma peritonei beim Manne. Beitr. path. Anat. **41** (1907). — HUG: Wurmabszesse. Bayer. ärztl. Intelligenzbl. **1870**. — HUTCHINSON, H. jun.: On the vermic. appendix in relation to external hernia. Brit. med. J. **1899**, Okt. — HYRTL, JOSEF: Lehrbuch der Anatomie. 17. Aufl. 1884.

IRGER, J. M. und B. G. DRAGUN: Appendizitis und Cholezystitis. Arch. klin. Chir. **149**, 402 (1928).

JACOBSHAGEN, E.: Zur Morphologie des menschlichen Blinddarmes. Anat. Anz. **56**, 97 (1923). — JALAGUIER: Résultats de l'examen bactériologique du pus d'une péritonite généralisée par perforation du coecum et de son appendice. Bull. Soc. Chir. Paris **18**, 391 (1892). — JAMISON, S. CH. and HAUSER, GEORGE H.: Angina pectoris in a youth of eighteen J. amer. med. Assoc. **85**, 18 (1925). — JAROSCHKA, K.: Über Typhlitis und Appendizitis durch Oxyuren. Dtsch. Z. Chir. **183** (1923). — JONNESCO et JUVARAS: Anatomie des ligaments de l'appendice vermiculaire et de la fossette iléo-appendiculaire. Progrès méd. 21. 4. 1894. — JOSUÉ: Appendicite expérimentale par infection sanguine. C. r. Soc. Biol. **1897**.

KAPLAN, IRA J.: Ein seltener Fall von Aktinomykose-Appendizitis. Arch. klin. Chir. **128**, 410 (1924). — KARRENSTEIN: Beitrag zur Appendizitisfrage mit besonderer Berücksichtigung der Armeestatistik. Dtsch. Z. Chir. **84**, H. 1/3. — KAUFMANN, EDUARD: Lehrbuch der speziellen pathologischen Anatomie 7. u. 8. Aufl., Berlin-Leipzig 1922. — KAUFMANN, JACOB: Beitrag zur Würdigung der Spastizität bei Krankheiten der Verdauungsorgane. Mitt. Grenzgeb. Med. u. Chir. **36**, 96 (1923). — KEITH, ARTHUR: Anatomical evidence as to the caecum and appendix. J. Anat. a. Physiol. London **38**, VII. proceed. (1914). — KELLING, G. (1): Über Mißerfolge nach Appendektomien. Ein Beitrag zur statischen Insuffizienz in der Bauchhöhle. Münch. med. Wschr. **1926**, 1610. — KELLING, G. (2): Schraube im Processus vermiformis als Ursache einer Appendizitis. Z. Chir. **1921**, Nr 22. — KELLY: Appendicitis and diseases of the vermiforme appendix. 1909. — KELLY and HURDON: The vermiform appendix and its diseases. Philadelphia a. London 1905. — KITT: Lehrbuch der pathologischen Anatomie der Haustiere. 1901. — KLAUBER, OSKAR: Die Ätiologie der Appendizitis. Münch. med. Wschr. **1909**, 451. — KLEBS, EDWIN: Handbuch der pathol. Anatomie I, 1, 279 (1869) Berlin. — KLECKI (1): Recherches sur la pathogénie de la péritonite d'origine intestinal; étude de la virulence du coli-bacille. Ann. Inst. Pasteur **9** (1895). — KLECKI (2): Contributions à la pathogénie de l'appendicite. Ann. Inst. Pasteur **6** (1899). — KLEMM, P. (1): Über die Erkrankungen des lymphatischen Gewebes und ihr Verhältnis zur Appendizitis. Dtsch. Z. Chir. **81** (1906). — KLEMM, P. (2): Über die Ätiologie der Appendizitis. Mitt. Grenzgeb. Med. u. Chir. **16**, H. 1 (1906). — KLEMM, P. (3): Über chronische anfallsfreie Appendizitis. Mitt. Grenzgeb. Med. u. Chir. **17** (1906). — KLOSE: Das mobile Kolon und seine Folgezustände. Bruns' Beitr. **74** (1911). — KOCH, EMIL F.: Eosinophilie im Wurmfortsatz. Arch. of Path. **3**, 5 (1927). — KOCHER und TAVEL: Vorlesungen über chirurgische Infektionskrankheiten. Basel-Leipzig 1895. — KONJETZNY: Zur Pathologie und Klinik der erworbenen Wurmfortsatzdivertikel. Münch. med. Wschr. **1909**, 2251. — KÖRTE, W.: Bericht über 60 Operationen subphrenischer Abszesse. Chirurgenkongreß 1902. — KÖRTE, W.: Handbuch der praktischen Chirurgie. Herausgeg. von v. BERGMANN, BRUNS. — KRABBEL: Divertikelbildung bei Appendizitis. Bruns' Beitr. **80**, 121 (1912). — KRAFFT, CH.: Über die frühzeitige operative Behandlung der durch Perforation des Wurmfortsatzes hervorgerufenen Perityphlitis stercoralis. Volkmanns Slg klin. Vortr. **1889**, Nr 191. — KRAUS, FRIEDRICH: Ätiologie und Pathogenese der Epityphlitis. Dtsch. med. Wschr. **1908**, 774. — KRAUSSOLD, H.: Über die Krankheiten des Proc. vermiform. und des Coecums und ihre Behandlung nebst Bemerkungen zur zirkulären Resektion des Darmes. Volkmanns Slg klin. Vortr. **1881**, Nr 191. — KRETZ (1): Über Blutungen im kranken Wurmfortsatz. Mitt. Grenzgeb. Med. u. Chir. **20** (1909). — KRETZ (2): Über die Ätiologie der Appendizitis Verh. dtsch. path. Ges. Erlangen **1910**, 144. — KRETZ (3): Untersuchungen über die Ätiologie der Appendizitis. Verh. dtsch. path. Ges. **1906**. — KROGIUS, ALI: Zur Bakteriologie der

Appendizitis. Finska Läk.sällsk. Hdl. 41 (1899). — KROMPECHER (1): Über Ödemsklerose namentlich auch bei Arteriosklerose. Zbl. path. Anat. 22 (1921). — KROMPECHER (2): Gastrointestinale Sklerostenose. Beitr. path. Anat. 49 (1910). — KÜKENTHAL, WILLY: Leitfaden für das zoologische Praktikum. S. 304, Blinddarm. 5. Aufl. Jena 1910. — KÜMMELL: Arch. klin. Chir. 92 (1910). — KUTTNER, L. (1): Worauf sind die nach Appendectomie öfters zurückbleibenden Beschwerden zurückzuführen? Dtsch. med. Wschr. 48 (1922). — KUTTNER, L. (2): Zur Diagnose und Therapie der chronischen Appendizitis. Med. Klin. 16 (1924). — KUTTNER, L. (3): Über chronische Appendizitis. Karlsbad. ärztl. Vortr. Z. ärztl. Fortbildg 24, 622 (1927).

LADINSKI: Internal hemorrhage, the result of traumatic rupture of adhesions due to acute appendicitis; with the report of a case. Med. Record 1900. — LANE, S. A.: Erection of the vermiforme appendix. Lancet 213, 1392 (1927). — LANG: Der Mc BURNEYsche Punkt. Zbl. Chir. 35, 185. — LANGE, J. C.: Appendicitis. Med. a. surg. Reports 72 (1895). — LANZ (1): Zur Epidemiologie der Perityphlitis. Münch. med. Wschr. 1912. Nr 59. — LANZ (2): Die pathologisch-anatomischen Grundlagen der Appendizitis. Bruns' Beitr. 38 (1903). — LANZ (3): Wurmfortsatz; Lehrbuch der Chirurgie, herausg. von WULLSTEIN u. WILMS. 2, 145/146, 3. Aufl., Jena: G. Fischer 1912. — LAPEYRE: Appendicite. Abscès sous-phrénique èt pleurésie purulente droite. Mort. Nécropsie. Gaz. méd. Centre Tours 1900. — LAUENSTEIN und REVENSTORF: Wie ist die Entstehung der Blutungen in der Schleimhaut operativ entfernter Wurmfortsätze zu erklären? Dtsch. Z. Chir. 77. — LÄWEN, A.: Über Appendicitis fibroplastica. Dtsch. Z. Chir. 129. — LÄWEN und REINHARDT: Über das durch Oxyuriasis des Wurmfortsatzes und Appendicitis ex oxyure hervorgerufene Krankheitsbild und seine pathologisch-anatomischen Grundlagen. Münch. med. Wschr. 1918, Nr 50. — LE GENDRE: Französ. Kongr. f. Gynäkol., Geburtshilfe u. Kinderheilk. Nantes 1901. — LEIBLER: Zur Kenntnis der lymphatischen Pseudoappendizitis. Wien. klin. Wschr. 1912. — LEHMANN, H.: Die Appendicitis acuta im Greisenalter. Wien. klin. Wschr. 995 (1927). — LENNANDER: Über Appendizitis und ihre Komplikationen vom chirurgischen Standpunkte aus beurteilt. Volkmanns Slg klin. Vortr., N. F. 1893, Nr 75. — LENTZ: Über die Epidemien des Sommers 1925 in Preußen. Klin. Wschr. 1925, Nr 40. — LENZMANN: Über Gangrän des Coecums infolge von Appendizitis. 31. Chirurgenkongreß 1902. — LETTAU: Ein Fall von Wurmfortsatznabelfistel unter dem Bilde des offenen Ductus omphalo-entericus. Dtsch. Z. Chir. 70 (1903). — LETULLE (1): Soc. méd. des Hôp. à Paris 12. Febr. 1897. — LETULLE (2): Appendicites aiguës; caractères histo-pathologiques. Presse méd. 1898, Nr 52. LEWIS: A contribution to our knowledge of abscess and other diseases consequent upon the lodgement of foreign in the appendix vermicul. N. Y. State J. Med. 1856. — LIEBLEIN, V.: Zur Kenntnis der lymphatischen Pseudoappendizitis. Wien. klin. Wschr. 25 (1912). LIEBECK, EDITH: Das lymphatische Gewebe im Wurmfortsatz und seine Beziehungen zum übrigen lymphatischen Apparat. Inaug.-Diss. Berlin 1924. — LIEK, E.: Über die chronisch rezidivierende Appendizitis. Arch. klin. Chir. 125, H. 3 (1923); Mitt. Grenzgeb. Med. u. Chir. 32 (1920). — LIERTZ (1): Die radiographische Darstellung des Wurmfortsatzes. Dtsch. med. Wschr. 1910, Nr 27. — LIERTZ (2): Über die Lage des Wurmfortsatzes. Berlin: Aug. Hirschwald 1909. — LÖBKER: Diskussion zu einem Vortrage von LIMPIUS über Appendizitis. Dtsch. med. Wschr. 1903, 301. — LOCKWOOD (1): Appendicitis; its pathology and surgery. London 1901. — LOCKWOOD (2): The relationships between colics and appendicitis from a surgical point of view. J. amer. med. Assoc. 1905. — LOCKWOOD (3): On abnormalities of the coecum and colon, with reference to development. Brit. med. J. 574, 2 (1882). — LÖHR, W.: Zur Frage des Wurmfortsatzdivertikels und seiner Folgezustände, insbesondere des Pseudomyxoma peritonei. Dtsch. Z. Chir. 171, 30 (1922). — LOELE: Die Anwendung der EHRLICHschen Diazoreaktion zur Darstellung der histologischen Strukturen und weitere Mitteilungen zur Phenolreaktion. Fol. haematol. (Lpz.) 13 (1912). — LOISON: Abscès du foie d'origine appendiculaire. Incision. Guérison. Bull. Soc. Chir. 2 (1900). — LOUYER-VILLERMAY: Observations pour servir à l'histoire des inflammations de l'appendice du caecum. Arch. gén. Méd. 5, 246 (1824). — LÖWENBERG, WALTER: Ein neuer, scharf charakterisierbarer Streptokokkentypus in der Rachenhöhle. Klin. Wschr. 1928, 1170. — LUBARSCH, O.: Bericht über den Leichenbefund und die mikroskopischen Untersuchungen aus dem Bericht über Krankheit, Operation und Tod des Reichspräsidenten EBERT. Dtsch. med. Wschr. 1925, 449. — LUCAS-CHAMPONNIÈRE: Influence de l'alimentation carnée sur le développement de l'appendicite. J. Méd. prat. 22 (1903). — LUSCHKA: Über die peritoneale Umhüllung des Blinddarms und über die Fossa ileocoecalis. Virchows Arch. 21 (1861).

MAALÖE, C.: Histologische Studien über den Processus vermiformis. Habilitationsschrift Kopenhagen 1908. — MAC CARTY: Classification of appendicitis and relation of chronical appendicitis to obliteration. J. amer. med. Assoc. 1910. — MAC CARTY und MAC GRATH: Relation between appendicitis and disturbance in the gastro-duodenal-hepatico-pancreatic physiological system. Ann. Surg. 1910, 52, 801. — MAC LEAN: Zur Ätiologie der Appendizitis. Mitt. Grenzgeb. Med. u. Chir. 21 (1909). — MACLACHLAN: Tonsillitis. Publ. Univ.

582 ERWIN CHRISTELLER und EDMUND MAYER: Appendizitis.

Pittsburgh School of Med. 1912. — MAC WILLIAM: Operations upon the appendix. Ann. Surg. 1910. — MAGNAN, A.: Recherches sur l'alimentation naturelle et le tube digestif des mammifères. Ann. des Sci. natur., IX. s. Zoologie 16, 207 (1912). — MARTENS, M.: Schüttelfröste und Blinddarmentzündung. Münch. med. Wschr. 335 (1928). — MARVEL: Has influenza been a causative factor in the increase of appendicitis? J. amer. med. Assoc. 1904. — MASSON, P. (1): Les lésions du plexus nerveux périglandulaire dans l'appendicite chronique. Bull. Soc. méd. Hôp. Paris 38, Nr 22, 956—969 (1922). — MASSON, P. (2): Appendicite neurogène et carcinoides. Ann. Anat. path. méd.-chir. 1924, H. 1. — MATTERSTOCK: Perityphlitis. Gerhardts Handbuch der Kinderkrankh. Tübingen 1880. — MAYDL, K.: Der subphrenische Abszeß. Enzyklopädie von KOCHER und DE QUERVAIN 1903. — MAYER, CH. DE: Etude sur la pathogénie de l'appendicite. Thèse de Genève 1897. — MAYER, EDMUND: Die zunehmende Betonung der Stoffwechselvorgänge in der Pathologie, beurteilt vom Standpunkt der theoretischen Biologie. Arch. Verdauungskrankh. 37, 469 (1926). — MAYER, J. C.: Zur Anatomie des Orang-Utang und des Schimpansen. Arch. Naturgesch. v. TROSCHEL 22, 281 (1856). — MECKEL, J. F.: Tabulae anatomico-pathologicae. Leipzig 1817. MEISEL, P. (1): Über Entstehung und Verbreitungsart der Bauchfellentzündungen. Mit besonderer Berücksichtigung der vom Wurmfortsatz ausgegangenen Entzündungen. Bruns' Beitr. 40, 529 (1903). — MEISEL, P. (2): Bauchfellentzündungen. Dtsch. med. Wschr. 1904, 264. — MERKEL: Über das Pseudomyxoma peritonei nach Wurmfortsatzberstung. Verh. dtsch. path. Ges. Erlangen 1910, 161. — MERLING, J. D.: Sistens proc. vermif. anatomiam pathologicam. Inaug.-Diss. Heidelberg 1836. — MERTENS: Falsche Divertikel der Flexura sigmoidea und des Processus vermiformis. Mitt. Grenzgeb. Med. u. Chir. 9 (1902). — MESLAY et PAUCHET: Ectasie générale de l'appendice. Bull. Soc. Chir. Paris 1899, Oct. — METSCHNIKOFF (1): Rôle des helminthes dans l'appendicite. J. des Praticiens 1901. — METSCHNIKOFF (2): Zur Ätiologie der Wurmfortsatzentzündung. Ref. Russ. med. Rdsch. 1902/03, Nr 2. — METSCHNIKOFF (3): Studien über die Natur des Menschen. Eine optimistische Philosophie. Leipzig 1904. — MEYER, KURT: Wurmfortsatz und „Streptokokken". Dtsch. med. Wschr. 1928, Nr 29, 1202. — MICHAÉLSSON: Über sog. Pseudomyxoma peritonei ex processu vermiformi der Männer. Hygiea (Stockh.) 77 (1915). — MILLIKEN, GIBBS und POINDEXTER: Mucocele of the appendix with globoid body formation. Amer. J. Path. 1, 4 (1925). — MILOSLAVICH, E. (1): Aplasie des Wurmfortsatzes. Zbl. Path. 23, 58 (1912). — MILOSLAVICH, E. (2): Zur Pathogenese der Appendizitis. Wien. klin. Wschr. 1912, Nr 12, 442. — MILOSLAVICH und NAMBA: Zur Frage der Appendixobliteration. Mitt. Grenzgeb. Med. u. Chir. 24 (1912). — MITCHELL, A. B.: The appendix reflex. Brit. med. J. 1927, Nr 3464, 958. MITCHELL, P. CHALMERS: On the intestinal tract of mammals. Trans. zool. Soc. London 17, 437 (1903/06). — MINTZ, W.: Appendizitis bei Hemmungsbildung des Colon ascendens. Zbl. Chir. 1924, Nr 5. — MIXTER: Chronische Appendizitis. 75. Jverslg Amer. med. Assoc. Chicago, Juni 1924. Zit. Dtsch. med. Wschr. 1925, Nr 44. — MORI (1): Spontane Appendizitis bei einigen Tierspezies. Mitt. Grenzgeb. Med. u. Chir. 12 (1903). — MORI (2): Eine experimentelle Arbeit über die Ätiologie der Perityphlitis. Dtsch. Z. Chir. 73 (1904). — MORITZ, EVA: Wurmfortsatzveränderungen nach Tubenentzündungen. Z. Geburtsh. 70 (1912). — MORRIS, R. T. (1): A definite account of my position upon some appendicitis questions. Cleveland J. of Med. 1900. — MORRIS, R. T. (2): Five kinds of chronic appendicitis. Amer. J. Obstetr. 13, 180 (1926). — MORRIS, R. T. (3): The appendicitis question. Med. Record 1, 432 (1900). — MOSCHKOWITZ: Zur Appendizitisfrage. Arch. klin. Chir. 82 (1907). — MÜHSAM, R.: Über Appendizitisexperimente. Dtsch. Z. Chir. 55 (1900). — MÜLLER, A. (1): Blinddarmbildungen und Blinddarmerkrankungen bei Menschen und Tieren. Klin. Wschr. 138 (1927). — MÜLLER, A. (2): Appendicitis chronica larvata. Arch. klin. Chir. 130, H. 1/2. — MÜLLER, WILHELM: Normale und pathologische Anatomie des menschlichen Wurmfortsatzes. Inaug.-Diss. Jena 1898. — MUNDT: Über Veränderungen der Muskelwand des Wurmfortsatzes. Orths Festschrift. Berlin: Aug. Hirschwald 1903. — MUNRO: Lymphatic and portal infections following appendicitis. Boston med. J. 1902. — MUTHMANN, E.: Beiträge zur vergleichenden Anatomie des Blinddarms und der lymphoiden Organe des Darmkanales bei Säugetieren und Vögeln. Anat. H. 48 (1913). — MYNTER: Etiology and pathology of appendicitis. Buffalo med. J. 1900.

NAGOYA, C.: Über die Drüsen und die Follikel des Wurmfortsatzes. Frankf. Z. Path. 14, H. 1 (1913). — NEU, G.: Fremdkörper in Wurmfortsatzhernie. Zbl. Chir. 1927, Nr 40. — NEUGEBAUER: Milzabszeß nach Epityphlitis. Berl. klin. Wschr. 1909. — NEUMANN, A.: Pseudomyxoma perton. ex proc. vermif. Berl. klin. Wschr. 1909, Nr 1. — NEUMANN, M.: Über Appendizitis und ihren Zusammenhang mit Traumen. Arch. klin. Chir. 62 (1900). — NEUMANN, RUDOLF: Über Härchenbefunde in Kotsteinen, ein Beitrag zur Kenntnis ihrer Genese. Virchows Arch. 258, 783 (1925). — NISHII, R. und AKIMOTO, K.: Über Verkalkung und Verknöcherung an krankhaft veränderten Wurmfortsätzen. Virchows Arch. 268, 203 (1928). — NISHIKAWA, KIYOMASARU: Über die lymphatische Gewebsreaktion in den Wandschichten des Wurmfortsatzes und seiner Umgebung in bezug auf funktionelle Zustände und auf chronische entzündliche Vorgänge. Virchows Arch. 265, 736 (1927). —

Noack, Friedrich Karl: Appendizitis und Oxyuren. Mitt. Grenzgeb. Med. u. Chir. 35, 407 (1922). — Noll, R.: Die Histologie der Wurmfortsatzentzündung. Mitt. Grenzgeb. Med. u. Chir. 17 (1907). — Nordmann: Über die Trias der Erkrankungen, Appendizitis, Cholezystitis und Ulcus ventriculi bzw. duodeni. Berl. Ges. f. Chir. Juli 1922. — North, N. L.: Functionless organs. Are there any? The use and disease of the verm. app. N. Y. State med. Assoc. 1896, Oct. — Nossen, H.: Der postappendizitische Leberabszeß. Bruns' Beitr. 130, H. 3. — Nothnagel: Peri- und Paratyphlitis. Internat. klin. Rdsch. 7 (1893). — Novicki, W.: Anatomische Untersuchungen über Appendix und Appendizitis. Virchows Arch. 195 (1909).

Oberndorfer, S. (1): Habilitationsschrift München 1906. — Oberndorfer, S. (2): Gibt es eine chronische Appendizitis? Dtsch. med. Wschr. 1906, Nr 41. — Oberndorfer, S. (3): Schleimbildung in und um Wurmfortsatzdivertikel. Verh. dtsch. path. Ges. 10. — Oberndorfer, S. (4): Altes und Neueres über Appendix, Appendizitis und Appendixkarzinoide. Münch. med. Wschr. 1928, 1329. — Oberndorfer, S. (5): Beiträge zur pathol. Anatomie der chronischen Appendizitis. Mitt. Grenzgeb. Med. u. Chir. 15 (1906). — Oberndorfer, S. (6): Pathologische Anatomie der Appendizitis. Erg. Path. 13 (1909). — Ochsner (1): Handbook of Appendicitis 1902. — Ochsner (2): Appendicitis as a cause of inflammatory of the right ovary and tube. J. amer. med. Assoc. 1899, 22. Juli. — Ogneff, B. W.: Die Blutgefäße des ileocökalen Gebietes und der Appendix. Z. Anat. 82, 733 (1927). — Oehler: Bemerkungen zur Appendizitis. Allg. med. Zentralztg 1901, Nr 59. — Oppe: Appendizitis und Eingeweidewürmer. Münch. med. Wschr. 1903, Nr 20. — Oppel, Albert: Lehrbuch der vergleichenden mikroskopischen Anatomie der Wirbeltiere. II. Schlund und Darm. Jena: Gustav Fischer 1897. — Oppenheim, E.: Zur Frage der Obliteration des menschlichen Wurmfortsatzes. Frankf. Z. Path. 2, 249 (1908).

Palieri, A.: Seltener Fall von Wurmfortsatzzyste nach Typhus. (Un raro caso di cisti appendicolare posttifica). Riv. Chir. 3, H. 3, 89, Mai/Juni (1924). — Pankow, O.: Die Ursachen für die schlechte Prognose der Appendizitis in der Schwangerschaft und ihre Bedeutung für die Therapie. Arch. Gynäk. 133, 5 (1928). — Parsons, A. R.: Au unusual case of appendicitis. Lancet 212, Nr 5402, 547 (1927). — Pascale, G.: Pathogenese der Appendizitis. Berl. klin. Wschr. 1912, Nr 51. — Passow, A.: Über das quantitative Verhalten der Solitärfollikel und Peyerschen Haufen des Dünndarms. Inaug.-Diss. Berlin 1883; Virchows Arch. 101 (1885). — Pataky, Z.: Mit Dickdarmphlegmone komplizierter Appendizitisfall. Zbl. Chir. 1927, 1566. — Payr, E. (1): Appendizitis und embolische Magenerkrankungen. Münch. med. Wschr. 17 (1905). — Payr, E. (2): Über die sog. chronische, klinisch anfallsfreie Appendizitis. Die Gelegenheitsappendektomie. Dtsch. Z. Chir. 200, 307. — Payr, E. (3): Appendizitis. Schwalbe, Irrtümer, Abt. Chirurgie, Band Peritoneum, H. 8. Leipzig: Gg. Thieme 1926. — Peiper, E.: Tierische Parasiten. Erg. Path. II, 9 (1903). — Péraire, M.: Sur trois formes anormales d'appendicitis. Soc. Chir. Paris 19, 560 (1927). — Perez, G.: Über die Wichtigkeit der Funktion der Lymphdrüsen. Ref. Zbl. ges. inn. Med. 4, 529. — Peter, K.: Über die Funktion des menschlichen Wurmfortsatzes. Münch. med. Wschr. 1918, Nr 48, 1335. — Petit, R.: Sur une lésion rare de l'appendice. Bull. Soc. Chir. Paris 19, 737 (1927). — Petrén, G.: Weitere Beiträge zur Frage der Häufigkeit der akuten Appendizitis. Bruns' Beitr. 110, 322 (1917). — Petzetakis, M.: Traitement systématique de l'Amibiase par les injections intraveineuses d'émétine. Presse méd. 1924, 69, 705. — Pick, Ludwig: Zur pathologischen Anatomie der Trichocephalusinfektion des Menschen. Verein f. inn. Med. u. Kinderheilk. Berlin 6. Dez. 1920. Pilliet: Appendicite calculeuse. Bull. Soc. Anat. Paris 22. IV. 1898. — Pilliet et Costes: Étude sur l'appendicite folliculaire. Bull. Soc. Anat. Paris 1895, 18. Jan. — Polya: Thrombophlebitis meseraica, eine verhängnisvolle Komplikation der Appendizitis. Dtsch. med. Wschr. 1905, Nr 7. — Polya und Navratil: Untersuchung über die Lymphbahnen des Wurmfortsatzes und des Magens. Dtsch. Z. Chir. 69 (1903). — Posthuma: De intestino coeci eiusque processus vermicularis pathologia. Inaug.-Diss. Groningen 1835.

Quénu: Transformation kystique de l'extrémité de l'appendice à contenu stérile. Bull. Soc. Chir. Paris 27 (1903). — de Quervain: Des positions anormales de l'intestin. Semaine méd. 1901, Oct.

Rammstedt: Über Fremdkörper im Wurmfortsatz. Mitt. Grenzgeb. Med. u. Chir. 20 (1909). — Ranzi, E.: Über Mukozelen der Appendix. Wien. med. Wschr. 1926, 643. Rauber-Kopsch: Lehrbuch der Anatomie. Leipzig: Gg. Thieme. — Reclus: Entérolithe et appendicite. Bull. Acad. Méd. 1897. — Reichel, Paul: Appendizitis und Ikterus. Dtsch. Z. Chir. 83, 1 (1906). — Reinhardt: Zur Frage der Oxyuriasis und Appendizitis. Berl. klin. Wschr. 1921, Nr 20. — Reis, van der und Fr. W. Schembra (1): Länge und Lage des Verdauungsrohres beim Lebenden. Z. exper. Med. 43, 94 (1924). — Reis, van der und F. W. Schembra (2): Weitere Studien über die funktionelle Darmlänge. Z. exper. Med. 52, 74 (1926). — Renn, Pius: Beitrag zur Histopathologie der Wurmfortsatzentzündungen. Frankf. Z. Path. 19, 92 (1916). — v. Renner: Über Fremdkörperappendizitis. Dtsch. med. Wschr. 1926, 1821. — Reschke, Karl: Rezidive nach appendizitischen

Abszessen. Med. Klin. **1924**, 174. — RHEINDORF (1): Wurmfortsatzentzündung ex oxyure. Med. Klin. **9** (1913). — RHEINDORF (2): Beitrag zur Frage der Bedeutung der Oxyuren bei der Wurmfortsatzentzündung der Kinder. Berl. klin. Wschr. **1912**, Nr 10/11. — RHEINDORF (3): Die Wurmfortsatzentzündung ex Oxyure. Med. Klin. **1915**, Nr 2, 5 u. 16. — RHEINDORF (4): Über die durch Oxyuris vermic. hervorgerufenen pathologisch-anatomischen Veränderungen usw. Frankf. Z. Path. **14**. — RHEINDORF (5): Die Wurmfortsatzentzündung. Berlin: S. Karger 1920. — RHEINDORF (6): Erwiderung auf ASCHOFFs Aufsatz: Müssen wir unsere Ansicht über die Ätiologie der Wurmfortsatzentzündung ändern? Berl. klin. Wschr. **1921**, Nr 5/6. — RHEINDORF (7): Beitrag zur Appendizitisfrage beim Säugling und im frühen Kindesalter. Virchows Arch. **240** (1923). RIBBERT (1): Zur Pathologie des Wurmfortsatzes. Dtsch. med. Wschr. **1903**, Nr 23. — RIBBERT (2): Beiträge zur normalen und pathologischen Anatomie des Wurmfortsatzes. Dtsch. med. Wschr. **1901**. — RIBBERT (3): Hydrops des Wurmfortsatzes. Virchows Arch. **132** (1893). — RIBBERT (4): Beiträge zur allgemeinen und pathologischen Anatomie des Wurmfortsatzes. Virchows Arch. **132**, 66 (1893). — RICCARD: Discuss. Bull. Soc. Chir. Paris **1900**. — RICHET fils, CHARLES: Les appendicites hématogènes et l'élimination microbienne par l'appendice. Arch. des Mal. Appar. digest. **11** (1912). — RICHTER, HERMANN: Schleimretention im distalen Abschnitt des proximal obliterierten Wurmfortsatzes mit Durchbruch in die freie Bauchhöhle. Zbl. Path. **35**, 362 (1925). — RICKER, GUSTAV (1): Der Stand der Lehre von der Epityphlitis. Dtsch. Z. Chir. **202**, 125 (1927). — RICKER, GUSTAV (2): Pathologie als Naturwissenschaft. Relationspathologie. Berlin: Jul. Springer 1924. — RIEDEL: Vorbedingungen und letzte Ursachen des plötzlichen Anfalles von Wurmfortsatzentzündungen. Arch. klin. Chir. **66** (1902). — RIFF: Contribution à l'étiologie de l'appendicite. Presse méd. **1919**, 521. — RITTER: Appendizitis. Zbl. Chir. **1927**, 530. — RITTER, C.: Zur Entstehung der akuten Appendizitis. Dtsch. Z. Chir. **200**, 364. — ROBINSON (1): Rheumatism as a cause of appendicitis; points in its medical treatment. Med. Record **1895**. — ROBINSON (2): GERLACHS valve in the coecum. Amer. J. Obstetr. **1893**. — ROCHAZ: Des calcules appendiculaires. Rev. méd. Suisse romande. **1894**, Nr 12. — ROGER et JOSUÉ: Recherches expérimentales sur l'appendicite. Bull. Soc. Méd. Paris **1896**. — ROHDENBURG, G. L.: So called chronic appendicitis. Arch. of Path. **3**, 6 (1927). — ROOT, A. S.: Appendicitis in children. Arch. of Pediatr. **44**, 483 (1927). — ROSER, W.: Chirurgisch-anatomisches Vademecum. Leipzig 1897. — RÖSSLE (1): Das runde Geschwür des Magens und des Zwölffingerdarms als „zweite Krankheit". Mitt. Grenzgeb. Med. u. Chir. **25**, 766, (1913). — RÖSSLE (2): Die Beweglichkeit des Wurmfortsatzes. Beitr. path. Anat. **77**, 121 (1927). — v. ROSTHORN: Appendizitis und Erkrankung der Adnexa uteri. Mschr. Gynäk. **30** (1909). — ROSTOWZEW (1): Die Rolle der Darmwürmer in der Ätiologie der Perityphlitis. Bobjitschnaja Gaz., Botkina **1902**. — ROSTOWZEW (2): Über die epidemische Natur der Perityphlitis und deren Beziehungen zu Influenza und anderen Infektionskrankheiten. Mitt. Grenzgeb. Med. u. Chir. **15** (1906). — ROSTOWZEW (3): Die Lehre von der Perityphlitis. St. Petersburg 1902. — ROTTER: Über Perityphlitis. Berlin: S. Karger 1896. — ROUX (1): Appendizitis. Chir. Enzyklopädie. — ROUX (2): Traitement chirurgical de la périthplite suppurée 1900. Korresp.bl. Schweiz. Ärzte **1892**, Nr 14; Rev. méd. Suisse romande Jan. **1892**. — ROUX (3): Quelques schémas d'appendice opérés à froid. Rev. méd. Suisse romande **12** (1902). — RUBISCH, R. und K. SUGI: Über das Entstehen traumatischer Blutungen in der Appendix. Bruns' Beitr. **80** (1912). — RÜDINGER: Über die Umbildung der LIEBERKÜHNschen Drüsen durch die Solitärfollikel im Wurmfortsatz des Menschen. Sitzgsber. bayr. Akad. Wiss. **21** (1891). — RUF, SEPP: Die Appendizitis im Lichte der RICKERschen Gefäßnerventheorie. Beitr. path. Anat. **75**, 135 (1926). RUGE, HEINRICH: Einige Bemerkungen zur Ätiologie der Appendizitis. Klin. Wschr. **1925**, Nr 40.

SACHS: Der subphrenische Abszeß im Anschluß an die perityphlitische und perinephritische Eiterung. Arch. klin. Chir. **50** (1895). — SAGREDO, N.: Würmer und Wurmfortsatzentzündung. Arb. path. Inst. Tübingen **9** (1914). — SAHLI (1): Über die Pathologie und Therapie der Typhlitiden. Verh. Kongr. inn. Med. 13. Tagg München **1895**, 201/202. — SAHLI (2): Über das Wesen und die Behandlung der Perityphlitiden. Korresp.bl. Schweiz. Ärzte **1892**. — SALATICH, P. B.: Acute Appendicitis incarcerated in a right inguinal hernia. Amer. J. Obstetr. **11**, 417 (1926). — SCHÄR, W.: Über Todesursachen bei Appendizitis. Beitr. klin. Chir. **137**, 310 (1926). — SCHAUMANN (1): Zur Ätiologie der Appendizitis. Dtsch. med. Wschr. **1902**, Nr 9. — SCHAUMANN (2): Sind irgendwelche genetischen Beziehungen zwischen den allgemeinen Neurosen und der Appendizitis denkbar? Dtsch. med. Wschr. **1900**, Nr 44. — SCHAUTA: Lehrbuch der gesamten Gynäkologie. 1897. — SCHEEL: Ugeskr. Laeg. (dän.) **1911**, 1911. — SCHIFF, FRITZ: Person und Infekt Biologie der Person, herausgeg. von BRUGSCH und LEWY, 1, 667. Berlin und Wien: Urban & Schwarzenberg 1926. SCHILLER: Beiträge zur pathologischen Bedeutung der Darmparasiten, besonders für die Perityphlitis. Beitr. klin. Chir. **34**, H. 1 (1902). — SCHLANGE: Die Entzündung des Wurmfortsatzes (Perityphlitis, Skolekoiditis, Appendizitis). Handbuch prakt. Chirurgie. Stuttgart

1900. — Schmidt, J. E.: Wurmfortsatz. Arch. mikrosk. Anat. **66**. — Schmidt, M. B.: Über Pigmentbildung in den Tonsillen und im Proc. vermif. Verh. dtsch. path. Ges. **1907**. — Schmieden: Über die chirurgischen Erscheinungsformen der Grippe. Münch. med. Wschr. **1919**, 229. — Schmincke, Alexander: Zur Kenntnis der angeborenen Divertikel der Appendix. Virchows Arch. **254**, 771 (1925). — Schmorl: Diskussion zum Pseudomyxoma peritonei nach Wurmfortsatzberstung. Verh. path. Ges. Erlangen 1910, 165. — Schnitzler, J.: Über sog. chronische Appendizitis. Fortbildungskurse Wien. med. Fakultät **1925**, H. 33. — Schridde, Hermann (1): Über den angeborenen Mangel des Processus vermiformis. Virchows Arch. **177**, 150—166 (1904). — Schridde, Hermann (2): Fragen und Studien zur Entzündungslehre. 1910. — Schridde, Hermann (3): Die eitrigen Entzündungen des Eileiters. Jena: Gust. Fischer 1910. — Schridde, Hermann (4): Die Kotdruckatrophie des Wurmfortsatzes und ihre Beziehungen zur sog. chronischen Appendizitis der Kliniker. Zbl. Path. **36**, 560 (1925). — Schrumpf: Zur pathologischen Anatomie der Wurmfortsatzerkrankungen. Mitt. Grenzgeb. Med. u. Chir. **17** (1907). — Schuberg: Beitrag zur Kenntnis und Entstehung des inneren Baues und der chemischen Zusammensetzung von Kotsteinen. Virchows Arch. **90** (1882). — Schuchardt: Diskuss.-Bemerk. Dtsch. med. Wschr. **1901**, 243. — Schultes: Über Influenza, Appendizitis und ihre Beziehungen zueinander. Dtsch. med. Wschr. **1903**, Nr 42. — Schultz, Werner: Gehäuftes Vorkommen von Appendizitissymptomen bei Anginen. Med. Klin. **44** (1927). — Schütz, E.: Nochmals zur Frage der chronischen Appendizitis. Wien. med. Wschr. **1927**, 1354. — Schweizer, R.: Divertikelbildung bei Appendizitis. Virchows Arch. **185**, 278 (1906). — Schweizer, P.: Über neuromartige Bildungen in obliterierten Wurmfortsätzen. Schweiz. med. Wschr. **1922**, Nr 49/50. Schwerin, Georg: Welche Rolle spielt der Leukozytengehalt bei der Diagnose der beginnenden Appendizitis? Inaug.-Diss. Berlin 1923. — Seatson, A.: Gangrenous appendix in a strangulated hernial sac. Brit. med. J. **1927**, 1225. — Seeger, St. B.: Appendicitis in infancy and childhood. Surg. etc. **42**, 536 (1926). — Seelig: False diverticula of the vermiforme appendix. Ann. Surg. **1906**, July. — Seifert und Augustin: Statistische Studie über Appendizitis. Arch. klin. Chir. **120**, 35 (1922). — Seubert, R.: Über einen Fall von Stieldrehung bei Appendizitis. Zbl. Chir. **1927**, 2894. — Shiota: Über das Verhalten des Wurmfortsatzes bei Lymphatismus. Wien. klin. Wschr. **1909**. — Short, Readle: Appendicitis. Lancet 311 I (1925). — Siegl, J (1): Die kindliche Appendix im Röntgenbilde. Münch. med. Wschr. **1927**, 1545. — Siegl, J. (2): Die kindliche Appendix im Röntgenbild. I. Mitt.: Untersuchungen an darmgesunden Kindern. Arch. Kinderheilk. **82**, 81 (1927); II. Mitt.: **82**, 262 (1927). — Silberberg, J. W.: Ein Fall von nicht erkanntem und daher primär reseziertem abgekapseltem Abszeß appendikulären Ursprungs, welcher einen bösartigen Tumor des Blinddarms vortäuschte. Zbl. Chir. **1926**, 2915. — Silberstein, A.: Appendicitis traumatica. Med. Welt **1927**, 1437. — Simonin: Appendizitis im Verlaufe von Infektionskrankheiten. Soc. méd. Hôp. **1901**. — Siredey et Leroy: Étude anatomo-pathologique de 5 cas d'appendicite. Soc. méd. Hôp. **1897**, 29. Jan. — Sissoyef: Ein Fall von multiplen Zysten des Appendix. Virchows Arch. **205** (1911). — Sitzer: Einiges über die anatomischen Verhältnisse des Proc. vermiform. Inaug.-Diss. Basel 1907. — Sömmering: Vom Bau des menschlichen Körpers. Frankfurt a. M. 1796. — Sonnenburg (1): Appendizitis und ihr Zusammenhang mit Traumen. Dtsch. med. Wschr. **1901**, Nr 38. — Sonnenburg (2): Pathologie und Therapie der Perityphlitis. 6. Aufl. Berlin 1908. — Spalteholz, W.: Handatlas der Anatomie des Menschen. Leipzig 1900. — Sperino, Giuseppe: Anatomia del cimpanze. Torino 1897. — Sprafke: Untersuchungen über die argentaffinen Zellen in der Schleimhaut des Wurmfortsatzes. Frankf. Z. Path. **35** (1927). — Sprengel, Otto: Appendizitis. Deutsche Chirurgie Stuttgart 1906. — Stapley, Walter und Lewis, J. C.: Morphology of the vermiform appendix. Proc. roy. Soc. Victoria Melbourne (2) **23**, 342. — Steinthal: Gibt es eine traumatische Appendizitis? Münch. med. Wschr. **1927**, Nr 39. — Still: Observations on oxyuris vermicularis in children. Brit. med. J. **1** (1899). — Stinson: Pathology of appendicitis. N. Y. med. Record **1902**. — Stöhber und Dahl: Experimentelle hämatogene Infektion der Lymphfollikel der Appendix. Mitt. Grenzgeb. Med. u. Chir. **24** (1912). — Stöhr, Philipp: Lehrbuch der Histologie. 13. Aufl. Jena: Gust. Fischer 1909. — Sudzuki: Beitrag zur normalen und pathologischen Anatomie des Wurmfortsatzes. Mitt. Grenzgeb. Med. u. Chir. **7** (1901). — Symington, J.: On the viscera of a female Chimpanzee. Proc. physiol. Soc. Edinburgh **10**, 297 (1889/90).

Talamon: De la pathogénie de l'appendicite. Semaine méd. **11** (1896). — Tavel et Lanz (1): Bacteriologie de l'appendicite. Rev. de Chir. **1903**. — Tavel und Lanz (2): Über die Ätiologie der Peritonitis. Mitt. klin. u. med. Inst. Schweiz **1893**. — Tenckhoff, Bernh: Appendicitis fibroplastica im Bruchsack und andere Dickdarmtumoren. Dtsch. Z. Chir. **182**, H. 1/2. — Tilger: Über Pleuritis im Zusammenhang mit akuter generalisierter Peritonitis. Virchows Arch. **138** (1894). — Thibault: De l'épidémicité de l'appendicite. Paris: Jouve et Boyer 1900. — Thorsch, Emil: Über die Lage einiger Bauchorgane, namentlich des Blinddarms und des Colon transversum. Z. Anat. **61** (1921). — Tixier et Viannay:

Note sur les lymphatiques de l'appendice iléo-coecal. Lyon méd. **13** (1901). — TOBIAS: Observations on the pathogenesis of appendicitis. Proc. Soc. exper. Biol. a. Med. **24**, 163 (1926). — TOBLER, TH.: Zur Frage der Fremdkörperappendicitis mit besonderer Berücksichtigung der kolloidchemischen Entstehung von Appendixkonkrementen. Beitr. klin. Chir. **140**, 539 (1927). — TOLDT: Die Darmgekröse und Netze im gesetzmäßigen und im gesetzwidrigen Zustand. Denkschr. Kaiserl. Akad. Wiss. Wien 1889. — TREILLE: Französ. Kongreß Gynäk., Geburtsh. u. Kinderheilk. Nantes 1901. — TREVES, FREDERIC: Lectures on the anatomy of the intestinal canal and peritoneum in man. Brit. med. J. **1**, 415 (1885). — TUFFIER et JEANNE: Étude anatomique sur l'appendice et la région caecale basée sur 180 nécropsies. Rev. franç. Gynéc. et Chir. abd. **2**, 3 (1899). Zit. nach SPRENGEL (1906). — TROUESSART: Remarque au sujet de la note de WEINBERG. C. r. Soc. Biol. Paris **60** (1906). — TUSSAU, M.: Corps étrangers de l'appendice. Bull. Soc. Chir. Paris **19**, 623 (1927).

UKIL, A. (présentée par M. WEINBERG): Un anaérobie oedématogène de l'appendicite. C. r. Soc. Biol. **87**, 1009 (1922). — USADEL, W.: Dottergefäßstrang im appendizitischen Konglomerattumor. Arch. klin. Chir. **130**, H. 1/2.

VEILLON et ZUBER: Recherches sur quelques microbes strictement anaérobes et leur rôle en pathologie. Arch. Méd. expér. 1898. — VEINGROFF: Ein Fall von seltenem Ausgang einer eitrigen Periappendizitis. St. Petersburg: Wratsch 1901. — VEIT, SIMON WALTER (1): Über Pigmentierungen im Darm unter besonderer Berücksichtigung des Wurmfortsatzes. Frankf. Z. Path. **3**, H. 1 (1909). — VEIT, SIMON WALTER (2): Entzündliche Divertikel des Wurmfortsatzes. Berl. klin. Wschr. **1911**. — VIERORDT: Anatomische, physiologische und physikalische Daten und Tabellen. 3. Aufl. Jena 1906. — VITÉ, TH.: Sklerose der Pfortader nach Appendizitis. Virchows Arch. **261**, 565 (1926). — VOLZ, ADOLPH (1): Über die Verschwärung und Perforation des Proc. vermif. bedingt durch Fremdkörper. Haesers Arch. ges. Med. **4**, H. 3 (1843). — VOLZ, ADOLPH (2): Die durch Kotsteine bedingte Durchbohrung des Wurmfortsatzes und deren Behandlung mit Opium. Karlsruhe 1846.

WALTON, A. J.: Etiology and sequels of chronic appendicitis. Brit. med. J. **1927**, 1068. — WALZ: 3 Fälle von Pseudomyxoma peritonei ex appendice mit Übersicht über 23 Fälle von Appendixkarzinoid. Münch. med. Wschr. **1927**, 2204. — WARREN, SHIELDS: The aetiology of acute appendicitis. Amer. J. Path. **1** (1925). — WÄTZOLD: Beitrag zur pathol. Anatomie des Wurmfortsatzes. Beitr. path. Anat. **42** (1907). — WEICHSELBAUM: Häufige Koinzidenz der Appendizitis mit Status lymphaticus. Verh. dtsch. path. Ges. **14**, 234 (1910). — WEIL, R.: The nature of anaphylaxia and the relation between compliment fixation and immunity. J. Med. Res. **1913**. — WEINBERG (1): De l'existence de l'appendice chez les singes inférieures. C. r. Soc. Biol. Paris **60**, 844 (1906). — WEINBERG (2): Un cas d'appendicite chez le gorille. Bull. Soc. Path. exot. **1**, 9, 556 (1908). — WEINBERG, M. et A. JULIEN: Recherche sur la toxine ascaridienne. Hyg. Viande et Lait. **7** (1913). — WEINBERG, M. et DAVESNE, J.: Présence des anaerobies de la gangrène gazeuze dans la flore microbienne de l'appendicite. C. r. Soc. Biol. Paris **94**, 813. — WEINBERG, M., PRÉVOT, DAVESNE et C. C. RENARD: Flore microbienne des appendicites aiguës. C. r. Soc. Biol. **98**, 749 (1928).

WEISCHER, P.: Über Perityphlitis bei Chinesen. Zbl. Chir. **1923**, Nr 22. — WERBOFF, S.: Nephritiden als Folge von Tonsillitis und Appendizitis. Z. Urol. **22**, 8 (1928). — WESTENHÖFER (1): Bericht über die Tätigkeit des pathologisch-anatomischen Instituts der Universität Santiago de Chile in den Jahren 1908 und 1909. Berl. klin. Wschr. **1911**, Nr 23. — WESTENHÖFER (2): Über die Erhaltung von Vorfahrenmerkmalen beim Menschen, insbesondere über eine progonische Trias. Med. Kl. **1923**, Nr 37. — WIEDERSHEIM, ROBERT (1): Der Bau des Menschen als Zeugnis für seine Vergangenheit. 4. Aufl. Tübingen 1908. — WIEDERSHEIM, ROBERT (2): Vergleichende Anatomie der Wirbeltiere. 7. Aufl. Jena 1909. — WILLIAM: The distribution of appendicitis with some observations on its relation to diet. Brit. med. J. **1910**. — WILLIAMS, HADLEY: Normal and surgical anatomy of the vermiform appendix. Med. News **66**, 483 (1895). — WILMS: Fixation des Coecum mobile usw. Zbl. Chir. **1908**. — WINKLER, C.: Die Erkrankungen des Blinddarmanhanges. Jena 1910. — WINTERNITZ: Die Bakteriologie der Appendizitis. Orv. Hetil. (ung.) **1900**. — WIRSALADZE: Welche Bedeutung kommt den Darmwürmern in der Ätiologie der Appendizitis zu? Bolnitsch. Gaz. Botkina **1902**, Nr 29. — WOLBRECHT: Über Pleurakomplikationen bei Typhlitis und Perityphlitis. Inaug.-Diss. Berlin 1891. — WÖLFLER: Obliteration des Processus vermiformis. Arch. klin. Chir. **21**. — WOLFSOHN, G.: Appendizitis und Typhus. Berl. klin. Wschr. **1915**, 872.

ZIEMANN, H.: Über neuere Probleme der Tropenmedizin. Z. Baln. **6**, 659 (1913/14). — ZUCKERKANDL: Über die Obliteration des Wurmfortsatzes beim Menschen. Anat. H. **4** (1894). — ZWEIG, WALTER: Die Abdominaltrias (Ulcus duodeni — Cholezystitis — Appendizitis). Arch. Verdauungskrankh. **27**, 128 (1921).

7. Zusammenhangstrennungen und Fremdkörper des Magens und Darms.

Von

Else Petri-Berlin.

Mit 20 Abbildungen[1].

A. Zusammenhangstrennungen.

I. Angeborene Zusammenhangstrennungen.

Die angeborenen Zusammenhangstrennungen fallen in das Gebiet der auf Störungen in der Entwicklung, aber auch auf mechanische und entzündliche Ursachen zurückgeführten Fehl- und Hemmungsbildungen. Es erübrigt sich daher, an dieser Stelle des näheren darauf einzugehen: Ich darf wohl auf die ausführliche Darstellung der Mißbildungen des Magens und Darms von W. KOCH (dieses Handbuch IV, 1) verweisen. Weitere Literatur bei ANDERS, LANDAU, MAC DONALD, R. SCHMIDT, SEISSER, TOBECK.

II. Erworbene Zusammenhangstrennungen.

Allgemeines.

Die während des Lebens auftretenden Wandverletzungen und -Zerstörungen des Magen-Darmkanals haben mit Rücksicht auf ihre praktische Bedeutung bisher im wesentlichen vom klinischen Standpunkt aus Beachtung erfahren. Die Mannigfaltigkeit der anatomischen Formen läßt eine zusammenfassende Darstellung von seiten des pathologischen Anatomen gerechtfertigt erscheinen. Wir sehen je nach den Umständen in Lage, Beschaffenheit und Schwere abweichende Bilder: mehr oder minder ausgedehnte, sowohl inner- wie außerhalb des Bauchfells liegende Magen-Darmverletzungen mit wechselnder Beteiligung der Bauchdecken. So deutlich die Entstehungsweise der mit Bauchwandzerreißung einhergehenden Schädigungen innerer Organe vor uns tritt, so wenig geklärt scheint noch, wenn wir von den durch innere Ursachen bedingten Zusammenhangstrennungen absehen, das Zustandekommen der subkutanen Formen (ARMSTRONG, ESAU, H. KOCH u. a.). Viele Deutungsversuche stehen sich hier gegenüber; auf experimentellem Wege glaubte man die Frage lösen zu können. SAUERBRUCH beurteilte nach ausgedehnten Untersuchungen den Vorgang folgendermaßen: der Darm (bzw. Magen) ist zwischen zwei Kräfte geschaltet, von welchen die in Bewegung befindliche sich der ruhenden schnell nähert. Dabei wird die muskulöse Bauchwand eingestülpt, der Verdauungsschlauch sucht soweit wie möglich auszuweichen, um schließlich doch zusammengepreßt zu werden. Die Grenze seiner Widerstandsfähigkeit muß überschritten

---

[1] Die meisten Zeichnungen wurden von Frl. OTTAVIA BOARI hergestellt.

werden bei weiterem Einwirken der Gewalt: es kommt zur Quetschung der weichen Organe gegen die knöcherne Wand. Daß die Bauchdecken in den meisten Fällen unversehrt bleiben, liegt an den physikalischen Verhältnissen; sie sind über der weichen, „federnden" Bauchhöhle ausgespannt; der Stoß pflanzt sich auf den Darm fort, die knöcherne Unterlage gibt ihn zurück.

Je nach dem Verhalten der einzelnen Wandschichten haben wir zu unterscheiden zwischen Ein- und Durchrissen, Trennung in umschriebenen Bezirken oder im ganzen Umfang des Darmrohrs. Ein sich auf den

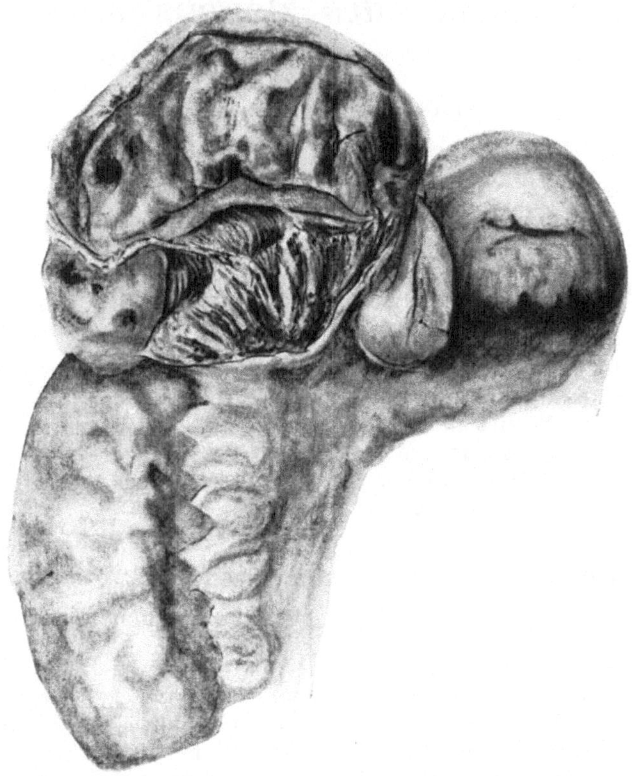

Abb. 1. Serosa-Muskularisriß und Schleimhautvorfall im Dünndarm. (Sammlung des Krankenhauses im Friedrichshain, Berlin: Prof. L. Pick.)

Bauchfellüberzug beschränkender Riß läßt die Serosa auseinandertreten (Hildebrand), die Muskelschichten entsprechend der Weite des Schlitzes sichtbar werden. Geht die Verletzung bis in die Muskulatur, so ziehen sich die Wundränder in der Regel weit zurück, aus dem klaffenden Spalt drängt der Schleimhautschlauch hervor (Schleimhautvorstülpung) (s. Abb. 1). Nach Ansicht einiger Beobachter, die von anderen bestritten wird (Haenel, Schmieden), kann die sich in kleine Öffnungen hineinschiebende Schleimhaut, auf der schon nach wenigen Stunden Fibrinauflagerungen nachzuweisen sind, eine Art Selbstheilung begünstigen. Sicher ist, daß ein solcher Schleimhautpfropf einen vorübergehenden Verschluß oder zum mindesten Abdichtung der Wundstelle bewirken kann. Beim Magen, wo man ein Vorfallen der die Hinterwand bekleidenden Innenhaut durch eine vordere Öffnung beobachtete, rechnen derartige Vorgänge zu den seltenen Ereignissen, gemäß der durch seine geschützte Lage hinter den Rippen bedingten, geringeren Anteilnahme des Magens an von außen kommenden gewaltsamen Verletzungen überhaupt. Anwendung stumpfer Gewalt (Pufferverletzungen, Überfahrungen u. dgl.) kann die äußeren Schichten des Darms in vollem Umfang durchtrennen; Bauchfellüberzug und Muskelschichten weichen an der Wundstelle auseinander (SCHREIBER), ja, werden wie ein umgekehrter Handschuhfinger von dem nackten, unverletzt gebliebenen Schleimhautrohr heruntergestreift (sog. Décollement, Abb. 2).

Einrisse von innen her sind bei Einwirkung äußerer Gewalt gewöhnlich auf kleinere Schleimhautbezirke beschränkt (ANDREW) und beim Magen besonders in der Gegend des oberen Randes zu suchen (HAUSER). Das zahlreich mit elastischen Fasern versorgte Unterschleimhautgewebe platzt nur schwer, die Wandveränderungen sind zuweilen so geringfügig, daß die betroffene Stelle von der Bauchhöhle her kaum oder nur infolge schwach blau-roter Verfärbung der Serosa (Wandblutungen!) aufzufinden ist. Vereinzelte Schleimhautrisse bei übermäßigem Innendruck, durch heftige Erschütterungen (W. H. SCHULTZE), lappige Ablösung der Magenschleimhaut wurden gefunden, letztere besonders nach Pferdehufschlägen und Auffallen schwerer Gegenstände auf die Magengegend (HOFMANN) (s. Abb. 3). Verhängnisvoll werden diese, gewöhnlich zu schneller Heilung neigenden Schleimhautschädigungen nur, wenn ausgedehntere Blutungen das Gewebe durchtränken, somit Entzündungserregern den Boden bereiten, und der einsetzende Gewebstod den Durchbruch in die Bauchhöhle anbahnt.

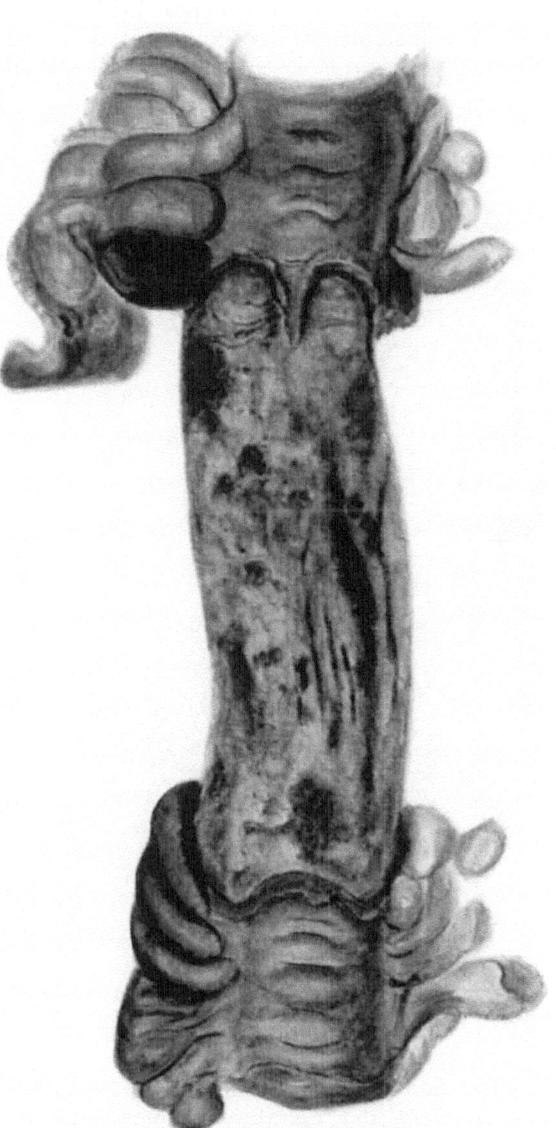

Abb. 2. Décollement des Dünndarms nach Pufferverletzung. (Sammlung des Krankenhauses im Friedrichshain, Berlin: Prof. L. PICK.)

Merklich ungünstiger liegen die Verhältnisse von vornherein bei einer alle Wandschichten durchsetzenden Trennung: es wird zu mehr oder minder starker Mitbeteiligung des Bauchfells kommen, entsprechend der

Plötzlichkeit der Entstehung, der Lage (Kotphlegmone nach Dickdarm-verletzung!) und dem Umfang der Verletzung; besonders die beiden letzt-genannten Umstände sind ausschlaggebend für die Schwere der eintretenden Infektion. Finden die Darmgase durch spätere Verklebungen oder kulissen-artige Verschiebungen der Bauchwandteile den Weg ins Freie versperrt, so müssen sie sich im lockeren retroperitonealen Bindegewebe ausbreiten: retro-peritoneales Emphysem. Die Verletzungen selbst lassen alle Abstufungen erkennen: von der feinsten Durchbohrung durch spitze Fremdkörper bis zur Durchtrennung des Darmrohrs im ganzen Umfang, welch letz-tere besonders beim Zwölffinger-darm angetroffen wird, der in-folge seiner durch Lage und Anheftung bedingten schwereren Beweglichkeit die besten Vor-aussetzungen für einen Abriß von Magen oder Dünndarm bietet. Doch ist auch ein völ-liges Durchreißen einzelner Dünndarmschlingen bekannt; das Gekröse und seine Gefäße nimmt in entsprechendem Maße an der Zerreißung teil, die Ge-fahr der Verblutung tritt in den Vordergrund.

Nicht immer kann man ohne Kenntnis der Vorgeschichte, lediglich nach Gestalt und Um-fang der Wandzerstörung, Ver-halten der Wundränder und ihrer Umgebung, einen Rückschluß ziehen auf die Art und den Zeitpunkt der Verletzung, wenn-schon solche mit Stichwaffen und Kugeln durch ihre schlitz-bzw. lochförmige Öffnung ge-kennzeichnet sind. Scharfe Stichverletzungen, zumal von kleinem Ausmaß, sind die

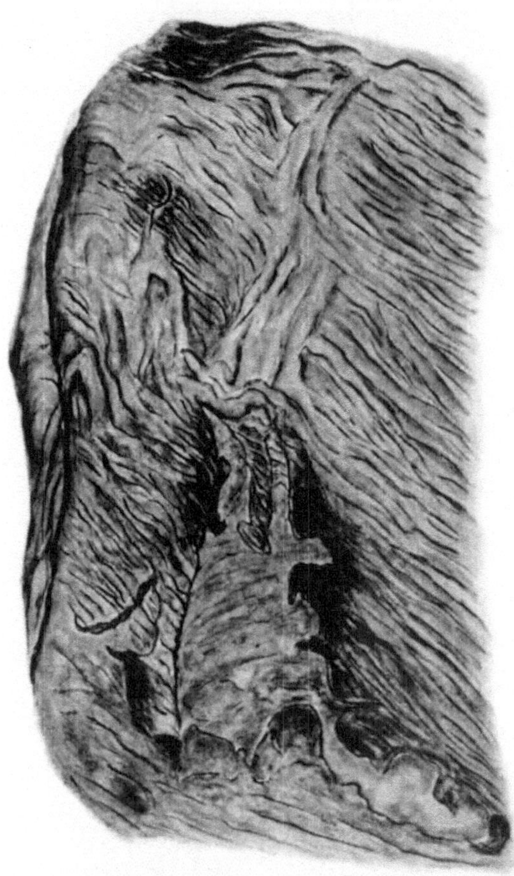

Abb. 3. Verletzung der Magenschleimhaut nach Puffer-quetschung. (Sammlung des Virchow-Krankenhauses Berlin. Prof. Dr. CHRISTELLER.)

verhältnismäßig günstigsten. Die Art und Größe der Schußwunden hängt vom Geschoß, der Schußweite, dem Aufschlagswinkel, vor allem aber dem Füllungszustande des Magens und Darms ab (OETTINGEN).

Eine besondere Form der Zusammenhangstrennungen stellt die Fistel dar, ein Gang (bzw. Höhle), der die einzelnen Abschnitte des Verdauungsschlauches untereinander, mit anderen Hohlorganen der Brust- und Bauchhöhle oder aber mit der Außenwelt verbindet.

Nach diesem kurzen Überblick sollen im folgenden die einzelnen Zusammen-hangstrennungen, geordnet nach ihrer ursächlichen Bedingtheit, abgehandelt werden.

1. Verletzungen durch äußere Gewalteinwirkung.

a) Stumpfe Gewalt.

Eine große Rolle beim Zustandekommen von Magen-Darmverletzungen (mit und ohne Durchtrennung der Bauchdecken) spielt stumpfe Gewalt wie Sturz aus der Höhe, Pufferquetschung, Überfahrung, Verschüttung, Fußtritt, Kolbenstöße u. a. (KYEWSKI, TISSIER u. a.). BUNGE unterscheidet nach der Entstehungsweise drei Arten der Verletzungen: 1. Zerquetschung, d. h. das betreffende Organ gerät zwischen den von außen einwirkenden Gegenstand und eine feste Unterlage (s. auch SAUERBRUCH), 2. Abriß durch Zug, 3. Berstung, ein Geschehen, das in den Fällen eintreten wird, wo der Darmschlinge bzw. dem Magen, z. B. in Form einer offenen Bruchpforte, Gelegenheit gegeben ist zum Ausweichen nach einer Stelle geringeren Außendrucks (SCHÖNLEBER). Eine ähnliche Einteilung schlägt MOTY vor. HAIM fügt noch Zerreißung durch Gegenstoß (Contre-coup) hinzu: hier wird die Darmwand von innen her gesprengt durch die von der wirksamen Gewalt in Bewegung gesetzte Flüssigkeitssäule. Bei der Berstung wird die Stelle durchreißen, welche unter den gegebenen Verhältnissen die schwächste ist, beim Gegenstoß diejenige, gegen welche der Flüssigkeitsstrom, dessen Richtung durch die angreifende Gewalt gesetzmäßig bestimmt ist, anprallt[1].

Die Versuche von MUGNIER, der Tieren (Hund, Katze, Schwein) Faustschläge oder Fußtritte gegen den Bauch versetzte, ergaben bei Hunden keine Darmverletzungen, bei der Katze dagegen Schleimhautablösungen von über Linsengröße mit Freilegung der Muskelschichten; daneben kleinere Bezirke, an denen sich die gelockerte Schleimhaut leichtlich abstreifen ließ. Auch das Schwein zeigte schon wenige Stunden später durch die Gewaltmaßnahme ausgelöste Veränderungen der Innenhaut, die mikroskopisch Fehlen der Deckzellen, blutige Durchtränkung von Schleimhaut und Muskelschichten erkennen ließen. MUGNIER meint diese Befunde nicht auf Gewaltanwendung an sich, sondern auf den Blutaustritt zurückführen zu müssen. Tiefergreifende Wandschädigungen konnte er bei seinen Tieren niemals feststellen. Auch RITTER erzielte nur leichte Gewebsveränderungen (Blutung und Abhebung der Schleimhaut), wenn er kurz zuvor gefütterten Hunden mäßige Hammerschläge auf den Leib versetzte (s. auch VANNI).

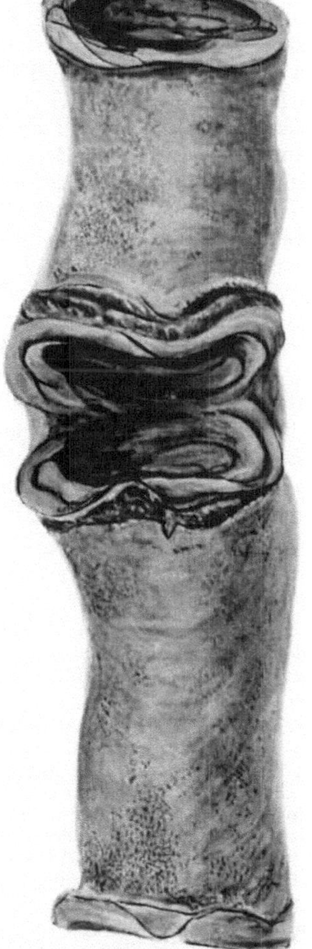

Abb. 4. Darmzerreißung nach Bauchquetschung. (Sammlung des Krankenhauses im Friedrichshain, Berlin: Prof. L. PICK.)

Im Gegensatz dazu sind die an den menschlichen Organen durch Gewalteinwirkung verursachten Verletzungen viel großartiger, was ohne weiteres verständlich ist im Hinblick auf die sehr viel plötzlicher und mit größerer Kraft angreifende Gewalt (Unglücksfälle!). Wunden, bei denen das im halben Umfange auseinandergetrennte Darmrohr dem Beschauer entgegenklafft (s. Abb. 4) sind nichts Seltenes.

---

[1] S. auch MAYSER: Untersuchungen über das Zustandekommen von Magenverletzungen durch stumpfe Gewalt.

Unter 219 von PETRY aufgezählten Darmverletzungen sind 9 gröbere **Wand-
zerstörungen des Zwölffingerdarms**, deren von Fall zu Fall wechselndes
Aussehen vom Verfasser mit den vielfachen Arten der Entstehung in Zusammenhang gebracht wird, eine Anschauung, die von KELLER u. a. bestritten wird
auf Grund der Tatsache, daß unter den allerverschiedensten Bedingungen
ähnliche oder gleichartige Befunde zu erheben sind.

Eine Zusammenstellung der **hinter dem Bauchfell gelegenen Zwölf-
fingerdarmverletzungen** ist bei SCHUMACHER und bei KELLER nachzulesen.
Im allgemeinen wird der Zwölffingerdarm durch seine Kürze, vor allem aber
seine geschützte Lage vor den Folgen der die Bauchdecken treffenden Gewalt
bewahrt. Wirkt diese jedoch bis in die Tiefe, — z. B. wenn sie heftig an umschriebener Stelle angreift, — so gestaltet sich die Lage des Darms infolge seiner
Befestigung auf der harten Unterlage recht ungünstig. Von den 24 von SCHU-
MACHER gesammelten Beobachtungen sind 4 Zerreißungen an der Stelle wo der
absteigende in den unteren Längsteil umbiegt, 8 im unteren Längsteil selbst
und 9 im absteigenden Teil. In 4 Fällen dehnten sich die Verletzungen auf
über drei Viertel des gesamten Darmumfangs aus, so daß nur eine schmale
Gewebsbrücke stehen blieb. Gewöhnlich laufen Ein- und Durchrisse senkrecht
zum Darmrohr und an der Vorderfläche (SMITH). Der Übergang vom Zwölf-
finger- in den Dünndarm ist der Gefahr des völligen Abrisses ausgesetzt, wenn
ein stärkerer Zug den frei beweglichen Dünndarm von dem durch Bänder und
Gewebe festgehaltenen Zwölffingerdarm zu entfernen sucht. JEANNEL und
MEERWEIN (s. auch LANZ, SCHMIDT, SMITH) zählen 5 **vollkommene Ab-
reißungen** unter 36 Verletzungen des Zwölffingerdarms. Der völlige quere
Abriß bringt die Möglichkeit größerer Gefäßeröffnungen mit sich (Art. u. Ven.
pancreatico-duodenalis); spätere Thrombenbildung kann die Art. colica verschließen und somit ein Absterben der mangelhaft versorgten Dickdarmwände
nach sich ziehen.

Einige kurze Krankenberichte mögen zur Erläuterung des oben Ausgeführten
dienen.

Fall ROHMER: ein junger Maurer stürzte kurz nach der Mahlzeit 12 m tief herab. Der
Tod erfolgte wenige Stunden später. An der Vorderfläche des Magens in der Pförtnergegend sah man eine runde, wie mit dem Locheisen ausgeschlagene Öffnung in Größe
eines Fünfpfennigstücks.

Fälle HOPP: 1. 37jähriger Mann, von schwerem Wagen überfahren, wobei die Räder
über den Leib gingen. Dünndarmbrand mit Durchbruch in die Bauchhöhle. 2. 22jähriger
Landwirt, der vom Pferd auf die rechte untere Brustgegend geschlagen wurde. Querriß
des Zwölffingerdarms unmittelbar oberhalb der Papille. 3. Sturz vom Dach. Im untersten
Dünndarmabschnitt dicht oberhalb der Klappe eine Darmwandzerreißung, welche die
ganze Wanddicke im vorderen halben Umfang des Darmrohrs betrifft und sich am hinteren
Umfang als Schleimhautriß fortsetzt. 4. Ein 33jähriger Fuhrmann erlitt einen Deichselstoß.
Im Dünndarm ein fünfpfennigstückgroßes Loch mit gequetschten und mißfarbenen Rändern.

Fälle LONHARD: 1. Ein 38jähriger Mann beugte sich so über einen Balken, daß der
Oberbauch diesem auflag, während hinter ihm eine Mauer einstürzte und auf ihn fiel. An
der Stelle, wo die oberste Dünndarmschlinge in den Zwölffingerdarm übergehend sich in
das Bauchfell einsenkt, fand sich ein schlitzförmiges Loch mit zermalmten Wundrändern
und vorgestülpter Schleimhaut. Das umgebende Bauchfell war gequetscht und blutig
durchtränkt. 2. Ein 23jähriger Eisenbahnarbeiter kam zwischen zwei Puffer. Unmittelbar
auf der Wirbelsäule ein klaffender, fetziger Riß des Bauchfells, im Grunde desselben der quer
zu seinem Verlauf in Richtung der Wirbelsäule vollständig durchrissene Zwölffingerdarm.

Fall BUCHHOLZ: Ein 42jähriger Maurerpolierer war mit dem Leib auf die Ofenkante
geschlagen. Bei der Öffnung des Bauches fand sich die Außenfläche des Querdarms fast
in ganzer Ausdehnung eingerissen: sie klaffte in senkrechter Richtung, so daß die Ringmuskulatur in ihrer Schichtung zutage trat. Das ganze Gewebe dieses Darmabschnittes
war mit Blutungen durchsetzt. Gleiche Veränderungen zeigten sich an der Vorderfläche
des Blinddarms und im aufsteigenden Dickdarm auf 12 cm Ausdehnung hin. Hier sperrten
sich die Ränder des zerrissenen Bauchfellüberzuges bis 4 cm auseinander.

Fall KELLER: Ein 18jähriger Zimmermann fiel vom Umbau 4 m tief herab und schlug mit der rechten Leibseite auf eine Brettkante auf. Nach Eröffnung des Bauches quillt etwas Blut aus der Lebergegend. Man sieht eine hinter dem Bauchfell gelegene, wurstartige, bläuliche Geschwulst (Blutung!), welche die ganze Länge des aufsteigenden Dickdarms begleitet. An der Umbiegungsstelle des unteren Zwölffingerdarmabschnittes eine größere bis in die Schleimhaut reichende Verletzung an der Vorderfläche.

Fall STEINTHAL: Nach Überfahrung des Unterleibes im Querdarm ein blutender Riß, der zur Plica duodeno-jejunalis zieht, unter Abreißung der gesamten Plica von der Wirbelsäule. Der untere Schenkel des Zwölffingerdarms ist in drei Viertel seines Umfangs durchgerissen.

Ein eigenartiges Geschehnis, das zu einer Eigenverletzung des Darmes führte, hat CHIARI in einer Arbeit beschrieben: ein Geisteskranker schlug im Verlaufe von Krampfanfällen mit geballten Fäusten auf den durch Gasansammlung aufgetriebenen Unterleib.

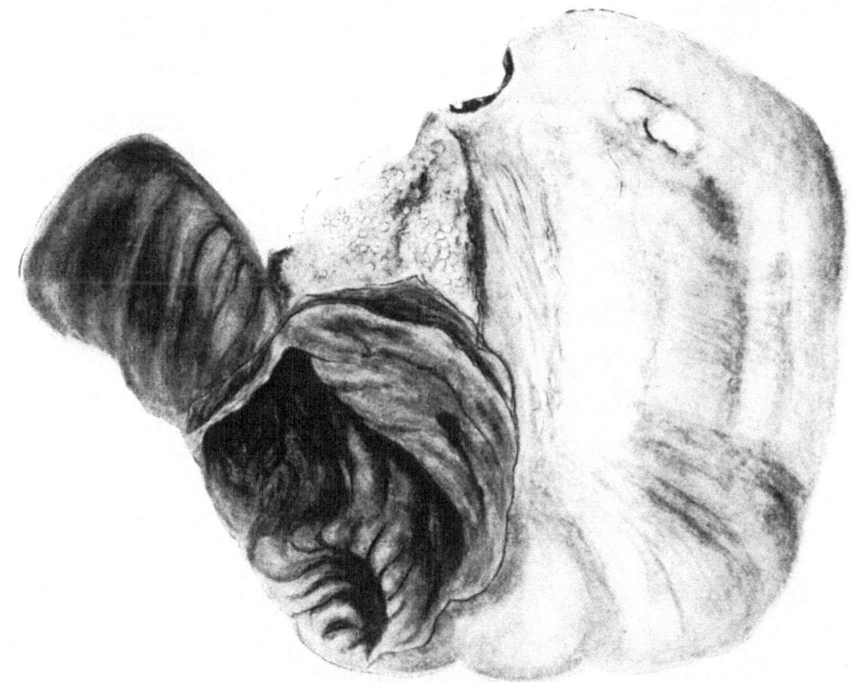

Abb. 5. Zwölffingerdarm und Magenpförtner durch Gewehrschuß breit eröffnet.
(Kriegspathologische Sammlung, Berlin: Prof. BUSCH.)

Die Bauchdecken blieben unverletzt, dagegen fanden sich am Dickdarm vier Zerreißungen. Weitere Fälle bei ANGERER, BAILEY, BATTLE, BAUMANN, BONMICHON, BRENTANO, DRUMONT, FEDERSCHMIDT, FLINT, FÖDERL, FURTWAENGLER, GUINARD, KOGAN, KÖRTE, KROISS, LENK, LEXER, LUND, MARCHETTI, NOBILING, PONIEMUNSKI, PRUTZ, STERN und DOLAN, STIERLING, TSCHISTOSSERDOFF, WILDEGANS, WINIWARTER u. v. a.

b) Scharfe Gewalt.

Der Dünndarm als beweglichster Teil des Darms wird stumpfer Gewalt leichter entgehen, als scharfen durchschlagenden, schneidenden oder stechenden Werkzeugen, am wenigsten den Geschossen. Nur bei Schüssen aus sehr großer Entfernung mit mattem Aufschlag kann er ausweichen, während die Wirkung des Nahschusses noch durch die Sprengwirkung verstärkt wird (BASDÉKIS).

Steckschüsse sind selten, ihre Einschußöffnung in der Regel eng, mitunter kanalförmig. Die Entleerung des Geschosses, soweit es nicht in der Wand von Magen oder Darm stecken bzw. in ihrem Innern liegen bleibt, geht oft auf natürlichem Wege vor sich, entsprechend der Wanderung der Fremdkörper (BURCKHARDT und LANDOIS, LACHMANN). Es kommt vor, daß nach Durchtrennung der Bauchdecken die angeschossene Darmschlinge nach außen vorfällt, und das Geschoß auf demselben Wege, den es beim Einschuß genommen, den Darm wieder verläßt (BURCKHARDT, HÄRTEL).

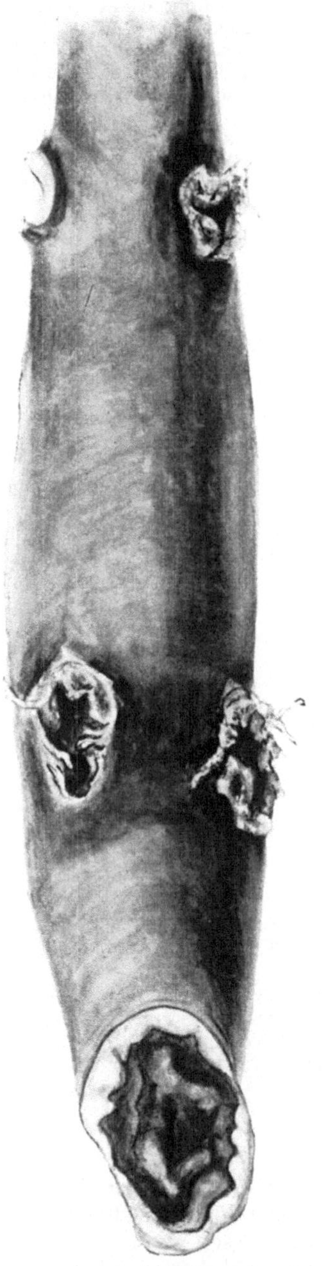

Der Streifschuß, der wie der Steckschuß durch die fehlende Ausschußöffnung gekennzeichnet ist, reißt häufig, den Magen mit Vorliebe am unteren Rande fassend, auf große Strecken hin das Verdauungsrohr völlig auf (s. Abb. 5). Man sieht auch, darauf weist LÄWEN hin, rundliche bis ovale Öffnungen, die aber jedenfalls immer einen größeren Durchmesser haben als dem Geschoß selbst entspricht. Ausgedehnte Zerstörungen, die, je nach dem Füllungszustand des Darms zwei Drittel und mehr seines Umfangs betragen können, werden auch nach Durchschüssen beobachtet. Häufiger findet man jedoch solche von Kalibergröße (besonders wenn es sich um Schrapnellgeschosse handelt), die in größerer Anzahl wie ausgestanzt, glattrandig mit rundlicher Öffnung beieinander liegen. Man hat bis zu 16 Ein- und Ausschußlöchern gezählt (PIERI).

So sah KÜTTNER einen 15 jährigen Jungen, dem man auf 2 m Entfernung ein Geschoß in den Leib gejagt hatte. Der ganze Bauch war in Längsrichtung durchschlagen. In der von Blut, Gas, Speiseresten und Darminhalt erfüllten Bauchhöhle waren 14 Eröffnungen sowohl des Magens wie des Darms aufzufinden. Trotz der Schwere der Verletzungen genas der Knabe.

Die Zahl der Löcher hängt von der Schußrichtung und der augenblicklichen Körperstellung des Getroffenen ab; am größten ist sie, wenn das Geschoß die Mitte des Bauches in wagerechter und senkrechter Richtung durchbohrte (FLORSCHÜTZ, GRÄFENBERG, LÜKEN, MERTENS, PROPPING). Bei Schüssen durch das kleine Becken kommen vor allem die untersten Dünndarmabschnitte in die Schußlinie. Im allgemeinen liegen Ein- und Ausschußöffnungen paarweise beieinander (s. Abb. 6), oft in ziemlicher Nachbarschaft; beide Löcher können der Vorder- oder beide der Hinterseite angehören (besonders bei Magenverletzungen). MOST schildert Fälle, wo lediglich infolge der Sprengwirkung des durcheilenden Geschosses die Dünndarmschlingen nicht allein quer zerplatzt waren, wie man dies sonst bei Einwirkung stumpfer Gewalt sieht, sondern außerdem 3—5 cm lange Dünndarmstücke vollkommen herausgesprengt waren und nur noch an einem Gekrösestiel hingen. Das Zustandekommen dieser Verletzungen glaubt

Abb. 6. Unterstes Jejunum mit doppeltem Ein- und Ausschuß. (Sammlung des Krankenhauses im Friedrichshain, Berlin: Prof. L. PICK.)

er durch zweifaches Auseinanderbersten einer prallgespannten Darmschlinge erklären zu können.

Eine eigenartige Wunde nach einem von rechts hinten nach der vorderen Mittellinie verlaufenden Bauchschuß beschreibt BÖHLER: bei Eröffnung des Leibes sieht man das Unterhautzellgewebe der Bauchdecke von jauchigem Blut und Gasblasen durchsetzt. Ein Dünndarmschenkel ist quer durchtrennt in die Schußöffnung vorgefallen und zwar so, daß die eine Darmlichtung unter der Bauchhaut, die andere, nur zum Teil vor der engen Bauchwandöffnung liegende mit ihrem größeren Umfang frei in die Bauchhöhle mündet. Der Befund kann nur so entstanden sein, daß die Kugel, nachdem sie den Bauchraum ohne Verletzung der Darmschlingen durcheilt hatte, ihre lebendige Kraft dem Darm mitteilte, so daß eine Schlinge hinter dem Geschoß her durch die enge Ausschußöffnung förmlich vorgeschleudert wurde, und zwar mit solcher Gewalt, daß ein Schenkel abriß.

Auch ohne Körpereinschußöffnung kann man gelegentlich, wie HERZENBERG an einem drastischen Fall nachweist, auf durchschossene Darmabschnitte stoßen: ein badender Knabe steckte einem Kameraden, der sich sonnte, einen Revolver in den After und drückte ab in der Meinung, daß die Waffe nicht geladen sei. Der Erfolg war eine viermalige Eröffnung des Dünndarms.

Schon mit geringer Kraft auftreffende Prellschüsse führen, sofern nicht sofortiges Bersten des gefüllten Organes eintritt, zum Absterben des Gewebes an der Aufschlagsstelle und späterem Durchbruch in die Bauchhöhle.

Die schlimmsten, kaum noch Schußverletzungen gleichenden Zerstörungen werden von Querschlägern (BARDELEBEN, WREDE), von unregelmäßig gestalteten Infanteriegeschossen, ganz besonders aber von scharfrandigen, zackigen Granatsplittern und Minensprengstücken (BIESENBERGER, HILSE) verursacht. Durch die weitklaffende Hautwunde und die darunterliegenden bis zur Unkenntlichkeit zerfetzten Muskelschichten sieht man in der Tiefe Magen und Darm mit ihren furchtbaren Verletzungen; der Darm ist siebartig durchlöchert, ausgedehnte Wandteile, ganze Darmstrecken sind fetzig zerrissen (siehe Abb. 7), ja, vollkommene Abschnitte des Darmrohrs aus der Verbindung herausgeschleudert. BARDELEBEN erwähnt völlige Ablösung des Wurmfortsatzes mit folgender Verblutung. Es kommt vor, daß Granatsplitter als Verschlußpfropf (s. Abb. 8) in der von ihnen geschlagenen

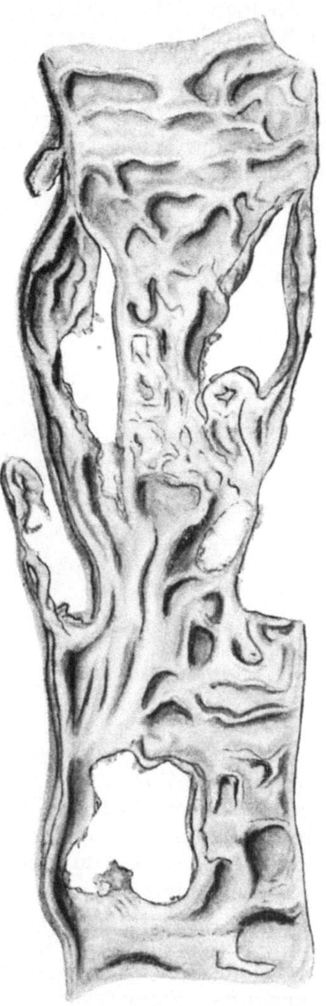

Abb. 7. Ausgedehnte Zerreißungen des Dünndarms durch Granatsplitter. (Kriegspathologische Sammlung, Berlin: Prof. BUSCH.)

Wunde stecken bleiben, wie die Fälle HOHLBAUM lehren: einmal war es eine Handgranatenverletzung, bei welcher sich an der Vorderseite des Querdarms, bedeckt von mächtigen Blutgerinnseln, vier nebeneinanderliegende Öffnungen befanden, in deren letzterer ein 2 cm breites, 2,5 cm langes, scharfrandiges, zur Hälfte in die Darmlichtung hineinragendes Blechstück steckte. Im zweiten Fall handelte es sich um einen Granatvolltreffer, welcher im linken Schenkel des Querdarms einen 2,5 cm langen, zahnförmigen Splitter vom Führungsring der Granathülle zurückgelassen hatte. Dieser sah zur Hälfte in das Darminnere, zur Hälfte in die Bauchhöhle und verstopfte auf diese Weise das Wundloch.

Weitere Berichte über Schußverletzungen bei Basl, Croce, Enderlen, Exner, Jenckel, Kausch, Kirchmayer, Kraske, Lieblein, Martin, Peiser, Perthes, Röper, Schönwerth, Sellheim, Stolz, Sudhoff u. a.

Kleinere Schußverletzungen (besonders mit schrägem Durchschuß!) lassen die Möglichkeit einer Selbstheilung zu. Diese bleibt aber unter Umständen selbst in Fällen aus, in denen die günstigsten Vorbedingungen gegeben sind, wie Wundabdichtung durch Verschieben der Wandschichten gegeneinander (Wullstein und Wilms), sofortige Auflagerung von Appendices epiploicae, breites Anhaften der Wundränder an der Bauchwand, Verklebungen mit benachbarten Darmschlingen oder mit dem Netz u. a. m. (Bardeleben).

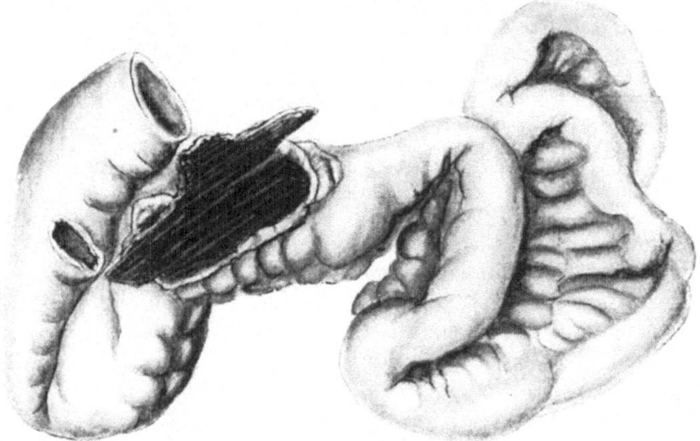

Abb. 8. Mehrfache Dünndarmverletzung durch Geschoßsplitter. Der Splitter haftet im Dünndarm. (Kriegspathologische Sammlung, Berlin: Prof. Busch.)

Im Augenblick erfolgender Verschluß der Wundöffnung soll auch durch krampfartige Zusammenziehung der Darmmuskulatur zustande kommen und wird besonders bei Stichverletzungen beobachtet (Brunner). Letztere kommen nicht allzu häufig vor. Basdékis, der eine Reihe von Fällen zusammengestellt hat, sah sie im Friedenszustand hauptsächlich bei Raufereien (Reboul, Swetelsky) oder nach unglücklichem Sturz auf ein im Gürtel steckendes bzw. auf dem Boden liegendes Messer. Magula gibt 300 Stichverletzungen an, von denen 42 den Magen, 45 den Darm betrafen. Die Wunden schlossen sich zum Teil durch Blutgerinnsel oder vorgestülpte Schleimhaut (s. auch Büdinger, Heuschen, Heyrovsky, Lunckenbein, Prutz).

c) Pfählungsverletzungen.

Diese sind besonders gefürchtet. Seit alters her ist die Pfählung als Todesstrafe bekannt, wobei dem am Boden liegenden Verurteilten der Pfahl an irgendeiner Stelle in den Leib getrieben oder in den Mastdarm gesteckt wurde, so daß der Pfahl durch das eigene Gewicht des zu Pfählenden geradezu in den Körper hineingestoßen wurde (Bengsch).

Die häufigsten unfreiwilligen Pfählungen erfolgen in der Richtung von unten nach oben. Auffallend ist die geringe Blutung; mitunter fehlen anfangs überhaupt Erscheinungen. Es sind Fälle bekannt, wo die Verletzten mit dem in den Körper tief eingedrungenen Fremdkörper noch tagelang ihren Beschäftigungen nachgingen. Die verhältnismäßig seltenen echten Pfählungsverletzungen kommen noch am ehesten in landwirtschaftlichen Betrieben vor (Sturz auf Heugabeln oder Heurupfer). NUSSBAUM sah, wie eine in die Scheide gestoßene Heugabel durch den ganzen Leib drang, bis sie in der Gegend des linken Schlüsselbeins wieder sichtbar wurde. Auch über Eindringen des Horns eines wütenden Ochsen sind Berichte vorhanden (LABBÉ, KOENIG). Pfählung als Sportverletzung wurde von STARLINGER beobachtet.

In der Regel sind After und umgebendes Bindegewebe, Damm oder Scheide die Eintrittspforten. Aber auch das Foramen obturatum kann als solche dienen. Der pfählende Gegenstand dringt durch den knöchernen Beckengürtel, bei stark gefüllter Blase selbst durch die Haut des Schamberges an der Schambeinfuge vorbei ein. Des öfteren bleibt die Verletzung auf den Mastdarm beschränkt, ohne daß es zur Mitbeteiligung des Bauchfells kommt.

Ungewöhnlich ist der im folgenden beschriebene Vorgang. Ein Arbeiter war mit Herstellen von Zinnröhren beschäftigt. Dabei brach ein eiserner Stab von der Maschine ab und drang in glühendem Zustand mit außerordentlicher Gewalt (24 Atm. Druck) dem über der Maschine stehenden Arbeiter am linken Knie in den Körper ein. Der Stab schob sich unter der Fascia iliopectinea in die Bauchhöhle hinein, durchspießte den Mastdarm und eine Dünndarmschlinge und wurde schließlich in der Milzgegend frei in der Bauchhöhle liegend aufgefunden (BENGSCH). Der von dem Stab zurückgelegte Weg kann nur mit der dem Stabe durch die Maschine mitgeteilten ungeheueren Geschwindigkeit erklärt werden. ACH zeigte einen Verletzten vor, der sich infolge einer unglücklichen Bewegung den Griff eines hochkippenden Handkarrens seitlich vom Mastdarm einbohrte. Letzterer war an der Hinter- und Vorderwand beschädigt. Ähnlich liegt der von M'RAE angeführte Fall, bei dem ein Mädchen von der Leiter heruntersteigend auf einen Forkenstiel auffiel. Dieser drang unter Zerreißung der Mastdarm-Scheidewand in die Bauchhöhle, aus der man bei der Operation Heu und Stroh entfernen mußte. Siehe auch KIMMERLE, LEXER, SILBERMARK, WEBER, WINIWARTER.

Als Pfählungsverletzungen in kleinem Maßstabe darf man wohl die Durchbohrung der Mastdarmwand (besonders der vorderen) bezeichnen, wie sie nach der oft recht gewaltsamen Einführung von Fremdkörpern in den Mastdarm auftritt (LE JEMTEL, POTHERAT, ROLOFF).

Ein kurzer Hinweis auf eine zwar völlig andersgeartete, jedoch [in ihrer Wirkung der Pfählung gleichzusetzende Ursache für Mastdarmzerreißungen sei hier angeschlossen. In größeren Industriewerkstätten, wo von Preßluft betriebene Maschinen verwandt werden, kann ein unglücklicher Zufall einen der dort Beschäftigten der Mündung des Luftschlauches zu nahe führen. Trifft der Luftstrom die Gegend des Afters, so dringt er, kraft der ungeheuerlichen Gewalt der unter einem Druck von 50—60 Atmosphären stehenden Luft durch die Bekleidung hindurch im Bruchteil einer Sekunde in solchen Mengen in After und Mastdarm, daß er diesen sprengt (ANDREWS, BLOCK und WEISSMAN).

d) Schädigungen durch Heil- und Untersuchungszwecken dienende Werkzeuge.

Auch in der Hand des Geübten kann der Gebrauch von ärztlichen Werkzeugen, zumal, wenn der Boden bereits durch krankhafte Gewebsveränderungen vorbereitet war, zu Verletzungen und Durchtrennungen im Verlaufe des Verdauungsschlauches führen.

Die nach Anwendung von Magensonden-, -Schläuchen usw. auftretenden umschriebenen Schädigungen der Schleimhaut, sind, sofern sie nicht gerade durch Anreißen eines Gefäßes massigere Blutungen bedingen, gewöhnlich harmlos. Ihre Neigung zur Heilung, die GRIFFINI und KASSALLE

(s. auch Körte, Quincke und Daettwyler, Stern) in ihren Tierversuchen bewiesen, hat praktisch große Bedeutung. Die Schleimhaut gibt offenbar am wenigsten der übermäßigen Dehnung nach (Thien), läßt lappenartige, netz- oder sternförmige Ablösungen erkennen, ja, sieht zuweilen im ganzen betroffenen Bezirk wie zerstückelt aus (Rehn).

Auf die Gefahren des in der neuesten Zeit zu Untersuchungszwecken häufig verwandten Gastroskops weist Dax in seinem 1923 auf der Chirurgen- versammlung erstatteten Bericht hin. Er erwähnt unter anderem Durchstoßung der Magenwand, die er folgendermaßen schildert: die Einführung des Gastroskops gelang ohne Schwierigkeit. Plötzlich erschien im Gesichtsfeld der Bauchfell- überzug, dann die Milz. Bei der sofort angeschlossenen Operation zeigte die hintere Magenwand einen klaffenden Riß.

Der Darm mit Ausnahme des Mastdarms, ist künstlichen Verletzungen weniger zugänglich. Immerhin ist die Zerreißung von Dünndarmschlingen, welche beim Ausschaben (bzw. bei der Geburt) durch die verletzte Gebärmutter- wand vorfielen oder hindurchgezogen wurden, kein seltenes Mißgeschick (Jones, Justi, Mond, Narath. Siehe auch Fisteln).

Oberflächliche Beschädigungen der Mastdarmschleimhaut, bis in die Muskelschichten reichende, ja, die ganze Mastdarmwand durchsetzende Risse durch häufige Spülungen, ungeschicktes Dehnen und Spiegeln der Darm- lichtung (Esmarch, Passavant, Velpeau) sind alltägliche Vorkommnisse.

2. Zerreißungen und Durchbrüche infolge innerer Ursachen.

a) Durchbrüche auf dem Boden bestehender krankhafter Veränderungen.

Bezüglich der Durchbrüche und Zerreißungen, die auf umschriebene Kreislauf- störungen (Bruchdarm), entzündliche oder geschwulstartige Gewebsumwand- lungen des Verdauungsschlauches selbst oder seiner Nachbarschaft zurück- zuführen sind, verweise ich auf die entsprechenden Arbeiten dieses Handbuches. Ferner Baumann (Literatur!), Botstiber, Ebner, Greyerz, Herzog, Hof- mann, Kaufmann, Lund, Marseille, Meidner, Prutz, Shinodaiva, Zahn, Zypkin.

b) Berstung durch Schwankungen des Innendrucks.

Zerreißungen oder besser Berstungen der gesunden, unverletzten Magen- Darmwand lediglich auf dem Boden von Druckschwankungen in der Bauch- höhle und im Innern der Organe selbst müssen, obgleich immer noch an- gezweifelt (Aschoff u. a.), nach den vorliegenden Befunden heute wohl als Tatsachen hingenommen werden. Die Ansichten früherer Beobachter (Becker, Kundrat, Laisné, Lefèvre, Leube, Rausch u. a.) hat Busch in seiner Arbeit ausführlich berücksichtigt. Von den neueren sieht Bunge und mit ihm viele andere Verfasser in der Erhöhung des Innendrucks die wesentliche Ursache für das Zustandekommen der Wanddurchtrennung. Pflichten wir dieser Ein- stellung bei, so ergeben sich verschiedene Möglichkeiten; einmal: die schnelle Zusammenziehung der Bauchmuskulatur (Ebstein) wirkt so ver- engend auf den Bauchraum, daß der Inhalt des Verdauungskanals nach der Stelle des geringsten Widerstandes gepreßt werden muß (Bedeutung des Bruch- sacks!); zum zweiten: die infolge von Gärungsvorgängen sich entwickelnden ungewöhnlich großen und vielleicht durch herabgesetzte Arbeitsleistung der Verdauungsorgane am Abzug behinderten Gasmengen dehnen die Wandungen bis zum Platzen. Als dritte Möglichkeit muß die von BUSCH genannte plötzlich einsetzende Magenerweiterung hinzugezogen werden, die von Chirurgen nach Operationen und Traumen beobachtet wird. Bei diesem Versagen der Muskeltätigkeit nach heftigen Erregungen spielt offenbar der Einfluß des Nervensystems mit (REVILLIOD).

PIETROWSKI macht auf die glattrandige, schlitzartige Gestalt der Platzwunden aufmerksam, im Gegensatz zu den ausgefranzten Rändern der unregelmäßig-kreisförmigen Verletzung, wie sie vor Augen tritt, wenn eine durch Quetschung gegen die harte Unterlage bereits geschädigte Wand erst später durchreißt. Nicht immer sieht man vollkommene Berstung; die einzelnen Gewebsschichten sind in ihrem Widerstand augenscheinlich von der Wandspannung abhängig. Der Fund von Ein- oder Durchrissen am Verdauungsschlauch der Leiche läßt mit Recht die Frage nach dem Zeitpunkt der Entstehung auftauchen. Platzt der Magen während des Lebens, so sind Blutungen aus den mitbetroffenen Gefäßen zu erwarten; dieser Beweis kann durch die Einwirkung des Magensaftes leichtlich verwischt werden (KEY-ABERG). Als Kennzeichen einer schon im Leben aufgetretenen Berstung von innen her wertet TALMA die Weitung des Organs, die Anfüllung der ganzen Bauchhöhle mit Gas und Magen-Darminhalt, beim Magen die Beschränkung der Wandschädigung auf den oberen Rand, den Blutaustritt aus zerrissenen Gefäßen und die frische entzündliche Bauchfellreizung. Das häufige Auftreten der Risse (mit Vorliebe Längsrisse) in den oberen Abschnitten des Magens ist jedenfalls damit zu erklären, daß die kräftigste Dehnung der Wand in querer Richtung erfolgt, die Spannung mithin am oberen Rand am stärksten zur Geltung kommen muß. FRAENKEL spricht nicht allein der Magenform maßgeblichen Einfluß zu, sondern vor allem den anatomischen Verhältnissen, welche den oberen Rand bei Mitwirkung ungünstiger physikalischer Umstände zu einem besonders gefährdeten Teil stempeln.

Bemühungen, zur Erleichterung von Schmerzanfällen Erbrechen zu erzeugen, führten nach REVILLIOD innerhalb 24 Stunden zu Tode; die Vorderfläche des Magens wies einen 7 cm langen, scharfen, bis in die Muskelschichten reichenden Riß und völlige Wanddurchtrennung an der Rückseite auf. Nirgends Veränderungen, die auf frühere Erkrankungen deuteten. Der Pförtner war vollkommen zusammengezogen. Augenscheinlich kamen hier auf Grund von Verdauungsstörungen sich entwickelnde Gasmengen als Ursache in Betracht. Bei dem Patienten KEY-ABERGS trat das Ereignis unmittelbar im Anschluß an mehrfache hastige Magenspülungen auf. Man bemerkte, daß nur ein kleiner Teil der eingelassenen Spülflüssigkeit zurückkam, was den Verdacht auf eine Wanddurchtrennung erweckte. Es fanden sich in der Tat am oberen Rand etwa 10 längsgerichtete, blutunterlaufene Rißstellen, die mehr oder weniger weit klafften.

Ob schon einmalige übermäßige Nahrungsaufnahme so unheilvolle Folgen haben kann, wie MESNARD es schildert, scheint zum mindesten zweifelhaft. Bei ihm ist folgender Bericht zu lesen: eine junge, nie an Verdauungsstörungen leidende Frau klagte nach einer sehr reichlichen aus Schweinefleisch und Kohl bestehenden Mahlzeit über heftige Schmerzen und Übelkeit. 32 Stunden später trat der Tod ein. Man konnte Platzwunden des Bauchfellüberzuges und viel kleine Schleimhautrisse am oberen Rand feststellen. (Siehe auch in WALDT, MURDFIELD.)

Eine ähnliche Magenüberladung ging im Falle BUSCH der Berstung voraus. Der Magen wurde als außergewöhnlich groß und im Zustande völliger Erschlaffung befunden. Schleimhautrisse, daneben ein durch alle Schichten gehender Berstungsriß beherrschten das Bild.

Im Falle VERSÉ bereiteten alte, durch minderwertige Magentätigkeit bedingte Verdauungsstörungen den unglücklichen Ausgang vor. Anatomische Zeichen für mangelnde Widerstandsfähigkeit der Magenwandungen ließen sich nicht feststellen, lediglich die Schleimhaut war katarrhalisch entzündlich verändert. Die Hinterwand des Grundes zeigte sich stark verdünnt und breit durchrissen. Neben dieser Stelle fielen noch oberflächliche Risse der Außenhäute auf. Der massenhaft Gärungserreger enthaltende Mageninhalt hatte einen deutlich alkoholischen Geruch. Die Sprengung des Magens muß hier durch eine ganz plötzlich einsetzende Gärung vor sich gegangen sein: die Kohlensäure-ansammlung trieb den Magen auseinander, um sich dann von der Bauchhöhle aus im retro-peritonealen, mediastinalen und subkutanen Zellgewebe zu verbreiten. (Siehe auch Leube, Schlencke, Fraenkel.)

Die günstigsten Vorbedingungen für das Zustandekommen der Selbst-zerreißungen gibt der in einen Bruchsack verlagerte Abschnitt des Verdauungs-schlauches. Lantschner machte auf einen derartigen Befund aufmerksam, bei dem der Magenkörper mit allen Dünndarmschlingen in einem mächtigen Nabelbruchsack Platz gefunden hatte (s. auch E. Siegmund). Nach übermäßiger Flüssigkeitsaufnahme trat der Tod ein, der auf einen ausgedehnten längsverlau-fenden Durchbruch der hinteren Magenwand zurückzuführen war.

Den geschilderten Befunden am Magen reihen sich entsprechende Angaben über das Auseinanderplatzen der ursprünglich gesunden Darm-wand an. Man liest bei Radcliffe über quere Durchtrennung des obersten Dünndarmrohres, die durch ein unerwartet eintretendes starkes Zerren der ausgestreckten Arme über den Kopf hin ausgelöst wurde. Ein von Heineke mitgeteilter Fall lautet ähnlich: ein junger, muskulöser Mann verspürte un-mittelbar nachdem er in gebückter Stellung eine schwere Eisenplatte von der Erde aufgenommen hatte, heftigen Schmerz in der Oberbauchgegend. Der kurze Zeit darauf eintretende Tod fand seine Erklärung in einem Längsriß an der Vorderwand des Mastdarms. Dicht neben der Berstungsstelle ließ sich ein Auseinanderweichen der Längsmuskulatur feststellen.

Gleiche Erscheinungen kann die allzu heftige Anspannung der Bauchpresse nach sich ziehen (Herzenberg), wie die Verletzungen des Mastdarms nach gewaltsamem Drücken bei hartem Stuhlgang lehren (Kimmerle).

War die Wand durch ältere Veränderungen bereits geschwächt (Franklin, Schreiber) oder ein Mastdarmvorfall als Anzeichen der Erschlaffung des Beckenbodens vorhanden, so wird die Zerreißung ohne weiteres verständlich: die gefüllten Dünndarmschlingen pressen gegen die Mastdarmwand und drängen diese wie eine Bruchsackwand vor sich her, bis sie der Dehnung nachgibt. Die Berstung der gesunden Wand lediglich durch die unter besonders kräftigen Druck gesetzten Kotmassen ist weniger einleuchtend und wird vielleicht eher erklärt mit einer Vorstülpung der vorderen beweglichen Mastdarmwand gegen den Ort des geringsten Widerstandes, d. h. gegen den Schlitz des Levator ani (Burckhardt).

Die beim Neugeborenen als Selbstzerreißung angesprochene Durch-trennung der Darmwand ist gewöhnlich auf angeborene Fehler des Verdauungs-schlauches (Verengerung, Abknickung, herabgesetzte Wandspannung usw.) zu beziehen (Ludewig, Nyhoff, Paltauf, Rüssell, Skiles). Andere Verfasser (Hedrén, Zillner) denken an eine Verschiebung des Innendruckes während des Geburtsverlaufes.

c) Verletzungen bei Schwangerschaft und Geburt.

Die hierher gehörenden Zusammenhangstrennungen führen in den aller-meisten Fällen zur Fistelbildung; sie werden daher in dem betreffenden Abschnitt dieser Arbeit mit besprochen.

d) Durchbohrungen durch Fremdkörper und Schmarotzer.

Das Verhalten der durch Mund oder After in den Verdauungsschlauch gelangten Fremdkörper wird im Abschnitt: B. Fremdkörper eingehend behandelt.

Der bis in frühere Zeiten zurückgehende Meinungsstreit, ob es lebenden Schmarotzern möglich ist, eine gesunde Darm- oder auch Magenwand zu durchbohren, ist wohl auch heute noch nicht beendet (MORGAN, PERLS, SALIERI, SEIFERT, SIEBOLD). Einzelne Verfasser bejahten die Frage in der Vorstellung, daß der vorwärtskriechende Wurm sich gewissermaßen durch die auseinandergedrängten Schichten und Gewebsfasern hindurchschiebt (MOUDIÈRE, SACHSE, TOURTUAL). Die von APOSTOLIDES, ORVOŚ, RÜCKNER, SCHRÖDER vertretene Überzeugung von dem Vorkommen einer „askaridophagen Perforation" stützt sich auf das Fehlen geschwüriger oder entzündlicher Erscheinungen an der Durchtrittsstelle. In derselben Gedankenrichtung bewegen sich die von L. PICK geäußerten Ansichten über die aktive Durchbohrung des Darmes durch Schmarotzer, insbesondere Bandwürmer (Dissertation FÖLSCH). Der Durchbohrung geht ein knopfartiges Emporheben, Auszerren, Abschnüren eines Darmwandzipfels voran. Die Deckzellen werden zerstört, die innersten Schichten reißen ein bis zur Muskulatur. Der Wurm, in dem Bestreben, sich wieder festzusaugen, kriecht zwischen den Muskelbündeln und Bindegewebsfasern durch. Vielleicht ist dieser Vorgang nur möglich in einem an sich zwar gesunden, aber in seinen Bestandteilen doch minderwertigen Gewebe des Wirtskörpers (s. auch NAUWERK-STIEDA, NIKOLINI).

Die Arbeiten der älteren Verfasser beschäftigen sich zum Teil nur mit den grob anatomischen Verhältnissen, ohne auf feinere gewebliche Veränderungen und ihren vermutlichen Zusammenhang mit der Tätigkeit des Wurmes näher einzugehen. 1824 bereits veröffentlichte SIEBENHAAR einen diesbezüglichen Befund: bei einem 12jährigen Mädchen sah man nach Eröffnung des Leibes im kleinen Becken einige Spulwürmer in wässeriger Flüssigkeit liegen. Verschiedene runde, der Dicke des Wurms entsprechende Öffnungen im Dünndarm, aus welchen 5—6 große, abgestorbene Spulwürmer mit dem vorderen Leibesende heraushingen, ergänzten das Bild. Einen gleichartigen Fall schildert PALM: die Dünndarmwand erinnerte an ein Sieb, durch dessen Löcher 38 Spulwürmer nach der Bauchhöhle hineinsahen, in welche andere Schmarotzer schon eingedrungen und bereits in Verwesung übergegangen waren. In dem aufgeschnittenen Darm deutete das Verhalten der Schleimhaut darauf hin, daß die Würmer die Wand in schräger Richtung durchbohrt hatten. (Von siebartiger Durchlöcherung wird des öfteren gesprochen. CRISP: Präparate im HUNTERschen Museum.)

Der von DENATÉIS angeführte Verfasser DAVAINE begnügte sich damit, aus dem Schrifttum 47 Fälle von Wurmgeschwülsten nach Darmwanddurchbruch zu sammeln. Auch KELLY läßt eine feste Stellungnahme vermissen, obgleich in seinem Fall verschiedene Umstände für eine aktive Durchbohrung sprachen.

Ganz ablehnend verhält sich HENOCH. Er vermutet, daß der Wurm erst durch die Wand hindurchkriecht, nachdem die von ihm ausgedehnte Reizwirkung das Gewebe zur Entzündung und Geschwürsbildung gebracht hatte. Ähnlich äußert sich CAZIN: der Schmarotzer, der durch anhaltendes Aussaugen die Gewebsfasern zum Schwund bringt, durch seine Lebensäußerungen Anlaß zu geschwürigen Veränderungen gibt, bereitet sich so gewissermaßen den Weg für seinen Durchbruch vor. (Siehe auch TAKEUCHI.)

Welche der wiedergegebenen Meinungen die richtige ist, wage ich nicht zu entscheiden. Jedenfalls ist es naheliegend, wenn man Würmer im Bauchraum findet, sie mit gleichzeitig vorhandenen kleineren Darmwanddurchtrennungen in Beziehung zu bringen (MARKUS).

3. Fisteln.

Einleitung.

Eine besondere, von den bisher behandelten abweichende Form der Zusammenhangstrennung ist die Fistel, eine länger bestehende gangartige

Verbindung zweier Organe miteinander (Lieblein und Hilgenreiner). Auf den Verdauungskanal angewandt: die regelwidrige Verbindung des Magens und Darms einmal untereinander, zum zweiten mit einem anderen Hohlorgan des Körpers (bzw. dessen Ausführungsgang) oder der Körperoberfläche. Dabei muß in vielen Fällen von der ursprünglichen Bedeutung des Wortes (fistula = enge Röhre) abgegangen werden, da der Verbindungsweg in Anpassung an seine Entstehungsweise häufig andere Gestalt annimmt. So ist er bei unmittelbarer Aneinanderlegung der in Frage kommenden Organe ganz kurz und stellt nur eine einfache Öffnung dar.

Von den wenigen Arten der angeborenen Fistel abgesehen (siehe W. Koch, dieses Handbuch IV/1, Cafferata, Lexer, Maurer, Siegenbeck v. Heukelom, Roser, Rosthorn, Tillmann) handelt es sich gewöhnlich um solche, die auf dem Boden alter Verletzungen, durch Fremdkörperwirkung oder auf operativer Grundlage erworben sind (Blecker, Czerny, Greig, Leriche, Schumacher). (Die infolge von Geschwüren und zerfallenden Geschwülsten entstandenen Fisteln werden in den entsprechenden Abschnitten dieses Handbuches abgehandelt). Durch ihre Lagebeziehungen zu Organen und Außenwelt ergibt sich von selbst eine Zweiteilung in innere und äußere Fisteln. Daneben unterscheidet Murchison noch unmittelbare und mittelbare, einfache und zusammengesetzte, die, je nachdem, den inneren oder äußeren anzureihen sind.

Die unmittelbare Fistel verbindet zwei Organe ohne Zwischenschaltung miteinander,· sei es durch Eröffnen der einander eng anliegenden Organe, so daß die beiden Fistelöffnungen gewissermaßen zusammenfallen (lochförmige Fistel), sei es durch einen einfachen Gang mit zwei Mündungen (kanalförmige Fistel).

Bei den mittelbaren Fisteln wird der Zusammenhang meist durch einen beiden Organen zugehörenden Hohlraum gebildet: eine Geschwürshöhle, seltener eine Zyste oder ein vorhandenes Hohlorgan (Gallenblase, Harnblase, Gebärmutterhöhle usw.). Auch der Ductus Wirsungianus kann einmal zum Vermittler zwischen Magen und Zwölffingerdarm werden, indem durch seine starke Erweiterung eine Bauchspeichel-Magenfistel die Bedeutung einer Magen-Zwölffingerdarmfistel bekommt.

Der Gestalt und dem geweblichen Aufbau nach gibt es Lippenfisteln, d. h. kurze Verbindungsstücke mit Epithelüberzug und Röhrenfisteln: mehr oder weniger lange, mit Granulationsgewebe ausgekleidete Gänge. (Letztere können auch mehrfach gewunden sein.)

Die äußere Fistel mündet in einer beliebigen Gegend der Körperoberfläche: Leisten-, Nabel-, Lendenfisteln u. a. m. (Polano). Eine andere Einteilung berücksichtigt die aus ihnen entleerten Stoffe: Chymus-, Gallen-, Kotfistel usw. (Fabiani). Die Anzahl der Hautlöcher, die häufig mehreren Darmöffnungen entsprechen, kann so groß sein, daß der Darm- bzw. Mageninhalt sich durch die Haut wie durch ein Sieb ergießt. Die Fistelränder gehen allmählich in die Bauchdecken über oder bilden strahlenförmig verlaufende Falten. Bei hochsitzenden Dünndarmfisteln ist die umgebende Haut von dem ausfließenden Darmsaft förmlich angedaut. Die Grenze der lippenförmigen Fisteln gegen den Darm hin springt gewöhnlich durch einen roten Wall sich vorwulstender Schleimhaut in die Augen. Dagegen erscheint der äußere Zugang der Röhrenfisteln eingezogen und läßt keinen Schleimhautrand erkennen, wohl aber einen frischen, sich gegen das Hautepithel deutlich absetzenden Granulationssaum. Der Fistelgang, mit Darmschleimhaut, Granulationsgewebe oder Hautepithel ausgekleidet, — letzteres wird besonders der Fall sein bei lange bestehenden Fisteln, deren Darmöffnung der Hautöffnung naheliegt, — stellt die Verbindung der inneren und äußeren Fistelöffnung dar. Der innerhalb des Bauchfells gelegene Teil ist der membranöse Trichter SCARPAS oder das Infundibulum DUPUYTRENS.

Bei Beteiligung mehrerer Darmschlingen können vier oder mehr Öffnungen in die Höhle münden, die den mit der Außenwelt in Verbindung tretenden Vorraum abgibt. Je nach dem Verhalten des Darmrohrs ist streng zu unterscheiden zwischen der Kotfistel (VEIT u. a.), gekennzeichnet durch eine umschriebene Darmwandunterbrechung, und dem widernatürlichen After (s. Schrifttum bei KAYSER), bei dem das Darmrohr in seinem ganzen Umfange getrennt wird, so daß zwei Darmlichtungen vorliegen (BIDDER, HOFMOKL, KAISERLING, KAYSER, KÖHLER, SCHMIDT, SEDILLOT).

a) Äußere Fisteln.

„SPRENGEL unterscheidet in seiner Arbeit über Appendizitis zwischen „mechanischen" und „essentiellen" Fisteln; die ersteren seien bedingt durch ungünstige Gestalt der Wundhöhle, Fremdkörper in der Wunde (sich abstoßende Stumpfabbindungen, fetzige Darmbestandteile, Kotsteine usw.), Schädigung der Darmwand (besonders infolge Unterbindung der Blutgefäße), Undichtigkeit der Darmnaht. Für die essentielle Fistelform kommen Entzündungen, Geschwülste usw. als Entstehungsursachen in Frage (s. auch MÜHSAM). Was für die Wurmfortsatzfistel gilt, darf mit entsprechenden Veränderungen auf die Fisteln aller Darm-Magenabschnitte übertragen werden. Ergänzend muß noch an die Rolle des MECKELschen Divertikels für die Bildung der Kotfistel gedacht werden (ANSCHÜTZ, HILGENREINER, HÜTTEMANN, KRAMER, MARTIN, WINTER). Man kann hier von einem Zustand sprechen, der erworben ist auf Grund einer angeborenen Mißbildung. Die sog. Spontanfisteln werden sich in der Mehrzahl der Fälle auf eine der angegebenen Ursachen zurückführen lassen. Die von KUZMIK als spontane beschriebene, in ihrer Entstehung scheinbar unklare Magenfistel dürfte mit Rücksicht auf den Krankheitsverlauf als eine auf luetischem Boden entstandene angesprochen werden. Vielleicht handelte es sich um eine gummöse Form der Magensyphilis.

Die gewöhnlichste Fistel ist die postoperative, deren Entwicklung mitunter durch Zurücklassung von Fremdkörpern unterstützt wird (METCALF); eine ähnlich begünstigende Rolle spielen die Darmschmarotzer, die man gelegentlich aus Fistelöffnungen austreten sehen kann.

Die äußere Magenfistel (Magen-Bauchwand- und Magen-Brustwandfistel [PICK]) ist nicht häufig und fast immer auf Erkrankungen des Magens und seiner Umgebung zu beziehen. Zuweilen schaffen verschluckte oder durch die Bauchdecken von außen her eingedrungene Fremdkörper die Vorbedingung für die Fistelbildung (s. Abschnitt Fremdkörper!), auch besteht die Möglichkeit einer solchen durch Einklemmung eines Magenbruches in äußeren Bruchpforten (ANDEL, FISCHER, MIDDELDORPF). Von dem Zurückbleiben einer Magenfistel nach Eröffnung einer Hydatidenzyste berichtet MACDONALD.

Die Fistelöffnungen, in ihrer Form rundlich bis oval, spaltförmig oder unregelmäßig, können stecknadelkopfgroß sein, sie können ausgedehnte Lücken darstellen, wie die im Fall WITT (Größe 4 × 8 cm!), wo man in das Innere des Magens hineinsehen konnte. Der Hautsaum ist gewöhnlich verdickt, mehr oder weniger abgeschürft, schwielig oder narbig. HILDEBRAND erwähnt zwei nach Cholezystogastrostomie beobachtete Befunde von Magen-Gallenblasen-Bauchwandfisteln, durch die sich gleichzeitig Mageninhalt und Galle nach außen ergoß. Seltener ist eine nach linksseitiger Nierenentfernung auftretende Magenfistel, die sich leicht erklären läßt durch Beschädigung der Magenwand beim Ablösen der Nierenkapsel (KÜSTER).

Eine ungleich größere Zahl von Fällen stellt die äußere Darmfistel. Ihrer endgültigen Bildung geht meist ein Abszeß voraus: für das Zustandekommen der Kotfistel nach subkutaner Darmverletzung (BURKHARDT und LANDOIS, PETRI, SCHUMACHER), Nabelbrüchen (FRONMÜLLER, HINTON, POLLAK, WINIWARTER), Zurückhaltung von Fremdkörpern (BLAND SULTON) ist der Kotabszeß die Regel.

Länger bestehende Bauchwandbrüche geben infolge Dehnung und Verdünnung der an sich mitgenommenen Haut die günstigsten Vorbedingungen für einen Durchbruch. So sah MASON Eröffnung eines seit 40 Jahren bestehenden Bauchbruches allein durch Reibung der Bruchgeschwulst an der Kleidung.

Gefürchtet ist die nach Gallensteinoperationen zurückbleibende Fistel des Zwölffingerdarms (KRASKE, LILIENTHAL u. a.).

Spätere Veränderungen wie Darmvorfall aus der Fistelöffnung heraus, wozu Darm oder Darmschleimhaut besonders nach gewaltsamen Verletzungen neigen, kanalförmige Ausziehung der Anheftungsstelle und andere Zufälle verwischen das Bild der ursprünglichen Fistel. Derartige Vorkommnisse beschreiben BECKER und LEJARS.

Im Falle BECKER war offenbar zunächst der aufsteigende Dickdarm in den Blinddarm eingestülpt und dann durch die erweiterte Kotfistel hinausgedrängt worden, dabei die Wand des Blinddarms so mit sich ziehend, daß die Klappe sichtbar wurde. LEJARS beobachtete wie sich an der Stelle, an welcher der Darm anfangs der Bauchwand breit anlag, ein 8 cm langer, sehr enger Kanal entwickelte, der schließlich den Zugang von der Haut zur Darmlichtung vermittelte.

b) Innere Fisteln.

Um über die Fülle dieser Fistelformen einen Überblick zu gewinnen, ist es nötig, vorerst einmal sämtliche Möglichkeiten nebeneinander zu stellen.

a) Verbindung des Magens mit

1. Magen.

2. Brusthöhle (AUFRECHT, BRENNER, BRÜNNICKE, DAVAT, FINNY, FISHER, GRÜNEISEN, GÜNZBURG, HABERSHON, HUGHES, HAUSER, JAKSCH, JULIUSBURGER, LESSER, LOEB, MURCHISON, OSER, PICK, PINKUS, ROKITANSKY, ROSER, RUSSEL, SÄNGER, SELIG, TILLMANNS).

3. Bauchhöhle.

4. Dünn- und Dickdarm (ASSMANN, FINDLAY, KAUFMANN, KERN, SINGER, THORSPEKEN, TOSI).

5. Gallenblase und Leber (BAILLIE, CRUVEILHIER, JEAFFRESSON, OPPOLZER, SCHLÄPFER, WEBER).

6. Gefäße der Bauchhöhle (Aorta: MARSEILLE, WUNSCHHEIM, ZYPKIN; Pfortader: MURCHISON, VÖLCKER).

7. Bauchspeicheldrüse (BRUSCH, KUDREWETZKI, MICHON, PORTAL, RICHARDSON).

8. Nierenbecken (CHADWICK, KÜSTER, MARQUÉZY, MELION, MORRIS, MURCHISON, RAYER, RICHTER).

9. Geschlechtsorgane (MEINERT).

b) Verbindungen des Darms mit

1. Brusthöhle (DUDDENHAUSEN, FOUNTAIN, KRAUSE, MARROIN, PFUHL, RIEDEL).

2. Bauchhöhle.

3. Darm (KÖNIG, PANNARD, POHLMANN, RINDFLEISCH).

4. Gallenblase (LICHTENSTEIN, PAULICKY, RADSIEWSKY, SCHÜLLER, TANAKA, THIROLOIX und LÉTIENNE, WARFWING).

5. Leber und Bauchspeicheldrüse (BULL, KAREWSKI, PARSONS, REDDINGIUS, SCHALA-SCHMIDT, SEEFISCH).

6. Nierenbecken (MICULICZ, STEIN, WINIWARTER, ZIEMSEN).

7. Harnblase und Harnleiter (ARND, BRUCHET, DUPUYTREN, PANNARD, ROOT, TANAKA, WÖLFLER und LIEBLEIN).

8. Geschlechtsorgane (BARTELS, BIRKETT, DÖDERLEIN, FAVERA, GREKOW, HEINE, JALAGUIER, KOENIG, MURCHISON, OPPEL, PRINCETEAU, QUAIN, RÖSELER, ROUTIER).

Zu a).

Die Magen-Speiseröhrenfistel ist äußerst selten. NOWACK sah Durchbohrung der Speiseröhre im Anschluß an eine Selbstsondierung; es entwickelte sich ein subphrenischer Abszeß mit Einbruch in den Magen, wodurch eine neue Straße für die zugeführte Nahrung geschaffen und die Aufnahme größerer Mahlzeiten wieder für einige Zeit ermöglicht wurde. Weitere Berichte über den Zugang vom Magen her in die Brusthöhle und ihre Organe siehe bei den obengenannten Verfassern.

Einzelne Beobachtungen liegen vor über die Magen-Magenfistel, meist eine Verbindung zwischen Magenkörper und Pförtnergegend; jedoch sind die Lagebeziehungen oft nicht recht klar (CRUVEILHIER, THIERFELDER).

Von einer Magen-Bauchhöhlenfistel kann man nur sprechen, wenn ein abgekapselter Bezirk der Bauchhöhle längere Zeit hindurch mit dem Magen zusammenhängt, wie es in einer Mitteilung NAUWERKs der Fall ist. Hier fand sich dicht unterhalb des Mageneingangs eine nach links hinten zulaufende, 2,5 cm lange, trichterförmige Ausstülpung, durch deren Spitze man mit der Sonde in eine unregelmäßig gestaltete, hühnereigroße, bis auf die Bauchspeicheldrüse reichende Höhle gelangte. (Entsprechende Fälle bei COZÉ, FAHNER, ROSE, VOIGTEL.)

Verbindungen des Magens mit dem Zwölffingerdarm entwickeln sich gewöhnlich auf dem Boden alter Geschwüre. Man hat sich nach THIERFELDER den Vorgang so vorzustellen, daß die entzündeten Teile am oberen Magenrand mit der linken Hälfte des dem Pförtner zugehörenden Abschnitts oder dem Anfangsteile des Zwölffingerdarms verwachsen. Diese Fälle sind gekennzeichnet durch Brückenbildung und Verlagerung des Pförtners nach links bei mehr oder minderem Schwinden des oberen Magenrandes, durch Ausziehung des Pförtnerabschnittes zu einem Blindsack, der, statt mit dem Pförtner selbst einen offenen Winkel zu bilden, dem Magenrand dicht anliegt (DITTRICH, MILLER, MOHR, OEDMANN OCH BLIX).

Das Auftreten einer Magen-Dickdarmfistel, ein verhältnismäßig häufig zu erhebender Befund, wurde bereits 1755 von HALLER beschrieben. Alle krankhaften Vorgänge, die zu Verwachsungen führen, können Veranlassung zu derartiger Fistelbildung geben (BELL, DIRUF, KELLING). Bemerkenswert ist ein Fall von FALTA, der sich durch klappenartigen Verschluß der Fistel auszeichnete. Dadurch war wohl der Übergang von Speisebrei in den Dickdarm gewährleistet, aber ein Rückströmen von Darminhalt in den Magen nicht möglich. Zuweilen wird Verengerung des Darms afterwärts und starke Erweiterung oberhalb der Fistel festgestellt, ein Befund, der besonders schön in einem von LION erwähnten Fall ausgeprägt war.

Lassen sich im Erbrochenen gallige Massen oder gar Gallensteine nachweisen, so darf der Rückschluß auf eine Magen-Gallenblasenfistel gemacht werden, deren hauptsächlichste Entstehungsursachen in Steinen (Entzündungen) und Geschwülsten zu suchen sind (Beer, Chardel, Corrigan, Fleck, Kehr, Merck, Nicholls, Roth). Wir finden dann röhrenförmige, in der Pförtner-gegend nahe dem oberen Magenrand mündende Fisteln (Mader) oder ein-geschaltete Eiterhöhlen. Courvoisier sah neben einer Gallenblasen-Dick-darmfistel ausgedehnte Erweiterung sämtlicher Gallengänge (Verschluß des Choledochus!), die durch zwei Löcher unmittelbar mit dem Magen zusammen-hingen.

Durchbruch von Echinokokkenzysten der Leber in den Magen wird ab und zu angegeben (Neisser).

Gänge, die sowohl in den Magen wie in die Geschlechtsorgane münden, findet man nur vereinzelt. Magen-Gebärmutterfisteln erwähnen Neugebauer und Warszawski. Letzterer mußte auf Grund der Entleerung einer Hämato-metra durch den Magen an eine Verwachsung zwischen diesem und der Gebär-mutter denken, die sich auch in der Tat vorfand: der Hals der Gebärmutter war verschlossen, die dem eröffneten Körper breit anliegende Magenwandung durchbrochen und die Hämatomatra auf diesem ungewöhnlichen Wege nach außen abgestoßen worden.

Dulcarque fiel es auf, daß die Gebärmutter mit den gleichen Massen an-gefüllt war wie Magen und Zwölffingerdarm. Jedenfalls war der Ausgang aus der Gebärmutterhöhle durch eine Geschwulst verlegt worden, und die sich bildende und später vereiternde Hämatometra in den außerordentlich stark gedehnten Magen durchgebrochen. Hierher gehört auch der absonderlich klingende Bericht Oppenheims über das Ausbrechen eines vier Monate alten Fetus mit Plazenta.

Zu b).

Die häufigsten Verbindungen sind die zwischen Magen-Darm und Darm-Darm. Die anfangs geschwürigen Wandveränderungen führen meist erst nach vorangegangener Verlötung zum Durchbruch. Da die Magen-Darm-wandungen sich gewöhnlich dicht aneinanderlegen, so hat man überwiegend lochförmige, seltener kanalartige Fisteln zu erwarten. Port und Reizenstein haben 95 Fälle von Magen-Dickdarmfisteln beobachtet. Eine Schilderung der sich fast stets gleichenden Einzelfälle erübrigt sich. Angaben über dies-bezügliche Arbeiten siehe oben.

Der Durchbruch des Zwölffingerdarms (ausnahmsweise des Dünndarms) in die Gallenblase oder umgekehrt ist gewöhnlich in der Gegend des Gallenblasen-grundes zu suchen. Die Einschaltung einer von entzündlichen Verwachsungen begrenzten Höhle zwischen Gallenblase und Darm ist ein häufiger Befund. War ein Stein die Ursache der Fistelbildung, so schließen sich die Öffnungen in der Regel nach seinem Durchtritt in den Darm, und nur die vorhandenen Stränge und Narben, wie die Verlötung der beiden Organe miteinander weisen auf eine frühere Fistel hin. In der Gallenblase noch zurückgebliebene Steine bewirken ihrerseits durch den dauernd auf die Wandung ausgeübten Reiz Schrumpfung und bindegewebige Vernarbung des Organs; man kann schließlich an dessen Stelle nur noch einen von Verwachsungen umgebenen Hohlraum bemerken.

Radsiewsky legte Gallenblasen-Darmfisteln beim Hunde an, um die Wirkung der veränderten Verhältnisse auf die beiden Organe zu verfolgen: die Eigenbewegung des Darms befördert rückläufig Darminhalt in die Gallenblase und -Gänge. Diese weiten sich, ihre Wandschichten werden dicker, Neubildung von Drüsen und Lymphknötchen ist nachweisbar. Das Epithel der mit dem Darm vernähten Gallenblase behält jedoch seine Eigenschaften bei und bleibt scharf abgegrenzt gegen die Darmschleimhaut.

Erkrankungen von Dickdarm und Niere bzw. Nierenbecken (Steine, Echino-kokken, Eiterungen) können durch ihre Lagebeziehungen leichtlich aufeinander übergreifen, und zwar spielen sich Verklebung und Durchbruch fast immer außerhalb des Bauchfellraumes ab (Küster, Marquézy, Melion, Murchison). Im Falle Ziemsen ließ sich von dem mehrere Hohlräume enthaltenden Nierensack aus ein Zugang zum Dünndarm verfolgen. Auch Miculicz und Stein sahen Beteiligung des Dünndarms an der Fistelbildung.

Die Darm-Harnleiterfistel verdankt gewöhnlich einem Eingriff von außen ihren Ursprung: bei der operativen Behandlung der Blasenektopie wird der Harnleiter in den Darm eingepflanzt (Dupuytren). Jedoch kann, wie Recklinghausen zeigte, eine solche Verbindung auch von selbst zustandekommen: es handelte sich um einen 26jährigen Mann, bei dem bereits im 11. Lebensjahre zwei Spulwürmer mit dem Urin abgegangen waren. Der Grund lag in einer Verbindung des Wurmfortsatzes mit dem Harnleiter. In einem anderen Falle war ein Blasenstein entfernt worden, dessen Kern an einen Kotstein denken ließ, eine Vermutung, die durch mikroskopischen Nachweis von Wurmeiern, Pflanzenfasern u. dgl. ihre Bestätigung fand. Bei der Leichenöffnung ergab sich Schwund der rechten Niere, umschriebene Aussackung des durchgehends erweiterten Wurmfortsatzes und ein weit offener Zugang des letzteren zum rechten Harnleiter (Ledderhose).

Blase und Darm (auch wenn man den Mastdarm hier nicht berücksichtigt), treten auf Grund von Verletzungen, Operationen, Fremdkörperwirkung häufiger einmal miteinander in Verbindung. Bossard sah zwei Gänge rechts in die Blase einmünden, von welchen sich der eine als Harnleiter, der andere als Wurmfortsatz erwies. Wird der Dickdarm betroffen, so kann sich auf diese Weise ein widernatürlicher Blasenafter entwickeln. Die zuführende Darmschlinge weitet sich, der abführende Teil tritt außer Tätigkeit, sein Gewebe schrumpft und wandelt sich (bei völliger Ausschaltung) schließlich in einen bindegewebigen Strang um (Harrison). Die Blase selbst verkleinert sich gewöhnlich, ihre Wandung wird dicker, die Schleimhaut weist als Zeichen entzündlicher Reizung: Blutungen, Oberflächenverluste, Pigmentablagerungen usw. auf. Der Sitz der Fistelmündung wechselt von Fall zu Fall; in ihrer Umgebung hat die Schleimhaut gewisse Neigung zur Klappenbildung, so daß sich unter Umständen eine Art Verschluß gestaltet, dessen Klappen sich im allgemeinen nach der Richtung des Durchbruchs hin bewegen.

Schwangerschaft und Geburt sind außerordentlich häufig Ursache ausgedehnter Fistelbildung, auch wenn man von den als Reste eines Darmrisses zurückgebliebenen Mastdarmfisteln absieht. Wird ein abgestorbener Fötus oder Teile eines solchen in der Gebärmutter zurückgehalten, so können die Muskelschichten der Wand der dauernden Dehnung und Druck schließlich nicht mehr standhalten: ein Durchbruch in die mit der Außenfläche der Gebärmutter bereits verklebten Darmschlingen wird unvermeidlich (Kosinski, Olshausen) oder, wie oben erwähnt, ausnahmsweise auch einmal in den Magen. Unglückliche Zufälle während der Austreibungszeit des Kindes, bei geburtshilflichen Eingriffen (Wendung, Zange usw.) können gleiche Folgezustände nach sich ziehen (Demarquay, Miasnikoff, Thurnam, Veit). Bei Berstung oder Zerreißung der Gebärmutterwand wird die Darmschlinge leichtlich durch die Öffnung hindurchtreten, hier eingeklemmt werden, ihre Wandungen dem Gewebstod unterliegen. Andererseits kann der vorgefallene Darmabschnitt für Nabelschnur gehalten, herausgezogen, ja sogar abgetrennt werden (Keever). So teilt Jones einen Fall mit, bei dem einer Frau 19 Fuß Dünndarm herausgerissen wurden. Entleert sich in der Folge der Darminhalt durch die Gebärmutter (oder Scheide), so haben wir einen widernatürlichen After vor uns: Anus uterinus (bzw. vaginalis). (Siehe auch Bartels, Bigger,

Birkett, Casamajor, Fournier, Heine, Le Jemtel, Mühsam, Röseler, Wood.)

Zerreißungen des Mastdarms bei der Geburt gehört zu den täglichen Vorkommnissen. An den breiten Dammriß, der nur in seinem unteren Abschnitt vernarbt, während die Lücke im oberen Teil zurückbleibt, schließt sich die Mastdarm-Scheidenfistel meist unmittelbar an, begünstigt durch die dünne Beschaffenheit der Scheiden-Darmwand. Koenig macht mit Rücksicht auf die Lage der äußeren Mündung einen Unterschied zwischen oberen und unteren Fisteln. Bei jenen findet man die oft recht umfangreiche Öffnung im hinteren Scheidengewölbe, nahe dem Muttermund. Der Ausgang der unteren liegt in den tieferen Abschnitten der Scheide. Ist die Mastdarm-Scheidenwand sehr schmal, dann sind die Fisteln Öffnungen mit Lippen gleichzusetzen. Bei Kanalbildung durchlaufen sie gewöhnlich in schräger Richtung die Dicke der Wand und werden an ihrer Austrittsstelle durch die hinteren Längsfalten der Scheidenschleimhaut überwölbt, die, zum Teil in den Gang eingestülpt, dessen Auskleidung abgibt. Die Fistelränder sind scharf, wie abgeschnitten und fühlen sich derb an.

Bei Verletzungen durch äußere Gewalt wie Durchstoßung der Mastdarm-Scheidenwand durch Vergewaltigung u. a. (Favera, Nussbaum), lassen sich ähnliche Folgezustände nachweisen. (Eine Zusammenstellung von Mastdarm-Scheidenfisteln bei Rizzoli).

Zu den außergewöhnlichsten Gebilden ist die Darm-Eileiterfistel zu rechnen. Maslieurat und Lagénard teilen mit, wie das Ende des S-förmigen Dickdarms mit dem Eileiter in der Weise zusammentrat, daß die Schleimhaut des letzteren sich unmittelbar in die Darmschleimhaut fortsetzte. Der Eileiter war erweitert, die Fistelöffnung für einen Bleistift durchgängig. Bei Grekow, desgl. bei Jalaguier beteiligte sich der Wurmfortsatz an der Fistelbildung.

Ein entsprechender Befund beim Manne wird von Murchison angegeben. Hier tritt der Samenleiter an Stelle des Eileiters.

Als uneigentliche Fisteln bezeichnet man die auch recht seltene Vereinigung des Darms mit zystischen (entzündlich-zystischen) Geschwülsten der Geschlechtsorgane (Murtry, Olshausen, Winckel).

B. Fremdkörper.

Einleitung.

Als Fremdkörper im weitesten Sinne ist jeder Körper, ja jeder Stoff aufzufassen, der, in den Magen-Darmkanal gedrungen, hier den physiologischen Einwirkungen desselben nicht unterliegt. Die körperfremden rein chemischen Stoffe werden hier nicht berücksichtigt, da sie in den Abschnitten „Verätzungen" (Merckel, dies. Handb. Bd. IV/1) und „Vergiftungen" (Petri, dies. Handb. Bd. X) ausführlich abgehandelt werden. Es bleiben somit die durch ihre körperliche Beschaffenheit mechanisch als Fremdkörper wirkenden Teile des Magen-Darminhalts zu besprechen, seien es aus der Außenwelt stammende Gegenstände, seien es im Körperinnern gestaltete Massen. Auch Anteile der eingeführten oder der nicht weiter abzubauenden Nahrung gehören hierher, soweit sie durch Unverdaulichkeit, Menge und Gestalt zu einer mechanischen Schädigung des Verdauungsschlauches führen können. Es wird also jeder Körper, der an und für sich bei gesunder Magen-Darmtätigkeit aufgeschlossen oder ausgeschieden wird, unter ungewöhnlichen Bedingungen zu einem Fremdkörper werden. Als begünstigende Umstände kommen in Betracht: Einführung übermäßiger Massen, unzureichende

Abgabe von Verdauungssäften, ungenügende Eigenbewegung des Darms, durch krankhafte, zu Abknickung (Bruchdarm!), Verengerungen, Ausstülpungen (Meckelsches Divertikel!) führende Veränderungen des Magens und Darms (s. TANDLER). Besonders die im Meckelschen Divertikel (BEALE, BECKER, CRAMER, DENDY, DORAN, ESCHER, FISCHER, KJAR, KÖRTE u. a.) festgehaltenen Fremdkörper gelangen nur schwer wieder hinaus, weil die Muskelschicht oft mangelhaft entwickelt ist (DENECKE). Die Darmengen und -Buchten sind, ebenso wie der Blinddarm mit dem Wurmfortsatz, Schlupfwinkel für Gegenstände jeder Art. Die Bedeutung einer Lichtungseinengung zeigt Abb. 9; hier haben sich an der fraglichen Stelle neben einer Münze Speisereste (Pfefferlingsstückchen) in der Schleimhaut gefangen.

Eintrittspforte ist in den allermeisten Fällen der Mund (RAUCH, KISSINGER u. a.). Sieht man von Unvorsichtigkeit, Spielerei und Unkenntnis von Kindern, Geisteskranken und Betrunkenen ab, so werden aus den verschiedensten Beweggründen wissentlich und beabsichtigt Gegenstände des alltäglichen Lebens in oft ganz ungeheuerlich anmutenden Mengen verschluckt (siehe Hysterische, Gaukler, Häftlinge usw.). Auf Grund von Versuchen stellte POLLOCK fest, daß für die Durchgängigkeit des Darms nicht so sehr der Umfang als die Gestalt des Fremdkörpers

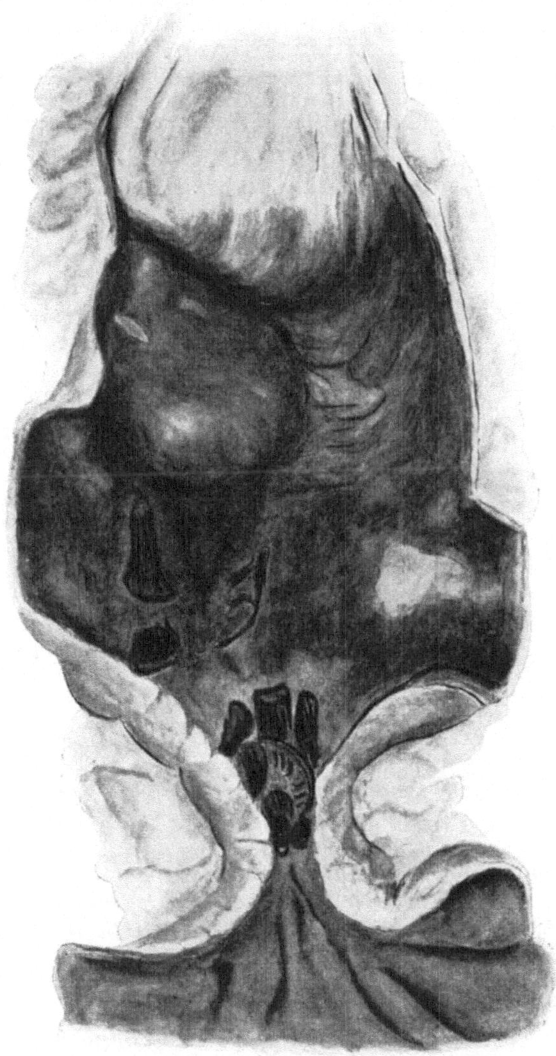

Abb. 9. An einer verengten Stelle des Dickdarms gefangene Fremdkörper (Münze und Pilzstücke). (Sammlung des Virchowkrankenhauses, Berlin: Pros. Dr. CHRISTELLER.)

bestimmend ist. Man weiß, daß in vielen der Fälle (nach WÖLFLER und LIEBLEIN in mehr als 33%) der Fremdkörper, sofern er nicht sofort erbrochen wird, oft ohne Schaden anzurichten, ja, ohne auch nur Erscheinungen zu machen, den Verdauungskanal durchwandern kann (COOK) — die Dauer der Wanderung schwankt zwischen wenigen Stunden und Jahren — um dann auf natürlichem Wege den Körper wieder zu verlassen.

Es ist geradezu erstaunlich, wie scharfe und spitze Gegenstände (Nadeln, Glas-
und Emaillesplitter usw.), die oft erst nach Jahren ausgeschieden wurden
(BROCA) — am schnellsten sollen Nähnadeln, am langsamsten Stecknadeln
durch den Darm sich fortbewegen (Beobachtungen OMBONIS an Hunden und
Katzen) — durch den empfindlichen Schleimhautkanal hindurchgleiten und
keine nennenswerten Verletzungen machen.

HEILBRONN unternahm es, durch Tierversuche die Bedeutung der Glassplitter für
den Verdauungskanal festzustellen. Die von ihm an Vögeln bewiesene Unschädlichkeit
läßt sich nicht ohne weiteres auf den Menschen übertragen. Eher kann man schon die von
EXNER gewonnenen Ergebnisse verwerten, da er mit Säugetieren (Katzen) arbeitete: er
gab den Tieren in Gelatinekapseln gehüllte Glassplitter. Das eine Tier wurde $2^{1}/_{2}$ Stunden
später untersucht, und es fand sich, daß überall da, wo die Glassplitter der Magenwandung
anlagen, die Faltenbildung verwischt war und Vertiefungen in der Schleimhaut auftraten,
die wie Abdrücke der ihnen anliegen-
den Glasstückchen aussahen. In diesem
Bezirk war die Schleimhaut blutleer.
Bei der zweiten Katze, die nach
23 Stunden getötet wurde, fanden sich
im Magen nur noch einige Splitter, die
meisten lagen in Schleimhautvertie-
fungen des Darms. Im Magen waren
Spuren von Blut ohne makroskopische
Gewebsschädigung vorhanden. Die
Darmschleimhaut erwies sich als völlig
unverletzt. Ähnlich verhielt sich die
Innenschicht Nadeln gegenüber: die
von der Nadelspitze berührte Stelle
sank dellenförmig ein, der Bezirk erschien gekörnt, blutleer.

Ob beim Menschen ein ent-
sprechender, gewissermaßen als
Selbstschutz aufzufassender Vorgang stattfindet, muß dahingestellt bleiben. Nachweisen läßt
sich als Ursache für den so häufigen guten Ausgang nur, daß
Speisereste und Kotmassen den
Fremdkörper wie ein schützender
Mantel einhüllen. Ein unglücklicher Zufall (LORENZ) kann je-

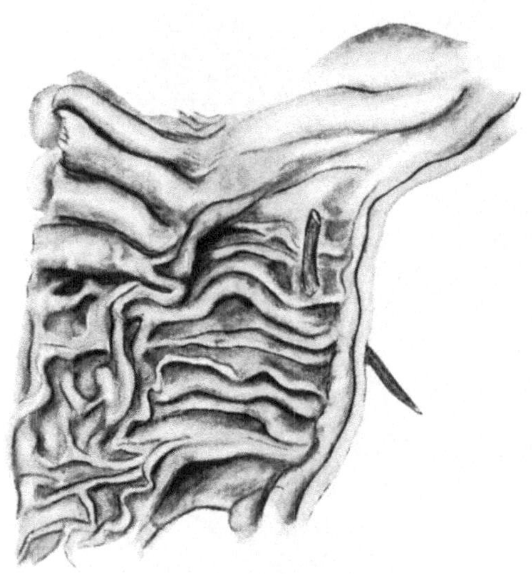

Abb. 10. Fischgräte, die Dünndarmwand durchwandernd.
(Sammlung des Virchow-Krankenhauses, Berlin. Pros.
Dr. CHRISTELLER.)

doch auch einmal zu einem Anspießen oder Anritzen größerer Gefäße führen,
ja, eine tödliche Blutung zur Folge haben. (HAUSER: verschluckter Nagel,
ARNING: Fischgräte, ARNING, MARSHAL, HEILBRONN: Glassplitter, KUDLICH.)
Magen- oder Darmwand können unmittelbar durchbohrt (BÜDINGER: Knochenstück) oder, anfänglich vielleicht nur oberflächlich verletzt, später phlegmonös
verändert werden (BRAUN: Fischgräte).

Ein zweiter Weg aus dem Körperinnern (besonders für Nadeln und
andere spitze Gegenstände) ist die Durchbohrung von Darmwand,
(s. Abb. 10) Bauchfell und Bauchdecken. (Fall GILLETTE: ein Mädchen
hatte 320 Nadeln verschluckt. Alle wurden ohne Begleiterscheinungen durch
die Haut wieder ausgeschieden. Fall SILWY: bei einem Geisteskranken waren
die Muskeln des ganzen Körpers mit Nadeln gespickt.) Man sieht die Nadeln,
gewöhnlich mit dem stumpfen Ende voran, an beliebiger Stelle zutage treten.
EXNER fand, daß der Verdauungskanal der Tiere imstande ist, die Nadeln bei
ihrer Vorwärtsbewegung in eine Lage zu bringen, die eine Schleimhautverletzung
möglichst ausschließt, d. h. sie mit dem stumpfen Teil dem Enddarm zuzu-
drehen.

Die Erscheinung der Fremdkörper- und insbesondere der Geschoßwanderung durch Organwandungen hindurch sucht FLESCH-THEBESIUS sich damit zu erklären, daß die Wanderung, bei der das Streben nach der Oberfläche vorherrscht, ein Ergebnis aus entzündlichen und mechanischen Vorgängen ist, welch letztere auf Größe und Form des Geschosses sowie auf Wirkung der Schwerkraft beruhen. Die Körper können auch auf ihrem Wege halt machen und Jahre hindurch im Bauchraum liegen bleiben, um schließlich doch auf die erwähnte Weise oder auch durch Eindringen in andere Organe (Bildung von Blasensteinen mit einer Nadel als Anlagerungsmittelpunkt: DITTEL, LANGENBECK!) wieder ans Tageslicht zu gelangen.

Größere Gefahr birgt das gewohnheitsmäßige Verschlucken von Gegenständen auch nur geringen Umfangs. Sie häufen sich leichtlich an den natürlichen oder krankhaften Engen des Verdauungskanals an und bilden hier durch Mischung mit Schleimhauterzeugnissen, Speiserückständen und Kotmassen knäuelartige Zusammenballungen, unter Umständen bis zum völligen Verschluß der Lichtung. Die Wirkung ist also letzten Endes dieselbe, als wenn ein einzelner größerer Körper, der glücklich den Weg durch Speiseröhre und Magenengen gefunden hat, nun in der Darmlichtung stecken bleibt. Bevorzugt sind der Zwölffingerdarm, da er sich als festgehaltenes Darmstück weniger gut anpassen kann (LEVANDER), die Umbiegungsstellen, die Gegend der Bauhinschen Klappe, der S-förmige Dickdarm und kurz vor dem Ziele die Ampulla recti (HUBRICH, TROJAU u. a.). Zuweilen tritt zu der das Darmrohr zu lebhaftester Bewegung anreizenden Lichtungsverlegung noch Achsendrehung oder Einstülpung der betroffenen Darmschlinge hinzu (BITTDORF, DUBOIS).

Ein Verschluß der Magenengen gehört zu den seltensten Geschehnissen; jedoch werden im älteren Schrifttum Fälle erwähnt, bei denen die Einkeilung eines Fremdkörpers in den Magenpförtner zu Tode geführt haben soll (KERCKRING).

Tritt der äußerste Fall eines völligen Darmrohrverschlusses nicht ein, so bedeutet der längere Zeit an einer Stelle verweilende Körper unter Umständen doch eine schwere Schädigung für den Verdauungsschlauch, einmal durch die örtliche Reizung und Schleimhautschwellung, dann vor allem durch die Behinderung des sich fortbewegenden Darminhalts: der Fremdkörper wird gegen die Wand gepreßt, die, gewöhnlich schon infolge ausgedehnter entzündlicher Veränderungen minderwertig, nachgibt, sich auf Grund mikroskopisch nachweisbaren Muskelschwunds verdünnt und nach kurzer Zeit eine umschriebene Erweiterung, ja Aussackung bildet (BOKSTRÖM, HAARLEY, JEAFFRESSON), in dem der Fremdkörper wie in einem Fangnetz liegen bleibt. Derartige Ausdehnung einzelner Darmteile bedingen ihrerseits wieder Lageveränderungen anderer Darmschlingen.

Oder die Darmwand gibt anfänglich nicht nach und leistet durch ausgleichende Gewebsverdickung Widerstand (LOCHTE, WENCZEL), so lange, bis durch den ständigen Druck Kreislaufsveränderungen und damit Ernährungsstörungen des Wandgewebes unvermeidlich werden, womit die Vorbedingungen für Geschwürsbildung und Gewebsbrand mit folgender entzündlicher Bauchfellreizung geschaffen sind (BOKSTRÖM, CRUVEILHIER, MARGERIÉ, SCHWALBE). Es entwickelt sich das Bild einer umschriebenen langdauernden Bauchfellentzündung mit verengernden Narbenbildungen am Darm selbst, mit zum Teil strangförmigen Verwachsungen der Darmschlingen untereinander, mit Abkapselung und Höhlenbildung. Durchbricht der Fremdkörper die Darmwand, wie dies über kurz oder lang der Fall sein kann, so findet er einen vorgebildeten Hohlraum, der nun infolge Infektion von der verletzten Darmwand her zur Abszeßhöhle wird. Sind die betroffenen Darmteile bereits mit der Bauchwand verklebt oder verwachsen, so muß man, sofern vorher nicht operativ eingegriffen wird, mit einem Durchbruch nach außen rechnen und, je nachdem, ob der Darm selbst oder durch die Abszeßhöhle hindurch mit der Außenwelt in Verbindung tritt, wird sich eine unmittelbare oder mittelbare Kotfistel entwickeln, deren Selbstheilung nach Ausstoßung des Fremdkörpers gewöhnlich erfolgt.

Weniger günstig ist der Krankheitsverlauf, wenn Schleimhautschädigung und Wanddurchbruch schnell aufeinander folgen: eine unmittelbar einsetzende Bauchfellentzündung wird dann unausbleiblich sein.

Das Bild der akuten Peritonitis wird auch im Vordergrund stehen, wenn der Fremdkörper von der Außenwelt her unter Eröffnung der Bauchdecken in den Magen oder Darm eindringt, zumal, wenn es sich um größere Körper handelt, während bei kleinen Verletzungen des Darmrohrs immerhin die Möglichkeit eines Verschlusses besteht durch Zusammenziehung der Muskulatur oder Verschiebung der Wandschichten gegeneinander.

Fremdkörper, die auf irgendeine Weise in das Körperinnere hineingelangten und hier schon längere Zeit lagen, können auf ihrer Wanderung von der Bauchhöhle oder sonst einem Bauchorgan her die Darmwand von außen her durchbrechen und im günstigsten Falle durch den Mastdarm abgehen (s. die in der Bauchhöhle bei Operationen zurückgelassenen Gegenstände: MICHAUX-BINAGHI u. a.). BINAGHI brachte Tieren eine Nadel in die Bauchhöhle und beobachtete die allmähliche Durchstoßung der Darmwand, die ohne auf Infektion hindeutende entzündliche Reaktion des Bauchfells vor sich ging.

Als dritte und bedeutungsvolle Eingangspforte muß der Mastdarm gewertet werden, in dem die nach Form und Umfang unglaublichsten Fremdkörper gefunden werden: Trinkgläser (FERRAND, STUDSGAARD), Blechdose für Schuhputzmittel (MELCHIOR, XELLA), Holzstücke, Tassen (TURGIS), Kerze TILLAUX) und vieles andere. Häufig gelingt es dem Urheber nicht, den eingeführten Gegenstand wieder zu entfernen; derselbe verfängt sich in der Ampulla recti, rutscht oder wandert weiter hinauf — man hat auf diesem Wege eingeführte Körper im Querdarm nachweisen können — oder wird bei Versuchen, ihn herauszuziehen so gewaltsam gegen die Mastdarmwand gepreßt, daß er dieselbe durchstößt.

Ein Wort noch über die oft bis zur Unkenntlichkeit führende Veränderung der Fremdkörper, die sie im Verlauf ihrer Wanderung erleiden. Im Magen greift die Säure die metallischen Körper an, die förmlich angenagt, zerfressen werden. Andere sieht man in viele Teile zerfallen, unter Gewichtsverlust und völliger Formänderung ausscheiden (EXNER, KERCKRING). Bei Messern z. B. sind die Schalen von den Klingen gelöst, letztere sind verrostet, dunkel verfärbt, mit Kalkphosphaten bedeckt usw.

Nachdem die großen gemeinsamen Gesichtspunkte erörtert sind, bleibt noch übrig, auf die einzelnen Gruppen der Fremdkörper einzugehen.

I. Die aus der Außenwelt stammenden Fremdkörper.

1. Unbelebte Körper.

a) Durch die natürlichen Körperpforten eingeführte Gegenstände des täglichen Lebens.

Die im Magen-Darmkanal als Fremdkörper wirkenden Gegenstände entstammen der anorganischen ebenso wie der organischen Welt; oft werden organische und anorganische Stoffe in einem Gegenstand vertreten sein (Fischgräten, Knochen, Fruchtkerne usw.). Man behält also am besten die alteNamengebung des Mineral-, Pflanzen- und Tierreichs bei, um eine möglichst scharf umrissene Zusammenstellung zu ermöglichen.

α) Mineralreich.

Zu berücksichtigen sind überwiegend alltägliche Gebrauchsgegenstände und Teile von solchen (s. Abb. 11—14), die auf natürlichem Wege oder durch

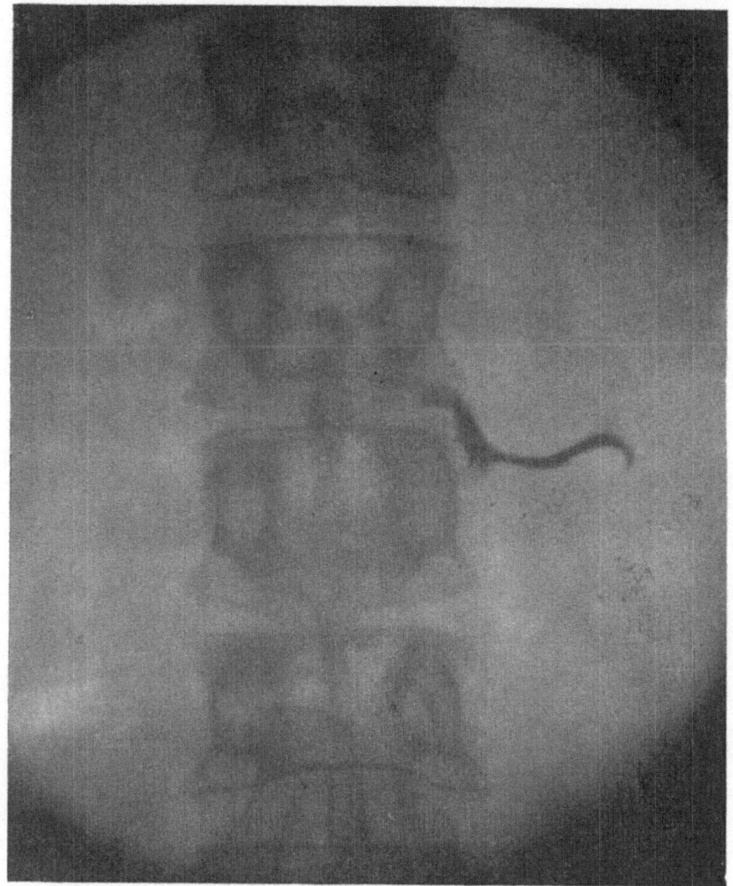

Abb. 11. Gebiß im Magengrund.

operativen Eingriff wieder ans Tageslicht befördert werden, zuweilen auch während des ganzen Lebens unbemerkt im Körper liegen bleiben und erst bei der Sektion als Nebenbefund gesichtet werden. Sie stellen in ihrer Fülle und Buntheit geradezu eine Sammlung von Sehenswürdigkeiten dar (FRICKER); besonders Geisteskranke und Gaukler leisten in dieser Beziehung außerordentliches (BENSLEY, FLEURY, RAE, RUST, SONDERLAND, VIGOUREUX ET CHARPENTIER): so sah man bei einem nicht einmal an völligem Darmverschluß leidenden Kranken innerhalb 24 Stunden im Stuhlgang erscheinen; 14 Holzstücke, 12 Steine, 20 Stoffteile, 10 Baumwollbündel, 40 Baumwolltuchfetzen,

10 Barchentteile, Knöpfe, Spielfiguren, geknotete Taschentücher, Tapetenstücke. Klosettpapier u. a. (STROUD-HOSFORD). Über einen entsprechenden Befund berichtet GEMMEL. Ein anderer Geisteskranker hatte Silberlöffel verschluckt, von denen einer im Blinddarm hängen geblieben war und hier die Schleimhaut schwer zerstört hatte. Die Klappe war beträchtlich verdickt. Es fanden sich außerdem Geschwüre im Zwölffinger- und Dünndarm (LANGSTAFF). Abb. 15 (ein in der Sammlung des Virchow-Krankenhauses, Berlin aufgestelltes Präparat)

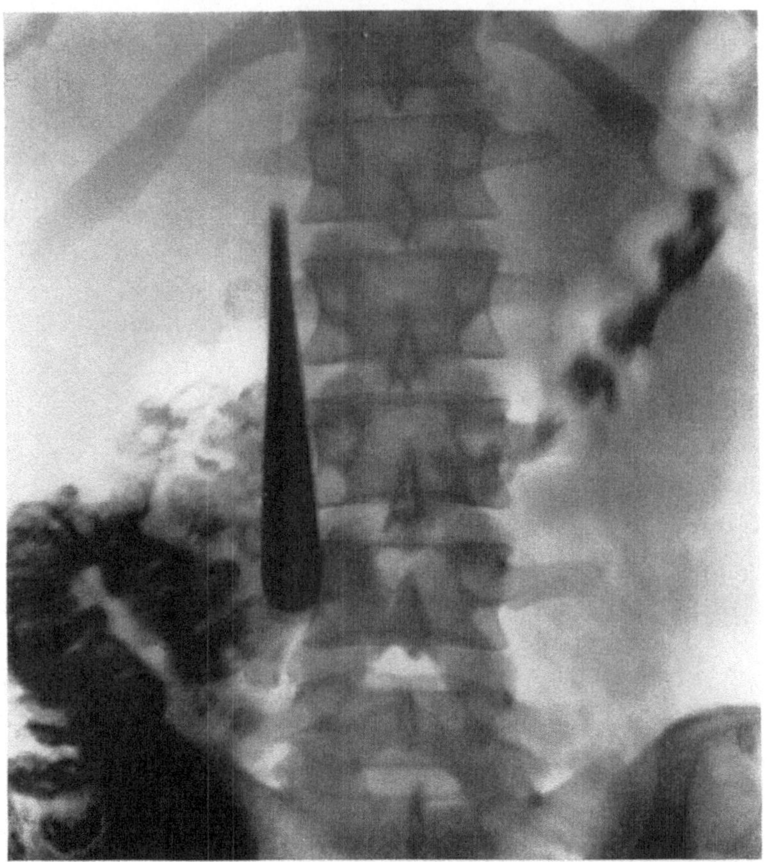

Abb. 12. Löffelstiel im Zwölffingerdarm.

zeigt einen ähnlichen Befund wie den soeben geschilderten; die Dünndarmwand ist unmittelbar vor der sich mächtig vorwölbenden Klappe durch einen dagegendrängenden Löffelstiel beutelförmig ausgestülpt und durchstoßen, der Stiel selbst in die Bauchhöhle durchgewandert.

Die mannigfaltigsten Dinge zählt NUSSBAUM bei einem Gaukler auf: es verschwanden ein ellenlanger, in drei Teile zerbrochener Degen, 2 Tischmesser, Rasiermesser, Feuerstein, Münzen, Schlüssel, Stöcke u. a. Alles ging schmerzlos durch den Stuhlgang ab.

Fast unglaublich klingt die Geschichte des Mannes, dem, bei dem Versuch, eine steckengebliebene Fischgräte mit dem Ringe eines Scherenblattes herauszuziehen, dasselbe entschlüpfte und, als er es durch Druck eines knotigen Messergriffes in den Magen befördern wollte, das Messer gleicherweise den Händen entglitt. Um nun beide Gegenstände durch die Speiseröhre durchzustoßen, drückte er sie mit einem kleinen eisernen Hammer bis in den Magen hinein (RITTER).

Wie schon erwähnt, liegen die Beweggründe für das Verschlucken von Gegenständen auf den allerverschiedensten Gebieten: Dinge werden in den Rachen gesteckt, um Erbrechen zu erzeugen (CAYROCHE), der Wunsch von Gefangenen und Fürsorgezöglingen, einer Krankenanstalt zugeführt zu werden (REVENSDORF, TOUBIN), Beruf (geschichtliche Darstellung der beruflichen Messerschlucker bei RUST), Selbstmordversuche (WHITE, ORT), Zwang und Drohung (PORÉ), Verbergen gestohlener Dinge (SEDILLOT), Wetten (BALDINGER), ärztliches Mißgeschick (DEMEL, GLÜCK, KOCHER, KOPCZINSKI, s. auch unter c), Versteck vor Verfolgern (HÉVIN, VAILLANT), Unersättlichkeit (PERCY) werden

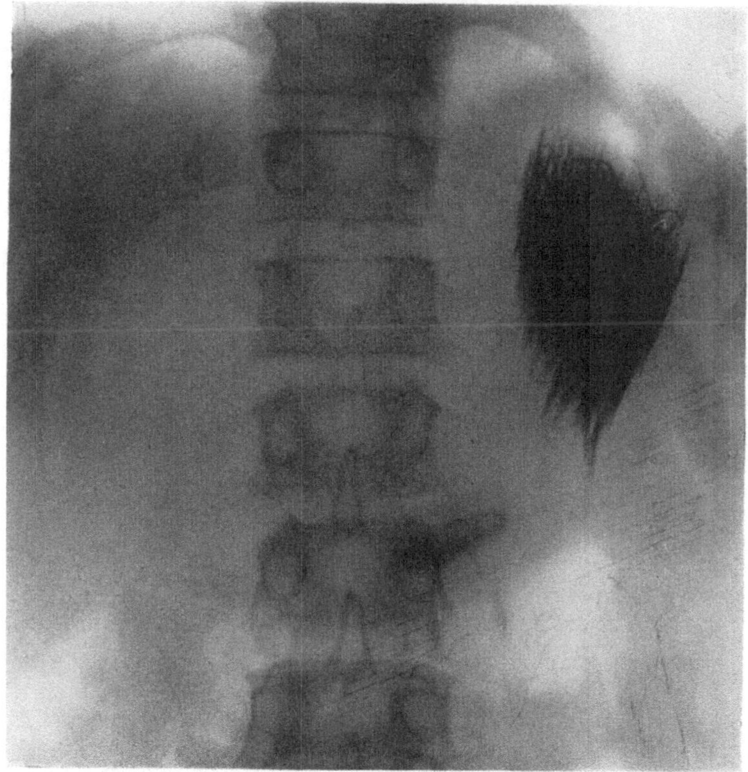

Abb. 13. Büroklammern und Stecknadeln im Magen.

genannt. Spieltrieb von Kindern, aber auch Erwachsenen kommt in Frage: so liest man mit Staunen bei BERNAYS von einem Vater, der zum Vergnügen seiner Kinder ein Taschenmesser in den Rachen steckte, das dabei aus seinen Fingern glitt.

Die Gefahren, welche scharfe und spitze Gegenstände für den Verdauungskanal bedeuten, wurden oben ausführlich besprochen. Sie finden sich in umfangreichem Schrifttum zusammengestellt bei BIGGER, BOJASINSKI, DITTEL, FRORIEP, GASTGEBER, GERVAIN, HUTCHINSON, JIRAUD, MARSHAL, NÉLATON, RETZLAFF, SAVY, STIMSON u. a.

STANDHARTNER sah einige Monate nach dem Verschlucken einer Nadel ein Stück Mastdarmschleimhaut abgehen. Einige Tage später trat die Nadel durch die Scheide heraus. Bei der bald folgenden Leichenöffnung zeigte sich das ganze unter der Schleimhaut liegende

Gewebe des Mastdarms in eine derbe, die Lichtung einengende Narbenmasse umgewandelt, die durch zahlreiche bindegewebige Stränge mit Eileiter und Eierstock in Verbindung

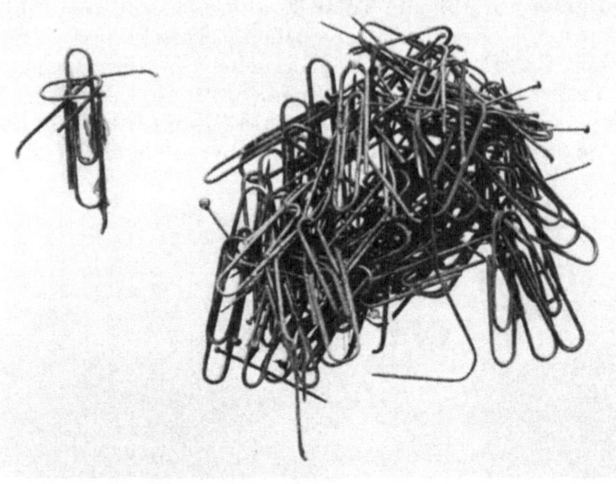

Abb. 14. Die in Abb. 13 im Röntgenbilde sichtbaren Gegenstände nach ihrer Entfernung aus dem Magen.

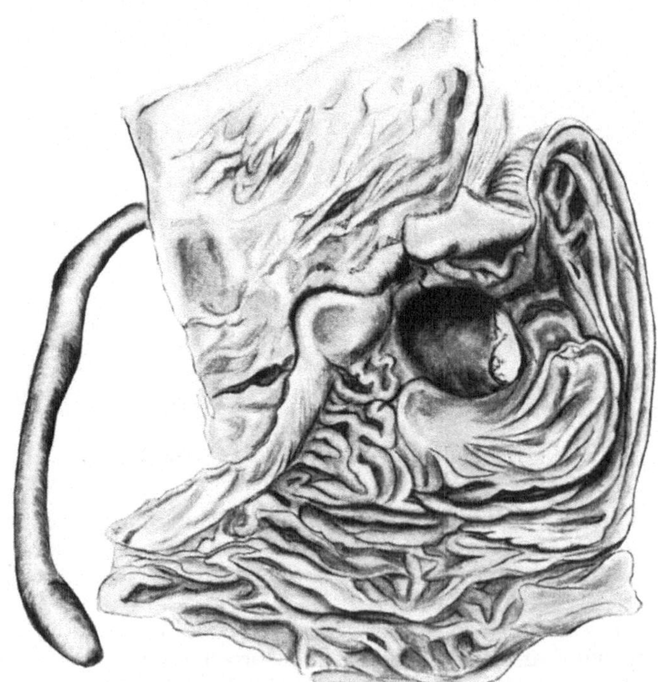

Abb. 15. Durchbohrung des Dünndarmes (unmittelbar oberhalb der Klappe durch einen Löffelstiel. (Sammlung des VIRCHOW-Krankenhauses, Berlin. Pros. Dr. CHRISTELLER.)

standen. Ein Strang zog gegen die Scheide hin und war von einem rostfarbenen Pigmentstreifen durchsetzt.

Ein Absatz muß dem Mastdarm als Ablagerungs- und Aufbewahrungsstätte (HARDOUIN) gewidmet werden. Die hier gefundenen Fremdkörper blieben entweder nach mehr oder minder glücklichen Durchgang durch das Darmrohr schließlich noch hängen oder wurden durch den After eingeführt (zu masturbatorischen Zwecken, zum Stopfen von Durchfällen, Verbergen von Gegenständen, um Jucken am After zu beseitigen (XELLA) usw.). Gewöhnlich ist die Ampulla recti der Fundort, in dem sich besonders kleinere Gegenstände wie Schuhnägel, Fruchtkerne u. dgl. ansammeln (RETZLAFF).

Ein ursprünglich als Mastdarmgeschwulst aufgefaßte apfelgroße Auftreibung (LANE) erwies sich als ein Ballen aufgerollten Flannels. Ausgedehnte Geschwürsbildung mit Wanddurchbruch lag nach Entfernung des Lappens vor.

Häufig ist zu verfolgen, wie der in den Mastdarm hineingesteckte Gegenstand schon nach kurzer Zeit von dort in höher gelegene Darmabschnitte hinaufrückt (ALIBRAN, BUCKNILLE, CLOSMADEUC, HENNIG, MOORE, UHDE). Man suchte nach Erklärungen für dies offenbar gesetzwidrige Verhalten: nach GÉRARD soll ein kegelförmiger Körper hinaufsteigen können, wenn er mit dem spitzen Ende voran in den Mastdarm gebracht wird, wie auch STUDSGAARD die langgestreckte Gestalt verantwortlich macht für die Vorwärtsbewegung des Körpers in einer der Eigenbewegung des Darms entgegengesetzten Richtung. Wenn die Ringmuskelschicht sich fest an den Körper legt, so wird diese Zusammenziehung auf den tiefer stehenden größeren Umfang mit mehr Kraft wirken als auf den oberen dünneren Teil, und auf diese Weise der Körper nach oben getrieben werden. Bemerkenswert ist der Umstand, daß die oft langen und nicht biegsamen Gegenstände ohne Schaden für den Darm die von den einzelnen Darmabschnitten gebildeten Winkel ausgleichen; der Körper rückt offenbar ganz allmählich und anfangs ohne sonderliche Beschwerden vor, der Darm wird gewissermaßen über ihn fortgestreift wie ein Handschuh über den Finger (UHDE).

β) Pflanzenreich.

Zum Pflanzenreich werden zum Teil die Dinge zu rechnen sein, die später (S. 620) als unverdauliche Nahrungsbestandteile (Samen, Fruchthüllen usw.) abgehandelt werden. Eine feste Grenze dieser gegenüber den als solche nicht in den Verdauungskanal hineingehörenden Gegenständen, auch wenn sie als oder mit der Nahrung eingeführt werden, läßt sich dabei nicht innehalten. Zieht man z. B. den im KAUFMANNschen Lehrbuch wiedergegebenen Fall heran, in dem eine den Nahrungsmitteln zugehörende Birne lediglich durch ihre Größe zu einem Fremdgebilde für das Darmrohr wird, so dürfte dies Beispiel mit derselben Berechtigung unter dem oben genannten Abschnitt seinen Platz finden. Um Wiederholungen zu vermeiden, sollen daher an dieser Stelle nur die im gewöhnlichen Sprachgebrauch als Fremdkörper zusammengefaßten Dinge angeführt werden. So tritt die erwähnte Birne, da sie unzerkaut dem Verdauungskanal einverleibt wurde, diesem als Fremdkörper gegenüber und wird zum Verhängnis für ihn, in dem sie 50 cm oberhalb des Blinddarms stecken bleibt. Die Folge ist Absterben des Wandgewebes durch Druck, Durchbruch in die Bauchhöhle.

Als Fremdkörper des Pflanzenreichs sind vor allem die so häufig verschluckten Fruchtkerne aller Art anzusprechen, die vereinzelt, meist ohne Schaden anzurichten, den Darm wieder verlassen, andernfalls aber auch, sofern sie jahrelang im Verdauungskanal liegen bleiben, durch Anlagerung und Zusammenbacken untereinander und mit anderen Teilen des Magen-Darminhalts zum Ausgangspunkt massiger Körper werden können (s. später unter Steine).

Von vorneherein schwieriger gestaltet sich die Lage, wenn Obststeine in Massen eingeführt werden; schwere Schleimhautverletzungen (SCHWALBE), ja, völliger Verschluß des Darmrohrs kann die Folge sein. Über einen solchen klinisch sehr gut gekennzeichneten Fall hören wir von Eichhorst: bei einer 47 jährigen Frau wurde an der rechten Bauchseite ein strangförmiges, vielhöckeriges, hartes, im untersten Teile annähernd männerarmdickes, sich von der rechten Fossa iliaca bis zum unteren Leberrand erstreckendes Gebilde bemerkt, das beim Betasten ein eigentümlich reibendes und knirschendes Geräusch wahrnehmen ließ. Nach Eröffnung der Bauchhöhle bot sich ein eigenartiges Bild dar: der unterste Teil des Dünndarms und der ganze aufsteigende Dickdarm war ausgefüllt durch zum Teil noch mit Stengeln versehene Kirschkerne (909 Stück). Die Schleimhaut dieser Gegend war lebhaft gerötet, im Blinddarm fanden sich mißfarbene Geschwüre.

Andere Fälle bei Borggreve, der eine ausführliche Literatur darüber zusammengestellt hat.

γ) Tierreich.

Hier handelt es sich hauptsächlich um Knochen, Fischgräten usw., die häufig ohne merkliche Beschädigungen den Verdauungsschlauch durchlaufen, die andererseits aber noch, wenn es das Mißgeschick so will, am Ende ihrer Wanderung in den Schleimhautfalten des Mastdarms hängen bleiben oder sich unmittelbar oberhalb des Afters einspießen, und zwar, wie Arning meint, mit einer oder, sich quer stellend, mit beiden Spitzen; auf diese Weise können schwerste Veränderungen hervorgerufen werden. Von Faber wird über einen 82 jährigen Mann berichtet, der an Schmerzen im Mastdarm und übelriechenden, blutigen Stühlen litt. Der Tod trat ein infolge unstillbarer Durchfälle. Im Mastdarm lag ein zusammengeballter Klumpen von Finnenstrahlen der Goldbutte. Die Schleimhaut war tiefgreifend entzündet, mit schmierigem, stinkendem Belag bedeckt.

Das Verhalten der Stühle wird in manchen Fällen den Verdacht zuerst auf die Möglichkeit eines steckengebliebenen Fremdkörpers richten müssen. Der Kliniker kann leichtlich, wie es Gerhardt ausführt, anfangs an eine ruhrartige Erkrankung denken, bis er durch die Entleerung einer Anzahl Knöchelchen im Falle Gerhardt eines anderen belehrt wurde. Es ergab sich, daß die Patientin eine Bauchhöhlenschwangerschaft durchgemacht und die Überreste des Fötus die Darmwand durchstoßen hatten.

Wenn von Heyermanns (angeführt bei Wullstein und Wilms) mitgeteilt wird, daß er aus dem After einen 3 cm langen Angelhacken mit 6 cm langer Schnur herauszog, die angeblich beim Fischessen mitverschluckt worden waren, so mutet das etwas sonderbar an. Eher verständlich wird der Fund von ganzen Kiefern größerer Fische (Wullstein und Wilms). Das Hinunterschlucken von Fischgräten gehört zu den täglichen Vorkommnissen und wird meist, von ganz besonders unglücklichen Zufällen abgesehen, bei denen es zu Gefäß- oder Darmwandverletzungen kommt (Arning), nur als harmloses Mißgeschick anzusehen sein. Die Fischgräte nimmt als Fremdkörper gewissermaßen eine Sonderstellung ein, da sie bei gesunder Tätigkeit des Magens in diesem vollständig aufgelöst werden kann (Ahreiner: Dekalzination). Im Darm unterliegt sie keiner Veränderung mehr (Faber). Auch Knochen werden bei längerem Aufenthalt im Magen vom Magensaft angegriffen; wirkt derselbe doch so stark, daß sogar metallene Gegenstände angedaut werden (Omboni, Exner, Kerckring).

Ein von Boekel mitgeteiltes Geschichtchen sei hier noch angeschlossen: bei einem älteren Manne wurden aus dem Mastdarm 70 Schnecken mit Muscheln entfernt. Angeblich waren dieselben auf Grund einer Wette verschlungen worden, jedoch lag der Gedanke näher, daß sich Trinkgenossen mit dem Betrunkenen den Spaß geleistet hatten, ihm die Schnecken in den Darm hineinzuschieben.

b) Durch die Wandungen des Magen-Darmkanals (mit oder ohne Eröffnung der Bauchdecken) in den Verdauungskanal eingedrungene Fremdkörper.

Scharfe und stumpfe, die Bauchwand durchdringende Waffen verursachen oft Verletzungen unter Hinterlassung von Bruchstücken, sei es, daß die Spitze von Lanzenklingen (Dolchen, Säbeln u. a. m.) in der Wunde abbricht (HILDANUS), sei es, daß die in die Bauchhöhle oder den Verdauungsschlauch eingedrungenen Geschosse hier stecken oder liegen bleiben (s. Abb. 8 u. 16). Daneben findet man in den Wundkanälen von letzteren auf ihrem Wege mit fortgerissene Dinge aller Art wie Kleiderfetzen, Holzstückchen, Erde, ja, abgesplitterte Knochen, denen das aufschlagende Geschoß lebendige Kraft verlieh und sie infolge ihrer Härte nun ihrerseits wieder als Geschoß wirken ließ (KÜTTNER). Eine ursprüngliche Eröffnung des Verdauungskanals braucht nicht vorhanden zu sein, der fremde Gegenstand kann von beliebiger Stelle des Körpers her schließlich in das Darmrohr eindringen, während beim Magen ein derartiges Geschehen meines Wissens nicht beobachtet wurde. Der Vorgang, wie ihn RULISON schildert, daß bei einem in der Gegend des Schwertfortsatzes verletzten Soldaten das Geschoß durch den Darm abging, bietet nichts Absonderliches.

c) Die zu Heilzwecken oder bei Untersuchungsmaßnahmen im Körper (Verdauungskanal) zurückgelassenen Gegenstände.

Immer wieder begegnen wir Mitteilungen, daß, abgesehen von Murphyknöpfen, Gegenstände, die in der Hand des Arztes Untersuchungs- oder Heilzwecken dienen sollten, durch irgendwelche unglücklichen Zufälle durch die vorgebildeten Pforten in den Körper, insbesondere den Magen-Darmkanal hinein-

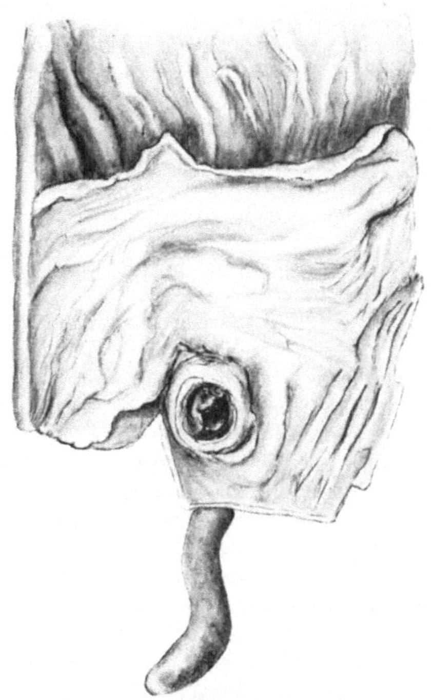

Abb. 16. Halbe Schrapnellkugel im Anfangsteil des Wurmfortsatzes. Einschuß in der Glutealgegend. Das Geschoß drang von hinten her in den Blinddarm. (Kriegspathologische Sammlung, Berlin. Prof. BUSCH.)

gelangen (DEMEL: Ätzmittelträger, GLÜCK: Katheter, KOCHER: Münzenfänger, KOPCZYNSKI: Magensonde u. a.) oder nach Operationen dort zurückbleiben. Ihr Verhalten gleicht dem der anderen Fremdkörper: sind die genannten Gegenstände erst einmal in den Verdauungsschlauch gelangt, so sorgt günstigsten Falles eine gesunde Darmtätigkeit für ihre Ausscheidung, allerdings oft erst nach Jahren, wie ein Fall von HEFTING lehrt, in dem 12 Jahre nach der Operation im Stuhlgang ein Tupfer nachgewiesen wurde. Weniger gut erging es einem von BIER beobachteten Patienten: hier wurde der Mulltupfer Veranlassung zu einer Darmverstopfung.

Ähnliche Berichte finden sich bei GOEBEL, GÖRLICH, HEGAR-KALTENBACH, KROSINSKI, MAC LAREN, MARIANI, MORESTIN, NEUGEBAUER, NUSSBAUM, OLSHAUSEN, SCHACHNER, STOCKFLETH, VEIT u. a.

Pessare, die jahrelang ohne Auswechslung getragen wurden, sah man in den Mastdarm einbrechen (CLOQUET).

Auf die besondere Rolle, die dem Murphyknopf zukommt, lohnt es sich, noch des Näheren einzugehen. In den Jahrzehnten, in denen dies, schon auf eine lange geschichtliche Entwicklung zurückblickende Instrument (s. CHLUMSKY) als Mittel zur Verbindung zweier Darmenden allseitig angewandt wurde, stieß man immer wieder auf Fälle, in denen die erwartete natürliche Ausscheidung des Knopfes unterblieb und statt dessen, oft erst nach geraumer Zeit, über Beschwerden von seiten des Patienten geklagt wurde. Diese wiesen auf Einklemmung des Knopfes im Darminnern hin, entweder am Ort des früher stattgehabten Eingriffs oder sonst an beliebiger anderer Stelle des Darms, an welcher der Knopf bei seiner Wanderung festgehalten worden war. Klinisch machen sich gewöhnlich wechselnde Erscheinungen von Darmverschluß bemerkbar (BEER). Im Falle KLOIBER fanden sich nach 9jährigem Verweilen im Darm zwei Knöpfe vor der Bauhinschen Klappe gelegen, beide mehr oder minder mit Salzen durchsetzt, die Lichtung des einen durch Anlagerung anorganischer Stoffe bis auf eine stecknadelkopfgroße Öffnung abgedichtet. Einen entsprechenden Befund erhob HOFFMANN: hier hatte sich der Knopf im blinden Sack der durch Verwachsungen abgeknickten Verbindungsschlinge gefangen.

2. Lebende Fremdkörper.

So unglaubwürdig es klingt, so liegen doch einzelne, im wesentlichen allerdings dem ausländischen Schrifttum entstammende Berichte über das Verschlucken lebender Tiere vor (DUMAS, PRUNAC, angeführt bei WÖLFLER und LIEBLEIN). Gewöhnlich kommt ein Geisteskranker in Frage (JIRAUT schreibt vom Verschlucken eines lebenden Zeisigs, THIRET von einem Maulwurf), selten einmal ist ein unglücklicher Zufall dafür anzuschuldigen. (Blutegel, die bei entzündlichen Erkrankungen der Mundhöhlenschleimhaut angesetzt wurden, glitten in die Speiseröhre hinab [WATSON].) Verwunderlich wäre es nicht, wenn einmal eines der Tiere, die von in der neuesten Zeit auftretenden Gauklern bei ihrem Aquarium vivum bezeichneten Kunststück verschlungen werden, infolge Versagens der Magenmuskulatur nicht wieder ans Tageslicht befördert würde (HUISMANS, STERNBERG).

Die durch verunreinigte Speisen mit in den Verdauungskanal gelangten Fliegenlarven, die gelegentlich als Ursache schwerer Magenstörungen gefunden wurden (CHICHESTER, GERHARDT, KRAUSE, PEIPER) sind wohl nicht als Fremdkörper im eigentlichen Sinne zu werten.

II. Die im Körperinnern gebildeten Fremdkörper.

1. Körper, deren Bestandteile im wesentlichen aus der Außenwelt stammen.

a) Unverdauliche Speisen und Nahrungsreste.

Normalerweise im Magen und Darm abgebaute Speisen und Nahrungsreste werden unter den in der Einteilung angeführten Umständen im Verdauungsschlauch unverändert liegen bleiben, hier aufquellen (BROWN, UNGER), sich zusammenballen, mit anderen Teilen des Magen-Darminhalts verschleimen, verfilzen oder mit anorganischen Salzen durchtränken. Alle möglichen sonst harmlosen Überbleibsel (Knorpel, Obstschalen, Spargelfasern, Apfelsinenschläuche u. dgl.) können somit Veranlassung zu ernsten Störungen geben. Ich erinnere an die sog. Hafersteine (ASCHOFF, HAARLEY, MARCHAND, WOLLASTON), die auf reichlichen Genuß von Haferkleienbrot, Hafergrütz- und Haferflockenspeisen, Verabreichung von Haferschleimklysmen (PATERSON) zurückzuführen sind. Aber auch vereinzelte derartige pflanzliche Gebilde wurden als Urheber schwerer Schädigungen beobachtet, wie eine Mitteilung NUSSBAUMs beweist: bei einer älteren, an frischer, eitriger Bauchfellentzündung verstorbenen Frau stellte man als Ausgangspunkt bei sonst gesundem Darm einen spaltförmig klaffenden Dünndarmdurchbruch fest, dessen Entstehung während des Lebens auf Grund der hämorrhagisch entzündlichen Veränderungen in Darmwand und unmittelbarer Umgebung als zweifelsfrei anzusprechen war. Die mikroskopische Untersuchung klärte die Zusammenhänge: in dem Entzündungsherd selbst, wie auch in dem benachbarten, mit Eiter bedeckten Bauchfellüberzug lagen fremdartige Bildungen, die sich als Hafer- und Gerstenspelze erkennen ließen. Die Verstorbene hatte vor ihrem Tode abwechselnd Gersten- und Haferflocken erhalten.

Abgesehen von solchen Ereignissen, geben die Karyopsen des Hafers, ebenso wie die den größten Teil der Kleie ausmachenden Hülsen und Schalenstücke nicht nur den Kern, sondern als mächtige und miteinander verfilzte Massen den gesamten organischen Bestand von Steinen ab. Nach CLOQUET werden die Hafersteine besonders in Schottland angetroffen, wo die arme Bevölkerung sich hauptsächlich von grob zubereitetem Haferbrot und Hafergrütze ernährt.

Im Übermaß aufgenommene Fettmassen klumpen mit anderen Nahrungsbestandteilen zu „Fettsteinen" oder „Fettplomben" (NAUWERCK) zusammen (falsche Gallensteine nach Ölkuren!), zumal, wenn die Ansammlung der Fette durch Ausstülpungen und Ausbuchtungen der Magen-Darmwände begünstigt wird.

HAYEM und CARRION sahen im Magen eines an Herzfehler Verstorbenen, der lange Zeit hindurch auf Milchkost gesetzt worden war, einen Fremdkörper von 22 g Gewicht und 6 cm Länge, der sich als aus Butter bestehend erwies. Stärke, Fett und unlösliche Gallenbestandteile waren die Bausteine zweier von LANGENBECK im Darm aufgefundenen Gebilde.

Heißhunger und Eßgier können zu ungewöhnlichen Vorkommnissen führen, wie eine von E. KAUFMANN in seinem Lehrbuch mit aufgenommene Geschichte eines jungen Mannes beweist, der nach unmäßigem Genuß von Mohnklößen unter den schwersten Erscheinungen erkrankte. Bei der Operation zeigte sich der Darm bis zu Armdicke mit den Klößen vollgepfropft. Offenbar war hier die rein mechanische Wirkung der unzerkauten Kloßmassen durch eine Lähmung der Darmmuskulatur (infolge Opiumwirkung?) unterstützt worden (s. auch PENKERT). Auch WILMS teilte eine entsprechende Beobachtung mit: hier handelte es sich um einen Verschluß durch Kartoffelreste, welche die Darmlichtung in etwa 80 cm Ausdehnung prall anfüllten. Die Verstopfung war in diesem Fall allerdings auf dem Boden alter, zur Abknickung der Darmschlinge führender Verwachsungen entstanden.

Selten einmal treten Erscheinungen von seiten des Magens in den Vordergrund; doch ist es vorgekommen, daß man bei einem nach reichlichen Genuß von Weintrauben unter heftigen Durchfällen und Erbrechen Erkrankten den Magen mit Traubentrebern überladen und in ganzer Ausdehnung mächtig erweitert fand (BORGGREVE).

Eine bei MERVIL zu findende Bemerkung sei hier noch angeführt. In den nordamerikanischen Staaten frönt man (besonders die Frauen) einem eigenartigen Tabaksgenuß: ein Stück Baumrinde wird in Wasser aufgeweicht und mit feinem Schnupftabak bestreut. Diese Rinde wird beständig im Munde umhergewälzt, der Tabak dabei hinuntergeschluckt. Bei der Sektion findet man die Darmschleimhaut von einer teigigen Lage von Schnupftabak förmlich überzogen.

b) Steine.

α) Schellacksteine.

Bei Säufern unter den Tischlern, die gewohnheitsmäßig alkoholische Schellacklösung (Tischlerpolitur) genießen, setzen sich die Reste dieser als Schellacksteine im Magen ab (Friedländer, Grauer, Hallas, Manasse, K. Schultze, Tidemand, Vonnegut). Eigenartig ist das nur gelegentliche Vorkommen. Scheinbar müssen gewisse, im Chemismus des Mageninhalts liegende Vorbedingungen gegeben sein; dann fällt nach Aufsaugung des Alkohols von seiten der Magenwände der harzige Schellack aus und bildet, oft im Verein mit phosphorsaurer Ammoniakmagnesia und Kalk, Steine von dunkelgrünbrauner Farbe (Abb. 17), die in Alkohol und Äther löslich sind und mit leuchtender, rußender Flamme verbrennen. In die Harzsubstanz eingeschlossen finden sich Speisereste, Pflanzenfasern, Sarzine u. dgl.

Im Falle Wendt (Drechslergeselle) entpuppte sich eine in der Magengegend vorspringende, über faustgroße, sehr harte und druckempfindliche Geschwulst als ein 380 g schwerer, die Magenform nachahmender Schellackstein. Derselbe schwamm auf Wasser, sein Durchschnitt zeigte gleichmäßige Schichten einer braungelben, harten und stark zerklüfteten Masse. Die Aussparungen waren zum Teil mit Luft, zum Teil mit Zerfallsstoffen und Speiseresten gefüllt; die Mitte des Steines wurde von einem Fasergewirr pflanzlichen Ursprungs eingenommen, das noch frisch und ohne Zeichen der Zersetzung war. Starke Dehnung und entsprechende Verdünnung der Magenwand, die in der Pförtnergegend ein rundes Geschwür aufwies, begleiteten den Befund.

Weitere Angaben bei Wölfler und Lieblein, die selbst 7 Fälle von Schellacksteinen aufzählen. Lubarsch (mündliche Mitteilung) sah in einem Falle 13 rote Schellacksteine verschiedener Größe und Gestalt.

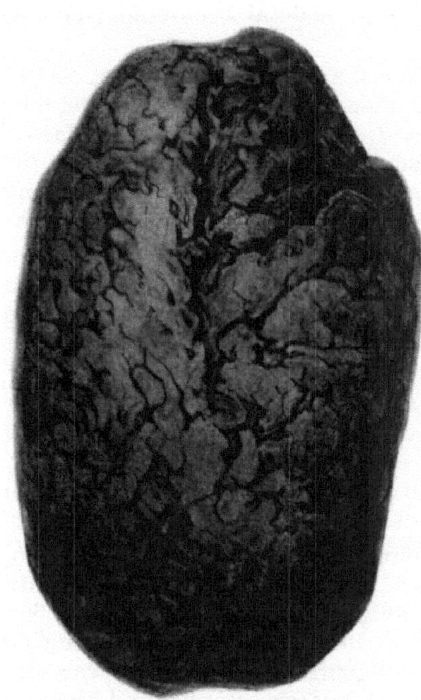

Abb. 17. 60 g schwerer Schellackstein aus dem Magen eines Tischlers. (Patholog. Museum der Universität Berlin.)

β) Steine aus mineralischen Arzneistoffen.

Eine von der Regel abweichende Tätigkeit der Verdauungsdrüsen kann eine Umstimmung in der chemischen Zusammensetzung des Magen-Darminhalts schaffen, die zur Ausfällung aller möglichen mineralischen Arzneistoffe führt und somit Anlaß zur Bildung eines Steines gibt.

Borggreve sah bei einem Greis, der lange Zeit hindurch Magnesia- und Eisenpräparate eingenommen hatte, einen vorwiegend aus diesen Stoffen zusammengesetzten Stein.

Salolniederschläge in Körnerform wies Leo im Stuhlgang eines mit Salol behandelten Kranken nach. Er erwägt die Möglichkeit einer durch vorhandene Pankreaserkrankung verursachten mangelnden Salolaufspaltung.

Auch bei der Steinbildung des von Hamdi erwähnten Falles spielt das Salol eine Rolle: der weißlich glänzende, kristallinische Stein war fast hühnereigroß; er lag im Magen eines 50jährigen Türken, dem man wegen Blasenerkrankung große Mengen von Salol verordnet hatte.

Marshall sucht die Erklärung der Salolsteinbildung in dem über der Körpertemperatur liegenden Schmelzpunkte (42°) des Salols. Mit der durch die Verdauung bedingten gesteigerten Wärmeerzeugung im Magen schmilzt das Salol, um mit Sinken der Wärmegrade (durch Aufnahme kalter Getränke usw.) rasch zu großen Klumpen auszufallen.

Der jahrelange Gebrauch eines Tinctura myrrhae und rhataniae enthaltenden Mundwassers führte zur Entstehung hirsekorn- bis haselnußgroßer Steinchen, die vorwiegend aus gerbstoffhaltigem Farbstoff (Katechu und Rhatania) bestanden (NAUNYN).

Kleine braune, den Niederschlagsbildungen der Harnsäure ähnelnde Massen sah ERICHSEN im Stuhlgang eines Sängers abgehen, der zur Besserung seiner Stimme Benzoegummi zu kauen pflegte (s. auch GARNIER: Phosphatstein).

γ) Die Bezoare.

Bezoare ist ein aus dem Arabischen kommendes Wort und bedeutet Gegengift (es wurden aus Tiermägen stammende Bezoarmassen zu Heilzwecken bei Epilepsie angewandt). Heute versteht man darunter eine bei Menschen und

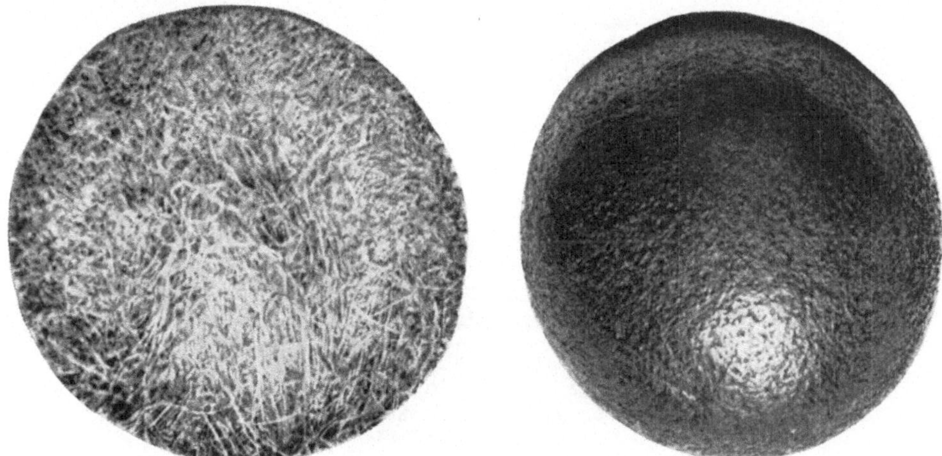

Abb. 18. Inneres und Außenfläche einer Trichobezoare vom Kalb. (Sammlung des Krankenhauses im Friedrichshain, Berlin: Prof. L. PICK.)

Tieren (Wollefressen der Schafe, „Lecklust" der Rinder, „Gemskugel") zu findende ball-, walzen-, nierenförmige (STELZNER) oder einem Magenausguß gleichende Haargeschwulst von den verschiedensten Härtegraden (s. Abb. 18), schwankend zwischen der Dichte eines verfilzten Wollknäuels und der Festigkeit eines Steinballs. Die Haarkugeln der Wiederkäuer bestehen, solange ihre Bildung noch nicht abgeschlossen ist, fast durchwegs aus spiralig übereinandergelegenen, durch Schleim verbundenen Lagen von Deckhaaren oder Wolle. Der Überzug ist glatt, glänzend, bräunlich-schwarz, aus phosphorsaurer Ammoniakmagnesia und Kalk zusammengesetzt. Beim Rind ist die Trichobezoare gewöhnlich kugelig, beim Schaf mehr zylindrisch, mit abgerundeten Ecken. Die an der Oberfläche rauhen Borstenballen der Schweine enthalten gewöhnlich einen anders gearteten Fremdkörper als Kern; auch fehlt ihnen die Außenfläche von anorganischen Salzen. Eine eigenartige, mausepelzartige Auskleidung findet sich zuweilen an der Innenwand des Kuckucksmagens: er besteht aus unverdaulichen Haaren, den Resten der als Hauptnahrung dienenden Raupen. Seltsamerweise halten die Raubvögel keine Haare im Verdauungskanal fest; sie (besonders Eulen) fressen nach umfassender Mahlzeit erst wieder, wenn das sog. „Gewölle" ausgewürgt ist (RÖLL).

Die Haarbälle im Magen der Tiere unterscheiden sich durch ihren mineralischen Überzug von den beim Menschen gefundenen. Bei diesen handelt es sich fast durchgehends um Geschwülste aus Haaren, selten um solche aus Pflanzenfasern (Tricho- und Phytobezoaren: TREPLIN, HAMDI). Der Magen, in dem die Bälle oft jahrelang unbemerkt liegen können, ist der Hauptfundort (Abb. 19(; gelegentlich werden sie auch im Darm gesehen. Offenbar war in diesen Fällen der noch wenig umfangreiche Knäuel durch den Magenpförtner hindurchgepreßt worden.

So fand HOPPE bei dem gleichen Patienten eine Bezoare sowohl im Magen wie auch an der Umbiegungsstelle des Zwölffingerdarms in den Dünndarm. Andere Verfasser (CARO, LANGDONDOWN, PERMANN, SPRENGEL, TEFFT, TURNER, WHRIGHT) berichten über Haargeschwülste im Dünn- und Dickdarm. Bei TEFFT war der aufsteigende Dickdarm und der Blinddarm geradeswegs mit einer Haarmasse ausgestopft, die sich mit 22 cm langem Fortsatz in den Dünndarm erstreckte.

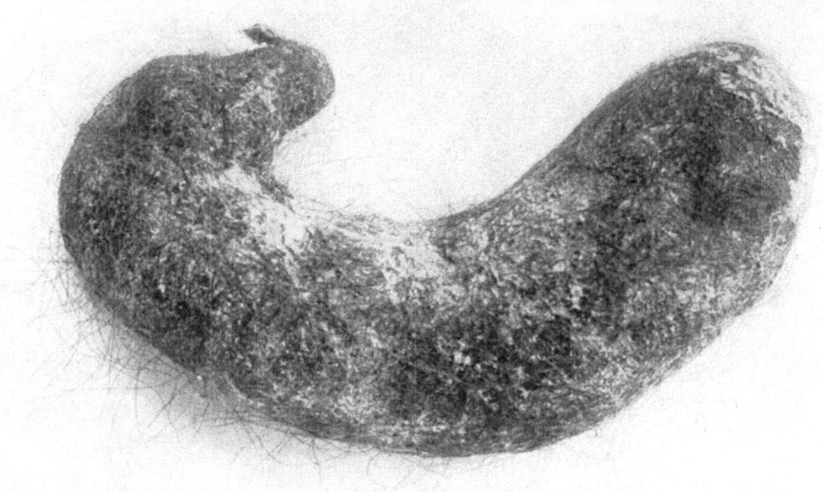

Abb. 19. Eine den Magen fast ganz ausfüllende, durch Gastrostomie entfernte Trichobezoare bei einem 5jährigen Mädchen. (Sammlung Prof. KONJETZNY, Kiel.)

Zu schweren Veränderungen der Darmwand kam es bei einem 17jährigen Mädchen, bei dem sich die Geschwulst in einer Schlinge nahe dem Blinddarm verfangen hatte. Der ganze schon recht morsche Abschnitt war mit kotig durchtränkten Haarmassen prall angefüllt, der Darm war an mehreren Stellen durchrissen, vereinzelte Haare lagen frei in der Bauchhöhle (PERNIAN).

Die Entstehungsweise der Bezoare hat man sich so vorzustellen, daß die betreffende Person, gewöhnlich weiblichen Geschlechts, von Jugend auf (oft schon im Säuglingsalter!) Woll-, Baumwoll- und Kokosfasern, vor allem aber die eigenen Haare (Abbeißen der Haarspitzen!) in den Mund nahm, daran kaute und sie, meist bewußt, herunterschluckte. Die Beweggründe für dieses absonderliche Tun sind gewöhnlich in psychischer Minderwertigkeit (Infantilismus), hysterischer Veranlagung zu suchen. Andere Ursachen sind zum mindesten selten. In Frage kommt noch das Anfeuchten der Finger bei Haararbeitern, die Aufnahme schwerverdaulicher Pflanzenteile in größeren Mengen zu Genuß oder Nahrungszwecken (bei Hungersnot!)

So gab die von SCHULTÉN angeführte Patientin an, daß sie sich mit Spinnen von Kuhhaaren beschäftigt und die Finger oft an die Lippen geführt habe. Im Falle SCHREIBER hatte eine 45jährige litauische Bäuerin in Massen von der bei ihren Landsleuten als Mittel gegen vielerlei Beschwerden geltenden Schwarzwurzel genossen (s. auch HICHENS and ODGERS).

Die Haare und Fasern bleiben im Magen liegen, mischen sich mit anderen Bestandteilen des Inhalts und verfilzen schließlich zu mächtigen, bis zu mehreren Pfund schweren Bällen, deren Härte sich nach der Menge der sie durchsetzenden mineralischen Stoffe richtet. Die Geschwulst nimmt oft die abenteuerlichsten Formen an (JUWARA: dämonische Künstlerperücke!); sie zeigt, je nach Einwirkung des Magensaftes und -Inhalts verschiedenste Farbtöne (z. B. tiefschwarze Farbe nach medikamentöser Eisenzufuhr), ist meist bedeckt mit grünlichem oder rotschwärzlichem Schleim oder auch mit bröckelig-krümeligen Massen. SCHREIBER schildert eine 250 g wiegende Geschwulst folgendermaßen: dickes Kopfende, schmächtiger Leib (entsprechend Magengrund und -Pförtner); Oberfläche schmutzig-gallig verfärbt, weist (als Abdrücke der Schleimhaut?) Wülste und Furchen auf. Schnittfläche von dünnem, gelblich verwaschenem Saum eingefaßt: so erinnert das Gebilde mit der mattglänzenden, gesprenkelten Außenfläche an eine angeschnittene, vertrocknete Dauerwurst.

Der mikroskopische Befund ist, soweit untersucht, fast immer annähernd der gleiche. HÜTTENBACH, SCHÖNBORN, SCHREIBER fanden neben Haaren: Sarzine, Stärkekörner, Pflanzenzellen und -Fasern, Bakterienhaufen in den Ballen. BOLLINGER wies auf die Veränderungen der Haare selbst hin; sie sind aufgefasert, das Mark mit fettähnlichen, stark lichtbrechenden Körnchen bedeckt.

Häufig ist der Magen mit Haarmengen vollkommen ausgefüllt (BEATTIE, BERG, BOLLINGER, HÜTTENBACH, KAMPMANN, MYSCH, RADLEY, SCHLESINGER, SCHÖNBORN, SCHREIBER, SCHULTÉN, SCHWARZ, STELZNER, SWAIN, THORTON), ein Zustand, der auf die Dauer für den Bezoareträger zu den schwersten Folgeerscheinungen führen muß. Der Magen verändert Lage und Stellung, die Wand, deren muskuläre Schichten sich durch den Reiz anfänglich zusammenzogen, erschlafft, dehnt und überdehnt sich, es erscheinen auf der Oberfläche weiße, an Schwangerschaftsnarben gemahnende Gewebszüge (JUNGHANS). Bleibt die Wandverdünnung auf umschriebene Bezirke beschränkt, so kommt es zu Ausbuchtungen und Ausstülpungen, besonders in der Gegend des Pförtners (SCHULTÉN). Die normale Schleimhauttätigkeit hört auf, Schleimschichten schieben sich zwischen Geschwulst und Magenwandung. (Berichte über die mikroskopische Untersuchung letzterer habe ich nirgends finden können.) — Oft erstreckt sich das Haarknäuel mit Fortsätzen durch Magenein- und -ausgang hindurch in Speiseröhre und Zwölffingerdarm. Ein völliges Verlegen des Pförtners oder der Darmlichtung gehört zu den Seltenheiten; die infolge dauernden Reizzustandes der Magenschleimhaut auftretenden Beschwerden führen den Bezoareträger gewöhnlich schon vorher zum Arzt. CLAIRMONT, RUSSELL, SIRAND erwähnen im Gefolge einer Bezoare frische Geschwüre am unteren Magenrand und Senkrechtstellung des Magens. PALEMON BEST sah eine mächtige Verdickung der Magenwand. Alte Geschwürsbildungen, ja Wanddurchbrüche werden von BEST, MALLIUS, RITCHIE beschrieben. (S. BARLING, DE LA CAMP, LAVENANT, MATHIEUX und ausführliche Angaben bei WÖLFLER und LIEBLEIN).

2. Körper, die im wesentlichen aus menschlichen Stoffwechselerzeugnissen aufgebaut sind.

a) Gallensteine.

Den häufigsten Anlaß zu lebensbedrohenden Störungen geben Gallensteine, die entweder auf vorgebildetem Wege oder durch eine Fistel in den Verdauungskanal gelangt sind. Erfahrungen sprechen dafür, daß ein Stein bis Haselnußgröße sich durch die erweiterten Gallengänge hindurchwindet.

Für den in den Darm gelangten Gallenstein — im Magen wird er äußerst selten gefunden — verhalten sich die natürlichen Engen, Abknickungen und Ausstülpungen usw. wie Fangstellen, und schon ein oft nur mäßig großer Stein — (höckerige Steine werden häufiger festgehalten als zylindrische) — kann durch seine Festklemmung die Darmlichtung vollkommen versperren (Abb. 20). Nach Koenigs Vorstellung legt sich der Stein zunächst quer und wird auf diese Weise festgestellt. Anfangs drängen ihn die Eigenbewegungen des Darmrohrs noch abwärts; er nimmt dabei die verschieblichen Innenschichten mit, die so herbeigeführte Schleimhauteinstülpung muß zum Verschluß beitragen. Vielleicht wirft dieser Erklärungsversuch Licht auf die Tatsache, daß Gallensteineinklemmung häufiger gefunden wird als solche durch andere Fremdkörper (Propping). Andererseits verursacht der Gallenstein auf seiner Wanderung überall dort, wo er auch nur vorübergehend liegen bleibt, entzündliche Verletzungen, aus welchen Reiz- und Krampfzustände der Darmmuskulatur herzuleiten sind (Körte, Schüller, Wiesinger). Gewöhnlich kommt es am Ort der Einklemmung selbst und oberhalb desselben zu umschriebener, oft bis auf die Serosa reichender Wandschädigung mit folgender Lähmung der Muskelschichten; der Druck des gestauten Darminhalts und die Spannung der Darmgase bedingen mächtige Dehnung der Wand, deren Gewebe schließlich, dem dauernden Druck nachgebend, zerreißt.

Das sehr umfangreiche Schrifttum über den Fund von Gallensteinen im Verdauungskanal und die durch sie bedingten schweren Erscheinungen, die mit geringen, von Steinbeschaffenheit und sonstigen Umständen abhängigen Abweichungen stets annähernd die gleichen sind, kann hier nicht bis ins einzelne berücksichtigt werden.

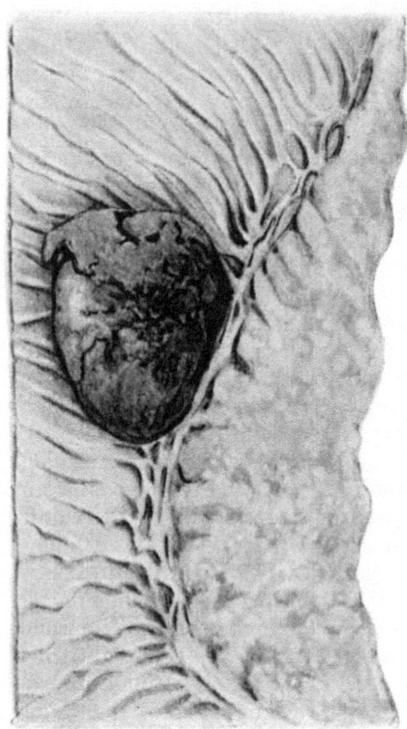

Abb. 20. Im Dünndarm eingekeilter Gallenstein.
Patholog. Museum der Universität Berlin.

Dickson konnte bei drei abgeschliffenen Steinen, die vom Gallenblasenhals her in den Dickdarm eingebrochen und im Mastdarm liegen geblieben waren, noch die Steinabdrücke in der Gallenblaseninnenfläche nachweisen.

Weitere Berichte bei Courvoisier, der 73 Fälle aufführt, darunter 28 mit Darmverschluß, D'Allaine, Barry, Carl, Dickson, Dittens, (Gallenstein im S-förmigen Dickdarm mit Einstülpung der eingeklemmten Teile), Gatti, Barkeley Hill, Karewsky, Krahnstöver, Landow, Lédiard, Lesk, Möller, Naunyn, Robinson, Schläpfer, Thiroloix und Létienne, Thietze, Titze, Wagner u. a. m.).

b) Blasen-, Nieren-, Bauchspeicheldrüsensteine.

Selten findet sich Durchbruch dieser Steine in den Darm. Entzündlichgeschwürige Vorgänge mit Verklebungen von Blase, Niere und Bauchspeicheldrüse benachbarten Darmschlingen gehen meist voran. Praktisch spielen die genannten Steine, wenn sie erst einmal in den Darm gelangt sind, kaum eine Rolle.

c) Darmsteine. (Kotballen.)

WÖLFLER und LIEBLEIN unterscheiden zwischen echten und falschen Darmsteinen, entsprechend der Zusammensetzung aus organischen und anorganischen Bestandteilen. Da sich die Grenze nicht scharf ziehen läßt — beide Stoffgruppen sind in schwankendem Grade an dem Aufbau eines jeden Steines beteiligt — so möchte ich diese Zweiteilung nicht innehalten und (abgesehen von den an anderer Stelle beschriebenen mineralischen Niederschlagsbildungen und Hafersteinen) als Darmsteine im weiteren Sinne alle die steinartigen Gebilde zusammenfassen, die sich innerhalb des Darmrohrs aus dort vorhandenem Inhalt aufbauten. Die Stätte der Bildung kann gelegentlich der Dünndarm sein (BARTH: Stein in einem Divertikel des unteren Ileums), ist jedoch meist der Blinddarm, der durch Form und Lage dazu wie geschaffen ist. Von hier aus gelangen die Steine in die verschiedenen Dickdarmabschnitte (WATSON).

Als eine Vorstufe des Darmsteines kann man wohl den sog. „Darmgries" (Darmsand) bewerten, feinkörnige, aus phosphorsaurem und oxalsaurem Kalk bestehende Massen, die BALTES treffend mit schwarzem Schreibsand vergleicht. Sie enthalten zuweilen Pflanzenzellen als Kern (BIAGGI, EDER, VIBERT), in den Außenschichten Tripelphosphatkristalle. EICHHORST beobachtete Darmgrieß bei einer leidenschaftlichen Birnenesserin; hier wurden die einzelnen Körner von sog. Steinzellen gebildet.

Häufig findet sich Lithiasis intestinale mit Enteritis mucosa membranacea vergesellschaftet (MATHIEUX). DIEULAFOY dachte sogar an Beziehungen zur Gicht. Gewöhnlich mit schleimigen Ausscheidungen entleert, setzt sich der Darmsand im Wasser als lehmartiges, bräunlich gefärbtes Pulver auf dem Boden des Gefäßes ab. Man könnte sich vorstellen, daß, begünstigt durch anhaltende Verstopfung und Kotstauung, Abweichungen in Weite und Lage des Dickdarms, Massen dieser Körnchen sich zusammenklumpen, mit Schleim, Kotresten und Bakterienhaufen (BRUNN) innig mischen und durch Wasserentziehung im Darm schließlich eintrocknen (BROSCH). Wir haben dann den Darmstein vor uns, der in seinem fertigen Bau ring- selten strahlenförmige Schichtung aufweist und, je nach Durchtränkung mit Bilirubin, mehr oder minder gelb gefärbt ist. Eine andere Art der Entstehung wäre denkbar durch Anlagerung von Dickdarminhalt an einen als Mittelpunkt dienenden Fremdkörper wie Borsten, Fruchtkerne u. dgl. (CLOQUET, FERGUS, GUETERBOCK, HORN, MARCHAND, OBERNDORFER, SCHUBERG, WIMMER), es kann aber auch ein Kotklümpchen, ein Schleimhautpfropf u. a. sein. Nach SCHUBERG müssen zwei Voraussetzungen für die Anlagerung mineralischer Teile gegeben sein: Stauung und Alkaleszenz des Darminhalts, was die Seltenheit der Darmsteine im Dünndarm verständlich macht. Hartnäckige Verstopfungen oder Verengerungen des Darmrohrs, wie auch katarrhalische Erkrankungen der Schleimhaut begünstigen demgemäß die Steinbildung (WIMMER).

Die Festigkeit des Steins richtet sich nach der Menge der eingelagerten Salze (im wesentlichen Kalksalze) und kann zwischen derb-krümeligem Brei und der Härte eines Kirschsteines schwanken. Je mehr die Gebilde versteinern, um so heller und schwerer werden sie (bis zu 3 Pfund bei SACIN) und nehmen dabei die verschiedensten Formen an: kugelig bis oval, mehr oder weniger kristallinisch (ABERLE, GRAEVE, IBSCHER, LICHTENSTEIN, RUBINSTEIN, SCHUBERG, SIMON, WALDRAFF).

Man kann beobachten, wie der von diesen harten Gefügen dauernd auf den Darm ausgeübte Druck anfänglich zu einer Dehnung, später zu einer Verdickung der Wand führt. BARTH schildert eine Dickdarmwand von über 4 mm im Durchmaß, mikroskopisch das Bild einer Massenzunahme sämtlicher Schichten

darbietend, wobei sich die Drüsenschicht durch sehr lange und dichte Drüsen
auszeichnete. Entzündliche Vorgänge sind die gewöhnlichen Begleiterscheinungen. Ist der auf die Gefäße ausgeübte Druck so stark, daß die Blutzufuhr
unterbunden wird, so stirbt das Gewebe in dem umschriebenen Bezirk ab,
und trotz der ausgleichenden Wandverdickung kommt es zum Durchbruch
(Bokström, Downing).

Auch die reinen, überwiegend aus Kot bestehenden Ballen können so hart
werden, daß sie zu ähnlichen Erscheinungen Veranlassung geben.

Gobiet sah Fälle, bei denen im Bereich der die Lichtung abschließenden Kotmassen
Geschwüre bestanden, die geradezu Abdrücke der Kotballen darstellten.

E. Kaufmann sezierte einen 48jährigen Mann, der seit 8 Jahren an Verstopfung gelitten
hatte. Er stieß im S-förmigen Darm, der hier einen Umfang von 39 cm hatte, auf eine
faustgroße, steinharte, im Innern mistartig trockene Kotgeschwulst; die ihr anliegende
Schleimhaut war mit Geschwüren bedeckt („Sterkoraltrauma"). Siehe auch Bauer,
Hirtz und Mathieu, Little und Cellaway, Madelung, Riether, Smith.

Über schwerste Entzündungsvorgänge, Achsendrehung des Darms lediglich
auf dem Boden der Kotstauung berichten Bittdorf, Edlefsen, Helber,
Noetzel u. a.

Schon beim Kind, ja beim Neugeborenen kann die Darmüberfüllung mit
Kot bzw. Mekonium, die vielleicht auf angeborene mangelhafte Darmtätigkeit
zurückzuführen ist, verhängnisvoll werden.

Paltauf sah Neugeborene, bei denen die Überlastung des Dickdarms mit Mekonium
infolge Geschwürsbildung und Absterben des Wandgewebes zur Berstung führte. (S. auch
Gierke, dies. Handb. IV/1, S. 1101). Fanconi beschrieb einen Fall von angeborenem
Darmverschluß durch Eindickung des Mekoniums. —

Ein 3jähriges Kind erkrankte unter Zeichen eines vollkommenen Darmverschlusses.
Die Leichenöffnung ließ keine andere Ursache dafür finden als prallste Füllung des Dickdarms mit Kotmassen (Riether).

3. Lebende Schmarotzer als Fremdkörper.

Von Fremdkörperwirkung der gewöhnlich nur auf Grund ihrer biologischen
Eigenschaften für den Wirtskörper schädlichen Schmarotzer kann man sprechen,
sobald dieselben infolge massenhaften Auftretens an einem Ort (man hat
bis zu 500 gezählt), Zusammenballung, ungünstiger Lagerung zu einem mechanischen Hindernis werden. Meist handelt es sich um Spulwürmer, selten
einmal um einen aufgeknäuelten Bandwurm (Black, Steinhauer). Christow
sah eine eingestülpte Dünndarmschlinge, die prall mit Bandwurmgliedern
gefüllt war. Man muß die Einstülpung als Folge einer durch Wandreizung
bedingten außergewöhnlich starken Eigenbewegung der Darmschlinge auffassen. Ballen sich die einzelnen Wurmglieder oder Würmer zu nicht mehr
entwirrbaren Haufen zusammen, so kann es trotz Nachgiebigkeit des so entstandenen Fremdkörpers zu mehr oder minder vollkommenem Verschluß der
Darmlichtung kommen (Goldberger), ja es wird schwere Wandschädigung,
Nachgeben des absterbenden Gewebes und Durchbruch beschrieben (Boloff).
Wie weit dabei die im Verlaufe des Geschehens sich in der Schleimhaut abspielenden Entzündungsvorgänge als erste Wandveränderungen anzusehen und den Lebensäußerungen der Schmarotzer zuzuschreiben sind, möge
dahingestellt bleiben (Gerlach, Goebel). Weder Perls noch Schloessmann
konnten die Merkmale einer Entzündung nachweisen; dieser betonte nur das
Vorkommen von Schleimhautblutungen in dem mit Wurmmassen vollgestopften
Zwölffingerdarm.

Entsprechend der häufigen Wurmerkrankung der Kinder wird es sich gewöhnlich um
jugendliche Kranke handeln. Von einem unter schwersten Erscheinungen erkrankten

2¹/₂ jährigen Kind teilt Venning mit, daß, nachdem schon etwa 80 Spulwürmer teils mit dem Stuhlgang, teils durch Erbrechen abgegangen waren, der Blinddarm und Wurmfortsatz noch prall mit Würmern gefüllt war. Ähnliche Beobachtungen bei Cackowic, Egeberg, Halma-Grand, Kelly, Müller, Perrin, Stepp.

Anhang:

Der Wurmfortsatz als Fangort für Fremdkörper.

Eine kurze Übersicht über die im Wurmfortsatz vorkommenden Kotsteine und anderen Fremdkörper, soweit sie bisher nicht berücksichtigt wurden, sei noch angeschlossen, da die Streitfrage über die Bedeutung insbesondere der Kotsteine für das Zustandekommen der Wurmfortsatzentzündung nicht ruht (Hansemann, Rammstedt u. v. a.). Es ist nicht meine Aufgabe, Stellung dazu zu nehmen (s. Beitrag 6). Die meisten Verfasser lehnen diesen ursächlichen Zusammenhang ab, und schon Virchow wies darauf hin, daß der Kotstein wohl als Folge, aber nicht als Veranlassung entzündlicher Ver- änderungen anzusehen sei. Sprengel läßt die Frage offen, da er in etwa der Hälfte der von ihm untersuchten Appendizitisfälle Kotsteine nachweisen konnte. Aschoff bezeichnete sie früher geradezu als „Schutz" der Schleimhaut, von dem Gedanken ausgehend, daß es an den von Kotsteinen gedrückten Stellen zu Schleimdrüsen- und Lymphgewebsschwund komme und so möglichenfalls geringere Empfänglichkeit für einen Entzündungsreiz bestehe. Doch hat er seine Ansicht später dahingehend eingeschränkt, daß er dem Stein, wenn er als Pfropf die Entleerung des Wurmfortsatzes verhindert, immerhin eine gewisse Rolle bei der entzündlichen Umwandlung des Gewebes zuerkennt. (S. auch Rahm, Retzlaff, Winckler.) Man muß auch an die Möglichkeit einer Beziehung zwischen Steinverschluß und akutem Anfall denken (Heile).

Ich möchte hier lediglich die Tatsachen buchen, daß Fremdkörper in un- geheurer Zahl und Mannigfaltigkeit in dem als Fangort dienenden Wurm- fortsatz beobachtet worden sind, während Ribbert in seinen vielen Fällen niemals einen nachweisen konnte, auch Rammstedt in einer aus dem Jahre 1909 stammenden Arbeit noch die Ansicht vertritt, daß wirkliche Fremdkörper selten seien und eingedickter Kot häufig solche vortäusche. Es genügt, einige Fälle herauszugreifen; die meisten ähneln oder gleichen sich im Krankheits- verlauf und pathologisch-anatomischem Befund. Nachgewiesen wurden Kot- steine, Nadeln (Broughton and Hewetson), Borsten, Fruchtkerne, Splitter aller Art, Fischgräten (Rutherfurd), Glasperlen (Bonvoisin et de Cumont) u. a. Wegen seiner Absonderlichkeit verdient der Befund von Friis noch hervor- gehoben zu werden: hier entleerten sich bei der Operation aus dem Darm Massen von Quecksilber, das die Kranke auf Rat eines Kurpfuschers zu sich genommen hatte.

Fall Lossen-Retzlaff: 35 jähriger Mann, der angeblich vor 18 Jahren eine Nadel verschluckt hatte. Es ergibt sich ein 14 cm langer, in Windungen verlaufender Wurm- fortsatz, der eine kirschkerngroße Höhle mitbegrenzt. In dieser liegt außer hartem Kot eine schwarze, stark veränderte Stecknadel, die sich mit ihrer Spitze in dem derben, die Wand der Höhle darstellenden Gewebe festgespießt hat, im übrigen frei in der Höhle liegt. Nirgends mehr ein Berührungspunkt mit dem bindegewebig verdickten Wurm. Mikroskopisch findet man in diesem einen engen, mit verdünnter Schleimhaut aus- gekleideten Gang, der durch die Wandschichten hindurch von der Lichtung an die Außen- fläche führt.

Fall Sidney Boyd: Ein 14 jähriger Knabe, bei dem wiederholt auf Entzündung hin- weisender Schmerzanfälle beobachtet wurden. Operation: im Wurmende, neben zwei Haaren und einem Madenwurm, ein kleiner Zedernholzsplitter (der Knabe pflegte an einem Pinselstiel zu kauen). Ob hier eine Entzündung im Spiele war, ist mikroskopisch nicht erhärtet worden.

Zwei Fälle RAMMSTEDT: 1. ein junger Musketier litt, nach den Erscheinungen zu schließen, an einer älteren Wurmfortsatzreizung. Es fand sich in der Darmlichtung ein Emaillesplitter. Schwerere Entzündungserscheinungen fehlten. 2. Eine Frau, die über andauernde Beschwerden klagte. In der Lichtung des Wurmfortsatzes fünf Samenkörner mit einem Kranz spitzer Hacheln, die als Samen der Kornblume erkannt wurden (Kornblumensamen im Mehl!). Die Darmschleimhaut war an der betreffenden Stelle nur etwas aufgelockert und geschwollen, jedoch ohne ausgesprochen entzündliche Gewebsveränderungen.

Fall KELLOCK: der Wurmfortsatz lag in einem Bruchsack. Das Ende des Wurmes war verdickt, in seinem Innern eine Nadel, die, fast quer zur Lichtung liegend, mit der Spitze die Wand durchbohrt hatte. Sowohl das Gewebe der Wand, wie das der unmittelbaren Umgebung war frei von Entzündungszeichen.

Ähnliche Fälle bei BLUMER, GRAEFE, HANSEMANN, LITTHAUER, LOFARO, REBENTISCH, SHEEN u. a.

Schrifttum.

A. Zusammenhangstrennungen.

ACH: Pfählungsverletzungen. Beitr. klin. Chir. 83, 730 (1913). — AGER: Kommunikation des Dickdarms mit der Harnblase. Wien med. Presse. 1876, Nr 12. — ANDEL: Nederl. Tijdschr. Geneesk. 1866, 53. — ANDERS: Kongenitale Dünndarmatresie. Verh. dtsch. path. Ges., Göttingen. 1923, 337. — ANDREW: Glasgow med. J. 1894, Nr 1. — ANDREWS: Pneumatic rupture of the intestine, a new type of industrial accident. Ref. Zbl. Chir. 1911, 722. — ANGERER: Subkutane Darmrupturen. 29. Chirurgenkongreß 1900. — ANSCHÜTZ: Falsche Divertikel. Zbl. Chir. 1909, 1176. — APOSTOLIDES: Two cases of perforation of the intest. Lancet 1898, 1254. — ARMSTRONG: Complete transverse rupture of the jejunum without external wound. Lancet 214, 1064 (1928). — ARND: Blasen-Mastdarmfistel. Beitr. klin. Chir. 109, 150 (1918). — ASCHOFF (1): Lehrbuch der pathologischen Anatomie. 4. Aufl. 1919. — ASCHOFF (2): Die Wurmfortsatzentzündung. Jena: G. Fischer 1908. — ASSMANN: Demonstration einer Magen-Kolon-Jejunalfistel. Münch. med. Wschr. 1914, 1761. — AUFRECHT: Ein in die Lunge durchgebrochenes Magengeschwür. Berl. klin. Wschr. 1870, 251.

BAILLIE: zit. ROTH. — BAMBERGER: zit. LEICHTENSTERN. — BARDELEBEN: Darmschüsse. Beitr. klin. Chir. 112, 431 (1918). — BARTELS: Dünndarm-Scheidenfistel. Arch. Gynäk. 3, 502. — BASDÉKIS: Stich- und Schußverletzungen des Bauches. Beitr. klin. Chir. 96, 223 (1915). — BASL: Bauchschüsse im Kriege. Münch. med. Wschr. 1915, 1267. — BATTLE: Traumatic rupture of the large intestine. Lancet 1908. — BAUMANN: Spontanperforationen des Darms oberhalb Strikturen und Okklusionen. Beitr. klin. Chir. 110, 504 (1918). — BAYLEY: Abdominal laceration. Brit. med. J. 1909. — BEALE: Persistent omphalo-mesent. remains. Amer. J. med. Sci. 1884, 52. — BECKER: Prolaps des invaginierten Colon ascendens durch eine nach Blinddarmoperation zurückgebliebene Kotfistel. Beitr. klin. Chir. 74, 433 (1911). — BEER: Fall von Magen-Gallenblasenfistel. Diss. Kiel 1896. — BELL: Glasgow med. J. 1857, 42. — BENGSCH: Pfählungsverletzungen. Beitr. klin. Chir. 92, 729 (1914). — BIDDER: Entstehung und Heilung eines Anus praeternaturalis. Arch. klin. Chir. 32, 606 (1885). — BIESENBERGER: Bauchschüsse. Beitr. klin. Chir. 120, 107 (1920). — BILLROTH und WINIWARTER: Allgemeine Chirurgie. — BIRKETT: Dünndarm-Scheidenfistel. Chirurgie von HOLMES. 2, 748 (1870). — BITTDORF: Akute Entzündung der Flexura sigmoidea durch Kotstauung. Berl. klin. Wschr. 1903, 145. — BLAND SULTON: Lancet 1903. — BLECKER: Dtsch. mil.ärztl. Z. 1906, Nr 3. Ref. Zbl. Chir. 1906, 859. — BLOCK and WEISSMANN: Pneumatic rupture of the sigmoid. J. amer. med. Assoc. 86, Nr 21 (1926). — BÖHLER: Bauchschüsse mit extraperitonealer Darmverletzung. Münch. med. Wschr. 1915, 797. — BONMICHON: Plaie pénétrante de l'abdomen. Gaz. méd. de Paris. 1880, Nr 11. — BOSSARD: Verschwärung des Wurmfortsatzes. Zürich 1869. — BOTSTIEBER: Darmmyom mit Perforation. Ref. Zbl. Path. 41, 440 (1928). — BRENNER: Perforation eines runden Magengeschwüres in das Herz. Wien. med. Presse. 1881, Nr 47. — BRENTANO: Bauchkontusionen. Dtsch. med. Wschr. 1901, Vereinsbeilage. — BRUCHET: Fistule vesico-intestinale. Rev. mens. de méd. et de chir. 1878, Nr 4. — BRÜNNICKE: Et späldent Tilfälde af ulcus perf. ventriculi. Hosp.tid. (dän.) 1887, 697. — BRUNNER: Zit. WULLSTEIN und WILLMS. — BRUSH (1): Fistula gastro-colica. Arch. Verdgskrkh. 9 (1903). — BRUSH (2): Traumat. gastric. fistula opening into the pancreatic ductus. New York med. research 1885. — BUCHHOLZ: Darmkontusionen. Mitt. Grenzgeb. u. Chir. Suppl. III. 1917, 1106. — BÜDINGER: Magenperforation durch Stichverletzung. Sitzgsber. Ges. Ärzte i. Wien. 1896. — BULL: Pankreaszyste mit Perforation in den Darm. N. Y. State J. Med. 1887. — BUMKE: Beitrag zur Lehre vom Leberechinokokkus. Berl. klin. Wschr. 1883, Nr 5. — BUNGE: Zit. WULL-STEIN und WILMS. — BURCKHARDT: Berstungsrupturen des Rektums. Münch. med. Wschr. 1908, 1283. — BURCKH RDT und LANDOIS: Bauchschüsse. Beitr. klin. Chir. 103, 60 (1916). — BUSCH: Vollständige Magenberstung. Frankf. Z. Path. 30, 30 (1924).

CAFFERATA: Abnorme Mündung des Darms in die hintere Urethra. Arch. Méd. Enf. 1914, Nr 12. Ref. Zbl. Gynäk. 1905, 880. — CAZIN: Spulwürmer. J. Brux. 1850. — CHAD-WICK: Fistule nephro-gastrique. Boston med. J. 1884. Ref. Zbl. Chir. 1885, 381. — CHARDEL: Krebsfistel zwischen Gallenblase und Magen. Monographie des dégénerations de l'estomac. 1808, 190. — CHIARI: Fall von Selbstverletzung des Darmes. Prag. med. Wschr. 1894, Nr 1. — CORRIGAN: Dublin J. 23, 161 (1843). — COURVOISIER: Zur Pathologie und Therapie der Gallenwege. Leipzig 1890. — COZÉ: Magenmilzfistel. J. de méd. chir. 1790, 255. — CRISP: Eingeweidewürmer. London examin 1850. — CROCE: Perforation von Magen und Duodenum. Dtsch. med. Wschr. 1905, 298. — CZERNY: Münch. med. Wschr. 1912, 168.

DAVAT: Magen-Pleurakommunikation. Arch. générale. 1834. Zit. TILLMANNS. — DAX: Über Verletzungen bei Gastroskopie. Zbl. Chir. 1923, 1724. — DAXENBERGER: Zwerchfellhernie mit Magenruptur. Münch. med. Wschr. 1906, 313. — DEMARQUAY: Darm-Gebärmutterfistel. Gaz. méd. de Paris 1867. — DENATÉIS: Casuistica elmintolog. Riforma med. 15, 231 (1899). — DENECKE: Entzündung und Gangrän des MECKELschen Divertikels. Dtsch. Z. Chir. 62, 522 (1902). — DIRUF: Über fistula ventriculo-colica. Erlangen 1849 und OPPENHEIMERS Z. ges. Med. 1849, 474. — DITTRICH: Prag. Vjschr. 13, 125. — DÖDERLEIN-KRÖNIG: Operative Gynäkologie. Leipzig: Thieme 1924. — MC DONALD: Congenital. atresia of the duodenum. Amer. J. med. Sci. 1913. — DREYER: Perforiertes Meckelsches Divertikel. Beitr. klin. Chir. 91, 586 (1914). — DRUMOND: Traumatic rupture of the pylorus. Brit. med. J. 1910, 447. — DUBARQUE: Geschichte der Durchlöcherungen, Einrisse und Zerreißungen des Uterus. Deutsch v. NEVERMANN. 1838. — DUDDENHAUSEN: Typhlitis stercoralis. Diss. Berlin 1869.

EBNER: Koprostatische Dehnungsgeschwüre als Ursache von Darmperforation. Dtsch. Z. Chir. 81 (1906). — EIN WALDT: Fall von Magenperforation nach Kontrastbrei. Münch. med. Wschr. 1928, 1296. — ENDERLEN: Schußverletzungen des Darms. Münch. med. Wschr. 1914, 2145. — ENDERLEN und REDWITZ: Schußverletzungen des Magen- und Darmkanals. SCHJERNING: Handbuch der ärztlichen Erfahrungen im Weltkriege. 2. — ESAU: Darm-zerreißungen ohne Einwirkung äußerer Gewalt. Zbl. Chir. 1927, 2963. — ESMARCH (1): Chirurgenkongreß. 1880, 55. — ESMARCH (2): Die Krankheiten des Afters und des Rektums. Dtsch. Z. Chir. Lie. 48.

FABIANI: Zit. LIEBLEIN und HILGENREINER. — FANCONI: Angeborener Ileus. Virchows Arch. 229 (1920). — FAVERA: Darm-Scheidenfistel. Zit. HILGENREINER. — FEDER-SCHMIDT: Darmruptur durch stumpfe Gewalt. Münch. med. Wschr. 1906, 553. — FINDLAY: Gastro jejunalfistel. Glasgow med. J. 1906, 54. — FINNY: Magen-Herzkommunikation. Boston med. J. 1886, Nr 12 u. Brit. med. J. 1886. — FISCHER: Mitt. Ges. Budapester Spitalsärzte. 1903. — FLECK: Über den Durchbruch eines Gallensteins in den Magen. Münch. med. Wschr. 1903, 878. — FLEISCHMANN: Durchbohrung des Ileums durch Spul-würmer. Hufelands J. 1834. — FLINT: Traumatic rupture of the instetine. Med. Rec. 1905, Nr 7. — FLORSCHÜTZ: Bauchschüsse. Beitr. klin. Chir. 106, 372 (1917). — FÖDERL: Dünndarmruptur durch Hufschlag. Wien. klin. Wschr. 1908, Nr 5. — FÖLSCH: Können Bandwürmer den Darm von Menschen und Tieren durchbohren? Diss. Berlin 1922. — FOUNTAIN: Ref. SCHMIDTS Jahrb. 113, 91. — FOURNIER: Fistula entero-vaginalis. Congrès franç. de chir. 1905, 816. — FRAENKEL: Untersuchung zur Entstehung der sog. spontanen Magenruptur. Dtsch. Arch. klin. Med. 89, 113 (1906). — FRANKLIN: Rupture of the rectum in an unusual way. Lancet 1908. — FRONMÜLLER: Kotfisteln im Nabel. Memorabilien 1867. Ref. SCHMIDTS Jahrb. 140, 200. — FURTWAENGLER: Spätperforation des Duodenums nach stumpfem Trauma. Berl. klin. Wschr. 1923, 759.

GAULTHIER: Zit. HILGENREINER. — GIERKE: Bauchfell. Dies. Handb. IV/1. — GOEBELL: Bauchschußverletzungen. Münch. med. Wschr. 1911, 1160. — GOLDZIEHER: Frankf. Z. Path. 21 (1918). — GRÄFENBERG: Beitr. klin. Chir. 116, 718 (1919). — GRÄFFE: Austritt von Askariden aus einer Leistendrüsengeschwulst. Protokolle d. Ges. f. Natur- u. Heilk. Dresden 1833. — GRASMANN: Berstungsruptur des Darms durch Heben einer Last. Dtsch. Z. Chir. 91, 41 (1907). — GREKOW: Perforation des Wurms in die Tube. Wien. klin. Wschr. 1911, 194. — GREYERZ: Über die oberhalb von Darmverengerungen auftretenden Darm-geschwüre. Dtsch. Z. Chir. 1905. — GRIFFINI und KASALLE: Beitr. path. Anat. 3 (1888). — GRÜNEISEN: Über subphrenische Abszesse. Arch. klin. Chir. 70, 1 (1903). — GUETERBOCK: Echinokokkus mit Durchbruch in Lungen und Darmkanal. Dtsch. Z. Chir. 1884, 20. — GUINARD: Rupture traumatique de l'intestin. Bull Soc. Chir. Paris. 1880, 337. — GÜNZ-BURG: Zur Kritik des Magengeschwürs. Arch. f. physiol. Heilk. 11, 516 (1852).

HABERSHONS (1): Patholog. and practic. oberservations of diseases of the alimentary canal. London 1857. Ref. SCHMIDTS Jahrb. 100, 259. — HABERSHON (2): Kolon-Magen-Lungenfistel. Guys Hosp. Rep. 3, 1 (1855). Ref. SCHMIDTS Jahrb. 91, 41 (1855). — HAENEL: Bauchschußverletzungen. Beitr. klin. Chir. 100, 311 (1916). — HAIM: Pathogenese der subkutanen Magen-Darmrupturen. Arch. klin. Chir. 93, 685 (1910). — HARLEY: Trans. path. Soc. London. 8 (1856). — HARRISON: Lancet 1890, 1272. — HÄRTEL: Schußverletzungen der Bauchhöhle. Beitr. klin. Chir. 100, 273 (1916). — HAUSER: Peptische Schädigung des Magens und Darms. Dies. Handb. IV/1, 658 (Lit.). — HEDRÉN: Tödliche Verletzung der Bauchorgane Neugeborener. Sv. Läk.sällsk. Hdl. 44 (1918). — HEINE: Anus präternat. ileovaginalis. Arch. klin. Chir. 11, 485. — HEINEKE (1): Spontanruptur des Rektums. Beitr. klin. Chir. 50, 773 (1906). — HEINEKE (2): Zit. WULLSTEIN und WILMS. — HENOCH: Klinik der Unterleibskrankheiten. 3. Berlin: Hirschwald 1858. — HENSCHEN: Transpleurale Magenstichverletzung. Korresp.bl. Schweiz. Ärzte 1911, 481. — HERZENBERG: Zit. WULLSTEIN und WILMS. — HERZOG: Magenberstung bei stenosierendem Karzinom. Zbl. Path. 41, 437, (1928). — HEYROVSKY: Stichverletzungen des Bauches. Wien. klin. Wschr. 1910, 1580. — HILDEBRAND (1): Zit. HILGENREINER. — HILDEBRAND (2): Beiträge zur Cholezystogastrotomie. Dtsch. Z. Chir. 66, 379 (1903). — HILDEBRAND (3): Über Bauchkontusionen. Berl. klin. Wschr. 1907, 4. — HILDEBRAND (4): Jber. Chir. Wiesbaden: Bergmann (Lit.). — HILGENREINER (1): Die erworbenen Fisteln des Magen-Darmkanals. Zbl. Grenzgeb. Med. 15, 347 (1912) (Lit.). — HILGENREINER (2): Entzündung und Gangrän des Meckelschen Divertikels. Beitr. klin. Chir. 40 (1903). — HILGENREINER (3): Hernien. Beitr. klin. Chir. 69, 410 (1910). — HILSE: Bauchschüsse. Beitr. klin. Chir. 116, 107 (1919). — HINTON: Brit. med. J. 1866. Ref. SCHMIDTS Jahrb. 168, 87. — HOHLBAUM: Bauchschüsse. Beitr. klin. Chir. 116, 759 (1919). — HOFMANN (1): Lehrbuch der gerichtlichen Medizin. Urban und Schwarzenberg 1891. — HOFMANN (2): Das Verhalten des Darms bei Inkarzeration. Beitr. klin. Chir. 54 (1907). — HOFMANN (3): Über Zentralrupturen des Darms. Diss. Leipzig 1911. — HOFMOKL: Fistula stercoralis. Wien. med. Presse 1876, Nr 51. — HOHLBECK: Drei Fälle von Darmverschluß durch ein Meckelsches Divertikel. Arch. klin. Chir. 61, 1 (1900). — HOPP: Traumatisch subkutane Bauchverletzungen. Beitr. klin. Chir. 72, 278 (1911). — HUGHES: Magen-Lungenfistel. Trans. path. Soc. London 2, 251. — HÜTTEMANN: Meckelsches Divertikel. Arch. klin. Med. 91, Nr 1.

JAKLINSKI: Przegl. lekarski 1889. — JAKSCH: Beitrag zur Lehre vom perforierten Magengeschwür. Vjschr. prakt. Heilk. Prag 1844. — JALAGUIER: Fistula tubo-appendic. Bull. Soc. Chir. Paris 35, 351 (1909). — JEANNEL und MEERWEIN: Zit. WULLLSTEIN und WILMS. — JENCKEL: Magenschußverletzung. Münch. med. Wschr. 1911, 2139. — JONES: Dünndarmscheidenfistel. The Dublin J. 26, 162 (1845). — JUSTI: Darmperforation bei Uteruskürettage. Zbl. Gynäk. 1911, 195.

KAISER: Über Anus praeternaturalis. Beitr. klin. Chir. 124, 548 (Lit.). — KAISERLING: Anus praeternaturalis. Berl. klin. Wschr. 1911, 1152. — KAREWSKY: Zur Diagnose und Therapie der Pankreaszysten. Dtsch. med. Wschr. 1890, 1035. — KAUFMANN (1): Lehrbuch der speziellen pathologischen Anatomie 1922. — KAUFMANN (2): Bildung von Magen-Kolon- und Kolon-Jejunalfistel. Grenzgeb. d. Med. 15, 151 (1906). — KAUSCH: Bauchschüsse im Felde. Berl. klin. Wschr. 1915, 1321. — KAYSER: Indirekte Gewalteinwirkung. SCHJERNING: Handbuch der ärztlichen Erfahrungen im Weltkriege 1. — KEEVER: Zit. HILGENREINER. — KEHR: Gallenblasen-Pylorusfistel. Arch. klin. Chir. 58, Nr 3. — KELLER: Retroperitoneale Duodenalrupturen. Beitr. klin. Chir. 90, 451 (1914). — KELLING: Fistula gastro-colica. Arch. Verdgskrkh. 9 (1903). — KERN: Gastroenteroanastomosis spont. Wien. klin. Wschr. 1906, 595. — KEY-ABERG: Zur Lehre von der spontanen Magenruptur. Vjschr. gerichtl. Med. III. F., 42 (1891). — KHAUTZ v. EULENTHAL: Wien. klin. Wschr. 1865, 761. — KIMMERLE: Rektumperforation. Beitr. klin. Chir. 66, 219 (1901). — KINGDON: Med.-chir. rev. 1842. — KIRCHMAYR: Ampullenschüsse des Rektums. Münch. med. Wschr. 1917, 1640. — KOCH, H.: Subkutane Verletzungen. Bruns Beitr. 141, 69 (1927). — KOGAN: Ruptur des Rektums. Zbl. Chir. 1880, 751. — KÖHLER: Zwei Fälle von widernatürlichem After. Berl. klin. Wschr. 1894, 571. — KOPCZINSKI: Magenfistel. Polska Gaz. lek. 1904, Nr 27. — KÖRTE (1): Die chirurgischen Krankheiten und Verletzungen des Pankreas. Dtsch. Chir. Lieferung 45 d, 107. — KÖRTE (2): Langenbecks Arch. 46. — KÖRTE (3): Die subkutanen Verletzungen des Bauches. Handb. Chir. 3. — KOSINSKI: Retention d'une tête d'enfant dans la matrice. Mschr. Geburtsh. 1896, 150. — KRAMER: Beitrag zur Pathologie des Meckelschen Divertikels. Zbl. Chir. 1898, 521. — KRASKE (1): Duodenalfistel. Zit. LILIENTHAL. — KRASKE (2): Über Bauchschußverletzungen. Münch. med. Wschr. 1915, 1329. — KRAUS: Die perforierenden Geschwüre im Duodenum. 1865. — KRAUSE: Das Empyem und seine Heilung. Danzig 1842, 82. — KROISS: Subkutane Duodenalzerreißung. Beitr. klin. Chir. 76, 477 (1911). — KUDREWETZKI: Über Tuberkulose des Pankreas. Z. Heilk. 13, 201. — KUNDRAT: Selbstverdauungsprozesse der Magenschleimhaut. Festschr. d. Universität Graz 1877. — KÜSTER: Die Chirurgie der Nieren. Dtsch. Chir. Lief. 52 b, 662 u. 694. — KÜTTNER: Perforation des Magen-Darmkanals. Beitr. klin. Chir. 91, 631 (1914). — KUZMIK (1): Spontane Magenfistel. Orv. Hetil. (ung.).

1906, 18. — Kuzmik (2): Beitr. klin. Chir. **48**, 586 (1906). — Kyewski: Polska Gaz. lek. **1893**, Nr 22.

Labbé: Zit. Koenig. — Lachmann: Seltener Verlauf eines Bauchschusses. Münch. med. Wschr. **1915**, 281. — Landau: Kongenitale Ileumatresie. Dtsch. med. Wschr. **1920**, 1195. — Langenbuch: Berl. klin. Wschr. **1880**, 279. — Lantschner: Fall von spontaner Magenruptur. Wien. klin. Blätter **1881**, 177. — Lanz: Zit. Wullstein und Wilms. — Läwen: Bauchschußverletzungen. Beitr. klin. Chir. **97**, 47 (1915). — Ledderhose: Zit. Hilgenreiner. — Lefèvre: Recherches des solutions de continuité de l'estomac. Arch. gen. de méd. **14**, 377; **15**, 28 (1842). — Lehrnbecher: Über isolierte subkutane Bauchrupturen. Beitr. klin. Chir. **132**, 560 (1924). — Leichtenstern (1): Krankheiten des chylopoetischen Systems. **7**, 488. — Leichtenstern (2): Zit. Wölfler und Lieblein. — Lejars: Zit. Hilgenreiner. — Le Jemtel (1): Perforation de l'intestin grêle par corps étrangers. Arch. gén. de méd. **1906**, Nr 5. — Le Jemtel (2): Fistules intestin.-utérines. Arch. provinc. de chirurgie. **18**, 628 (1909). — Lenk: Über Befunde bei intra- und retroperitonealen Darmverletzungen. Münch. med. Wschr. **1916**, 1735. — Leriche: Fistule gastrique. Lyon méd. **104**, 403 (1905). — Lesser: Traumatische Magen-Pleurakommunikation. Rusts Magaz. f. d. ges. Heilk. **57** (1840). — Leube: Ulcus ventriculi traumaticum. Zbl. klin. Med. **1886**, 81. — Lexer (1): Magenschleimhaut im persistierenden Dottergang. Chirurgenkongreß, Berlin **1899**. — Lexer (2): Pfählungsverletzungen. Münch. med. Wschr. **1914**, 654. — Lexer (3): Über Bauchverletzungen. Berl. klin. Wschr. **1901**, 1197. — Liandier: Des Kystes hydatides du foie ouverts dans l'estomac. Gaz. méd. Paris **1883**, Nr 49; **1884**, Nr 4. — Lieblein (1): Beitr. klin. Chir. **58**, 289. — Lieblein (2): Schußverletzungen des Magens. Wien. klin. Wschr. **1917**, 718. — Lieblein und Hilgenreiner: Die erworbenen Fisteln des Magen-Darmkanals. Dtsch. Chir. Lief. 46c, **1905**. — Lilienthal: Über einen Fall von Duodenalfistel nach Choledochotomie. Diss. Freiburg 1901. — Lion: Internationale Beiträge zur Pathologie und Therapie der Ernährungsstörungen. Berlin **1910**, 2, 34. — Loeb: Magen-Lungenfistel. Münch. med. Wschr. **1906**, 214. — Lonhard: Verletzungen des Duodenums durch stumpfe Gewalt. Beitr. klin. Chir. **73**, 651 (1911). — Ludewig: Spontane Darmruptur. Diss. Greifswald 1891. — Lüken: Bauchschußverletzungen. Beitr. klin. Chir. **106**, 143 (1917). — Lunckenbein: Seltene Stichverletzungen des Magens. Münch. med. Wschr. **1910**, 2242. — Lund: Rupture of the intestine. Med. and surg. reports of the Boston city hospital **1905**, Nr 15.

Magula: 301 perforierende Stichverletzungen des Abdomens. Beitr. klin. Chir. **89**, 487 (1914). — Macdonald: Gastric fistula caused by hydatic cyst. Austral. med. Gaz. **1898**, 348. — Mader: Dilatatio ventriculi. Ber. k. u. k. Krankenanst. Rudolfsstiftung Wien **1888**, 330. — Malthe: Zit. Körte. — Marchetti: La clinica chirurg. Ref. Zbl. Grenzgeb. Med. **11**, 397 (1908). — Markus: Durchbohrung des Darms durch einen Spulwurm. Dtsch. Arch. klin. Med. **29** (1881). — Marseille: Tödliche Magenblutung durch Kommunikation mit der Aorta. Diss. Leipzig 1914. — Martin (1): Kotfistel nach Divertikulitis. Dict. de soc. méd. Paris **1818**, 23, 563. Zit. Hilgenreiner. — Martin (2): Schußverletzungen des Magens. Münch. med. Wschr. **1911**, 433. — Marquézy: Une observation de fistule nephro-gastrique. Paris 1856. — Marroin: Arch. gén. **1862**, 568. — Maslieurat-Lagémard: Darm-Eileiterfistel. Zit. Hilgenreiner. — Mason: Three unusual cases of strangulated hernia together with a case of spont. form of an artific. anus. N. Y. med. research **1871**. Maurer: Zit. Hilgenreiner. — Mayser: Untersuchungen über das Zustandekommen von Magenverletzungen durch stumpfe Gewalt. Dtsch. Z. gerichtl. Med. **12**, H. V (1928). — Meidner: Dehnungsgeschwüre. Virchows Arch. **193**, 456 (1908). — Meinert: Uterus-Magenfistel. Verh. dtsch. Ges. Gynäk. Leipzig **1895**, 283. — Melion: Merkwürdiger Sektionsbefund des an Nephritis calculosa verstorbenen Sch. in Freudental. Österr. med. Wschr. **1844**, Nr 5. — Merck: Beitrag zur Pathologie und Chirurgie der Gallensteine. Grenzgeb. Med. **9**, 474 (1902). — Mertens: Bauchschüsse. Beitr. klin. Chir. **100**, 235 (1916). — Mesnard: Zit. Thiem. — Metcalf: Fecal fistula. Sponge in abdomen. Detroit med. J. **1905**, 161. — Miasnikoff: Darm-Uterusfistel. Ref. Zbl. Chir. **1898**, 1212. — Michon: Bull Soc. Chir. Paris **1911**. — Miculicz: Fall von Duodenum-Nierenbeckenfistel. Handb. d. prakt. Chir. Stuttgart 3, 258 (1903). — Middeldorpf: De fistulis ventriculi extern. Vratislavae **1859**. — Miller: A case of obscure abdominal abscess. Lancet **1887**. — Mittweg: Zit. Wölfler und Lieblein. — Mohr: Caspers Wschr. **1842**, Nr 16. — Mond: Über einen spontan geheilten Fall von Darm-Uterusruptur. Ref. Zbl. Gynäk. **1904**, 219. — Morgan: Lancet **1837**. — Morris: Surgical diseases of the kidney. London 1885. — Most: Bauchschüsse. Beitr. klin. Chir. **100**, 184 (1916). — Moty: Contusions de l'abdomen par coup de pied de cheval. Rev. de Chir. **1890**, Nr 9. — Moudière: Ref. Schmidts Jahrb. **1840**. — Mugnier: Des lésions tardives de l'intestin consécutant au traumatisme de l'abdomen. Thèse, Paris **1883**. — Mühsam: Fisteln, insbesondere Kotfisteln nach Appendizitisoperationen. Grenzgeb. Med. **5**, 111 (1899); **11**, 284 (1903). — Murchison (1): Case of communication with the stomach through the abdominal parietes. Lancet 1857. — Murchison (2): Case of gastro-colic. fistula. Edinburgh med. J. **1857**. —

634   Else Petri: Zusammenhangstrennungen und Fremdkörper des Magens und Darms.

Murchison (3): Clinical lectures on diseases of the liver. 1877. — Murdfield: Magenruptur. Klin. Wschr. 1926, 1613. — Murtry: Communication of a wound with an ovarialcyst. South. surg. and gynaekolog. association 1900.
Narath: Fall von doppelter Dünndarm-Vaginalfistel. Wien. klin. Wschr. 1893, 869. — Naunyn: Klinik der Cholelithiasis. Leipzig 1892. — Nauwerk (1): Traktionsdivertikel mit tödlichem Ausgang. Dtsch. med. Wschr. 1920, 121. — Nauwerk (2): Zit. Fölsch. — Neisser: Die Echinokokkenkrankheiten. Berlin: Hirschwald 1877. — Nicholls: A case of cholecystico-gastric fistula. Montreal med. J. 27, 826 (1898). — Nicolini: Clinica med. 1902, 170. — Nikolas: Nabelfisteln. Zit. Wölfler und Lieblein. — Nobiling: Einige interessante Sektionsergebnisse. Wien. med. Blätter 1885, Nr 38. — Nowack: Die hypophrenischen Empyeme. Ref. Schmidts Jahrb. 332, 78 (1891). — Nussbaum: Die Verletzungen des Unterleibes. Dtsch. Chir. Lief. 44, 122. — Nyhoff: Zit. Baumann.
Oedmann och Blix: Fistula gastro-duodenalis. Nord. med. Ark. (schwed.). 2, Nr 20. — Oettingen: Leitfaden der praktischen Kriegschirurgie. Steinkopf, Leipzig 1914. — Oppel: Wechselbeziehung zwischen Salpingitis und Appendizitis. Z. Geburtsh. 1908. — Oppenheim: Oppenheims Z. 43, Nr 4. — Oppolzer: Zit. Roth. — Orvos: Darmperforation durch Askariden. Orv. Hetil. (ung.) 1907, Nr 13. — Oser: Ein Fall von Perforation eines Magengeschwürs in das linke Herz. Wien. med. Blätter 1880, Nr 52.
Palm: Wurmkrankheit. Württemb. Korresp.bl. 33, 25 (1863). — Pamard: Bull. Soc. Chir. Paris 16, 293; Rev. de Chir. 1890, Nr 5. — Parsons: Kommunikation zwischen Pankreas und Kolon. Ref. Schmidts Jahrb. 97, 151 (1858). — Passavant: Zit. Koenig. — Paulicky: Karzinomatöse Fistel zwischen Duodenum und Gallenblase. Zit. Naunyn. — Peiser: Über retroperitoneale Darmverletzungen durch Rückenschüsse. Münch. med. Wschr. 1915, 961. — Perthes: Bauchschüsse im Kriege. Münch. med. Wschr. 1915, 449. — Petry: Subkutane Verletzungen. Beitr. klin. Chir. 16, 644. — Pfuhl: Ein oberhalb der Leber gelegenes peritonitisches Exsudat in die Lunge perforiert. Berl. klin. Wschr. 1877, Nr 5. — Pick: Über Zwerchfelldurchbohrung durch das runde Magengeschwür. Z. klin. Med. 26, Nr 5 (1894). — Pieri: Quinze perforations de l'intestin. Bull. Soc. Chir. Paris 1906. — Pinkus: Magen-Pleurakommunikation. Vjschr. gerichtl. Med. N. F. 18, 217 (1873). — Piotrowski: Now. lekarsk. 1895, Nr 4. — Pohlmann: J. amer. med. Assoc. 1908. — Polano: Kotfistel im Bruchsack. Zbl. Chir. 35, 345 (1877). — Pollak: Nabelbrand, Darmfistel, Tod. Jahrb. f. Kinderheilk. N. F. 2, 127 (1870). — Poniemunski: Klinik und pathologische Anatomie der Bauchverletzungen durch stumpfe Gewalt. Diss. Rostock 1912. — Port und Reizenstein: Fistula gastrocolica. Mitt. Grenzgeb. Med. u. Chir. 17, 589 (1907). — Portal: Zit. Körte: Die chirurgischen Krankheiten des Pankreas. — Princeteau: Zit. Hilgenreiner. — Propping: Bauchschüsse. Beitr. klin. Chir. 112, 251 (1918). — Prutz (1): Verletzungen des Darms. Fortschr. Chir. Lit. — Prutz (2): Arch. klin. Chir. 60 (1900). — Prutz (3): Zit. Wullstein und Wilms.
Quincke und Daettwyler (1): Korresp.bl. Schweiz. Ärzte 1875. — Quincke und Daettwyler (2): Dtsch. med. Wschr. 1882.
Radsiewsky: Gallenblasendarmfistel. Mitt. Grenzgeb. Med. u. Chir. 9, 657 (1902). — M'Rae: Pfählungsverletzungen. Edinburgh med. J. 1877, 606. — Rayer: Die Krankheiten der Niere. Aus dem Französischen v. Landsmann. Erlangen 1844. — Reboul: Plaie pénétrante de l'abdomen. Bull. Soc. Chir. Paris 1906. — Reddingius: Kommunikation einer Pankreaszyste mit dem Duodenum. Nederl. Tijdschr. Geneesk. 1892, Nr 9. — Rehm: Chirurgenkongreß 1896 (Lit.). — Revilliod: Rupture de l'estomac. Rev. méd. Suisse Rom. 1885, 5. — Richardson: Boston med. J. 1895, 217. — Richter: Zbl. Chir. 1885, 381. — Riedel: Mitteilungen aus dem städtischen Hospital zu Aachen. St. Petersburger med. Wschr. 1885, Nr 20. — Rindfleisch: Zit. Hilgenreiner. — Rizzoli: Fistole retto-vulvari. Ref. Zbl. Chir. 1875, 90. — Rohmer: Mémoires de la société méd. de Nancy 1879, 114. Zit. Petry. — Rokitansky: Über das perforierende Magengeschwür. Med. Jahrb. d. k. u. k. österreich. Staates 18, 184 (1839). — Root: Boston med. J. 1867. — Röper: Schußverletzungen des Darms. Münch. med. Wschr. 1915, 206. — Rose: Bauchhöhlenschnitt wegen hinterer Magenruptur. Dtsch. Z. Chir. 134, 36. — Röseler: Darm-Uterusfistel. Berl. klin. Wschr. 1879, 440. — Roser (1): Zur Lehre von der umbilikalen Magenzystenfistel. Zbl. Chir. 1887, 260. — Roser (2): Heilung einer Pleura-Magenfistel. Zbl. Chir. 1885, 196. — Rosthorn: Ein Beitrag zur Kenntnis der angeborenen Nabelfistel. Wien. klin. Wschr. 1889, Nr 7. — Roth: Gastro-intestinale Gallenfistel. Arch. klin. Chir. 22, 87 (1885). — Routier: Zit. Sprengel: Appendizitis. — Rückner: Preuß. Vereinsztg. 1850, 28. — Russel: Durchbruch eines Echinokokkus der Leber in Magen und Lunge. Med. Tim. a. gaz. 1873. — Russell: Spontaneous rupture of the intestine in the new-born. J. amer. med. Assoc. 90, Nr 18 (1928).
Sachse: Durchlöcherung des Darmkanals. Bericht der 19. Naturforschervers. 1841. Ref. Schmidts Jahrb. 33, 143. — Salieri: Perfor. intest. da ascaridi. Riforma med. 18, Nr 24 (1902). — Sänger (1): Magen-Pleurafistel. Arch. f. Heilk. 1878, 247. — Sänger (2):

Taxisruptur des eingeklemmten Bruchdarms. Beitr. klin. Chir. 68, 205 (1910). — Sauerbruch: Subkutane Rupturen des Magen-Darmkanals. Mitt. Grenzgeb. Med. u. Chir. 12, 93 (1903). — Scarpa: Sulle memorie anatom.-chirurg. Übers. Seiler. Leipzig 1822, 258. — Schala-Schmidt: Pankreaszyste und Durchbruch derselben in den Darm. Diss. Greifswald 1903. — Schlencke: Über Magenrupturen durch innere Einwirkungen. Diss. Leipzig 1912. — Schloffer: Traumatische Darmverengerungen. Mitt. Grenzgeb. Med. u. Chir. 1900, 1901. S. auch Wullstein und Wilms. — Schmidt (1): Bauchquetschungen. Dtsch. med. Wschr. 1906, 1782. — Schmidt (2): Behandlung des widernatürlichen Afters. Berl. klin. Wschr. 1882. — Schmidt, R.: Beitrag zur Kenntnis der kongenitalen Darmatresien. Arch. klin. Chir. 149, 510 (1928). — Schmieden: Zit. Burckhardt und Landois. — Schönleber: Entstehung der Berstungsrupturen. Beitr. klin. Chir. 121, 597 (1921). — Schönwerth: Verletzung des Magens durch Streifschuß. Münch. med. Wschr. 1910, 463. — Schreiber: Dtsch. Z. Chir. 20, Nr 7. — Schroeder: Darmperforation durch Askariden. Diss. Halle 1887. — Schultze, H. W.: Die Pathologie des Magens. Erg. Path. 20/I, 488 (1922). — Schumacher: Die retroperitonealen Duodenalverletzungen bei Bauchkontusionen. Beitr. klin. Chir. 71, 482 (1911). — Schwalb: Zit. Wölfler und Lieblein. — Sedillot: Anus accident. présent. quatre ouvertures intestin. complètes. Paris, contribut. à la chirurgie 1855, 460. — Seefisch: Mitteilungen über Pankreaszysten. Dtsch. Z. Chir. 59, 153 (1901). — Seifert: Zit. Wölfler und Lieblein. — Seisser: Partieller Darmdefekt. Zbl. Path. 33, 222 (1923). Festschr. f. M. B. Schmidt (Lit.). — Selig: Zit. Hilgenreiner. — Sellheim: Bauchschüsse. Münch. med. Wschr. 1915, 55. — Shinodaiva: Dehnungsgeschwüre. Mitt. Grenzgeb. Med. u. Chir. 22, 229 (1911). — Siebenhaar: Durchbohrung der Därme durch Würmer. Hufelands J. 1834. — Siegenbeck, v. Heukeloom: Die Genese der Ectopia ventric. am Nabel. Virchows Arch. 111, 475 (1888). — Siegmund, E.: Berstungsruptur des Dünndarms ohne Einwirkung äußerer Gewalt. Zbl. Chir. 1928, Nr 18. — Silbermark: Die Pfählungsverletzungen. Wien 1911. — Singer: Magen-Kolonfistel. Berl. klin. Wschr. 1923, 665. — Skiles: Prenatal rupture of the intestine. J. amer. med. Assoc. 90, Nr 20 (1928). — Spalding: Philad. med. times. 229, 581 (1876). — Spollanjani: Zit. Lenz: Naturgeschichte. — Sprengel: Appendizitis. Dtsch. Chir. 1906, Lief. 46 d. — Starlinger: Pfählung als Sportverletzung. Wien. klin. Wschr. 1926, 1515. — Stein: Ein Fall von chronischem Magengeschwür mit doppelter Perforation in Darm und Harnwege. Münch. med. Wschr. 1903, Nr 38. — Steinthal: Duodenalverletzungen durch stumpfe Gewalt. Münch. med. Wschr. 1908, 169. — Stern: Über traumatische Erkrankungen der Magenschleimhaut. Dtsch. med. Wschr. 1899, 621. — Sternberg und Dolan: Beiträge zur chirurgischen. Behandlung der durch stumpfe Gewalt verursachten Unterleibserkrankungen. Berl. klin. Wschr. 1906, 1625. — Stieda: Durchbohrung des Duodenums und Pankreas durch eine Tänie. Zbl. Bakter. 1900. — Stierlin: Décollement traumatique der Bauchdecken. Beitr. klin. Chir. 84, 121 (1914). — Stokes: Diseases of the chest. 1837, 365. — Stolz: Schußverletzungen des Mastdarms. Beitr. klin. Chir. 101, 397 (1916). — Suchanek: Schußverletzungen des Abdomen. Beitr. klin. Chir. 91, 334 (1914). — Sudhoff: Eine eigenartige Darmverletzung. Münch. med. Wschr. 1915, 1587. — Swetelsky: Penetrierende Bauchwunden. Wien. allg. Ztg. 1877, Nr 13.

Takeuchi: Über eigenartige Darmwandnekrosen durch Askariden. Virchows Arch. 258 (1925). — Talma: Untersuchungen über Ulcus ventriculi. Z. klin. Med. 17, 10 (1890). — Tanaka: Fistel zwischen Gallenblase und Wurmfortsatz. Berl. klin. Wschr. 1911, 568. — Thiem: Handbuch der Unfallerkrankungen. Dtsch. Chir. Lief. 67, 1898. — Thierfelder: Bericht über einen Fall von Gastroduodenalfistel. Dtsch. Arch. klin. Med. 4, 33 (1868). — Thurnam: Dünndarm-Scheidenfistel. Lancet 1836, 190. — Tietze: Gallensteinileus. Berl. klin. Wschr. 1912, 2481. — Tillmanns (1): Über angeborenen Prolaps der Magenschleimhaut durch den Nabel. Dtsch. Z. Chir. 18, Nr 1 (1882). — Tillmanns (2): Kommunikation des Magen-Darmkanals mit der Brusthöhle. Arch. klin. Chir. 27, 113 (1881). — Tissier: Tod durch stumpfe Gewalteinwirkung. Progrès méd. 1884. — Tobeck: Angeborene Verschlüsse. Virchows Arch. 265, 330 (1927). — Tosi: Communicatione del ventriculo col colo transvers. Gaz. comm. Milano. 6, 261 (1855). — Tourtual: Praktische Beiträge zur Therapie der Kinderkrankheiten. Münster 1837. — Tschistosserdoff: Traumatische subkutane Darmrupturen. Beitr. klin. Chir. 79, 70 (1912).

Vanni: Sul ulcera dello stomacho d'origine traumatica. Sperimentale 64 (1889). — Veit (1): Virchows Handb. f. spez. Pathologie 6, 565. Erlangen 1867. — Veit (2): Kotfistel durch Spätnekrose der Darmwand beim Streifschuß des Bauches. Berl. klin. Wschr. 1917, 359. — Velpeau: Zit. Koenig. — Versé: Ruptur des Magens bei Hefegärung. Münch. med. Wschr. 1918, 1290. — Voigtel: Handbuch der pathologischen Anatomie. Halle 1805, 150. — Völcker: Trans. path. Soc. of London 46, 78 (1895). — Vaillant: Zit. Hévin.

Warfwing: Zit Schumacher. — Warszawsky: Seltene Fälle von Bauchwandfistel des Uterus. Mschr. Geburtsh. 12, 752 (1900). — Watrs: Zit. Wölfler und Lieblein. —

WEBER: Pfählungsverletzungen. Münch. med. Wschr. 1913, 1772. — WIETING-PASCHA: Bauchschußverletzungen aus dem Balkankriege. Beitr. klin. Chir. 92, 170 (1914). — WILDEGANZ: Magen- und Pankreaszerreißung nach Überfahrung. Berl. klin. Wschr. 1923. 851. — WINCKEL: Pathologie der weiblichen Sexualorgane. Leipzig: Hirzel 1881. — WINIWARTER (1): Eiterung nach subkutaner Nierenverletzung. Zit. HILGENREINER. — WINIWARTER (2): Kasuistische Mitteilung über Pfählung. Wien. klin. Wschr. 1910, 35. — WINIWARTER (3): Fälle von Duodenalverletzungen. Dtsch. Z. Chir. 113, 582 (1912). — WITT: Ein Fall von Magenfistel. Hygiea 1861, 595. — WOLFF: Über Ileozökaltumor. Med. Klin. 1905, Nr 54. — WÖLFLER und LIEBLEIN: Fremdkörper des Magen-Darmkanals. Dtsch. Chir. 1909, Lief. 46b. — WOOD: Anus ileo-vaginalis. Lond. med. rep. 15, 450 (1822). — WREDE: Extraperitoneale Darmverletzungen. Beitr. klin. Chir. 116, 627 (1919). — WULLSTEIN und WILMS: Lehrbuch der Chirurgie. Jena: Fischer 1918. — WUNSCHHEIM: Zur Kasuistik der spontanen Magenruptur. Prag. med. Wschr. 1893, Nr 3.

ZAHN: Perforation des S-romanum durch einen Darmpolypen. Virchows Arch. 143, 187 (1896). — ZIEMSEN: Handbuch der speziellen Pathologie und Therapie. 7, 462. — ZILLNER: Rupt. flex. sigmoid. inter partum. Virchows Arch. 96 (1885). — ZOJA: Gazz. med. ital. Lombard. 1867. Zit. WÖLFLER und LIEBLEIN. — ZYPKIN: Fall von Aneurysma der Bauchaorta mit Perforation in den Magen. Dtsch. med. Wschr. 1913, 1145.

B. Fremdkörper.

ABERLE: Württemberg. Korresp.bl. 36, 23 (1869). — AHREINER: Fremdkörper des Magen-Darmkanals. Mitt. Grenzgeb. Med. u. Chir. 30, 568 (1918). — ALIBRAN: Gaz. Hôp. 1843, 561. — D'ALLAINE: Occlusion intestinale mortelle par calcule biliaire. Bull. Soc. anat. Paris 1924, 28. Ref. Zbl. Chir. 1925, 253. — ARNING: Tödliche Magenblutung durch eine Fischgräte. Dtsch. med. Wschr. 1895, 27. — ASCHOFF (1): Lehrbuch der pathologischen Anatomie. 1919, 4. Aufl. — ASCHOFF (2): Med. Klin. 1905. — ASKANAZY: S. ASCHOFF: Lehrb.

BALDINGER: Zit. WÖLFLER und LIEBLEIN. — BALTES: Intestin. concretions resembling in cells from the banan. Amer. J. med. Sci. 1887. — BARLING: Hair-ball removed from the stomach. Brit. med. J. 1913, 769. — BARRY: Calculi in the appendix. Lancet 1907. — BARTH (1): Hochgradige Kotstauung. Arch. f. Heilk. 1870, 119. — BARTH (2): Fall von echten Dünndarmsteinen. Dtsch. med. Wschr. 1928, 504. — BAUER: Fremdkörper. Jb. Kinderheilk. N. F. 9, 1876, 386. — BEACH: Case of pelvic tumor formed by a calcified Meckels Diverticulum. Ann. Surg. 1896, 484. — BEATTIE: Mass of hair removed from the stomach. Lancet 1910, 1421. — BECKER: Corp. alienis. Diss. Leipzig 1860. — BEER: Entstehung eines akuten Ileus durch einen fast 11 Jahre im Magen-Darmkanal verweilenden Murphyknopf. Dtsch. Z. Chir. 186, 120 (1924). — BENSLEY: Lancet 1899. — BERG: Haargeschwulst im Magen. Nord. med. Ark. (schwed.). 19, 25 (1888). — BERNAYS: Verschlucktes Tischmesser. Wien. klin. Wschr. 1887, Nr 19. — BERTHOLD: Zit. WÖLFLER und LIEBLEIN. — BEST: Death from accumulation of the hair. Brit. med. J. 1869. — BIAGGI: Presse méd. belg. 1874, Nr 24. — BIER: Darmverstopfung durch eine Mullkompresse. Dtsch. med. Wschr. 1900, 255. — BIGGER: Zit. STOKES. — BINAGHI: Wirkung von Fremdkörpern auf den tierischen Organismus. Virchows Arch. 156, 245 (1899). — BITTDORF: Akute Entzündung der Flexura sigmoidea durch Kotstauung. Berl. klin. Wschr. 1903, 145. — BLACK: Clin. lecture on obstinate constipation. Brit. med. J. 1871. — BLUMER: Foreign body in append. abscess. Brit. med. J. 1907, 1119. — BOEKEL: Corps étrangers du rectum. Gaz. méd. Strasbourg. 1872, Nr 9. — BOJASINSKI: VIRCHOW-HIRSCH 1892, 169. — BOKSTRÖM: Tre Fall of Tarmocclusion. Hygiea 1885, 99. — BOLLINGER: Eine seltene Haargeschwulst im menschlichen Magen. Münch. med. Abhandl. 1. Reihe 1891, Nr 4. — BOLOFF: Arch. f. Kinderheilk. 24. — BONVOISIN et DE CUMONT: Corps étrangers multipl. de l'append. Bull. Soc. Chir. Paris 1910. — BORGGREVE: Die Folgen verschluckter Fruchtkerne. Zbl. Grenzgeb. Med. 15, 275 (1912). — BRAUN: Primäre Darmphlegmone. Beitr. klin. Chir. 128, 142 (1923). — BROCA: Epingle de cravate avalée. Bull. Soc. Chir. Paris 1906. — BROOK: Phytobezoare. Zit. WÖLFLER und LIEBLEIN. — BROSCH: Virchows Arch. 205 (1911). — BROUANT: Contributions à l'étude des calculs intest. d'origine médicament. Bull. thérap. 1902. — BROUGHTON and HEWETSON: Herniated append. due to a pin. Lancet 1906. — BROWN: A peculiar cause of intest. obstruction. J. amer. med. Assoc. 56, Nr 19. — BRUNN: Zit. KAUFMANN. 654. — BUCKNILLE: Zit. WÖLFLER und LIEBLEIN. — BÜDINGER: Perforation des Darms durch ein Knochenstück. Sitzgsber. Ges. d. Ärzte i. Wien 1899.

CACKOWIC: Lijecn. Vjesn. (serbo-kroat.). 24, 180 (1902). — DE LA CAMP: Bezoare. Dtsch. med. Wschr. 1915, 1175. — CARL und LESK: Darmverschluß durch Gallensteine. Diss. Freiburg 1905. — CARO: Haargeschwulst aus dem Dünndarm. 41. Chirurgenkongreß 221. — CAYROCHE: Zit. WÖLFLER und LIEBLEIN. — CHICHESTER: Case of haematemesis connected with the discharpe of larve. Edinburgh med. J. 7, 288 (1811). — CHLUMSKY:

Darmknopf. Mitt. Grenzgeb. Med. u. Chir. Suppl. III, 416 (1907). — CHRISTOW: Fall von Invagination des Dünndarms durch einen Bandwurm. Russk. Wratsch **1907**. — CLAIRMONT: Trichobezoare kombiniert mit Ulcus ventriculi. Wien. klin. Wschr. **1911**, 714. — CLOQUTE: Mém. sur les condrétions intest. C. r. Acad. Sci. **1855**. — CLOSMADEUC: Bull. Soc. Chir. Paris **1861**. — COOK: Passage of foreign bodies through the intestinal canal. Brit. med. J. **1**, 480 (1877). — CRAMER: Beitrag zur Pathologie des Meckelschen Divertikels. Zbl. Chir. **1898**, 521. — CRUVEILHIER: Traité d'anatom. patholog. **2**, 541; **26**.

DEMEL: Zit. WÖLFLER und LIEBLEIN. — DENDY: Zit. WÖLFLER und LIEBLEIN. — DENEKE: Entzündung und Gangrän des Meckelschen Divertikels. Dtsch. Z. Chir. **62**, 522 (1902). — DICKSON: Gallstones passed by the rectum. Lancet **1906**. — DIDDENS: Gallsteenileus. Nederl. Tijdschr. Geneesk. **1918**, 1267. — DIEULAFOY: La lithiase intest. et la gravelle de l'intestin. Presse méd. **1897**. — DITTEL: Mastdarm-Blasenschnitt zur Entfernung von Fremdkörpern. Wien. Z. **1854**, 34. — DITTENS: Zit. WÖLFLER und LIEBLEIN. — DORAN: Trans. path. Soc. London **29**, 122. — DOWNING: Obstruction and perforation of small intestine due to a coprolithe. J. amer. med. Assoc. **86**, Nr 8 (1926). — DUBOIS (1): Gaz. Hôp. **1863**. — DUBOIS (2): Arch. klin. Chir. **8**, 654.

EDER: Zit. WÖLFLER und LIEBLEIN. — EDLEFSEN: Zur Frage der Sigmoiditis acuta. Berl. klin. Wschr. **1903**, 1097. — EGEBERG: Ascarides. Norsk. Mag Laegevidensk. **12**, 76 (1882). — EICHHORST (1): Über Darmgrieß. Dtsch. Arch. klin. Med. **68** (1900). — EICHHORST (2): Kirschkernileus. Med. Klin. **1910**, Nr 15. — ERICHSON: Trans. path. Soc. London **11**, 86. — ESCHER: Chirurgenkongreß **1891**, 199. — EXNER (1): Die spitzen Fremdkörper im Verdauungstraktus des Menschen. Wien **1903**. — EXNER (2): Pflügers Arch. **89**, 253 (1902).

FABER: Zit. AHREINER. — FANCONI: Angeborener Ileus. Virchows Arch. **229** (1920). — FERGUS: Perforation of the vermif. proc. from concretions. Trans. path. Soc. London **21**, 179 (1871). — FERRAND: Fremdkörper im Rektum. Anat. Ges. Paris **1898**. — FISCHER: Chirurgenkongreß, Berlin **1889** u. Ges. d. Budapester Spitalärzte **1903**. — FLESCH-THEBESIUS: Projektilwanderung. Beitr. klin. Chir. **120**, 663 (1920). — FLEURY: A case of removal of the dinner fork from the stomach. The med. Presse **1881**. — FRICKER: Ein seltener Fall von Fremdkörper im Magen. Dtsch. med. Wschr. **1897**, 56. — FRIEDLÄNDER: Schellackstein als Ursache von Ileus. Berl. klin. Wschr. **1881**, Nr 1. — FRIIS: Sjeldent Fund i Append. Nederl. Tijdschr. Laegeforen. **1910**, Nr 24. Ref. Zbl. Chir. **1911**, 809. — FRORIEPS: Notizen **1822**, Nr 36.

GARNIER: Sur une volumineuse concrétion phosphat. dans l'estomac. Arch. internat. Physiol. **5**, 649 (1894). Ref. SCHMIDTs Jahrb. **1895**, 233. — GASTGEBER: Med. chirurg. Centralbl. **1877**, 22. — GATTI: Occlusione intestinale da calcoli biliari. Gazz. Osp. **1880**, Nr 14. — GEMMEL: Foreign bodies in the stomach. Lancet **2**, 432 (1895). — GÉRARD: Corps étrangers du rectum, leur migration dans l'intestin. Paris **1878** (Lit.). — GERHARDT (1): Magenkatarrh durch lebende Dipteren. Jenaische Z. **1867**, 454. — GERHARDT (2): Berl. klin. Wschr. **1891**, 40. — GERLACH: Mechanische Schleimhautschädigungen durch Askardidenileus. Dtsch. Z. Chir. **173**, 396 (1922). — GERVAIN: Zit. WÖLFLER und LIEBLEIN. — GIERKE: Bauchfell. Dieses Handbuch IV/1. — GILLETTE: Verschluckte Nadeln. Zit. ARNING. — GLÜCK: Zit. WÖLFLER und LIEBLEIN. — GOBIET: Wien. klin. Wschr. **1910**. — GOEBEL: Gazetupfer im Dünndarm. Berl. klin. Wschr. **1923**, 371. — GOLDBERGER: Bericht über einen Fall von Ileus verminosus. Med. Klin. **1926**, Nr 34. — GÖRLICH: Med. Korresp. d. Württemberg. Ärztevereins **1908**, Nr 11. — GRAEFE: Chronische Appendizitis, hervorgerufen durch 12 Schrotkörner. Münch. med. Wschr. **1919**, 1321. — GRAEVE: Drei Fälle von Darmsteinen. Zbl. Chir. **1911**, 255. — GRAUER: Schellackstein im Magen. Ugeskr. Laeg. (dän.). **1892**, 359. — GREIG: Darmstein. Lancet **1910**. — GUETERBOCK: Ein Fall von Darmstein. Berl. klin. Wschr. **1874**, 23.

HAARLEY: Trans. path. Soc. London **11**, 87 (1860). — HALLAS: Zit. WÖLFLER und LIEBLEIN. — HALMA-GRAND: Enteritis verminosa. L'union **1856**, 50. — HAMDI (1): Dtsch. Z. Chir. **79**, 313 (1905). — HAMDI (2): Drei Horto- und Phytobezoarefälle beim Menschen. Dtsch. med. Wschr. **1926**, 2122. — HANSEMANN: Epityphlitis und Fremdkörper. Mitt. Grenzgeb. Med. u. Chir. **12**, 514 (1903). — HARDOUIN: Corps étrangers du rectum. Bull. Soc. Chir. Paris **1911**. — HAYEM et CARRION: Corps étrangers de l'estomac. Bull. Soc. méd. Hôp. Paris **1898**. — HEFTING: Zit. WÖLFLER und LIEBLEIN. — HEGAR-KALTENBACH (1): Zit. KAYSER. — HEGAR-KALTENBACH (2): Operative Gynäkologie **1886**, 283. — HEILBRONN: Profuse Blutung infolge Verletzung der Magenschleimhaut durch einen Glassplitter. Zbl. Chir. **1891**, 114. — HEILE: Mitt. Grenzgeb. Med. u. Chir. **22** (1910). — HEINRICHSDORFF: Über Fremdkörperdarmverschluß. Diss. Freiburg **1903**. — HELBER: Sigmoiditis chronica granulosa. Münch. med. Wschr. **1905**, 502. — HENNIG: Freie Vereinigung der Chirurgen Berlins **1902**. — HÉVIN: Mém. de l'académie royale de chirurgie **1**, 466 (1743). — HICHENS and ODGERS: Case of vegetable gastrolith. Brit. med. J. **1912**, 506. — HILDANUS: Zit. WÖLFLER und LIEBLEIN. — HILDEBRAND: Jber. Chir. Wiesbaden: Bergmann (Lit.). —

HILL, BARKELEY: Obstruction from gallstone. Med. times and gazz. 1880, 375. — HIRTZ et MATHIEU: Bull. Soc. méd. Hôp. Paris 1895. — HOFFMANN: Murphyknopf im Darm. Dtsch. med. Wschr. 1912, 195. — HOPPE: Dtsch. med. Wschr. 1902, 200. — HORN: Med. Z. d. Vereins f. Heilk. i. Preußen 1852, Nr 19. — HUBRICH: Fremdkörper im Rektum. Dtsch. med. Wschr. 1928, 476. — HUISMANS: Über das Aquarium vivum. Münch. med. Wschr. 1915, 1616. — HUTCHINSON (1): Lancet 1873, 91. — HUTCHINSON (2): Patholog. society of London 6, 203. — HÜTTENBACH: Trichobezoare im Magen. Mitt. Grenzgeb. Med. u. Chir. 24, 85 (1912).

IBSCHER: Darmsteine beim Pferde. Z. Fleisch- u. Milchhyg. 1928, 194.

JEAFFRESSON: Brit. med. J. 1868, 531. — JIRAUD: Zit. WÖLFLER und LIEBLEIN. — JUNGHANS: Chirurgenkongreß 1908, 207. — JUWARA: Zit. WÖLFLER und LIEBLEIN.

KAMPMANN: Trichobezoare im Magen. Münch. med. Wschr. 1911, 413. — KAREWSKY: Gallensteinileus. Dtsch. med. Wschr. 1902, 168. — KAUFMANN, E.: Lehrbuch der speziellen pathologischen Anatomie 1922. — KAYSER: Ein geheilter Fall von mehrfacher Darmperforation im Anschluß an das Zurückbleiben einer Kompresse. Arch. Gynäk. 68, 329 (1903). — KELLOCK: Pin in appendix. Lancet 1909. — KELLY: The occurrence of the ascaris... Amer. J. med. Sci. 1884. — KERCKRING: Zit. WÖLFLER und LIEBLEIN. — KISSINGER: Fremdkörper im Magendarmkanal. Med. Klin. 1927, 479. — KJAR: Darmsteine in einem Schenkelbruch. Hosp.tid. (dän.). 1896, Nr 19. — KLOIBER: Murphyknopf. Beitr. klin. Chir. 110, 23 (1918). — KOCHER (1): Korresp.bl. Schweiz. Ärzte 1883, 602. — KOCHER (2): Ileus. Mitt. Grenzgeb. Med. u. Chir. 4, 195 (1899). — KOENIG: Spezielle Chirurgie 1885. — KOPCZYNSKI: Magenfistel. Polska Gaz. lek. 1904, Nr 27. — KÖRTE (1): Gallensteinileus. Dtsch. Ges. Chir. Berlin 1893, Nr 4. — KÖRTE (2): Beiträge zur Chirurgie der Gallenwege und Leber 1905. — KÖRTE (3): Demonstration von Präparaten von Darmverschluß. Berl. klin. Wschr. 1894, 962. — KRANSTÖVER: Gallensteinileus. Diss. Göttingen 1912. — KRAUSE: Fall von Fliegenlarven. Dtsch. med. Wschr. 1886, 291. — KROSINSKI: Zit. WÖLFLER und LIEBLEIN. — KUDLICH: Tödliche Blutung bei einer Nadelschluckerin. Wien. klin. Wschr. 1928, 1031. — KÜTTNER: Kriegschirurgisch wichtige Fremdkörper. Beitr. klin. Chir. 101, 13 (1916).

LANDOW: Gallensteinileus durch Achsendrehung. Berl. klin. Wschr. 1909, Nr. 52. — LANE: Foreign body in the rectum. Perforation. Brit. med. J. 1874, 611. — LANGDONDOWN: Zit. WÖLFLER und LIEBLEIN. — LANGENBECK: Zit. BILLROTH und WINIWARTER. — LANGERHAGEN: De l'entérite muco-membraneuse. Semaine méd. 1898. — LANGSTAFF: Zit. POLLAND. — LAVENANT: Tumeur pileuse de l'estomac. Bull. Soc. Chir. Paris 1925. Ref. Zbl. Chir. 1925, 278. — LÉDIARD: Gallstones in the appendix. Lancet 1907, Nr 1. — LE GENDRE: Sur les corps étrangers. Bull. acad. roy. Chir. 2, 283 (1819). — LEO: Ausscheidung von Salolkonkrementen durch die Fäzes. Sitzgsber. Ges. Natur- u. Heilk. Bonn 1899. Ref. Dtsch. med. Wschr. 1900, 123 (Vereinsblatt). — LESK: Gallensteinileus. K. K. u. Ges. d. Ärzte in Wien 1908. — LETOURNEUR: Zit. WÖLFLER und LIEBLEIN. — LEVANDER: Foreign bodies in the duodenum. Acta chir. scand. (Stockh.) 62, 358 (1927). — LICHTENSTEIN: Mastdarmfisteln, verursacht durch Gallensteine. Wien. med. Presse 1875, 44. — LITTHAUER: Über Darmfremdkörper und Perityphlitis. Berl. klin. Wschr. 1911, 1179. — LITTLE and CALLAWAY: Trans. of Lond. patholog. society. 7, 106 (1851). — LOCHTE: Münch. med. Wschr. 1906, 334. — LOFARO: Corpi estranei nell' append. vermif. Arch. ital. Chir. 1909. — LORENZ: Perforierender Fremdkörper als Ursache einer Magenblutung. Münch. med. Wschr. 1927, 897. — LOSSEN: Zit. RETZLAFF.

MAC-LAREN: Trans. amer. gynec. Soc. 21, 394 (1896). — MADELUNG: Ein seltener Fall von Darmsteinen. Dtsch. Arch. klin. Med. 5, 122 (1868). — MALLIUS: Fall von chronischem Ulcus ventriculi, kompliziert mit Haarballen. Lancet 1903. — MANASSE: Schellackstein im Magen. Berl. klin. Wschr. 1895, 359. — MARCHAND: Ärztlicher Verein Marburg 1894. — MARGERIÉ: L'union 1867. — MARIANI: El siglo medico. 1880, 810. — MARSHAL (1): Dublin med. Presse 1852. — MARSHALL (2): Salolsteine. Zit. bei SEIFERT: Würzburg. Abhandl. 1 (1901). — MATHIEUX (1): Tumeur pileuse de l'estomac. Ref. Zbl. Chir. 31, 172 (1925). — MATHIEUX (2): Darmsteine. Bull. Soc. méd. Hôp. Paris 1897. — MAY: Hair-ball. Associat. med. journal 1855, 28. Zit. SCHULTÉN. — MELCHIOR: Fremdkörper im Rektum. Beitr. klin. Chir. 95, 532 (1915). — MERCK: Beiträge zur Pathologie und Chirurgie der Gallensteine. Mitt. Grenzgeb. Med. u. Chir. 9, 474 (1902). — MERVIL: Reizung der Darmschleimhaut durch Tabak. Amer. J. 101, 94 (1866). — MICHAUX: Zit. BINAGHI. — MITTWEG: Zit. WÖLFLER und LIEBLEIN. — MÖLLER: Hosp.tid. (dän.). 1913, Nr 12. — MOORE: Foreign body in large intestin. Brit. med. J. 1907. — MORESTIN: La médicine moderne. 49, 388 (1898) Zit. SCHUMACHFER. — MÜLLER: Askariden. Zbl. Grenzgeb. Med. u. Chir. 12, 18 (1909). — MYSCH: Zur Frage der Haargeschwülste im Magen. Russk. chir. Arch. 3, 439.

NAUNYN (1): Ein Fall von Darmkonkrementen. Dtsch. Arch. klin. Med. 1905, 84. — NAUNYN (2): Ileus. Mitt. Grenzgeb. Med. u. Chir. 1, 98 (1895). — NAUWERK: Zit. ASCHOFF. — NÉLATON: Doctrin chirurgicale 3, 426 (1846). — NEUGEBAUER (1): Arch. Gynäk. 82 (1907). —

Neugebauer (2): Zbl. Gynäk. **1904**, Nr 3. — Neugebauer (3): Mschr. Geburtsh. **1900**, Nr 11. — Noetzel: Ergebnisse von 241 Peritonitisoperationen. Beitr. klin. Chir. **47**, 215 (1905). — Nussbaum: Zit Heinrichsdorff.

Oberndorfer: Erg. Path. (Lubarsch-Ostertag) **13** (1909). — Olshausen: Die Krankheiten der Ovarien. Dtsch. Chir. Lief. 58. — Omboni: Annal. univers. **218**, 551 (1869). — Ort: Zit. Wölfler und Lieblein.

Paltauf: Spontane Dickdarmruptur bei Neugeborenen. Virchows Arch. **111**, 461 (1888). — Paterson: A case in which 15 intest. concretions were passed with complete and permanent relief. Edinburgh med. J. **1868**, 1067. — Peiper: Fliegenlarven als gelegentliche Parasiten des Menschen. Berlin 1906. — Penkert: Durch Genuß von Mohn bedingte tödliche Blinddarmerkrankung. Münch. med. Wschr. **1919**, 100. — Percy: Zit. Wölfler und Lieblein. — Perls: Zit. Wölfler und Lieblein. — Permann: Zit. Wölfler und Lieblein. — Pernian: Hârsvulst i Tarmen. Hygiea. N. F. **1906**, 576. — Perrin: Darmvolvulus durch Würmer. Rev. clinic. **1852**, 7. — Pollok (Polland): Guys Hosp. Rep. 3. Serie, **9**, 265 (1863). — Poré: Zit. Wölfler und Lieblein. — Potherat: Append. perfor. par corps étrangers. Bull. Soc. Chir. Paris **1905**, 676. Zit. Schumacher. — Prunac: Lebende Fremdkörper. Zit. Wölfler und Lieblein.

Radley: Case of gastric hair-ball. Brit. med. J. **1913**, 280. — M'Rae: Zit. Wölfler und Lieblein. — Rammstedt: Fremdkörper im Wurmfortsatz. Mitt. Grenzgeb. Med. u. Chir. **20**, 319 (1909). — Rauch: Verschluckte Fremdkörper im Magen-Darmkanal. Dtsch. med. Wschr. **1927**, 174. — Rebentisch: Fremdkörper bei Appendizitis. Dtsch. med. Wschr. **1905**, 630. — Recklinghausen: Einschlüsse in Harnsteinen. Wien. klin. Wschr. **1900**, 516. — Retzlaff: Fremdkörper des Darmes. Beitr. klin. Chir. **83**, 46 (1913). — Revenstorf: Münch. med. Wschr. **1906**, 1232. — Riether: Darmverschluß durch Kottumor bei drei Tage altem Kind. Wien. klin. Wschr. **1898**, Nr 4. — Ritchie: Edinburgh monthl. J. **1899**. — Ritter: Merkwürdige Krankengeschichte eines Mannes. Ref. Hufelands J. Nr 13. — Robinson: Obstruction by a gallstone. Brit. med. J. **1907**. — Röll: Haarbälle. Zit. Wölfler und Lieblein. — Roloff: Holz im Mastdarm. Münch. med. Wschr. **1911**, 30. — Rubinstein: Demonstration eines großen Darmsteines. Berl. klin. Wschr. **1899**, 711. — Rulison: Amer. Med. times. **1863**. — Russell: A case in which the cavity of the stomach was occupied by a mass of hair. Med. times and gazz. **1869**. — Rust: Handbuch der Chirurgie. **5**, 417 (1831). — Rutherford: Perityphlitis and foreign bodies. Glasgow med. J. **1905**.

Sacin: Fäkalsteine. Zit. Wölfler und Lieblein. — Savy: Zit. Wölfler und Lieblein. — Schachner: Foreign body accidentally left in the abdominal cavity. Ann. Surg. **1901**. — Schäfer: Ein im Darm einer Frau vorgefundenes Tuch. Diss. Greifswald 1903. — Schlesinger: Haargeschwulst des Magens. Sitzgsber. d. Wien. med. Clubs **1898**. — Schläpfer: Gallensteinileus. Beitr. klin. Chir. **122**, 122 (1921.) — Schloessmann: Über chirurgische Erkrankung durch Askariden. Mitt. Grenzgeb. Med. u. Chir. **34**, 1 (1922). — Schönborn: Trichobezoare im Magen. Arch. klin. Chir. **29**, 609 (1883). — Schreiber: Trichobezoare im Magen. Mitt. Grenzgeb. Med. u. Chir. **1**, 729 (1895). — Schuberg: Kenntnis des Baues der Kotsteine. Zit. Wölfler und Lieblein. — Schüller: Gallensteinocclusion. Diss. Strassbourg 1891. — Schultén: Haargeschwulst im Magen. Finska Läk. sällsk Hdl. **37** und Mitt. Grenzgeb. Med. u. Chir. **2**, 289 (1897). — Schultze, K.: Magensteine. Dtsch. med. Wschr. **1906** (1885). — Schultze, W. H.: Die Pathologie des Magens. Erg. Path. (Lubarsch-Ostertag) **20/I**, 488 (1922). — Schwalb: Zit. Wölfler und Lieblein. — Schwalbe: Berl. klin. Wschr. **1889**. — Schwarz: Fall von Trichobezoare. Med. Klin. **1913**, 2148. — Sedillot: Contribut. à la chirurgie. Paris **2**. 457 (1868). — Seifert: Zit. Wölfler und Lieblein. — Sheen: Foreign body in append. abscess. Brit. med. J. **1907**, 867. — Sidney Boyd: Foreign body in the vermiform appendix. Brit. med. J. **1912**, 828 — Siebold: Zit. Wölfler und Lieblein. — Simon: Untersuchung eines Darmsteines. Buchners Rep. **16**, 215 (1839). — Sirand: Zit. Wölfler und Lieblein. — Smith: Case of fatal obstruction. Med. times and gaz. **1884**, 148. — Sonderland: Zit. Wölfler und Lieblein. — Spollanjani: Zit. Lenz: Naturgeschichte. — Sprengel (1): Appendizitis. Dtsch. Chir. **1906**, Lief. 46d. — Sprengel (2): Haargeschwulst des Dünndarms mit ungewöhnlichen Folgeerscheinungen. 41. Chirurgenkongreß, 217. — Standhartner: Zit. Dittel. — Steinhauer: Seltene Ursache einer Darmstenose. Dtsch. med. Wschr. **1903**, 409. — Stelzner: Haargeschwulst im Magen. Zbl. Chir. **1896**, 121. — Stepp: Darmverschluß. Münch. med. Wschr. **1887**, Nr 51. — Sternberg: Aquarium vivum. Dtsch. med. Wschr. **1913**, Nr 8. — Stimson: Zit. Wölfler und Lieblein. — Stockfleth: 33 cm langes Sondenstück im Magen. Norsk Mag. Laegevidensk. **8**, 903 (1893). — Stroud-Hosford: Foreign bodies in intestin. Brit. med. J. **1912**, 834. — Studsgaard: Corps étrangers dans le S. iliaque. Bull. Soc. Chir. Paris **1878**, Nr 8. — Swain: Mass of hair in the stomach. Lancet **1**, 904 (1894).

Tandler: Die anatomischen Unterlagen der Wegestörungen des Darmes. Verhandl. d. Ges. Verd.gskrkh. **1928**, 77. Leipzig: Gg. Thieme. — Tefft: Haargeschwulst im Zökum.

Hosp.tid. (dän.). **1866**, Nr 5. — Thiret: Zit. Wölfler und Lieblein. — Thiroloix et Létienne: Gallensteine. Sitzgsber. anat. Ges. Paris **7** (1891). — Thornston: Large mass of hair in the stomach. Lancet **1**, 57 (1886). — Thorton: Zit. Wölfler und Lieblein. — Tietze: Gallensteinileus. Berl. klin. Wschr. **1912**, 2481. — Tillaux: Corps étrangers du rectum. Bull. Soc. Chir. Paris **3**, Nr 8. — Titze: Berl. klin. Wschr. **1913**, 53. — Toubin: Associat. franç. pour. l'avancement des sciences. **1893**. — Treplin: Phytotrichobezoare. Beitr. klin. Chir. **92**, 317 (1914). — Treves: Darmobstruktion. **1888**. — Trojau: Fremdkörper im Mastdarm. Dtsch. med. Wschr. **1927**, 1781. — Turgis: Corps étrangers du rectum. Bull. Soc. Chir. Paris **4**, Nr 10. — Turner: Hair-balls. Brit. med. J. **1900**.

Uhde: Entfernung eines Werkzeuges aus Holz aus dem Colon ascendens. Arch. klin. Chir. **28**, 219 (1882). — Unger: Ileus durch unverdaute Nahrungsmittel. Berl. klin. Wschr. **1914**, 662.

Vaillaut: Zit. Hévin. — Veit: Geburtsh.-Gesellsch. Berlin 1885. — Venning: Intest. obstruction from Ascarides. J. amer. med. Assoc. **1910**, Nr 24. — Vibert: Étude sur la lithiase intestinale. Paris **1901**. — Vigoureux et Charpentier (1): Über Fremdkörper im Verdauungskanal Geisteskranker. Bull. Soc. méd. psychol. Paris **1903**. — Vigoureux et Charpentier (2): Wien. klin. Wschr. **1903**, 1095. — Virchow: Ein seltener Darmstein vom Menschen. Virchows Arch. **20**, 403 (1861); **90** (1882). — Vonnegut: Ein Fall von Schellackstein im menschlichen Magen. Dtsch. med. Wschr. **1897**, 418.

Wagner: Z. Chir. **130**. — Waldraff: Über einen Fall von Enterolithiasis. Diss. München 1902. — Watrs: Zit. Wölfler und Lieblein. — Watson: On intestinal concretions. Edinburgh med. J. **1868**. — Wenczel: Kasuistik der Fremdkörper. Beitr. klin. Chir. **22** (1898). — Wendt: Schellackstein im Magen. Mitt. Grenzgeb. Med. u. Chir. **30**, 609 (1918). — White: Lancet **2**, 31 und Hufelands J. **1811**, 124. — Wiesinger: Gallensteinileus. Münch. med. Wschr. **1905**, 2107. — Wilms: Ileus. Dtsch. Chir. Lief. 46g, 173 (1906). — Wimmer (1): Münch. med. Wschr. **1907**, 1032. — Wimmer (2): Wien. klin. Wschr. **1905**, 1314. — Winckler: Zit. Wölfler und Lieblein. — Wolff, H.: Über Ileozökaltumor. Med. Klin. **1905**, Nr 54. — Wölfler und Lieblein: Fremdkörper des Magen-Darmkanals. Dtsch. Chir. Lief. 46b, **1909**. — Wollaston: Zit. Wölfler und Lieblein. — Wright: Intestinal obstruction. Lancet **1911**. — Wullstein und Wilms: Lehrbuch der Chirurgie. Jena: Fischer 1918.

Xella: Corp. estraneo. Il Raccogliatore. medico. **1879**, Nr 11.

8. Die tierischen Parasiten des Darmes[1].

Von

Walther Fischer-Rostock.

Mit 57 Abbildungen.

Die tierischen Parasiten des Menschen, von den niedersten Formen, den Protozoen angefangen, bis zu den Würmern und Insekten, haben eine sehr wesentliche Bedeutung für die menschliche Pathologie. Während wir über die Rolle der höheren tierischen Parasiten schon seit langem einigermaßen unterrichtet sind, ist die Kenntnis der pathogenen Wirkung der Protozoen noch verhältnismäßig jung. Unsere Kenntnisse sind hier noch höchst lückenhaft. Da uns die Biologie so vieler Protozoen, aber auch höher organisierter Lebewesen, die wir im menschlichen Darmkanal antreffen, noch recht unvollkommen bekannt ist, ist natürlich auch die Frage ihrer krankmachenden Wirkung sehr oft noch gar nicht mit Sicherheit zu entscheiden. Die Anwesenheit irgendeines Lebewesens im menschlichen Darm braucht noch keineswegs zu besagen, daß dies Lebewesen nun auch irgendeine krankmachende Wirkung ausübt. So sind wir denn bei recht vielen Protozoen, und bei nicht wenigen Würmern und anderen Lebewesen, die wir im Darm antreffen, nicht in der Lage, zu sagen, ob sie pathogen, ob sie unter bestimmten Umständen pathogen, oder ob sie sicher nur harmlose Saprophyten oder ganz zufällige Gäste im Darmkanal sind. Und finden wir eine krankhafte Reaktion des Darmkanals bei Anwesenheit irgendwelcher tierischer Lebewesen, so ist oft schwer, oft unmöglich zu entscheiden, wie weit diese selbst an der krankhaften Reaktion schuld sind, und wieweit vielleicht pflanzliche Mikroorganismen primär oder sekundär hier eine Rolle spielen. Dasselbe gilt sogar häufig dann, wenn wir tierische Parasiten innerhalb des Gewebes, also etwa in der Schleimhaut des Darmes antreffen. In solchem Fall liegt es natürlich nahe, den Parasit für die etwa angetroffenen Veränderungen verantwortlich zu machen. Aber das ist durchaus nicht immer richtig; es gibt Parasiten, die so ausgezeichnet dem Leben im menschlichen Gewebe angepaßt sind, daß ihre Anwesenheit keinerlei örtliche Reaktion hervorzurufen braucht; man denke nur etwa an die Mikrofilarien im Blute.

Die pathogene Wirkung der tierischen Parasiten kann sehr mannigfach sein. Wir haben zu unterscheiden die rein mechanischen Wirkungen, die wir wesentlich nur bei größeren Parasiten, z. B. Würmern, antreffen: Verstopfung von Gängen, Knäuelbildung und ähnliches. Daneben kommt in Frage die traumatische Wirkung: Verletzung von Geweben durch den Parasiten, Entziehung von Blut und ähnliches. Eine besonders wichtige Rolle spielt aber dann auch die toxische Wirkung von Parasiten: sei es, ähnlich wie bei den Bakterien, daß es sich um eigentliche Exotoxine, also Absonderungsprodukte der Parasiten handelt, die im Darm aufgesaugt werden, sei es, daß es sich um Endotoxine

---

[1] Die Bearbeitung dieses Kapitels war ursprünglich von Prof. M. KOCH übernommen, aber bis zu seinem Tode noch nicht so weit gefördert worden, daß in seinem Nachlasse brauchbare Niederschrift vorhanden gewesen wäre. Dagegen lag eine Reihe von Abbildungen vor, die Herr Kollege FISCHER zu seinem Beitrag aufgenommen hat. LUBARSCH.

handelt, die beim Zerfall der Parasiten auftreten. Oft spielt wesentlich nur
eine solche toxische Wirkung eine Rolle, oft verschiedene der genannten
Wirkungen gleichzeitig, und es ist nicht immer leicht abzuschätzen, was dabei
das wichtigste ist. Es soll hier über die tierischen Parasiten des Menschen vorzüglich in Hinsicht auf ihre krankmachende Wirkung berichtet werden. Das
rein Zoologisch-Deskriptive ist so weit berücksichtigt, als unbedingt nötig ist,
vor allem auch, um die verschiedenen aufgestellten Arten voneinander unterscheiden zu können. Über die Art des Eindringens in den Körper ist jeweils
auch das Wichtigste angeführt.

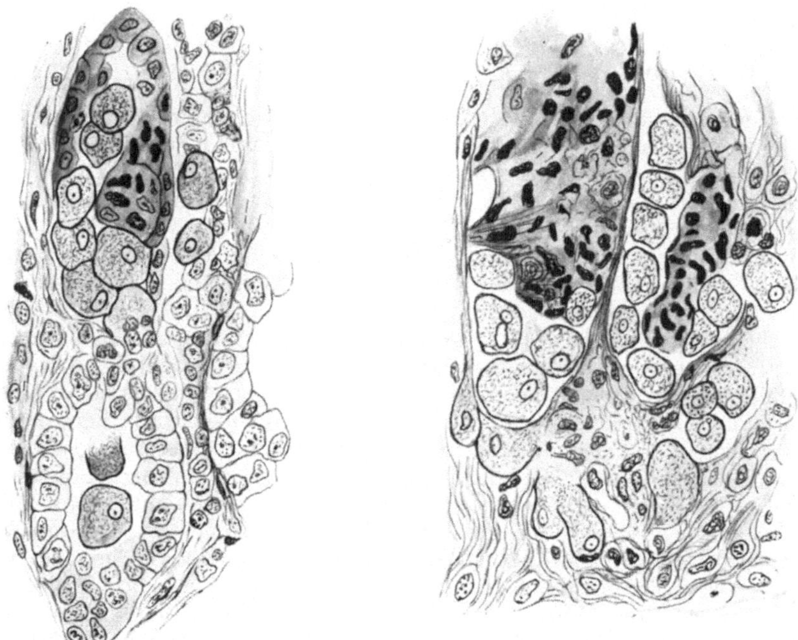

Abb. 1. Entamoeba histolytica in den Krypten der LIEBERKÜHNschen Drüsen.
(Aus JÜRGENS: Zur Kenntnis der Darmamöben. Taf. III, Fig. 8 u. 9.)

Die pathologischen Reaktionen des Körpers auf die Anwesenheit der Parasiten hin sollen hier besonders berücksichtigt werden; wenn unsere Kenntnisse
hier auch sehr oft noch höchst lückenhaft sind, so liegt das nicht zum mindesten
auch an der Schwierigkeit, geeignetes Material lebensfrisch zur Untersuchung
zu bekommen.

A. Protozoen.

I. Klasse: Rhizopoden.

Ordnung: Amoebinae.

1. Gattung: **Entamoeba** (CASAGRANDI und BARBAGALLO 1897). Syn.: Entamoeba Leidy; Spez. Entamoeba histolytica, die Ruhramöbe (SCHAUDINN
1903); Syn.: Amoeba dysenteriae (COUNCILMAN und LAFLEUR), Ent. tetragena
Viereck, Ent. africana, Ent. minuta und mehrere andere Namen.

Vegetative Form (= Trophozoiten): etwa 20—40 Mikren groß, doch kommen auch Exemplare bis zu gegen 70 Mikren vor (RUGE). Das glasige, „hyaline" Ektoplasma auch in der Ruhe von dem körnig-vakuolären Entoplasma gut zu sondern. Entoplasma mit neutralrotfärbbaren Granulis, und kleinen Vakuolen. Bakterien als Inhalt des Entoplasmas werden nur ganz ausnahmsweise angetroffen. Dagegen oft rote Blutzellen; bisweilen enthalten ein Viertel aller Amöben solche. Das Entoplasma strömt bei der Bewegung der Amöbe in die Ektoplasma-Pseudopodien, doch meist nicht bis zu deren Spitze. Bewegung der Amöbe verhältnismäßig rasch. Kern im ungefärbten Präparat schwer sichtbar, 4—8 Mikren; seine Lage in der Zelle wechselt. Rand des Kerns mit ziemlich feinen Chromatinkörnchen; zentrales Karyosom, das aus einzelnen Körnchen besteht. Fortpflanzung durch Zweiteilung, nicht durch Sprossung.

Präzystische, kleine, sog. Minuta-Formen: 7—18 Mikren groß, ohne Vakuolen des Entoplasmas. Dafür tritt vor der Enzystierung eine Glykogenvakuole auf. Im Plasma sog. Chromidialkörper, im frischen Präparat schwach grünlich gefärbt. Kerne im präzystischen Stadium mit größeren Chromatinteilchen.

Zysten: mit verhältnismäßig dünner Wand, meist ganz rund. Durchschnittsgröße etwas über 10 Mikren. Nach englischen Forschern wären verschiedene Rassen zu unterscheiden (7—9, 7—11, 10—13, 10—14, 11—15, 12—18 Mikren, die Größe im einzelnen Fall immer ziemlich gleichmäßig eingehalten). Die Zysten enthalten 1 bis 4 Kerne, am häufigsten sieht man 1 oder 4 Kerne, seltener 2. In den jüngeren Stadien (1 Kernstadium) Glykogenvakuole. Typisch sind die sog. Chromidien, stark lichtbrechende, an den Enden abgerundete Stäbchen von 5—10 Mikren Länge. Tote Zysten färben sich mit Eosin. Zysten mit mehr als 4 Kernen scheinen nach einigen Untersuchern doch gelegentlich vorzukommen; im Zweifelsfalle aber tut man gut, solche zunächst nicht für Zysten der Ruhramöbe, sondern der Entamoeba coli zu halten, da Mischinfektionen mit beiden gar nichts Seltenes sind. Die Frage, unter welchen biologischen Verhältnissen die großen „Histolytika"-Formen und die kleinen „Minuta"-Formen auftreten, ist keineswegs gelöst. Nach der herrschenden Ansicht sind es die kleinen Formen, die in das Zystenstadium übergehen (siehe dagegen REICHENOW). Im akuten Ruhranfall sieht man zunächst immer die großen Formen, und nicht die kleinen. Die Ruhramöbe ist ein Gewebsparasit, der sich von gelösten Stoffen nährt, und anscheinend solche gewebsauflösende Stoffe nach Art eines Sekrets bildet. Welche Umstände es sind, die zur Enzystierung der Amöben führen, wissen wir nicht.

Die Ruhramöbe ist nicht bloß in den warmen Ländern, sondern auch in den gemäßigten Zonen weit verbreitet; darüber sind wir vor allem durch die systematischen Untersuchungen aus der Zeit des Weltkriegs und nachher unterrichtet. Nicht jede Infektion führt zu klinisch deutlich wahrnehmbaren Erscheinungen. Man bezeichnet solche anscheinend Gesunde, die aber dauernd oder periodisch Zysten ausscheiden, wohl auch als „Zystenträger": keine sehr gut gewählte Bezeichnung. Denn die Ausscheidung der Zysten setzt die Anwesenheit der Amöben, und zwar offenbar im Gewebe, nicht etwa im Darminhalt, voraus. Bei genauem Zusehen stellt sich heraus, daß von den „Trägern" doch ein recht großer Prozentsatz tatsächliche Anzeichen einer Darmschädigung aufweist; viele Forscher rechnen vielleicht nur mit $10^0/_0$, BRUMPT nur mit $2—3^0/_0$, andere, wie z. B. CRAIG, mit mindestens $50^0/_0$.

Über die Häufigkeit der Ruhramöbeninfektion seien einige Angaben gemacht: BACH findet für Bonn $1,4—3,9^0/_0$, W. FISCHER in Göttingen $2^0/_0$, REICHENOW Hamburg $9^0/_0$. WENYON und O'CONNOR fanden bei gesunden englischen Soldaten $5,3^0/_0$ infiziert; andere Untersuchungen ergaben für englische Rekruten zwischen $3,3$ und $6,6^0/_0$. BOECK findet die Histolytikainfektion in den Vereinigten Staaten zu $8—10^0/_0$, ebenso schätzt CRAIG die Zahl auf $10^0/_0$. In warmen Ländern ist die Häufigkeit oft noch größer: JEPPS findet sie bei Malayen zu 14,5%, BRUG in Java 16—21%, FAUST in Peking sogar 34,5% gesunde Zystenträger (Chinesen). KOFOID und SWEZY geben für die Panamagegend sogar Infektionsziffern zwischen 40,5 und 53,7% an. Die Zahlen können nur einen ungefähren Anhaltspunkt geben; da nicht von allen Untersuchern mehrmals (gefordert wird eine 6malige Untersuchung!) untersucht wurde, sind manche Zahlen vermutlich zu niedrig.

Die Infektion des Menschen erfolgt durch die Aufnahme der Zysten in den Darmkanal. Es kann sich dabei um direkte Kontaktinfektion handeln, oder

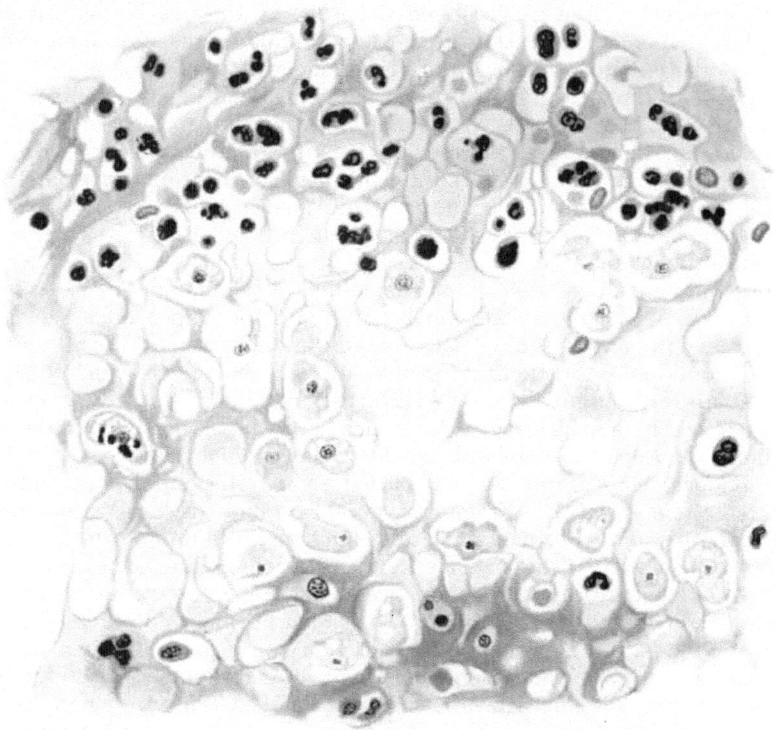

Abb. 2. Entamoeba gingivalis (Giemsafärbung). Leitz, Immersion. Ok. 6.
(Fall von LEYDEN-LEVINTHAL.)

aber, wie es häufiger der Fall ist, um Aufnahme von Zysten, die an Lebensmitteln (Obst!) haften, oder mit infiziertem Wasser. Auch muß mit einer Verschleppung der Zysten durch Fliegen gerechnet werden, die sie an Nahrungsmitteln übertragen können.

Spez. Caudamoeba sinensis FAUST 1923. 16—17 Mikren lange Amöbe, ausgezeichnet durch einen stachelartigen Anhang am Hinterende. In der Amöbe, die bei Dysenterikern gefunden wurde, fanden sich auch rote Blutkörperchen. Kern 3—4,5 Mikren, mit zentralem Karyosom, Zysten unbekannt. Bis jetzt nur aus China bekannt.

Spez.: Entamoeba Hartmanni PROWAZEK 1912. Syn.: Ent. tenuis KUENEN und SWELLENGREBEL 1917, E. minutissima. Wird von manchen Autoren als besondere Spezies abgegrenzt. Vegetative Formen 6—10 Mikren, in der Ruhe keine Sonderung von Ekto- und Entoplasma. Im Entoplasma Bakterien. Kern

2—3 Mikren, in der Außenmembran ziemlich viel Chromatinkörnchen, zentrales Karyosom etwa 1 Mikron, etwas unregelmäßig. Vor der Enzystierung tritt ein stabförmiger Chromidialkörper auf, der in den Zysten meist fehlt. Zysten rund-oval, 6—9 Mikren mit Chromidien und 1—4 Kernen. Nicht pathogen. Weit verbreitet: BACH - KIEFER finden im Rheinland 3—6,3% Infektion, KREDIET bei Holländern 9%, BRUG in Java 6—8%.

Spez.: Entamoeba buccalis PROWAZEK 1904. Syn.: Entamoeba gingivalis. Vegetative Formen 6—35 Mikren, durchschnittlich etwa 17 Mikren groß. Ento- und Exoplasma scharf gesondert, Ektoplasma pseudopodien klar, ziemlich stark lichtbrechend. Entoplasma sehr ähnlich wie bei Entamoeba coli, enthält allerlei Trümmer, Leukozytenkerne, grünliche lichtbrechende Körperchen, Vakuolen; rote Blutkörperchen habe ich nur ein einziges Mal darin gefunden.

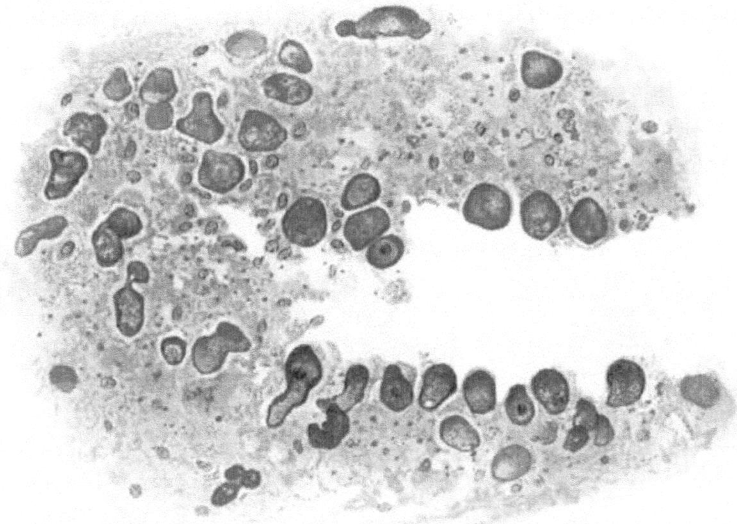

Abb. 3. Entamoeba gingivalis. Karminfärbung nach BEST. (Fall von LEYDEN-LEVINTHAL.)

Kern kleiner als bei der Ruhramöbe, 2,5—4 Mikren. Chromatin etwas klumpig, in Ringen angeordnet, großes etwas unregelmäßiges Karyosom.

Die Amöbe lebt in der Mundhöhle, wo man sie im Zahnbelag, in kariösen Zähnen, auch auf den Tonsillen leicht nachweisen kann. Sie ist sowohl in gutgepflegter Mundhöhle zu finden, wie auch bei schlechter Zahnpflege; in solchen Fällen manchmal in besonders großer Anzahl. Pathogene Bedeutung scheint ihr nicht zuzukommen.

Ich fand in Göttingen bei nur einmaliger Untersuchung 51% Infizierte, in Shanghai bei Personen mit Alveolarpyorrhöe 84%. WILLIAM findet in New York bei Kindern mit gesundem Zahnfleisch 29%, bei Kindern mit krankem Zahnfleisch 91% Infektion, MENDEL in Paris 85, und zwar wieder bei Alveolarpyorrhöe besonders häufig.

Spez.: Entamoeba coli LÖSCH 1875 em. SCHAUDINN 1903. Syn.: E. hominis, Councilmania lafleuri, u. a., z. B. Amoeba intestini vulg. (QUINCKE-ROOSS 1893). Vegetative Formen 20—40, meist 20—30 Mikren. Ekto- und Endoplasma nicht so deutlich gesondert wie bei der Ruhramöba. Entoplasma oft stark vakuolär, enthält Trümmer aller Art, Bakterien, Zellkerne, gelegentlich sogar

aufgefressene Flagellatenzysten; dagegen rote Blutkörperchen nur ganz ausnahmsweise. Bewegung träger als bei Histolytika. Kern 5—8 Mikren, mit verhältnismäßig dicker Kernmembran, auch ziemlich gut sichtbar. Karyosom groß,
exzentrisch. Größere Chromatingranula als bei der Ruhramöbe. Die präzystischen
Stadien der Amöbe ähneln denen der Ruhramöbe sehr und sind nicht immer mit
Sicherheit von ihr zu unterscheiden. Im ganzen sind sie bei E. coli größer.
Zysten sehr charakteristisch: rund bis oval, mit dicker Wand, Größe von 12,5
bis 27 Mikren, meist 15—20. In eigenen Untersuchungen fand ich in einem
Falle 25 % unter 15 Mikren, 8 % über 20; der häufigste Wert lag zwischen 16 und
17 Mikren. Kerne in den Zysten deutlich, Zahl 1—8, manchmal auch mehr.
Es überwiegen 2- und 8-kernige. Glykogenvakuole am größten im Zweikern-
stadium. Chromidien splitterartig, besonders im Zweikernstadium.

Die Entamoeba coli ist ein saprophytischer Bewohner des Dickdarms und
über die ganze Welt verbreitet. Ich fand sie in Göttingen in etwa 40 %, BACH

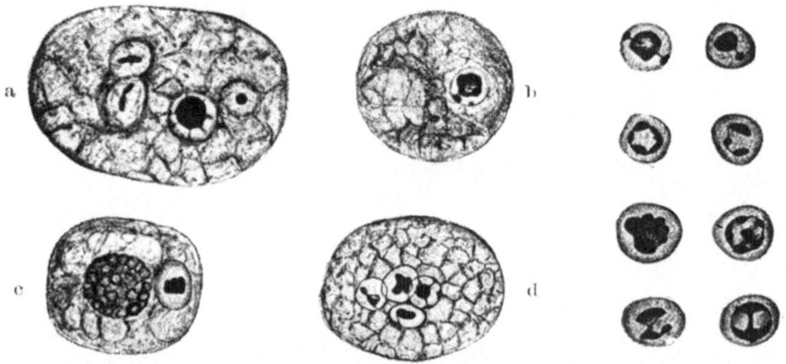

Abb. 4. Entamoeba nana. Aus: HEGNER-TALIAFEREO Fig. 29.
a Große aktive Form; b präzystische Form; c aktive Form, mit Sphärita; d Zyste; e Kerne.

in Bonn in 15,8—23,2 %, JUNG und SELL in Südbayern in 13,4 %. KREDIET findet
sie bei Holländern in 30 %, DOBELL in England in 36—54 %. Bei armenischen
Kindern findet TER-MATEVOSIANTS 42 % Infektionen, BARROW in Nordamerika
in 12,5, PAULSON und ANDREWS 21 %, BOECK bei Kindern in fast 50 %. Für
Australien gibt MAPLESTONE 26,4 % an, BRUG findet in Batavia die Häufigkeit
bei Eingeborenen zu 25 %, bei Europäern zu 19 % usw.

Die Entamoeba coli wird ganz allgemein als nicht krankmachend angesehen.
Es existieren nur ganz wenige Beobachtungen, wonach Amöben, die in jeder
Hinsicht den Typ der E. coli und nicht den der Ruhramöbe aufwiesen, nach
der Lage der Dinge und genauer klinischer Beobachtung doch offenbar eine
pathogene Bedeutung zuzuschreiben war. Einen derartigen Fall hat Frl.
GRUNEWALD unter meiner Leitung eingehend untersucht und beschrieben;
auch sonst finden sich im Schrifttum einige wenige ähnliche Beobachtungen.

Spez.: Entamoeba nana WENYON und O'CONNOR 1917. Syn.: Endolimax
intest. KUENEN und SWELLENGREBEL. Endolimax nana WENYON O'CONNOR
u. a. (Vahlkampfia nana BRUG 1917).

Kleine, durchschnittlich 8 Mikren große Amöbe (Grenzwerte 6 und 12
Mikren). Bei Bewegung träge ausgestoßene stumpfe Pseudopodien. Bewegung
im frischen Präparat rasch aufhörend. Entoplasma vakuolär, mit Bakterien,
Trümmer u. a. Kern im frischen Präparat schwer sichtbar, 2—3 Mikren.
Typisch: großes, dichtes, homogenes Karyosom. Kernmembran ohne Chromatin.

Chromidien fein fädig. Zystenovoid, 8—10: 4—5 Mikren. Kerne in den Zysten im frischen Präparat kaum sichtbar. Zahl der Kerne in den Zysten 1—4, äußerst selten mehr. Glykogenvakuole im Ein-Kernstadium. Die Amöbe ist weit verbreitet, überwiegend beim männlichen Geschlecht; lebt im Dickdarm und vielleicht auch im Dünndarm. Über Krankheitserregung ist nichts bekannt.

Vorkommen: BACH-KIEFER in Bonn 9,45%, REICHENOW Hamburg 12%, DOBELL und JEPPS bei meist dysenteriekranken Soldaten in mindestens 33%; sonst für England angegeben 9—13% (DOBELL). KREDIET findet bei Holländern 25%, BRUG in Java 10—13%, BOECK in Amerika schätzt die Häufigkeit auf 25 bis 31%, KOFOID und SWEZY finden 42,8%, O'CONNOR fand in Samoa 21%.

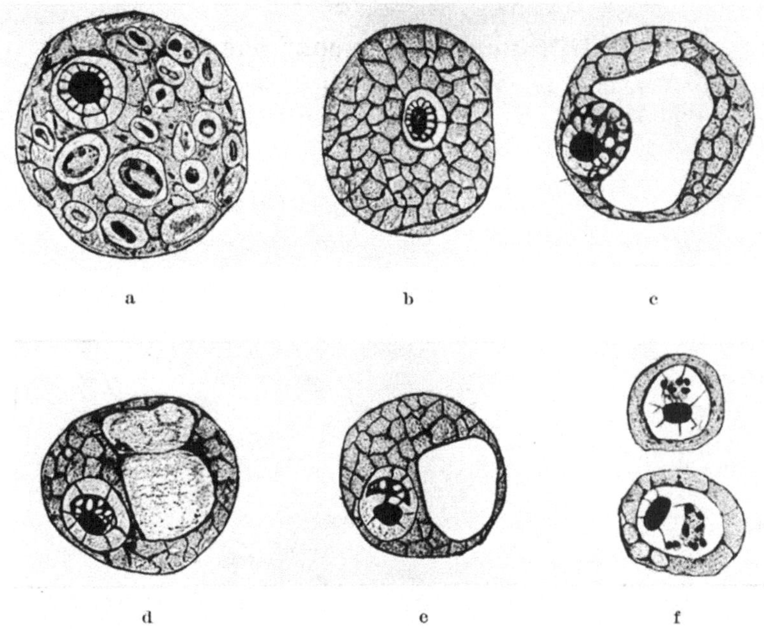

Abb. 5. Jodamoeba WILLIAMSI. (Nach HEGNER-TALIAFERRO, Fig. 30.)
a Aktive Form; b präzystische Form; c—f Zysten; bei c und e helle Glykogenvakuole.

2. Gattung: **Dientamoeba.** Spez.: Dientamoeba fragilis JEPPS und DOBELL 1918. Sehr empfindliche, im frischen Präparat rasch absterbende Amöbe. 3,5—12 Mikren, meist 8—9 lang, mit deutlicher Sonderung von Ekto- und Entoplasma. Blattartige Pseudopodien. Entoplasma stark vakuolär. In etwa 80% 2 Kerne, 1—2,3 Mikren groß, schwer sichtbar. Ein Granulom des Karysoms größer als die übrigen. Helle Zone um das Karyosom. Zysten sind nicht bekannt. Nicht pathogen, lebt anscheinend im Dickdarm. Aus verschiedenen Weltgegenden bekannt. BACH-KIEFER fanden in Bonn eine Häufigkeit von 0,5%, NÖLLER fand sie in Hamburg in fast 6%, REICHENOW in 5%.

3. Gattung: **Jodamoeba.** Spez.: Jodamoeba Buetschlii PROWAZEK 1912. Syn.: Entamoeba WILLIAMSI, Entamoeba BUETSCHLII, Pseudolimax u. a. 5—20, meist 9—13 Mikren groß, langsam beweglich. Keine deutliche Sonderung von Ekto- und Endoplasma. Im Entoplasma wenig Vakuolen, feinste kleine Partikel und Bakterien. Kern 2—3,5 (6) Mikren, mit großem exzentrischen Karyosom, das $\frac{1}{3}$—$\frac{1}{2}$ der Kerngröße ausmacht; um das Karyosom feine Körnchen.

Zysten meist zahlreich, unregelmäßig, etwas oval, 7—15, meist 9 Mikren. Enthalten stark lichtbrechende Körnchen, meist 1 Kern mit exzentrischem Karyosom und eine große Glykogenvakuole; daher haben die zuerst entdeckten Zysten von den Engländern die Bezeichnung: „iodine cysts" erhalten. Die Amöbe ist überall verbreitet, eine krankmachende Bedeutung kommt ihr nicht zu. Häufiger beim männlichen Geschlecht als beim weiblichen. BACH und KIEFER fanden sie im Rheinland bei 7% der Untersuchten, REICHENOW in Hamburg bei 5%: BOECK schätzt ihre Häufigkeit in Amerika zu 10—15%, KOFOID und SWEZY finden 21%. Auch in den Tropen ist sie gefunden (O'CONNOR: Samoa 3,9%).

II. Klasse: Flagellaten.

Ordnung: Protomonadinae.

1. Gattung: **Cercomonas.** Die hierher gehörenden Spezies: Cercomonas longicauda und crassicauda sind wohl keine eigentlichen Darmparasiten,

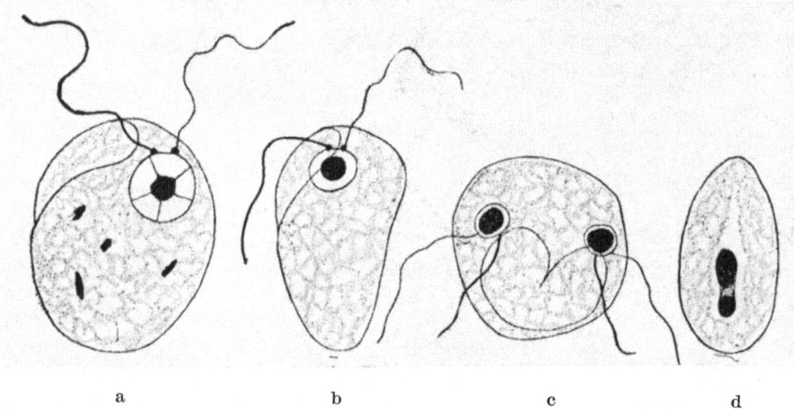

Abb. 6. Embadomonas. (Aus HEGNER). a und b bewegliche Formen; c Beginn der Teilung; d Zyste.

sondern Kotbewohner. Sie sind aber vielfach mit Darmparasiten, vor allem Chilomastix, verwechselt worden.

2. Gattung: **Embadomonas.** Spez.: Embadomonas intestinalis WENYON und O'CONNOR 1917. Syn.: Waskia intestinalis.

4—9 Mikren lang, 1,5—6, meist 3—4 Mikren breit. Hat 2 Vordergeißeln, so lang wie der Körper. 1 relativ großer Kern, mit zentralem Karyosom. Zytoplasma vakuolär. Zysten: 4,5—6 Mikren lang, 3—4,5 breit. Lebt im Dickdarm. Gefunden in Dysenteriefällen in Ägypten und in Nordamerika (hier bis zu 6% infiziert). Über pathogene Bedeutung nichts Sicheres auszusagen.

Embadomonas sinensis FAUST 1921. 14 Mikren lang, 4,2 breit. Vermehrt sich durch Längsteilung. Zysten 6,3 Mikren. Bei Amöbenruhrpatienten in China gefunden.

3. Gattung: **Enteromonas.** Spez.: Enteromonas hominis DA FONSECA 1915. Vermutlich identisch mit Tricercomonas intestinalis und Trichomastix.

Sehr kleiner Flagellat, 4—6(8) Mikren lang. Drei vordere Geißeln, eine vierte nach hinten verlaufend. Kern liegt im Vorderende, kuglig, mit zentralem

Karyosom. Zysten 6—8 : 3—4 Mikren. Gefunden in Brasilien, Ägypten, Sudan, Indien, Guyana, Vereinigten Staaten. In Samoa bis 5,8 % infiziert.

Ordnung: Polymastigina. Familie: Tetramitidae.

4. Gattung: **Trichomonas.** Spez.: Trichomonas intestinalis LEUCKART 1879. Syn.: Trich. hominis Grassi, Cercomonas hom. Davaine.

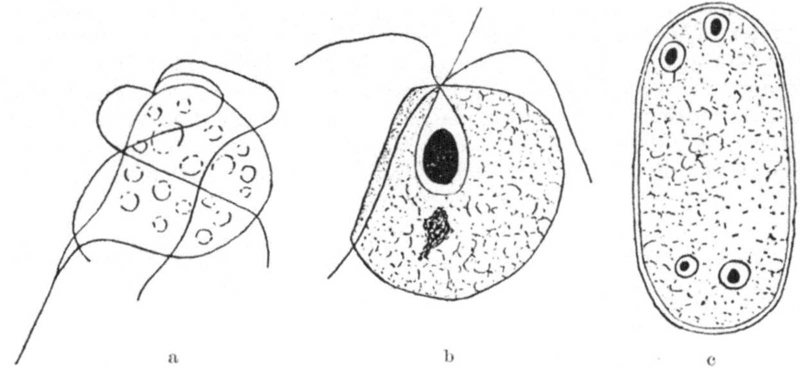

Abb. 7. Enteromonas hominis. (Aus HEGNER-TALIAFERRO, Fig. 98.)
a Bewegliche Form; b bewegliche Form, gefärbt; c Zyste, gefärbt.

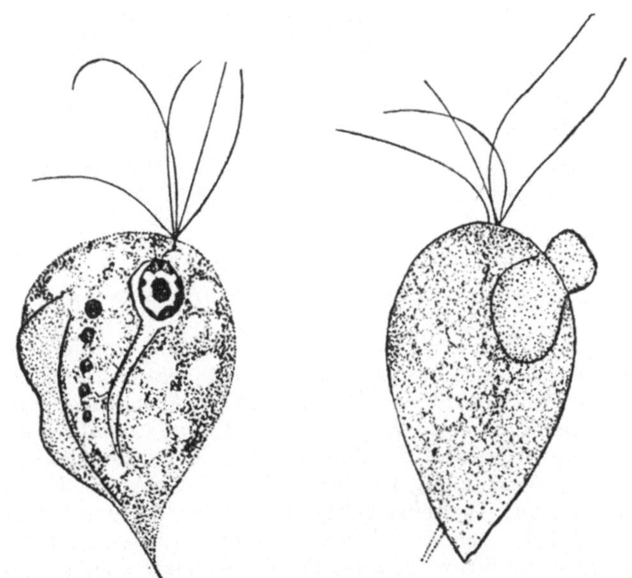

Abb. 8. Pentatrichomonas (rechts Phagozytose eines roten Blutkörperchens).
(Aus HEGNER-TALIAFERRO, Fig. 93.)

Birnförmiger Flagellat mit zugespitztem Hinterende. Vom Basalkörper entspringen 4 Geißeln, 3 nach vorn gerichtet, und das Axostyl. Undulierende Membran mit Rippe. Schlitzförmiges, ventral gelegenes, nach innen sichelförmig sich fortsetzendes Zytostom. Länge meist 10—15 Mikren (5—20), Breite um 5 Mikren. Runder, vorn gelegener Kern. Zytoplasma vakuolär, kann auch fein gekörnt aussehen, enthält oftmals rote Blutzellen (REICHENOW u. a.). Zysten dieser Spezies nicht bekannt. Lebt im Dickdarm, oft in ungeheuren

Mengen, gelegentlich auch im Dünndarm; ist auch in den Gallenwegen schon gefunden worden. Kommt überall vor, stellenweise stark verbreitet: so in Borneo bei 63%, in Mittelamerika fand HEGNER über 20%, in Texas LYNCH 12,5%, SMITHIES in Nordamerika 30%; bei britischen Truppen 2,5% (Gesunde), Darmkranke 8%. Auf den Andamanen fand ANDERSON bei Dysenteriefällen fast 80% Infizierte. CHASSIN fand 9% der Soldaten aus Indochina mit Trichomonas infiziert; in Ägypten WENYON 3%, in England weniger. KOFOID und SWEZY finden in Mittelamerika 7,4%. Sehr viele Infizierte weisen keinerlei krankhafte Erscheinungen auf. Doch wird es heute wohl keinem Zweifel mehr unterliegen können, daß die Infektion bisweilen sogar sehr erhebliche Erscheinungen, vor allem Darmerscheinungen machen kann, die mit dem Verschwinden der Flagellaten ebenfalls aufhören. In der Regel sind mehr oder weniger schwere Diarrhöen, wässeriger oder auch mehr blutig schleimiger Art, meist ohne Fieber,

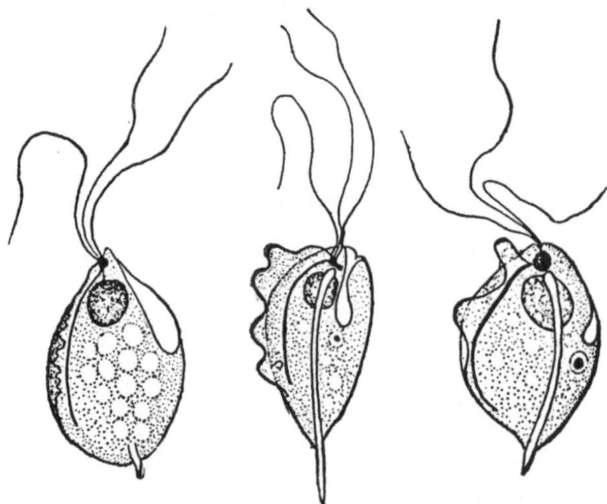

Abb. 9. Trichomonas (gen. Tritrichomonas). (Nach HEGNER-TALIAFERRO, Fig. 92.

doch bisweilen mit Koliken verbunden und bisweilen durchaus dysenterische Anzeichen der Trichomonadeninfektion zur Last gelegt, ferner sogar schwere Anämie nach profusen Diarrhöen (GUERRICHIO). Aufnahme von roten Blutkörperchen in Trichomonaden sah KESSEL. Einige ziemlich schwere, aber nach wenigen Tagen heilende Infektionen habe ich in Shanghai gesehen. Verhältnismäßig häufig sind auch Kinder infiziert. Über die Darmbefunde bei Trichomonadeninfektion ist wenig bekannt. Es sind gelegentlich oberflächliche Geschwüre mit diphtherischen Belägen gesehen worden; ASKANAZY sah bei jahrelang dauernder Infektion geschwollene, verdickte Schleimhaut besonders im oberen Dünndarm und Geschwüre im Ileum und Wurmfortsatz. WENYON sah Trichomonaden im interglandulären Gewebe (wohl final). Kein Zweifel ist, daß bei irgendwelchen Darmerkrankungen (Dysenterie, aber auch anderweitigen Darmkatarrhen) die Ansiedelung oder Verbreitung der Trichomonaden im Darm gefördert wird. TSUCHIYA hält allerdings Trichomonas für einen harmlosen Parasiten, der öfters Verstopfung, aber keinen Durchfall mache.

Die als Tetra- und Pentatrichomonas beschriebenen Spezies sind wohl nur als Spielarten des Trichomonas intestinalis zu betrachten.

Die Infektion erfolgt entweder direkt, oder durch Vermittlung von Fliegen; Trinkwasser scheint nicht selten eine Infektionsquelle zu sein. Wie weit dabei

Ratten- und Mäuseflagellaten eine Rolle spielen, ist noch nicht genügend bekannt.

Spez.: Trichomonas buccalis. 7—12 Mikren lang, mit 4—16 Mikren großen Vordergeißeln und fehlender Hintergeißel (oder nur äußerst kurzer Hintergeißel), sowie undeutlicher, etwa bis zu drei Viertel der Körperlänge reichender undulierender Membran. Axostyl stark färbbar. Lebt in der Mundhöhle, in kariösen Zähnen, im Zahnbelag.

5. Gattung: **Chilomastix.** Spez.: Chilomastix mesnili WENYON 1910. Syn.: Tetramitus Mesnili. Wohl identisch mit Davaines „Cercomonas hominis". Auch FANAPEPEA PROWAZEK und DIFAEMUS GAEBEL 1914 sind hierher zu rechnen. Der Parasit ist oft mit Trichomonas verwechselt worden. Er besitzt aber kein Axostyl und keine undulierende Membran.

Länge 10—24, meist um 14 Mikren; Breite 5—6 (—10). Großes spiralig verlaufendes Zytostom, das die Hälfte bis zwei Drittel der Körperlänge ausmacht. Drei dünne vordere Geißeln, etwa so lang wie der Körper. Eine vierte im Zytostom. Kern kugelig, vorne gelegen. Birnförmige Zysten, 7—10: 4—6 Mikren groß, mit einem Kern. Der Flagellat hat eine Neigung zu spiraliger Verdrehung des Körpers. Lebt im Dick- und auch im Dünndarm. Über die ganze Welt verbreitet. In England fand DOBELL 6—9% infiziert, in Ägypten 3,2% (bei Gesunden); BOECK in Amerika 1,2%; andere bis 3,3%; KOFOID und SWEZY finden in New York 3,5—4%, in Kalifornien 5,3%; SMITHIES 8%, THOMAS und BAUMGARTEN gar 21% und BARROW sogar fast 74%; SCOTT in Honduras 12,7%. Über die Pathogenität ist gar nichts Sicheres auszusagen, anscheinend sind die Verhältnisse ähnlich wie bei den anderen Flagellaten. WENYON fand Chilomastix in dem Lumen von Dickdarmdrüsen, konnte aber keinen Beweis für ihr Eindringen in das Gewebe erbringen. Vegetative Formen meist in diarrhoischem Stuhl; in festem Stuhl nur Zysten. CASTEX und GREENWAY machen Chilomastixinfektion für chronische Darmstörungen verantwortlich; nach Yatrenbehandlung verschwanden die Erscheinungen und die Flagellaten. Verhältnismäßig oft sah SMITHIES Chilomastixinfektion bei Achylia gastrica. PONS sah bei einer Wöchnerin stinkende Durchfälle und Infektion des Uterus mit Chilomastix.

Familie **Distomidae.**

1. Gattung: **Lamblia.** Spez. Lamblia intestinalis LAMBL 1859. Syn.: Dimorphus Grassi, Megastoma entericum Grassi; Giardia intestinalis. Diplozoer Flagellat, mit bilateral symmetrischer Anordnung aller Zellorgane.

Körper im ganzen birnförmig, 10—20, durchschnittlich 13,7 Mikren lang, 6—10, durchschnittlich 6,6 Mikren breit. Ventral napfartige Vertierung (Saugnapf), das Peristom, dorsal davon 2 ovale Kerne, etwas schräg gestellt. Zwischen den Kernen liegen 2 Paare von Basalkörnern, von denen die 4 Paar Geißeln ausgehen: Vordergeißeln, hintere Seitengeißeln, Bauch- und Schwanzgeißeln. Den Körper median durchziehen 2 nebeneinander liegende Fäden, der sog. Achsenstab (= Rhizostyl).

Zysten: 10—13 (gelegentlich sogar 16 Mikren, eigene Beobachtung) lang, 7,5—9 Mikren breit, mit dicker Hülle. Im Innern sind Kerne (meist 4) und Geißeln, sowie sichelförmige Gebilde, die sich von den Stützfibrillen des Saugorgans ableiten, enthalten.

Die Lamblien leben im Dünndarm (Duodenum, Jejunum), sind aber auch schon gelegentlich im Magen und im Dickdarm gefunden worden, ferner in den Gallenwegen. Mit ihren Saugorganen heften sie sich den Epithelzellen an. Über die von ihnen im menschlichen Darm gesetzten Veränderungen ist so gut wie nichts bekannt. Nach FAIRISE und JACQUOT können sie auch

in die Unterschleimhaut eindringen. Die Autoren untersuchten einen Fall, wo
auf dem Boden einer alten Dysenterie fast im ganzen Dickdarm Geschwüre vorhanden waren, in deren Tiefe sie die Lamblien fanden, an der Oberfläche Zysten;
auch in einem abgekapselten Abszeß fanden sie in diesem Falle Lamblien.
SAVIGNAC hat auch in der Wand einer Appendix Lamblien gefunden. In mehreren
Fällen wurden die Lamblien auch bei Cholezystitis gefunden (WESTPHAL und
GEORGI, von REHREN, CASTEX, KNIGHTON, LABBÉ), doch liegen keine histologischen Untersuchungen über die Beziehung der Lamblien zu den Veränderungen der Gallenwege vor.

Die pathogene Bedeutung der Lamblien ist viel umstritten gewesen. Man
kann heute so viel sagen, daß den Lamblien immerhin eine gewisse krankmachende
Bedeutung zukommt: sehr häufig in dem Sinn, daß sie sich bei bestehenden
Darmveränderungen, zumal bei Anazidität, oder auf dem Boden von Ruhr und

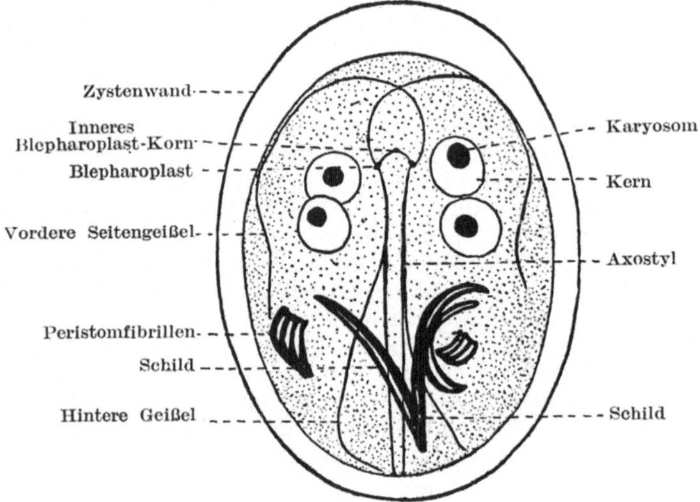

Abb. 10. Lamblia intestinalis. Zyste. (Aus HEGNER-TALIAFERRO, Fig. 100.)

Typhus (NIEKAU) besser anzusiedeln vermögen. In einer Anzahl von Fällen
sind ganz offenbar die Lamblien allein schuld an mehr oder weniger schweren
Darmstörungen gewesen. BRUMPT rechnet, daß die Lamblien in etwa $10^0/_0$
pathogene Bedeutung haben, SIMON dagegen findet, daß nur ein Drittel der mit
Lamblien Infizierten keinerlei Krankheitserscheinungen aufwies. Gewöhnlich
beobachtet man Symptome einer Enteritis: wässerige bis schleimige Diarrhöen,
in schweren Fällen sogar choleraartige Symptome (BECK, R. MÜLLER, RUGE-
ZUR VERTH u. a.). Auch blutige und eiterige Entleerungen sind gesehen worden
(S. SIMON, DETRE). Häufig sind mehr chronische Beschwerden, mäßiger Durchfall, etwa 4—6 Stühle am Tag. Fieber besteht nicht. Öfters wird durch die
Durchfälle schließlich die Resorptionsfähigkeit des Darms stark beeinträchtigt,
es kommt zu Gärungsdyspepsien u. ä. (WEZLER). Die Lamblieninfektion
ist wesentlich verbreiteter, als gemeinhin angenommen wird. In Deutschland
wurden bei systematischen Untersuchungen gefunden: in Göttingen $2,5^0/_0$
Infektionen (W. FISCHER), in Hamburg 7 (REICHENOW), in Südbayern $3,4^0/_0$,
(JUNG und SELL); in Bonn fand SIMON $23,4^0/_0$ (jüngstes Kind 9 Monate). In
England wurden Ziffern bis zu fast $40^0/_0$ gefunden (Kinder in Leeds, ZAHORSKY

und MAC LOWER), bei amerikanischen Kindern von BOECK sogar 48% (WENYON). In Ägypten fand WENYON 4—16% Infektionen, MAPLESTONE in Australien (Nordqueensland) 11,8, in Jamaica SCOTT 35,3, in Porto Rico HILL 47%, in Cochinchina NOC sogar 50%. In China fand ich Lamblieninfektion recht häufig, und fast immer symptomlos.

Die Infektion erfolgt vermutlich durch unmittelbare Berührung von Mensch zu Mensch; die Frage, ob die bei Tieren (Mäusen) vorkommenden Lamblien auch für den Menschen pathogen sind, ist noch keineswegs sicher entschieden. Nach STILES können Fliegen die Zysten übertragen. Bei einer experimentellen Infektion des Menschen mit Zysten vergingen 25 Tage bis zum Auftreten von beweglichen Flagellaten im Stuhl (angef. bei HEGNER). Schon bei einem 3 Wochen alten Kinde wurden Lamblien im Stuhl gefunden.

Hier sind anzureihen kotbewohnende Flagellaten, die keine eigentlichen Darmparasiten sind:

1. Bodo-Arten. Hierher gehören: Bodo caudatus, Bodo edax und mehrere unter verschiedenen Namen beschriebene Flagellaten. Nach mehreren Untersuchern sind gleich auch die als Prowazekia Cruzi und Prowazekia javanensis beschriebenen Formen (ZAHORSKY).

Wurst-, birn- oder rübenförmige Flagellaten, 8—25 Mikren lang, 3—6 Mikren breit. Hinter dem Zytostom kleine kontraktile Vakuole. Eine kurze Geißel, etwa so lang wie der Körper und eine etwa doppelt so lange zweite Geißel. Relativ großer Karyosomkern, davor Blepharoplast. Zysten etwa 5—7 Mikren.

2. Cercomonas-Arten (C. longicauda und Crassicauda, s. o.).

3. Compromonas subtilis DOBELL 1908. Ei-birnförmig, 7—20, durchschnittlich 16 Mikren lang. Kleines längsgestelltes Zytostom. Eine Geißel. Zysten rund bis oval, 7—8 Mikren.

4. Helkesimastix faecicola. 4—6 Mikren lang.

5. Toxobodo und Pirobodo intestinalis.

III. Klasse: Infusorien.

Ordnung: Heterotrichae.

1. Gattung: **Balantidium.** Spez.: Balantidium coli MALMSTEN 1857 (Syn.: Paramaecium coli).

Oval, 30—200 Mikren, durchschnittlich etwa 86 Mikren lang, 20—70, durchschnittlich etwa 66 Mikren breit. Zilien 4—6 Mikren lang. Hufeisenförmiger Makronukleus. Mikronukleus schwer sichtbar. Makronukleus etwa ein Drittel der Körperlänge. Kontraktile Vakuolen meist kleiner als 5 Mikren Durchmesser.

Bildet beim Menschen selten Zysten und zwar: Zysten mit einem Tier, kugelig bis oval, 50—60 Mikren, und auch Konjugationszysten. Vermehrung durch Transversalteilung, junge Exemplare 30 Mikren groß (BRUMPT).

Sehr ähnlich, doch von Balantidium coli nach den neuesten Forschungen zu trennen ist das Balantidium suis: 35—120, durchschnittlich 86 Mikren lang und 20—60, durchschnittlich 43 Mikren breit. Balantidium suis kommt beim Menschen nicht vor, wohl aber Balantidium coli beim Schwein (HEGNER). Experimentelle Infektion ist mit Balantidien von Affen und von Schweinen geglückt (WALKER, BRUMPT; negative Ergebnisse hatte ZIEMANN mit Balantidien von Affen). Anscheinend gelingt die Infektion nur mit Zysten. Die

Infektionen gelangen z. T. per os, z. T. per rectum. Die Frage, wie der Mensch sich infiziert, ist noch nicht restlos gelöst; sicher sehr häufig durch Balantidium coli des Schweines. In Georgien, wo KIPSCHIDSE viel Infektionen sah, erwiesen sich über 60 % der Schweine infiziert. Doch liegen auch Berichte über Infektionen vor, wo Infektion vom Schwein her wohl auszuschließen war.

Balantidium coli kommt vor in Europa (Nordeuropa, doch nicht in England, Frankreich, Deutschland, aber auch Italien und Balkan). Aus Asien sind zahlreiche Fälle bekannt, ferner aus Afrika (Algier) und aus Nord-, Mittel- und Südamerika, auch aus Ozeanien; in Tiflis sah KIPSCHIDSE in 4 Jahren 22 Fälle. In Parana fand PINTO eine Infektionsfrequenz von 1 %, in Kuba NEDERGARD etwa $\frac{1}{2}$ %. In Samoa O'CONNOR 1,7 %, auf den Marianen SALECKER sogar 4 %.

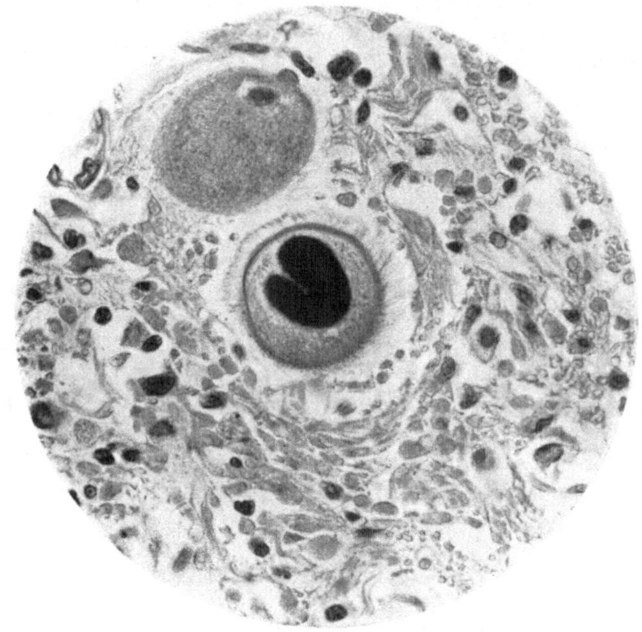

Abb. 11. Balantidium coli. (Phot. von RHEINDORF, Präp. von M. KOCH.)

Der Sitz der Parasiten ist der Dickdarm bis zur BAUHINschen Klappe: gelegentlich jedoch auch das untere Ileum (RSCHANITZIN).

Spez.: Balantidium minutum. SCHAUDINN 1899. 20—32 Mikren lang, 14—20 Mikren breit. Großer Makronukleus. Einmal in Berlin gefunden, zugleich mit Nyctotherus faba. Vermutlich nicht pathogen. In Brasilien von PINTO fünfmal gefunden. Sitz vermutlich Dünndarm.

Ein Balantidium minutum var. italicum; 31—35 Mikren lang, 14—25 Mikren breit, wird von SANGIORGI und UGDULENA als besondere Art abgetrennt. (Bei Soldaten gefunden).

2. Gattung: **Nyctotherus.** Spez.: Nyctotherus faba, SCHAUDINN 1899. 26—28 Mikren lang, 16—18 Mikren breit. Makronukleus mit 4—5 großen Chromatinklumpen der Kernmenbran. Von SCHAUDINN beim gleichen Fall wie Balantidium minutum gefunden, seither auch in Brasilien und Italien.

Spez.: Nyctotherus giganteus KRAUSE 1906. Syn.: Balantidium giganteum.

91—400 Mikren groß, 60—150 Mikren breit. Von P. Krause bei einem Fall von Typhus gefunden (fraglich ob tatsächlich zu Nyctotherus gehörig, und nicht zu Colpoda cucullus (Wenyon).

Spez.: Nyctotherus africanus, Castellani 1905. 40—50 Mikren lang, 30—40 Mikren breit. Sehr feine Zilien. Bei einem schlafkranken Neger ge-

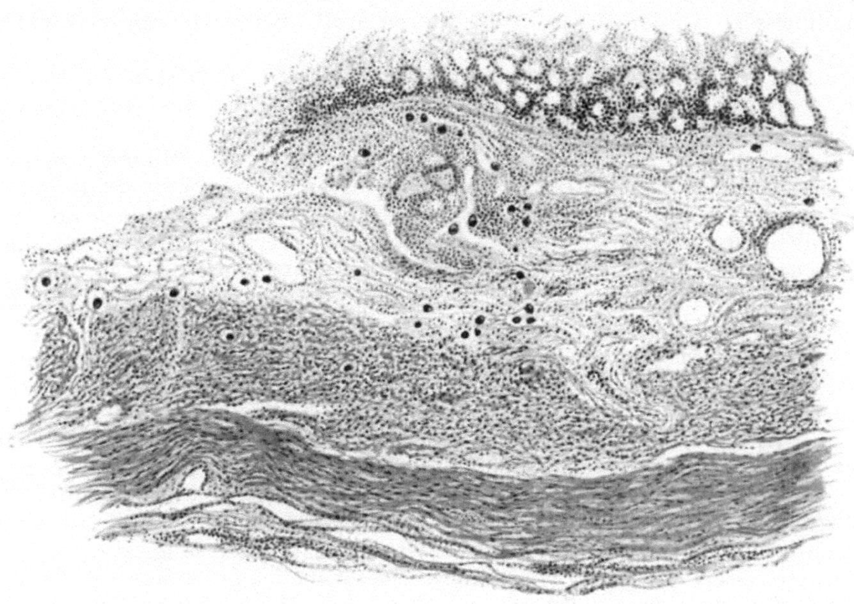

Abb. 12a. Balantidium coli, in der Darmwand. Leitz, Obj. a 3, Ok. 1. Präp. M. Koch.

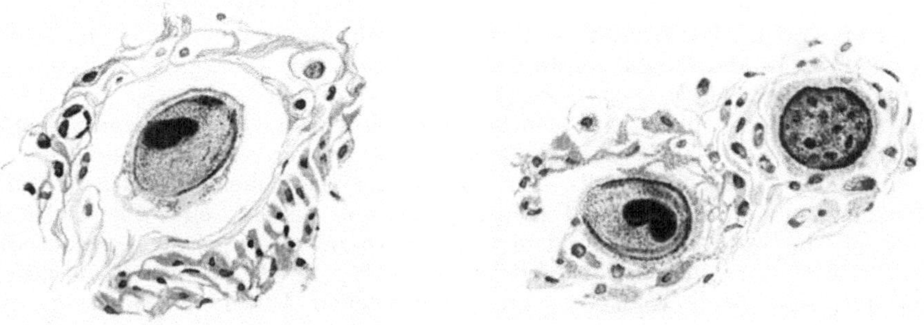

Abb. 12b u. c. Balantidium coli. Leitz Obj. 6, Ok. 1. Präp. M. Koch. (Gleicher Fall wie Abb. 12a.)

funden, der an Durchfall und Verstopfung litt. Der Dickdarm war hyperämisch, aber ohne Geschwüre.

Zufällige im Kot auftretende Zilaten sind: Colpoda cucullus, ferner Chilodon dentatus (bei einer 58jährigen Frau mit dysenterischen Stühlen gefunden, Guiart) und Chilodon uncinatus (im Schleim im Stuhl gefunden, Manson).

Ordnung: Coccidien.

Als Darmparasiten kommen von den Kokzidien nur 2 Gattungen in Frage, nämlich: Eimeria und Isospora.

1. Gattung: **Eimeria.** Bildet in der Oozyste stets 4 Sporozoen mit je 2 Sporozoiten. Im Kote sind die Sporozoiten schon fertig differenziert.

Spez.: Eimeria Wenyoni, DOBELL 1919. Kuglige Oozysten, 20 Mikren im Durchmesser. 4 Sporozoiten, 10 : 7 Mikren groß. Bis jetzt bekannt 4 Fälle. (Soldaten aus Gallipoli und Saloniki.)

Eimeria oxyspora, DOBELL 1919. Kuglige Zyste, 36 Mikren im Durchmesser, 4 Sporen, 30—32 Mikren lang, 7,5 Mikren breit. Bis jetzt dreimal gefunden.

Eimeria Snydersi DOBELL 1921. Oozyste 40—48 Mikren, Sporen 20—26:7—8 Mikren. Einmal in Sumatra gefunden. Nach WENYON ist indes die E. snydersi identisch mit oxyspora; und diese Oozysten sind vermutlich nicht von Darmparasiten des Menschen, sondern von Fischkokzidien (E. clupearum, E. sardinae) herrührend. Nach BRUMPT ist bei französischen Truppen im Osten eine Infektion mit „Eimerien" (Eimeria Wenyoni) in Häufigkeit von $0,2—0,33\%$ gefunden.

2. Gattung: **Isospora.** Oozysten mit nur 2 Sporen, deren jede 4 Sporozoiten enthält.

Isospora hominis (RIVOLTA 1878). Syn. Coccidium bigeminum, Isospora bigemina. Zyste 29 : $12^1/_2$ Mikren. Sporen: 2—14 : 7—9 Mikren. Hierzu rechnet WENYON den VIRCHOWschen Fall, und REICHENOW einen von ihm beobachteten Fall; dann 3 Fälle BRUGS aus Java. Ein weiterer Fall von FRANCHINI wird ebenfalls hierher gerechnet.

Isospora belli WENYON 1923. Oozysten 25—33 Mikren lang, etwa halb so breit. Sporozysten 12—14 : 7—9 Mikren. Diese Art ist besonders bei Türken auf Gallipoli und überhaupt bei Truppen aus dem Osten, dann aber auch in Nordamerika, Ostasien (China, WASSELL) und Afrika beobachtet. Der REICHENOWsche Fall (mit I. hominis) wird von WENYON auch hierzu gerechnet. Vermutlich gehören hierher auch noch andere aus neuester Zeit mitgeteilte Fälle (PETZETAKIS, SANGIORGI, CHATRIDSE, wohl auch der Fall von RHODE und SCHULE). In der Regel verläuft die Infektion mit Kokzidien symptomlos. In einigen Fällen sind aber Darmstörungen, nämlich schleimige Durchfälle (PETZETAKIS, ebenso eine Laboratoriumsinfektion von CONNAL) und ein Fall mit Darmbeschwerden (BRON VAN OSTADE) beschrieben worden. Die Isospora ist vermutlich, wie Isospora felis, eine Parasit der Epithelien des Dünndarms. Die Isospora belli ist anscheinend nicht ganz selten. Bis jetzt sind über 150 Fälle beobachtet, die wohl hierher (und nicht zu Isospora hominis) zu rechnen sind. Nach BRUMPT wäre die Infektionsziffer $0,4—4\%$ im Osten. Infektionsziffern bis zu 3% sind nach WENYON von verschiedenen Untersuchern festgestellt worden.

B. Trematoden, Saugwürmer.

1. Familie: **Fascioliden.**

Genus: Fasciola. Spez.: Fasciola hepatica L. 1758. Syn: Distomum hepaticum.

Der Parasit kommt nur ganz gelegentlich beim Menschen vor, und dann meist in den Gallenwegen; vereinzelt sind aber schon Egel in der Wand des Magens gefunden worden, verirrte junge Exemplare auch im Glaskörper („Distomum oculi", „Monostomum lentis").

Junge Egel, die sich an der Schleimhaut des Mundes und des Pharynx festsetzen, machen Krankheitserscheinungen, die als „Distomatosis bucco-pharyngea" zusammengefaßt worden sind. Die Anheftung der Egel macht Hyperämie, Ödem, Dysphagie, bisweilen auch Erschwerung der Atmung. In einigen Fällen ist sogar Erstickung eingetreten; meist heilt das Leiden aber mit Entfernung der Würmer (bisweilen durch Erbrechen) rasch aus. Khouri hat diese Erkrankung, die im Libanongebiet nicht selten ist und dort Halzoum genannt wird, beschrieben. Die Egel gelangen durch den Genuß roher infizierter Ziegenleber in die Mundhöhle. Nach Brumpt wäre indes noch genauer zu untersuchen, ob es sich bei diesen Egel tatsächlich um Fasziola handelt und nicht vielleicht um einen anderen Trematoden. Sonst geschieht die Infektion des Menschen mit Fasziola durch Aufnahme der Zerkarien, die sich nach Abwerfen ihres Ruderschwanzes an Wasserpflanzen, Gräsern usw. enzystieren.

Genus: **Fasciolopsis.** Spez.: Fasciolopsis Buski (Lankester 1857). Syn.: Distomum Buski, Distomum crassum. 3—10 cm langer Egel, je nach Kontraktionszustand äußerst verschieden aussehend. Etwas über 1 cm, bisweilen bis zu 2 cm breit, 2—3 mm dick. Mundsaugnapf 500 bis 700 Mikren im Durchmesser, Bauchsaugnapf 2,3 bis über 3 mm lang, ungefähr 2 mm im Durchmesser. Eier ellipsoid, groß, 130—140 (67—181) Mikren lang, 80—85 (43—120) breit, mit Deckel.

Aus dem Ei reift das Mirazidium in 3 Wochen, dringt dann in Schnecken (nämlich Planorbis coenosus und Pl. Schmackeri und Segmentina largillierti oder nididellus ein, entwickelt sich dort zur Sporozyste, Redie und Zerkarie, in etwa 5—7 Wochen. Die 230 Mikren langen und 150 Mikren breiten Zerkarien mit 2—3 mal so langem Schwanz enzystieren sich an Wasserpflanzen: so sah Barlow an der Wassernuß bis zu 40 Zysten. Infektion des Menschen erfolgt in China wohl vorzugsweise durch Genuß von Wassernüssen. Barlow hat sich selbst mit Zysten infiziert; nach 32 Tagen wurden 124 Egel entfernt, die ersten Eier waren nach 30 Tagen nachzuweisen.

Der Parasit lebt im Dünndarm des Menschen, manchmal nur in der Einzahl, bisweilen aber auch in großen Mengen. Barlow hat einem Patienten 3721 Exemplare abgetrieben! Die meisten Infektionen verlaufen symptomlos; bei schwerer Infektion wird über epigastrischen Schmerz, chronische Durchfälle, über Anämie, Ödeme, epigastrische Schmerzen, Auftreibung des Bauches, sogar Bauchwassersucht berichtet (Sweet). Oft besteht Eosinophilie mäßigen Grades. Pathologisch-anatomische Untersuchungen liegen so gut wie gar nicht vor; ich habe in einem Falle, bei dem allerdings nur ein Egel gefunden wurde, keinerlei Veränderungen gesehen, die auf die Anwesenheit des Parasiten hätten bezogen werden können.

Der Parasit ist in China weit verbreitet, zumal in Mittel- und Südchina (so Provinz Chekiang, Kiangsu und in Kwangtung; stellenweise 28—41% der Bevölkerung infiziert). Auch in Indochina ist er nicht selten (Annam 12%) und auch in Britisch-Indien und den Malayenstaaten beobachtet. Nahe verwandt mit Fascialopsis Buski, und so viel bekannt, in der pathogenen Bedeutung ihm gleichzustellen, sind die Spezies: Fasciolopsis Füllebornii (Rod. 1907) und Fasciolopsis Rathouisi (Poirier 1887), vielleicht auch Fasciolopsis goddardi Ward 1909.

2. Familie: **Echinostomidae.** Besitzen einen Kopfkragen mit Stacheln. Spez.: Echinostoma ilocanum Garrison 1908. Syn. Fascioletta ilocana. 4—8 mm lang, 0,75—1,36 mm breit, $1/2$ bis 1 mm dick, rötlich grau. 49 Stacheln am Kopfkragen (der eine wulstige Verdickung um den Mundsaugnapf darstellt.) Mundsaugnapf 0,13—0,18 mm, Bauchsaugnapf 0,4—0,52 mm. Eier 89—115

Mikren lang, 56—82 Mikren breit. Der Wurm ist auf den Philippinen gefunden worden, auf der Insel Luzon soll er verbreitet sein. Über seine krankmachende Bedeutung ist nichts bekannt.

Spez.: Echinostoma malayanum Leiper 1911. Einmal in den Malayen-staaten gefunden. Lebt im Dünndarm. Wurm 8—12 mm lang, etwa 3 mm breit. Eier 120—130: 80—90 Mikren. Kopfkragen mit 42 Stacheln.

Spez.: Echinostoma perfoliatum var. japonicum. In Japan von Tanabe beobachtet (auch Selbstinfektionsversuch!). Wurm 2—4 mm lang, 0,4 bis 1 mm breit. Am Mundsaugnapf 24 Häkchen. Eier 92—110: 57—70 Mikren. Der Parasit ist angeblich Erreger akuter Enteritis.

3. Familie: **Heterophydae.** Kleine, beschuppte Egel. Saugnäpfe ziemlich von-einander entfernt. Genitalporus seitlich, hinter dem Bauchsaugnapf, mit mus-kulösem Ringwulst (Genitalnapf). Hoden im Hinterende.

Spez.: Heterophyes heterophyes von Siebold 1852. Syn. Distomum heterophyes, Mesogonimus h, Coenogonimus h. Kleiner, nur bis 2 mm langer. 0,4 mm breiter Egel. Eier 28—30: 16—18 Mikren. Der Wurm scheint in Ägypten nach Looss gar nicht selten zu sein, wird aber bei seiner geringen Größe leicht übersehen. Leiper fand einmal bei einer Sektion 4000 Exemplare. Gefunden in Ägypten, ferner in China und Japan. Über pathogene Bedeutung fast nichts bekannt. Soll Durchfälle veranlassen.

Spez.: Heterophyes nocens. In Japan in der Provinz Yamaguchi ge-funden, dort stellenweise verbreitet (22—30% infiziert!). Wurm etwa 1 mm lang, Mundsaugnapf 80 Mikren, Bauchsaugnapf etwa 210 Mikren. Die Würmer werden zwischen den Darmzotten gefunden. Eier 28:15 Mikren. Infektion durch Ge-nuß roher Fische, die Zwischenwirte sind.

Spez.: Heterophyes Katsuradai, von Asada in einigen Fällen bei Japanern gefunden. 0,6—0,9 mm lang; 0,40 bis 0,55 mm breit, Bauchseite platt. Bräunlichweiß. Besitzt schuppenartige Stacheln. Mundsaugnapf 61—63 Mikren, Bauchsaugnapf 190—220 Mikren. Um den 110—140 : 70—85 Mikren großen Genitalnapf ein Ring mit 52—57 Chitinstäbchen. Eier dickschalig, oval. hellbraun. Größe 26—26 : 14—15 Mikren. Infektion durch Süßwasserfische.

Spez.: Metagonimus Yokogawai, Katsurada 1913. Dem vorigen ähn-lich; Genitalnapf mit Bauchnapf verbunden. Egel 1—2,5 mm lang, 0,4—0,73 mm breit. Mundsaugnapf 77—85 Mikren, Bauchsaugnapf 120—140 Mikren lang. Eier: 28—30 : 15—17 Mikren. Der Wurm lebt im Dünndarm, ist in Japan und Formosa ziemlich verbreitet, ebenso in Korea; auch in China ist er gefunden (Faust). Er dringt in die Schleimhaut des Dünndarms, aber nicht tiefer bis in die Unterschleimhaut ein. Die Infektion kann sehr massig sein, bis zu 4000 Würmer sind abgetrieben worden. Über die pathogene Bedeutung ist wenig zuverlässiges bekannt. Erster Zwischenwirt sind Schnecken (Melania liber-tina), zweiter Flußfische (Plecoglossus). Die Zerkarien sind 230 Mikren lang. 83 breit, der Schwanz ist fast 300 Mikren lang.

4. Familie: **Paramphistomidae.** Mit scheibenartigem breiten Hinterkörper. an dessen Hinterrand der Endsaugnapf liegt.

Spez.: Gastrodiscus hominis Lewis und Mac Connell 1876. Syn.: Amphistomum hominis. 4—8 mm langer Egel. Endsaugnapf 3—4 mm breit. Eier 150:72 Mikren. Im Coecum und Dickdarm vereinzelt gefunden (Malayen-staaten, Indochina, Britisch Guyana).

Spez.: Cladorchis Watsoni Conyngham 1904. Syn.: Watsonius Watsoni. Nur in einem Fall bei einem Neger in Nigeria in großen Mengen gefunden. Die Darmmukosa war gerötet, aber sonst nicht verändert. 8—10 mm lang, 4—5 mm breit, 0,4 mm dick. Eier 130:75—80 Mikren.

5. Familie: **Schistosomidae.** Getrennt geschlechtliche Trematoden. Mund- und Bauchsaugnapf ziemlich nahe beieinander. Männlicher Körper verbreitert sich hinter dem Bauchsaugnapf, bildet hier eine Rille, den Canalis gynaecophorus zur Aufnahme des Weibchens. Geschlechtsöffnung hinter dem Bauchsaugnapf. Eier ohne Deckel.

Spez.: Schistosomum haematobium BILHARZ 1852. Syn.: Distomum haematobium. Männchen 12—14 mm lang, Hinterleib dorsal mit stacheltragenden Wärzchen besetzt. Bauchsaugnapf 0,28 mm Durchmesser. Hinterleib fast drehrund, mit einem Durchmesser von 0,4—0,5 mm. 4—5 Hoden. Weibchen: fadenförmig, 16—20 mm lang, in der Mitte etwa 0,25 mm dick. Mundsaugnapf mißt 70, Bauchsaugnapf 59 Mikren im Durchmesser. Keimstock liegt median in der vorderen Leibeshälfte. Uterus lang, enthält mehrere Eier. Dotterstöcke im hinteren Leibesabschnitt. 2 lange Darmschenkel, die sich nach Vereinigung zu einem zickzackförmig verlaufenden, relativ kurzen unpaaren Schenkel zusammenschließen. Reife Eier 120—190: 50—73 Mikren; ohne Deckel, mit Endstachel. Aus dem Ei entschlüpft die Larve, das Mirazidium, bewimpert, etwa 200 Mikren lang. Das Mirazidium dringt im Süßwasser ein in die Fühler von Schnecken, und zwar folgender Arten: 3 Bullinusarten: B. contortus (Ägypten), B. Dybowskii (Ägypten), B africanus (Ägypten, Sudan). Ferner: Physopsis africana, Planorbis corneus var. metidjensis (Portugal), Melania nodocincta (Njassaland).

In der Schnecke entwickeln sich Sporozysten und Tochtersporozysten; diese wandern in das Hepatopankreas und entwickeln sich schließlich zu Zerkarien. Durch Zerreißung gelangen diese ins Freie; sie sind dann etwa 500 Mikren lang und haben charakteristischen Gabelschwanz. Die Zerkarien dringen durch die Haut in den menschlichen Körper ein und siedeln sich in den Venen des Beckengebietes an; etwa 7 Wochen nach dem Eindringen sind sie zu fertigen Schistosomen ausgebildet.

Die Weibchen legen ihre Eier in den kleinen Venen des Plexus vesicalis, hämorrhoidalis usw. ab. Dadurch, daß diese Eier mit ihrem spitzen Stachel in die Gewebe eingepreßt werden, verursachen sie krankhafte Erscheinungen. Diese betreffen vorzugsweise die Blase. Aber nicht ganz selten gelangen die Eier auch in die Schleimhaut des Mast- und Dickdarms und veranlassen hier Veränderungen, wie sie nachher bei Schist. Mansoni näher geschildert werden.

Man hat früher keine Trennung zwischen Schistosomum haematobium und Schistosomum Mansoni gemacht. Es scheint aber keinem Zweifel zu unterliegen, daß nicht bloß Schistosomum Mansoni, mit den seitenstachligen Eiern, sondern auch das Schistosomum haematobium mit den endstachligen Eiern Darmerkrankungen macht[1]. Da das Verbreitungsgebiet beider Würmer vielfach dasselbe ist, war diese Frage auch nicht leicht zu entscheiden. Auch kommt gleichzeitige Infektion mit beiden Arten vor. Schistosomum haematobium ist vorzugsweise verbreitet im nördlichen und östlichen Afrika, ferner auch in Vorderasien, Westindien und Zentralamerika; Schistosomum Mansoni ebenda, ferner in Südafrika und in Südamerika.

Spez.: Schistosomum Mansoni, SAMBON 1907. Der Bau dieses Wurmes ähnelt sehr dem von Schistosomum haematobium. Männchen 12 mm lang, Weibchen 12—16 mm. Doch bestehen gegenüber Schistosomum haematobium für Schistosomum Mansoni folgende Unterschiede: Keimstock in der vorderen Leibeshälfte. Dotterstöcke groß, die hinteren zwei Drittel des Leibes einnehmend.

---

[1] Anm.: Manche Forscher nehmen an, daß Schist. haematobium auch seitenstachlige bilden können. Wenn das zutrifft, wäre aus dem Ei allein nicht zu entscheiden, ob Infektion mit Schist. Mansoni vorliegt (vgl. PLAUT).

Uterus kurz, mit nur einem, seitenstachligen Ei. Eierstock in der hinteren Körperhälfte. Langer unpaarer Darmschenkel. Ei 112—162:60—70 Mikren, mit bis 20 Mikren langem Seitenstachel. Die aus dem Ei ausschlüpfenden Mirazidien dringen in folgende Süßwasserschnecken ein: Planorbisarten, nämlich Planorbis boissyi Ägypten, Planorbis olivaceus, Planorbis guadeloupensis Südamerika, Planorbis centimetralis Brasilien, Physopsis (Bullinusarten). Sporozysten entwickeln sich nach 3—4 Tagen, Tochtersporozysten nach 5—6 Tagen. Einwandern in den Körper nach etwa 20 Tagen. Zerkarien werden ab etwa 30. Tag gebildet, sind 500 Mikren lang. Infektion des Menschen durch Eindringen der Zerkarien durch die Haut. Inkubation mindestens 4 Wochen, meist 3 Monate.

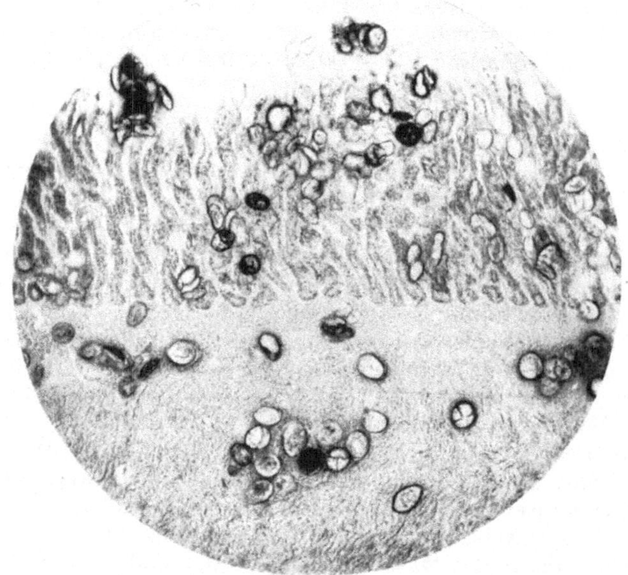

Abb. 13. Darmwand bei Infektion mit Schistosomum japonicum. Vergr. 55mal.
Zahlreiche, zum Teil verkalkte Eier in Schleim- und Unterschleimhaut.

Das Eindringen der Zerkarien durch die Haut verursacht in der Regel eine fieberhafte Urtikaria. Sehr bald nachher ist auch im Blut eine Vermehrung der eosinophilen Zellen festzustellen, die bis zu 76% der weißen Blutzellen betragen können. Im Sudan soll diese Eosinophilie allerdings fehlen. Die Ansiedlung der Würmer in den Venen des Darmkanals führt zu Ablagerung der Eier in den kleinen Venen, von wo aus sie dann leicht in das Gewebe (Schleim- und Unterschleimhaut, Subserosa usw.) gelangen, und hier teils mechanisch durch ihren spitzen Seitenstachel, teils durch chemische Wirkung beim Zerfall, mehr oder minder schwere Gewebsveränderungen veranlassen. Diese findet man vorzugsweise in der Schleim-, oft noch mehr in der Unterschleimhaut des Darmes, dann auch in der Subserosa. An der Oberfläche kann das Darmepithel abgestoßen und die entzündete und ödematöse Schleimhaut sogar polypös vorgewulstet sein. Je nach der Stärke der Infektion findet man alle Übergänge von einfachem Katarrh mit starker Schleimbildung zu flachen Geschwüren und bis zu ausgedehnten polypösen, manchmal dendritischen Wucherungen, die bisweilen so ausgedehnt und erheblich sind, daß sie richtige Verlegung veranlassen können. In den

Gefäßen solcher Wucherungen sind nicht selten die Würmer anzutreffen. Die Reizung des Darmes durch die oft in zahllosen Mengen vorhandenen Eier macht klinisch häufig das ganz ausgesprochene Bild einer Dysenterie, mit zahlreichen Stuhlentleerungen, Tenesmen, Blut und Eiterbeimischung. Das klinische Bild kann völlig dem einer Amöbenruhr oder auch einer Bazillenruhr gleichen und nur der Nachweis der Eier im Stuhl läßt die richtige Diagnose stellen. Nicht immer jedoch braucht man Eier im Stuhl zu finden; besonders bei leichteren Infektionen, wo keine schwereren Veränderungen der Schleimhaut gesetzt werden, brauchen die Eier gar nicht aus der Schleimhaut in die Darmlichtung zu gelangen. Leichte Infektionen, die ganz symptomlos verlaufen, sind häufig. Die schwersten Darmveränderungen pflegt man im absteigenden Dick- und Mastdarm zu finden, doch kann auch Blinddarm, Wurmfortsatz, seltener der Dünndarm und ausnahmsweise auch der Magen befallen sein. Selten sind größere Geschwüre, die sogar durchbrechen können (LAMPE). Folge der schweren Darmreizung ist oft

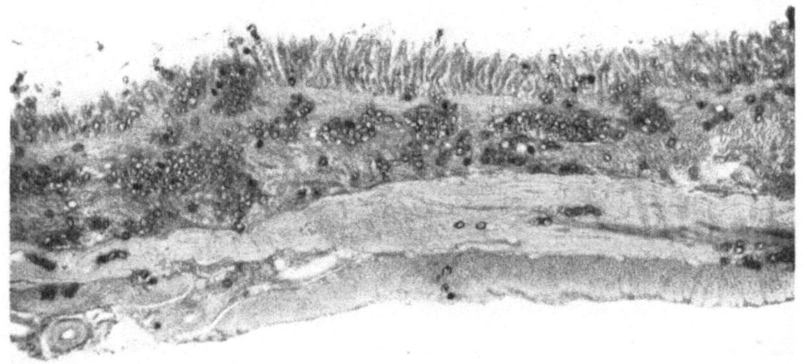

Abb. 14. Darmwand mit zahlreichen Eiern von Schistosomum japonicum. Vergr. 16mal.

Vorfall, ferner Abszeßbildung, Fisteln; gelegentlich starke Polyposis, die sogar zur Verlegung führen kann (HUTCHINSON).

Histologisch findet man um die Eier recht wechselnde Gewebsreaktion. Um manche Eier herum kann sie ganz fehlen, um andere herum wieder sieht man starke Anhäufung von eosinophilen Leukozyten; wieder andere bilden den Kern eines Fremdkörpertuberkels mit Riesenzellen. Manche Eier sind vollständig verkalkt, in anderen ist nur die Schale verkalkt, in andern auch das Mirazidium aufgelöst. Die Eier können dann manchmal starke Verunstaltungen erfahren, doch kann man sie, auch wenn die Schale verkalkt ist, im Schnitt immer noch leicht als solche erkennen. Offenbar hängt die Reaktion um die Eier herum wesentlich davon ab, ob das Mirazidium im Ei noch erhalten ist oder nicht, und ob etwa die Schale des Eies für Zerfallsprodukte durchlässig geworden ist (eigene Untersuchungen; vgl. auch PLAUT. Um mirazidiumhaltige Eier findet man viel eosinophile Zellen (SINDERSON und MILLS). In der Schleimhaut findet man meist weniger Eier als in der Unterschleimhaut; die Muscularis mucosae ist so ziemlich frei von Eiern, in der Muskelschicht findet man Eier hauptsächlich in den Spalten und Septen. In der Subserosa ist die Zahl der Eier dann wieder größer und durch sie können auch Bauchfellreizungen veranlaßt sein. Eigenartig ist die von LETULLE beschriebene Endophlebitis in den Venen der Submukosa und Subserosa.

Die Anwesenheit der Würmer in den Venen führt, allerdings selten, zu Thrombosen im Pfortadergebiet, sogar bis in die intrahepatischen Äste hinein (MILLER). In der Nähe des Afters kann es zu Abszessen und Fisteln kommen. Eine fast auf den Wurmfortsatz beschränkte Infektion kann zu entzündlichen Geschwülsten, mit den charakteristischen Befunden der Fremdkörpertuberkel, führen (PLAUT, BAILEY und BULLARD).

Spez.: Schistosomum japonicum KATSURADA 1904. Erreger der „Katayama"-Krankheit. Syn.: Schistosomum Cattoi Blanchard. Vorkommen: in Japan, Formosa, China (hier vor allem im Yangtsegebiet, doch auch in Südchina). Gelegentlich auch auf den Philippinen und Sundainseln (bei Japanischen und chinesischen Arbeitern). Männchen: 9—16 mm lang, ganz ähnlich wie

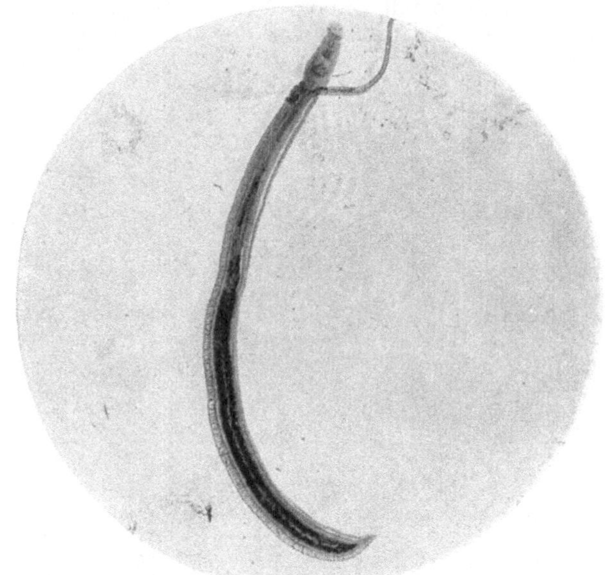

Abb. 15. Schistosomum japonicum. Das schlankere Männchen im Canalis gynaecophorus des Weibchens. Vergr. 9mal. Präp. M. KOCH.

Schistosomum haematobium, doch ohne Warzen, nur um den Saugnapf und am Hinterende feinste Wärzchen. 0,5—1 mm dick, 8 elliptische Hoden. Mundsaugnapf mißt 288, Bauchsaugnapf 344 Mikren im Durchmesser. Weibchen: bis 21,8 mm lang. Vorderende dünn. Mundsaugnapf 640, Bauchsaugnapf 520—720 Mikren Durchmesser. Eier ohne Stacheln, aber zumeist mit einer kleinsten knopfartigen Verdickung der Schale. Reife Eier: 85—65: 51—80 Mikren, doch kommen auch noch größere Eier (bis 101 Mikren) vor. Die aus dem Ei entschlüpfenden Mirazidien gelangen in Süßwasserschnecken, nämlich in die Arten: Oncomelania (= Blanfordia) nosophora, auch Katayama nosophora genannt (Japan, China), Oncomelania hupensis (China), Oncomelania formosana.

Mancherorts sind bis 3—4% dieser Deckelschnecken mit Mirazidien infiziert gefunden worden. Bis zur Entwicklung der Zerkarien vergehen etwa 3 Wochen; die Zerkarien sind dann 550 Mikren lang. Die Zerkarien gelangen ins Wasser und können von hier aus in die Haut des Menschen eindringen: das geschieht vorzugsweise in Reisfeldern. Im Menschen siedeln sie sich in den Venen des

Pfortadergebietes an. 20 Tage nach Infektion sind die Würmer schon geschlechtsreif und in Kopula gefunden. Die Veränderungen, die durch Infektion mit diesem

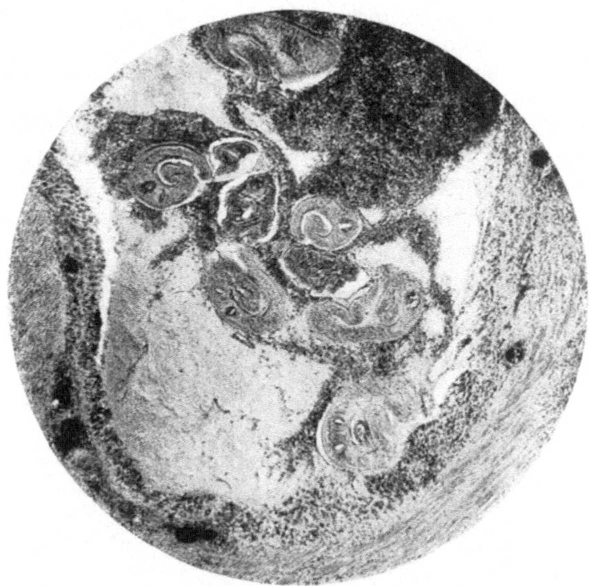

Abb. 16. Darmwand bei Infektion mit Schistosomum japonicum. Mehrere Schräg- und Querschnitte von WÜRMANN. Präp. M. KOCH.

Wurm im Darm gesetzt werden, gleichen durchaus denen bei Infektion mit Schistosomum Mansoni; sie pflegen im Darm jedoch nicht immer so hochgradig zu sein, was zum Teil damit zusammenhängt, daß das Ei von Schistosomum japonicum nicht den scharfen Seitenstachel besitzt. Man findet die Veränderungen im ganzen Dickdarm, besonders nahe dem Gekröseansatz, auch der Dünndarm ist nicht selten betroffen (TSUCHIJA, eigene Beobachtung). Polypöse Schleimhautwucherungen, manchmal mit dendritischen Verzweigungen, sind nicht ungewöhnlich (KATSURADA). Die um die Eier sich bildenden Knötchen sind mohnkorngroß und noch größer, mattgrau bis gelbgrau (TSUNODA). Auf dem Boden solcher polypöser Wucherungen entwickelt sich bisweilen (wie übrigens auch bei Schistosomum Mansoni), ein Karzinom (KASAMA). Nicht selten ist auch Phlebitis und Thrombose der Pfortader (KATO), dagegen scheinen die endophlebitischen Veränderungen an den kleinen Venen zu fehlen.

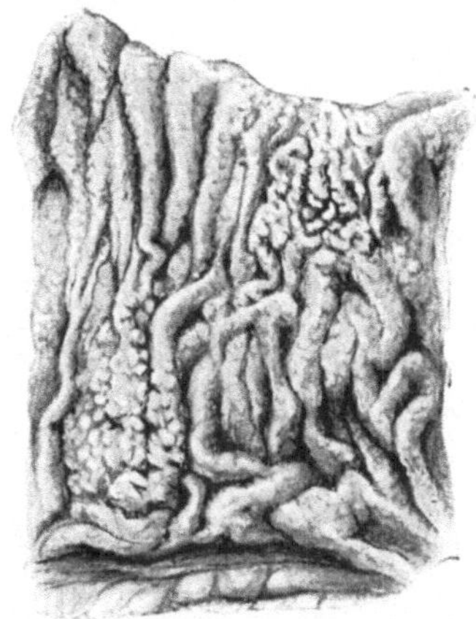

Abb. 17. Darm bei Infektion mit Schistosomum japonicum. Präp. M. KOCH.

Die Infektion ist häufiger beim männlichen als beim weiblichen Geschlecht. Angeborene Infektion ist beobachtet worden. Die Infektion verursacht zunächst eine urtikariaartige Dermatitis, meist mit intermittierendem Fieber (in China früher „Yangtsefieber" genannt). Diese febrile Periode dauert 3—6 Wochen.

Flüchtige Ödeme sind dabei häufig. Auch eine Vermehrung der eosinophilen Zellen des Blutes ist die Regel. Bronchitis und andere Beschwerden werden oft beobachtet. Die Infektion braucht indes keine schweren Krankheitsanzeichen hervorzurufen. Es ist gar nicht ungewöhnlich, daß man bei wiederholten Stuhluntersuchungen einmal Schistosomeneier findet, ohne daß der betreffende über irgendwelche Krankheitserscheinungen von seiten des Darmes zu klagen hätte. Ich habe das ein paarmal in China beobachtet. Schwere Krankheitsanzeichen treten erst nach einigen Jahren auf, offenbar, wenn es sich um immer wiederholte und so schließlich sehr massige Infektionen handelt. Dabei stehen die Erscheinungen von seiten des Darmes ziemlich im Hintergrund, es überwiegen

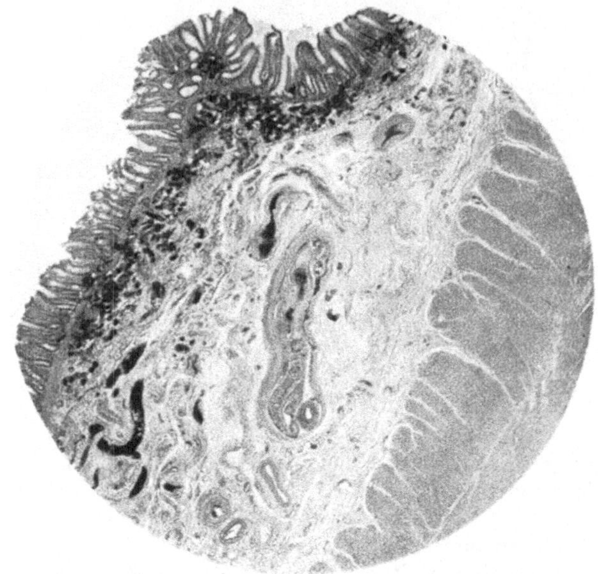

Abb. 18. Schistosomum japonicum in der Darmwand. Präp. M. KOCH.

Erscheinungen von seiten der Leber. Da die Eier mit dem Pfortaderblut in die Leber gelangen, bewirken sie dort schließlich Veränderungen, die das Bild einer charakterisitischen Zirrhose mit Bauchwassersucht zur Folge haben.

Bei schwerer Darminfektion sind schließlich Darmkrebse gar nicht so selten beobachtet (9 Fälle von Adenokarzinom, KUSAMA; ähnliche Beobachtung von ROMAN und BURKE).

C. Cestoden. Bandwürmer.

Ordnung: Cyclophyllidea.

1. Familie: Taeniiden. Gattung: Taenia.

Spez.: Taenia saginata GOEZE 1782. 4—10, sogar bis zu 30 Meter (ASKANAZY) langer Bandwurm. Kopf 1,5—2 mm im Durchmesser. 4 halbkugelige, oft pigmentierte Saugnäpfe, deren Durchmesser 0,7—0,8 mm beträgt. Keine Haken. 1000 und mehr Glieder; die reifen 16—20 mm lang und 5—7 mm breit. Regelmäßig alternierende Genitalpapillen, die ziemlich in der Mitte eines Gliedes am Rande münden. Uterus mit 25—30 Seitenästen. Eier: äußere Schale mit 1—2 fädigen Anhängen. Embryonalschale dick, radiär gestreift, 30—40: 20—30 Mikren. Die Würmer sind manchmal durch verabreichte Arzneien ge- färbt (z. B. durch Eisen, Blei-, Wismutpräparate). Miß- bildungen sind häufig: durchlochte Glieder ("Taenia fenestrata"), Bifurkation von Gliedern, überzählige Glieder u. ä. Der Bandwurm lebt im Dünndarm, in der Einzahl oder auch in der Mehrzahl. Er kommt in jedem Lebensalter vor, ist auch schon bei 3—6 monatigen Säuglingen gesehen worden (MONTI, GRIMM).

Die Anwesenheit des Bandwurms verursacht im Darm selbst nur ganz ausnahmsweise Veränderungen. Obschon der Kopf an der Schleimhaut haftet, hat man an der Anheftungsstelle nie irgendwelche schwere Veränderungen gesehen, wenngleich natürlich mikroskopisch hier Ver- änderungen vorhanden sein müssen, die bis jetzt unseres Wissens kaum näher untersucht worden sind; MIRTO und

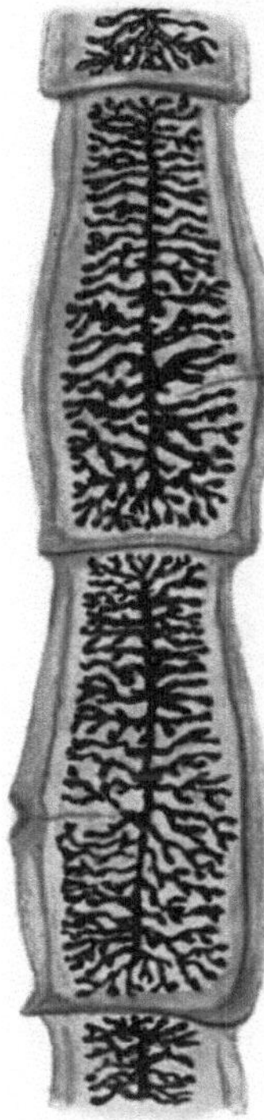

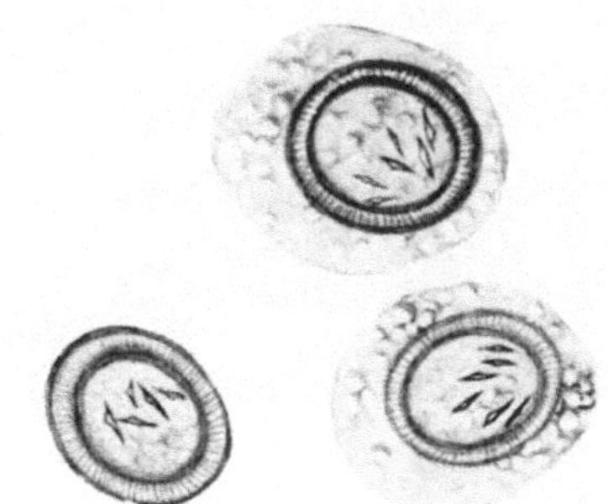

Abb. 19. Taenia saginata. Reife Glieder. (Vergr. 2:1.) Präp. M. KOCH.

Abb. 20. Eier von Taenia saginata. 450mal vergrößert. Präp. M. KOCH.

BOSQ erwähnen, daß ein kleines Stück Schleimhaut im Saugnapf aufgenommen war. Selten ist auch, daß durch größere Bandwurmknäuel eine Verlegung des Darms auftritt; nicht so ganz selten gelangen abgehende Glieder in den Wurm- fortsatz und können dadurch unter Umständen Beschwerden verursachen; eine Anzahl solcher Fälle, die unter der Diagnose "Appendizitis" operiert worden sind, ist bekannt. Chemisch-toxische Wirkungen kann der Bandwurm verursachen, doch pflegen sie meist nicht sehr erheblich zu sein, auch sind die Symptome recht unbestimmt. Fälle von Anämie, die nach Abtreibung des Bandwurms heilten, sind vereinzelt berichtet (SCHAUMANN). In ganz wenigen Fällen ist mit Sicherheit nachgewiesen, daß eine Taenie die Darmwand durchbohrt hat. Wie FÖLSCH des genaueren ausgeführt hat, geschieht dies durch knopf- artiges Emporheben und Auszerren eines Wandzipfels der Schleimhaut, die dann hier zugrunde geht; die Schleimhaut reißt ein, der Skolex bohrt sich jetzt zwischen der Muskulatur seinen Weg. In einem Fall von STIEDA-NAUWERCK war eine Taenie durch ein schlitzförmiges Loch 2,5 cm oberhalb der Papille bis ins Pankreas vorgedrungen, wo sie einen Knäuel bildete. Der Kopf lag 2 cm von der Duodenalwand entfernt. Im Falle PICKS, den FÖLSCH genauer beschrieben hat, war die Taenie 3 cm oberhalb der Papille in der Hinterwand eingedrungen, der Wurm fand sich mit zusammengeknäueltem Kopfteil im Pankreas. Ver- mutlich war dies Eindringen kurz vor dem Tode erfolgt. FRAENKEL hat eine

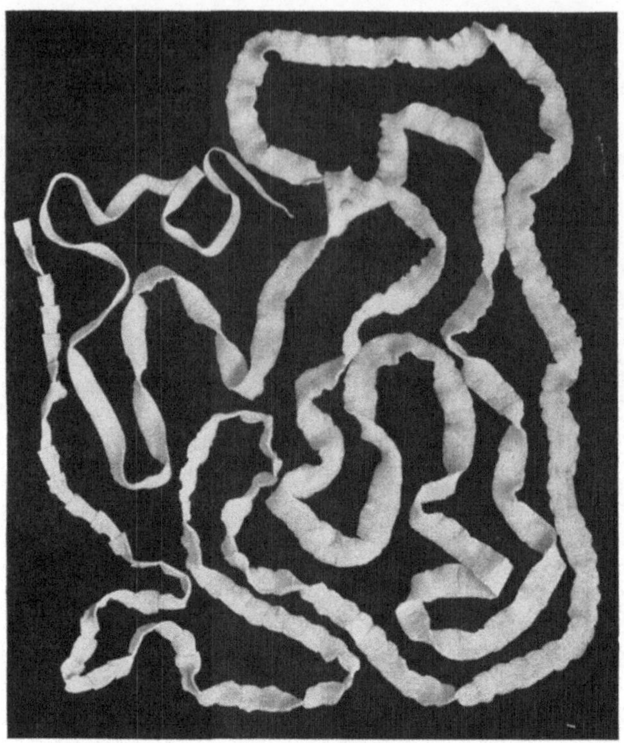

Abb. 21. Taenia saginata mit mehrfachem Knoten, aus dem Duodenum. Präp. M. KOCH.

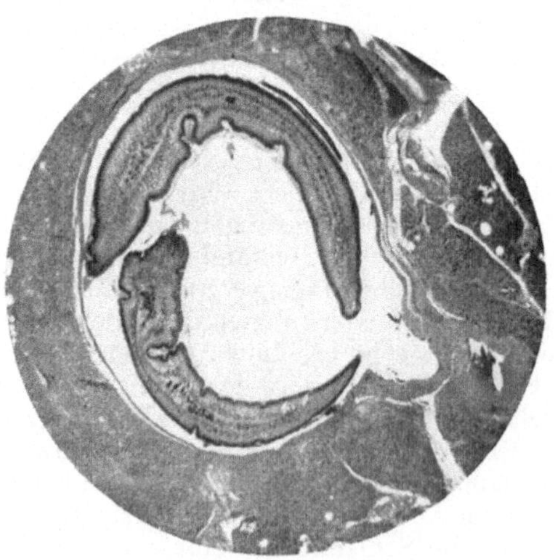

Abb. 22. Taenia saginata im Pankreas. (Fall PICK, 1924.)

Taenie mit dem Kopf im Ductus choledochus, in dessen Schleimhaut verborgen, gefunden und LANGERHANS sah eine Taenie, die durch den Gallengang weit in den einzelnen Leberlappen hineinragte. Ganz ungewöhnlich ist auch der Befund von Bandwurmgliedern in einer entzündeten Gallenblase mit Steinen:

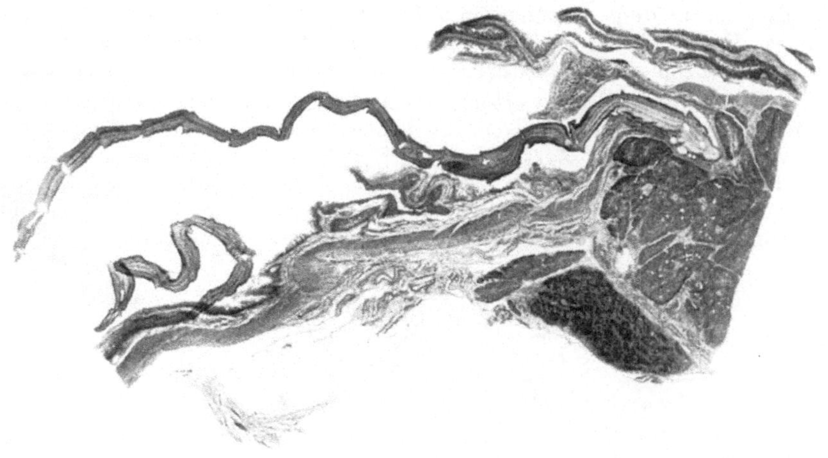

Abb. 23. Taenia in der Darmschleimhaut und Eintritt ins Pankreas. (Fall NAUWERCK.)

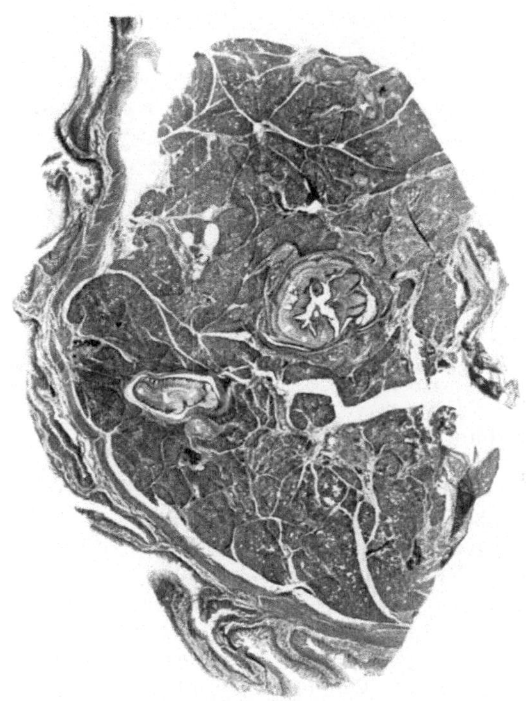

Abb. 24. Taenia saginata im Pankreas. (2 mal getroffen.) (Fall von NAUWERCK.)

Benedikt erhob diesen Befund bei einem 74 jährigen Mann; über 3 m Bandwurm mit Kopf fanden sich in der Gallenblase. Ferner sind, allerdings selten genug, auch Bandwürmer in Abszessen, in der freien Bauchhöhle, einmal der Kopf eines Bandwurms in dem entzündeten Eileiter (DANIELSEN) gefunden worden. Je nach den Verhältnissen muß im einzelnen Fall entschieden werden, ob ein aktives Durchbohren des Bandwurms angenommen werden kann oder nicht.

Die Infektion des Menschen erfolgt durch den Genuß rohen oder nicht genügend gekochten Rindfleisches, das die Finne dieses Bandwurms, den Cysticercus bovis, enthält. Der Zystizerkus ist $^3/_4$—1 cm lang, etwa $^1/_2$ cm breit. Zu seiner Entwicklung braucht er $^1/_4$—$^1/_2$ Jahr. Eine Ansiedlung der Finnen des Bandwurms im menschlichen Körper ist nur ganz ausnahmsweise gesehen worden (Finnen im Hirn, im Auge, im Herz, in der Gegend der Mamilla). Die Finne

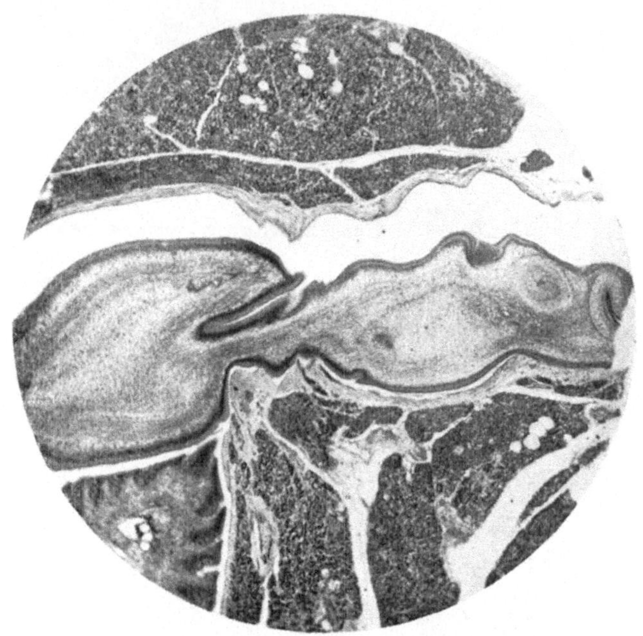

Abb. 25. Taenia saginata im Pankreaskopfteil. (Fall NAUWERCK.)

findet sich besonders häufig im Musculus pterygoideus der Rinder. In Deutschland wurden (nach BRAUN) noch 1906 etwa $3^0/_0$ der Rinder finnig erfunden, in den Jahren 1904—1918 im Durchschnitt nur noch $0,27^0/_0$ (Schwankung zwischen 0,17 und $0,38^0/_0$, OSTERTAG); in Afrika hat man stellenweise über $20^0/_0$ finnige Rinder festgestellt und so ist denn auch dort in manchen Gegenden die Taenia saginata beim Menschen ungemein häufig.

Die Häufigkeit dieses Bandwurms beim Menschen wird angegeben von DUNZELT, bei deutschen Feldsoldaten $3,2^0/_0$, ZIEGLER Freiburg $0,6^0/_0$, PEISER Berlin $1,5^0/_0$, HAGE in Thüringen $0,3^0/_0$, LINDTROP fand in Transbaikalien $2—16^0/_0$, KALANTARIAN bei armenischen Kindern $2,9^0/_0$, BRUG in Batavia $2^0/_0$, CROWELL und STITT bei Sektionen auf den Philippinen $0,2—0,3^0/_0$ und OPHÜLS im Sektionsmaterial von San Francisco $0,22^0/_0$.

Spez.: Taenia solium LINNÉ 1767. Syn.: Taenia vulgaris WERNER 1782. Meist 2—3 Meter, doch auch bis zu 6, ja 8 Meter langer Bandwurm. Kopfdurchmesser 0,6—1 mm. Kurzes Rostellum, das 2 Reihen von Haken trägt. Anzahl der Haken 26—28 (selten mehr, bis zu 50). Die größeren Haken messen 160—180 Mikren, die kleineren 110—140. Rostellum manchmal schwärzlich pigmentiert. 4 Saugnäpfe, deren Durchmesser 0,4—0,5 mm beträgt. 800—1000 Glieder. Reife Glieder 10—12 mm lang, 5—6 mm breit. Regelmäßig abwechselnde Geschlechtspapillen, etwas hinter der Mitte des Gliedes ausmündend. Uterus mit 6—10 Seitenästen. Eier in dünner Schale, dagegen Embryonalschale dick, gelbbraun radiär gestreift; mißt 31—38 Mikren. Die Onkosphäre mit 6 Häckchen. Mißbildungen des Wurmes sind nicht ganz selten: so z. B. hakenlose Köpfe (WAGNER), Verschmelzung von Proglottiden u. ä.

Der Bandwurm lebt im Dünndarm in ein oder mehr Exemplaren. Bis zu 59 Stück sind bei einem Menschen gesehen worden (BRUMPT); KLEEFELD sah

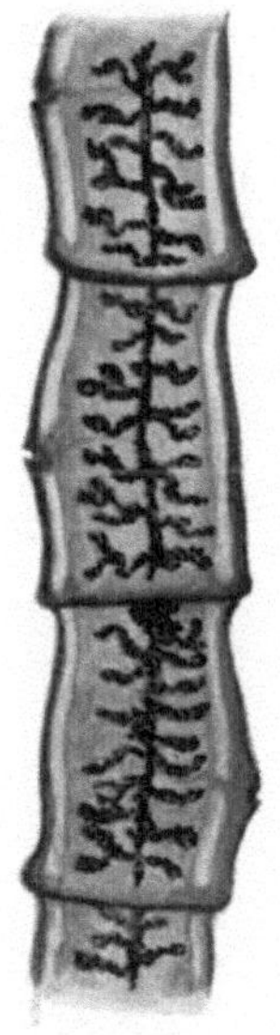

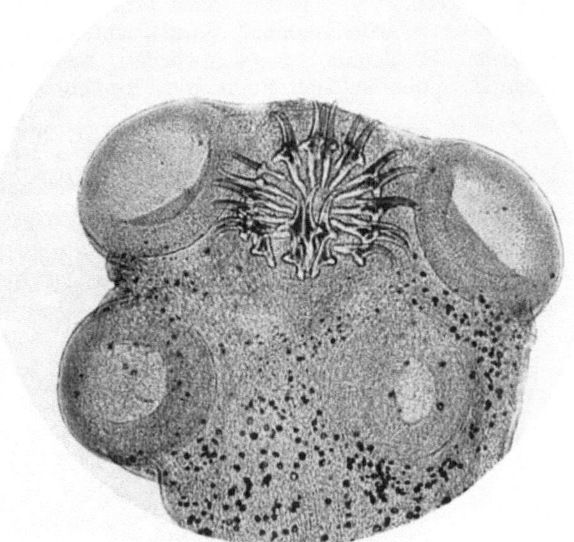

Abb. 26. Taenia solium, reife Glieder. (Vergr. 2 : 1.) Präp. M. KOCH.

Abb. 27. Kopf von Taenia solium etwa 90fach vergrößert. Präp. M. KOCH.

einmal 41 Exemplare (MOSLER und PEIPER). Über die pathogene Bedeutung des Bandwurms gilt das bei Taenia saginata gesagte. Die Anwesenheit des Wurmes hat bei einem 9jährigen Kind eine Verengung des Darms hervorgerufen, die operativ beseitigt wurde (STEINHAUS). Gelegentlich wird berichtet, daß eine schwere Blutarmut auf das Vorhandensein einer Taenia solium zurückzuführen sei; Heilung der Anämie nach Abtreiben des Wurmes (DARVIS). Auch Entzündungserscheinungen durch Bandwurmglieder im Wurmfortsatz sind beobachtet worden (POLLAG). Aus dem Ei entwickelt sich im Schwein der Cysticercus cellulosae, in etwa 2—4 Monaten. Der Zystizerkus, die Finne, wird 6—20 mm lang und 5—10 mm dick; der Skolex schimmert als weißlicher Fleck durch die Zystenwand. Der Mensch infiziert sich durch Genuß finnigen Schweinefleisches. In Deutschland betrug die Häufigkeit der Finnen beim Schwein 1905: 0,3 °/$_{00}$, 1911 etwa 1 : 7000, 1918 0,075 °/$_{00}$ (OSTERTAG); früher, vor der Zwangsfleischbeschau, viel mehr. In Madagaskar sind etwa 7 °/$_0$ der Schweine finnig. Die Finne, der Cysticercus cellulosa, ist früher beim Menschen ganz entsprechend dem häufigeren Vorkommen des Bandwurms, viel häufiger gefunden worden, als heute. Man findet sie beim Menschen besonders im Auge, im Gehirn und in den Hirnhäuten, dann auch in Muskeln und in anderen Organen. In

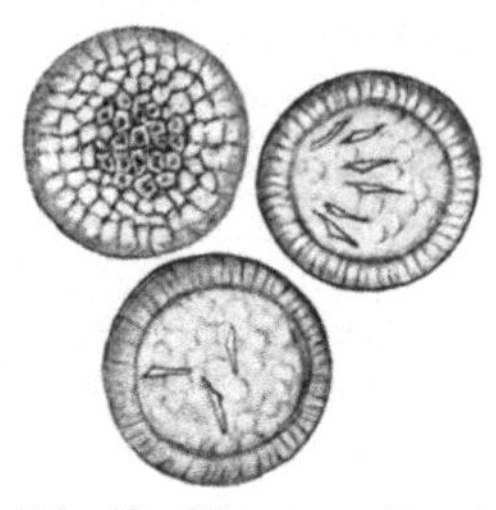

Abb. 28. Eier von Taenia solium. 450 mal vergrößert. Präp. M. Koch.

Berlin wurden in den 60er Jahren bei Sektionen noch bei $2^0/_0$ der Leichen Zystizerken gefunden, 1903 nur noch 0,16, jetzt noch weniger. Der Mensch kann sich mit den Onkosphären infizieren, die aus den Eiern eines Bandwurms stammen, den er selbst beherbergt. Auch ist eine Infektion durch Verschlucken zerbrochener Glieder möglich.

Zur Zeit ist die Taenia solium in Deutschland geradezu eine Seltenheit geworden, während noch 1894 MOSLER in Greifswald Taenia solium etwas mehr als halb so oft als Taenia saginata fand; auch GRAWITZ erklärt noch die Taenia solium für den „gewöhnlichen" Bandwurm. Auch in anderen europäischen Ländern ist die Taenia selten geworden, so in Frankreich und Italien; nur in Portugal findet sie sich noch fast doppelt so häufig wie Taenia saginata

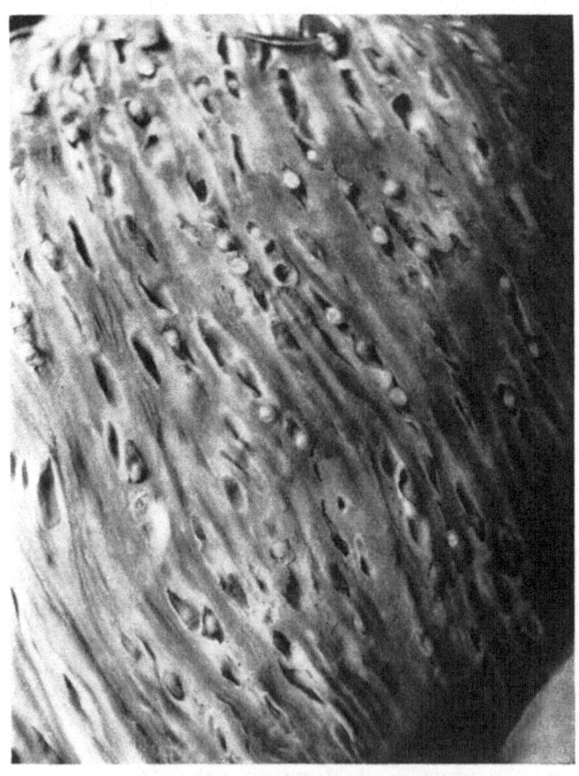

Abb. 29. Finnen von Taenia solium (Cysticercus cellulosae) im Muskel eines jüngeren Schweins. Natürliche Größe. Präp. M. Koch.

(BETTENCOURT). Auch aus Argentinien wird Vorkommen von Taenia solium gemeldet (BACIGALUPO).

Spez.: Taenia africana. LINSTOW 1900. Nur in 2 Exemplaren bekannt. Etwa 1,3 m lang, ungefähr 600 Glieder, hinterste Glieder 7 mm lang, 12—15 mm breit. Kopf mißt 1,38 mm, Saugnäpfe 0,63 mm im Durchmesser. Eier 31: 39. Uterus mit 15—24 nicht gegabelten Seitenästen.

Spez.: Taenia confusa WARD 1896. In 3 Exemplaren aus den Südstaaten von Nordamerika bekannt. 8,5 m lang, etwa 800 Glieder. Hinterste Glieder 35 mm lang, 4—5 mm breit. Kopf wahrscheinlich mit Rostellum und Häkchen. Eier 31: 42 Mikren.

Spez.: Taenia philippina, GARRISON 1907. (Von BRAUN zu Taenia saginata gerechnet.) Nur 1 Exemplar aus Manila bekannt. Kopf 1—1,5 mm 4 Saugnäpfe, 0,34—0,4 mm im Durchmesser. Keine Haken. Kurzer Hals. 800 Glieder, 4—5 mm breit, bis 1 mm lang, reife 6—8 mm breit und lang. Uterus mit dichotomen Seitenästen. Eier 31:40 Mikren.

2. Familie: **Davaineideae.** Spez.: Davainea madagascariensis DAVAINE 1869. Syn.: Taenia madagascariensis. Etwa 500—700 Glieder, terminal 2—2,5 mm lang, 1—1,5 mm breit. Kopf breit, 0,3—0,4 mm im Durchmesser. Saugnäpfe durchschnittlich 0,1—0,125 mm im Durchmesser. Rostellum mit 90—110 Haken in 5 Reihen von 23—25 Mikren. Eier mit 2 Hüllen, äußere leicht gelbbraun, innere mißt 50—64:19—23 Mikren. Zwischenwirt: Schaben? Der Bandwurm ist in etwa 10 Fällen, meist bei Kindern gefunden (Komoren, Mauritius, Bangkok, Brit. Guyana, Philippinen).

Spez.: Davainea asiatica von LINSTOW 1901. Nur ein Exemplar aus Turkestan bekannt, ohne Skolex. Glieder 0,16—0,18 mm breit.

Spez.: Davainea formosana AKASHI 1916. 43 mm lang, mit kugligem 0,4—0,5 mm großem Kopf. 2 Reihen Häkchen. Saugnäpfe durchschnittlich 0,12 mm, Eier 46 : 99 Mikren. Bei einem Kinde in Formosa gefunden.

Gattung: **Bertiella.** Spez.: Bertiella satyri. Affenbandwurm, einmal bei einem 8jährigen Mädchen auf Mauritius gefunden. 115 mm langes Stück. Breitestes Glied 15 mm breit, 0,57 mm lang. Eier 45 : 50 Mikren.

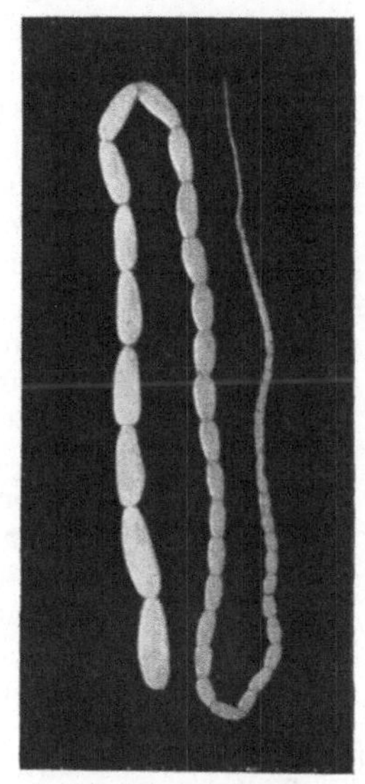

Abb. 30. Dipylidium caninum (= Taenia cucumerina). Natürl. Größe. Präp. M. KOCH.

3. Familie: **Dipylidiidae.** Spez.: Dipylidium caninum LINNÉ 1758. Syn.: Taenia canina. Taenia cucumerina BLOCH 1782. Taenia elliptica BATSCH 1786 u. a. m. 15—35 cm langer Bandwurm, Glieder ziemlich schmal, 1,5—3 mm breit, reife Glieder 6—7 mm lang. Kopf: 0,35—0,45 breit, stumpfes Rostellum, keulenförmig, mit 3—4 Reihen von Häkchen, deren vordere 11 —15, deren hintere 5—6 Mikren messen. Eisäckchen mit 8—15 Eiern, diese 34—40 Mikren im Durchmesser. Onkosphären messen 25—30 Mikren, mit 11—14 Mikren langen Häkchen. Dieser Hunde- und Katzenbandwurm ist weit verbreitet. Vom Menschen sind bekannt etwa 90 Fälle, fast alle bei Kindern. Auch familiäres Vorkommen ist gesehen worden (LINS sah in einer Famile 5 Fälle). Auch beim Säugling gefunden (KÖHL bei einem 40 Tage alten Kind, FERGUSON und TUDHOPE in der 5. Lebenswoche). Der Wurm kommt manchmal in vielen Exemplaren vor; LINS sah einmal 208 Stück. Gefunden in Europa, besonders in Deutschland und Dänemark, dann in der Schweiz, Frankreich, England; ferner in Nordamerika, Afrika und den Philippinen. Das Zystizerkoid lebt in der Hundelaus (Trichodectes canis), auch im Hundefloh (Ctenocephalus) und im Menschenfloh. Die Onkosphären aus den Bandwurmeiern entwickeln sich in den Flohlarven,

der Embryo gelangt in die Leibeshöhle und entwickelt sich dort zum Zystizerkoid. Infektion des Menschen durch zu naher Berührung mit Hund und Katze. In einigen Fällen sind Darmkatarrhe auf die Anwesenheit dieses Bandwurms zurückgeführt worden, in andern Abmagerung, Krämpfe, Blutarmut.

4. Familie: **Hymenolepis.** Spez.: Hymenolepis nana von SIEBOLD 1852.

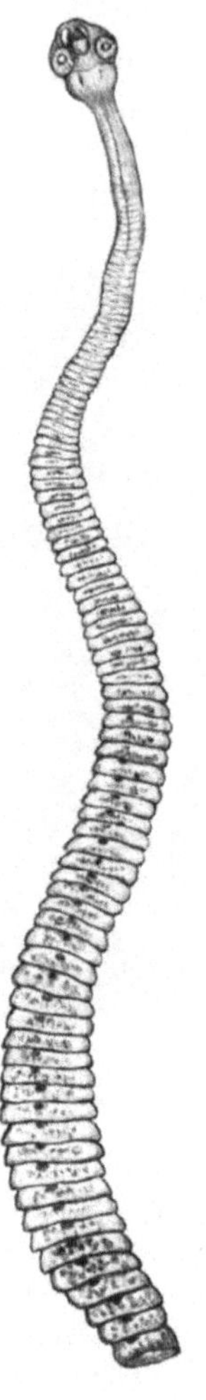

Syn.: Taenia minima. Taenia nana. Taenia aegyptiaca. 1—4 cm langer, 0,55—1,0 mm breiter Bandwurm, mit etwa 100—200 Gliedern, die 0,014—0,03 mm lang sind. Durchmesser des Kopfes 0,25—0,32 mm. Dickes Rostellum mit 4 Saugnäpfen, die 80—150 Mikren im Durchmesser haben. 24—30 Haken, je 14—18 Mikren lang. Eier messen längs 68 Mikren, die innere Hülle 30 : 48 Mikren. An beiden Polen des Eies eine kleine Verdickung. Onkosphären 16—19 Mikren, mit 3 Paar Embryonalhäkchen. Farbe des Wurmes leicht rosa. Der Bandwurm lebt im unteren Dünndarm. Er wird bei seiner geringen Größe sehr leicht übersehen, zumal, wenn nur wenige Exemplare vorhanden sind. Es kommen aber auch sehr massige Infektionen mit tausend und mehr Würmern vor (Fälle von SCHNELL, STÖRK und HANDEL). Der Parasit ist viel weiter beim Menschen verbreitet, als früher angenommen wurde, vorzugsweise bei Kindern. Im nördlichen Europa wird er nur gelegentlich gefunden, im südlichen bei Kindern viel öfter, so z. B. in Sizilien bis zu $10\,^0/_0$ (GRASSI), in Madrid $7\,^0/_0$ (JOYEUX), in Rumänien häufig (ZOTTA), in Portugal $6,5\,^0/_0$ (BETTENCOURT); in Algier sind bis zu $20\,^0/_0$ der Schulkinder infiziert (SOULIÉ) ebenso in Südoran. Auch in den Vereinigten Staaten ist er nicht selten, für Florida gibt WOOD sogar eine Infektionsziffer von $39\,^0/_0$ an. In Buenos Aires findet BACIGALUPO $5—10\,^0/_0$ der Kinder infiziert. Auch in Japan wird er in $3,6\,^0/_0$ gefunden (HOKI); ferner in Zentralchina und Nordchina (NAUCK und SHANYÜ), auch in Australien (WAITE, s. bei LEIPER). Verschiedenartige Krankheitssymptome sind auf die Infektion mit diesem Bandwurm zurückgeführt und offenbar durchaus mit Berechtigung: so allerhand Darmstörungen, Bauchschmerzen, Durchfälle und Verstopfung; aber auch nervöse Erscheinungen, wie Krämpfe, epileptiforme Anfälle auch unregelmäßiges Fieber.

Die Darmveränderungen bei Anwesenheit des Parasiten sind besonders in einem Falle KORNFELDs untersucht worden, wo die Parasiten der Schleimhaut noch fest hafteten (späterhin

Abb. 31.
Hymenolepis nana.
20 mal vergrößert.
Präp. M. KOCH.

werden sie bei der Sektion frei im Lumen gefunden). Er fand im Darminhalt reichlich zähen gelblichen Schleim, in der Schleimhaut punktförmige Blutungen und ausgedehnte oberflächliche Geschwüre. Es bestand starke Blutüberfüllung der Schleim- und Unterschleimhaut und Andeutung von Thrombenbildung in den Venen. Die Saugnäpfe hatten die Schleimhaut kugelförmig ausgezogen. Die kleinen Häkchen machen an sich nur geringe Verletzungen, aber beim Losreißen reißen sie kleine Epithelfetzen mit. Bei Erwachsenen, die mit Hymenolepis nana infiziert waren, ist auffallend häufig gleichzeitig Tuberkulose gefunden worden. Die Finne scheint sich in den Darmzotten selbst zu entwickeln, die Entwicklungsdauer ist etwa 2 Wochen. Bei experimenteller Infektion des Menschen wurden die Eier 19 Tage nach Infektion im Kot gefunden.

Spez.: Hymenolepis diminuta RUD 1819. Syn.: Taenia diminuta. Taenia flavopunctata WEINL. 1858. 20—60 cm langer Bandwurm, mit 600 bis 1000 Gliedern. Diese sind 0,66 mm lang, 3,5—4 mm breit. Vordere Segmente erscheinen gelblich gefleckt. Kopf mißt 0,2—0,5 mm, keulenförmig, mit rudimentärem Rostellum, ohne Haken. 4 Saugnäpfe. Eier 59—80, durchschnittlich 64 Mikren, mit fein radiär gestreifter Schale. Onkosphärenhülle mißt 33 Mikren

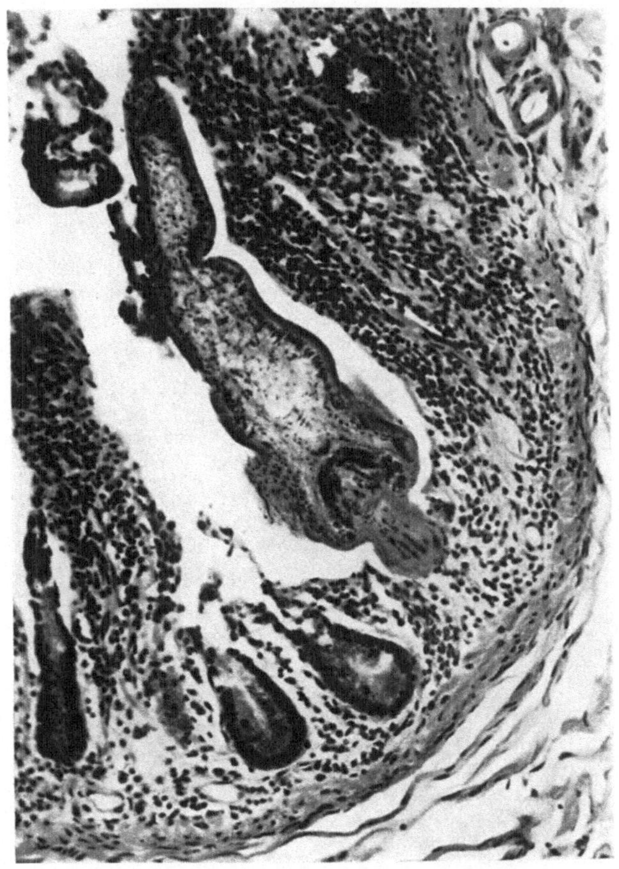

Abb. 32. Hymenolepis diminuta RUD. 1819 in der Darmschleimhaut.

im Durchmesser, Embryonalhäkchen 16—18 Mikren lang. Die Finnen des Bandwurms leben in Insekten (Larven vom Rattenfloh, in Mehlkäfern). Infektionsversuche mit solchen Finnen waren beim Menschen erfolgreich. Bekannt sind nach BRAUN schon 73 Fälle, davon die Hälfte aus Nord- und Südamerika, aber auch Fälle aus Sizilien, belgisch Kongo, Deutsch-Ostafrika, sowie aus Australien und Asien (Georgien, HIPSCHITZ). Bei einem 15 Monate alten Kinde wurden schon 8 Exemplare gefunden (GUNDRUM und SNYDER).

Ordnung: Pseudophyllidea.

Familie: Dibothriocephalidae. Spez.: **Dibothriocephalus latus** LINNÉ 1748. Syn.: Taenia lata. Bothriocephalus latus, balticus, lattisimus. Diphytiobotrium

6—8, selbst bis zu 12 Meter langer Bandwurm, von schmutzigweißgrauer oder grauroter Farbe, mit bräunlich durchschimmernden Uteri. 3—4000 Glieder. Kopf mandelförmig, etwa 2,5 mm lang, besitzt 2 tiefe Sauggruben mit scharfen Rändern. Glieder breiter als lang, die hintersten quadratisch, messen durchschnittlich 10—20 mm. Uterus bildet eine zentral im Glied gelegene Rosette. Eier bräunlich, 60—75 : 45—48 Mikren, enthalten mehrfach gefurchte Keimzellen und

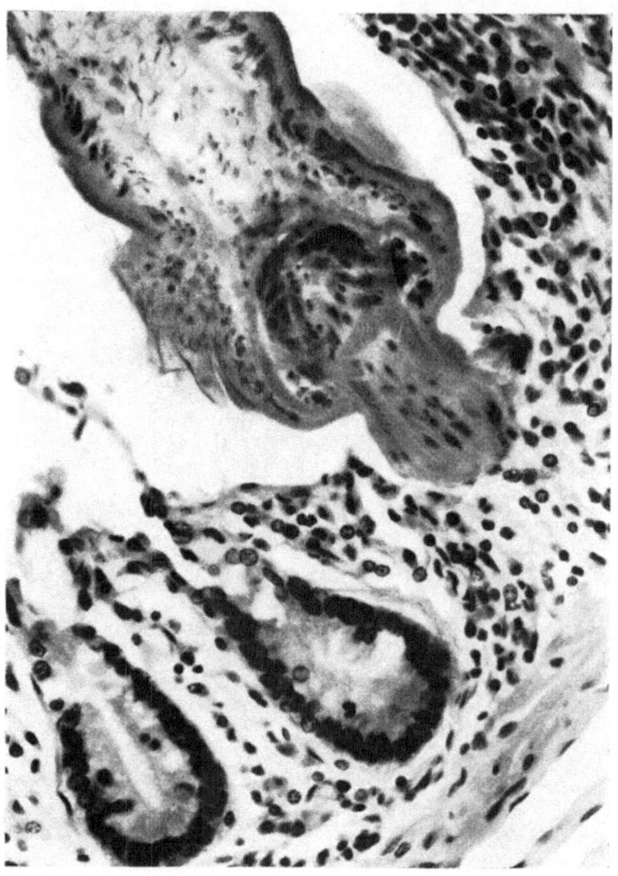

Abb. 33. **Hymenolepis diminuta** RUD 1819 in der Darmschleimhaut.
Starke Vergrößerung.

große Dotterzellen. Eier mit kleinem Deckel versehen. Aus dem Ei entwickelt sich im Wasser die bewimperte Onkosphäre, in 10—20 Tagen. Gelangt sie in Süßwasserkopepoden (Cyclops strenuus, Diaptomus gracilis), so entwickelt sich in deren Leibeshöhle in 2—3 Wochen das Prozerkoid. Diese Prozerkoide gelangen in Süßwasserfische, wo sie vom Darmkanal aus in die Muskulatur eindringen und sich hier in einigen Wochen in Plerozerkoide umwandeln. Der Mensch infiziert sich durch den Genuß von Fischfleisch, das solche Plerozerkoide enthält: solche Fische sind: Hecht, Quappe, Barsch, verschiedene Salmoniden, Äschen u. a. Frühestens 21 Tage nach erfolgter Aufnahme der Plerozerkoiden hat man beim Menschen schon ein über 20 cm langes Bandwurmstück abgehen sehen; Eier

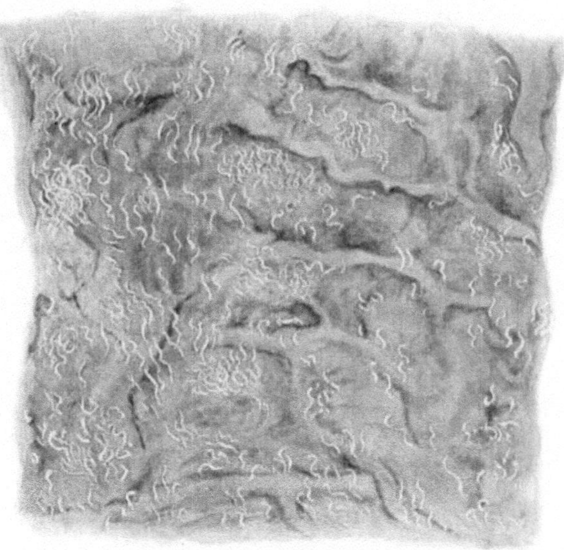

Abb. 34a. Darm mit starker Infektion mit Hymenolepis nana. Kaiserling-Präparat. Ileum. Stark mit Parasiten behaftete Stelle. Lupenvergr. etwa auf das Doppelte. (Nach KORNFELD, Virch. Arch. 258.)

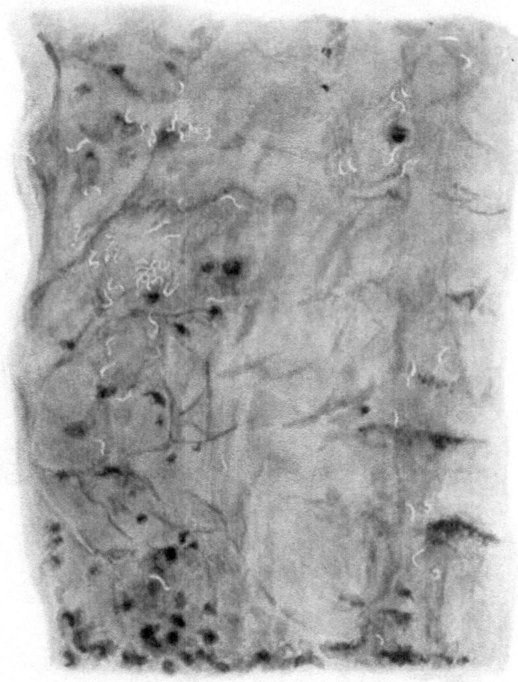

Abb. 34b. Darm mit starker Infektion mit Hymenolepis nana. Zahlreiche Blutaustritte der Schleimhaut. (Nach KORNFELD, Virch. Arch. 258.)

waren nach 24 Tagen im Stuhl nachweisbar. Nach 19 Tagen maß der Wurm schon 7 Meter (PASSEY und BRAINE).

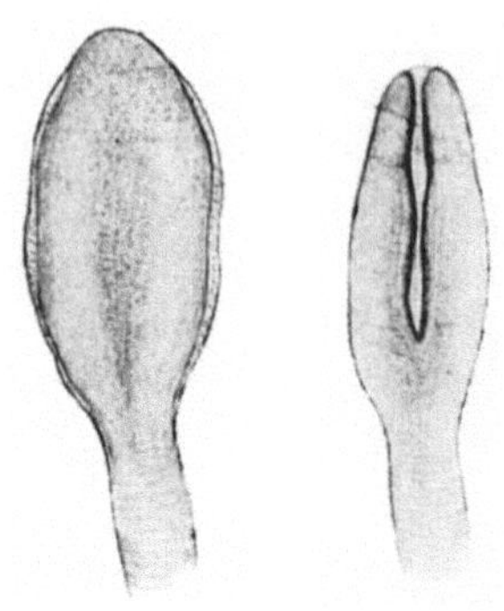

Abb. 35. Kopf von Dibothriocephalus latus, von vorne und von der Seite. Vergr. etwa 15 mal. Präp. M. KOCH.

Der beim Menschen und auch bei Hund und Katze vorkommende Bandwurm ist in Europa vorzugsweise in den Ostseeländern verbreitet, dann in manchen Gegenden der Schweiz und Frankreichs, auch in Italien und Rumänien. In Finnland werden 13 bis 18% der Bevölkerung infiziert gefunden, in Dorpat fand man 1879 eine Infektionsziffer von 10% (SZYD-LOWSKI), in Petersburg 1888 die Eier bei fast 8% der Untersuchten. In Archangelsk sind gar 40% der Bevölkerung mit dem Wurm behaftet (KOLPIKOFF). In der Westschweiz ist die Infektionsziffer, die früher stellenweise 10—20% betrug, stark zurückgegangen. In Asien ist der Bandwurm in vielen Ländern, so in China und Japan doch i. g. selten gefunden worden, aber auch aus Afrika und aus Amerika neuerdings mit zunehmender Häufigkeit in Nord-

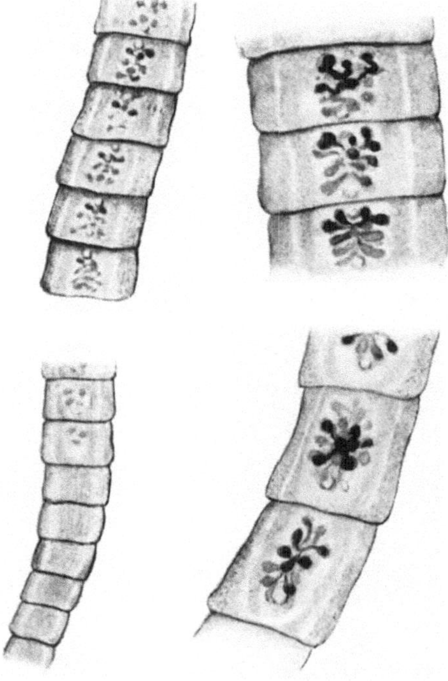

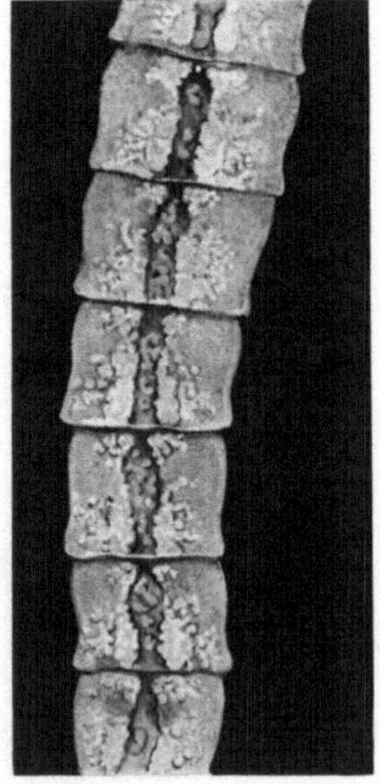

Abb. 36. Glieder von Dibothriocephalus latus. Vergr. 2 mal. Präp. M. KOCH.

Abb. 37. Dibothriocephalus latus. Reife Glieder. Vergr. 2 : 1. Präp. M. KOCH.

amerika, besonders aus dem Gebiet der großen Seen (Infektion durch finnische und wendische Einwanderer) sind Infektionen bekannt.

Der Bothriocephalus latus kann ebenso, wie das für die Taenien gilt, bei seinem Träger gastrointestinale Beschwerden auslösen, auch Beschwerden nervöser

Natur. Über Durchbrechung der Darmwand und andere mechanisch durch den Wurm bedingte krankhafte Erscheinungen ist nichts bekannt. Dagegen ist der Wurm einigermaßen gefürchtet wegen der schweren perniziösen Anämien, die er nicht so selten veranlaßt. Allerdings tritt dies Ereignis noch nicht bei einem Hundertstel der den Bandwurm beherbegenden Personen ein; es ist auch unabhängig von der Zahl der Würmer, die eine Person beherbergt: nach ROUX sind bei einem Mädchen 90 Bothriozephalen abgetrieben, und nicht die geringsten Zeichen von Anämie bestanden. Über die Pathogenese dieser Bandwurmanämie ist viel geschrieben; auch heute ist diese Frage längst noch nicht gelöst. Nach SCHAUMANN und SALTZMANN ist es die physiologische Wurmauflösung im Darm, welche die perniziöse Anämie unterhält oder auslöst. Nach SEYDERHELM würde ein Bothriozephalusgift ständig gebildet, das aber nur dann schädigend wirkt, wenn eine abnorme Durchlässigkeit der Darmwand für dieses Gift vorhanden ist.

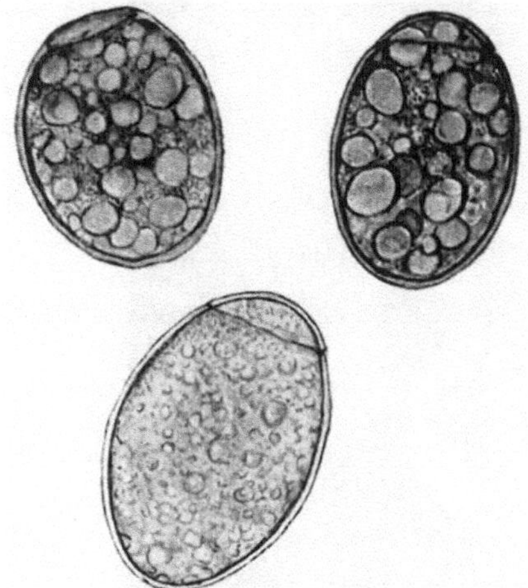

Abb. 38. Eier von Dibothriocephalus latus. 450 mal vergrößert. Präp. M. KOCH.

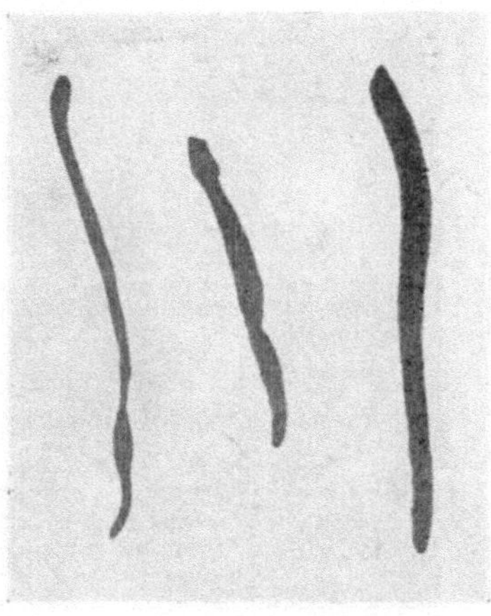

Abb. 39. Finnen von Dibothriocephalus latus aus der Muskulatur von Süßwasserfischen. Präp. M. KOCH.

Auf konstitutionelle Einflüsse, die dabei eine bedeutsame Rolle spielen sollen, hat insbesondere SCHAUMANN hingewiesen. Welche Rolle die Bothriozephalusanämie in Finnland spielt, geht aus der Angabe bei SCHAUMANN und SALTZMANN hervor, wonach in Helsingfors 3—4% aller Krankenhausaufnahmen an Bothriozephalusanämie litten; Männer sind fast genau gleich oft befallen wie Frauen; von diesen Anämien fallen 0,3% auf das Alter bis zu 10 Jahren, 13,8% auf das Alter von 10—19 Jahren, 26% auf das Alter von 20—29 Jahren, 18,4% auf das 4. und 19,6% auf das 5. Dezennium. Höchst eigentümlich und noch nicht genügend aufgeklärt ist die Beobachtung, daß die Anämie bisweilen auch nach Abtreiben des Wurmes bestehen bleibt.

Spez.: Dibothriocephalus minor. Nur in einem Exemplar bekannt, aus Transbaikalien. 10 cm langer, 6 mm breiter Wurm. Eier messen 70:40 Mikren.

Spez.: Dibothriocephalus cordatus LEUCKART 1863. 80—115 cm lang, mit 400—600 Gliedern, die durchschnittlich 5—6 mm messen und breiter als lang sind. Breiter, 2 mm langer Kopf, ohne Hals. Eier: 75—80: 50 Mikren. In Grönland gefunden (ist Parasit der Seehunde).

Gattung: **Braunia.** Spez.: Braunia jassyensus LEON 1908. Nur 1 Exemplar aus Rumänien bekannt. 18 cm lang, 12 mm breit. Dreieckiger Kopf, kleine Sauggruben.

Gattung: **Diplogonoporus.** Spez.: Diplogonoporus grandis BLANCHARD 1894. Über 10 Meter langer Bandwurm. Glieder 1,5—2,5 mm breit, in jedem Glied nebeneinander 2 Geschlechtsapparate. Kopf unbekannt. Eier bräunlich, 63: 50 Mikren. Zweimal in Japan gefunden. In einem Falle von KURIMOTO bestand eine Anämie, die ganz der Bothriozephalenanämie glich.

Spez.: Diplogonoporus brauni LEON 1907. 3 Exemplare aus Rumänien bekannt. 1 mm langer lanzettförmiger Kopf. Glieder sehr kurz, etwa 1 mm, 6 mm breit. Eier sehr klein.

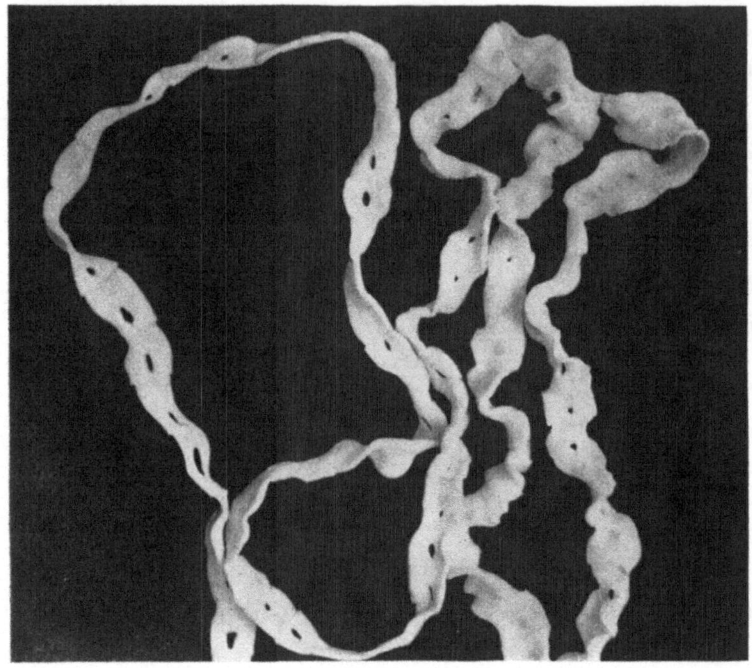

Abb. 40. Endstück eines Dibothriocephalus latus mit durchbrochenen Gliedern. Präp. M. KOCH.

D. Nematoden, Rundwürmer.

1. Familie: **Anguillulidae.**

Genus: **Rhabditis.**

Spez. Rhabditis hominis (KOBAYASHI 1914).

Männchen 0,9—1,2 mm lang, 30—50 Mikren breit. Spikulae 35—41 Mikren. Weibchen bis 2 mm lang, 120 Mikren breit. Uteruseier messen 28: 44 Mikren. Ist bei Kindern in Japan in einer Häufigkeit von 1—2,5% beobachtet. Der Wurm scheint keine Krankheitserscheinungen zu machen.

Spez.: Rhabditis usui (Rh. oblongata Bütschli) WATANABE. Weibchen 1,6:0,07 mm, Männchen 1,5:0,04 mm, als fakultativer Parasit von WATANABE gefunden.

2. Familie: **Angiostomidea.**

Genus: **Strongyloides.**

Spez.: Strongyloides stercoralis (BAVAY 1877).

Syn.: Pseudorhabditis. Rhabdonema. Anguillula intestinalis. Strongyloides intestinalis usw.

a) Parasitische Generation.

Muttertier: hermaphroditisch (oder parthenogenetisch sich vermehrende Weibchen), auch genannt: Anguillula intestinalis. Intestinale, strongyloide Form. Weißlicher Wurm 2,2—3 mm lang, 0,034—0,07 dick, mit fein quergestreifter Kutikula. Hinterende zugespitzt. Ösophagus macht etwa ein Viertel der Körperlänge aus. Das Ovar füllt über die Hälfte des Körpers aus. Eier 50—58 : 30—34 Mikren, nicht ganz so regelmäßig segmentiert wie bei Ankylostomen.

b) Frei lebende Generation (Anguillula stercoralis).

Im Kot finden sich selten Eier, dagegen Larven, von einer Länge von etwa 350 Mikren. Diese Larven haben die charakteristische sog. Rhabiditisform: scharf dreigeteilter Ösophagus, durch eine Einschnürung in der hinteren Hälfte und zwiebelartige Anschwellung hinter derselben charakteristisch. Der Kopf ist stumpf, die Mundbucht kurz und weit. Diese Rhabditisformen entwickeln sich bei bestimmter Temperatur (in der gemäßigten Zone) in etwa 48 Stunden unter 2 Häutungen wieder zu filariformen Tieren, die den Muttertieren ähnlich sind, nur daß die Geschlechtsorgane noch nicht ausgebildet sind.

In den Tropen dagegen entwickelt sich die freilebende Generation in drei Tagen: die getrennt geschlechtlichen Formen von Rhabditis stercoralis. Das Männchen mißt 700 : 35 Mikren, das Hinterende ist eingebogen. Es besitzt zwei gekrümmte, 38 Mikren lange Spikulae. Das Weibchen hat einen spitzen Schwanz, mißt in der Länge etwa 1 mm und ist 50 Mikren breit. Die Eier dieser Weibchen gleichen denen der Muttertiere, sind etwas gelblich und messen 70 : 45 Mikren.

Aus diesen Eiern entwickeln sich wieder filariforme Larven, in 3 bis 5 Tagen. Diese sind 0,2—0,35 mm lang, etwa 16 Mikren dick. Sie wachsen heran, machen zwei Häutungen durch und sind bei einer Länge von etwa 550 Mikren infektionstüchtig.

Die Rhabditisformen sind in älterem Stuhl nicht mehr vorhanden, sondern nur noch filariforme.

Im Stuhl sind, wie gesagt, meist keine Eier, sondern nur Larven vorhanden. Ob sich nun diese in 48 Stunden wieder zu filariformen infektiösen umwandeln, oder ob Heterogonie eintritt, d. h., daß sich jetzt zunächst die geschlechtlichen Formen, Rhabditis stercoralis und aus deren Eiern erst wieder infektiöse filariforme entwickeln, ist nach BRUMPT von uns noch unbekannten Einflüssen abhängig. Bei Europäern ist nach verschiedenen Untersuchern die erste Art häufiger, bei Eingeborenen in den Tropen meist Heterogonie und direkte Umwandlung (SANDGROUD). Nach NISHIGORI fände im Sommer immer die unmittelbare Umwandlung in filariforme statt, im Winter träfe man meist Rhabditisformen; nach CHANDLER umgekehrt.

Die Infektion des Menschen erfolgt dadurch, daß die filariformen Larven durch die Haut eindringen, genau, wie das bei Ankylostomen der Fall ist. Eine Infektion per os ist ebenfalls möglich. Bis zum Auftreten der Larven im Kot vergehen etwas über 14 Tage. Auch dauernde Selbstinfektion ist möglich, wie FÜLLEBORN bei einem Fall von 23 jähriger Dauer beobachtet hat. Der Wurm lebt im Dünndarm, nämlich im Duodenum und oberen Jejunum, auch gelegentlich im Magen. Er ist aber auch schon im Dickdarm gefunden worden, wie nach KURLOWs mikroskopischen Befunden, und dem rektoskopischen Befund im Falle von HERMSEN hervorgeht. Bei der Kleinheit des Parasiten wird er mit bloßem Augen leicht übersehen.

Die Würmer bohren sich, wie wir aus den Untersuchungen von ASKANAZY und neuerdings von OUDENDAL wissen, in die Schleimhaut ein, und zwar in deren obersten Schichten. Man findet hier den Wurm gestreckt, meist parallel zur Längsachse des Darmes, aber auch gerollt vor. Man trifft ihn in den Krypten oder auch sonst im Epithel; er gelangt aber nie tiefer in die Darmwand als bis zur Muscularis mucosae (vgl. auch WILBRAND). Die Epithelien erfahren durch die Anwesenheit der Würmer gewisse Veränderungen, nämlich Abplattung und Ausziehung. Eine stärkere Gewebsreaktion auf die Anwesenheit der Würmer bleibt jedoch aus, so daß man im Gerüst höchstens spärliche neutrophile Leukozyten oder vermehrte Lymphozyten (WILBRAND) findet; dagegen scheint nach den vorliegenden Beobachtungen eine eosinophile Zellreaktion auszubleiben. Makroskopisch findet man bei Strongyloidesinfektion die Schleimhaut meist unverändert, bisweilen leicht hyperämisch, mit kleinsten Ekchymosen und Erosionen.

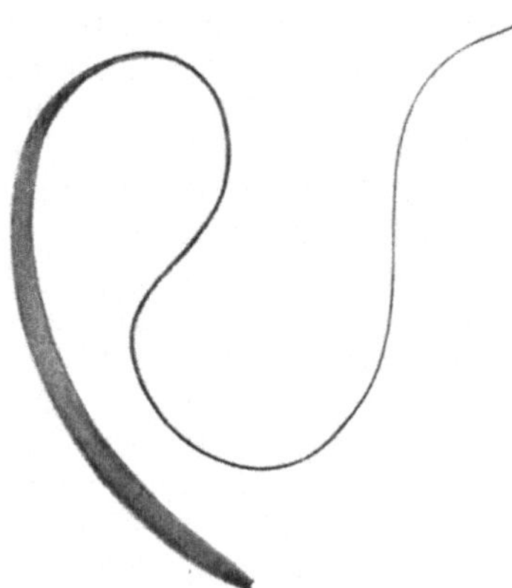

Abb. 41. Trichocephalus dispar. Weibchen. Präp. M. KOCH.

Die Eier werden in die Krypten des Epithels abgelegt, und man kann hier nach Ausschlüpfen der Larven oft noch die Eihüllen vorfinden. Das Wandern der Larven im Epithel kann zu Abstoßung von Epithelien führen (OUDENDAL). Die Bedeutung der Strongyloidesinfektion ist zu verschiedenen Zeiten recht verschieden beurteilt worden. Es besteht kein Zweifel, daß sehr viele Infektionen vollkommen symptomlos verlaufen. Aber die Infektion kann auch leichte und schwerere Darmerscheinungen hervorrufen; vor allem werden Diarrhöen und manchmal blutige Durchfälle mit der Infektion in Zusammenhang gebracht. Eine Zeitlang hat man die sog. Cochinchinadiarrhöe als durch Strongyloidesinfektion hervorgerufen angesehen. Diese Auffassung trifft aber nicht zu: tatsächlich verbirgt sich unter dem Namen Cochinchinadiarrhöe eine Reihe ganz verschiedener ursächlicher Erkrankungen. Manche Strongyloidesinfektionen bewirken auch schwere Anämien, die sogar unter dem Bild der perniziösen Anämie erscheinen können (HERMSEN). Sogar Todesfälle sind der Infektion zur Last gelegt, wie FÜLLEBORN dies bei Negern, WILBRAND bei einem Hindu, mit unstillbarem Diarrhöen- und Hämoglobingehalt von 10%, STILES bei Weißen gesehen hat.

Geringere allgemeine Erscheinungen (Magendarmstörungen, Übelkeit, Kopfschmerzen u. ä.) sind bei der Infektion nicht so ganz selten, ebenso kommt ziemlich oft eine Eosinophilie des Blutes (bis zu 82% eosinophile Zellen, HERMSEN) zur Beobachtung. Doch kann eine solche auch vollkommen fehlen. Über Eindringen in den Harngeschlechtschlauch bei einer 55jährigen Frau berichtet ROBITSCHEK; der Stuhl ist bei wiederholter Untersuchung frei von Larven.

Strongyloidesinfektionen sind vorzugsweise in den warmen Ländern häufig und oft genug mit Ankylostomeninfektion verbunden. In Panama wird mit einer Infektionsziffer von 18—31% gerechnet, in Brasilien ist sie nach LUTZ stellenweise noch höher (35%). In Asien wird für Tonkin sogar 51% angegeben, in Siam 16%, in Britisch Indien 16,1% (ROY). In China ist die Infektion seltener (Shanghai 1—2%), in Japan etwas häufiger.

Auf den Philippinen werden 3 % Infektionen gefunden, in Samoa 8 %, in Sierra Leone (MAPLESTONE) 15 %. In Deutschland und Europa sind Strongyloidesinfektionen öfters gefunden worden, fast immer da, wo auch Ankylostomeninfektion vorhanden war (so z. B. auch bei den Arbeitern des Gotthardtunnels).

2. Familie: **Trichotrachelidea.**

Genus: **Trichocephalus.**

Spez.: Trichocephalus trichiurus L. 1771. Syn.: Trichocephalus dispar., Trich. hominis, Trichuris trichiura. Männchen 30—45 mm lang, mit fadenförmigem dünnem Vorderende, das Hinterende etwas dicker, spiralig eingerollt. Ein 2,5 mm langes Spikulum. Weibchen 40—50 mm lang, das dünne Vorderende fast doppelt so lang wie das dünnere Hinterende. Farbe der Würmer weißlich, oft etwas bräunlich, der Darmkanal dunkler durchschimmernd.

Eier helldunkelgelbbraun, zitronenförmig, an beiden Polen Schale durchbohrt und durch Pfropf geschlossen. Eiinhalt unsegmentiert. Größe der Eier: 50—54: 23 Mikren. Die Reifung beansprucht angeblich ein halbes Jahr bis ein Jahr.

Die Infektion des Menschen erfolgt direkt, ohne Vermittlung eines Zwischenwirts, durch Aufnahme der Eier, die mit Kot an Früchte, Gemüse usw. gelangt sind. Nach Einführung der Eier in den Darmkanal vergehen etwa 4 Wochen bis zum Auftreten der Eier im Stuhl (Infektionsversuche von GRASSI, CALANDRUCCIO).

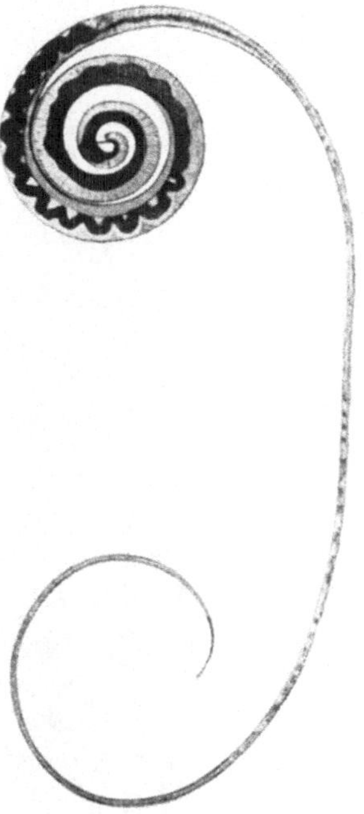

Abb. 42. Trichocephalus dispar. Männchen. Präp. M. KOCH.

Der Sitz der Würmer ist vornehmlich der Blinddarm, auch der Wurmfortsatz. BRUMPT fand sie in diesem in 4 % der Sektionsfälle, BALLAND in nicht

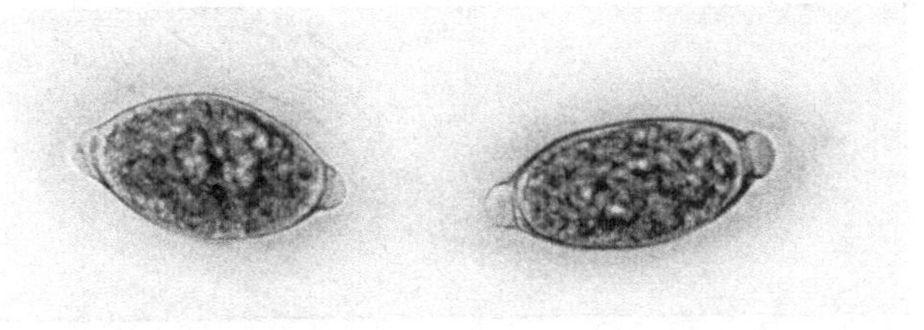

Abb. 43. Eier von Trichocephalus dispar. Präp. M. KOCH.

ganz 2 %, während er sie im Blinddarm in 52 % der Leichen fand). Selten wird er auch im Kolon gefunden (bei starker Infektion) und ausnahmsweise im Dünndarm.

Die Zahl der im Darm vorhandenen Würmer ist meist nicht erheblich, 1—10, gelegentlich auch mehr, 20—36 (LEWINSON) bis zu Hundert und in seltenen Fällen sind sogar Tausende von Würmern gezählt worden (RUDOLPHI, CHRISTOFFERSEN, MOOSBRUGGER); in einem Fall von LEON waren die Würmer so zahlreich (18—21 auf einen Quadratzentimeter!), daß die Schleimhaut bürstenartig

damit besetzt war. Die Würmer haften in der Schleimhaut fest, so daß man sie
mit dem Wasserstrahl bei der Sektion nicht wegspülen kann; nur, wenn die
Sektion sehr spät nach dem Tod vorgenommen wird, findet man viele Würmer

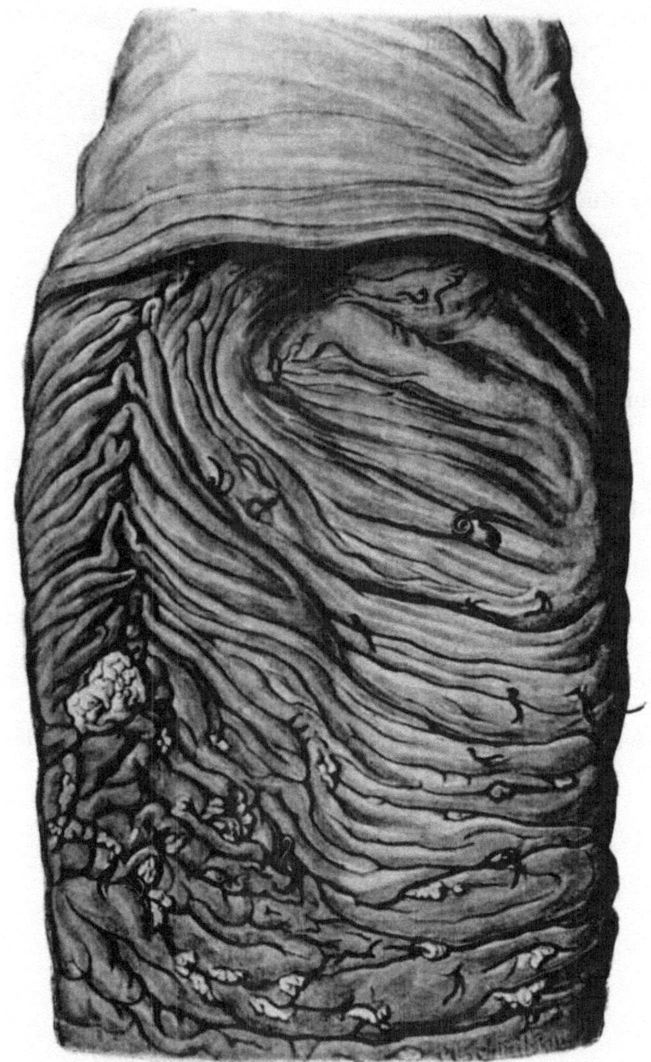

Abb. 44. Unterster Dünndarm, Klappe und oberster Dickdarm. Einzelne graugelbliche Ruhrschorfe
auf der Dickdarmschleimhaut. Zahlreiche in die Schleimhaut eingebohrte Trichocephalen ,mit
freiem Hinterleib (Sektion 613 der ehemaligen Deutschen Armeeprosektur III.
Oberstabsarzt Prof. Dr. L. PICK). (Nach S. A. LEWINSOHN.)

auch frei im Lumen. Die Farbe der Parasiten ist eine blaß-weißliche bis rötlich-
braune, wobei der Darmkanal beinahe schwarz hervortreten kann (Abb. 44).
    Makroskopisch erscheint die Schleimhaut bei den ja meist geringfügigen
Infektionen gar nicht verändert; bei stärkerer Infektion kann man Blutüberfüllung und Ekchymosen in der Mukosa feststellen. Vermehrte Schleimbildung
ist eine Ausnahme.

Es sind aber auch Fälle bekannt, die zeigen, daß der Peitschenwurm nicht immer ein harmloser Parasit ist. In den von GRUBER-HABERER, von STAHR und von ANSCHÜTZ mitgeteilten Beobachtungen fanden sich Ileocökaltumoren entzündlicher Natur infolge der Anwesenheit der Würmer. Die Schleimhaut war geschwollen und ödematös, oberflächlich ulzeriert (Fall 1 von GRUBER-HABERER); im Falle von ANSCHÜTZ bestand cökocökale Invagination, in STAHRs Fällen oberflächliche nekrotisierende Entzündung mit Fibrinbelägen, im zweiten Falle STAHRs ebenfalls Invagination. NAEBLER berichtet über cöko-cökale Einklemmung bei Anwesenheit von Trichozephalen in der Schleimhaut (Reaktionspräparat); eigenartig ist auch ein von BRUMPT mitgeteilter und abgebildeter Fall. In einem zum Teil verödeten Wurmfortsatz fanden sich zwei herniöse Ausstülpungen der Schleimhaut und der übrigen Wandschicht, eine dieser Ausstülpungen schloß einen Peitschenwurm ein. Nach BRUMPT war hier gleichzeitig Tuberkulose mit im Spiel (Riesenzellen!). Ob es sich hier nicht doch um Fremdkörpertuberkel gehandelt hat?

Wie die histologischen Untersuchungen namentlich von ASKANAZY, CHRISTOFFERSEN, LEWINSON und OUDENDAL lehren, bohrt sich der Wurm (der nach FÜLLEBORN einen Bohrstachel besitzt), mit dem fadenförmigen Kopfende in das Oberflächenepithel oder das Epithel der Drüsen und Krypten in die Schleimhaut ein, ohne

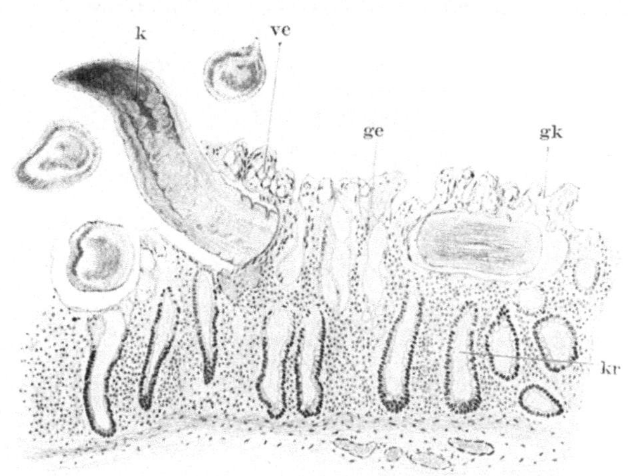

Abb. 45. Sektion 480/1917. Schnitt von Dickdarmschleimhaut. Paraff. Hämal.-Eos. Leitz Ok. 1, Obj. 3. TL 170 mm. Wurm im Tunnel mit freiem Kopf k; gk gekräuseltes Band, aus vakuolisiertem und symplasmatischem Oberflächenepithel gebildet, den Wurm unmittelbar berührend; ve vakuolisierte Epithelien; ge granulierte Epithelien; kr Krypten. (Nach S. A. LEWINSOHN.)

jedoch in der Regel weiter in die Tiefe zu dringen (Abb. 45). Nur KAHANE hat Vordringen bis zur Muskularis gesehen. Das Vorhandensein des Wurmes ruft im Schleimhautgerüst nur geringfügige oder gar keine Reaktion hervor: abgesehen von den oben erwähnten Fällen hat man um die Würmer keinerlei Ansammlung neutrophiler Leukozyten gefunden, manchmal aber eine stärkere Anhäufung eosinophiler Zellen (so z. B. im Falle von HÄBLER), und auch Lymphozyten und Plasmazellen. Eigenartig sind die Veränderungen am Epithel. Es bilden sich tunnelartige Gänge im Epithel, mit pyknotischen Veränderungen der Kerne, die sich irisblendenartig anordnen. Am Oberflächenepithel kann man granuläre und vakuoläre Degeneration wahrnehmen, und die Bildung von epithelialen Symplasmen, die sich ziemlich stark mit Eosin zu färben pflegen. Alle diese Veränderungen werden teils als mechanische Wirkung des Parasiten, teils als toxisch bedingt aufgefaßt.

Eine bakterielle Invasion wird durch das Eindringen des Wurmes in das Gewebe offenbar so gut wie nie hervorgerufen, wie das genau so auch für die anderen Darmparasiten zutrifft. Wie weit in den oben angeführten Fällen mit schwerer Entzündung von vornherein oder sekundär Bakterien mit im Spiele waren, läßt sich nicht entscheiden.

Der Wurm ist imstande, Blut zu saugen, wie zuerst ASKANAZY nachgewiesen hat. Doch spielt dies Blutsaugen bei den meist geringfügigen Infekten offenbar praktisch keine große Rolle. Schwere, sogar tödliche Anämien (BONEM) Anämien, die auf Trichozephalen zurückgeführt wurden, sind nur ganz selten beschrieben (BRUMPT und einige französische Forscher, JAMIESON, NITZULESCU), sogar das Bild einer perniziösen Anämie. TOBLER sah schon Anämie bei einem 4jährigen Knaben, der im Dickdarm je 1 Wurm auf 1 cm Fläche beherbergte. Das sind aber sicher Ausnahmen. In der Kriegszeit ist allerdings auf das häufige Vorkommen von schon makroskopisch nachweisbarem oder okkultem Blut im Stuhl von Trichozephalenträgern aufmerksam gemacht worden: das soll sogar bei einem Drittel (POPOWSKI) der Infizierten der Fall sein! Andere Forscher haben allerdings sehr viel kleinere Zahlen gefunden. Als Ausdruck

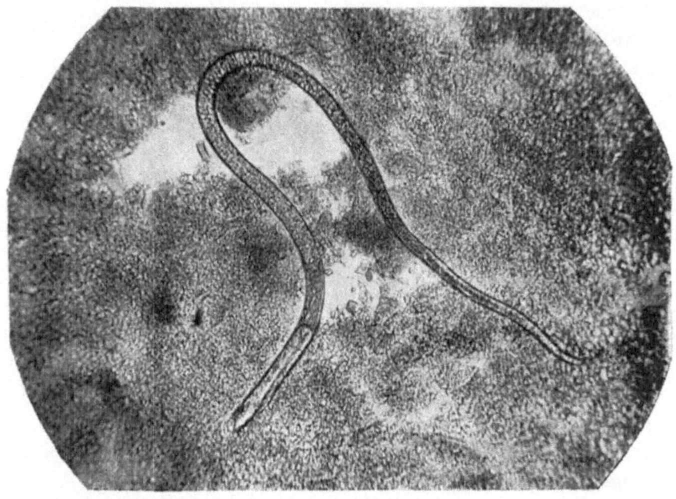

Abb. 46. Weibliche Darmtrichinelle im abgeschabten Darmwanddetritus ♀, in der 5. Woche an der Trichinelleninfektion gestorben). Präp. B. I. GRUBER, Innsbruck 1926.

einer allgemeinen Einwirkung auf den Körper kann das Vorhandensein einer Bluteosinophilie gelten, die manchmal gefunden wird (Werte bis zu $16^0/_0$, CHRISTOFFERSEN). Doch fehlt die Eosinophilie in den meisten Fällen.

Enteritis und schwer beeinflußbare Durchfälle, auch Darmkrämpfe sind mit der Trichozephaleninfektion in Verbindung gebracht worden. KAPPELER berichtet über einen Fall von Invaginatio coeco-colica; am Hals des invaginierten Abschnittes fanden sich Trichozephalen. Es ist sehr wohl möglich, daß hier die Würmer die Krämpfe und damit schließlich die Invagination verursacht haben. Trichozephalus ist ein über die ganze Welt verbreiteter Darmparasit. In Deutschland sind in der Nachkriegszeit Infektionen in der Häufigkeit von zwei bis zu einigen $40^0/_0$ bei der Zivilbevölkerung gefunden worden, z. B. in Bonn bei Leichen nur $2^0/_0$ (eigene Untersuchung), bei Kindern in Bonn $4^0/_0$ (v. GOTT-BERG), bei Geisteskranken in Göttingen $8^0/_0$, bei Jugendlichen $16^0/_0$ (WILKE, bei Stuhluntersuchungen). PEISER findet in Berlin bei Sektionen etwas über $6^0/_0$, CHRISTOFFERSEN in Dänemark $29^0/_0$. Bei Soldaten wurden wesentlich höhere Werte gefunden: GMELIN $18^0/_0$, WOLFF-DAU sogar $47,5^0/_0$, TELEMANN und DOEHL durchschnittlich $32,5^0/_0$. Bei kriegsgefangenen Russen wurden viel höhere Werte gefunden (PICK $65^0/_0$, RHEINDORF $43^0/_0$), bei Rumänen $72^0/_0$. In Paris wird die Infektionshäufigkeit mit $30-38$ (BRUMPT) angegeben, für Nordfrankreich zu 80—85 (Verdun). Auch in den warmen Ländern findet man hohe Ziffern: in Transkaukasien (Baku) 97—100 $^0/_0$ (LINDTROP), in Batavia 79 $^0/_0$, Samoa 91 $^0/_0$, Korea 94 $^0/_0$. In China fand ich durchschnittlich 30 $^0/_0$, für Japan werden etwa 50 $^0/_0$ angegeben. Auch in Nordamerika ist der Wurm nicht selten, SCHLOSS findet ihn bei Kindern in 11 $^0/_0$. Ganz auffallend niedrig und wohl nicht zutreffend ist die von OPHÜLS für Berkeley (Kalifornien) angegebene Zahl von 0,2 $^0/_0$ bei Sektionen.

Genus: **Trichinella.** Spez.: Trichinella spiralis OWEN 1835. Syn.: Trichina spiralis. Männchen 1,4—1,6 mm lang, 30—40 Mikren breit. Am Hinterende des Leibes zwei Paar kleine Papillen. Weibchen 3—4 mm lang, 60 Mikren breit. Haut sehr fein geringelt. Uteruseier 30:40 Mikren. Das Weibchen setzt lebende Jungtrichinellen in Menge von Tausenden und mehr ab, die 80 bis 120 Mikren lang und 6 Mikren dick sind.

Die erwachsenen Tiere, genannt Darmtrichinen, leben im Dünndarm, sind bei ganz schweren Infektionen auch schon im Dickdarm gefunden worden (EISENHARDT). Sie leben in der Schleimhaut und das Weibchen setzt die Jungen direkt in die Spalten des Gewebes, eventuell in das zentrale Chylusgefäß ab. Von da gelangen die Jungtrichinellen mit der Lymphe in den Ductus thoracicus, ins Blut und siedeln sich schließlich im quergestreiften Muskel (Zwerchfell, Hals-, Kaumuskeln mit Vorliebe befallen) an.

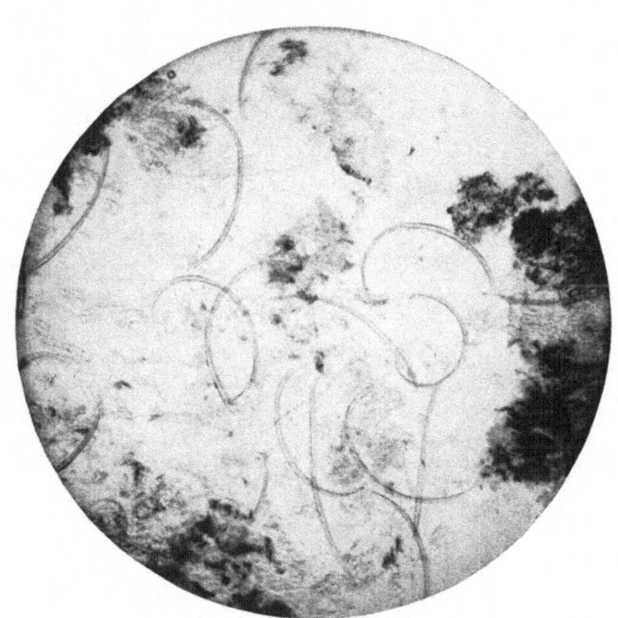

Abb. 47. Männliche und weibliche Darmtrichinellen im Darmschleim vom infizierten Meerschweinchen. Präp. G.B.GRUBER 1925.

Im Pfortaderblut sind die Jungtrichinellen nicht nachzuweisen, im der Darmlichtung auch nur ganz ausnahmsweise. Dagegen gelingt ihr Nachweis im strömenden Blut, ferner auch in den Körperflüssigkeiten und im Liquor cerebrospinalis. Viele Jungtrichinellen gelangen auch in die Bauchhöhle, von da zum Ductus thoracicus und weiter.

Die Einwanderung in den Muskeln beginnt meist vom 8. Tage nach der Infektion und kann bis zum 25. und länger dauern. Die im Muskel sich nun ansiedelnden Jungtrichinellen wachsen dort noch weiter, bis sie eine Länge von etwa 1 mm erreicht haben. Sie rollen sich allmählich ein, und werden von einer Kapsel umgeben, was 7—9 Wochen nach Einwanderung beendet ist. Hier innerhalb der Kapsel können die Muskeltrichinen, selbst wenn die Kapsel verkalken sollte, Jahre lang lebend (und infektionstüchtig bleiben): bis zu 30 Jahre lang hat man feststellen können (in einem von mir beobachteten Falle 27 Jahre).

Der Mensch infiziert sich durch Genuß von Fleisch, das Muskeltrichinen enthält, vorzugsweise von Schweinefleisch. Im Magen wird durch die Salzsäure die Kapsel der Trichinen aufgelöst, schon 48 Stunden nach dem Genuß des Fleisches sind die geschlechtsreifen Tiere in Kopula, nach 72 Stunden die Weibchen befruchtet, und nach 6—7 Tagen werden die Jungtrichinellen abgesetzt.

Die pathologisch-anatomischen Veränderungen des Darmes durch die Darmtrichinellen sind verhältnismäßig geringfügig. Sie sind übrigens beim Menschen wenig bekannt, weil die Infektion mit Trichinellen, wenn sie zum Tod führt, das erst nach 5—8 Wochen tut, zu einer Zeit, wo die Darmveränderungen schon abgeklungen sind. Stirbt ein Mensch in den frühen Stadien der Trichinelleninfektion, so wird der Charakter des Leidens meist verkannt, weil auch bei der Sektion die Infektion bei der Kleinheit der Würmer wohl immer übersehen wird. Wir müssen daher die Befunde bei Tierinfektionen heranziehen, um uns

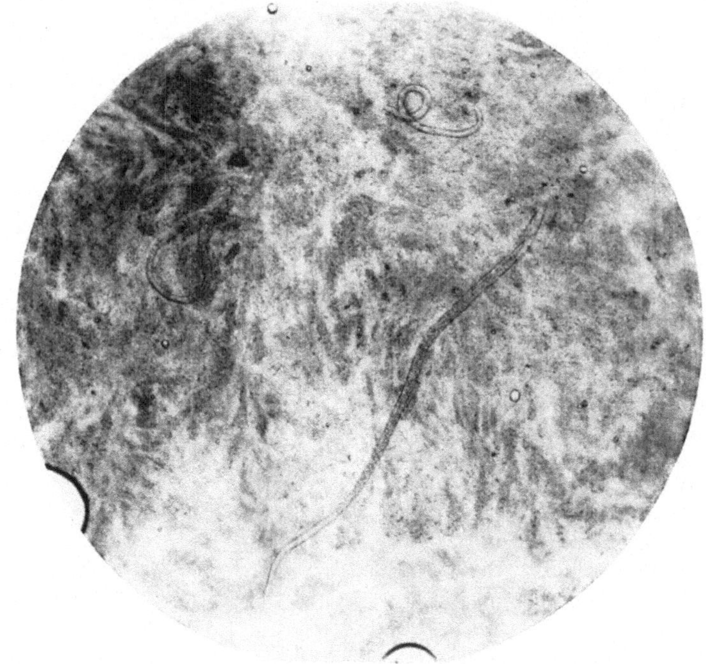

Abb. 48. Männliche und weibliche Darmtrichinellen im abgeschabten Darmwanddetritus.
Präp. von G. B. GRUBER 1926.

ein Bild der Befunde für die frühen Stadien der Infektion zu machen. Wir dürfen annehmen, daß wir da den Darm in einem Zustand des Katarrhs finden. mit gelockerter Schleimhaut, von der Epithelien abgestoßen werden. In der Darmlichtung findet sich eine vermehrte Menge von Schleim. Die Trichinellen finden sich in den oberen Schichten der Schleimhaut, in ihrer Umgebung ist nur geringe Reaktion festzustellen: einige neutrophile Leukozyten und Lymphozyten; eosinophile Zellen meist nicht vermehrt. Der Darmschleim ist frei von eosinophilen Zellen (BLANK). In der Bauchhöhle kann geringes Exsudat mit stärkerer Leukozytenmenge vorhanden sein.

Die Darmtrichinellen gehen nach einigen Wochen zugrunde, auf welche Art und Weise, ist noch unbekannt. Bei sorgfältiger Untersuchung des Stuhls findet man bei Trichinelleninfektion nicht nur zu Anfang, und besonders in der 2. Woche, im Stuhl männliche und weibliche Trichinellen (RIVAS), sondern noch bis zur 5. und sogar 7. Woche; späterhin sind die Würmer oft durch Kot gallig gefärbt und abgetötet. Bei Untersuchung 8 Wochen nach der Infektion fand sich in der Submukosa und Muskularis noch stärkere Rundzelldurchsetzung (Pavlicka).

Die Gekröselymphknoten sind stets geschwollen, wie anfangs auch die lymphatischen Apparate des Darms selbst. Man hat auch weibliche Trichinellen in den mesenterialen Lymphknoten gefunden, aber keine Ansammlung eosinophiler Leukozyten.

Die klinischen Erscheinungen der Trichinose sind zunächst vorwiegend intestinaler Natur: Durchfall, Erbrechen, bisweilen sogar blutige Stühle, späterhin auch Verstopfung, Meteorismus. Zeichen einer Störung des Allgemeinbefindens sind

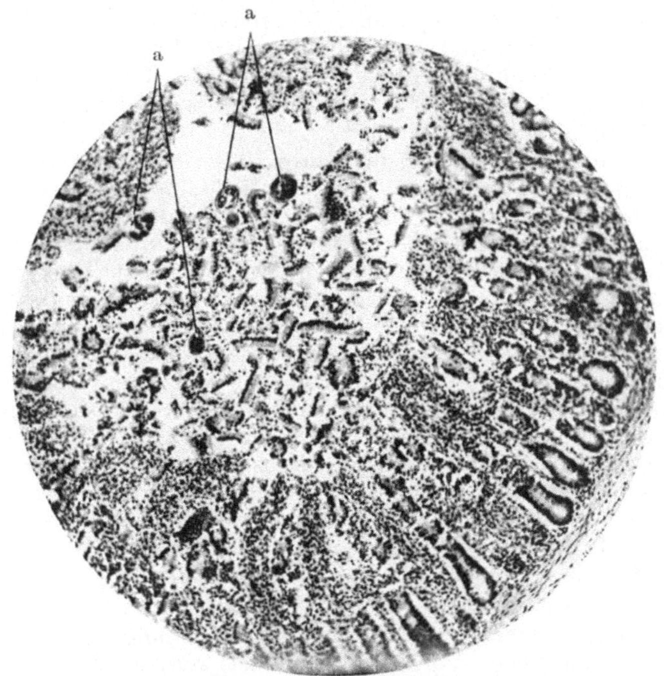

Abb. 49. Enterojejunitis bei Trichinelleninfektion, 5. Woche. Mehrere Querschnitte einer weiblichen Trichinelle mit Embryonen im Uterus (bei a) im Bereiche der mazerierten Mukosa. Präp. G. B. Gruber 1924.

Frösteln, Übelkeit, Fieber. Mit dem Auswandern der Jungtrichinellen steigern sich die Allgemeinerscheinungen, unter Nachlassen der Darmerscheinungen. Jetzt tritt Fieber auf, bis zu 41 Grad, Hautjucken, Urtikaria, Roseola. Sehr charakteristisch sind Ödeme der Lider, meist erhebliche Bronchitis, auch nervöse Störungen verschiedener Art, Verlust der Reflexe, Augenstörungen, Senkung des Blutdrucks. Besonders charakteristisch sind die durch Einwanderung der Jungtrichinellen in den Muskel entstehenden Muskelschmerzen und die durch den Muskelzerfall ausgelösten toxischen Symptome. Myokarditis (mit eosinophilen Zellinfiltraten) ist nicht selten gesehen worden, sogar richtige Enzephalitis und Meningitis (Hassin und Diamond).

Der Tod erfolgt in der Regel erst in den späteren Stadien der Infektion, (meist 4.—8. Woche); selten früher, unter den klinischen Erscheinungen einer dysenterischen oder cholerähnlichen Erkrankung. Es muß angenommen werden, daß solche Fälle häufig klinisch und pathologisch-anatomisch verkannt werden. Durch toxische Wirkung zu erklären sind die bei den Sektionen oft angetroffenen degenerativen Organveränderungen an Herz, Leber und Niere. Recht charakteristisch ist die meist mit dem 8. Tage nach der Infektion einsetzende Eosinophilie des Blutes, die Werte bis zu 76% (HÜBNER) erreichen kann. Doch geht die Eosinophilie weder parallel der Schwere der Infektion noch der Höhe der Erkrankung.

Die Sterblichkeit an Trichinose hat in Deutschland von 1910—1919 durchschnittlich etwa $7,5\%$ betragen, war aber in den einzelnen Epidemien recht verschieden und hat im Höchstmaß $37,5\%$ betragen.

Die Trichinelleninfektion ist früher, bei Fehlen der Fleischbeschau, bei uns wesentlich häufiger gewesen als heute. Während des Krieges hat die Zahl der Infektionen wieder bedeutend zugenommen, was durch Einfuhr nicht überprüften Fleisches, durch absichtliche Unterlassung der Fleischbeschau usw. leicht zu verstehen ist. Doch ist jetzt die Gefahr der Infektion bei uns wieder auf ein Mindestmaß herabgesetzt.

In Berlin wurden bei Leichen im Jahre 1904 noch $5,6\%$ mit Trichinellen gefunden (OPALKA; alle positiven Fälle bei Leuten über 30 Jahren). BUSSE fand in Posen 1909 noch durchschnittlich $6,9\%$ Infektion, bei Erwachsenen sogar 19%, dagegen gar keine Infektionen bei Leuten unter 40 Jahren. In Dänemark sind 1904—1905 noch 3%, 1905—1906 $3,8\%$ infiziert gefunden worden, 1913—1915 aber niemand mehr. Für Nordamerika liegen folgende Angaben vor: 1894 bei Sektionen Trichinellenbefund in 14%, 1901 in $5,3\%$. Dabei ist in Amerika die Infektion der Schweine sehr wesentlich häufiger als bei uns: in Boston rechnet man mit $4—5\%$ infizierten Schweinen, in Chikago sogar 8 bis 27%. In Deutschland wurden in den Jahren 1920—1924 in Köln überhaupt keine trichinösen Schweine gefunden, in Posen $0,029\%$, in Hamburg $0,004\%$. In Sachsen war in 23 Jahren die Zahl durchschnittlich $0,0035\%$. Ratten sind stellenweise außerordentlich stark infiziert (in Chikagoer Schlachthäusern werden $77—100\%$ infiziert gefunden!). Der Hund ist bei uns verhältnismäßig sehr viel mehr infiziert als das Schwein: in Chemnitz über 1% der Hunde, in München fast 2% der Hunde trichinös (vgl. besonders GRUBER).

3. Familie: **Spiruridae.**

Gattung: **Physaloptera.** Spaltförmige Mundöffnung, je von stark ausgebildeter Lippe umgeben. Von der Lippenbasis springt nach vorn eine Hautfalte vor.

Spez.: Physaloptera caucasica (v. LINSTOW 1892). Männchen 15 mm lang, $^{3}/_{4}$ mm breit. Hinterleib mit 20 Papillen, deren 8 gestielt sind. Weibchen 27 mm lang, etwas über 1 mm breit. Eier 57 : 39 Mikren. Einmal im Darm des Menschen gefunden.

Spezies: Physaloptera mordens (LEIPER 1907). Männchen 30—50 mm lang, Weibchen 40—55 mm, 2—3 mm dick. Zwei Spikula beim Männchen, 4, 6 und 0,6 mm lang. Eier 44 : 35 Mikren.

Kommt vor in Transvaal, in Uganda und Port. Ostafrika. Sitz: angeheftet in der Wand des Magens und Dünndarms, gelegentlich auch des Ösophagus. Über die pathogene Bedeutung nichts bekannt.

4. Familie: **Strongylidae.**

Gattung: **Trichostrongylus.** Mund mit 3 kleinen Lippen. Bursa des Männchens mit 2 großen Seitenlappen, ohne deutlichen Mittellappen. Kurze Spikulae.

Spezies: Trichostrongylus instabilis (RAILLIET 1893). Syn.: Strongylus colubriformis. Strongylus instabilis. Strongylus subtilis. Farbe fein gelblichrötlich. Männchen 4—5 mm lang. Weibchen 4,5—6,5 mm lang, etwa 90 Mikren dick. Zwei Spikulae von 135—145 Mikren Länge. Vulva liegt im hinteren Viertel des Körpers. Eier den Ankylostomeneiern sehr ähnlich, aber schon mit 20 und mehr Furchungskugeln abgelegt. Größe der Eier: 78—88: 42—48 Mikren. Lebt im oberen Duodenum, dicht hinter dem Pylorus.

Nicht ganz selten in Ägypten und Japan; bei armenischen Kindern in 17% gefunden, auch gelegentlich in Rußland, ferner in China, sowie in den Vereinigten Staaten.

Spezies: Trichostrongylus orientalis (JIMBO 1914). Männchen farblosgrauweiß, 3,8—4,8 mm lang, Weibchen 4,9—6,7 mm. Dicke 80—90 Mikren. Haut fein quer geringelt. Uterus enthält 10—20 Eier, 83—90: 47 Mikren, ähnlich denen von Ankylostoma, meist mindestens 16 Furchungskugeln enthaltend.

Im Duodenum von Leichen von JIMBO in über ein Drittel aller Fälle gefunden. Vorkommen: Japan, Korea, Formosa.

Spezies: Trichostrongylus probolurus (RAILLIET 1896). Männchen 4,5 bis 5,4 mm lang, Weibchen 4,5—6 mm lang, 80—90 Mikren dick. Spikulae 126—134 Mikren lang. Eier: 76—80: 43—46 Mikren. Gelegentlich in Ägypten gefunden.

Spezies: Trichostrongylus vitrinus (LOOSS 1905). Maße fast wie beim vorhergehenden, nur ist die Bursa größer, die Spikulae länger (160—170 Mikren). Eier: 84—90: 46—50 Mikren. Gelegentlich im Duodenum in Ägypten gefunden.

Gattung: **Mecistocirrus.** Spezies: Mecistocirrus fordi (DANIELS 1908). Syn.: Strongylus fordi, Nematodirus fordi. Männchen 21 mm lang, 0,4 mm dick; Spikula auffallend lang, 6—7,8 mm lang. Weibchen: 25 mm lang. Eier: 110: 53 Mikren. Bedeutung unbekannt. Einmal in Hongkong gefunden.

Gattung **Haemonchus.** Spezies: Haemonchus contortus (RUDOLPHI 1903). Syn.: Strongylus contortus. Wurm fein quergestreift, 40—50 Längsleisten. Männchen 10—20 mm lang, 0,75 mm dick; Weibchen 20—30 mm lang, 0,9—1 mm dick. Eier 70—95: 43—55 Mikren.

Einmal in Rio de Janeiro von MAGALHAES gefunden, in großer Anzahl. Der Wurm hatte eine schwere Anämie verursacht. Nach Abtreibung Heilung.

Gattung: **Oesophagostoma.** Spezies: Oesophagostoma brumpti (RAILLIET und HENRY 1905). Mundkrone mit 12 Lamellen, an der Ösophagusmündung drei scharfe Zähnchen. Männchen 6—8 mm lang, 0,1—0,2 mm breit; Weibchen 8,5—10,2 mm lang, 0,2—0,3 mm breit. Anus subterminal.

Dieser besonders bei Affen vorkommende Wurm ist bei einem ostafrikanischen Neger gefunden worden. Im Coecum und Kolon fanden sich bis erbsgroße Zysten, die im Innern eine schwärzliche Masse und unreife Weibchen des Wurmes enthielten. In der Umgebung eosinophile Leukozyten. Erwachsene Würmer sind von JOYEUX nach Thymolverabreichung gefunden worden.

Spezies: Oesophagostoma stephanostomum (STOSSICH 1904). Männchen 17—22 mm lang, 0,75 mm dick; Weibchen 16—20 mm lang, 0,9 mm dick.

Von THOMAS im Amazonenstaat in 187 Tumoren des Dünn- und Dickdarms gefunden; die bis bohnengroßen Tumoren enthielten je einen Wurm.

Spezies: Oesophagostomum apiostomum (WILLACH 1891). Männchen etwa 8, Weibchen 10 mm lang. Eier 63: 27 mm.

Nach BRUMPT ist die Bezeichnung dieses in Westafrika gefundenen Wurmes als Oesophagostomum apiostomum unrichtig.

Gattung: **Ternidens.** Spezies: Ternidens deminutus (RAILLIET und HENRY 1905). Syn.: Triodontophorus. Männchen 9,5 mm lang, 0,5—0,56 mm breit; Weibchen 11—16 mm : 0,6—0,76 mm. Eier 40: 60 Mikren (60: 80 nach LEIPER).

Wahrscheinlich Parasit des Dickdarms. Gefunden bei einem Neger von den Comoren, und in Nyassaland. Vermutlich häufiger als bekannt. Wird leicht mit Ankylostoma verwechselt.

Gattung: **Ankylostoma.** Spezies: Ankylostoma duodenale (DUBINI 1843). Syn.: Dochmius duodenalis Leuckart, Uncinaria duodenalis; „Hakenwurm" (hook-worm). Männchen 8—10 mm lang, 0,4—0,5 mm dick. Darm und Genitale öffnen sich in die Bursa copulatrix. Das Ende des Leibes ist glockenartig ausgebuchtet, diese „Bursa" hat je 5 Seitenrippen und eine Rückenrippe. Zwei spitze Spikulae. Der Kopf ist nach der Rückenseite etwas abgebogen. Beiderseits je ein Paar Zähne in der Mundkapsel, die hakenförmig nach innen gebogen sind; die mittleren Zähne mit einem akzessorischen Zähnchen. Median ein griffelartiges Stilet. Die Mundöffnung steht schräg.

Weibchen 11—13 mm lang, 0,3—0,5 mm dick. Farbe leicht rosa, bei Sektionen findet man auch blutig rot gefärbte Würmer. Hinterende des Weibchens mit Spitzchen. Vulva liegt am Anfang des zweiten Körperdrittels. Der Anus nahe dem Hinterende. In Kopula bilden die Tiere eine Y-förmige Figur. Eier 64—72:36 Mikren, farblos. Enthalten frisch höchstens zwei Furchungskugeln.

Abgestorbene Würmer in Starre bogenförmig gekrümmt, hinteres Ende nach innen eingebogen.

Aus dem Ei entwickeln sich nach anderthalb bis 2 Tagen die rhabditisartigen Larven, die beim Ausschlüpfen etwa 250 Mikren lang und 16—18 Mikren dick sind. Nach 2—3 weiteren Tagen sind sie auf das 2—3fache herangewachsen; wenn jetzt die zweite Häutung vollzogen ist, und die Larven noch in ihrer Hülle stecken, nennt man sie „enzystierte" Larven. Diese enzystierten Larven sind infektionstüchtig, frühestens 5 Tage nach Ablage der Eier mit dem Stuhlgang. Sie messen jetzt etwa 560 Mikren in der Länge und gegen 20 in der Breite und sind filiform.

Solche Larven dringen durch die Haut, und zwar an den Haarfollikeln, in den Körper ein, wobei die Larvenhülle abgestreift wird. Die etwa 20 μ breiten Larven wandern nun in die kleinen Venen, gelangen damit in die Lunge. Hier verlassen sie die Blutbahn, indem sie durch die Gefäße in die Alveolen durchbrechen, und nun gelangen sie auf die Bronchialschleimhaut, in Trachea, Larynx, und schließlich durch die Speiseröhre in den Magen und Dünndarm (Loossscher Weg). Ein sehr viel kleinerer Teil der Larven gelangt von den Lungengefäßen aus in den großen Kreislauf und somit in die verschiedensten Organe auch in den Darm, wo sie sich dann ansiedeln (SAMBONscher Weg). Dieser eben genannte Weg ist aber nur ausnahmsweise beschritten.

Auch eine Infektion per os ist möglich, wie man sie früher für die ausschließliche hielt, und die auch in Versuchen sich als tatsächlich möglich erwiesen hatte. Bei oraler Infektion ist die Wanderung der Larven durch die Lunge zur Entwicklung offenbar nicht notwendig (vgl. FÜLLEBORN, YOKOGAWA). Tatsächlich aber spielt die orale Infektion gegenüber der perkutanen eine ganz untergeordnete Rolle, verläuft auch weniger schwer (YOKOGAWA).

Sind die Würmer nun in den Darm gelangt, so erfolgt nach 5 Tagen eine weitere Häutung, die erste im Körper, die dritte überhaupt. Die Larven sind jetzt allmählich zu einer Länge von 3 mm herangewachsen. Eine provisorische Mundkapsel ist bei ihnen nun schon gebildet. Nach 14 Tagen erfolgt die letzte vierte Häutung. Die Würmer sind jetzt 4—8 mm lang, 0,12—0,14 mm dick. Nach 21 Tagen sind sie geschlechtsreif. Die ersten Eier sind im Stuhl nach 5—6 Wochen zu finden. Der ganze Entwicklungsgang vom Eindringen der Larven in den Körper bis zum ersten Auftreten von Eiern im Stuhl dauert 45—50 Tage.

Die erwachsenen Würmer leben im Dünndarm, und zwar vorzugsweise im Jejunum, weniger im Duodenum; sie sind aber auch schon in tieferen Darmabschnitten (dann meist absterbende oder abgestorbene Würmer, Looss), in der Appendix (Rivas) und ferner im Magen (Manson-Bahr) gefunden worden. Ihre Zahl kann sehr verschieden sein. In schwer verseuchten Gegenden sind einige hunderte von Würmern nichts ungewöhnliches, man hat schon bis über 3000 bei einem Menschen gefunden. In Deli (Sumatra) ist nach Kuenen bei 56% der infizierten Kulis die Wurmzahl größer als 100.

Mit ihren scharfen Mundwerkzeugen sind die Würmer in der Lage, sich in der Darmschleimhaut festzuheften, die Schleimhaut wird geradezu in die Mundkapsel hineingezogen. Trotzdem macht der Wurm an der Anheftungsstelle und deren Umgebung im Darm keine besonders schweren Veränderungen. Kleine Blutaustritte sind allerdings dabei ganz gewöhnlich (doch sieht man nicht an jeder Anheftungsstelle eines Wurmes eine Blutung); auch sieht man an den Bißstellen zentrale Nekrose der Schleimhaut, mit scholligem homogenem Zerfall der Zellen und in der Umgebung kleine Blutaustritte im Gewebe. Auch werden nicht selten kleinste oberflächliche Schleimhautfetzchen abgestoßen, die man im Stuhl finden kann. Selten hat man Würmer tiefer in der Schleimhaut und sogar Submukosa im Innern kleiner mit blutigem Inhalt angefüllter Zysten angetroffen. Bei schwerer Infektion findet man die Schleimhaut verdickt, durch Ödem und Ansammlung von eosinophilen Zellen im Stroma, und gleiches trifft zu für die Unterschletmhaut, in der auch produktive Prozesse (Wucherung von Fibroblasten) gefunden werden. Hier sind auch Charcot-Leydensche Kristalle anzutreffen (Löhlein).

Die große Bedeutung der Ankylostomeninfektion beruht aber nicht auf diesen, immerhin wenig bedeutsamen Darmveränderungen, vielmehr in den schweren Anämien, die diese Parasiten hervorzurufen vermögen. Es ist weniger die Menge von Blut, die von den Würmern selbst aufgenommen wird [1] — bei der Kleinheit der Würmer würde selbst bei einer sehr massigen Infektion die so entzogene Menge Blut ziemlich bedeutungslos sein —, als vielmehr der Umstand, daß aus den Bißstellen dauernd Blut nachsickert. Die Ankylostomen bilden, wie Loeb und Smith nachgewiesen haben, eine antikoagulierend wirkende hirudinartige Substanz. So kann denn durch dauernde Blutverluste schließlich eine sehr schwere Anämie entstehen, mit Hämoglobinwerten von 10% und darunter. Es ist ferner zu berücksichtigen, daß die Würmer ihren Anheftungsort auch wechseln, so daß man mehr Bißstellen als Würmer findet.

Man rechnet praktisch, daß erst bei stärkerer Infektion, mit mindestens 50 oder besser 100 Würmern (Smillie und Augustine bezeichnen Infektionen mit bis zu 100 Würmern noch als „leichte"), eigentliche Krankheitserscheinungen sich geltend machen. Aber es gibt Fälle, bei denen schon bei Anwesenheit von wenig Würmern (einige zwanzig) schon ganz erhebliche allgemeine Krankheitssymptome bestehen (Stiles). Der Hämoglobinindex ist dabei ein ganz gutes Maß für die Schwere der Infektion und die Zahl der Würmer (letztere wird auch nach der Zahl der Wurmeier in einer bestimmten Menge Kots annähernd zuverlässig berechnet).

Abgesehen von der Anämie und ihren Folgen macht aber die Infektion auch noch weitere allgemeine und sehr bedeutsame Symptome. Ein Zeichen einer gewissen toxischen Wirkung ist wohl die meist vorhandene Eosinophilie des Blutes, die Werte bis zu über 70% erreichen kann, und diagnostisch einen gewissen Wert hat.

---

[1] Nur ein verhältnismäßig kleiner Teil der Würmer, etwa 10%, erweist sich tatsächlich bluthaltig.

Offenbar toxischer Natur sind auch die manchmal sehr schweren Schädigungen in der Entwicklung. Nicht bloß ist bei infizierten Kindern die körperliche Entwicklung oft stark verzögert (ein 16jähriger kann wie ein 11jähriges Kind aussehen), sondern auch die geistige Entwicklung und die allgemeine Leistungsfähigkeit stark herabgesetzt, die Widerstandsfähigkeit gegenüber aller Art stark vermindert.

Die Wanderung der Larven durch die Luftwege kann bei sehr massigen Infektionen Krankheitserscheinungen auslösen: kleine Blutungen, sogar Hämoptoe. Bei experimenteller Infektion hat man nach 4 Tagen Heiserkeit, Husten und zeitweise Stimmlosigkeit beobachtet. Die Verschleppung der Larven mit dem großen Kreislauf kann zu kleinen Blutungen in den Organen führen, in die die Larven verschleppt sind (Netzhaut, Gehirn, Niere).

Das Eindringen der Larven durch die Haut vermag eine urtikarielle Dermatitis auszulösen; ein Teil von dem, was klinisch als „ground-itch" bezeichnet wird, ist wohl der Ankylostomeninvasion zur Last zu legen.

Selbst bei nicht allzuschweren Infektionen, bei denen nur eine mäßige Anämie besteht, ist die allgemeine Schädigung des Körpers doch recht erheblich und beeinträchtigt die Leistungsfähigkeit wesentlich. Besonders auffallend ist die Widerstandsunfähigkeit der Ankylostomeninfizierten gegen Pneumonie.

Die Ankylostomiasis, schlechthin auch die Wurmkrankheit genannt, ist wohl eine der verbreitetsten Krankheiten der Welt. Man rechnet, daß etwa 600 Millionen Menschen damit infiziert sind und von diesen sind mindestens ein Drittel schwer in ihrer Gesundheit geschädigt. In vielen tropischen Ländern geht die Infektionshäufigkeit so weit, daß man alle Erwachsenen praktisch als infiziert ansehen kann, wie dies z. B. für manche Distrikte Brasiliens zutrifft. Kinder bis zum vierten Jahr sind noch nicht so viel infiziert, aber man findet doch in Porto Rico im Alter von 4—5 Jahren schon etwa 40% infiziert. Die Infektionen erreichen im 3. Lebensjahrzehnt im allgemeinen ihre größte Höhe und sinken bei älteren Leuten wieder etwas und später sogar recht erheblich ab. Eine intrauterine Infektion der Frucht ist möglich, bei einem 14 Tage alten Kinde sind schon Eier in den Fäzes gefunden worden (HOWARD).

In Deutschland hat die Wurmkrankheit im Ruhrgebiet früher eine größere Rolle gespielt, und war dort in den Jahren 1902—1903 wohl auf ihrem Höhepunkt. Durch systematische Bekämpfung der Wurmkrankheit ist aber die Verseuchung stetig zurückgegangen, so daß im Jahre 1924/25 von 4000 im Kohlenbergwerksdistrikt untersuchten Stuhlproben nur noch eine einzige Wurmeier enthielt (BRUHNS). Ein starker Rückgang ist auch in den Bergwerksbezirken Belgiens und Nordfrankreichs zu verzeichnen: in den Bergwerken in französisch Lothringen betrug die Infektionsziffer 1913 noch über 1%, im Lütticher Becken 1903 noch 25% (in einigen Schächten sogar 50—60%), aber 1906 nur noch 5%, 1912 noch 2% und 1923 nur noch 0,3 pro Mille (LAMBINET).

Der Nachweis der Ankylostomeninfektion gelingt leicht durch den Nachweis der sehr charakteristischen Eier im Stuhl. Doch können bei leichter Infektion auch mehrere Untersuchungen negativ ausfallen: und mit der direkten Methode der Kotuntersuchung werden tatsächlich noch nicht 30% der leichten Infektionen aufgedeckt! Hier ist dann die Methode der Kohleagarkultur des Kotes angezeigt.

Spezies: Ankylostoma ceylanicum.

Als besondere Art von Looss abgetrennt. Hat in der Mundkapsel 2 Paar ventraler Zähne; die Bursa ist gleich breit wie lang und hat einen dorsalen Lappen, der sich von den ventralen deutlich absetzt. Männchen 5—8,5 mm, Weibchen 7—10 mm. Eier 65: 32 Mikren. In Indien, Ceylon und Siam gefunden.

Gattung: **Necator.** Spezies: Necator americanus (STILES 1912). Dieser Parasit ist wohl schon 1866 von MARÉCHAL in französisch Guyana gefunden (le Dantec) und dann erst 1912 von STILES genauer beschrieben und von Ankylostoma abgetrennt. Männchen 7—10 mm lang, hat 2 Spikulae mit Häkchen, etwa 0,9 mm lang. Weibchen 9—11 mm lang. Vulva vor der Körpermitte.

Nekator ist schlanker als Ankylostoma (nur 0,3—0,34 mm dick) und auch etwas kürzer; daher beträgt das durchschnittliche Gewicht von Nekator fast nur halb so viel wie das von Ankylostoma. Typisch sind vor allem gegenüber Ankylostoma die Verhältnisse des Kopfes. Bei Nekator fehlen die Zähne, an ihre Stelle treten schneidende Platten. Bei Starre nehmen die abgestorbenen Nekatorwürmer die Form eines Omega an, hinteres und vorderes Ende werden nach außen gedreht.

Nekator weist ungefähr die gleiche geographische Verbreitung auf, wie Ankylostoma, ursprünglich ist Nekator wohl eine afrikanische und asiatische Spezies gewesen, die durch die Neger nach der Neuen Welt gebracht worden ist. In ihrer krankmachenden Wirkung sind beide Arten einander gleich zu setzen. Doch wird im ganzen Nekator als die weniger gefährliche Art angesehen. Nach SCHÜFFNER ist das Verhältnis von Ankylostoma zu Nekator bei Chinesen in Deli (Sumatra) wie 1:3, bei Javanern 2—6:94—98; auf den Fidschiinseln 5:95, bei Tamilen in Madras 8:92, in Puraguay wie 9:91.

5. Familie: **Ascaridae.**

Gattung: **Askaris.** Spezies: Ascaris lumbricoides (LINNÉ 1758). Die Männchen des Spulwurms sind 15—17 cm lang und 3 mm dick. Am Kopf haben sie drei fein gezahnte Lippen, deren dorsale 2, deren ventrale je 1 Sinnespapille tragen. Das Körperende ist etwas gekrümmt. Zwei Spikulae, 2 mm lang. Weibchen 20—25 cm, manchmal bis 40 cm lang, dicker als das Männchen, bis 5 mm. Die Vulva liegt im vorderen Drittel. Farbe der Würmer: schmutziggraurosa oder gelblichrosa. Die Hoden wie auch die Eierstöcke als weißliche Fäden durch die Kutikula des Wurms durchschimmernd. Eier: 50—75 Mikren lang, 40—60 Mikren breit, mit zarter Eiweißhülle.

Die unbefruchteten Eier mit stark lichtbrechendem körnigem Inhalt, die befruchteten haben einen gleichmäßigen Inhalt (nur eine Zelle bei frischen Eiern) und an beiden Enden einen sichelförmigen Raum. Die Eiweißhülle ist durch den Kot meist bräunlich gefärbt.

Aus dem Ei entwickelt sich der Embryo, je nach der Temperatur, in 14—40 Tagen; die aus dem Ei entschlüpfenden Larven messen etwa 250 Mikren in der Länge.

Gelangen die Larven bei der Aufnahme mit Lebensmitteln, besonders mit Gemüse und Früchten, in den menschlichen Darmkanal, so durchbohren die Larven die Wand und gelangen auf dem Wege der Venen zunächst in die Leber. Dort haben sie eine Länge von 250—600 Mikren und sind hier unter Umständen schon nach 24 Stunden nach dem Ausschlüpfen nachweisbar (SMIRNOW). Sie werden nun mit dem Blut weiter befördert, gelangen in die Lungenkapillaren, wo sie hauptsächlich vom 8.—10. Tag nach der Infektion doch oft schon nach 2 Tagen nachweisbar sind. Sie sind hier etwas über 1 mm lang und machen in der Lunge eine zweite Häutung durch. Sie sind nun 1,5—2,4 mm lang, und zwar scheinen sie vorzugsweise in den Bronchen sich zu entwickeln, nachdem sie die Lungenkapillaren durchbohrt haben und von den Alveolen aus in die kleinen Bronchen gelangt sind. Von den Bronchen aus gelangen sie durch Luftröhre (nach SMIRNOW schon am 7. und 8. Tage) und Speiseröhre in den Magen und Darm, wo sie sich ansiedeln. 5 Wochen nach der Infektion sind die Eier erstmals im Kot nachweisbar.

Ein Teil der Askaridenlarven, der die Lungengefäße nicht durchbohrt, gelangt mit dem Blutstrom weiter in den großen Kreislauf und hier werden nun die Larven in alle möglichen Organe gelangen können. Doch scheinen sich solche verirrte Larven in den Organen nicht weiter entwickeln zu können, sie sterben vielmehr ab, und es können sich etwa Fremkörpertuberkel um solch abgestorbenen Larven bilden. Über solche Vorgänge ist beim Menschen eigentlich noch nichts Sicheres bekannt, vielmehr sind uns diese Vorgänge nur durch Tierversuche näher bekannt (vgl. vor allem FÜLLEBORN). Über ein Askaridengranulom im Netz berichtet ADELHEIM.

Der Spulwurm lebt im Dünndarm. Er findet sich hier meist in einigen Exemplaren, selten nur ein einziger Wurm, aber oft eine große Anzahl, über hundert, ja bis zu tausend sind bei einem Menschen gesehen worden. Den Höhepunkt stellt wohl ein von FAUCONNEAU-DUFRESNE beobachteter Fall dar: hier gingen bei einem Knaben an einem Tage 600, in 3 Jahren über 5000 Würmer

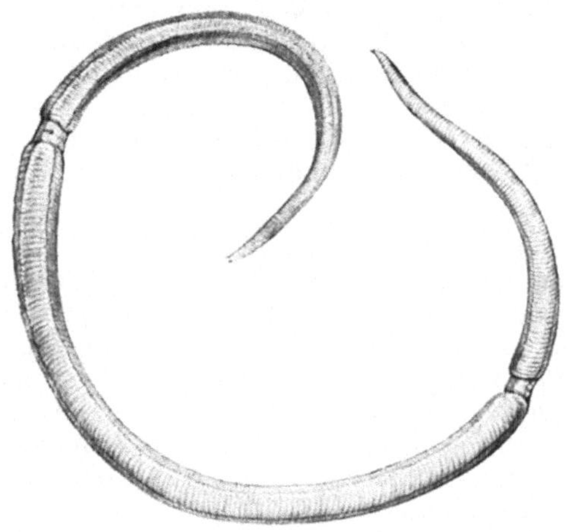

ab. Askaris ist über die ganze Welt verbreitet, doch ist seine Häufigkeit in den einzelnen Gegenden recht verschieden. In Süddeutschland ist er im ganzen häufiger als in Norddeutschland, bei Kindern häufiger als bei Erwachsenen. Bei deutschen Soldaten im Weltkrieg wurden Askariden in der Häufigkeit von 12—63% gefunden. Bei Sektionen fand HART 16%, RÖSSLE 13%, JAFFE in Wien 35 bis 40%. In Bonn fand ich bei Sektionen ziemlich 20%, in Rostock nur wenige Prozent.

In den Tropen ist der Spulwurm mancherorts außerordentlich häufig: so werden für Borneo 79%, für Annam 72%, für Prov. Szechuan (China) 87% (JOUVEAU-DUBREUIL), für die Marianen und Komoren

Abb. 50. Ascarus lumbricoides mit 2 ringförmigen Einschnürungen aus dem menschlichen Dünndarm. (34jähr. ♂. S. 28, III. 1914.) Aus dem Nachlaß v. HANSEMANNS.

gar 93% Infektionen angegeben. Ganz auffallend niedrig ist die Zahl von noch nicht 0,2%, die OPHÜLS bei Sektionen in Berkeley (Kalifornien) findet.

Der Wurm wird schon bei Säuglingen gefunden; in einem Falle von DREYER gingen in kurzer Zeit bei einem $^5/_4$ jährigen Kinde 400 Spulwürmer ab.

Die Askariden können auf die verschiedenste Weise krankmachend wirken. Die rein traumatische Bedeutung, die ein Spulwurm haben kann, ist im ganzen gering. Er ist zwar zweifellos imstande, Blut aufzunehmen, doch spielt das praktisch gar keine Rolle. Dagegen ist es möglich, daß die Spulwürmer durch Bohrung in die Darmwand einzudringen vermögen. Das geschieht wohl nie in einer unverletzten Darmwand, aber bisweilen in einer anderweitig, etwa durch Ulzerationen geschädigten Darmwand. Es liegen eine Menge von Beobachtungen vor, wo eine derartige traumatische Wirkung eines Spulwurms auch bei strenger Kritik durchaus anzunehmen ist.

Man hat in solchen Fällen richtige Nekrosen der Schleimhaut gesehen, die ganz wie verätzte Stellen aussahen (SPIETH). TAKEUCHI sah quadratische Nekrosen der Schleimhaut, gegenüber dem Gekröseansatz: 4 Nekrosen, bis zu 15 cm lange Abschnitte! In diesem Falle liegt nun allerdings wohl tatsächlich mehr eine toxische Wirkung vor, die der mechanischen vermutlich vorausging und sie übertraf. Neben Geschwürsbildung kann es auch zu stark entzündlichen Wandinfiltraten kommen, die dann ganze „Tumoren" vortäuschen und zur Resektion von Darmteilen Anlaß geben (vgl. Fälle von ANDRASSY und HIMMELHEBER)

Zu den traumatischen Wirkungen sind auch zu rechnen die Durchbrechungen der Darmwand durch Spulwürmer. In der Appendix sind solche Perforationen gar nicht selten gesehen, nach SCHLOESSMANN wären bei 3% der Appendixperforationen Askariden beteiligt. Es wird sich wohl ausnahmslos darum handeln, daß bei bestehender phlegmonöser oder gangränöser Appendizitis ein Spulwurm die schwer geschädigte Wand vollends zu durchbohren vermag — wenn nicht —, was für recht viele Fälle zutrifft, der Durchtritt des Spulwurms erfolgte, nachdem eine Perforation schon eingetreten war. Fälle der letzteren Art sind den Chirurgen ganz geläufig: daß etwa nach einer Laparotomie beim Verbandwechsel in der freien Bauchhöhle eine Askaris gefunden wird; oder daß eine Askaris durch eine insuffiziente Naht durchtritt, und ähnliches. In solchen Fällen ist dann allemal eine Peritonitis vorhanden. Gelegentlich kann sie ganz umschrieben sein, und der Wurm dann sogar abgekapselt werden, wie dies z. B. für einen Netzabszeß von FREUDENTHAL beschrieben ist; auch in einem Muskelabszeß in Höhe der ersten Rippe hat LEVY sogar einen lebenden Spulwurm gefunden. Über Durchbrechungen des Darms durch Spulwürmer berichten DEGENHARDT, JAROSCHKA, KAISERLING, KOTZEBORN, ZIMCHESS u. m. a.). ALFUVA sah Durchbruch einer Askaris durch ein Leiomyom des Ileums, und fand in einem Gange auch einen verkalkten Wurm.

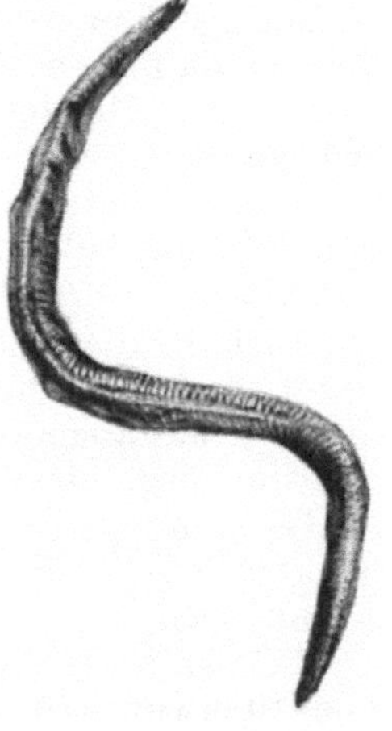

Abb. 51. Geschrumpftes gallig imbibiertes Askarisweibchen, aus dem Ductus choledochus eines 32jähr. Mannes, mit Sepsis nach Cholangitis, Cholezystitis und Leberabszeß. (S. 266/21, Par. III.) Aus dem Nachlaß V. HANSEMANNS.

Eine weitere Wirkung der Spulwürmer, die teils mechanischer, teils wohl auch toxischer Natur ist, ist die Verstopfung einzelner Darmschlingen, durch Bildung ganzer Wurmknäuel, aber auch bisweilen durch Spasmen, die bei Anwesenheit sogar eines einzigen Wurmes beobachtet worden sind. Solche Fälle von Wurmileus sind gar nicht so selten und von Chirurgen vielfach beschrieben. Am häufigsten erfolgt die Verstopfung im Ileum, selten einmal im Dickdarm. In einem solchen Falle wurden aus der betreffenden Darmschlinge 366 Askariden entfernt (HENNIG), in einem Falle von LEVIN und PORTER gar 851, bei einem 11jährigen Hottentotten; vgl. auch die Mitteilungen von GOLDBERGER, SCHAAL, SCHLÖSSMANN, WATKINS, ZAMBELLI.

Von großer Wichtigkeit sind auch die Zufälle, die durch Wanderung der Spulwürmer, die ja nicht an der Darmwand festgehaftet leben, eintreten können. Es muß zwar zuvor bemerkt werden, daß nach dem Tode Wanderungen der Spulwürmer etwas ganz gewöhnliches sind, und daß sie dabei manchmal an Orte gelangen, an die sie während des Lebens vermutlich nicht gelangt wären. Das Fehlen irgendwelcher krankhafter Reaktionen zeigt deutlich an, ob eine solche postmortal war. Aber es sind zahllose Fälle bekannt, wo die Würmer während des Lebens vom Darm aus gewandert sind und nun durch ihre Anwesenheit je nach der Lage des Falles Verstopfung von Gängen, Eiterungen und ähnliches bewirkt haben.

An erster Stelle wäre hier zu nennen das Eindringen von Spulwürmer in die Gallenwege. Sie können in den Ductus choledochus, in den Hepatikus und bis in die intrahepatischen Gallengänge geraten, sogar in die Gallenblase. Im Schrifttum sind über 100 solcher Fälle mitgeteilt, die zu gar nicht kleinem Teil auch operativ behandelt worden sind. Die Wirkung ist mehr oder weniger hochgradige Verstopfung des Gallenabflusses, Cholangitis und kann sogar zu richtigen cholangitischen Abszessen in der Leber führen, in denen bisweilen noch lebende, häufiger abgestorbene und mehr oder weniger aufgelöste Würmer gefunden wurden, bisweilen sogar in größerer Anzahl, ein Dutzend und mehr (vgl. Mitteilungen von HORTOLANI, KORTZEBORN, PFLUGRADT, RABOLD, ROSENBERGER, THIERY, NOWICKI u. a.). In der Gallenblase kann ein Spulwurm sogar längere Zeit am Leben bleiben. Meist aber stirbt er hier ab. In den meisten Fällen sind mit den Würmern gleichzeitig auch Steine in der Gallenblase gefunden worden, und es sind sogar Würmer als Kern von Gallensteinen gesehen worden (eigene Beobachtung). Häufiger liegt der Sachverhalt aber so, daß bei bestehendem Gallensteinleiden, infolge Erweiterung der Gallenwege nach Abgang von Steinen das Einwandern der Würmer leichter vor sich geht.

Auch in den Ductus pancreaticus gelangen die Würmer nicht so ganz selten und können dadurch eine Pankreatitis veranlassen (NOVIS, PFANNER, RIGBY, SABRAZÈS, YAMAUCHI) und auch Fettgewebsnekrose (SIMMONDS).

Auch in die Luftwege geraten die Spulwürmer nicht so ganz selten, und haben dadurch schon zu Erstickung geführt: bei SEIFERT sind einige 30 derartige Fälle angeführt. Auch im Mittelohr, im Canalis lacrymalis, selbst im Antrum mastoideum sind Spulwürmer gefunden worden.

Ganz ungewöhnlich ist eine Verschleppung von Spulwürmern in die Lungenarterie, infolge einer Schußverletzung (TOBICZYK), ebenso in die Pfortader (TOBICZYK).

JANUSZ führt ein intestinales Emphysem des Darmes auf die Anwesenheit von Spulwürmern zurück, doch, wie uns scheint, nicht mit überzeugender Begründung.

Im vorderen Mediastinum sah LEON bei einem 3jährigen Knaben einen Spulwurm, der von den Bronchen aus dorthin gelangt war.

Wichtig ist ferner die toxische Wirkung der Askariden. Es ist zwar über das Gift von Ascaris lumbricoides noch nicht allzu viel Sicheres bekannt. Doch hat ROST aus dem Darmextrakt von Askariden einen tonussteigernden Stoff hergestellt, der am Nerven angreift und aus der Haut der Askariden einen tonusherabsetzenden. Für die Spasmen und die Knäuelbildung infolge Atonie der Darmwand können solche Gifte sehr wohl in Frage kommen.

Allgemein toxische Symptome bei der Askarideninfektion sind, insbesondere bei Kindern, wohl bekannt. Man sieht solche Fälle besonders gut ausgeprägt in den Tropen. Symptome der allerverschiedensten Art müssen hier aufgezählt werden; intestinale: von einfachem Darmkatarrh bis zu schwer dysenterischen und typhösen Erscheinungen; gelegentlich bietet sich auch einmal mehr das klinische Bild einer Appendizitis. Erscheinungen von seiten des Nervensystems besonders bei Kindern, sind nicht ungewöhnlich: man hat Tetanie, hysterische Zufälle, Epilepsie u. ä. beobachtet. Auch Meningismus tritt nicht selten auf. Gelegentlich sieht man auch hohes Fieber (von WINTERFELD), Tachykardie und anderes.

Alle möglichen Beschwerden, wie Leibschmerzen, Meteorismus, Eßluststörung, Perversionen des Appetits (Geophagie) werden mit mehr oder weniger Berechtigung einer bestehenden Askarideninfektion zur Last gelegt, dann auch Ernährungsstörungen, Abmagerung, Anämien und jedenfalls ist in vielen derartigen Fällen nach dem Abtreiben der Würmer Heilung eingetreten.

Eine peritoneale Reizung bei Anwesenheit von Spulwürmern im Darm hat man ein paarmal klinisch und bei der Operation feststellen können (Fälle von HUBER, SCHLÖSSMANN).

Die Erscheinungen, die durch das Wandern der Larven im Körper bedingt sind, kennen wir beim Menschen noch kaum. Sie sind vermutlich meist auch wenig ausgesprochen, weil es sich in der Regel nicht um einmalige Masseninfektionen handelt, wie bei Tierversuchen. Immerhin müssen wohl manche Lungenerscheinungen, die man auch früher schon mit den Würmern bei Kindern irgendwie im Zusammenhang gebracht hat, jetzt auf die Durchwanderung der Lunge mit Larven bezogen werden (fieberhafte Atembeschwerden); vgl. Angaben von STEINER. Auch die Erfahrungen, die bei Selbstinfektion gemacht sind, sprechen dafür. KOINO, der etwa 2000 Askarideneier verschluckte, bekam eine fieberhafte Lungenentzündung; in dem blutigen Sputum ließen sich auch die Larven nachweisen. Wiederholt ist beobachtet, daß fieberhafte Bronchopneumonien nach Abtreiben der Würmer rasch geheilt wird (PHILP).

Spezies: Ascaris texana und Ascaris maritima, je nur in einem Exemplar beim Menschen beobachtet und ungenügend bekannt.

Gattung: **Belaskaris.** Spezies: Belascaris mystax (ZEDER 1800). Syn.: Fusaria mystax. Ascaris mystax u. a. Männchen 4—6 cm lang, oft gekrümmt. Vorderende mit pfeilförmigen lateralen Flügeln. Weibchen 4—18 cm. Eier 65—80 Mikren.

Ist bis jetzt 11mal beim Menschen gefunden. BEISELE trieb bei einem zweijährigen Kinde insgesamt 77 Exemplare ab. Der Parasit ist eigentlich ein Dünndarmbewohner der Katze.

Gattung: **Toxaskaris.** Spezies: Toxascaris limbata (RAILLIET et HENRY 1901). Syn.: Toxascaris marginata. Männchen 5—10 cm lang, Weibchen 9—12. Eier 75:80 Mikren.

Nur einmal von LEIPER in Ägypten gefunden. Sonst Parasit des Hundes.

Gattung: **Oxyuris.** Spezies: Oxyuris vermicularis (LINNÉ 1767). Syn.: Ascaris vermicularis. Enterobius vermicularis, Fusaria vermicularis. Kleiner weißlicher Wurm. Männchen 2,5, selten bis 5 mm lang, 0,5 mm dick. Am Mund 3 kleine Papillen. Hinterleib eingerollt. Spikulum 60 Mikren lang. Weibchen 9—12 mm lang, 0,6 mm dick. Anus 2 mm vor dem Körperende. Hinterende scharf zugespitzt.

Eier asymmetrisch, die eine Seite stärker gewölbt als die andere. Größe: 50—54:20—27 (16—32). Das Ei enthält einen schon deutlich ausgebildeten Embryo.

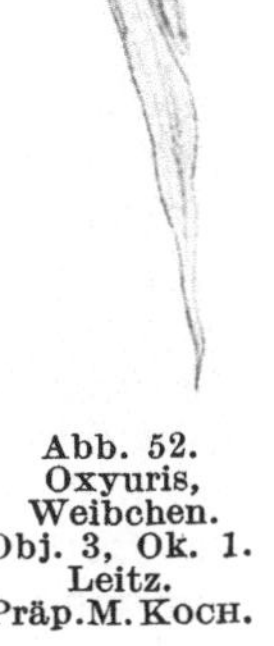

Abb. 52.
Oxyuris,
Weibchen.
Obj. 3, Ok. 1.
Leitz.
Präp. M. KOCH.

Die Oxyuren, auch Spring- oder Madenwürmer genannt, leben vorzugsweise im Blind- und oberen Dickdarm, auch im Wurmfortsatz, sowie im unteren Ileum. Die Weibchen begeben sich zur Eiablage in den Mastdarm und legen die Eier in der Umgebung des Afters ab; bei dieser Wanderung gelangen sie auch oftmals auf den Damm und die Vulva. Der Mensch infiziert sich mit den in der Umgebung des Afters abgelegten Eiern, sei es direkt, sei es daß durch beschmutzte Hände die Eier an irgendwelche Lebensmittel gebracht werden. Da die Ablage der Eier durch die Weibchen Jucken veranlaßt, gelangen beim Kratzen die Eier sehr leicht unter die Nägel: im Nagelschmutz von Kindern sind in Halle bei 60% Oxyureneier nachgewiesen worden, im Nasenschleim bei 16% (WILHELMI und QUAST). Auch Fliegen scheinen die Eier an Lebensmittel usw. übertragen zu können. Die Entwicklung nach Aufnahme per os geht sehr rasch vor sich: nach zwei im Dünndarm erfolgenden Häutungen sind die Würmer nach 14 Tagen geschlechtsreif.

In seltenen Fällen scheint auch eine Entwicklung der Larven aus den Eiern im Dickdarm selbst erfolgen zu können (RODENWALDT und RÜCKEMANN, GOEBEL u. a.). Ferner können sich die Larven offenbar auch an anderen Orten als im Darm wenigstens bis zu einem gewissen Grad entwickeln, wenn sie z. B. in

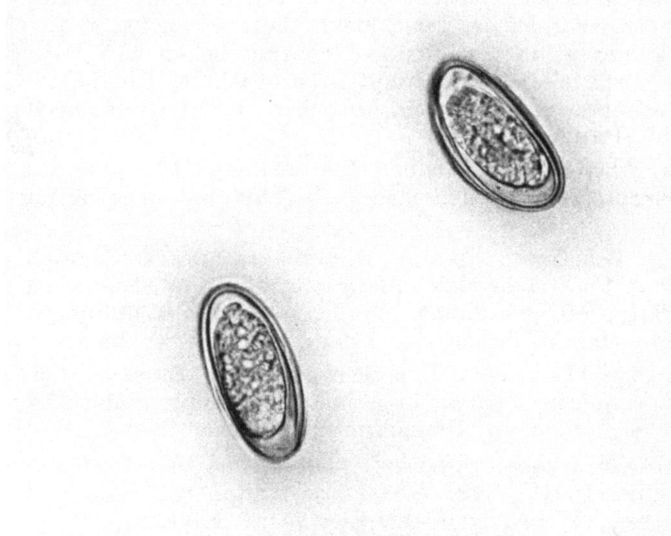

Abb. 53. Eier von Oxyuris vermicularis. Präp. M. KOCH.

die Nasenhöhle gelangen, oder auch an andere Orte, wohin sie durch Wanderung der Weibchen oder durch die Finger des Menschen verschleppt werden können.

Der Wurm ist auf der ganzen Welt verbreitet, ist aber zur Zeit anscheinend in Europa wesentlich häufiger als in den warmen Ländern. Die statistischen Angaben über seine Häufigkeit sind deshalb größtenteils nicht verwertbar, weil die Angaben sehr oft auf den Befunden bei Stuhluntersuchungen beruhen, die über die Häufigkeit des Wurms gar nichts aussagen, da die Eier in der Regel gar nicht im Stuhl selbst zu finden sind. Angaben über Sektionsbefunde liegen aus fremden Ländern nur sehr wenige vor, und auch hier ist zu sagen, daß sie nur dann als zuverlässig angesehen werden können, wenn der betreffende Untersucher eigens auf die Anwesenheit von Oxyuren geachtet hat.

In Deutschland hat die Verseuchung mit Oxyuren in der Kriegs- und Nachkriegszeit sehr stark zugenommen; jetzt allerdings ist sie wieder im Rückgang. Bei Untersuchung von Analschabseln wurden z. B. gefunden in Halle 57% der Schulkinder infiziert (v. DRIGALSKI), von JAPHA ebenda 66%. Für Mittelbaden schätzt RAHMER ein Drittel der Bevölkerung infiziert. Sektionsbefunde ergeben etwas niedrigere Werte. Ich fand in Göttingen 15%, in Bonn nur 5%, in Rostock 18$^0/_0$ Infektionen, LIENAU in Kiel etwas über 5$^0/_0$. BALLAND fand in Paris 14$^0/_0$. RHEINDORF schätzt die Zahl auf etwa 20$^0/_0$. ROUTSALAINEN findet in Helsingfors 31,7$^0/_0$ Infektionen und KALANTARIAN bei armenischen Kindern gar 78$^0/_0$. In New York fand SCHLOSS bei Kindern von 2—12 Jahren etwas über 8$^0/_0$ Infektion.

Die Oxyuren können in verschiedener Hinsicht als krankmachende Parasiten betrachtet werden.

Zu besprechen ist zunächst die krankmachende Wirkung, die sie durch ihre Anwesenheit im Darm selbst — wenn wir zunächst von der Appendix absehen, siehe nachher — zu entfalten vermögen. Die Würmer finden sich entweder frei im Darm, doch manchmal auch der Darmschleimhaut selbst festhaftend. Doch gelangen sie kaum tiefer in die Darmwand, als bis in die tiefen Schichten der Schleimhaut. Nur in ganz wenigen bis jetzt bekannten Fällen hat die Anwesenheit und das Eindringen der Würmer im Darm ernsthafte Folgen gehabt.

Hierher wäre zu rechnen ein Fall von ANSCHÜTZ: bei einem 24 jährigen Manne cökocökale Invagination; der betreffende Darmabschnitt war auf der Mukosa mit Oxyuren besetzt und oberflächlich ulzeriert; histologisch fand sich in den Wandschichten Ödem und stärkste Infiltration mit eosinophilen Zellen. In einem Falle von LÄWEN und REINHARDT bestand das Bild einer Colitis ulcerosa, mit Tausenden von Oxyuren. Es fanden sich halb stecknadelkopfgroße bis über linsengroße Geschwüre, Gewebsnekrosen, auf dem Grunde auch Thrombosen. NATHAN berichtet über einen periproktitischen Abszeß, in dem sich

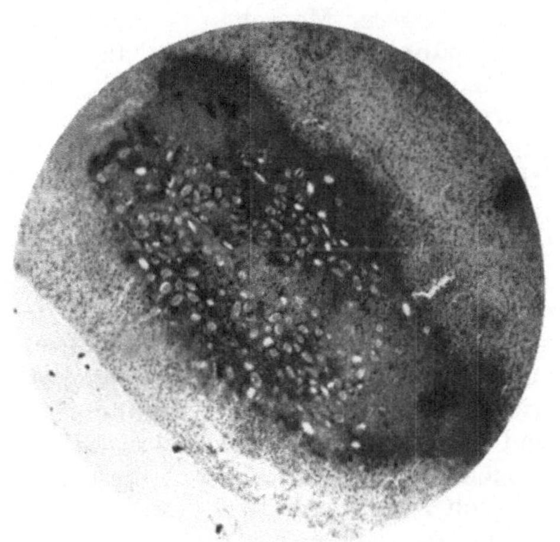

Abb. 54. Oxyurenknötchen am Bauchfell.

Oxyuren vorfanden. Endlich wäre zu nennen ein von mir histologisch untersuchter, von SCHMIDT klinisch beobachteter Fall: hier bestand eine Darmfistel nach den Bauchdecken zu, aus der Fistel entleerten sich Oxyuren. Histologisch auch überall stärkste Ansammlung eosinophiler Leukozyten.

Daß die Oxyuren in die Darmwand selbst eindringen können, ist schon vor längerer Zeit gesehen worden, so z. B. von UNTERBERGER festgestellt. Nun ist dabei ganz charakteristisch, daß die Anwesenheit der lebenden Würmer ganz auffallend wenig oder überhaupt gar keine Gewebsreaktion auslöst (glatte Bohrgänge). Anders die abgestorbenen Würmer; um sie herum kann man die Bildung von tuberkelartigen Wucherungen, also Fremdkörpertuberkel, mit Riesenzellen und oft starker Anhäufung eosinophiler Zellen feststellen (ASKANAZY, eigene Beobachtungen, ONOUFRIEFF, SAGREDO u. a.). Man hat nicht bloß abgestorbene Oxyurenweibchen, sondern auch bisweilen deren Eier gefunden, nicht selten verkalkt.

Solche Befunde sind gemacht worden z. B. in den Lymphknötchen der Darmwand (WAGENER, HIPPIUS), gelegentlich auch noch weiter vom Darmlumen entfernt, so im Beckenbauchfell (KAUFMANN, KOLB, SCHNEIDER, STRADA), in periproktitischen Abszessen (FRÖHLICH, KONJETZNY, WEIGMANN), im Eileiter (STRASSEN).

Besondere Beachtung gefunden haben die Oxyuren in ihrer Beziehung zur Appendizitis. Seit METSCHNIKOFF wurde von französischen Autoren und dann vor allem in sehr zahlreichen Arbeiten von RHEINDORF und demnächst noch vielen anderen, der Oxyurenbefund im Wurmfortsatz in Beziehung zur Appendizitis gebracht.

Zunächst sei erwähnt, daß bei Sektionen in der Appendix häufig Oxyuren angetroffen werden. Es seien hier nur einige wenige Daten angeführt: BECKER fand in Hamburg 10%, BRAUCH in Freiburg $14,6\%$, RHEINDORF in etwa 20%, ich in Rostock bei 28%, LIENGME in St. Gallen in 9%, BRUMPT in Paris etwa 4% der Sektionen im Wurmfortsatz Oxyuren.

Wesentlich höher sind nun die Zahlen, die man für operativ entfernte Wurmfortsätze erheben kann. Man findet in ihnen Oxyuren meist nicht in allzugroßer Zahl, zwischen 1 und einem Dutzend, selten nur mehr (bis über 100). Aber ein recht großer Prozentsatz der operativ entfernten Appendizes zumal jüngerer Menschen — beim weiblichen Geschlecht doppelt so häufig als beim männlichen — enthält Oxyuren. Ich führe einige Zahlen an: BECKER Hamburg findet 35%, MARSCH Hamburg $50-60\%$, RHEINHARDT-LÄWEN Leipzig $17,6\%$, STEICHELE Nürnberg 10%, ich in Rostock 42%; LIENGME St. Gallen $13,4\%$, HARRIS und BROWN Nordamerika 19%, GOWOROFF Rußland 28%, SSOLOWJEW bei $46,5\%$, RJANITZIN sogar in 60%. In der Regel findet man viel mehr weibliche Oxyuren als männliche, etwa auf 5 Weibchen 1 Männchen (ähnlich auch SSOLOWJEW).

RHEINDORF hat nun in zahlreichen Arbeiten den Beweis zu führen versucht, daß die Oxyuren eine wesentliche Rolle bei der Entstehung der Appendizitis spielen und hat insbesondere durch seine histologischen Befunde diese Ansicht zu stützen versucht. Nachdem von ASCHOFF und seinen Schülern dargetan ist, wie vieles von dem, was Rheindorf abbildet, tatsächlich Kunstprodukte sind, und nicht eine vitale Reaktion des Gewebes auf die Anwesenheit der Würmer, braucht an dieser Stelle auf diese Fragen nicht weiter eingegangen zu werden. Wie ich an anderer Stelle ausgeführt habe, sprechen eine Menge anderer Tatsachen überzeugend gegen die Annahme, in den Oxyuren und überhaupt in Würmern (in Frage kämen vor allem noch Trichozephalen) die wesentliche Ursache der akuten Appendizitis zu sehen, und es ist weder für die Oxyuren, noch für andere Würmer der Beweis erbracht, daß sie etwa den Boden für das Eindringen von pathogenen Bakterien schaffen könnten. Auch die Tatsache, daß die Appendizitis in Nordamerika, wo die Verwurmung wesentlich geringer ist als bei uns, nicht seltener als bei uns ist, vielleicht sogar noch häufiger, spricht neben vielen anderen Tatsachen gegen die Ansicht RHEINDORFs. Jüngst hat noch RÖSSLE hervorgehoben, daß in Basel, wo Appendizitis sehr häufig ist, Darmparasiten auffallend selten zu finden sind.

Die Oxyuren machen also nicht die gefürchtete, so oft zum Durchbruch führende eitrige und gangränöse Appendizitis; aber sie sind trotzdem für den Wurmfortsatz keineswegs gleichgültig. Es kann keinem Zweifel unterliegen, daß das Bild der Appendicopathia ex oxyure, wie es ASCHOFF umschrieben hat, zu Recht besteht und daß die Würmer durch ihre Anwesenheit in der Appendix zu Schmerzen, zu Spasmen, zu Erscheinungen Anlaß geben können, die vom klinischen Bild der akuten Appendizitis auch klinisch sehr schwer zu unterscheiden sind. Daher werden solche Fälle so oft operiert und demgemäß so oft Wurmfortsätze entfernt, die zwar ein paar Oxyuren enthalten, histologisch aber oft völlig unversehrt sind: und das trifft besonders für Jugendliche und für das weibliche Geschlecht etwa doppelt so häufig zu wie für das männliche.

Weiterhin sind von Bedeutung die Erscheinungen, die das Wandern der Weibchen zur Eiablage auslösen kann: insbesondere wird dadurch Juckreiz

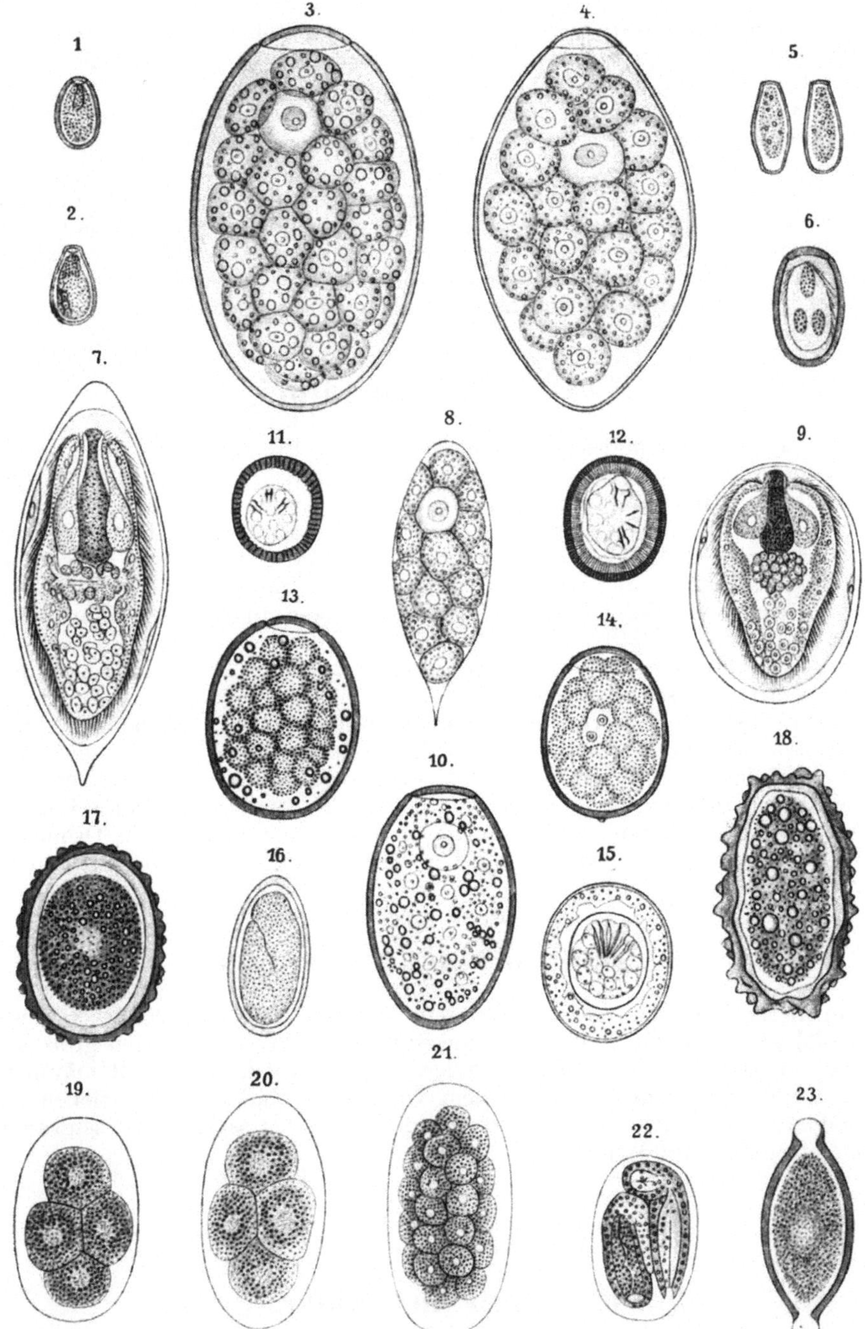

Abb. 55. In den Fäzes erscheinende Eier von Eingeweidewürmern (sämtlich etwa 400 mal vergrößert) aus Handb. d. Tropenkrankh., 2. Aufl., 2. Bd. Leipzig 1914, Beitrag Loos, A.: Würmer
und die von ihnen hervorgerufenen Erkrankungen. 1. Het. heterophyes. 2. Clonorch. sinensis. 3. Fasc.
hepatica. 4. Fasciolops. buski (a. d. Uterus d. erw. Wurmes). 5. Opisth. felineus. 6. Dicroc. lanceatum.
7. Bilharzia haematobia, normal. 8. Schist. haemat. (a. d. Uterus d. Weibch. nur gelegentl. u. meist
verkalkt i. d. Stühl.). 9. Bilharzia japonica, normal. 10. Parag. westermani (a. d. Uterus d. erw.
Wurmes). 11. Taen. solium. 12. Taen. saginata. 13. Diplogonop. grandis. Nach Jjima u. Kurimoto.
14. Dibothrioc. latus. 15. Hymenolep. nana. 16. Oxyur. vermic. 17. Asc. lumbricoid., normal.
18. Asc. lumbricoid., anormal. 19. Ankyl. duodenale. 20. Necator americ. 21. Trichostr. instabilis.
22. Strongyloid. stercoral. (nur gelegentl. i. d. Stühl.). 23. Trichoc. trichiur.

ausgelöst, der zum Kratzen veranlaßt und so entstehen häufig Ekzeme der Aftergegend, Intertrigo, Vulvitis; ferner bisweilen periproktitische Fisteln, Prolaps; selbst Enuresis und anderes wird auf solche Oxyureninfekte zurückgeführt. Im Darm selbst führen die Oxyuren kaum je zu erheblichen katarrhalischen Prozessen, dagegen wird Obstipation manchmal auf die Oxyureninfektion bezogen.

Eine allgemeine giftige Wirkung scheint die Oxyureninfektion nur sehr selten zu haben. Immerhin sind einige Fälle mit epileptiformen Anfällen und psychischen Störungen beobachtet worden, die nach Abtreiben der Oxyuren geheilt sind. Obschon der Parasit auch Blut zu saugen vermag, verursacht er auch bei schweren Infektionen anscheinend nie irgendwelche Anämie.

E. Blutegel-Hirudinei.

Als Parasiten des Menschen kommen von den Blutegeln nur in Frage aus dem Genus **Limnatis** die Spezies Limnatis nilotica (SAVIGNY 1820). Syn.: Bdella nilotica, Haemopis sanguisuga. Ausgewachsen 8—10 cm lang, 1—1$^1/_2$ cm breit. Rücken braungrau, selten etwas mit Stich ins rötliche. Bauch dunkler, grauschwarz. Seitlich 2—6 Reihen schwarzer Flecke, in Streifen angeordnet.

Der Egel kommt in den Ländern um das Mittelmeer vor, und lebt im Wasser. Beim Trinken von Wasser (besonders aus Pfützen und in der Dunkelheit) kommt es öfters vor, daß junge Egel mit dem Wasser geschluckt werden. Sie heften sich mit Vorliebe im Nasenrachenraum, hinter dem Zäpfchen, an der Epiglottis, nicht ganz selten auch im Kehlkopf, nur ganz ausnahmsweise in der Speiseröhre fest, und verursachen da Blutungen und je nach Sitz Atemstörungen u. a. Im Weltkrieg sind solche Fälle in größerer Zahl beobachtet worden, auf dem Balkan, in der Türkei, in Mesopotamien (vgl. SEYFARTH und zahlreiche Angaben bei SEIFFERT). In einem Falle SEYFARTHs sind 8 Egel aus der Mundhöhle, einer von der Epiglottis und einer aus dem oberen Ösophagus beim gleichen Menschen entfernt worden. In den Magen scheint die Limnatis nie zu gelangen.

F. Acanthocephala (Kratzer).

Von diesen kommen als Parasiten nur in Frage **Echinorhynchus (Gigantorhynchus) gigas** (GOEZE 1782). Eier dieses Wurmes, 80—100 Mikren groß, sind zweimal in Brasilien im Stuhl gefunden worden; auch wurden 2 männliche und 2 weibliche Exemplare bei einem 16jährigen Mädchen abgetrieben. Es bestand Anämie, auch Blut im Stuhl; die Krankheitssymptome schwanden nach Abtreibung der Würmer (FIGUEREIDO).

G. Arthropoden.

a) Milben und Käfer.

Nicht als eigentliche Parasiten, aber als Pseudoparasiten des Darmkanals müssen hier angeführt werden:

1. **Milben,** die gelegentlich in den Fäzes angetroffen werden. Es handelt sich dann regelmäßig um tote Exemplare von ganz kleinen Milben, und zwar um deren 6 beinige Jugendform.

Gefunden wurden: Tyroglyphus farinae, Tyroglyphus longior.

Tyroglyphus farinae ist ausgewachsen beim Männchen 0,32—0,16 mm, das Weibchen fast doppelt so groß. Gelegentlich gelangen die Eier solcher Milben mit altem Käse, mit Mehl, Hafergrütze u. ä. in den Darmkanal, oder auch die Milben selbst, und können dann im Kot angetroffen werden. Sie machen aber anscheinend keinerlei Beschwerden und die klinisch in manchen Fällen beschriebenen Symptome sind wohl nicht den Milben, vielmehr den verdorbenen Lebensmitteln zur Last zu legen.

Gelegentlich sind auch beobachtet worden Milben von der Spezies:

Glycyphagus prunorum, Glycyphagus domesticus und Tyroglyphus siro.

2. Käfer.

Lebende Käfer sind mehrmals im frischen Kot in den Tropen beobachtet worden. Es handelt sich um Käfer der Arten: Onthophagus bifasciatus und Caccobius mutans. Vermutlich sind diese kotliebenden Käfer vom After aus ein Stück weit in das Rektum eingedrungen und dann mit dem Kot entleert worden (Beobachtungen von Fletcher aus Ceylon und Bengalen, bei Kindern).

b) Linguatuliden und Porocephalen.

Die von den meisten Forschern zu den Arachnoiden, den Spinnentieren, gerechneten „Zungenwürmer" kommen gelegentlich als Parasiten des menschlichen Darmkanals in Frage: der Mensch kann nämlich die Larven dieser Tiere als Zwischenwirt im Darm und in anderen Organen beherbergen.

Genus: **Linguatulidae.** Spezies: Linguatula rhinaria (Pilger 1802). Syn.: Taenia rhinaria. Linguatula taenioides. Linguatula serrata. Pentastomum taenioides.

Die Larven dieses Zungenwurmes werden meist bezeichnet als Pentastomum. Erwachsenes Tier wurmartig, abgeplattet, weißlich, mit 90 Ringeln und glatten Rändern. Statt gekrümmte krallenartige Mundhaken. Männchen 18—20 mm lang, 3—4 mm breit, leicht zugespitzt; Weibchen 8—13 mm lang, 8—10 mm breit, etwas gelblich. Eier: 0,09: 0,07 mm.

Die erwachsenen Tiere leben in der Nasenhöhle von Hund, Wolf, Fuchs, Pferd; selten einmal sind sie beim Menschen gefunden worden. So gelangen mit dem Nasenschleim die Eier irgendwie ins Freie, an Gras und werden von da vom Menschen aufgenommen und verschluckt; so entwickeln sich dann im Darmkanal die Larven, die durch die Darmwand dringen und sich in der Darmserosa, in Lymphknoten, in der Peritonealserosa, oft auf der Leber oder der Milz ansiedeln und einkapseln. In diesen Zysten gehen die Larven meist zugrunde und werden verkalkt. Wenn sie aber hier nicht absterben, so können bei einer Größe von etwa 4—6 mm die Larven die Zystenwand durchbohren und nun ins Freie gelangen, in die Leibeshöhle, in die Pleurahöhle, oder auch wieder in das Darmlumen, so schließlich nach außen gelangen und in den Endwirt zur Ansiedlung in der Nase kommen.

Die Einwanderung der Larven durch die Darmwand könnte bei massiger Infektion vielleicht krankhafte Veränderungen machen: bekannt ist darüber nichts. Die zweite Larve, die nach der Enzystierung aus der Zyste ausschlüpft, ist einmal (de Fahria und Travassos) neben Ankylostomen im Darm gefunden worden.

Die enzystierten Larven, schlechthin Pentastomen genannt, sind keine seltenen Befunde beim Menschen. M. Koch fand früher in Berlin (Charité) sie in einer Häufigkeit von beinahe 12 %; später wurden sie wesentlich seltener angetroffen (3,2%, SONOBE, und 3,6% Krankenhaus Bethanien, LÄNGNER). Der Nachweis der Pentastomen gelingt auch bei verkalkten Exemplaren durch

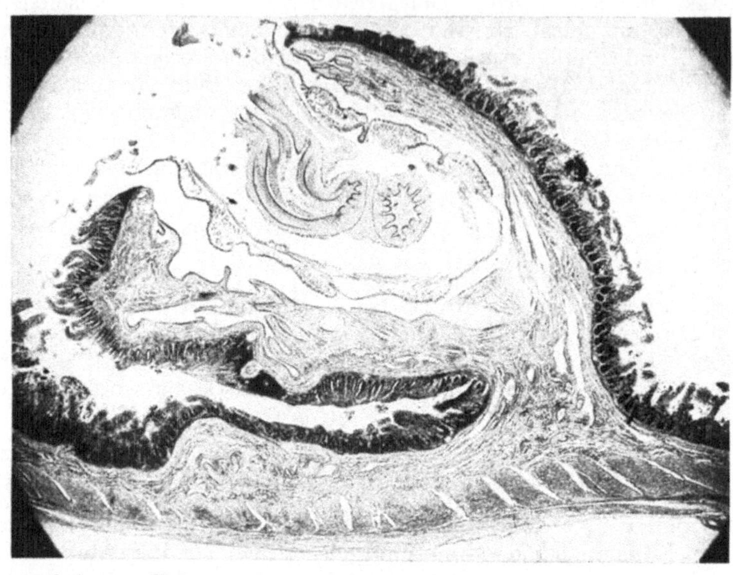

Abb. 56. Porocephalus armillatus im Menschendarm mit dem (abgebrochenen) Hinterende aus der gesprengten Kapsel ins Darmlumen hineinragend. Hämalaun-Eosin. Vergr. etwa 15mal. (Aus FÜLLEBORN, Arch. f. Schiffs- u. Tropenhyg. 23.)

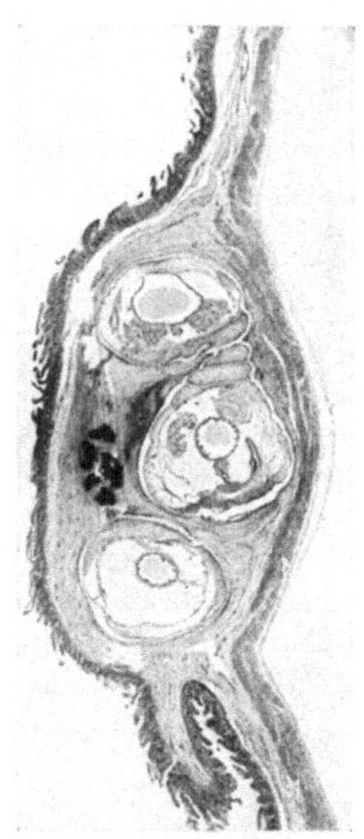

Abb. 57. Porocephalus armillatus im Menschendarm. Häm.-Eosin. Vergr. 5mal. (Aus FÜLLEBORN, Arch. f. Schiffs- u. Tropenhyg. 23.)

den Befund der kleinen Chitinhäkchen (zwei Paar zu jeder Seite der Mundöffnung).

Genus: **Porozephalus.** Drehrunde Zungenwürmer, mit weniger Ringeln als Linguatula. Spezies: Porocephalus armillatus (WYMANN 1848). Syn.: Linguatula armillata. Pentastoma constrictum. Porocephalus constrictus. Erwachsene Tiere: Männchen 3 bis 4,5 cm lang, 3—4 mm dick. Weibchen: 9—12 cm lang, 5—9 mm dick. Zahl der Ringel beim Männchen 16 bis 17, beim Weibchen 18—22. 4 Haken, etwa 1 mm lang. Eier 108:80 Mikren.

Die Tiere leben im erwachsenen Zustand besonders in Schlangen. Infektion des Menschen kann erfolgen durch Eier, die ins Wasser geraten sind, wohl nicht durch Genuß von Riesenschlangen, wie bisweilen angegeben.

Porocephalus armillatus ist beim Menschen in Afrika, besonders Westafrika, ein im Larvenzustand häufig angetroffener Parasit. LÖHLEIN fand die Larven in Kamerun bei etwa 8% der Neger, ähnlich auch SEIFERT, SCHÄFER gar in 15% und MOUCHET im belgischen Kongo fast bei einem Viertel der Leichen. Der Sitz der eingekapselten Larven war zumeist die Leber, doch gelegentlich auch die Dünndarmwand (z. B. SCHÄFER: 12mal Leber, 8mal Dünndarm, 3mal Gekröse, einmal Dickdarm, Milz, freie Bauchhöhle). Wenn die Larve in der Zyste nicht abstirbt, sondern sich weiter entwickelt und beim Platzen der Zyste aus ihr austritt, kann dies Ereignis unter Umständen krankmachende Folgen haben, etwa Bauchfellentzündung. Das Wandern der Larve als solche scheint keine besondere Folgen zu haben. Bei kritischer Untersuchung der vorliegenden Mitteilungen finden LÖHLEIN wie auch FÜLLEBORN, daß in keinem einzigen Fall bis jetzt die Wanderung einer solchen Larve den Tod herbeigeführt hätte, wie einige ältere Autoren angeben. BRODEN und RHODAIN fanden bei einem experimentell infizierten Schlafkranken in der Bauchhöhle freie Larven, ohne daß irgendwelche peritoneale Reizung bestand. FÜLLEBORN bildet ein Präparat ab, wo man das Hinterende einer Larve aus der geplatzten Zyste in das Darmlumen hineinragen sieht. Die Infektion kann bisweilen sehr massig sein, SEIFFERT sah in einem Falle über 300 Exemplare.

Spezies: Porocephalus moniliformis (DIESING 1835). Männchen mit 26, Weibchen mit 28 und mehr Ringeln.

Zwei Fälle beim Menschen bekannt: einer aus Sumatra (Tod an Dysenterie, Sitz der Larven in der Serosa des Dünndarms); einer von den Philippinen (Sitz: Leber).

Ob auch von den anderen bekannten Porozephalusarten die Larven gelegentlich beim Menschen vorkommen, ist noch fraglich. Nach VAN THIEL sind beim Menschen auch die Larven von Porocephalus subulifer gefunden.

c) Fliegenlarven.

Das Vorkommen von Fliegenlarven im Darmkanal wird als Myiasis interna bezeichnet. Fliegenlarven als Darmparasiten werden gar nicht so ganz selten gefunden und im Schrifttum sind auch mehrere Hundert einschlägige Fälle mitgeteilt.

Allerdings muß der Befund von Fliegenlarven im Kot immer kritisch beurteilt werden; in der Mehrzahl aller Fälle, die der Arzt zu Gesicht bekommt, handelt es sich darum, daß die Fliegen ihre Eier in den schon abgesetzten Kot abgelegt haben und nun, wenn der Arzt ihn zur Untersuchung bekommt, schon Larven entwickelt sind. Werden Eier in der Nähe des Afters abgelegt, so können die Larven leicht in den Anus wandern und im frischen Kot erscheinen (vgl. Fall von RENNIE, bei einem 4 Monate alten Kinde).

Die Myiasis interna entsteht dadurch, daß Fliegeneier mit irgendwelchen Nahrungsmitteln aufgenommen worden sind, und nun im Magen und Darm aus den Eiern die Larven ausschlüpfen und durch ihre Anwesenheit Beschwerden, oft sehr erhebliche!, machen. Solche sind: Nausea, Erbrechen, Magenschmerzen, richtige Koliken; aber auch Durchfälle, bisweilen sogar mit etwas Eiter und Blut. So sah FRANCHINI bei Myiasis intestinalis stellenweise hämorrhagische Punkte in der Rektalschleimhaut. In einigen Fällen sind typhöse Symptome, mit Fieber, beobachtet (LE DANTEC) und in 2 Fällen soll nach Ansicht der Autoren sogar der Tod durch solche Myiasis interna hervorgerufen worden sein.

Die Beschwerden dauern in der Regel nicht lang, da bei zweckmäßiger Behandlung durch Abführen rasch Heilung eintritt. Ganz ungewöhnlich ist ein Fall von BLANKMEYER: hier soll ein Kranker 12 Jahre an Myiasis interna gelitten haben, auf Abführmittel sollen 1000—1500 Larven entleert worden sein (angef. bei CASTELLANI-CHALMERS).

Es sind bis jetzt einige 20 Spezies bei Myiasis interna beobachtet worden. Die wichtigsten in Frage kommenden sind folgende:

Familie: **Muscidea.** Genus: **Fannia.** Spezies: Fannia canicularis und Fannia scalaris. Syn.: auch „Anthomyia" und Homalomyia. Larven 6 bis 8 mm lang, mit eigenartigen dornen- und borstenförmigen Anhängen an den 10 Körpersegmenten.

Dann folgen an Häufigkeit Larven von:

Spezies: Sarcophaga carnaria, der Fleischfliege, die ihre Eier gern an Fleisch ablegt.

Spezies: Sarcophaga fuscicauda. Milchweiße 1,5 cm lange Larve, 12 gliedrig. Am ganzen Körper bedornt. Die Larven dieser Fliege sind von HOFFMANN im Stuhl eines Chinesen 8 Tage lang, zu je 40—50 Stück gefunden, es bestand heftiger Darmkatarrh (EYSELL).

Andere Spezies sind: Sarcophaga haematodes und Sarcophaga haemorrhoidalis.

Weiterhin sind von Muskiden beobachtet die Larven von: Teichomyza fusca (Larven am Hinterende gegabelt), Drosophila (legt ihre Eier an Früchten ab), Piophila casei (Eiablage an Käse), Hydrotaea meteorica, Calliphora vomitoria (Schmeißfliege), Lucilia macellaria (Syn. Chrysomyia); von Syrphiden: Eristalis tenax MUMFORD, von Leptiden: Aphiochaeta ferruginea (in Indien).

In warmen Ländern wird gelegentlich beobachtet, daß Fliegen ihre Eier beim Menschen in der Nähe des Afters absetzen. Die ausschlüpfenden Larven sind von hier aus manchmal in das Gewebe eingedrungen und haben periproktitische Abszesse verursacht. Im belgischen Kongo ist das bei Larven von Chrysomyia chloropyga beschrieben, auch in einem Abszeß zwischen Rektum und Tube wurden 16 Larven angetroffen (MOUCHET).

Von den Östriden sind nach BRAUN gelegentlich die Larven auch in der Mundhöhle angetroffen worden, so von Oestrus ovis (Nordafrika) und ferner im Magen die Larve von Gastrophilus (PORTSCHINSKY).

H. Fische.

Daß lebende Fische bei hastigem Essen bisweilen verschluckt werden und die Fische nun im Rachen oder Ösophagus stecken bleiben, und hier unter Umständen recht ernsthafte Verletzungen setzen, sei hier anhangsweise erwähnt. GUDGER zählt alle in der Literatur bekannten derartigen Fälle auf, wobei sich sogar ganz stattliche Fische (Schollen!) finden. Bei 20 Fällen aus allen Weltteilen blieben die lebenden Fische 10 mal im Pharynx, 5 mal in der Speiseröhre stecken, 4 mal gerieten die Fische sogar in die Trachea. Besonders aus Japan wird solches Steckenbleiben lebend gegessener Fische (verschiedener Arten!) erwähnt.

Schrifttum.

Lehrbücher, Monographien und größere zusammenfassende Darstellungen.

ASKANAZY: In ASCHOFF, Pathol. Anat. 1, 6. Aufl. (1923).

BRAUN: Die tierischen Parasiten des Menschen. 1925, 6. Aufl. — BRUMPT: Précis de parasitologie. 1922, 3. Aufl.

CASTELLANI-CHALMERS: Manual of tropical medicine. 1913, 2. Aufl. — CHANDLER: Animal parasites and human disease. 3. Aufl. Newyork 1926.

DOBELL: The amoebae living in man. London 1919. — DOFLEIN: Lehrbuch der Protozoenkunde. 5. Aufl. bearbeitet von REICHENOW. 2. Teil. Jena 1928.

FANTHAM, STEPHENS and THEOBALD: the animal parasites of man. London 1916. — FISCHER, WALTHER (1): Amöbiasis, in Kolle-Wassermanns Handbuch. 1928, 3. Aufl. — FISCHER, WALTHER (2): Die Amöbiasis beim Menschen. Erg. inn. Med. 18 (1919). — FISCHER, WALTHER (3): Neuere Arbeiten über die Wurminfektionen des Menschen, besonders über ihre Pathogenese. Erg. inn. Med. 22 (1922).

HARTMANN: Morphologie und Systematik der Amöben, in Kolle-Wassermanns Handbuch der pathogenen Mikroorganismen. 7, 2. Aufl. (1913). — HARTMANN und SCHILLING: Die pathogenen Protozoen. Berlin 1917. — HEGNER und TALIAFERRO: Human protozoology. New York 1924.

KARTULIS: Die Amöbendysenterie, in Kolle-Wassermanns Handbuch der pathogenen Mikroorganismen. 7, 2. Aufl. (1913).

LE DANTEC: Précis de pathologie exotique. 1924, 4. Aufl. — LEIPER: Medical helminthology. Trop. dis. bull. 1923, 85.

MOSLER und PEIPER: Tierische Parasiten. NOTHNAGELS Handbuch. 2. Aufl. 6 (1904).

NEUMANN und MAYER: Tierische Parasiten. Lehmanns med. Atlanten. 11. — NÖLLER: Die wichtigsten parasitischen Protozoen des Menschen und der Tiere. Berlin 1922, 1. Teil.

RIVAS: Human parasitology. Philadelphia 1920. — RUGE, MÜHLENS, ZUR VERTH: Krankheiten und Hygiene der warmen Länder. 1925, 2. Aufl. — RUGE: Die Ruhrformen der warmen Länder. In MENSES Handbuch der Tropenkrankheiten. 4, 3. Aufl. (1926).

SEIFERT: Klinik und Therapie der tierischen Parasiten des Menschen. 1920, 2. Aufl.

WENYON: Protozoology. London 1926, 2 Bände.

Amöben.

BACH (1): Über das Vorkommen von Amöbenruhr im Rheinland. Arch. Schiffs- u. Tropenhyg. 29, 1 (1925). — BACH (2): Weitere Untersuchungen über die Verbreitung parasitischer Darmprotozoen des Menschen. Arch. Schiffs- u. Tropenhyg. 28, 428 (1924). — BACH und KIEFER: Über die Verbreitung parasitischer Darmprotozoen des Menschen innerhalb Deutschlands. Arch. Schiffs- u. Tropenhyg. 27, 145 (1923). — BACH und STEINHAUER: Über einen 27 Jahre alten Fall von Amöbenruhr. Münch. med. Wschr. 1926, 865. — BARROW: Ref. Arch. Schiffs- u. Tropenhyg. 29, 249 (1925.) — BOECK: Zit. bei HEGNER-TALIAFERRO. — BRUG (1): Onderzoek naar het voorkomen van dierlijke darparasiten bij niet-buiklijders. Nederl. Tijdschr. Geneesk. 60, 4. (1920). — BRUG (2): Die parasitologische Diagnostik der menschlichen Fäzes. Leipzig 1926.

CRAIG: The symptomatology of infection with endameba histolytica-carriers. J. amer. med. Assoc. 88 (1927).

FAUST: Parasitic infections and human disease in China. Arch. of Path. 2, 223 (1926). — FISCHER, WALTHER (1): Einiges über Zysten der Entamoeba coli. Zbl. Bakter. 86 (1921). — FISCHER, WALTHER (2): Die Amöben der Mundhöhle. Verh. dtsch. path. Ges. Jena 1921, 122. 18. Tagung.

GRUNEWALD: Inaug.-Diss. Göttingen 1920.

JEPPS: Ref. Arch. Schiffs- u. Tropenhyg. 29, 250 (1925). — JUNG und SELL: Zur Kenntnis des Vorkommens von Darmparasiten in Südbayern. Münch. med. Wschr. 1921, 511.

KOFOID und SWEZY: Ref. Arch. Schiffs- u. Tropenhyg. 31, 142 (1927). — KREDIET: Ref. Zbl. Bakter. 74, 306 (1923).

MAPLESTONE: Zit. bei WENYON. — MENDEL: Zit. bei BRUMPT.

O'CONNOR: Ref. Arch. Schiffs- u. Tropenhyg. 27, 301 (1923).

PAULSON and ANDREWS: The detection and incidence of human intestinal protozoa. J. amer. med. Assoc. 88 (1927).

REICHENOW: Zur Frage des Sitzes von Entamoeba histolytica im Darm. Arb. Reichsgesdh.amt. 57 (1926).

TER-MATEVOSIANTS: Ref. Trop. dis. bull. 24, 865 (1927).

Flagellaten.

BARROW: A clinical study of the intestinal protozoa based on 725 cases. Amer. J. trop. Med. 4, 23 (1924). — BECK: Choleraähnliche Erkrankungen, veranlaßt durch Lamblia intestinalis. Arch. Schiffs- u. Tropenhyg. 29, 668 (1925). — BENSEN: Bau und Anatomie der Gattung Lamblia. Z. Hyg. 61 (1908).

CASTEX und GALAN: Ref. J. amer. med. Assoc. 86, 157 (1926). — CASTEX und GREENWAY: Ref. Arch. Schiffs- u. Tropenhyg. 31, 142 (1927). — CHASSIN: Zit. bei LE DANTEC.

DETRE: Ein Fall von Lamblieninfektion des Darmes. Wien. klin. Wschr. 1916, 1010 u. 1465.

FAIRISE et JANNIN: Dysenterie chronique à Lamblia. Arch. internat. Méd. expér. 25, 525 (1913).

GÄBEL: Ref. Zbl. Bakter. 64, 559 (1916). — GUERRICHIO: Anemia grave a trichomonas intest. Riforma med. 42, 1146 (1926).

HEGNER: Ref. Zbl. Bakter. 80, 224 (1925). — HILL und HILL: Ref. J. amer. med. Assoc. 88 (1927). — HOGUE: Ref. Zbl. Bakter. 82, 122 (1926).

JANOWSKI: Flagellaten in den menschlichen Fäzes. Z. klin. Med. 31 (1896). — JOLLOS: Darmflagellaten des Menschen. In Kolle-Wassermanns Handbuch der pathogenen Protozoen. 7, 2. Auf. (1913).

KESSEL: The ingestion of erythrocytes by Trichomones etc. J. of Parasitol. **11**, 151 (1925). — KNIGTHON: Lamblia intestinalis with report of cases. South. med. J. **15**, Nr 6, 457 (1922). — KOFOID und SWEZY (1): Ref. Zbl. Bakter. **72**, 261 (1921). — KOFOID und SWEZY (2): Ref. Arch. Schiffs- u. Tropenhyg. **31**, 142 (1927).

LABBÉ (1): Ref. J. amer. med. Assoc. **86**, 380 (1926). — LABBÉ (2): Zbl. Pathol. **30**, 264 (1919). — LATZEL: Über Flagellaten, Spirillen und Spirochäten im Stuhl. Wien. klin. Wschr. **1919**, 920 — LYNCH: Intestinal flagellate infestation. J. amer. med. Assoc. **87**, 4. (1926).

MAPLESTONE: Ref. Zbl. Bakter. **84**, 386 (1927). — MILLER: Ref. J. amer. med. Assoc. **86**, 1869 (1926). — MORITZ und HÖLZL: Über Häufigkeit und Bedeutung des Vorkommens von Megastoma entericum im Darmkanal des Menschen. Münch. med. Wschr. **1892**, 831. — MÜLLER, R.: Choleraähnliche Brechruhr mit Lamblien. Med. Klin. **1916**, 1307.

NIEKAU: Zit. Münch. med. Wschr. **1919**, 1278. — NOC: Zit. bei BRUMPT.

PONS: Ref. Arch. Schiffs- u. Tropenhyg. **31**, 142 (1927). — VON PROWAZEK und WERNER: Zur Kenntnis der Flagellaten. Arch. Schiffs- u. Tropenhyg. **18**, Beih. 5 (1914).

VON REHREN: Beitrag zur Frage der Pathogenität der Lamblia intestinalis. Klin. Wschr. **1924**, 1079. — REICHENOW (1): Die Aufnahme roter Blutkörperchen durch Trichomonas. Arch. Schiffs- u. Tropenhyg. **29**, 519 (1925). — REICHENOW (2): Über Darmflagellatenzüchtung zum Nachweis der Flagellaten im Stuhl. Arch. Schiffs- u. Tropenhyg. **27**, 367 (1923).

SCHILL: Ref. Klin. Wschr. **1926**, 2044. — SIMON, M.: Über die Häufigkeit der Lamblieninfektion im Rheinland. Zbl. Bakter. **91**, 309 (1924). — SIMON, SIDNEY, S.: Further observations of lamblia int. infestation and its treatment. South. med. J. **15**, 458 (1922). — SMITHIES: Protozoiasis occurring in temperate zone residents. Amer. J. trop. Med. **6** (1926). — STILES und KUSTER: Ref. Zbl. Bakter. **61** (1913).

THOMAS und BAUMGARTNER: Stool examinations for protozoa. J. amer. med. Assoc. **85**, 1725 (1925). — TSUCHIYA: Pathogenicity of trichomones intestinalis. Arch. internat. Med. **26**, 174 (1925).

WESTPHAL und GEORGI: Über die Beziehungen der Lamblia intestinalis zu Erkrankungen der Gallenwege und Leber. Münch. med. Wschr. **1923**, 1080. — WEZLER: Über Lamblia intestinalis und ihre Bedeutung für die Pathologie. Arch. Verdgskrkh. **40**, 18 (1927).

ZAHORSKI and MC LOON: Giardiasis in children. J. amer. med. Assoc. **88**, 385 (1927).

Ziliaten.

BRENNER: Über Balantidienenteritis. Münch. med. Wschr. **1919**, 587.

CHRISTELLER: Über die Balantidienruhr bei den Schimpansen des Berliner zoologischen Gartens. Virchows Arch. **238**, 396 (1922). — CORDES: Zur Therapie der Balantidienkolitis. Münch. med. Wschr. **1921**, 484.

FORRAI: Balantidienkolitis. Zbl. Bakter. **89** (1923).

GUIART: Zit. bei BRUMPT.

KIPSCHIDSE: Zur Frage der pathologischen Bedeutung des Balantidium coli. Arch. Schiffs- u. Tropenhyg. **32**, 253 (1928).

MANSON: A case of intestinal pseudo-parasitisme due to chilodon uncinatus. Lancet 20. 3. 1909, 832.

NEDERGARD: Zit. bei HEGNER-TALIAFERRO.

PINTO: Ebenda.

VON PROWAZEK: Zur Kenntnis der Balantidiosis. Arch. Schiffs- u. Tropenhyg. **17**, Beih. 6 (1913).

RJANITZIN: Ref. Zbl. Path. **35**, 71 (1924/25) und Ref. in Lubarsch-Ostertags Ergebnisse **21**, 2 (1926). — ROSENBLATH: Ein Fall von Balantidienerkrankung. Zbl. Bakter. **85**, 257 (1920).

SALECKER: Über Helmintheninfektion bei den Eingeborenen der Marianen. Arch. Schiffs- u. Tropenhyg. **17**, 463 (1913). — SANGIORGI und UGDULENA: Ref. Zbl. Bakter. **99**, 544 (1920).

ZIEMANN: Bemerkungen zur Balantidium coli-Infektion beim Menschen und Schimpansen. Arch. Schiffs- u. Tropenhyg. **29**, Beih. 1.

Kokzidien.

BOON VAN OSTADE: Ref. Arch. Schiffs- u. Tropenhyg. **28**, 413 (1924). — BRUG: Ref. Zbl. Bakter. **74**, 306 (1923).

CASTEX et GREENWAY: Coccidiasis humana por Isospora hominis. Ref. Trop. dis. bull. **1924**, 425. — CHATRIDSE und KIPSCHIDSE: Über einen Fall von Kokzidiosis beim Menschen. Arch. Schiffs- u. Tropenhyg. **30**, 248 (1926). — CONNAL: Zit. bei WENYON.

FRANCHINI: Über einen Kokzidiosisfall beim Menschen. Festschrift. f. NOCHT. **1927**, 115.

HAUGHWOUT: Coccidiosis in man as a possible sanitary problem in the United states. J. amer. med. Assoc. **77** (1921).

JOLLOS: Kokzidiose, in Kolle-Wassermanns Handbuch der pathogenen Protozoen. 7, 2. Auf. (1913).

PETZETAKIS: Ref. Zbl. Bakter. **80**, 225 (1925).

REICHENOW: Über das Vorkommen von 2 Kokzidienarten der Gattung Isospora beim Menschen. Arch. Schiffs- u. Tropenhyg. **29**, 172 (1925). — RHODE: Ein Kokzidienbefund (Isospora hominis) in dem Stuhl eines deutschen Kriegsteilnehmers aus der Türkei. Klin. Wschr. **1923**, 1222.

SANGIORGI: Ref. Zbl. Bakter. **69**, 542 (1920). — SCHULE: Isospora hominis etc. Amer. J. trop. Med. **7**, 217 (1927).

VIRCHOW: Siehe bei REICHENOW und bei WENYON.

WASSELL: Isospora hominis discovered in China. China med. J. **37**, 661 (1923). — WENYON: Ref. Arch. Schiffs- u. Tropenhyg. **29**, 294 (1925).

Trematoden.

ASADA: Eine neue Art Trematode des Menschen, Heterophyes Katsuradai. Arch. Schiffs- u. Tropenhyg. **30**, 360 (1926). — ASKANAZY: Rev. méd. de la Suisse romaine April 1918.

BAILEY und BULLARD: Ref. Zbl. Chir. **23**, 324 (1923). — BARLOW: Ref. Arch. Schiffs- u. Tropenhyg. **29**, 92 (1925) und **31**, 392 (1927). — BRAU und BRUYANT: Gastrodiscus. Ref. Zbl. Bakter. **51**, 547 (1912).

COLEMAN: Vesical bilharziosis. Brit. med. J. 4. Febr. 1928.

FAUST: Arch. of Path. **2** (1926). — FRITZ: Leberegelseuche beim Menschen. Seuchenbekämpfg **1928**, H. 2. 119.

HOFFMANN: Zur Verbreitung der Bilharziosis in Westindien. Arch. Schiffs- u. Tropenhyg. **26,** 270 (1922). — HUTCHINSON: The pathology of bilharziosis. Amer. J. Path. 4, 1 (1928).

KASAMA: Ref. Arch. Schiffs- u. Tropenhyg. **29**, 351 (1925) und Trop. dis. bull. **1924**, 548. — KATSURADA: Schistosomiasis japonica. Zbl. Bakter. **72** (1914). — KOGA: Metagonimus Yokogawai. Jap. J. med. Sci. Trans. 2, Nr 3 (1925).

LAMPE: Pathologisch-anatomische Veränderungen bei Bilharziosis Mansoni. Arch. Schiffs- u. Tropenhyg. **30**, 475 (1926). — LETULLE: Zit. bei BRUMPT. — LEIPER: Zit. bei BRAUN.

MAURY und PELISSIER: Obstruction du choledoque par douve du foie. Presse méd. **32**, 213 (1924). — MILLER: Über die brasilianische Schistosomiasis (Bilharziosis) Mansoni. Verh. dtsch. path. Ges. 17. Tagung. München **1924**, 265.

NAKAGAWA: Ref. Arch. Schiffs- u. Tropenhyg. **28**, 86 (1924).

PLAUT: Bilharzia infection in an apparently normal appendix. Arch. of Path. 1, 711 (1926).

ROMAN and BURKE: Amer. J. Path. **2**, 539 (1926).

SINDERSON and MILLS: Rectal papillomala in schistos. haematos. infections. Brit. med. J. 9. Juli 1923. — SWEET: J. amer. med. Assoc. **76**, 1819 (1921).

TSUNODA: Über tuberkelähnliche Knötchenbildungen verursacht durch Eier von Schistosomiasis japonica. Virchows Arch. **197**, 425 (1909). — TSUCHIYA: Über eine neue parasitäre Krankheit (Schistosomiasis japonica) über ihren Erreger und ihr endemisches Vorkommen usw. Virchows Arch. **193**, 323 (1908). — TANABE: Zit. bei BRAUN.

WHITE: A case of schistiosomasis japonica. Lancet 1, 171 (1914).

Bandwürmer.

ASAM: Taenia cucumeriva bei einem Kinde. Münch. med. Wschr. **1903**, 334.

BACIGALUPO (1): L'évolution de l'Hymenolepis nana. C. r. Soc. Biol. **99**, 239 (1928). — BACIGALUPO (2): Ref. Arch. Schiffs- u. Tropenhyg. **32**, 159 (1928). — BENEDICT: Taenia saginata in the gallbladder. J. amer. med. Assoc. **87**, Nr 23 (1926). — BETTENCOURT: Ref. Zbl. Bakter. **60**, 323 (1914). — BOSQ: Taenia saginata fixé dans un intestin humain. C. r. Soc. Biol. **93**, 256 (1928).

CHOLODKOWSKY: Ref. Zbl. Bakter. **82**, 98 (1926).

DANIELSEN: Allgemeine eitrige Peritonitis durch Bandwurm. Münch. med. Wschr. **1913**, 411. — DERVIS: Taenia solium als Ursache einer Anaemia perniciosa. Münch. med. Wschr. **1924**, 942. — DUNZELT: Ref. Zbl. Bakter. **71**, 435 (1921).

FERGUSON and TUDHOPE: Two cases of dipylidium caninum in children. Lancet 13. Okt. **1923**, 828. — FÖLSCH: Können Bandwürmer den Darm von Menschen und Tieren durchbohren. Inaug.-Diss. Berlin 1922. — FRAENKEL, E.: Ref. Dtsch. med. Wschr. **1920**, 335. — FÜLLEBORN: Über Hymenolepis diminuta. Arch. Schiffs- u. Tropenhyg. **26**, 193 (1922).

GARRISON: Davainea madagascarensis in the Philippine Islands. Philippine J. Sci. Abt. B, **6** (1911). — GRASSI: Zit. bei BRAUN. — GRAWITZ: Anleitung zum Selbststudium der pathologischen Anatomie. Greifswald 1919. — GRIMM: Taenia saginata beim Säugling. Münch. med. Wschr. **1914**, 1780. — GUNDRUM and SNYDER: Hymenolepis diminuta. Ref. Trop. dis bull. **1927**, 525. — GUYER: On the structure of taenia confusa Ward. Zool. Jb. Abt. Systematik. **11**, 469.

HAGE: Soll und kann eine Verwurmung von Schulkindern bekämpft werden? Zbl. Bakter. **89**, 272 (1923). JANICKI: Experimentelle Untersuchungen zur Entwicklung von Dibothriocephalus latus. Zbl. Bakter. **79**, 443 (1917). — JOYEUX: Zit. bei BRUMPT.

KALANTARIAN: Zur Kenntnis der Helminthenfauna der Kinder Armeniens. Arch. Schiffs- u. Tropenhyg. **30**, 76 (1926). — KIPSCHIDSE: 1 Fall von Taenia flavopunctata. Arch. Schiffs- u. Tropenhyg. **32**, 330 (1928). — KOEHL: Taenia cucumerina bei einem 6 Wochen alten Kinde. Münch. med. Wschr. **1904**, 157. — KOLPIKOFF: Ref. Zbl. Bakter. **81** (1926). — KORNFELD: Beitrag zur Kenntnis der Darmveränderungen durch Hymenolepsis nana. Virchows Arch. **258**, 512 (1925). — KURIMOTO: Zit. bei BRAUN.

LANGERHANS: Diskussionsbemerkung zu NAUWERCK. Verh. dtsch. path. Ges. 3.Tagung. **1900**, 81. — LINDTROP: Ref. Arch. Schiffs- u. Tropenhyg. **29**, 666 (1925). — LINS: Ref. Zbl. Bakter. **52**, 552 (1912).

NAUCK und SHAN YÜ: Zur Frage der Verbreitung der Wurmparasiten in Mittelchina. Arch. Schiffs- u. Tropenhyg. **30**, 513 (1926). — NAUWERCK (1): Nochmals die Durchbohrung des Duodenums und des Pankreas durch eine Taenie. Zbl. Bakter. **69**, 434 (1913). — NAUWERCK (2): Verh. dtsch. path. Ges. 3. Tagung. **1900**, 81. — NOHIMURA: Jap. J. med. Sci. Trans. **2**, Nr 3, 205 (1925).

OPHÜLS: A statistical survey of 3000 autopsies. Stanford Univ. public. med. Sci. **1**, Nr 3 (1926). — v. OSTERTAG: Handbuch der Fleischbeschau. 7. u. 8. Aufl. **2** (1923).

PASSEY und BRAINE: Ref. Arch. Schiffs- u. Tropenhyg. **31**, 50 (1927). — PEIPER: Tierische Parasiten. In Nothnagels spez. Pathologie u. Therapie. **1904**, 2. Aufl. — POLLAG: Zur Ätiologie der Appendizitis. Münch. med. Wschr. **1913**, 2119.

SCHAUMANN und SALTZMANN: Die perniziöse Anämie. In Handbuch der Krankheiten des Blutes. Herausg. von SCHITTENHELM. **2** (1925). — SCHNELL: Ein Fall von Masseninfektion mit Taenia nana. Zbl. Bakter. **82**, 304 (1919). — SEYDERHELM: Die Pathogenese der perniziösen Anämie. Erg. inn. Med. **21**, 361 (1924). — DA SILVA-CORREIRA: Ref. Zbl. Bakter. **82**, 108 (1926). — SONNENSCHEIN: Taenia cucumerina bei einem 6 Monate alten Kinde. Münch. med. Wschr. **1903**, 2294. — STEINHAUS: Dtsch. med. Wschr. **1903**. — STIEDA: Durchbohrung des Duodenums und des Pankreas durch eine Taenia. Zbl. Bakter. **28**, 430 (1900).

TANAKA: Über die Arten der durch tierische Parasiten hervorgerufenen Krankheiten in Japan. Münch. med. Wschr. **1910**, 2586.

VOGEL: Einige Beobachtungen über das Vorkommen von Wurmparasiten bei Feldtruppen usw. Zbl. Bakter. **83**, 456 (1919).

WAGNER: Einige seltenere helminthologische Befunde der Kriegszeit. Dtsch. med. Wschr. **1919**, 933. — WARD: Note on taenia confusa. Zool. Anz. **20**, 321.

ZOTTA: Faune helminthologique humaine in Roumanie. C. r. Soc. Biol. **98**, 1456 (1928).

Rundwürmer.

Allgemeines über Verwurmung usw.

BARDACHZI und BARABAS: Auffallend häufiges Vorkommen von Eingeweidewürmern bei Kriegsteilnehmern. Münch. med. Wschr. **1917**, 570. — BRÜNING (1): Über die Verwurmung im Kindesalter. Gesdh.fürs. Kindesalt. **1926**, H. 4. — BRÜNING (2): Helminthiasis, mit besonderer Berücksichtigung des Kindesalters. Sammelref. i. Mschr. Kinderheilk. ab **1920**.

COHNREICH: Über Eingeweidewürmer. Münch. med. Wschr. **1917**, 1263. — CROWELL und HAMMACK: Intestinal parasites encountered in five hundred autopsies. Philippine J. Sci. Abt. B. **8** (1913).

DARLING: Zbl. Bakter. **51**, 546 (1912).

FISCHER, W.: Neuere Arbeiten über Wurminfektion des Menschen. Erg. inn. Med. **22** (1922).

GMELIN: Vorkommen und Häufigkeit von Wurmeiern im Stuhl usw. Zbl. Bakter. **83**, 461 (1919). — VON GOTTBERG: Über die Zunahme der Helminthiasis bei Kindern. Inaug.-Diss. Bonn 1921.

HERXHEIMER: Die Atmungs- und Verdauungsorgane und ihre Erkrankungen. In Handbuch der ärztl. Erfahrungen des Weltkrieges. **8** (1921).

JAPAN: Endemische Krankheiten in Japan. Kais. Inst. f. Infektionskrankh. Tokio **1911**.

KEHL: Die durch tierische Parasiten hervorgerufenen chirurgischen Erkrankungen der Bauchhöhle. Halle: C. Marhold 1922.

LINDTROP: Die endemischen Brutstätten der Ankylostomiasis in Transkaukasien. Arch. Schiffs- u. Tropenhyg. **29**, 666 (1925).

MORKRAMER: Die Darmnematoden Ascaris lumbricoides und Oxyuris usw. Inaug.-Diss. Bonn 1921.

NEUMANN, MAX: Über Helminthen bei Säuglingen. Z. Kinderheilk. **26**, 85 (1920).

RAILLIET: Les vers intestinaux dans la pathologie. Thèse Paris 1911.

VOGEL: Einige Beobachtungen über das Vorkommen von Wurmparasiten bei Feldtruppen usw. Zbl. Bakter. **83**, 456 (1919).

WILKE: Über das Vorkommen tierischer Darmparasiten bei Geisteskranken. Inaug.-Diss. Göttingen 1920.

YORKE und MAPLESTONE: The nematode parasites of vertebrates. London 1926.

ZIEGLER, K.: Klinische Bedeutung einiger Wurmparasiten des Darmes, besonders der Askaridiasis. Med. Klin. **1917**, 1031.

Rhabditis.

WATANABE: Über eine Spezies Rhabditis, welche im Menschen vorkommt. Verh. jap. path. Ges. **17**, 215 (1927).

Strongyloides.

ASKANAZY: Über Art und Zweck der Invasion der Anguillula intestinalis in die Darmwand. Zbl. Bakter. **27**, 569 (1900).

BRAU: Ref. Zbl. Bakter. **59**, 306 (1914).

CURET: Rôle pathogène de l'anguillule intestinale. Thèse Lyon 1907.

DARLING: Ref. Zbl. Bakter. **51**, 562 (1912).

FÜLLEBORN (1): Hautquaddeln und Autoinfektion bei Strongyloidesträgern. Arch. Schiffs- u. Tropenhyg. **30**, 721 (1926). — FÜLLEBORN (2): Jetziger Stand der Therapie bei exotischen Wurmkrankheiten. Arch. Schiffs- u. Tropenhyg. **28**, 526 (1924).

HEMSEN: Anguillula intestinalis als Ursache einer schweren sekundären bzw. perniziösen Anämie. Med. Wschr. **1923**, 83. — HUNG SEE LÜ und HÖPPLI: Morphologische und histologische Beiträge zur Strongyloidesinfektion der Tiere. Arch. Schiffs- u.Tropenhyg. **27**, 118 (1923).

v. KORCZYNSKI: Sporadischer Fall von Anguillulasis intestinalis. Med. Klin. **1915**, 805.

VON KURLOW: Anguillula intestinalis als Ursache akuter blutiger Durchfälle beim Menschen. Zbl. Bakter. **31**, 614 (1902).

LUTZ: Zit. bei BRUMPT.

MAPLESTONE: Ref. Zbl. Bakter. **84**, 386 (1927).

NISHIGORI: Über die Bedingungen für die Entwicklung des Strongyloides stercoralis. Verh. jap. path. Ges. **16**, 109 (1926).

OUDENDAL: Die Darmwand bei Anguilliasis intestinalis. Arch. Schiffs- u. Tropenhyg. **30**, 510 (1926).

ROBITSCHEK: Invasion von Strongyloides intestinalis in den Urogenitaltraktus. Zbl. Bakter. **101**, 419 (1927). — ROY: Ref. Arch. Schiffs- u. Tropenhyg. **28**, 217 (1924).

SANDGROUND: Some biological studies on the life-cycle in the genus strongyloides. Arch. Schiffs- u. Tropenhyg. **30**, 528 (1926).

TEITZE: Über Anguillutosis und Lambliosis, zwei seltene parasitäre Erkrankungen bei Bergarbeitern. Klin. Wschr. **1928**, 1687. — TREJO: Strongyloides intestinalis infestation. J. amer. med. Assoc. **76**, 469 (1921).

WILBRAND: Ein Fall von reiner Strongyloides stercoralis mit tödlichem Ausgang. Beitr. Klin. Inf.krkh. **6**, 235 (1914).

Trichozephalus.

ANSCHÜTZ: Über chirurgische Komplikationen bei Trichozephalus- und Oxyurisinfektion. Klin. Wschr. **1922**, 2174.

BALLAND: Fréquence des trichocéphales et des oxyures dans le caecum etc. Thèse, Paris 1910. — BONEM, B.: 1 Fall von letaler Anämie bei Trichocephalosis. Klin. Wschr. **1927**, 1906.

CECIL: Ref. Zbl. Bakter. **54**, 620 (1912). — CALANDRUCCIO Zit. bei BRUMPT. — CHRISTOFFERSEN: Trichocephalus dispar im Darmkanal des Menschen. Beitr. path. Anat. **57** (1914).

FUNK: Über die Verbreitung von Trichocephalus dispar und anderen Helminthenarten. Inaug.-Diss. Tübingen 1910.

GRUBER und VON HABERER: Trichocephalus trichiurus als lebensgefährlicher Parasit. Wien. med. Wschr. **1924**, 2015.

HARBLER: Cökocökale Einklemmung bei Helminthiasis und Coecum mobile. Zbl. Chir. **1928**, 1603. — HART: Über das Vorkommen des Trichocephalus dispar bei Kriegsteilnehmern. Med. Klin. **1919**, 482. — HASEGAWA: Beitrag zur Entwicklung von Trichozephalus im Wirte. Arch. Schiffs- u. Tropenhyg. **28**, 337 (1924).

JAMISON: Ref. Zbl. Bakter. 58, 289 (1913). — JAMIESON and LAUDER: Case of fatal trichocephaliasis in a child. Brit. med. J. 1910, Nr 2605, 1772.

KAPPELER: Über Nematoden bei Darminvagination. Virchows Arch. 234, 43 (1921). — KAHANE: Zit. bei SEIFERT.

LEON: Ref. Arch. Schiffs- u. Tropenhyg. 28, 86 (1924). — LEWINSON: Zur Kenntnis der makroskopischen und mikroskopischen anatomischen Befunde bei der Infektion des Menschen mit Trichocephalus dispar. Virchows Arch. 256, 788 (1925).

MOOG: Über Trichocephalus dispar bei Kriegsteilnehmern. Berl. klin. Wschr. 1919, 174. — MOOSBRUGGER: Zit. bei SEIFERT.

NITZULESCU: Über das häufige Vorkommen des Trichocephalus trichiurus in Rumänien. Zbl. Bakter. 92, 542 (1924).

OUDENDAL: Ref. Arch. Schiffs- u. Tropenhyg. 29, 457 (1925).

PEISER: Über die Häufigkeit der Darmparasiten. Med. Klin. 1921, 722. — PICK, L.: Med. Klin. 1921, 59. — POPOWSKI: Über den Blutbefund in den Fäzes bei Trichocephalus dispar. Münch. med. Wschr. 1921, 1455.

SAGREDO: Trichocephalus dispar in der Darmwand. Virchows Arch. 256, 268 (1925). — SCHLOSS: J. amer. med. Assoc. 71 (1918). — STAHR: Darmgeschwülste bei Kindern durch Trichocephalus verursacht. Dtsch. med. Wschr. 1922, Nr 38.

TELEMANN und DOEHL: Über Trichozephaliasis usw. Dtsch. med. Wschr. 1917, 1037. TOBLER: Über die Rolle des Trichocephalus dispar in der Pathologie. Z. Kinderheilk. 42, 324 (1926).

URECHIA und MATEESCU: Ref. Zbl. Bakter. 59. 308 (1914).

VERDUN: Zit. bei BRUMPT.

Trichinellen.

BLANK: Über Trichinose. Dtsch. Arch. klin. Med. 132 (1920). — BUSSE: Vorkommen und Verbreitung der Trichinen im Regierungsbezirk Posen. Zbl. Bakter. 59, 368 (1909).

CHRISTELLER: Diskussionsbemerkung. Dtsch. med. Wschr. 1918, 869.

EISENHARDT: Bericht über eine kleine Trichinoseepidemie. Münch. med. Wschr. 1918, 1406.

GRUBER (1): Zur Frage der Trichinellenwirte. Wien. med. Wschr. 1925. — GRUBER (2): Trichinellen, Trichinose und ihre Abwehr. Erg. Hyg. 8, 165 (1926). — GRUBER (3): Über Trichinellen und Trichinose. Münch. med. Wschr. 1925, 1193. — GRUBER (4): Die Pathologie der Trichinose. Münch. med. Wschr. 1927, 1796.

HASSIN und DIAMOND: Trichinose encephalitis. Arch. of Neur. 15, 34 (1926). — HEISNER: Eine Trichinoseepidemie. Dtsch. med. Wschr. 1924, 948. — HÖYBERG: Ref. Zbl. Bakter. 57, 140 (1913). — HÜBNER: Über Eosinophilie bei Trichinose. Dtsch. Arch. klin. Med. 1911, 286.

KNORR: Beitrag zur Kenntnis der Trichinellenkrankheit des Menschen. Inaug.-Diss. München 1912.

LEINEWEBER: Über Trichinosis. Inaug.-Diss. Göttingen 1919.

MAASE und ZONDEK: Bemerkenswerte Befunde bei Trichinose. Münch. med. Wschr. 1917, 968.

OPALKA: Beitrag zum Vorkommen der Trichinen beim Menschen usw. Inaug.-Diss. Gießen 1904.

PAVLICKA: Pathologisch-anatomisches Bild der kleinen Trichinoseepidemie in Mähren im Jahre 1925. Med. Klin. 1927, 167f. — PRYM: Über Trichinose beim Menschen. Zbl. Path. 34, 89 (1924).

STÄUBLI: Trichinose. In Kolle-Wassermanns Handbuch der pathogenen Mikroorganismen. 2. Aufl. 8 (1913). — STRAUSS: Über Trichinose. Berl. klin. Wschr. 1921, 120.

WILLIAMS: Ref. Zbl. Bakter. 31, 440 (1902).

Trichostrongylus und Ösophagostomum.

JIMBO: Über die Verbreitung einer Art von Trichostrongylus usw. Zbl. Bakter. 75, 53 (1915). — JOYEUX: Zit. bei BRUMPT.

KALANTARIAN (1): Zur Kenntnis der Helminthenfauna der Kinder Armeniens. Arch. Schiffs- u. Tropenhyg. 30, 76 (1926). — KALANTARIAN (2): Ref. Arch. Schiffs- u. Tropenhyg. 32, 212 (1928).

LOOSS: Notizen zur Helminthologie Ägyptens. VI. Das Genus Trichostrongylus. Zbl. Bakter. 39, 409 (1905).

PODJAPOLSKAJA: Ref. Zbl. Bakter. 82, 98 (1923).

THOMAS: Zit. bei BRUMPT.

Ankylostomen.

Umfassende Literaturangaben in Bibliography of hookworm disease. The Rockefeller Foundation Publ. Nr 11, 1922. 5680 Literaturangaben.

Kurze Zusammenfassung der wichtigsten Punkte der Biologie bei HANS SCHÖNE: Über die Biologie der Ankylostomen in Hinsicht auf ihre Pathogenese für den menschlichen Körper. Inaug.-Diss. Rostock 1925. Ferner:

BRUNS (1): Ankylostomiasis. In Kolle-Wassermanns Handbuch. 2. Aufl. 8, 1 (1913). — BRUNS (2): Über Ankylostomiasis. Dtsch. med. Wschr. 1911, 397. — BRUNS, H.: Der heutige Stand der Ankylostomiasis in Deutschland. Arch. Hyg. 95, 209 (1925).

DARLING und SMILLIE: Ref. Zbl. Bakter. 72, 256 (1921).

FÜLLEBORN (1): Über das Verhalten der Hakenwurmlarven bei der Infektion per os. Arch. Schiffs- u. Tropenhyg. 30, 638 (1926). — FÜLLEBORN (2): Experimenteller Nachweis für den Übergang von Hakenwurmlarven aus dem Blute der Lungenarterie usw. Arch. Schiffs- u. Tropenhyg. 30, 679 (1926).

HEES: Die Hakenwurmkrankheit unter besonderer Berücksichtigung der nervösen Erscheinungen usw. Arch. Schiffs- u. Tropenhyg. 30, 141 (1926). — HOWARD: Ref. Arch. Schiffs- u. Tropenhyg. 24, 378 (1920).

LAMBINET: Ref. Arch. Schiffs- u. Tropenhyg. 28, 575 (1924). — LANGE: Die Wurmkrankheit im Bezirke Urundi. Inaug.-Diss. Leipzig 1914. — LÖHLEIN: Beiträge zur Pathologie der Eingeborenen von Kamerun. Arch. Schiffs- u. Tropenhyg. 16, Beih. 9 (1912).

SCHÜFFNER: Zahlenmäßige Unterschiede bei Nekator und Anchylostoma. Arch. Schiffs- u. Tropenhyg. 30, 534 (1926). — SMILLIE and AUGUSTINE: Intensity of hookworm infestation in Alabama. J. amer. med. Assoc. 85, 1958 (1925). — STILES: Light hookworm infection. J. amer. med. Assoc. 88, 455 (1927).

YOKOGAWA (1): On the oral infection by the hookworm. Arch. Schiffs- u. Tropenhyg. 30, 663 (1926). — YOKOKAWA (2): Results of comparative studies oral and cutaneous infestation of yogs with ancylostoma caninum. Verh. jap. path. Ges. 17, 218 (1927).

Askariden.

ADELHEIM: Über Askaridengranulome beim Menschen. Jb. Kinderheilk. 70, 119 (1928). — ALFEEVA: Ref. Arch. of Path. 6 (1928). — ANDRASSY und HIMMELHEBER: 3 Fälle von akut entzündlichem Darmtumor. Zbl. Chir. 1923, 302.

BEISELE: Über einen Fall von Ascaris mystax beim Menschen. Münch. med. Wschr. 1911, 2391.

DEGENHARDT: Perforation des Dünndarms durch einen Askaris. Zbl. Chir. 51, 1675 (1924). — DIRCKTOROWITSCH: Askariden als auslösende Ursache heftiger Durchfälle bei Erwachsenen. Münch. med. Wschr. 1928, 1342. — DREYER: Zit. bei SEIFERT.

FAUCONNEAU-DUFRESNE: Zit. bei SEIFERT. — FRESEN: Ascaris lumbricoides außerhalb des Darms, speziell in perityphlitischen Abszessen. Inaug.-Diss. Greifswald 1908. — FREUDENTHAL: Bemerkenswerter Fall eines Ascaris lumbricoides in der freien Bauchhöhle. Med. Klin. 1923, 501. — FÜLLEBORN: Über den Infektionsweg bei Askaris. Arch. Schiffs- u. Tropenhyg. 30, Beih. 1 (1926).

GERLACH: Über mechanische Schleimhautschädigungen durch Askariden bei Askaridenileus. Dtsch. Z. Chir. 173, 396 (1922). — GOLDBERGER: Bericht über einen Fall von Ileus verminosus. Med. Klin. 1926, 1301.

HART: Med. Klin. 1919, 482. — HENNIG: Askaridenileus. Zbl. Chir. 50, 1539 (1923). — HENSCHEN: Diskussion über Askaridenileus. Schweiz. med. Wschr. 1928, 152. — HOFFMANN: Askaridenileus. Mschr. Kinderheilk. 15, 199 (1919). — HÖPPLI: Die durch Askarislarven bei experimenteller Infektion im Tierkörper bewirkten anatomischen Veränderungen. Virchows Arch. 244, 159 (1923). — HORTOLANI: Ref. Zbl. Chir. 26, 167 (1924). — HUBER: Reizwirkung von Askaris am Darm des lebenden Menschen beobachtet. Münch. med. Wschr. 1912, 2669.

JAFFE und STERNBERG: Virchows Arch. 231 (1921). — JANUSZ: Durch Askariden bewirktes Intestinalemphysem. Frankf. Z. Path. 34, 446 (1926). — JAROSCHKA: Ein Fall vom Askaridenobturationsileus usw. Dtsch. Z. Chir. 178 (1923). — JOUVEAU und DUBREUIL: Ref. Zbl. Bakter. 61, 116 (1914).

KAISERLING: Ref. Dtsch. med. Wschr. 1922, 341. — KOINO: Zit. bei BRAUN. — KORTZEBORN: Ein Spulwurm in der freien Bauchhöhle als Todesursache. Münch. med. Wschr. 1924, 473.

LEON: Notes de parasitologie. Zbl. Bakter. 72, 380 (1913). — LEVY: Askariden in Abszessen. Inaug.-Diss. Breslau 1919. — LEVIN and PORTER: Brit. J. surg. 11, 432 (1924).

MÜSSIG: Schwere Formen von Askaridiasis. Münch. med. Wschr. 1921, 1395.

NETTESHEIM: Das Wandern der Spulwurmlarven in inneren Organen. Münch. med. Wschr. **1922**, 1304. — NOVIS: Ref. Zbl. Chir. **21**, 476 (1923). — NOWICKI: Zur Kasuistik der durch einen Spulwurm hervorgerufenen Leberabszesse. Zbl. Path. **24**, 295 (1913). OPHÜLS: A statistical survey of 3000 autopsies. Stanford Univ. Press **1926**. PFANNER: Askaridiasis und Pankreatitis acuta. Dtsch. Z. Chir. **187**, 125 (1925). — PFLUGRADT: Askariden in den Gallenwegen. Dtsch. med. Wschr. **1914**, 227. — PHILP: Ref. Arch. Schiffs- u. Tropenhyg. **31**, 94 (1927). — PORTLEY: Ref. Zbl. Chir. **24**, 182 (1924). RABOLD: Spulwurmerkrankung. Inaug.-Diss. Heidelberg 1917. — RIGBY: Ref. Zbl. Chir. **21**, 476 (1923). — RODENWALDT: Die Verteilung der Helminthen in Togo. Arch. Schiffs- u. Tropenhyg. **18**, Beih. 7 (1914). — ROSENBERGER: Wie gelangen Askariden in die freie Bauchhöhle? Med. Klin. **1923**, 872. — ROST: Über Askaridenileus. Dtsch. Z. Chir. **151**, 251 (1919). — RSCHANITZIN: Ref. Zbl. Path. **40**, 300 (1927).

SABRAZÈS, PARCELIER, BONAIN: Ref. Zbl. Chir. **34** (1926). — SCHAAL: Enterospasmus verminosus. Münch. med. Wschr. **1912**, 2619. — SCHLÖSSMANN (1): Über chirurgische Erkrankungen durch Askariden. Beitr. klin. Chir. **90**, 531 (1914). — SCHLÖSSMANN (2): Neue Beobachtungen und Erfahrungen über schwere Spulwurmerkrankungen der Bauchorgane. Mitt. Grenzgeb. Med. u. Chir. **34** (1921). — SIMMONDS: Fettgewebsnekrose des Pankreas durch Spulwurm. Berl. klin. Wschr. **1915**, 561. — SMIRNOW: Ref. Zbl. Path. **42**, 550 (1928). — SPIETH: Beitrag zur Askaridenerkrankung mit besonderer Berücksichtigung der Frage der Giftwirkung. Virchows Arch. **215**, 117 (1914). — STEBER: Zum Verlaufe und zur Behandlung schwerer Spulwurmerkrankungen. Dtsch. med. Wschr. **1917**, 1040. — STEINER: Schweiz. med. Wschr. **1920**, 334.

TAKEUCHI: Über eigenartige Darmwandnekrosen durch Askariden. Virchows Arch. **258**, 502 (1925). — THIERY: Über das Vorkommen von Ascaris lumbricoides in den Gallenwegen. Inaug.-Diss. Bonn 1920. — TOBICZYK: Ein Fall des Eindringens des Ascaris lumbricoides in die Pfortader und Milzvene. Zbl. Path. **36**, 6 (1926).

WATKINS und MOSS: Ref. J. amer. med. Assoc. **82**, 1442 (1924). — VON WINTERFELD: Ein schwerer Fall von Askaridosis. Klin. Wschr. **1923**, 980.

YAMAUCHI: Granulationsgeschwülste durch Askariden. Mitt. Grenzgeb. Med. u. Chir. **37**, 469 (1924). — YOKOGAWA: Studies on ascariasis in its pathological aspect. Verh. jap. path. Ges. **13** (1923).

ZAMBELLI: Ref. Zbl. Chir. **35**, 765 (1926). — ZIMCHESS: Ref. Ebenda. **33**, 853 (1926).

Oxyuren.

ASCHOFF (1): Appendicopathia oxyurica. Med. Klin. **1913**, 249. — ASCHOFF (2): Sind die Würmer, besonders die Oxyuren direkt oder indirekt schuld an der Appendizitis? Berl. klin. Wschr. **1914**, 1504. — ASCHOFF (3): Müssen wir unsere Anschauungen über die Ätiologie der Wurmfortsatzentzündung ändern? Berl. klin. Wschr. **1920**, Nr 44.

BALLAND: Zit. bei BRUMPT. — BECKER: Besteht ein ätiologischer Zusammenhang zwischen Oxyuren und der akuten Wurmfortsatzentzündung? Beitr. path. Anat. **68** (1921). — BRAUCH: Über Appendicopathia oxyurica. Beitr. path. Anat. **71** (1923).

DMITRIEW: Ref. Zbl. Chir. **33**, 746 (1926). — DRIGALSKI und KOCH: Über die Bedeutung des Wurmfortsatzes für die Entwicklung der Oxyuren. Dtsch. med. Wschr. **1925**, 309. — DRÜNER: Über die Oxyuren im Wurmfortsatz. Bruns' Beitr. **122**, 438.

FRÖHLICH: Zit. bei BRUMPT. — FISCHER, WALTHER (1): Oxyuren und Appendizitis. Dtsch. Z. Chir. **183**, 222 (1923). — FISCHER, WALTHER (2): Über eine Oxyurendarmfistel. Klin. Wschr. **1923**, 642.

GOEBEL, FR.: Zur Biologie der Oxyuris vermicularis. Mschr. Kinderheilk. **22**, 430 (1922). — GOWOROFF: Ref. Zbl. Chir. **35**, 42 (1926).

HARRIS and BROWNE: Oxyuris as a causative factor in appendicitis. J. amer. med. Assoc. **84** (1925). — HIPPIUS und LEWINSON: Dtsch. med. Wschr. **1907**, 1780. — HUECK, O.: Über die pathologische Bedeutung von Helminthen in der Appendix. Frankf. Z. Path. **13**, 434 (1913).

JAPHA: Die Verbreitung der Oxyuris vermicularis bei Schulkindern. Münch. med. Wschr. 473.

KAUFMANN: Lehrbuch der spez. path. Anat. **1922**, 7. Aufl. — KOLB: Zbl. Bakter. **31**, 268 (1902).

LÄWEN und REINHARDT: Über das durch Oxyuriasis des Wurmfortsatzes und Appendicitis ex oxyure hervorgerufene Krankheitsbild und seine pathologisch-anatomische Grundlage. Münch. med. Wschr. **1919**, 1433. — LANGHANS: Zur Biologie des Oxyuris vermicularis. Arch. Kinderheilk. **77**, 27. — LIENAU: Zit. bei BRAUN. — LIENGME: y-a-t-il relation de cause et effet entre la présence des oxyures dans l'appendice et l'appendicite? Thèse Genf 1921.

NATHAN: 2 seltene Befunde bei Oxyureninfektion des Menschen. Z. Path. **36**, 82 (1928). — NOACK: Appendizitis und Oxyuren. Mitt. Grenzgeb. Med. u. Chir. **35**, 407 (1922).

ONOUFRIEFF: La vie des oxyures dans l'intestin humain. Thèse, Genf 1917.

RAHNER: Die Biologie der Oxyuren. Zbl. Bakter. 85, 374 (1921). — RHEINDORF (1): Die Wurmfortsatzentzündung. Berlin: Karger 1920. — RHEINDORF (2): Über das Vorkommen der Oxyuris usw. Med. Klin. 1913, 623. — RHEINDORF (3): Ist die Oxyuris vermicularis imstande aktiv die Prozessuswand zu durchdringen usw. Zbl. Bakter. 74, 604. (1914). — RHEINDORF (4): Hysteroneurasthenie oder chronische Appendizitis? Berl. klin. Wschr. 1914, 1211. — RHEINDORF (5): Erwiderung auf ASCHOFFs Aufsatz: Müssen wir unsere Anschauungen über die Ätiologie der Wurmfortsatzentzündung ändern. Berl. klin. Wschr. 1921, 106. — RHEINDORF (6): Bemerkungen zu STÄMMLERs Mitteilung zur Frage der Bedeutung der Helminthen usw. Zbl. Path. 32, 93 (1922). — RHEINDORF (7): Bemerkungen zu dem Aufsatz DRÜNERs über die Oxyuren im Wurmfortsatz. Virchows Arch. 238, 143 (1922). — REINHARDT: Zur Frage der Oxyuriasis und Appendizitis. Berl. klin. Wschr. 1921, 516. — RJANITZIN: Ref. Zbl. Path. 42, 559 (1928). — RODENWALDT und RÖCKEMANN: Zur Biologie von Oxyuris vermicularis. Zbl. Bakter. 86, 421 (1921). — RÖSSLE: Die Beweglichkeit des Wurmfortsatzes. Beitr. path. Anat. 77, 121 (1927). — RUOTSALAINEN: Ref. Zbl. Bakter. 51, 566 (1912).

SAGREDO: Würmer und Wurmfortsatzentzündung. Arb. Tübinger path. Inst. 9, 225 (1914). — SCHLOSS: J. amer. med. Assoc. 71, Nr 8 (1918). — SCHMIDT, W. TH.: Neue Beiträge zur Oxyuriasis. Münch. med. Wschr. 1923, 495. — SCHNEIDER: Zbl. Bakter. 36, 550 (1904). — SSOLOWJEW: Beiträge zur Frage über die Rolle der Oxyuren bei der Ätiologie der Appendizitis. Mitt. Grenzgeb. Med. u. Chir. 41, 20 (1928). — STÄMMLER: Zur Frage der Bedeutung der Helminthen für die Entstehung der Wurmfortsatzentzündung. Zbl. Path. 31 (1921). — STEICHELE: Appendizitis und Oxyuren. Arch. klin. Chir. 135, 373 (1925). — — STRADA: Zit. bei TSCHAMER: Zbl. Gynäk. 1919, 989. — STRASSEN: Über den Befund von Oxyuris vermicularis im weiblichen Genitaltraktus. Inaug.-Diss. Bonn 1925.

UNTERBERGER: Der Oxyuris vermicularis in seiner Beziehung zur Darmwand und Appendizitis. Zbl. Bakter. 47, 495 (1908).

WEIGMANN: Oxyuren im periproktitischen Abszeß. Berl. klin. Wschr. 1921, 732. — WILHELMI und QUAST: Über die Verbreitung und den Nachweis der Oxyuriasis. Klin. Wschr. 1925, 964. — WOHLWILL: Ref. Klin. Wschr. 1927, 570. — WUNDT: Über die Möglichkeit der intraintestinalen Entwicklung von Oxyuren unter Umgehung der Magenpassage. Münch. med. Wschr. 1924, 546.

Hirudinei und Akanthozephala.

FIGUIREDO: Gigantorhynchus gigas. Ref. J. amer. med. Assoc. 87, 685 (1926).

GRASSI und CALANDRUCCIO: Über einen Echinorhynchus, welcher auch im Menschen parasitiert. Zbl. Bakter. 3, 521 (1888).

HÄRTING: Blutegel im Kehlkopf. Münch. med. Wschr. 1916, 1505.

SEYFARTH: Tropische und subtropische Süßwasserblutegel als Parasiten in Menschen. Zbl. Bakter. 79, 89.

Milben u. ä.

FLETCHER: Ref. Arch. Schiffs- u. Tropenhyg. 30, 139 (1926).

HIERONYMI: Über Milbenbefunde im Stuhl. Münch. med. Wschr. 1925, 2157.

MIRTL: Mehlmilben als pathogene Schmarotzer beim Menschen? Münch. med. Wschr. 1925, 1598.

REYE: Milben in den Fäzes des Menschen. Dtsch. med. Wschr. 1919, 1026.

WERTHEIMER: Über Milbenbefunde im Stuhl. Münch. med. Wschr. 1925, 1920. — WESTPHALEN: Milben in den Fäzes des Menschen. Dtsch. med. Wschr. 1924, 175.

Linguatuliden.

BRODEN und RHODAIN: Zit. bei FÜLLEBORN.

EYSELL: Die Zungenwürmer. In Menses Handbuch der Tropenkrankheiten. 3. Aufl. 1 (1923).

DE FARIA und TRAVASSOS: Ref. Zbl. Bakter. 62, 271 (1914). — FÜLLEBORN: Über die Entwicklung von Porozephalus und dessen pathologische Bedeutung. Arch. Schiffs- u. Tropenhygiene. 23, Beih. 1 (1919).

KOCH, M.: Zur Kenntnis des Parasitismus der Pentastomen. Arb. path. Inst. Berl. 1906.

LÄNGNER: Über Pentastomum denticulatum des Menschen. Zbl. Bakter. 40, 368. — LÖHLEIN: Beiträge zur Pathologie der Eingeborenen von Kamerun. Arch. Schiffs- u. Tropenhyg. 16, Beih. 9 (1912).

MOUCHET: Zit. bei BRUMPT.

SCHÄFER: Über das Vorkommen von Porocephalus moniliformis in Kamerun. Arch. Schiffs- u. Tropenhyg. **16**, 109 (1912). — SONOBE: Über Linguatulidenlarvenknötchen (sog. Pentastomenknötchen) der Leber des Menschen. Virchows Arch. **263**, 753 (1927).

VAN THIEL: Eine ungelöste Porozephalusfrage. Arch. Schiffs- u. Tropenhyg. **30**, 585 (1926).

Fliegenlarven.

BLANKMEYER: Intestinal myiasis. J. amer. med. Assoc. **63**, 321.

COCKAYNE: Intestinal myiasis. Lancet 20. Jan. 1912. — COLOMBE und FOULKES: Ref. Arch. Schiffs- u. Tropenhyg. **29** (1925).

DEADERICK: Notes on intestinal myiasis. Arch. Schiffs- u. Tropenhyg. **12**, 726 (1908).

EYSELL (1): Sarcophaga fuscicauda, ein Darmparasit des Menschen. Arch. Schiffs- u. Tropenhyg. **19**, 2 (1915). — EYSELL (2): In Menses Handbuch der Tropenkrankheiten. 3. Aufl. **1** (1924).

FOX: Insects and disease of man. London 1925. — FRANCHINI: Ref. Med. Klin. **1928**, 1407.

MARTINI: Lehrbuch der medizinischen Entomologie. Jena 1923. — MOUCHET: Ref. Zbl. Bakter. **56**, 162 (1913). — MUMFORD: 3 new cases of myiasis in man. Parasitology, Dez. **1926**.

PORTSCHINSKY: Zit. bei SEIFERT.

RAZOU: De la myiase intestinale. Thèse Lyon 1910. — RENNIE: A case of intestinal myiasis. Parasitology **19**, 139 (1927).

SAITO: Myiasis interna. Jap. J. med. Sci. Trans. **1**, 1 (1922).

Fische.

GUDGER: Live fishes impacted in food and air passages of man. Arch. of Path. **2** (1926).

9. Die Geschwülste des Darmes.

Von

S. Oberndorfer-München.

Mit 160 Abbildungen.

Vorbemerkung.

Regeneration und Hypertrophie.

Ehe wir uns mit den Geschwülsten des Darmes eingehender befassen wollen, sollen in kurzem noch gesondert die Erscheinungsformen der regenerativen und reparatorischen Vorgänge geschildert werden, vor allem deshalb, weil von ihnen Übergangsbilder zu den Tumoren führen; dann weil bei den meisten Gewächsen Teilbilder vorhanden sind, bei denen die Frage offen bleibt, ob man sie als Teilerscheinungen des Gewächskomplexes auffassen soll oder ob sie vom Tumorwachstum unabhängige nur zufällige Hypertrophien und Regenerate desselben Bodens sind.

Die Regenerationsfähigkeit des Darmes ist eine hohe; besonders seine inneren Schichten können nach ausgedehnter Zerstörung vollständige Wiederherstellung erfahren. Man denke an die großen geschwürigen Zerstörungen, die Typhus abdominalis setzt und an die Unmöglichkeit, in der Mehrzahl der Fälle wenigstens, es einem Darm anzusehen, ob er einen schwereren Typhus durchgemacht hat: so sehr fehlen Narbenbildungen, so sehr regeneriert sich die Schleimhaut und das beim Typhus besonders in Mitleidenschaft gezogene lymphatische Gewebe. Regeneration des Epithels der Schleimhaut ist eine außerordentlich großartige bei schwereren Enteritiden, bei denen man im frisch sezierten Darm reihenweise das Epithel abgehoben sieht; in anderen ähnlichen Fällen kann man nach einiger Zeit völlig wiederhergestelltes ruhendes Epithel nachweisen. Man denke weiter an die Regenerate der Schleimhaut nach Dysenterien, an die Auskleidungen der kleinen Schleimhautabszeßhöhlen durch neue Schleimhaut bei der sog. follikulären Ruhr, man denke an die oft restlose Wiederherstellung der Schleimhaut bei der Appendicitis acuta, wenn nur Teile des Schleimhautzylinders erhalten geblieben sind und so die Verödung der Lichtung hintangehalten wird. Die Regenerate der Schleimhaut geben meist dasselbe geordnete Bild wieder wie die ursprüngliche Schleimhaut. Nur selten wird die Harmonie der Gewebe nicht wieder hergestellt. So können am Übergang der Schleimhaut eines künstlichen Afters zur äußeren Haut die unmittelbar anstoßenden Drüsen beträchtliche Verlängerungen, Verzweigungen, Vordringen gegen die Tiefe, Fehlen höherer Differenzierung wie z. B. Zottenbildung aufweisen (Abb. 1). Die Beispiele an der Schleimhaut ließen sich unschwer in großer Zahl aufzählen.

Die Unterschleimhaut weist meist auch nach starken entzündlichen Infiltraten, wenn der Prozeß völlig abgeklungen ist, den alten lockeren Bau, der erst die Verschiebungsmöglichkeit der Schleimhaut auf der Muskularis ergibt,

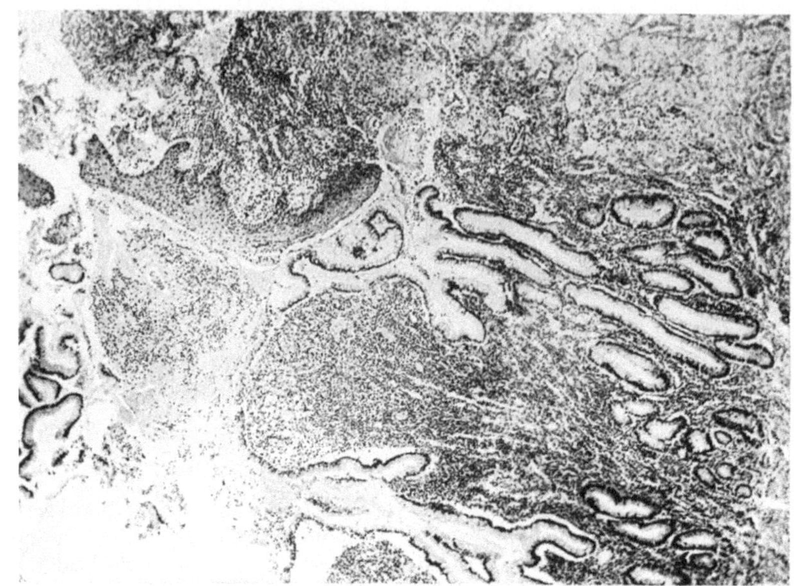

Abb. 1. Anus praeternaturalis des Sigmoids. Übergang der Epidermis (rechts oben) auf die Schleimhaut. Atypische, stark vergrößerte Drüsen. Obj. 5. Okul. 2. Balgl. 65 cm.

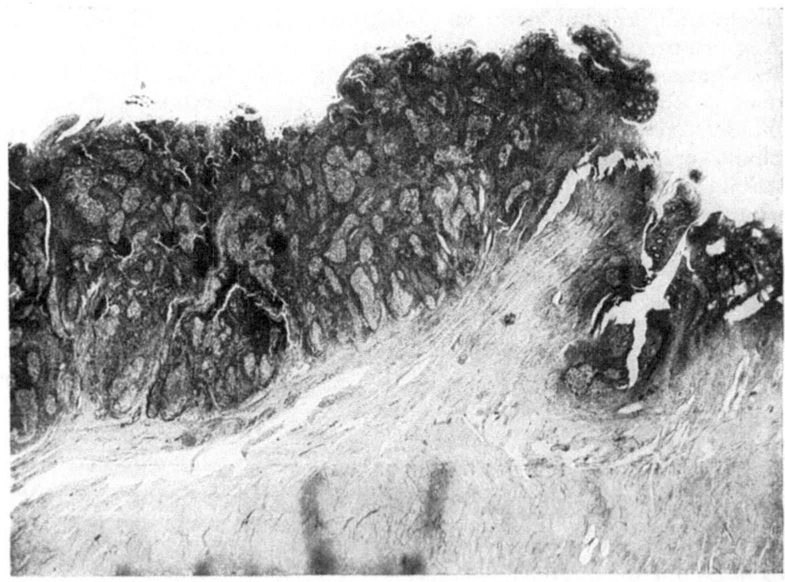

Abb. 2. Überschüssige tumorartige Regeneration von lymphatischem Gewebe in der Appendix, nach destruierender, schleimhautzerstörender Appendizitis. Rechts Reste der Schleimhaut mit normal entwickeltem lymphoidem Gewebe. E. 1216/26. Planar 1 : 4,5. F = 3,5 cm. Balgl. 40 cm.

wieder auf. Ausnahmen sind es, wenn die Submukosa nach entzündlichen Veränderungen dauernd Narbencharakter beibehält, wie dies z. B. nahezu immer
der Fall bei der abgelaufenen Appendizitis ist. Der stärkeren Sklerosierung der
Submukosa der Appendix entsprechend wird man in solchen Fällen mit Sicherheit von vorangegangenen akut entzündlichen Veränderungen reden können.

Der großen Regenerationsmöglichkeit der Lymphapparate (und zu ihnen
gehört auch das lymphoide Stratum proprium der Schleimhaut) haben wir

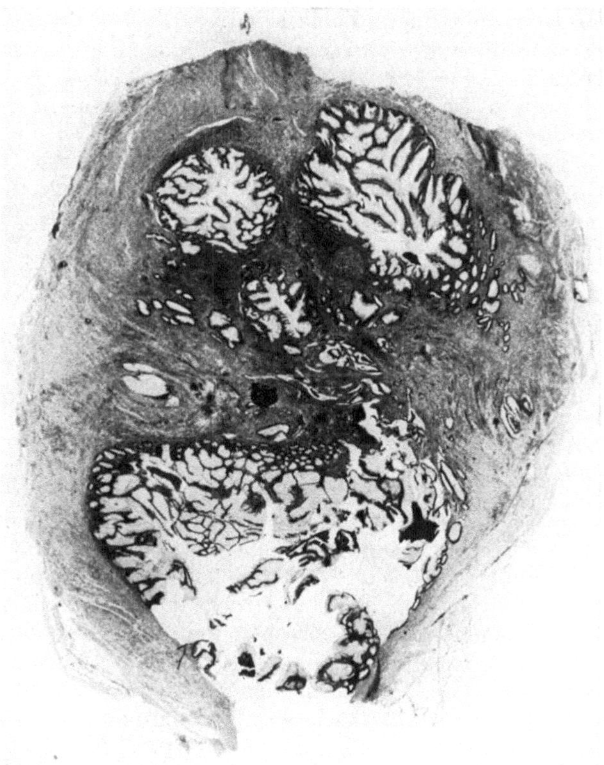

Abb. 3. E. 186/25. Querschnitt durch einen Wurmfortsatz nach destruierender Appendizitis.
Atypische hypertrophische Schleimhautregeneration. Schleimhautteile liegen auch in der
Muskelnarbenmasse.

oben bei der Besprechung der Regeneration der Typhusdarmschleimhaut Erwähnung getan. Diese Regeneration schießt oft über das Ziel hinaus, und
ab und zu sieht man nicht nur völlige Regeneration der etwa zugrunde gegangenen Knötchen, sondern ausgedehnte Neubildung von Follikeln, die fast
gewächsartiges Ausmaß erreichen kann. Wir haben solche Bilder auch am
Wurmfortsatz nach teilweise ulzerierender Entzündung gesehen (Abb. 2). Aber
auch in Schichten, in denen normalerweise Lymphknötchen nicht vorkommen,
in Muskularis und Subserosa können solche gehäuft gesehen werden; allerdings
handelt es sich hier weniger um Regenerate als um Neuschöpfungen gewöhnlich auf entzündlicher Basis. Ich erinnere an derartige Bilder besonders bei
der hypertrophischen Ileocökaltuberkulose, aber auch am Rande von Darmkrebsen und anderen Neubildungen können sie gesehen werden.

Nicht groß ist die Regeneration der Muscularis propria, größer ganz zweifellos die der Muscularis mucosae. Zerstörungen der Muscularis propria werden gewöhnlich durch Narben gedeckt, auch hier denke man an die so zahlreichen Muskelnarben, die man besonders im Wurmfortsatz neben völlig wiederhergestellten Schleimhautzylindern treffen kann.

Von der Regenerationsfähigkeit der Serosa zu sprechen, ist unnötig. Sie allein ermöglicht ja die Vornahme der Bauchoperationen, ohne ihre große Leistungsfähigkeit würden ausgedehnte Verwachsungen der Bauchorgane nach jeder Bauchoperation unbedingte Folge sein.

Ein Wort ist noch über die Regenerationsfähigkeit der Nerven und Nervenplexus des Darmes zu sagen. Sie ist im allgemeinen schwer zu beweisen. Daß sie vorkommt, beweisen die nicht seltenen kleinen Neurome, die man wohl als Ausdruck überschüssiger Regeneration auffassen darf. Selbst die Ganglienzellen scheinen uns der Regeneration fähig zu sein. Bei Neuromen des Darmes glauben wir sicher solche gesehen zu haben, vielleicht spricht auch die nicht selten anzutreffende Zweikernigkeit der Ganglienzellen der Plexus für diese heute doch noch etwas unsichere Annahme.

Von der Regeneration ist die Hypertrophie vielfach nicht zu trennen. Auch hier gibt die Schleimhaut des Wurmfortsatzes in ihren Ausheilungsbildern nach akuter Entzündung oft prägnante Beispiele. So sieht man nicht selten die Schleimhaut nicht nur in ganzer Ausdehnung wieder hergestellt, sondern viel stärker als dies normal vorkommt, gewulstet, selbst die einzelnen Krypten erscheinen dabei vertieft und oft verzweigt und auch die einzelnen Epithelien erschienen uns ab und zu größer als normale zu sein (Abb. 3).

Hypertrophien des Bindegewebes der Unterschleimhaut leiten zu Polypenbildungen über: daß hier zwischen hypertrophischen Regeneraten und Geschwulstbildungen die Übergänge besonders fließende sind, sieht man an den sog. entzündlichen Polypen, deren häufigste Vertreter die Ruhrpolypen sind, die auf dem Boden hypertrophischer Narben aus den stehengebliebenen Schleimhautinseln bei der ulzerierenden Ruhr auftreten können. Wir werden auf sie bei den Polypenbildungen noch zu sprechen kommen (Abb. 99).

Kaum zu erwähnen ist die oft gewaltige Maße erreichende Hypertrophie der Muskulatur, wenn Hindernisse in der Fortbewegung des Darminhaltes überwunden werden sollen. Oberhalb von Verengungen kann die Muscularis propria hierbei Dickezunahmen bis 10 mm erfahren. Nicht nur die Zahl der Muskelelemente, wahrscheinlich ihre Größe und Dickenzunahme ist das Substrat der makroskopisch sichtbaren Vergrößerung (Abb. 105, 107).

Einleitung.

Im Nachstehenden sind die hauptsächlichsten Geschwulstarten, die im Darm vorkommen, nicht in gleicher Ausführlichkeit behandelt.

Einen größeren Raum nimmt die Besprechung der Myome, der Neurome, der Sarkome, der Karzinoide ein, teils weil sie wie die Karzinoide nur im Darm vorkommen, teils weil sie wie die Neurome, die Myome, die Sarkome, im Darm besondere Eigenheiten aufweisen. Die Fibrome sind nur kurz behandelt. Bei dieser Geschwulstform im Darm ist man immer im Zweifel, ob man richtig diagnostiziert, ob es sich nicht um uncharakteristische Myome oder gar Neurinome handelt. Manche Forscher gehen ja so weit, alle Fibrome des Darmes den Neuromen zuzuzählen. Nur anhangsweise behandelt sind die Endotheliome: Wir müssen die ketzerische Ansicht bekennen, an die Endotheliome des Darmes nicht recht zu glauben. Wir haben noch nie einen Tumor gesehen, den wir mit gutem

Gewissen als dieser Geschwulstform zugehörig bezeichnen hätten können. Das einzige Gewächs derart, der vielleicht mit einigem Recht als Endotheliom angesprochen werden könnte, war klein, umschrieben und erscheint uns mehr die Bezeichnung eines gutartigen, zellreichen kapillaren Angioms zu verdienen (Abb. 22 u. 23), denn den problematischen eines Endothelioms und ebenso haben uns die Angaben des Schrifttums von wirklichen Endotheliomen des Darmes nicht überzeugt. Alle Gewächse mesenchymaler Art, die nicht mit Sicherheit vom gefäßauskleidenden Gewebe abgeleitet werden können, alle Gewächse, die nicht auch in ihrem ungeordneten Wachstum wenigstens die Neigung, Gefäßlichtungen zu bilden, haben, sind unserer Ansicht nach den Sarkomen einzugliedern.

Verhältnismäßig kurz sind die Darmkrebse behandelt. Borrmann hat in seiner Bearbeitung der Magengewächse die Histogenese, insbesondere die Wachstumsformen der Karzinome in diesem Handbuch ausführlich beschrieben, denn die Darmkarzinome sind, was ihre formale Entstehung anlangt, von den Magenkarzinomen nicht zu unterscheiden. Da dieselben Fragen bei der Erörterung der Darmkarzinome wie bei der der Magenkarzinome gegeben sind, wäre es unnötige Wiederholung, hier ebenso ausführlich dieselben Fragen zu behandeln.

Ebenso wurde die Statistik und die Metastasen der Darmkarzinome nur kurz behandelt; Staemmler ist vor wenigen Monaten auf diese Kapitel in der Deutschen Chirurgie so ausführlich eingegangen, daß es sich auch hier im großen und ganzen nur um eine Wiederholung der dortigen Zusammenstellungen handeln könnte.

A. Myome, Myofibrome.

Die Myome sind nicht seltene Geschwülste. Steiner zählt 1898 bereits 37 im Schrifttum beschriebene Fälle, wovon 16 auf den Dünndarm, 14 auf den Dickdarm treffen, Hake 1912 mit den Steinerschen Fällen zusammen 53. Dabei ist zu bedenken, daß nur die größeren und ganz großen Myome mitgeteilt werden, da die kleinen Geschwülste als allzuhäufige Befunde der Mitteilung unwert sind.

Die statistische Zusammenstellung gibt auch ein Bild über die Beteiligung der verschiedenen Altersstufen an der Häufigkeit der Myome: Steiner fand 10 Fälle im Alter zwischen 1 und 29, 33 im Alter zwischen 30 und 55, 25 im Alter zwischen 60 und 80 Jahren. Die Geschwulst scheint also im höheren Alter häufiger zu sein; bei Kindern ist sie außerordentlich selten, ihre Wachstumstendenz ist also offenbar eine geringe, ihr Wachstum dehnt sich wahrscheinlich über viele Jahrzehnte aus, denn die Anlage zu Myomen ist doch mit aller Wahrscheinlichkeit eine angeborene.

Ein Unterschied in der Häufigkeit des Auftretens der Geschwulst in beiden Geschlechtern scheint nicht vorhanden zu sein. Steiner zählt unter seinen 37 Fällen 18 Männer und 19 Frauen. Ausgangspunkt ist meist die Muscularis propria, anscheinend häufiger die Zirkularis als die Longitudinalis. Die Muscularis mucosae kommt als Ausgangspunkt kaum in Betracht. Nicht ausgeschlossen ist, daß die muskuläre Wand kleiner Gefäße in der Muskularis und auch der Submukosa den Mutterboden vieler Geschwülstchen bildet (Klebs, Cohen).

Je nach ihrem Ausgangspunkt und je nach dem Ort des geringsten Widerstandes wachsen die Geschwülste und wölben sich, solange sie noch klein sind, bald gegen die Mukosa vor, können dann leicht mit den noch häufigeren Lipomen der Submukosa verwechselt werden; bald bilden sie Vorwölbungen der Serosa, oder sie buchten sich in benachbarte Organe, z. B. ein Duodenalmyom

(Bouvier) in das Pankreas, ein Appendixmyom in den Leistenkanal (Rosi) ein.
Wenn sie in der Mitte der Zirkularis entstehen, so können sie die umgebenden
Muskelschichten serosa- wie mukosawärts verdrängen, so daß diese kappenartig die kleine Geschwulst umgeben; bei Größerwerden der Geschwülste verschwindet diese Kappenbildung.

Ebenso kommt es bei stärkerem Wachstum der Geschwülste allmählich
zur Stielbildung: man findet dann entweder polypöse in die Darmlichtung ein-
ragende oder in die Bauchhöhle eintauchende gestielte Geschwülste, die einerseits
von Schleimhaut, andererseits von Serosa überzogen sind. Man unterscheidet demzufolge innere und äußere Myome, neben ihnen nehmen die Formen eine
Mittelstellung ein, die gewächsartig sowohl die Serosa vorwölben, als auch portio-
artig ins Darmlumen sehen; hierbei können sich
durch Einsinken der Schleimhaut am Rand der
Geschwülste rezessusartige Einbuchtungen der
Oberfläche bilden, wodurch der Vergleich mit
der Portio uteri noch treffender wird (Rosenow,
Goldschmidt) (Abb. 4). Eine Unterabteilung
dieser Form stellen die divertikulären Myome dar,
die erst in jüngster Zeit größere Berücksichtigung
erfahren haben. Sie zeigen eine zentrale, oft mit
atypischer Schleimhaut ausgekleidete Dellenbildung, die manches Mal recht tiefgreifen kann.
Christeller nimmt an, daß diese Dellenbildung
nicht gleich von Anfang an vorhanden sei, sondern sich an zuerst kegelartig ins Darmlumen
vorwölbenden Myomen bilde. Durch Tiefergreifen
der Dellenbildung komme es zur Schüsselbildung
mit überhängendem Rand, schließlich nach außen
also serosawärts zu, sich vorwölbenden schalen-
artigen Halbkugeln. Manche vertreten die Ansicht, daß die Dellenbildung Folge eines Zerfalles
der Myome mit sekundärer Epithelialisierung der
Geschwürsinnenfläche sei.

Nun kommen regionäre regressive Veränderungen in Myomen, so Ödeme, zystische Erweichungen (Anschütz und Konjetzny), Blutungen,
Nekrosen mit folgenden Verkalkungen (Abb. 5),
auch Ulzerationen der bedeckenden Schleimhaut
zweifellos vor, sie sind auch in divertikulären
Myomen beschrieben: aber trotzdem ist hier eine

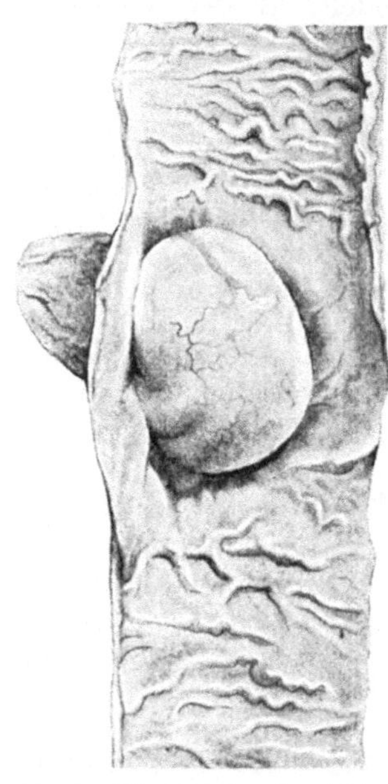

Abb. 4. Fibromyom des Dünndarms; die pilzförmige Geschwulst
liegt in einer grabenförmigen Einziehung der Schleimhaut, und ebenso bedingt sein seröser Fortsatz eine
nabelförmige Einziehung der umgebenden Wand. S. 564/19. Weib
68 Jahre. ⁴/₅ der natürl. Größe.

primäre Geschwürsbildung oder Erweichung des Zentrums als Ursache dieser
Divertikelbildung im allgemeinen nicht anzunehmen; dagegen spricht der anatomische Aufbau der Divertikelinnenfläche: wäre eine Ulzeration vorausgegangen,
so müßte eine sekundäre Epithelialisierung Epithelbelag auf Myomgrundlage
zeigen; so aber sieht man nach Christeller auch im tiefsten Grund dieser
divertikulären Myome immer Schleimhaut, wenn sie auch in ihrem Aufbau verändert ist, ferner Muscularis mucosae und Unterschleimhaut; die Schleimhautauskleidung muß also vorgebildet sein; ebenso kann auch Zug (Hirschel)
unmöglich die Divertikelbildung veranlassen; denn gewöhnlich werden Verwachsungsstränge zwischen der Serosafläche dieser Myome und ihrer Umgebung
nicht gefunden. Auch Einschmelzungsvorgänge im Innern der Myome, die ein
Einsinken der Schleimhautfläche nach sich ziehen würden, werden gewöhnlich
nicht beobachtet, würden auch sonstige Rückstände hinterlassen. Es müssen

also im Inneren der Geschwulst tätige Faktoren sein, die dieses eigenartige Wachstum in Dellenform bedingen.

CHRISTELLER und PUSKEPELLIES denken an zentrale primäre Zusammenziehungen der Myomfasern, die schließlich solche Einziehungen der Innenfläche zur Folge haben könnten; man könnte an kreisförmig angeordnete, besser kugelschalenartig gerichtete Muskelfasern denken, deren Kontraktion die oben beschriebene Wirkung hätte. Dies erscheint uns völlig unklar. Ein Beweis für derartig exzentrisch wirkende Muskelzüge ist nicht erbracht. Die Autoren nehmen auch an, daß das Größerwerden der Delle durch Druck der Ingesta zustande kommen könne: diese Erklärung erscheint ebenso gezwungen, vor allem ist der Druck der Ingesta doch besonders im Dünndarm, dem Hauptsitz dieser

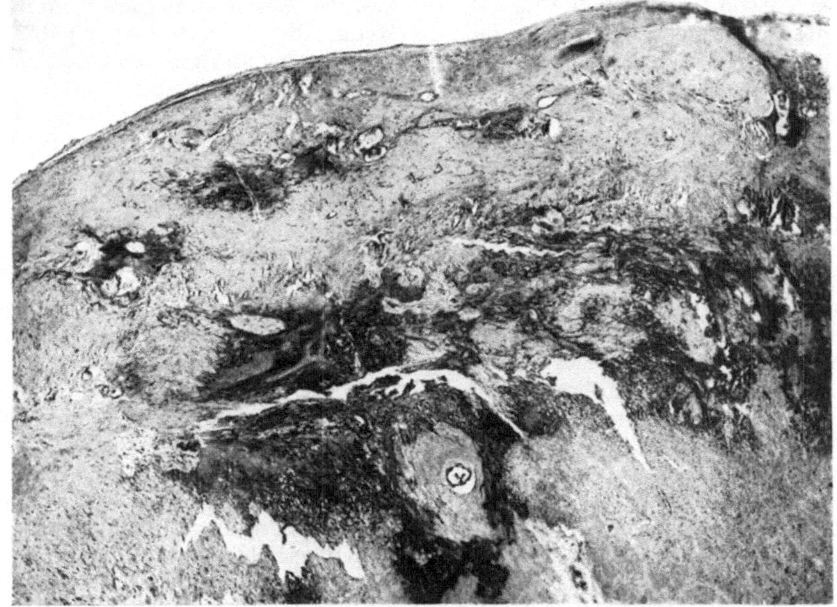

Abb. 5. Verkalkendes Myom des Dünndarms. Planar-F. 1 : 3,5 cm, Balgl. 75 cm.

divertikulären Myome ein recht problematischer, im besten Fall ein so geringer, daß man sich eine, wenn auch allmählich einsetzende Eindellung durch ihn nicht vorstellen kann. Näherliegend ist es, an Stelle der Annahme dieser Druckdellen oder der einer eigenartigen Kontraktion der Muskulatur an eine besondere Wachstumsrichtung dieser Geschwülste zu denken, die organoid im Sinne einer Schlauchbildung wirkt. Wir kommen darauf noch zurück.

Neben diesen divertikulären Formen der Myome, die sich teils in die Schleimhaut vorwölben, teils die Serosa ausstülpen (s. Abb. 2), kommen noch rein subseröse Myome mit Divertikelbildung der Schleimhaut vor. So beschreibt HIRSCHEL einen Fall von Myom des Jejunum, das taubeneigroß und hutförmig dem Darm aufsaß, nur mit einer schmalen Brücke mit dem Darm verbunden war. Das Myom war innen hohl, die birnförmige Höhlung verjüngte sich in engem Kanal gegen die Darmlichtung zu.

Über die Entstehungsursachen der Myome wissen wir sehr wenig, ebensowenig wie über die Entstehung der Myome an anderen Körperteilen. Reize besonderer Art anzunehmen, entbehrt vorläufig noch der Begründung. VIRCHOW nahm bei einem ähnlichen Tumor des Magens an, daß hier primär ein Abszeß bestand, der sich entleert habe; durch den Reiz des Abszesses, möglicherweise auch durch in ihn gelangte Fremdkörper, habe sich dann eine Hyperplasie der Muskulatur gebildet. Auch für eine derartige Anschauung wird man Beweise nicht finden können.

Ebensowenig sind Wattefasern, die Wendel in einem Falle von Fibromyom des Duodenums in den alten Narbenmassen einer benachbart liegenden Gastroduodenostomie fand, irgendwie in Zusammenhang mit den Entstehungsgründen der Geschwulst zu bringen.

Formalgenetisch sind versprengte Keime angenommen worden, bedingt durch Störungen und Gewebsverwerfungen in der Zeit der Darmentwicklung. Für eine solche Annahme könnten Beobachtungen sprechen, wie die Lokwoods, der ein Myom in der Nähe des Ductus omphalomesentericus fand. Immerhin hat die Annahme viel für sich, daß die Myome des Darmtraktus zu Organoidbildungen (Hamartomen) und Mißbildungen in naher Beziehung stehen. Darauf haben wir schon bei den divertikulären Myomen hingewiesen. Für eine solche Annahme spricht auch die häufig zu beobachtende Multiplizität (Steiner: 50 Geschwülste in einem Fall, Lafforgue, Tilp), auch Verbindung der Darmmyome mit anderen Geschwülsten. Charakteristisch ist hier besonders der Fall von Tilp, wo neben einem großen Myom des Ileums, neben mehreren kleinen äußeren Myomen des Jejunums und Ileums, neben mehreren kleinen inneren Myomen des Duodenums sich zahlreiche gleichartige Geschwülstchen im Magenfundus fanden, wo weiterhin zahlreiche Hautmyome, zahlreiche Dickdarmlipome, ferner ein Uterusmyom gefunden wurden; oder ein Fall von Fabyan, wo neben Darmmyomen Hautfibrome, wohl Hautneurinome, in größerer Zahl vorhanden waren.

Das spricht doch unbedingt für weitgehende Verwerfungen und Störungen, nicht nur des Darmmesenchyms, sondern überhaupt der ganzen Mesenchymanlage. Damit steht nicht im Widerspruch, daß die Zellbezirke, aus denen diese Geschwülstchen hervorgehen, mit ihrem Wachstum gewöhnlich im vorgeschrittenen Alter, mindestens erst nach der Geschlechtsreife einzusetzen scheinen.

Überhaupt gehören diese Geschwülste, insbesondere die divertikulären Myome auch insofern zu den auf embryonalen Störungen sich aufbauenden Geschwülsten, als die Schleimhaut hier, wie oben schon kurz angedeutet, keineswegs den normalen Aufbau der Umgebung der Geschwülste aufweist, sondern weitgehende Änderung zeigt, die eben nur im Sinne einer Mißbildung der Epithel- und der mesenchymalen Anlage des Darmes an diesen Stellen zu deuten ist. Wir stimmen Lauche völlig bei, daß es nicht berechtigt ist, hier von reinen Myomen zu sprechen, sondern daß es sich um verwickelt gebaute Gewächse, um Adenomyome handelt, also um dysontogenetische Heterotopien. So sah Lauche in einem Fall von divertikulärem Jejunummyom eine ganz atypische Schleimhaut in der Delle: heterotope Drüsen vom Aussehen der Pylorusdrüsen gingen vom Fundus der Krypten aus und senkten sich tief in die Unterschleimhaut der Myomdelle ein.

Die Myome können beträchtliche Größe zeigen, so spricht Foxwell von einer subserösen Geschwulst, die die Größe dreier Roßkastanien hatte, Rosenow von einer gänseeigroßen subserösen Geschwulst, Goldschmidt von einem zweimannsfaustgroßen, lappigen, gestielten, divertikulären Gewächs mit bleistiftdicken Gefäßen, Lieblein von einem kindskopfgroßen äußeren Myom ($15:10^1/_2:10$ cm), Heglunt und Walström von einem mannskopfgroßen äußeren Jejunummyom ($10:14^1/_2:8$ cm, wohl besser kindskopfgroß), Lauenstein von einem apfelgroßen gestielten Tumor des Querdarms, Daniels von einem ebenfalls gestielten nierengroßen Gewächs des Ileums. Riesengeschwülste stellen auch die von KEY-ABEGG und HEINRICH KOCH beschriebenen dar: so wog das des ersteren 1280 g, sprang zu einem Viertel seines Volumens in die Darmlichtung vor, drei Viertel der Geschwulst saßen der Serosa auf. Der KOCHsche Tumor wog über 1700 g, er saß dem Rektum auf, mit dessen Muskulatur sein Stiel innig verwachsen war. Derartig große mehr oder minder gestielte subseröse Knoten können auch durch ihr Gewicht Knickungen des Darmes und damit Darmokklusionen herbeiführen.

Die äußeren, insbesondere die gestielten Myome sind, wie alle gestielten Organe oder Geschwülste, der Möglichkeit der Drehung und den ihr folgenden

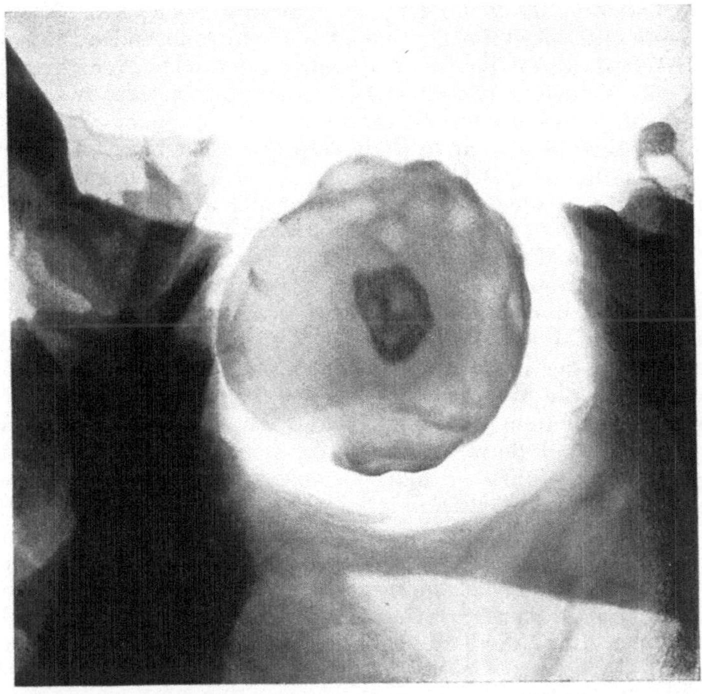

Abb. 6. Röntgenbild: Verkalkter billardkugelgroßer freier Körper im Douglas mit dichterem Kern, wahrscheinlich ursprünglich gestieltes und dann abgeschnürtes Fibromyom der Darmserosa. Nebenbefund bei Autopsie. PS. 57/26. Mann 62 Jahre. ⁴/₅ natürl. Größe.

regressiven Veränderungen ausgesetzt: Blutungen, Ödemen, Hämorrhagien, partiellen oder totalen Infarzierungen, hyalinen Degenerationen, Verkalkungen, Nekrosen (DANIELS, RANZI, PODLOBA). Schließlich kann es auch zu völligen Lösungen des Stiels und Umwandlung in freie Körper der Bauchhöhle kommen. Ein derartig abgeschnürtes Fibromyom ist vielleicht auch der in Abb. 6 dargestellte, fast billardkugelgroße, in bindegewebige Adhäsionen des Douglas eingebettete verkalkte „freie“ Körper gewesen, der zufällig bei der Sektion eines an Leberkrebs zugrunde gegangenen 62jährigen Mannes gefunden wurde und der während des Lebens nie Störungen ausgelöst hatte. Allerdings war bei dem wohl seit vielen Jahren von größeren Gefäßverbindungen abgetrennten Gewächs, das im mikroskopischen Bild aus kernlosen, hyalinen, nekrotischen und großenteils verkalkten Schichten bestand, nicht mehr mit Sicherheit der ursprüngliche Bau zu ergründen. Es ist natürlich nicht ausgeschlossen, daß ein Fibrom oder subseröses Lipom diese Umwandlung durchmachte. Auch sekundäre Verwachsungen der in ihrer Ernährung geschädigten, gestielten Myome mit Nachbarorganen kommen vor und können je nach Art der Verwachsungen ihrerseits wieder besondere Beschwerden auslösen. Derartige Verwachsungen mit Eierstöcken und dem Uterus, wie sie insbesondere bei den subserösen Myomen des Mastdarms vorkommen können, können dann leicht zu Verwechslungen mit Eierstocksgewächsen führen (Lexer). Selbstverständlich wird es in gegebenen Fällen zu erörtern sein, ob man derartige Myome, die entweder noch gestielt auf dem Mesenterium sitzen oder durch dünne Verwachsungen mit ihm vereint sind oder gar als freie Körper in der Bauchhöhle liegen, besonders wenn es sich um Frauen mit Uterusmyomen handelt, nicht als abgestoßene und reimplantierte Uterusmyome auffassen darf. Bland-Sutton allerdings meint, daß man die Häufigkeit dieser „wandernden Uterustumoren" nicht überschätzen dürfe. Tatsächlich kommen derartige Myome in der Bauchhöhle von Männern nicht seltener als bei Frauen vor; im ganzen sind sie ja überhaupt nicht häufig, und das spricht tatsächlich für die Bedeutung des Ursprungs vom Darm derartiger nicht sehr fest mit ihrer Unterlage verwachsener Gewächse.

Wie bei allen derartigen Geschwülsten, die leicht Ernährungsstörung ausgesetzt sind, kann es auch hier zu Erweiterungen der Venen, schließlich zu großen Teleangiektasien und kavernomähnlichen Bildungen kommen. Eine andere Wirkung der Myome, insbesondere großer, subseröser, kann sein, daß sie durch ihre Schwere eine Darmschlinge spitzwinkelig gegen das kleine Becken herabziehen und so zu Abknickungen und Ileus führen.

Bei den inneren Myomen steht die Ulzerationsmöglichkeit und die mit ihr verbundene Gefahr der inneren Blutung oben an, die manchmal um so größer ist, als nicht selten die Myome des Darmes äußerst reich an Blutgefäßen sind. In einer Reihe von Fällen haben erst starke Blutungen auf das Gewächs aufmerksam gemacht und dann zur nicht schweren operativen Beseitigung des blutenden Tumors geführt (Ranzi, Goldschmidt, Rosenow, Hake). Die Blutungen können auch tödlich sein. (Bei 14 blutenden Myomen Hakes trat 8 mal mittelbar oder unmittelbar der Tod infolge der Blutungen ein.) Ebenso wie die äußeren Myome können auch die inneren Myome starken regressiven Umwandlungen unterliegen. Auch können die inneren Myome durch Abschnürung im ganzen abgestoßen werden. Ursache dieses Abreißens (das gleiche gilt für Lipome, Polypen usw.) sind die ständigen Zug-, Druck- und rotatorischen Schädigungen, die auf diese gestielten Geschwülste einwirken, schließlich auch die verstärkte Peristaltik, die diese Pseudofremdkörper auszustoßen versucht. Endlich spielt eine gewisse Rolle besonders bei den umfangreicheren Neubildungen das Eigengewicht dieser Wucherungen (Seelig).

In seltenen Fällen kann diese verstärkte Peristaltik auch zur Invagination des Basisstückes in den nächsten Dünndarmteil führen (Silvestre, Kaufmann). Dabei wird gewöhnlich, wie bei den Invaginationen überhaupt, das das Myom tragende Darmstück in das folgende eingestülpt. Doch kann auch der umgekehrte Weg vorkommen: es kann die zuführende Darmschlinge sich über die die Geschwulst tragende Schlinge schieben, gewissermaßen auf sie gleiten (Wendel).

Auch andere eigenartige Komplikationen können sich durch ein Darmmyom gelegentlich ausbilden: so hat ein breitbasig aber doch gestielt aufsitzendes walnußgroßes Myom des Zwölffingerdarms, dessen unterer Rand unmittelbar der Papilla duodenalis aufsaß, sich über die Papille gelegt und so die Vorbedingung für einen Okklusionsileus geschaffen (Wendel).

Durchbruch eines Myoms, insbesondere eines divertikulären, durch Verjauchung des Knotens in die Bauchhöhle, liegt durchaus im Bereiche der Möglichkeit, die Literatur weist bisher einen Fall derart anscheinend nicht auf

Eine besondere Rolle kommt auch den äußeren Myomen des Mastdarms wegen der Lage dieses Darmabschnittes in der Kreuzbeinhöhlung zu. Hier können die Gewächse, wenn sie sich an der hinteren oder seitlichen Wand des Rektums ausbilden, die Kreuzbeinhöhle vollständig ausfüllen, den Mastdarm vom Kreuzbein abdrängen und so zu dessen höchstgradigen Verengerung führen (BECKER), dadurch schließlich auch bösartige Gewächse der Mastdarmschleimhaut

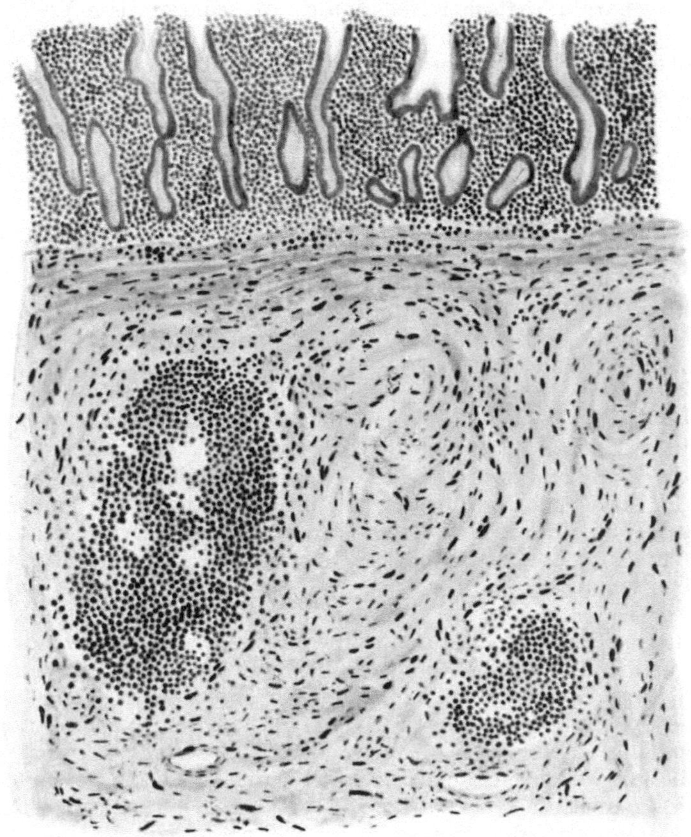

Abb. 7. Fibromyom des Darmes (Obstruktionsileus verursachend, reseziert); gestielter fingergliedgroßer, derber faserreicher hyaliner Tumor, von Darmschleimhaut überzogen; in ihm Lymphozytenherde in Follikelform. Keine Differenzierung der Muscularis mucosae von dem submukösen Tumor. Die Polymorphie der Kerne ist sichtbar. PS. 31. 3. 07. Mann 51 Jahre. Obj. 5. Ok. Periplanat 4 ×. Balgl. 67 cm.

vortäuschen, besonders wenn es durch Ulzeration der Schleimhaut infolge Druckes durch die darunterliegenden Geschwulst zu stärkeren Blutungen kommt.

Das histologische Bild der Darmmyome ist ein einfaches. Es handelt sich in reinen Fällen um glatte Muskelfasern, die bündelförmig angeordnet sich durchflechten und sich durch ihre stäbchenartigen Kerne, die eine gewisse Vielgestaltigkeit zeigen können (Abb. 7), sowie durch Gelbreaktion bei van Giesonfärbung kennzeichnen. Blutgefäße sind im Innern der Geschwülste nicht häufig, sie können aber an den Rändern manchmal große sinusartige Erweiterungen zeigen; Bindegewebsfasern sind im allgemeinen spärlich, doch kommen auch alle Übergänge zu bindegewebsreichen Fibromyomen vor; braune

Farbstoffbildung (Lipofuszin) in diesen Myomen wird nicht beobachtet, im Gegensatz zu der häufigen „braunen Atrophie" der Darmmuskulatur. Diese reinen Bilder bieten im allgemeinen nur die kleinen Geschwülste. In größeren Geschwülsten, und dazu gehören auch eine Reihe der divertikulären Myome, ist das Bild oft ein anderes: hier finden sich reichlich hyaline Züge in der Geschwulst, die oft auch die sonst deckende Unterschleimhaut und Muscularis mucosae ersetzen können. Neben den hyalinen Bändern treten Züge mehr spindeliger, uncharakteristischer Zellen auf, die eine gewisse Vielgestaltigkeit der Kerne, größere Kerne, mehrere Kerne, auch synzytiale Bilder aufweisen, wobei die Stäbchenform der Kerne vollständig zurücktritt. Bei solchem Aufbau ist es klar, daß Meinungsverschiedenheiten über den gutartigen Charakter dieser Geschwülste auftauchen, so zählt z. B. Nasetti unter 140 Myomen des Darmes 38 bösartige. Eine derartige Beurteilung des Charakters der meisten Myome des Darmes ist aber wohl doch eine sehr subjektive. Histologische Momente dürfen hier keine ausschlaggebende Rolle spielen: weiß man doch von den Uterusmyomen her, wie schwer hier die Grenze zwischen Myom und bösartig entartendem Myom zu ziehen ist. Auch im Darm sind Myome beobachtet worden, die trotz histologisch „gutartiger Struktur" infiltrierendes Wachstum aufwiesen und sogar zu Metastasen, ganz ähnlich wie dies bei Uterusmyomen beobachtet wurde, Anlaß geben können (Bohmannson, angeführt nach Schildt).

Es ist aber auch keine Frage, daß eine Reihe von Darmgeschwülsten als Myome beschrieben wurden, die keine sind; man vergleiche sie mit Fibromyomen des Uterus und der Unterschied wird deutlich werden. Manchmal sieht man auch Tumoren, die ganz aus protoplasmareichen, spindeligen Gebilden bestehen, deren gewellt stäbchenartige Kerne oft in den parallel laufenden Zügen in Reihen geordnet „pallisadenartig" „in Paradestellung" gerichtet sind (Oberndorfer, Lauche). Lockeres, feinst faseriges Gewebe verbindet die Zellen der Bündel miteinander.

Neuestens rechnen Gosset, Bertrand und Löwy derartig aufgebaute Gewächse den Neurofibromen, „den Schwanniomen" zu, und manches spricht für eine derartige Annahme in einer Reihe von Fällen. Gosset usw. zählen zu diesen Schwanniomen z. B. 68 Magengewächse, die im Schrifttum unter den verschiedensten Bezeichnungen: Spindelzellsarkom, Fibrosarkom, Myosarkom, malignes Leiomyom, Angiosarkom, alveoläres Sarkom, malignes Blastom, Hämangioendothelioblastom, plexiformes Sarkom, lymphangiektatisches Myom, gemischtzelliges Sarkom, atypisches Epitheliom, Gliom, Fibrogliom, Schwanniom geführt werden.

Diese Verallgemeinerung durch Gosset besteht sicher zu unrecht, denn er führt z. B. hier auch eine Reihe Epithelheterotopien adenomatösen Charakters mit an. Sicher sind die divertikulären Myome, ebenso die Adenomyome und die reinen aus glatten Muskelfasern mit stäbchenförmigem Kern aufgebauten Geschwülste, die Gosset auch unter seine Schwanniome zählt, auszuschalten. Von den indifferenteren Formen mag ein Teil in die Gossetsche Gruppe gehören und gerade unter den eigentümlichen, mehr spindelzelligen Geschwülsten mit den öfters parallel gestellten Kernen sind sicher manche, die mit Myomen nichts zu tun haben. Man erinnere sich auch der ab und zu vorkommenden Fälle von gemeinsamem Vorkommen von „Darmmyomen" und „multiplen Hautfibromen". Immerhin wird es notwendig sein, in künftigen Fällen die Histologie dieser Gewächse besonders zu berücksichtigen; gerade ältere, in der Literatur niedergelegte Fälle erlauben oft mangels einer genauen Beschreibung eine sichere Klassifizierung der als Myome beschriebenen Beobachtungen nicht.

Das was hier über die Myome und ihren Beziehungen zu den Schwanniomen GOSSETS gesagt wurde, gilt in gleicher Weise für die Myosarkome.

Myoma sarcomatodes.

Laufende Übergänge führen vom zellreichen Myom zum Myoma sarcomatodes, d. h. zur bösartigen Form der Muskelgeschwulst, einer der umstrittensten Geschwulstformen des Darmes. Der makroskopischen Form nach können diese Geschwülste große Ähnlichkeit mit Lymphosarkomen, aber auch mit gutartigen Fibromen und Myomen haben; man kann auch hier 2 Typen unterscheiden: die eine bildet breite massige Infiltrationen der ganzen Darmwand, hat große Neigung zur Ulzeration und Verjauchung; PUSKEPELIES beschreibt solche Fälle im Blind- und Zwölffingerdarm; die andere Form baucht sich mit Stiel entweder in das Darmlumen vor (nußgroßer Polyp im unteren Dünndarm mit folgender Intussuszeption, GHON und HINTZ), oder bildet einen gestielten Tumor auf der Serosa (GHON und HINTZ, RIEKENBERG). Ähnlich ist das von uns abgebildete Gewächs eines 70jährigen Mannes (Abb. 8). Dabei kann die Schleimhaut divertikelartig ausgezogen werden (GHON und HINTZ). Histologisch ist die Abstammung der Geschwulstzellen von der glatten Muskulatur nicht immer klar. Das Charakteristikum sollten die langen, stäbchenartigen Kerne, die Längs- und Querschnitte des langen, spindelartigen Zellkörpers, die bei der Ausdehnung des kernlosen Zellteiles oft zu rundlichen oder kleinspindeligen, kernfreien Scheiben führen,

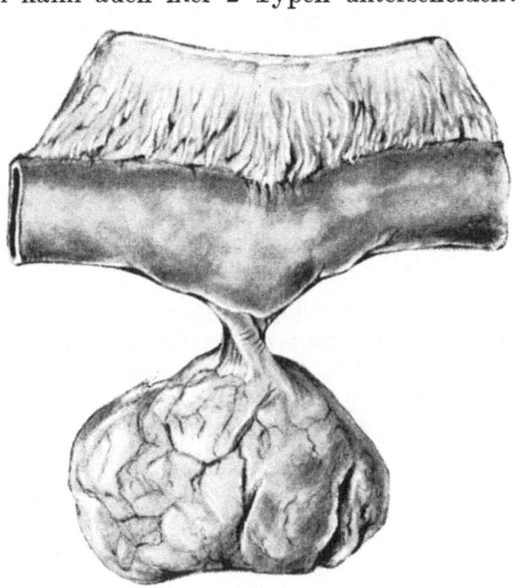

Abb. 8. Gestieltes polypöses Myosarkom einer unteren Dünndarmschlinge. Der kleinkartoffelgroße Knoten hat rötlich bräunliche Farbe und ist von halbfester Konsistenz. Mikroskopisch besteht er aus einem Flechtwerk spindliger Zellen, die in Zügen vereinigt, sich in den verschiedensten Richtungen kreuzen. Stäbchenförmige Kerne der Geschwulstzellen, mehrkernige Zellen, z. T. von Riesenzellcharakter, ausgedehnte Blutungen in die Geschwulst, reichliche Einlagerung von Hämosiderin. (Nebenbefund.) PS. 21/10. Mann 70 Jahre.

bilden, aber gerade diese Eigenschaften fehlen vielen der beschriebenen Geschwülste. Siehe die verschiedenen Zell- und Kernformen in Abb. 9, 10, 11, 12. Sehr häufig dagegen besteht eine gewisse Kernvielgestaltigkeit, hyperchromatische Kerne, Kernvergrößerungen, auch mehrkernige Zellen sind nicht selten. Angedeutet kann diese Kernpolymorphie schon in den gutartigen Myomen sein (s. Abb. 7). Zur Diagnose notwendig aber ist, daß die Stäbchenform der Kerne, wenigstens teilweise, noch erhalten ist. Ohne dieses Unterscheidungsmerkmal ist die Abgrenzung der Myosarkome von anderen Spindelzellsarkomen nicht immer durchzuführen und auf die Bezeichnung Myoma sarcomatodes zu verzichten.

Die Darmmuskelsarkome sind meist recht gefäßreiche Geschwülste. Zahlreiche oft weite, nur aus Endothelhäutchen bestehende Gefäßräume, die mit Blut prall gefüllt sind, durchziehen sie oft. Die Geschwulstzellen können dabei peritheliomartig Zellmäntel um Gefäße bilden, wobei sie kreisförmig das Gefäß umgeben oder strahlig zur Gefäßachse stehen können. Gerade dieser innige

Zusammenhang mit den Gefäßen läßt die Annahme nicht als unmöglich erscheinen, daß die Gefäßwandmuskulatur an der Entstehung dieser bösartigen Geschwülste wesentlichen Anteil haben könne. Der abgebildete Fall (Abb. 12) unserer Beobachtung spricht außerordentlich für diese Annahme: man betrachte die konzentrisch um das Endothelrohr angeordneten Spindelzellen, die an anderen

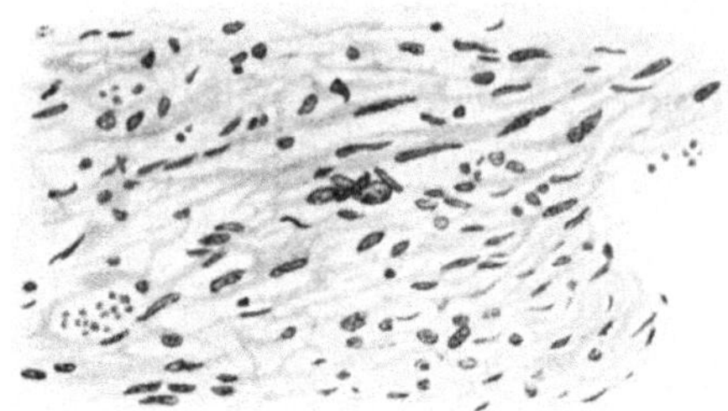

Abb. 9. Myosarkom des Dünndarms; in der Mitte Riesenkernbildung. PS. 21/10. Mann 70 Jahre.

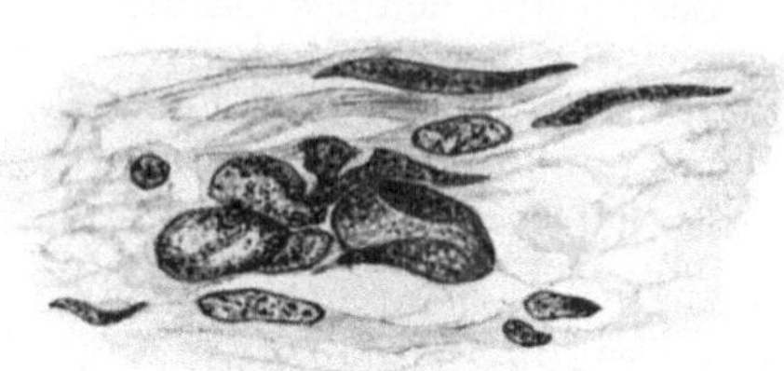

Abb. 10. Die Riesenkernbildung in dem Myosarkomschnitt von Abb. 9 bei Ölimmersion Apochromat (1,5 mm): Polymorphie der Kerne, groteske Kernformen. PS. 21/10. Mann 70 Jahre.

Stellen auch speichenförmig von der Gefäßwand in der Umgebung ausstrahlen. Die reichliche Blutversorgung, gleichzeitig auch die Dünne der Gefäßräume, macht es auch begreiflich, daß Blutungen in diesen Geschwülsten nicht selten sind. Störungen in der Blutversorgung können auch Nekrosen und Verjauchungen derartiger Geschwülste begünstigen.

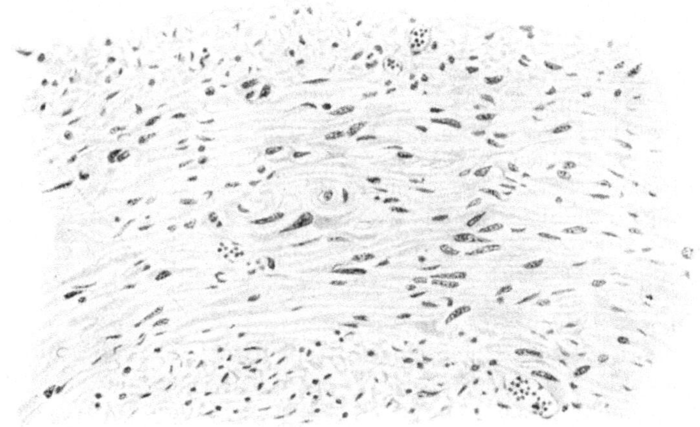

Abb. 11. Myosarkom des Dünndarms: stärkere Vergrößerung des oberen Teiles von Abb. 12; Wirtelbildung der Geschwulstzellen um kleine Gefäße. PS. 21/10. Mann 70 Jahre.

Die sarkomatösen Myome können reine Zufallsbefunde bei der Autopsie darstellen (Riekenberg). In anderen Fällen beherrscht von ihnen ausgehende Metastasenbildung das Bild. So zeigt der Fall 1 von Ghon und Hintz Metastasen in fast allen Organen, auf der Schleimhautseite des Dünndarms allein 50 hirse- bis kirschkerngroße, scharf begrenzte Knoten, die teils gestielt, teils pilzförmig ins Darmlumen vorsprangen. Wäre nicht in diesem Falle die

Metastasierung in anderen Organen, so auch in der Haut, zu beobachten gewesen, so hätte man in solchem Falle auch an ein primär-multiples Auftreten des sarkomatösen Myoms in einem Organsystem, hier also im Darm, denken können, und die Geschwulstbildung wieder auf Entwicklungsstörung der glatten Muskulatur des Darmrohres zurückführen können.

Es sprechen wohl manche Beobachtungen für Störungen in der Entwicklung, die der Entstehung dieser Geschwülste ursächlich zugrunde liegen. Ein wichtiges Moment ist hier wiederum die Multiplizität verschiedenartiger Geschwülste im selben Organsystem. Nur so kann ein Fall von GHON und HINTZ gedeutet werden, wo neben einem myosarkomatösem Magengewächs zahlreiche

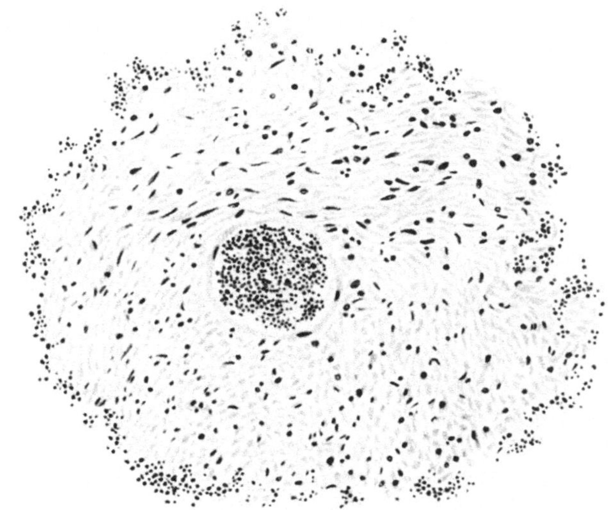

Abb. 12. Myosarkom: zentral kleine mit Blut prall gefüllte Vene. Kleine Blutungen der Peripherie. Die Geschwulstzellen sind oben längs-, unten quergeschnitten, die Kerne entsprechend oben länglich stäbchenförmig, unten mehr rund. PS. 21/10. Mann 70 Jahre. Vergr. Komp. Okul. 4. Objekt Zeiß DD.

Angiokavernome im Ileum, Lipome im Magen und schließlich ein zerfallenes Karzinom im Magenfundus gefunden wurde. GHON und HINTZ beschreiben auch einen Fall, wo neben einem Myosarkom an der Übergangsstelle vom Duodenum ins Jejunum ein Adenokarzinom des Magens gesehen wurde.

Fibrome, entzündliche Fibrome, Myxome des Darmes.

Die Fibrome des Darmes sind sehr seltene Geschwülste. Wir haben nur ganz wenige Fälle gesehen, so das in Abb. 13 wiedergegebene, das mit seinem fibrös hyalinen Bau eine andere Deutung nicht zuließ. Die mitgeteilten Fälle von Darmfibromen sind meist ungenügend beschrieben (DIETRICH, STETTER) und lassen Stellungnahme zu ihrer Diagnose nicht zu. Die Schwierigkeit liegt in ihrer Abgrenzung gegen die gleichgestalteten Myome, noch mehr in dem mit den Neurofibromen gleichen Bau. Insbesondere die multiplen Fibrome des Darmes möchten wir diesen zurechnen. (WINKLERs multiple subseröse Fibrome des Wurmfortsatzes!) Wenn die Neurofibrome gar noch hyaline Degeneration aufweisen, wird ihre histologische Abgrenzung von den Fibromen kaum möglich sein. Wir bilden einen derartigen Fall bei den Neurinomen ab (Abb. 34),

den wir erst nach langer Nachprüfung den Neurinomen beirechnen zu müssen
glaubten. Unklar ist auch die Natur des als Fibrom beschriebenen riesigen
Gewächses des Wurmfortsatzes, dessen Zeichnung Kelly und Hurdon geben,
ebenso die Beschreibung eines 700 g schweren „Fibroms des Coecums" von
J. C. Faure und Bernard Desplas, der zuerst für Schwangerschaft, dann für
Myom gehalten, zu starken Blutungen führte, sich als von der Unterschleimhaut ausgehendes Gewächs des Blinddarms bei der Operation erkennen ließ,
der im Douglas beweglich lag.

Ein Fibrom an der Spitze eines Meckelschen Divertikels beschreibt Esau,
ein Angiofibrom an der Spitze der Appendix Miescher; wir glauben diese Geschwulst den Gefäßgeschwülsten zuteilen zu müssen und haben sie dort erwähnt.

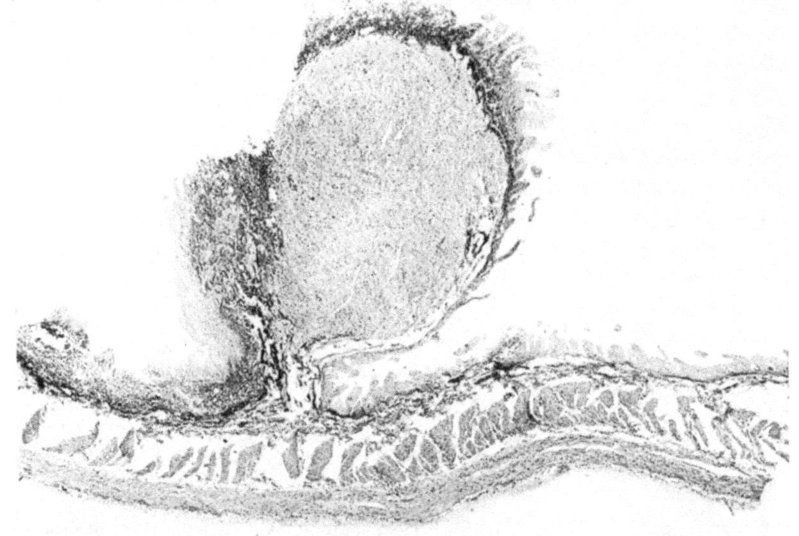

Abb. 13. Kleines, gestieltes, submuköses Fibrom des Dünndarms, ohne Grenze an das Stratum
proprium mucosae anschließend (Zellarme, blutgefäßarme Geschwulst). S. 446/21. Planar: 1:4,5.
F = 3,5 cm. Balgl. 69 cm.

Der Wurmfortsatz, überhaupt der ganze Blinddarm, sind anscheinend Lieblingssitze der gutartigen Geschwülste der Bindegewebsreihe; wir werden das auch
bei der Besprechung der Lipome zu erwähnen haben. Dandy beschreibt ein
spindelförmiges Myxom der Mitte der Appendix, das unter starker Wandverdickung die Lichtung des Rohres bis auf einen schmalen Spalt völlig verschloß,
Schleim- und Unterschleimhaut völlig ersetzte, von ersterer nur einige Lymphknötchen verschonte und die Muskulatur stark durchsetzte. Histologisch werden
als kennzeichnende Bestandteile spindlige und sternförmige Zellen mit feinsten
sich verbindenden Ausläufern beschrieben. Wahrscheinlich handelt es sich auch
hier eher um ein Fibrom, das schleimgewebsähnlicher Quellung unterlag.

Wir machen auch hier auf die Ansicht Bertrand, Gossets und Löwys aufmerksam, die auch alle diese Geschwülste den Schwanniomen zurechnen wollen.

Eigenartig sind Geschwülste, wie sie Monnier beschreibt und wie wir sie
beobachtet haben: Monnier sah bei einem 29jährigen Mann eine walnußgroße
Verdickung der Basis des Wurmfortsatzes, mit völliger Verödung der Lichtung.
Unterhalb der Geschwulst hatte eine akut destruierende Appendizitis zu einer

Durchbrechung des Wurms geführt. Das die Wurmmündung verschließende Gewächs war hart, weiß, stellenweise von etwas gallertigem Aussehen, ersetzte

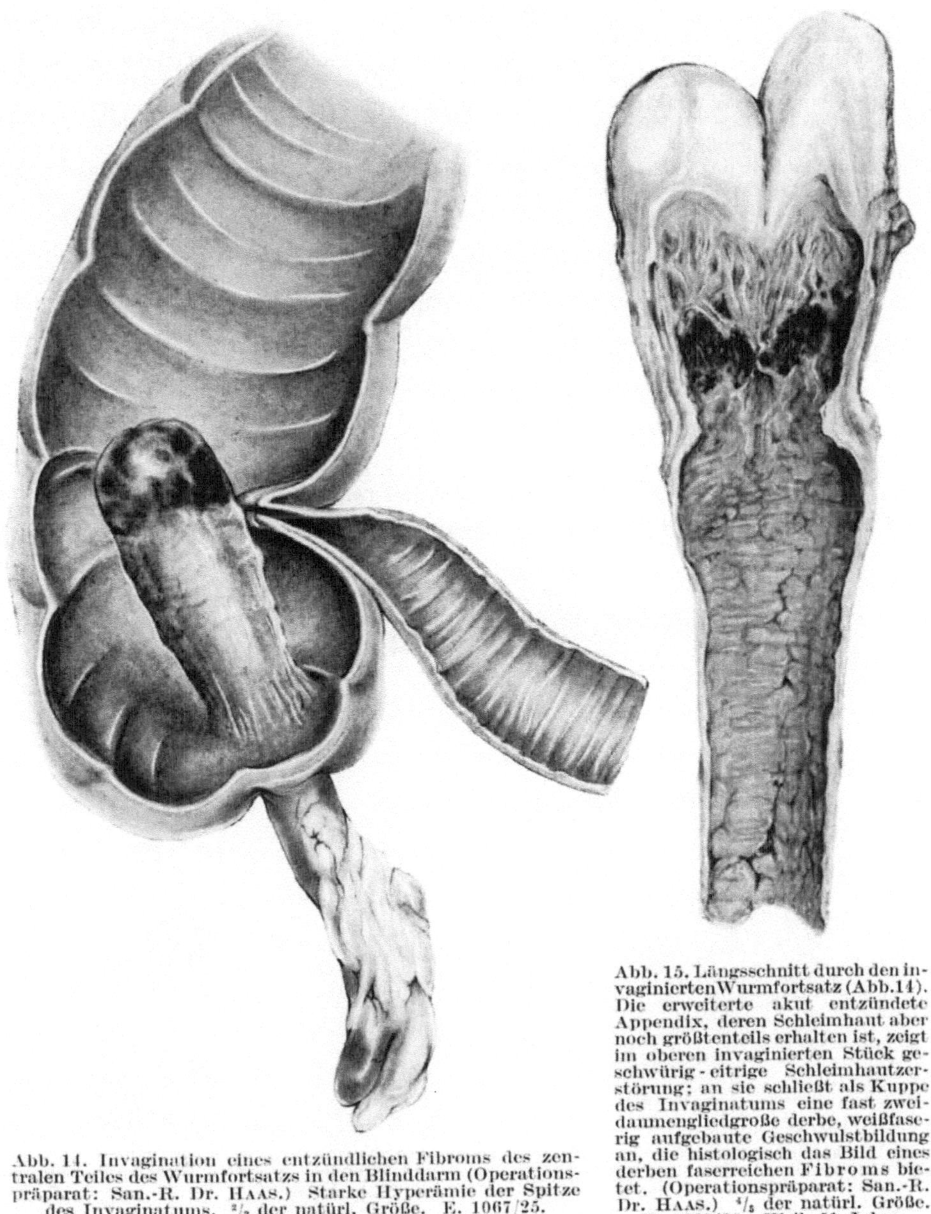

Abb. 14. Invagination eines entzündlichen Fibroms des zentralen Teiles des Wurmfortsatzs in den Blinddarm (Operationspräparat: San.-R. Dr. HAAS.) Starke Hyperämie der Spitze des Invaginatums. ²/₃ der natürl. Größe. E. 1067/25. Weib 51 Jahre.

Abb. 15. Längsschnitt durch den invaginierten Wurmfortsatz (Abb. 14). Die erweiterte akut entzündete Appendix, deren Schleimhaut aber noch größtenteils erhalten ist, zeigt im oberen invaginierten Stück geschwürig - eitrige Schleimhautzerstörung; an sie schließt als Kuppe des Invaginatums eine fast zweidaumengliedgroße derbe, weißfaserig aufgebaute Geschwulstbildung an, die histologisch das Bild eines derben faserreichen Fibroms bietet. (Operationspräparat: San.-R. Dr. HAAS.) ⁴/₅ der natürl. Größe. E. 1067/25. Weib 51 Jahre.

Schleimhaut und Muskularis vollständig. Histologisch bestand es aus fibrös schleimigem Gewebe. Ganz ähnlich, nur größer und grotesker im Aussehen war unser Fall (Abb. 14 und 15). Er betraf eine 51jährige Frau, bei der die Appendektomie folgendes merkwürdige Bild bot:

Der Wurmfortsatz war, wie sich bei der Cökotomie herausstellte, anscheinend in einer Länge von 6—7 cm invaginiert, sein distaler Teil, der noch außerhalb des Blinddarms lag, war etwas verdickt, seine Serosa gerötet, die Schleimhaut dieses Teiles abgesehen von ihrer Rötung war unverändert bis auf die unmittelbare Übergangsstelle zum eingestülpten Teil; hier bestanden akute zerstörende appendizitische Veränderungen mit starker umgebender Fibrinausscheidung. Der proximale eingestülpte Teil der Appendix (Abb. 15), der eine Lichtung nicht mehr besaß, war in einen über daumengliedgroßen weißen homogenen Knoten umgewandelt, der im mikroskopischen Präparat aus derbem Bindegewebe, das stellenweise auch Schleimgewebscharakter angenommen hatte, bestand. Diesem Gewebe waren neutrophile und eosinophile Leukozyten in den der akut appendizitisch veränderten Stelle benachbarten Teilen in größerer Zahl beigemengt, auch bestand keine scharfe Grenze zwischen den Fibrinmassen des Lichtungsstumpfes und dem Geschwulstgewebe; denn das organisierende Bindegewebe des Entzündungsbereiches schloß an die Geschwulst direkt an.

Gerade diese Übergänge lassen doch daran denken, daß diese Geschwülste, also die Fälle von Dandy, Monnier, unser Fall, den echten Geschwülsten nur mit Vorsicht zugezählt werden dürfen. Uns scheint eher die Annahme das Richtige zu treffen, daß es sich hier mehr um keloidartige Bildungen handelt, die unter dem Einfluß rezidivierender und chronischer Wurmfortsatzentzündungen die Geschwulstform angenommen haben.

Lipome.

Neben den polypösen Schleimhautwucherungen sind die häufigsten der gutartigen Darmgeschwülstchen die Lipome; meistens sind es kleine, bis bohnengroße, durch die Schleimhaut gelblich durchscheinende, in der Unterschleimhaut

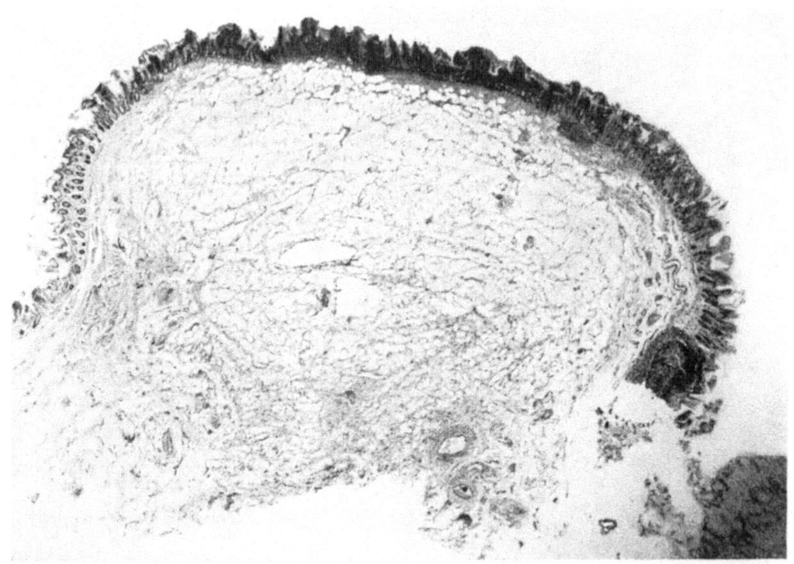

Abb. 16. Flaches submuköses Lipom des Querdarms. Die obere Grenze des Lipoms bildet die bindegewebig verdichtete Muscularis mucosae; im Lipom und besonders an dessen Basis vermehrte und zum Teil vergrößerte Gefäße. E. 1021/24. Vergr. Planar F. 1 : 4,5; F = 3,5 cm. Balgl. 35 cm.

gelegene, entweder aus reinem Fettgewebe (Abb. 16) oder aus mit Bindegewebe gemischtem Fettgewebe aufgebaute Gebilde, die manchmal auch gestielt sein können und dann polypenähnlich in die Darmlichtung hineinhängen (Abb. 17). Neben diesen kleinen Geschwülstchen, über die bei der Häufigkeit ihres Vorkommens eine Statistik aufzustellen unzweckmäßig wäre, werden aber auch manchmal Geschwülste von beträchtlicher Größe gefunden. EHRLICH stellt deren 52 aus dem Schrifttum zusammen, von denen 3 im Magen, 6 im Duodenum, 6 im Jejunum, 9 im Ileum, 24 im Kolon gefunden wurden; im Dickdarm also so viel wie im ganzen Dünndarm; das männliche und weibliche Geschlecht beteiligen sich dabei in ziemlich gleicher Weise (20 Männer und 23 Frauen).

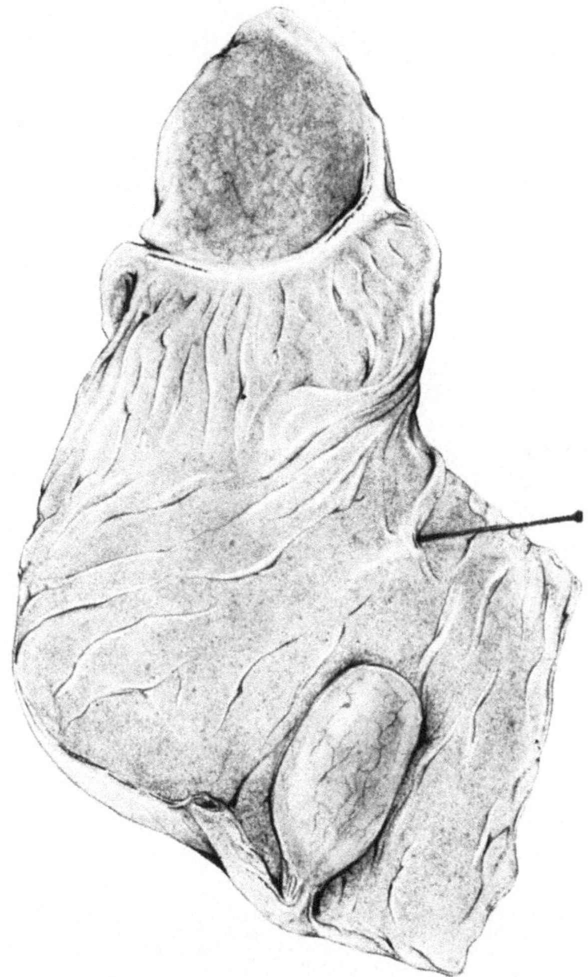

Abb. 17. Lipoma duodeni. Gestieltes Lipom des Duodenum, unterhalb der Papilla duodeni; in den Ductus choledochus ist eine Sonde eingeführt. ²/₃ der natürl. Größe. S. 40/12. Mann 75 Jahre.

DEROCQ zählt 1924 104 Fälle von wohl nur größeren submukösen Lipomen, von denen 49 auf den Dünndarm, 52 auf den Dickdarm trafen. Unter denen, bei denen das Geschlecht angegeben war, waren 56 Männer, 38 Frauen. POLAK spricht 1928 von 123 veröffentlichten Fällen. Auch diese Angaben haben wenig Bedeutung, weil eben doch nur ganz ausnahmsweise Fälle von Lipomen des Darmes, wenn sie auch groß sind, der Veröffentlichung für wert gehalten werden. Das Alter der betroffenen Individuen schwankt zwischen dem 3. und 9. Jahrzehnt; bei Säuglingen und kleinen Kindern sind sie sehr selten (CHANDLER: subseröses gestieltes Lipom des S romanum, eine Achsendrehung des Darmes verursachend bei einem 13 Monate alten Kind). Wahrscheinlich sind sie aber auch hier schon in der Anlage vorhanden; denn gerade bei den Lipomen muß man an angeborene Anlage denken, dafür spricht schon die häufig zu beobachtende Multiplizität. Charakteristisch hierfür ist ein Fall von Schneller, der bei einem 55 Jahre alten Individuum im Duodenum und oberen Jejunum,

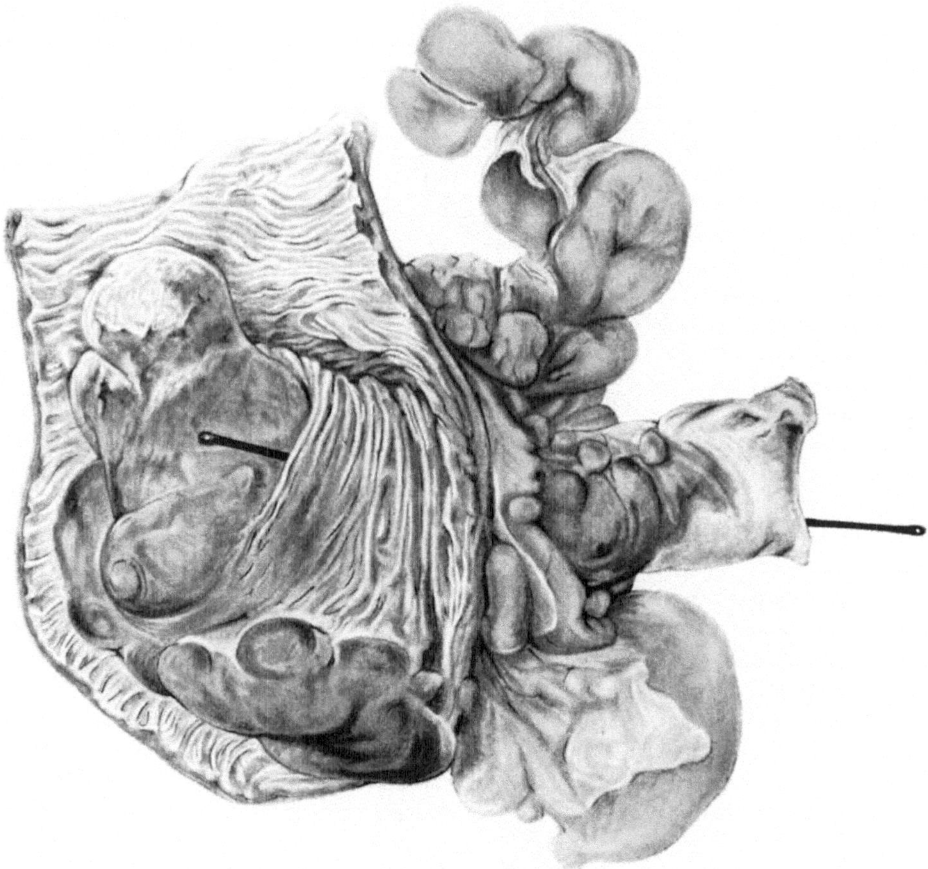

Abb. 18. Einstülpung eines submukösen Lipoms des untersten Ileums und der Ileocökalklappe in das Coecum; submuköse Lipome im Coecumkopf. Subserös gestielte traubenförmige Lipome der Serosa des eingestülpten Ileum; Oberflächennekrose der eingestülpten Ileumlipome. S. 179/27. Weib 73 Jahre.

am Gekröseansatz (bei fettarmem Gekröse) zahlreiche, bis haselnußgroße Fettgeschwülstchen fand, ebenso auch zahlreiche submuköse Geschwülste im gleichen Darmabschnitt, die nach unten immer zahlreicher wurden, manchmal gestielt waren; im ganzen wurden in dem 120 cm langen Darmstück 90 Geschwülstchen gezählt. Einige hatten offenbar zum Lebensende Invaginationen hervorgerufen.

Invaginationen durch Darmlipome submukösen aber auch subserösen Sitzes sind nicht selten (Hengstenberg). Ganz charakteristisch in diesem Sinne ist auch unsere Beobachtung bei einer 73 Jahre alten Frau (Abb. 18).

Das operativ entfernte Präparat zeigte eine Invagination des untersten Ileums und des Blinddarmkopfes in den aufsteigenden Dünndarm, der von einem fast faustgroßen knolligen Gewächs ausgefüllt erschien; denn an der Ileocökalklappe des eingestülpten Darmstückes, der

Schleimhaut breit aufsitzend, wölbte sich ein kinderfaustgroßer gelappter gelblicher Tumor vor; neben ihm lag dem Coecumkopf ein zweiter breit auf, der von Handtellergröße und ebenfalls lappigem Bau war, und aus dem Invaginationstrichter ragten mehrere gelappte bis über pflaumen- und handtellergroße gestielte, also der Serosa aufsitzende Geschwülste hervor. Alle waren reine Lipome, das große an der Ileocökalklappe war offenbar die Ursache der Invagination.

Bemerkenswert ist, was auch SCHNELLER besonders hervorhebt, was aber im übrigen eine bekannte Tatsache ist, daß sich diese Lipome trotz starker Abmagerung gut erhalten haben; das spricht für ihre Eigengesetzlichkeit gegenüber dem Stoffwechsel des übrigen Fettgewebes. Das Befallensein nur eines bestimmten Darmabschnittes, das korrespondierende Vorkommen subseröser und submuköser Lipome läßt an eine segmentale Verwerfung lipoplastogenen Mesenchyms bei der Darmbildung denken.

Ähnlich zu beurteilen ist ein Fall von HAHN, wo 4 dicht nebeneinander liegende Lipome, deren größtes Kleinhühnereigröße besaß, während die anderen Haselnußgröße hatten, zu einer Invagination und damit zum Ileus geführt hatten. Auch hier lag an der Außenseite des betreffenden Dünndarmstückes eine weitere walnußgroße unregelmäßig knollige Geschwulst.

Für die frühe embryonale Anlage der Lipome spricht auch das von EUGEN ALBRECHT hervorgehobene häufige Zusammenvorkommen von Lipomen und Fibromen in der Gegend des Diverticulum Vateri, weiter von Divertikeln an dieser Stelle, von Lipomen und Polypen im Coecum bzw. im aufsteigenden Dickdarm und Kavernomen der Leber. Daß Duodenum und Coecum Lieblingssitze der Lipome sind, erklärt ALBRECHT damit, daß gerade diese beiden Darmabschnitte Punkte sind, die zur Zeit der Leberentwicklung Puncta fixa des Darmes darstellen, daß in ihnen deshalb leichter als an anderen Darmstellen bei der Leberentwicklung kleine Spaltbildungen, Lockerungen der ganzen oder eines Teiles der Darmwand auftreten können. Damit würden die Lipome des Darmes zu der Gruppe der Spaltenlipome gehören.

Auf gleiche Weise sind die Divertikel des Duodenums zu erklären und damit wäre auch der entstehungsgeschichtliche Zusammenhang des ALBRECHTschen Komplexes gewahrt. Allerdings scheint mir dieser Komplex doch verhältnismäßig selten zu sein. Ich habe seit Jahren besonders darauf geachtet und ihn nur in wenigen Fällen feststellen können.

Für die Vorliebe der Lipome zu den Spaltbildungen im Bereich der Darmwand zeugt die in Abb. 19 wiedergegebene Beobachtung: bei der 66 Jahre alten Frau, die unter extremer Abmagerung an chronischer Lungentuberkulose zugrunde gegangen war, fanden sich im Duodenum und Jejunum zahlreiche große Pulsionsdivertikel; direkt neben ihnen, sich an dieselbe Spalte der Darmmuskulatur drängend, saßen mehrere, den Divertikeln gleichgroße Lipome.

Die Lipome können beträchtliche Größe erreichen, so beschreibt TROMP eine 4 cm Durchmesser haltende Fettkugel, die an 3 cm langem, 3 cm dickem Stiel oberhalb der Ileocökalklappe hing, KOTHNY ein Gewächs von der ungeheuren Ausdehnung von 14: 8: 9 cm. Diese großen gestielten Lipome, deren Stiel oft sehr lang und sehr dünn sein kann (Stiele von Fadendicke und 10—15 cm Länge sind nicht selten), können vollständig abgerissen und so von selbst abgestoßen werden. Den Mechanismus haben wir kurz bei den gestielten Myomen erörtert. Derartige spontane Abgänge kleinerer Geschwülstchen sind nicht allzu selten: HILLER erwähnt 4 spontane Abgänge, VÖCKLER deren 9. Wir sahen erst vor kurzem den Spontanabgang eines feigengroßen Lipoms, freilich unter sehr stürmischen und bedrohlichen Erscheinungen (Darmverschluß und Ileus), die mit dem Abstoßen des Gewächses verschwanden. Allerdings handelt es sich bei derartig großen Lipomen meist nicht um ein Abdrehen des Stieles, sondern um durch die Geschwülste herbeigeführte Darminvaginationen, bei denen dann, wenn es zur Selbstheilung kommen sollte, entweder das ganze Invaginatum, oder die gangränös gewordene (eingekeilte) Geschwulst allein abgestoßen wird.

738   S. OBERNDORFER: Die Geschwülste des Darmes.

Die Länge der manches Mal dabei sich abstoßenden Darmstücke kann sehr
beträchtliche Grade erreichen: NINAUS sah 26 Tage nach dem Beginn ileusartiger Erscheinungen den Abgang einer 120 cm langen und 12 cm breiten
Dünndarmschlinge, deren einem Ende die Ursache der Invagination, ein taler-
großes Lipom anhing. Für die relative Häufigkeit der Invagination spricht
eine 23 Fälle fassende Zusammenstellung KASEMEYERS.
    Zu erwähnen ist noch, daß auch nach dem Spontanabgang derartiger Invagi-
nate Verengungserscheinungen im Darm durch narbige Schrumpfung der Ab-
lösungsstelle des Invaginatums auftreten und erneut Ileuserscheinungen auslösen
können.
    Wie in den höheren Darmabschnitten zur Invagination, können Lipome
des Mastdarms zum Vorfall der Rektumschleimhaut führen (EHRLICH). Wenn

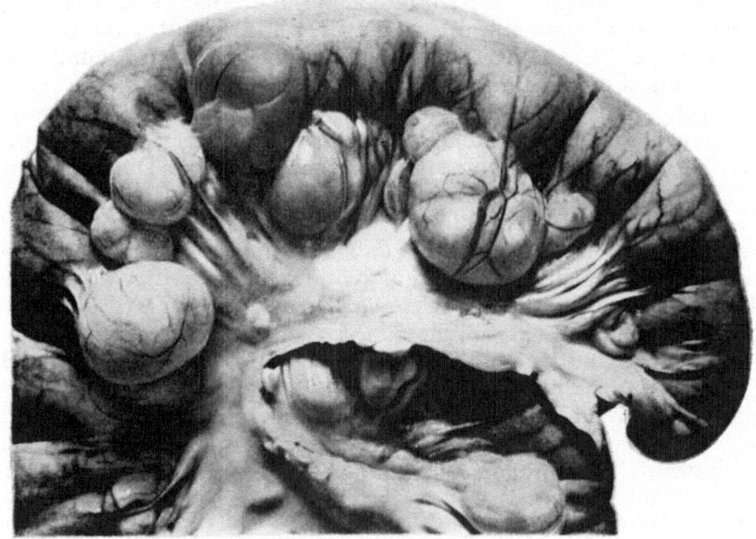

Abb. 19. Multiple Pulsionsdivertikel des Dünndarms neben (gelbgefärbten) „fissuralen" Lipomen
am Mesenterialansatz. S. 12/26. Weib 66 Jahre.

sich invaginierte Geschwülste nicht abstoßen, führen sie entweder direkt zum
tödlichen Ileus, oder zum Tod auf dem Umweg einer Peritonitis, eventuell
auch zur Perforation des Darmes (SITSEN).
    Regressive oder entzündliche Erscheinungen in den Darmschleimhautlipomen
sind sehr selten, wie sich überhaupt das Lipom äußeren schädlichen Einflüssen
gegenüber recht refraktär verhält. Nur HAHN teilt mit, daß eines seiner zur Invagination führenden Lipome, das zwischen drei unveränderten lag, völlig nekrotisch war, eine angenagte, von kruppösem Belag bedeckte Oberfläche aufwies.
Dasselbe war in unserem in Abb. 18 wiedergegebenen Fall zu sehen.
    Die Lipome des Gekröses und des Gekröseansatzes sind verschiedent-
lich im vorhergehenden schon berührt worden. Besonders deutlich tritt ihre
Autonomie gegenüber den Einschmelzungsvorgängen des übrigen Körperfett-
gewebes bei starker Abmagerung hervor, hier werden die gelben Knoten, die nur
von den dünnen Blättern des Mesenteriums bedeckt werden, außerordentlich
deutlich. Die Größe dieser subserösen Lipome schwankt, am häufigsten sind
die kleinen bis haselnußgroßen. Doch kommen auch Riesengeschwülste vor. So
beschreibt MALAPERT ein Lipom einer Appendix epiploica sigmoidea von 6650 g

Gewicht. Die gewöhnlichen sog. Lipome der Appendices epiploicae gehören im allgemeinen nicht zu den echten Geschwülsten, sie sind mehr Ausdruck einer Fettmast. Doch sind sie von den echten Lipomen, zu denen alle Übergänge führen, nicht scharf abzugrenzen. Erwähnt sei, daß Achsendrehungen usw. dieser Lipome zur Bildung freier Körper im Bauchraum führen können. Die subserösen und am Gekröseansatz liegenden Lipome sind im allgemeinen reine Zufallsbefunde bei Autopsien. Eine Ausnahme stellt ein Fall von FLORIAN HAHN dar, wo ein pendelndes, walnußgroßes, subseröses Lipom einer Dünndarmschlinge in einen kleinen Schlitz des Mesokolons sich einzwängend, seine Dünndarmschlinge miteinzog und dadurch zur Einklemmung führte; oder ein Fall von AD. EBNER, in dem ein gut apfelgroßes „Fibrolipom" der Mesoappendix die Appendix stark abplattete und so wahrscheinlich appendizitische Beschwerden auslöste. Der Fall verdient auch insofern einige Beachtung, als die Geschwulst hier, was bei breitaufsitzenden Lipomen selten vorkommt, zentrale kugelige Nekrose zeigte. Ab und zu sind die Lipome außerordentlich blutgefäßreich, so daß man an eine Mischung mit Gefäßgeschwulst denken könnte (GHON und HINTZ).

Lipoidome.

Bei der Besprechung der Lipome des Gekröses müssen auch jene eigentümlichen massigen, oft geschwulstartigen Ablagerungen lipoider Substanzen erwähnt werden, die in adipösen Mesenterien, aber auch in echten knolligen Lipomen des Gekröses gefunden werden. So sahen wir einmal eine fast faustgroße lappige Geschwulst, der zwischen den beiden Blättern des Mesenterium lag, in der unten zu beschreibenden Weise verändert. Diese durch ihre erhöhte Konsistenz schon bei der Betastung des Mesenterium sich knollig anfühlenden Gebilde zeichnen sich auf der Schnittfläche durch bald weiße, bald bräunliche, bald kräftig gelbe Farbe aus. In ihrer Mitte trifft man fast regelmäßig einen Gekröselymphknoten, der sich durch rostbraune Farbe auszeichnet, rostbraune Streifen ziehen zu ihr, das veränderte Fettgewebe manchmal septierend. Im histologischen Bild sind die Veränderungen in allen Fällen nahezu dieselben (Abb. 20). Der Lymphknoten ist derb, seine Randfollikel klein und deutlich, Sinus weit, Retikulum weitmaschig und nahezu völlig leer von Lymphzellen, im Retikulum ist im ganzen etwas braunes Pigment abgelagert. In unmittelbarer Nähe des Lymphknotens fallen die zahlreichen Gefäßdurchschnitte auf, kleine Arterien, Venen, gefüllte Kapillaren und daneben eine größere Reihe dickwandiger Gefäße, d. h. kleiner Endothelröhren, die von dicken dissoziiertem Mantel glatter Muskelfasern umgeben sind: es handelt sich bei ihnen zweifellos um Lymphgefäße mit stark hypertrophierter Muskelwand, auch finden sie sich regelmäßig, wenn sie überhaupt Inhalt aufweisen, mit homogenem Gerinnungsinhalt, dem einige Lymphozyten beigemengt sein können, gefüllt. Die Muskelfasern dieser verdickten Gefäße sind ausnahmslos stark bräunlich pigmentiert, das Pigment ist körnig, füllt die Muskelzellen manchmal völlig aus, gibt keine Eisenreaktion, färbt sich aber mit Fettfarbstoffen etwas an. In dem diese Gefäße umgebenden Bindegewebe, in geringer Menge in den Lymphknoten selbst, in großer Menge in dem diese umgebenden Fettgewebe sind lipoide Massen in größter Menge abgelagert, zum Teil in den Fettzellen selbst, zum Teil in wabigen xanthomzellartigen Gebilden.

Die Entstehung dieser Lipoidome ist unklar. Wir fanden sie fast ausschließlich bei alten fettsüchtigen Leuten, die Herzinsuffizienzerscheinungen boten. Stauungen im Lymphgefäßapparat des Mesenterium müssen jedenfalls dabei eine Rolle spielen, worauf schon die starke Verdickung der mesenterialen Lymphgefäße hinweist. Lokale Störungen im Fettstoffwechsel müssen mit vorhanden sein. Die Masse dieser Lipoidome des Gekröses kann so groß sein, daß sie

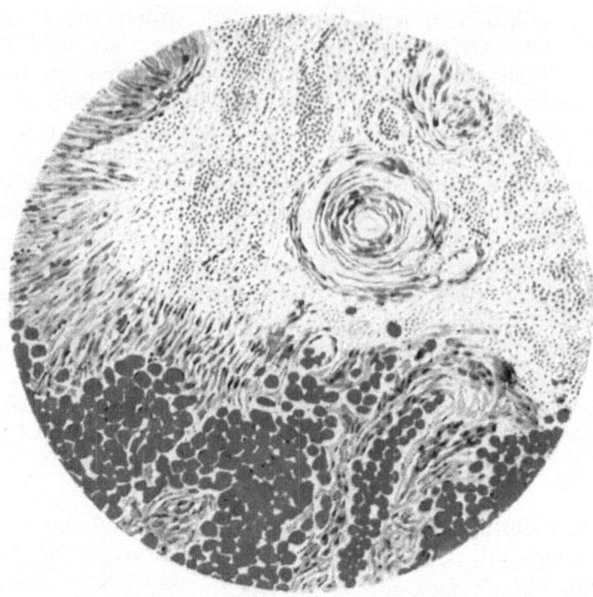

Abb. 20. Sog. „Lipoidom" des Gekröses. Lipomatöse Pseudogeschwulst mit massenhaft doppeltbrechenden Lipoideinlagerungen und braunen nicht eisenhaltigen Pigmentmassen in der Umgebung eines Gekröselymphknotens: doppeltbrechend sind zum Teil die sudangefärbten Fettzellen, die Interstitien zwischen den Pigmentablagerungsstätten. Vergr. Komp. Ok. Zeiß 4. Obj. Apochrom. Zeiß, 16 mm (Hämatoxylin-Sudanfärbung).

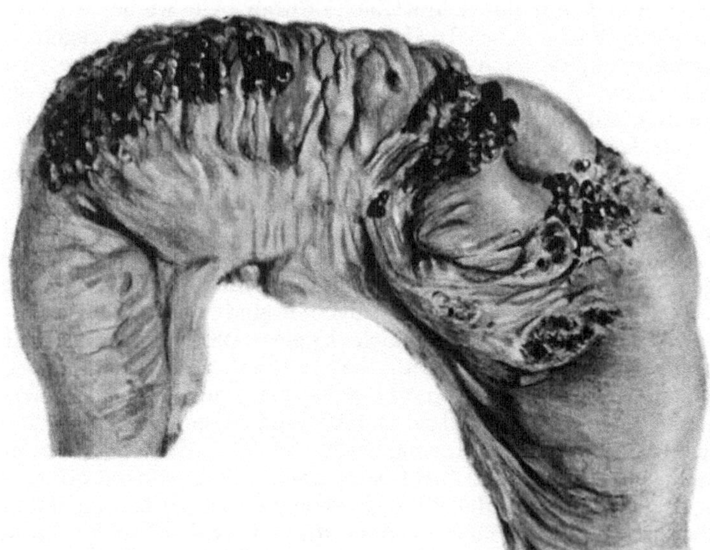

Abb. 21. Hämangiom des oberen Dünndarms. Rechts zuführender, links abführender Schenkel: streifen- und lappenartige Wülste und Stränge, fast weintraubenartige Gebilde von blauroter Farbe mit angedeuteter ringförmiger Anordnung. Verdickung und Verengung der Lichtung. (Aus Roedelius: Hämangiom des Darmes. Virchows Arch. 246, 428.)

durch ihr Gewicht zu Abknickungen des unter der Mesenterialwurzel liegenden Duodenum führen können. So sahen wir einmal einen Duodenalileus auf diese Weise zustande gekommen (Schlagenhaufer, Lutz, Hirsch, Versé).

Hämangiome.

Diese im ganzen seltenen Geschwülste kommen in drei Formen vor: die eine ist die des kavernösen Hämangioms, bei der weitgehende Zerteilungen der ganzen Darmwand durch die Bluträume auch klinisch die Erscheinungen des bösartigen Gewächses hervorrufen können; die zweite ist die des kapillaren umschriebenen Hämangioms, die dritte die der Teleangiektasien, die makroskopisch bei ihrer oft geringen Größe für Varizen angesehen werden können.

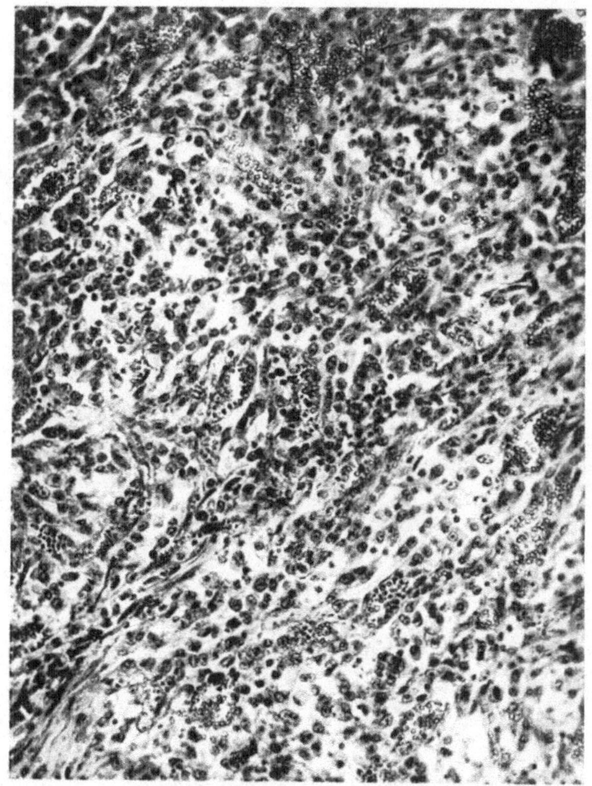

Abb. 22. Submuköses kleines kapillares Hämangiom des oberen Dünndarms. Zwischen den mit roten Blutkörperchen prall gefüllten Kapillaren liegen den Kapillarauskleidungszellen ähnliche große protoplasmareiche Spindelzellen (Gefäßwandzellen? Perizyten? Endothelien? Polyblasten?); kleine Rundzelleinlagerungen. Gutartige Geschwulst. S. 322/20. Mann 43 Jahre. Vergr. Zeiß. Apochromat. Obj. 16 mm. Ok. Periplanat. 4×. Balgl. 100 cm.

Von der ersten Gruppe, die häufiger als in anderen Darmteilen im Mastdarm ihren Sitz hat (BARKER, KAUSCH, LEBOUCQ) zählt RÖDELIUS 9 auf. Sein Fall mag als charakteristisch für das morphologische Verhalten der ganzen Gruppe gelten:

Bei einer 36jährigen Frau, die akut an Ileuserscheinungen erkrankt war, fand sich eine untere Jejunumschlinge von 15 cm Länge, blaurot verfärbt durch zahlreiche, blauschwarze, teils rundliche, teils wurmartige Hervorragungen. Das ganze Gebilde fühlte sich wie ein komprimierbarer Schwamm an und war beträchtlich verdickt. Vom mittleren Teile der Darmschlinge gingen ins Mesenterium gelbe, graurötliche und blaue Wülste und Stränge ab, die dicht beieinanderstanden und so dem ganzen Mesenteriumdarmstück das Aussehen einer blauen Weintraube gaben. Das Darmlumen war durch die außerordentliche Gefäßentwicklung hochgradig verengt (Abb. 21).

Mikroskopisch waren alle Darmschichten von einzelstehenden und kommunizierenden, mehr oder weniger mit Blut gefüllten Hohlräumen mit endothelialer Auskleidung durchsetzt. Ganz ähnlich dem Rödeliusschen Falle ist der von Landois, der im unteren Dünndarm seinen Sitz hatte.

Welche nahe Beziehungen diese Geschwülste zu Mißbildungen haben können, beweist ein Fall Kaspars, der bei einem 15jährigen Knaben an der Spitze eines Meckelschen Divertikels eine über haselnußgroße dunkelblaurote Geschwulst, sich in das Innere vorstülpend, fand, die histologisch das Bild des Angioma cavernosum bot; das Gewächs an der Divertikelspitze war Ursache eines Invaginationsileus.

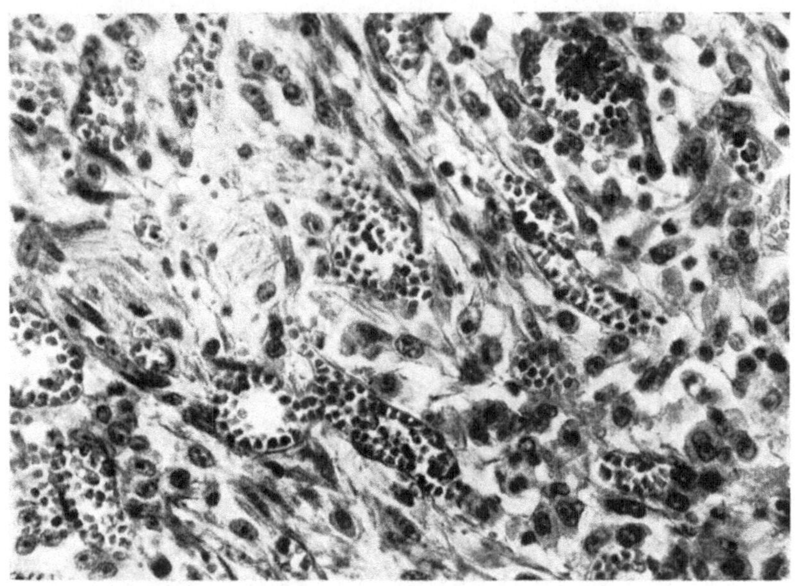

Abb. 23. Ausschnitt aus Abb. 22 bei starker Vergrößerung. „Submuköses kleines kapillares Hämangiom des oberen Dünndarms." Deutlich die großen großkernigen Zellen mit deutlichen Kernkörperchen zwischen den prall gefüllten Kapillaren; die Wandzellen der großen Kapillaren sind zum Teil nieder, flach, den gewöhnlichen Endothelien entsprechend, zum Teil groß und übereinstimmend mit den perikapillaren Zellen. Jugendlicher Tumor. S. 322/20. Mann 43 Jahre. Vergr. Ok. 4 × Periplanat. Leitz. Objekt. Apochrom. Zeiß 8 mm. Balgl. 100 cm.

In eine zweite Gruppe gehört ein Geschwülstchen, dem Abb. 22 und 23 entstammen; das Geschwülstchen selbst war ein hanfkorngroßes submuköses rotes Knötchen der Venenwand des oberen Dünndarms, das ursprünglich als Varix oder als hyperämisches Karzinoid angesehen wurde, bei der mikroskopischen Untersuchung aber folgendes eigentümliche Bild bot: das vorstechendste waren die prall gefüllten erweiterten zahlreichen Kapillaren, deren auskleidende Zellen große protoplasmareiche Endothelien waren. Zellen derselben Art füllten die Zwischenräume zwischen den einzelnen Kapillaren aus, mit ihren feinen Fortsätzen ein feines Netzwerk bildend. Die Geschwulst war völlig umschrieben. Wir sehen in dem Bild eine starke Wucherung gefäßbildender Zellen, Angioblasten; denn es sind neben den bluthaltigen Kapillaren auch solide Gefäßsprossen zu sehen, eine Wucherung, die aber noch als gutartige, wenn auch als ganz jugendliche anzusprechen ist. Allerdings vermöchten auch wir nicht mit Sicherheit den endotheliomatösen Charakter dieser Bilder zu bestreiten. Es gehört eben eine derartige Neubildung zu jenen Formen, die in die gewohnte Systematik der Geschwülste nicht einzureihen sind.

Die Geschwülste der dritten Gruppe sind verhältnismäßig häufiger. Man sieht dann im Dünndarm meist multipel, manchmal in sehr großer Anzahl (MAC CALLUM zählte in einem Falle 40 Knoten) auftretend, hanfkorn- bis pfennigstückgroße, bläuliche, etwas erhabene Verfärbungen der Schleimhaut, die auf den ersten Blick an kleine Hämatome der Unterschleimhaut erinnern könnten, leicht auch als Varizen der Submukosa aufgefaßt werden können. Die Schleimhaut zieht über sie weg, die Geschwülstchen liegen nicht am Mesenterialansatz, haben auch keine bestimmte Lage; schneidet man sie ein, so findet sich an Stelle des erwarteten kleinen, flachen Hämatoms ein feines, schwammartiges Gebilde, aus dessen Maschen kleinste Bluttröpfchen vorquellen. Bei der mikroskopischen Untersuchung findet man in der Unterschleimhaut gelegene, die Schleimhaut meist vorwölbende, aber auch auf sie übergreifende Systeme kleiner, mit Endothel ausgekleideter Hohlräume, deren Verbindung mit kleinen Venen des Darmes manchmal nachzuweisen ist. In seltenen Fällen greifen die Bluträume auch auf die inneren Schichten der Muskularis über.

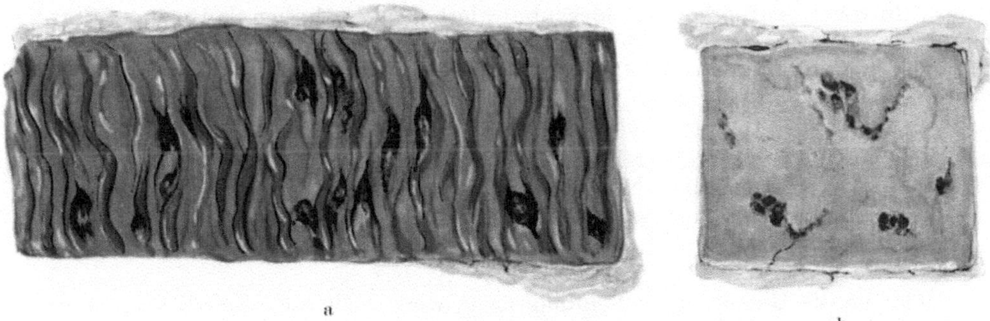

Abb. 24. Varizen des Jejunums. a Schleimhautseite. b Serosaseite. S. 454/25. Weib 72 Jahre. Natürl. Größe.

Die Hohlräume liegen entweder dicht beieinander, Endothelrohr neben Endothelrohr, seltener trennen sie breitere Septen; in ihnen können spärliche glatte Muskelfasern und elastische Fasern vorkommen. Wucherungsvorgänge des Endothels sind in diesen Geschwülsten sehr selten, nur OCUBO beschreibt eine Neubildung kleinster Gefäße in der Umgebung der Kavernome als ihr Vorstadium (Abb. 24). Der Geschwulstcharakter dieser Gebilde wird in neuerer Zeit unseres Erachtens mit Recht bestritten, denn Rekonstruktionen von PAUL MÖLLER zeigen, daß sich die vermeintliche Vielheit von Bluträumen auf erweiterte und dicht nebeneinander liegende Teile eines und desselben Kanals zurückführen lassen, der weiter verfolgt, sich deutlich als Vene erweist. Danach sind also diese sog. multiplen Hämangiome nichts anderes als Phlebektasien mit je einer zu- und abführenden Vene, und sind von den echten Geschwülsten des Darmes abzugrenzen. Stauungen scheinen auf ihre Entstehung keinen Einfluß zu haben.

Ob in einem Fall TUFFIERs (7jährige dauernde Blutungen und schließlich Verblutung aus erbsengroßen submukösen Angiomen des Sigmoids) nicht auch solche Phlebektasien vorlagen, entzieht sich bei dem Fehlen eines mikroskopischen Befundes der Beurteilung. Jedenfalls könnten auch Phlebektasien, Varizen, das klinische Bild erklären, zumal im Dickdarm die stärkeren mechanischen Schädigungen, die die Darmwand treffen, eher erhebliche Blutungen auslösen können, als im Dünndarm, dem Hauptsitz dieser Bildungen.

Von diesen harmlosen, als Nebenbefunden meist bei älteren Individuen sich findenden Gefäßerweiterungen, führen aber Übergänge zu großen Gefäßgeschwülsten, die für den Träger verhängnisvoll werden können, schließlich auch zu lebensbedrohenden Blutungen oder Stenoseerscheinungen führen können (Rödelius) (E. Kaufmann: Angiom des Blinddarms mit beginnender Invagination).

Sitzen die größeren Geschwülste im Mastdarm, so könnten sie anfänglich zu Verwechslungen mit Hämorrhoiden Anlaß geben. Insbesondere, wenn sie noch zu Vorfall des unteren Rektums vor den Afterring führen. In einem Falle von Reinbach, bei einem $3^1/_2$ jährigen Knaben, fanden sich an der Analhaut halbkugelige, bläulich-vorragende Tumoren, die trotz mehrfacher, operativer Eingriffe immer wiederum zu Blutungen und so schließlich zur hochgradigsten Anämie führten, bis eine völlige Resektion des Mastdarms den ganzen Krankheitsherd entfernte. Das Rektum und das perirektale Gewebe war hier durch große, prall gefüllte Biträume, die durch Lücken der Muskularis miteinander in Verbindung standen, durchsetzt. Ähnlich wie bei Hämorrhoiden waren zahlreiche der Biträume thrombosiert oder obliteriert, was, bei dem langsamen Blutumlauf, der in diesen Biträumen geradeso wie bei Hämorrhoiden herrscht, leicht verständlich ist (Hennig und Schütt, Dujarier, Topous Khan).

Bemerkenswert ist, daß in mehreren der beschriebenen Fälle auch andere Gefäßgebiete angiomatöse Veränderungen zeigten, so bestand in dem von Hennig und Schütt mitgeteilten Fall daneben noch ein ausgedehntes Lymphangioma cavernosum des Knies, im Falle von Kausch eine ausgedehnte Varizenbildung am Bein bis zur Beckenschaufel und den Labien hinauf. Derartige Beobachtungen lassen an Entwicklungsstörungen des Gefäßmesenchyms denken.

Klar ist die Beziehung zu Fehlbildungen, wenn neben der Gefäßkomponente noch andere Gewebsteile übertriebenes Wachstum zeigen: so fand Sussig bei einem drei Monate alten Mädchen, das wegen eines Invaginationstumors operiert wurde, als Ursache der Invagination eine walnußgroße papillomatöse Geschwulst der Innenwand des unteren Jejunums aufsitzend, die sowohl starke Größenzunahme aller die Schleimhaut aufbauenden Gewebe, also Verlängerung der Drüsen, Vermehrung der Panethschen Zellen, Verbreiterung und scheinbare Verschmelzung von Zotten, Zystenbildungen aufwies, als auch besonders starke Gefäßentwicklung in Schleimhaut und Unterschleimhaut zeigte, was zur Diagnose „plexiformes Angiom" berechtigte. Bemerkenswert ist dabei, daß ein Teil der Gefäße durch besonders starke Wandverdickung auffiel, die bedingt war durch einen dicken Endothelzellwucherungsmantel um das Lumen. Bei dem komplexen Charakter der Wucherungen reiht Sussig seine Beobachtungen den Darmhamartomen an.

Zu den Fehlbildungen gehört auch nach der Beschreibung von Miescher ein Gewächs, das die Stelle des Darmfortsatzes einnahm. Es bestand aus einem vielfach geschlängelt verlaufenden gelappten Band, das der Hauptsache nach aus erweiterten und zum Teil verdickten Gefäßen, Arterien und Venen bestand, die von einem dichten vielschichtigen Bindegewebsmantel umhüllt waren. Von dem Wurmfortsatz, seinen Drüsen, seinen Lymphapparaten, seiner Muskulatur war nichts vorhanden. Histologisch wird die Geschwulst als Angiofibrom bezeichnet; offenbar liegt ein Choristom vor, das durch Entwicklung der Gefäßkomponente allein an Stelle der ganzen Appendix zustande gekommen war. Allerdings muß auch bei diesem eigenartigen Gebilde an die Möglichkeit gedacht werden, daß ein Narbenprodukt an Stelle des durch akute Entzündung zerstörten Wurmfortsatzes vorliegt, ein Einwand, den Miescher auch erwähnt.

Kleine sog. „Chylangiome".

Man findet nicht allzu selten bei älteren Leuten im oberen Dünndarm, also im Duodenum und Jejunum, bald einzelne, bald zahlreiche, bis erbsengroße, besonders auf den Kuppen der Schleimhautfalten lokalisierte, gelbliche, leicht hervorragende, feinzottig gegliederte Geschwülstchen, die sog. kavernösen Chylangiome des Darmes (Abb. 25). Sie liegen meistens in einem umschriebenen Darmstück in ziemlicher Nähe beieinander, oft mehrere auf der Kuppe jeder KERKRINGschen Falte; im oberen Dünndarm kann man so oft hunderte dieser Gebilde zählen; doch kommen auch größere Abstände zwischen ihnen vor; so sah ich bei einem 39 Jahre alten Mann nur vier derartige Bildungen im unteren Jejunum, immer durch ein 10—15 cm langes, intaktes Darmstück voneinander getrennt.

Mikroskopisch ist das Bild ein enheitliches (Abb. 26). Sie stellen ein System kavernöser, unregelmäßiger Hohlräume dar, die die ganze Schleim- und Unterschleimhaut durchsetzen, sehr selten auf die Muskularis übergreifen, sich scharf von der unveränderten Umgebung abheben; die Hohlräume dringen auch in das Zottengerüst selbst vor; die Zotten werden dadurch zu plumpen, kolbigen, kürbisflaschenähnlichen Formen aufgetrieben. Die Hohlräume sind von niederem Endothel ausgekleidet, das aber auch streckenweise fehlen kann. Ihr Inhalt ist homogen, geronnen, hie und da findet man der Gerinnung beigemengt einige abgeschuppte Endothelien, ab und zu einen Leukozyten; auch Körnchenzellen mit Fetttröpfchen können vorkommen. Zellige Reaktion in der Umgebung der Hohlräume, deren Wand auch vereinzelte glatte Muskelfasern enthalten kann, fehlt gewöhnlich, doch kommen im Zwischengewebe auch kleine Lymphozytengruppen vor. SCHUJENINOFF sah dort auch einmal Corpora amylacea abgelagert. Endothelwucherungen sind nie zu sehen; auf die Muskulatur greift

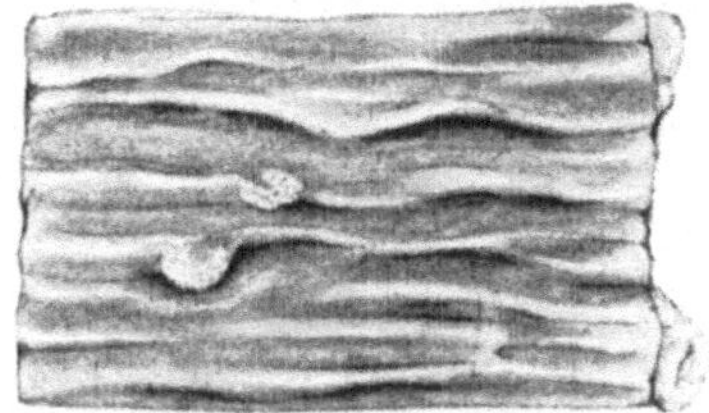
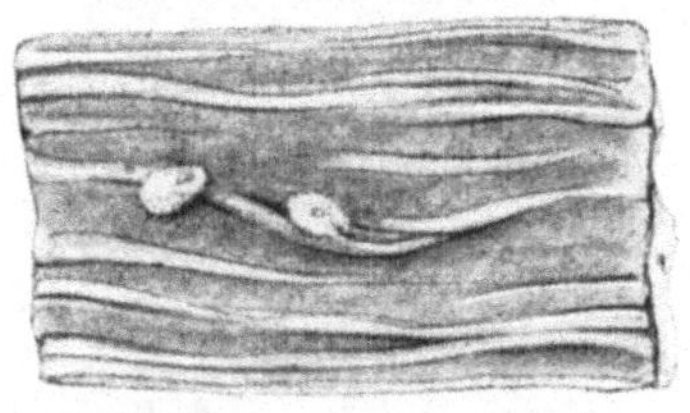
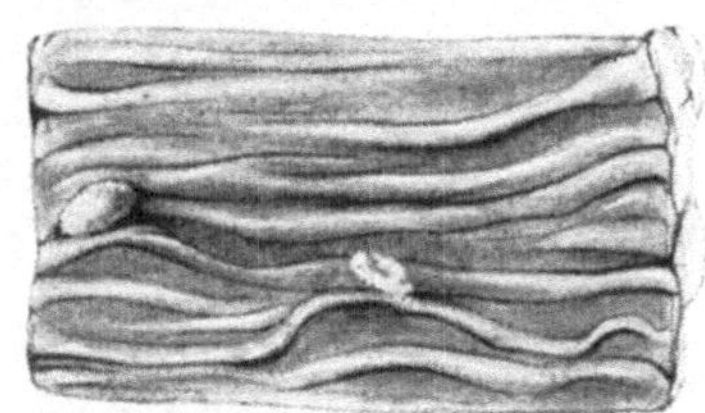

Abb. 25. Multiple sog. kavernöse Chylangiome (Chylangiektasien) des Jejunum; der zottenartige Aufbau ist gut sichtbar. S. 413/25. Mann 57 Jahre. ³/₄ der natürl. Größe.

die Gefäßerweiterung nur sehr selten über (DANISCH, KROMPECHER, PRZEWOSKI, ZENKER, SCHUJENINOFF, DAWIDOFF).

Bei diesen Gebilden handelt es sich wahrscheinlich um keine echten Geschwülste, sondern mehr Ektasien von Chyluskapillaren durch Verschluß oder Verstopfung abführender Chylusgefäße in der Darmwand selbst oder im Gekröse, die eine Stauung im Wurzelgebiet der Chylusgefäße bedingen. Allerdings müssen es besondere Umstände sein, deren Kenntnis sich vorläufig unserem Nachweis meistens entzieht, denn es ist histologisch meist nicht zu erkennen, warum es bei der weitgehenden Anastomose der Chylusgefäße im Darmrohr zu solchen Stauungen kommen kann; denn gerade dort, wo wir oft sichere Thrombose und Verschluß von Chylusgefäßen im Gekröseansatz sehen, wo die größeren Chylusgefäße oft durch Stauung stark gefüllt hervortreten, so z. B. bei Tuberkulose des Darmes, bei Krebsmetastasen in den Gekröselymphknoten, sind solche umschriebene Erweiterungen in der Schleimhaut nicht zu sehen.

Auch fehlen sie gewöhnlich bei starken Narbenbildungen im Mesenterium, bei welchen größere Teile abführender Chylusgefäße ausgefallen sein müssen, bzw. die Chylusabfuhr große Umwege einschlagen muß; sie fehlen bei Verschluß des Ductus thoracicus, man sieht sie nie bei Ascites chylosus; ein Zufallsbefund war es wohl, daß wir sie einmal in einem inkarzerierten Darmstück fanden. Kausalgenetisch ist aber vielleicht nochmal daran zu erinnern, daß es hauptsächlich ältere Leute sind, bei denen sie gefunden werden, und daß in der Mehrzahl dieser Fälle doch Herzinsuffizienzerscheinungen bestanden haben. Allgemeine Stauung scheint also eine Rolle mitzuspielen. Eine chronische Mesenteritis, wie sie Henschen annimmt, haben wir nicht finden können, eher kann man in

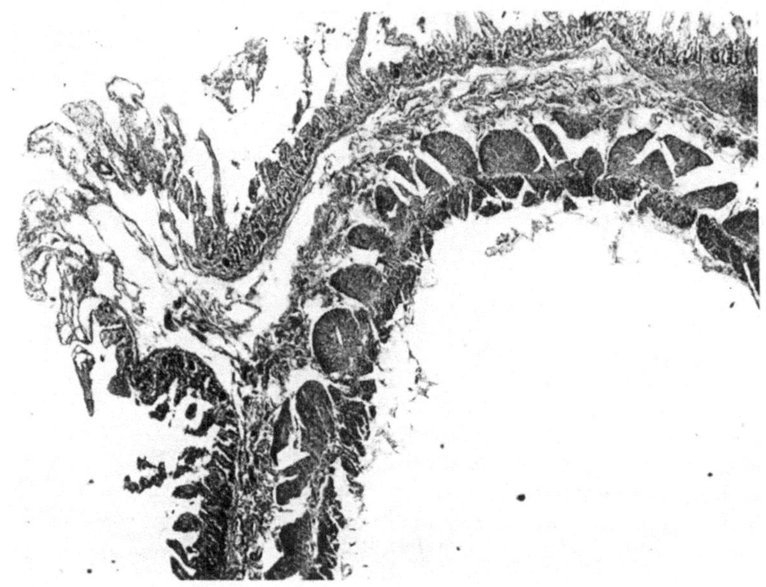

Abb. 26. Kleines sog. Chylangiom des oberen Dünndarms: kavernöse Lymphräume in der Schleimhaut, sich in die Zotten fortsetzend, und in der Unterschleimhaut. S. 444/25. Mann 60 Jahre. Lupenvergr. Planar 1 : 4,5. Balgl. 106 cm.

ihnen Altersrückbildungsvorgänge, an die Henschen auch denkt, sehen. Die Gebilde selbst stellen meist einen Nebenbefund dar und entbehren jeder klinischen Bedeutung. Nur könnte es durch Bersten derartig erweiterter Chylusräume auch einmal zur Chylorrhöe in die Darmlichtung kommen, die allerdings über bescheidene Maße nie hinausginge. Angaben hierüber sind spärlich; nur Takano erwähnt einen Fall, wo ein kavernöses Chylangiom des Gekröses sich in die Darmwand fortsetzte, hier dasselbe Bild wie die gewöhnlichen Chylangiome der Darmschleim- und Unterschleimhaut hervorrief und wo ein Durchbruch der erweiterten Gefäßräume in die Darmlichtung nachzuweisen war.

Zystische Lymphangiome.

Sehr selten sind zystische Lymphangiome, die sich in die Darmlichtung vorwölben; so beschreibt Kaufmann eine derartige walnußgroße Geschwulst, die submukös in der Vorderwand des Rektums saß, Perman multiple kleine solitäre submuköse Zystchen in einer 50 cm langen Jejunumschlinge, die zu einer beträchtlichen Verengung der Darmlichtung geführt hatten. Wie bei diesen

Choristomen muß man auch bei einer kleinen submukösen Geschwulst des Ileums, die STÄMMLER beschreibt, an eine Fehlbildung denken: hier waren eine Reihe kleiner Lymphzystchen nebeneinander gelagert; das Eigentümliche des Falles bestand aber auch darin, daß diese Zystchen von einem dicken Mantel xanthomartiger Fettkörnchenzellen umgeben waren, die wie typische Xanthomzellen auch nicht selten sich durch mehrfache Kerne auszeichneten. Von größerer klinischer Bedeutung können die Lymphangiome, insbesondere die zystischen Lymphangiome des Gekröses werden. Die Beschreibung eines speziellen Falles

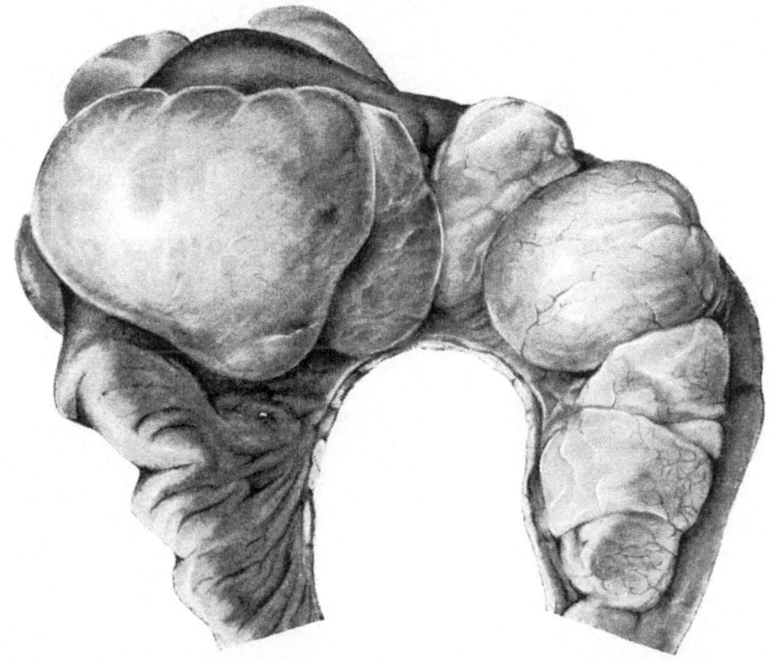

Abb. 27. Angeborene? zystische Lymphangiome der Außenfläche des Dünndarms; Kompression des Dünndarmes. Akute Ileuserscheinungen. Resektion. Die Lymphangiome sind teils thrombosiert mit beginnender Organisation von der Wand aus, teils mit flüssigem gelblich wäßrigem Inhalt gefüllt. E. 512/19. Mann 3 Jahre. ³/₄ der natürl. Größe. (Operiert Dr. MÜLLER-Landsberg.)

wird ein gutes Bild des Aussehens des histologischen Baus, des Schicksals der Zysten und ihrer klinischen Bedeutung geben und eine allgemeine Beschreibung ersparen:

Es handelt sich um ein dreijähriges Kind, das plötzlich unter ileusartigen Erscheinungen erkrankt. Bei der Laparotomie findet sich eine mannsfaustgroße, blau erscheinende Zyste, die anscheinend in zwei halbkugelförmige Hälften geteilt ist. Diese beiden Hälften umfassen ein 4 cm langes Dünndarmstück und pressen es bis auf Bleistiftdicke zusammen (Abb. 27). Die Zysten sind untrennbar mit der Darmwand verwachsen, an die großen Zysten schließen sich über das ganze Gekröse hin verstreut, eine Reihe kleinerer Zysten von Haselnuß- bis Pflaumengröße an. Sie haben mehr gelbweiße Farbe, man zählt ihrer 30—40, sie erstrecken sich weit hinauf bis zur Radix mesenterii. Die weitere Untersuchung des resezierten Darmstückes mit den anhängenden Zysten ergibt, daß die Zysten einkammerig sind, daß die gelblich durchscheinenden milchige, trübe Flüssigkeit enthalten, in der man neben spärlichen Fettsäurenadeln und einigen Cholestearinkristallen kleintropfigen, fettigen Detritus findet. Die bläulich scheinenden Zysten, insbesondere die großen, die den Darm zusammendrücken, sind von Gerinnungsmassen ausgefüllt, die zum Teil fest anhaften und sich meist nicht ausdrücken lassen.

Die mikroskopische Untersuchung der Zysten ergibt größtenteils bindegewebige Wand, der hie und da glatte Muskelzellen beigemengt sind (Abb. 28). Die Zysten mit flüssigem Inhalt lassen als Auskleidung der Wand niederes.

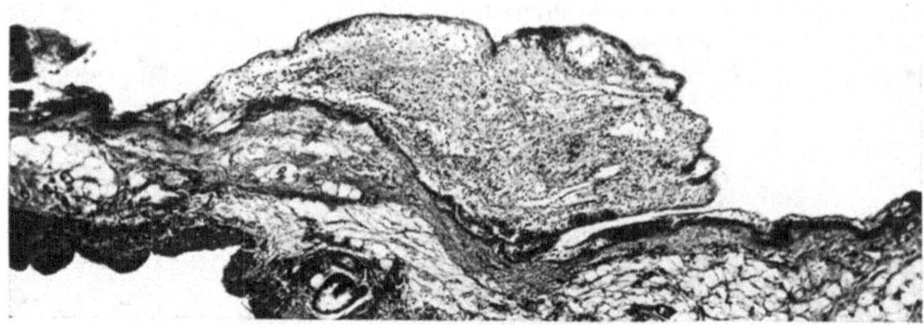

Abb. 28. Organisation eines Lymphangioma cysticum des Darmansatzes. Unten und oben Zystenwand, letztere mit breit polypösem Gerinnungspfropf, der weitgehend organisiert ist. Schwache Vergr. E. 512/19. Knabe 3 Jahre. Obj. 5. Ok. 2. Balgl. 35 cm.

flaches Endothel, das aber auch stellenweise fehlt, ersehen; der geronnene Inhalt der großen Zysten ist von lymphozytenartigen Zellen und von Fibrinfäden mehr oder minder stark durchsetzt, auch Leukozyten sind beigemengt

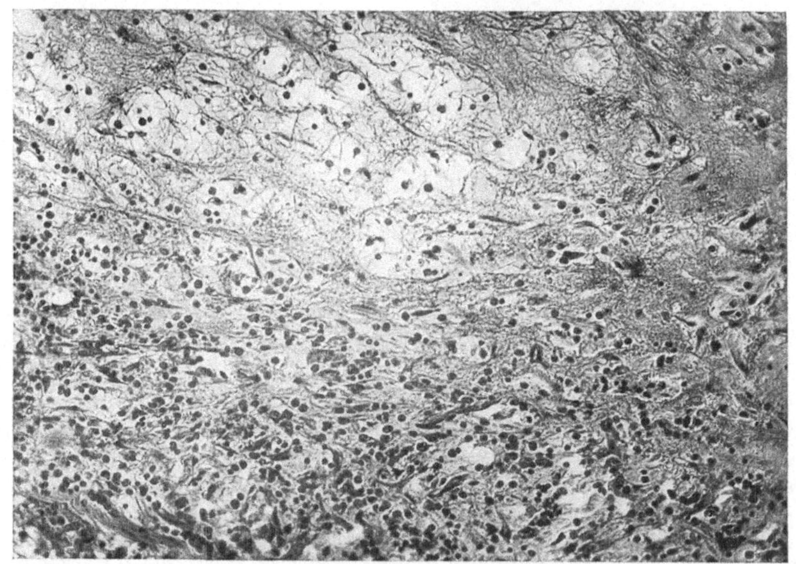

Abb. 29. Organisation eines zystischen thrombosierten Lymphangioms des Darmansatzes. Oben die feinfaserigen Fibrinnetze deutlich. E. 512/19. Knabe 3 Jahre. Starke Vergr. von Abb. 28. Obj. Zeiß. Apochromat. 8 mm. Ok. Periplan. 4. Balgl. 68 cm.

(Abb. 29). Von der Innenwand der Zyste aus wuchert jugendliches, zellreiches Gewebe, mit zahlreichen Gefäßsprossen, reich an Rundzellen in den Hohlraum ein. Es ist anzunehmen, daß die Ileuserscheinungen erst durch die Thrombose der großen Zysten zustande gekommen waren (Artur Müller, Schnebel, Hoffmann).

Es sind eine Reihe derartiger zystischer Lymphangiome des Darmes und seines Gekröses beschrieben. Sie kommen in allen Lebensaltern vor. Hoffmann beschreibt eine kindskopfgroße Geschwulst, die plötzlich nach anstrengender militärischer Übung entstanden sein soll. Ein derartig plötzliches Entstehen ist öfter beobachtet worden (Kiessling, Philipp, obiger Fall). Die Erklärung für dieses plötzliche Auftreten lautet verschieden: die Schwere der Geschwülste kann plötzlich zu Abknickungen, Stenosen, zu Torsionen, zu Volvulus führen, es können aber auch die Zysten auf einmal stark an Größe zunehmen, durch Erguß benachbarter, plötzlich in sie einbrechender Lymph- oder Chylusgefäße, es können Thrombosen des Inhaltes die Elastizität der Zysten vermindern und so unvermittelt auftretende Kreislaufsstörungen im Darm auslösen, die bei dem flüssigen Inhalt hintangehalten waren; es können schließlich auch Blutumlaufsstörungen im Darm zu Blutüberfüllungen der Zystenwände, zu Blutungen manchmal beträchtlicher Art ins Innere der Zysten Anlaß geben und so das Volum der Zysten in kurzer Zeit stark anschwellen lassen. Findet man doch nicht allzu selten den Zysteninhalt blutig verfärbt oder ausgedehnte Blutungen in einzelnen Zysten, deren Schwestergebilde durch ihren chylösen Inhalt die ursprüngliche Natur auch dieser Blutzysten nicht verkennen lassen. Schnebel teilt eine mannsfaustgroße Geschwulst mit, die im Becken fest eingekeilt, mit der Beckenwand in bindegewebige Verbindung getreten war und ebenfalls Ileuserscheinungen ausgelöst hatte.

Auch vielkammerige Geschwülste der Art sind beschrieben worden: Philipp u. a., Forster und Chlomsky 9 Fälle. Aus ihnen können sich aber durch Zerreißen der Zwischenwände auch einkammerige große Zysten bilden. So sah Forster bei einem 19jährigen schmächtigen Jungen ausgedehnte vielkammerige Zysten, die zusammen mehrere Liter gelbbrauner Flüssigkeit enthielten und einer weichen elastischen mannskopfgroßen vielhöckerigeren nicht fluktuierenden Geschwulst des Mesocolon transversum aufsaßen. Die Wand der Zysten war von Endothel ausgekleidet, neben Bindegewebe fanden sich in ihr noch glatte Muskelfasern, Lymphozyteninfiltrationen, selbst Lymphknötchen mit Keimzentren, die stellenweise sogar polypenförmig in die Lymphräume vorsprangen.

Für die echte Geschwulstnatur dieser Zysten, mögen sie sich nun aus abgeirrtem Lymphgefäßgewebe, mögen sie sich auf normalem Gewebe entwickelt haben, spricht neben ihrem multiplen Vorkommen, das das ganze Gekröse in Mitleidenschaft ziehen kann, auch der Nachweis kleinkavernösen Gewebes in der Wand der Septen und in der weiteren Zystenumgebung, der Nachweis von Lymphknötchen und sprossenden Lymphkapillaren, die sich wieder zu größeren Lymphräumen erweitern (Philipp u. a.)

Für die Geschwulstnatur sprechen auch Bilder, wie sie Gödel beschreibt: er sah in dem bindegewebigen Gerüst, das die Zysten trennte, epithelnesterähnliche Wucherungen von Endothelien, die in Zügen angeordnet waren, die sich ununterbrochen fortsetzten in Röhren mit niederer endothelialer Auskleidung und die dann zu den zystischen Gebilden überführten. Es entstehen so Bilder, die den manchmal beschriebenen Endotheliomen des Mesenteriums und des Retroperitoneums ähnlich sehen.

Eine Trennung dieser zystischen Gebilde des Gekröses und solcher des großen Netzes, ebenso der des Retroperitoneums läßt sich nicht durchführen. Bei den peritonealen Lymphzysten dieser Art kann differentialdiagnostisch nur die manchmal große Pseudozysten bildende Pseudomyxomatose des Peritoneum in Betracht kommen. Der Nachweis des Muzins einerseits, des Chylus andererseits wird in erster Linie die Herkunft aufklären.

Das öfter beobachtete Wiederkehren dieser zystischen Geschwülste nach anscheinend radikaler Entfernung bietet der Erklärung keine Schwierigkeiten. Es ist natürlich nicht der Ausdruck einer Bösartigkeit dieser Gebilde, vielmehr der der Vergrößerung zur Zeit der radikalen Operation schon bestehender kleiner Geschwülstchen: es kann auch der Fortfall der größeren Zysten die bessere Lymphversorgung der kleinen herbeigeführt haben und so schließlich Ursache des sog. Rezidivs geworden sein.

Stärkere Stauung im Lymphgefäßsystem des Bauchfells durch diese großen Lymphzysten kommt anscheinend nicht vor. Die Resorption des Chylus scheint im großen und ganzen ungestört zu verlaufen, wohl weil neben den in die Zyste sich ergießenden Chylusgefäßen eine große Reihe anderer in ihrem natürlichen Abfluß nicht gehemmt ist; die Darmaufsaugung wird durch diese Zysten anscheinend nie gestört, auch das Vorkommen von Ascites chylosus bei derartigen Zysten des Darms ist bisher nicht beschrieben.

Große kavernöse Lymphangiome.

Im Gegensatz zu den zystischen Lymphangiomen stellen diese mehr solide Neubildungen dar.

Sie kommen hauptsächlich im Gekröse vor; im Vergleich zu den zystischen Lymphangiomen sind sie sehr selten. Takano beschreibt einen derartigen Fall von fast kindskopfgroßem Gewächs bei einer 22jährigen Frau, das den ganzen Mesenterialabschnitt einer 35 cm langen Dünndarmschlinge einnahm, auf der Schnittfläche überall schwammartigen Aufbau durch Aneinanderlagerung erbsen- bis bohnengroßer Hohlräume, die mit milchweißem, bröckeligem Inhalt gefüllt waren, zeigte. Die Hohlräume wurden von einem mit Fettzellen gemischtem bindegewebigem Gerüst umschlossen.

Mikroskopisch ist der Befund dieser mesenterialen, kavernösen Lymphangiome ein ähnlicher wie bei den Darmschleimhautlymphangiomen; allerdings tritt der Geschwulstcharakter hier deutlich hervor: die Hohlräume sind, wenigstens die kleineren von einschichtigem Endothel ausgekleidet, das in den größeren Hohlräumen nicht immer vollständig angetroffen wird. Durch Schwund der Zwischenwände, infolge zunehmender Dehnung und Verdünnung kann es zu Einrissen kommen, benachbarte Hohlräume können dadurch zu einer Vereinigung gelangen. Von Bedeutung ist, daß sich in dem die Hohlräume umgebenden Gerüst Rundzelleinlagerungen in wechselnder Ausdehnung, und zwar besonders an den Stellen, an denen der Prozeß offenbar im Fortschreiten begriffen ist, finden (Oberndorfer). Hier sieht man dann auch Endothelsprossen und Lymphkapillaren, deren Übergang in die Hohlräume sich ab und zu nachweisen läßt. Zweifellos liegen hier Wucherungszentren der Geschwulst vor, die in einem retikulären, lymphoiden Muttergewebe vor sich gehen. Ein Teil der Rundzellen sind nicht Lymphozyten, sondern Histozyten (Gewebsbildner). Auch findet man in kleinen Hohlräumen manchmal rote Blutkörperchen in etwas größerer Menge, die weniger Folge von Blutungen zu sein scheinen, als der Ausdruck von Verbindungen zwischen Lymphräumen und Blutkapillaren sind. Diese von Takano ausgesprochene Vermutung können wir nur bestätigen aus ganz gleichen Beobachtungen, die die Betrachtung eines großen Lymphangioma pendulum der Magenserosa (Oberndorfer) ergab; hier waren die histologischen Befunde fast vollständig die gleichen wie sie Takano beschrieben hat. Auffallend ist, daß alle diese wenigen beschriebenen Fälle Frauen betrafen, doch kann das bei der geringen Zahl der Beobachtungen reiner Zufall sein.

Neurome, Neurinome, Neurofibrome, Neurinofibrome, Rankenneurome, Ganglioneurome.

Die Bezeichnungen dieser Geschwulstgruppen wechseln: auch wir sprechen im folgenden bei den einfacher gebauten Geschwülsten bald von Neuromen, bald von Neurinomen und Neurofibromen. Synonym sind Neurinome und Neurinofibrome. Rankenneurome und Ganglioneurome stellen besondere und besonders zu bezeichnende Formen der Gruppe dar.

In seiner grundlegenden Arbeit über die Neurofibromatose der Haut hat v. RECKLINGSHAUSEN auch ähnlicher Geschwülste im und am Darm Erwähnung getan. Er beschreibt neben serösen bzw. subserösen zum Teil ausgedehnten Knoten an Magen und Jejunum auch solche, die in der Unterschleimhaut ihren Sitz hatten und gegen das Darmlumen vorragten. Im histologischen Bild zeigten sie dieselben Befunde wie die Hautneurofibrome; sie waren aufgebaut aus spindeligen Zellen mit ovalem Kern. In ähnlichen Geschwülsten des Gekröses gelang auch der Nachweis des Zusammenhanges der Knoten mit feinsten Nervenfasern. Als eigentümliche Gebilde in ihnen wurden plumpe, abgerundete, mit Fortsätzen versehene Körper mit leicht körnigem Protoplasma geschildert, die größte Ähnlichkeit mit atrophischen Ganglienzellen zu haben schienen. Ähnlich dieser Beschreibung war das Bild eines walnußgroßen submukösen Gewächses oberhalb der Ileocökalklappe, das wir beobachtet haben. Auch wir halten die darin vorhandenen großen zelligen Gebilde für Ganglienzellen, allerdings nicht für atrophische wie nach der RECKLINGHAUSENschen Beschreibung; eine Besonderheit des Falles waren die zahlreichen erweiterten Lymphräume, die dieses Geschwulstgewebe durchzogen (Abb. 34).

Andere Untersucher (MODRZEJEWSKI, KOHTZ, HERXHEIMER, ROTH u. a.) heben weiterhin hervor, daß die Lieblingstelle für den Ausgangspunkt dieser Geschwülste der Zwischenraum zwischen den beiden Lagen der Muscularis propria des Darmes sei, daß es also naheliegend wäre, sie vom Plexus myentericus abzuleiten. Dabei könne die äußere Längsmuskulatur stark ausgedehnt werden und schließlich auch ganz verschwinden, so daß der subseröse Ursprung der Geschwülste vorgetäuscht werde. Die histologische Beschreibung wird dahin erweitert, daß die die Geschwülste zusammensetzenden Spindelzellen, in Bündeln gruppiert, sich in den verschiedensten Richtungen kreuzten und daß die Ähnlichkeit mit Myomen sehr groß sei, wenn nicht vor allem die eiförmigen Kerne gegen die myogene Natur sprechen würden. Auf diese Kernform ist allerdings kein allzugroßes Gewicht zu legen.

Multiplizität dieser Geschwülste im Darm ist selten, so häufig auch Multiplizität dieser Neurofibrome im äußeren Keimblatt zu treffen ist. Wir erwähnen hier nur zwei Fälle ausgesprochener Multiplizität, einen von HERXHEIMER-ROTH mit 12 Knoten im obersten Jejunum, von Stecknadel- bis über Walnußgröße, die in deutlichen Beziehungen zum Plexus myentericus standen, und den außerordentlichen Fall von GUBERMANN, der mir allerdings nur im kurzen Referat zugänglich war. Hier wurden bei einem 70jährigen Mann im ganzen Darmkanal vom Pylorus bis zum Sphincter internus im ganzen nicht weniger als 250 dieser die Schleimhaut vorwölbenden festen mohnkorn- bis erbsengroßen Knoten gefunden, die sich durch rote Färbung, also wohl großen Gehalt an Blutgefäßen auszeichneten und offenbar aus Spindelzellen, denen Ganglienzellen beigemengt gewesen sein sollen, aufgebaut waren. GUBERMANN nennt sie teleangiektatische Neurofibrome.

Im ganzen stellt die eine Form der Neurofibrome des Magendarmkanals, die knotenbildende, keinen allzu seltenen Befund dar, und jedenfalls ist sie wesentlich häufiger als sie gemeiniglich diagnostiziert wird. Die Größe dieser Geschwülste schwankt in den im Schrifttum erwähnten Fällen von Stecknadelkopfgröße bis Welschnußgröße; sie besitzen eine gewisse Durchsichtigkeit, sind von sehr derber Konsistenz und von grauer, grauweißlicher oder weißrötlicher Farbe. Subseröse Knoten bilden oft einen Stiel und können dann wie Polypen in die Bauchhöhle hineinragen. Aus dieser Beschreibung geht schon hervor, daß sie sich makroskopisch von Fibromen oder Myomen des Darmes nicht zu unterscheiden brauchen. Manche der Myome werden hier einzureihen sein. Davon haben wir schon bei der Beschreibung der Myome gesprochen und der neuen Ansichten Gossets Erwähnung getan,

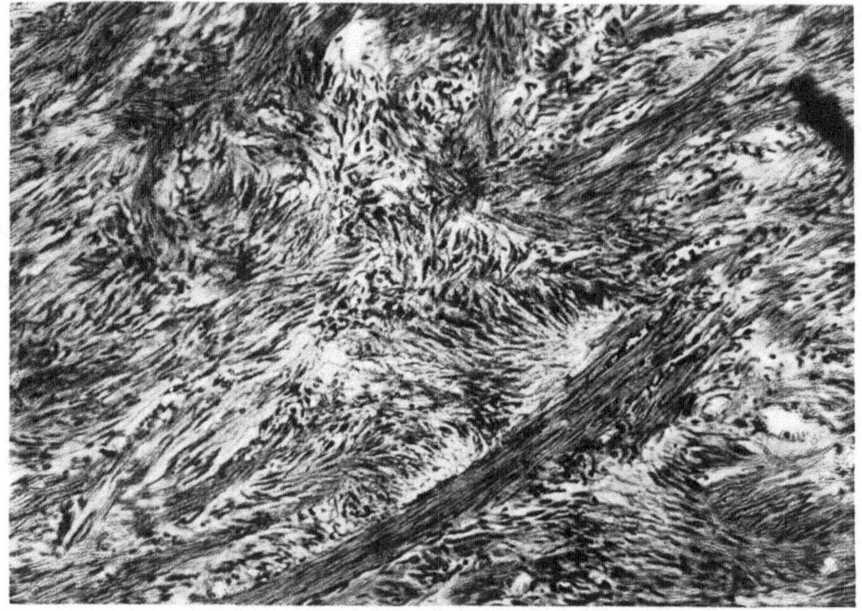

Abb. 30. Neurinom des Darmes. Kleiner in die Muskularis eingesprengter Tumor. Kernreihen- und Büschelbildung durch rhythmisches Wachstum veranlaßt. S. 279/24. Vergr. Comp. Ok. 4. Obj. Apochrom. Zeiß 16 mm. Balgl. 54 cm.

der den größten Teil der Myome, insbesondere die divertikulären Myome als Neurome, Schwanniome, ansieht, der aber unseres Erachtens viel zu weit geht.

Von den Neuromen bevorzugt werden, neben Magen, Jejunum und Ileum, anscheinend auch der Querdarm. Auch scheint die Mehrzahl der Knoten dem Gekröseansatz gegenüber oder doch mit Vorliebe von ihm entfernt zu liegen.

Ergänzend ist noch zur histologischen Kennzeichnung nachzutragen, daß die Geschwülste bei der van Giesonfärbung im Gegensatz zu den bindegewebigen Geschwülsten gelbliche bis gelbbläuliche Farbe annehmen, eine Eigenschaft, die sie mit den Myomen teilen, wobei die sie oft in großer Menge durchziehenden bindegewebigen Fasern leuchtend rot erscheinen. Bindegewebiger Natur sind auch wahrscheinlich die von v. Recklinghausen beschriebenen homogenen lichtbrechenden Bänder, die sich inmitten der Herde finden. Ihre Deutung als Ganglienzellen ist sicher nicht richtig, doch kommen tatsächlich auch echte

Ganglienzellen in diesen Geschwülsten vor, die sich dann zwischen Fasern, die sie umflechten, eingelagert finden (ASKANAZY). Markhaltige Nervenfasern fehlen gewöhnlich (Abb. 31).

Wir erinnern hier auch an die Neurome ASKANAZYs, die am Grund und in den Narben verheilender Ulcera rotunda des Magens gefunden worden sind. Sie können vollkommen den Bildern wie sie eben geschildert worden sind, entsprechen, auch Ganglien können in ihnen nachzuweisen sein. Wahrscheinlich handelt es sich hier weniger um echte Gewächse als um eine Art Amputationsneurome, die durch Hyperplasie sich regenerierender, bei der Geschwürsbildung angeschnittener Nervenfasern oder Plexus entstanden sind. Immerhin haben die hier zu beobachtenden Bilder größte Ähnlichkeit mit den später zu beschreibenden axialen Neuromen in der verödeten Wurmfortsatznarbe.

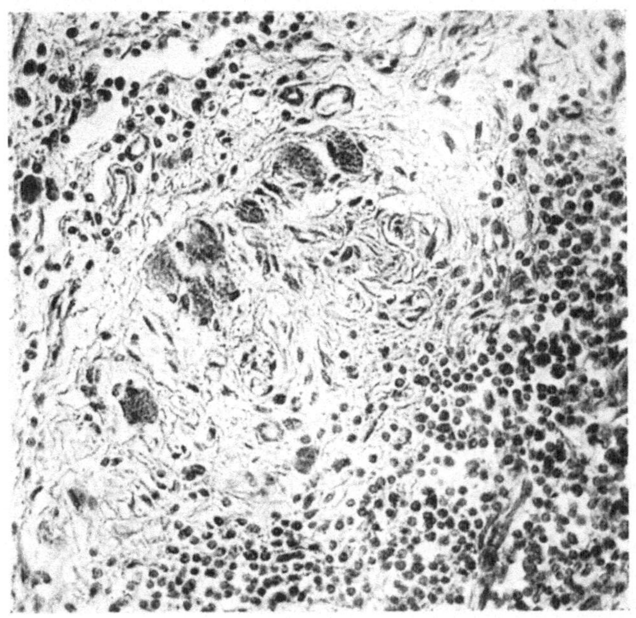

Abb. 31. Neurom (neurofibröse Wucherung eines Darmganglions) im Grund eines Magenkarzinoms mit Ganglienzellen. E. 736/24. Vergr. Apochrom. Zeiß 8. Komp. Ok. 4. Balgl. 50 cm.

Die Diagnose der „Neurome" ist im allgemeinen nicht schwer, die Gruppierung der Zellen in Bündelform, der gewellte Verlauf der Fasern, die oft fächerförmig auseinanderstrahlen, das gegen Bindegewebe sprechende Verhalten der van Giesonfärbung, oft aber nur die Ausschließung aller anderen in Betracht kommenden Gewächsarten führt zur richtigen Diagnose.

Eine Eigentümlichkeit ist auch die bei ihnen oft anzutreffende eigenartige rhythmische Parallelstellung der Kerne im Faserverlauf (Abb. 30). Sie findet sich zwar auch in der glatten Muskulatur (OBERNDORFER: „Paradestellung", „Ruhestellung der Kerne", besonders in chronisch indurierten und alt verödeten Appendizes), in Myomen usw.; was die Ursache dieser eigentümlichen Kernlagerungen ist, ist nicht sicher; während in der glatten Muskulatur Kernverschiebungen wahrscheinlicher in Betracht kommen, wird bei den Neuromen mehr an rhythmische Wachstumsvorgänge zu denken sein (LAUCHE, KRUMBEIN).

Histogenetisch werden sie gerade wie die Verocayschen Neurofibrome, die Neurinome überhaupt von dem eigentümlichen wahrscheinlich ektodermalen Nervenbindegewebe, dem Äquivalent der Schwannschen Scheiden abgeleitet und daher rührt auch die von französischen Forschern neuerdings mit Vorliebe gebrauchte Bezeichnung „Schwannom" oder „Schwanniom".

Nach Gosset soll die zystische Degeneration dieser Schwannome häufig sein, sie sei teils nur mikroskopisch erkennbar und verdanke einer Verflüssigung des Zellprotoplasmas über einem der Kernpole ihre Entstehung; sie könne aber auch weitergreifen und so zu größeren zystischen Erweichungen Anlaß geben. Vielfach bedinge diese zystische Degeneration auch Bilder, die der schleimigen Degeneration ähnlich werden könnten. Blutungen in dem erweichten Gewebe könnten auftreten und die Zysten sich schließlich in die Schleimhaut eröffnen. Überhaupt charakterisiere eine außerordentliche Verschiedenartigkeit diese Geschwülste, was an und für sich bei der bekannt großen Variationsbreite im histologischen Bild auch der peripheren Neurinome nichts Auffallendes hat. Man könnte tatsächlich mit einigem Recht als Lehre aufstellen, alle die faserigen Gewächse, die der Diagnose Schwierigkeit machen, als Neurinome anzusehen. Neugebildete Nervenfibrillen seien allerdings in den Geschwülsten nicht nachzuweisen, vielleicht sind sie in früher Zeit vorhanden und degenerieren dann schon in den ersten Entwicklungsperioden der Geschwulst.

Gosset usw. unterscheiden bei ihren Magenneuromen, und dieselbe Einteilung ist auch für die Darmneurome gestattet, je nach dem Grad der zystischen Degeneration das „Schwannome massif", das „Schwannome en dégénérescence myxoide", dann den „gestielten zystischen Tumor" und schließlich auch aberrierende Formen, die auch reichlich Muskelfasern einschließen können; schließlich sollen sogar Übergangsformen zu den reinen Myomen des Darmes vorkommen.

Diese Auffassung Gossets usw. wird lebhafte Kritik hervorrufen, im ganzen aber den Erfolg haben, daß man mit der Diagnose „Neurinom" vielleicht etwas freigiebiger sein wird. Insbesondere werden die „Fibrome" des Darmes, die an und für sich selten sind, noch mehr eingeengt werden.

Weiterhin werden alle Übergänge dieser Neurofibrome zu Sarkomen, die sich wieder oft durch großen Reichtum an Gefäßen auszeichnen und zu Blutungen neigen, beschrieben. Nicht allzu selten sind die Neurofibrome des Darmes Teilerscheinungen der Recklinghausenschen Neurofibromatose (Oberndorfer, Modrzjewski).

Klinisch sind diese knotigen Neurofibrome ziemlich bedeutungslos, wenn sie nicht als gestielte Gewächse der Serosa Abdrehungs- oder Knickungserscheinungen hervorrufen oder als in das Darmlumen ragende, also als führende Geschwülste eine Invagination herbeiführen (Bannerjee und Christeller) oder gar sarkomatös entarten.

Neuerdings ist mehr als von diesen knotenförmigen Neurofibromen die Rede von den eigentümlichen Gebilden, die als Neurome in narbenbildender chronischer Appendizitis usw. beschrieben worden sind (Maresch, Masson, Schweitzer) (Abb. 32 u. 33). Sie stellen scharf abgegrenzte, nur mit feinsten fibrillären Fasern in das Nachbargewebe reichende Herde dar, entweder in Form axialer Stränge bei Wurmfortsatzverödung oder als kleine Knötchen, die in die zentrale Narbe eingelagert sind. Die Größe dieser Knötchen schwankt zwischen der eines kleinen Stecknadelkopfes bis zu größeren rundlichen oder ovalen Gebilden. Manchmal bilden sie auch die saumförmige Auskleidung der kleinen Spalträume, die sich als Rest der Lichtung bei verödender Appendizitis finden. Auch hier kann Knötchenform der Gebilde beobachtet werden (Abb. 32 u. 33). Die Knötchen wölben sich dann gegen den Rest der Unterschleimhaut, andererseits auch in das spaltförmige Lumen vor, das sie so teilweise zum Verschluß bringen können. Ihr Hauptsitz ist der Rest der Schleimhaut. Bei den größeren länglichen Formen ist noch zu erwähnen, daß sie öfters Einschnürungen zeigen, so daß perlschnurartige Bilder entstehen. Ähnliche Wucherungen finden sich auch bei erhaltenem Schleimhautzylinder bei der sog. chronischen Appendizitis in Stratum proprium der Schleimhaut. Im histologischen Bild zeigen diese Herde eine mehr oder weniger

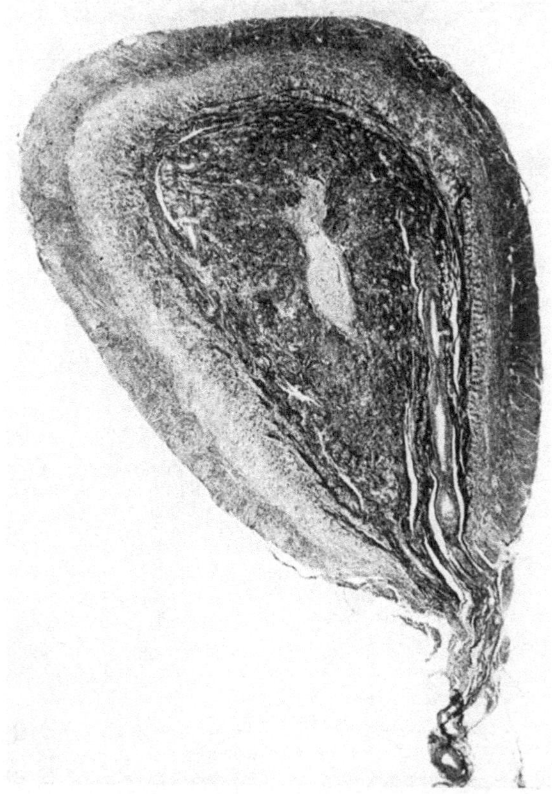

Abb. 32. Obliterierende Appendizitis: zentrale Spaltbildung mit umgebendem knotenförmigen Neurom. S. 65/26. Weib 70 Jahre.

große Anzahl heller, kurzspindeliger, wenig scharf begrenzter Zellen, mit rundlichem bis kurzelliptischem, chromatinarmem Kern. Diese Zellen scheinen eingelagert in eine bei schwacher Vergrößerung homogene, körnige Masse, die bei starker Vergrößerung eine deutliche faserige Struktur erkennen läßt. Diese Fibrillen durchsetzen in Bündelform die Gebilde, durchflechten sich, erscheinen deshalb im Schnitt bald längs, bald schräg getroffen und sind zum Teil wirtelartig aufgerollt. In Transversalschnitten kann sich das Bild eines feinsten Fasernetzes ergeben. Durch schmalste Bindegewebszüge werden die einzelnen Herde in zahlreiche kleinere Bezirke aufgeteilt. Kapillaren durchziehen in wechselnder Menge die Geschwulst, auch die Fasermasse und der Zellreichtum wechselt, bald sind die Knötchen sehr zellreich, bald finden sich in körnig aussehendem, scharf begrenztem dichtem Faserfilz nur spärliche, chromatin-

reichere Kerne (Schweitzer). Knötchen- und saumartige Bildungen treten
bei der Trichrommethode nach Masson an in Bouinscher Flüssigkeit fixierten
Wurmfortsätzen besonders deutlich hervor; sie erscheinen leuchtend rot, mit
einem Stich ins Violette, sich scharf abhebend von dem tiefblaugefärbten umgebenden Bindegewebe. Van Giesonfärbung tönt sie gelblich, Neurofibrillen-
färbung nach Bielschowsky scheint keine sicheren Resultate zu geben, mit
Weigertscher Markscheidenfärbung lassen sich in einem kleinen Teil der

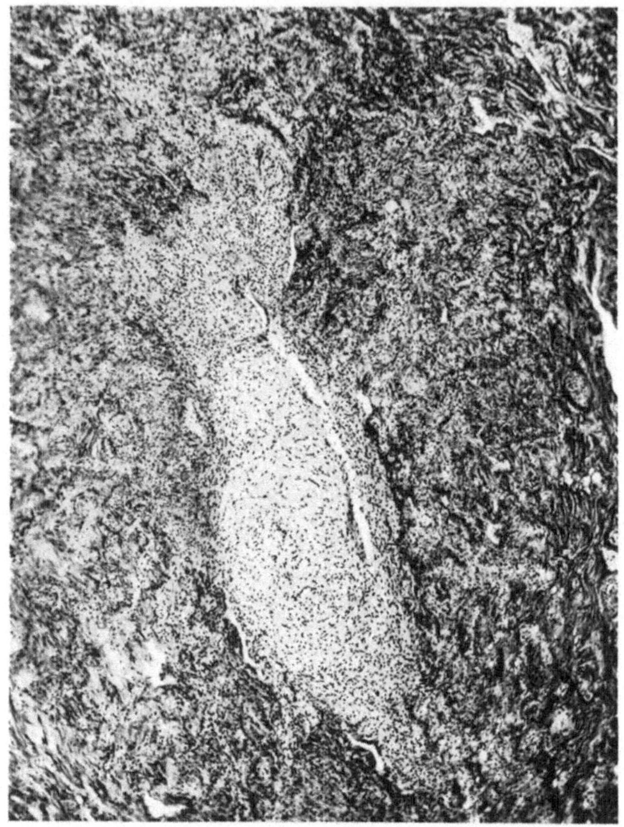

Abb. 33. Obliterierende Appendizitis: zentrale Spaltbildung mit umgebendem Neurom. Starke
Vergrößerung aus Abb. 32. S. 65/26. Weib 70 Jahre.

Fälle kleinste Fasern nachweisen, doch ist dies kein Beweis für die Neubildung
solcher Fasern.

Auch hier werden ganglienzellenähnliche Gebilde beschrieben, die in verschiedener Menge in das neuromartige Gewebe eingestreut sind (Abb. 34). Masson
unterscheidet 4 Formen von ganglionären Gebilden: Remaksche Zellen mit
scharf begrenztem Zelleib (Type nevroglique), dann sphärische, in denen im
granulafreien Bezirk sich Nisslkörper ähnliche Chromatinschollen nachweisen
lassen (Type ganglionnaire), als dritte Art Zellen, die neben argentaffinen Körnern
(auf ihre Bedeutung kommen wir noch später zu sprechen) auch feine Vakuolen
enthalten (Type glandulaire), als vierte Form kommen Zellen von kubischer
und zylindrischer Form mit mittelständigem Kern vor, die einen kleinen Hohl-

raum umschließen und am basalen Pol silberreduzierende Granulierung zeigen (Type intestinale).

Es wird angenommen, daß bei den entzündlichen und ulzerierenden Prozessen im Wurmfortsatz Nervenplexusteile freigelegt oder partiell zerstört werden, die dann zu einer Neubildung von Nervenfasern Anlaß geben können. Es handelt sich anscheinend um echte Geschwulstbildungen, die in die Gruppe der Neurinome VEROCAYs gehören, auch große Ähnlichkeit mit den Amputationsneuromen besitzen. Diese Verwandtschaft mit den Amputationsneuromen betont auch MASSON.

Allerdings darf man nicht verkennen, daß die Einreihung dieser Geschwülste noch nicht gesichert ist. Betont doch selbst MASSON, daß sie zum großen Teil

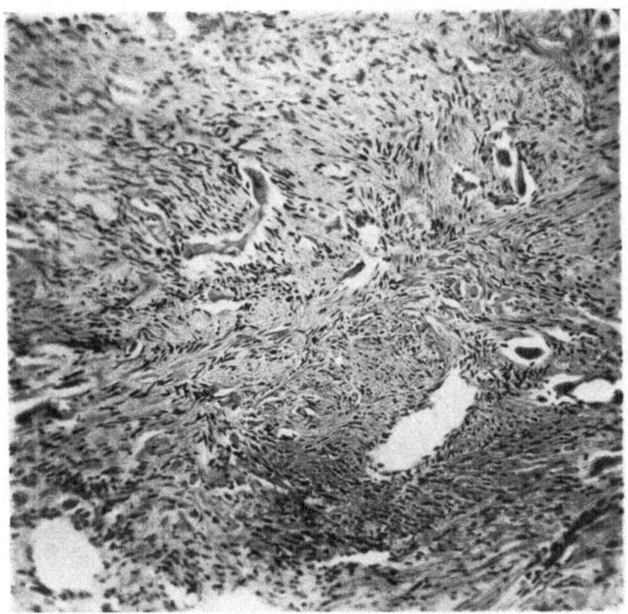

Abb. 34. Fibroneurom des untersten Ileum, direkt oberhalb der Klappe (makroskopisch: walnußgroßer, von Schleimhaut überzogener, diese vorwölbender Tumor). Faserbündel mit Andeutung rhythmischer Kernanordnungen. Erweiterte Lymphgefäße. Die großen in Spalträumen liegenden Zellen sind vielleicht Ganglien des] AUERBACHschen Plexus. S. 564/19. Weib 68 Jahre. Vergr. Komp. Ok. 4. Obj. Apochrom. 16 mm. Balgl. 42 cm.

nur REMAKsche Kerne enthalten, daß Neuriten in ihnen mit Sicherheit noch nicht nachgewiesen sind; auf ihre Beziehungen zu den SCHMIDT-CIACCIO-Zellen kommen wir unten noch zu sprechen.

Diese Appendixneurome oder besser Neurinome kommen verhältnismäßig häufig vor. SCHWEITZER findet sie unter 12 verödeten Wurmfortsätzen fünfmal, in einer weiteren Reihe von 20 Wurmfortsätzen 12mal, das würde 60% bei allen chronisch veränderten Wurmfortsätzen bedeuten. MASSON will sie fast regelmäßig bei obliterierender Appendizitis nachweisen können, was wir nach Prüfung von Wurmfortsatzverödungen in Reihenschnitte bestätigen können.

Es ist naheliegend, diese nach destruierender Appendizitis im zentralen Mukosagranulom im Reste der Schleimhaut sitzenden Gebilde von dem submukösen Plexus des Darmes abzuleiten, wenn auch nach den üblichen Darstellungen der Darmplexus der Nachweis von Nervenfasern in der

Mukosa nicht gelingt. Doch scheinen tatsächlich Nervenfasern in der Schleimhaut vorzukommen, bei Fischen hat sie A. S. Dagiel nachgewiesen und sogar ihren Herantritt an das Darmepithel beobachtet. Masson betont den großen Gehalt der Muscularis mucosae an Nervenfasern, die die Muskelfasern zum Teil umscheiden und ebenso das Vorkommen eines nervösen in der Schleimhaut gelegenen Plexus (Plexus periglandulaire). Derartige Verbindungen der Darmnervenplexus mit der Darmschleimhaut sind auch, theoretisch genommen, ein unbedingtes Erfordernis. Einen gewissen Beweis dafür bildet auch unsere Beobachtung ausgedehnten neurogenen Gewebes mit Fasermassen und selbst Ganglienzellen in der Schleimhaut in einem Fall von Riesenwuchs der Appendix, auf dessen Beschreibung ich bei den „Ganglioneuromen" des Darmes noch näher einzugehen haben werde (Abb. 36).

Eine andere Deutung der Entstehung dieser Gebilde hat in neuester Zeit Masson gegeben. Wie erwähnt, beschreibt er zwischen den Fibrillenzügen der im Stratum proprium mucosae liegenden Neurome Ganglienzellen oder ähnliche Körper mit argentaffiner Granulierung. Diese Granula sind nicht selten kapuzenartig um den Kern angeordnet. Dadurch werden diese Zellen außerordentlich ähnlich den Zellen, die als Schmidt-Kultschitzky-Ciaccio-Zellen des Darmepithels beschrieben worden sind, die neben ihrer Chromierbarkeit auch diese Silberimprägnation zeigen (Masson). Diese besonderen Darmepithelien werden nun gewissermaßen als entodermale Neuroblasten aufgefaßt, die sich aus dem Verband der Epithelien lösen sollen, sich in das Stratum proprium der Mukosa verlagern und hier in innige Verbindung mit Nervenfasern treten, wahrscheinlich diese Nervenfasern sogar bilden können. Der weitere Schluß folgt, daß die sympathischen Nerven des Darmes überhaupt entodermaler Natur wären: damit würden diese kleinen Neurome eine außerordentlich große grundsätzliche Bedeutung gewinnen.

Eine Entscheidung können erst ausgedehnte weitere Untersuchungen geben. Hier sei nur vorläufig erwähnt, daß damit diese Neurome auch histogenetisch in Verwandtschaft gestellt würden zu den sog. Karzinoiden des Darmes, die Masson ebenfalls von den Schmidt-Kultschitzky-Ciaccioschen Zellen ableitet.

Wir werden bei der Besprechung der Karzinoide einer neueren Arbeit Erwähnung tun, die diese kühne Hypothese Massons ablehnt, allerdings nicht minder kühn diese Zellen erst in embryonaler Zeit von dem Darmplexus in das Epithel einwandern läßt, sie also für neurogener Natur hält.

Vielleicht kommt diesen Neuromen auch eine gewisse klinische Bedeutung zu; es ist möglich, daß sie zu Schmerzempfindungen Anlaß geben können, daß die Beschwerden bei manchen verödeten Appendizes, die Entzündungserscheinungen nicht mehr erkennen lassen, auf sie zurückzuführen sind. Für diese Möglichkeit spricht eine Beobachtung von Störk, der außerordentlich starke Schmerzanfälle bei einem peptischen Magenulkus auf ein derartiges Neurom am Ulkusgrund zurückführt. Immerhin wird man in der Zurückführung klinischer Symptome auf diese Knötchen vorsichtig sein müssen, da sie ja, wie Schweitzer nachweist, und wie die tägliche Untersuchung obliterierter Appendizes, die keinerlei Erscheinungen machen, immer wieder ergibt, häufige Befunde darstellen.

Eine Gruppe für sich, aber durch große Verwandtschaft mit den Neuromen ausgezeichnet, stellen die Fälle von sog. Ganglioneuromen, Neurofibromatosen, Rankenneuromen, Ganglioneurofibromatosen mit oder ohne Kombination mit Riesenwuchs bestimmter Darmabschnitte dar. Es sind nur im ganzen 6 Fälle, die in diese Gruppe gehören, bekannt geworden (Baltisberger, Heine, Oberndorfer, Pick, Schmincke, Schultze). Es handelt sich um eigenartige Wucherungen, deren Gruppierung in die Geschwülste nicht ohne Schwierigkeit gelingt, da sie zwischen Blastomen und Fehlbildungen bzw. Überschußbildungen (Hamartomen: EUGEN ALBRECHT) stehen.

In dem von uns beobachteten Fall handelt es sich um einen riesigen Wurmfortsatz von 16 cm Länge und über Daumendicke, der operativ wegen akuter entzündlicher Erscheinungen entfernt wurde (Abb. 35). Auch sein reseziertes Gekröse war auffallend stark verdickt; der Wurmfortsatz war von sehr fester Konsistenz, sein Lumen nur spaltförmig, alle Schichten hatten an Breite zugenommen, die Schleimhaut war in starren, teilweise dachziegelartigen Falten aufgeworfen. Die mikroskopische Untersuchung ergab nun neben einer wahren Hypertrophie aller Schichten (z. B. waren die LIEBERKÜHNschen bis 860 μ lang, bis 130 μ dick) eine außerordentliche Vermehrung und Wucherung der Nervenfasern der Plexus und auch der Ganglienzellen. Diese waren auch ausgesprochen stark vergrößert, ebenso waren auch die bei der Operation durchtrennten Nervenbündel des Mesenteriolum auffallend verdickt, also makroskopisch schon erkennbar; mikroskopisch zeigten sie zum Teil Schwellung, stellenweise myxomatöse Beschaffenheit, markscheidenhaltige Fasern waren vereinzelt noch nachzuweisen. Die dicken Nervenbündel- und Fasermassen umkreisten stellenweise die Subserosa, drangen dann durch die äußere Muskelschicht durch und führten zu einer mächtigen Ausbreitung zwischen den beiden Muskellagen, entsprechend dem AUERBACHschen Plexus. Von hier aus durchbrachen sie strahlenförmig die innere Muskelschicht, führten zu einem dichten Netzwerk in der Unterschleimhaut, in der neben Längszügen auch quirlartig angeordnete nachzuweisen waren. Die Masse der Nerven betrug im ganzen mindestens $^1/_3$ der beträchtlich verdickten Submukosa. Die Muscularis mucosae fehlte, Nervenfasern griffen auf das Stratum proprium mucosae über, führten auch hier manchmal zu kugeligen Knotenformen

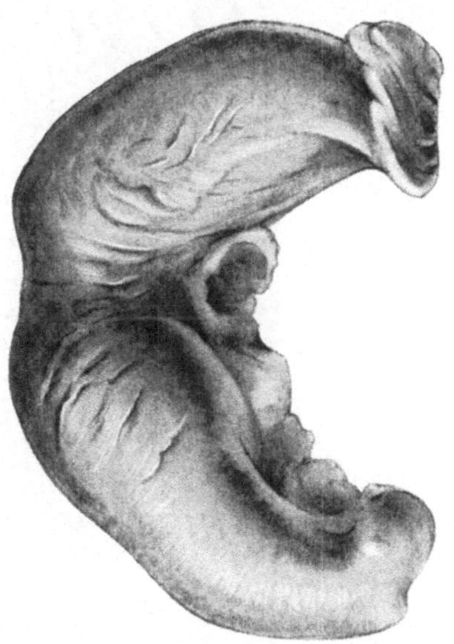

Abb. 35. Ganglioneuromatose des Wurmfortsatzes mit Riesenwuchs (OBERNDORFER: Z. Neur. 72, 1921). Operiert Hofrat Dr. MADLENER-Kempten. E. 753/20. Mann 28 Jahre. $^2/_3$ d. natürl. Größe.

(Abb. 36). An Stelle des retikulierten Stratum proprium mucosae mit seinen zahlreichen Rundzellen war ein welliges, faseriges, eigenartiges Gewebe mit rundlichen bis längsovalen, hellen Kernen getreten (ganz ähnliche Schilderung bei BALTISBERGER), in das nur spärliche Reste von Lymphknötchen eingesprengt waren und das die gut erhaltenen LIEBERKÜHNschen Krypten umspann. Das Stratum proprium mucosae erhielt dadurch ein festes derbes Gefüge, es ließ sich am besten vergleichen mit dem für die Neurinome charakteristischen Gewebe; gleichen Befund schildert HEINE.

Hier wie auch in den anderen Schichten haben wir die in Neurinomen öfters beschriebenen LANGHANSschen Blasenzellen (nach WEGELIN Vakuolenbildungen in gewucherten Endothelien des Endoneuriums) vermißt. Neugebildete Nervenfasern könnten wir nirgends mit Sicherheit nachweisen, degenerierte Nervenfasern waren besonders in den äußeren Schichten vielfach zu treffen.

Weiterhin fanden sich neben den Fasermassen der verdickten Nervenbündel in allen Schichten, mit Ausnahme der Schleimhaut, wo sie sehr spärlich waren,

zahlreiche Ganglienzellen (ähnlich auch bei Baltisberger), die gegen ihre gewöhnliche Zahl stark vermehrt waren (Abb. 37); sie umgaben teilweise in dichter
reihenförmiger Anordnung die einzelnen Nervenbündel; Querschnitte derselben waren oft von einem strahlig angeordneten Kranz von Ganglienzellen umgeben (Abb. 38); dabei waren diese oft so dicht aneinandergelagert, daß Zelleib
hart an Zelleib grenzte und manches Mal war eine scharfe Grenze zwischen den
einzelnen Ganglienzellen nicht mehr zu ziehen. Wie erwähnt war die Größe

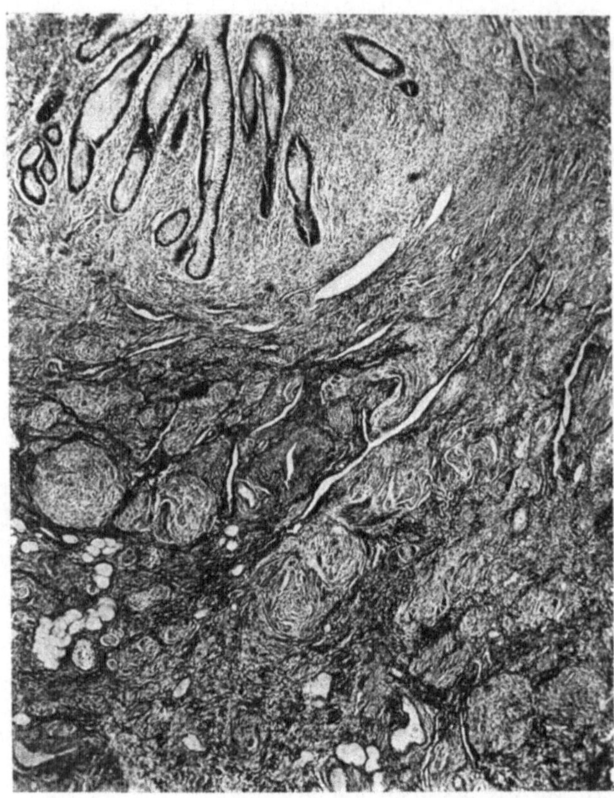

Abb. 36. Ganglioneuromatose der Appendix mit Riesenwuchs (cf. Abb. 35). Schnitt durch Mukosa
und Submukosa. Massige Nervenfaserzüge in der stark verbreiterten Submukosa. Welliges faseriges
Grundgewebe der Mukosa. Vergrößerte Drüsen. E. 753/20. Mann 28 Jahre. Ok. 4. Apochromat. 16 mm.

der einzelnen Ganglienzellen stark erhöht, um das Zwei- bis Dreifache der Norm.
Die Form war eine verschiedene, es wechselten Pyramidenformen mit runden,
vieleckigen Zellen usw. Die Kerne hatten die gewöhnliche Form der Ganglien-
zellkerne, waren groß, hell, bläschenförmig, meist mit deutlichen Kernkörperchen
versehen. Nisslschollen waren in ihrem Zelleib deutlich nachzuweisen. Neben
diesen großen Ganglienzellen waren auch kleinere mit dunklem Kern, ohne
deutliches Kernkörperchen nicht selten anzutreffen.

Neben diesen Ganglienzellen fanden sich nun in allen Schichten, besonders
aber im Gebiet des Auerbachschen Plexus, in stärkerem Grade auch in der
Subserosa, in vermindertem Grade in der Unterschleimhaut nur ganz vereinzelt im
Stratum proprium mucosae, eigenartige andere Zellformen. Sie stellten entweder

längliche, gestreckte, dünne Zellen dar (Abb. 39), manchmal mit einem Kern wie die Ganglienzellen, manchmal mit dunkleren Kernen, mit Andeutung der Thioningranulierung, oder bänderartige, lange Protoplasmazüge, mit einer Vielzahl von Kernen; auch hier war teilweise Thioningranulierung und Kerne vom Aussehen der Ganglienzellen vorhanden. Die Länge dieser Synzytien erreichte manchmal eine Ausdehnung von über 200 μ. Die ganze Anordnung dieser synzytialen Bänder geht aus den Abbildungen besser als aus der eingehendsten

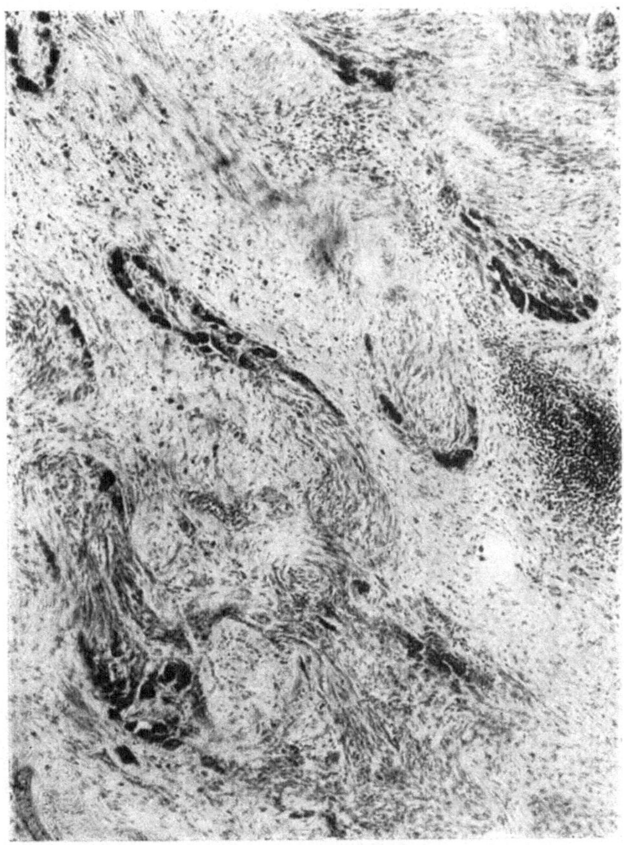

Abb. 37. Ganglioneuromatose der Appendix mit Riesenwuchs (cf. Abb. 35). Wucherungen von Fasern und Ganglienzellen im Plexus submucosus. E. 753/20. Mann 28 Jahre. Ok. 4. Objektiv Zeiß AA.

Beschreibung hervor. Neben den synzytialen Bändern kamen noch ganz unregelmäßig gestaltete, plumpe Protoplasmamassen mit vielen Kernen (Abb. 40), zum Teil ebenfalls von Ganglienzellkerncharakter vor, die eine eigentümlich zerfranste Oberfläche zeigten und den Gedanken nahe legten, als ob sich aus ihnen einzelne Zellindividuen abtrennten und so isolierte Ganglienzellen werden könnten.

Offenbar bilden die kleineren, helleren, spindeligen Zellen, ebenso die großen bandförmigen Synzytien und die plumpen riesenzellähnlichen Protoplasmamassen eine Einheit. Ihre große Ähnlichkeit mit Ganglienzellen, die Übergänge zu diesen, die man zu sehen glaubt, lassen sie als nahe verwandt mit jenen erscheinen, als unreife Ganglienäquivalente ansehen. Wir müssen aber zugeben, niemals etwas gesehen zu haben, was wir als autochthone Neubildung von marklosen oder markhaltigen Nervenfasern aus diesen Gebilden hätten ansprechen können. Pick hat unserer Auffassung widersprochen, sieht die Synzytien usw. für Produkte der Schwannschen Scheidenzellen an, also für Nervengerüstwerkäquivalente, als Neurinombestandteile. Grundsätzlich bedeutet das keine große Änderung in der Beurteilung auch bezüglich der Genese der Geschwülste, bei der genetischen Verwandtschaft der Schwannschen Zellen

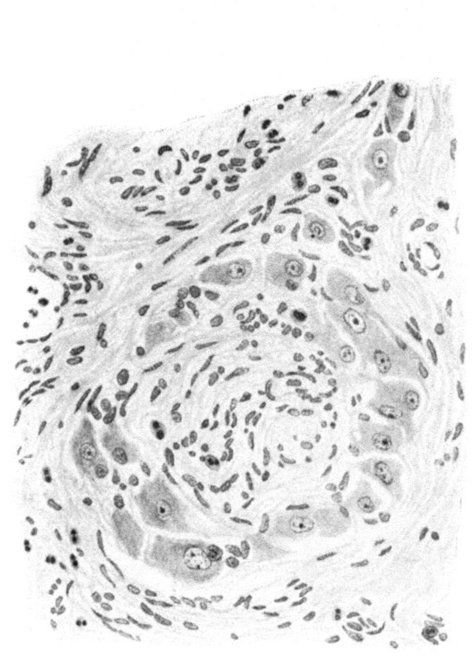

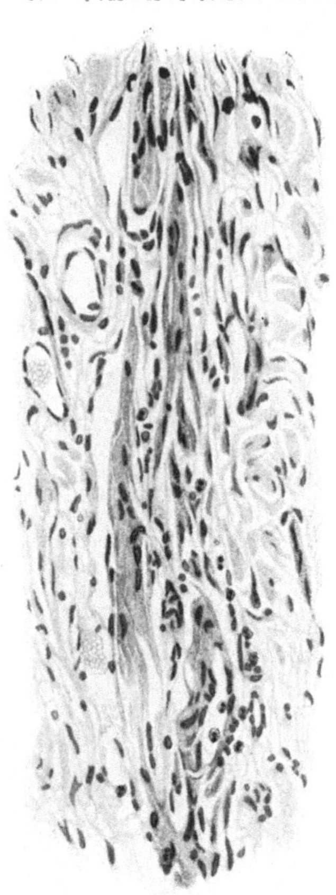

Abb. 38. Ganglioneuromatose der Appendix mit Riesenwuchs (cf. Abb. 35). Ganglion im Plexus submucosus. Vergrößerte und vermehrte, noch radiär gestellte Ganglien (embryonaler Typus). E. 753/20. Mann 28 Jahre. Komp. Ok. 4. Obj. Apochromat 4 mm.

Abb. 39. Ganglioneuromatose der Appendix mit Riesenwuchs (cf. Abb. 35). Synzytiale Faserzüge in der Submukosa. Synzytiale Bänder bis 200 μ lang. E. 753/20. Mann 28 Jahre. Komp. Ok. 4. Apochromat. 4 mm.

und der Neuroblasten. Doch sind die Ähnlichkeiten der synzytialen Gebilde mit den Ganglienzellen so groß, daß ich mich der Pickschen Ablehnung ihres ganglionären Charakters nicht anschließen kann, ebensowenig Heines Auffassung, der in diesen Synzytien atrophische Kernwucherungen des Fettgewebes sieht. Wir müssen gestehen, daß uns solche Fettgewebswucherungen überhaupt und gar im Darmkanal zwischen seinen Mnskelschichten nicht bekannt sind.

Neubildung von Ganglienzellen wird postembryonal allerdings sehr selten beobachtet und es sind nur wenige Fälle sog. Ganglioneurome bekannt, in denen tatsächlich eine Neubildung von Ganglienzellen aus unreifen, undifferenzierten

Vorstadien angenommen werden darf. In den in Frage stehenden Fällen liegt offenbar ein ähnlicher Vorgang vor, also eine starke Wucherung der sympathischen Zellen mit großer Neigung zur Ausreifung. Eine Analogie findet diese Neubildung von Ganglienzellen in den ersten Perioden der Entwicklung des Nervensystems: nach L. STRETTER besteht die neurale Platte ursprünglich aus voneinander sich abgrenzenden Ektodermzellen, die bei ihrer weiteren Vermehrung ihre Grenzen verwischen lassen und so ein Synzytium bilden, das sich später zu einem Myelospongium auflockert; dieses läßt aus sich heraus

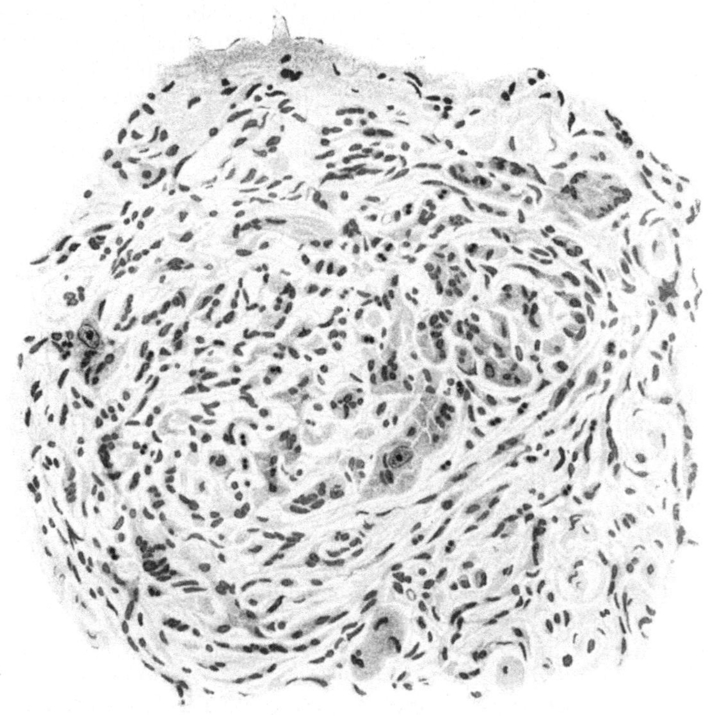

Abb. 40. Ganglioneuromatose der Appendix mit Riesenwuchs (cf. Abb. 35). Synzytiale, kleinbänderige Wucherungsformen im nervösen Gewebe; Vorstadien der größeren Synzytien und der Ganglienzellen. E. 753/20. Mann 28 Jahre. Komp. Ok. 4. Aprochrom. Zeiß 4 mm.

dann Spongioblasten und Neuroblasten differenzieren (Ende des 1. Embryonalmonats). Die Bilder, die wir hier sehen, wiederholen also die embryonale Entstehung der nervösen Apparate.

Betrachtet man nur die starke Wucherung des nervösen Anteiles, müßte man zu der Überzeugung kommen, daß hier eine echte Geschwulstform vorliegt. Die Bezeichnung könnte schwanken zwischen Ganglioneuromatose, wenn man Ganglienzellneubildung anerkennt und in den Vordergrund stellt (OBERNDORFER), Neurofibromatose oder Neurinomatose, wenn man die Ganglienzelldifferenzierung nicht anerkennt (PICK und BIELSCHOWSKY), wenn man also die synzytialen Gebilde mehr von Spongioblasten ableitet.

Es kommt aber eines hinzu, was den Geschwulstcharakter nicht ganz rein erscheinen läßt, das ist die gewaltige Hypertrophie aller, auch nicht neurogener Bestandteile des Darmteiles, eine Hypertrophie, an der selbst die epithelialen Bestandteile wie die LIEBERKÜHNschen Krypten vollen Anteil nehmen. Diese

Hypertrophie ist auch in den anderen bekannt gewordenen Fällen großenteils vorhanden gewesen, so bei Pick-Lutz eine Riesendünndarmschlinge beim Pferd, scharf gegen den übrigen Dünndarm abgegrenzt; bei Schulz eine Wurmfortsatzgeschwulst, bei Heine in Form einer distalen kolbigen Auftreibung des Wurmfortsatzes. Pick zieht daraus den Schluß, daß hier eine sektorenförmige Störung der embryonalen Anlage bestimmter Darmteile vorliege, daß also das Wesentliche eine sektorenförmige Überschußbildung wäre, die sich dann mit geschwulstmäßiger Exzeßbildung der einen Komponente, des nervösen Anteiles verbindet.

Die bekannt gewordenen vier Fälle nach Pick stellen, jeder für sich, einen Typus dar, der stufenförmig in Stärke und Ausbreitung der Veränderungen über den anderen steht. Als niederste Gruppe werden die Fälle von bloßer Neurinomatose der Nerven im Darmteil und zugehörigem Gekröse ohne Riesenwuchs an Nerven oder Darm zu bezeichnen sein (Schmincke). Ihr folgt als zweite Gruppe Riesenwuchs und Neurinomatose der Nervengeflechte des Darmteils ohne Riesenwuchs am Darm selbst (Fall A. Schultz, Heine). Dieser Gruppe schließt sich eine Riesenwuchs- und Neurofibromatose (Ganglioneuromatose!) des Darmteils mit Riesenwuchs der Nerven des zugehörigen Gekröses ohne besondere Neurinomatose dieser mesenterialen Nerven an (Oberndorfer); als letzte ausgebildete Gruppe wären dann die Fälle von Nervenriesenwuchs mit Neurofibromatose des Darmteils, Nervenriesenwuchs mit Neurofibromatose bzw. Rankenneurom des zugehörigen Mesenteriums zu bezeichnen (Pick-Lutz, Baltisberger).

Auf die Ähnlichkeit der quirlartigen nervösen Bildungen, die besonders im Stratum proprium mucosae auftreten, mit den Neuromen (Maresch-Masson) in der Appendixwand, sei hier noch besonders hingewiesen. Die neurinomatöse Wucherung bzw. der Ersatz des Stratum proprium mucosae durch sie, das Vorkommen von Ganglienzellen in nächster Nähe der Epithelmassen der Lieberkühnschen Krypten (unser Fall und Fall Baltisberger) erweckt die Erinnerung an die Massonsche Lehre, daß die sympathischen Nerven des Darmes nicht von außen an den Darm gelangen, sondern Bildungen des Entoderms, und zwar bestimmter entodermaler Zellen wären.

Die nachträgliche Untersuchung unseres Falles auf argentaffine Zellen läßt allerdings eine Neueinstellung dieser Gewächse im Massonschen Sinne nicht notwendig erscheinen. Denn wir fanden wohl argentaffine Zellen in den Lieberkühnschen Krypten, auch vereinzelte ausgewanderte Zellen in der Drüsenumgebung, wie auch unter gewöhnlichen Verhältnissen. Stärkere Wucherungen dieser Zellen, oder gar Beziehungen dieser Zellen zu den Synzytien oder Andeutung von Argentaffinität in den Synzytien ließen sich nicht nachweisen, fehlten also anscheinend vollkommen.

Überblickt man das Ganze, was über diese Geschwulstgruppe bekannt ist, so fällt immer wieder auf, wie fließend die Übergänge zwischen den undifferenzierten knotigen Neurofibromformen bis zu den verwickelt aufgebauten Ganglioneuromen mit Riesenwuchs ganzer Darmteile sind. Mag ähnliches auch bei anderen Geschwülsten der Fall sein, so ausgesprochen sind die Beziehungen zu den Mißbildungen selten wie gerade hier. Dazu kommt noch, daß in einer ganzen Anzahl die Veränderungen im Gebiet des Magendarmschlauchs Teilerscheinungen einer Veränderung des sympathischen Systems im ganzen Körper sind, daß in einer Reihe von Fällen ausgesprochene Erblichkeit (z. B. unser Fall: Neurinomatose bei Verwandten des Trägers unserer Geschwulst) besteht. So wäre es gestattet, diese ganze Gruppe aus einer Besprechung der Darmgeschwülste herauszunehmen und sie bei den Mißbildungen, in engerer Bezeichnung bei den Darmhamartomen abzuhandeln, wenn nicht eben doch

gerade bei den einfacher gebauten Bildungen der Gewächscharakter so ausgesprochen wäre.

Die Ursachen der Verschiedenheit im Aufbau der mit dem sympathischen
System des Darms in Beziehung stehenden Geschwülste liegen vielleicht, wie
dies HERXHEIMER annimmt, in der Verschiedenheit des teratogenetischen
Terminationspunktes der einzelnen Formen.

Die Sarkome.

STÄMMLER teilt die Darmsarkome ein in zwei Hauptgruppen:

1. Das sich aus der Kontinuität des Darmes scharf heraushebende Sarkom
(prominentes Sarkom), das sich entweder nach innen oder nach außen entwickelt (inneres oder äußeres Sarkom) und unterscheidet weiter der Form nach

a) das knotige, knollige, breit aufsitzende Sarkom,

b) das polypöse gestielte Sarkom;

2. das in der Kontinuität des Darmes entwickelte Sarkom, das wieder
zerfällt in

a) das örtlich eng begrenzte Sarkom, das die Darmwand auf kürzere
Strecken durchsetzt,

b) die diffuse Sarkomatosis, die bald in Form einer ganz gleichmäßigen
Infiltration der Darmwand auftritt, bald zu außerordentlich zahlreichen aber
mehr umschriebenen plattenförmigen Einlagerungen führt.

Ähnlich ist die Einteilung von KONJETZNY für die Magensarkome, die aber
ebenso für die Darmsarkome passen würde:

Er teilt ein: in exogastrische und endogastrische, auf den Darm
angewendet also in exointestinale und endointestinale, dann wieder in
flächenhaft expansive oder infiltrierend sich ausbreitende Sarkome und
gliedert ihnen als eigenes Kapitel das Lymphosarkom an.

Beide Einteilungen richten sich ausschließlich nach der makroskopischen Erscheinungsform der Geschwülste, berücksichtigen aber nicht die Vielgestaltigkeit
des Darmsarkoms, die bei gleichem histologischen Aufbau gegeben sein kann (ganz
im Gegensatz zu der größeren Beständigkeit und Abhängigkeit der Karzinome
in ihrem makroskopischen Aussehen vom mikroskopischen Aufbau), eine Polymorphie, die besonders durch die zweite Eigentümlichkeit der Darmsarkome,
ihr häufiges primär multiples Auftreten deutlich in Erscheinung tritt. Es wird
deshalb zweckmäßiger sein, von vornherein auf die äußere Form als Ein-
teilungsmaßstab zu verzichten — eine derartige Einteilung mag übrigens vom
rein chirurgischen Gesichtspunkt aus gesehen, vollkommen berechtigt sein —
und den geweblichen Bau zur Einteilung heranzuziehen.

Wir kommen dann zur Aufstellung von drei Hauptgruppen des Darmsarkoms, die wegen ihrer relativen Häufigkeit vor allem besprochen werden
müssen, das sind die Myosarkome, die sich von den Myomen nicht scharf
abgrenzen lassen, deshalb oben bei jenen bereits besprochen worden sind; dann
die Lymphosarkome, die weitaus häufigste und bedeutungsvollste Sarkomform
im Darm, an dritter Stelle verdient das Melanosarkom des Mastdarms
genannt zu werden. Alle übrigen Sarkomformen, das Spindelzellsarkom, das
polymorphzellige Sarkom, kommen im Vergleich zu diesen drei Hauptformen
an Bedeutung und an Häufigkeit kaum in Betracht, verdienen deshalb kaum
mehr als kasuistische Beachtung.

Statistische Zusammenstellungen über die Häufigkeit der Darmsarkome
überhaupt, dann über die Bevorzugung der einzelnen Darmabschnitte usw.,
geben ein sehr mangelhaftes Bild, weil die Einzelzusammenstellungen meist

nur über geringes Material verfügen, große zusammenfassende Statistiken über Tausende von Fällen, die allein ein klares Bild zeichnen würden, noch fehlen. Immerhin geben einzelne von ihnen den tatsächlichen Verhältnissen vielleicht nahekommende Anhaltspunkte: Müller (angef. nach Goto) findet unter 521 Karzinomsektionen überhaupt 41 mal Darmkarzinome, unter 102 Sarkomfällen nur 1 Darmsarkom, eine Zahl, die mir viel zu gering zu sein scheint. Lauenstein zählt unter 8407 Sektionen 111 Sarkome, darunter 6 Darmsarkome, von ihnen wieder 3 im Rektum, Zahlen, die den tatsächlichen Verhältnissen wohl näher kommen. A. Bär findet unter 160 Ileocökalgewächsen 10 Sarkome, Wortmann unter 203 bösartigen Darmgeschwülsten 198 Karzinome und 5 Sarkome, von denen 1 im Rektum, 1 im Coecum, 3 im Dünndarm lokalisiert waren, während Dünndarmkarzinome überhaupt nicht zur Beobachtung kamen. Storch zählt unter einem Operationsmaterial neben 101 Dickdarm- und 69 Mastdarmkarzinomen nur 2 Dünndarmsarkome. Hieraus geht schon erstens die Seltenheit der Sarkome des Darmschlauchs im Vergleich zu den Karzinomen hervor, dann aber auch die Vorliebe der Sarkome für den Dünndarm. Ein besseres Bild über die Lokalisation der Sarkome in den einzelnen Darmabschnitten gibt die Zusammenstellung von Corner und Fairbank: unter 175 Sarkomen des Verdauungsapparates finden sie 14 Sarkome des Ösophagus, 58 des Magens, 65 des Dünndarms, 20 des Coecums, 11 des Kolon, 7 des Rektums. Bei den Dünndarmsarkomen fanden Libmann und Wortmann unter 58 Fällen 15 im Duodenum, 20 im Jejunum, 15 im Ileum und 8, die über den gesamten Dünndarm ausgebreitet waren. In seltenen Fällen kann auch der Wurmfortsatz Ausgangspunkt der Sarkome sein (Simon, Winkler, Beatson, Jones).

Ferner lassen die Statistiken ein Überwiegen des männlichen Geschlechtes an der Erkrankung an Darmsarkom erkennen. Allerdings mögen hier die Fehlerquellen besonders reichlich sein, denn im großen und ganzen entschließen sich die Männer leichter zur Krankenhausbehandlung und operativer Behandlung als die Frauen, werden also eher statistisch erfaßt. Dieselben Gründe sind gegen die Überschätzung einer Sektionssaalstatistik anzuführen. Die bekanntgegebenen Zahlen haben also nur sehr bedingten Wert. Goto zählt beim Ileocökalsarkom neben 15 Männern 7 Frauen, auch Libmann meint, daß Männer doppelt große Beteiligung am Darmsarkom gegenüber den Frauen haben, Einar Key findet beim Rektumsarkom ein Verhältnis von 12 Männern: 3 Frauen beim unpigmentierten, 18:10 beim pigmentierten Rektumsarkom, Corner und Fairbank geben wieder beim Rektumsarkom ein Verhältnis von 5:1 an.

Madelung und Baltzer zählen unter ihren 14 Fällen nur ein Weib auf. Das Sarkom wird in allen Altersstufen gefunden: Madelung und Baltzer halten das 3. und 4. Jahrzehnt für besonders gefährdet; aber auch hier mögen äußere Gründe den Wert der Statistik stark beeinträchtigen. Das frühe Kindesalter stellt eine nicht unbeträchtliche Zahl zu den mitgeteilten Fällen, Stern beobachtete ein Sarkom beim Neugeborenen, Fälle von 3—6jährigen sind nicht selten im Schrifttum zu finden (Wortmann, Kraft, Duken).

Rundzellensarkome und Lymphosarkome des Darmes.

Die weitaus größte Rolle, klinisch wie anatomisch, spielt unter den Darmsarkomen das sog. Lymphosarkom [Synonyma: Lymphoblastisches Sarkom, Lymphoma sarcomatosum, Lymphoblastom für großzellige Tumoren, Lymphozytom für kleinzellige Tumoren, (Ribbert), Kundratsche Lymphosarkomatose].

Eine Unterscheidung des Lymphosarkoms vom Rundzellsarkom des Darmes unterlassen wir absichtlich und gestehen, daß uns eine Unterscheidung zweier verschiedener Rundzellsarkomformen im Darm nicht möglich erscheint. Stämmler nennt z. B. das Rundzellsarkom die häufigste Form des Darmsarkoms. Charakteristisch für es sei das Fehlen der Kollagenfaserfärbung, die dem Lymphosarkom zukomme; allerdings könnten bei dem Wachsen des Sarkoms in einem bir _egewebigen Organ oft die Geschwulstzellen die örtlichen Bindegewebszellen auseinander drängen und auf das feinste durchsetzen. Täuschungsbilder entständen, indem sich zwischen den Geschwulstzellen die feinsten Fäserchen des örtlichen Bindegewebes nachweisen ließen; man unterscheide sie aber an dem Beibehalten der ursprünglich parallelen Anordnung der Bindegewebe von Fasern, die zum Gewächs selbst gehörten. Für das Lymphosarkom sei also das „Retikulum" zwischen den Sarkomzellen charakteristisch und für die Diagnose ausschlaggebend; je spärlicher es werde, um so weicher werde das Gewächs, und um so schwerer sei es vom Rundzellsarkom zu unterscheiden; in anderen Fällen sei es mächtig stark entwickelt, so daß die Zellen an Masse verhältnismäßig zurückträten (harte Lymphosarkome).

Also auch STÄMMLER hebt die Schwierigkeit, ja Unmöglichkeit der Unterscheidung beider Sarkomformen hervor. Tatsächlich kann man die von STÄMMLER als differentialdiagnostisch charakteristischen Gerüstbefunde nebeneinander in demselben Fall von Lymphosarkom sehen. Auch makroskopisch wird sich eine Unterscheidung kaum treffen lassen. Nach STÄMMLER ist das Rundzellsarkom meist infiltrierend, bald größere, bald kleinere Strecken des Darmes ringförmig einnehmend, oft mit einer Erweiterung der Darmlichtung verbunden, weich, die Schichten der Darmwand nur durch die diffuse Durchsetzung mit Geschwulstzellen nicht mehr erkennen lassend; eine Beschreibung, die auf die KUNDRATsche Lymphosarkomatose völlig paßt; daß das Lymphosarkom gewöhnlich eine etwas derbere Konsistenz als das Rundzellsarkom aufweise, etwas weniger Zellsaft abstreifen lasse wie jenes, wie STÄMMLER anführt, wird sich auch nicht aufrechterhalten lassen, da in multiplen und ausgedehnten Lymphosarkomen die Konsistenz der einzelnen Infiltrationsbezirke vielfach geringe Verschiedenheit aufweist. Wir sind also nach unseren, an Zahl nicht geringen eigenen Beobachtungen der Überzeugung, daß die Hauptmasse der als „Rundzellsarkome" beschriebenen Sarkome des Darms, dem sog. „Lymphosarkom" KUNDRATs beizuzählen ist, da durchgreifende histologische Unterscheidungsmöglichkeiten zweier Rundzellsarkomformen des Darmes nicht vorhanden sind.

Auf die Stellung des Lymphosarkoms in der Geschwulstlehre gehen wir weiter unten ein: hier wollen wir uns fürs erste mit seiner Erscheinungsweise beschäftigen: wir unterscheiden umschriebene, auf einen umschriebenen Darmbezirk sich beschränkende Geschwülsten und andererseits solche, die an verschiedensten Stellen des Darmes auftreten, den Eindruck einer Organsystemerkrankung machen, daneben Lymphosarkome als Teilerscheinung einer allgemeinen Lymphosarkomatose; bei dieser letzten Gruppe mag es zweifelhaft erscheinen, ob nicht in einer Reihe der mitgeteilten Fälle doch die Darmgeschwülste die primären Neubildungen gewesen sind.

Ehe wir auf die zusammenfassende Beschreibung gehen, sollen die von uns beobachteten Fälle kurz angeführt werden:

1. S. 7/08. Mann, 23 Jahre (Dr. BRANDTS). Spürt seit einiger Zeit Schmerzen in der Lebergegend, muß häufiger erbrechen, magert ab. Wegen Karzinomverdacht Gastroenterostomie. Unter zunehmender Schwäche Tod.

Befund: Das Duodenum ist stark erweitert, mit dem Mesocolon transversum verwachsen; die ganze Duodenalwand ist von weißen Einlagerungen durchsetzt, die die Falten zum Verstreichen bringen, die stellenweise aber auch fünfmarkstückgroße, plattenartige Knoten bilden. Im Bereiche der Infiltration, die das ganze Duodenum erfaßt, ist das Darmrohr stark erweitert. Geschwulstverdickung der Leberkapsel, atrophische Leberzirrhose.

2. S. 10/06. Mann, 44 Jahre (Dr. BRANDTS). Seit einigen Monaten zunehmende Schwellung des rechten Hodensackes. Es wird gleichzeitig vom Arzt eine große Geschwulst in der Ileocökalgegend festgestellt, Tod an intestinaler Verblutung.

Autoptischer Befund: Die Hodenhüllen sind von weißen Geschwulstmassen durchsetzt, die rechte Skrotalhälfte bis auf Zweifaustgröße verdickt. Das Cavum vaginale und der Hoden selbst aber sind ohne Veränderungen. Der Processus vaginalis ist offen, die im Leben gefühlte Geschwulst entspricht dem untersten Ileum und dem Blinddarm, die beide erweitert und besonders stark verdickt und von weißen Geschwulstmassen durchsetzt sind (Abb. 41). Die Gewächsmassen greifen auf das Mesocoecum über und bilden hier einen faustgroßen Knoten. Im Gekröse mehrere bis kastaniengroße weiche Lymphknoten. Der Wurmfortsatz ist stark verdickt, weißlich. Auf dem Durchschnitt beträgt die Dicke der geschwulstdurchsetzten Coecumwand 2—3 cm. Die Schleimhaut ist diffus infiltriert, aber großenteils noch erhalten, grünlich verfärbt; teerartige Massen im Blinddarm.

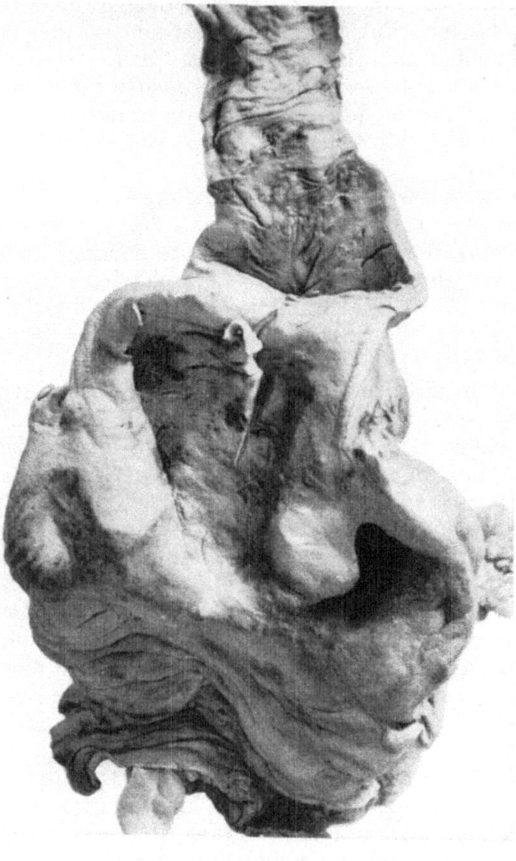

3. S. 289/07. Weib, 38 Jahre (Dr. Brandts). 3 Monat vor Eintritt ins Krankenhaus vor den Mahlzeiten Übelkeit und Erbrechen. Zunahme der Darmbeschwerden. Zunahme der Kachexie. Am Hals und in den Schlüsselbeingruben lassen sich bis hühnereigroße Lymphknotenpakete nachweisen. Zunehmender Kräfteverfall. Tod. Bei der Autopsie findet sich eine billardkugelgroße, weiße, derbe Geschwulst in der Kontinuität einer Dünndarmschlinge ungefähr 2 m oberhalb der Ileocökalklappe. Man sieht bei Eröffnen des Darmes diese Stelle aneurysmatisch erweitert und die ganze Wand hochgradig verdickt, von gelbweißen Geschwulstmassen durchsetzt, die die Schichtung der Darmwand nicht mehr erkennen lassen. Kraterförmige, ungefähr walnußgroße Ulzeration der Infiltration an ihrer dem Gekröseansatz gegenüberliegenden Seite. Oberhalb dieses großen Tumors mehrfache bis zehnpfennigstückgroße Geschwülste z. T. mit geschwürigem Zerfall der Dünndarmschleimhaut mit verdickten, wallartigen, grauweißen Rändern, von denen grauweiße Leisten gegen das Zentrum vorspringen (Abb. 42). Ein Schnitt durch diese Geschwüre zeigt nur Geschwulstinfiltration der Schleim- und Unterschleimhaut. Metastasen in den benachbarten Lymphknoten, in den periaortischen, inguinalen, mesenterialen und mediastinalen, den Bifurkations- und Hals-Lymphknoten, der

Abb. 41. Lymphosarkomatose des untersten Ileums und des Coecums; zunehmende Wandverdickung, die im Coecum 2—3 cm Dicke erreicht. Ausgedehnte Ulzeration der Coecuminfiltration. Starke Erweiterung des Coecumkopfes (unten.) PS. 10./1906. Mann 44 Jahre. ¹/₂ der natürl. Größe.

rechten Tuba Eustachii, der rechten Parotis, dem rechten Mittelohr, mit eitriger Otitis media, weitere Metastasen auf Peri- und Epikard, in der Milz.

Nebenbefund: Chronische ulzerierende Tuberkulose der linken Lungenspitze mit frischerer Ausbreitung in der Umgebung. Atrophische Leberzirrhose.

4. S. 173/09. Mann, 68 Jahre alt (Dr. Mayer). Vor 4 Monaten Fall auf einen Brunnentrog, gleich darauf starke Schmerzen in der rechten Unterbauchseite, Verstopfung, fühlbarer Widerstand in der rechten Unterbauchseite. Einige Tage nachher beträchtliche Größenzunahme der Resistenz. Klinischer Befund einige Monate später: kindskopfgroßes, nicht verschiebliches, hartes Gewächs der rechten Bauchseite. Operation: der Tumor ist mit dem Os ileum und mit dem seitlichen Teil des Peritoneum parietale verwachsen. Blinddarm scheint in der Geschwulst aufgegangen zu sein.

Sektion: Radix mesenterii und die periaortischen Drüsen von großen Geschwülsten durchsetzt. Die Geschwülste sind weiß, weich, hirnähnlich, schließen vereinzelt käsige, trockene Einlagerungen ein. Das Coecum ist in eine kindskopfgroße Hohlgeschwulst umgewandelt, mit bis 3,5 cm dicken, weißen, derben, homogenen Geschwulstwänden, die ausgedehnt ulzeriert, grün bis schwarz verfärbt und nekrotisch sind.

Der Wurmfortsatz ist nicht verändert. Die gleiche Erweiterung und Verdickung wie der Blinddarm weist das unterste Ileum auf; 20 cm oberhalb ist das Darmrohr wiederum spindelförmig erweitert, die Falten sind infiltriert, ebenso wie die ganze Wand, besonders stark am Mesenterialansatz. In der Mitte dieser 10 cm langen Infiltration ein spindel-

förmiges Geschwür, mit gezackten, langsam abfallenden, geröteten Rändern. 14 cm oberhalb dieser Stelle weitere weißliche Infiltrationen der ganzen Wand dieser mit dem Coecum verwachsenen Schlinge.

5. P. S. 09. Weib, 36 Jahre. Heftige Diarrhöen seit einigen Monaten. Ödeme der Unterschenkel. Apfelsinengroße, gut verschiebliche Geschwulst in Nabelhöhe zu fühlen, die bei der Operation in der Gegend des Pankreaskopfes sitzt, mit Duodenum und oberen Jejunum verwachsen erscheint. Gastroenterostomie. Bei der Sektion bietet sich gleich unterhalb des Pförtners eine sehr starke Erweiterung des Duodenums, mit stärkerer weißlicher Infiltration eines fünfmarkstückgroßen Abschnitts. Unterhalb dieser eine weitere handtellergroße, weiße Infiltration, die auf Pankreaskopf, Mesocolon transversum und Radix mesenterii übertritt.

6. 151/12. Mann, 59 Jahre (Dissertation SCHUBERTH). Sterbend eingeliefert. Befund: 12 cm oberhalb der Ileocökalklappe wulstige, über hühnereigroße Verdickungen der ganzen Wand des Ileums; aufgeschnitten zeigt sich hier eine kinderhandtellergroße, weiße, die ganze Wand durchsetzende Infiltration, die zentral eine unregelmäßig ausgebuchtete tiefe Geschwürsbildung zeigt, die in ihrer Mitte in Pfennigstückgröße durchgebrochen ist. Die Umgebung der Perforation ist in Markstückgröße schmutziggelb verfärbt. Das untere Ileum

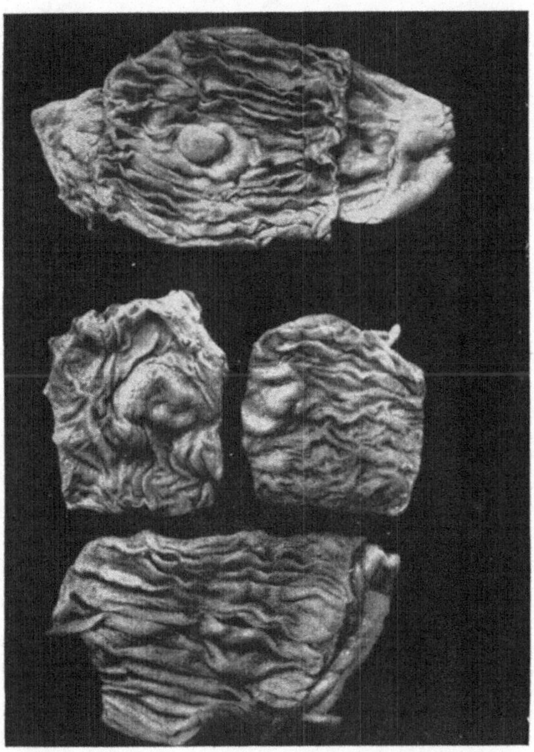

Abb. 42. Multiple Lymphosarkomatose. Infiltrationen des unteren Dünndarms in der Umgebung eines größeren zirkulären Infiltrates des untersten Ileums. Bemerkenswert ist die stellenweise gut sichtbare wallartige Einsenkung der Geschwulstperipherie. S. 289/1907. Weib 38 Jahre. $^9/_{10}$ der natürl. Größe.

weist im Zusammenhang mit diesem Gewächs weißliche derbe Serosainfiltration auf, die noch auf das Coecum übergreift, dieses mit dem Wurmfortsatz durchsetzend. Im Bereiche der großen Geschwulst ist das Dünndarmlumen erweitert. Im übrigen Dünndarm, und zwar in seiner ganzen Ausdehnung finden sich zahlreiche weißliche Einlagerungen, insbesondere auf der Kuppenhöhe der Falten, die zum Teil zirkumskript zitronenkerngroß sind, und dann die Zottenstruktur noch erkennen lassen, zum Teil derbe, mehr flächenförmige Infiltration zeigen. Daneben vereinzelte bis pfennigstückgroße, rundliche, plattige Einlagerungen. Durch diese Einlagerungen sieht der Dünndarm wie gefleckt aus. Im Magen, Pylorusgegend, zahlreiche linsen- bis zweipfennigstückgroße, breite knotige Verdickungen. In beiden Nieren ebenso hanfkorn- bis pfennigstückgroße, weißliche Einlagerungen; zahlreiche Geschwulstknoten im Mesenterium, vollständige Durchsetzung des Pankreas von Geschwulstmassen, ebenso des linken Hodens. Auch die Prostata zeigt weißliche Geschwulsteinlagerungen.

7. P. 94/13. Mann, 20 Jahre. Massenhaft große weiße Geschwulstknoten von Erbsen- bis Haselnußgröße im großen Netz, die ihm traubiges Aussehen geben; ebenso knotige Einlagerungen im Mesenterium. Der Douglasraum ist von einer zweifaustgroßen Geschwulstmasse

ausgefüllt. Die Appendix ist in ihrer Mitte spindelig aufgetrieben, weißlich und geht hier ohne scharfe Grenze in die umgebenden Geschwulstmassen über. Dicke weiße Geschwulstmassen auch am parietalen Peritoneum, in der Leber, im Retroperitoneum. Pleura, Lungen; Mediastinum ebenfalls infiltriert; einzelne Herde in der Wirbelsäule (Abb. 43).

8. 257/13. Mann, 63 Jahre. Sterbend eingeliefert. Nach Eröffnung der Bauchhöhle zeigt sich das schmutziggrau verfärbte Netz von zahlreichen, grauen, derben Knötchen durchsetzt, ebenso das parietale Peritoneum; die Pleura diaphragmatica ebenso das Perikard sind von dicken weißgelben Massen bedeckt, Geschwulstmassen der gleichen Art vereinigen Colon transversum mit Magen.

Handbreit oberhalb des Pylorus beginnen weißlichgelbe, teils vereinzelt liegende, teils konfluierte derbe Verdickungen der Schleimhaut, die pyloruswärts zunehmen; ebenso ist der Anfangsteil des Duodenum wulstig verdickt, die Falten sind starr, fließen miteinander zusammen. Im Dünndarm finden sich zahlreiche verschieden große, im ganzen aber kleine, weißlich derbe, leicht vorragende Knötchen, das Mesenterium ebenso das Pankreas sind von weißen derben Geschwulstmassen durchsetzt. In der rechten Lungenspitze findet sich eine walnußgroße tuberkulöse Kaverne in narbiger Umgebung.

9. 281/15. Mann, 15 Jahre. Plötzliche Erkrankung mit Erbrechen, Übelkeit, Schmerzen in der Unterbauchgegend. Diagnose: Appendizitis. Es wird Appendix und Coecum entfernt, die von weißen Geschwulstmassen dick durchsetzt sind. Sarkomatosis des umgebenden Peritoneums, des Mesenteriums, der Hoden, der Leberkapsel, Nierenamyloid.

10. 152/18. Mann, 51 Jahre. Seit Monaten Müdigkeit, Abmagerung, Beschwerden von seiten des Magendarmschlauchs. Verstopfung, Meteorismus. Resistenz in der rechten und linken Unterbauchgegend. Aszites. Ödeme. Tod nach weiteren 4 Monaten.

Befund: Großes Netz derb, fleischig, zusammengewachsen; kugelartiger Knoten im Mesenterium, der aufs Ileocoecum übergeht; Innenfläche dieses Darmteils zeigt hochgradige Verdickung der ganzen Wand, starke Wulstung der nicht ulzerierten Schleimhaut; weißliche Farbe der Geschwulstmassen. Ascites chylosus.

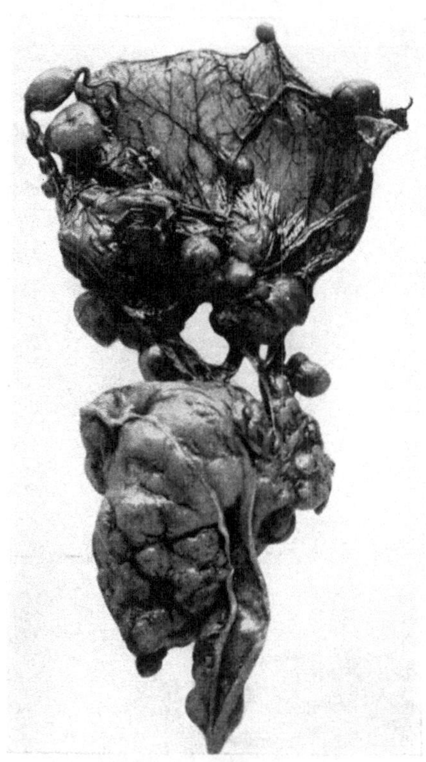

Abb. 43. Primäres Lymphosarkom der proximalen Appendixhälfte, das Lumen der Appendix stark erweiternd. Ausgedehnte Lymphosarkomatose des Mesenteriolums und des Netzes. P. 10/1913. Mann 20 Jahre. ¹/₂ der natürl. Größe.

11. 251/18. Mann, 55 Jahre. Leibschmerzen, unabhängig von der Nahrungsaufnahme, dauernde Durchfälle. Diagnose: Magenkarzinom, Gastroenterostomia retrocolica.

Befund (Tod 3 Jahre nach der Gastroenterostomie): Eine mittlere Dünndarmschlinge ist mit Colon descendens stark verwachsen; sie weist in 5 cm Breite eine weißlichgelbe markige Infiltration der ganzen Wand auf, die bis $^3/_4$ cm dick ist; zentral perforierende, durch die Verwachsung mit dem Dickdarm abgedeckte Ulzeration; im Mesenterium markige, weiche, weiße Geschwulstmassen. Übrige Darmwand unverändert.

12. 619/24. Weib, 28 Jahre. Erkrankung vor 6 Wochen. Leibschmerzen, Erbrechen, Stauung des Breies im Duodenum bei Röntgendurchleuchtung.

Befund: Geschwulst im oberen Jejunum: Fünfmarkstückgroßes, hämorrhagisch gequollenes Infiltrat mit zentraler, graugelb verdickter Ulzeration. Im unteren Jejunum zahlreiche plattenartige, weiße, das Niveau der umgebenden Schleimhaut überragende, quergestellte, bis fingernagelgroße Einlagerungen; die zum oberen Jejunum gehörenden Lymphknoten sind bis pflaumengroß, weiß, homogen.

13. 571/21. Mann, 65 Jahre. Seit 30 Jahren Magenbeschwerden; Verschlimmerung seit fast 2 Jahren, die vor einem Jahr zur Gastroenterostomie und Nahtverschluß des Pylorus führten. Tod.

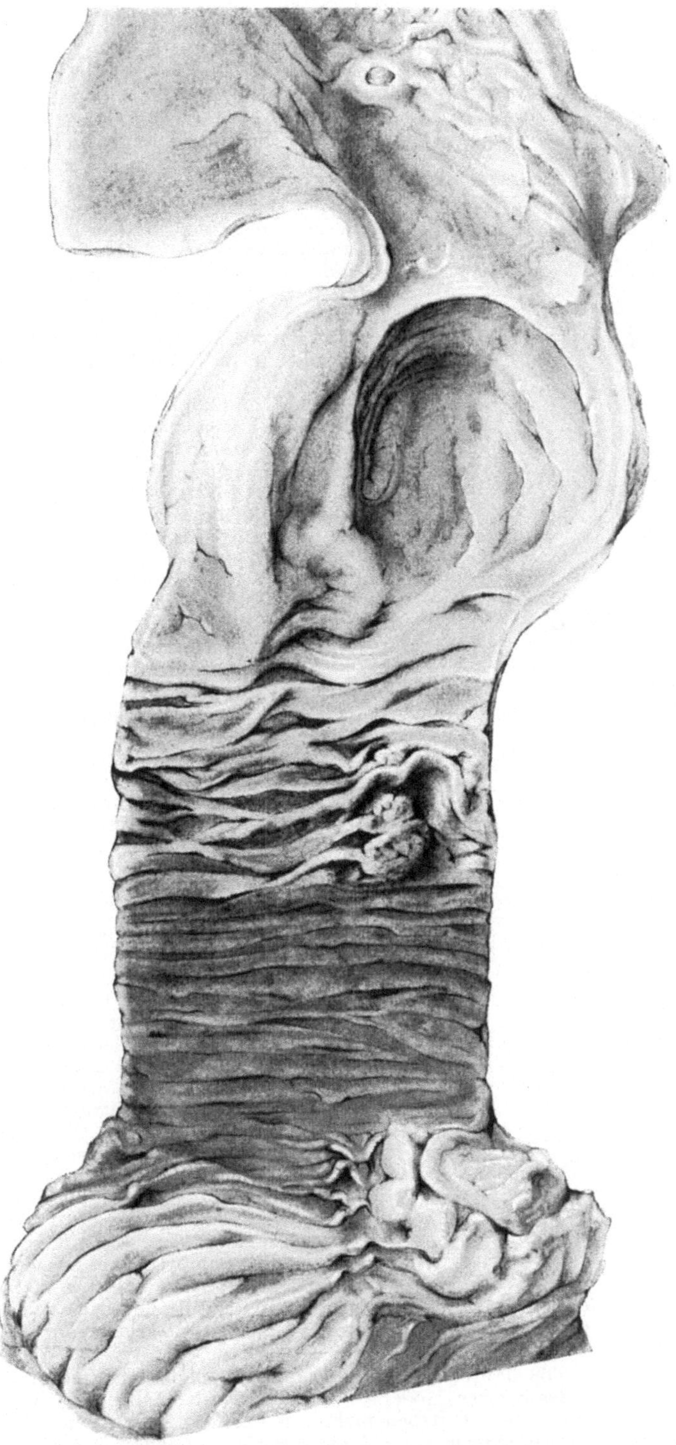

Abb. 44. Multiple lymphosarkomatöse Infiltrate des Dünndarms. Beachtenswert ist die sackartige aneurysmaähnliche Erweiterung der oberen, die diffuse bandförmige Erweiterung im Bereiche des unteren Infiltrates. S. 26/21. Mann 40 Jahre. $^3/_4$ der natürl. Größe.

Befund: Über den ganzen Dünndarm verstreut zahlreiche erbsen- bis walnußgroße Gewächsknoten von grünlichschwärzlicher Farbe; ein haselnußgroßer, ulzerierter Tumor an der Flexura coli dextra. Drüsen des Mesenteriums stark vergrößert, weiß, homogen. Darmschlingen stark miteinander verwachsen.

14. 26/21. Mann, 40 Jahre. Vor 4 Jahren Malaria; Bifurkationsdrüsen tuberkulös; seit 2 Monaten brennende Schmerzen im Ösophagus, die beim Aufrichten schwächer werden; geringe Nahrungsaufnahme wegen der Schmerzen, Erbrechen. Magen, oberer Dünndarm und Dickdarm zu einem von Geschwülsten durchsetzten konvolut verbacken (s. Abb. 44).

Befund: Oberer Dünndarm an mehreren Stellen spindelig erweitert, bei starker weißer Infiltration der ganzen Wand; im obersten Duodenum ein handtellergroßer Ulkus mit weißem, dickem, homogenem Rand und Grund; ähnlich Ulzerationen im Magen.

Gekröselymphknoten bis zu apfelgroßen, weißen, weichen Geschwülsten angeschwollen. Metastasen im rechten Schilddrüsenlappen und in der linken Nebenniere, Pleura, Peritoneum, Nierenkapsel.

15. 167/21. Weib, 52 Jahre. Zunehmende Schwäche: Ödeme.

Befund: Mittlerer Dünndarm in ein durch Verwachsungen gebildetes Paket umgewandelt. Oberes Ileum faustgroß erweitert und verdickt, weißlich infiltriert; zentrale oberflächlich mit Schorf bedeckte Geschwürsbildung; wenige Zentimeter abwärts eine zweite Erweiterung des Dünndarms mit starker Wandinfiltration und glatter, faltenloser Innenfläche; sie ist oberflächlich ulzeriert; zugehöriger Gekröselymphknoten bis faustgroß, weiß, weich, homogen, mit zentralem Zerfall, der grünlich-schleimigen Charakter hat.

16. E. 288/26. Mann, 16 Jahre. Das Mesenterium ist in ganzer Ausdehnung knollig verdickt, durch weißliche Geschwulstmassen aufgetrieben. Die Dünndarmserosa ist vielfach weißlich verdickt, am Übergang vom Jejunum ins Ileum findet sich eine schwielige Auftreibung des Darmrohres, in deren Bereiche die Darmwand eine Dicke von $1^1/_2$ cm zeigt und durch weißliche Massen, die ihre einzelnen Schichten verwaschen, durchsetzt ist. Die Mitte dieser Infiltration ist oberflächlich ulzeriert, die Serosa zeigt entsprechend der Geschwürsbildung der Innenfläche eine schalenartige, halbnußschalengroße, rötliche Vorwölbung. An der kleinen Magenkrümmung ist nur die Serosa weißlich infiltriert und verdickt; verdickt und weißlich infiltriert sind sämtliche Appendices epiploicae des absteigenden Dickdarmes. Der Wurmfortsatz ist 12 cm lang, in seiner ganzen Ausdehnung über kleinfingerdick; auf seiner Serosa, ebenso auf der des Coecumkopfes und im Anfangsteile des Colon ascendens finden sich kleine, warzige, weißliche Verdickungen. Auf der Schnittfläche ist die Wand des Wurmfortsatzes gleichmäßig bis zu $1/_2$ cm Dicke

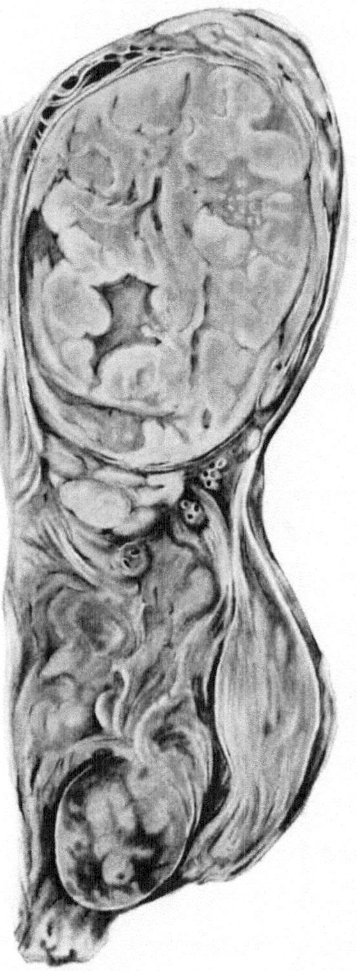

Abb. 45. Kundratsche Lymphosarkomatose des Magen-Darmkanals; ausgedehnte sekundäre Lymphosarkomatose des Samenstranges mit Übergreifen auf den Hoden (unten), ausgedehnte Verkäsung des Lymphosarkoms. Klinisch als I. Hodentumor angesprochen. S. 516/28. Mann 68 Jahre.

weißlich infiltriert, die Schleimhautfalten starr. An der Mündung des Wurmfortsatzes greift die Infiltration etwas auf die Coecumwand über. Infiltrationen in der Umgebung der Vasa spermatica, weißliche Flecken in beiden Nieren.

17. S. 516/28. Mann, 68 Jahre. Im Vordergrund der klinischen Erscheinungen stand ein mächtiges Gewächs des rechten Hodens, das sich flaschenhalsförmig in den Leistenring fortsetzte. Die Sektion ergab neben mehreren großen tellerartigen, weißen Magengeschwüren im unteren Dünndarm eine 7 cm breite, spindelförmige Erweiterung des Rohres, in dessen Bereiche die ganze Darmwand markig-weißlich umgewandelt war

und die zentral ausgedehnt ulzeriert war. Oberhalb dieser großen Infiltration fand sich eine weitere kleine, ebenfalls mit zentraler Geschwürsbildung. Ausgedehnte weiße Geschwulstinfiltration in der Umgebung der Aorta, Eindringen der Geschwulst in die Cava inferior in Form kleiner Wärzchen der Intima, Übergreifen der retroperitonealen Geschwulstmassen auf den Samenstrang und Einmauerung des Hodens (Abb. 45). Umwandlung beider Nebennieren in Geschwulstmassen, ebenso grobe Geschwulstinfiltration der Lungenwurzeldrüsen. Kleine Geschwulsteinschmelzungsherde in den Wirbeln. Atrophische Leberzirrhose.

Unser Material setzt sich also zusammen aus 13 Männern, 4 Frauen, zeigt also das schon oben erwähnte Überwiegen der Männer an der Erkrankung; das Erkrankungsalter kann jedes Jahrzehnt sein, fast die Hälfte der Fälle fällt allerdings in das 6. und 7. Jahrzehnt. Was den klinischen Verlauf betrifft, so sind die meisten unserer Fälle, von den ersten Erscheinungen an, innerhalb eines Jahres zugrunde gegangen, nur bei zweien wird mehrjährige Dauer der vorausgehenden Störungen allgemeiner und intestinaler Natur angegeben. Die intestinalen Störungen können stärkster Art sein, dauernde krampfartige Schmerzen, schwerste Verdauungsstörungen mit monatelang anhaltenden, stinkenden, gashaltigen Stühlen werden geschildert. In einem von LEHMKUHL mitgeteilten Falle hatte der Stuhl wie bei schwerem Ikterus graufettige glänzende Beschaffenheit, war reich an Fetttropfen, Fettsäurenadeln und unverdauten Muskelstücken, ein Befund, der bei der Ausbreitung der Geschwulsterkrankung auf weite Darmabschnitte wohl Folge der aufgehobenen Sekretion, der gestörten Resorption und Fermentbildung, sowie der Ansiedelung von Dickdarmbakterien im Dünndarm ist.

Von den befallenen Darmabschnitten steht das Ileum und das Ileocoecum an erster Stelle mit 9 Fällen, ihm folgt als weitere Lieblingsstelle das Duodenum mit 4 Fällen; einmal ist ausschließlich die Appendix betroffen, nur einmal das Colon transversum (Flexura coli dextra) miterkrankt. Die Gekröselymphknoten sind fast ausnahmslos ebenfalls in den Erkrankungsprozeß einbezogen, Metastasen in anderen Organen, manchmal von sehr großer Ausdehnung wurden in 4 Fällen beobachtet. Erwähnenswert ist noch, daß unter diesen Fällen 2 mal kavernöse Lungentuberulose beobachtet wurde, daß einmal (Fall 4) ein schweres den Bauch treffende Trauma unmittelbar den ersten Symptomen von seiten der Geschwulst voranging.

Die Lymphosarkome sind, was auch aus der Beschreibung unserer 17 Fälle ersichtlich ist, ihrem ganzen Charakter nach infiltrierende Neubildungen, die sich von ihrem Ausgangspunkt aus rasch auf die verschiedenen Darmschichten ausbreiten. Sie bestehen meist aus kleinen Zellen, sind sehr gefäßarm, zeichnen sich demnach durch ihre weiße Farbe, ihre halbweiche, oft hirnähnliche Konsistenz aus, die öfters das Abstreifen oder manchmal auch Abfließen weißen Geschwulstsaftes gestattet, bzw. erkennen läßt. Die schon makroskopisch erkennbare Infiltration aller Schichten bewirkt ein ausgedehntes Auseinanderdrängen und ausgedehnte Zerstörung aller Wandbestandteile, so der elastischen, bindegewebigen und besonders der muskulären Schichten des Darmes; ganz im Gegensatz zu den karzinomatösen Infiltrationen, bei dem die Muskelzüge erhalten bleiben, eher noch hypertrophieren die Muskelbündel streifenförmig, den Lymphspalten entsprechend durchsetzt, aber nicht zerstört werden; notwendige Folge muß sein, daß die Geschwulstbildung, mag sie auch den ganzen Umfang des Darmes treffen, nur in seltenen Fällen zu einer Verengerung des Lumens und damit zu einem klinisch sich bemerkbar machenden Durchgangshindernis führt [KRAFT, FROHMANN, E. KAUFMANN bei einem Rektumsarkom, EXNER (Fall VI.)], wie es bei den Darmkrebsen die Regel ist; denn bei diesen bewirkt sowohl die Größe der sich in das Darmlumen vorwölbenden Geschwulst, als besonders das Bestreben des Gerüsts, sich narbig zusammenzuziehen, eine

Verkleinerung der Darmlichtung: bei den Sarkomen, und vor allem bei den Lymphosarkomen ist es hingegen eine der charakteristischsten Eigenschaften, daß sich das Darmlumen mit dem Fortschreiten der Geschwulst immer mehr erweitert, daß also Verengungserscheinungen ausbleiben (Abb. 44).

Diese Erweiterung des Lumens wird je nach der Ausbreitung der Geschwulst auf den ganzen Umfang oder auf Teile des Darmlumens eine bald sackförmige aneurysmatische, bald mehr diffus spindelige oder zylindrische sein. Die Erweiterung kann außerordentlich große Ausmaße annehmen, und Fälle von faust- bis kindskopfgroßen Erweiterungen der Darmlichtung sind nicht selten. Ursache der Erweiterung wird neben dem Auseinanderdrängen der Muskelfasern durch die Geschwulst, dem Fehlen jeder haltenden Muskelbinde der im Darm herrschende Innendruck sein, der auch bei mäßiger Größe die weiche unelastische Wand leicht dehnen kann; die häufigen Ulzerationen der Schleimhautseite der Geschwulst spielen bei dem Zustandekommen der Erweiterung eine nur unwesentliche Rolle — fördernd mag sogar der Darmgasdruck in einzelnen Fällen die Erweiterung beeinflussen. Dazu mag auch kommen, daß der durch die Geschwulstinfiltration gelähmte Darmabschnitt auch eine Anschoppung des Darminhaltes in größerer Ausdehnung erlauben kann, der wieder durch sein Gewicht allein dehnungsfördernd wirkt.

Die Wandung dieser weiten geschwulstinfiltrierten Säcke kann eine Dicke von 5—10 cm erreichen. Nach diesem anatomischen Befund ist es begreiflich, daß das Röntgenbild nach Kontrastmahlzeit einen ganz charakteristischen Schatten gibt: eine breite sinuöse dunkle Einlagerung im Verlauf des sonst mäßig gefüllten Dünndarms, die auch auffallend lange der peristaltischen Fortschaffung Widerstand leistet, obwohl klinisch Stenoseerscheinungen völlig fehlen können (I. Freud).

Die Schleimhautseite des Darmes kann beim Lymphosarkom verschiedenes Aussehen haben, je nach der Ausbreitung der Geschwulst. Es kommen Fälle vor, bei denen die Erkrankung sich ausschließlich auf die follikulären Apparate des Darmes, die Einzelknötchen und die Peyerschen Platten erstreckt (primär multiple Entwicklung (Eugen Albrecht); hier finden wir dann diese in mächtige weiße Platten und Knoten umgewandelt, und der Vergleich mit außergewöhnlich starken markigen Typhusinfiltraten ist naheliegend (Böhm). In extremen Fällen kann der ganze Darm vom Duodenum bis zum Rektum markige Schwellung in riesigem Format, wobei die Solitärfollikel bis erbsengroße Gebilde werden können, zeigen. In anderen Fällen tritt die Erkrankung der follikulären Apparate mehr zurück, der betreffende Teil der Darmwand ist diffus geschwollen, weiß markig, kann sich auch polypös ins Innere des Darmes vorwölben. Die Falten können sich als starke Wülste darstellen (Mac Callum), in wieder anderen Fällen sind neben diffus veränderten Bezirken nur die Kuppen der Falten und hier wieder ab und zu nur die magenwärts gerichteten Faltenwände weißlich durchsetzt. Hiebei ist die Ausbreitung der Infiltration und damit der Verfärbung meist nur eine fleckförmige, der ganze Darm kann dadurch ein außerordentlich buntes Aussehen bekommen (Vonwyl). Auf die Erklärung dieser eigentümlichen Erscheinungsweise kommen wir später zurück. In manchen anderen Fällen tritt die Erkrankung mehr in Form kleiner zirkumskripter, oft sogar fast polypöser Geschwülste auf, Vonwyl zählte deren einmal über 200 in Pilzform, die nach seiner Untersuchung nicht mit Solitärfollikeln in Zusammenhang standen. In wieder anderen Fällen kann die ganze Darmschleimhaut sowohl wie auch die übrige ganze Darmwand vom Pylorus bis zum Coecum (Lemkuhl), in weiteren Fällen vom Pförtner bis zum After gleichmäßig durchsetzt und in ein halbweiches weites Rohr umgewandelt sein. (Kord Lütgers, Glinski.) Diese partielle starre Infiltration begünstigt auch Invaginationen, die nicht selten zu beobachten sind. (Goto unter 24 Fällen 8 Invaginationen.) (Mattes, Stern.)

Schlechte Ernährung des Gewebes infolge ungenügender Gefäßentwicklung, die meist wieder Folge rapiden Geschwulstwachstums ist, dem das Gefäßwachstum nicht gleichen Schritt hält, begünstigt vielfach den Zerfall der Geschwülste, beginnend an der Innenfläche, wo beste Gelegenheit für die Infektion der widerstandslosen des Epithelüberzugs durch die Geschwulstentwicklung verlustig gegangenen Geschwulstmassen, gegeben ist. Mechanische Schädigungen kommen hinzu, und so finden sich bei größeren Geschwülsten fast ausnahmslos ausgedehnte Nekrosen der Innenfläche und oft tiefgreifender geschwüriger Zerfall.

Der Geschwürsgrund zeigt sich dann meist schmutziggrün, gallig verfärbt und hebt sich dadurch in scharfer Weise vom übrigen weißen Geschwulstgewebe ab. Auch so kann die Ähnlichkeit besonders der plattenförmigen Infiltrate mit Typhus im Stadium der Verschorfung eine weitgehende sein. Bei größeren Geschwülsten kann dazu noch ausgedehnter hämorrhagischer Zerfall, der zu tiefgreifenden Geschwüren Anlaß geben kann, treten; die Fälle sind nicht selten, in denen schließlich unter Zerfall aller Schichten der Darmwand Durchbrechung in die Bauchhöhle und damit Peritonitis erfolgt. Ist vorher Verklebung mit der Nachbarschaft erfolgt, so kommt es zur Bildung abgekapselter Abszesse, die manches Mal erst die Aufmerksamkeit auf die Erkrankung lenken, und ebenso kann Durchbruch in eine adhärente andere Darmschlinge erfolgen und so eine Fistula bimucosa entstehen (BOEHM). Greifen die Geschwülste auf die Nachbarschaft, vor allem auf das Gekröse über, was in der Mehrzahl der Fälle erst später der Fall ist, so kann es am autoptischen Präparat schwer sein, mit aller Sicherheit den Darm als Ausgangspunkt der Erkrankung festzustellen. Die klinische Beobachtung, daß solche Geschwülste ursprünglich gut beweglich waren, wird dann mit Sicherheit die Entscheidung für primäre Darmerkrankung treffen lassen, denn ein klinisch verwertbares Zeichen für die Diagnose des Darmsarkoms ist gerade seine länger dauernde Beweglichkeit; differentialdiagnostisch ist dieses Zeichen auch deshalb gegen Karzinom zu verwenden, weil diese Geschwulstform hauptsächlich den Dickdarm bevorzugt, der an und für sich größtenteils fixiert ist. Wie auf das Mesenterium kann sich auch das Darmsarkom auf benachbarte Bauchorgane: Leber, Pankreas, Milz ausdehnen, selbst retroperitoneale Organe wie Nebennieren, Nieren in Mitleidenschaft ziehen. Ebenso können auch benachbarte und entferntere Teile des parietalen Bauchfells Infiltrate zeigen; so sah ich, wie oben des näheren beschrieben, in zwei Fällen eine mächtige tumorartige Verdickung der Umgebung des Processus vaginalis peritonei bei offener Verbindung mit der Bauchhöhle, anschließend an Lymphosarkom des Coecum und seines Retroperitoneum, das sich auf den Samenstrang fortsetzte. Hier war die Vergrößerung des Skrotums das erste Anzeichen, das auf eine Geschwulstbildung im Darm überhaupt hinwies. Bei derartigen peritonealen Metastasen kommt allerdings auch die Möglichkeit der Implantationsmetastasierung in Betracht, auf die wir später nochmals eingehen werden.

Metastasenbildung in den benachbarten Lymphknoten ist sehr häufig (Abb. 43), die Drüsentumoren treten dann oft in Verbindung mit dem Ursprungsgewächs und lassen sich dann nicht mehr von ihm abgrenzen. Metastasenbildung in entferntere Drüsengruppen, in die retroperitonealen, periaortischen, inguinalen usw. lassen sich alle auf dem Lymphweg erklären, neben ihnen spielt aber auch die Metastasierung auf dem Blutweg eine im ganzen allerdings nebensächliche Rolle. Bilder wie die vorhin erwähnte Erkrankung des Processus vaginalis peritonei, die Erkrankung der Douglasserosa, lassen die Metastasierung auf dem Wege der Einpflanzung als völlig möglich erscheinen: sei es auf dem Wege der Einschwemmung abgeschuppter Zellen in diese Bauchfelltaschen, sei es auch durch eine gewisse Eigenbewegung, Wanderungsfähigkeit der Zellen, die ihnen nicht abgesprochen werden kann. In diesem Sinne sind vielleicht

Beobachtungen zu erklären, z. B. wenn ein solitärer großer peritonealer Knoten gegenüber und in Berührung mit einem perforierenden Sarkom einer Dünndarmschlinge liegt. Ebenso ist die Einpflanzungsmetastasierung wahrscheinlich von nicht geringer Bedeutung für die Ausbreitung der Geschwülste im Verlauf der Darmlichtung. Hierfür sprechen Beobachtungen von regelmäßiger Abnahme der Zahl und der Größe der Tumorplatten im Darmkanal von oben nach unten, der Sitz der metastatischen Infiltrate auf der Höhe der Falten oder noch deutlicher auf der magenwärts gerichteten Faltenseite, wie er manches Mal zu erkennen ist (Vonwyl). Wir wollen aber bei der Besprechung der Metastasenbildung durch die Lymphosarkome nochmals darauf aufmerksam machen, daß es, wenn auch alle Wahrscheinlichkeit dafür sprechen mag, heute keineswegs mit unbedingter Sicherheit feststeht, daß hier wirkliche Kolonien der Ursprungsgewächse vorliegen; die Grenzen zwischen autochthonen primären Erkrankungen derselben Art an verschiedensten Stellen, sei es in einem Organsystem oder in den verschiedensten Organen und zwischen Erkrankungen, die durch Verschleppung von Zellen auf dem Blut- oder Lymphweg entstehen und zu Tochterherden führen, sind beim Lymphosarkom besonders schwer zu ziehen, wenn wir von Grenzen überhaupt hier sprechen können.

Der histologische Aufbau der Lymphosarkome ist ein außerordentlich vielgestaltiger; die Zellform schwankt in den verschiedenen Fällen sehr stark, ja es kann auch der gleiche Knoten an verschiedenen Stellen verschiedene Bilder aufweisen. Diese Variationsbreite erscheint oft erst deutlich bei Betrachtung der histologischen Präparate mit starken Vergrößerungen; doch kommen auch Geschwülste mit größter Eintönigkeit ihrer Bestandteile an allen ihren Stellen vor.

Ghon und Roman unterscheiden folgende Hauptzellformen: 1. Lymphozyten = 5—8 μ große runde Zellen mit kompaktem rundem Kern, spärlichem mehr oder minder basophilem Protoplasma; daneben kommen große Lymphozyten 7—11 μ im Durchmesser, mit chromatinreichem oft eingebuchtetem oder geschrumpftem Kern, mit spärlichem stärker oder schwächer basophil, manchmal auch schwach azidophil gefärbtem Protoplasma vor.

2. Lymphoblasten: Zellen von größter Verschiedenheit in Form und Größe mit hellem feinstrukturierten oft nukleolenhaltigen Kern und mehr oder weniger basophilem oft vakuolisierten Protoplasma, das manchmal auch einen hellen Hof um den Kern zeigt; der Kern kann einfach oder mehrfach gebuchtet oder gekerbt sein (s. Abb. 46 a und b).

3. Zellen mit oft feinsten Fortsätzen, die ein feinstes Netzwerk bilden können. In den Maschen dieser Zellnetze können die anderen Elemente, so Lymphozyten oder Lymphoblasten liegen, oft ist aber auch das Maschenwerk so eng, daß kein Platz für andere Zellen in ihm ist. Das Netzwerk ähnelt dann dem der protoplasmatischen Glia. Diese Zellen können sich auch wie Makrophagen verhalten. (Direkte und indirekte Zellteilungen, ebenso wie Kernsprossungen können in all diesen bisher beschriebenen Zellformen vorkommen; im allgemeinen sind die Mitosen der kleineren Zellen zahlreicher) (Abb 46 b).

4. Weiter kommen Zwergzellen vor, 1—3 μ im Durchmesser, mit rundlicher kompakter Kernmasse, schmalem, manchmal aber auch etwas breiterem Protoplasmarand. Diese Zwergzellen sind nicht mit geschrumpften karyorrhektischen Kernen zu verwechseln (Abb. 47).

5. Riesenzellen: große Protoplasmamassen mit mehreren oft wie aufeinander gelagerten Kernen; die Kerne sind dunkel oder heller, ohne sehr deutliche Struktur (Abb. 46 b). Manchmal haben diese Riesenzellen größte Ähnlichkeit mit den Megakaryozyten des Knochenmarkes, ihr meist basophiles Protoplasma ist aber granulafrei.

6. Phagozytierende Gebilde: große Zellen mit hellem wabigem Protoplasma, in dem die Produkte der Freßtätigkeit liegen; GHON und ROMAN betonen ausdrücklich, daß die Häufigkeit dieser Zellen nicht im Verhältnis zur Größe des Zerfalles im Gewächs zu stehen braucht.

7. Plasmazellen, meist vom Charakter der kleinen Zellen vom MARSCHALKO-schen Typus, auch Plasmamastzellen kommen vor.

8. Freie Protoplasmateilchen, teils aus Kern, teils aus Protoplasmasubstanz, vom Kernzerfall herrührend. Diese Gebilde finden sich auch vielfach in den Phagozyten.

9. Neutrophile und eosinophile Leukozyten finden sich zumeist als Produkte des Zerfalls und der Ulzerationen in den Neubildungen.

Die Gefäße inmitten der lymphosarkomatösen Infiltrationen sind meist nur erweiterte dünnwandige Kapillaren; in manchen Fällen bilden sie sinusartige Erweiterungen an den Grenzen der Infiltrationen gegen die gesunde

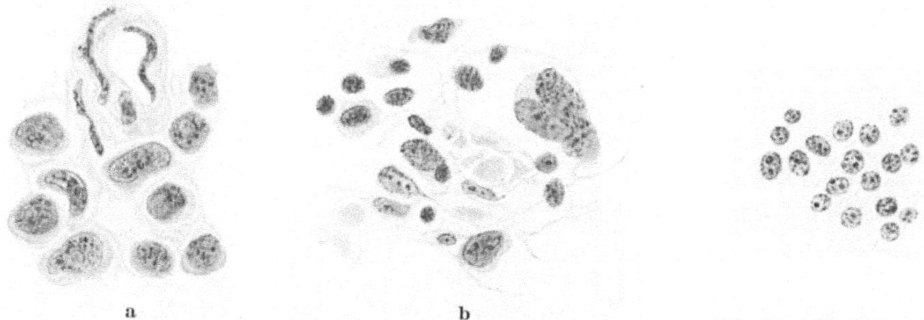

a   b

Abb. 46. Zellformen bei Lymphosarkomatose (KUNDRAT) des Dünndarms. Vielgestaltigkeit der Kerne, Riesenkerne, Riesenzellen. Verschiedenheit der Größe des Protoplasmamantels der Geschwulstzellen. a oben rechts kleines Gefäß. Gezeichnet mit Ölimmersion $^1/_{12}$. Komp. Ok. 4.

Abb. 47. Ziemlich gleichmäßige kleine Rundzellformen eines Lymphosarkoms des Dünndarms. (Zwergzellen.) Gez. bei Komp. Ok. 4. Ölimmersion $^1/_{12}$.

Unterschleimhaut hin. Diese Grenze ist übrigens oftmals eine ganz scharfe, und erinnert auch bei größeren Geschwülsten an die scharfe Abgrenzung der Einzelknötchen oder der Peyerplatten gegen ihre Umgebung (Abb. 48).

Die Hauptausbreitung der Geschwulstzellen in den Frühstadien der Erkrankung erfolgt in der Unterschleimhaut, von ihr aus greift der Prozeß frühzeitig unter Durchbrechung der Muscularis mucosae auf die Schleimhaut über (Abb. 48): hier kommt es dann allmählich zu einem vollständigen Ersatz des Zotten- und des Schleimhautstromas: dessen Bestandteile werden mehr und mehr auseinandergedrängt, man sieht schließlich nur mehr hier und da einzelne eosinophile Zellen als Reste der Gerüstteile, bis auch diese in der neuartigen Infiltration verschwinden. Auch die Drüsen werden anfänglich mehr und mehr durch die Geschwulstzellen auseinander gedrängt, manchmal kann man ihre Epithelwand von den Geschwulstzellen durchbrochen sehen, das auseinandergedrängte Epithel geht zugrunde. Die Zotten können durch die Infiltration plump und klobig werden, bis auch sie verschwinden und einer mehr oder minder glatten Oberfläche Platz machen; manches Mal sieht man auch im mikroskopischen Bilde in Anfängen das, was vorhin schon bei der makroskopischen Beschreibung erwähnt wurde: die einseitige Infiltration der Schleimhautkuppen an der magenwärts gerichteten Seite (VONWYL) als Ausdruck der wahrscheinlich durch Einpflanzung erfolgten Metastasierung. Die übrige Darmwand kann dabei noch vollständig unverändert sein. In seltenen Fällen kommt es mitten in der Neubildung zum Auftreten von Lymphknötchen oder ähnlichen Haufenbildungen (BORST).

Das Retikulum der Lymphosarkome, ihr Stroma bedürfte noch genauer spezieller Untersuchungen. M. Hulisch hat in meinem Institut bei der Untersuchung eines Kundratschen Lymphosarkoms des Duodenums mittels der empfehlenswerten Tanninsilbermethode von Achucarro-Ranke feinste Fibrillen nachgewiesen, aber ohne jede Andeutung einer regelmäßigen Anordnung der Fasern gegenüber den Geschwulstzellen; auch die feinsten Fibrillen sind gegenüber den Geschwulstzellen vollkommen selbständig; die stärkeren Stromazüge bieten bei gewöhnlicher Imprägnierung, noch besser bei Differenzierung mit rauchender Salpetersäure das Bild plasmatischer Häutchen mit Kernen, in deren Randteilen feine schwarze Fibrillen einzeln oder meist in Bündeln verlaufen; diese Gerüstfasern stehen wieder mit dem alten vorgebildeten Stroma in Verbindung.

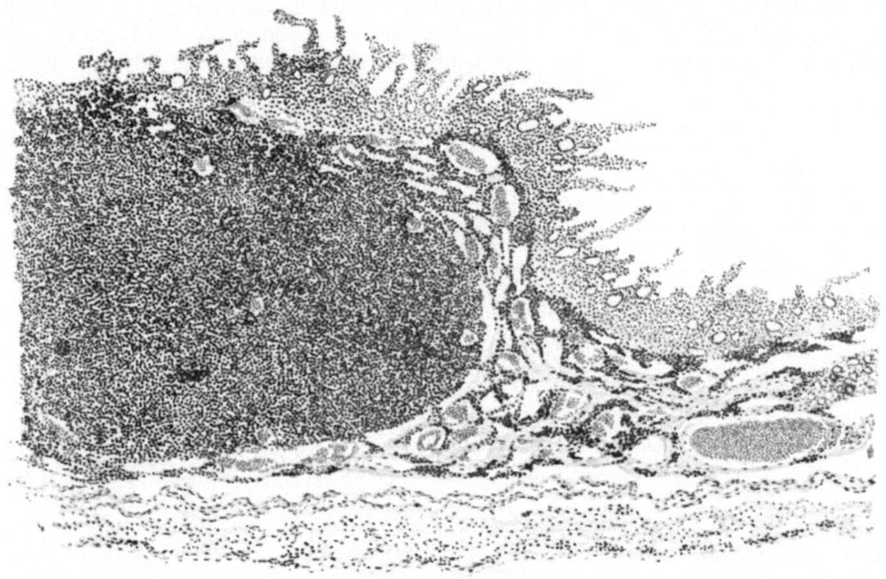

Abb. 48. Randteil eines größeren Infiltrates bei Lymphosarkomatose des Dünndarmes. Zu beachten ist die wurzelförmige Ausdehnung des Infiltrates in die umgebende Unterschleimhaut sowie die starke venöse Hyperämie des Infiltrationsbettes. Vergr. Obj. 1 Winckel. Ok. 4.

Das Stroma ist also nicht von den Geschwulstzellen selbst gebildet, was a priori bei diesen lymphoiden Sarkomen anzunehmen ist.

Weitere Untersuchungen dieses Gerüsts mit Silbermethoden ist schon deshalb dringend nötig, weil mit ihrer Hilfe vielleicht doch eine scharfe Trennung der reinen Kundratschen Lymphosarkomatose einerseits, der Rundzellsarkome oder der polymorphzelligen Sarkome des Darmes andererseits, die wir vielleicht willkürlich bisher, da andere Unterscheidungsmerkmale fehlen, und Übergänge zu dem Bild der lymphozytären Kundratschen Sarkomatose anscheinend gegeben sind, alle in der Beschreibung der Kundratschen Lymphosarkomatose zusammenfassen.

Die oberflächlichen Schichten der Geschwülste zeigen entsprechend dem makroskopisch häufig in Erscheinung tretenden Zerfall oft regressive Erscheinungen: Nekrosen, die manches Mal auch unter dem Bild der käsigen Nekrose mit gelblicher Farbe auftreten und so zu einer Verwechslung mit Tuberkulose oder Lymphogranulom Anlaß geben können. In der Mehrzahl der Fälle wird die infarktähnliche Nekrose von leukozytärer Durchsetzung der Umgebung abgegrenzt, oder leitet leukozytär-eitrige Infiltration den Zerfall ein. Dabei kann es zu ausgedehnten Blutungen ins Geschwulstgewebe und von hier aus zu ausgedehnten Blutungen, selbst Verblutungen durch Arrosion größerer Gefäße in den Darm kommen.

In manchen Fällen scheinen partielle Rückbildungen, Vernarbungen des Geschwulstgewebes vorzukommen (KUNDRAT, STÖRCK, v. HABERER, RUD. SCHMIDT, GHON-ROMAN): Hierbei kann sich an partielle Nekrosen ein Granulationsprozeß anschließen, der, schließlich fester werdend, einzelne Geschwulstteile oder ganze Platten der Infiltrationen in derbes Bindegewebe verwandelt (R. SCHMIDT); manches Mal sind solche zentralgelegene narbige Teile von einem wallartigen Rand aus Geschwulstgewebe umgeben. Schließlich können solche vernarbte Stellen auch zu aneurysmaähnlichen Ausbuchtungen der Wand führen. Manche Untersucher berichten von der Möglichkeit außerordentlich starker und rasch einsetzender Rückbildung selbst größerer Geschwülste: So sollen in einem Falle bei einer Probelaparotomie eines 6 jährigen Kindes mit Jejunumsarkom im ganzen Bauchraum zahlreiche bis walnußgroße Neubildungen zu sehen, das Bauchfell soll überall stark infiltriert gewesen sein; die 4 Tage später erfolgende Autopsie ergab keine Drüsenmetastasen, keine Infiltration des Wandperitoneum mehr; mikroskopisch soll der Tumor bei der Autopsie stark fettige Degeneration der Geschwulstzellen aufgewiesen haben, die dem bei der Probelaparotomie entfernten Stück gefehlt habe. Wenn auch derartige Beschreibungen (RUFF, SCHKARIN) ans Märchenhafte grenzen, so sind doch Rückbildungsvorgänge auch beträchtlicher Art, wenn sie auch sehr selten sein mögen (ich habe sie nie gesehen), nicht ausgeschlossen: man denke nur an derartige oft sehr ausgedehnte Rückbildungen bei leukämischen Infiltraten, die mit dem Lymphosarkom doch in vielen Beziehungen große Ähnlichkeit haben.

Histogenetisch bildet den Ausgang der Lymphosarkome das vorgebildete lymphadenoide Gewebe, vor allem die Lymphknötchen und die PEYERschen Haufen; es ist aber nicht ausgeschlossen, daß bei der nahen Verwandtschaft des Schleimhautgerüsts mit dem eigentlichen adenoiden Gewebe auch von hier aus die bösartige Erkrankung ihren Ausgang nimmt; dagegen spricht auch nicht, daß manches Mal auch in großen Geschwülsten, wenn auch in oft rudimentärer Weise, der Aufbau von Follikeln mit Keimzentren usw. wiederholt wird.

Die Stellung der Lymphosarkome in den Geschwülsten war lange Zeit eine heftig umstrittene, und auch heute noch ist ihre allgemeine Anerkennung als echte Geschwulstform keineswegs eine gesicherte.

KUNDRAT selbst meint, daß sie den Lymphomen, namentlich der Pseudoleukämie näher stünden als den Sarkomen: „ich bin dafür, daß die Lymphosarkome von den Sarkomen abzutrennen und überhaupt nicht zu den Neubildungen in engerem Sinne zu rechnen sind. Denn nach allem sind sie keine spontan in einzelnen oder multiplen Herden auftretende atypische Gewebsbildungen, die sich metastatisch vervielfältigen können, sondern Gewebsbildungen aus den Lymphdrüsen, follikulären und adenoiden Geweben hervorgehend, die regionär auftreten und fortschreiten nach den Wegen der Lymphbahnen; eine Propagation auf den Wegen der Blutbahn kommt ihnen selten, gewissermaßen nur gelegentlich zu".

STERNBERG hält an der alten von KUNDRAT geprägten Bezeichnung „Lymphosarkomatose" fest unter der Voraussetzung, daß hierunter eine atypische Wucherung der lymphatischen Apparate, nicht aber eine wirkliche Sarkombildung aus der Gruppe der Spindel- und Alveolärsarkome verstanden wird. Für diese Sonderstellung sprechen ihm vor allem die vorkommenden Übergänge von Pseudoleukämie und Lymphosarkomatosen. Auch EUGEN FRÄNKEL (ebenso Stoerck) sieht Lymphosarkome und Pseudoleukämie zum mindesten als sehr nahe verwandte Prozesse an, deren Abtrennung von einander sehr schwierig ist (Stoerck). Er spricht von Lymphosarkomatosen nur bei lokalisierten geschwulstartigen Bildungen, wie sie eben im Dünn- und Dickdarm vorkommen, hier zu umfangreichen Geschwülsten führen und mit Vergrößerung der regionären Drüsen einhergehen, bei denen also eine Erkrankung anderer Lymphdrüsen in der Regel ausbleibt; das Wesentliche bei dieser Definition ist also, daß die Geschwülste anfangs rein örtlich begrenzte Wucherungen, nicht Systemerkrankungen darstellen. Ghon und Roman rechnen die Lymphosarkome wieder zu den echten Sarkomen, und zwar in uneingeschränkter Weise, da sie mit den echten Sarkomen alle Eigenschaften gemeinsam hätten, so die der verschiedensten Formen der Gewebsreife. Ghon und Roman scheint als beste Bezeichnung für sie „lymphadenoides Sarkom" (Sarcoma lympadenoides). Gerade mit dieser Bezeichnung ist sowohl die Entstehung, als auch ihre Entwicklungsfähigkeit, und schließlich auch der Bau dieser Neubildungen am besten ausgedrückt, ebenso auch die Möglichkeit der verschiedenartigsten Formen als Ausdruck der verschiedenen Gewebsreife.

Borst, der für diese Tumoren die Bezeichnung „lymphoblastische Sarkome" vorzieht, betont ebenfalls, daß das „ganze Gebiet dieser Sarkomatosen mit oder ohne „Leukämie" noch nicht genügend aufgeklärt sei".

Das was ebenfalls zur Vorsicht, diese Neubildungen restlos den Sarkomen zuzurechnen, mahnen muß, ist ihre verhältnismäßig nicht ungünstige Prognose; wir haben oben schon erwähnt, daß manche Untersucher (Schmidt) Narbenbezirke neben lymphosarkomatösen Infiltrationen im Darm gesehen haben und sie auf partiell rückgebildete, also partiell geheilte Lymphosarkome zurückgeführt haben; auch ihre Prognose nach operativer Entfernung ist nicht so schlecht, wie die der Extremitätenlymphosarkome; so hat z. B. Brunner einen vollständig „lympho-sarkomatösen Magen" herausgenommen mit „Dauerheilung", Exner stellt 8 Fälle von Lymphosarkom des Verdauungsschlauchs, von der Zunge und dem Nasenrachenraum angefangen bis zum Mastdarm zusammen, von denen vier 5—16 Jahre nach der Resektion gesund geblieben sind, während von 2 anderen Nachricht nicht mehr zu erhalten war; unter den 4 geheilten befinden sich ein Magen- (20jähriger Mann) und ein Rektumsarkom (55 Jahre alte Frau), v. Haberer teilt einen Fall von partieller Ausschaltung eines Magen- und Jejunumgewächses mit Lymphknoten im Mesenterium mit, der sich 7 Monate später bei einer zweiten Laparotomie deutlich verkleinert erwies. Die Extremitätensarkome, insbesondere die rundzelligen geben dagegen, trotz der Möglichkeit der radikalsten Entfernung des Tumors durch sichere Absetzung im Gesunden, schlechte Heilungsaussichten.

Exner meint daher, und wir schließen uns seiner Meinung an, daß die Lymphosarkome, die von Lymphknoten ausgehen, scharf zu trennen sind von denen, die vom adenoiden Gewebe und den Lymphknötchen der Schleimhäute ihren Ursprung nehmen; daß bei beiden Tumorlokalisationen trotz gleichen geweblichen Baus die klinischen Eigenschaften verschieden seien; Kundrats pessimistisches Wort von dem „Noli me tangere" sei für die Lymphosarkome der Schleimhäute nicht mehr berechtigt. Er hält es für eine Forderung an die Zukunft, auf Grund der klinischen Erfahrungen, auch anatomisch zwei Gruppen von klinisch sich verschieden verhaltenden Lymphosarkomen zu unterscheiden, und dabei wird die Frage wieder erörtert werden, ob die Lymphosarkome des Verdauungsschlauchs im engeren Sinne zu den Gewächsen zu zählen wären.

Bei der Zwitterstellung, die die Lymphosarkomatose einnimmt, ist es begreiflich, daß das Suchen nach Erregern in ihrer Geschichte eine große Rolle gespielt hat. Vor allem war es immer wieder der Tuberkelbazillus, nach dem gefahndet wurde, und es sind eine Reihe von Fällen beschrieben, die einen Zusammenhang nicht als ganz unwahrscheinlich anzunehmen erlauben (BRANDTS, GLINSKI, WORTMANN, RICKERT). So findet WORTMANN im Gekröse einer lymphosarkomatösen Dünndarmschlinge eines 14jährigen Knaben einen zwetschgenkerngroßen verkästen und zum Teil verkalkenden Lymphknoten, NOTHNAGEL im Dünndarm zahlreiche lineare größtenteils quergestellte Narben nach tuberkulösen Geschwüren, in denen grauweiße knotige Geschwulstmassen vom Typus der Lymphosarkome saßen. Von größerer Bedeutung als derartige vielleicht zufällige „Nebeneinanderbefunde" sind vor allem die Fälle mit positivem Ergebnis bei Tierimpfungen mit Material aus der Mitte der Neubildungen. Ich habe in einem Falle bei der ersten Tierpassage eine der Lymphosarkomatose ähnliche lymphatische Wucherung gesehen, die zweite Passage mit diesem Material ergab eine außerordentlich verzögert verlaufende Tuberkulose mit Ausbildung schwerer zirrhotischer Prozesse in der Meerschweinchenleber (BRANDTS). Der Fall ist aber insofern nicht rein (hier mag auch Erwähnung finden, daß auch bei menschlichem Darmlymphosarkom ab und zu atrophische Leberzirrhosen beobachtet werden — unsere Fälle 1, 3, 17), als die Ursprungsgeschwulst von einem Individuum mit kleinen Kavernen der Lungenspitze stammte, und wenn auch im Darm histologisch keine Spur von Tuberkulose gefunden wurde, ist doch zufällige Verschleppung von Tuberkelbazillen selbst in das Innere der Geschwulst nicht ausgeschlossen. Ebensowenig einwandfrei sind die Tuberkelbazillenfunde in anderen Fällen, jedenfalls ist bis heute ein Zusammenhang mit Tuberkulose keineswegs irgendwie bewiesen. Das gleiche gilt von der MUCHschen granulären Form der Erreger.

Lymphogranulomatöse Prozesse mit MUCHschen Granula kommen zwar im Darm öfters vor, haben auch früher genügend oft zur Verwechslung mit dem Lymphosarkom Anlaß gegeben, sind aber ihrer histologischen Natur nach so grundverschieden vom Lymphosarkom, daß schon ihrem Bau nach ein ursächlicher Zusammenhang mit den ja auch noch hypothetischen Erregern der Lymphogranulomatose als ganz ausgeschlossen erscheint.

Bakterien sind in den schleimhautwärts gelegenen oberflächlichen Teilen der Geschwülste sehr häufig nachzuweisen, sind aber ausnahmslos vom Darmlumen eingewandert und haben mit der Entstehung der Geschwülste nichts zu tun. Ebenso erfolglos war das Suchen nach Spirochäten mit der Levaditimethode usw.

Trotz all dieser negativen Erfolge bei dem Suchen nach belebten Erregern im Lymphosarkom, und trotz all der Gründe, die uns heute für die reine Gewächsnatur der Lymphosarkome zu sprechen scheinen, ist es nicht ausgeschlossen, daß für das Lymphosarkom dereinst doch ebenso wie vielleicht für Leukämie und Pseudoleukämie ein belebter Erreger gefunden werden wird.

Als auslösende Faktoren der Lymphosarkomatose werden neben entzündlichen Prozessen auch einmalige Gewalteinwirkungen genannt. Wie diese bei der Entstehung von Lymphosarkomen wirken sollten, ist unklar.

In unserem Falle 4 traten unmittelbar nach dem Aufschlagen des Bauches Schmerzen in der rechten Unterbauchgegend auf, nach einigen Tagen wurde die Resistenz schon bemerkt.

MUNK berichtet von einer mannsfaustgroßen Geschwulst des unteren Ileums, die 4 Wochen nach einer Gewalteinwirkung (Geschleiftwerden auf dem Boden und Kontusion des Bauches) entstanden sein soll; von einem zweiten Fall, der 4 Monate nach einem nicht sehr bedeutenden Trauma, das den Leib traf, aufgetreten ist; BESSEL-HAGEN von einem $7^1/_2$jährigen Knaben, bei dem ein Lymphosarkom des Jejunums auf einen Faustschlag auf die rechte Bauchseite in kurzer

Zeit entstanden sein soll. Es ist schwer, hierzu eine entscheidende Stellung einzunehmen. Treten so rasch wie in den ersten Fällen Tumoren nach einem
Trauma auf, ist jedenfalls die Wahrscheinlichkeit größer, daß der Tumor zur
Zeit des Traumas schon bestanden hat, daß das Trauma vielleicht erst die Aufmerksamkeit auf ihn gelenkt hat. Im übrigen wird hier wie bei der Begutachtung aller „traumatischen Tumoren" von Fall zu Fall zu entscheiden sein,
ob größere oder geringere Wahrscheinlichkeit für den Zusammenhang spricht.

Das gleiche gilt für frühere Krankheitsvorgänge im Darm als Reizquelle, auf
deren Basis die Tumoren erst entstehen. Hier wird bald die Appendizitis verantwortlich gemacht; wahrscheinlicher ist aber auch hier, daß ein schon vorhandenes
Lymphosarkom vielleicht an der Mündungsstelle des Wurmfortsatzes in das
Coecum Stenose und dadurch Stauungserscheinungen im Wurmfortsatz veran-
laßte, die wiederum der beste Boden für die Entstehung einer Entzündung sind.
Die Lymphosarkomatose ist dann natürlich Ursache, nicht Folge der Appendix-
erkrankung gewesen. Weiterhin wird von tuberkulösen Geschwüren im Darm ge-
sprochen, auf deren Boden das Lymphosarkom entstehen kann: auch hier ist ein
Zusammenhang mehr als zweifelhaft: würden Appendizitis und Tuberkulose eine
Rolle spielen, so müßten Lymphosarkome viel häufiger sein. Vorkommen von
Lymphosarkomatose nach oder mit diesen Erkrankungen ist also im allgemeinen
als Zufallsbefund anzusehen; damit ist nicht gesagt, das in speziellen Fällen
Begutachter die Möglichkeit eines Zusammenhanges doch zugeben können.

Ein „non liquet" besteht auch in der Frage der Beziehungen der Lymphosarkomatose zu Konstitutionsanomalien. Je nachdem man sich zu der Frage
der „Tumorrasse" stellt, wird man auch Stellung zur Lymphosarkomatose als
konstitutionell bedingter Erkrankung nehmen. Die Anhaltspunkte, die das
Schrifttum bisher zugunsten der Konstitutionanomalie bringt, sind überaus spärlich und wenig überzeugend: so teilt R. Schmidt zwei Fälle seiner Beobachtung
mit, die beide wegen der eigentümlichen Haarfärbung auffielen: dunkelbraunes bis
schwarzbraunes Haupthaar, rotblonder bis fuchsroter Schnurrbart, und ebensolche Crines pubis. So wird angegeben, daß in einem Fall von Lymphosarkomatose noch multiple Hautpapillome, ein Leberkavernom, ein Polyp des Uterus
gefunden wurde, in einem anderen Falle noch Uterusmyome, Adenome der Schilddrüse, Atherome der Haut, Osteome der Falx cerebri und embryonale Nieren-
lappen gefunden wurden. Eine Multiplizität derartig häufiger Tumoren und
ihre Kombinationen besagt aber auch nichts für die, die eine „Tumorrasse" auch
unter gewissen Bedingungen anzunehmen geneigt sind.

Differentialdiagnose: So schwierig die richtige Diagnose in vielen Fällen
während des Lebens sein mag, so verhältnismäßig leicht ist sie bei der autoptischen Betrachtung. Ist die Erkrankung bereits weiter vorgeschritten, bestehen
große Neubildungen im Darm, die die Neigung zur Erweiterung des Darmlumens
zeigen, Geschwülste, die weiche Konsistenz, hirnähnliche Farbe und Beschaffenheit haben, diffus alle Darmschichten durchsetzen und ihren Bau völlig verwischen, so kann, wenn zudem eine Blutveränderung nicht besteht, ein Zweifel
an der Diagnose Lymphosarkom nicht bestehen. Daß eine völlig scharfe Grenze
gegen die Pseudoleukämie, bzw. aleukämische Lymphadenose nicht gezogen
werden kann, haben wir oben schon erörtert; das „lokale Leiden" wird aber die
Entscheidung zugunsten des Lymphosarkoms fällen lassen. Leukämische Infiltrate können größte Ähnlichkeit mit lymphosarkomatösen plattenartigen Infiltrationen der Darmschleimhaut haben; hier entscheidet auch post mortem der
Blutbefund, die Veränderung von Knochenmark, Lymphknoten und Milz, die
bei Leukämie gewöhnlich charakteristisch ist. Karzinom des Dünndarms kommt
bei seiner äußersten Seltenheit differentialdiagnostisch nicht in Betracht. Dickdarmkarzinome sind entweder verengende skirrhöse oder ulzerierende oder

polypöse Geschwülste, haben wallartigen Rand und fast nie die Leichenblässe des Lymphosarkoms; auch ist bei ihnen der Bau insbesonders der Muskularis nie so vollständig zerstört wie beim Lymphosarkom, im Gegenteil zeigen sie gewöhnlich die Muskelbündelzeichnung übertrieben deutlich. Markige Schwellung bei Typhus kann ähnliche Verdickungen und Verfärbungen der follikulären Apparate des Darmes, wie sie bei manchen Fällen des Lymphosarkoms vorkommen, entstehen lassen, immerhin wird der übrige Befund, das geringe Hervortreten der Ulzerationen gegenüber ausgedehnten wenn auch partiellen Schorfbildungen, wie man sie autoptisch bei Typhus fast nie vermißt, ganz abgesehen von den Befunden an anderen Organen, Lymphknoten, Milz, jeden Zweifel in der Diagnose unterdrücken.

Auch die hyperplastische Ileocökaltuberkulose wird ernstlich nie zu Zweifeln Anlaß geben, denn wenn sie auch beträchtliche Verdickungen der Darmwand verursacht, so sind die dabei immer vorhandenen Einengungen des Lumens, die Ulzerationen und wiederum die gut erhaltene Struktur der Muskularis, ebenso die Farbe der erkrankten Teile so weit von dem Befund bei Lymphosarkom verschieden, daß ein Irrtum kaum möglich ist.

Schwieriger ist nur die Differenzierung von metastatischem Sarkom oder von primären Spindelzellsarkomen des Darmes. Entscheidet in dem einen Fall die Gesamtheit der Sektionsbefunde, so wird im anderen Falle nur die mikroskopische Untersuchung das richtige Urteil sprechen lassen.

Spindelzellsarkome, polymorphzellige Sarkome, Angiosarkome, alveoläre Sarkome.

Die reinen Spindelzellsarkome des Darmes sind selten und ein großer Teil der beschriebenen Fälle ist entweder den Myosarkomen oder selbst den Neurinomen beizuzählen; eine exakte Zusammenstellung der sicheren Fälle ist um so schwerer, als die mikroskopische Beschreibung oft sehr mangelhaft ist, sich oft mit der Bezeichnung: histologisch „Spindelzellsarkom" allein begnügt (z. B. Rovsing). Goto beschreibt 2 Spindelzellsarkome; sichere Fälle sind weiter wohl noch der von v. Hansemann untersuchte Fall 5 und Wortmanns weiches Spindelzellsarkom mit zahlreichen Mitosen der hinteren Mastdarmwand bei einer 57jährigen Frau, das talergroß, elastisch, mittelhart war, Zentralulzerationen zeigte; 3 Monate nach der Rektumresektion ging die Kranke an Lebermetastasen zugrunde; weiterhin sind einwandfrei die Fälle von Kord-Lütgers (Spindelzellsarkom des rechten Kolonknies bei einem 47jährigen Mann, Goebels polypöses Spindelzellsarkom der Flexura lienalis. Wir haben bei einer 63 Jahre alten Frau (Abb. 49) ein zweifaustgroßes Spindelzellsarkom des Gekröses gesehen, das breit den unteren Dünndarm durchsetzte und durch Zerfall und Ulzeration mit seinem Lumen in Verbindung stand; es war nach dem autoptischen Befund nicht sicher, ob Mesenterium oder Darm Ausgang des Gewächses war, letzteres erschien wahrscheinlicher.

Unklar ist Fall 1 von Storch: apfelgroßes zystisch erweichtes Gewächs, der Konvexität der unteren Jejunumschlinge pilzförmig aufsitzend, gestielt in das Darmlumen hineinragend; histologisch ergab es das Bild eines erweichenden Spindelzellsarkoms: man denkt hier ebenso wie in der Beschreibung von Batzdorff: kleinapfelgroßer einer Dünndarmschlinge aufsitzender durchbrechender Tumor, in den vom Darmlumen ein schmaler Schleimhautgang hineinführt oder bei dem Falle von Björkenhein an ein divertikuläres Myosarkom; Batzdorff erörtert die Frage, ob nicht hier ein sarkomatös degenerierendes Meckeldivertikel vorliegen könnte.

Fälle von Sarkomen in Meckelschen Divertikeln berichten Bahacs, sowie Crile und U. V. Postmann.

Gerade bei den Spindelzellensarkomen werden öfters Gewalteinwirkungen als auslösende Ursache beschrieben: so soll sich im Falle von Kord-Lütgers das Gewächs $1^1/_2$ Jahre nach einem Hufschlag in die rechte Bauchseite an dieser Stelle im Falle 5 von Munk bei einem 48jährigen Manne 4 Monate nach heftigem Stoß in die rechte untere Bauchseite ein Spindelsarkom des Blinddarms entwickelt haben.

Sehr selten sind polymorphzellige Sarkome, von großen vielgestaltigen Zellen zusammengesetzt mit reichlicher Gefäßentwicklung. Beherrschen bei den Lymphosarkomen die breiten alle Schichten durchsetzenden Infiltrate der

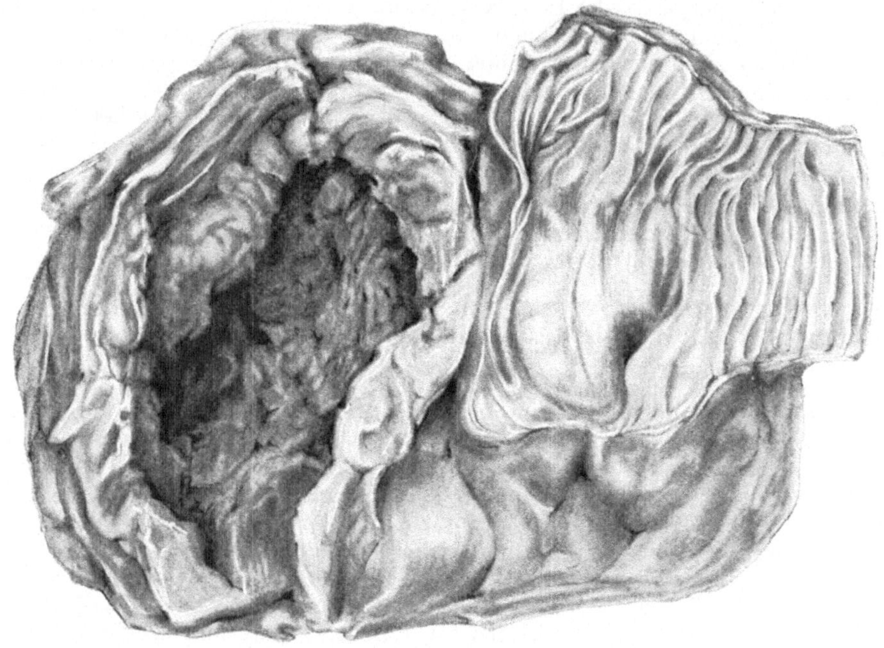

Abb. 49. Spindelzellsarkom des Mesenteriums, vielleicht primär des Darmes. Infiltration des Dünndarmes mit zentraler in die faustgroße Geschwulstzerfallshöhle führender Ulzeration. S. 248/17. Weib 63 Jahre. $^6/_{10}$ der natürl. Größe.

Darmwand das Bild, so scheinen bei diesen seltenen Formen mehr plattenartige knopfförmige auf die innere Serosaschicht sich beschränkende Herde aufzutreten.

421/19. Mann, 29 Jahre. Seit 3 Monaten Rückenschmerzen, Durchfälle, Leibschmerzen. Auftreibung des Leibes. Starker Verfall, keine Durchfälle (Abb. 50).

Befund: Bei Eröffnung der Bauchhöhle zeigt sich das Gekröse des Dünndarms entfaltet durch einen über zweifaustgroßen Knoten, der sich zwischen den Mesenterialblättern entwickelt hat und einen zweidaumenstarken Fortsatz zur Flexura coli dextra hin sendet; neben diesem großen Lymphknotengewächs finden sich im distalen Gekröse weitere kleinere bis haselnußgroße Knoten; die unteren 40 cm des Ileum zeigen auf der Serosa weitere knotig rötliche Verdickungen; die Lymphgefäße des Darmes zum Teil stark gefüllt ziehen als korallenartige Bänder vom Darm ins Mesenterium; haselnußgroße Geschwulstknoten im peripylorischen Gewebe. Auf der Schleimhaut des Magens mehrere hosenknopfgroße weißlichgelbe plattige Verdickungen, die pilzförmig das umgebende Niveau überragen; ähnliche Knoten im Anfangsteil des Duodenums, im unteren Dünndarm zahlreiche knopfförmige flache pilzähnliche, weißrötliche Geschwülste der Schleimhaut, zum Teil rötlich gefärbt, daneben auch flächenförmige Infiltration der benachbarten Schleimhaut, deren Falten dadurch starr verdickt werden. Von den übrigen Organen ist eine kirschkerngroße weiche markige Metastase im linken Leberlappen, ferner ein beträchtlicher Milztumor aber ohne Geschwulsteinlagerung zu vermerken. Mikroskopisch ergibt sich überall das Bild des polymorphzelligen Sarkoms. Nur die Metastase in der Leber

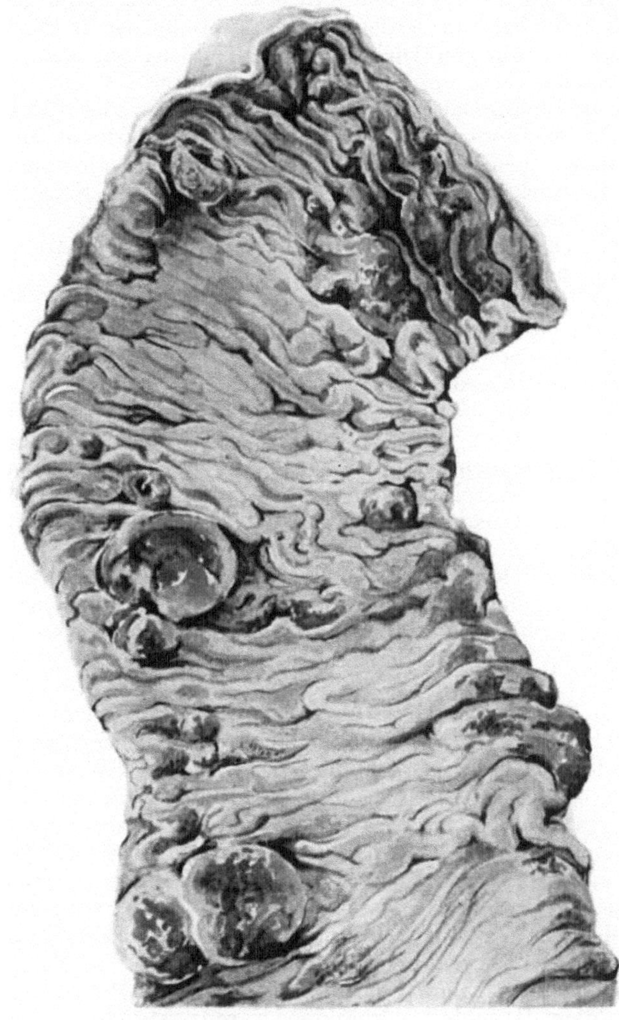

Abb. 50. Sarkomatose des Dünndarms (und Sarkomatose des Gekröses) (histologisch großrund- und polymorphzellig) mit knopfförmiger Knotenbildung und Infiltration der den Knoten benachbarten Schleimhautfalten. S. 421/19. Mann 29 Jahre. ⁸/₉ der natürl. Größe.

zeigt im Gegensatz zu den Darmherden ein eintönigeres, dem kleineren Rundzellsarkom ähnliches Bild.

Was sich als Gallertsarkome, Angiosarkome beschrieben findet, hält einer Kritik nicht stand; MUNK will ein Gallertsarkom als zweifaustgroßes Gewächs des Blinddarms beobachtet haben; die Diagnose wurde nach einem Probeausschnitt gestellt, ein genauer histologischer Befund fehlt; und dasselbe gilt für ein vom gleichen Verfasser beschriebenes „Angiosarkom" der Flexura lienalis, einen subserösen, nußgroßen, bläulichen Tumor, der zur Knickung des Darmes führte; das makroskopische Aussehen und der Sitz des Gewächses spricht mehr für ein gefäßreiches Myosarkom.

Eine besondere Stellung nehmen die ungefärbten Sarkome des Mastdarms ein, die meist nicht Rundzellsarkome sind, öfters als Spindelzellsarkome, oft auch als alveoläre Sarkome beschrieben werden, und die zweifellos viel häufiger vorkommen als die Sarkome der übrigen Dickdarmteile, vom Lymphosarkom abgesehen. In einer Zusammenstellung von 8407 Sektionen durch LAUENSTEIN finden sich unter 111 Sarkomfällen 6 Darmsarkome, unter diesen wieder 3 Rektumsarkome. HELLER stellt 25 Melanosarkome und 6 gewöhnliche Sarkome des Rektum zusammen, von denen histologisch 3 aus Spindelzellen zusammengesetzt waren, eines einem Fibrosarkom entsprach (KARL MAAS). E. SCHUMANN benennt 3 Hauptformen, unter denen das Rektumsarkom erscheint:

    1. Die diffuse sarkomatöse Infiltration (Retrécissement sarcomateux).

    2. Die knollig aufsitzenden häufig multiplen Gewächse.

    3. Die gestielten Sarkome.

Die erste Form (GRENET) ist, wie DELBET hervorhebt, sehr zweifelhaft; Verwechslung mit chronischer vielleicht luischer oder gonorrhoischer Proktitis (Réctite proliférante Delbet) ist in den wenigen beschriebenen Fällen bei den kümmerlichen histologischen Angaben nicht ausgeschlossen. Ein Beispiel für die Form 2 ist ein Fall von SCHUMANN: bei einer 33jährigen Frau wird die klaffende Afteröffnung ausgefüllt von einem oberhalb der Analgrenze dem Rektum aufsitzenden walnußgroßen Knoten, der einem Hämorrhoid-Varix ähnlich war, über ihm wölbte sich ein zweiter über faustgroßer Tumor vor. Hervorgehoben wird der außerordentliche Reichtum des Tumors an Gefäßen, seine zystische Erweichung, der Aufbau der Geschwulst aus vieleckigen Zellen mit reichlichen Mitosen, aber auch reichlichen Degenerationsformen; Form 3 gibt der 2. Fall von SCHUMANN wieder: ein gänseeigroßer, grobhöckeriger, pilzartig gestielter Knoten des Mastdarms mit zum Teil ulzerierter, zum Teil noch mit Schleimhaut überzogener Oberfläche.

Bemerkenswert ist nun der histologische Befund gerade in diesen beiden SCHUMANNschen Fällen: im 1. Fall wird die polyedrische Zellform des Sarkoms bei enormem Gefäßgehalt hervorgehoben, im 2. Fall wird von großen, teils rundlichen, teils vieleckigen Geschwulstzellen, die mosaikartig dicht nebeneinander liegen, und deren Nester durch maschiges Bindegewebe voneinander getrennt sind, geschrieben; auch HELLER erwähnt in seinem knotigen Spindelzellsarkom des Rektums die reichliche fibrilläre Zwischensubstanz und H. SCHMIDT sieht im histologischen Präparat seines faustgroßen, knolligen, supraanal gelegenen Gewächses neben Spindelzellen, Rundzellen auch Zellen von epithelähnlichem Charakter, wobei die Zellhaufen durch bindegewebige Züge voneinander getrennt waren; eisenhaltiges Pigment findet sich nur im Zwischengewebe, nicht in den Geschwulstzellen, und obwohl neben weißen Metastasen schwarzrote Knötchen auf dem Bauchfell vorhanden waren, spricht er sich gegen die Diagnose Melanosarkom aus.

Damit haben wir schon unsere Stellungnahme zu der Diagnose dieser aus verschiedenen Zellen zusammengesetzten, vom Bindegewebe durchzogenen, oft alveolär aufgebauten Geschwülste angedeutet. Unserer Ansicht handelt es sich in diesen Fällen um Tumoren, die Äquivalente der Melanosarkome sind, weiße aus Pigmentzellen hervorgegangene Gewächse darstellen. Es ist bekannt, und wir kommen bei den Melanosarkomen hierauf noch eingehend zu sprechen, daß die aus Melanoblasten hervorgehenden Geschwülste oft unpigmentiert sind, oder teilweise pigmentiert erscheinen, oder pigmentierte Metastasen wenn sie selbst auch unpigmentiert sind, liefern können. Der histologische Befund ist so charakteristisch, daß die Diagnose gar nicht anders lauten kann;

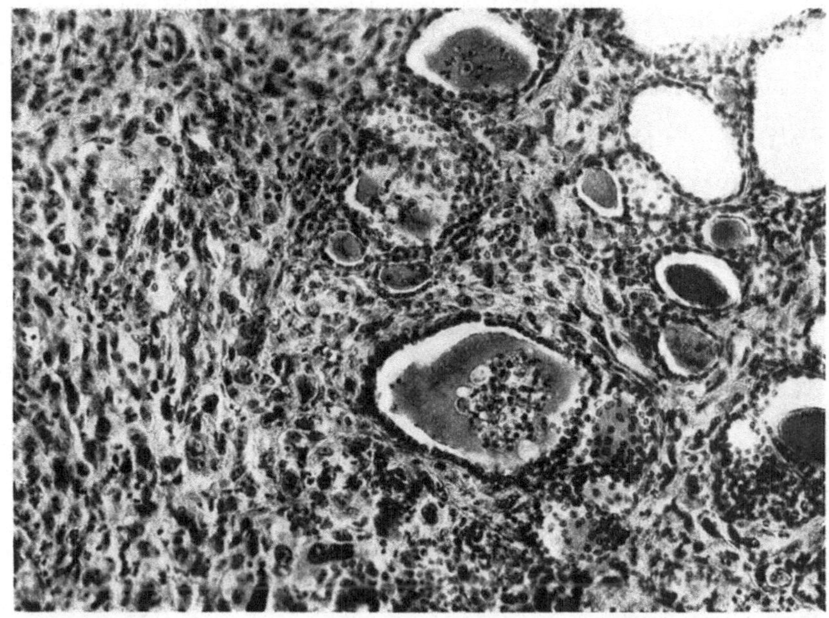

Abb. 51. Struma maligna. Polymorphzelliges Sarkom. Siehe Darmmetastasenbild in Abb. 52 u. 53. Schwache Vergrößerung. S. 131/24. Mann 59 Jahre. Obj. Zeiß Apochrom. 16 mm. Ok. 8 × Leitz Periplan. Balgl. 54 cm.

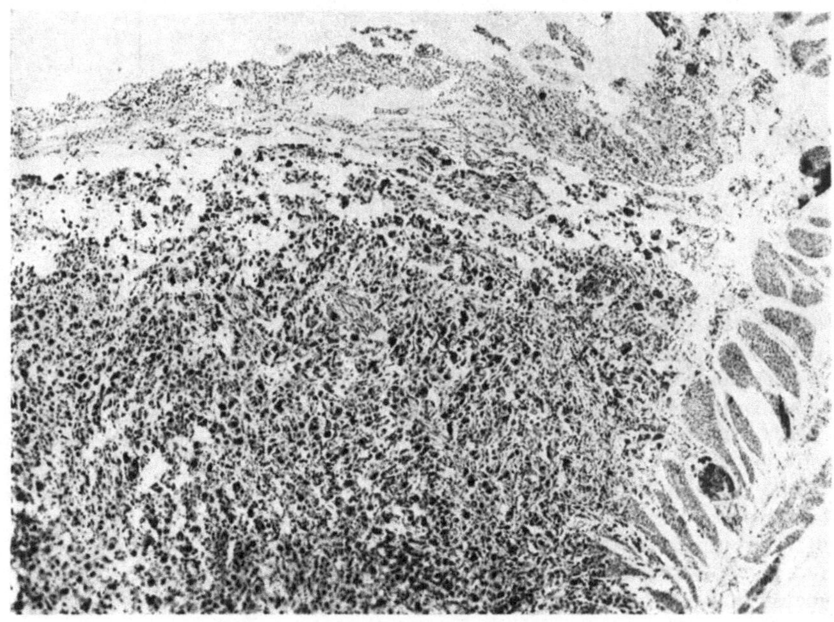

Abb. 52. Kleinknotige Metastase in der Unterschleimhaut des Ileums: polymorphzelliges und Riesenzellsarkom. Metastase von Abb. 51. S. 131/24. Mann 59 Jahre. Komp. Ok. 2 Zeiß. Obj. Zeiß 5. Balgl. 65 cm.

wir haben auf Grund eines Probeausschnittes eines solchen unpigmentierten „alveolären Sarkoms des Rektums" die Diagnose: ungefärbtes Melanosarkom gestellt, und zu unserer Befriedigung dann bald darauf von pigmentierten Haut- und Lymphkotenmetastasen bei der betreffenden Patientin gehört.

Sarkommetastasen im Darm.

Metastasen von Sarkomen des übrigen Körpers im Darm sind, wenn wir von den Systemerkrankungen der lymphatischen Sarkome, sowie von den zu generalisierten Ausbreitungen führenden Melanosarkomen absehen, Seltenheiten. Wir

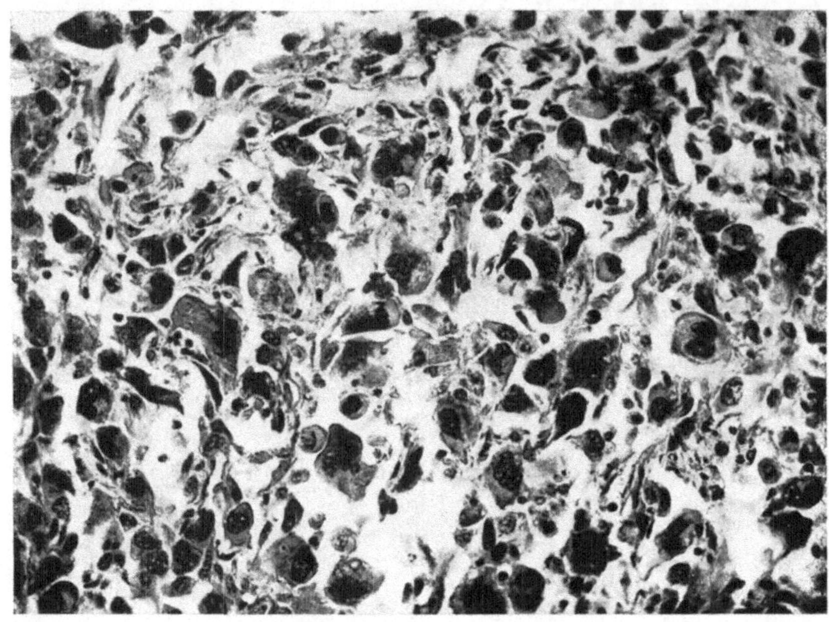

Abb. 53. Struma maligna. Metastase in Darmsubmukosa. Polymorphie der Geschwulstzellen. S. 131/24. Mann 59 Jahre. Obj. 8 mm. Ok. 4 × Periplanat. Balgl. 64 cm. Detail zu Abb. 52.

gehen hier auf die Kasuistik, die nichts Besonderes bringt, nicht näher ein. Wir beschränken uns nur auf die Wiedergabe eines der Fälle unserer Beobachtung:

Das Ursprungsgewächs war hier eine ausgedehnte Strumamaligna (SN. 131/24) (Abb. 51), die an einzelnen Strängen zwar noch karzinomatöses Bild mit soliden Epithelsträngen größerer Zellen gab, in ihrer Hauptmasse aber nicht anders denn als polymorphzelliges Sarkom mit großer Neigung zu vielkernigen und Riesenzellbildungen zu deuten war. Bekannt ist, daß bei solchen bösartigen Strumen der Sarkomcharakter nur vorgetäuscht sein kann durch die eigenartigen und diffusen Wucherungen des Epithels. Es mag demzufolge hier vielleicht auch ein derartiges Carcinoma sarcomatodes vorgelegen haben. Im unteren Ileum und im Colon ascendens waren nun mehrfache Metastasen von Mandelkerngröße vorhanden, die ihr Ausbreitungsgebiet in der Schleim- und Unterschleimhaut hatten (Abb. 52). Diese Knoten gaben nun, wie die Abbildungen (Abb. 53) zeigen, genau den polymorphen Charakter der sarkomatösen Zellwucherung des Primärtumors wieder, nur daß die Vielgestaltigkeit der Zellen und Synzytien hier noch ausgesprochener als im Ursprungsgewächs war.

Bösartiges Melanom.
(Melanosarkom und Melanokarzinom.)

Im Schrifttum finden sich eine Reihe von Mitteilungen, die primäre Melanosarkomatosen des Magendarmkanals oberhalb des Rektum betreffen. Da maligne pigmentbildende Geschwülste sich nur dort finden können, wo Melanin auch physiologisch gebildet werden kann, also im Auge, evtl. in der Nebenniere, im Gehirn (Chromatophoren der Meningen!), evtl. auch in teratoiden Tumoren der Ovarien, sind alle Behauptungen von andersgelagerten primären Melanomen mit dem größten Mißtrauen zu betrachten und das gleiche gilt auch für die Darmmelanome. So ist bei einem neuestens veröffentlichten Fall von sog. primärem Melanom des Jejunum (Cox, Hoan et Leroy) eher die winzige Hautmetastase der primäre Tumor gewesen als der 20 cm Länge einnehmende Tumor des mittleren Dünndarms. So glauben wir, daß sicher Metastasen vorlagen in dem Coecummelanom eines achtjährigen Kindes von Ewing, des Ileum von van der Neer und Kellert, des Ileum von Treves, wahrscheinlich gehört hierher auch der Fall von Stämmler-Kaufmann. Im Falle von Peritz, bei dem der hühnereigroße schwarze Ileocökaltumor zahlreiche mesenteriale und peritoneale Metastasen gesetzt hatte, der auch sonst ganz den Eindruck eines primären Tumors gemacht hatte, war 2 Jahre vorher eine schorfbedeckte, pigmentierte Warze der Wange entfernt worden, die zweifellos den Primärtumor darstellte. Ähnliches wird sicher, wenn auch unbemerkt in den anderen Fällen vorhanden gewesen sein.

Das primäre Melanosarkom des Darmes findet sich nur im Rektum und hier vorwiegend im untersten Teil. Es hat im großen ganzen dieselbe Form wie die meisten nicht gefärbten Rektumsarkome, d. h. polypöse und knollige Gestaltung (Form 2 und 3 des Schumannschen Schemas). Überwiegt die diffuse Infiltration, ist die Geschwulst ausgedehnter oder finden sich mehrere Knoten, so sind meistens die dem Analring nächststehenden am ·größten; gegen das S romanum zu nimmt die Ausdehnung des Gewächses gewöhnlich ab. Ebenso wie die Ausdehnung der Geschwulst nimmt auch ihre Schwarzfärbung nach oben ab, eben als Folge der geringeren und wohl auch jüngeren Geschwulstinfiltration, und wenn der Afterabschnitt als tiefschwarze einheitlich gefärbte Geschwulst imponiert, so tritt nach oben zu fleck- und punktförmige Pigmentierung unter zunehmender Verkleinerung der Herde auf. Wie bei den übrigen Sarkomen ist auch hier geschwüriger Zerfall nicht selten, hält sich aber doch meistens in bescheideneren Grenzen; Ulzerationen in der Ausdehnung wie sie bei Lymphosarkomen vorkommen, fehlen hier zumeist. Verengungen des Darmes ruft das Melanosarkom im allgemeinen gerade so wenig wie das Darmsarkom überhaupt hervor, im Gegenteil wird von einigen Beschreibern auch hier die Erweiterung des Darmes als Folge des Gewächses hervorgehoben. Wie bei jedem Melanosarkom treten auch hier Metastasen frühzeitig und meist multipel auf, und oft weisen erst Metastasen besonders in den Leistenlymphknoten auf das Vorhandensein eines primären Tumors wahrscheinlich im Darm, wenn die Extremitäten verdächtige Stellen nicht aufweisen, hin.

Sehr charakteristisch ist dafür folgender Fall, den wir zu untersuchen Gelegenheit hatten:

(E. 9/24.) Bei einer älteren Frau treten in der rechten Schenkelbeuge allmählich bis apfelgroße Schwellungen der Leistenlymphknoten auf. Exzision derselben; nach einigen Monaten Blutbeimengung im Stuhl, Vortreten eines Knotens vor die Afteröffnung, der immer zurückgedrückt werden muß, um die Entleerung zu ermöglichen: die Rektoskopie läßt mehrere pflaumen- bis walnußgroße Geschwülste besonders der Hinterwand des Rektums erkennen. Das untere Rektum wird entfernt; histologisch ergibt sich ein alveolär gebautes Sarkom, nach dessen Aufbau allein, obwohl Pigmentbildung nicht vorhanden war, ein ungefärbtes Melanosarkom diagnostiziert wurde; die nachträgliche Untersuchung der Leistenlymphknoten bestätigte diese Diagnose.

Der Fall ist auch ein Beweis dafür, daß sich, worauf wir schon bei den ungefärbten Sarkomen des Darmes hingewiesen haben, sich unter diesen vielfach Melanosarkome verbergen; wir sehen jeden Fall eines alveolär gebauten Sarkoms des Mastdarms, wie erwähnt, als melanoblastisches Sarkom an.

Der Fall weist auch eindringlich auf die Wichtigkeit der Rektaluntersuchung bei solchen scheinbar primären Leistenlymphknotenschwellungen hin.

Das Melanosarkom bevorzugt das höhere Alter und steht damit in einem gewissen Gegensatz zu den anderen Darmsarkomen. Der jüngste Fall scheint der von W. R. Meyer mitgeteilte zu sein; er betraf eine 24jährige Frau. Einar Key berechnete das Durchschnittsalter für das gewöhnliche Darmsarkom auf 37 Jahre, das des Melanosarkoms auf 50 Jahre. Die Fälle von Raecke, Breuer, Sandner, Barner, Sigerist, Kaufmann betreffen ausschließlich Männer im Alter von 48, 66, 55, 66, 70 Jahren. Auch hier sollen Männer eine stärkere Beteiligung als Frauen aufweisen (18 : 10).

Begreiflich ist, daß sowohl bei Prolapsen einzelner Geschwulstknoten vor den After als auch bei rektoskopischer Betrachtung höher sitzender Melanome leicht die klinische Diagnose: „thrombosierte Hämorrhoidalknoten" wegen der dunklen Farbe der Knoten gestellt werden kann; diese falsche Diagnose ist oft um so naheliegender, als die ersten Symptome, die auf eine Rektumveränderung hinweisen, Blutungen ähnlich den Hämorrhoidalblutungen sein können. Die mikroskopische Untersuchung wird aber alle Zweifel rasch zu lösen imstande sein.

Wie bei jedem Melanosarkom ist der Grad der Pigmentierung in den einzelnen Geschwulstteilen, und auch der einzelnen Geschwulstzellen eine überaus verschiedene; wie vielfach die Geschwulstzellen keine Spur einer Pigmentierung aufweisen, so kommen auch Teile in den Geschwülsten oder einzelne für sich stehende Geschwulstknoten vor, die der Pigmentierung völlig entbehren, sich makroskopisch von anderen Sarkomknoten nicht unterscheiden. In manchen Fällen können so eigenartige scheckige Zeichnungen der Gesamtgeschwulst auftreten.

Das makroskopische Aussehen der rektalen Melanosarkome kann ein ganz verschiedenartiges sein und kann selbst bei genauer Betrachtung, wenn es in knotiger Form auftritt, die Unterscheidung von größeren Hämorrhoidalknoten sehr schwer machen; in anderen Fällen wiederholen sie das Bild blumenkohlartiger Mastdarmkrebse, die sich bei stärkerem Wachstum aus dem After vorwölben, sich durch blauschwarze Farbe auszeichnen und meist infolge ihrer weichen Konsistenz, ihres Blutgefäßreichtums leicht zu Blutungen und zu Ulzerationen führen. In selteneren Fällen, wie z. B. in dem von Meyer ist der ganze Mastdarm von einer großzottigen schwarzbraunen zerfallenden Geschwulst ausgefüllt gewesen; die Geschwulstmassen griffen hier auch auf die Scheide über.

Das mikroskopische Bild weicht von dem des Melanosarkoms an anderen Körperstellen nicht ab. Auch hier sind zwei Formen zu unterscheiden: das Melanom, das sich aus spindeligen bis polymorphen (E. Kaufmann), meist nicht allzu kleinen Zellformen zusammensetzt und ganz den Charakter der gleichmäßigen einheitlichen Zellwucherung, der die gewöhnlichen Sarkome auszeichnet, aufweist, das das ursprüngliche Gewebe größtenteils ersetzt oder zerstört, und jene Art, die sich von dieser durch eine ausgesprochene alveoläre Nesterbildung unterscheidet, ein deutliches nicht mit den Geschwulstzellen genetisch zusammenhängendes Gerüstwerk erkennen läßt, dessen Maschen von mosaikartigen epithelähnlichen Zellen ausgefüllt werden. Beiden Formen gemeinsam ist der gewöhnlich große Gehalt an Mitosen, die Unregelmäßigkeit des Pigmentgehaltes der einzelnen Zellen. Die Form des abgelagerten Pigmentes ist in beiden Formen eine unregelmäßige: bald ist es feinkörnig, bald grobschollig, bald stark braun bis fast schwarz, bald hellbraun, bald die Zelle ganz ausfüllend, so daß selbst der Zellkern nicht mehr erkennbar ist, bald nur in Form feinen Staubes über die Zelle ausgestreut. Daneben kommen zahlreiche Zellen vor, wahrscheinlich Jugendformen, die jeder Pigmentierung entbehren, wohl auch vielfach durch Mutation nicht die Reife der anderen pigmentierten Zellen erreichen können: denn im allgemeinen ist das Pigment ein Ausdruck der Reife, die Menge des Pigmentes ein Ausdruck des Alters der Zelle, damit auch der verminderten Wucherungsfähigkeit: daraus geht hervor, daß die helleren und weißen Teile die quoad Metastasierung die bedenklicheren sind. Die hellen pigmentlosen Zellen sind entweder zwischen die anderen Zellen eingestreut oder bilden auch größere zusammenhängende Komplexe. Auch die Zellform kann in geringer Breite wechseln: Vielgestaltigkeit der Zellen und der Zellkerne kann vorhanden sein, auch mehrkernige und Riesenzellen sind zu beobachten, im allgemeinen herrscht aber doch die Einheitlichkeit der Zellform vor.

Aus den zwei verschiedenen histologischen Erscheinungsformen des Melanoms Schlüsse auf eine verschiedene Entstehung zu ziehen, ist naheliegend. Es ist hier nicht der Ort, um die ganze Histogenese des Melanosarkoms zu besprechen. Nur so viel sei gesagt, daß nach der heute geltenden Meinung das Melanom sich aus einem Muttergewebe ableiten muß, das der Bildung von Melanin in normalen Verhältnissen fähig ist. Solches Gewebe kommt nach unseren heutigen Begriffen nur dem Ektoderm zu, oder muß sich vom Ektoderm ableiten lassen. Das Melanom wird deshalb auch mehr und mehr als ektodermale Geschwulst angesprochen, und damit wird auch der karzinomähnliche Bau mancher Melanome verständlich, ebenso aber auch der sarkomähnliche, denn wir wissen vom Melanosarkom der Haut, bzw. vom Naevus pigmentosus her, daß die sog. Nävuszellnester, aus spindeligen also bindegewebsähnlichen Zellen bestehen, und können in jugendlichen Nävi ihr Abtropfen von der Epidermis, besser gesagt ihre Auswanderung in die Kutis oft deutlich beobachten. Die Zellwucherungen der bösartigen Form der pigmentierten Geschwulst kann diesen mesenchymalen Charakter beibehalten und so als Sarkom imponieren. Doch sei hier ausdrücklich bemerkt, was aus dem Vorhergehenden schon deutlich ist, daß, wenn wir hier von Melanosarkomen sprechen, wir nur die Struktur vieler dieser Geschwülste dem Herkommen gemäß benennen wollen, aber nichts über die formale Entstehung dieser Geschwülste aussagen. Es wäre deshalb wohl vorzuziehen, auch hier im Darm nicht von Melanosarkomen, sondern besser und nichts vorausnehmend von bösartigen Melanomen zu sprechen.

Nicht ohne weiteres klar ist die Histogenese der primären Melanome des Rektums. Das Entoderm des Darmes hat in keiner seiner Schichten normalerweise melanin-pigmentbildende Zellen. Dagegen ist die Afterhaut durch großen Reichtum pigmentbildender Zellen ausgezeichnet, und ebenso ist bekannt, daß die Epidermisgrenze des Anus nicht eine scharfe Linie gegen die Mastdarmschleimhaut bildet, sondern, daß nicht allzu selten versprengte Epidermisinseln sogar ziemlich hoch hinauf in die Rektalschleimhaut verlagert sein können (FOGES, MUNTER, BOHM, EICHHOFF). Von der Aftergrenze entfernt entstehende Rektummelanome lassen sich unschwer von solchen Epidermisverwerfungen ableiten und des weiteren kann sich bei chronischen Proktitiden das Plattenepithel über die Analgrenze auf die oberflächliche ulzerierte Mastdarmschleimhaut ausdehnen, insbesondere auf vorfallende Hämorrhoidalknoten, Polypen usw. übergreifen

(Eichhoff, Munter). Noch einfacher ist die Ableitung der tiefsitzenden Melanome, die unmittelbar ihren Ausgang vom Afterepithel ableiten, sich dann nur
rektalwärts ausgedehnt haben (Burkhard). Die Histogenese aus versprengten
Epidermisteilen wird aber am manifesten Melanom des Rektums am histologischen
Präparat kaum jemals nachweisbar sein; die hypothetische Versprengungsinsel
ist doch auf jeden Fall Sitz des ältesten Teiles der Geschwulst und damit am
frühesten vom Gewächs zerstört und ersetzt. Ältere Untersucher sprechen in
der „Blütezeit des Endothelioms" von Endothelien als Ausgangspunkt der

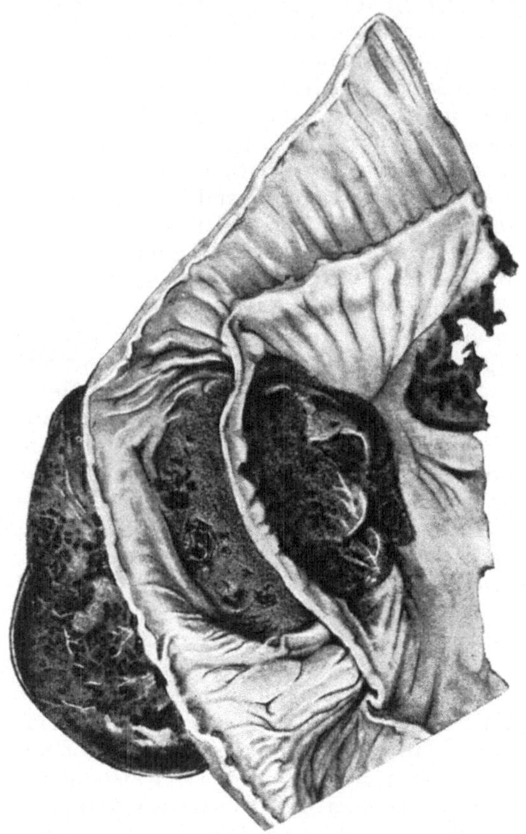

Abb. 54. Melanosarkommetastase des mittleren Dünndarms mit Einbruch in die Mukosa; zerfallende
Metastase im angrenzenden Mesenterium. († an Ileus.) E. 558/19. Weib 41 Jahre.

alveolär oder plexiform aufgebauten Melanome; derartige Herkunft kommt nicht
in Betracht, es liegen hier echte Melanome vom Charakter der Melanokarzi-
nome vor (Burkhard).

Natürlich muß der primäre Charakter des Melanoms des Mastdarms sicher
sein. Diese Sicherheit wird wohl nur in zur Autopsie gelangten Fällen zu erbringen sein, wenn jedes andere ektodermale Ursprungsgewächs auszuschließen
ist, denn metastatische Melanome am Mastdarm können die gleichen makro-
wie mikroskopischen Verhältnisse bieten.

Hier sei erwähnt, daß das Melanom der Analfurche mit Übergreifen auf das
Rektum in der Tierpathologie und hier besonders bei alten Schimmelpferden

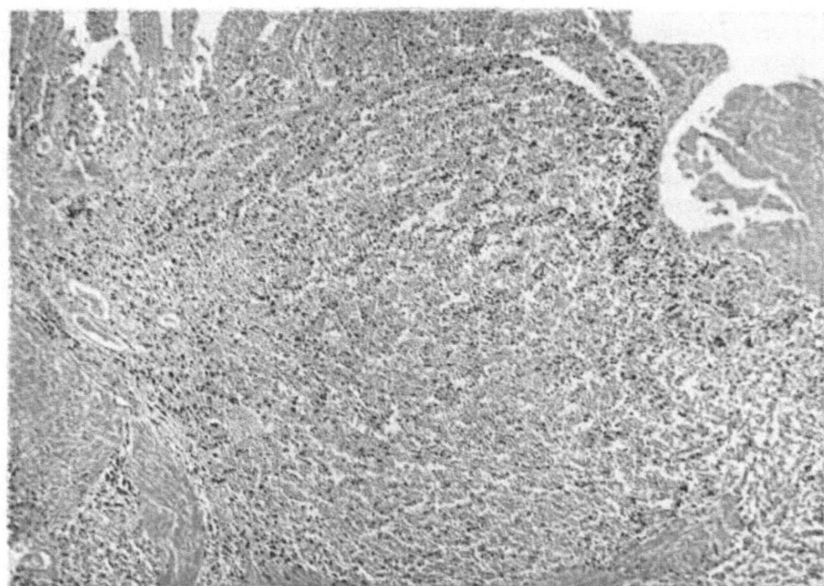

Abb. 55. Melanokarzinom.   Metastase im Darm, mit Infiltration der Muskularis und besonders der Submukosa. Zahlreiche nichtpigmentierte Zellen. E. 558/19. Obj. 5. Ok. 2. Balgl. 65 cm.

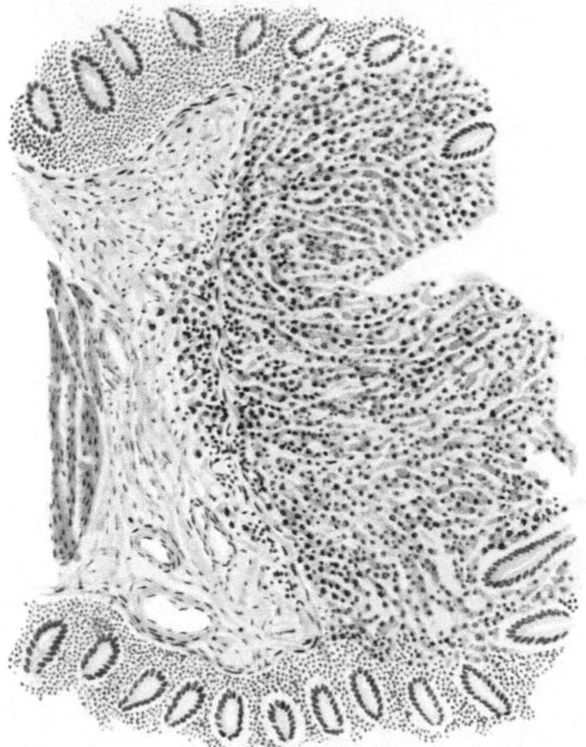

Abb. 56. Melanosarkom des Dünndarms, Metastase.   Die pigmentierten Geschwulstzellen ersetzen die LIEBERKÜHNschen Krypten und behalten die senkrechte palisadenartige Anordnung der ursprünglichen Drusen mit Schonung der interglandulären Septen bei; nur an wenigen Stellen durchsetzen sie die Musc. mucosae und die Unterschleimhaut; sonst bildet Musc. mucos. scharfe Grenze. S. 403/25. Okular 3 ×. Obj. Zeiß 5. Balgl. 64 cm. (Siehe makr. Abb. 57.)

eine sehr große Rolle spielt. Da es sich hier aber um erst sekundär auf die Schleimhaut übergreifende Geschwülste handelt, sei trotz ihrer höchst eigenartigen
Beziehungen zum gesamten Pigmentstoffwechsel ihrer an dieser Stelle nicht
weiter gedacht (Jaeger).

Metastatische Melanosarkome in andern Teilen des Darmes bei generalisierter Melanose sind nicht selten; sie können dann ihre hauptsächliche Ausdehnung in Schleim- und Unterschleimhaut nehmen (Abb. 55 u. 57), sie sind
meist knotig oder fleckig, können aber auch zu polypösen Formen führen,

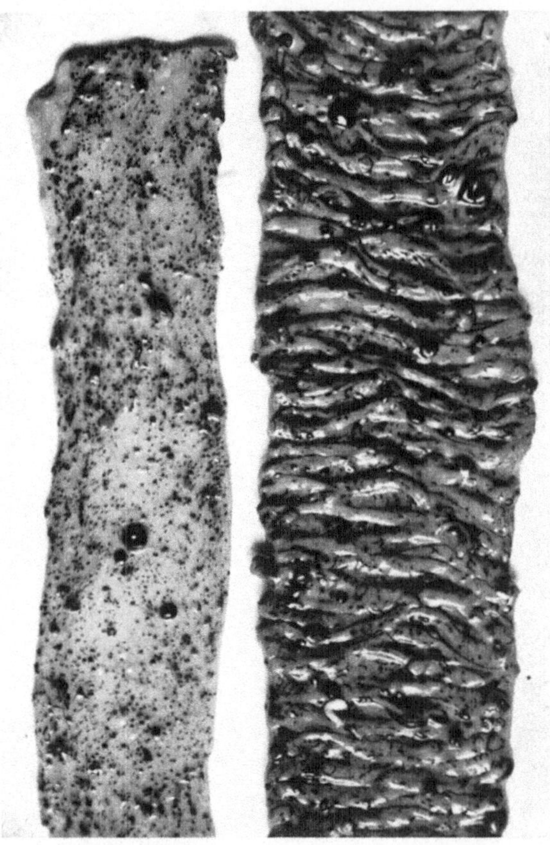

Abb. 57. Ungeheure Metastasierung eines Melanosarkoms (9 Monate nach Entfernung einer
melanotischen Fingerwarze) in die Schleimhaut des Jejunum und Ileum. S. 403/25. Mann 55 Jahre.

meist aber greifen sie bald auf die gesamten Darmschichten über, durchsetzen
das benachbarte Gekröse, sehr oft brechen sie unter geschwürigem Zerfall der
Darminnenfläche ins Darmlumen (Abb. 54) durch; in seltenen Fällen könnte
dann auch einmal Schwarzfärbung des Kotes durch Melanin, wenn durchgebrochene erweichte Geschwulstknoten sich in den Darm entleeren, die klinische
Diagnose des metastatischen Darmmelanoms ermöglichen. Harrison erwähnt
einen derartigen Fall aus der Tierpathologie.

Die die Darmschleimhaut stark vorwölbenden und damit das Darmlumen verengernden metastatischen Knoten können auch zu beträchtlichen Verengungen

des Darmlumens Anlaß geben. Wir zeigen in Abb. 55 einen derartig mächtiges metastatisches Gewächs des mittleren Dünndarmes, das wegen plötzlich auftretenden Ileus die Darmresektion notwendig machte.

Neben diesen großknotigen Metastasen kommen in allerdings selteneren Fällen kleinknotige Metastasen vor: In extremen Fällen, wie in dem in Abb. 57 wiedergegebenen, bei dem 9 Monate nach Entfernung einer melanotischen Fingerwarze explosionsartig diffuse Metastasierung auftrat, und ähnlich wie in dem in Bd. IV/1, S. 1015 dieses Handbuchs abgebildeten Fall von Duodenalmetastase, war die ganze Dünndarm- und Dickdarmschleimhaut übersät von tausenden feinster staubförmiger bis hanfkorngroßer Knoten von tiefschwarzer Farbe (Abb. 57). Hier war auch das mikroskopische Bild eigenartig: Die Tumorinfiltration war fast nur auf die Schleimhaut begrenzt, nach unten bildete die Muscularis mucosae die nur an wenigen Stellen durchbrochene scharfe Grenze. Die Drüsen waren im Bereich der Infiltration zugrunde gegangen. Nun wiederholten die Geschwulststränge den Aufbau der Schleimhautdrüsen (Abb. 56), indem sie sich in senkrecht auf der Muscularis mucosae stehenden Reihen anordneten, von dünnen bindegewebigen Septen getrennt. Es ist keine Frage, daß diese eigenartige parallele Anordnung der Geschwulstzellstränge auf ihr Wachstum längs der interglandulären kapillarenführenden Septen zurückzuführen ist.

Endotheliome.

Wie wir eingangs schon erwähnt haben, stehen wir mit sehr großem Mißtrauen der Diagnose Endotheliom gegenüber. Jedenfalls haben wir noch niemals Gelegenheit gehabt, bei der Beurteilung einer Darmgeschwulst diese Diagnose ernstlich in Frage zu ziehen. Die einzige Geschwulst, die in ihrem histologischen Aufbau dem entsprechen würde, was man gemeiniglich unter Endotheliom verstehen darf, war klein, umschrieben, verdiente jedenfalls den Makel der Bezeichnung als bösartige Geschwulst nicht. Man findet Abbildungen dieses Geschwülstchens auf Seite 741 und 742.

Die Ausbeute, die man im Schrifttum über diese Geschwulstart erhält, ist sehr unbedeutend. Das, was wir selbst im Jahre 1901 als kleines Endotheliom des Dünndarms beschrieben haben, war ein Karzinoid; den Irrtum haben wir im Jahre 1907 richtig gestellt.

Ein Karzinoid ist sicher auch ein von KASPAR beschriebenes Zylindrom in einem Meckelschen Divertikel; ebenso gehört in diese Gruppe auch das „suppurating endotheliom" an gleichem Entstehungsort, das CAWARDINE gesehen hat.

GOSSET, BERTRAND LOEWY wollen die als Hämangioendotheliome beschriebenen Tumoren ihren „Schwanniomen" zuzählen. Die Lymphangioendotheliome des Mesenteriums sind wohl auch zum größten Teil in die Gruppe der einfacheren Lymphangiome einzubeziehen.

Geschwulstmäßige Epithelheterotopien.

Wir gehen auf diese Bildungen nur insoweit ein, als sie zu Geschwülsten oder wirklich geschwulstähnlichen Formationen führen. Dabei wird unter „Epithelheterotopien" eine Verlagerung von ortsfremdem oder ortsgehörigem Epithel an Stellen der Darmwand, wo es normalerweise nicht vorkommt, verstanden. Die Verlagerungen können angeborene oder erworbene sein, die Epithelwucherungen können dabei typische oder atypische sein: Eine Gleichsetzung der Begriffe „Heterotopie" und „Atypie" ist natürlich nicht statthaft, ersteres ist ein topographischer, letzterer ein morphologischer Begriff (Lauche).

Die Wucherungen, die hier in Betracht kommen, stehen an der Grenze von Geschwülsten, Gewebsmißbildungen, atypischen Regenerationen und Reparationen, nachentzündlichen Vorgängen. Klinisch sind sie keineswegs gleichgültige Gewebsveränderungen, sondern können zu weitgehenden Störungen Anlaß geben, in seltenen Fällen selbst Darmverengungen bedingen.

Man muß zwei große Gruppen unterscheiden: 1. die Drüsenwucherungen, die zweifellos von der Darmschleimhaut ausgehen und 2. adenomatöse Wucherungen, die von der Serosa aus gegen die Darmlichtung vordringen.

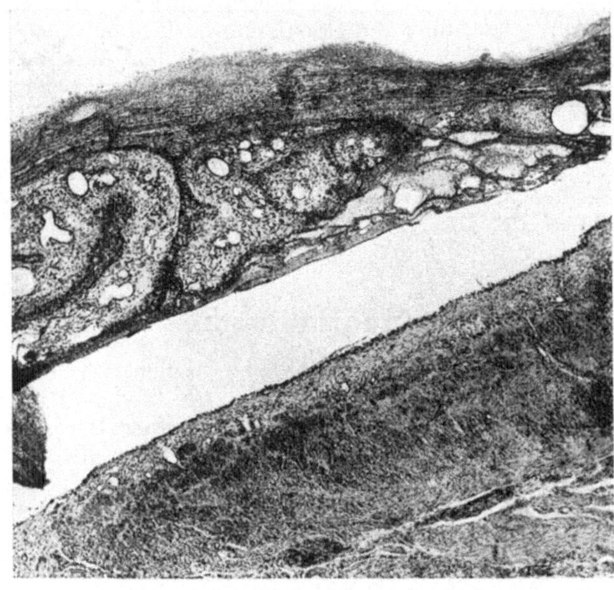

Abb. 58. Serosaepithelwucherung des Dünndarms bei subakuter fibrinös eitriger Peritonitis. Unten Serosa mit deutlichem Serosaepithel, durch einen künstlichen Spalt getrennt, oben organisierende Entzündung mit strangförmiger papillär gegliederter Serosaepithelwucherung (linke Seite!), über ihr liegt eine fibrinöse Exsudatschicht. S. 30/11. Vergr. Lupe Planar 1 : 4,5 cm (R = 3,5 cm). Balgl. 100 cm.

Seroso-epitheliale Wucherungen.

Gerade diese haben in letzterer Zeit große Beachtung erfahren: Es wird oft vergessen, daß das Serosaepithel ein echtes Epithel ist, das jederzeit aus der gewöhnlichen flachen Form in hohe, kubische und zylindrische Form übergehen kann; man denke an die häufigen Serosaepithelzysten der Tube. Ebenso bekannt ist die Wucherungstendenz abgeschnürter und durch Pulpahernien überlagerter Serosaepithelien der Milzkapsel, die Anlaß zu den sog. Milzkapselzysten gibt. Wenn auch diese Entstehungsweise ab und zu heute noch bestritten wird, diese Milzhernien vielmehr von Lymphgefäßen der Milz abgeleitet werden (s. Lubarsch in Lubarsch-Henkes Handb. d. speziellen Pathol. Bd. 1/2, S. 718), wird doch an dem serosoepithelialen Ursprung dieser Zystenbildungen unbedingt festzuhalten sein.

Serosoepitheliale Wucherungen unter umschriebenen fibrinösen Auflagerungen der Darmschlingen sind nicht selten zu sehen (Abb. 58 u. 59); diese epithelialen

Wucherungen in Form von soliden, schmalen Zügen, die selbst ab und zu zu drüsenähnlichen Bildungen führen (Abb. 59), werden in der Mehrzahl der Fälle wohl rein abortiv bleiben und mit Rückgang der Entzündung, bzw. Organisation des Exsudates spurlos verschwinden, immerhin könnten aber von ihnen auch in Ausnahmefällen bleibende drüsenähnliche Wucherungen ausgehen.

Diese geschwulstartigen adenomatösen, von der Serosa ausgehenden Wucherungen — wir wollen ihre Histogenese vorläufig unberücksichtigt lassen und

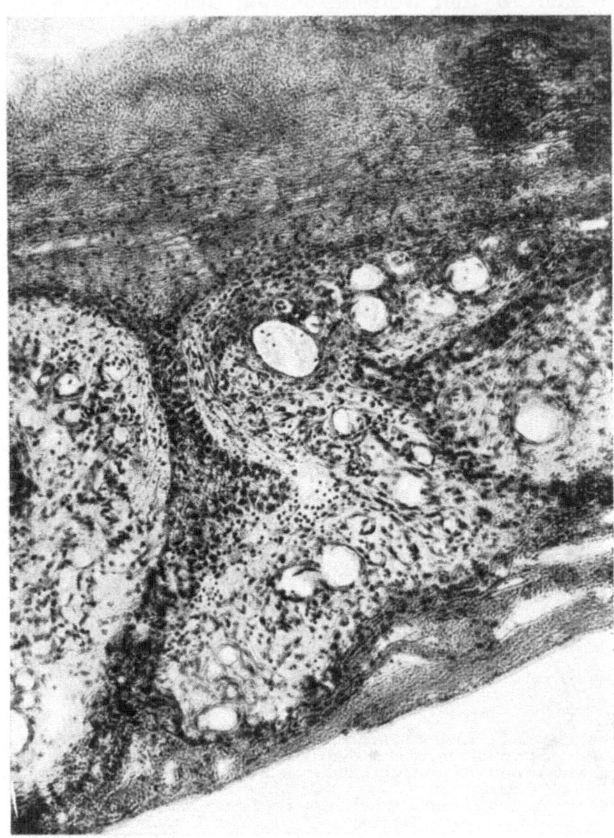

Abb. 59. Ausschnitt aus der Auflagerung von Abb. 58 (linker Teil), vergrößert. Die strangförmige Serosaepithelwucherung in dem jungen das Exsudat organisierenden gefäßreichen Gewebe ist deutlich. S. 30/11. Vergr. Ok. Periplanat. 4×. Zeiß Apochrom. Obj. 16 mm. Balgl. 100 cm.

ihre Morphologie allein beschreiben — stellen zumeist makroskopisch umschriebene Verdickungen der Serosa, die aber auch zu wulstartigen, oder selbst polypösen Vorwölbungen der Darminnenhaut führen können, dar; sie treten manchmal auch in Mehrzahl auf (JOSSELIN DE JONG). Wenn auch diese Bildungen sich meist nicht durch besondere Größe auszeichnen, so kommen doch Wucherungen vor, die größeren Geschwülsten ähneln. So erschien in dem einen Fall von JOSSELIN DE JONG die am Übergang der Flexura sigmoidea zum Colon pelvinum liegende Wucherung als mandarinengroße, sich in das Darmlumen vorwölbende Geschwulst, allerdings durch die Verwachsungen mit dem Mesosigmoideum und den Fettanhängen größer erscheinend als sie tatsächlich war. An Stelle von Verdickungen können sie auch manchmal unter

strahliger Narbenform und Einziehung der Darmaußenseite verborgen sein.
Auf der Schnittfläche durch ein derartiges Gebilde sieht man mit freiem Auge
die Muskularis besonders verdickt, von weißlichen Strängen, ähnlich einem die
Muskularis durchsetzendem Karzinom durchzogen. (Betrachte zum Vergleich
Abb. 147: karzinomatöse Peritonitis.) Bei genauerer Betrachtung ist manchmal auch festzustellen, daß die Muskularis nicht nur hypertrophierte, sondern
auch selbst an der Wucherung teilgenommen hat. Dann findet man Muskel-
faserzüge, die sich in den verschiedensten Richtungen kreuzen, die korb-
artig die einzelnen sie durchsetzenden Drüsengänge umgeben, der Wucherung wird dadurch noch mehr der organoide Charakter aufgeprägt (Abb. 60).

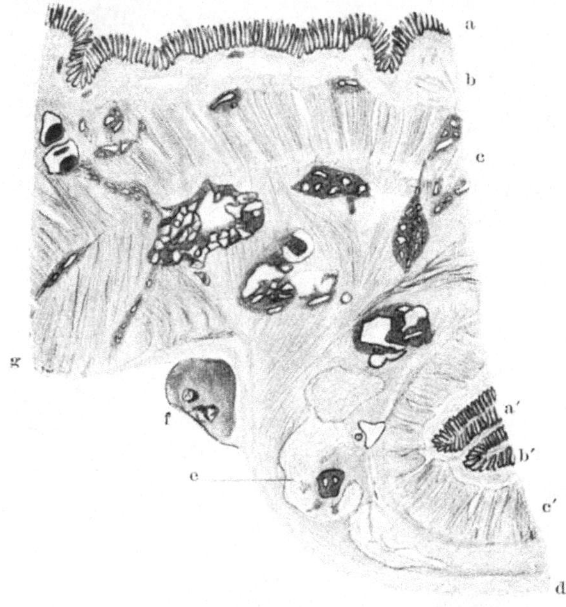

Abb. 60. Kleine verengernde, kleinmandarinengroße Neubildung am Übergang von Flexura sigmoidea ins Rektum.   Liegende peritoneale Adenomyose.   Lupenvergrößerung; Verdickung der
Muskularis; in der Darmwand ortsfremde Drüsen, um ein Lumen gruppiert, in zytogenem Gewebe
liegend.   a Schleimhaut des Darmes.   b Submukosa.   c Muskularis.   d Serosa mit e Fettgewebe.
Das Darmlumen ist bei a' noch einmal getroffen, bei f eine frei über die Serosaoberfläche hinaus-
ragende Flocke von adenomatösem Gewebe mit blutiger Umgebung. (Aus Josselin de Jong:
Peritoneale Adenomatose. Virchows Arch. 250, 615 (1924).

Mikroskopisch findet sich ein Gewirr von Drüsenkanälchen (Lauche) aus einschichtigem, oft höherem Zylinderepithel, das manchmal selbst auch Flimmer-
haare trägt, aufgebaut; diese Kanälchen durchsetzen quer die Muskularis
circularis, durchsetzen die Unterschleimhaut und bilden manches Mal, besonders
unter der Muscularis mucosae halbmondartige, zystische Erweiterungen, wobei die
Konvexität dieser halbmondartigen Bildung nach der Muscularis mucosae hin
gelagert ist. In diese halbmondförmigen Erweiterungen münden die aus der
Muscularis propria aufsteigenden, drüsigen Gebilde oft in Vielzahl ein. Die
Wucherung macht gewöhnlich an der Muscularis mucosae-Grenze Halt. Es
kommen aber auch Einbrüche in die Schleimhaut selbst vor, allerdings weniger
unter Zerstörung des präexistenten Gewebes, d. h. der Muscularis mucosae als
durch Vordringen der Wucherung in vorhandene Gewebslücken der Muscularis
mucosae. Die Drüsen können so in die Darmlichtung münden (Biebl),

(Abb. 61). Ob Lymphgefäße hier als Wege benützt werden, steht dahin (LAUCHE). Ein Eindringen der Kanäle in Schleimhautdrüsen oder ein in Verbindungtreten mit den Schleimhautdrüsen wird dabei nicht beobachtet. In seltenen Fällen sollen diese subserösen Drüsen unter Erweiterung des Lumens flach in die Bauchfellserosa übergehen, also in die Bauchhöhle münden. Das umgebende Serosaepithel soll dabei ebenfalls hochzylindrischen Charakter annehmen können.

Bemerkenswert ist nun, daß diese Drüsen in einem zellreichen kleinspindelzelligen zytogenen Stroma liegen können, das sich von den umgebenden Schichten

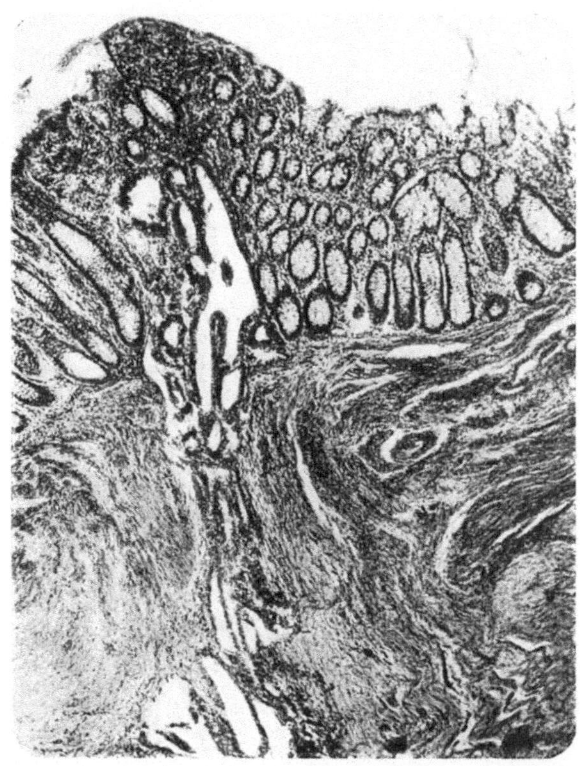

Abb. 61. Adenomyosis (Endometriosis) des Darmes. Intramuköse Ausbreitung der von der Serosa her vordringenden ortsfremden uterusschleimhautähnlichen Drüsen mit Mündung in der Schleimhaut. Makroskopisch: Stark verengernde Stellen am Douglas. 59jährige Frau. Aus BIEBL: Adenomyosis des Darmes. Virchows Arch. **264**, 77 (1927).

der Darmwand scharf abhebt, in dessen Bereich aber auch das ursprüngliche elastische Gewebe aufgelöst erscheint (R. MEYER). Dieses eigenartige Stroma hat wahrscheinlich histolytische Eigenschaften und bahnt so dem folgenden Epithel den Weg durch die Muskulatur (R. MEYER und KITAI). Dieses Gerüst kann frischere Blutungen zeigen, oder als deren Folgen Ablagerung von braunem Blutpigment. Es muß also Neigung zu Blutungen in diesen Wucherungen vorhanden sein. Die Ausbildung des Epithels zu hohen zylindrischen Formen scheint von dem umgebenden zytogenen Gewebe abzuhängen. Denn dort, wo dieses für gewöhnlich fehlt, z. B. an den der Schleimhaut zugewendeten Seiten der submukösen Ampullen, ist das Epithel nieder, flach, dem Serosaepithel ähnlich. Die Drüsen verlieren ferner ihr zytogenes Gewebe, wenn sie in Lymphknoten oder in

Lymphfollikel eindringen, was unter Durchbrechung der Kapsel ab und zu geschieht (Tobler). Derartige Drüsen liegen dann reaktionslos von lymphoidem Gewebe umgeben.

In all den beschriebenen Fällen handelt es sich ausnahmslos um Frauen im späteren zeugungsfähigen Alter, meist in der Nähe des Klimakteriums, bei denen gewöhnlich Menstruationsabweichungen beobachtet wurden, und bei denen die durch diese Geschwülste hervorgerufenen Beschwerden zur Zeit der Menstruation

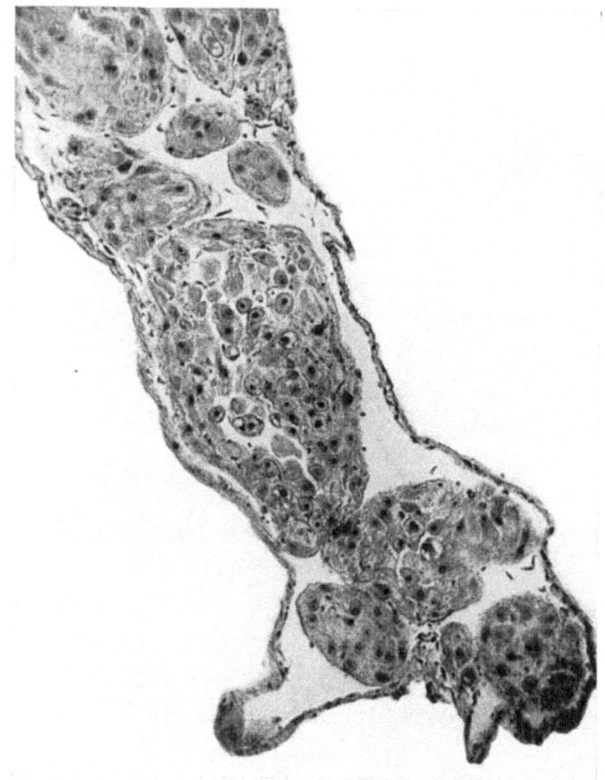

Abb. 62. Deziduale Flocke an der Serosaseite des unteren Sigmoids. Erweiterung der Lymphräume durch Ödem. Dichte deziduale Haufen von Lymphe umgeben. Frau 36 Jahre. [Aus Josselin de Jong: Zur Frage der Endometriosis resp. Deciduosis externa peritonealis. Virchows Arch. 262, 744 (1926).]

stärker wurden. Nur in dem Fall von Gross war die Trägerin der Sigmoidverdickung, die sich auf der Serosaseite durch zahlreiche stecknadelkopfgroße zystische Vorwölbungen kennzeichnete, schon 62 Jahre alt. Aber der Tumor wich im histologischen Bild ganz wesentlich von all den anderen eben geschilderten Bildungen ab, denn es fehlte ihm ein zytogenes periglanduläres Gerüst völlig, und das Epithel seiner Drüsen war wesentlich niederer als in den anderen Fällen.

Die große Ähnlichkeit der drüsigen Wucherungen und des sie begleitenden zytogenen Stromas mit der Uteruskorpusschleimhaut läßt die Annahme zu, daß es sich hier um endometrioide Wucherungen handelt, die der Erörterung wert erscheinen. Histologisch spricht auch der Charakter des Epithels, dessen Bildungen manchmal größte Ähnlichkeit mit Korpusdrüsen des Uterus haben, vor allem aber der Charakter des Stromas, das auch mit seiner Neigung zu Blutungen, mit der Möglichkeit seiner Umwandlung in Dezidua bei Schwangerschaft vollständig dem Schleimhautgerüst des Uterus gleicht, für diese Ansicht (Abb. 62). Auch der Fall GROSS fügt sich hier harmonisch in diese Vorstellung: denn bei der 62jährigen Frau, die längst in der Menopause war, entspricht der Schwund des zytogenen Gewebes und die Atrophie des Epithels den im gleichen Alter stets zu beobachtenden Änderungen des uterinen Epithels.

Entstehungsgeschichtlich ist bei diesen Geschwülsten, die in eine Gruppe mit gleichartigen tumorartigen Wucherungen in Laparotomienarben und Hernien gehören und die mit ihnen fast gleichen Aufbau tragen (TOBLER), daran zu erinnern, daß das Cölomepithel der Wirbeltiere früher wichtiges Geschlechts- und Exkretionsorgan ist, dessen Wand überall zur Bildung von Geschlechtszellen fähig ist. Ein Nachklang dieser früheren nahen Beziehungen zum Geschlechtsapparat liegt noch in der ab und zu zu beobachtenden Fähigkeit der Darm- oder parietalen Serosa zur dezidualen Umwandlung bei Schwangerschaft. Diese epithelialen Wucherungen der Serosa werden möglicherweise durch lokalisierte Entzündungen ausgelöst. Jedenfalls läßt sich dieser Entzündungsfaktor in den meisten Fällen nicht ausschließen, ist im Gegenteil wahrscheinlich (R. MEYER). Man hat aber auch an Menstrualblut als formbildenden hormonalen Faktor gedacht, das durch retrograde Peristaltik von der Uterushöhle durch die Eileiter in die freie Bauchhöhle ausfließt und gewisse aus der Embryonalzeit herrührende noch multipotente Cölomzellen, die also die Fähigkeit, Endometrium zu bilden, noch beibehalten haben, zur spezifischen Reaktion bzw. Wucherung bringt (JOSSELIN DE JONG, WALZ u. a.). Neigen nun auch heute die meisten Forscher der Ansicht zu, daß diese uterusdrüsenähnliche Wucherungen der Serosa autochthon entstehen, so ist doch die bekannte Lehre von SAMPSON, der diese Wucherungen aus Einpflanzungen von Uterusepithelien, die mit Menstrualblut durch Retroperistaltik in die Bauchhöhle gelangen, ableitet, keineswegs endgültig zu Grabe getragen. Derartige Verschleppungen sollen nach SAMPSON außerordentlich häufig sein. Er will sie bei 296 Operationen 64mal getroffen haben an den verschiedensten Stellen, so besonders an den Eierstöcken, an der Uterusrückfläche, an den Ligamenta lata, im Douglas, auf der Sigmoidserosa, sehr selten am Blind- und Dünndarm, nie am Netz. Neben losen Epithelien soll durch die Retroperistaltik der Eileiter und des Uterus, die im übrigen sicher vorkommt, und die von SAMPSON selbst an der Lebenden beobachtet wurde, auch ein Durchwandern von Drüsen und endometranen Stromabestandteilen durch Uterus und Tube in die Bauchhöhle vorkommen können. Als begünstigend für diesen Transport werden von SAMPSON lumenbeengende oder verstopfende Uteruspolypen, Myome evtl. auch operative Eingriffe, wie Ausschabungen angenommen. Erwähnt mag noch werden, daß SAMPSON auch die Möglichkeit der bösartigen Entartung derartiger Gewebsverpflanzungen erwägt. Sollte dies zutreffen, so wäre die Entstehung mancher sog. primärer (kryptogener) Bauchfellkrebse geklärt.

Für den Zusammenhang mit dem Geschlechtsapparat spricht auch der Lieblingssitz dieser Wucherungen: Mastdarm, S romanum, Wurmfortsatz, unteres Ileum: alle diese Darmabschnitte können in dem DOUGLASschen Raum, den Schlammfang der Bauchhöhle, aber auch den Exkretionsort von Eileiter und Eierstock, in den retroperistaltisch ausfließendes Menstrualblut zuerst gelangen muß, eintauchen. Der wichtigste Einwand gegen die SAMPSONsche Lehre ist weniger die Fraglichkeit der Lebensfähigkeit des im Menstruum abgestoßenen uterinen Epithels als die fehlende experimentelle Begründung, die insbesondere an Affenmaterial nicht zu schwer sein kann. Nur VOGT spricht in einer vorläufigen Mitteilung von positiven Versuchen, von hierhergehörigen Epithel-

wucherungen in der Milz und an anderen Stellen der Bauchhöhle, die er durch
Aussaat von Uterusepithel in die Bauchhöhle erzielt haben will.

Mag nun die serosaepitheliale Wucherung oder Wucherung verpflanzter
endometraner oder tubarer Schleimhautteilchen die Ursache dieser Wucherungsvorgänge sein oder nicht — und wir glauben, daß die Sampsonsche Theorie
noch nicht als vollkommen gesichert anzusehen ist, Bezeichnungen wie „ek-
topisches Müllerianom" sind zum mindesten noch ebenso verfrüht wie
geschmacklos (K. Vernon Baily) — für den schon erwähnten Einfluß von Entzündungen auf diese Wucherungen spricht auch die Vorliebe ihrer Lokalisation
auf der Serosa des Wurmfortsatzes (Pick, Hueter, Suzuki). Das zytogene, diese
Epithelwucherungen einbettende Gewebe darf aber natürlich nicht als Entzündungszeichen aufgefaßt werden, es ist nur Zeichen einer spezifischen Reaktion
wohl auf bestimmte hormonale Reize. Trotz aller dieser Ansichten, die für eine
späte Entstehung dieser Wucherungen sprechen, läßt sich heute noch nicht mit
Sicherheit die Annahme, daß bei all jenen „serosaepithelialen Wucherungen"
doch Gewebsverirrungen, ursprüngliche Epithelverlagerungen wenigstens teilweise vorliegen, mit Sicherheit ausschließen: Gerade eine neue Arbeit von
Schridde und Schönholz läßt Nachuntersuchungen von diesem Gesichtspunkt
aus dringend notwendig erscheinen.

Auf jeden Fall ist die Bezeichnung „Adenomyositis" für derartige Wucherungen unzweckmäßig (Hueter), ebenso aber auch die Bezeichnung „Adenomyomatose", denn die glatte Muskulatur ist kein notwendiger Bestandteil dieser
Wucherungen, wenn sie auch vielfach als Teil der organoiden Wucherungen, wie
sie diese „Endometrioidome" — sit venia verbo — darstellen, oft gelten müssen.

Abzugrenzen von diesen eigenartigen in ihrem ganzen Wesen noch recht un-
geklärten Wucherungen, wenn sie auch ihnen sehr ähnlich sein können, sind die
ununterbrochen vom Uterus und den Adnexen auf die benachbarten Darmschlingen, insbesondere auf Rektum und S romanum übergreifenden endometranen Epithelwucherungen.

Sie bilden die einfache Fortsetzung der sog. Adenomyometritis (Adenomyositis, Adenomyosis), jener in Auskratzungsprodukten nicht so sehr selten
zu beobachtenden Veränderungen, bei der uterine Drüsen von zytogenem
Gewebe vom Charakter des Uteruskorpusstromas begleitet, die ganze Uterus-
wand durchsetzen und sich in die benachbarten Darmteile hinein fortsetzen. Wie
erwähnt sind diese Wucherungen äußerst ähnlich den obigen, die entfernt vom
Uterus in der Bauchhöhle gefunden worden sind, auch sie sind von zytogenem
Gerüst begleitet (R. Meyer). Ob tatsächlich die Ursache dieser Wucherungen
immer eine Entzündung ist, ist aber ebenso fraglich und Franckl schlägt deshalb die nichts festlegende Bezeichnung „Adenomyosis" vor. Indes ist es wohl
möglich, daß eine Entzündung den Boden vorbereitet, Gewebe einschmilzt oder
auflockert, so daß in dem aufgewühlten Gewebe die Bahn für vorsprossendes
Epithel frei wird. Auf jeden Fall sind diese endometranen Drüsenwucherungen
mit ihrem zellreichen Gerüstmantel gewöhnlich nicht von Entzündungserscheinungen begleitet. Ebenso wie bei den sog. serosaepithelialen Wucherungen
spielen aber vielleicht auch hier hormonale Einflüsse eine Rolle. Allerdings ist
bemerkenswert, daß derartige Adenomyosen des Uterus bei alten Leuten jenseits
der Menopause häufiger beobachtet werden.

Mukoso-epitheliale Wucherungen.

Größte Ähnlichkeit mit diesen vom Serosaepithel oder von der Uterusschleimhaut ausgehenden epithelialen Wucherungen haben Wucherungen, die
von der Schleimhaut des Darmes selbst ihren Ausgang nehmen, sich nicht mit

der gewöhnlichen Oberflächenausbreitung wie die polypösen Adenome begnügen, vielmehr die Neigung haben, ähnlich wie b. sartige Geschwülste, aber ohne solche zu sein, die Darmwand zu infiltrieren. Es mag dabei in ausgesprochenen Fällen die größte Schwierigkeit haben, sie von den sog. seroso-epithelialen Geschwülstchen abzugrenzen und ebenso wird man in einzelnen Fällen, wenn die drüsige Differenzierung bei ihnen nicht ausge-sprochen ist, sie von manchen Formen der kar-zinoiden Bildungen nur schwer abtrennen können.

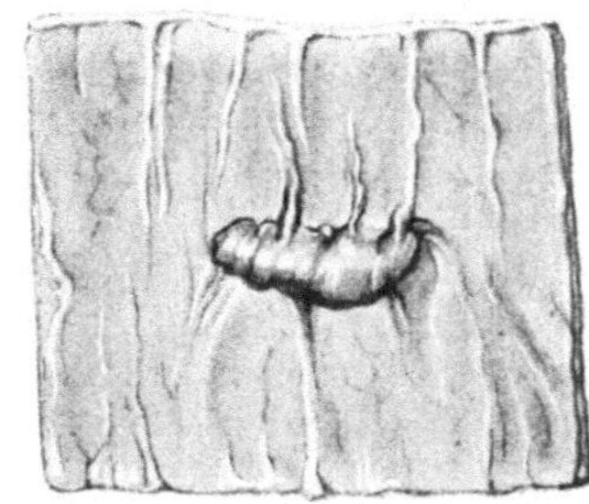

Abb. 63. Angeborenes kleines En-terom (Enterokystom) des oberen Je-junums, polypös in der Schleimhaut sitzend. S. 189/06. Mann 43 Jahre. Natürl. Größe.

Ihre Ähnlichkeit mit den vom Serosaepithel ausgehenden Bildungen kann so weit gehen, daß ebenfalls halbmondförmige Ampullen, in die kleinere Drüsen münden (Abb. 64), an der Grenze von Schleim- und Unterschleimhaut auftreten, daß die Verbindung mit, bzw. das Hervorgehen aus der Mukosa, nur an ganz kleiner umschrie-bener Stelle (Serienschnitte) erkennbar wird, im übrigen auch ganz fehlen kann. Ein Unterscheidungsmerkmal kann das zytogene Gewebe, das bei den von der Darmmukosa ausgehenden Geschwülsten fehlt, sein.

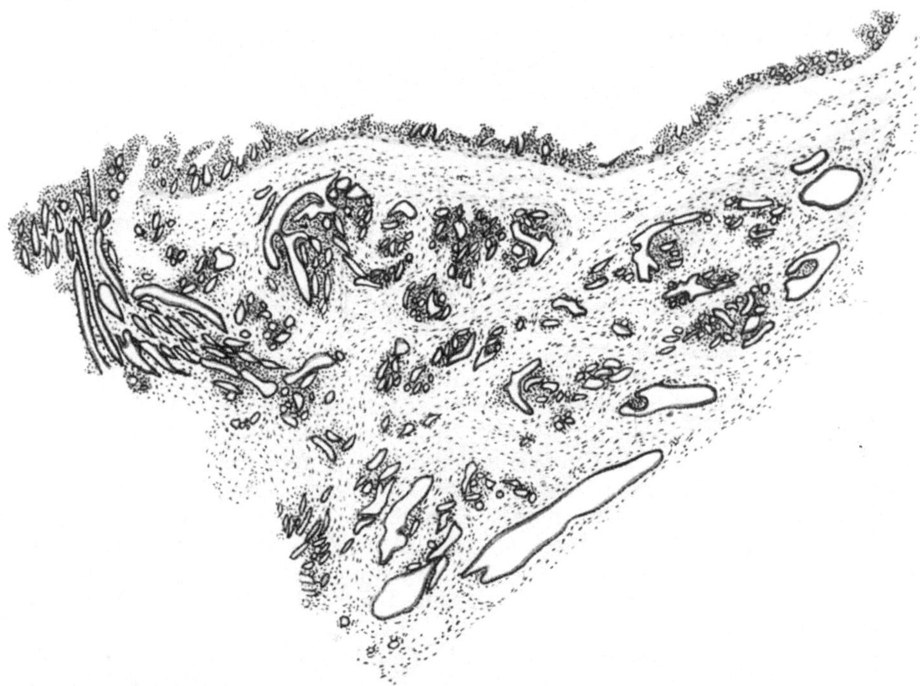

Abb. 64. Angeborenes kleines Enterom (Enterokystom) des oberen Jejunums. Drüsenschläuche mit Verzweigungen, kleinen Zystenbildungen; leichter Rundzellinfiltration des Stromas, die ver-dickte Submukosa durchsetzend, den sog. heterotopen Endometriomen äußerst ähnlich. S. 189/06. Mann 43 Jahre. Komp. Okt. 4. Obj. WINCKEL Nr. 1. Mikroskopisches Bild von Abb. 65.

Aber wir sahen oben in dem GROSSschen Fall, daß das Fehlen des zytogenen Gerüsts sogar bei wahrscheinlich endometrioiden Wucherungen vorkommen kann, wenn eben die Voraussetzung für die Funktion dieses endometroiden

Gewebes, die Menstruation fehlt; ein Unterscheidungsmerkmal ist selbstverständlich auch das Geschlecht, denn bei der von uns beobachteten in Abb. 63 u. 64 wiedergegebenen kleinen Geschwulst handelte es sich um einen Mann, bei dem die ganze Wucherung doch wohl sicher nur entodermalen Ursprungs sein kann trotz größter Ähnlichkeit seines histologischen Bildes mit dem Fall von Gross und von Biebl. Jedenfalls geht aus diesen großen Ähnlichkeiten hervor, auf wie wenig festen Füßen heute noch diese ganze Lehre der „Endometrioidome" steht.

Stimmen die Voraussetzungen zu den „endometroiden von der Serosa ausgehenden Wucherungen von Josselin de Jong, R. Meyer, Sampson und anderen, so müssen wir die ihnen ähnlichen, aber sicher von der Darmschleimhaut ausgehenden Wucherungen im Gegensatz zu jenen als „Enterome"

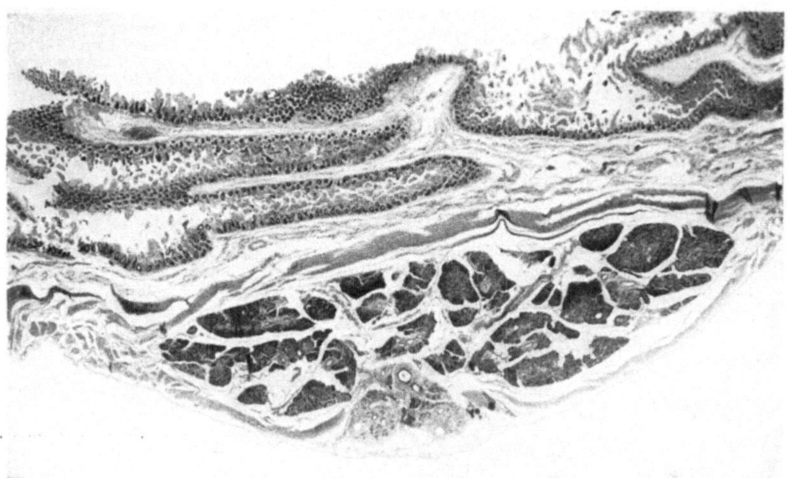

Abb. 65. Neben-Pankreas in der Muskularis und Subserosa des Jejunum in der Mitte des unteren Bildrandes, Ausführungsgänge in verdickter Wand. S. 15/26. Mann 60 Jahre. Planar. E = 7,5 mm 1 : 4,5. Balgl. 78 cm.

bezeichnen, deren Unterabteilung die Enterokystome darstellen. Zu den Veränderungen, die als Fehlbildungen der Darmschleimhaut zu bezeichnen sind, zu denen also die Enterome, die Enterokystome gehören, sind auch jene enterogenen Wucherungen zu zählen, die entweder den Bau des reifen Pankreas nachahmen oder rudimentäre oder partiale Pankreasanlagen darstellen. Diese Gebilde sind im ganzen Bereich des Dünndarms — wir selbst haben auch einige im Meckelschen Divertikel (s. auch Albrecht und Arzt, Brunner) gesehen — nicht selten, und der aufmerksame Untersucher jedes bei der Autopsie gewonnenen Darmes wird sie im Laufe der Jahre zu Dutzenden beobachtet haben.

Sie bedingen meist makroskopisch eine Verdickung der äußeren Schichten des Darmes, in dem von uns abgebildeten Fall war auf der Serosaseite des Jejunum an einer Stelle eine münzenförmige flache, ungefähr einen Zentimeter im Durchmesser haltende Geschwulst zu sehen, die wie die schwache Vergrößerung der Abbildung vielleicht nicht ganz deutlich zeigt, folgendes Bild gibt (S. 15/26, Mann, 60 J.):

Die Organinsel liegt im Bereich der Längsmuskelschicht (Abb. 65), die nur über der Mitte der Geschwulst eine Lücke aufweist. Nach oben schließt sie die Muscularis circularis ab, die über der Mitte der Geschwulst deutlich verdickt ist. So ergibt sich als Bett der ganzen Bildung eine muldenförmige Höhlung. Die Wucherung selbst besteht aus reifem in gröberen Läppchen angeordnetem Pankreasgewebe, zwischen dessen Lappen vermehrtes Fettgewebe liegt. Im Pankreasgewebe sind verschiedentlich, wenn auch nicht sehr zahlreich Inseln zu sehen, ferner verhältnismäßig große Ausführungsgänge, die von besonders dicken Bindegewebsmuskelmantel umgeben sind. Nur das unmittelbar unter der Serosa gelegene Teilchen der Bildung, das also nicht mehr von Muskularis gedeckt ist, zeigt ein etwas anderes Bild: hier erscheint das Drüsengewebe atrophisch, das Zwischengewebe, ebenso die Ausführungsgänge mit ihrem dicken Mantel vermehrt. Ausführungsgänge durch die Darmwand mit Mündung in die Schleimhaut, die unbedingt vorauszusetzen sind, haben wir in den wenigen uns vorliegenden Schnitten nicht gefunden.

Von derartigen Organbildungen an falschem Ort führen alle Übergänge zu differenzierteren Formen, wie wir schon erwähnt haben, die schließlich den Pankreascharakter dieser Bildungen völlig verschwinden lassen können. Sie finden sich vielfach in der Literatur als Adenomyome beschrieben (L. Cohen, Thorel).

In wieder anderen Fällen liegen pankreasgewebeähnliche Nester neben Ausführungsgängen vom Charakter der Darm- oder Magenschleimhaut (in Trichter mündende Drüsen).

In solchen Fällen muß man unbedingt annehmen, daß Drüsen, Zystenbildungen und diese sog. versprengten Pankreasanlagen aus einem mit gleichen Entwicklungsfähigkeiten ausgestattetem Zellbezirk ursprünglich hervorgegangen sind.

Damit ist die Entstehung dieser hierhergehörigen Geschwulstbildungen berührt: es wird sich bei ihnen um dysontogenetische Epithelheterotopien (Lauche, Gallus Bauer), vielleicht um Bildungen aus Darmschleimhautknospungen (Elze) handeln, die dann durch postfetales Wachstum weitere vom normalen Bau der Darmschleimhaut abweichende Differenzierung erfahren haben. (Epitheliofibrosen und Epitheliomyosen nach Schridde und Schönholz.)

Wie es zu Pankreasanlagen und zu magendrüsenähnlichen Gebilden in diesen Wucherungen kommen kann, können auch hierher gehörige in der Darmwand liegende Zystenbildungen Darmdrüsenauskleidung, sogar mit Zottenbildung aufweisen. So beschreibt Gallus Bauer folgende, eine Invagination hervorrufende Mischgeschwulst des Dünndarms bei einem 6jährigen Knaben:

Der welschnußgroße Knoten ist überzogen von entzündlicher hyperämischer Schleimhaut, die teilweise ulzeriert ist. Unterhalb der Muscularis mucosae finden sich neben lockerem Bindegewebe ungeordnete Muskel und Bindegewebszüge, ferner einfache und verzweigte Zylinderepithelschläuche, die zum Teil ringförmig von glatter Muskulatur umgeben sind; die Schläuche bilden teilweise zystische Erweiterungen, in diesen Zysten zeigt die Schleimhaut auch Differenzierung im Sinne von Zottenbildungen; auch Fettgewebe ist in das Stroma eingelagert.

In diese Gruppe gehören auch zystische Bildungen der Darmwand anliegend, ohne mit deren Lumen zusammenhängend; sie werden vielfach unter dem Namen Enterokystome oder Entodermoide beschrieben.

In einem von Sohn mitgeteilten Falle bei einem 18jährigen Mädchen hatte sich die faustgroße Zyste intraparietal und intramuskulär in der Duodenumpyloruswand entwickelt und bestand aus einer schleimhautähnlichen Epithelauskleidung mit Andeutung von drüsenartigen Einsenkungen, submukosa-ähnlichen Bindegewebsschichten und einer ungeordneten Muskularis. Bemerkenswert ist das Ergebnis der hier ausnahmsweise vorgenommenen chemischen Untersuchung des Zysteninhaltes, der, ein weiterer Beweis für die enterogene Natur dieser Zysten, diastatisches und tryptisches Ferment enthielt.

So berichtet Lotheisen von einer der Coecumwand anliegenden Darmzyste, die dickdarmschleimhautähnliche Auskleidung trug, Kratzeisen von einer einer Dünndarmschlinge aufliegenden Doppelzyste, die zottenbildende Dünndarmschleimhaut trug, aber Lieberkühnsche Drüsen nicht ausgebildet hatte, von einer ähnlichen Zyste an der Ileocökalklappe eines 10 Tage alten Knaben spricht Hueter.

Übergänge zum Meckelschen Divertikel sind ebenfalls denkbar und die Erklärung, daß es sich bei derartigen größeren Darmzysten auch ab und zu um abgeschnürte Reste des Ductus omphalomesentericus handle, liegt auf der Hand. Dies war wahrscheinlich bei einem von Nasse beschriebenen Enterokystom eines 9 Tage alten Knaben der Fall. Die Zyste lag innerhalb der Muskelwand eines Meckeldivertikels, war von hohem einschichtigen Zylinder-

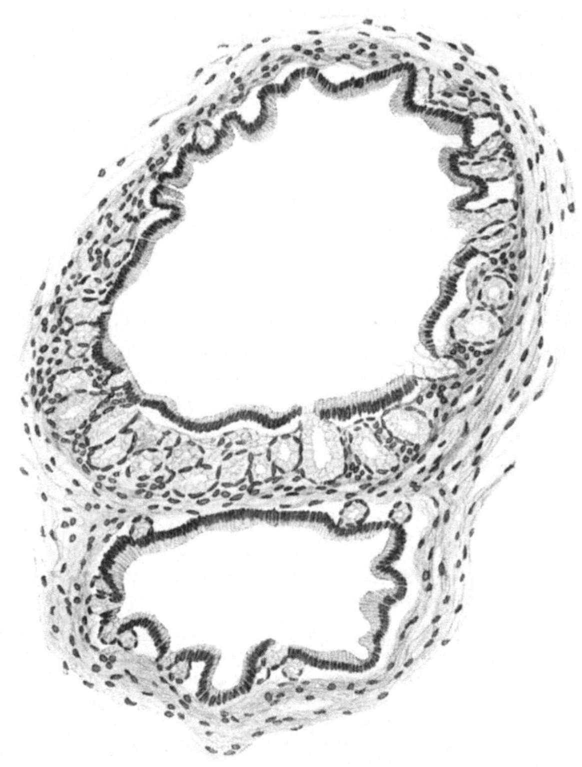

Abb. 66. Aus einem kleinen Geschwülstchen des oberen Dünndarms: Magenschleimhautdifferenzierung: Ausstülpung kleiner heller Drüsenbläschen aus den, Trichtern äquivalenten Zystenräumen der Geschwulst. Makroskopisch: kleinfingergliedgroßer, submuköser, auf der Muscularis propria verschieblicher Tumor. S. 615/19. Mann 41 Jahre.

epithel bedeckt, das sich in Papillen erhob und schlauchförmige Drüsengänge nach Art der Lieberkühnschen Krypten in die Tiefe trieb.

Aber auch mit dem Darm in Verbindung stehende Kystome der Art sind beschrieben worden; erst jüngst teilt Stämmler einen derartigen Fall mit: derbwandige hühnereigroße Zyste im großen Netz mit „Perforation" in den Darm: Die Zystenwand zeigte alle Darmwandschichten, die Drüsen reichten zum Teil in die Submukosa und hatten den Charakter der „Brunnerschen Drüsen". Selbstverständlich fehlte auch die Anlage der Darmplexus in dieser vollkommenen Darmwand nicht.

Das gleiche gilt wohl auch von einem Fall Kugelmeiers, wo sich dem unteren Ileum, in seinem Mesenterium liegend, ein mit ihm in seinem diastalen

Teil in Verbindung stehender Nebendarm angelagert fand, dessen blindes Ende mit einer fistelartigen Öffnung mit einem kleinen zystischen Gebilde in Zusammenhang stand. Nebendarm wie kleine Zyste waren von Dünndarmschleimhaut ausgekleidet und hatten auch alle sonstigen Bestandteile der Dünndarmwand; merkwürdigerweise fand sich ein weiteres zystisches Gebilde von Kleinhaselnußgröße dem Mesenterium der Flexura duodenojejunalis angelagert, auch mit Dünndarmschleimhautauskleidung, nur war hier die Muskularis nicht in zwei voneinander geschiedene Lagen getrennt, sondern die beiden Schichten durchflochten sich regellos. KUGELMEIER sieht den Nebendarm als MECKELsches Divertikel, also nicht als Darmverdopplung an, die beiden Zystenbildungen werden als eine Art Pulsionsdivertikel des MECKELschen Divertikels angesprochen.

Häufiger als diese großen Zysten sind kleine erbsen-, stecknadelkopfgroße, hanfkorngroße Zystchen, die wieder makroskopisch dasselbe Bild wie die endometrioiden Zysten geben können.

Zystenbildungen des Darmes mit „Magenschleimhautauskleidung" können sowohl in einfachen Entodermoiden als auch in solchen (Abb. 66), die vom MECKELschen Divertikel bzw. Ductus omphalomesentericus abzuleiten sind, vorkommen; man erinnere sich, daß Magenschleimhaut nicht selten an der Spitze des MECKELschen Divertikels beobachtet wird, auf welche Verhältnisse besonders SCHÄTZ die Aufmerksamkeit gelenkt hat.

In seiner kausalen Erklärung dieser Schleimhautheterotopien denkt SCHÄTZ mehr an Einpflanzungen ortsfremder Epithelien in frühester Embryonalzeit, die aus den oberen Teilen des Verdauungsrohres abgestoßen, in der hin- und herfluktuierenden Lymphe des frei kommunizierenden Hohlraumsystems der Amnion-Vorderdarmhöhle—Dottergang—Dottersack (bei Embryonen bis zu 6,75 mm Länge) an anderen Orten zur Ansiedlung gelangen.

SCHMINCKE weist neuerdings darauf hin, daß derartige „Enterokystome" bei der schwäbischen Landbevölkerung häufig vorkommen, und sieht einen Grund in dieser auffallenden Häufung einer sonst doch seltenen Geschwulstbildung in der dortigen Häufigkeit der Verwandtenehen.

Ausführliche Literatur über diese mehr zu den „Mißbildungen" gehörenden epithelialen Zystenbildungen findet sich bei FOERSTER (W. KOCH). Auf Dermoidzysten und teratoide Bildungen gehen wir am Schluß dieses Abschnittes gesondert ein.

Das Gerüst der angeborenen Heterotopien wird nur in wenigen Fällen von der umgebenden Darmwand gebildet, die Wucherung ist dann eine rein epitheliale, die allerdings in ihrem Sinne die Architektonik des umgebenden Stromas ändert; in anderen Fällen, und zwar in ihrer Mehrzahl sind die Keime Komplexe epithelialer und mesenchymaler Natur, so daß gemeinsam mit dem Epithel das zu ihm passende besondere Gerüst zur Ausbildung kommt; es bilden sich dann um die epithelialen Formationen korbartige Umflechtungen mit glatter Muskulatur, die oft sehr reich an elastischen Fasern ist. Ein zytogenes Stroma wie bei den serosaepithelialen Geschwülsten oder ein adenoides wie bei dem Gerüst vieler polypöser Geschwülste fehlt hier gewöhnlich.

Erwähnenswert ist noch, daß in der Umgebung der einfacheren epithelialen Wucherungen dieser Art sinusartige Gefäßerweiterungen, strotzend mit Blut gefüllte Räume, vorkommen, so daß die Geschwülstchen wie von kavernomartigem Gewebe umpolstert erscheinen. Manches Mal bilden diese Gefäßerweiterungen einen wesentlichen Anteil am Aufbau der ganzen Geschwulst, bilden die Bluträume gewissermaßen das Gerüst für die epithelialen Schläuche. Hier und da kommt es dann zu stärkeren Blutungen; die Blutung kann sich in die epithelialen Schläuche hinein den Weg bahnen, wodurch dann Drüsen und Zystenbildungen mit Blut getüllt erscheinen. Eigenartige Bilder entstehen, wenn diese Blutmassen sich mit den vorher schon in den Lichtungen befindlichen Schleimmassen vermengen.

Sehr schwer abzugrenzen sind die dysontogenetischen Epithelheterotopien von adenomatösen Regenerationen der Schleimhaut, wie sie ab und zu als Regenerationen nach partiellen Zerstörungen der Schleimhaut beobachtet werden. Am Wurmfortsatz sind derartige Schleimhautregenerate nicht allzu selten. Die epitheliale Regeneration kann sich dabei auf die Schleimhaut beschränken, aber auch unter Durchbrechung der Muscularis mucosae oder besser gesagt, durch die

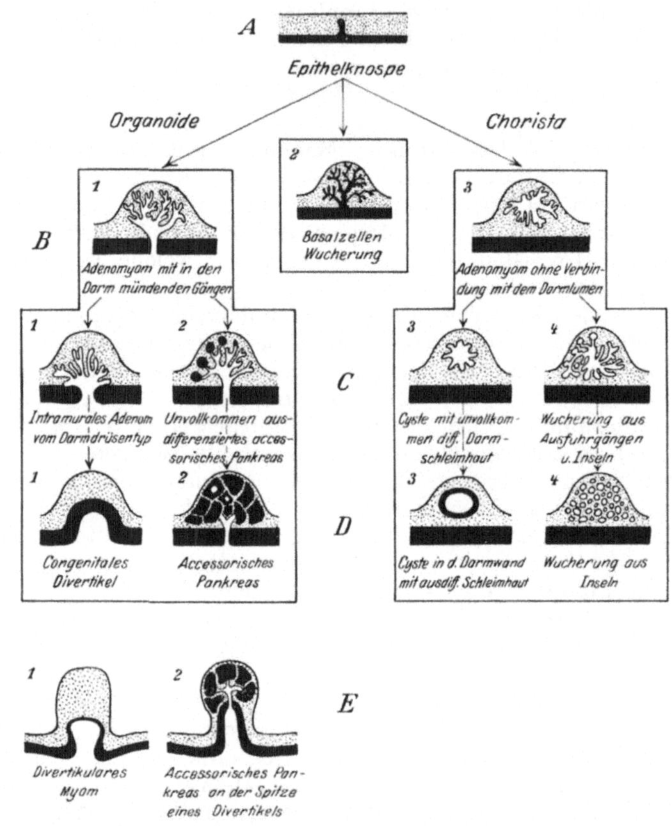

Abb. 67. Schematische Zusammenstellung der dysontogenetischen Heterotopien
(Nach A. Lauche: Virchows Arch. 252 I, 56.)

Lücken der durch die vorangegangenen akuten Entzündung zum Teil zerstörten Muscularis mucosae sich in Unterschleimhaut und Muscularis ausbreiten (regeneratorische Epithelheterotopien, Lauche) (Abb. 3). Dabei können Riesendrüsenbildungen mit Zysten entstehen, die ortsfremden Drüsen können azinösen Verzweigungscharakter annehmen (hyperplasiogene Heterotopien, Lauche). In einem derartigen von uns beobachteten Fall war das Stroma von massenhaften Xanthomzellen, lipoidtröpfchenführenden Körnchenzellen übersät. (Makroskopische Ähnlichkeit mit Karzinoiden wegen der gelben Farbe!)

Alle Übergänge führen von diesen Epithelheterotopien zu Karzinomen auf epithelregeneratorischer Grundlage. Hierher gehören auch die nicht seltenen Fälle von isoliertem Vorkommen Lieberkühnscher Krypten im lymphfollikulärem

Stroma in der Unterschleimhaut oder selbst in der Subserosa der Appendix, aber auch des Dünn- und Dickdarms (PLAUT). Bemerkenswert ist, daß derartige Wucherungen besonders bei älteren Leuten beobachtet werden, was ebenfalls mehr für die entzündliche Entstehung spricht. Das Epithel zeigt dabei nie irgendwelche Wucherungserscheinungen und behält den Charakter der vollständig ruhenden Drüse bei. Vielleicht ist das Vorkommen derartiger Drüsenverlagerungen auch auf atavistischer Grundlage erklärbar. Ausführlich geht LAUCHE auf diese ganze Frage ein, dessen eindrucksvolles Schema wir auf S. 808 wiedergeben, es erörtert seine Auffassung besser als viele Worte.

LAUCHE rechnet zu seinen Epithelheterotopien auch die Karzinoide; auf unsere andere Auffassung werden wir im Zusammenhang bei der Besprechung dieser Geschwülstchen eingehen.

Nicht in die geschwulstmäßigen Heterotopien gehören auch die „Myxome" des Wurmfortsatzes, die von geplatzten entzündlich entstandenen Divertikeln der Appendix oder von Epithelaussaaten bei Durchbrechun en des Wurmfortsatzes in die Umgebung ihren Ausgang nehmen und in seltenen Fällen zum Bild des Pseudomyxoma peritonei führen können (OBERNDORFER s. bei Gallertkarzinom).

Wie wir dies auf S. 906 ausführlich schildern werden, kann es dabei durch Einpflanzung in die Bauchhöhle ausgestoßener Schleimhautepithelien zur Bildung massenhafter mit hohem Epithel ausgekleideter verschieden großer Zysten auf der Serosa und dem serösen Überzug der Bauchorgane kommen. Ja es kann selbst streckenweise das Serosaepithel durch dieses gewaltsam eingepflanzte Darmepithel ersetzt werden und so seinerseits zur Verstärkung des Schleimergusses in die Bauchhöhle beitragen.

Im Anschluß an die geschwulstmäßigen Epithelheterotopien, die meist ein sehr wenig starkes Wachstum zeigen, erwähnen wir noch die wenigen Fälle von sog. „primären Mesenterialkarzinomen", die, wenn sie richtig beobachtet und beschrieben sind, nur auf ungeordnetes Wachstum verlagerter enterogener Drüsen bzw. Epithelversprengungen zurückgeführt werden können. Einwandfrei erscheinen uns die Fälle von FRAUENDORFER und EISENBERG. Der erstere beschreibt einen mannskopfgroßen höckerigen Mesenterialtumor bei einem $3^1/_2$ jährigen Knaben, der an einer Stelle zystisch erweicht war und der ungeordnete Drüsengänge, die mit hohem Drüsenepithel ausgekleidet waren, in großer Menge enthielt. Die Deutung FRAUENDORFERs, daß das Gewächs von versprengtem Nebennierengewebe abzuleiten wäre, ist nach der histologischen Beschreibung und nach der Lage der Geschwulst außerordentlich unwahrscheinlich. Im Falle EISENBERG war der Träger der mannskopfgroßen, hinter dem Querdarm liegenden und mit einer Dünndarmschlinge fest verwachsenen Geschwulst ein 25 jähriges Mädchen. An der Stelle der stärksten Verwachsung mit dem Dünndarm zeigte dieser ein größeres Geschwür, dessen Ränder dünn überhängend waren und dessen Grund das hier zerfallene Geschwulstgewebe bildete. Auch dieses Gewächs zeigte ein Gewirr von teils runde teils schlauchförmige Räume umkleidenden Drüsen. Trotz der Verbindung mit der Darmschleimhaut ist bei der fehlenden Veränderung des Perforationsrandes, auch wegen des Sitzes der Geschwulst, wegen der radikalen Operierbarkeit derselben die Diagnose des primären Gekrösekrebses gestattet. Allerdings wird sich in allen solchen Fällen die Frage aufwerfen lassen, ob es sich trotz des histologisch einwandfreien karzinomatösen Bildes in solchen Fällen nicht doch um karzinomähnliche Mißbildungen mit begrenztem Wachstum und nicht um echte Karzinome oder erst karzinomatös gewordene Mißbildungen handelt. Sehr für eine solche Auffassung spricht das Ergebnis der mikroskopischen Untersuchung einer im Ligamentum gastrocolicum liegenden derben Geschwulst und einer zweiten im Gekröse hinter der BAUHINschen Klappe gelegenen bei einer 59jährigen Frau, deren Mitteilung Ludwig zu verdanken ist. Hier bildeten die eine Komponente der zweifellos bösartigen Geschwulst reichliche die drüsigen Epithelzüge umrahmende und einbettende glatte Muskelfasermassen.

Dermoidkystome. Teratoide Gewächse.

In losem Zusammenhang mit den eigentlichen Darmgeschwülsten stehen die im ganzen seltenen Dermoidzysten und teratoiden Neubildungen des Gekröses, die aber, da sie nicht selten dem Darm ganz eng anliegen, auch von seiner Serosa umfaßt werden können, bei einer Besprechung der Darmgeschwülste nicht vergessen werden dürfen.

Von den Dermoidzysten sind zwei Gruppen zu unterscheiden: erstens die, die nicht primär im Mesenterium entstanden sind, vielmehr einer Abschnürung ovarialer Dermoide ihre eigentümliche Lage verdanken; die abgeschnürten Zysten können sekundär am Mesenterium, oft entfernt vom Eierstock anwachsen, es kann aber auch durch Perforation oder Platzen von Eierstocksdermoiden zu einer zystenbildenden Einpflanzung wucherungsfähiger Plattenepithelien auf dem Gekröse kommen. (Multiple derartig entstandene Zystenbildungen in der Dissertation von Segall.) (Abb. 70.)

Die zweite Gruppe bilden die echten Dermoide des Gekröses, die also primär ihren Sitz im Mesenterium haben, entweder aus verlagerten Keimzellen oder aus anderen Zellen hervorgegangen sind, die den Keimzellen ähnliche Entwicklungsfähigkeiten haben. Neben Keimzellen, die bei den nahen Beziehungen der Keimbahn zur Radix mesenterii leicht ins Mesenterium verlagert werden können, können auch Derivate des Wolffschen Körpers und möglicherweise sogar Entodermzellen in Betracht kommen (Sommer): kommen doch sogar im Darm Plattenepithelkarzinome, selbst mit Verhornung vor. Keimabschnürung von der vorderen Bauchspalte her, also ektodermaler Zellen nach der alten Remakschen Theorie, spielt wohl eine kaum nennenswerte Rolle, zudem müßten Zysten dieser Herkunft nicht intramesenterial, sondern epimesenterial angelegt werden; allerdings könnten diese ursprünglichen Lageverhältnisse später vollkommen verwischt werden (Lexer).

Die echten mesenterialen Dermoide liegen, wie erwähnt, intramesenterial, also zwischen den beiden Blättern des Gekröses, in das sie vom Retroperitoneum, ihrem primären Sitz, eingewandert sind (Lexer).

Eine Unterabteilung in Dermoidzysten des Dick- und Dünndarms ist unberechtigt, da in der Bildungszeit der Zysten eine Differenzierung des Mesenteriums des Dickdarms und des Dünndarms nicht möglich ist, das Mesenterium des ganzen Darmes einheitlich ist.

Die Diagnose, ob bei den hierhergehörigen Zysten wirklich echte angeborene Dermoidzysten vorliegen, begegnet auch deshalb manches Mal besonderen Schwierigkeiten, da nicht selten das ursprüngliche Plattenepithel mehr oder weniger geschädigt oder zugrunde gegangen ist.

Die Zahl der sicheren Fälle ist aus all diesen Gründen eine beschränkte. Sommer läßt in seinem kritischen Bericht zusammen mit seiner eigenen Beobachtung nur 22 Fälle gelten, davon fallen 11 auf Frauen, 9 auf Männer, bei 2 fehlt die Geschlechtsangabe; das Alter der Zystenträger lag zwischen 4 und 71 Jahren; zwischen 20 und 40 Jahren, ebenso zwischen 40 und 60 Jahren fanden sich je 7, unter 20 Jahren waren 2, über 60 Jahren 2 Dermoidträger.

11 dieser Fälle waren regellos ins Dünndarmgekröse eingelagert, 3 nahe der Plica duodenojejunalis, drei im Mesokolon des gesamten Dickdarms und

5 im Mesenteriolum der Appendix, das also mit ein Lieblingssitz der Geschwülste zu sein scheint. Die Größe der gefundenen Gebilde schwankt zwischen Walnuß- und Mannskopfgröße.

Das Aussehen dieser Mesenterialdermoide weicht von dem der ovarialen nicht ab. Es handelt sich in der Regel um einkammerige meist derbwandige weißliche Geschwülste, von plastischem Habitus, die also den Fingereindruck stehen lassen, ein Hinweis darauf, daß plastische Substanzen die Hauptinhaltsmasse der Zysten bilden. Gefüllt sind sie auch wie die Ovarialdermoide mit mehr oder minder festen Fettsubstanzen, denen in Form glänzend weißer Schüppchen an Menge wechselnde Cholesterinkristalle beigemischt sind; ebenso fehlen bei dem echten aus einem polyvalenten Keim hervorgegangenen Dermoid des Mesenterium auch nicht die Haare, die, um eine bekannte Besonderheit zu erwähnen, keineswegs die Haarfarbe des Trägers wiederholen müssen, vielmehr mit Vorliebe blond sind. Ein Beispiel:

Fall SOMMER: 19jähriges Mädchen; es werden plötzlich krampfartige Schmerzen im rechten Unterbauch bemerkt. Fieber tritt auf. Die Laparotomie ergibt eine hühnereigroße weißlich gefärbte Geschwulst zwischen Ileum und Wurmfortsatz, unter der Serosa des Coecum liegend, die die untersten Haustra des Coecums eindrückt, die Appendixbasis abklemmt, wodurch die fieberhaft einsetzenden akuten Erscheinungen ihre Erklärung finden. Die Zystenwand zeigt im mikroskopischen Bild derbe Bindegewebswand, mit schmalem in gleichmäßig dicker Schicht angeordnetem Plattenepithel, das vereinzelte Talg- und Schweißdrüsen gebildet hatte. Auch blonde Haare fanden sich; ein eigentlicher Dermoidwulst war nicht nachweisbar.

Als Beispiele weniger differenzierter Dermoidkystome seien die Fälle von FORSTER und WILLEMS angeführt, der erstere auch deshalb, weil hier eine Gewalteinwirkung vielleicht in einem gewissen Zusammenhang mit dem Wachstum der Geschwulst zu bringen sind:

14jähriger Knabe erhält mit 2 Jahren einen Hufschlag gegen den Unterbauch, wird mit 4 Jahren überfahren; er wird wegen eines Volvulus um 360° operiert, im Gekröse einer oberen Jejunumschlinge nahe der Radix mesenterii wird dabei ein walnußgroßer, wenig verschieblicher Tumor von derber Konsistenz gefunden, der zur Hälfte aus dem Mesenterialüberzug hervorragt. Die Zystenwand besteht aus derbem Bindegewebe ohne Muskulaturbeimengung, das Epithel hat Plattenepithelcharakter, den Inhalt bildet eine krümlige Masse von gelbweißer Farbe.

Fall WILLEMS: Bei einem 43jährigen Mann findet sich ein gänseeigroßer zystischer, mit dem Coecum fest verwachsener, den Wurmfortsatz ganz abplattender, zwischen die Blätter der Mesoappendix eingelagerter Tumor. Histologisch einfaches Dermoidkystom, mit teils kubischer, teils Plattenepithelauskleidung.

In diesen Dermoidzysten fehlen auch selten die bei Eierstockskystomen häufigen braunen Flecken, die zu leicht als Artefakte, als Eintrocknungsflecken ausgesprochen werden (SOMMER).

Neben solchen einfachen nur aus Epidermiskeimen aufgebauten Dermoiden kommen teratoide Geschwülste vor, die Abkömmlinge aller drei Keimblätter aufweisen, und diese führen wieder zu den organbildenden Teratomen über, schließlich auch zu den fetalen Inklusionen. Hierzu ein Fall eigener Beobachtung:

Operativ entfernte ungefähr kleinfaustgroße N-ubildung aus dem Mesoisgmoid eines 4 Monate alten Mädchens. Sie hat soliden Aufbau, zeigt neben Fett- und Bindegewebe, den Hauptanteilen der Geschwulst, Einsprengungen vom Aufbau des Zentralnervengewebes (Abb. 68), aber ohne deutliche Ganglienzellen, ein bei Teratomen bekanntlich nicht seltener Befund. Neben diesem Derivat des Neuroektoderms wurden noch Knorpeleinsprengungen und Plattenepithelinseln, auch solche mit ausgedehnten Verhornungen, dann weiter kleine Zysten, von Zylinder- und Plattenepithel ausgekleidet, gefunden (Abb. 69).

Dermoidkystome und Teratome des Eierstocks, wohl auch solche des Mesenteriums oder präsakrale Tumoren dieser Art können, wie oben schon erwähnt, Darmgewächse vortäuschen, indem sie mit dem Darm in entzündliche Verwachsungen treten. So kommen Bilder vor, bei denen neben einer Dermoidzyste des Eierstocks weitere große Dermoidzysten ohne Zusammenhang mit dem ovarialen Tumor am Gekröse oder im Netz sitzen. Trotz der manchmal

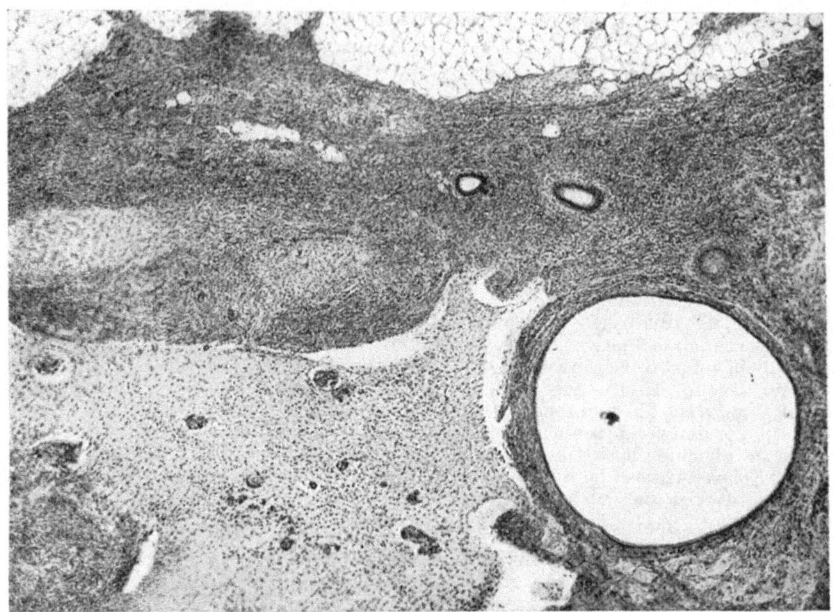

Abb. 68. Intramesenteriales Teratom, mit Nervengewebe, Fettgewebe, Zysten und Drüsen. P. 40/11. Weib 4 Monate. Oc. periplan. 2×. Obj. Zeiß 5. Balgl. 74 cm.

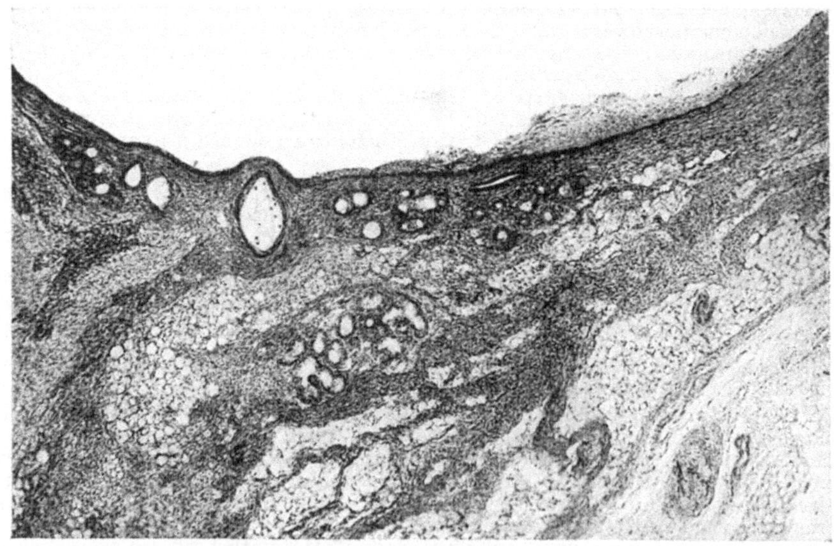

Abb. 69. Intramesenteriales Teratom, mit Plattenepithelzyste, Drüsen, Fettgewebe. P. 40/11. Weib 6 Monate. Oc. periplan. 4×. Obj. Zeiß 5. Balgl. 74 cm.

beträchtlichen Entfernung vom Eierstock können derartige peritoneale Epidermiszysten von der großen Ovarzyste abstammen.

Beweisend hierfür ist der in Abb. 70 wiedergegebene Befund bei einer am metastasierenden Krebs der Flexura sigmoidea gestorbenen Frau.   Man fand hier an der fünffach nach links gedrehten Tube einen doppeltfaustgroßen, zystischen Tumor, von prall-elastischer Konsistenz an Stelle des Eierstocks.   Mit diesem Tumor standen zwei weitere kleinere kugelige Geschwülste, mit breiter Verwachsung, die mit einer Dünndarmschlinge und ihrem Mesenterium flächenförmig und sehr fest, mit dem großen Netz strangförmig durch viele Spangen verwachsen waren.   Von diesen Nebenzysten zogen strangförmige Verwachsungen

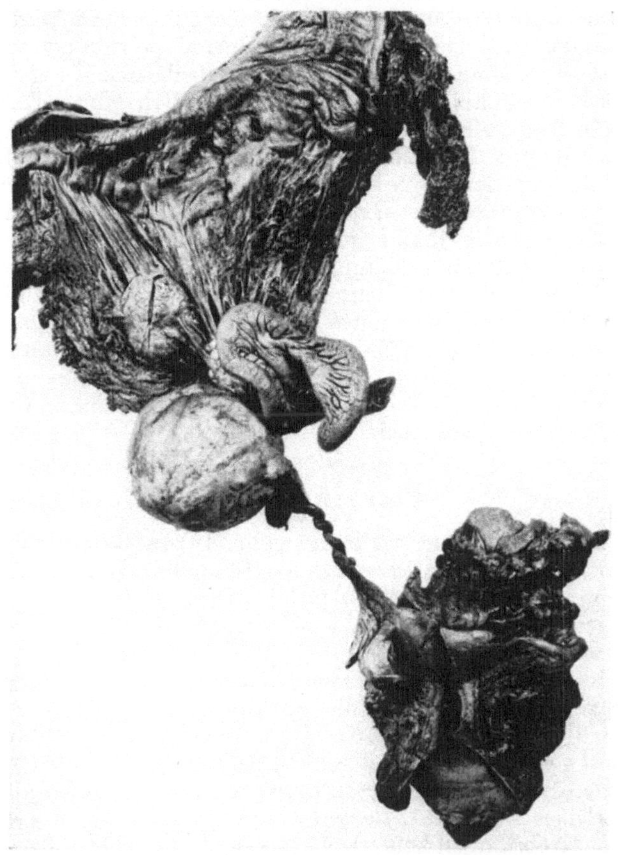

Abb. 70. Dermoidkystome des Ovar. Torsion der Tube. Abgeschnürte und wahrscheinlich ursprünglich zersprengte Dermoidzystenteile 1. im Netz (oberhalb des großen kugeligen Tumors) und 2. im Darmmesenterium (unter der Dünndarmschlinge liegende) zu neuen Geschwülsten ausgewachsen. S. 64/66. Weib 70 Jahre.

zu einem weiteren kartoffelgroßen, zystischen Gewächs des großen Netzes.   Während die Innenwand der Hauptzyste eine leistenförmige Verdickung aufwies (Dermoidwulst) waren die anderen Zysten glatt, das Epithel der Zysteninnenwand war überall in Verlust geraten. Die Inhaltsmassen aller 3 Zysten waren fettige Detritusmassen mit reichlich Cholesterintafeln.

Es kann sich hier nur um eine Zersprengung der ursprünglichen solitären Dermoidzyste gehandelt haben, eine Zersprengung, die wahrscheinlich im Zusammenhang mit der alten Eileiterdrehung stand.   Die Zystenwand wurde nekrotisch, die ausgestoßenen Epithelmassen haben sich teils neben der Hauptgeschwulst, teils im großen Netz abgekapselt, und so zu den neuen Tochterzysten (einfachen Epidermiszysten) geführt. (Diss. SEGALL.) (LACY-FIRTH, MOORE, KOLAZECK.)

Auf dieselbe Weise können auch sog. Paraffinome (Pseudoparaffinome) in der Bauchhöhle entstehen: Knoten, die aus einem Granulationsgewebe bestehen, dem zahlreiche vielkernige große Riesenzellen beigemengt sind. Diese Riesenzellen (Fremdkörperriesenzellen) umrahmen die zersprengten Talgmassen, die bei Platzen von Dermoidkystomen in die Bauchhöhle entleert wurden.

Ovariale Dermoidkystome können auch infolge von Entzündungen in den Darm einbrechen und sich oft unter starken Blutungen in ihn entleeren (Cornil). So beschreibt Honigmann eine 1,3 cm : 1,4 cm : 2,3 cm große teratoide Geschwulst, die nach Durchbruch ins Rektum spontan per anum geboren wurde, Port den eigentümlichen Fall, daß sich bei einem jüngeren Mädchen bei der Defäkation regelmäßig ein Büschel beträchtlich langer Haare vor den Anus drängte, die Teile einer Dermoidzystenwand mit Knochenbildung und einem wohl ausgebildeten Eckzahn waren. Ähnlich lag ein Fall Danzels.

Die Unterscheidung derartiger in den Darm durchbrechender teratoider Neubildungen von abgestorbenen Extrauteringraviditäten, die sich ab und zu in den Darm entleeren, wird nicht immer ganz leicht sein.

Für die klinische Differentialdiagnose ist noch von Bedeutung, daß die teratoiden und dermoiden Geschwülste des Gekröses, ebenso wie übrigens auch die anderen zystischen Neubildungen des Mesenteriums als charakteristische Lage die Mittellinie der Bauchhöhle in Nabelhöhe einnehmen, und daß im Vergleich zu anderen Geschwülsten ihnen große Beweglichkeit besonders in horizontaler Richtung zukommt. Diese Lageverhältnisse werden sich aber in vielen Fällen dem klinischen Nachweis entziehen.

Karzinoide.

Synonyme: kleine Dünndarmkarzinome, gelbe Appendixtumoren, Basalzellenkrebs des Darmes, Basaliome (Krompecher), Pseudokarzinome (Milner), karzinoide Darmtumoren (Oberndorfer), Epithelioma solidum benignum intestini, Tumor pankreaticus intestini (Saltykow), Schleimhautnävi (Aschoff), Tumeurs endocrines (Masson).

Die kleinen hier in Betracht kommenden Geschwülstchen des Darmes und des Wurmfortsatzes stehen noch in voller Diskussion bezüglich ihrer Entstehung sowohl wie auch der Einreihung in das Geschwulstsystem. Oberndorfer hat sie zuerst von den gewöhnlichen Krebsen des Darmes scharf abgegrenzt, für sie die Bezeichnung „Karzinoide" vorgeschlagen, um im Namen bereits ihre Unterscheidung von den echten Karzinomen auszudrücken, andererseits aber um gleichzeitig ihre Krebsähnlichkeit zu betonen. Die früher öfters gebrauchte Bezeichnung „kleine Dünndarmkarzinome" ist fallen zu lassen, seitdem man auch im Dickdarm, besonders häufig aber im Wurmfortsatz diese Geschwülstchen beobachten konnte. In letzter Zeit rückt eine ganz neue Betrachtungsweise in den Vordergrund, die, wenn sie richtig ist, die Eigenart dieser Geschwülste noch schärfer ausprägen wird.

Wir wollen uns zuerst mit den Karzinoiden im allgemeinen, dann erst mit denen der einzelnen Abschnitte, die untereinander Verschiedenheiten aufweisen, befassen.

Die Karzinoide des Dünndarmes stellen fast ausnahmslos Zufallsbefunde bei Sektionen dar (Abb. 72). Sie sind manchmal solitär, häufig multipel (in dem abgebildeten Falle zählt man 10 Knötchen (Abb. 73), in einem anderen bei einer 81jährigen Frau (S. 310/28) fanden sich 15 Knötchen, darunter 2 größere, malign entartende. Askanazy berichtet von 32 Geschwülstchen in einem Falle, Hagemann aus dem Material von Lubarsch von 30 und 36 Knoten. Die einzelnen Geschwülstchen sind dabei bald nur durch einen Zwischenraum von wenigen Millimetern auf derselben Schleimhautfalte, bald durch mehrere Darmschlingen voneinander getrennt. Sie sind stecknadel- bis erbsengroß, in Ausnahmefällen können sie bis 1 cm im Durchmesser betragen (HAGEMANN spricht von „Kirschgröße"), ihre Oberfläche entspricht entweder der einer Halbkugel, oder zeigt insbesondere bei den größeren Formen eine Eindellung an der Oberfläche. Sie sitzen breit der Darmwand auf, bevorzugen die dem Mesenterialansatz gegenüberliegenden Schleimhautteile, doch können sie auch an jeder anderen Stelle der Darmzirkumferenz sitzen. Ab und zu führen sie zu leichten Verzerrungen der angrenzenden Schleimhaut (Abb. 74). Sie können leicht zu Verwechslungen mit anderen Gebilden führen: die kleinsten unterscheiden sich kaum von geschwellten Lymphknötchen, die größeren können

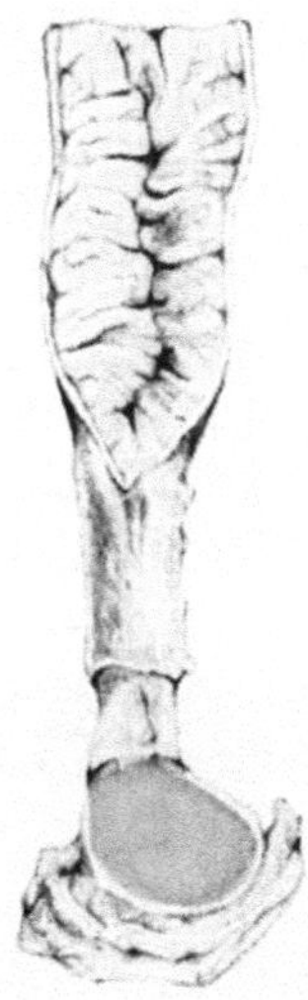

Abb. 71. Appendixkarzinoid an der Appendixspitze. Halbierung der distalen Anschwellung, „gelber Tumor". Die Serosa ist an der Appendixspitze schalenförmig abgelöst; der gelbe Tumor wird von der Muskularis umschlossen. E. 514/12. Weib 17 Jahre.

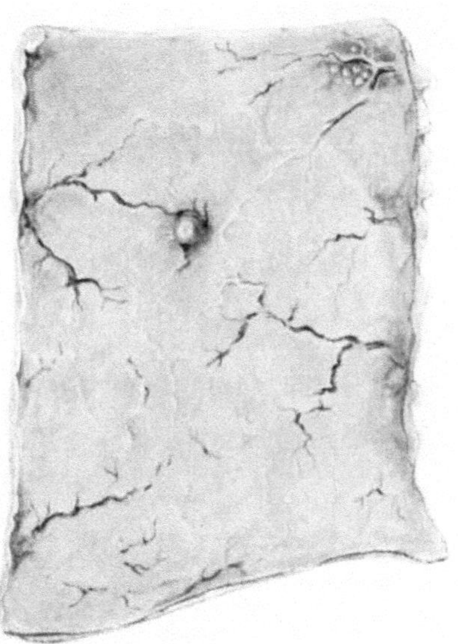

Abb. 72. Karzinoid des unteren Ileums; dem Mesenterialansatz gegenüberliegend; durch die vorgeschrittene Leichenmazeration der Schleimhaut ist die Versorgung des Karzinoids durch ein eigenes Gefäß deutlich. Natürliche Größe. S. 684/19. Weib 81 Jahre.

Tuberkeln ähnlich sein (Abb. 72); von Fibromen, Myomen, Neurofibromen, von den seltenen Metastasen in der Darmschleimhaut können sie makroskopisch kaum mit Sicherheit abgegrenzt werden. Ein wichtiges Unterscheidungsmerkmal gegen andere Gebilde ist ihre besonders feste Konsistenz. Ihre Oberfläche zeigt entweder, allerdings nur in seltenen Fällen den feinen, samtartigen Charakter der Schleimhaut; dann sind über ihnen die Zotten noch erhalten; meist aber ist die Oberfläche glatt, Ulzerationen kommen sehr selten vor. Die Serosa unter den Geschwülstchen ist im allgemeinen unverändert, nur bei größeren Geschwülstchen und solchen, die in die Muskularis vordringen, kann die Serosa in geringer Ausdehnung milchig verdickt, selten auch etwas eingezogen sein. Auf dem Durchschnitt sind die Knötchen grauweiß, gelbgrau, einzelne haben auch etwas stärkere gelbe Färbung (Abb. 76).

Ganz ausnahmsweise kommen größere Geschwülstchen, kuppenförmige von Halbhaselnußgröße oder mehr plattenartige in der Innenwand des Darmes liegende vor. Bei diesen größeren Gebilden kann schon makroskopisch auf dem Durchschnitt die Muskularis von weißlichen Strängen ersetzt erscheinen, wesentlich verdickt sein, die Serosa trichterförmige oder muldenförmige Einziehung

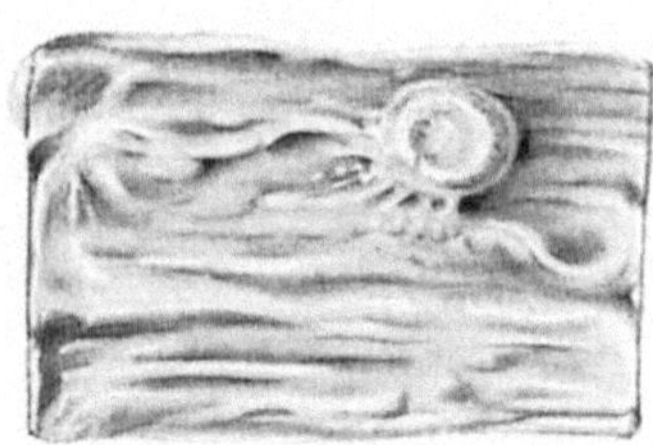

Abb. 74. Karzinoid des oberen Ileums, wurzelförmig
in die Umgebung einstrahlend. $^9/_{10}$ der natürl. Größe.
S. 534/20. Weib 45 Jahre.

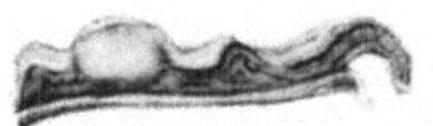 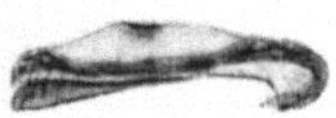

Abb. 75. Multiple Karzinoide des oberen Ileums.
Durchschnitt: die gelbe Farbe der Neubildungen ist
deutlich, ebenso ihre dellenförmige Einsenkung in die
Unterschleimhaut; der die „gelben Tumoren" um-
gebende rote Saum ist durch die erweiterten Gefäße des
Geschwulstbettes bedingt. S. 610/19. Weib 68 Jahre.
Natürl. Größe.

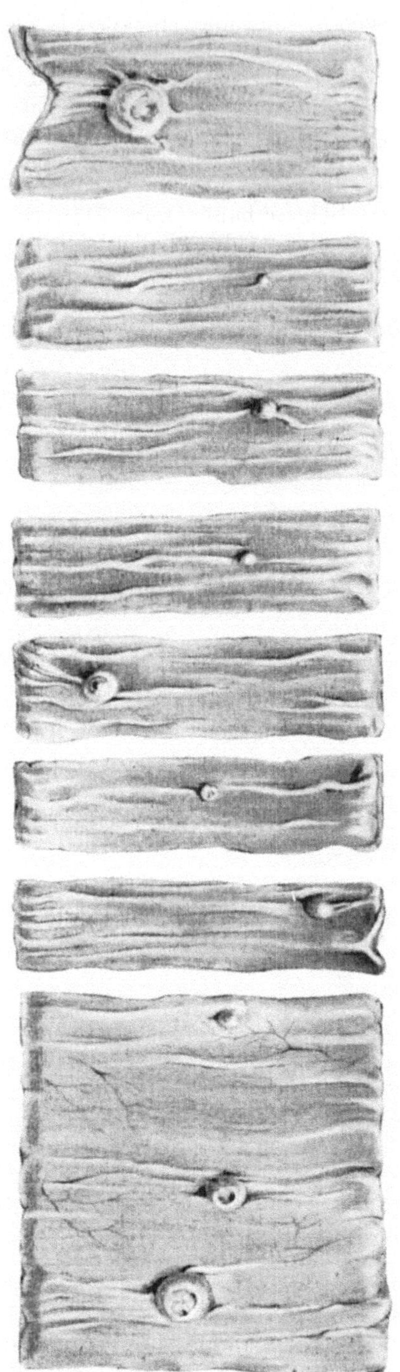

Abb. 73. Multiple Karzinoide des mittleren
Ileums. $^9/_{10}$ der natürl. Größe. S. 91/21.
Mann 70 Jahre.

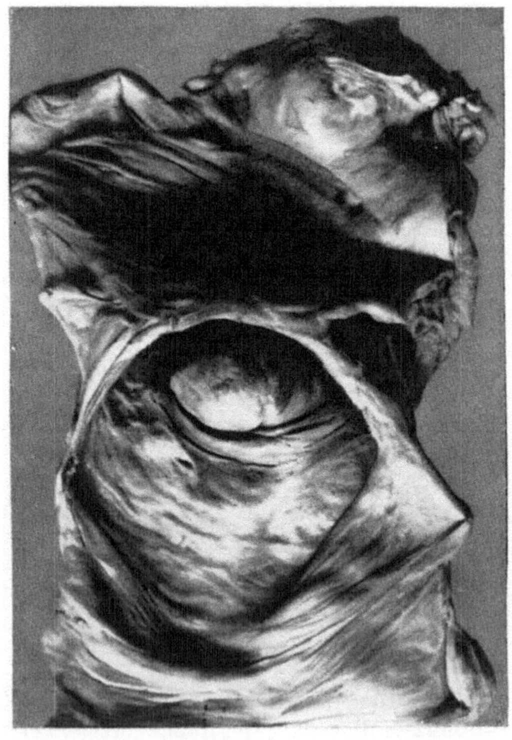

Abb. 76. Walnußgroßes Karzinoid der Appendixmündung, sich in das Coecum vorwölbend. S. 528/26.
Mann 41 Jahre. Etwa $^1/_2$ natürl. Größe.

zeigen. Ich sah durch einen solchen Knoten des oberen Dünndarms das Darmrohr stenosiert, die Stenose gab Anlaß zur operativen Entfernung der Geschwulst. Bemerkenswert ist dann noch, daß Karzinoide auch an der Spitze der MECKELschen Divertikeln gefunden wurden (OBERNDORFER, KASPAR).

Im Dickdarm (mit Ausnahme des Wurmfortsatzes) kommen sie ebenfalls vor, sind aber hier außerordentlich selten. DIETRICH sah eines an der Flexura lienalis, SALTYKOW eines an der Flexura sigmoidea, eines im Rektum, ich ein über bohnengroßes im Colon descendens.

Eine besonders wichtige Rolle spielen die nicht seltenen Karzinoide des Wurmfortsatzes, die fast noch mehr Beachtung im Schrifttum als jene des Dünndarms fanden, und die, ebenso wie die des Dünndarms, fast ausnahmslos Nebenbefunde bei Sektionen, oder — hier häufiger — bei Appendektomien sind. ROGG schätzt die Zahl der Karzinoide, die man bei Wurmfortsatz-Erkrankungen findet, auf 0,5%. Ihre Form ist eine andere als die der Dünndarmkarzinoide: während jene meistenteils Knötchenform besitzen, meist von unversehrter Schleimhaut umgeben sind, herrscht bei diesen mehr der infiltrierende Charakter vor: sie bedingen entweder stark verdickte Faltenbildung der Wurmfortsatzschleimhaut (Abb. 77), die schon beim Aufschneiden durch ihre stark gelbe Farbe auffallen kann, oder — und das ist besonders häufig der Fall — sie stellen Einlagerungen in den Narbenzylindern oder der Vernarbung entgegengehenden Hohlzylindern bei abgelaufener oder chronischer Appendizitis dar (Abb. 72, 78a und b). Diese Einlagerungen können bis Kirschgröße erreichen, dann ersetzen sie die gewöhnliche Struktur des Vernarbungszylinders und zeigen vom Wurmfortsatz nur noch die äußere Quer- und Längsmuskulatur erhalten. Doch kommen auch knoten-

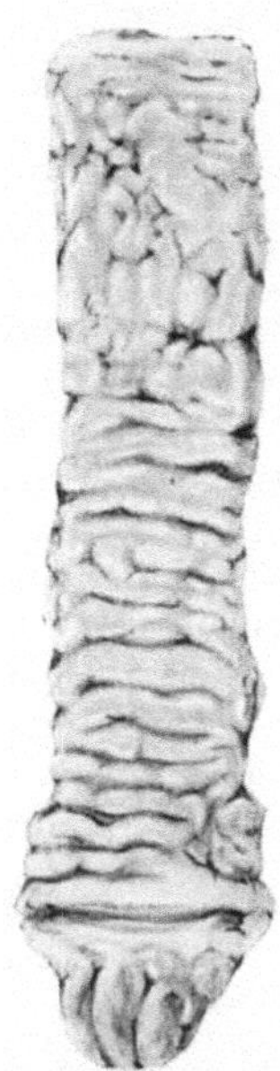

Abb. 77. Appendixkarzinoid der Spitze (gelber Tumor) ohne Verödung. Natürl. Größe. E. 678/07. Weib 26 Jahre.

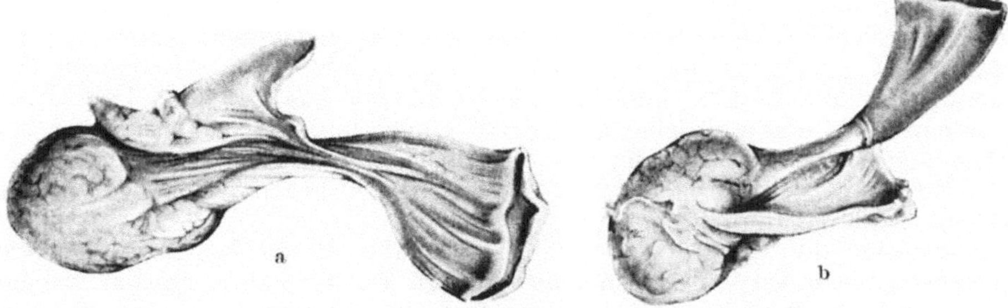

Abb. 78. Karzinoid der Appendix (Vorder- und Rückseite des intensiv gelbgefärbten leicht höckerigen, die Spitze der obliterierten Appendix einnehmenden Tumors). Durchsetzung aller Appendixschichten. S. 143/20. Frau 69 Jahre. ²/₃ der natürl. Größe.

artige Bildungen, wie sie ausnahmslos die Dünndarmkarzinoide charakterisieren in der Appendix vor.

So sahen wir bei einem 41jährigen Mann (S. 528/26) (Abb. 75), der an einer Lungenembolie zugrunde gegangen war, als Nebenbefund einen fast walnußgroßen Knoten des proximalen Teiles des Wurmfortsatzes, der diesen in das Coecum einstülpend, sich als pilzförmiges Gebilde aus dem Coecumkopf hervorhob. Die Geschwulst war an ihrer Oberfläche leicht granuliert und saß breit der Wurmfortsatzwand auf. Auf der Serosaseite war der Einziehungstrichter der Appendix, die aus diesem nur mehr in einer Länge von 3 cm vorragte, erkennbar. Auf dem Durchschnitte zeigte die Geschwulst ausgesprochene Gelbfärbung. (Diss. Horstmann.)

Auffallend in diesem Falle war die ausgesprochene Gelbfärbung, die bei großen Karzinoiden meist vermißt wird.

Wie schon erwähnt, herrscht in den Appendixgeschwülsten eine tiefgelbe Verfärbung vor; es kommen aber auch alle Übergänge zu grauer und weißer Farbe vor, wodurch dann eine Abgrenzung von dem Narbenzylinder unmöglich wird. So können sie Zufallsbefunde bei der mikroskopischen Untersuchung der wegen Entzündung entfernten Wurmfortsätze sein. Ein Unterscheidungsmerkmal der Appendixkarzinoide von den Dünndarmkarzinoiden besteht auch in ihrer Vorliebe für solitäres Auftreten.

Klinische Erscheinungen können durch die Geschwülstchen des Wurmfortsatzes zweifellos veranlaßt werden, während sie im Dünndarm immer Nebenbefunde darstellen, abgesehen von den Ausnahmsfällen großer und ins maligne umschlagender und dann stenosierend wirkender Formen. Ihre Wirkung in der Appendix ist nicht anders als die einer anderen etwa bindegewebigen Stenose im Verlauf des Blinddarmanhanges. Wie diese können sie zu einer Retention von Darminhalt und von Sekretionsprodukten des distalen Wurmabschnittes führen mit all den Folgeerscheinungen, die Infektionen auf diesen günstigen Nährboden hervorrufen. Typisch ist hierfür folgender Fall:

W. Th., Frau 26 Jahre, erkrankt an akuter Appendizitis, Appendektomie. Die herausgenommene Appendix ergibt folgenden Befund (E. 216/12):

8 cm lang; die distale Hälfte ist fast daumendick, die proximale bleistiftdick. Der Serosaüberzug ist stark injiziert und mit fibrinösen Auflagerungen bedeckt. Beim Aufschneiden entleert sich aus dem aufgetriebenen distalen Teil eitergemischter kotähnlicher Inhalt; hier findet man auch einen $1^{1}/_{2}$ cm langen, kleinfingerdicken geschichteten Kotstein. Die ganze Wand der Appendix ist hier verdickt. Die distale aufgetriebene akut entzündete Hälfte setzt sich von der proximalen durch eine bindegewebige zirkuläre narbig eingezogene Serosaverdickung ab; auf der Schleimhautseite finden sich im distalen Teil Blutungen und oberflächliche Substanzverluste der Schleimhaut; im verdickten narbig indurierten proximalen Teil nahe der cökalen Mündung des Wurmes liegt in der Schleimhaut ein vorspringender hirsekorngroßer, weißlich derber Knoten.

Die mikroskopische Untersuchung ergibt im distalen Teil teils lymphozytär leukozytäre Durchsetzung aller Schichten neben ausgedehnten Blutungen; die Schleimhaut ist im proximalen Teil vorhanden, fehlt aber im Bereich der Serosanarbe; hier besteht bindegewebige Verödung des Lumens. Das kleine Knötchen stellt eine epithelial gegliederte Wucherung dar; die Zellnester bestehen aus kleinen fettkörnchenreichen Zellen, die größtenteils doppellichtbrechend sind; die Nester sind in den lumenwärts gelegenen Teilen groß, an der Peripherie schmal und dünn.

Karzinoide der Spitze des Wurmes machen so wenig Erscheinungen wie Spitzenobliterationen; eine Ausnahme stellt ein Fall Hübschmanns dar, wo ein bohnengroßes Spitzenkarzinoid des Wurmfortsatzes Ursache seiner Invagination in den Blinddarm wurde (42jährige Frau).

Ein bemerkenswerter Unterschied besteht in dem Alter der Karzinoidträger, je nachdem Dünndarm oder Wurmfortsatz der Sitz der Geschwülstchen sind: In einer Zusammenstellung von W. V. Simon von 186 Appendixkarzinoiden findet sich das erste Jahrfünft mit $0,5\%$, das zweite mit $2,7\%$, das dritte mit 7%, das vierte mit $17,2\%$, das fünfte mit $22,6\%$, das sechste mit $16,1\%$, das siebente mit $11,3\%$, das achte mit $8,6\%$, das neunte mit $4,8\%$, das zehnte mit $4,3\%$, das elfte und zwölfte gemeinsam mit 1%, das dreizehnte und vierzehnte mit $2,1\%$, die übrigen insgesamt mit $1,0\%$ vertreten.

Von 29 Fällen von Appendixkarzinoiden, die ich gesehen habe, fallen allein 16 in die Zeit vor dem vollendeten 35. Jahre (s. Tab. 1). Der jüngste Fall betraf einen

8jährigen Knaben, der älteste eine 76 Jahre alte Frau. In die Zeit bis zum vollendeten 10. Lebensjahr fallen 2, in das zweite Dezennium 6, in das dritte 6, in das vierte 5, in das fünfte 3, in das sechste 2, in das siebente 4 Fälle, in das achte 1 Fall.

Tab. 1. Zusammenstellung der von uns beobachteten Wurmfortsatz-karzinoide nach Alter und Geschlecht.

1. E. 876/05	Mann	8	Jahre		17. E. 67/18	Weib	19	Jahre
2. S. 694/02	Weib	76	,,		18. S. 347/19	,,	57	,,
3.	,,	27	,,		19. S. 143/20	,,	69	,,
4. E. 1507/05	Mann	35	,,		20. S. 478/22	,,	22	,,
5. S. 319/05	Weib	48	,,		21. E. 904/24	,,	38	,,
6. E. 1192/06	?	?			22. E. 377/24	?	?	
7. E. 559/08	?	?			23. E. 106/26	Weib	17	,,
8. E. 678/07	Weib	26	,,		24. S. 65/26	,,	70	,,
9. S. 268/06	Mann	68	,,		25. E. 665/26	,,	34	,,
10. E. 344/11	Weib	35	,,		26. E. 917/25	,,	12	,,
11. S. 567/10	Mann	70	,.		27. E. 864/25	,,	28	,,
12. E. 216/12	Weib	26	,,		28. E. 414/24	,,	18	,,
13. E. 514/12	,,	17	,,		29. E. 811/26	,,	37	,,
14. E. 821/13	Mann	26	,,		30. S. 528/26	Mann	41	,,
15. P. S. 11/14	,,	45	,,		31. S. 350/27	Weib	60	,,
16. E. 68/17	Weib	19	,,		32. E. 231/28	,,	10	,,

Bei 29 Fällen ist Alter und Geschlecht bekannt. Davon sind 11 Männer, 18 Frauen, also 61 % Frauen, 39 % Männer, das Durchschnittsalter beträgt 40 Jahre, und zwar bei Männern 42 Jahre, bei Frauen 35 Jahre. Das Durchschnittsalter der 11 Sektionsfälle ist 57 Jahre, das Durchschnittsalter der in operierten Appendizes gefundenen Karzinoide beträgt 24 Jahre. Werden die Sektionsfälle abgezogen, so verhalten sich die Frauen zu Männern wie 80 % : 20 %.

In der SIMONschen Statistik sind in 66 % die Träger der Appendixkarzinoide unter dem 30. Lebensjahr. In unserem Material von 27 Fällen (bei 2 ist Alter nicht angegeben), fallen 45 % vor das 30. Jahr; wenn wir die Sektionsfälle abziehen, die fast ausnahmslos ältere Individuen betreffen, und nur die gelegentlich der Untersuchung operativ entfernter Wurmfortsätze gefundenen Karzinoide zählen, kommen wir auf eine Prozentzahl von 72 der Träger vor dem 30. Lebensjahr. Dieselbe Feststellung des hohen Alters der Autopsiekarzinoide haben auch andere Untersucher gemacht. Um nur ein Beispiel aus letzter Zeit zu erwähnen: von 3 Autopsiefällen, die FORBUS anführt, und bei deren 2 das Alter angegeben ist, handelt es sich um Leute jenseits des 60. Lebensjahres; die beiden operativen Fälle hingegen wurden bei Erkrankten vor dem 25. Jahre gesehen.

Aus diesen Zusammenstellungen geht die große Beteiligung des jugendlichen Alters (bis 30 Jahre) am Appendixkarzinoid hervor. Der Höhepunkt liegt im Alter zwischen 21. und 25. Jahre, während bekanntlich die Haupthäufigkeit des echten Darmkarzinoms das 5. und 6. Jahrzehnt stellt. ROLLESTON und JONES berechnen das Durchschnittsalter der Wurmfortsatzkarzinoide mit 24,2 Jahren.

Tab. 2. Zusammenstellung der von uns beobachteten Dünndarmkarzinoide nach Alter und Geschlecht.

1. Genf, Weib, 48 Jahre	12. S. 534/20, Weib, 45 Jahre
2. Genf, Weib, 30 Jahre	13. S. 91/21, Mann, 70 ,, (10 Knötchen)
3. S. 360/07, Weib, 70 Jahre	
4. S. 276/03, Mann, 49 ,,	14. S. 143/22, ,, 65 ,,
5. S. 268/06, ,, 68 ,, (Karzinoid im Meckel-Divertikel)	15. S. 567/24, Weib, 61 ,, (4 Knötchen)
	16. S. 65/25, Mann, 77 ,, (Metastasen)
6. S. 566/07, Mann, 52 Jahre	
7. E. 142/08, ? ? (malignes stenosierendes Karzinoid)	17. S. 761/26, ,, 41 ,,
	18. E. 492/25, ,, 48 ,, (malign stenosierend, metastasierend)
8. S. 191/11, Weib, 61 Jahre	
9. S. 219/14, Mann, 84 ,,	19. S. 614/27, Weib, 52 Jahre (malign metastasierend)
10. S. 684/18, ,, 81 ,,	
11. S. 610/19, Weib, 68 ,, (4 Knötchen)	20. S. 310/28, ,, 81 Jahre.

Das Durchschnittsalter der 19 dem Alter nach bekannten Fälle ist 61 Jahre, Männer verhalten sich zu Frauen wie 10:9.

Das Durchschnittsalter der 9 Frauen ist 59 Jahre, der 10 Männer 63 Jahre.

Merkwürdigerweise ist das Durchschnittsalter der Dünndarmkarzinoide (s. Tab. 2) im Gegensatz dazu wesentlich höher, nach Rolleston-Jones 46,8 Jahre (in 19 Fällen, die ich selbst beobachtet habe, gar 61 Jahre im Vergleich zu dem Durchschnittsalter von 40 Jahren bei meinen Wurmfortsatzkarzinoiden). Von diesen 19 Fällen von Dünndarmkarzinoiden meiner Beobachtung war das Alter bis zum vollendeten 35. Lebensjahr mit nur 1, das höhere Alter mit 18 Fällen beteiligt; der jüngste Fall 'war 30 Jahre, ihm folgen 5 Fälle aus dem fünften, 2 Fälle aus dem sechsten, 7 Fälle aus dem siebenten, 1 Fall aus dem achten, 3 Fälle aus dem neunten Dezennium. Der älteste Fall war ein 84jähriger Greis. Das Durchschnittsalter der Dünndarmkarzinoide liegt also eher etwas höher als das der echten Darmkarzinome. Das mag, wie hier vorausgenommen werden soll, daran liegen, daß das echte Darmkarzinom rasch zum Tode führt, das Karzinoid aber als harmloses Gebilde wahrscheinlich jahrzehntelang bestehen kann.

Der Grund, warum die Wurmfortsatzkarzinoide durchschnittlich in so frühem Alter gegenüber dem Dünndarmkarzinoid auftreten, kann kein Zufall sein; nur zum Teil kann er darin liegen, daß die meisten Appendixkarzinoide an operativ entfernten Wurmfortsätzen gefunden werden, während die Dünndarmkarzinoide ausschließlich Sektionsbefunde darstellen. Appendizitisanfälle betreffen vorwiegend das jugendliche Alter und erlauben so in vielen Fällen die Betrachtung des Wurmes, während umgekehrt die Zahl der Autopsien jugendlicher Personen gegen die aus dem mittleren und höheren Alter wesentlich zurücktritt. Ein Grund des auffallenden Unterschiedes mag mit auch daran liegen, daß in der Regel der operativ entfernte Wurmfortsatz einer gründlichen makroskopischen und mikroskopischen Untersuchung unterzogen wird, während gründlichste Durchsuchung des ganzen Darmes bei der Autopsie nicht überall die Regel ist. Trotzdem fällt es auf, daß Sektionsbefunde von Karzinoiden des Wurmfortsatzes bei älteren Leuten so gering sind. Die Verschiedenheit muß also tiefere Gründe haben. Milner hat früher behauptet, daß die Karzinoide der Appendix überhaupt keine Geschwülste darstellen, sondern entzündliche Bildung, der Ausdruck einer proliferierenden Lymphangitis seien, eine Anschauung, die, wie wir sehen werden, nicht berechtigt ist. Immerhin ist aber auffallend, daß die Wurmfortsatzkarzinoide sich so häufig in Verödungsstadien des Wurmes finden. Ein Zusammenhang mit der Appendizitis scheint also naheliegend. Die bisherigen Theorien können das kaum erklären. In neuester Zeit hat Masson eine neue Anschauung gebracht, die, wenn sie sich bewahrheitet, geeignet ist, dieses Rätsel zu lösen. Wir kommen darauf noch eingehend zurück.

Auch die Geschlechter beteiligen sich anscheinend in merklich unterschiedenem Grade am Karzinoid. 186 von Simon zusammengestellte Fälle von Appendixkarzinoid ergeben 65,1% Frauen gegenüber 34,9% Männern. Bei meinen 29 Fällen von Appendixkarzinoid treffen auf 18 Frauen 11 Männer. Wenn wir die Sektionsfälle abziehen, ist der Unterschied noch auffallender: auf 80% Frauen treffen 29% Männer. Danisch zählt unter 10 fortlaufenden eigenen Fällen keinen einzigen Mann. Beim Dünndarmkarzinoid scheint dieses Vorwiegen des weiblichen Geschlechts nicht so in Erscheinung zu treten: in meinen 19 Fällen finden sich neben 9 Frauen 10 Männer. Hier scheint der Unterschied also nicht so groß zu sein. Als Erklärung für das Überwiegen der Frauen bei der Beteiligung am Appendixkarzinoid wurde angenommen, daß bei ihnen anläßlich der häufig vorgenommenen Laparotomien wegen innerer Geschlechtsorganerkrankung der Wurmfortsatz eben auch häufig mitentfernt und so untersucht werden kann. Der Einwand ist nicht ganz stichhaltig, sicher nicht bestätigt durch unser Material, in dem gynäkologische Operationen sehr selten sind, dann auch weil ein wesentlicher Unterschied der Geschlechter bei den reinen Wurmfortsatzoperationen nicht vorkommt. Allerdings ist dieses Operationsmaterial bei akuter Appendizitis nicht gleich dem anläßlich anderer Laparotomien entfernter Appendizes. Hier wiegen chronische Veränderungen des Wurmfortsatzes meistens vor, die vielleicht mit der Entwicklung der Karzinoide noch mehr in Zusammenhang stehen als akute Stadien der Appendixerkrankung. Das sind Fragen, die noch der Erklärung harren.

Daß das höhere Alter beim Dünndarmkarzinoid eine wesentlich größere Rolle als beim Appendixkarzinoid spielt, wurde damit zu erklären gesucht, daß Reizungsvorgänge, die für das Karzinoid in Betracht kommen, viel seltener und viel weniger stark im Dünndarm vorkommen, als in der zu Entzündungen leichter geneigten Appendix, daß das Dünndarmkarzinoid eben

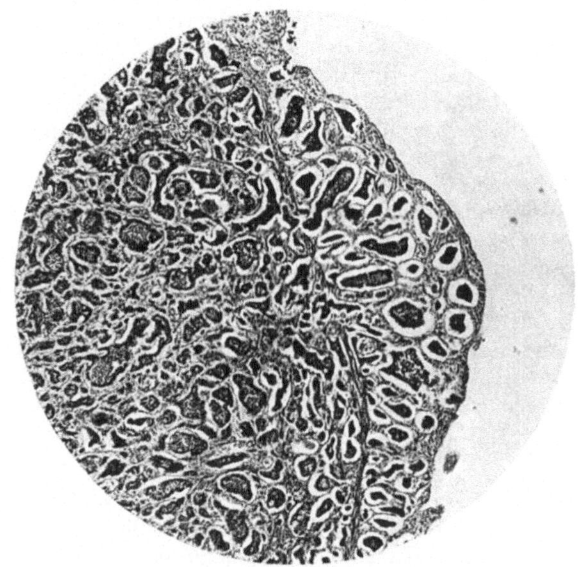

Abb. 79. Karzinoid des oberen Ileums, hanfkorngroß in Schleimhaut (rechts) und Unterschleimhaut liegend. Muscularis mucosae noch erhalten, in das großenteils muskuläre Stroma des Geschwülstchens übergehend. Die Drüsen der Schleimhaut sind nur in winzigen atrophischen Resten noch erhalten. Weib 30 Jahre.

infolge des Mangels dieser in der Appendix für das Karzinoidwachstum fördernd wirkender Reize zu seiner Entwicklung viel längerer Zeit bedarf als die im Wurmfortsatz lokalisierte Geschwulst. Vielleicht liegt es aber auch daran, daß das Dünndarmkarzinoid fast nur bei Sektionen festgestellt wird, während das Appendixkarzinoidmaterial hauptsächlich Operationen entstammt. Sahen wir doch auch beim Appendixkarzinoid, das Sektionen entstammt, das hohe Durchschnittsalter, das fast dem des Dünndarmkarzinoids entspricht.

Das histologische Bild der Karzinoide ist, wenn auch im großen ganzen die Verschiedenheiten nicht sehr groß sind, doch nicht einförmig. Die einfachsten Geschwülstchen bestehen aus dichtstehenden, größeren und kleineren Nestern dicht gedrängter kleiner, epithelähnlicher Zellen mit chromatinreichem, dunklem, rundem Kern. Die am äußeren Rand der Nester gegen das Gerüst hin gelagerten basalen Zellen haben mehr kubische Form, legen sich geordnet aneinander, so daß sich eine umrahmende Zellreihe von mehr kubischem bis zylindrischem

Charakter von den Zellen der inneren Schichten gut abhebt. Die soliden Zellnester, oder besser gesagt die Querschnitte von Zellzügen, wie wir sie auf den
Schnitten treffen, haben in einzelnen Geschwülsten meist annähernd die gleiche
Größe; man kann so klein- und großnestrige Geschwülstchen unterscheiden.
Nicht so selten kommen in der Peripherie der Geschwülstchen, vorzugsweise
gegen die Muscularis propria hin, besonders große Nester vor, die als Kranz
die kleineren Nester der zentralen Teile umgeben.

Der Hauptsitz der Geschwülstchen ist die Unterschleimhaut, die dadurch
stark verdickt und kugelförmig aufgetrieben wird. In anderen Fällen greifen die
Nester durch Lücken der Muscularis mucosae auf die Schleimhaut über (Abb. 80).
Die Durchsetzung dieser erreicht aber nie die Grade, wie die der Submukosa;
die Nester sind hier im ganzen spärlich, die Dicke der Schleimhaut wird durch
die Infiltration im allgemeinen nicht wesentlich erhöht, während die Unterschleimhaut gewöhnlich um das Vielfache aufgetrieben ist. Über die Beziehung
der Nester zu den Lieberkühnschen Krypten der Mukosa ist volle Einigkeit
unter den Beschreibern nicht vorhanden. Das liegt zum großen Teil daran, daß
die Darmschleimhaut bei dem fast ausschließlich autoptisch gewonnenen Material
der Dünndarmkarzinoide gewöhnlich schwere Leichenveränderungen und Auf-
lösungen zeigt, ein Vorgang, unter dem der Überzug der hervorragenden
Karzinoide besonders leidet. Einige Untersucher behaupten den Zusammenhang
der Lieberkühnschen Krypten mit den Epithelnestern. Ich habe an meinem
nicht kleinen Material, auch bei neuerdings darauf gerichteter Untersuchung,
nie einen sicheren Zusammenhang der Drüsen mit den Epithelnestern nachweisen können. Die Nester liegen neben den Drüsen, oder haben die Drüsen
ganz verdrängt. Jedenfalls zeigen eine Reihe von Knötchen mit gut erhaltener Oberfläche keine Spur von Lieberkühnschen Krypten mehr, aber
Drüsen können vorgetäuscht werden durch drüsenähnliche Zellanordnung in
den Karzinoidnestern selbst, auf die wir unten weiter einzugehen haben.

Das Gerüst, das die Zellnester umgibt, ist nicht in allen Fällen einheitlich:
Ein Teil der Fälle zeigt reichlich glatte Muskulatur, die korbgeflechtartig die
Epithelhaufen umgibt, in anderen Fällen überwiegt faseriges Bindegewebe mit
oder ohne Beimengung glatter Muskelfasern; rundzellige Einlagerung im Stroma
fehlt bei den gewöhnlichen Karzinoiden nahezu völlig. Reich ist dagegen das
Stroma an elastischen Fasern, die in wechselnder, oft sehr bedeutender Menge die
Nester umspinnen. Dabei zeigen etwaige Nester in der Schleimhaut, auch bei
reichlichster Ablagerung elastischer Fasern in der Unterschleimhaut, nur spärliche dünne, elastische Faserumrahmung, unterscheiden sich also wesentlich gegen
die der Submukosa. Bilden Muskelfasern einen großen Teil des die Nester
umspinnenden Gerüsts, so stehen die Muskelfasern nicht im Zusammenhang
mit der Muscularis mucosae in dem Sinn, daß diese sich um die einzelnen Zellkomplexe auffasert; gewöhnlich ist vielmehr die Muscularis mucosae in normaler Dicke
als Schleim- und Unterschleimhaut trennende Grenzschicht erhalten. Aber die
Gesamtmuskulatur kann vermehrt und bei dem innigen Zusammenhang zwischen
muskulärem Stroma der Geschwulst und der Muscularis mucosae ist die Ableitung der Muskelfasern um die Geschwulstnester von der Muscularis mucosae
nicht ganz unwahrscheinlich, wenn auch die Ansicht, daß das muskuläre
Stroma der Geschwulst Bestandteil der Geschwulst selbst ist, vieles für sich
hat. Bemerkenswert ist weiter, daß in einzelnen Fällen die Stromazüge in
eigenartiger senkrechter Lage zur Muscularis mucosae ziehen, wodurch dann
auch die Geschwulstnester eine speichenförmige Anordnung zur Schleimhaut
hin zeigen. Ein Zusammenhang zwischen Muscularis propria und muskulärem
Stroma der Nester ist nie nachzuweisen.

Das Stroma kann auch eigentümliche Quellungserscheinungen aufweisen, hyaline Degenerationen, die manche Forscher die Bezeichnung „Zylindrome" für derartige Geschwülste erwägen ließen, so LUBARSCH bei den ersten Karzinoiden, die überhaupt beschrieben wurden. Wahrscheinlich gehört hierher auch ein „Zylindrom des MECKELschen Divertikels" von KASPAR; hier handelt es sich um eine nußgroße Geschwulst an der Spitze des Divertikels eines 13jährigen Knaben; mikroskopisch bot er ein wirres Bild ineinander geschlungener kugeliger, keulenförmiger und zylindrischer hyaliner Gebilde, in denen noch Reste elastischer Fasern, Rückbleibsel zugrunde gegangener Gefäße, enthalten waren; diese hyalinen Gebilde waren von niederen kubischen Zylinderepithelien verbrämt oder vielmehr zwischen den hyalinen leichte konzentrische Schichtung

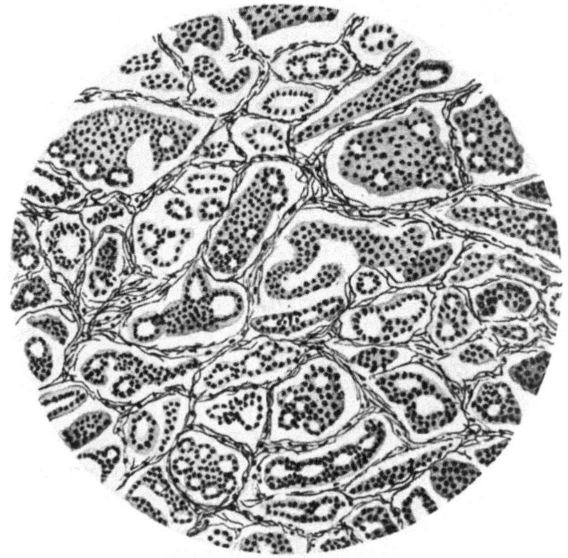

Abb. 80. Karzinoid an der Spitze eines MECKELschen Divertikels mit drüsenähnlichen Bildungen in den polymorphen Zellbalken. S. 268/1906. Mann 68 Jahre. Vergr.: Zeiß Obj. D. Ok. 4. [Entnommen: OBERNDORFER: Karzinoide Tumoren des Dünndarms. Frankf. Z. Path. 1, H. 3/4, Taf. XI (1906).]

aufweisenden Massen lagen die drüsenähnliche Formen aufbauenden Epithelzüge. In deren Spalträume waren vielfach Blutungen nachzuweisen.

Ist der KASPARsche Tumor tatsächlich ein Karzinoid gewesen, so wäre er ein schönes Beispiel für das mir aus manchen Bildern wahrscheinlich gewordene Zugrundegehen, für eine Selbstheilung, ein spontanes Verschwinden des Karzinoids durch Degeneration seiner Zellen oder scheinbares Erdrücktwerden desselben durch Überwiegen des Stromas.

Kehren wir wieder zur mikroskopischen Beschreibung zurück:

Während die Karzinoidnester gewöhnlich mit ihren strahlig angeordneten Randzellen direkt dem Stroma anliegen, kann man ab und zu in den Knötchen, besonders am Rande derselben Nester sehen, die vom Stroma durch eine endotheliale flache Zellage abgegrenzt sind (Lymphgefäße?).

Neben den mehr zylindrischen, auf dem Durchschnitt scheibenförmig erscheinenden Geschwulstnestern — eine plastische Rekonstruktion eines kleinen Karzinoids wäre sehr wünschenswert, um die wahrscheinliche Netzstruktur der Stränge sicherzustellen — kommen auch Formen vor, in denen die Zellen mehr spindelig, schmal sind und schmale Stränge aufbauen. Es entstehen dann Bilder, wie sie an manchen Stellen bei netzartig angeordneten Endotheliomen vorkommen: Die radiäre Stellung der basalen Zellen fällt weg, die Geschwulstzellen liegen mehr in der Längsrichtung der Geschwulststränge selbst. Übergänge dieser mehr spindeligen in die mehr kubischen, bzw. vieleckigen Gebilde der gewöhnlichen Form sind nicht selten.

Häufig ist eine weitere Differenzierung im Innern der Geschwulstnester zu sehen, allerdings ausschließlich in den nach der erstbeschriebenen Art aufgebauten Nestern, während die aus Spindelzellen zusammengesetzten Stränge sie vermissen lassen. Diese Differenzierung besteht in einer rosettenförmigen Gliederung der Zellen in den Nestern (Abb. 80), so daß ein Teil der Nester, manchmal auch alle, kleine, strahlige Zellanordnungen einiger Zellgruppen in ihrem Innern aufweisen, wodurch Drüsenlumenähnlichkeit entstehen kann. Dieses lumenartige Zentrum ist dabei klein, von einem homogenen Klümpchen, anscheinend einem Sekrettropfen, ausgefüllt. Die radiär zu diesem Lumen stehenden Zellen haben ihre Kerne mehr gegen das Lumen hin verschoben. Manchmal ergibt sich das eigentümliche Bild, daß die zentralen Nester eines Knötchens alle solid sind, während die peripheren, besonders die gegen die Muscularis propria hin gelagerten Rosettenformen aufweisen.

Neben den polyedrischen, rundlichen und spindeligen Zellen kommen als Bausteine der Nester noch weitere Zellformen vor. Am weitesten geht in ihrer Differenzierung Masson: (Abb. 81 1–3) er unterscheidet fürs erste zwei Hauptgruppen der Geschwulstbalkenformen, die soliden und die bläschenförmigen (Travées compactes — Travées vésiculaires). Die kompakten Balken setzen sich wieder zusammen aus polygonalen Zellen oder polygonalen palisadenartigen Zellformen oder Palisaden — und Spindelformen oder reinen Palisadenformen, bei welch letzteren die Zellen oft nur als eine Reihe hochzylindrischer Formen vom Stroma umgeben liegen und Bilder geben, die sehr an manche Gestaltungen von Oberflächenkarzinomen der Haut erinnern. Diesen Formen könnte man als wohl charakterisierte Gruppe noch die rein spindeligen Zellformen anschließen. Die meisten der Karzinoide zeigen aber mehrere der beschriebenen Zellformen, die unregelmäßig gelagert miteinander abwechseln und alle Übergänge von der einen zur anderen Form erkennen lassen.

Die Grenze der Geschwülstchen gegen die Muscularis propria hin ist in der Mehrzahl der Fälle besonders beim Dünndarmkarzinoid eine scharfe. Doch ist es immerhin nicht selten, daß auch die Muscularis propria und die Subserosa von Zellnestern durchsetzt werden (Abb. 93). Diese durchziehen dann die Spalträume der Zirkularis, so daß eine parallele, bzw. strahlige Anordnung der hier meist langen und schmalen Geschwulstnester entsteht. Das Bild kann so an manche skirrhöse die Muskularis durchsetzende Krebse des Magens oder des Darmes erinnern, zumal sich dabei stärkste Schrumpfungen des Gewebes ergeben können. In der Subserosa tritt dann wieder die gewöhnliche Größe und Form der Nester auf. Auch in den Fällen, in denen die Muskularis von Geschwulstnestern durchsetzt ist, ändert sich am histologischen Charakter der Geschwülste nichts: die Zellen behalten das gleiche Aussehen, das Gerüst wird nicht zellreicher, es herrscht völlige Ruhe im Gewebe der Umgebung.

Eines ist noch zu erwähnen: Die Nervenplexus, insbesondere der Plexus Auerbach, zeigen ab und zu zweifellos leicht hypertrophische Vorgänge: Es kommen Nervenverdickungen vor vom Aussehen der kleinen Neurinome, wie sie Askanazy beschrieben hat, auch scheinen ab und zu die Ganglienzellen vermehrt, vielleicht sogar etwas vergrößert zu sein. Auch an den Stellen der größten Ausbreitung der Nester in der Unterschleimhaut trifft man manchmal

auffallend dicke Nervenfaserzüge. Es ist nicht immer leicht, derartige Nervenfaserzüge ohne spezifische Färbung scharf von den bindegewebigen Stromafasern
der Geschwülste abzugrenzen. Zu erwähnen ist noch, daß das bindegewebige
Gerüst mancher Fälle überhaupt ein feinfaseriges Aussehen hat, das sich von

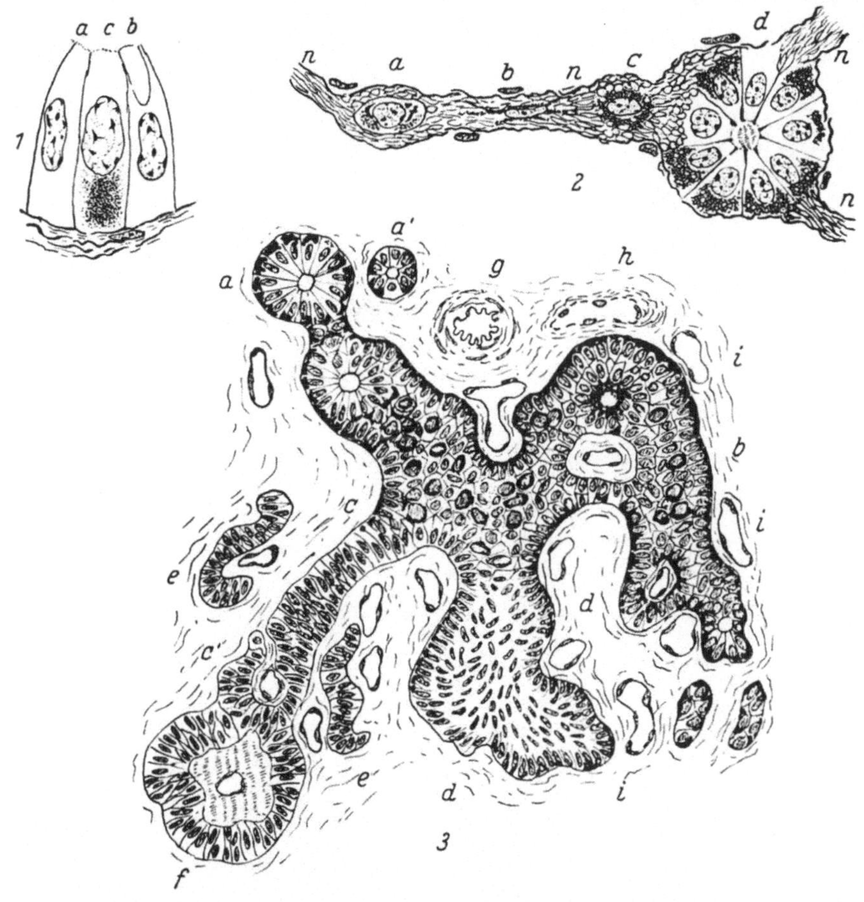

Abb. 81. Schema über die Differenzierung der argentaffinen Zellen der Appendixmukosa, die
Neuromentstehung und die verschiedenen Formen der Appendixkarzinoide. [Nach P. MASSON:
Ann. Anat. path. méd.-chir. 1, H. 1 (1924).]

1. Grund einer LIEBERKÜHNschen Krypte. a indifferente Zelle. b kelchförmige Zelle. c argentaffine (KULTSCHITZKY) Zelle.

2. Zusammenhang der Neurome mit den KULTSCHITZKY-Zellen: n Nerven. a Zelle vom Typus
der Ganglienzellen. b neurogliaähnliche Zelle. c „neurokrine" Zelle. d zylindrische Zellen vom
Typus der KULTSCHITZKYschen gelben Zellen mit argentaffinen basal liegenden Körnchen.

3. Zusammensetzung der Karzinoide (Entstehung der verschiedenen Formen): a Drüsenbläschenbildung aus zylindrischen Zellen. b Balkenbildung aus kleinen kubischen Zellen. c Balkenbildung
aus palisadenartig angeordneten polygonalen Zellen. c Eindringen von Gefäßen in palisadenartigen Balken: „Angiotropismus". d Zellbalken aus palisadenartigen und spindligen Zellen.
e reine Palisadenbildung; nahe Beziehung zu Kapillaren. f schleimige Imbibition des bindegewebigen
Stromas. g Arteriole. h kleine Vene. i Kapillaren.

dem des gewöhnlichen Bindegewebes unterscheidet. Gewöhnlich tritt das aber
nicht besonders hervor. Diesem eigenartigen Bindegewebe kommt eine Bedeutung zu, die wir später noch zu würdigen haben werden.

In ganz wenigen Fällen kann man in den sonst in völliger Ruhe befindlichen Zellnestern, die im allgemeinen Verschiedenheiten im Aufbau der
Kerne, im Chromatingehalt des Kerngerüstes usw. nicht erkennen lassen,
die Zeichen stärkerer Wucherungsvorgänge sehen. Dabei kann sich auch
das Stroma beteiligen. Derartige seltene Fälle leiten bereits über zu den
bösartigen Formen; wir besprechen sie später.

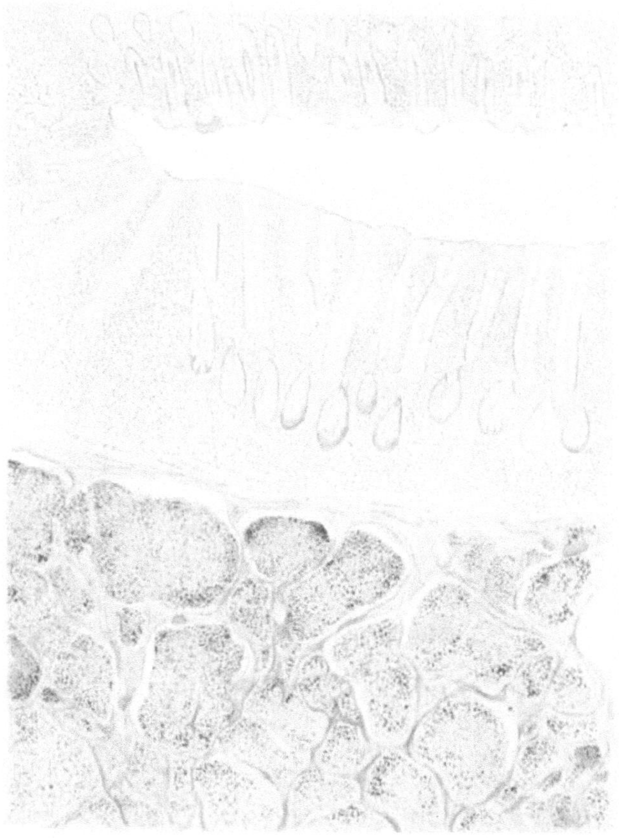

Abb. 82. Karzinoid der Appendix, „gelber Tumor" (Sudanfärbung). Von der Spitze submukös
in den proximalen Teil der Appendix übergreifend. Große Nester mit lipoidreichen Zellen. Mukosa
reaktionslos. E. 678/07. Weib 26 Jahre. Vergr.: Zeiß Okular 2. Objektiv AA.

Ein wichtiges Unterscheidungsmerkmal der Karzinoide gegen alle anderen
epithelialen Geschwülste des Darmes sind Einlagerungen im Protoplasma der
Geschwulstzellen, die in ihrer Eigenart die Besonderheit der Geschwülstchen
beweisen. Es ist in der makroskopischen Beschreibung der Schnittflächen der
Geschwülstchen bereits hervorgehoben, daß bei den Appendixkarzinoiden sehr
häufig, bei den übrigen Darmkarzinoiden nicht selten gelbe Färbung besteht
und bis zum Orangegelb führen, andererseits sich gegen graugelb und grau bis
weiß verlieren kann (Abb. 71 u. 77). Diese eigentümliche Färbung hat ihren
Grund in der Ablagerung großer Mengen gefärbter Neutralfette und Lipoide
in feinster Körnchenform im Protoplasma der Zellen (Oberndorfer) (Abb. 82).
Schon am ungefärbten mikroskopischen Präparate fällt die starke Durchsetzung

der Zellen mit feinsten lichtbrechenden Tröpfchen auf, offenbar hat dies
v. NOTHAFFT schon gesehen, denn er spricht bereits in seiner aus dem Jahr
1895 stammenden Beschreibung von drei beginnenden Dünndarmkarzinomen,
von denen man, wie er sich ausdrückt, vielleicht sagen könnte, sie seien nur
karzinomähnliche Dinge, aber keine Krebse, von dem „fettkörnchenhaltigen
Protoplasma der die Zellzüge zusammensetzenden polymorphen epithelähnlichen
Gebilde".

Im Polarisationsmikroskop erscheinen diese Tröpfchen zum Teil **doppelt
lichtbrechend** (Abb. 83), die Doppeltlichtbrechung wird deutlicher durch vor-
herige Erwärmung der Schnitte (OBERNDORFER). Die genaue Durchforschung
mit verschiedenen Farbenreaktionen ergibt, daß Lipoide verschiedenster Art

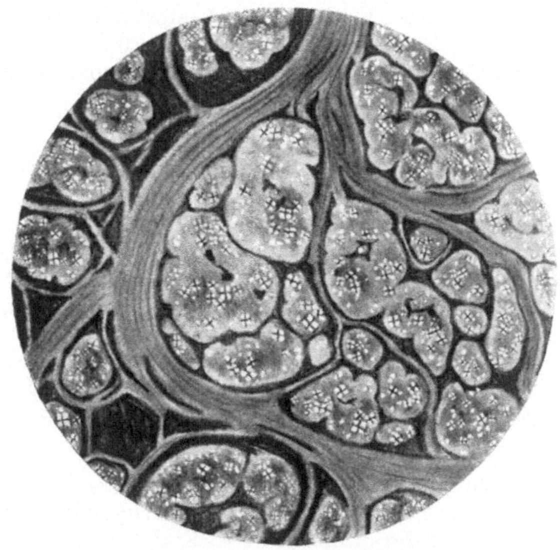

Abb. 83. Appendixkarzinoid. Ungefärbter Gefrierschnitt im polarisierten Licht; Polarisationskreuze
der intra-zellularen Lipoide. S. 528/26. Mann 41 Jahre.

neben Neutralfetten abgelagert sind. Die gelbe Farbe, die am ungefärbten
Präparat bereits erkennbar ist, liegt in den Fetttröpfchen selbst und somit
ist die Annahme, daß Lipochrome (Karotin?) diese Farbe bedingen (OBERN-
DORFER) berechtigt.

Mit diesen Lipoiden stehen wahrscheinlich auch Kristallformen in Verbindung, die FORBUS beobachtet hat. Er sah in einem Appendixkarzinoid
eines jüngeren Mannes in einem der Zellnester, das ein mit nekrotischen Zelltrümmern ausgefülltes kleines Zentrum aufwies, kristallähnliche Aussparungen,
die sicher ursprünglich Kristallagerstätten waren, deren Kristalle aber durch
chemische Medien aufgelöst wurden. Die Kristallformen waren großspindelig
bzw. langgestreckt, rhomboid. Über ihre nähere Zusammensetzung ist nichts
bekannt, wahrscheinlich sind es Lipoidkristalle gewesen.

Allerdings können andere Veränderungen im Wurmfortsatz durch ihre
gelbe Farbe zu einer Verwechslung mit Karzinoiden führen. In seltenen Fällen
beobachtet man bei chronisch entzündlichen Erkrankungen Infiltrate von

Schaumzellen im Zwischengewebe des Wurmes, die durch ihre gelbe Farbe, ihre doppeltlichtbrechenden Körnchen, ihre Sudanfärbbarkeit auffallen. Die Form dieser Zellen kann verschieden sein, sie sind einzeln ins Gewebe eingesprengt oder sind in Reihen gelagert, oder stellen kleine Haufen dar, füllen manchmal auch kleine Lymphgefäße aus. In einzelnen Exemplaren sind sie bei der chronisch entzündlichen Veränderung des Wurmfortsatzes häufig; große Infiltrate, wie wir sie einmal gesehen haben, sind sehr selten. Sie verdanken ihre Entstehung wahrscheinlich einem nicht ganz gewöhnlichen Ablauf einer akuten Entzündung, wahrscheinlich der Resorption einer umschriebenen Eiterung, vielleicht spielt eine lokale Chylusstauung mit. Bekannt ist ihr Auftreten auch bei aktinomykotischen Infiltraten. Sie gehören zu den Xanthomatosen, und haben mit Geschwulstbildungen im engeren Sinne nichts zu tun, sind als reine aber nicht gewöhnliche entzündliche Reaktionsprodukte aufzufassen; ihr Aufbau, das Fehlen von Nesterbildungen, ihr Vorkommen gemeinsam mit anderen Rückständen von Entzündung läßt bei der mikroskopischen Betrachtung eine Verwechslung mit Karzinoid nicht wahrscheinlich erscheinen (BROSS KASIMIR).

Weiterhin ergibt sich der bedeutsame Befund, daß sich in einem Teil der Karzinoide bei Chromfixierung gelb sich tingierende Granula vorfinden, manchmal in großer Zahl im Zellprotoplasma, dabei immer in Kernnähe, am basalen Pol, also dem dem Stroma genäherten Pol der Zellen. Die Zellen bekommen somit Ähnlichkeit mit den normalerweise vorkommenden Kultschitzky-Schmitt-Ciaccio-Zellen, die neben den PANETHschen Zellen im Fundusteil der LIEBERKÜHNschen Krypten liegen (HÜBSCHMANN, OBERNDORFER). In einem Fall — und das scheint im Schrifttum noch nicht erwähnt zu sein — es war der Fall von Colon descendens-Karzinoid — kamen neben diesen Chromgranula auch eosinophile Granula wie in den PANETHschen Zellen in großer Menge in den Zellen des Karzinoides vor. Der Fall steht scheinbar vereinzelt und läßt weitere Schlüsse nicht zu.

Wenn diese Einlagerungen vorhanden sind, sind alle Zellen eines Nestes damit versehen, nicht nur einzelne Zellindividuen; gleichzeitig ist aber zu bemerken, daß nicht alle Geschwülstchen in ihren Zellen diese Einlagerungen haben müssen. Es kommen alle Übergänge von einlagerungsfreien Zellkomplexen zu Zellkomplexen mit reichlichster Granulierung vor. Dieser Nachweis großer Mengen von Fett- und lipoiden Stoffen, von chromierbaren Granula, von Lipochromen in den Zellen der Geschwülstchen läßt die Sonderstellung dieser Geschwülste gegenüber den übrigen epithelialen Geschwülsten des Darmes scharf hervortreten, und die von mir seinerzeit geäußerte Vermutung, daß damit allein der Beweis, daß es sich nicht um gewöhnliche Karzinome handeln kann, gegeben sei, hat im Laufe der Jahre mehr und mehr Bestätigung erfahren. Insbesondere haben die Untersuchungen von MASSON hier zur Erweiterung unserer Kenntnisse beigetragen (Abb. 84). MASSON hat nachgewiesen, daß die Karzinoidzellen ammoniakalisches Silberhydrat zu reduzieren imstande sind und sich damit den Kultschitzky-Zellen im Kryptengrund der LIEBERKÜHNschen Drüsen chemisch gleich verhalten, eine Beobachtung, die seither viele andere, wie z. B. HERRENSCHMITT und HASEGAWA bestätigen konnten. Die beste Silberimprägnation ergeben die nach MASSON in BOUINsche Flüssigkeit fixierten Karzinoide, die Technik ist bei MASSON und HASEGAWA des näheren angegeben. Die Anordnung der Silbergranula ist in den Kultschitzky-Zellen die gleiche wie in denen der Karzinoide. Sie finden sich, wie schon die einfache Chromfärbung der Granula zeigt, in den basalen Teilen, also den dem Gerüst zugewandten Zellteilen. Im übrigen wechseln wie Chrom- und Lipoidgranula so auch die Silbergranula an Größe und Zahl. Chromgranula und Silbergranula sind wohl dasselbe, wahrscheinlich liegt ihnen ein adrenalinartiger Körper zugrunde. Diese Feststellung ist wichtig für das Folgende.

Haben wir bisher die Karzinoide des Darmes und des Wurmfortsatzes mit Recht gleichgestellt, so müssen wir noch, ehe wir auf die Anschauungen über die Histogenese der Geschwülste eingehen, einige Verschiedenheiten hervorheben: Bereits erwähnt ist, daß die Karzinoide des Dünndarms sehr häufig, aber nicht immer multipel, die des Wurmfortsatzes meist solitär auftreten, manchmal

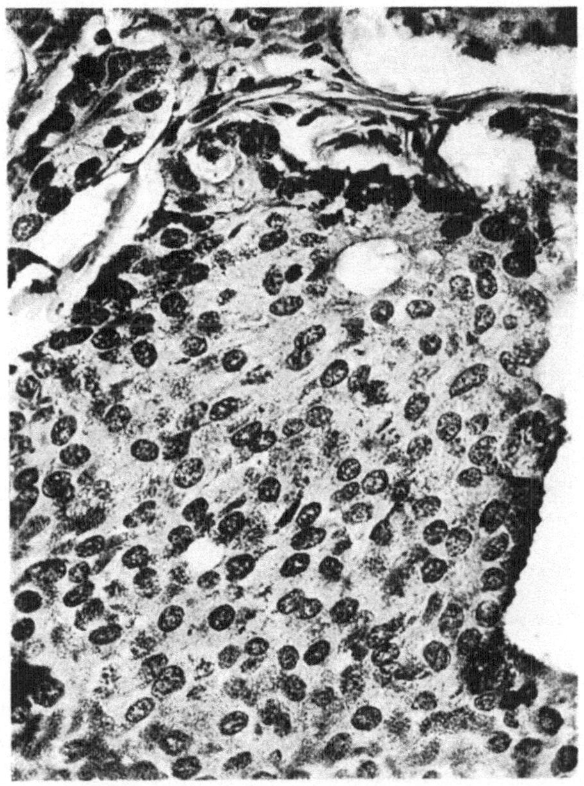

Abb. 84. Wurmfortsatzkarzinoid. Zellnest mit argentaffinen Zellen: feine graue bis schwärzliche Körnchen in allen Karzinoidzellen. Silberimprägnation nach MASSON. Vergr. Apochromat 8 mm. Ok. Leitz 4 × Periplanat. Balgauszug 60 cm.

allerdings auch in mehreren Knoten, die aber dann häufiger als jene in ununterbrochenem, submukösem Zusammenhang stehen. Die Appendixkarzinoide finden sich sehr häufig im verödeten Wurmfortsatze, und zwar so, daß entweder der ganze von der Muscularis propria umspannte Raum von Karzinoid solid ausgefüllt wird, oder daß in dem zentralen verschließenden Gewebspolster der Appendix, also auf die innersten Schichten des Narbenzylinders beschränkt, die karzinoide Wucherung anzutreffen ist. Aber es kommen auch, wenn auch ausnahmsweise, knotige Verdickungen bei erhaltener Schleimhaut vor: so sah ich in einem Falle bei erhaltener Mukosa eine ungefähr 1 cm lange, plattenförmige, gelbliche Infiltration der Unterschleimhaut mit 2 stärkeren knotenförmigen Erhebungen. Im Gegensatz zu den Appendixkarzinoiden fehlt bei den Dünndarmkarzinoiden gewöhnlich eine auf entzündliche Prozesse zurückzuführende Schleim- oder Unterschleimhautveränderung, oder auch nur Induration des umgebenden Bindegewebes. Bei den Wurmfortsatzkarzinoiden ist die Infiltration der äußeren Schichten der Muscularis propria und selbst der Subserosa wesentlich häufiger als bei den Dünndarmkarzinoiden, bei denen sie annähernd nur in einem Drittel der Fälle vorkommt.

Die Appendixkarzinoide sitzen in der Mehrzahl der Fälle in der mehr oder minder sklerosierten Appendix, über die also leichtere wiederholte oder schwerere Anfälle hinweggegangen sind (Abb. 71, 78, 85). Ein Beweis dafür ist auch das Vorkommen älterer Verkalkungen im verödeten Wurm (Abb. 85), ein sicheres Zeichen lange Zeit zurückliegender schwerer Entzündungen neben den karzinoiden Infiltrationen. Dieser Sitz des Karzinoids in entzündlich veränderten Wurmfortsätzen hat verschiedentlich zu der Auffassung gedrängt, daß die Appendixkarzinoide überhaupt keine epithelialen Gewächse, sondern entzündliche Bildungen waren. Und tatsächlich kann man sie auch in seltenen Fällen direkt im Bereich akut entzündlicher Infiltrationen der Appendix sehen; wir haben zweimal eine derartige Beobachtung machen können. Insbesondere Milner war Rufer im Streit um die entzündliche Natur der „Appendixkarzinoide". Er hat die Karzinoide als Produkte einer chronisch-hyperplastischen Entzündung, einer hyperplastischen Lymphangitis, angesehen und ihre Parenchymzellen als Endothelien, nicht als Epithelien angesprochen. Damit erschien ihm die Besonderheit der

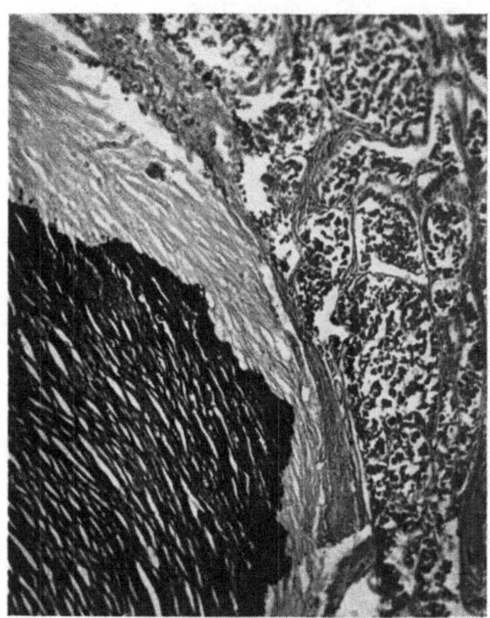

Abb. 85. Ausgedehnter von fibrösem Mantel umgebener Kalkherd in einem haselnußkerngroßen Karzinoid der Appendix; der Kalkherd sitzt teils in Muscularis propria, teils in der fibrös verdickten Serosa; er ist allseitig von den das ursprüngliche Lumen ausfüllenden und auch strangförmig die Muscularis propria durchsetzenden Karzinoidsträngen umrahmt. S.143/20. Weib 69 Jahre. Vergr.: Apochromat Zeiß 16 mm. Komp. Ok. Zeiß 4. Balglänge 40 cm.

karzinomähnlichen Neubildung, die Jugendlichkeit der Befallenen, die ausnahmslose Gutartigkeit der Neubildungen genügend erklärt. Diese Anschauung Milners, Sudsukis, ebenso die Neugebauers, der insbesondere aus der Strangform der Karzinoidnester, wie sie manchmal insbesondere bei Spindelcharakter der einzelnen Bestandteile zu sehen ist, die entzündliche Endothelwucherung ableitete, ist allgemein abgelehnt worden (Marchand, Versé, Konjetzny, Oberndorfer); die Epithelnatur der Geschwülstchen wird nirgends mehr bestritten. Auch kann die Annahme übergangen werden, daß bei den Geschwülstchen Endotheliome vorliegen würden, eine Diagnose, die in der „Blütezeit der Endotheliome" auf Grund eines spindelzelligen Karzinoidbildes gestellt wurde, später aber bei der Unmöglichkeit, derartige Formen von den großnestrigen abzugrenzen, fallen gelassen wurde (Oberndorfer).

Die ersten Beschreiber dachten bereits an hamartomartige Bildungen und es wurde bereits damals die Vermutung ausgesprochen, daß eine Verwandtschaft zwischen ihnen und den Adenomyomen des Dünndarms (TRAPPE) bestehe, die wiederum zu fließenden Übergängen zu den Nebenpankreasanlagen führe (OBERNDORFER), eine Auffassung, die um so näher liegt, als der Dünndarm offenbar die Fähigkeit hat, überall Pankreasanlagen hervorsprießen zu lassen (ALBRECHT). Mit der Annahme des Hamartomcharakters der Geschwülstchen war auch bereits Stellung zu der Frage: „Karzinom oder nicht" genommen. Wenn auch VERSÉ anfänglich die Kleinheit der Geschwulst, die zu der anderer Darmkarzinome so merkwürdig kontrastierte, mit den geringen Reizungen, denen Geschwülstchen im Dünndarm im Gegensatz zu den gröberen Reizen im Dickdarm ausgesetzt seien, erklärte und in dem Größenunterschied keinen Grund sah, die Geschwülstchen nicht doch als echte Karzinome aufzufassen, so mußte diese Erklärung hinfällig werden, als man die Appendixkarzinoide in größerer Anzahl kennen lernte und auch im Dickdarm, wenn auch überaus selten Karzinoide von demselben Aufbau und derselben Größe wie im Dünndarm traf; denn hier wären alle Bedingungen für ein größeres Geschwulstwachstum — größere Reibung durch festeren Kot usw. — gegeben. Die geringe Wachstumsneigung mußte also tatsächlich ein wesentliches Unterscheidungsmerkmal der Karzinoide sein.

Die Auffassung, daß die Karzinoide in eine Reihe mit den Gewebsmißbildungen, den Adenomyomen und den Nebenpankreasbildungen zu stellen sei, erweiterte SALTYKOW dahin (erst neuerdings betonen diesen Standpunkt wieder besonders SCHRIDDE und SCHOENHOLZ (Epitheliofibrose und Epitheliomyose), daß alle drei Formen tatsächlich aus Pankreaskeimen abzuleiten wären, versprengt vom Mutterboden durch das riesige Längenwachstum des Darmes während der embryonalen Entwicklung. Bleibe die Entwicklung dieser Pankreaskeime eine rudimentäre, so komme es zur sog. Adenomyombildung, die den Ausführungskanälen des Pankreas entspreche. Differenzierten sich aus diesen Ausführungsganganlagen noch Azini, entstehe das ausgebildete Nebenpankreas; in einer dritten Form weiterer Differenzierung würden nur Inseln gebildet und diese Form stellten die Karzinoide dar. So kommt SALTYKOW zur Bezeichnung der Karzinoide als Tumor pancreaticus intestini mit den Unterabteilungen „Adenomyom und Karzinoid". LAUCHE hat das in einem Schema sehr hübsch dargestellt. Als Beweis für die Richtigkeit der Gleichstellung der Karzinoidnester mit LANGERHANSschen Inseln wird von SALTYKOW auch die Durchdringung der Epithelnester mit Kapillaren aufgefaßt. Diese Beobachtung ist tatsächlich in manchen Fällen zu machen, aber durchaus nicht immer, stellt im Gegenteil eher Ausnahmsbefunde dar. Immerhin liegt aber die Bedeutung der SALTYKOWschen Anschauung darin, daß damit schärfer als bisher die Ähnlichkeit der Karzinoide mit den Organen innerer Sekretion hervorgehoben wurde. Den Hauptbeweis gegen die SALTYKOWsche Anschauung liefert wieder das chemische Verhalten der Karzinoidzellen, ihr Lipoidgehalt, ihre Chrom- und Argentaffinität, die LANGERHANSschen Inseln keineswegs zukommen.

Ebenso ist die Progonoblastomtheorie von MATHIAS, die gewisse Ähnlichkeit mit der SALTYKOWschen Anschauung hat, abzulehnen. Nach ihm könne von einem Organ in seinem phylogenetischen Ausbreitungsgebiet ein Rest atavistisch auftreten an Stellen, wo in der normalen, fetalen Entwicklung dieses Organ nicht mehr vorhanden ist. Die Karzinoide stellten derartige Blastome dar, sich von Pankreasgewebe ableitend; für ihre nicht enterogene Natur spreche auch ihr eigentümliches Stroma, das sich nicht ohne weiteres vom Mutterboden ableiten lasse.

Ein Beweis dafür sei auch, daß z. B. subseröse Karzinoidknoten neben Appendixkarzinoiden ohne ununterbrochenen Zusammenhang mit diesen vorkämen, was eben für die Entstehung dieser Gebilde im stammesgeschichtlichen Ausbreitungsgebiet des Pankreas spräche; denn wie ein französischer Verfasser feststellt, sind die Pankreasanlagen in der ganzen Bauchhöhle verbreitet, „les viscères de la masse intestinale sont plongé dans une sorte de milieu pancréatique".

Aber gerade diese Erklärung von Mathias wird mit Recht von Engel bestritten; denn in der Tierreihe finden sich zwar vielfach, hauptsächlich den portalen und meseraischen Venen entlang angeordnete Pankreasanlagen. Bei dieser stammesgeschichtlichen Zersplitterung müßten sich demnach die Karzinoide hauptsächlich am Mesenterialansatz oder im Mesenterium finden, nicht wie es tatsächlich der Fall ist, in den inneren Darmschichten, also den Orten, wo sie phylogenetisch am wenigsten zu erwarten sind. Sie müßten sich auch im oberen Dünndarm und im Magen häufiger als im unteren Dünndarm und in der Appendix finden, während die Karzinoide im Gegenteil gerade umgekehrtes Verhalten zeigen. Näher erscheint Engel die ontogenetische Ableitung von embryonalen pluripotenten Epithelknospen zu sein, die ihren Lieblingssitz im Dünndarm haben, und die ähnlich wie die Mehrzahl der Karzinoide auch gegenüber dem Gekröseansatz liegen und gewöhnlich in der Unterschleimhaut lokalisiert sind. Derartige Knospen können außerordentlich zahlreich sein, so wurden bei einem Embryo allein 32 derartige Knospen gesehen, von denen sich eine sogar bis in die Muskelelemente weiter entwickelt hatte. Auch Abrikosoff sieht wie Engel in den Karzinoiden nur das Ergebnis einer embryonalen Abschnürung epithelialer Komplexe des Darmes bzw. der Wurmfortsatzschleimhaut, einen Beweis erblickt er dafür hauptsächlich darin, daß die Zellkomplexe des Karzinoids alle Übergänge von undifferenzierten Epithelien zu Epithelien, die sackartige Drüsen, analog den Lieberkühnschen Drüsen auskleiden, zeigen. Abgesehen von diesen wesentlichen entwicklungsgeschichtlichen Einwänden Engels spricht auch gegen die Progonoblastomtheorie das oben gegen die Inseltheorie Gesagte: die eigentümlichen Zelleinschlüsse der Karzinoidzellen lassen sich durch phylogenetische Rückschläge der Differenzierung nicht erklären, sprechen aber ebenso auch gegen die ontogenetischen Erklärungsversuche.

An den chemischen Eigentümlichkeiten der Karzinoidzellen scheitern auch die Erklärungen Krompechers, der die Karzinoide in die Reihe der Basalzellkarzinome stellt, die bekanntlich vom basalen Epithel ausgehend, eigenartigste Epithelformationen mit Aufbau aus Plattenepithelien, Zylinderepithelien und spindeligen Epithelien bilden können. Krompecher leitet die Karzinoide ab von Indifferenzzonen (nach Schaper und Cohen), die im Dickdarm in den tieferen Teilen der Krypten, im Dünndarm zwischen den im Grund der Krypten gelagerten sog. Panethschen Zellen und den höher gelegenen sekretorischen Epithelien eingeschlossen sein sollen, also von Zellen, die nicht etwa undifferenzierte embryonale Zellen darstellen, sondern postembryonal undifferenzierte Zellen, fähig der Metaplasie oder regeneratorischen Dysplasie sind. Die Anschauung krankt daran, daß eine Analogisierung zwischen den basalen anscheinend indifferenten Epithelien der Epidermis und den Zellen, die zwischen Panethschen Zellen und übrigen Drüsenzellen liegen, wohl nicht gezogen werden kann. Sollten die Kultschitzky-Zellen gemeint seien, so sind sie mit ihrer Chromaffinität sicher nicht als indifferente Zellen anzusehen. Gegen die Anschauung Krompechers ist auch anzuführen, daß im allgemeinen ein inniger Zusammenhang der Karzinoide im Sinne einer Aussprossung aus den Lieberkühnschen Krypten nicht besteht, trotz entgegenstehender Angaben (Burkhardt, Hagemann). während die Basaliome Krompechers diesen Zusammenhang kaum je vermissen lassen. Allerdings muß bei dieser Behauptung zugegeben werden, daß eine

Ableitung der Karzinoidnester von den Drüsen vorgetäuscht werden kann durch die häufigen, auch in der Schleimhaut vorkommenden Rosettenbildungen der Nester; gegen den Zusammenhang spricht auch das häufige Vorkommen der Karzinoide in verödeten Wurmfortsätzen. Der Haupteinwand gegen die KROM-PECHERsche Lehre ist aber ebenfalls wieder die hohe Differenzierung der Karzinoidzellen, die sich im chemischen Verhalten ihrer Granula äußert.

Bemerkenswert ist nun, daß HÜBSCHMANN bereits im Jahre 1910 die Frage ventiliert hat, ob nicht die PANETHschen Zellen oder die KULTSCHITZKYschen Zellen als Mutterboden für die Karzinoide in Betracht kommen könnten. OBERN-DORFER hat dann die Gleichheit der Chromreaktion zwischen KULTSCHITZKY-Zellen

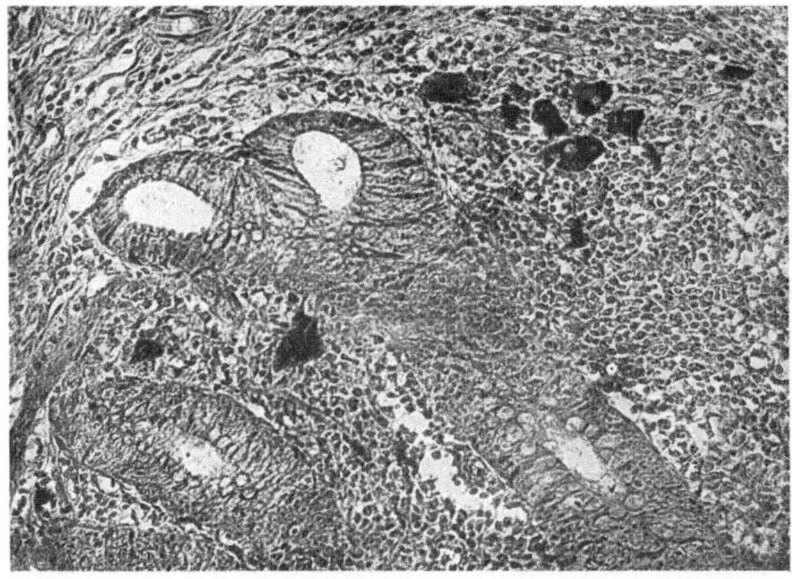

Abb. 86. Argentaffine Zellen (MASSONsche Färbung) des Drüsenfundus bei chronischer Appendizitis) mit beginnender zentraler Narbenbildung in der Drüsenumgebung. Auswanderung der argentaffinen Zellen in das umgebende Stratum proprium mucosae. (Nach MASSON.) E. 400/24. Weib 33 Jahre. Vergr.: Apochromat 8 mm. Ok. Leitz 4 × Periplanat. Balgauszug 60 cm.

und Karzinoid-Zellen betont und diese Übereinstimmung wurde noch bekräftigt durch den Nachweis der Argentaffinität beider Zellarten.

Hier setzen nun die schon erwähnten neuen Arbeiten von MASSON ein, die, wenn sie sich bestätigen sollten, zu einer befriedigenden Erklärung auch der merkwürdigen Beobachtung, daß sich die Karzinoide des Wurmes besonders in chronischer indurierender und verödender Wurmfortsatzentzündung, ausnahmsweise, wie wir erwähnt haben, sogar bei akuten Entzündungen finden, zu kommen scheinen. MASSON geht aus von der von ihm gefundenen Argentaffinität der KULTSCHITZKY-Zellen und der Zellen der Karzinoide; in beiden haben die Silberkörner dasselbe Aussehen, dieselbe Lagerung (in den basalen Teilen der Zellen, während der Kern mehr lumenwärts gelagert ist, in den Karzinoiden mehr dem Lumen der Rosette zu) (Abb. 86). MASSON beschreibt nun, wie diese Zellen in den LIEBERKÜHNschen Krypten insbesondere bei jugendlichen Individuen die Eigenschaft haben, sich amitotisch zu teilen, wobei sie ihre Silbergranula verlieren; die sich vermehrenden Zellen bilden Sprossen gegen die Muscularis mucosae zu, zuerst von synzytialem Charakter. Diese gegen das Stroma vorgetriebenen Sprossen schnüren sich mehr und mehr vom Fundus der Lieberkühnschen Krypte ab, die Zellen nehmen allmählich wieder ihre Silbergranula an, schließlich reißt die Verbindung zwischen Sproß und Lieberkühnscher Krypte, der neue Zellkomplex liegt frei im Gerüst neben der Krypte. Nun sollen diese Silberzellen in engste Beziehungen zu den feinsten Nervenauffaserungen in der Mukosa (Neuroglia) treten und, wenn sie nicht in der nächsten Nachbarschaft der Krypten bleiben, in diesem nervösen Gewebe weiter wuchern bis in die tiefsten Schichten der Schleimhaut hinein; dabei sollen sie ununterbrochene Züge in den Nervenfasern bilden. In diesem Stadium ließen sie sich nur bei chronisch sklerosierender oder verödender Appendizitis nachweisen, und zwar entweder im sklerosierten Gewebe oder in der Obliterationsnarbe. Mit der Zahl der auswandernden Zellen sollen sich nun auch die marklosen Nervenfasern im Stratum proprium mucosae oder in der Narbe vermehren, und es scheint nach Masson, daß diese vermehrten Nervenfasern tatsächlich ihren Ausgang auch aus der innersten Schicht, also dem Stratum proprium oder dem an seiner Stelle befindlichen Verödungszylinder der Appendix, nehmen. Und daraus scheint wieder hervorzugehen, daß die argentaffinen Zellen tatsächlich an der Bildung von Nervenfasern beteiligt sind, daß sie die Mutterzellen von jenen sein könnten. Auf diese Weise wird nun auch die Entstehung der „Neurome" des Darmes erklärt; ein Beweis dafür sei, daß in bestimmten Stadien dieser Neurinome — sie können labile, in gewissem Sinne reversible Gebilde darstellen, die nach Masson sogar wieder vollständig verschwinden können — auch massenhaft argentaffine Zellen nachweisbar seien, deren Verschwinden das Verschwinden der Neurome einleite. In allerletzter Zeit hat Masson diese Frage des Neuroentoderms nochmals ausführlich behandelt [1].

Wie erwähnt, sollen nun die Zellen der Karzinoide diesen wuchernden argentaffinen Zellen des Darmes außerhalb der Lieberkühnschen Krypten entsprechen. Sie sind ebenfalls Träger argentaffiner Granula, allerdings nicht immer, denn die Silberkörnchen scheinen an einen gewissen Reifegrad der Zellen gebunden zu sein (es ist also nicht verwunderlich, wenn die Argentaffinität der Karzinoide nicht ein beständiges Merkmal ihrer Zellen ist, wenn alle Übergänge von silberkörnchenreichen zu silberkörnchenarmen und silberkörnchenfreien Zellen vorkommen). Es sind das dieselben Schwankungen, die im übrigen auch bei den anderen wesentlichsten Eigenschaften der Karzinoide, den Lipoid- und Chromgranula bekannt sind (denn auch diese kommen nicht in allen Fällen in derselben Zahl und Größe vor). Nun liegen die Zellhaufen des Karzinoids auch tatsächlich in einem eigenartigen Gerüst, das ganz abgesehen von seinem Gehalt an glatten Muskelfasern und elastischen Fasern auch einen besonderen faserigen Bau aufweist. Masson sieht in ihm dasselbe nervöse Gewebe, das die Sprossen der Lieberkühnschen Krypten normalerweise umspinnt, das in innigster genetischer Beziehung zu den Silberzellen selbst steht. Der Schluß wird gezogen, daß auch dieses Stroma der Karzinoide den Silberzellen seine Entstehung verdankt. Es wurde oben schon darauf hingewiesen, daß in den Neuromen zahlreiche argentaffine Zellen sein können: so wird die Ähnlichkeit der Neurome mit den Karzinoiden immer klarer, die Auffassung erscheint berechtigt, daß die Karzinoide sich in Neuromen entwickeln können, daß ihr Gerüst eigentlich ein Neurom darstellt.

Ist dies richtig, so muß man auch gelegentlich Beobachtungen machen können, daß sich Karzinoide und Neurome nebeneinander finden, ihre Bestandteile sich evtl. durchflechten. Eine derartige Beobachtung haben wir auch gemacht (Abb. 87). Bei der mikroskopischen Untersuchung eines autoptisch gewonnenen Wurmfortsatzes einer 70jährigen Frau (S. 65/26) sahen wir in dem völlig verödeten Organ ein axiales Neurom, das von seiner Umgebung ziemlich

---

[1] Masson: Amer. J. Path. **4**, 3 (1920).

scharf abgegrenzt war. Zwischen seinen wirbelartigen und parallel angeordneten Fasern lag ein typisches Karzinoid in Form größerer und kleinerer Gruppen und Stränge argentaffiner Zellen, die auch einzeln gelagert zwischen den Nervenfaserzügen vorkamen. Diese Zellstränge nahmen gegen die Spitze des Wurmfortsatzes an Zahl zu und ersetzten die Neurombildung hier vollständig (BARTH).

Chromaffinität und Argentaffinität sind Eigenschaften, die sonst im Körper nur einem Organsystem zukommen, dem eigentlich chromaffinen System, dem

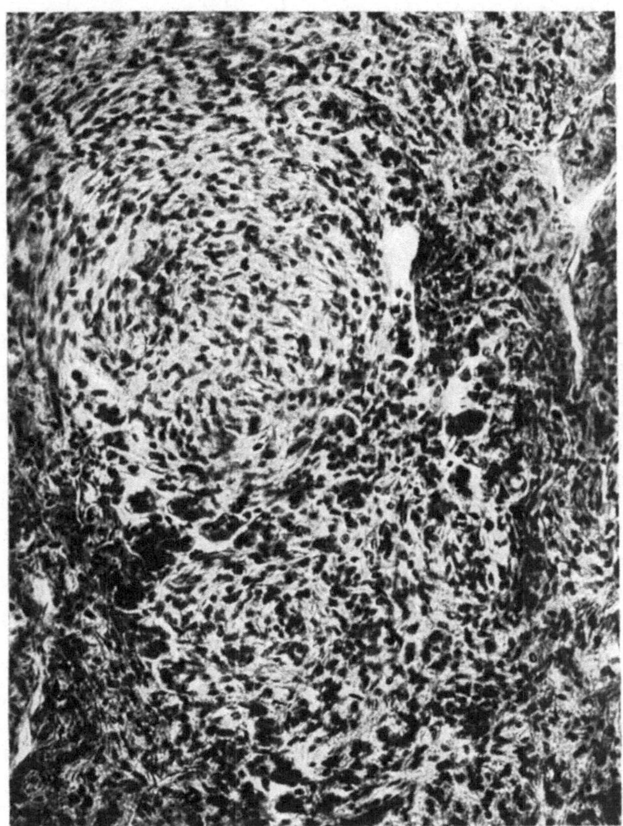

Abb. 87. Scheibenförmige Neurome im Appendixobliterationszylinder. Durchsetzung derselben besonders in ihren Randpartien von Silberzellen. S. 65/26. Weib 70 Jahre.

vom Sympathikus abzuleitenden Nebennierenmarksystem. Auch DANISCH findet bei ausgedehnten Vergleichsuntersuchungen aller Organe — es ist übrigens dabei zu beachten, daß diese Silberreduzierbarkeit von der möglichst lebensfrischen Fixation abhängt, ebenso wie die Chromierbarkeit, die auch äußerst hinfällig ist — nur in den vom Ektoderm abzuleitenden Teilen Stoffe, die imstande sind, ammoniakalisches Silber zu reduzieren, also Chrom- und Argentaffinität nur in den Zellen der Paraganglien, der Nebenniere, in den Kultschitzkyzellen des Darmkanals. Chromaffin und argentaffin sind die Adrenalinkörner (s. HAMPERLs Einwände nächste Seite), und der weitere Schluß ist naheliegend, daß auch das „Pigment der Karzinoide", besser wohl die Granula der Karzinoidzellen und der KULTSCHITZKYschen Zellen Adrenalin oder dessen Vorstufen enthalten. Dadurch erscheinen die Beziehungen zwischen Sympathikus und Silberzellen auch chemisch als äußerst enge. Nun wird dadurch auch die Frage akut, ob nicht diese Bildungen wegen all dieser eigenartigen Eigenschaften dem endokrinen System anzugliedern seien; für eine derartige Annahme sprechen sogar histologische Ähnlichkeiten: man denke nur an die reichlichen Kapillaren, die die Karzinoidnester umspinnen, selbst in sie mit Einstülpung der Zellmassen eindringen, ein Befund, der allerdings nicht häufig ist, von Saltykow verallgemeinert wurde, was ihm dann die Ähnlichkeit mit Langerhansinseln vortäuschte; man denke ferner an die Blutsinus, die die äußere Zirkumferenz der Karzinoide nicht selten umrahmen. Man denke an die Lagerung der argentaffinen Körner in der dem sezernierenden Teil der Kultschitzky-Zelle entgegengesetzten Zellhälfte. Masson bejaht die Frage nach der Endokrinität, und kommt so zu der Bezeichnung „Tumeurs endocrines" für die Karzinoide.

Im vorhergehenden ist noch nichts über die Natur der Kultschitzky-Zellen gesagt, bzw. wurde vorläufig mit Masson als feststehend angenommen, daß die Zellen Differenzierungsprodukte des entodermalen Epithels seien. Neue Untersuchungen (Danisch) lassen diese Zellen wieder in anderem Lichte erscheinen:

Danisch hat die Entstehung dieser Zellen in der fötalen Entwicklung näher verfolgt. Nach ihm entwickeln sich diese argentaffinen Zellen in den primären Anlagen der sympathischen Ganglien aus undifferenzierten embryonalen sympathischen Elementen heraus und stimmen durch ihre Kernform, ihr färberisches Verhalten und die Reduktionsfähigkeit von ammoniakalischem Silber weitgehend mit den von Kohn beschriebenen chromaffinen Zellen des Sympathikus und der Paraganglien überein. Sie sollen nun in und entlang der sich darmwärts entwickelnden Zellsprossen der peripheren sympathischen Nerven wandern, finden sich in der ersten Hälfte des 4. Fötalmonats bereits in der Umgebung und zwischen den sich ausdifferenzierenden Nervenfasern des Meissnerschen Plexus und sollen in der zweiten Hälfte dieses Fötalmonats in das bereits einschichtige schon in Funktion befindliche Schleimhautepithel des Darmes einwandern. Danisch bemerkt auch, daß die Zahl dieser eingewanderten Zellen im Verhältnis zur Größe des embryonalen Wurmfortsatzes groß ist, da sie sich aber nicht weitervermehren, erscheinen sie im extrauterinen Leben durch die Weiterentwicklung der Krypten und Lieberkühnschen Drüsen auseinandergedrängt, mehr vereinzelt.

Stimmt das, so würde das Verständnis für das Vorkommen dieser merkwürdigen chromaffinen Zellen im Darmepithel, das die Massonsche Erklärung rätselhaft läßt, mit einem Schlage klären. Man müßte dann annehmen, daß diese sympathikogenen Zellen später wieder den umgekehrten Weg einschlagen, gewissermaßen die Tendenz haben, wieder in ihr Muttergewebe, die nervösen Plexus des Darmes, zurückzuwandern. Ihre Geschwulstform würde dann nach Danisch mit Recht den Phäochromoblastomen oder Phäochromozytomen anzureihen sein (Pick und Bielschowsky).

Allerdings wollen wir nicht verschweigen, daß in allerletzter Zeit Hamperl auf Grund sehr eingehender Untersuchungen gezeigt hat, daß die Schmidt-Kultschitzkischen Zellen nicht nur im Darmepithel, sondern auch im Magen, in den Brunnerschen Drüsen des Duodenum, im Ductus pancreaticus vorkommen, daß sie auch im Dickdarm normale Bestandteile sind, daß sie bei chronischen Gastritiden fast ein Charakteristikum der chronischen Entzündung genannt werden dürfen, daß sie in Darmpolypen, ja sogar in Darmkrebsen des Dickdarms mitten im Epithel der Drüsenschläuche gesehen werden können.

Diese Häufigkeit des Vorkommens der Kultschitzkischen Zellen im Epithel der verschiedensten Darmabschnitte allein ist nun kein Einwand gegen ihre nervöse Natur, wichtiger aber ist, daß nach Hamperl das chromaffine Pigment des Nebennierenmarkes nicht identisch mit dem der gelben Zellen ist. Die

Massonsche Versilberungsmethode gebe am Nebennierenmark negativen Ausfall. Chromaffin im eigentlichen Sinne des Wortes als Systembezeichnung
seien also die gelben Zellen nicht. Diese chemische Differenz zwischen Neben-
nierenmarkzellen und gelben Zellen ist zweifellos von großer Bedeutung, aber
der Einwand Hamperls erscheint uns doch nicht ganz stichhaltig zu sein, da
nach neueren Forschungen die nicht eisenhaltigen Pigmente, die Lipofuszine,
das Melanin, das Pigment der Nebennieren sicher miteinander verwandt sind,
so daß kleinere Differenzen im chemischen Verhalten nicht eine Nichtzusammen-
gehörigkeit der Pigmente beweisen. Aber alles ist noch problematisch und
bedarf noch gründlicher weiterer Untersuchungen und eingehender vergleichender
und anatomischer Untersuchungen über das Vorkommen dieser „Silberzellen“
in der Tierreihe (Clara berichtet neuerdings über die gleichen Zellen im Vogel-
darm). Vergleichend embryologische Untersuchungen über die Zeit und die Art
des ersten Auftretens dieser Zellen im Darm, chemische Untersuchungen über die
wirkliche Identität der silberreduzierenden Substanz mit dem Adrenalin bzw.
dessen Verwandten werden nötig sein, um hier Klarheit zu schaffen. Aber das
eine geht aus dem bisher vorliegenden Material eindeutig hervor, daß die die
Karzinoide aufbauenden Zellen wirklich etwas ganz Eigenartiges sind, und daß
sich demzufolge die Karzinoide von Epithelheterotopien und anderen epithelialen
Tumoren des Darmes absolut unterscheiden müssen.

Die Beurteilung dieser Geschwülste erfährt nun neue und eigenartige Unterlagen: Fürs erste erscheinen ihre Beziehungen zu entzündlichen Prozessen,
wenigstens für die Karzinoide der Appendix kann dies behauptet werden, in
neuem Lichte, ohne daß aber deshalb die Tumornatur der Gebilde bestritten zu
werden braucht, ja man könnte sogar glauben, daß sie bei akuten Entzündungen plötzlich entstehen könnten. Und ebenso erbringt die Massonsche Betrachtung eine gewisse wenn auch unerwartete Stütze der Basalzelltheorie
Krompechers, nur daß es nicht undifferenzierte Basalzellen sind, aus denen
die Geschwülste hervorgehen, sondern höchst differenzierte Zellen allerdings des
Drüsenfundus. Und auch die Saltykowsche Auffassung kommt bei dieser
Massonschen Theorie zu einem gewissen Recht, als die endokrine Natur jener
Gebilde, wenn auch nicht als „Langerhanssche Inseln“, auf anderem Wege
bestätigt erscheint.

Auch die Ansicht derer, die immer wieder den kontinuierlichen Zusammenhang
der Karzinoidinseln mit dem Fundus der Lieberkühnschen Krypten behauptet
haben, würde, wenn sie richtig sein sollte, nun begreiflich sein, und die Aschoffsche Auffassung der Karzinoide als Naevi des Darmes wäre insofern histogenetisch
richtig gedacht, als auch hier schließlich wie beim jugendlichen Naevus pigmentosus ein Abtropfen bestimmter Zellen aus dem Verband des Epithels in die
subepitheliale Schichten vorkommt, Zellen, die nach ihrer Eigenart dann aber
eine vom Epithel abweichende Weiterentwicklung erfahren, natürlich immer die
Richtigkeit der Massonschen Lehre vorausgesetzt.

Was allerdings die innerste Bedeutung dieser Zellen ist, welcher Funktionen
sie im Körperhaushalt fähig sind, entzieht sich vorläufig unseren Vermutungen.

Die Anschauungen Massons sind in letzter Zeit von Hasegawa und von
Danisch aus dem Institut von Mafesch bestätigt worden. Auch erscheinen
nach den Präparaten unserer Untersuchungen die Schlüsse Massons gut begründet zu sein.

Ist die Ableitung der argentaffinen Zellkomplexe des Stratum proprium mucosae
aus den Kultschitzkyschen Zellen richtig, können tatsächlich Nervenfasern
aus diesen Zellen entstehen — Masson scheut sich nicht, auszusprechen, daß die
sympathischen Nervenfasern des Darmes aus dem Darmepithel hervorgehen —
was aber an sich noch hypothetisch, nach Danisch sich vielmehr umgekehrt

verhält — so sind die Neurome des Darmes ebenfalls Produkte dieser wuchernden Kultschitzkyzellen.

Wir haben oben schon von dem Nebeneinandervorkommen von Neuromen und Karzinoiden gesprochen; wenn die nahe Verwandtschaft beider Bildungen begründet ist, so müssen auch Ähnlichkeiten zwischen Karzinoiden und zellreichen neuromatösen Bildungen, wie wir sie bei dem ganglioneuromatösen Riesenwuchs des Wurmfortsatzes beschrieben haben und bei dem wir auf die eigentümlichen synzytialen Bildungen aufmerksam machten, vorkommen. Ähnliches sahen wir nun auch im Stroma eines Karzinoids: Auch die Krankengeschichte entbehrt der Besonderheit nicht:

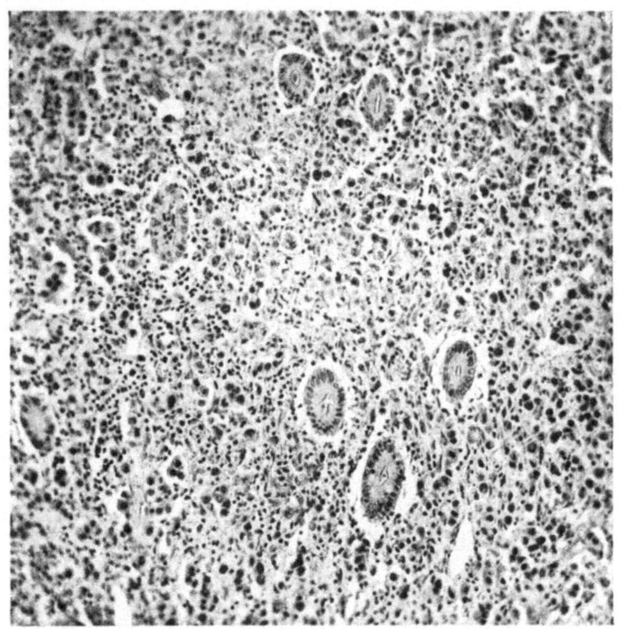

Abb. 88. Bösartig infiltrierendes Karzinoid des Wurmfortsatzes mit solider Metastase im Eierstock bei einem 19jährigen Mädchen. Schnitt durch die Mukosa; Auseinanderdrängung der Drüsen durch das kleinzellige und polymorphzellige in kleinen Strängen und in Form einzeln gelagerter Zellen wachsende Geschwulstgewebe. Diffuse nicht sehr starke Rundzellinfiltration des großzelligen Stromas; operative Entfernung. Dauerheilung. E. 68/17. Vergr. Komp. Ok. 4. Apochrom. Obj. 16 mm. Balglänge 40 cm.

Es handelt sich um ein 19jähriges Mädchen, das vor 4 Jahren bereits wegen Appendizitis einer Operation unterzogen wurde; die Appendix wurde damals aus nicht mehr feststellbaren Gründen nicht entfernt. Damals soll bereits eine Geschwulst der Appendix vorhanden gewesen sein. Bei der wegen des Bauchgewächses vorgenommenen zweiten Operation (Sanitätsrat Dr. Lamping, dem ich für die Überlassung der Krankengeschichte meinen besten Dank auch hier ausspreche) (E 68/17) fand sich das Bauchfell überall verwachsen, nach der Lösung der Verwachsungen wird der kleinfingerdicke und lange, gelblich aussehende derbe Wurmfortsatz freigelegt, der innig verwachsen ist mit einem apfelgroßen ebenfalls weißgelblich aussehenden glatten Gewächs von fester Konsistenz, das dem linken Ovar angehört. Dieser Ovarialtumor ist weiterhin der Uteruskante innig adhärent. Entfernung von Wurmfortsatz und Eierstocksgewächs.

Erneute Beobachtung der Patientin nach 7 Jahren ergibt völlige Gesundheit, in der Zwischenzeit eine Frühgeburt und ein Abort; die gynäkologische Untersuchung läßt eine pflaumengroße Geschwulst an der linken Seite des Uterus, die vor 7 Jahren nicht vorhanden war, fühlen. Da sie keine Beschwerden macht, mit Wahrscheinlichkeit auch für ein Myom zu halten ist, kommt vorläufig eine weitere Operation nicht in Betracht.

Der Wurmfortsatz zeigt, abgesehen von seiner Verdickung auf dem Schnitt anscheinend vollständige Verödung und Durchsetzung mit weißlichen Massen.

Die mikroskopische Untersuchung ergibt nun folgende Verhältnisse: das Lumen der Appendix ist auf dem Schnitt noch als schmaler Spalt erhalten; eine kontinuierliche Epithelauskleidung fehlt, doch sind in der Nähe des Spaltes noch spärliche aber gut erhaltene LIEBERKÜHNsche Krypten zu sehen; weiter in deren Nähe noch einige kleinere Lymphknötchen. Die Muscularis mucosae ist auch in Resten nicht mehr erhalten, das Stratum proprium mucosae und die Submukosa sind von Geschwulstgewebe völlig ersetzt, das auch die Muscularis propria durchdringt und wieder größere Ausdehnung in der Subserosa gewinnt. Dieses Geschwulstgewebe besitzt ein protoplasmareiches feinfaseriges Gerüst, das manchmal kleine Quirle bildet, bald in breiteren Zügen, bald in ganz feinem Netzwerk angeordnet ist. In diesem Stroma liegen an Zahl ebenfalls wechselnd Rundzellen, meist Lymphozyten, aber auch viele eosinophile Zellen (Abb. 88).

In die Netzräume des Stroma sind die eigentlichen Geschwulstzellen eingelagert: diese sind in schmalen Zügen und kleinen Nestern angeordnet, liegen auch vielfach einzeln von Stromafasern umgeben, haben helles oft fein vakuoliertes Protoplasma ohne Fetttröpfcheneinlagerungen, großen hellen Kernen mit mehreren gröberen Chromatinkörnern.

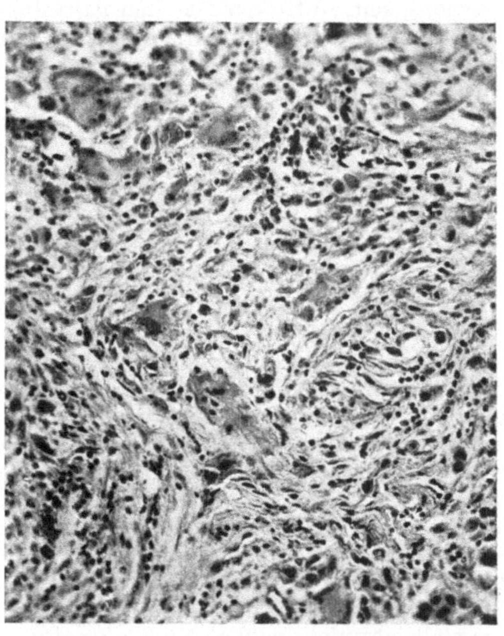

Abb. 89. Malignes infiltrierendes Karzinoid der Appendix mit solider Metastase im Eierstock bei einem 19jährigen Mädchen. Schnitt aus der tieferen Unterschleimhaut und Muskularis. Eigenartige neurinomatoide Wucherung des Stromas mit ausgedehnten Synzytienbildungen; dazwischen die kleiner und dunkler gefärbten Geschwulstzellen. E. 68/17. Vergr.: Komp. Ok. 4. Apochromat. Obj. 8 mm. Balgl. 50 cm.

Die Kerne sind nicht immer gleich groß, ab und zu kommen größere Kernformen vor, auch die Zellgröße wechselt. Zwischen den Geschwulstzellen, in engem Zusammenhang mit dem Stroma, sieht man nun ab und zu größere plasmatische Bildungen mit Kernansammlungen, synzytienartige Züge, aber auch Bilder, die mit der Randstellung ihrer Kerne an die LANGERHANSschen Riesenzellen erinnern (Abb. 90). Manchmal sind diese Protoplasten auch in Form schmaler Züge angeordnet mit dicht gedrängten Zellkernen, auch größere Zelleinschlüsse, Ganglienzellen ähnlich, sind ab und zu zu entdecken; eine scharfe Abgrenzung dieser Protoplasten von den eigentlichen Geschwulstzellen ist nicht immer zu ziehen. Am stärksten ausgebildet ist diese Protoplastenbildung in der Subserosa. Die Mesenteriolumnerven sind nicht verändert, in den inneren Schichten des Wurmfortsatzes sind Nerven oder Plexus nicht mehr aus dem Geschwulstgewebe zu differenzieren.

Bei der Beschreibung dieser eigentümlichen Protoplastenbildungen, dieser eigenartigen Stromastruktur, die sich nicht immer scharf vom Geschwulstgewebe abgrenzen läßt, wird man unwillkürlich erinnert werden an Bilder, wie wir sie oben bei den Ganglioneuromen bzw. Neurinomen der Appendix beschrieben haben. Der Fall steht vereinzelt da. Immerhin wird er erneut Veranlassung geben müssen, die Beziehungen der Karzinoide zu den nervösen Teilen des Darmes genau zu prüfen.

Die Eierstocksgeschwulst bot ähnliche Bilder wie die Appendix. Bemerkenswert ist auch das klinisch hier durch die Biopsie bewiesene ganz langsame Wachstum des Tumors (er wurde 4 Jahre vor der zweiten Operation schon gesehen), sein Auftreten bei einer ganz Jugendlichen (das Mädchen war zur Zeit der ersten Operation erst 15 Jahre alt), sein, trotz seines langsamen Wachstums histologisch bösartiges Verhalten, wofür neben der Entdifferenzierung der Geschwulstzellen, dem Fehlen lipoider Einlagerungen, vor allem das Übergreifen auf ein anderes Organ und dessen Durchsetzung sicher sprechen.

Um einem Einwand vorzugreifen: eine karzinomatöse sekundäre Infiltration der Appendix von primärem Ovarialkarzinom aus kommt nach dem histologischen Bild, das dem des Karzinoids entspricht, in diesem Falle nicht in Betracht.

Maligne Karzinoide.

Bisher ist die Frage der Bösartigkeit der Karzinoide nur gestreift worden. Jedenfalls ist aus dem Vorhergegangenen klar, daß es sich bei den Karzinoiden nicht um besonders langsam wachsende, unter ungenügendem Wachstumsreiz stehende Karzinome handeln kann (Versé), oder daß die Karzinoide deshalb gutartig wären, weil sie, und das gilt vor allem für die Appendixkarzinoide, bei der weitgehenden Verödung von Lymphgefäßen, wie sie die chronische Entzündung oder vielmehr der Ablauf akuter Entzündungen des Wurmfortsatzes mit sich bringe (was übrigens nicht richtig ist, man betrachte nur die manchmal mit Lymphozyten vollgestopften Lymphgefäße des Wurmfortsatzes bei der „chronischen Appendizitis") sich nur unter ungewöhnlichen Widerständen ausbreiten könnten (Hübschmann). Es ist im Gegenteil klar, daß die Karzinoide in der Mehrzahl der Fälle von vornherein gutartige Wucherungen sind, Wucherungen, die vielleicht nicht einmal die Kardinalsymptome der Geschwülste, das langsame Entstehen, die Neigung zum fortschreitenden Wachstum, die Unmöglichkeit der restlosen Rückbildung haben. Die nicht selten zu sehenden regressiven Veränderungen in Karzinoiden lassen im Gegenteil die Auffassung zum mindesten als möglich erscheinen, daß die Karzinoide ephemere, rasch entstehende Gebilde sind, die nur eine Zeitlang bestehen, um sich dann wieder restlos zurückzubilden. Ein Beweis dafür könnten auch Bilder sein, bei denen in derbem faserreichen Stroma nur vereinzelte Zellnester liegen (s. Abb. 20. Henke - Lubarsch Bd. IV. 1. W. Koch). Ein Analogon hätten sie in den „Appendixneuromen", die auch als reversibel angesehen werden. Es würde eine solche Annahme auch das häufigere Auftreten der Karzinoide im Wurmfortsatz Jugendlicher erklären.

Kein Zeichen der Bösartigkeit ist das Vorkommen der Zellnesterdurchsetzung der Muskularis. Kommt diese in den Dünndarmkarzinoiden schon nicht allzu selten vor, so ist sie bei den Appendixkarzinoiden fast die Regel, ohne daß irgendwelche Anhaltspunkte für Malignität mit diesem histologischen Verhalten zwangsläufig verbunden wären. Gegen Bösartigkeit spricht auch im allgemeinen die vollständige Ruhe der Zellkomplexe und des Stromas, wie sie gewöhnlich im Karzinoid herrscht, wenn auch ab und zu geringe Grade rundzelliger Infiltrationen beobachtet werden. Derartige Bilder erinnern immer wieder an die Gewebsruhe, die ein Teil der serosoepithelialen Wucherungen aufweist.

Aber ebensowenig kann in Abrede gestellt werden, daß manche Karzinoide alle Merkmale bösartiger Wucherungen aufweisen können. Im Gegensatz zu der vorher betonten Gewebsruhe kann man manches Mal große Unregelmäßigkeit im Aufbau der Nester, in der Form der Zellen sehen, die Wucherung kann gegen die umgebende Serosa unscharf begrenzt sein, das Protoplasma der Zellen kann sich heller färben, die Kerngrößen können unregelmäßig werden, selbst Mitosen können in reicher Zahl auftreten. Als Beispiel folgender Fall:

(360/07). Dünndarmknötchen von Erbsengröße. Die Schleimhaut ist noch erhalten, selbst die Zottenbildung ist nicht gestört; doch sind einzelne Zotten aufgetrieben durch Einlagerung von Geschwulstnestern, die im ganzen in der Schleimhaut in geringer, in der Unterschleimhaut in großer Anzahl liegen, diese bis auf 6 mm verbreitern; die Drüsen der

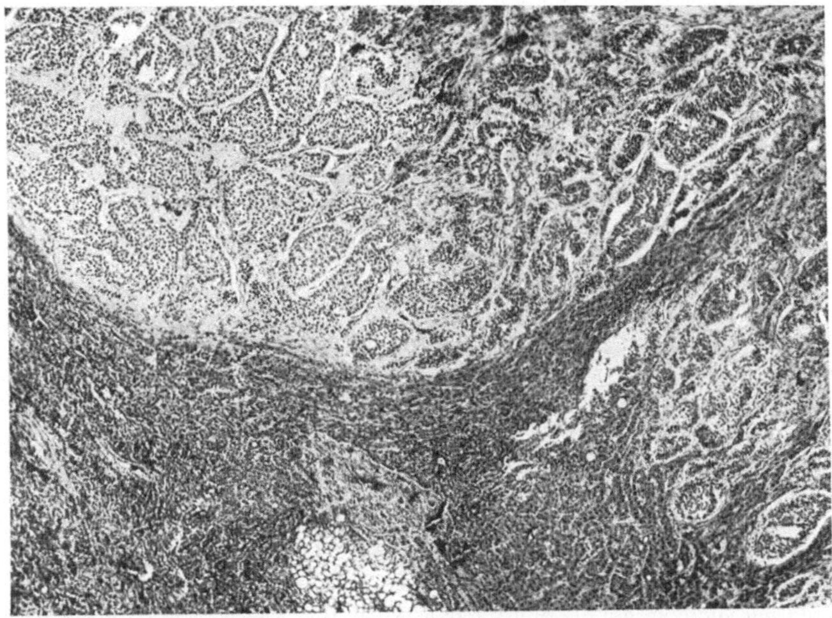

Abb. 90. Die Karzinoidmetastase wiederholt den histologischen Aufbau des Darmkarzinoids. Basalzellartige Zellnesterbildung, zellarmes Stroma. Der Tumor wächst expansiv und komprimiert das angrenzende Lebergewebe. (Karzinoidmetastase in der Leber, Präparat von Prof. DIETRICH überlassen.) S. 58/11. Obj. Zeiß 5. Ok. Peripl. 4 ×. Balgl. 74 cm.

Mukosa werden durch die Geschwulstnester vielfach auseinandergedrängt, eine Verbindung zwischen Krypten und Geschwulstnestern besteht nicht. Die Muscularis mucosae ist in normaler Dicke und normalem Aussehen erhalten, wenn auch von Nestern durchsetzt, die Muscularis propria wird von Geschwulstnestern nicht durchbrochen. Das Geschwulstgerüst, in dem sich glatte Muskelfasern nicht nachweisen lassen, ist locker gebaut, schließt Rundzellen in großer Anzahl ein. Die Zellnester selbst sind zum Teil vielgestaltig, auch größere Nester kommen besonders an der Peripherie des Geschwülstchens vor, die dann auch vielfach mit benachbarten Nestern in breiter Anastomose stehen. Die Zellen der Nester sind der Hauptsache nach auffallend hell, haben hellen chromatinreichen Kern, nicht deutliche Zellgrenzen. Vielfach sind dunkle pyknotische Zellen eingelagert, auch größere Kerne mit dunkler Färbung, kleinere deutlich pyknotische Kerne und schließlich sind auch im ganzen allerdings nicht zahlreiche oft außerordentlich unregelmäßige Mitosen zu sehen. Es fehlen vollständig Fetttröpfchen mit Doppeltbrechung im Protoplasma der Geschwulstzellen, ebenso Argentaffinität oder Chromfärbung der Zellen.

Die Differenzierung der Zellen ist also eine wesentlich geringere als im Bilde der meisten Karzinoide. Dies betonen auch GOSSET und MASSON, HASEGAWA als Eigenschaft der Zellen bösartiger Karzinoide.

Obwohl also in dem eben angeführten Falle das Dünndarmgeschwülst-
chen noch ziemlich umschrieben, auf Schleim- und Unterschleimhaut beschränkt
war, ist die Abweichung vom gewöhnlichen Aufbau doch eine so große, daß man
derartige Bilder mindestens als Übergangsformen zum bösartigen Wachstum
ansprechen darf. Bemerkenswert ist auch die Änderung im Stromacharakter in
Form der starken Rundzelldurchsetzung.

Bösartigkeit ist unbestreitbar, wenn Metastasenbildung vorhanden ist. Gewöhnlich sind Sitz der Metastasen die benachbarten Lymphknoten und die Leber
(Abb. 90), aber die sekundäre Erkrankung kann auch auf das ganze Bauchfell,
auf entfernte Organe, auf Ovarien übergreifen, und gerade hier außerordentlich
große Wucherungen vom Aussehen der Krukenbergschen Gewächse setzen.

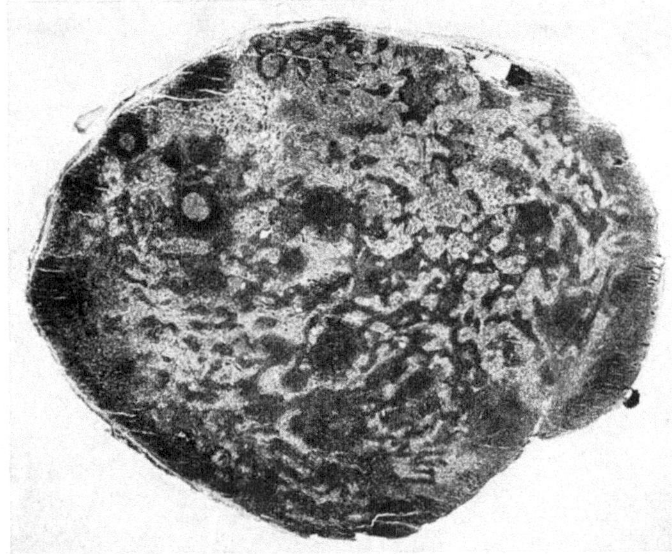

Abb. 91. Lymphdrüse an der Spitze der Appendix mit Karzinoidmetastasen.   Zufallsbefund bei
Appendektomie. E. 825/25. Weib 28 Jahre.   Planar. 1 : 4,5, F = 3,5 cm.

So fand z. B. Hasegawa an der Spitze des Wurmfortsatzes eines 34jährigen
Mannes ein Karzinoid, neben ihm im Gekröse ein weiteres weißliches Knötchen,
das sich als Lymphknoten erkennen ließ; hier waren in den Randsinus in der
fibrösen Kapsel und in Lymphgefäßen ohne eigenes Stroma Nester vom
Aussehen der Karzinoidnester eingelagert.

Hierher gehört ein eigener Fall:

Wir fanden bei einer 28jährigen Frau einen an der Spitze verödeten, sonst durch-
gängigen Wurmfortsatz (Einlauf Nr. 825/25). Ein Schnitt durch den offenen Teil zeigte
keine Veränderungen, abgesehen von leichter Sklerose der Submukosa. Die anscheinend
verödete Stelle bot einen überraschenden Befund: hier war von der Appendixwand
nichts zu sehen, das vermeintliche Endstück bestand ausschließlich aus einem von
dünner bindegewebiger Scheide umgebenen lymphatischen Organ mit Lymphknötchen
und spärlichen Keimzentren (Abb. 91), das nun in außerordentlichem Maße durchsetzt war,
ganz ähnlich wie die Lymphknoten im eben angeführten Fall von Hasegawa, von großen
Strängen und Nestern, den Bausteinen der Karzinoide ganz gleicher epithelialer Zellen, die
ohne eigenes Gerüst die Sinus der Lymphdrüse ausfüllten und erweiterten, ganz ähnliche
Bilder wie bei Sinuskatarrh lieferten, von derartigen Endothelwucherungen sich nur durch
ihre Größe unterschieden; es handelte sich also um einen Lymphknoten und nicht um den
verödeten Teil des Wurmfortsatzes (Abb. 92). In ihm selbst fand sich ein weiteres Gewächs

nicht. Die Patientin blieb auch seit 3 Jahren gesund. Die Erklärung dieses Befundes ist nicht einfach, aber es kann keinem Zweifel unterliegen, daß hier eine Metastase in einem mit der Spitze der Appendix fest verwachsenen Lymphknoten bestand und daß der primäre Tumor ein Karzinoid gewesen sein muß. Da der primäre Appendixtumor nicht mehr nachzuweisen war, muß man annehmen, daß er sich vollständig zurückgebildet hatte, was, wie wir schon oben erwähnt haben, wir für durchaus möglich halten.

In einem weiteren Falle von HASEGAWA bei einer 39jährigen Frau mit Wurmfortsatzkarzinoid bestand ausgedehnte Karzinominfiltration des ganzen

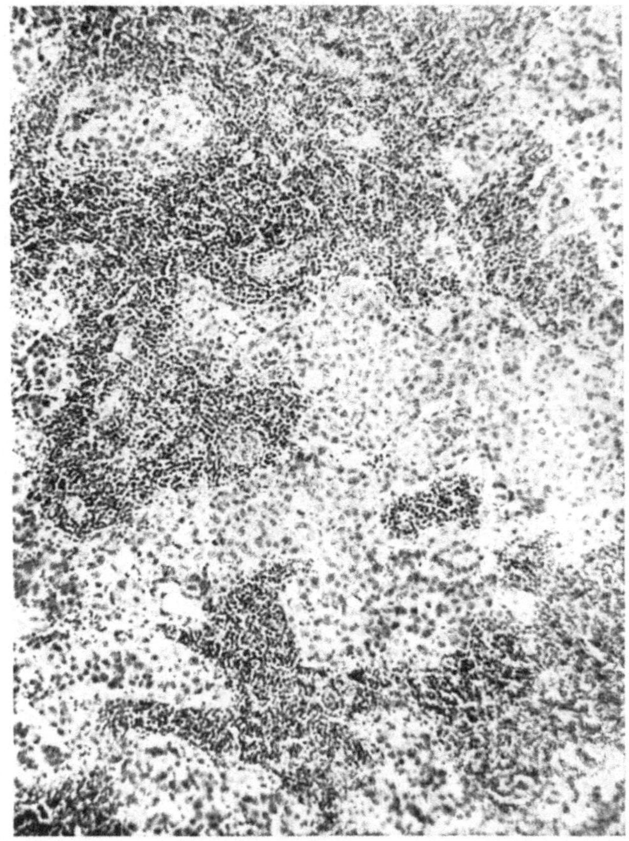

Abb. 92. Lymphdrüse an der Spitze der Appendix mit Karzinoidmetastasen. Vergr. von Abb. 91. E. 825/25. Weib 28 Jahre.

Bauchfells, daneben noch Metastasen in den mesenterialen und retroperitonealen Lymphknoten; hier war aber auch die Abweichung vom gewöhnlichen Aussehen der Karzinoidnester eine größere, die zelligen Teile waren durchweg größer, die Kernformen vielfach oval gegenüber der gewöhnlichen runden Form, Mitosen waren zahlreich. Ähnliche Fälle, die als „bösartige Karzinoide“ bezeichnet werden dürfen, sind, um nur eine Auswahl von ihnen zu bringen, die von O. MEYER (Lymphknotenmetastasen bei Dünnwandkarzinoid), der ähnliche Fall von VERSÉ, das Dünndarmkarzinoid von SCHOPPER mit starkem Übergreifen auf das Gekröse und Schrumpfung desselben mit Metastasen in Leber und Lymphknoten (hier bemerkenswerterweise auch Heteroplasien von BRUNNERschen Drüsen an der Schleimhautfläche des Ileumkarzinoids)

ähnlich ein von mir selbst beobachteter Fall (Phillipp Schmitt) mit diffuser
Karzinose der Bauchserosa, Metastasen in Niere, Lunge, sogar in der Haut.
Ferner zwei Fälle von Dietrich, mit außerordentlichen Lebermetastasen, ähnliche
Fälle von Ransom, Evrastoff-Kreidenko, Versé, Lubarsch-Hagemann.

Von unseren eigenen Fällen führen wir fünf an, deren jeder sich durch
gewisse Besonderheiten auszeichnet: Der erste Fall hatte ausgedehnteste Metastasenbildung:

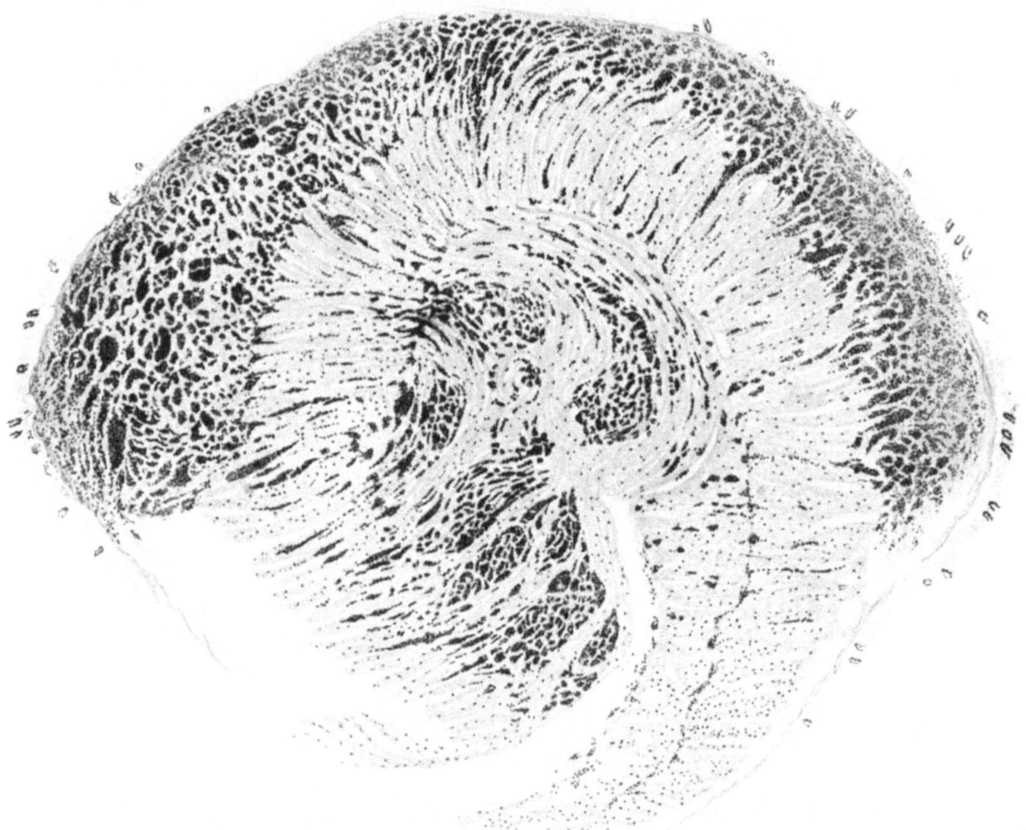

Abb. 93. Stenosierendes stark retrahierendes malignes Karzinoid des oberen Ileums mit kleinen
Drüsenmetastasen im Mesenterium, operativ entfernt. Infiltration aller Schichten; strangförmige
Durchsetzung der verdickten Muskularis; Einrollung der Muskularis. Mukosadrüsen über dem
Tumor zum Teil noch erhalten. E. 142/08. Lupenvergrößerung. Planar. 1 : 4,5, F = 7,5 cm.

Es handelt sich um eine 52 Jahre alte Frau (S. 614/27), bei der im Vordergrund der
klinischen Erscheinungen starke neuralgische Schmerzen an Kreuz, Oberschenkeln und
Hüftgelenk, starke Druckempfindlichkeit der unteren Lendenwirbelsäule und des Steiß-
beins standen. Im mittleren Dünndarm findet sich ein größerer, $1^1/_2$ cm Durchmesser
messender, flach vorspringender, weißlicher Knoten, dessen Schleimhautfläche geschwürig zer-
fallend weißlichen Grund zeigt. Die Serosa über diesen Knoten war gelblich, etwas verdickt,
aber spiegelnd. Im mikroskopischen Bild zeigte sich die Geschwulst aus soliden Strängen und
Nestern größerer blaß gefärbter, gleichartiger Epithelzellen zusammengesetzt, Lipoidgehalt
konnte nicht nachgewiesen werden. Sonst entsprach der Bau vollständig dem eines Karzinoids. Im übrigen Körper waren zahlreiche Metastasen, so war die Leber von erbsen- bis
nußgroßen, weißlich-gelben Knoten übersät, die Nieren waren von linsen- bis kirschgroßen
Metastasen durchsetzt, der Gekröselymphknoten und die periaortischen waren sämtlich

stark vergrößert und von derberer Konsistenz; auch die Lungen waren auf Ober- und Schnittfläche Sitz zahlreicher erbsengroßer, weißlicher Knoten, der 1. Lendenwirbel wies ebenfalls eine kirschkerngroße, umschriebene, weißliche Einlagerung auf. Sämtliche Metastasen zeigten das gleiche Bild wie der Primärtumor.

Im zweiten Fall (S. 310/28) war die große Zahl der Karzinoide, deren größtes bösartig entartet war, auffallend:

81 Jahre alte Frau, im Mesenterium des oberen Ileums findet sich ein kirschgroßer Knoten, von sehr derber Konsistenz, der zur Verwachsung mit dem Gekröse der benachbarten Dünndarmschlingen geführt hatte. Das ihm benachbarte Mesenterium ist strahlenförmig zusammengerafft, offenbar durch Narbenzug, der von dem Gewächs ausgeht. Ihm benachbart findet sich in 3 cm Entfernung auf der Schleimhautseite des Dünndarmes ein über erbsengroßes, graugelbes Knötchen, das an seinem oberen Pole in ein flaches, bohnengroßes Geschwür mit zerfressenem Grunde übergeht. Auf der Serosaseite finden sich dem Knoten entsprechend starke Rötung und weißlich-knotenartige, flache Verdickungen. Neben diesen größeren Knoten finden sich noch in einem ungefähr $1/_2$ m langen Ileumstück

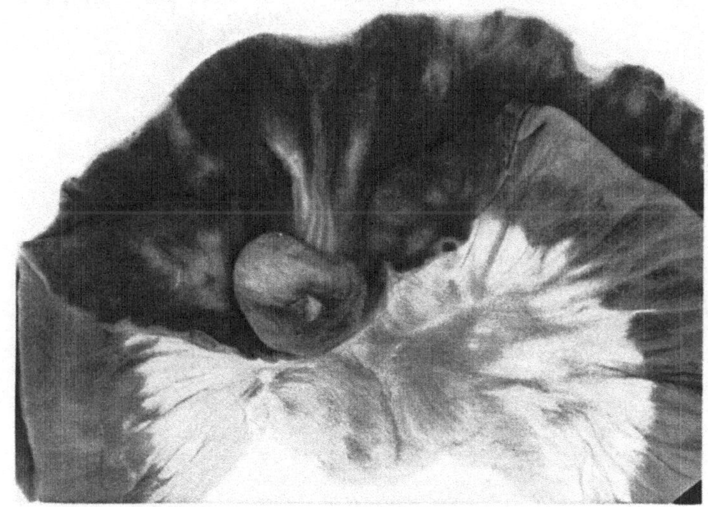

Abb. 94. Malignes gestieltes Karzinom des unteren Ileum. Natürl. Größe. (S. 761/26.)

14 andere hirsekorn- bis kleinapfelgroße, graugelbliche Herdchen der Schleimhaut, auf der Muskularis verschieblich und gegenüber dem Gekröseansatz liegend, über denen die Serosa keine Veränderungen zeigt.

Sämtliche Knötchen auf das ulzerierte und ebenso die als solche wohl sicher aufzufassende Metastase in einem Gekröselymphknoten geben ganz typische Dünndarmkarzinoidbilder, bei denen auch die Silberfärbung nach Masson positiv war. Der dritte Tumor (E 142/08) wurde durch eine Operation gewonnen, es handelte sich um eine daumengliedgroße, anscheinend polypöse Geschwulst des oberen Ileums, die eine starke Einziehung der Darmwand hervorrief und so stark in das Innere vorsprang, somit Ursache eines Okklusionsileus wurde. Neben dem Gewächs waren einige Gekröseknoten vergrößert.

Das mikroskopische Bild ist in Abb. 93 wiedergegeben, man sieht hier die hauptsächlich in der Unterschleimhaut entwickelte Neubildung, die Mukosa über ihm ist noch unversehrt. Die Geschwulst ist aus kleinen Nestern kleiner Epithelien aufgebaut, die Zellen enthalten keine Fetttröpfchen, das Stroma ist ruhend. Die stark verdickte Muskulatur wird von ihr parallel gelagerten Zellsträngen gleicher Art durchsetzt, in der Subserosa nimmt die Nesterbildung der Geschwulstzellen an Zahl wieder zu.

Die Mesenterialdrüsen waren ebenfalls von den kleinen Epithelnestern durchsetzt.

Im 4. Fall war das Karzinoid Nebenbefund bei einem 41 jährigen, an offener Lungen- und Kehlkopftuberkulose zugrunde gegangenen Mann (S. 761/26):

2¹/₂ cm oberhalb der Klappe saß am Mesenterialansatz des Dünndarmes ein kleinwal-
nußgroßer gestielter Polyp mit glans-penisähnlicher Form des Kopfes, der in die Darmlichtung mit seinem 4 cm langen bandartigen Stiel hineinragte. Die neben seinem Ansatz
liegenden Gekröselymphknoten waren stark geschwollen, bis kirschkerngroß, weiß derb.
Mikroskopisch kleinnestriges Karzinoid mit gleichgebauten Metastasen in den Mesenterialdrüsen (Abb. 94).

Klinische Erscheinungen waren von diesem Gewächs noch nicht ausgegangen.
Neben ihm fanden sich im Ileum zahlreiche tuberkulöse Geschwüre.

Der 5. Fall ist ein Operationsfall, ist nach ausgedehnter Darmresektion
geheilt (Abb. 95).

Das einem 48jährigen Mann, der wegen Ileuserscheinungen zur Operation kam,
resezierte Dünndarmstück (E. 492/25) entstammt dem untersten Ileum. Es ist im

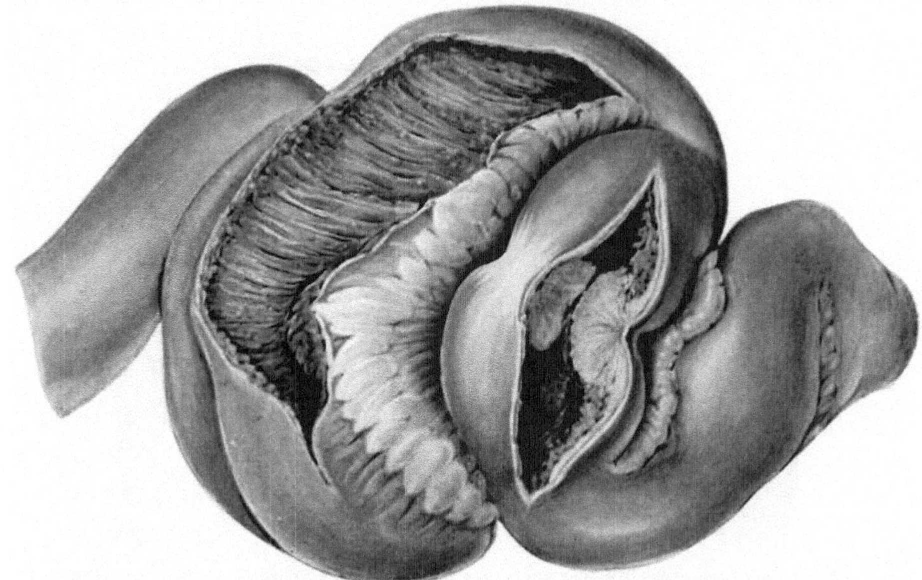

Abb. 95. Bösartiges Karzinoid des Ileums. Resektionspräparat. Die Geschwulst erhebt sich pilzförmig
aus der infiltrierten Darmwand und wölbt sich ins Darmlumen vor; die Durchsetzung der Darmwand
am Gewächssitz bedingt narbige Einziehung des Rohres (weißliche Verdickung der Serosa!); das
ebenfalls karzinomatös infiltrierte Mesenterium rafft die Darmschlingen und veranlaßt durch deren
Knickungen weitere Verengungen; starke Muskelhypertrophie im proximalen Teil des resezierten
Darmes. Operation wegen Stenosenileus. Heilung. E. 492/25. Mann 48 Jahre. ¹/₂ der natürl. Gr.
(Fritz Falk: Inaug.-Diss. München 1925.)

ganzen 75 cm lang, sein mit entferntes Gekröse ist stark verdickt, stark zusammen-
geschrumpft, so daß es seine Darmschlingen in enge starre Falten mit scharfen Knickungen
legt. Die Schlingen selbst sind verdickt, dabei nicht erweitert, mit deutlicher Muskelhypertrophie. Nur das distale Ende des Resektionsstückes erreicht in einer Länge von
5 cm normales Aussehen und normale Wandstärke. 25 cm oberhalb dieser distalen
Abtragungsstelle ist die verdickte Darmwand in einer Breite von 1 cm weißlich narbig
eingezogen. Hier ist auch die Serosa noch stärker verdickt als sonst. Der geöffnete Darm
zeigt hier auf der dem Gekröseansatz gegenüberliegenden Seite eine ungefähr kirsch-
große pilzförmige Geschwulstbildung von sehr derber Konsistenz, die knotenförmig ins
Lumen hineinragt, an den Rändern etwas überhängt; ihr sehr derber breiter Stiel zieht die
Serosa trichterförmig ein. Der Stiel wird von der hier stark verdickten Muskulatur, insbesondere der Muscularis circularis gebildet, die fächerförmig in den Geschwulstkopf ein-
strahlt. Die Muskulatur ist hier bis 1¹/₂ cm dick; der Muskularis liegt ein bräunlich roter
Infiltrationsmantel von ebenfalls sehr derber Konsistenz auf, der der ebenfalls stark verdickten und verhärteten Unterschleimhaut und Muskularis entspricht. Beide Schichten lassen
sich makroskopisch nicht mehr voneinander unterscheiden. Eine Ulzeration der Oberfläche

fehlt. Die Schleimhaut des übrigen Darmstückes ist überall von normalem Aussehen, wenn auch etwas derber als normal, wie übrigens auch die übrigen Darmschichten. Weitere Geschwulstbildungen fehlen. Die starke Hypertrophie der ganzen Darmwand, insbesondere der Muskulatur auch jenseits der verengenden Geschwulstbildung ist vor allem bedingt durch die scharfen Abknickungen des Darmrohres, die es durch das geschrumpfte Mesenterium erfährt.

Das Gekröse zeigt auf dem Durchschnitt weißlich derbe bohnengroße Geschwulstinfiltrationen, die von dem bindegewebig indurierten Fettgewebe umgeben werden.

Im mikroskopischen Bild erscheint der am häufigsten zu beobachtende Karzinoidcharakter: unregelmäßige, im ganzen kleine und schmale Epithelnester durchsetzen die ganze Darmwand. Die Muscularis mucosae ist in Resten noch erhalten, auch sind noch einige LIEBERKÜHNsche Krypten hier und da anzutreffen. Zotten fehlen vollständig; wo die Oberfläche noch gut erhalten ist, wird sie von glattem Zylinderepithel überzogen, das nur Unterbrechungen durch die spärlichen Krypten erfährt. Eine Verbindung irgendwelcher Art zwischen den LIEBERKÜHNschen Krypten und den Geschwulstnestern fehlt vollkommen, die Krypten selbst sind nicht mehr regelmäßig, senkrecht zur Darmoberfläche angeordnet, liegen vielfach schief, sind auch oft gekrümmt oder verzweigt.

Das Epithel der Geschwulststränge ist klein, undifferenziert, die Kerne dunkel, rundlich. Deutliche Zylinderform der Basalzellen der Geschwulststränge ist nicht zu erkennen, nur manchmal angedeutet. Dagegen weist Sudanfärbung das Vorhandensein reichlicher Fetttröpfchen im Epithel nach, ferner die Untersuchung im polarisierten Licht reichlich doppellichtbrechende Substanzen in den Zellen.

Das Gerüst ist durchweg derb, faserreich, färbt sich leuchtend rot mit van Gieson; glatte Muskelfasern gehören zum eigentlichen Stroma der Geschwulst nicht; dort wo die Geschwulst die Muscularis propria durchsetzt, sind die Geschwulstnester ebenfalls von derbem Bindegewebe umrahmt. Im Stratum proprium mucosae ist noch jüngeres Bindegewebe vom Aussehen älteren Granulationsgewebe zwischen den Zellnestern und den restierenden Krypten ausgebildet.

Die Gekröselymphknoten bieten fast dasselbe Bild wie das Darmgewächs; von Lymphdrüsengewebe ist kein Rest mehr vorhanden; alles ist ersetzt durch derbes bindegewebsreiches zellarmes Stroma, in dem die Zellnester dichtgedrängt liegen; ihr Aufbau ist genau der gleiche wie im Haupttumor, nur sind die Nester vielfach etwas größer und länger. Zellform, Zellinhalt, insbesondere der Fettgehalt der Geschwulstzellen ist der gleiche wie im Hauptgewächs.

In solchen Fällen ist auch die Annahme, daß es sich um zerstreute primäre Organanlagen (MATHIAS), oder um koordinierte Geschwulstbildungen (SALTYKOW), gleichzeitig entstanden mit den Geschwulstbildungen im Darm handle, ausgeschlossen.

Aber eines fällt weiter in der Beschreibung unseres obigen Falles auf: Das bösartige Darmkarzinoid zeigt alle Eigenschaften des ruhenden gutartigen Karzinoids in seinem makroskopischen Aufbau, behält selbst die Mengen doppellichtbrechenden Fettes, die die Zellen des typischen Karzinoids auszeichnen, bei. Die Metastasen im Gekröse, die vor allem mit an der Stenosenbildung im Darm, an den Abknickungen des Darmrohres durch die von ihnen veranlaßte narbige Schrumpfung des Mesenterium schuld sind, zeigen die gleiche Ruhe in Stroma wie im Geschwulstparenchym, behalten ihren Reichtum an doppellichtbrechenden Substanzen in den Geschwulstzellen, lassen Mitosen völlig vermissen. Eine Abweichung vom Charakter der Zellformen, des Zellaufbaues, des Stromas ist also kein notwendiges Erfordernis, das erfüllt sein muß, will man die Diagnose bösartiges Karzinoid stellen. Einzig und allein die Metastasierung berechtigt zur Feststellung der Bösartigkeit.

Polypen und Adenome des Darmes.

Die gutartigen, von der Schleimhaut des Darmes ausgehenden Geschwülste dieser Gruppe sind häufig, besonders häufig im Dickdarm, seltener im Dünndarm. Im allgemeinen nimmt ihre Häufigkeit sowohl im Dünndarm als auch im Dickdarm distalwärts zu. Sie treten entweder einzeln auf, oder gehäuft bis zu den

Formen der Polyposis intestinalis, bei der insbesondere im Dickdarm eine Geschwulst neben der anderen sitzen kann, wobei die einzelnen Gebilde die verschiedenste Form und Größe annehmen können. Die Polypenbildung ist häufiger als die der flachen Wucherungen; im ganzen kommen diese im Darm viel seltener vor als im Magen.

Das was man unter Polypen und Adenomen verstehen soll, wird im Schrifttum nicht immer genügend auseinandergehalten.

So sagt z. B. Ribbert: „An diesen Geschwulstbildungen sind meist die Schleimdrüsen beteiligt. Insofern werden Tumoren besonders im Magen als Adenome bezeichnet. Ihrer äußeren Form nach heißen sie meist Schleimhautpolypen (Drüsenpolypen); Adenome im engeren Sinne heißen alle Neubildungen, welche den Bau irgendeiner Drüse in den Grundzügen wiedergeben." Und an anderer Stelle: „Die Adenome wiederholen den Bau des Organs in den Grundzügen, weichen aber bald mehr, bald weniger, teils durch die Mengen des Stützgewebes, teils durch das Verhalten des Epithels von dem normalen Organ ab." Er teilt die Adenome in fibroepitheliale Geschwülste der Schleimhäute, zu ihnen gehören die polypösen Geschwülste, und in fibroepitheliale Geschwülste der Drüsen, also die Adenome in engerem Sinne.

Borst gruppiert die gutartigen fibroepithelialen Neubildungen des Darmes einerseits in solche, die die zottige Struktur der Darmschleimhaut (Papillome), und andererseits in solche, die den Typus der tubulösen, alveolären, follikulären Drüsen (Adenome), allerdings in geschwulstmäßig übertriebener Weise, wiedergeben und spricht also von Papilloma recti, oder von papillösen Polypen des Darmes usw. Aber auch den Adenomen kann papillärer Charakter zukommen, z. B. dem Cystadenoma papilliferum. Während er also den umfassenden Begriff Adenome im Sinne Ribberts nicht beibehält, unterscheidet er wiederum zwischen Polypen und Papillomen, welch letztere Bezeichnung er mehr den hyperplastischen Bildungen der Darmschleimhaut vorbehalten wissen will, und es ist auch ohne weiteres zuzugeben, daß eine scharfe Grenze zwischen Schleimhauthyperplasien, wie sie z. B. am Rande von Geschwüren auftreten, und beginnenden Geschwulstbildungen sehr schwer oder vielleicht gar nicht zu ziehen ist.

Versé betont die Unmöglichkeit, Adenome und Polypen streng voneinander zu unterscheiden, denn beide Formen gehen ineinander über: er sagt unter anderem: „Ein Adenom, welchen Namen ich für die flachen beetartigen Wucherungen gebrauche, kann beispielsweise an den Rändern polypös überhängen, die Epithelien sind in den Adenomen dieselben wie in den gestielten Polypen."

So könnten noch verschiedene andere Definitionen gegeben werden. Wir meinen, daß es sich aus rein äußerlichen praktischen Gründen empfiehlt, die Trennung der gutartigen fibroepithelialen Darmgeschwülste in Adenome und Polypen beizubehalten, also nicht von Darmadenomen in übergeordnetem Sinne zu sprechen, vielmehr unter Adenomen flache beetartige Verdickungen der Schleimhaut, die breit der Muscularis mucosae aufsitzen und eine stärkere Unregelmäßigkeit und Wucherung der Drüsen ohne starke Gerüstbeteiligung aufweisen, zu verstehen. Unter polypöse Adenomen kann man dann, wenn man noch eine Unterabteilung machen will, Adenome mit beginnender, angedeuteter Stielbildung einreihen; als Polypen aber wären dann alle jene epithelialen Schleimhautwucherungen zu bezeichnen, bei denen das Gerüst stärker in Erscheinung tritt, die Geschwulstbildung die Umgebung zirkumskript überragt, eine deutliche Gliederung mit Stielbildung das Bild beherrscht. Die Adenome werden nicht immer scharf abzugrenzen sein von Epithelverlagerungen, und ferner ist immer daran festzuhalten, daß alle Übergänge von Adenomen zu stark gegliederten Polypen führen.

Ebenso ist auch eine scharfe formale Unterscheidung zwischen polypösen Wucherungen als echten Gewächsen und hyperplastischen Bildungen auf entzündlicher und regenerativer Grundlage, wenigstens in ihren Anfängen, nicht immer zu treffen; auf die Rolle, die Entzündungen und andere Einflüsse bei der Entstehung der adenomatösen Wucherungen in weitestem Sinne spielen, überhaupt auf ihre Entstehungsursachen gehen wir später genauer ein.

Die Formen der hier in Betracht kommenden Geschwülste sind außerordentlich mannigfaltige: Wenn wir vorläufig — wir kommen noch darauf zurück — von den Adenomen, deren Form eine einförmige ist, absehen, so sind auf die unterste Stufe der Entwicklung der Polypen jene Bilder zu stellen, in denen die durch die Zotten hervorgerufene feinsamtene Struktur der Darmschleimhaut vergröbert erscheint. Im mikroskopischen Bild sind dabei die Drüsen verlängert, die Zotten plumper, Muscularis mucosae, Unterschleimhaut und Muscularis propria sind dabei noch nicht verändert. In weiteren Fällen kann sich die Muscularis mucosae verbreitern, mit einem Teil der sich ebenfalls verbreiternden Submukosa gegen das Darmlumen vorwölben. In ausgebildeten Fällen, also in den Wucherungen, die wir als Polypen zu bezeichnen gewöbnt sind, trifft man ein mehr oder weniger derbes Gerüstwerk, aus Unterschleimhaut und Muscularis mucosae bestehend, baumartig sich verästelnd, oder eine stammartige Verdickung darstellend, das von der mehr oder weniger verdickten und veränderten Schleimhaut überzogen wird; oder es bleiben Muscularis mucosae und Submukosa selbst unverändert; das Gerüst, über dem sich die epitheliale Wucherung aufbaut, wird ausschließlich von Stratum proprium mucosae gebildet. Die Form des Epithels kann dabei noch vollständig dem normalen entsprechen, nur die Größe und Form der Drüsen oder Zotten kann verändert sein, oder jene Umwandlung in nicht schleimbildendes Zylinderepithel zeigen, auf die wir bei der Besprechung der Histologie und der Histogenese der Darmkarzinome noch ausführlich zurückkommen werden, denn Epithelcharakteränderungen treten hier wie dort ein.

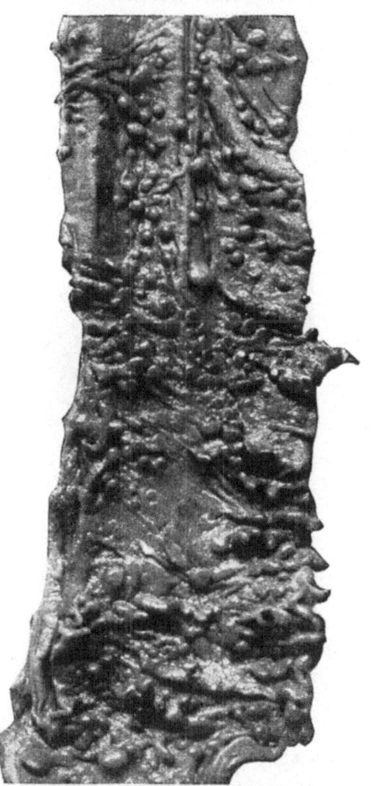

Abb. 96. Pseudopolyposis lymphatica. (Dtsch. Z. Chir. 202, 111.) (SCHMIEDEN-WESTHUES.)

Von hier bis zu den größten, gestielten oder breit aufsitzenden (über mannsfaustgroßen) polypösen, blumenkohlartigen, feinst gegliederten, zottigen Wucherungen (Zottenpolypen) oder gelappten oder groben Knotenbildungen bestehen alle Übergänge. Die Geschwülstchen zeigen manchmal auffallend langen Stiel, der bis 10 cm lang werden kann, sich auf Fadendünne ausziehen kann und so durch die Peristaltik eine starke Verschiebung seines Kopfes distal von der Ansatzstelle erleiden kann.

Die Stielbildung fassen wir nicht als autochthone Wachstumserscheinung der Polypen auf, sondern ganz im Einklang mit HAUSER, SCHMIEDEN u. a. sehen wir die Stielbildung als Folge mechanischer Einwirkung auf ursprünglich flach der Darmwand aufsitzende Wucherungen an. Denn, auch darauf weisen

Hauser, Schmieden hin, auch andere Schleimhautgeschwülste des Darmes zeigen die gleiche Neigung zur Stielbildung: so haben wir an Myomen, Lipomen (Abb. 13, 17), an Karzinoiden, an Lymphknötchen (s. Schmieden und Westhues, Abb. 96, 97), welchen Geschwülsten primär ein polypöser Charakter sicher nicht zukommt, Stielbildung gesehen (s. Abb. 94, 95, 96) und erst vor kurzer Zeit wurde uns das Produkt einer ausgedehnten Resektion des Dünndarms wegen Ileus zugesandt, dessen Ursache ein gestieltes und dadurch Invagination veranlassendes Nebenpankreas war.

Der Kopf des Polypen kann trotz des stark verdünnten Stieles plump, kolbenförmig bleiben. Die Farbe der Geschwülstchen ist meist die der Schleimhaut, doch weichen sie in ihrer Blutfüllung auch wiederum vielfach von der umgebenden Schleimhaut ab; bei stark blutüberfüllter Schleimhaut können sie

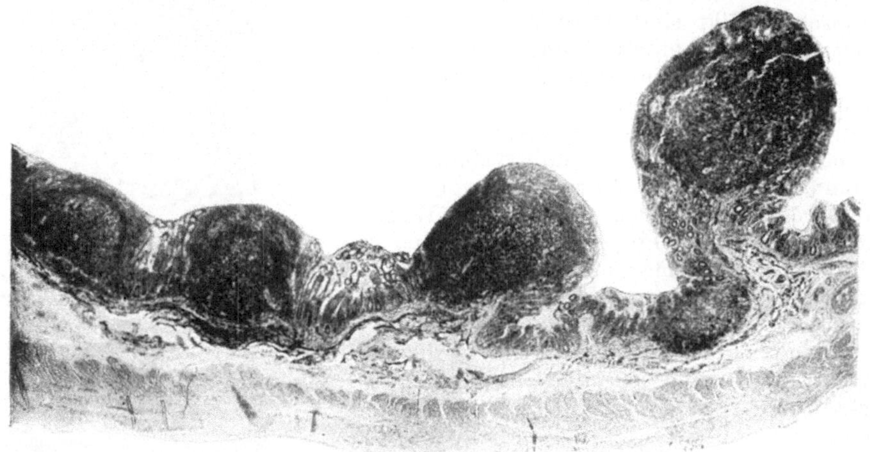

Abb. 97. Pseudopolyposis lymphatica. (Dtsch. Z. Chir. 202, 112.) (Schmieden-Westhues.)

blaß, bei blutarmer Schleimhaut rot oder von Blutungen durchsetzt, rötlich getüpfelt oder fast schwarz rotverfärbt erscheinen. Nicht selten sind auch bräunliche, bis tiefschwarze Töne in ihrem Schleimhautüberzug gegeben, die auf Ablagerung von Blutpigment im Stroma zurückzuführen sind. Die schwarze Verfärbung kann zur Verwechslung mit melanotischen Gewächsen, die insbesondere im Rektum vorkommen, Anlaß geben. Es ist ferner makroskopisch manchmal an der Oberfläche die Ausbildung kleiner Zystchen zu sehen (Adenoma polyposum microcysticum). Meist wird die Oberfläche der Polypen von dichter Schleimkappe umgeben; auf Druck auf die Polypen tritt nicht selten Schleim in größerer Menge, offenbar aus erweiterten Drüsenräumen aus.

Stieldrehungen der Polypen, besonders bei verlängertem und verdünntem Stiel, sind nicht selten. Die Polypen können dann alle Übergänge von der Stauungshyperämie zur hämorrhagischen Infarzierung, schließlich zur Nekrose zeigen, nicht selten ist auch die vollständige Abstoßung derartiger stielgedrehter Neubildungen und ihr Abgang auf natürlichem Wege. Auch ohne Stieldrehungen kommen, insbesondere an größeren Polypen oberflächliche Nekrosen in Form von gelbbraunen Schorfbildungen vor. Die bräunliche Verfärbung dieser Schorfe ist Folge der Imbibition mit Gallenfarbstoff. Wie jede gestielte Darmgeschwulst, so können auch die Darmpolypen, besonders die seltenen des

Dünndarms zur Invagination des Darmes führen, dadurch, daß der Kopf des Tumors, durch die Peristaltik peripherwärts verschoben, seine Basisfläche zum Einziehen bringt. BAUMANN berichtet kürzlich über einen derartigen Fall, der hier wegen seiner typischen klinischen Erscheinungen im Leben und der charakteristischen anatomischen Befunde Erwähnung finden soll:

35jähriger Mann von asthenischem Habitus. Die Mutter ist an Bauchkrebs gestorben; er selbst klagt seit $1^1/_2$ Jahren über wiederholte Schmerzanfälle im

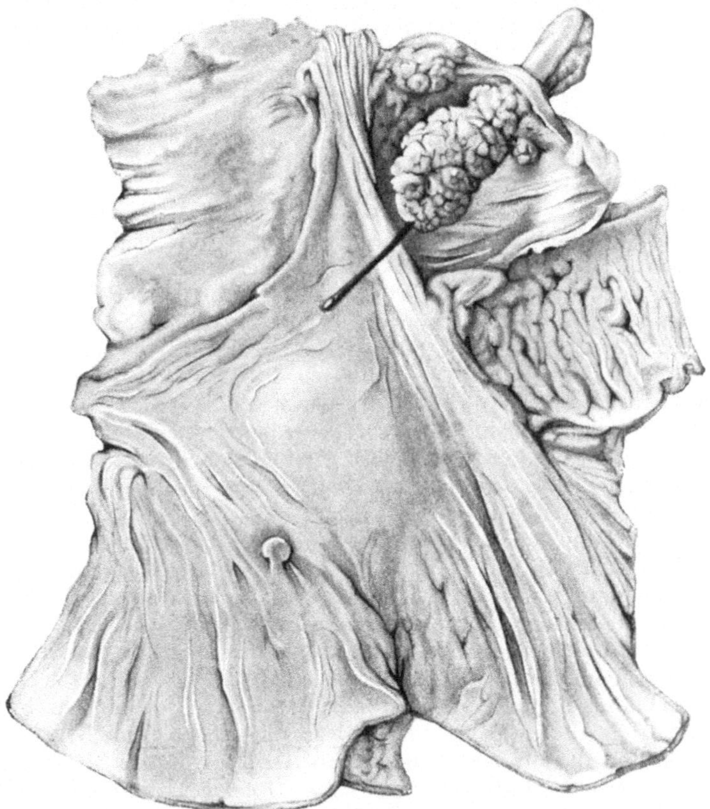

Abb. 98. Polypöse Adenome des Wurmfortsatzes und der benachbarten Blinddarmwand. Invagination des polypös erkrankten Appendixteiles in das Coecum. S. 660/09. Mann 72 Jahre. (NOTHAAS: Inaug.-Diss. München 1920.)

Leib; im Gefolge einer dieser Anfälle einmal starke Darmblutung; er kommt wegen ileusartiger Erscheinungen zur Operation. Man findet 1 m oberhalb der BAUHINschen Klappe ein 20 cm langes blaurot verfärbtes Darmstück mit trichterförmig eingezogenen Stellen; dieser resezierte Teil birgt in seinem Innern 2 walnußgroße gestielte Polypen, deren Ansatz den trichterförmig eingezogenen Serosastellen entspricht; beim Absuchen des Darmes werden noch weitere Polypen, die von außen gefühlt werden, entfernt. Breit aufsitzende Polypen des Duodenum bleiben zurück; histologisch handelt es sich um polypöse papilläre Adenome.

Anscheinend lag hier ein Fall von Polyposis zum mindesten des ganzen Dünndarms vor.

Hierher gehören auch die Vorfälle von Mastdarmpolypen, die beim Defäkationsakt vor den After treten und hier zur schmerzhaften Einklemmung führen, dadurch auch spontan abgestoßen werden können. Ein eigenartiger Mechanismus kann bei polypöser Adenomatosis eine Invagination der Appendix bedingen (Abb. 98):

Bei einem 72jährigen Mann (S. 660/09), der an akuter miliarer Tuberkulose nach chronischer Spitzentuberkulose zugrunde gegangen war, fanden sich als Nebenbefunde ein Grawitzscher Tumor der linken Niere, dann eine auf das unterste Ileum, das Coecum und besonders den Wurmfortsatz sich erstreckende multiple Polypenbildung.

Der Wurmfortsatz, der im ganzen $6^{1}/_{2}$ cm lang ist, ragt nur mit seinen terminalen $3^{1}/_{2}$ cm in die Bauchhöhle, der proximale Teil ist in das Coecum ein- und umgestülpt. Dieser eingestülpte Teil imponiert bei oberflächlicher Beobachtung als kleinwalnußgroße kolbenartige oder besser blumenkohlartige Geschwulst mit zentraler Öffnung; diese Struktur ist bedingt durch dichtstehende stark gegliederte bis über erbsengroße warzige Erhebungen der Mukosa, die mikroskopisch polypöse Adenome darstellen.

Bemerkenswert ist noch, daß nicht nur das Stroma der Polypen, sondern auch sämtliche Appendixwandschichten im Bereich der Wucherungen der Schleimhaut starke, besonders eosinophile Leukozytendurchsetzung aufwiesen, also die Erscheinungen einer subakuten Appendizitis boten.

Man muß sich, wie das aus dem abgebildeten Fall hervorgeht, vorstellen, daß es bei krampfartiger peristaltischer Zusammenziehung des Wurmfortsatzes leicht zu einem Prolaps der dem Cökalansatz benachbarten polypösen Wucherung der Appendix in den Blinddarm kommen kann; die Polypen verhindern widerhakenartig ein Zurückrutschen der Schleimhaut bei Nachlassen der Peristaltik in die Appendix. Wiederholung des gleichen Vorgangs wird so nach und nach zu einer vollständigen Umstülpung des Wurmfortsatzes in den Blinddarm führen müssen. Die Wirkung der peristaltischen Bewegungen kann verstärkt, vielleicht auch vollständig ersetzt werden durch das Emporwuchern der Polypen gegen den Blinddarm und Nachziehen der distalen Appendix durch die bei ihrem weiteren Wachstum in der Lichtung des Wurmfortsatzes nicht mehr Platz findenden drüsigen Wucherungen.

Wie schon erwähnt, ist die Abgrenzung adenomatöser und polypöser Wucherungen von Hyperplasien auf sicher entzündlicher Grundlage und von hyperplastischen Regeneraten, eine unscharfe: So sind mehrfach den bekannten Bilharziageschwülsten der Blase entsprechende fibroepitheliale Wucherungen, sicher ausgelöst durch den entzündungserregenden Reiz der Distomumeier, auf der Mastdarmschleimhaut beschrieben worden. So berichtet z. B. Belleli von einer fleischähnlichen kleinapfelgroßen Geschwulst, die oberhalb des Afters im untersten Teil des Rektum saß, die auch viele kleine Zystenbildungen erkennen ließ, und in deren Stroma reichlich Distomumeier eingelagert waren. (Nicht zu verwechseln sind derartige echte Geschwulstbildungen mit Granulomen, die jenen äußerlich sehr ähnlich sein können, deren Ursache ebenfalls in Ausnahmefällen Parasiteneier sein können. Oxyuriseier: Marc Anton Rufer.)

Auch auf dem Boden chronischer schwerer, besonders dysenterischer Darmentzündungen sieht man manches Mal das Entstehen ausgedehntester umschriebener Hyperplasien der Schleimhaut, die makroskopisch wenigstens den Wucherungen bei der diffusen Polyposis intestinalis an die Seite gestellt werden können.

Wir führen folgendes Beispiel an:

Ältere Frau. Als Kind immer Leibschmerzen, die nach dem zweiten Wochenbett verstärkt auftraten, dann 12 Jahre Besserung der Erscheinungen, bis nach 12 Jahren erneute Beschwerden auftraten. Nach weiterer Remission, die jahrelang währte, erneute krampfartige Anfälle mit ausstrahlenden Schmerzen zum rechten Hypogastrium, zum Magen und zur Hüfte. Man findet bei der dringend indizierten Laparotomie in der rechten Darmbeingrube eine mannsfaustgroße Geschwulst, die vom Blinddarm auszugehen scheint und mit rechtem Uterushorn und rechtem Eierstock fest verwachsen ist; die untere Dünndarmschlinge ist stark erweitert und verdickt. Eine Entfernung des Gewächses ist nicht möglich, Ileokolostomie (Geh. Rat Dr. Krecke).

Autoptischer Befund: P. 37/18 (Abb. 99).

Die stark erweiterte und verdickte unterste Dünndarmschlinge zeigt in einer Ausdehnung von ungefähr 35 cm zusammenfließende flache Ulzerationen mit derbem narbenartigen Grund, zwischen denen mehr oder minder große Schleimhautinseln erhalten sind; in diesen treten nun eigenartige polypöse Wucherungen auf: die ganzen Schleimhautreste zeigen fein zottige Oberfläche, die stellenweise nach der Klappe zu polypöse Wucherungen überragen; während diese anfänglich ganz vereinzelt auftreten, werden sie der Klappe zu immer zahlreicher;

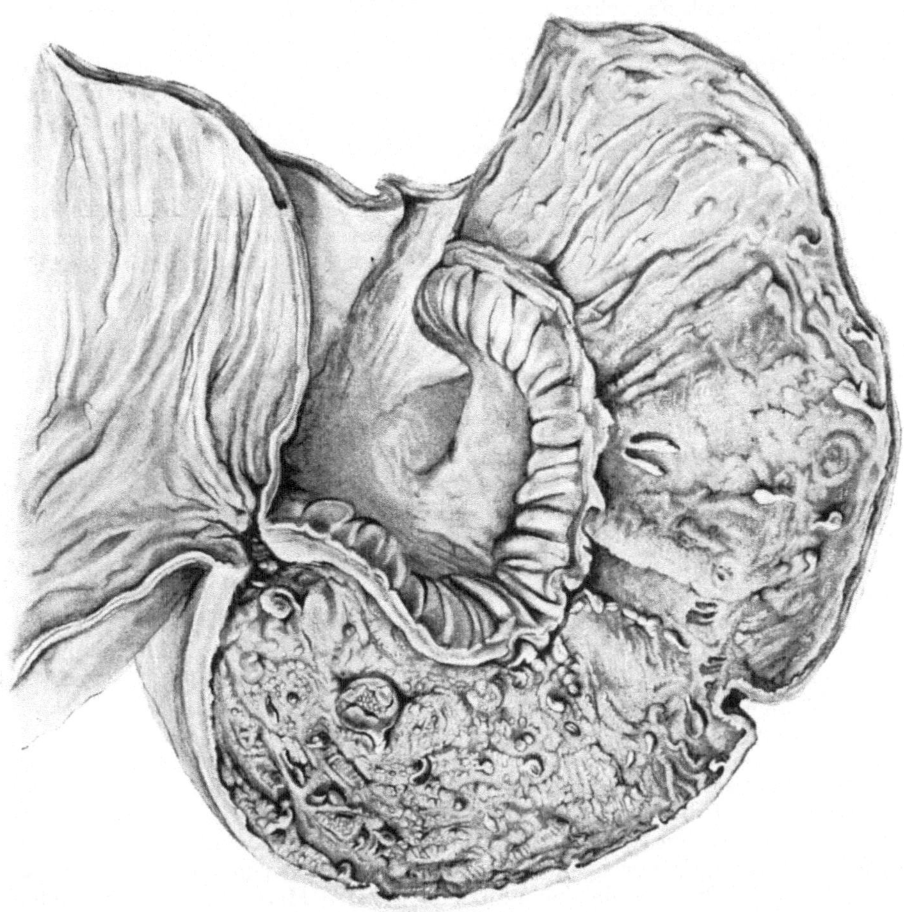

Abb. 99. Chronische, ulzerierende (nekrotisierende) Entzündung des untersten Ileums bei entzündlicher Verengung der Ileocökalklappe; pseudopolypöse regenerative Wucherung der inselartig im Geschwürsgrund stehen gebliebenen Schleimhautinseln. PS. 37/18. Weib etwa 50 Jahre. $^3/_4$ der natürl. Größe.

auch nimmt ihre Größe zu, so daß sich im Gegensatz zu den stecknadelkopfgroßen Wucherungen der oberen Teile hier bis kirschkerngroße Polypen finden, die meist mit feinem Stiel versehen sind; die zottige Struktur der übrigen Schleimhaut wird dabei auch gröber. Direkt an der Klappe wird die Muskulatur bis $^1/_2$ cm dick, die Lichtung wird hochgradig verengt, so daß nur ein mittlerer Sondenkopf passieren kann; der Blinddarm weist normale Wandverhältnisse auf. Der Wurmfortsatz ist birnförmig erweitert, seine Schleimhaut sonst nicht verändert; nur die Spitze ist mit dem S romanum verwachsen, eine kleine Fistel verbindet die beiden Darmabschnitte. Fistelbildung findet sich auch zwischen unterstem Ileum und Parametrium.

Der Fall ist wohl nur so zu erklären, daß sich nach einer schweren wahrscheinlich zur Geschwürsbildung führenden akuten Enteritis der untersten Ileumschlinge, die schließlich zu mehr und mehr zunehmender Verengerung der Klappengegend, dann auch zur Abszeßbildung im Parametrium (Fistelbildung vom Darm ins Parametrium) führte, die Entzündung chronisch gestaltete; die Ulzerationen griffen auf die Schleimhaut des unteren Ileums über, der chronische Reizzustand im unteren Ileum hat dann aber auch das gewöhnliche Maß der regeneratorischen Hyperplasie stehen gebliebener Schleimhautinseln weit überschritten und die Wucherungen geschwulstähnlich gemacht. Leider kann über den Epithelcharakter dieser Wucherungen nichts gesagt werden, da der jauchend ulzeröse Prozeß zu einer postmortalen völligen Abstoßung des Epithels der Wucherungen geführt hat. Nur das Gerüst der Wucherungen, wie es auch das Bild zeigt, läßt auf die Polypennatur der Wucherungen schließen.

Gerade hier war der Übergang kleinster Zottenhyperplasien zu zottigen und auch breitbasigen Polypen besonders schön zu sehen. Allerdings werden in solchen Fällen Narbenbildungen der Schleimhaut, Geschwüre usw. die entzündliche Entstehung des Prozesses leichter erschließen lassen; gerade in dem eben besprochenen Fall waren die Narbenbildungen ausgesprochen, die Ileocökalklappe durch narbige Schrumpfung höchstgradig verengt, alle Schichten der Darmwand stark entzündlich durchsetzt. Doch können derartige entzündliche Infiltrationen der Basis der Polypen bzw. der sie umgebenden Schleimhaut auch insofern Folgen der Polypenbildung selbst sein, als eine Entzündung der Polypen, der sie bei ihrer exponierten Lage nicht selten unterliegen, auch auf die Umgebung, also sekundär übergreifen kann.

Noch einer seltenen Pseudopolypenform ist zu gedenken. Es finden sich ab und zu im Darm, besonders im Dünndarm, und hier wieder mehr in seinem unteren Teil nadelkopfgroße bis hirsekorngroße bald vereinzelt stehende bald in großer Zahl ausgestreute polypöse Wucherungen, die statt der erwarteten epithelialen Wucherung in der Schleimhaut liegende vergrößerte und dadurch Stielbildung veranlassende Lymphknötchen zeigen (Pseudopolyposis lymphatica). Schmieden gibt davon eine schöne Abbildung. Über ihre Entstehung ist wenig bekannt. Vielleicht sind es doch auch hier entzündliche Prozesse chronischer Art gewesen, die die Lymphknötchen zur Vergrößerung gebracht haben (Lehmann) (Abb. 96 und 97).

Ebenso unscharf wie die Abgrenzung polypöser Gebilde von hyperplastischen auf entzündlicher Basis beruhenden Wucherungen ist die Abgrenzung von Wucherungen, bei denen neben dem Epithelbindegewebe auch andere Gewebsbestandteile an der Geschwulstbildung selbst teilnehmen, bei denen also komplexere Wucherungen vorliegen. Bei derartigen Wucherungen kann man dann im Zweifel sein, ob man sie den Polypen oder den Mißbildungen oder andersartigen Geschwülsten zurechnen sollte. So könnte man den bei den Angiomen des Darmes erwähnten Fall von Sussig ebenso gut den polypösen Wucherungen angliedern.

Und ebenso unscharf können die Grenzen der „gutartigen" polypösen Wucherungen zum Darmkrebs sein; denn daran ist festzuhalten, daß alle Übergänge von gutartigem zu bösartigem Epithelwachstum vorkommen, und besonders bei den Darmgeschwülsten sind Belege hierfür unschwer zu finden.

Die Polyposis adenomatosa diffusa.

Eine besondere Besprechung verdient die Polypenerkrankung, bei der in großen Teilen des Darmschlauchs Polypen so gehäuft auftreten, daß von einer Systemerkrankung gesprochen werden kann. Wir wollen zuerst an einem Fall eigener Beobachtung (Dissertation Regensburger) der auch in den letzten großen Zusammenstellungen von STÄMMLER und SCHÖTTLER fehlt, das Wesentliche des klinischen wie anatomischen Bildes dieser eigenartigen Erkrankung beschreiben:

Krankengeschichte: Weib 26 Jahre. Keine Anhaltspunkte für ähnliche Fälle oder für gehäuftes Auftreten von Darmkrebs in der Familie. Patientin selbst war im Alter von 6 Jahren aus später nicht mehr erforschbarem Grunde ein halbes Jahr bettlägerig, soll dann mit 9 Jahren eine Ruhr (!) durchgemacht haben; später soll eine Bauchfellentzündung bestanden haben, im Anschluß an eine Geburt traten dann häufig Schmerzen im Zusammenhang mit der Stuhlentleerung auf, nachdem schon 2 Jahre vorher ein Hämorrhoidalleiden (!) bemerkbar geworden war; die Schmerzen im Leib mit wechselnder Lokalisation sollen dann bald dauernde geworden sein, auch traten allgemeine Erscheinungen wie Mattigkeit, Anämie auf. Sie kommt wegen Hämorrhoidalleiden (!) ins Krankenhaus und hier werden auch die tatsächlich bestehenden Hämorrhoiden abgetragen. Doch hält weiterhin dauernd fötider Durchfall mit starken Schleimbeimengungen zum Stuhl an, die Blutarmut steigt schließlich bis zu 20% Hämoglobin.

Autoptischer Befund (491/08): Brust- und Bauchorgane, ebenso der Magen und der ganze Dünndarm, abgesehen von der schweren Blutarmut, ohne jeden Befund. Auch Ileocökalklappe und Blinddarm selbst sind noch unverändert, 15 cm unterhalb der Klappe findet sich eine gerstenkorngroße breit aufsitzende papelförmige Erhebung der Schleimhaut mit glatter Oberfläche, der nach weiteren 5 cm zwei längsgestellte wulstartige Erhebungen von 13 cm Länge folgen.

In der Mitte des aufsteigenden Dickdarms beginnt eine Reihe von mehreren quergestellten wulstigen derben nicht ausstreichbaren Schleimhautfalten. Zwischen denselben liegen einige kleine stecknadelkopfgroße bis apfelkerngroße knopfartige Erhebungen. In der Umgebung dieser Schleimhautfalten ist die gesamte Darmschleimhaut verdickt und leicht granuliert. Seitlich von dieser Platte finden sich wieder zwei hirsekorngroße bzw. erbsenkorngroße rundliche Wülste. Am unteren Ende dieser Querwülste findet sich der erste mit einem flachen Stiel aufsitzende kirschkerngroße Polyp. Hier, der Gegend der Flexura coli dextra entsprechend, beginnt nun mit ziemlich scharfer Abgrenzung eine regellose und massenhafte bis zum S romanum reichende Polypenbildung. Alle Übergänge von kleinsten stecknadelkopfgroßen Erhebungen, oder von verdickten Schleimhautfalten bis zu dattelgroßen breitaufsitzenden oder gestielten Geschwülsten sind hier vereinigt. Die größten Polypen finden sich in der Gegend der linken Flexura und stehen hier so dicht, daß sie das Darmrohr erheblich einengen. Die Polypen liegen, wenn auch zum größten Teil regellos, so doch oft beetartig gehäuft, im unteren Dickdarm bevorzugen sie in gewissem Maße den Verlauf der Tänien. Die Stielbildung ist eine außerordentlich verschiedene: bei den einen ist der Stiel kaum angedeutet, bei den anderen wieder sehr lang ausgezogen, zum Teil sitzen die Polypen verdickten kammförmigen Schleimhautfalten auf, zum Teil sind die Kämme dieser Falten wieder zu Stielen ausgezogen; doch gehen auch

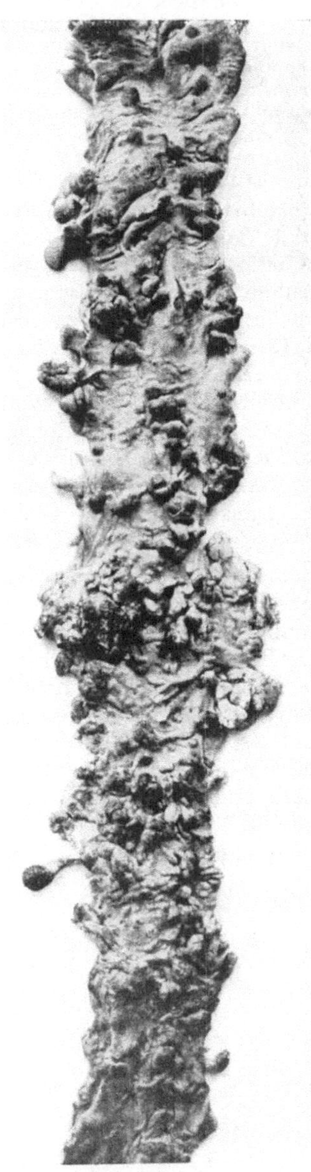

Abb. 100. Stück des Dickdarms bei angeborener Polyposis des Kolon. Partielle beginnende Umwandlung einiger Polypen in Karzinom. S. 491/08. Weib 26 Jahre. ²/₅ der natürl. Größe.

zahlreiche Geschwülste mit ihren Stielen aus der anscheinend unveränderten Schleimhaut hervor. Auch die Oberfläche der Polypen ist äußerst wechselnd: die einen sind glatt, kugelförmig, die anderen zeigen dellenförmige Einziehungen der sonst glatten Oberfläche, wieder andere zeigen feine Papillenbildung und bilden so blumenkohlartige Auswüchse. Manche der Polypen sind dunkelrot gefärbt, die Mehrzahl unterscheidet sich in der Farbe von der übrigen Schleimhaut nicht. Ebenso ist auch die Konsistenz der einzelnen Wucherungen sehr verschieden, und zwar findet sich die Konsistenz vermindert entsprechend der Zunahme der papillären Zerklüftung. Im Rektum nimmt die Zahl der Polypen stark ab. Herdförmig gelagerte kleine Wucherungen beherrschen hier das Bild. Daneben kommen aber auch hier, wenn auch nur vereinzelt, breit aufsitzende oder gestielte Polypen vor; so nimmt die Mitte des Mastdarms ein über markstückgroßes breitaufsitzendes kleinhöckeriges Gewächs mit überhängenden Rändern ein.

Eine Zählung der größeren Polypen ergibt an breit aufsitzenden 55, an gestielten 103, im ganzen also 158 Polypen, wobei die kleinen Granulationen und auch die ebenfalls geschwulstmäßig verdickten Falten nicht mitgezählt sind.

Mehrfache Polypenbildungen im Darm sind nicht scharf abzutrennen von dem Bilde, das wir mit der Bezeichnung der diffusen Polyposis versehen. Der Unterschied ist ein rein mengenmäßiger, nicht wesenhafter, selbst das Moment der Erblichkeit, auf das wir unten noch eingehen werden, ermöglicht keine Unterscheidung, da wir über erbliche Einflüsse bei einfachen solitären Wucherungen im Darm nichts wissen. Immerhin bedingt aber die Masse der Polypenbildungen, der durch sie verursachte Reizzustand der ganzen Schleimhaut, der aber wieder vielleicht auch Ursache weiterer Polypenbildungen ist, die fast nie fehlende Änderung im Epithelcharakter und zuletzt die so häufige Ausbildung eines Karzinoms auf der Polyposisgrundlage in selbst jugendlichem Alter ein so umschriebenes anatomisches wie auch klinisches Bild, daß die Berechtigung gegeben ist, die Polyposis diffusa des Darmes besonders hervorzuheben.

Die Zahl der bisher beobachteten Fälle ist nicht groß; wir haben in einem weit über 10 000 Autopsien umfassenden Material nur den einen oben beschriebenen Fall gesehen, rechnen allerdings Polypenbildungen selbst in Mehrzahl, wenn sie nicht besonders gehäuft auftreten, nicht hinzu; wir verstehen eben unter der Polyposis eine auch das Krankheitsbild völlig beherrschende Erkrankung, nicht zufällige Sektionsbefunde mehrfacher, Erscheinungen nicht machender Polypen. So bringt Versé in einer Zusammenstellung 57 Fälle, Thorbecke fügt 22 hinzu, Stämmler-Schöttler zählen zuletzt im ganzen ungefähr 100 Fälle, eine Zahl, die bei dem häufigen Befund einzelner und mehrfacher Polypenbildungen im Darm gering erscheint. Unter diesen 100 Fällen sind nach Stämmler 62,8 % Männer, 37,2 % Frauen.

Wichtig sind die Altersstufen, in denen die Polyposis gefunden wird, auch hier führe ich Stämmler an:

0—10 Jahre	6 Männer	4 Frauen	Zusammen 10
11—20 ,,	3 ,,	8 ,,	,, 21
21—30 ,,	8 ,,	10 ,,	,, 18
31—40 ,,	17 ,,	8 ,,	,, 25
41—50 ,,	6 ,,	3 ,,	,, 9
51—60 ,,	4 ,,	1 ,,	,, 5
61—70 ,,	6 ,,	2 ,,	,, 8
71—80 ,,	1 ,,	0 ,,	,, 1
	61 Männer	36 Frauen	Zusammen 97.

Daraus geht schon die überwiegende Beteiligung der ersten Jahrzehnte an der Polyposis hervor. In die Zeit bis zum vollendeten 30. Lebensjahr fällt allein fast die Hälfte der Erkrankungen, während bekanntlich einzelne Darmpolypen bei Kindersektionen, aber auch im frühen Erwachsenenalter doch recht selten sind. Auch die klinische Beobachtung, die über ein viel größeres Material verfügt, als die an Kindersektionen doch arme Sektionsstatistik, spricht für diese Seltenheit der Polypenbildungen im Kindesalter. So berichtet Bokay (Merckel) von 0,043 % Mastdarmpolypen bei 56 970 Kindern zwischen dem

6. und 14. Lebensjahr, und METTENHEIMER hat unter 7506 Kindern nur 10mal Mastdarmpolypen gesehen, was einem Hundertsatz von 0,133 entspricht.

Das früheste Alter, in dem die Polyposis gefunden wurde, ist $2^{1}/_{2}$ Jahre (ALBU). Hier begannen die Polypenbildungen bei dem an wiederholten Darmblutungen leidenden Mädchen 7 cm oberhalb des Afters. Aus der Feststellung, daß der Fall ALBUS den jüngsten beobachteten darstellt, geht schon hervor, daß die Polyposis als solche nicht angeboren ist, sondern erst im Kindesalter in Erscheinung tritt. Es handelt sich also bei der Polyposis nicht um ein angeborenes, sondern konstitutionelles, und zwar wahrscheinlich auch erblich bedingtes Leiden, worauf die in einzelnen Fällen gemachten Beobachtungen gehäufter Fälle in einzelnen Familien sprechen. Wir werden uns damit noch näher zu beschäftigen haben.

Die späteren Jahrzehnte beteiligen sich, wie sich aus der Statistik entnehmen läßt, in immer geringerem Grade an der Häufigkeit der Polyposis, anscheinend besteht auch hier ein Gegensatz zu den einzelnen Polypen, die im späteren Alter zweifellos häufiger getroffen werden. Die Erklärung liegt auf der Hand: die Polyposis adenomatosa diffusa stellt ein so schweres Leiden dar, daß ihre Träger ein höheres Alter eben nicht erreichen können.

Bei der Polyposis sind fast nie alle Teile des Darmes in gleicher Weise Sitz der Polypenbildungen. Lieblingsstelle und Sitz der meisten Polypen ist der Dickdarm, und von seinen Abschnitten nimmt die erste Stelle der Mastdarm ein, dann schließen sich die Flexuren an. Doch kommen auch Fälle vor (H. CZERMAK 1), wo die größte Zahl der Polypen und die dichteste Besetzung der Wand mit diesen im aufsteigenden Kolon zu treffen ist, die Neubildungen gegen das Rektum zu an Zahl immer mehr abnehmen. Vom Dünndarm ist es besonders das Duodenum, das häufig gemeinsam mit dem Dickdarm von Polypenbildungen betroffen wird.

Nach der Zusammenstellung von SCHÖTTLER (STÄMMLER) lokalisieren sich die Polypen in den 97 bekannten Fällen folgendermaßen:

 1. Mastdarm allein . . . . 34 mal
 2. Mastdarm und Dickdarm (inklusive Coecum) . . . . 35 „
 3. Mastdarm und Dickdarm und Dünndarm . . . . 9 „
 4. Mastdarm und Magen . . . . 1 „
 5. Flexura sigmoidea allein . . . . 2 „
 6. Querdarm allein . . . . 1 „
 7. Verschiedene Abschnitte des Dickdarms . . . . 15 „
 8. Ileocökalgegend allein . . . . 2 „
 9. Ileum allein . . . . 2 „
10. Magen und Dünndarm . . . . 1 „
11. Gesamter Darm . . . . 2 „

Unter den klinischen Erscheinungen, die das schwere Krankheitsbild der Polyposis, auch wenn nicht wie so häufig eine krebsige Umwandlung der Wucherungen eintritt, bedingen, stehen, wie schon aus der oben angeführten Krankengeschichte hervorgeht, Durchfälle, Tenesmen, Blutungen im Vordergrund. Der Verlauf kann dabei ein schleichender sein, im Falle CZERMAK bestanden die schweren Erscheinungen 8 Jahre. Charakteristisch sind auch die starken Schleimbeimengungen zum Stuhl, eine Folge der oft gewaltig vergrößerten gereizten Schleimhautoberfläche des Dickdarms. Verwicklungen nicht seltener Art sind Vorfälle rektaler Polypen, manchmal auch der ganzen Rektalschleimhaut, und ebenso sind in einer Reihe von Fällen Darminvaginationen durch die Polypen alarmierende Symptome der Erkrankung oder Todesursache bei dem bis dahin unerkannten Leiden gewesen. Weitaus am häufigsten aber entwickelt sich auf dem Boden der Polyposis an einem oder mehreren der Polypen ein Karzinom, und gerade die Dickdarmkrebse bei Jugendlichen beruhen nicht selten auf dieser Polyposisgrundlage. Unter den 57 von Versé zusammengestellten Fällen werden allein 23 Karzinome, unter den 22 Fällen von Thorbecke 11 Karzinome gezählt. Die histologischen Befunde dieser auf der Basis von Polyposis entstandenen Karzinome unterscheiden sich nicht von denen anderer Darmkarzinome, können also mit jenen im Zusammenhang besprochen werden.

Besondere Beachtung verdient das schon oben erwähnte häufige familiäre Auftreten der Polyposis adenomatosa diffusa. Ich führe als charakteristisches Beispiel die drei von Thorbecke mitgeteilten Fälle an, die zwei Brüder und den 5jährigen Sohn des einen betreffen:

a) 28 jähriger schwächlicher Mann, hat von jeher Neigung zu Durchfällen, will nie normalen Stuhl gehabt haben, bemerkt seit einem Jahre allmählich stärker werdende Blutungen beim Stuhlgang, die auf Hämorrhoiden zurückgeführt werden. Man findet beim Abtasten des Rektum eine Anzahl flottierender weicher Knoten, beim Pressen tritt eine faustgroße blasenmolenähnliche polypöse blutende Masse vor den Analring. Diese Geschwulst wird abgetragen. 4 Jahre später treten starke Rücken- und Kreuzschmerzen auf, ebenso Durchfälle und Blutungen. Man findet nun einen ausgedehnten Mastdarmkrebs, der reseziert wird. Bei der Autopsie findet sich die ganze Dickdarmschleimhaut mit kleinerbsengroßen bis haselnußgroßen durchweg langgestielten traubenförmigen Polypen bedeckt, die besonders zahlreich am Blinddarm, an den Flexuren und in Rektumnähe waren.

b) 26 Jahre, Bruder des vorigen. Leidet seit vielen Jahren an Hämorrhoiden, die mehrmals operiert wurden. Kommt mit eingeklemmtem ungefähr faustgroßem Paket einzelner Polypen in die Klinik. Abtragung der Geschwülste. Danach länger dauernde blutige Durchfälle, die aber später aufhören. 12 Jahre später finden sich bei der Untersuchung des Rektum kleinerbsengroße, langgestreckte Polypen.

c) 5jähriger Sohn des vorigen. Seit erster Kinderzeit blutige Durchfälle. Auch hier zahllose Polypen auf der hinteren Rektumwand.

Weitere Fälle von Polyposis, in denen Erblichkeit wahrscheinlich ist, sind folgende:

	Bickersteth	11jähriger Knabe	Mutter ähnlich erkrankt
	Cripps 1	19jähriger Mann	Schwester mit 17 Jahren erkrankt
	Dörnig	16jähriger Mann	Schwester mit 20 Jahren erkrankt
	Niemack	12jährige Frau	Vater mit 40 Jahren erkrankt
nach Versé	Paget	17jähriger Mann	Vetter mit 29 Jahren erkrankt
			2 Schwestern
	Paget	? Weib	1 Schwester
	Port	19jähriger Mann	1 Schwester
	Smith	20jähriger Mann	1 Bruder 17 Jahre
			1 Schwester 16 Jahre
	Zahlmann	23jähriger Mann	6 Fälle in der Familie
	Barthelemi	2 Zwillinge	
nach Thorbecke	Langenbeck	2 Geschwister	
	Thorbecke	27jähriger Mann	1 Bruder
			1 Neffe
	Czermak	46jährige Frau	Mutter an Darmkarzinom †

Die angeborene Veranlagung zur Polypenbildung, die ihren stärksten Ausdruck in diesem erblich multiplen Auftreten der Polyposis diffusa findet, vergleicht Versé mit Recht mit einer ähnlichen Disposition des Hautblattes, die ebenfalls hereditär ist, mit dem „Xeroderma pigmentosum", das wie die Polyposis, zwar auch nicht bei der Geburt schon besteht, aber in der Jugendzeit unter dem Einfluß des Lichtreizes auftritt und meistens zur Bildung multipler Hautkarzinome führt. Wie hier werden auch bei der Polyposis, und vielleicht bei der Polypenbildung im Darm überhaupt, also nicht nur bei den Fällen multiplen Auftretens, noch unbekannte Stoffe eine Rolle spielen, die bei der gewöhnlichen Körperbeschaffenheit unwirksam sind, bei besonders veranlagten Individuen aber diese geweblichen Reaktionen des Entoderms auslösen.

Adenome.

Wir sehen hier von einer gesonderten Darstellung der flachen Adenome der Darmschleimhaut ab, da sie sich nur dem Grade, nicht dem Wesen nach von den polypösen Adenomen unterscheiden. Doch müssen die Adenome einzelner Drüsengruppen, die besondere Geschwulstbilder geben, auch besonders berücksichtigt werden.

Hierher gehören in erster Linie die Adenome der Brunnerschen Drüsen. Hierfür ein Beispiel:

68jähriger Mann (S. 450/07). Im oberen Duodenum findet sich eine kleinkirschgroße halbkugelförmig mit leichter Stielbildung ins Lumen der rechten Seite vorspringende Geschwulst, die von anscheinend unveränderter Duodenalschleimhaut überzogen ist. Diese

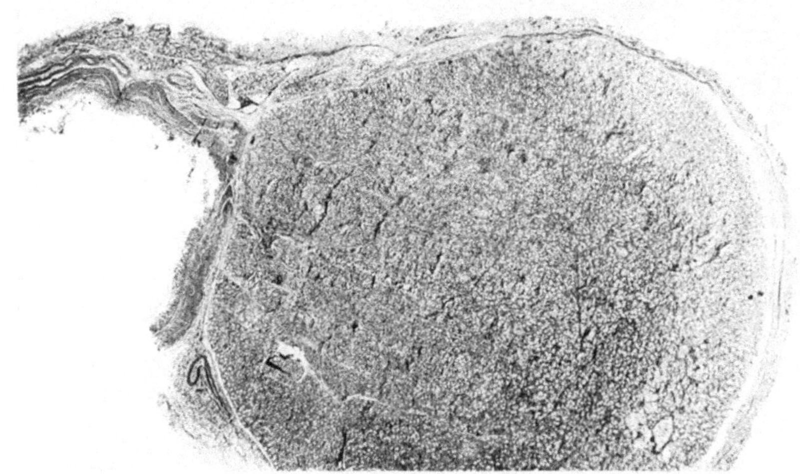

Abb. 101. Adenom der Brunnerschen Drüsen des Duodenum (zirkumskripter submuköser kugeliger Tumor. Vergr. Planar 1 : 4,5, F = 7,5 cm. Balgl. 72 cm. (S. 450/07. Mann 68 Jahre.)

Schleimhaut zeigt auch im mikroskopischen Bild gewöhnlichen Aufbau mit Zotten und Brunnerschen Drüsen, welch letztere sich teils über, teils unter der Muscularis mucosa einbetten; teilweise fehlen sie aber auch im Aufbau der Schleimhaut vollständig. Der eigentliche Knoten setzt nicht unvermittelt unter der Muscularis mucosae ein, sondern grenzt sich von dieser noch durch eine dünne Schicht lockeren Bindegewebes von einer Dicke, die die der Muscularis mucosae um das 2- und 3fache übersteigt, ab. Nur dort, wo die Brunnerschen Drüsen nicht ausgebildet sind, fehlt auch diese bindegewebige Grenzschicht, der Tumor schließt dann direkt an die Muscularis mucosae an (Abb. 102). Die Geschwulst selbst baut sich ausschließlich aus dicht gelagerten zylindrischen Drüsen auf, die alle Eigenschaften der Brunnerschen Drüsen beibehalten, gleichmäßiges Kaliber besitzen und von verhältnismäßig großen einreihigen und einzeiligen Zellen mit ganz hellem Protoplasma und basal gestelltem Kern aufgebaut werden und so große Ähnlichkeit mit Schleimdrüsenzellen haben. Vereinzelte größere und kleinere Ausführungsgänge durchziehen die Drüsenmasse. (Ähnliche Fälle von Scagliosi, Konjetzny (Abb. 101 u. 102).

Von derartigen verhältnismäßig einfach gebauten Geschwülsten, die nicht ohne weiteres den Hamartomen zugezählt werden müssen, führen nun wieder fließende Übergänge zu komplexeren Geschwulstbildungen, an deren Ende das Nebenpankreas steht. Wir haben bei den geschwulstmäßigen Epithelheterotopien bereits einen derartigen Fall erwähnt (Hans Schmidt), und ebenso sind auch Fälle von Karzinoiden beschrieben worden, wo in der Umgebung der Karzinoidnester derartige Geschwulstbildungen Brunnerscher Drüsen zu sehen waren. In einem Fall von Magenkarzinoid unserer Beobachtung waren derartige Bilder ebenfalls festzustellen.

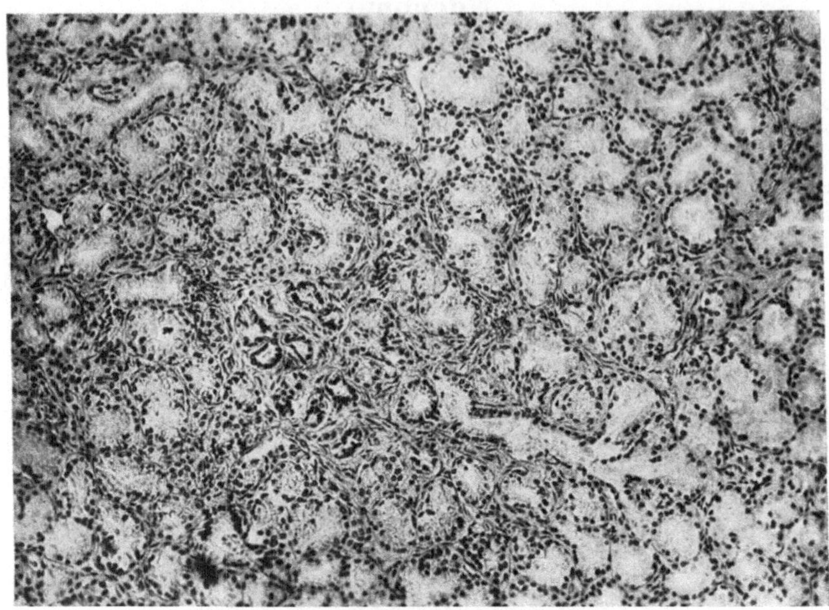

Abb. 102. Adenom der BRUNNERschen Drüsen. Unten Mitte und rechts Ausführungsgänge. S. 450/07. Starke Vergr. von Abb. 101.

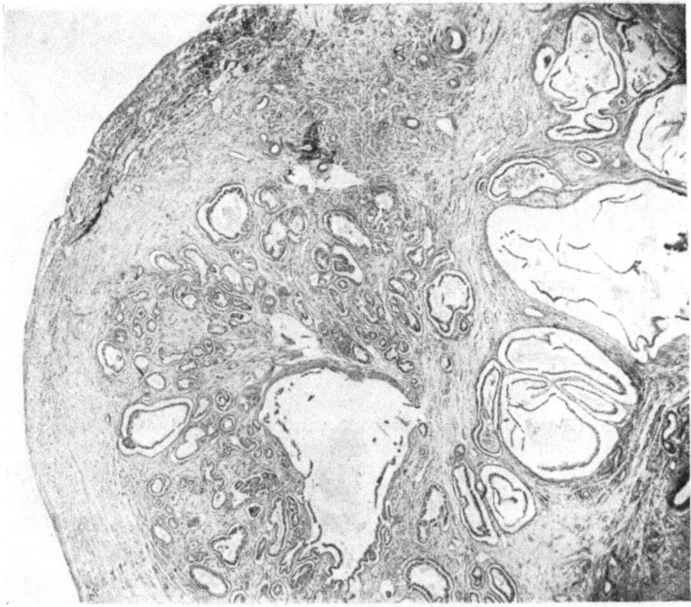

Abb. 103. Adenomatöse Regeneration der Wurmfortsatzschleimhaut mit Zystenbildung nach früherer akuter Appendizitis (Zufallsbefund bei einer Appendektomie). Makroskopisch: kolbige Auftreibung des Wurmfortsatzendes von Haselnußkerngröße; auf dem Schnitt poröser Bau. Drüsenartige Wucherungen, zum Teil mit zystischer Dilatation in der Muskelnaht der Appendix. E. 377/24. Vergr. Lupe Planar. Zeiß 1 : 3,5, 1 : 4,5 cm.

Zu den Adenomen zählen wir auch die geschwulstmäßigen Regenerationen, die manchmal zu ganz beträchtlichen Geschwülsten Anlaß geben können. In der Einleitung haben wir bereits (Abb. 102) auf die starken Hyperplasien der regenerierenden Schleimhaut der Appendix nach partieller Zerstörung der Schleimhaut aufmerksam gemacht, die an Stelle des einfachen Schleimhautzylinders mächtige Schleimhautfaltungen, mit Divertikelbildungen in die Muskellücken hervorrufen, also im ganzen zu einer beträchtlichen Oberflächenvergrößerung der Wurmfortsatzschleimhaut führen kann.

Daneben kommen aber auch geschwulstmäßige Wucherungen, zweifellos auch auf regenerativer Grundlage vor; sie sind im ganzen selten.

In Abb. 103 handelt es sich um einen solchen Fall; näheres aus der Krankengeschichte ist nicht bekannt, da die Appendix einer älteren chirurgischen Präparatensammlung entstammt und ohne Signierung war. Die am Ende stark kolbig aufgetriebene Appendix besitzt hier eine Lichtung nicht mehr.

Der ganze von der atrophischen Muscularis propria umschlossene Raum wird von einem Gewirr großer und kleiner Drüsenräume durchsetzt, die im ganzen den Eindruck des Adenokarzinoms machen könnten, würde nicht die Ruhe des einzeiligen becherzellenbildenden Epithels, die völlige Ruhe im Stroma, die scharfe Begrenzung der Wucherung auf den Narbenzylinder diese Diagnose ausschließen.

Entstehungsursache der Darmpolypen und der Darmkarzinome.

Was die Entstehungsursache der epithelialen Wucherungen der Darmschleimhaut angeht — wir behandeln hier Polypen und Karzinome zusammen, weil fließende Übergänge von den einen zu den anderen führen —, so gehen wir von der Formentstehurg aus, die uns zweifellos zeigt, daß die ersten, für einsetzende Wucherung sprechenden Veränderungen im Epithel liegen. Anfangs- wie Gerüstveränderungen sind uns im Darm mit Sicherheit nicht bekannt.

Was veranlaßt nun diese Epithelveränderungen?

Angeborene Undifferenziertheit oder falsche Differenzierung einzelner Zellen oder Zellgruppen könnte angenommen werden. Die Frage nach der Entstehungsursache würde dadurch allerdings nur in die Embryonalzeit verschoben, aber dadurch der Lösung nicht nähergebracht werden. Aber, bleiben wir bei dieser Annahme, so erklärt sie nicht, warum Polypen und Karzinome zumeist an ganz bestimmten Stellen des Darmes gefunden werden, so an den Flexuren, an den Orten physiologischer Engen, auf den Kuppen der Schleimhautfalten, warum in jedem Krebs, in jedem Polypen die formale Genese eine multizentrische, nicht vielmehr eine unizentrische ist, warum die auftretenden metaplastischen Zellen nach und nach und immer wieder an anderen Stellen neu, und nicht an den benachbarten Zellbezirken, die alle unter gleichen Bedingungen stehen, mit einem Schlage auftreten.

Die neueren experimentellen Krebsarbeiten zeigen, daß auf dem Boden chronisch entzündlicher Reize meist durch chemische Einflüsse veranlaßt, Krebse und Warzenbildungen, auch Polypenbildungen auf Schleimhäuten entstehen können. Chemische Stoffe können vielleicht auch bei der Entstehung der Darmpolyposis und Darmkarzinosis wirksam sein. Vielleicht liegt hierin die Bevorzugung des Dickdarmes bei der Karzinombildung. Aber andererseits zeigen wiederum dieselben experimentellen Krebsarbeiten mit aller Deutlichkeit, daß, soll die Reizwirkung zur Geltung kommen, eine Organveranlagung dazu kommen muß: denn die Karzinome treten fast nur im Vormagen der Ratte auf, auch wenn Spiropteralarven an anderen Schleimhäuten zu finden sind, und weiter ist bekannt, daß spontane Polypenbildungen auch bei der Ratte fast nur im Vormagen auftreten. Bei Teereinspritzungen in den Mastdarm der Ratte wollen Buschke und Lang auch Karzinome nicht etwa in dem am stärksten dem Reiz ausgesetzten Mastdarm beobachtet haben, sondern ebenfalls im Vormagen sich Geschwülste entwickeln gesehen haben.

Auf jeden Fall liegen die Verhältnisse im Darm verwickelter als im Magen, in dem sich auch klinisch vorangehende Störungen leichter überblicken lassen. Das der Krebsbildung vorangehende etwaige entzündliche oder hyperplastische oder ulzerative Stadium ist kaum je näher zu präzisieren; und mag man sich zum Ulkuskarzinom des Magens stellen wie man will (eine gewisse Rolle spielt das Ulkus jedenfalls in der Krebsentstehung mancher Fälle) — bei dem Magenkarzinom können jedenfalls Umbauverhältnisse der Schleimhaut in näherer oder weiterer Entfernung vom Karzinom auf vorbereitende, das Wachstum des Karzinoms einleitende Vorgänge hindeuten, im Darm fehlen ähnliche Anhaltspunkte vollständig, auch fehlt hier das Riesenuntersuchungsmaterial, das in den wegen chronischen Geschwürs resezierten Magenteilen immer zur Verfügung steht.

Im Gegenteil, die tägliche Erfahrung lehrt, daß ausgesucht chronische Reize im Darm, chronische Entzündungsprozesse kürzerer oder längerer Dauer fast niemals zur Entstehung eines Darmkarzinoms führen. Man denke an die so zahlreichen unter Vernarbung und oft langsam heilenden, oft mit atypischen Regeneraten der Schleimhaut verbundenen chronischen Appendizitiden, an die zahlreichen Fälle chronischer, tuberkulöser Geschwüre, die jahrelang bestehen, mit ausgedehnten Narben heilen können, in deren Umgebung ausgedehnte hyperplastische Wucherungen der Schleimhaut oft nachzuweisen sind; man denke an die ausgedehnten Narbenbildungen, wie sie im Gefolge der Ruhr auftreten und vergleiche damit die äußerst seltenen Fälle wirklicher Krebsbildungen, die sicher im Zusammenhang mit derartigen chronisch-entzündlichen Prozessen stehen (Herzog). Kommen, wie z. B. bei Ruhr, wirklich geringgradige Polypenbildungen vor (Ruhrpolypen), so sind Ruhrkrebse sicher allergrößte Seltenheit. Wenn sich bei solch alten Tuberkulosen oder Narbenprozessen anderer Art im Darm auch ein Karzinom entwickelt, so bevorzugt es fast regelmäßig von chronischem Entzündungsprozeß freie Stellen.

Dasselbe gilt von Parasiten oder Ablagerungen von Parasiteneiern. Bilharziaeier, die jahrelang die Rektumschleimhaut im entzündlichen Zustand halten können, sind wohl ausnahmsweise mit der Bildung polypöser Wucherungen in Zusammenhang gebracht worden; daß sie Krebse veranlassen, wird nirgends behauptet.

Gröbere Gewalteinwirkungen spielen sicher kaum eine Rolle. Damit ist nicht gesagt, daß man sich bei der völligen Unkenntnis der Entstehungsursache der Karzinome in Begutachtungsfällen nicht doch unter gegebenen Umständen für die Möglichkeit eines Zusammenhanges aussprechen darf.

Daß mechanische Einflüsse für die Krebsentstehung im Darme von Bedeutung sind, geht schon aus der Beobachtung der hauptsächlichsten Lokalisationen des Darmkrebses und auch der Polypen hervor. Jejunum und Ileum werden, wenn wir von den anders gelagerten Fällen bösartiger Karzinoide absehen, fast ganz verschont; im Duodenum hingegen ist Hauptsitz der Karzinome die vorspringende Papille. Im Dickdarm sind Lieblingssitze der Krebse alle die Stellen physiologischer Enge oder Knickungen, so die Ileocökalklappe, die Mündung des Wurmfortsatzes, die Dickdarmbiegungen, die Flexura sigmoidea und hier wieder besonders die Übergangsstellen der fixierten in die Gekröse zeigenden Abschnitte. An erster Stelle unter allen Darmkarzinomstätten steht der Mastdarm, in dem die eingedickten Kotmassen lagern. Für Polypen gilt ähnliches wie für das Karzinom. Sie, aus denen die Karzinome zum großen Teile hervorgehen, haben vielfach dieselben Lieblingssitze wie jene. Schmieden betont wieder die alte Beobachtung, die auch aus unseren Abbildungen hervorgeht, daß die Polypen mit Vorliebe auf den Schleimhautfaltenkuppen und nicht in deren Grunde liegen.

Ob Lymphknötchen, die am Grunde von Darmpolypen kleinsten Formates nicht allzu selten gefunden werden, mit den Wucherungen im Zusammenhang stehen, wie dies SCHMIEDEN für möglich hält, ist sehr die Frage. Gewiß kommen auch bei ruhender Schleimhaut über Lymphknötchen manchmal ganz umschriebene Drüsenvergrößerungen und Drüsenverzweigungen vor, die sogar in die Unterschleimhaut eintauchen können (SCHULZEsche Bilder, ORTH). Aber derartige Bilder kommen auch ohne Lymphknötchen ab und zu zur Beobachtung (Abb. 104), und weiterhin wäre es doch merkwürdig, warum bei einem Zusammenhang über den tausenden Lymphknötchen des Darmes derartige Beobachtungen so

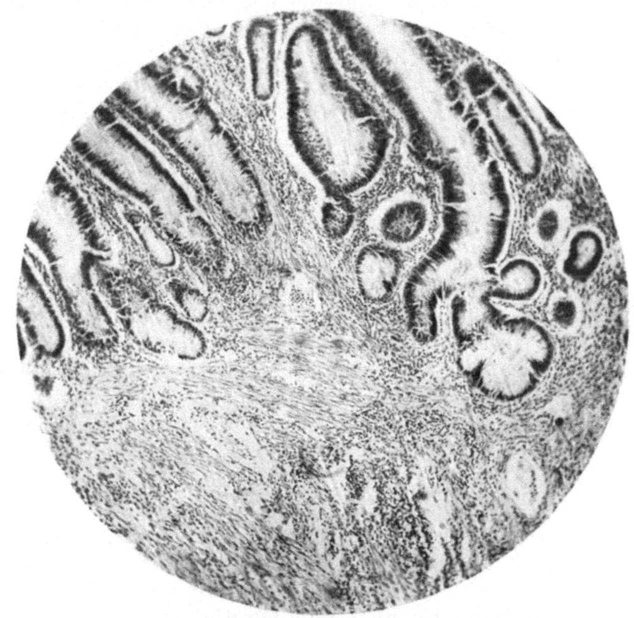

Abb. 104. Dickdarmpolyp. Einzelliges dunkles Zylinderepithel mit geringer Schleimbildung der Drüsenschläuche. Zirkumskripte Tiefenwucherung eines Drüsenschlauches durch die kaum erkennbare Muscularis mucosae in die Submukosa; hier beginnende azinöse Sprossung. Kleinzellige Rundzellinfiltration, besonders in unmittelbarer Umgebung dieser atypischen Drüse. S. 409/09. Vergr. Periplanat. Ok. 4 ×. Apochromat. Obj. 16 mm. Balgl. 54 cm.

große Seltenheiten sind. Bei dem Zusammenvorkommen von Lymphknötchen und Drüsenwucherungen oder beginnenden Polypen ist auch an sekundäre Neubildung und nicht Präexistenz der Lymphknötchen zu denken. Unbestreitbar ist die Rolle erblicher Einflüsse in manchen Fällen. Man kennt eine Reihe von Krebsfamilien, in denen eine größere Anzahl der Mitglieder an Darmkrebs zugrunde gegangen sind, z. B. JÜNGLING: Mutter und drei ihrer Geschwister sind an Rektumkarzinom zugrunde gegangen, der 12jährige Sohn leidet an Darmpolyposis; besonders zahlreich sind derartige Fälle in Verbindung mit der Polyposis (ZAHLMANN, THORBECKE, CZERMAC). Aber die Fälle sind doch zu selten, um allgemein, auch in den Fällen von fehlender Polyposis, der Vererbung eine ausschlaggebende Rolle zuzusprechen.

Der Darmkrebs ist, wenn wir wieder von den Karzinoiden absehen, in der großen Mehrzahl der Fälle eine Erkrankung des reiferen Alters. Seltener findet man es, besonders das unter den Darmkarzinomen vorherrschende Mastdarmkarzinom, vor dem 50. Lebensjahre; es ist das häufigste Karzinom des männlichen

Greisenalters, und gerade deshalb wird es nicht selten als zufälliger Sektionsbefund bei Greisensektionen gefunden, zufällig deshalb, weil gerade beim Darmkrebs die alte Erfahrung immer wieder bestätigt wird, daß je höher das Alter, desto gutartiger der Verlauf des Karzinoms ist, ausgedrückt durch geringere Wachstumskraft, durch geringere Neigung zur Metastasierung, durch geringgradige Neigung zur narbigen Schrumpfung und damit zur Stenosebildung.

Doch kommen auch Karzinome bei Jugendlichen vor: Ahlfeld beschreibt sogar ein Adenokarzinom am blinden Ende einer Sirenenbildung, also ein Karzinom des Enddarmes bei einem Neugeborenen, also ein angeborenes Karzinom. Andere Fälle jugendlicher Karzinome sind mitgeteilt von Duncan: Dünndarmkarzinom mit Ulzeration und Metastasen bei einem $3^1/_2$ jährigen Knaben, von Zuppinger ein Zylinderepithelkrebs der Flexura sigmoidea bei einem 12jährigen Mädchen, weitere Fälle von Paltauf, Wilde, Krasting, Ruczynski, Wertheimer, Brüning, de la Camp).

Überblicken wir all das, was wir über die Entstehungsursachen der Polypen und Karzinome gesagt haben, so ist das Ergebnis ein sehr dürftiges. Wir müssen uns vorläufig zufrieden geben mit der allerdings sehr wenig sagenden Annahme einer notwendigen Veranlagung zur Entstehung dieser Geschwulstbildungen, ohne die bei wahrscheinlich gleichen Reizen eine derartige Wucherung eben nicht zustande kommen kann.

Statistik der Darmkarzinome.

Einige Zahlen sollen ein annäherndes Bild der Häufigkeit der Darmkarzinome überhaupt und ihrer einzelnen Lokalisationen geben:

Nothnagel zählt unter 41 838 Sektionen 3585 Krebskranke, unter diesen 343 Darmkarzinome, also machen diese ungefähr $10^0/_0$ der Krebse aus. Müller-Bern zählt unter 5621 Sektionen 521 Karzinome, unter diesen 41 Darmkarzinome, was $7,9^0/_0$ ausmacht. Erheblich höher sind die Zahlen der vom Zentralkomitee für Krebsforschung veranstalteten Sammelforschung des deutschen pathol. Instituts aus den Jahren 1921 und 1922, die Geh. Rat Lubarsch zur Verfügung stellte: unter 9829 Krebsfällen 1608 Darmkrebse $= 16,4^0/_0$. Eine Zusammenstellung aus unserem Sektionsmaterial aus den Jahren 1906/07 (Forster) ergibt unter 945 Sektionen 176 Karzinome, unter ihnen 47 Darmkarzinome ($5^0/_0$ der Sektionen), also eine Häufigkeitszahl von ungefähr $27^0/_0$ unter den Karzinomen, eine zweite Statistik aus den Jahren 1908/09 über 1371 Autopsien (Nobiling) ergab 212 Karzinome, unter diesen wieder 42 Darmkarzinome, also fast $20^0/_0$ der Karzinome; $3^0/_0$ der Sektionen.

Eine Zusammenstellung unseres Materials aus den Jahren 1922—1924, dann aus den Jahren 1925—1928 ergibt folgende Zahlen:

1922—1925	1925—1928
Zahl der Sektionen:	
2168	3600
darunter bösartige Gewächse; nur Karzinome	
358—$17,04^0/_0$	533—$15^0/_0$
Von diesen Karzinomen trafen auf den Magendarmschlauch	
157—$7,25^0/_0$ des Sektionsmateriales	257—$7,14^0/_0$
Prozentzahl der Magendarmkarzinome unter den Karzinomen	
$48,9^0/_0$	$48,2^0/_0$
Unter den Magendarmkarzinomen sind Darmkarzinome:	
51—$32,5^0/_0$	100—$38,9^0/_0$
Darmkarzinome: Prozentzahl unter allen Karzinomen:	
$15,9^0/_0$	$15^0/_0$
Darmkarzinome in Prozent des ganzen Sektionsmaterials:	
$2,35^0/_0$	$2,8^0/_0$

Ich weise auf die fast gleichen Prozentzahlen der beiden 4 Jahre hin, die sicher nicht im Sinne einer Zunahme der Karzinome im letzten Jahrzehnt hinzeigen.

Die Darmkarzinome verteilten sich auf die einzelnen Darmabschnitte folgendermaßen:

9 Dünndarm,	Dagegen Krebsstatistik (Lubarsch) 1608:	
17 Coecum,	Duodenum	69
1 Appendix,	Dünndarm	22
2 Colon ascendens,	Wurmfortsatz	7
8 Colon transversum,	Dickdarm	664
5 Colon descendens,	Mastdarm	846.
109 S romanum und Rektum.		

S romanum und Rektumkarzinome wurden in meiner Statistik deswegen zusammengezählt, weil aus den Sektionsprotokollen nicht immer mit völliger Sicherheit der genaue Sitz der unteren Dickdarmkarzinome zu ersehen war.

Dem Geschlecht nach verteilten sich die Darmkrebse auf 84 Männer, 67 Frauen. Die Zahlen der einzelnen Jahre schwanken aber so stark, daß daraus keine Schlüsse gezogen werden können.

Auffallend ist die bedeutende Steigerung der Beteiligung der Darmkarzinome an der Gesamtzahl der Krebse in unserem Sektionsmaterial, von 27 bzw. 20% auf $48,9\%$. Eine einwandfreie Erklärung für diese Häufigkeitssteigerung steht uns nicht zur Verfügung. Es ist aber vielleicht von Wert hinzuzufügen, daß das den Statistiken von Forster, Nobiling und das den Jahren 1922—1924 zugrundeliegende Material unter der gleichen Leitung seziert wurde.

Wertvoll ist der Vergleich mit dem Sektionsmaterial aus anderen Instituten; ich führe hier nur aus der sorgfältigen Zusammenstellung Stämmlers (Chemnitz) eine Zahl an: Unter 6576 Sektionen findet er 78 Darmkrebse, was einer Durchschnittsprozentzahl von 1,18 entspricht.

Eine Zusammenstellung von Wolfgang Rau ergibt aus dem Dresdener pathologischen Institut (gleichzeitig unter Vergleich der Zahlen in Friedens- und Kriegszeit) bei:

Männersektionen	Karzinome	darunter Darmkarzinome	$= \%$ der Gesamtsektionen
2589 (Friedenszeit)	297	$49 = 16,3\%$	$1,89\%$
2933 (Kriegszeit)	340	$49 = 14,2\%$	$1,67\%$
Weibersektionen			
2316 (Friedenszeit)	255	$36 = 13.9\%$	$1,56\%$
2555 (Kriegszeit)	240	$41 = 13,2\%$	$1,60\%$

Ein wesentlicher Unterschied zwischen Kriegs- und Friedenszeit ergibt sich hiernach nicht. Sowohl aus meiner obigen Statistik wie aus der Lubarschschen geht das außerordentlich starke Überwiegen der Dickdarmkrebse gegenüber denen des Dünndarms hervor. Bei mir 94,1 Dickdarmkrebse; in der Sammelforschungsstatistik (ohne Duodenum) sogar 98%. Die Seltenheit des Wurmfortsatzkrebses erhellt ebenfalls aus beiden Statistiken. Der Unterschied der Sammelforschungsstatistik, daß der Mastdarmkrebs längst nicht so stark überwiegt wie in meiner, beruht augenscheinlich auf den Verschiedenheiten in der Abgrenzung zwischen dem Dick- und Mastdarm. Sehr deutlich ist in der Sammelforschung auch das Überwiegen des männlichen Geschlechtes über das weibliche. Im ganzen 508 Darmkrebse bei 5175 männlichen Krebsfällen — $9,8\%$ gegenüber 338 Darmkrebsen bei 4654 weiblichen Krebsfällen: $7,3\%$. Wie sehr aber hier nur große Zahlen einigermaßen verwertbar sind, zeigt unsere

Zusammenstellung aus 1920/21: Im ersten Jahr fanden wir unter 21 Dickdarmkarzinomen 7 Männer, 14 Frauen, im zweiten Jahre bei 35 Dickdarmkrebsen 24 Männer, 11 Frauen, also Zahlen, die sich untereinander zu obiger Großstatistik, wenigstens was die des ersten Berichtsjahres anlangt, geradezu gegensätzlich verhalten.

Auf den Dickdarm allein trifft weitaus der größte Teil aller Darmkrebse: So fallen in der Rauschen Statistik auf den gesamten Dickdarm unter 49 Fällen 47, unter 49 Fällen 45, unter 36 Fällen 34, unter 41 Fällen 31 Karzinome. Der Mastdarmkrebs allein zeigt dabei Zahlen von 26, 17, 20, 17, hat also beim Manne eine prozentuale Beteiligung am Karzinom überhaupt mit 8,7 bzw. 5,0 %, beim Weib mit 7,8 bzw. 7 %.

Einteilung der Darmkrebse.

Die Einteilung der Darmkarzinome nach ihrer äußeren Form und nach ihrem histologischen Verhalten wird von fast jedem Autor in anderer Weise durchgeführt, wenn auch die Verschiedenheiten dabei z. T. nicht sehr groß sind. Eine Einteilung muß beruhen auf einer scharfen Trennung der makroskopischen Form und des histologischen Befundes, wenn auch der makroskopischen Form in der Mehrzahl der Fälle ein bestimmter histologischer Befund entspricht; es ist aber unlogisch, diesen in einer Benennung nach makroskopischen Grundsätzen vorwegzunehmen. Ebenso läßt der mikroskopische Befund meistens, aber nicht immer, auf die äußere Form des Gewächses schließen. Weiterhin wird die Einteilung erschwert durch den Wechsel der Bilder, die der einzelne Krebs bieten kann, die Häufigkeit der Übergänge des einen in den anderen Typus, sowohl der Form als auch dem histologischen Aufbau nach.

Von den Einteilungen nach den makroskopischen Formen seien von neueren folgende angeführt:

Aschoff 1. Blumenkohlartige, polypöse papilläre Form. Mikr.: meist Adenokarzinom.

2. Geschwürsbildende weiche Krebse mit wallartigem Rand. Mikr. Adenokarzinome z. T. medulläre Karzinome.

3. Harte Krebse (Skirrhen).

4. Gallertkrebse.

Gegen diese Einteilung ist einzuwenden, daß die unter 2 angeführten, geschwürsbildenden, weichen Krebse, die hauptsächlichste Form des Darmkarzinoms, die Bezeichnung „weich" in der Mehrzahl der Fälle nicht verdienen, sondern vielfach recht hart sind, an Härte der 3. Form nichts nachzugeben brauchen, ohne daß man sie den skirrhösen Krebsen beizählen könnte. Die Konsistenz als Einteilungsgrundsatz mitzuverwenden, erscheint deshalb nicht ratsam.

Borrmann teilt die Karzinome (allerdings hauptsächlich die Magenkarzinome) folgendermaßen ein:

1. Das breitbasig aufsitzende, scharf begrenzte polypöse Karzinom mit geringer Ulzeration.

2. Das ausgedehnt ulzerierte Karzinom mit aufgeworfenen Rändern; jenseits des Randes fällt die Wand steil ab und wird dünn.

3. Ulzeriertes Karzinom ohne steilen Abfall zu fast gewöhnlicher Dicke. Die Geschwulstinfiltration geht über den Geschwürsrand hinaus.

4. Mehr oder minder diffuse Karzinome.

Das Gallertkarzinom fehlt in dieser Einteilung, auch wird in der Praxis 2 und 3 nicht immer zu trennen sein. Besser wäre es deshalb 2 und 3 in eine Hauptform zusammenzufassen.

Schmaus-Herxheimer teilen ein in:

1. Knotige oder pilzförmige Geschwülste, sekundär ulzerierend,
2. flächenhafte Geschwülste, hauptsächlich in Unterschleimhaut und Muskularis weiterwachsend, ohne stärker hervorzuragen.

Gegen diese Einteilung ist zu erinnern, daß die Haupteigenschaft der flächenhaften Tumoren, die wenn auch sekundäre, aber das Bild beherrschende Ulzeration in der Einteilung nicht zum Ausdruck kommt. Ein schüsselförmiges Karzinom mit wallartig aufgeworfenem, hohen Rand läßt sich unter der allgemeinen Bezeichnung „flächenhafte Geschwulst" kaum vorstellen.

Besser entspricht die Einteilung von Anschütz-Konjetzny:

1. Solitäre, polypöse Karzinome.
   Unterabteilung: multiple polypöse Karzinome.
2. Umschriebene ulzerierende Karzinome.
3. Übergangsformen; teils umschriebene, teils infiltrierende Karzinome.
4. Infiltrierend wachsende Karzinome.

Hier ist die unter 3 angeführte Übergangsform überflüssig, da Voraussetzung ist, daß die verschiedenen Karzinome im makroskopischen Verhalten häufig Übergänge zeigen.

Die letzte Einteilung stammt von Stämmler: Er unterscheidet

A. Karzinome, die weit ins Darmrohr vorspringen:
   a) Fungös-polypöse Krebse.
   b) Zottig-papilläre Krebse.
B. Karzinome, die sich wesentlich in die Tiefe entwickeln.
   a) Karzinome, bei denen die Geschwürsbildung im Vordergrund steht.
   b) Karzinome, die nicht oder nur unwesentlich ulzeriert sind.

Diese Einteilung entspricht fast allen Bedürfnissen, nur sind die Unterabteilungen von B Hauptgruppen. Auch fehlt das von jeder anderen Form sich unterscheidende Gallertkarzinom. Wir würden deshalb folgende Einteilung vorschlagen, die auch für die chirurgische Beschreibung einfach und praktisch erscheint:

1. Polypöse (papilläre) Karzinome.
2. Wallartige umschriebene evtl. ulzerierende Karzinome.
3. Diffuse infiltrierende Karzinome.
4. Gallertkrebse.

Die Einteilung der Darmkrebse nach dem mikroskopischen Verhalten ist wesentlich einheitlicher. Von fast allen wird das differenzierte, drüsenbildende Karzinom von dem soliden Karzinom scharf getrennt. In der Bildung von Unterabteilungen gehen die Schemata weit auseinander.

Hauser:

a) Carcinoma cylindrocellulare adenomatosum.
b) Carcinoma cylindrocellulare solidum.
c) Mischformen (simplex, scirrhosum, microcysticum, gelatinosum).

Borrmann:

a) Carcinoma solidum.
b) Zylinderzellkrebs (Abart Cystocarcinoma papilliferum).
c) Gallertkrebs.
d) Diffuses polymorphzelliges Karzinom.
e) Adenoma malignum.
f) Mischformen.

Petersen-Colmers:

A. Carcinoma adenomatosum.

    a) simplex, b) papilliferum, c) microcysticum, d) gelatinosum.

B. Carcinoma solidum.

    a) alveolare, b) diffusum, c) gelatinosum.

C. Mischformen.

Es ist auffallend, daß hier das Carcinoma gelatinosum sowohl zu den soliden als auch zu den adenomatösen Formen gezählt wird, während es der Hauptsache nach, will man es nicht als eigene Form aufstellen, zu den reinen adenomatösen Karzinomen gehört.

Von Anschütz-Konjetzny wird folgende Aufstellung gegeben:

a) Carcinoma adenomatosum.

b) Carcinoma solidum.

    1. Carcinoma cylindrocellulare.

    2. Carcinoma solidum globocellulare.

c) Mischformen.

d) Carcinoma fibrosum.

e) Seltenere Formen.

Hier stört die eigene Gruppe des Carcinoma fibrosum, die besser Unterabteilung von a und b wäre.

Die umfassendste Einteilung stammt von Kaufmann. Es werden 4 Hauptformen aufgestellt, deren Bezeichnung nach dem vorherrschenden Bild der Geschwulst gewählt wird. Es wird dabei von vornherein betont, daß alle Übergänge vorkommen.

A. Zylinderzellkrebse:

    a) Glanduläre Form: Adenokarzinom.

    b) Carcinoma cylindrocellulare solidum.

    c) Papillärer Zylinderzellkrebs (Carcinoma villosum oder papillosum).

B. Carcinoma solidum globocellulare: (Carcinoma medullare, dabei sind die Zellen klein, unregelmäßig, oft annähernd rund, durch gegenseitige Abplattung eckig. Es kommen auch Übergänge zu polymorphzelligen Karzinomen vor.

    a) Kleinalveoläres Karzinom.

    b) Großalveoläres Karzinom.

C. Skirrhus: Faserkrebs, Carcinoma fibrosum, Abart von A und B, kann sich auch mit B kombinieren.

D. Gallert- oder Kolloidkrebs (Carcinoma gelatinosum oder colloides).

E. Seltenere Formen:

    a) primäre Plattenepithelkrebse.

    b) Flimmerepithelkrebse.

    c) Karzinosarkome.

Hier ist auch dem Gallertkrebs seine histologische Sonderstellung in der Reihe der mikroskopischen Darmkarzinombilder gewahrt.

Nach Borrmann sind die verschiedenen histologischen Bilder des Verdauungsschlauchskarzinoms (wohl des Karzinoms überhaupt) bedingt durch folgende Umstände:

1. Das Vordringen der Karzinomzellen auf dem Wege der Saftspalten und Lymphgefäße.

2. Die Form der wachsenden Zellen selbst.

3. Die Schnelligkeit, in der sie wachsen.

4. Das Verhalten der Krebszellen auf dem neuen Boden (Wand der Lymphgefäße), in welchen sie vordringen.

5. Absonderungserscheinungen oder Zerfallsvorgänge in den Krebszellen.

6. Das Verhalten der dem Gewächse benachbarten Gewebe, vor allem des die Lymphgefäße umgebenden Bindegewebes.

Diese Umwelteinflüsse sind es auch, die es ermöglichen, daß Metastasen der Karzinome von dem ursprünglichen Krebs ganz abweichende histologische Bilder geben (Adenokarzinommetastase bei primärem Carcinoma solidum scirrhosum, Adenokarzinom-Metastase mit fehlender Schleimbildung bei primärem Gallertkrebs usw.).

Makroskopisches Verhalten der Darmkrebse.

Die Form des Darmkarzinoms ist im wesentlichen eine eintönigere als die des Magenkrebses. Skirrhöse Formen mit infiltrierender Ausbreitung, die im Magen am häufigsten sind, kommen vereinzelt im Duodenum, etwas häufiger im Rektum vor, sind aber in den übrigen Darmabschnitten selten. Im Duodenum ist auch das Ulkuskarzinom in charakteristischer Ulkuserscheinung entsprechend dem Ulkuskarzinom des Magens beschrieben worden, entstanden auf dem Boden eines Ulcus pepticum callosum. Häufig sind aber derartige Ulkuskarzinome im Duodenum, trotz der Häufigkeit der Ulzera und der Ulkusnarben in diesem Abschnitt sicher nicht. (Gegensatz zu EWALD.) Histologisch soll es sich bei diesen Ulkuskrebsen meist um infiltrierende skirrhöse Formen mit kleinen, undifferenzierten Epithelien handeln.

Weitaus die häufigste histologische Grundlage der Darmkrebse aller Lokalisationen ist das Adenokarzinom mit seiner Unterabteilung, dem Zylinderepithelkrebs. Die Größe spielt keine Rolle: Neben faustgroßen massigen knotigen Bildungen können kleinste flache adenomatöse Wandverdickungen ohne Spur von Ulzerationen histologisch reine Krebsbilder geben. Seine charakteristische Form ist die polypöse (Abb. 105), die sich auch in den meisten der weit zerfallenen Geschwülsten noch erschließen läßt. Wallartige polypös gegliederte, meist stark gerötete weiche oder härtere Ränder umgeben bei diesen ulzerierten Krebsen einen zentralen Zerfallsdefekt, oder wenn zentraler Zerfall fehlt (dieser findet sich in der Mehrzahl der bei der Autopsie gefundenen, also vorgeschrittenen Fälle), ist die ganze Wucherung eine gegliederte, wobei aber gröbere Gliederung weitaus häufiger ist als feinzottige. Nur der Zottenkrebs des Duodenum kann hier eine Ausnahme machen: hier sind die feingegliederten Zottengeschwülste nicht allzu selten. Je stärker das Gerüst der Krebse ausgebildet ist, desto gröber ist die Gliederung der Oberfläche dieser Adenokarzinome, je feiner es ist, desto zierlicher sind die feinzottigen Gebilde. Auch kommen polypöse Karzinome vor mit dünnem langem Stiel, deren Basis selbst nicht karzinomatös ist (HANS SCHMID), ebenso aber auch Karzinome in Form flacher kleiner warziger Schleimhautverdickung. Das Zylinderzellkarzinom tritt selten von Anfang an als solches auf, dagegen nimmt das Adenokarzinom in vorgeschrittenerem Stadium, häufig besonders in den tieferen Schichten, diesen Charakter an. Dabei vergrößern sich die Zellnester unter Zurücktreten des Gerüstes, das Karzinom nimmt die Eigenschaft des medullären an.

Eine Zusammenstellung von KAPPERS ergibt unter 55 wahllos zusammengestellten Darmkarzinomen 72,7% Adeno- und Zylinderzellkarzinome, 11% gelatinöse, 9,1% Misch- und Zwischenformen. Die überwiegende Beteiligung des Adenokarzinoms geht, insbesondere wenn man mit Recht das gelatinöse ihm zurechnet, aus diesen Zahlen deutlich hervor. Das ursprüngliche Bindegewebe des Darmes ist ohne großen Einfluß auf Form und Gestaltung des Krebses. Es wird umgewandelt oder größtenteils ersetzt durch ein von den Geschwulstzellen induziertes neugebildetes Bindegewebslager, das verschiedenste Ausbildung, Reifegrade, Mächtigkeit erlangen kann. Je stärker der Reifegrad des

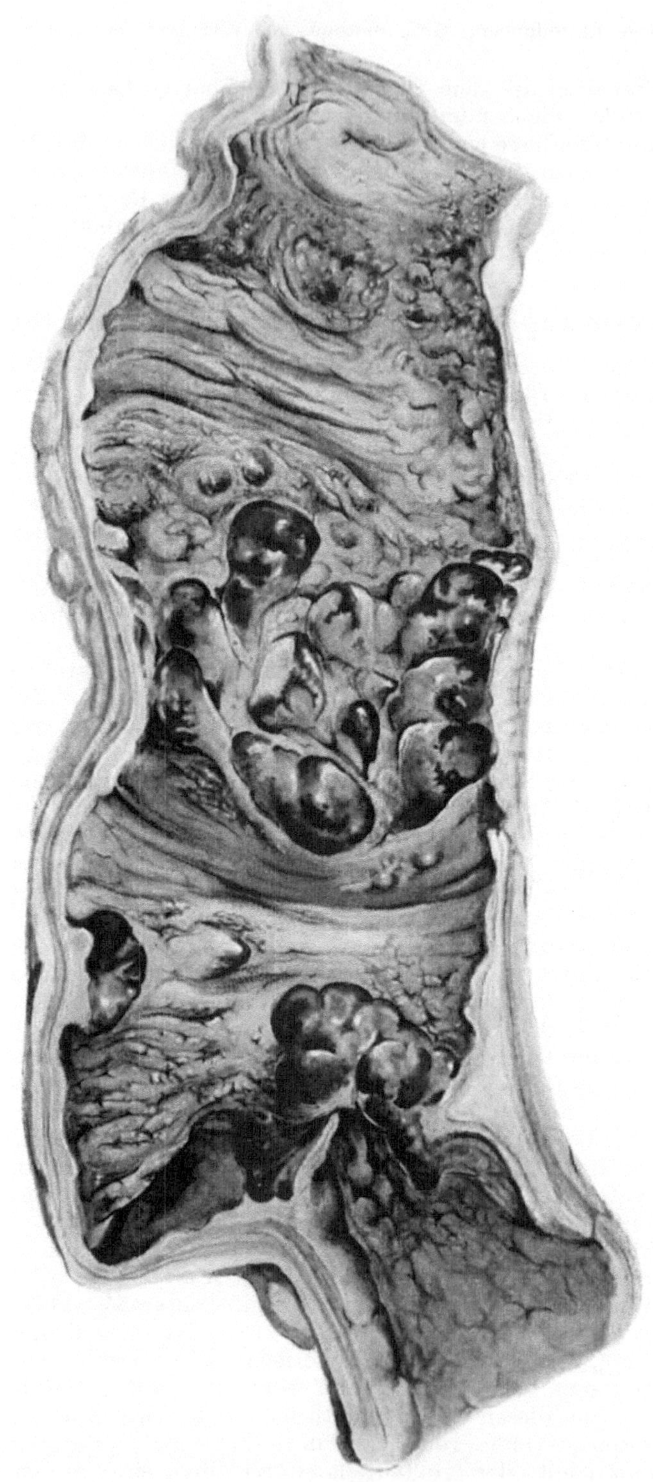

Abb. 105. Multiple polypöse, ringförmige und verengende Karzinome der Ileocökalklappe, des Blinddarms und des Colon ascendens. Starke Verengung der Ileocökalklappe. Hypertrophie der Muskularis im untersten Ileum (oben). Nebenbefund: weiteres primäres, skirrhöses Karzinom des Magens. Sekt. 99/20. Weib 84 Jahre. ³/₄ der natürl. Größe.

neugebildeten Bindegewebes ist, desto mehr besteht auch die Neigung zur narbigen Schrumpfung, zur Einschnürung des Darmes (Siegel- oder Serviettenringkarzinom), desto mehr tritt die Hauptgefahr des Darmkrebses bzw. sein vorstechendstes Anzeichen, die Darmverengung und der Darmverschluß, in den Vordergrund.

Bekannt ist, daß der Darmverschluß ganz plötzlich auftreten kann. Meist sind es akute Schwellungen, Einkeilungen von Randwucherungen, Blutungen in das Gewebe usw., die diese akuten Erscheinungen verursachen. In selteneren Fällen sind es Speisereste schwer verdaulicher oder unverdaulicher Art, die sich oberhalb der Stenose stauen und die enge Öffnung völlig verlegen, wie wir dies an einem charakteristischen Beispiel auf S. 877 sehen werden.

Eigenartig war die Ursache des plötzlichen Verschlusses im folgenden Fall:

S. 250/18. Mann, 75 Jahre. Am Übergang der Flexura sigmoidea ins Rektum sitzt ein kreisförmiges stark verengerndes, zentral ulzerierendes Adenokarzinom, das noch für einen kleinen Finger durchgängig ist. Diese enge Öffnung wird vollkommen verschlossen durch einen langgestielten Polypen, dessen Ursprung direkt oberhalb des oberen Geschwulstrandes sitzt, und der, heruntergeschlagen, in den Stenosekanal eingeklemmt ist. Die Einklemmung hat zu bandartiger Abplattung des Polypen geführt. Oberhalb des Polypen sitzen noch weitere größere und kleinere Polypen (Abb. 106).

Für die plötzliche Einklemmung und vollständige Verschlußbildung des Darms spricht der klinisch ziemlich unvermittelt einsetzende völlige Verschluß. Gewöhnlich ist dann das Bild des Krebses so, daß auf der Darminnenfläche ein bandförmiges Geschwür von größerer oder geringerer Breite entweder den ganzen Umfang des betreffenden

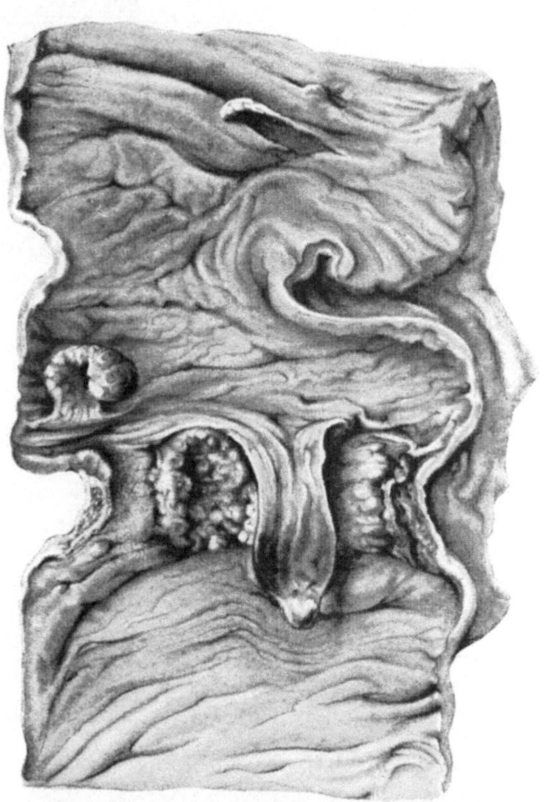

Abb. 106. Zirkuläres, stenosierendes Karzinom des Übergangs der Flexura sigmoidea in das Rektum neben Polyposis; Einklemmung eines langgestielten Polypen in den stenosierenden Krebsring unter Abplattung des Polypen; kleinerer warziger, gekrümmter Polyp oberhalb der Stenose (links), war bei der Autopsie ebenfalls in den Karzinomring eingeklemmt; die von ihm verursachte Druckrinne ist am linken Rand der Stenose deutlich. Akuter Ileus infolge Einklemmung der Polypen. S. 250/18., Mann 75 Jahre. $^3/_4$ der natürl. Größe.

Darmabschnittes oder nur einen geringeren Teil desselben umfaßt, und daß dieses Geschwür von mehr oder minder aufgeworfenen Rändern umgeben ist; das dichte schrumpfende Gerüst dieser Geschwüre aufweisenden Karzinome rafft den Darmzylinder ein. Aber auch ohne Geschwürsbildung im Gewächs kann dieser Narbenzug, dessen Ursache also nicht entzündliche Stromaveränderungen sein müssen, Stenosen veranlassen. Aber auch nicht ringförmige Geschwüre können durch Narbenzug ihre Gerüstes auf die Umgebung Verengungen veranlassen; man sieht dann am aufgeschnittenen Darm ähnlich wie bei einem chronischen Magenulkus, ähnlich auch wie wir das beim malignen Karzinoid beschrieben haben, radiäre Faltung der benachbarten Schleimhaut zum Karzinom hin. Die zuführenden Darmschlingen zeigen dann je nach dem Grade der verengenden Wirkung, die das Karzinom ausübt, größere oder geringere Erweiterung, der sich dann meist eine oft nicht unbeträchtliche Arbeitshypertrophie der Muskulatur anschließt: Darmschlingen von Oberarm, ja von Oberschenkeldicke oberhalb

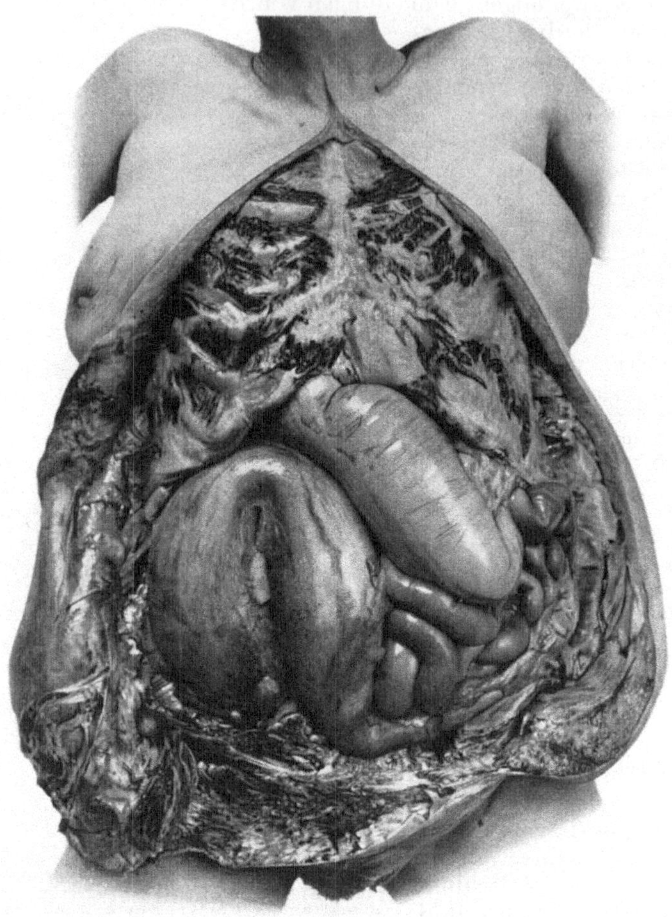

Abb. 107. Stenosierendes Karzinom am obersten Rektum mit enormer Füllung der stark hypertrophischen Flexura sigmoidea. Auf der rechten Körperseite liegt die Pars descendens der Flexura sigmoidea. Mit Coecum fest bindegewebig verwachsen. S. 19/09, N. Sp. Weib 65 Jahre. (Aus Oberndorfer: Pathologisch-anatomische Sinusbilder des Abdomens. München 1922.)

des Karzinoms, so besonders bei Mastdarm- oder Sigmoidkrebsen sind hier nicht selten (Abb. 107). Bekannt ist die Wirkung derartiger außerordentlicher Darmblähungen und Füllungen oberhalb einer Stenose auf die anderen Bauchorgane: die Leber wird hoch in das Hypochondrium hinaufgedrängt, oder vom Querdarm abgedrängt und überlagert, so daß ihre Dämpfung bei der Perkussion vollständig verschwinden kann. Selbst der Magen kann überlagert werden, die distal vom Gewächs liegenden Dünndarmschlingen sind aber vollständig zusammengefallen, leer, können wie ein Konvolut von Hühnerdarmschlingen ins kleine Becken hinabgedrängt sein.

Auf einem Durchschnitt durch die Mehrzahl der Darmkarzinome, nur die gelatinösen machen eine Ausnahme, erscheint die Geschwulst weißlich, Muscularis mucosae und Submukosa, vielfach auch die Muscularis propria, besonders in ihren inneren Schichten, werden von strangförmigen oder massigen weißen Strängen durchsetzt, die Muscularis erscheint dadurch stark verdickt, oder auch vollständig durch Aufhebung ihrer Struktur ersetzt; auch die Serosa kann sich dabei stark verdicken, milchiges oder weißes Aussehen gewinnen, nicht selten ist sie aber auch stark gerötet und weist eine starke Neubildung von Gefäßen auf. Nicht häufig ist es, daß die Serosa von den Geschwulstmassen durchbrochen oder auch nur vorgewölbt wird; es besteht hier ein gewisser Gegensatz zu den Magenkarzinomen, besonders denen der kleinen Kurvatur. So stellen wir Befunde wie folgende Ausnahmen dar:

Mann, 68 Jahre (619/23). Klinische Diagnose: Lungenabszeß. Autoptischer Befund: Am Übergang von Flexura sigmoidea ins Colon descendens wölbt sich ins Mesosigmoid

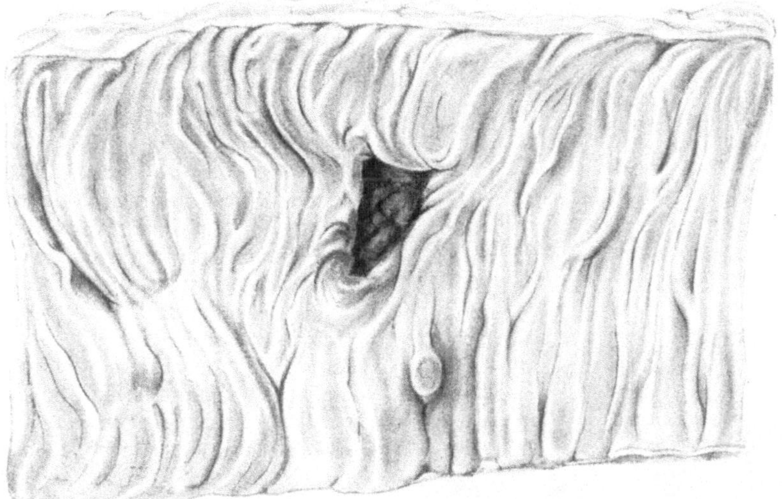

Abb. 108. Perforation eines Magenpyloruskarzinoms in den Querdarm (Fistula bimucosa). Glatter Durchbruch ohne karzinomatöse Infiltration der Kolonfistelränder. Der Durchbruch erfolgte wahrscheinlich mittels einer peripylorischen perforierenden Abszeßbildung. Kleine Schleimhautmetastase (Impfmetastase??) unterhalb der Kolonfistel. ²/₃ der natürl. Größe.

ein fast faustgroßer dunkelblau-roter Knoten vor. Entsprechend diesem Knoten findet sich auf der Innenseite des Darmes ein kleines 3 cm im Durchmesser fußendes tiefes Geschwür mit wallartig aufgeworfenen Rändern, dessen Grund weit ins Mesosigmoid hineinreicht und dessen weiße Geschwulstumrahmung in den Mesosigmoidtumor übergeht.

Der Fall war auch noch in anderer Hinsicht bemerkenswert. Fürs erste war sein mikroskopisches Bild vom gewöhnlichen abweichend, da die zierlich gebauten Krebsdrüsenschläuche in dem ihr Inneres ausfüllenden Detritus konzentrisch geschichtete Kalkkörner gebildet hatten: wir geben Abbildungen davon in Abb. 140, 141, dann aber auch, weil sich im gleichen Fall ein weiteres Gewächs von Kleinapfelgröße in der linken Lungenspitze in der Umgebung einer tuberkulösen Kaverne ausgebildet hatte, so daß tuberkulöses Gewebe und Krebs dicht nebeneinander und durcheinander lagen. Wurde dieser Knoten ursprünglich als Metastase gedeutet, so war die Überraschung bei der mikroskopischen Untersuchung um so größer, als sich hier ein Kankroid zeigte: es lag also keine Metastase, sondern ein zweiter primärer Krebs vor (ungedruckte Dissertation Nussbaum).

Selten ist auch, daß das Karzinom sich in der Serosa ausbreitet, hier nach Durchbrechung derselben zu großen erweichenden Geschwulstmassen führt, die dann sekundär in einen benachbarten Darmteil einbrechen. Dieser Einbruch kann zu einer fistulösen Geschwürsbildung führen, die ganz glatte Ränder, die auch mikroskopisch keine Geschwulstinfiltration aufzuweisen brauchen, zeigt. Solche Geschwüre können sich nur bilden, wenn Erweichung der außerhalb der Darmwand liegenden Geschwulstmassen eingetreten ist und die verflüssigten Zerfallsmassen den Weg in die benachbarte Darmschlinge nach Art der Fistelbildungen im Darm bei gewöhnlichen periintestinalen Abszessen gefunden haben (Abb. 108).

In anderen Fällen übertrifft wohl die peritoneale Ausbreitung des Karzinoms seine Ausdehnung auf der Schleimhautseite, doch kann auch hier wieder der rückläufige Weg eingeschlagen werden (Abb. 109). So hat das Colon transversum-Karzinom eines 51 jährigen Mannes (S. 259/25) nach breiter Unterminierung der Schleim- und Unterschleimhaut und nach Durchbruch in das gegen die Umgebung längst abgedeckte Bauchfell von unten her die zuführende Dickdarmstelle durchbrochen unter Bildung großer, polypöse Primärkrebse vortäuschender wulstiger Wucherungen.

Wesentlich häufiger als dieses Wachstum in das Gekröse oder die Serosa eventuell sogar unter Pseudodivertikelbildung, unter Vorwölbung dieser erfolgt die Massenzunahme der Geschwulstbildung gegen die Darmlichtung: wohl deshalb, weil in der Mehrzahl der Fälle die Muscularis propria vom Krebs nicht durchbrochen wird. Dabei findet sich nicht selten die den Tumor deckende Serosa narbig eingezogen, oft so stark, daß der Darm fast durchschnürt erscheint, und gerade diese narbigen Einziehungen können sicherer Wegweiser für den die Bauchhöhle eröffnenden Chirurgen sein.

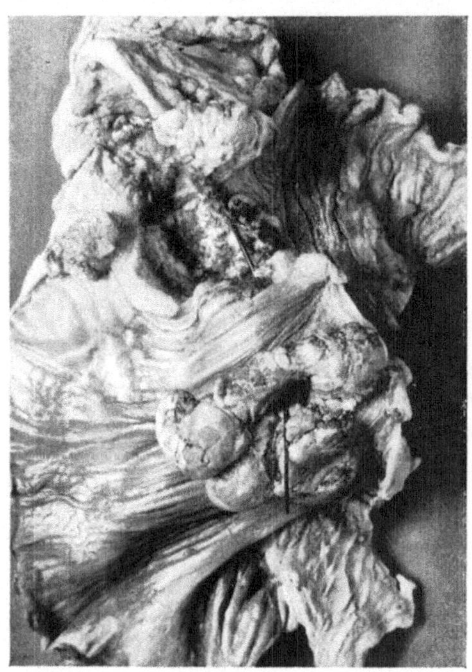

Abb. 109. Ringförmiger Krebs des Colon transversum mit die Schleimhaut unterminierendem Durchbruch in das Colon ascendens (Sonde durch den Fistelgang!). Polypenbildung des durchgebrochenen Karzinoms im Colon ascendens (unteres Ende der Sonde). S. 259/25. Mann 51 Jahre. $^1/_2$ der natürl. Größe.

Nur im Mastdarm kommt es verhältnismäßig oft zu einem Durchwuchern der ganzen Darmwand und massigen Einbruch ins perirektale Gewebe, der auch vor den Beckenorganen, Scheide, Uterus, Harnblase nicht halt macht, selbst auf den knöchernen Beckenring übergreift. Besonders ausgedehnt können diese Durchbrüche beim Gallertkarzinom sein, das ja an und für sich zu den ausgedehntesten Zerstörungen und großflächigen Ausdehnungen führt. Dabei können dann Verengungserscheinungen völlig fehlen, im Gegenteil der betreffende Darmteil eher erweitert sein. Einige Beispiele hiefür:

1. Mann, 69 Jahre (209/24); das ganze Rektum ist in eine große Höhle umgewandelt, die mit weißgrauen, weichen Zerfallsmassen austapeziert ist. In diesen ist die ganze Rektumwand aufgegangen, die Massen greifen auf das Kreuzbein selbst über. (Mikroskop: Adenokarzinom mit Übergang in Kolloidkarzinom.) Keine Metastasen.

2. Weib, 62 Jahre (S. 543/23), seit drei Jahren ist das Bestehen einer Darmgeschwulst bekannt; man findet an Stelle des Rektum eine faustgroße an den Rändern noch polypöse Gliederung zeigende Zerfallshöhle, die durch eine markstückgroße Fistel mit der Vagina in Verbindung steht; ausgedehntes Übergreifen auf den Douglas und den Beckenring. Keine Metastasen.

3. Mann (Greis) (494/23) fehlende Vorgeschichte. Das ganze Rektum in eine zweifaustgroße Jauchehöhle umgewandelt, die auch die ganze Rückwand der Blase ersetzt, die Harnleiter ummauert (Pyelonephritis) und allseitig mit dem knöchernen Beckenring in inniger Vereinigung steht. Nur kleine Metastasen in beiden Lungen.

Ich weise bei Fall 2 und 3 auf die mehrjährige Dauer, ferner auch auf das Fehlen der Metastasen überhaupt oder die Ausbildung nur kleiner Metastasen in diesen ausgedehnten Karzinomfällen hin.

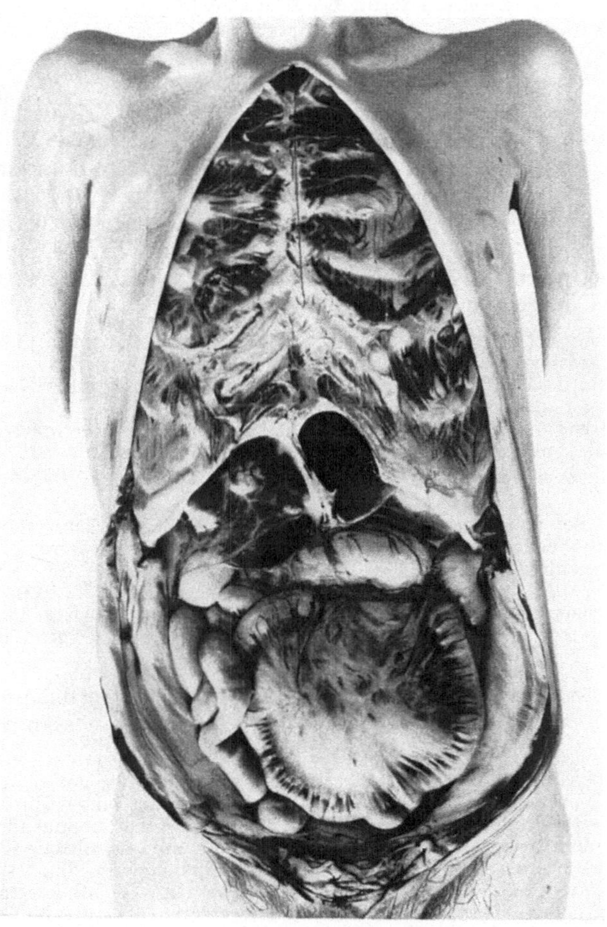

Abb. 110. Karzinom des Scheitels der nach rechts verlagerten Flexura sigmoidea mit vollständiger Zerstörung des Flexurscheitels und Verwandlung desselben in eine zweifaustgroße Zerfallshöhle, die gegen die Bauchhöhle von dem mit ihr verwachsenen stark verdickten ausgespreizten Gekröse der untersten Ileumschlinge abgedeckt ist. Lebermetastasen. Keine Stenose. S. 398/13. Mann 61 Jahre. (Aus OBERNDORFER: Pathologisch-anatomische Sinusbilder des Abdomens. München 1922.)

Daß diese Einmauerung des Mastdarmkrebses durch Übergreifen auf seine Umgebung ein Spätsymptom ist, nur bei sehr weit vorgeschrittenen Krebsen zu beobachten ist, mit Ulzerationen und eher mit Erweiterungen als Verengerungen des Darmes einhergeht, all dieses ist ein wichtiges differentialdiagnostisches Merkmal gegenüber den auf luischer oder gonorrhoischer Grundlage sich entwickelnden Proktitiden und Periproktitiden, deren Kennzeichen die verhältnismäßig früh einsetzende, schwielige Umwandlung der Rektumumgebung, die feste Einmauerung, aber auch die hochgradige Verengung des ganzen Mastdarms ist. Ähnliche Stenosen können entstehen durch Entzündung oder Durchbruch eines GRASERschen Divertikels in die Rektum- oder Sigmoidumgebung. Die Erscheinungsform dieser entzündlichen Prozesse macht ihre Bezeichnung als „Pseudokarzinome" begreiflich.

Greift ein Krebs einer im Becken liegenden Darmschlinge auf Parametrien, Eierstöcke, evtl. sogar auf den Uterus über, so kann auch Verwechslung mit einem primären Genitalkrebs möglich sein. Es kann zu perforierenden Fisteln (Rekto- bzw. Sigmoideo — vaginalen, uterinen, vesikalen Fisteln) kommen, geradeso wie bei primären in den Darm einbrechenden Krebsen der Geschlechtsorgane. Nicht selten sind Verlötungen eines Darmkarzinoms, das auf die Serosa überge- griffen hat, mit benachbarten Darmschlingen (Abb. 110). Erfolgt hier Ulzeration und Erweichung der Geschwulstmassen, so bilden sich neue Wege in die ad- härenten Schlingen, eine Fistula bimucosa entsteht, die dann zu eigenartiger Zirkulation des Darminhaltes führen, in seltenen Fällen aber auch die Kot- stauung in den zuführenden Schlingen wesentlich erleichtern kann, wenn bei der Fistelbildung die primäre Geschwulst selbst zerfällt. Auch kann durch derartigen Einbruch eines Karzinoms in eine andere oft entfernte Schlinge ein zweites primäres Karzinom vorgetäuscht werden:

1. Mann, 56 Jahre (S. 62/23). Im Mastdarm finden sich zwei ungefähr gleichgroße (fünf- markstückgroße) Geschwüre mit wallartig aufgeworfenen Rändern. Zwischen Rektum und Blase lagert sich ein in die Blase fistulös perforierender kleinapfelgroßer Geschwulstknoten mit zentraler Erweichung; von beiden Geschwülsten führen Fisteln in diesen Knoten. Da der untere dem After zunächst liegende Knoten erst später beobachtet wurde, ist seine Ent- stehung fraglos auf Durchbruch des vor dem Rektum liegenden, mit dem oberen Knoten in direkter Verbindung stehenden Knoten in den untersten Rektumabschnitt zurück- zuführen.

2. S. 180/11. Bei einer 60jährigen Frau mit chronischem Ileus scheinen nach Er- öffnung der Bauchhöhle drei außerordentlich nebeneinanderliegende enorm gefüllte sagittal- gestellte Dickdarmschlingen die ganze Bauchhöhle auszufüllen. Die genauere Unter- suchung zeigt, daß die zwei rechts liegenden Dickdarmschlingen die Teile des girlanden- förmig bis zum Becken reichenden Colon transversum sind, deren tiefster Punkt mit einem großen zerfallenden Krebs des unteren Sigmoidschenkels fistulös verbunden sind (Cir- culus vitiosus!).

Noch ähnlicher wird diese Vortäuschung multipler primärer Karzinome, wenn es am Durchbruchsrand zu polypösen Wucherungen kommt:

Mann, 51 Jahre (259/25). Die Autopsie ergibt eine diffuse eitrige Peritonitis, ausgehend von einer kleinen Perforationsöffnung in der Mitte des Querdarms, der in einen kindskopf- großen, mit dem Netz fest verwachsenen und von ihm völlig eingehüllten Knoten um- gewandelt ist. Weiterhin ist dieses in V-förmiger Schlinge herabhängende Colon trans- versum breit mit dem Colon ascendens verwachsen; der aufgeschnittene Dickdarm zeigt nun in der Pars transversa ein 15 cm langes zirkuläres, jauchig zerfallendes, dickwandiges Geschwür mit wallartig aufgeworfenen Rändern, die stellenweise bis haselnußgroße poly- pöse Knoten einschließen. Dort, wo das Colon transversum dicht mit dem Ascendens ver- wachsen ist, befindet sich eine für einen Finger durchgängige Fistel, die in das Ascendens führt; hier ist die Mündung der Fistel umrahmt von 6 bis walnußgroßen, weichen, weißröt- lichen oberflächlich mißfarbenen breit gestielten Geschwulstknoten, zwischen denen überall noch Reste erhaltener Schleimhaut ohne Wandverdickung erkennbar sind. (Nebenbefund: kleine bis kirschkerngroße Lipome in Funiculus spermaticus.) (Abb. 109.)

Erfolgt der Durchbruch nicht in ein Hohlorgan, sondern in die Bauchdecken, in das Beckenbindegewebe, in peritoneale Taschen, so bilden sich Kotabszesse von oft sehr beträchtlicher Ausdehnung, die das Bild beherrschen können.

Mann, 59 Jahre (544/24) kommt zur Autopsie mit der Diagnose: „rechtsseitiger Psoas- abszeß". Die weitere Untersuchung ergibt ein verengendes polypöses verjauchendes Karzinom an der Flexura coli dextra, das breit auf das retroperitoneale Gewebe übergreift, unter Verjauchung bis unter den Musculus psoas dringt; der Jaucheabszeß senkt sich dem Psoas entlang unter dem Leistenband bis zum Oberschenkel herab, ganz nach Art der gewöhnlichen von Wirbelsäulenkaries ausgehenden Psoasabszesse.

In seltenen Fällen kommen auch Krebse, meist im Dickdarm vor, bei denen makroskopisch ein Gewächs nicht zu sehen ist, bei denen das Bild bedingt wird durch eine schmale, kreisförmige, einer alten tuberkulösen ganz ähnliche Geschwürsbildung, deren Ränder reaktionslos erscheinen können, jedenfalls Wulstungen oder polypöse Verdickungen nicht aufzuweisen brauchen. Nicht selten sieht man in solchen Fällen den Darm entweder von selbst eingerissen, oder er reißt quer bei leichtem Zug bei der Herausnahme ein. Die Deutung derartiger Spontanzerreißungen kann einige Schwierigkeiten machen; mikroskopisch ist das Bild auf einem Schnitt durch den Rand des Geschwürs sofort klar: Es handelt sich meist um Adenokarzinome, bei denen die Ulzerationen gegenüber der Wucherung von Geschwulstparenchym und Stroma das Bild beherrschen.

Die Folgen der Darmverengung auf die zuführenden Darmschlingen sind oben schon angedeutet worden, sie beruhen in erster Linie auf einer Erweiterung der Darmschlingen und schließlicher Verdickung ihrer Wand, besonders ihrer Muskulatur. Die Muskelhypertrophie der zuführenden Schlingen ist reine Arbeitshypertrophie und ist veranlaßt weniger durch den Ausfall der Muskulatur im krebsig erkrankten Darmabschnitt, also der Einschaltung eines paralytischen Darmstückes, als durch die Verengung. Denn für den geringen Einfluß der Schwächung der Muskulatur an schmaler zirkulärer, also eng umschriebener Stelle der Muskulatur auf die Entstehung der Hypertrophie spricht auch die Beobachtung beim Lymphosarkom des Darmes, bei dem die Darmmuskulatur in ungeheuerer Ausdehnung, jedenfalls in viel größerer Ausdehnung als es je beim Karzinom der Fall ist, auseinander gezerrt und vielfach auch wirklich auf nicht unbeträchtlichen Strecken völlig im Geschwulstgewebe aufgegangen sein kann, bei dem aber trotzdem in der Regel Muskelhypertrophien ausbleiben, eben weil diese Geschwulst durch den ausgedehnten geschwürigen Zerfall und Erweiterung des Geschwulstbezirks eher zu einer Erleichterung als Erschwerung der Passage führt.

Durch die Kotstauung kann es im zuführenden Teil des Darmes zu ausgedehnten Schleimhautnekrosen und dann zu dekubitaler Geschwürsbildung kommen. Diese Geschwüre können durchdringende sein und ebenfalls zur Durchbrechung führen, also entfernt vom Karzinom kann eine Perforation eintreten, die indirekt auch Folge des Karzinoms ist. Ein eigenartiger Fall unserer Beobachtung mag hier eingereiht werden:

Ein 57jähriger Mann, der schon seit einigen Monaten an Leibschmerzen leidet und selbst seit einiger Zeit eine Geschwulst in der rechten Unterbauchgegend fühlte, erkrankt mit starken Leibschmerzen und fast völliger Stuhlverhaltung. Im Krankenhaus wird im linken Unterbauch eine kindskopfgroße eiförmige Geschwulst gefühlt. Anus praeternaturalis. Peritonitis. Tod. Bei der Sektion finden sich in der Bauchhöhle und zwischen den verklebten Darmschlingen Kotmassen und eine große Anzahl von Kirschkernen und Stückchen gekochter Steinpilze. Der Darm ist stark gebläht, das S romanum von Oberarmdicke. An dessen unterer Seite eine für einen Finger durchgängige Durchbruchsöffnung. Der Dickdarm enthält maximale Mengen von Kot, die mit Kirschkernen und Pilzstücken untermischt sind. Nach unten zu nimmt die Darmerweiterung immer mehr zu, die Zahl der Kirschkerne wird immer größer. An der Übergangsstelle von Flexura sigmoidea ins Rektum liegen die Kirschkerne gehäuft übereinander in 3—4 cm dicker Schicht. Direkt darunter eine ringförmige, das Darmlumen umgreifende, aber nur mäßig verengernde Geschwulst mit wallartig erhobenen Rändern und geschwürigem Grunde. Von der Flexura coli dextra an ist die Darmschleimhaut von Geschwüren bedeckt, zuerst kleinen, dann immer größer werdenden, zusammenfließenden, die zerfetzte, z. T. unterminierte Ränder haben. Von der Flexura sinistra an nehmen sie an Ausdehnung besonders zu, so daß nur mehr schmale Schleimhautstücke zwischen ihnen erhalten bleiben. 5 cm oberhalb des Karzinoms liegt das pfennigstückgroße, perforierende nicht karzinomatöse Geschwür. Es werden im ganzen 556 Kirschkerne = 180 g im Dickdarm und in der Bauchhöhle gezählt, weiter 137 g unverdaute Pilzstücke. Die Kirschkerne entsprechen etwa 15 Pfund Kirschen. Der im Leben gefühlte Tumor war der mit Kirschkernen gefüllte unterste Dickdarm. (Diss. BORGGREVE. Ähnliche Fälle von CRUVEILHIER, LIEBLEIN-WOLFF.)

Neben diesen Druckgeschwüren, die zu umschriebenem Durchbruch führen können, kann durch übergroße Dehnung auch eine Diastase der Muskelbinden der Darmwand eintreten, und so selbst dünnflüssiger Kot, also auch ohne lochartige Durchbrechung durchgepreßt werden.

Histologie der Darmpolypen und der Darmkrebse und ihre Histogenese. Verhältnis der Darmpolypen zu den Darmkrebsen. Präkanzeröse Veränderungen.

Die Magen- und Darmkrebse haben das hauptsächlichste Material in der Bearbeitung der alten Streitfrage, wo sich die ersten Veränderungen bei der epithelialen Geschwulstbildung einstellen, geliefert. Auf dem Gebiete der Epithelveränderungen an Polypen und polypösen Karzinomen sind die Meinungen am stärksten aufeinandergestoßen und die heute angenommene Stellungnahme stellt ein Kompromiß der diametral entgegenstehenden alten Lehrmeinungen dar: Ribbert vor allem hat lange die Meinung, daß eine bindegewebige Veränderung der epithelialen Wucherung vorangehe, den Weg für die epitheliale Wucherung erst bahne, daß also die epitheliale Wucherung gewissermaßen erst sekundär der die Bahn bereitenden Bindegewebswucherung folge, verteidigt. Diese primäre bindegewebige Umwandlung solle nach dieser Lehre als ganz umschriebener Vorgang auftreten, zu einer Isolierung, einer partiellen Ausschaltung eines kleinen Epithelbezirkes führen. Diese Ausschaltung des Epithelbezirkes gebe den dadurch in ihrem Stoffwechsel gestörten Zellen den Reiz zur Fortpflanzung. Die Geschwulstentstehung sei also eine rein unizentrische. Eine primäre Charakteränderung des Epithels wurde dabei von Ribbert längere Zeit abgelehnt, eine Anpassung der Zelle an die geänderten Verhältnisse, auch ein Rückschlag der Zellform in niedere Formen schließlich zugegeben. Diese Absprengung der Zellen wurde nach dem Cohnheimschen Vorgange ursprünglich in die embryonale Zeit verlegt, spätere Verlagerung aber auch für möglich gehalten: die letzte Ursache des Krebses wurde also in der Absprengung von Zellen aus dem Verband der Schwesterzellen gesehen.

Diese Lehre lehnte vor allem Hauser ab, der zur Erklärung der Krebsentstehung die allmähliche Umwandlung des Epithels, die Erwerbung neuer Eigenschaften durch das Epithel, wenn es zur atypischen Wucherung schreite, forderte und feststellte.

Diese Hausersche Lehre hat in der Folgezeit, da sie falsch aufgefaßt wurde, zu mancher Verwirrung Anlaß gegeben, da schließlich in jedem Krebs Übergang gesunder Schleimhaut in manifeste Karzinome gesucht und dem Zug der Zeit entsprechend auch gefunden wurde.

Eine Klärung der Frage haben insbesondere die Untersuchungen von Versé, von v. Hansemann, Petersen, Konjetzny, in neuester Zeit von Schmieden und Westhues gebracht.

Ehe wir uns des genaueren mit der formalen Entstehung beschäftigen — Polypen und Karzinome betrachten wir auch hier gemeinsam — schildern wir das histologische Bild, das uns in Schleimhautpolypen entgegentritt.

Einfachste Formen stellen jene dar, bei denen auf umschriebenem Gebiete die Darmdrüsen nur vergrößert zu sein scheinen, oder ihre rein zylindrische Form aufgeben, bauchige Wölbungen, oder Kugelstabform durch abwechselnde Erweiterungen und Verengerungen des Lumens annehmen. Auch Verzweigungen der Drüsen, die die normale Lieberkühnsche Krypte nicht kennt, sind dabei nicht selten. Das Epithel kann dabei völlig den Charakter des ruhenden Darmepithels beibehalten (Abb. 104, 114, 115).

In anderen Fällen wird die Schleimbildung des wuchernden Epithels nicht geringer, sondern größer, an Stelle der gewöhnlich ovalen Schleimtropfen können große kugelige Tropfen die Zellen mächtig aufblähen, die Drüsenräume können durch die vermehrte Schleimbildung aufgetrieben werden, zystische Form annehmen und die Bilder sind selbst bei völlig umschriebenen Wucherungen nicht allzu selten, bei denen mitten zwischen unregelmäßig geformten Drüsen kugelige Hohlräume liegen.

Solche Schleimkugeln ohne Epithelauskleidung entstehen (s. auch Abb. 125) vielleicht auch durch Austritt aus stark schleimgefüllten Drüsen, vielleicht durch „Platzen" derselben; der Schleim bleibt dann reaktionslos im Gerüst; wahrscheinlich erscheint uns für die Mehrzahl dieser nicht seltenen Gebilde diese Entstehungsweise nicht zu sein. Vielmehr nehmen wir an, daß hier, wie dies in ungeheuerer Ausdehnung bei den Gallertkrebsen die Regel ist, übertriebene Schleimbildung an umschriebener Stelle die Zellen einer Drüse erschöpft und zugrunde gerichtet hat (Abb. 119, 122, 123).

Das Stroma derartiger makroskopisch meist in Form flacher Schleimhautverdickungen erscheinender Gebilde kann dem normalen retikulierten, bindegewebsfaserarmen Stroma der Schleimhaut völlig gleich sein; die Rundzellen, die das Retikulum ausfüllen, brauchen von denen der benachbarten übrigen Schleimhaut nicht abzuweichen.

In anderen Fällen tritt eine Veränderung des Gerüstes mehr in den Vordergrund. Das Stratum proprium mucosae wird derber, faserreicher, treibt papillenähnliche Sprossen über das Niveau der umgebenden Schleimhaut hinaus, die dem ganzen dann den Charakter der zottigen Geschwulst geben; alle Übergänge führen von diesen feinzottigen Geschwülsten zu groben polypösen Formen. Dabei nehmen die Rundzellen des Stromas ab, nur hier und dort sind noch lymphoide Zellanhäufungen, normale oder atrophische Knötchen in den basalen Schleimhautabschnitten zu treffen. Nicht selten sind auch diese Follikel stark verdünnt und in die Länge gezogen, so daß man sich der Vorstellung nicht erwehren kann, daß sie mit der Wucherung der Schleimhaut, in der sie verankert liegen, gleich einem elastischen Bande gedehnt worden sind. Die Muscularis mucosae kann dabei noch als ununterbrochenes Band erhalten sein, kann aber auch Verdickungen zeigen, was auf eine gewisse Mitwucherung auch der muskulösen Bestandteile bei der Polypenbildung schließen läßt. In anderen Fällen, und zwar bei Wucherungen ganz umschriebener, geordneter, also gutartiger Natur, kann aber auch die Muscularis mucosae vielfach durchbrochen sein oder ganz fehlen, das subepitheliale Stroma dann mit dem der Unterschleimhaut in direkter Verbindung stehen.

Zeigen die einen Polypen, wie erwähnt, ein Stroma, das den retikulären Charakter größtenteils aufgegeben hat und mehr faserige Beschaffenheit angenommen hat, so weisen andere wieder eine vermehrte Zellenbildung des Stromas auf: neben einfachen Rundzellen treten gehäuft Plasmazellen und vor allem in großer Anzahl eosinophile Zellen auf. Es ist wohl berechtigt, derartige Stromazellulationen als Ausdruck stärkerer Reizwirkung aufzufassen.

Eines der charakteristischsten Merkmale der Adenome, Polypen und auch der karzinomatösen Wucherungen des Darmes ist die Umwandlung des Epithels, die wir schon öfters berührt haben, und die ganz zweifellos auch stärkster Ausdruck der neuen Eigenschaften, die die jungen Geschlechtsfolgen der wuchernden Zellen allmählich gewonnen haben, ist. Diese Umwandlung des Epithels tritt nicht in langsamem Übergang von normalem Epithel der Umgebung auf, sondern steht unvermittelt neben unveränderten Zellen. Es ist also anzunehmen, daß diese Umwandlung durch plötzliche Mutation erfolgt.

Die Umwandlung des Epithels im Bereich der epithelialen Wucherungen steht nicht immer in Abhängigkeit von der Größe und Ausdehnung der

Wucherungen. Im Gegenteil, wir werden später sehen, daß es gerade kleinste adenomatöse Wucherungen sein können, die stärkste Umwandlung des Epithels aufweisen.

Mitten im Epithelbelag der Oberfläche kleiner Drüsenwucherungsbezirke, aber auch im Halsteil der Drüsen selbst sieht man hier und dort die Becherzell-bildung und die Schleimbildung aufhören; die Epithelien nehmen dunklere Färbung an, die Zellen rücken dicht aneinander, die Kerne werden dunkler,

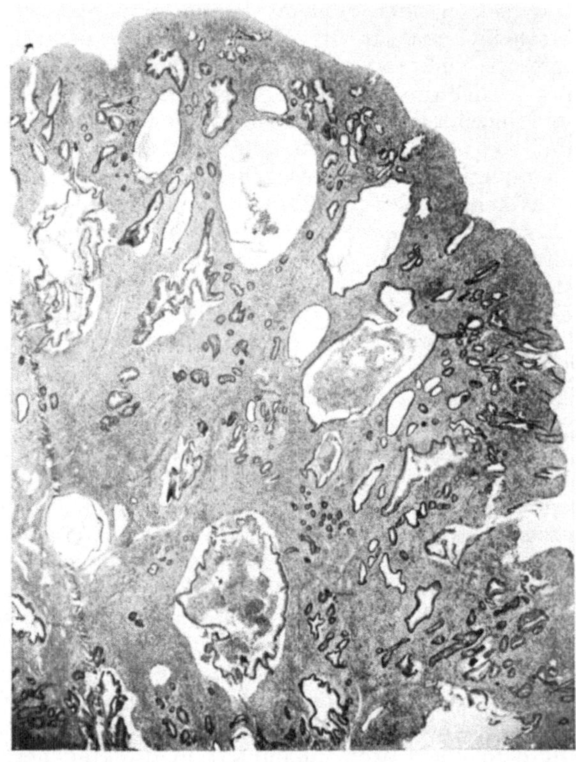

Abb. 111. Zystisch-polypöses Adenom des Mastdarms. Spontaner Abgang unter starken Blutungen: starke, faser- und zellreiche Stromaentwicklung; Zylinderepithel überall einzeilig; gutartiger Tumor. E. 1026/24. Mann 47 Jahre. Vergr.: Planar 1 : 4,5; F = 3,5 cm; Balgauszug 55 cm.

dichter, chromatinreicher. Diese Epithelumwandlung kann man gelegentlich auch in den Adenomen sehen (Abb. 111), die sich durch Vergrößerung der Drüsen. durch starke Schleimbildung auszeichnen; sie kommen selbst, wie dies Schmieden gesehen hat, in entzündlich polypösen Wucherungen, in Polypen, die sich auf dem Boden übrig gebliebener Schleimhautinseln bei Ruhr entwickeln, vor, also Gebilden, die sich durch stärkere Wucherungsfähigkeit nicht auszeichnen.

Mit dieser Epithelumbildung verlängern sich meistens auch die Drüsen, ihre Halsteile zeigen insbesondere frühzeitige kelchglasartige Ausweitungen, die Zellen sind dunkler, nehmen die Merkmale an, die wir oben geschildert haben. Die Entdifferenzierung der Zellen ist dabei nicht überall gleich-mäßig, bald stärker, bald schwächer, Übergänge zwischen den verschiedenen Zellformen der entdifferenzierenden Reihe kommen vor (s. Abb. 112.) Die

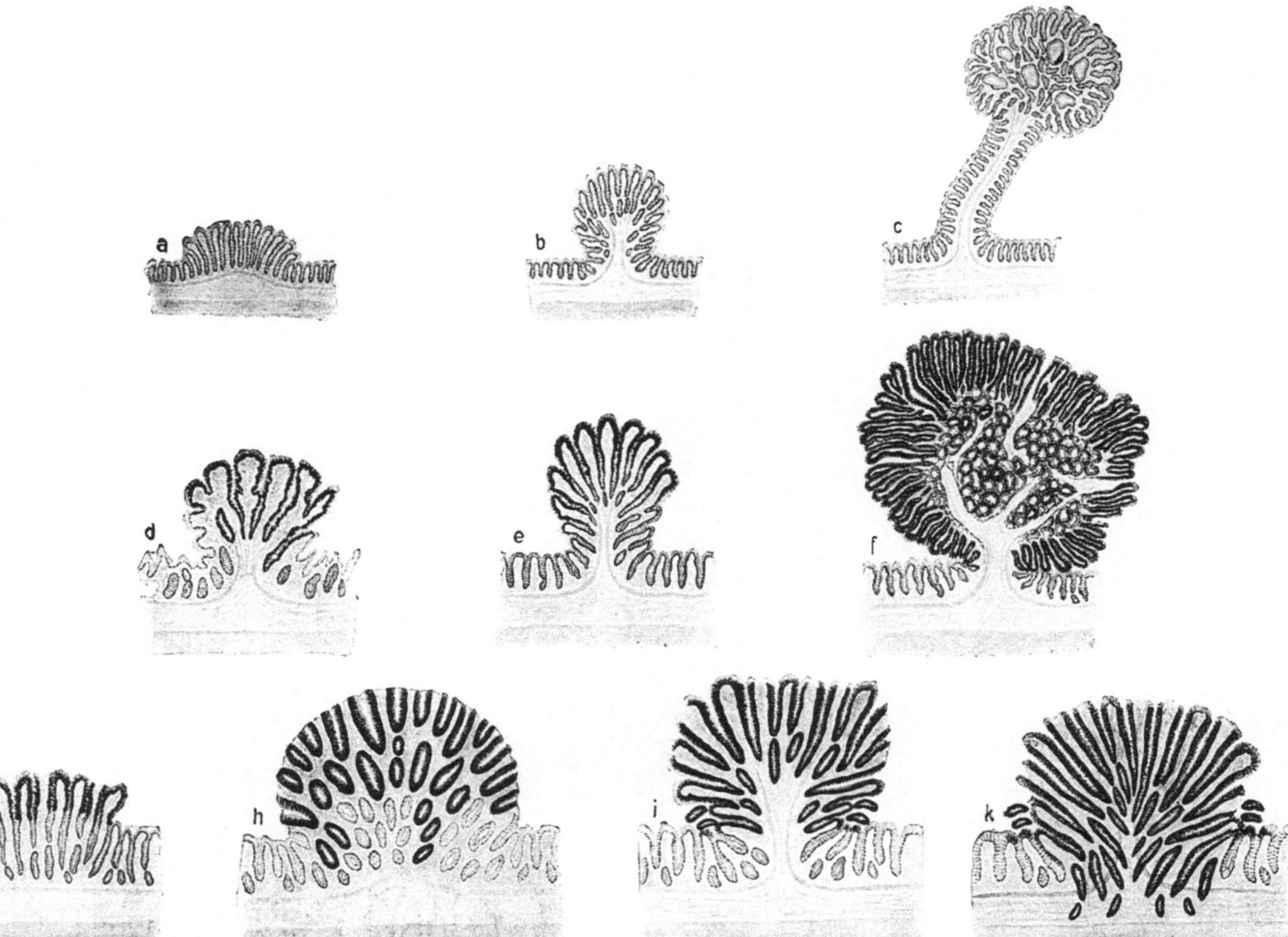

Abb. 112. Schema zur Einteilung der Polypen. Gruppe I: Gutartige, nicht entdifferenzierte Polypen. Gruppe II: Relativ gutartige oder bösartige, entdifferenzierte Polypen mit organoidem Aufbau und später mit großer Regelmäßigkeit eintretender karzinomatöser Entartung. Gruppe III: Besonders bösartige Polypen mit ungeordnetem Aufbau und sehr frühzeitige, fast absolut sicherer karzinomatöser Entartung; sie sind gleichsam die Karrikaturen der Polypen der Gruppe II. (Schema von Schmieden-Westhues: Dtsch. Z. Chir. 202, 3.)

Polypengliederung nimmt meistens mit der zunehmenden Zellentdifferen-
zierung zu, doch durchaus nicht immer stehen Zellveränderung und Polypen-
größe in gleichem Verhältnis, größere und blumenkohlartige Formen sind aber
in dieser Gruppe häufiger. Die Zellumwandlung nimmt wie erwähnt, im oberen
Teil der Neubildung ihren Beginn und ihre größte Ausdehnung. Das Zentrum
des polypösen Gebildes kann ursprünglichen Drüsenbau beibehalten, bei gegliederten Polypen können zwischen den einzelnen Gliedern auch ganze Segmente im ganzen gut erhaltener Mukosa eingeschoben sein. Wichtig ist, daß
bei diesen manchmal recht großen Polypen die Wucherung vollständig geordneten organoiden Charakter in allen Teilen der Geschwulst zeigt.

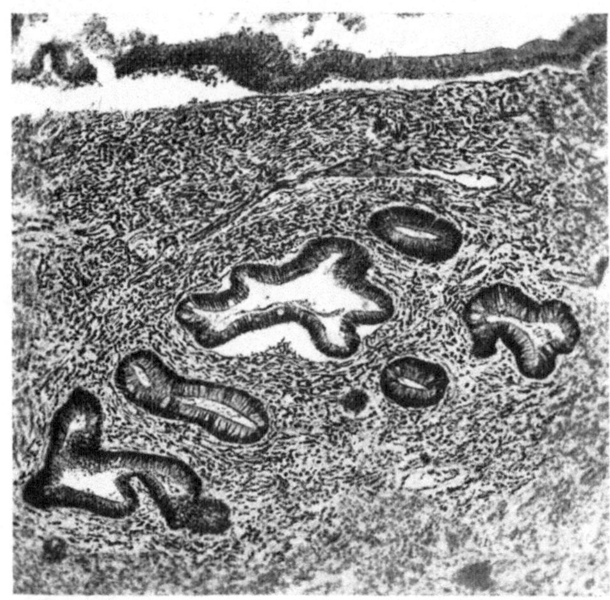

Abb. 113. Detailbild zu Abb. 111. Zystisch-polypöses Adenom des Rektums; Spontanabgang des
Knotens. Das Epithel ist nur in einzelnen Drüsen der Oberfläche dunkel, aber einzeilig. Das zellreiche und besonders faserreiche breite Gerüst (ohne Rundzellen) umgibt die einzelnen Drüsenschläuche. E. 1026/24. Vergr.: Okular Periplanar 4. Obj. Apochrom. 16 mm. Balgl. 54 cm.

Diese Umwandlung des Epithels beginnt, wie wir es beschrieben haben,
gewöhnlich in den oberen Teilen des beginnenden oder schon ausgesprochenen
Polypen (Abb. 113). Ganz zweifellos setzt diese Veränderung zu gleicher Zeit
an verschiedenen benachbarten interglandulären Oberflächen oder verschiedenen
Halsteilen der Drüsen ein, ist also gewöhnlich eine ausgesprochen multizentrische
(Abb. 114); dies haben im Gegensatz zu Ribberts und Borrmanns unizentrischer
Auffassung u. a. Hauser, Versé, v. Hansemann, Konjetzny, Schmieden
immer wieder betont. Die verschiedenen Zentren können sich bei weiterer
Ausdehnung vereinigen. Auch im Drüsenfundus können ähnliche Epithel-
umwandlungsbilder gesehen werden, doch sind dies, wie Schmieden hervorhebt,
Ausnahmen. Im Gegenteil überflügelt oft die fortschreitende Wucherung der
oberflächlichen Drüsenteile die beginnende des Drüsengrundes und verdrängt
hier das Epithel, ehe es Zeit gehabt hat, seine Entdifferenzierungsneigung zum
richtigen Ausdruck zu bringen.

Es ist berechtigt, nach diesen Drüsenepithelveränderungen eine Gruppierung
der Polypen je nach ihrer klinischen und prognostischen Bedeutung vorzunehmen.

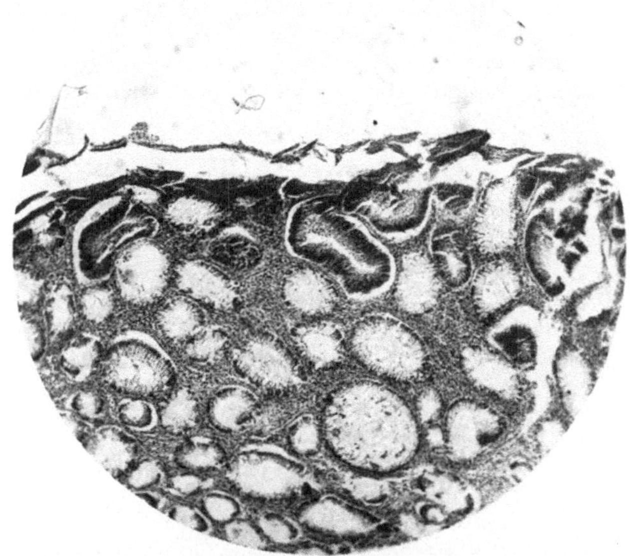

Abb. 114. Rand eines Polypen des Mastdarms, operativ entfernt. Die Drüsen der Übergangsstelle sind in Form etwas unregelmäßig, es besteht Neigung zur zystischen Erweiterung; oberflächlich sind einige Drüsenmündungen von dunklem Zylinderepithel ausgekleidet (multizentrische Epithelumwandlung). E. 362/14. Mann 59 Jahre. Vergr.: Okular Periplanat 4×. Obj. Apochromat Zeiß 16 mm. Balgl. 43 cm.

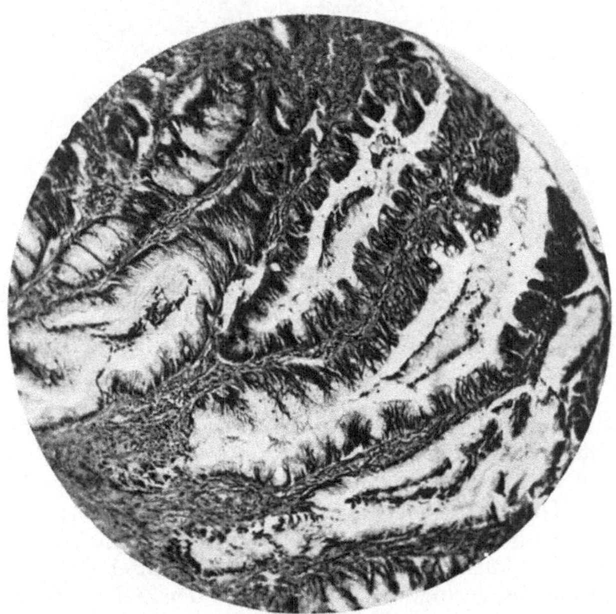

Abb. 115. Segment aus der Oberfläche eines Rektumpolypen. Papilläre Gliederung dunklen und hohen Zylinderepithels der vergrößerten und unregelmäßig erweiterten Halsteile der Drüsen. Drüsenverzweigungen. Starke Schleimbildung des nicht entdifferenzierten Fundusdrüsenepithels. E. 362/14. Mann 59 Jahre. Vergr.: Okular Periplanat 4×. Obj. Apochrom. Zeiß 16 mm. Balglänge 43 cm.

Denn das unterliegt ja keinem Zweifel, daß die polypös adenomatösen Wucherungen als Vorstadien der Darmkrebse eine ganz bedeutende, wenn nicht die ausschlaggebende Rolle spielen; dafür spricht schon die Häufigkeit des Zusammenvorkommens von Polypen und Darmkrebsen, die Häufigkeit karzinomatöser Wucherungen oder die partiellen Karzinombildungen in wohl charakterisierten Polypen, im übrigen die polypöse Natur der meisten Darmkrebse überhaupt.

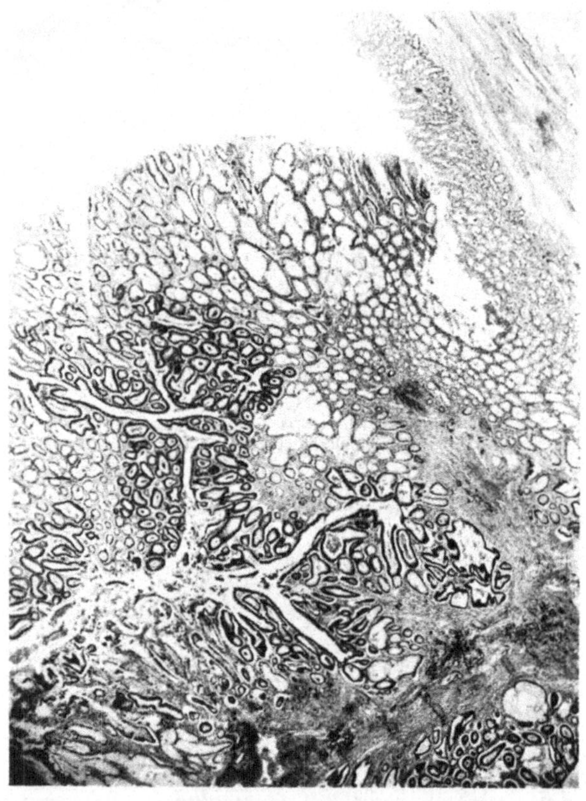

Abb. 116. Oberfläche eines langgestielten Dickdarmpolypen mit (rechts) angrenzender unveränderter Schleimhaut. Partielle Umwandlung des Becherzellepithels in dunkles hohes Zylinderepithel (zum Teil Flachschnitt) der Drüsenverzweigungen. Keine Verbindung der einzelnen Drüsengänge miteinander (auf Karzinom äußerst verdächtiges präkanzeröses Stadium). S. 55/62. Mann 56 Jahre. Vergr. Planar 1 : 4,5, F = 7,5 cm. Balgl. 45 cm.

SCHMIEDEN, der an großem Material die Aufmerksamkeit auf diese auch klinisch äußerst wichtigen Fragen erneut gelenkt hat, unterscheidet je nach ihrer prognostischen Bedeutung drei gut gegeneinander abgrenzbare Gruppen von Polypen:

In die erste Gruppe zählt er alle Polypen ohne nennenswerte Entdifferenzierung des Epithels. (Wir verfehlen nicht, wiederum darauf hinzuweisen, daß der Ausdruck Entdifferenzierung falsch ist, denn der Verlust alter Eigenschaften, die geringere Qualitätshöhe der Zellen charakterisiert diese Epithelumwandlungen sicher nicht ausreichend, s. Abb. 112a, b, c.) Die Polypen der ersten Gruppe sind fast unbedingt gutartig, eine spätere Umwandlung ihrer Form, selbst die Möglichkeit der Entstehung von Karzinomen aus solchen Polypen wird nicht geleugnet. Diese Polypen sind gewöhnlich lange schmal

gestielte Gebilde, ihr Epithel entspricht dem des umgebenden Schleimhautepithels, wenn es auch diesem gegenüber, wie wir hinzufügen sich durch
stärkere Schleimbildung, geringe Unregelmäßigkeit der Drüsenformen, selbst
korkzieherartige Schlängelung der Drüsen, wie wir es oben bei den einfachen
Adenomen geschildert haben, unterscheiden kann.

In Gruppe 2, die nach SCHMIEDEN kaum fließende Übergänge zu der ziemlich isoliert stehenden Gruppe 1 zeigt, sind die Polypen zu zählen, bei denen
schon bei geringster Größe in frühesten Stadien eine langsam zunehmende
Entdifferenzierung des Epithels einsetzt, besonders eine Entdifferenzierung
des Oberflächenepithels und der Drüsenhalsabschnitte, eine Entdifferenzierung,

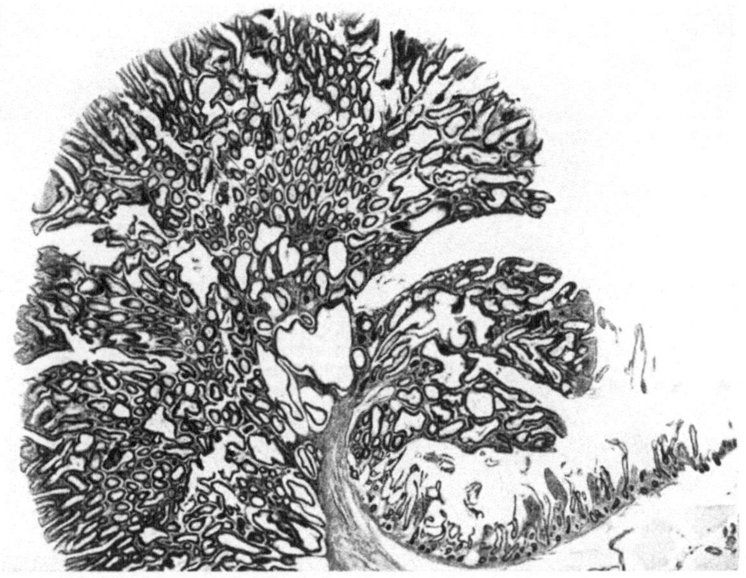

Abb. 117. Rand eines organoiden Polypen des untersten Ileums mit angrenzender unveränderter
Dünndarmschleimhaut. Scharfe Grenze des Polypen gegen die normale Schleimhaut; Vielgestaltig-
keit der Drüsen des Polypen mit Neigung zu zystischer Erweiterung. S. 737/24. Mann 55 Jahre.
Lupenvergrößerung: Planar 1 : 4,5 cm, F = 3,5 cm. Balgl. 45 cm.

die sich auf die Umgebung überschiebt; oft sind dann ganze Drüsen in gleicher
Weise von dem neuen Epithel gebildet (Abb. 112d, e, f).

Gruppe 3. Die Entdifferenzierung oder besser gesagt, die Umdifferenzierung
der Zellen kann auf diesem Stadium stehen bleiben, aber auch fortschreiten.
Die Zellen drängen sich dann noch dichter aneinander, die Kerne werden vielleicht noch länger, behalten ihre wie zur Parade aufgestellten gleichmäßig
ausgerichtete Parallelstellung nicht bei, sondern beginnen sich übereinander
zu schieben, die Epithelreihe faltet sich (Abb. 115), knospenartige Vorsprünge
treten in der zylindrischen Lichtung auf. Alles dieses ist noch vereinbar mit
vollständig geordnetem organoidem Aufbau (Abb. 116). Geht der Prozeß noch
weiter, so verstärken sich auch die Zellveränderungen: Die Zellen geben ihre
Parallelstellung auf, streben mehr der Kugelform zu, die erst dunkel gewordenen
Zellkerne werden in den jüngeren Generationen wieder heller, bläschenförmiger,
die Zellen schieben sich übereinander, Vielschichtigkeit des Epithels in un-
geordneter Form mischt sich mit der Vielzeiligkeit des Vorstadiums, Mitosen
werden in verstärkter Zahl sichtbar.

Bei derartigen Bildern (Abb. 117) ist dann meist auch die Anordnung der Drüsen, der ursprüngliche fächerförmige Bau des ganzen warzigen Gebildes aufgehoben, das Wachstum wird ein ungeordnetes, Anastomosen junger Drüsensprossen treten auf, ein labyrinthartiges Netzwerk anastomosierender Stränge entsteht; an dem eingetretenen bösartigen destruierenden Wachstum ist nicht mehr zu zweifeln.

Besonderer Beachtung verdient, daß, wie Schmieden betont, die Polypen dieser Gruppe meist kleine, oft nur erbsengroße Gebilde sind, also in ihren Anfängen schon rasch das geordnete differenzierte Wachstum aufgeben. Nach Schmieden finden sich in der Mehrzahl der Fälle, wo sich im mikroskopischen

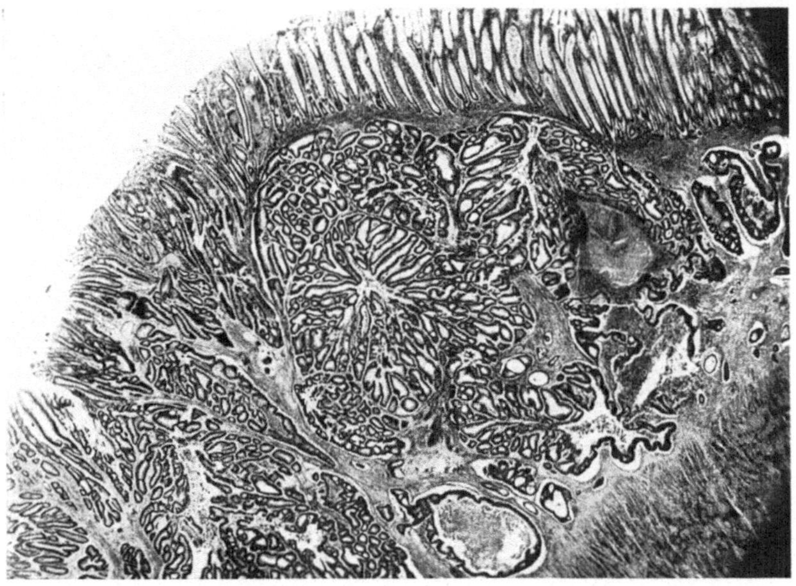

Abb. 118. Adenokarzinom des Sigmoids. Rand des Tumors: oberflächlich in der Grenzzone, Einwuchern der den Drüsen anfänglich parallel gelagerten Krebsschläuche mit dunklerem Epithel. Organähnliche Struktur in der Mitte des Schnittes. Im rechten Teil des Karzinomschnittes Lymphfollikel, von Krebszügen umwachsen. S. 428/21. Mann 45 Jahre. Planar 1 : 4,5, F = 3,5 cm. Balgl. 45 cm.

Bild solche Strukturen an kleinen Polypen ergeben, an anderen Stellen bereits ausgesprochene Karzinome. Daß demzufolge bei solchen Bildern das chirurgische Vorgehen ein radikales und nicht konservatives sein soll, liegt auf der Hand.

Als das wesentlichste und ausschlaggebende Kennzeichen der Bösartigkeit wird seit jeher die Tiefenwucherung zahlreicher Drüsen oder epithelialer Stränge, die massige Überschreitung der Schranke der Muscularis mucosae durch die epitheliale Wucherung angesehen (Abb. 118). Denn in geringem Grade und vereinzelt kommt auch bei unbedingt gutartigen Wucherungen ein Durchbrechen der Muscularis mucosae, eine Verlagerung drüsiger Gebilde in die Submukosa, sei es durch angeborene oder erworbene Lücken der Muscularis mucosae, sei es auch durch einfache in ihren Ursachen unbekannten Hyperplasien einer einzelnen Drüse vor (Abb. 104). Bei ausgesprochener Tiefenwucherung veränderten Epithels ist die Diagnose „Karzinom" nicht schwer. Läßt sich aber diese Diagnose auch stellen, wenn die Tiefenwucherung fehlt, wenn vielleicht nur ein oberflächlich entnommenes Stück, das an die Muscularis mucosae gar nicht hinreicht, der Diagnosenstellung untersteht? Das ist möglich, denn noch bedeutungsvoller als die Tiefenwucherung, besonders in Anfangsfällen, ist, wie wir das aus der obigen Beschreibung wiederholend besonders hervorheben wollen, das ungeordnete Wachstum der wuchernden Drüsen oberhalb der Muscularis mucosae, das Verschwinden der organoiden Struktur, die die Polypen trotz starker Entdifferenzierung des Epithels noch haben können, die ausgedehnte Anastomosierung der neugebildeten Drüsenschläuche oder soliden Zellstränge.

Das Gerüst hat sich mit der starken Entdifferenzierung der epithelialen Wucherung ebenfalls stark verändert, während es bei den Polypen der Gruppe 1 und 2 und auch bei Anfangsfällen der Gruppe 3 stärkere Abweichungen von dem gewöhnlichen Stroma der Mukosa nicht in allen Fällen aufweisen muß, wenn wir von stärkeren und polymorphen Rundzellinfiltrationen absehen.

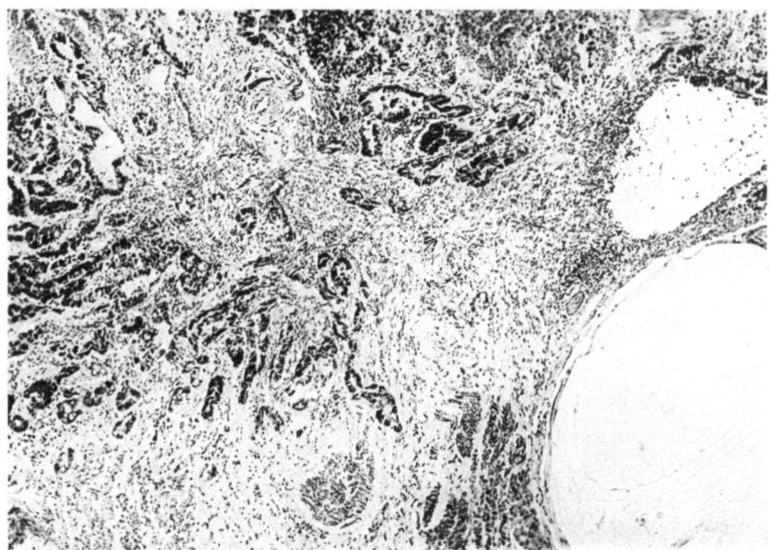

Abb. 119. Bestrahltes Adenokarzinom des Rektum. Während links die Drüsenschläuche des Karzinoms dicht stehen und Verschleimung nur ausnahmsweise zeigen, finden sich rechts 2 große Schleimseen ohne Epithelreste. E. 667/14. Okular: Periplanat. 4×. Obj. 5.

Das Gerüst der Adenokarzinome kann von verschiedenartigsten Aussehen sein. In den oberflächlichen polypösen Teilen kann es den Aufbau des Stratum proprium mucosae beibehalten; in anderen Fällen, besonders gegen die Tiefe zu, nimmt es meist mehr faserigen Charakter an. Sein Gehalt an Rundzellen, unter denen Eosinophile, Plasmazellen und vielfach auch polymorphzellige Leukozyten vorkommen, ist wechselnd. Im allgemeinen hat man den Eindruck, daß zellige Durchsetzung des Gerüsts, Plasmazellen und Leukozyten in den bösartigeren, rasch wachsenden Krebsen besonders stark vorkommen. Vielleicht machen Infiltrationen mit eosinophilen Zellen hier eine gewisse Ausnahme: mir fiel in letzter Zeit gerade an Probeausschnitten sehr lange bestehender Mastdarmkrebse der besonders große Reichtum an diesen Zellen auf. Schoch hat vor kurzer Zeit bei Portiokarzinomen ähnliche Vermutungen geäußert. Fermentative, vom wuchernden Epithel ausgehende Stoffe, die hier ursächlich in Betracht kommen, anzunehmen, ist naheliegend. Selbstverständlich ist auch auf die Menge und Art der rundzelligen Infiltration der etwaige geschwürige Zerfall des Gewächses von ausschlaggebender Bedeutung und umgekehrt wird lockeres, zellreicheres

Gerüst auch wiederum den Zerfall der Geschwulst beschleunigen, doch sei eigens bemerkt, daß sich auch nicht zerfallende Krebse durch den großen Gehalt an Rundzellen verschiedenster Art in ihrem Stroma auszeichnen können.

Tritt im allgemeinen beim Adenokarzinom und insbesondere bei seiner soliden Wachstumsform, dem Carcinoma cylindrocellulare solidum, die Funktion der Schleimbildung in den Geschwulstzellen ganz zurück, so beherrscht sie in anderen Fällen wieder das Bild. Schon oben wurde darauf hingewiesen, daß in manchen der polypösen Adenome stellenweise vermehrte Schleimbildung auftritt, daß die Drüsen im Lumen durch massige Schleimbildungen kugelig werden können (Abb. 120) und daß übermäßige Schleimbildung zur Erschöpfung, zum Absterben und zum schließlichen Verschwinden der Epithelien führen kann.

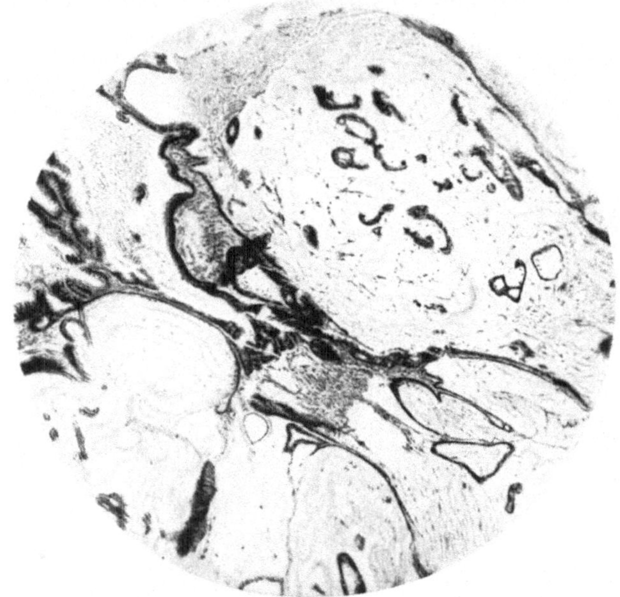

Abb. 120. Schleimkrebs des Mastdarms, durch Resektion gewonnen. Ausgedehnte Schleimbildung und Verschleimung der Drüsenepithelien; Epithel zum Teil als Randbelag der Alveolen noch erhalten, zum Teil in den Schleimmassen schwimmend, zum Teil zugrunde gegangen. Spärliches Stroma. E. 146/25. Mann 51 Jahre. Vergr. Kompensat. Ok. 2. Obj. Apochromat. Zeiß 16 mm.

Beim Schleimkrebs, dem Carcinoma gelatinosum, tritt die übermäßige Schleimbildung von vorneherein stark in den Vordergrund. Histologisch findet sich dann ein Bild von zahlreichen verschieden großen und verschieden gestalteten Hohlräumen, die im allgemeinen nur durch spärliche Faserzüge voneinander getrennt sind und die mit Schleimmassen ausgefüllt sind. Epithelien fehlen als Belag dieser Hohlräume fast vollständig, an anderen Stellen liegen einzelne, oder in Bändern zusammenhängende Epithelien mitten in den Schleimmassen, gerade als ob sie in ihnen ertrunken wären (Abb. 121). Da und dort ist noch ein Segment des Hohlraumes von zylindrischen Becherzellen ausgekleidet, an anderen Stellen sind diese Wandzellen kubisch, ihr Kern kann pyknotisch sein, die Zelle alle Zeichen der Degeneration aufweisen, nicht selten durch Vortreibung des Kernes an den Rand der geblähten Zelle typische Siegelringform darbietend. Nur in den Randteilen, besonders der Tiefe, also dort, wo sich die Geschwulst gegen die Umgebung vorschiebt, ist die Auskleidung der Hohlräume eine ausgesprochenere, das Epithel besser erhalten. Hier treten auch gewöhnlich

Drüsengänge auf mit dunklem, vielzeiligem Epithel, schmalem Lumen, ohne Schleimbildung.

Dieses dunkle vielzeilige Epithel an den Randteilen des vorgeschritteneren Schleimkrebses wird wohl auch seinen Beginn eingeleitet haben, verschwindet aber in der einsetzenden Schleimabsonderung bald, so daß man nicht allzuselten mit Schleimmassen ausgefüllte Hohlräume unmittelbar an unveränderte Drüsen der Randschleimhaut anstoßen sieht.

Auch die Ausbildung des Gerüsts, die in der Mitte der Geschwülste meist sehr gering ist, nimmt häufig gegen den Rand zu. Neben den großalveolären, großblasigen, stromaarmen Schleimkrebsen wird in im ganzen selteneren Fällen aber auch ein verschleimender Krebs beobachtet, bei dem Drüsenlichtungen, die

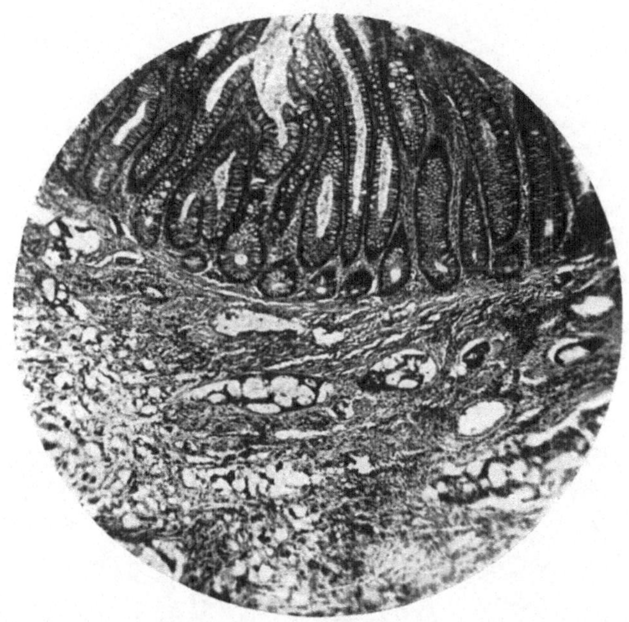

Abb. 121. Gallertkrebs des Rektum, in der Submukosa in der Umgebung fortschreitend in Form schmaler verschleimender Züge. Reichliches rundzellig infiltriertes Stroma; die darüber liegende Mukosa zeigt leichte reaktive Wucherung (Verzweigung) einzelner Drüsen, aber keine Epithelumwandlung. E 146/25. Mann 51 Jahre. Vergr.: Kompensat. Ok. 2. Apochromat. Zeiß 16 mm.

sich mit Schleim ausfüllen, nicht gebildet werden, der Ausgang also kein differenziertes Adenokarzinom ist, sondern kleine einzelne Zellen oder solide Zellbalken verschleimen direkt und liegen dann als einzelnstehende Schleimkugeln oder schmale Schleimstränge im meist ebenfalls vermehrtem Stroma (Carcinoma gelatinosum scirrhosum). Die rundzellige Infiltration ist dabei meist unbedeutend (Abb. 121).

Eine Ausnahme von dem gewöhnlichen Bild des Gallertkarzinoms bzw. verschleimenden Adenokarzinoms machte ein Duodenalkarzinom eines 75jährigen Mannes (Abb. 122 u. 123). Während die Schleimkrebse gewöhnlich stärkere Verschleimung in ihren ältesten Teilen, also in ihren zentralen Teilen zeigen, an der Peripherie mehr die nicht verschleimende jüngere Adenokarzinomwucherung zu sehen ist, sind hier an den Randteilen der Geschwulst, wo sie sich unter der benachbarten Schleimhaut weiterschiebt und Stränge von unten herauf in die Mukosa vorschickt, elektiv diese oberhalb der Muscularis mucosae liegenden

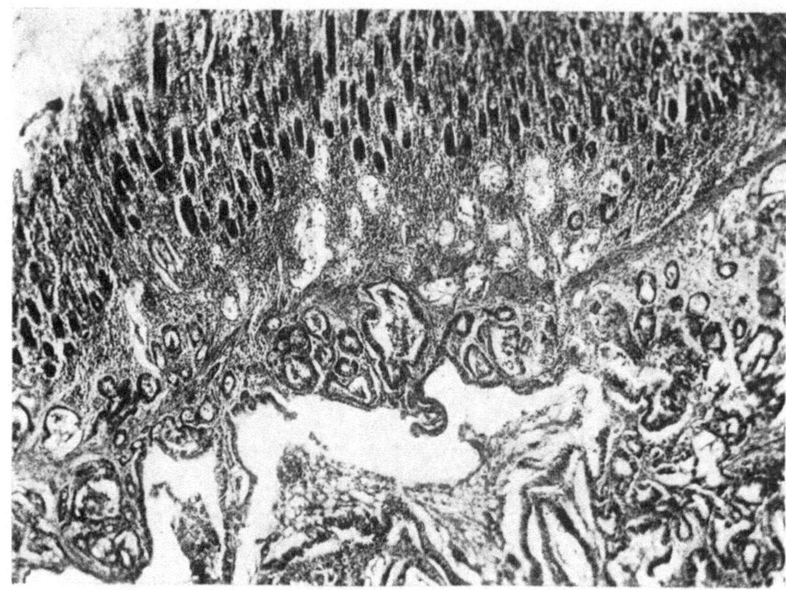

Abb. 122. Adenocarcinoma polyposum des Duodenums; während submukös die Epithelschläuche des Karzinoms geringe Verschleimung zeigen, sind die in die Schleimhaut vorgedrungenen Schläuche ausnahmslos völlig verschleimt. S. 628/22. Mann 75 Jahre. Ok. 2. Obj. 5. Balglänge 66 cm. Übersichtsbild zu Abb. 123.

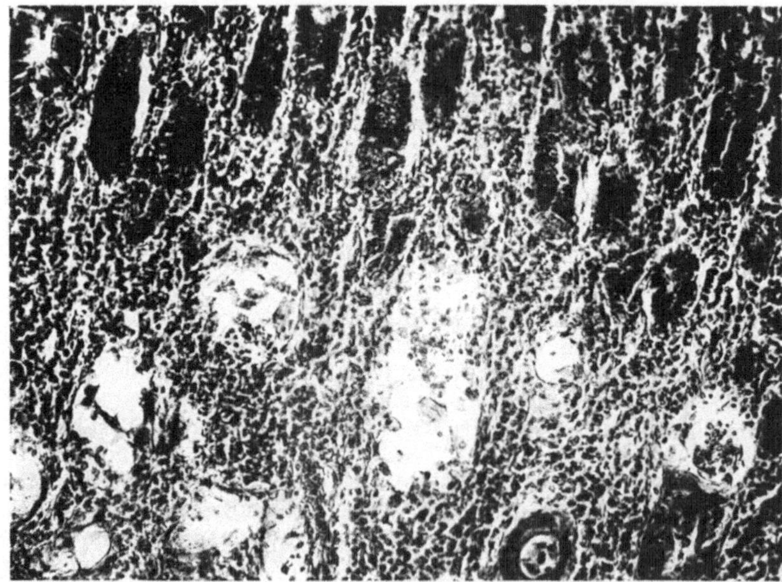

Abb. 123. Adenocarcinom polyposum des Duodenum. Während unter der Schleimhaut die Krebs-drüsenschläuche noch erhalten sind, sind die in die Schleimhaut vorgedrungenen ausnahmslos durch Verschleimung zugrunde gegangen. Ok. 2. Obj. Apochromat. 8 mm. Balgl. 64 cm. Starke Vergr. zu Abb. 122.

Züge stärkst verschleimt, während die sich ihnen anschließenden in der oberen Submukosa liegenden Drüsen nahezu keine Verschleimung aufweisen. Diese eigenartige Gestaltung war nur auf einen kleinen Bezirk beschränkt.

Erwähnenswert ist noch, daß in der Umgebung, insbesonders umschriebener Karzinome nicht selten eine Art Korbgeflecht stark erweiterter, oft kavernöser Kapillaren besteht, eine Gefäßreaktion, die wir auch in der Umgebung anderer Darmgewächse, so der Karzinoide, der Myome usw. erwähnt haben.

Veränderungen im Epithel der an die Krebse anstoßenden Schleimhaut.

Gewöhnlich setzt sich das Karzinom mit scharfer Grenze, normale Zelle neben dunkler Zelle von der Umgebung ab, so daß für die überwiegende Mehrzahl der Fälle aus solchen Bildern schon die Wahrscheinlichkeit hervorgeht, daß sich das Karzinom, mag es auch multizentrisch entstanden sein, durch eigenes Wachstum ausdehnt und nicht gewissermaßen eine Infektion benachbarten Epithels schafft, neue Karzinomzentren setzt und sich so durch appositionelles Wachstum vergrößert (Abb. 124, 127).

Ist auch die scharfe Grenze zwischen Krebs und Umgebung die Regel, bleibt die umgebende Schleimhaut auch meist in völliger Ruhe, so finden sich doch andererseits nicht allzuselten Veränderungen der Grenzschleimhaut, die mit den oben beschriebenen Anfängen polypöser bzw. adenomatöser Wucherungen zweifellos Ähnlichkeit haben (Abb. 125). So können auch hier unvermittelt im Verband der Schwesterdrüsen Drüsen mit dunklem Epithel gesehen werden, andere Drüsen zeigen nur in ihrem Halsteile dunkles Epithel (Abb. 126). Häufiger als diese Epithelumwandlung sind bei ruhendem Epithel Vergrößerungen der Drüsen, Drüsenteilungen, Sproßbildungen der Drüsen, erhöhte Schleimbildung. Auch das Stroma kann in einiger Entfernung vom Karzinom inselartige Veränderungen zeigen, Verminderung, aber auch Vermehrung der Rundzellen, Vermehrung des Fasergewebes, Andeutungen von Polypenbildung (HAUSER, KONJETZNY, LOHMER u. a.). Wir besprechen diese Fragen absichtlich nicht ausführlich, da sie von BORRMANN bei dem Kapitel der Magengewächse eingehend bearbeitet wurden.

Es ist natürlich, die Möglichkeit gegeben, daß alle diese Veränderungen in der Umgebung der Karzinome primäre sind und sich unabhängig vom Karzinom entwickelt haben. Aber andererseits ist doch auch daran zu denken, daß Karzinome und Polypen den Boden für ähnliche Bildungen in der Nachbarschaft erst schaffen können. Nicht wahrscheinlich ist die aber immerhin nicht unmögliche Einimpfung und folgende Wucherung abgestoßener Zellen in der Nachbarschaft. Wahrscheinlicher sind chemisch-toxische entzündliche Einflüsse, die vom Hauptgewächs ausgehen. In diesem Sinne werden immer wieder Bilder gedeutet, bei denen in unmittelbarer Umgebung von Karzinomen ein Kranz kleinster Polypen und Adenome aufgeschossen ist (CZERMAK).

Zu ähnlichen Bildern wie diese isolierten Schleimhautveränderungen der Geschwulstumgebung kann die Ausbreitung des Karzinoms Anlaß geben, wenn im Schnitte die Kontinuität der Wucherung nicht ersichtlich ist (Abb. 127).

Dieses Hinüberschieben des Epithels aus der Geschwulst auf die Umgebung kann an ganz umschriebenen Stellen erfolgen, und zwar sowohl von der Oberfläche her, wobei Geschwulstepithel sich in die Mündungen der angrenzenden LIEBERKÜHNschen Krypten hineinschiebt unter Verdrängung des ursprünglichen Epithels, so daß Bilder entstehen können, bei denen eine normale Krypte in einen Drüsenhals übergeht, der von neugebildeten, dem Karzinom

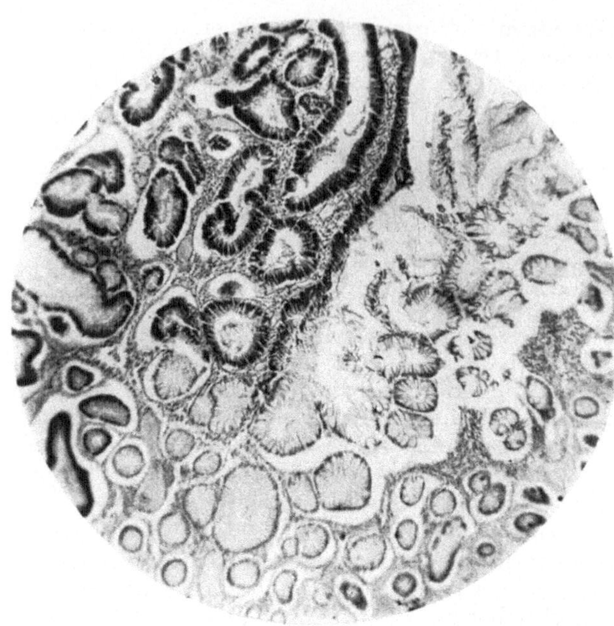

Abb. 124. Polypöses Adenokarzinom des Blinddarms mit starker Epithelumwandlung (dunkles hohes Zylinderepithel mit spärlicher Becherzellbildung). Scharfe Grenze zwischen Geschwulstepithel und altem Drüsenepithel: Abhebung des alten Drüsenepithels durch das Geschwulstepithel am Grenzstreifen. E 1165. Vergr.: Komp. Ok. 2. Obj. Apochromat 16 mm.

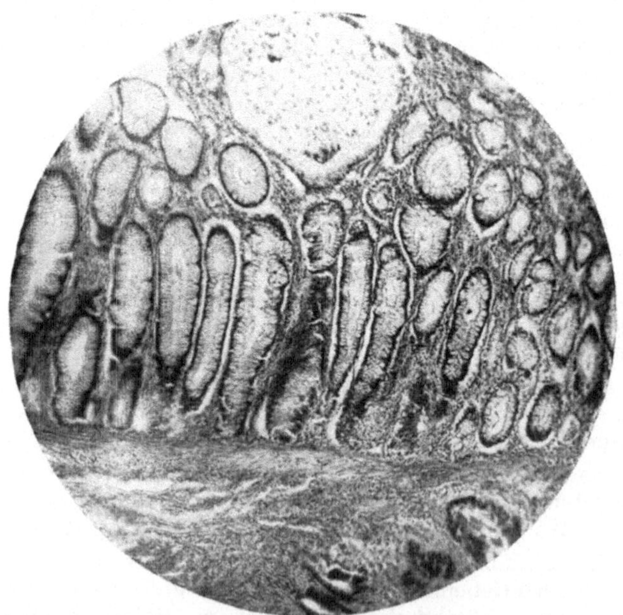

Abb. 125. Flaches Adenom. Atypische Hyperplasie der Drüsen der Rektumschleimhaut in der unmittelbaren Umgebung eines Adenokarzinoms. Rechts unten: Krebsschläuche; oben zystische Erweiterung einer Drüsenmündung. Die Drüsen zeigen leicht gewellten Verlauf und Faltung der Epitheldecke. E. 37/22. Vergr.: Komp. Ok. 2. Apochromat. Obj. 16 mm.

entstammendem Epithel ausgekleidet wird. Ebenso kann aber auch das Karzinom
oberhalb der Muscularis mucosae seine Drüsensprossen in die benachbarte
Schleimhaut vortreiben und dabei zu interglandulären Epithelschläuchen führen,
die in Weite und Größe weitgehende Ähnlichkeit mit den ursprünglichen
LIEBERKÜHNschen Krypten haben können, sich von ihnen nur durch ihr anderes
Epithel unterscheiden (Organmimikry nach PETERSEN und COLMERS).   Dieses
Übergreifen der Epithelzüge auf die Umgebung kann auch in der Schleimhaut

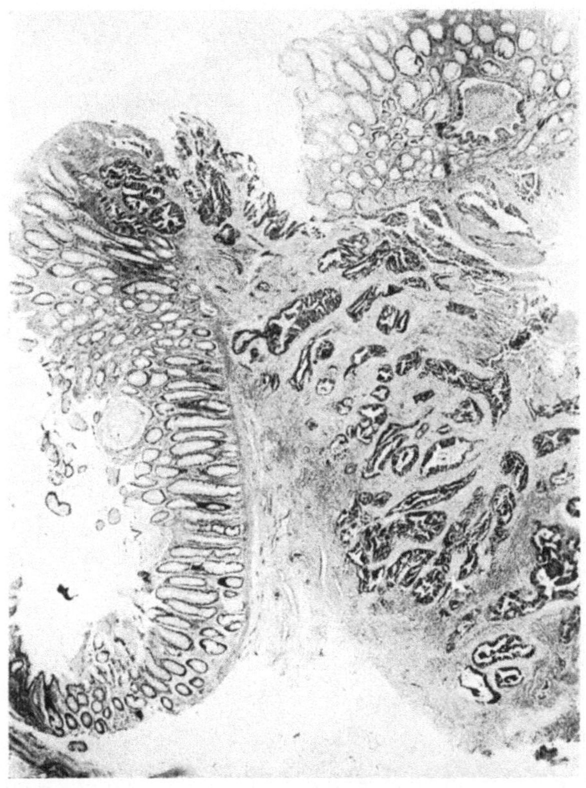

Abb. 126. Randzone eines Rektumkarzinoms. Karzinomdurchbruch von unten in die Schleimhaut;
es fällt trotz der schwachen Vergrößerung die stellenweise erfolgende Umwandlung des Drüsenepithels mancher Schläuche in dunkles Zylinderepithel in einiger Entfernung vom Karzinom auf
(Charakteränderung des Epithels in der Umgebung eines Karzinoms). E. 37/22. Vergr.: Planar
1:4,5 cm, F = 3,5 cm. Balgl. 40 cm.

intraglandulär vor sich gehen unter Verdrängung des Epithels, also ähnlich wie
bei der Verdrängung des Epithels von oben her, so daß sich z. B. eine Geschwulst-
drüse in den normalen Drüsenhals fortsetzt. Dieselben Bilder können entstehen
bei Fortwuchern der Geschwulst im submukösen Lymphgefäßnetz. Die Muscularis mucosae wird dann von unten her durchstoßen, die Geschwulstepithelien
gewinnen Anschluß an die normalen Epithelien der Schleimhaut (Abb. 127).
Man kann so mit PETERSEN und COLMERS ein aufsteigendes, horizontales
und oberflächliches oder absteigendes Wachstum der Krebsstränge unterscheiden. Die Ausbreitung der Karzinome erfolgt dabei, abgesehen von der
Oberflächenausbreitung auf dem Wege des Lymphgefäßnetzes, besonders in
dem von KUNEO nachgewiesenen periglandulären und subglandulären Netz,

das durch Schaltstücke mit dem submukösen und von hier wieder durch Schaltstücke durch die Muscularis mit dem subserösen Lymphnetz verbunden ist.

Deutlich geht auch diese Ausbreitung auf dem Lymphweg aus Bildern
hervor, in denen die Adenokarzinomwucherung auf die benachbarte äußere
Haut, so z. B. bei tiefsitzenden Rektumkarzinomen auf die Afterhaut, dann
auch auf Nerven oder Plexus des Darmes selbst erfolgt. Im ersten Fall kann, wie
dies Abb. 128 zeigt, das subepitheliale Lymphnetz, dessen Endothelauskleidung

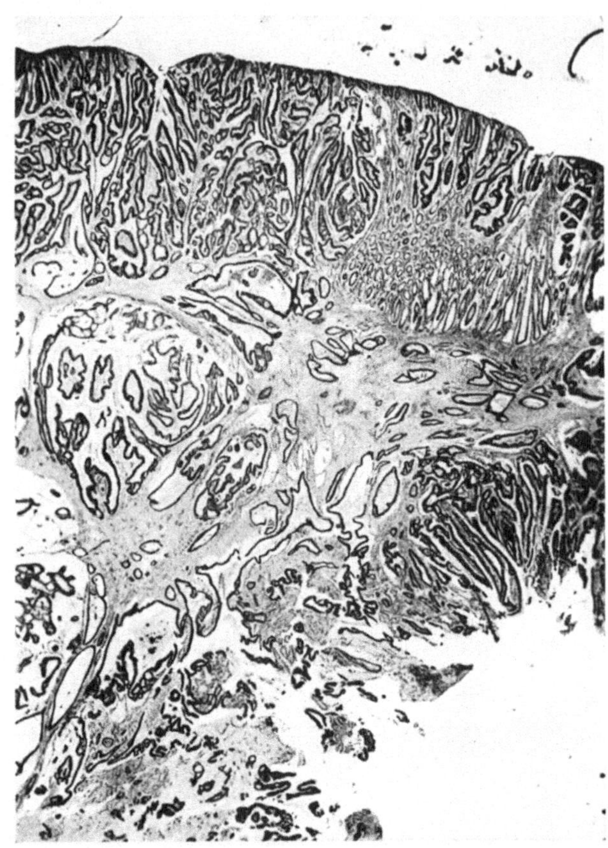

Abb. 127. Adenokarzinom des Coecum. Mikroskopisches Übersichtsbild vom Rand der Geschwulst.
Muköse Einwucherung von der Innenfläche aus auf die benachbarte Mukosa. Dunkles, mehrzeiliges
Epithel der Krebsschläuche. In der Tiefe atypische Erweiterung der krebsigen Drüsenlichtungen,
vermehrte Schleimbildung. S. 188/1902. Lupenvergrößerung. Planar 1 : 4,5 cm, F = 3,5 cm.

deutlich hervortritt, mit den Krebsdrüsenschläuchen völlig ausgefüllt sein,
im zweiten Fall sind die Nerven in ihren Lymphscheiden zusammengepreßt
durch in diese eingebrochene Epithelstränge (Abb. 129).

Einfügen möchten wir hier, daß gerade bei diesen in den Nervenlymph-
scheiden fortwuchernden Krebszügen die Krebszellen oft eine ganz auffallende
Vielgestaltigkeit gegenüber den Zellen der Nachbarstränge aufweisen können.

Zu dem Einwuchern von Geschwulststrängen in die Schleimhautdrusen
ist noch zu bemerken, daß im großen und ganzen dieser Vorgang nicht allzu
häufig ist, man muß oft eine ganze Reihe von Präparaten durchsehen, um ab
und zu auf ein entsprechendes Bild zu stoßen. Aber jedenfalls ist Borrmann

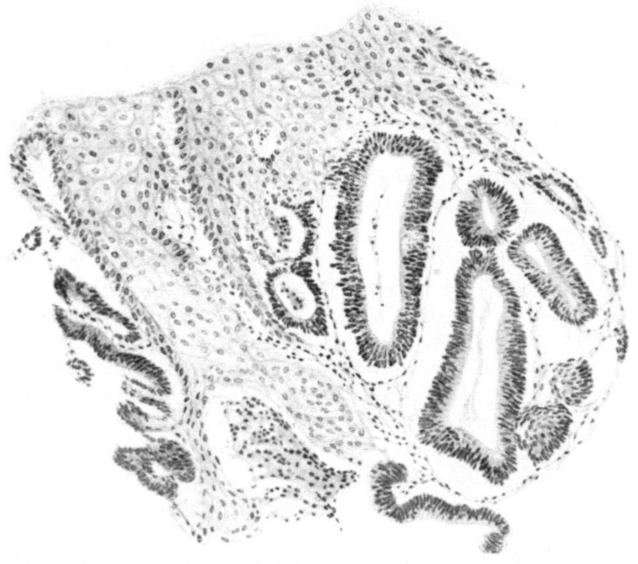

Abb. 128. Vordringen eines Schleimkrebses des Mastdarms (mehrzeiliges dunkles Zylinderepithel) in die anale Schleimhaut. Verdrängen und Aushöhlen des geschichteten Plattenepithels; die Randdrüsen des Karzinoms zeigen noch keine stärkere Verschleimung. E. 35/1902. Okular Kompensat. 4. Apochromat Zeiß ·16 mm.

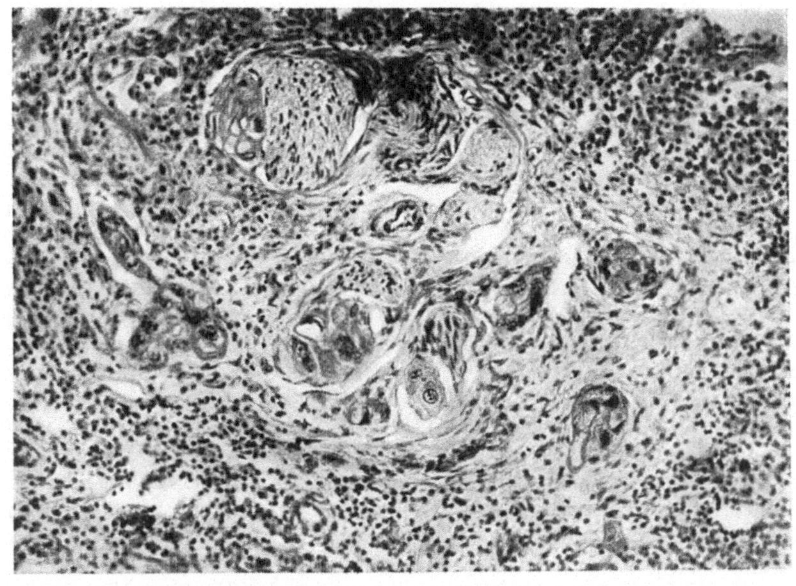

Abb. 129. Adenokarzinom der Papilla duodenalis. Einwuchern von Krebszellen in die Nerven des AUERBACHschen Plexus; synzytiale Formen der Krebszellen; rundzellige Durchsetzung des Gerüsts. S. 244/12. Weib 53 Jahre. Vergr.: Ok. 4 × Periplanat. Obj. Apochromat. Zeiß 16 mm. Balglänge 96 cm. (Aus BEHNITTAUSE.)

nicht beizustimmen, daß derartige partielle Ersetzung von Drüsenepithel durch Geschwulstepithel nicht vorkommt. Zuzugeben ist aber, daß die Membrana propria der Drüsen gegen Vordringen des Karzinomepithels lange Zeit erfolgreichen Widerstand leistet (Borrmann). Die Berührungszonen zwischen normalen und Krebsepithelien in derartig gemischten Drüsen sind meist ganz scharfe; ein allmähliches Übergehen kommt nicht vor. Das krebsige Epithel verdrängt das ursprüngliche Drüsenepithel und hebt es von der Wand ab. Nicht selten sieht man aber auch den krebsigen Teil vom normalen durch eine schmale nur mikroskopisch sichtbare, von Geschwürsbildung oder oberflächlicher Einsenkung in geringer Ausdehnung, vielleicht nur Lieberkühnsche Drüsenbreite, getrennt.

Die Hauptfrage ist nun, ob die Änderung im Charakter des Epithels der die Karzinome umgebenden Schleimhaut, die wir oben geschildert haben — hier ist nicht die Rede von den in die Nachbarschaft vorgeschobenen Krebsepithelzügen, die isolierte und selbständige Epithelumwandlung vortäuschen — als beginnende, mit dem Haupttumor also nicht in Zusammenhang stehende, jugendliche, neuauftretende Krebsbildung oder krebsige Umwandlung des Epithels aufzufassen ist, also ob in der Peripherie der Krebse immer neue Krebszentren entstehen können, oder ob das Karzinomwachstum trotzdem ein unizentrisches ist, die eigenartigen Bilder örtliche Reaktionen des Epithels auf das benachbarte Karzinom, karzinomähnliche, aber nicht karzinomatöse Epithelveränderungen darstellen.

Borrmann lehnt im Banne der Ribbertschen Lehre diese Bildung neuer Krebszentren an den Rändern der Krebse strikte ab, wie er auch die primäre Veränderung im Epithelcharakter ablehnt. Lohmer und Versé aber kommen zu einer Bestätigung der alten Lehre Hausers von der primären Veränderung des Epithels; sie führe schließlich zu Aggressivität gegen benachbartes Gewebe; diese Veränderung brauche ursprünglich nicht unizentrisch oder gar unizellulär sein, man könne von vornherein mit einer auf einen größeren Gewebsbereich ausgedehnten Umwandlung des ursprünglichen Epithelcharakters, also mit ursprünglich multiplen Krebszentren, wahrscheinlich unter Einschaltung eines adenomatösen Zwischenstadiums rechnen. Und wie eine Plurizentrität das erste Auftreten des Karzinoms kennzeichne, so könnten ähnliche Umbildungen des Epithels auch an einzelnen Drüsen oder an größeren Schleimhautbezirken der Nachbarschaft auftreten. Allerdings nimmt auch Versé an, daß dieser Vorgang nur vereinzelt vorkommt, daß eine eigentliche fortschreitende Degeneration des benachbarten Epithels im Sinne einer Kontaktinfektion aber nicht anzuerkennen ist. Vorkommen von Übergangsbildern dürfen also nicht bestritten werden, aber im ganzen sind sie selten. Die Ausbreitung des Karzinoms erfolgt der Hauptsache nach von einem Zentrum aus, nicht durch fortwährende Neuinfektion der Umgebung. Wir stimmen auf Grund zahlreicher Untersuchungen Versés Schlußfolgerungen voll und ganz bei.

Praktisch ist die Lehre von Hauser, Lohmer, Versé, von größter Bedeutung, weil sie auch das neue Auftreten von Krebsen nach restloser Entfernung des Ursprungsgewächses als neugebildetes auf veranlagter Schleimhaut entstandenes verständlich macht, natürlich nur in den Ausnahmefällen, wo der ursprüngliche Krebs im Gesunden wirklich entfernt werden konnte. Diese Auffassung stimmt auch am besten mit den Ergebnissen der modernen Krebsforschung überein, mit den Bildern, wie man sie dem Auftreten der Krebswucherung, sowohl beim Spiropterakarzinom des Rattenmagens als auch beim Teerkrebs vorangehen sieht. Die Karzinombildung tritt plötzlich und multizentrisch auf an Orten, an denen der Epithelcharakter sich nach zahlreichen Zellgenerationen allmählich oder auch plötzlich verändert hat. Allerdings ist die Krebswucherung nicht auf den ganzen Bezirk der betreffenden, kanzerogenen Reizen ausgesetzten Schleimhaut ausgedehnt. Die Frage, warum es nur an einzelnen Bezirken zur Krebsbildung kommt, ist immer noch nicht gelöst. Es ist nicht ganz ausgeschlossen, daß hier doch im gewissen Sinne nach RIBBERT angeborene Dispositionen bestimmter Epithelgruppen eine Rolle spielen. Daß in seltenen Fällen tatsächlich auf der Basis versprengter Keime wirklich ein Karzinom entstehen kann, beweisen Fälle wie jener, wo ein Gallertkarzinom bei einem 21jährigen Mädchen ausschließlich in der Unterschleimhaut sich entwickelt hat, das nirgends ein Übergreifen über die Muscularis mucosae in die Schleimhaut hinein aufweist (MAX WEBER).

Heterologe Karzinome.

Keimversprengungen oder Keime, die sich in ihrer Differenzierung im Gegensatz zu den umgebenden Schwesterepithelien aus irgendwelchen Gründen vor frühester Entwicklung an unterscheiden, also wahrscheinlich auf indifferenteren Stufe stehen geblieben sind, was biologisch schließlich gleichbedeutend wäre mit einer funktionellen Separierung dieser Zellen aus dem Verband der Schwesterzellen, können Anlaß zu Karzinomen geben, die wesentliche Abweichungen von den gewöhnlichen Karzinomtypen im Verdauungstraktus aufweisen.

Hierher gehören vor allem die Kankroide, wie sie im Coecum beobachtet worden sind (HERXHEIMER): In einem Gallertkarzinom trifft man auf Plattenepithelinseln mit Schichtungskugeln und Hornmassen, deutlicher Faserung in den Epithelien; alle Übergänge zu schleimbildenden Krebszellen von diesen epidermoiden Zellen fehlen. Ähnlich ist ein Fall PROBST von Karzinom der Flexura sigmoidea mit dem Bild teils des Adenokarzinoms, teils des Kankroids, und ein Fall von PLENGE aus dem Berliner Material LUBARSCHs, wo mitten unter den Zylinderepithelien Inseln verhornender Pflasterepithelien auftreten. Einzig steht dagegen der Fall von M. SCHMIDTMANN da aus dem Kieler Material LUBARSCHs, wo ein reines Kankroid des Blinddarms mit rein-kankroiden Lymphknotenmetastasen vorlag. Makroskopisch kann in solchen Fällen schon das weißliche Aussehen, das epidermisähnlich ist, an der Oberfläche solcher Darmkrebse auffallen. Nicht hierher gehören die nicht seltenen Plattenepithelkarzinome im Rektum, die einem stärkeren Vorschieben des Analepithels auf angeborener oder erworbener Grundlage ins Rektum ihre Entstehung verdanken. Dieses Vorschieben des Analepithels ins Rektum kann manchmal auf ziemlich weite Strecken hin nachgewiesen werden. So sah BOHM in einem Falle von Rektumplattenepithelkarzinom, vier blauweiße glatte verhornte Plattenepithellängsstreifen von sehr derber Konsistenz sich weit ins Rektum vorschieben. Einen ähnlichen Fall beschreibt EICHHOFF. Wir haben auch beim Melanom bereits darauf Bezug genommen, daß für die Rektummelanome dieselbe Genese, aus atypisch hinaufgeschobenem Analepithel anzunehmen ist.

In gewissem Sinne gehören zu den heterologen Karzinomen auch jene Fälle von Darmkarzinomen, in deren Stroma sich echtes Knochengewebe bildet (G. B. GRUBER, OHLECKER, KAZEGAWA). Das osteoblastische Gewebe geht aus den Stromazellen hervor; wahrscheinlich wird in einem Teil der Fälle Verkalkung nekrotischer Partien der Tumoren der Knochenbildung vorangehen, in einem anderen Teil hyalinfibröses Stroma Umwandlung in Knochensubstanz erleiden, wie dies gewöhnlich bei den heterotopen Knochenbildungen der Fall ist. Kleinherdige Verkalkungen im Innern der Drüsen bei Adenokarzinomen sind nicht selten. Auch sie können in Ausnahmefällen Grundstock von Knochenbildungen werden, wenn sie auf das Stroma übergreifen (NUSSBAUM). Offenbar muß die

Tendenz zur Knochenbildung zum mindesten in einem Teil der Fälle eine dem betreffenden Karzinom besonders eingeprägte Eigenschaft sein, kann also nicht etwas rein Zufälliges, von dem Eintritt der Nekrose und ihrer zufälligen Beladung mit Kalksalzen Abhängiges sein, denn in dem Falle Ohleckers hat auch die Douglasmetastase des primären Dünndarmkarzinoms ebenso Knochen gebildet wie der Haupttumor. Die Knochenbälkchen können am Grund der Krebsgeschwüre derartiger Fälle stalaktitenartig vortretende spitze Nadeln bilden (Kazegawa).

Karzinome der einzelnen Darmabschnitte.

Wir haben eingangs schon hervorgehoben, daß der Krebs bestimmte Darmteile mit Vorliebe befällt, andere, wie z. B. das Jejunum und das Ileum fast elektiv verschont. Wir wollen auf die spezielle Pathologie der Krebse der einzelnen Lokalisationen noch näher eingehen.

A. Dünndarmkarzinome.

1. Krebse des Duodenums.

Eine gewisse Sonderstellung nimmt vor allem der Krebs des Duodenum ein: er ist im ganzen eine recht seltene Erkrankung. Seine klinische Eigenart ist begründet in seiner Magennähe, weshalb durch ihm hervorgerufene Verengerungen zu ähnlichen Bildern wie sie der Pförtnerkrebs des Magens veranlaßt, führen können; dann aber auch in seiner nahen räumlichen Beziehung zu den Ausführungsgängen von Leber und Pankreas, wodurch ein noch kleiner Krebs, also das Geschwulstwachstum im Beginn bereits schwerste Erscheinungen durch Verschluß dieser Ausführungsgänge auslösen kann.

Was die Häufigkeit des Duodenalkarzinoms anlangt, so sei wieder auf die große Statistik Nothnagels hingewiesen: Hier werden unter 41 838 Sektionen mit 343 Darmkrebsen nur 7 Duodenalkrebse aufgezählt. Die Zahl scheint uns zu gering zu sein, denn wir haben in den letzten 8 Jahren bei einer Sektionszahl von 5768, allein 13 Krebse des Duodenum gefunden. Auch die Zahlen der großen Krebsstatistik — 69 Fälle auf 1608 Darmkrebse = 4,2% ergeben etwas höhere Zahlen. Immerhin nimmt das Duodenalkarzinom unbedingt den letzten Platz unter den Darmkarzinomen überhaupt ein, wenn wir wieder von den bösartigen Karzinoiden, die im Dünndarm vielleicht sogar etwas häufiger sind und den noch selteneren einfachen Dünndarmkrebsen, absehen, andererseits aber den ersten Platz unter den Dünndarmkarzinomen ein.

Die autoptische Diagnose des primären Duodenalkarzinoms ist meistens nicht einfach, weil ohne mikroskopische Untersuchung die Abgrenzung vom Karzinom des Ductus choledochus oder des Pankreaskopfes, die beide häufiger sind, oft unmöglich ist. Leicht ist die Diagnose nur bei der besonderen Form des Karzinoms der Papilla duodenalis, dem Zottenkrebs.

Man unterscheidet beim Duodenalkarzinom drei Lieblingsstellen, je nach der räumlichen Beziehung des Karzinoms zur Papille, also einen suprapapillären, einen papillären und einen infrapapillären Krebs; am häufigsten sind die Karzinome der Papille oder der Papillenumgebung. Nach einer Zusammenstellung von Geiser gehören von 71 Duodenalkrebsen 11 der Pars horizontalis, also dem suprapapillären Teil an, 51 dagegen der Papillengegend, und nur wieder 9 dem dritten Abschnitt, der Pars horizontalis inferior.

Ähnlich ist das Verhältnis in der letzten Zusammenstellung von Stämmler: unter 127 Duodenalkarzinomen fallen:

Auf Karzinom der Papille und der Papillenumgebung, wobei die
Papillenkarzinome überwiegen 95
Auf Karzinome der Pars superior duodeni. 20
Auf Karzinome der Pars horizontalis inferior. 12

Auch diese letzte Zahl erscheint uns viel zu hoch; wir selbst haben in großem Material noch nie einen Fall von Karzinom des unteren Drittel des Duodenum gesehen. Die Ursache kann darin liegen, daß die überwiegende Mehrzahl der beobachteten Karzinome der Papillengegend und des pylorusnahen Teiles, da sie nicht so selten sind, eine Beschreibung nicht erfährt, während umgekehrt gerade die sehr seltenen Fälle von Krebs des unteren Duodenum mehr der Mitteilung wert erscheinen.

Klinisch entsprechen der obigen Einteilung der Duodenalkarzinome die Bezeichnungen: parapylorisch, periampullär, präjejunal (MELCHIOR); die parapylorischen wie die präjejunalen Karzinome gehören der Hauptsache nach den mehr infiltrierenden skirrhösen Formen an, die leicht zur Ulzeration neigen, aber auch große Neigung zur narbigen Schrumpfung besitzen. Sie sind der Mehrzahl der Fälle nach Adenokarzinome, wenn auch häufig in ihren tieferen Teilen die Drüsenbildung verloren geht. Abzuleiten sind diese Adenokarzinome der Hauptsache nach von den LIEBERKÜHNschen Krypten; Ausgang von den BRUNNERschen Drüsen ist sehr selten (OLIVIER, SCAGLIOSI). Nur wenige als BRUNNERdrüsenkarzinome beschriebene Fälle halten einer ernsteren Kritik stand: So ist diese Herkunft wahrscheinlich in einem Falle von Ulkuskarzinom, allerdings des Magens von KONJETZNY (Dtsch. Z. f. Chir. 154, Fall 2), wo fließende Übergänge von Wucherung der Brunnerschen Drüsen zu adenomartigen Bildern und davon ausgehende atypische und skirrhöse Infiltrationen nebeneinander sichtbar waren. Eigentlich sind derartige Magenkarzinome histogenetisch als Duodenalkarzinome anzusprechen, wenn auch Brunnerdrüsen im Pylorusteil des Magens nicht selten getroffen werden. Sehr zweifelhaft ist die Deutung der Epithelwucherungen als Karzinome in den 4 Fällen SCAGLIOSIs, wo jedesmal in der Umgebung von Duodenalulzerationen beginnende karzinomatöse Umwandlung der BRUNNERschen Drüsen zu beobachten gewesen sein soll. Wären diese Beobachtungen richtig, so müßte das Duodenalkarzinom zu den häufigsten Darmkarzinomen überhaupt gehören; wahrscheinlicher ist die Deutung in den Fällen SCAGLIOSIs, daß es sich hiebei um atypische Drüsenwucherungen in der Geschwürsumgebung gehandelt hat, wie sie bei Magenulzerationen nicht selten vorkommen, aber nicht als bösartige angesprochen werden dürfen. Es ist hier wieder die Schwierigkeit zu betonen, Krebse als „beginnende" anzusprechen.

Damit kommen wir auch auf die Frage, ob das Bestehen eines chronischen Ulcus duodeni zur Karzinomentwicklung veranlagt, ob die Ulkuskarzinome im Duodenum etwa häufiger sind. Gegen eine derartige Annahme bestehen dieselben Bedenken, die gegen die Überschätzung des chronischen Magenulkus als das Karzinomwachstum vorbereitenden Boden geltend gemacht worden sind. Die allgemeine Ansicht geht doch heute dahin, daß wirkliche Ulkuskarzinome im Magen sehr selten sind, daß die sichere Diagnose eines Karzinoms auf Ulkusbasis nur dann erlaubt ist, wenn entweder am Rand eines sonst alle Charaktere des chronischen Geschwürs zeigenden Ulkus an einer Stelle Karzinombildung zu beobachten ist, oder wenn der Grund eines typischen Ulkus mit Randkarzinom noch die bindegewebige Ersetzung der Muscularis propria entfernt vom Karzinom aufweist, die ein Charakteristikum des chronischen Magenulkus ist, oder dann, wenn die von HAUSER zuerst beschriebene Aufrollung der Muscularis propria am Ulkusrand auch besteht.

Wie selten die Chirurgen eine Karzinomentstehung auf Grund eines Ulcus duodeni annehmen, geht aus folgender von ORATOR gegebenen Zusammenstellung hervor:

MAYO fand bei 261 Ulcera duodeni . . . . 1 Karzinom,
PERRY und CHAW fanden bei großem Material . . . . 2 Karzinome,
MOYNIHAM fand bei 305 Ulcera duodeni . . . . 1 Karzinom,
MELCHIOR fand bei 716 Ulcera duodeni . . . . 7 (?) Karzinome,
HABERER fand bei großem Material . . . . 2 Karzinome.

57*

Wie die eigentlich zum Duodenum gehörenden Brunnerschen Drüsen im Magen den Mutterboden von Karzinomen bilden können, so können auch im Duodenum Karzinome gefunden werden, die heterotopem Magenschleimhautepithel ihre Entstehung verdanken: haben doch Paschkis und Orator nachgewiesen, daß dieses Hinüberreichen pylorischer Schleimhaut ins Duodenum nicht zu den größten Seltenheiten gehört. Wahrscheinlich ist diese Entstehungsart in einem Falle von Orator, wo bei einem 58jährigen Manne dicht neben dem Pylorus an der Vorderwand des Duodenums, ebenso an der Hinterwand je ein tiefgreifendes Ulkus mit tiefer Nischenbildung und harten Rändern gefunden wurde: histologisch wies die Schleimhaut des Duodenum in Geschwürsumgebung noch atypische wenn auch atrophische Pylorusdrüsen auf; das Epithel pylorischer Grübchen zeigte Tiefenwucherung, der Karzinomcharakter war teils tubulär, teils diffus infiltrierend, teilweise sogar schleimbildend.

Vielleicht gehört in diese Gruppe der auf Magenschleimhautbasis entstandenen Karzinome auch ein Fall, den Ewald schon vor 40 Jahren beschrieben hat.

Bei der Häufigkeit versprengten Pankreasgewebes auch im oberen Duodenum ist das Entstehen von Duodenalkarzinomen auf dieser Grundlage möglich (Scagliosi), häufig sind sie nicht. Dagegen spricht schon der Adenokarzinomcharakter, den die meisten Duodenalkarzinome aufweisen, während pankreatogenen Karzinomen mehr der Typus des Carcinoma simplex zukommen würde.

Auch die Karzinome der Papille und der nächsten Papillenumgebung können in Form flacher Infiltrate mit mehr oder minder großer Ulzeration vorkommen, sehr selten ist der Schleimkrebs:

Bei einem 65jährigen Mann (P 20/13) trifft man an der Grenze von horizontalem und absteigendem Teil ein zirkuläres, 5 cm breites, mit wallartigem Rand versehenes Geschwür, dessen Grund gallertiges Aussehen hat; aus dem Grund des Geschwürs erhebt sich ein haselnußgroßer, gallertig aussehender Höcker, der die Mündungsstelle des Choledochus, diese stark verengernd, umschließt (Status nach Cholezystostomie wegen Ikterus). Mikroskopisch bestätigt sich die makroskopisch gestellte Diagnose: Schleimkrebs.

Die Mehrzahl der Papillenkrebse gehört den Formen des Zottenkrebses an, und zwar zeichnen sich diese Krebse häufig durch besonders zierlich gestaltete, oft lange dünne Zotten, manchmal von einer Länge bis zu 2 cm aus. Sie sitzen breitbasig der Darmwand auf und verschließen nicht selten die Papillenmündung vollständig. Da sie in ihrer Gestalt am meisten den Zottenkrebsen der Harnblase ähneln, so haben sie mit ihnen auch den lockeren Aufbau, das dünne Gerüst, das vielfach fast nur aus dem dünnen axialen Gefäß zu bestehen scheint, gemeinsam. Sie sind gewöhnlich von hohem Zylinderepithel ausgekleidet, das in den Fällen unserer Beobachtung ziemlich regelmäßig, einzeilig war (Abb. 130).

Verschließen die Karzinome, mögen sie zottig oder infiltrierend bzw. ulzerierend sein, die Papille, so kommt es zu schweren Gallen- und Pankreassaftstauungen. In einem dieser Fälle sahen wir im Anschluß an die Verlegung des Ductus pancreaticus ausgedehnte Abszeßbildung im Pankreas entstehen.

Selbst Pankreasfettgewebsnekrose kann die Folge sein:

Frau, 61 Jahre, früher gallensteinleidend, akut fieberhaft erkrankt. Klinische Diagnose: Darmgrippe, Cholecystitis acuta? Bei der Sektion ist die Bauchhöhle frei von Entzündungserscheinungen. Mit der Eröffnung der Bursa omentalis deckt man einen großen, das Pankreas umspülenden Abszeß auf, ebenso sind Pankreaskopf und Schwanzteil selbst ausgedehnt von Abszessen durchsetzt. Doch ist der Pankreaskopfteil nicht verhärtet. In seiner Umgebung liegen einzelne stearintropfenartige, weiße runde Herde. Einzelne peripankreatische Lymphknoten sind vergrößert, auf dem Schnitt weißlich, verhärtet. Nach Eröffnung des Magens und des Duodenums ergibt sich folgendes Bild: neben der Papilla duodenalis ist die Duodenalschleimhaut in Zweimarkstückgröße ulzeriert, die Ulkusränder sind hart, aufgeworfen, weißlich. In die Ulzeration münden Fistelgänge, die vom Pankreaskopf ausgehen. Andere dieser Pankreasabszesse entleeren sich fistulös in das obere Duodenum. Im Ductus hepaticus und Choledochus sind massenhaft hanfkorn- bis erbsengroße facettierte braune Steine, die Gallengangsschleimhaut selbst ist unverändert, ebenso seine Mündungsstelle nicht vom Krebs ergriffen. (Status nach Cholezystektomie.) Der Ductus pancreaticus ist in seinem Mündungsteil nicht mehr nachzuweisen.

Sehr schwer kann die Abgrenzung derartiger primärer Duodenalkarzinome von solchen des Pankreaskopfes sein, da ältere Pankreaskopfkarzinome ins Duodenum vordringen können, andererseits aber auch Duodenalkarzinome den anliegenden Pankreaskopf infiltrieren können. Polypöser Charakter der Geschwulst wird in solchen Fällen als entscheidend für die Diagnose: „primäres Duodenalkarzinom" angesehen werden dürfen, da die Pankreaskopfkarzinome in der überwiegenden Zahl der Fälle skirrhöse infiltrierende sind.

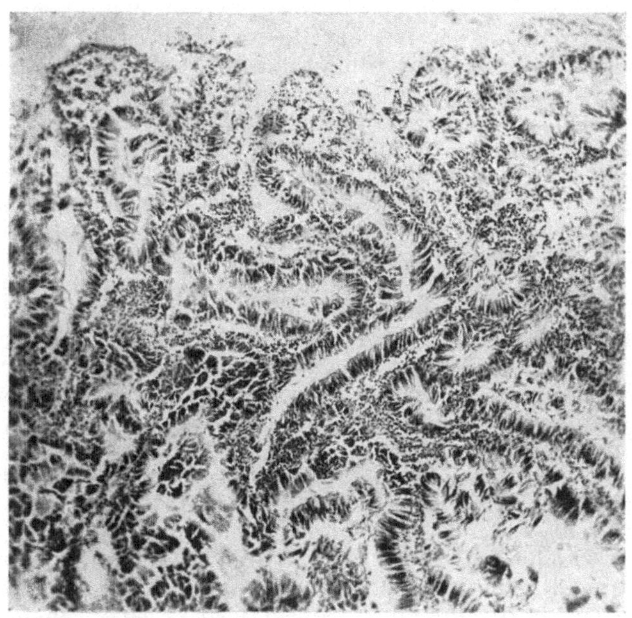

Abb. 130. Polypöses Karzinom der Papilla duodenalis, auf die benachbarte Schleimhaut übergreifend. Auffallend hohes Zylinderepithel, weite und lange Drüsenschläuche, fast kein Stroma PS. 99/11. Komp. Ok. 4. Apochrom. Obj. Zeiß 16 mm. Balgl. 40 cm.

So wurde folgender Fall als primäres Duodenalkarzinom angesprochen:

Mann, 46 Jahre (P 1/15), Status nach frischer Cholezystektomie. 5 cm unterhalb des Pylorus wölbt sich in die Lichtung des Duodenums eine walnußgroße, zerklüftete teilweise eitrig zerfallende knollige weiche Geschwulst vor, die hier das Duodenalrohr verengt. Die Geschwulst grenzt an die linke Seite des Mündungsteiles des Choledochus an, der von den Geschwulstmassen durchsetzt und dadurch ebenfalls verengert wird. Die Schleimhaut seines oberen Teiles ist unverändert. Der Kopfteil des Pankreas ist ebenfalls in Geschwulstmassen aufgegangen, diese Geschwulstmassen grenzen leberwärts an eine größere Abszeßhöhle an.

Histogenetisch ist nicht mit aller Sicherheit auszuschließen, ob nicht diese Zottengeschwülste vom Mündungsepithel des Choledochus oder Pankreatikus ausgehen; allerdings spricht gegen Choledochuskarzinom gerade ihr ganz lockerer Bau, während bekanntlich die Gallengangskarzinome sich gewöhnlich durch mehr skirrhösen Charakter auszeichnen und geringe Neigung zur Oberflächenentwicklung haben: für die Abstammung vom Duodenalepithel könnte man gerade den Zottencharakter als Beweis ansehen. Merkwürdig bleibt, daß nur die Karzinome der Papille und der Papillenumgebung mit Vorliebe diesen ausgesprochen feinpapillären Habitus bieten. Vielleicht daß hier doch der Ductus pancreaticus mit seinem Mündungsgebietsepithel eine größere Rolle spielt, als man sie ihm bisher zuzuschreiben geneigt ist. Auf jeden Fall ist es berechtigt, diesen „Cancers Vatériens" eine Sonderstellung zuzuerkennen.

2. Krebse des Jejunum und Ileum.

Die Karzinome des übrigen Dünndarms spielen, abgesehen von den bösartigen Karzinoiden, keine wesentliche Rolle. Und diese, die sich von den Karzinoiden gewöhnlich nicht durch ihre Zellform, sondern durch ihre Tiefenausbreitung, ihre stärkere Stenosewirkung, ihre Metastasen auszeichnen, haben wir bei den Karzinoiden eingehend erörtert.

Das Karzinom des Jejunums und Ileums gehört zu den seltensten Karzinomlokalisationen überhaupt. So verzeichnet die große Krebsstatistik (Lubarsch) nur 22 ziemlich gleichmäßig auf Männer und Frauen verteilte Dünndarmkrebse unter 1608 Darmkrebsen $= 1,3\,^0/_0$. Die Schriftumangaben scheinen dem allerdings zu widersprechen. So führt Hinz 52, Stämmler mit 4 eigenen Beobachtungen 71 Fälle an. Prüft man die Angaben, so kommt man zu der Ausscheidung einer großen Anzahl der Fälle. Ein Teil von ihnen gehört den gutartigen oder bösartig werdenden Karzinoiden an, die wir oben besprochen haben; ihr Charakteristikum ist die häufige primäre Multiplizität, das Fehlen echter Drüsenbildungen, die Schmalheit der Epithelzüge, die Reaktionslosigkeit des Stromas, die Vermehrung der elastischen Fasern im Gerüst, der Lipoidreichtum und die Argentaffinität ihrer Zellen, die in nicht wenigen Fällen festzustellen ist; bei den bösartigen Karzinoiden ist die besonders starke Durchsetzung der Muskularis bemerkenswert, auch ihre Neigung zur narbigen Schrumpfung des Stromas und Einziehung der Serosa. In die Reihe der Karzinoide, die vielfach fälschlich in der Statistik der Dünndarmkarzinome aufgeführt werden, gehören die Fälle von Bunting, von v. Notthafft, von Lubarsch (?). Andere sind ganz ungenügend beschrieben, so daß sie einer ernsten Kritik nicht standhalten, vielfach fehlt selbst die mikroskopische Beschreibung, so z. B. im ersten Fall von Kanzler, in 5 von den 6 Fällen Schlieps. Unter diesen sind der Beschreibung nach Fall 5 und 6 wahrscheinlich Sarkome; auch sind die Fälle nicht einwandfrei, in denen starke Verwachsungen dieser Dünndarmgeschwülste mit dem Colon transversum bestanden haben; wenn nicht ganz eingehende Beschreibung vorliegt, liegt es näher, an das Übergreifen eines primären Kolonkaizinoms auf eine angewachsene Dünndarmschlinge zu denken (1. und 5. Fall von Hinz).

Die immerhin seltenen metastatischen Karzinome im Dünndarm können ebenfalls primäre Dünndarmkarzinome vortäuschen. Dies ist z. B. der Fall bei den primär-multiplen Karzinomen des Darmes, die Finsterer und v. Muralt mitteilen. Der letztere Fall verdient näheres Eingehen, eben weil derartige Verwechslungen naheliegen.

13jähriger Knabe, vor 4 Jahren Bauchwassersucht, seit der Zeit häufig einsetzende Schmerzen im Unterleib. Zuletzt Erbrechen, Ileus. Laparotomie, Appendikostomie. Tod. Auf der Dünndarmserosa werden an verschiedenen Stellen kleine trübe Herde beobachtet. Das Colon ascendens ist nahe seinem Beginn fixiert und stenosiert, narbige Stränge ziehen von hier aus gegen das Gekröse mit seinen großenteils metastatisch erkrankten Drüsen. Im ganzen Dünndarm finden sich in unregelmäßiger Zerstreuung im ganzen ungefähr 40 subseröse, flache Verdickungen, die auch auf dem Schnitt der Hauptsache nach der Subserosa angehören. Bei den größeren Knoten ist die Serosa leicht trichterförmig eingezogen, die Muskularis dabei hufeisenförmig gegen die Schleimhaut zu umgebogen. Im untersten Teil des Jejunum drängt ein haselnußgroßer Knoten mit unverschieblichem Schleimhautüberzug ins Lumen vor, auch hier ist die Serosa narbig eingezogen. Die Muskularis ist von weißen Strängen durchsetzt. 4 cm von der oben erwähnten Coecumstenose nach aufwärts findet sich ein weiterer größerer Knoten mit wallartigem Rand und zentraler Ulzeration. Das mikroskopische Bild aller dieser Gewächse ist das des Carcinoma cylindrocellulare, zum Teil mit Drüsenschlauchbildung und partieller Verschleimung. Vom Jejunumtumor wird besonders neben der hufeisenförmigen Aufbäumung der Muskularisstümpfe die auffallende Länge der Drüsenschlauchbildung hervorgehoben, die sich nach der Abbildung fächerförmig gegen die Oberfläche hin auftreiben.

Unseres Erachtens ist es gerade die fächerförmige Ausstrahlung, die langgestreckte Form der Drüsenschläuche, die Serosaverdickung und ihre Einziehung, das multiple Vorkommen der reinen Serosametastasen, die die sekundäre Natur all dieser Dünndarmgeschwülste beweisen. Das wallartige Blinddarmgewächs mit seiner zentralen Ulzeration und seiner nicht regelmäßigen, nicht fächerförmigen Durchsetzung und Ersetzung der Muskulatur wird in diesem MURALT-schen Falle das Ursprungsgewächs gewesen sein.

Die einwandfreien Fälle von Dünndarmkarzinomen zeichnen sich durch ihre große Neigung zur zirkulären Ausbreitung entsprechend dem Verlauf der Darmlymphgefäße aus. Ebenso wie die Dickdarmkarzinome sind sie zentral meistenteils ulzeriert und haben bei ihrem meist sehr derbem Stroma ausgesprochene Neigung zur Verengerung des Darmlumens, der eine mehr oder minder starke Erweiterung und Hypertrophie der Muskulatur der zuführenden Darmschlinge entspricht. Polypöse zottige und knollige Gewächse werden seltener angegeben (2. Fall KANZLER, THOREL: 20jähriger Mann mit walnußgroßem knolligen Adenokarzinom des Ileums, eine Invagination veranlassend; oberhalb des Karzinoms mehrfache gestielte Polypen). Fälle wie der von KUKULA, bei denen eine Erweiterung des Darmes, bedingt durch den Tumor, beschrieben wird, gehören zu den Ausnahmen und lassen, wenn auch der Verfasser von einem medullären Zylinderzellkarzinom spricht, die Möglichkeit nicht ganz ausgeschlossen erscheinen, daß hier Verwechslung mit Sarkom vorliegt, dessen Charakteristikum die Erweiterung des Lumens im Bereiche der Neubildung ist.

Das mikroskopische Bild, das die Mehrzahl der Fälle von Dünndarmkarzinomen bieten, ist das des Adenokarzinoms, evtl. mit Übergang in Carcinoma cylindro-cellulare mit mehr oder minder skirrhösen Charakter. Schleimkrebse im Dünndarm sind sehr selten, nur im einen Falle von KASPAR und im 2. der von KANZLER beschriebenen Fälle scheint partielle Gallertkrebsbildung vorhanden gewesen zu sein. Gerade dieser Fall KANZLERs ist auch noch in anderer Beziehung bemerkenswert:

Von dem 25 cm oberhalb der Ileocökalklappe sitzenden Gewächs ging ein bleistiftdicker Strang aus, der es an die hintere Bauchwand fixierte. Der Autor selbst hält diese Bildung für eine entzündliche Adhäsion, stellt aber die Frage zur Erörterung, ob hier nicht etwa ein Rest des MECKELschen Divertikels vorliege und so die Geschwulstbildung im Zusammenhang mit dem Ductus omphalomesentericus zu stellen wäre.

Tatsächlich ist bei Karzinomen des Ileum auf einen derartigen Zusammenhang mit Divertikeln oder rudimentären Gewebskomplexen, die mit dem Ductus omphalomesentericus zusammenhängen, zu achten, besonders bei den Gewächsen, die ungefähr 50 cm von der Ileocökalklappe entfernt liegen, also dem häufigsten Sitz des Meckelschen Divertikels entsprechen. Daß Meckelsche Divertikel selbst nicht selten Sitz von epithelialen Neubildungen sind, haben wir bei den geschwulstmäßigen Epitheldystopien und den Karzinoiden schon ausführlicher dargetan. Echte Karzinome im MECKELschen Divertikel scheinen allerdings bisher nicht beschrieben zu sein, vielleicht liegt in CAWARDINEs „Suppurating endotheliom" ein derartiges Gewächs vor.

Bei der Häufigkeit entzündlicher Vorgänge und deren narbiger Überbleibseln im Dünndarm (man denke an die nicht selten chronisch-vernarbenden, tuberkulösen Geschwüre), sollte man annehmen, daß ab und zu auf deren Boden die Entwicklung eines Karzinoms zu sehen sein müßte. Zudem bei der Heilung derartiger Geschwüre atypische, auch wiederholte Epithelregenerationen zur Tagesordnung gehören. Tatsächlich sind aber derartige Fälle, in denen ein Zusammenhang mit chronisch-entzündlichen Prozessen annehmbar erscheint, im

Darm überhaupt äußerste Seltenheiten. Zu diesen seltenen Fällen gehört der von Herzog beschriebene:

Bei einem 47jährigen Mann mit chronischer Lungentuberkulose fanden sich verschiedene stenosierende chronische tuberkulöse Ulzerationen im Jejunum und Ileum; an 2 Stellen waren an diesen Geschwüren neben großen verkästen Herden ausgedehnte epitheliale Schlauchwucherungen mit starker Epithelzellveränderung und Wucherung in die Tiefe, daneben auch Neigung zu polypösen Wucherungen zu sehen.

Herzog nimmt an, daß mit den tuberkulösen Herden auch die epithelialen Schleimhautwucherungen einsetzten, die dann später krebsig wurden, daß also den unmittelbaren Anlaß zur krebsigen Wucherung der von tuberkulösem Granulationsgewebe ausgehende Reiz bildete.

Ein Fall von Riedel, wo bei einem 49jährigen Mann, der einen aktinomykotischen Herd im Nebenhoden hatte und bei dem ein kleinapfelgroßes Adenokarzinom auch auf primäre Darmaktinomykose zurückgeführt wurde, ist viel zu unklar und ungenau beschrieben, um als gesichert gelten zu können.

Nicht unerwähnt in diesem Zusammenhang darf bleiben, daß überhaupt auch Nebeneinandervorkommen von tuberkulösen Geschwüren und Karzinomen im Dünndarm, aber auch im übrigen Darm, sehr selten ist. Ursache mag sein, daß die Tuberkulösen eben das Krebsalter selten erleben, weiterhin, daß die Tuberkulose des Alters mehr den chronischen nicht kavernös zerfallenden Formen angehört und damit seltener zu Darmgeschwüren Anlaß gibt.

B. Dickdarmkrebse.

Das Dickdarmkarzinom befällt am häufigsten, wenn wir vom Rektum absehen, Coecum mit Ascendens und Sigma, ihnen schließen sich die Karzinome des Colon descendens an; am seltensten sind die Karzinome des Colon transversum. Eine Zusammenstellung von 72 Fällen aus der Schmiedenschen Klinik ergibt Zahlen, wie sie wohl auch anderem Material entsprechen (A. W. Fischer):

Coecum, Colon ascendens	} 36,1 %
Flexura hepatica	
Colon transversum	9,7 %
Flexura lienalis	} 20,8 %
Colon descendens	
Sigma	33,4 %

1. Krebse der Ileocökalgegend.

Die Karzinome der Ileocökalgegend, das sind vor allem die Klappenkarzinome, sind reine Dickdarmkarzinome. Sie sind häufiger Karzinome von polypös-adenomatösen Typus denn solche mit skirrhösen Eigenschaften, doch kommen auch solche mit derben Infiltrationen und Neigung zur Geschwürsbildung vor. Denselben Charakter weisen die Karzinome des Blinddarms, der beiden Kolonflexuren, die Karzinome des Sigmoids auf. Es hieße immer Wiederholungen bringen, wollte man sie einzeln genauer beschreiben. Selbstverständlich können auch alle diese Karzinome unter dem Bilde des Schleimkrebses erscheinen, sind dann meist massiger, können zu mächtigen, oft mehrere Zentimeter dicken Infiltrationen der ganzen Dicke der Darmwand führen, zeichnen sich neben ihrer überstarken Schleimbildung durch ihre vom spärlichen Stroma herrührende wabige Beschaffenheit aus und zeigen oft ausgedehnten ulzerösen Zerfall.

Differentialdiagnostisch kann in manchen Fällen die Abgrenzung des infiltrierenden Ileocökalkarzinoms von der sog. hypertrophischen Ileocökaltuberkulose schwer werden; auch bei dieser kann es zu ausgedehnten Verdickungen der ganzen Darmwand, die ganz geschwulstartiges Aussehen haben kann, kommen, die Ulzerationen können ebenfalls ausgedehnte sein, während andererseits die käsige

Nekrose ganz zurücktritt. Die mikroskopische Untersuchung deckt aber im Zweifelsfall den richtigen Sachverhalt unschwer auf.

2. Karzinome des Wurmfortsatzes.

Eine gewisse Sonderstellung nimmt auch der Krebs des Wurmfortsatzes ein. Die häufigen Karzinoide haben wir schon eingehend besprochen, ebenso ihre bösartige Abart. Und ebenso scheiden hier auch die Karzinome aus, die von der Nachbarschaft auf die Appendix übergreifen, so die Karzinome des Blinddarms, der Geschlechtsorgane usw. Legt man diese Kriterien an, so schrumpft die Zahl der echten vom Wurmfortsatz ausgehenden Karzinome sehr zusammen. Denn

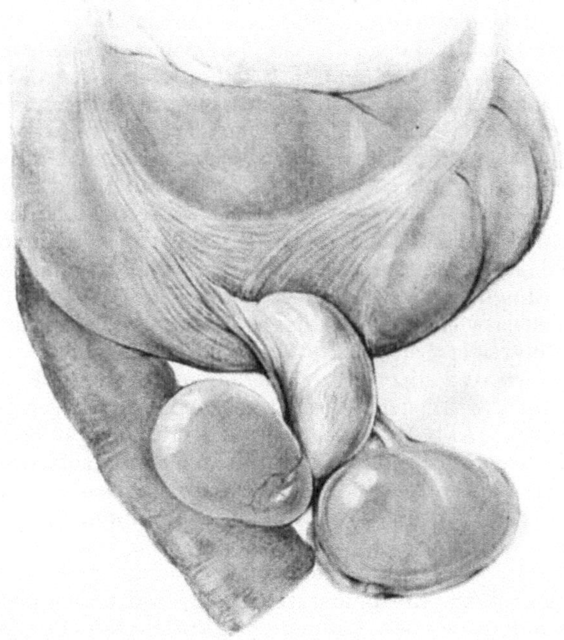

Abb. 131. Pseudomyxome des Wurmfortsatzes (Rückansicht des Blinddarms). An der Appendixspitze hängen 2 große dünnwandige Schleimdivertikel. S. 673/23. Weib 67 Jahre. $^3/_4$ der natürl. Größe.

weitaus die meisten beschriebenen Fälle gehören den Karzinoiden an, den gutartigen sowohl wie auch den bösartigen. Es ist allerdings sehr schwer, eine Unterscheidung zu treffen, ob ein wenig differenziertes Karzinom den Charakter eines malignen Karzinoids hat oder nicht. Denn die wesentlichen Eigenschaften der Karzinoide: gelbe Farbe, Lipoidreichtun, Argentaffinität usw. lassen gerade auch bei entdifferenzierten Formen der bösartigen Karzinoide im Stich. Andererseits ist es auch nicht berechtigt, wegen dieser gegenwärtigen Schwierigkeit der Differenzierung alle soliden kleinnestrigen, kleinzelligen Karzinome des Wurmfortsatzes, die evtl. auch metastasieren, den Karzinoiden zuzurechnen und so der Appendix eine Sonderstellung im Bereiche des übrigen Magen-Darmschlauchs zuzuweisen.

Man wird deshalb auch beim Wurmfortsatz 3 Karzinomtypen unterscheiden müssen, dabei als 1. eine karzinoidähnliche Form aufstellen, die dem meist skirrhösen Carcinoma solidum der anderen Magendarmabschnitte entspricht, dessen Zellen wenig differenziert sind, kleine, auch rundliche Form haben und im faserreichen Gerüst liegen. Allerdings kommen auch derartige Karzinome in der Appendix vor, die auffallend große Alveolen ausbilden und weiterhin sind auch Karzinome beschrieben worden, bei denen die einzelnen Epithelien besonders groß polyedrisch waren mit großem, bläschenförmigem Kern. So haben Léjars und Ménétrier Zellgrößen von 30—40 μ beschrieben.

Die 2. Gruppe bilden die Adenokarzinome. Hier ist die Wand verdickt, von weißen Geschwulstmassen durchsetzt, häufig sind Adhäsionen mit der Umgebung. Das Karzinom kann sich nur auf einen Teil der Appendix beschränken, so beschreibt Harnik ein derartiges Karzinom bei einer 59 Jahre alten Frau, das das proximale Appendixstück bis zu Daumendicke aufgetrieben hatte und die Wand hier diffus durchsetzte, während die distale Hälfte der Appendix normale Struktur und normale Dicke zeigte. Ähnlich ein Fall von Amann und Held, bei dem das Adenokarzinom auch kleine Zysten bildete. Diese Karzinome des Wurmfortsatzes sind auch deshalb von Bedeutung, weil sie trotz ihrer Kleinheit, die die Geschwülste nicht selten übersehen läßt, oft ausgedehnte Metastasen machen können, die dann im Krankheitsbild in den Vordergrund treten. Und besonders sind es Eierstocksmetastasen, die wegen ihrer Größe (es kommen bis kindskopfgroße Gewächse vor) durchaus den Eindruck primärer Geschwülste machen, manchmal auch wegen der überwiegenden Bildung des Stromas, die auf manchen Gesichtsfeldern Karzinomzellen vermissen läßt, an Sarkome denken lassen.

Eine Untergruppe des Adenokarzinoms bildet der Schleimkrebs, der große Ausdehnung erreichen kann, auch in der Form der Polypenbildung erscheinen, und sich in den Blinddarm verwölben kann.

Dabei können sich wieder große diagnostische Schwierigkeiten ergeben in der Abgrenzung derartiger Schleimkrebse von Schleimmassen, die in der Umgebung des Wurmfortsatzes liegen und hier abgekapselt sind und deren Entstehung entweder auf Durchbruch eines Schleimhydrops der Appendix (Fränkel, Honnecker, Merckel) (Abb. 131) oder auf Schleimbildung außerhalb des Wurmfortsatzes liegender wucherungsfähiger Epithelien zurückzuführen ist; die Herkunft derartiger versprengter Epithelien, selbst mit Drüsenbildungen ist gegeben durch Perforation der Appendix bei akuter Entzündung, bei der wucherungsfähiges Epithel in die Umgebung geschleudert werden kann (Fränkel, Oberndorfer). Als Beispiel hiefür diene folgender Fall, der gleichzeitig auch zeigt, wie derartige ausgestoßene Epithelien jahrelang, wahrscheinlich dauernd fern vom Darmrohr erhalten bleiben können. Natürlich können sie auch einmal Ursache bösartigen Wachstums werden:

Mann, 74 Jahre, proximal verödeter, distal noch etwas offener Wurmfortsatz, mit kleinen, bis in die Muskulatur vordringenden Schleimhautdivertikel. Im Mesenteriolum zwischen Blinddarm und Wurmfortsatz ist ein erbsengroßer kugeliger, weißer Herd. Dieser Herd stellt eine Schleimmasse dar, die allseitig von derbem Bindegewebe umschlossen ist; an ihrem Rand ist noch ein kleines Segment von Zylinderepithelien erhalten.

Hier steht Divertikelbildung, Wurmfortsatzverödung und extraappendikale epitheliale Schleimbildung in ursächlichem Zusammenhang.

Vielleicht kann auch einfache Dehiszenz eines durch die Schleimmassen stark gedehnten Hydrops der Appendix ohne direkte Durchbruchsappendizitis zu diesem Austritt von Schleimmassen führen. Wenigstens nimmt Albrecht in einem derartigen Falle, in dem größere gallertige Massen pericökal in Fett- und Bindegewebe eingeschlossen waren, diese Entstehung an.

Ganz ähnliche Bilder wie diese kleinen, harmlosen Schleimablagerungen können Adenokarzinommetastasen geben. Ganz verwickelt werden Bilder, wenn sich ausnahmsweise derartige Pseudomyxome mit Adenokarzinomen kombinieren; dann kann es unmöglich werden, anzugeben, was Pseudomyxomprodukt und was Karzinommetastase ist. Ich führe als Beispiel einen Fall unserer Beobachtung an, den KAUFMANN beschrieben hat:

S 337/10. Mann, 61 Jahre, seit Jahren Magenschmerzen, angehaltener Stuhl. Plötzlich eintretende völlige Stuhlverhaltung, Koterbrechen, starke Leibschmerzen, Meteorismus. Bei der Anlage eines Anus praeternaturalis wird der Darm mit dem Wandperitoneum innig verwachsen gefunden. Tod am 5. Tage nach Beginn der ileusartigen Erscheinungen.

Sektion ergab nun folgendes eigenartige Bild: Zwischen den festen Verwachsungen der Baucheingeweide liegen überall gelbe Schleimmassen, die beim Lösen der Verwachsungen vorquellen. Die Leber ist mit einer dicken Lage dieser Gallertmassen bedeckt. In dem die Leber bedeckenden ebenfalls von Schleimmassen überzogenen Zwerchfell sind mehrere bis pflaumengroße umschriebene, von derber Bindegewebskapsel umschlossene Schleimzysten eingelagert. Zwischen Magen und Zwerchfell liegt eine über faustgroße Höhle, die

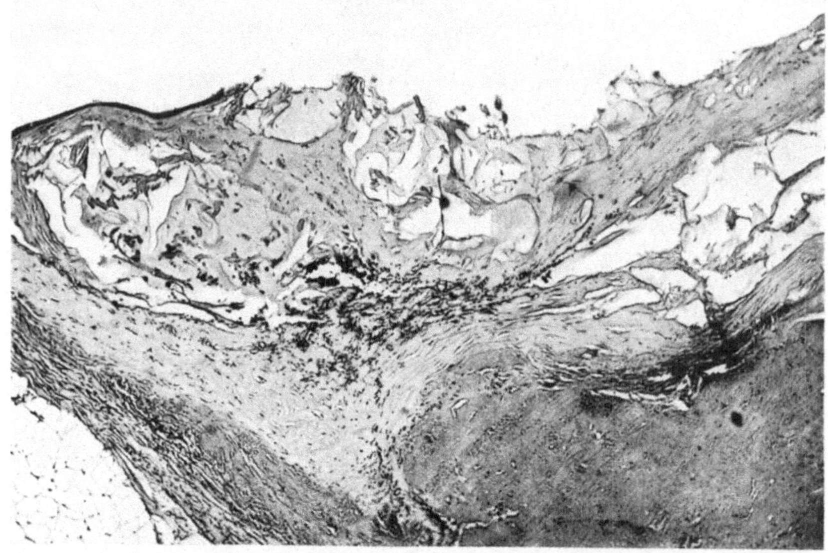

Abb. 132. Pseudomyxoma peritonei oder Schleimkrebsherd bei geborstenem Hydrops appendicis und Gallertkarzinom der Appendixbasis; Gallertmassen des Peritoneums, von Bindegewebe zerteilt in Organisation. S. 337/1077. Mann 61 Jahre. Ok. Periplan. 4 ×. Ob. Zeiß 5. Balglänge 74 cm.

mit eitrig aussehenden, z. T. aber auch gallertigen Massen ausgefüllt ist. Zwischen ihnen trifft man auch hier auf umschriebene kugelige Gallertzysten von Stecknadelkopf- bis Haselnußgröße, die ebenfalls eigene Bindegewebskapsel haben. Ein ähnliches Bild bietet die angrenzende Milzkapsel. Der Mündungsstelle des Wurmfortsatzes in das Coecum entsprechend, wölbt sich eine polypös-gallertige, über pflaumengroße Wucherung in das Coecum vor. An Stelle der Appendix liegt dem Coecum fest adhärent ein posthornförmig gekrümmtes, dünnwandiges Rohr an, das nicht mehr mit dem Coecum in offener Verbindung steht, das glattwandig ist und das mit Gallertmassen völlig ausgefüllt ist. Auch dieser Appendixteil ist in peritoneale Schleimmassen eingebettet. Dieselben Massen von derben, bindegewebigen Zügen durchsetzt füllen auch den DOUGLASschen Raum völlig aus.

Mikroskopischer Befund: Im posthornförmigen Rest der Appendix sind nur die beiden stark verdünnten Muskellagen, die von einer dünnen Bindegewebsschicht innen überkleidet sind, erhalten; die Bindegewebsschicht trägt innen teilweise noch kubisches Epithel. Die Wand des dünnen Sackes ist an einer Stelle durchbrochen, hier quellen Schleimmassen durch die Schichten, diese auseinanderdrängend, vor und ergießen sich auf die Sackaußenseite, werden aber auch hier noch zum größten Teile durch bindegewebige dünne Schicht von der freien Bauchhöhle abgegrenzt. Die die Muskelschichten des Wurmfortsatzsackes durchsetzenden Schleimmassen weisen Zerteilung durch feinstes Bindegewebe auf, das mit sich stellenweise Rundzellen in etwas größerer Anzahl führt. Noch erhaltene Epithelien fehlen in diesen Schleimmassen (Abb. 132).

Im Bereich der polypös-gallertigen Wucherung des proximalen Appendixteiles hingegen finden sich ausgedehnte, drüsige, epitheliale Wucherungen; hier sind Submukosa und Muskularis von zahlreichen größeren zystischen und kleineren strangförmigen Hohlräumen durchsetzt. Im Gegensatz zu dem niederen Epithel des distalen Hydrops der Appendix haben diese Hohlräume Austapezierung zum Teil von hohem, vielfach mehrzeiligem dunklem Zylinderepithel. Neben den zystischen Bildungen kommen auch solide Zylinderepithelstrangformationen vor, an anderen Stellen wieder nimmt die Höhe des Zylinderepithels ab, wird dabei wieder kubisch, selbst flach. Auch diese Hohlräume sind alle mit Schleim ausgefüllt, manchmal fehlen auch über diesen Schleimmassen epitheliale Reste.

Die umschriebenen Zystenbildungen der Bauchhöhle zeigen derb-fibröse, sklerotische, also offenbar alte, kernarme Bindegewebshülle; nur ganz vereinzelt findet man in ihnen noch bänderartige Anordnung guterhaltener zylindrischer Zellen. Dort wo die

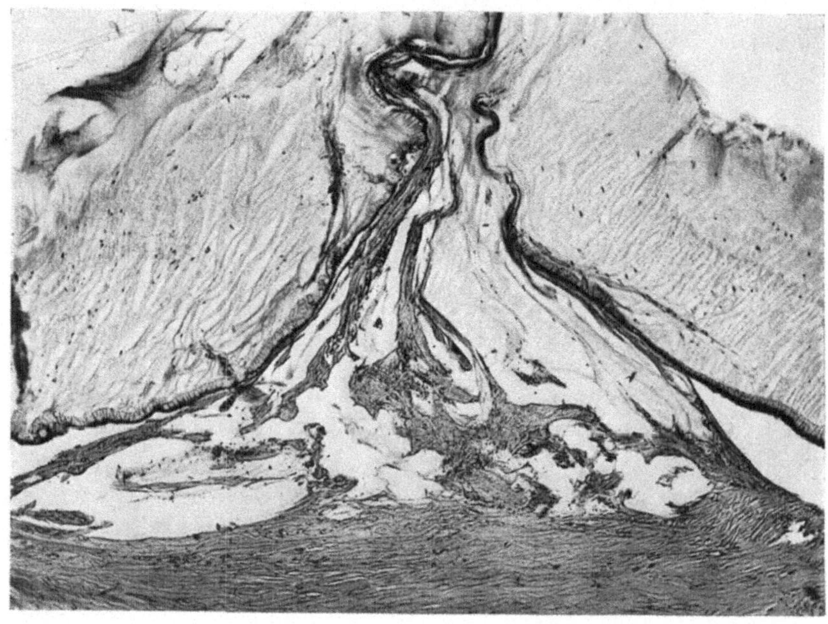

Abb. 133. Pseudomyxoma peritonei oder Gallertkarzinommetastase bei geborstenem Hydrops appendicis und Gallertkarzinom der Appendixwurzel, Gallertmassen an der Leberkapsel mit hoher Zylinderepithelzellumrahmung. S. 337/10. Mann 61 Jahre. Ok. Periplan. 4 ×. Ob. Zeiß 5. Balgl. 74 cm.

bindegewebige Abkapselung weniger stark ist, weisen die Schleimmassen ähnliche Organisation und Verteilungsvorgänge wie die in der Umgebung des Appendixhydrops auf.

Nach dieser Beschreibung liegt sicher ein Adenokarzinom der Wurmfortsatzmündung in den Blinddarm vor, ebenso sicher ein einfacher, teilweise geplatzter oder durch eine Perforationsöffnung sich nach außen entleerender, nicht krebsiger Hydrops des distalen Appendixteiles. In den Schleimmassen der peritonealen Höhle sind im allgemeinen Anhaltspunkte für ihre Herkunft aus Metastasen, also für epithelial destruierendes Wachstum nicht zu sehen. Im Gegenteil sind dort, wo noch Epithelien gefunden werden, diese gleichmäßig einzeilig, vielfach mit allen Zeichen der Atrophie versehen; die derbe, hyaline, kernarme Bindegewebswand der umschriebenen kleinen Zysten des Peritoneums läßt mit Sicherheit auf ein höheres Alter dieser Kapselbildungen schließen. In den weniger umschriebenen, von Bindegewebe wenig durchsetzten Douglasschleimmassen sind noch reichlicher epithelausgekleidete Alveolen und Zysten anzutreffen (Abb. 133). Nach dem ganzen Befund muß das Pseudomyxom, ebenso auch die Mehrzahl der peritonealen Schleimmassen viel älter sein als das Mündungskarzinom des Wurmfortsatzes; wahrscheinlich sind die Schleimmassen im Douglas-Produkte dieses Karzinoms, dessen rasches Wachstum und Schleimbildung in die Bauchhöhle die plötzlich eintretenden Ileuserscheinungen auslöste.

Nehmen wir an, daß die nichtorganisierten Schleimmassen Karzinomprodukte sind, die abgekapselten Schleimmassen hingegen Produkte des Pseudomyxoms, so bekommt der Fall Ähnlichkeit mit dem von MERKEL beschriebenen, bei dem allerdings ein Teil der Zysten, besonders die der Milzkapsel neben regelrechter

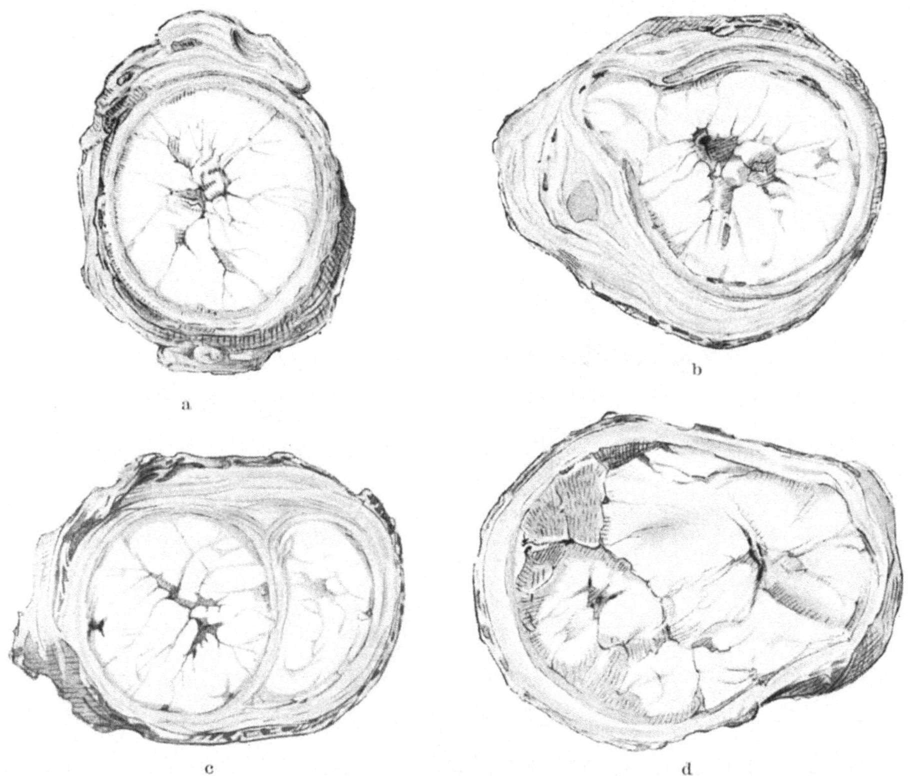

Abb. 134. Polypöses Adenokarzinom des Wurmfortsatzes. Querschnitte (Vergrößerung: 3¹/₂ mal).
a distaler Teil: der Tumor durchsetzt die Schleimhaut und füllt das Lumen völlig aus. b Einbruch des Schleimhautgewächses in Unterschleimhaut und durch eine Muskularislücke im Mesenteriolum.
c In der tieferen submukösen Schicht liegender divertikelartiger Fortsatz des Krebses.
d cökaler Teil der Geschwulst. E. 676/14. Mann 46 Jahre.

Drüsenepithelauskleidung sogar Papillenbildungen, selbst drüsenähnliche Formationen zeigte. MERKEL sieht diese Wucherungen ebenfalls als Produkte gutartigen, überpflanzten Darmepithels an. Allerdings könnte gegen diese Vermutung die Gliederung, die Differenzierung des Zystenepithels sprechen, die bei den gewöhnlichen Pseudomyxomen fehlt. Aber man erinnere sich der zottenbildenden Fähigkeit des Epithels ovarialer Zysten, und man wird diesen Einwand nicht als durchschlagend betrachten können. Eine sichere Entscheidung wird allerdings in dem einen oder anderen Sinne nicht zu treffen sein. Ähnlich den beschriebenen Fällen sind die von HENCKE, von HUETER, von RICHTER, von HELLY. HELLY entscheidet sich aus dem Befund spärlicher niederer

Epithelien, die teilweise Bläschen eines Pseudomyxoma peritonei auskleiden, für die Diagnose Gallertkrebs.

Die dritte Hauptgruppe der Wurmfortsatzkrebse stellen die polypösen Adenokarzinome dar, teils mit, teils ohne stärkere Schleimbildung. Zu ersteren gehört der bekannte prachtvolle Fall, den Elting bei einem 81 jährigen Mann gefunden hat (angeführt nach Kelly und Hurdon). Aus der Mitte der kolbig aufgequollenen Appendix wölbt sich durch eine kleine Durchbruchsöffnung ein

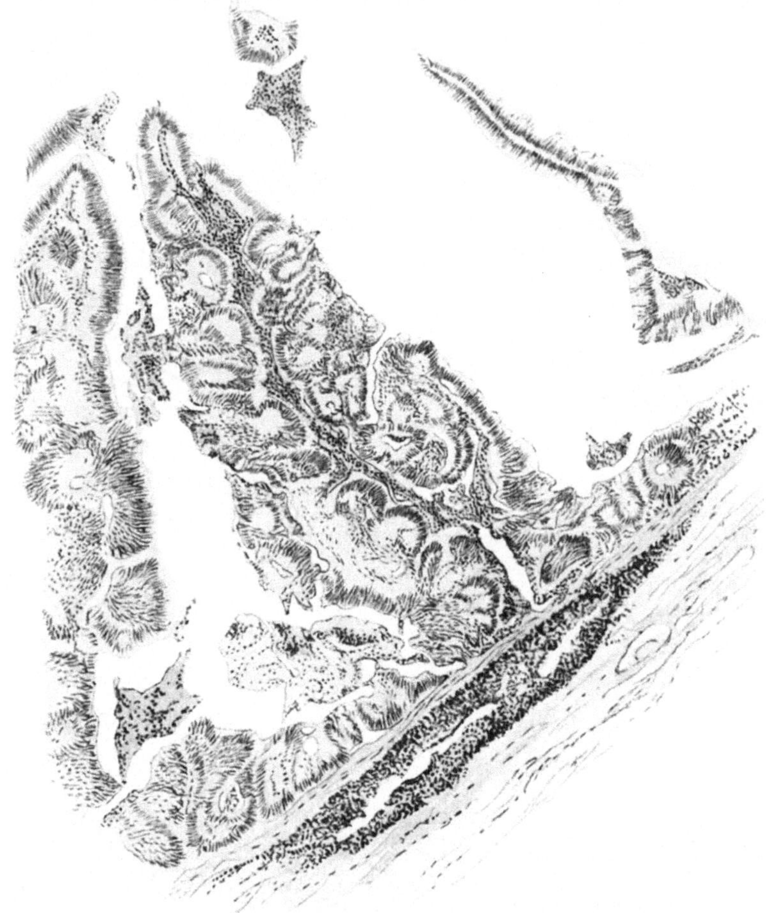

Abb. 135. Polypöses Adenokarzinom des Wurmfortsatzes (mikroskopisches Bild von Abb. 134), in die Unterschleimhaut einbrechend. Starke eosinophil-zellige Infiltration des Zottenstromas. Zufallsbefund bei Appendektomie. E. 676/14. Mann 46 Jahre.

kinderfaustgroßes baumartig feinst verzweigtes, traubiges Gebilde vor, das, größte Ähnlichkeit mit einer Traubenmole hat.

Ein ausgeprägtes Beispiel der zweiten Form haben wir hier abgebildet: die über daumendicke, aufgetriebene Appendix eines 46 jährigen Mannes zeigt auf Querschnitten hohe, dichtstehende, blätterartige Falten (Abb. 134 a, b, c, d). Die Wand der Appendix ist stellenweise weißlich infiltriert, die mikroskopische Untersuchung (Abb. 135) zeigt eine großartige, feine Polypenbildung; die flachen, blätterartigen Polypen haben als Gerüst nur ein axiales Gefäß, sind von hohem, vielzeiligem, mehrfach vielschichtigem Zylinderepithel ausgekleidet; keine Spur von Verschleimung; zahlreiche Mitosen; starke Durchwanderung des Epithelbelages durch Leukozyten. Die epithelialen Züge greifen wurzelartig auf die Appendixwand über. Wenn die Bezeichnung bösartiges „Adenom", „Adenoma destruens" (ZIEGLER) bei Darmgeschwülsten ratsam wäre, bei solchen Fällen würde sie den histologischen Charakter am besten ausdrücken. Ähnlich ist ein von RAMMSTETT beschriebener Fall.

Bemerkenswert ist, daß fast alle diese reinen Karzinome des Wurmfortsatzes — unseren Fall in Abb. 134 und 135 der einen 46 jährigen Mann betrifft, ausgenommen — dem Greisenalter angehören. Der Gegensatz zu den bösartigen Karzinoiden, die das jugendliche und mittlere Alter bevorzugen, ist deutlich. Wir erinnern aber auch daran, daß die bei Autopsien gefundenen Karzinoide des Wurmfortsatzes auch fast ausnahmslos Individuen in vorgerücktem Lebensalter angehörten.

Zu den Wurmfortsatzkrebsen sind in ihrer Mehrzahl auch die Karzinome des Blinddarmkopfes zu zählen, die direkt an der Mündung der Appendix sitzen, den Mündungstrichter ringförmig umgeben, und ganz ähnlich wie wir dies bei den Appendixpapillomen beschrieben haben, durch Übergreifen auf die Appendix selbst diese partiell invaginieren können. Bei diesen meist ausgedehnten Karzinomen wird die Frage nicht mehr zu entscheiden sein, ob nicht vielleicht das Mündungsgebiet des Wurmfortsatzes selbst Ausgangsort des Blinddarmgewächses gewesen ist. Zwei Beispiele:

1. Präparat überlassen von Dr. NEUBÜRGER-EGLFING 2/27). Mann, 61 Jahre. Im Coecumkopf findet sich ein walnußgroßer knolliger braunroter gallertiger Knoten, der den Blinddarmkopf fast völlig ausfüllt, und die Appendixmündung verschließt. Knollige Massen setzen sich auf die Außenfläche des Wurmfortsatzes fort, dessen proximaler Teil ist, wie Sondierung zeigt, in der Geschwulst aufgegangen, der distale Teil ist in eine trichterförmige Einziehung der Außenseite des Coecum zum Teil eingezogen. Neben dem Blinddarmkrebs sitzt ein kleinerbsengroßer flacher Polyp, ein weiterer gleichgroßer direkt oberhalb der Klappe im untersten Ileum. Mikroskopisch: Schleimkrebs.

2. E. 749/27. Mann, 37 Jahre. Hier war der Coecumkopf von einer mehr flach polypösen kinderhandtellergroßen Wucherung eingenommen, deren verdickte Ränder ebenfalls knollige Gliederung zeigten. Die Appendixmündung liegt auch hier in der Mitte der Geschwürsbildung. Auch hier ist das proximale Appendixstück trichterförmig ins Coecum eingezogen. Mikroskopisch: Adenokarzinom.

3. Carcinoma des S romanum und des Mastdarms.

Die größte Mannigfaltigkeit der Form unter den Darmkrebsen weisen die des Mastdarms und des Sigmoid auf, die Darmteile, die weitaus der häufigste Sitz des Darmkarzinoms ist. Dieses häufige Befallensein läßt als ursächliches Moment in erster Linie an den Druck der vorbeigleitenden eingedickten Kotmassen denken, der hier stärker ist als an jedem anderen Darmteil. Auch ist dabei nicht zu vergessen, daß das Rektum stärker als jeder andere Darmteil Traumen, die zu Schleimhautverletzungen führen können, ausgesetzt ist, zum großen Teil auch Verletzungen durch kleine Fremdkörper, die mit dem eingedickten Kot den Darm verlassen. Daß diese „Reize" nicht das ausschlaggebende Moment sind, liegt auf der Hand; für die hier sehr in Betracht kommenden konstitutionellen Einflüsse spricht schon das häufige Vorkommen von Polypen und Adenomen neben den Karzinomen. Auch spielt hier die Vererbung eine nicht unbedeutende Rolle.

Das makroskopische Verhalten des Mastdarmkrebses ist, wie erwähnt, ein außerordentlich wechselndes; wir sind auf seine Form teilweise schon oben ausführlich zu sprechen gekommen und wollen hier nur kurz wiederholen: rein skirrhös infiltrierende Formen, die die Schleimhaut wenig verändern, nur verhärten, das Lumen aber langsam verengern, wechseln mit weichen, medullären Krebsen hirnähnlicher Konsistenz ab. Polypöse Formen können einen Reichtum von feinsten Zotten aufweisen, wie er sonst fast nur in der Blase, ausnahmsweise im Duodenum, selten an anderen Dickdarmgeschwülsten vorkommt. Der Schleimkrebs kann zu mächtigen, soliden, schleimigen Infiltrationen der ganzen Wand, diese auf mehrere Zentimeter verdickend, führen.

Wie bei jedem Darmkarzinom, so ist auch beim Rektumkarzinom, soweit es zur Verengung führt, und diese tritt fast immer im Laufe der Entwicklung des Krebses ein, die Hauptgefahr die Kotretention, der Ileus. Sie findet sich beim Rektum- und auch Sigmoidkarzinom im allgemeinen früher als bei

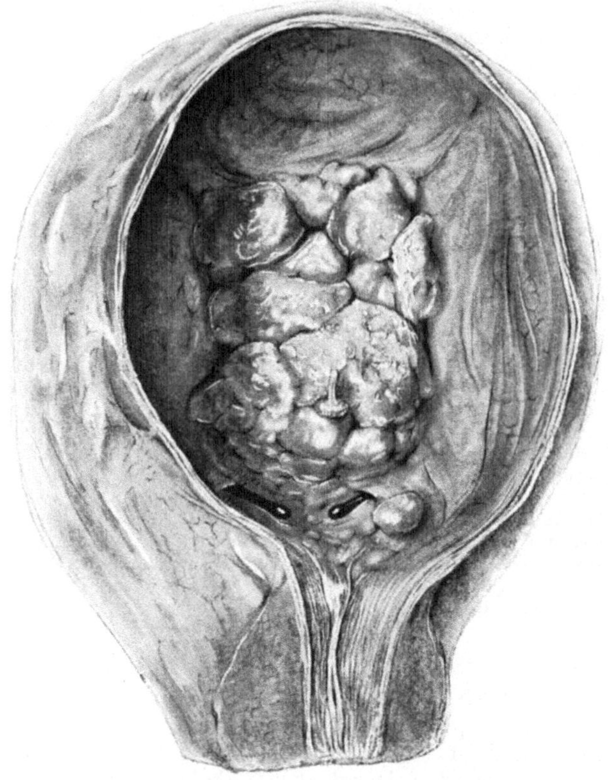

Abb. 136. Ausgedehnter Einbruch eines Sigmoid-Rektum-Karzinoms in die Rückwand der Harnblase in Form polypöser Massen. S. 382/26. Mann 56 Jahre. ¹/₂ der natürl. Größe.

Krebsen anderer Darmabschnitte, da die hier eingedickten Kotmassen schwerer durchgehen können als dünnere, nicht eingedickte Kotmassen im oberen Darmabschnitt. Die Folgen der Verengung können ungeheuere Erweiterungen des ganzen Mastdarms, schließlich auch des ganzen Dickdarms sein (Abb. 107). Weiterhin stellt es eine Eigentümlichkeit des Rektumkarzinoms dar, daß es, wenn auch im Durchschnitt selten, über die Darmwand hinausgreifen und auf das umgebende Gewebe im Becken, selbst auf die Beckenknochen übergreifen kann. Die Ursache dieses Übergreifens des Mastdarmkrebses auf die Umgebung liegt in dem Fehlen des Bauchfellüberzugs am Rektum, das dem Überschreiten der Darmwandgrenze durch das Karzinom in allen anderen Darmteilen eine gewisse Schranke entgegensetzt. Greift der Mastdarmkrebs auf das periproktale

Gewebe über, so kann es zu mächtigen Kotabszessen kommen, die fistulös nach außen durchbrechen können, ab und zu auch bis in die Bauchhöhle sich vorwölben oder sich in verwachsene Darmschlingen, diese durchbohrend, den Weg bahnen. Auch Durchbrüche in Blase, Uterus und Vagina kommen vor (Abb. 136).

Verwechslungen mit primärem Prostatakrebs sind möglich. Die Gefahr der Metastasierung beim Mastdarmkrebs ist nicht allzu groß, jedenfalls lange nicht so groß wie beim Magenkarzinom, auch kommen Metastasen, wenn sich solche ausbilden, selten in den ersten Stadien der Geschwulstbildung vor. Die benachbarten Lymphknoten des Rektum bleiben gewöhnlich lange frei von Geschwulsteinlagerungen; nicht selten sind, wenn es zu einer Ausbreitung kommt, die Leistenlymphknoten zuerst metastatisch erkrankt. Rezidive nach Totalexstirpation des Mastdarmkrebses sind nicht selten. Man denkt dabei an regionäre Dispositionen, die sich ja auch an der bei Rektumkarzinomen nicht seltenen Polyposis des Rektums ausdrückt. Man denke aber bei Rezidiven immer auch an die Möglichkeit von Implantation durch Einimpfung des Geschwulstmaterials bei der Operation, dann aber auch daran, daß das Rektumkarzinom submukös in Lymphgefäßen, makroskopisch unerkennbar, weit über die äußeren Grenzen des Tumors hinauskriechen kann. WINKLER hat derartige krebsige Infiltrationen von Lymphsträngen bis 8 cm Entfernung vom Hauptgewächs nachweisen können.

Der Lage nach unterscheidet man, wenn man von rein analen Karzinomen absieht, die mehr der äußeren Haut angehören, beim Mastdarmkrebs folgende Formen: 1. die ampullären Karzinome, die meistens von der Hinterwand der Ampulle ausgehen, ursprünglich schalenartige Infiltrate darstellen mit Neigung zur ringförmigen Ausbreitung; es sind die Karzinome, die durch digitale Untersuchung, noch leichter durch Rektoskopie schon in Frühstadien erkannt werden können; 2. die hochsitzenden Karzinome oberhalb der Douglasumschlagsfalte, die also im Beckenteil des Dickdarms liegen; eine Abgrenzung dieser von unteren Sigmoidkarzinomen wird nicht immer durchzuführen sein. Zum Schluß mag noch bemerkt werden, daß die klinische und makroskopische Differentialdiagnose des Rektumkarzinoms nicht immer leicht ist. Erwähnt haben wir schon, daß Lues und chronische Gonorrhoe, aber auch durchwachsende Prostatakarzinome ähnliche Bilder erzeugen können (TIETZE, HUSTECK).

Seltenere Beobachtungen an Darmkarzinomen.

Blutungen in Adenokarzinome, Kalkkonkretionen, Fremdkörpergranulome.

Wir wollen hier nicht eine Sammlung kasuistischer Seltenheiten bringen, wie sie beim Darmkarzinom in überreicher Zahl zur Verfügung stehen würden, sondern nur auf einige Beobachtungen eingehen, die auch diagnostische Bedeutung haben können:

Fürs erste wollen wir die eigenartigen Bilder besprechen, die reichlich schleimbildende Karzinome geben, wenn infolge schwerer Kreislaufsstörungen ausgedehnte Blutungen in die Geschwulst erfolgen, ohne daß das Gewächs infarziert und nekrotisch wird (Abb. 137 u. 139).

Es ist bemerkenswert, daß dabei trotz der Blutumlaufsstörungen die Schleimbildung weiter gehen kann, denn die Blutmassen sind durchweg vom Epithel durch die Schleimmassen abgedrängt, zerteilt und zusammengeschoben, so daß sie nirgends in unmittelbarer Berührung mit dem Epithel stehen. Die Bilder, insbesondere wie sie Abb. 139 gibt, können auch daran denken lassen, daß die Epithelwucherung in dem blutgemischten neuen Nährboden besonders

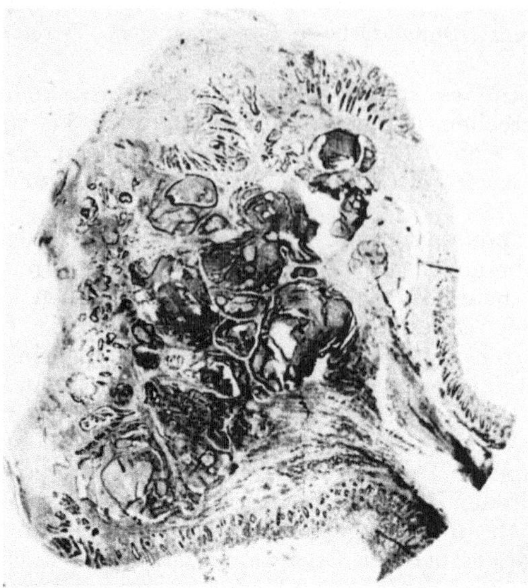

Abb. 137. Adenokarzinomatöser, gestielter Polyp des Dickdarms, oberflächlich nekrotisch mit
ausgedehnten Blutungen in die Schleimmassen der schleimig entartenden Krebsdrüsenzysten.
Lupenvergrößerung. Planar 1 : 4,5 cm (F = 3,5 cm). Balgl. 55 cm.

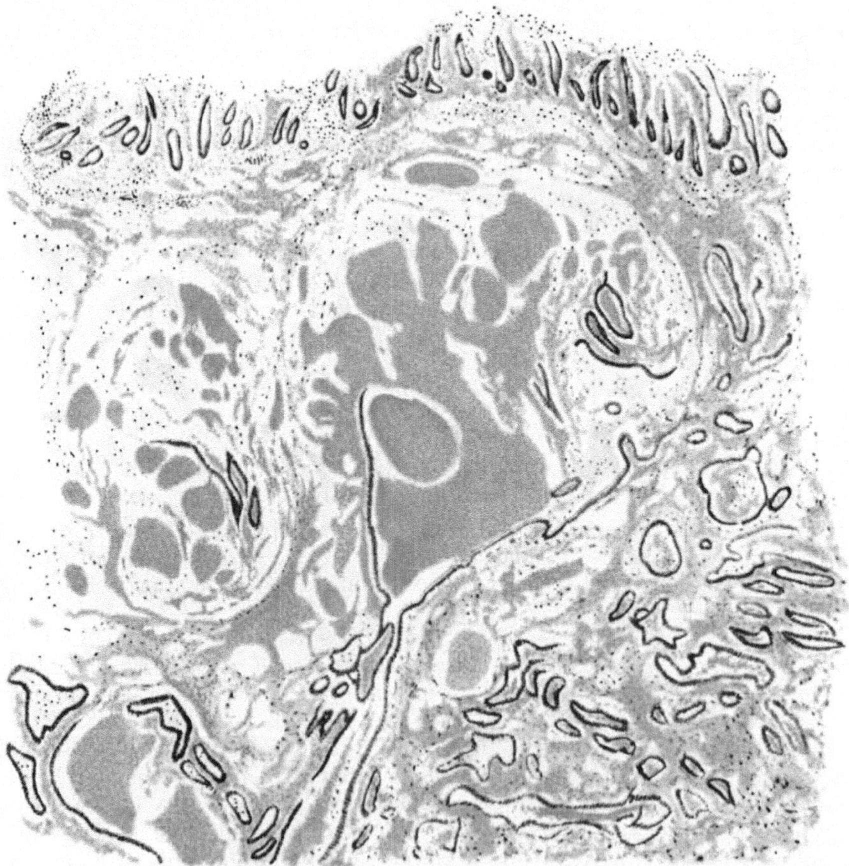

Abb. 138. Adenokarzinom des Dickdarms in beginnender hämorrhagischer Infarzierung. Ausgedehnte Blutungen im Krebsgerüst und in die zum Teil erweiterten Drüsenräume. Mischung des
Schleims mit den Blutungen. Vergr. Lupe Winkel 1. Okular 2.

günstige Bedingungen findet, denn die Ausläufer der Epithelzüge weisen alle Merkmale junger Zellen auf.

Noch deutlicher erscheint die Abdrängung der Blutmassen durch die Schleimmassen in Abb. 139, wo die Einhüllung der Blutmassen durch den hier gefärbten

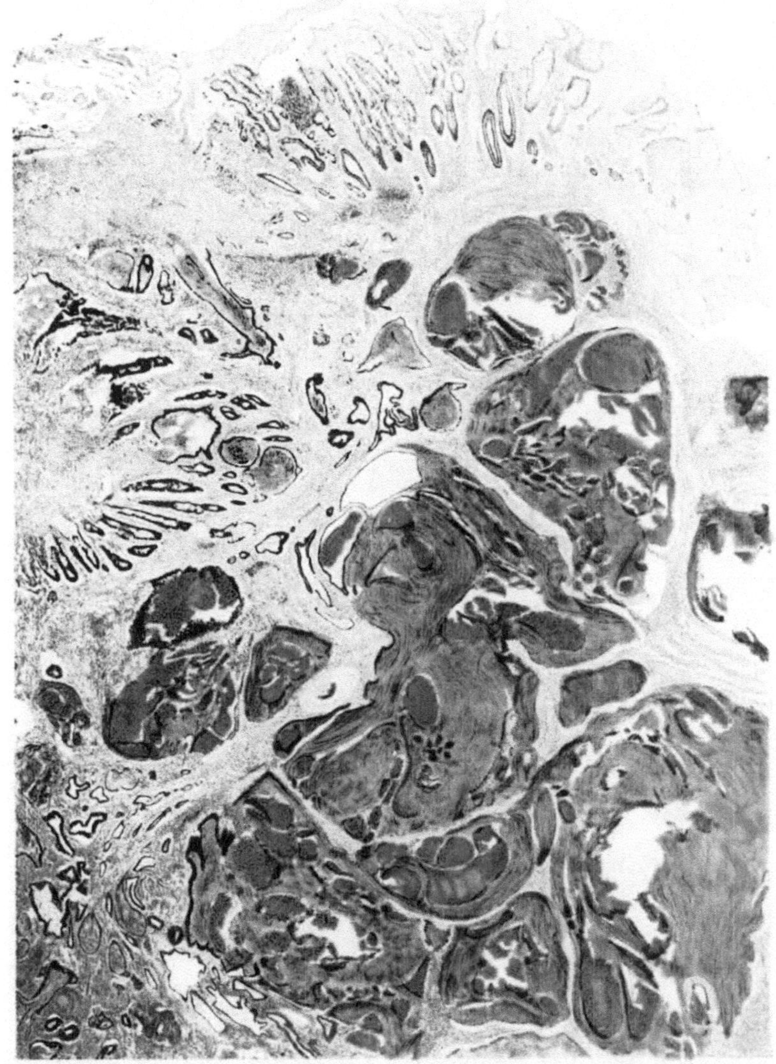

Abb. 139. Ausschnitt aus Abb. 137. Adenokarzinomatöser Polyp des Dickdarms mit ausgedehnten Blutungen in die Schleimmassen des Gallertkarzinoms (obere Oberfläche des Polypen) bei stärkerer Vergrößerung. Planar 1 : 4,5 cm (F = 3,5 cm). Okular 2. Balgl. 100 cm.

Schleim besonders stark vorgeschritten ist. Man denkt bei solchen Bildern auch daran, daß hier weniger aktive, als rein physikalische Vorgänge vorliegen mögen, veranlaßt durch das Einströmen von Blut in den Schleim, daß also die Einhüllung der Blutmassen durch den Schleim nicht Folge stärkerer Schleimabsonderung nach der Blutung ist.

Weiter verdienen die seltenen Fälle von Kalkkonkrementbildung in Adenokarzinomen des Darmes einige Beachtung. Besser als die Beschreibung gibt

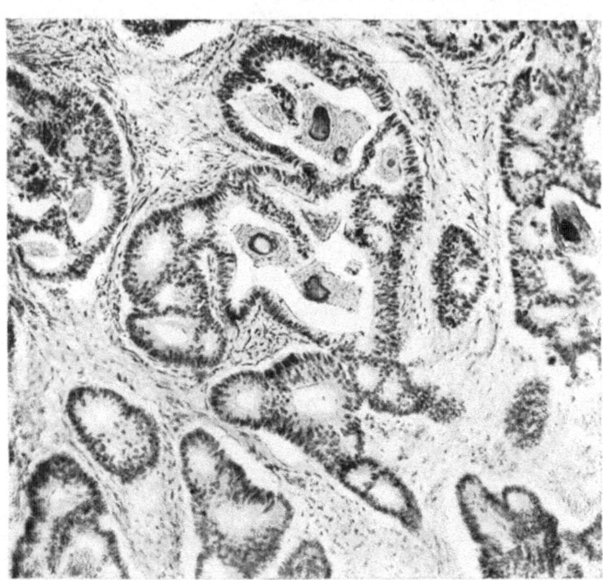

Abb. 140. Adenokarzinom des Rektum mit kleinen Kalkkonkrementen (Psammomkörnern) in den Drüsenschläuchen. S. 619/23. Mann 68 Jahre. Komp. Ok. 4. Apochrom. Obj. 16 mm. Balglänge 54 cm.

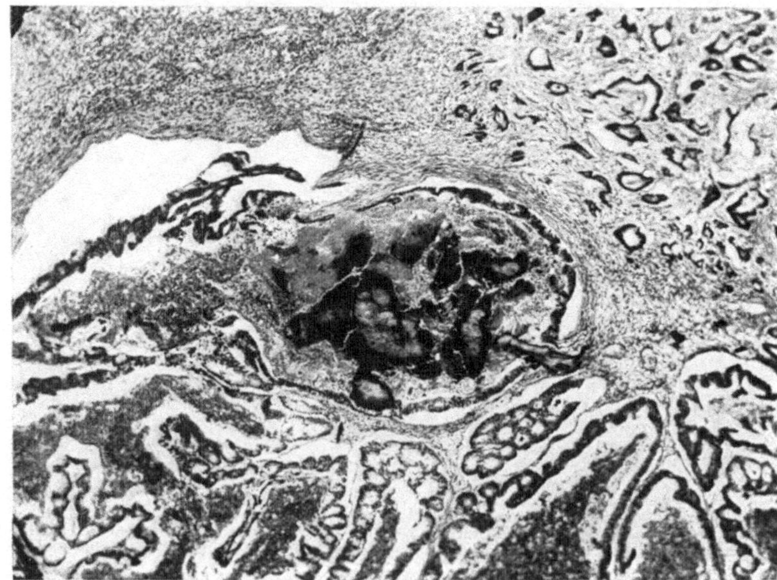

Abb. 141. Adenokarzinom (Mastdarm) mit Kalkherden in den Krebsnestern (Mitte des Bildes); rechts unten durchbricht der Kalkherd das hier noch auskleidende Zylinderepithel und setzt sich im Gerüst fort. S. 619/23. Mann 68 Jahre. Obj. 5. Okular 2. Balgl. 64 cm. (Inaug.-Diss. Nussbaum.)

Aufschluß über die dabei entstehenden Bilder Abb. 140. Wir sehen hier in den Trümmermassen, die die zierlich gebauten kleinzystischen Räume ausfüllen,

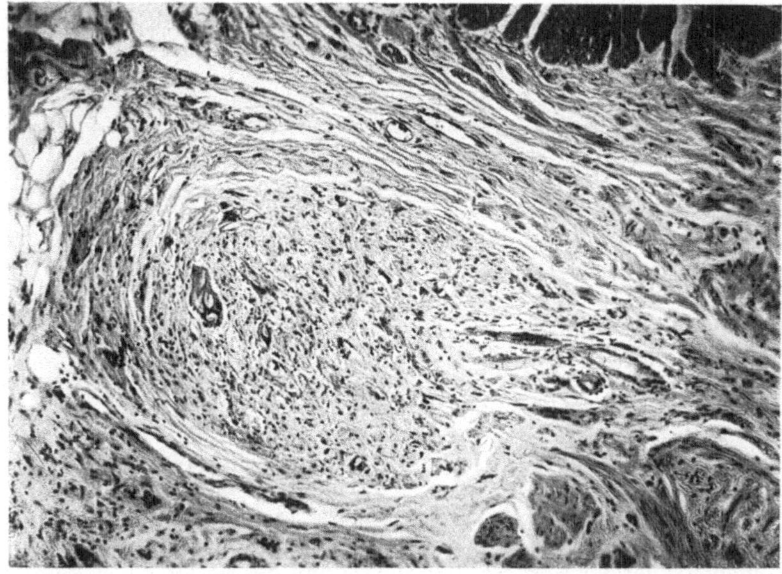

Abb. 142. Fremdkörpergranulom mit Riesenzellen in der Subserosa eines Adenokarzinoms des Rektums; kristallähnliche Fremdkörper (wahrscheinlich durch Einpressen von Darminhalt her entstanden) finden sich neben und in den länglichen Riesenzellen des rechten Granulomrandes, kleinere Fremdkörper in dem flaschenförmigen Synzytium des linken Granulomrandes. E. 48/20. Vergr.: Okular Periplanat 4 ×. Apochromat Zeiß 16 mm. Balgl. 66 cm.

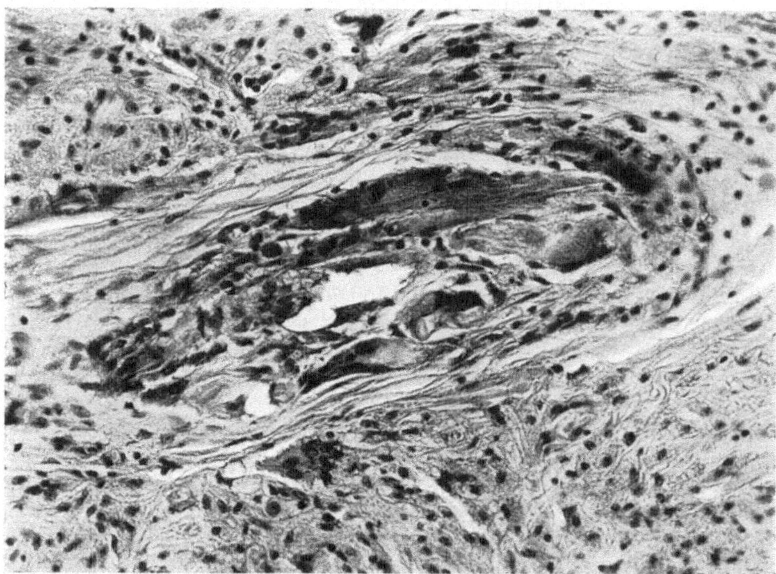

Abb. 143. Fremdkörpergranulom mit Riesenzellen in der Subserosa eines Adenokarzinoms des Rektum. (Vergr. von Abb. 142). E. 48/20. Vergr.: Okular 4 ×. Periplanat. Obj. Apochromat Zeiß 8 mm. Balgl. 75 cm.

zahlreiche kleine Kalkkonkremente von deutlich konzentrischem Bau. Diese Kalkkonkremente können sich vergrößern (Abb. 141), durch Zusammenfließen mit benachbarten Konkrementen zu großen und unregelmäßigen Inkrustationen führen, und schließlich selbst die Epithelumrahmung des Krebsschlauches durchbrechen, sich in das umgebende Stroma fortsetzen. Die Abbildung läßt jedenfalls die Möglichkeit gegeben erscheinen, daß es auch auf diesem Wege zu stärkeren Verkalkungen selbst zu Knochenbildungen (Oehlecker) in Karzinomen kommt. Einen derartigen Fall von fast vollständiger Verkalkung eines papillären Mastdarmkrebses bei einem 23jährigen Soldaten hat Lubarsch gelegentlich erwähnt.

Als letzten Punkt besprechen wir die Fremdkörpergranulome, die man gelegentlich in der von Krebs freien Umgebung von Darmkrebsen sieht. Auf den ersten Blick können sie Ähnlichkeit mit Tuberkeln, noch mehr mit Neuromen bzw. Ganglioneuromen haben. Man vergleiche mit der Abb. 142 die von den Ganglienzelläquivalenten, die wir bei der sog. Ganglioneuromatose des Wurmfortsatzes eingefügt haben (Abb. 39 u. 40).

Die hier in Betracht kommenden Granulome sind zell- und faserreich und schließen eine Reihe großer teils länglicher teils polymorpher Synzytien ein. Bei genauer Betrachtung sieht man, daß diese sich wieder um kristallähnliche oder vielgestaltige Einschlüsse gebildet haben (Abb. 143). Fadengranulome kommen natürlich bei diesen Granulomen nicht in Betracht; unsere Fälle entstammen nicht exstirpierten Karzinomen. Fadengranulome geben natürlich ähnliches Bild. Die Fremdkörper müssen in diesen Fällen der Darminhaltsmasse entstammen; bemerkenswert ist, daß der Zerfall des Krebses hier kein nennenswerter war, die Fremdkörper müssen also gewissermaßen in die Geschwulst eingepreßt und vielleicht durch Fremdkörperwanderung bis in die Subserosa vorgedrungen sein.

Spontanabstoßung von Krebsen.

Gestielte polypöse Karzinome können ebenso wie gestielte gutartige Geschwülste (Lipome, Polypen, polypöse Myome) teilweise oder ganz von selbst abgestoßen werden dadurch, daß sich entweder ein dünner Stiel immer mehr auszieht und verdünnt und schließlich durchreißt, oder daß Ulzerationen am Stiel zu einem partiellen Abstoßen der Geschwulstmassen führen. Dabei kann, wie bei den gutartigen Geschwülsten, die Peristaltik die Abstoßung beschleunigen. So erscheinen, wenn auch selten, manchmal recht massige Geschwulstteile im Stuhl, wir haben bis faustgroße Geschwulstteile sich abstoßen gesehen; kleine Geschwulstteilchen im Stuhl finden sich, wenn man darauf achtet, dagegen häufiger und wir haben im Laufe der Jahre eine große Anzahl derartiger von selbst abgegangener Gewebsfetzen zu untersuchen Gelegenheit gehabt, die eine einwandfreie histologische Diagnose ermöglichten (Adler, Salomon). Je tiefer der Krebs sitzt, desto besser sind die Gewebe erhalten (Abb. 144), es können aber auch selbst vom Mastdarm stammende Teile noch vorzügliche Färbung ergeben. Es gelingt sogar in manchen Fällen, trotz vollständiger Nekrose des abgestoßenen und spontan abgegangenen Gewebsstückes die sichere Diagnose zu stellen: so ist in dem in Abb. 145 wiedergegebenen Präparat die inselartige Einsprengung von Schleimmassen in nekrotisches Bindegewebe so eindeutig, daß an der Diagnose Gallertkarzinom nicht gezweifelt werden kann. Es ist also nicht unberechtigt, die Forderung aufzustellen, bei Verdacht auf bösartiger Darmgeschwulst auch den Stuhl einer sorgfältigen Daueruntersuchung zu unterstellen (Boas). Rodari hat sogar geraten, entsprechend den Magenspülungen bei Karzinomen Probedarmspülungen vorzunehmen, um so den Nachweis von Karzinomteilen zu erleichtern.

Auch Darminvaginationen können Ursache massiger Abstoßung polypöser Karzincme, die ihrerseits die Invagination veranlaßten, werden. Es liegt durchaus im Bereich der Möglichkeit, daß bei derartigen Invaginationen das ganze

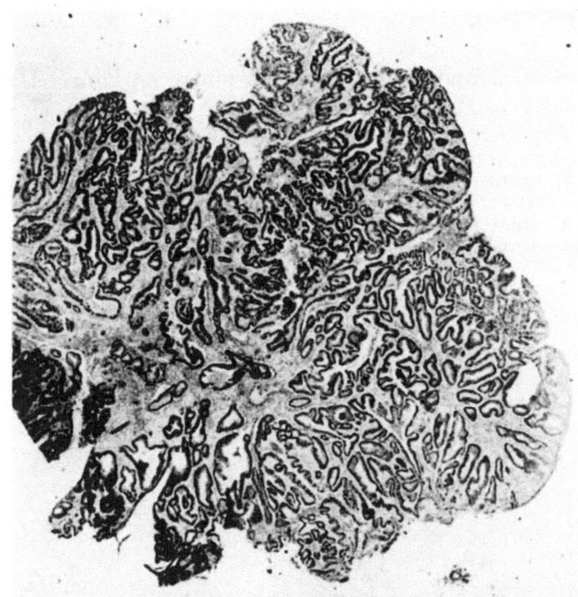

Abb. 144. Adenokarzinom des Dickdarms (spontan abgegangener krebsiger Polyp), dunkles mehrzeiliges Zylinderepithel, starke Anastomosenbildung der Drüsenschläuche. Durchsetzung der Unterschleimhaut. E. 310/12. Vergr. Planar 1 : 4,5 cm, F = 7,5 cm. Balgl. 55 cm.

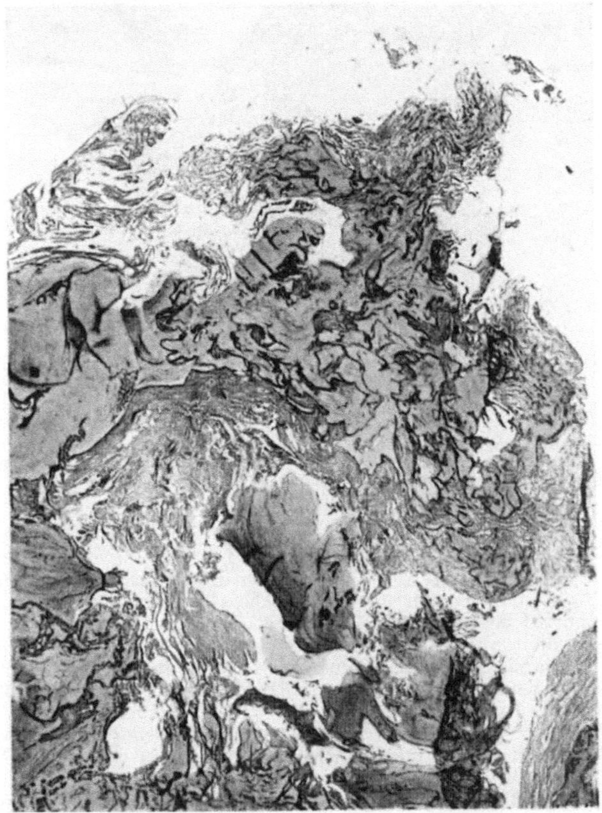

Abb. 145. Spontanabgang aus dem Darm; völlig nekrotisches Gewebsstück, das durch die nesterartige Einlagerung von Schleim in bindegewebiges Gerüst mit Sicherheit als Krebsknoten (Carcinoma gelatinosum) erkannt wird. E. 788/10. Planar 1 : 4,5 cm, F = 3,5 cm. Balgl. 35 cm.

Karzinom sich abstoßen und Spontanheilung eintreten kann. Den Beginn eines
derartigen Vorganges zeigt Abb. 146.

Ein 73jähriger Mann leidet seit 2 Jahren an häufigen Durchfällen und Inkontinenz,
starke Gewichtsabnahme in den letzten Jahren. Seit 8 Tagen starke Durchfälle mit schleimig-blutigen Beimengungen. Die Mastdarmuntersuchung ergibt 8 cm oberhalb der Afteröffnung eine weiche, zottige, sich schwammig anfühlende Geschwulst, die den obersten Teil
des Rektums zirkulär umgibt. 3 Wochen nach der Aufnahme Erbrechen, Abgang von mit
Schleim und Blut untermischtem Stuhl. Tod (Abb. 146).

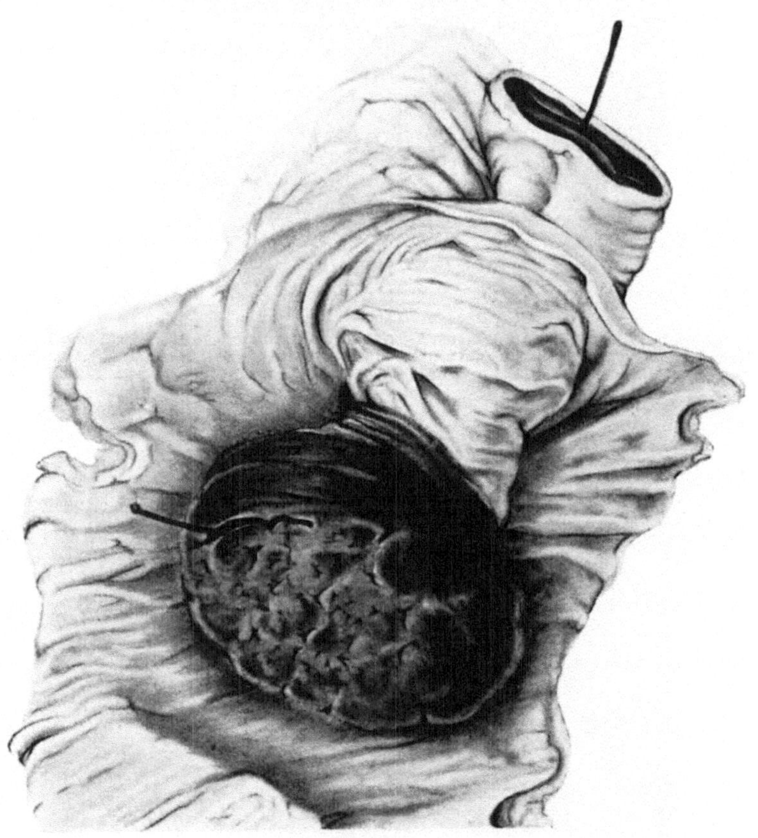

Abb. 146. Polypöses Adenokarzinom des S romanum, sich in das Rektum invaginierend. Hämorrhagische Infarzierung des invaginierten Krebses; Demarkation. Beginnende Abstoßung der Geschwulst. S. 592/19. Mann 73 Jahre. ³/₄ der natürl. Größe. (E. Seelig: Inaug.-Diss. (ungedruckt).
München 1919.)

Die Sektion (Nr. 592/19) zeigt eine faustgroße Einstülpung des unteren Sigmoids in
das obere Rektum. An der Spitze des eingestülpten Darmstücks findet sich eine kartoffel-
große, das obere Rektum völlig ausfüllende, weiche Geschwulst, oberflächlich stellenweise
mit grünlichen Schorfen bedeckt. Die Geschwulst ist dunkelrot verfärbt, die Verfärbung
grenzt sich an dem breiten Stiel des Invaginatums mit scharfer Grenze von der blassen
umgebenden Schleimhaut ab. Hier ist deutlich beginnende Demarkation zu sehen. Auf
der knollig-polypösen Kuppe findet sich exzentrisch ein schmaler Querspalt, der das ursprüngliche Lumen des Invaginatums darstellt, das also ringförmig von der Geschwulst
umgeben war. Auf der Schnittfläche des eingestülpten Teiles ist ebenfalls überall die
dunkelrote Verfärbung zu finden, weiterhin Thromben in den erweiterten Venen. Der angrenzende Darm ist blaß.

Mikroskopisch handelt es sich um ein Adenokarzinom mit Übergang in Carcinoma
cylindrocellulare.

Hier liegt also eine beginnende hämorrhagische Infarzierung des ganzen Sigmoidinvaginats mit dem ausgedehnten Krebs vor. Es ist anzunehmen, daß sich hier, wenn das Leben länger erhalten geblieben wäre, der ganze Krebs restlos abgestoßen hätte. Allerdings ist die Gefahr, die derartige Invagination mit sich bringt, selbst eine außerordentlich große. Immerhin zeigen derartige Ansätze der Spontanabstoßung eines Karzinoms die Berechtigung einer Operationsmethode, inoperable Karzinome durch operative Invagination zur Spontanabstoßung zu bringen.

Metastasen der Darmkarzinome.

Die Zahlen der Metastasenbildungen der Darmkarzinome hängen ausschließlich von dem Material, das zur Verfügung steht, ab: So wird der Chirurg zu anderen Zahlen kommen als die pathologisch-anatomische Statistik, und diese wird wieder von den verschiedenen Verhältnissen der die Sektionen liefernden Krankenabteilungen abhängen. Sind im Sektionsmaterial die latenten Karzinome zahlreicher, die zufällig bei Sektionen gefunden werden, zahlreicher auch die Zahl der Gestorbenen nach Dickdarmkarzinomresektionen, die doch nur, wenn die Aussichten einer Operation Erfolg versprechen, vorgenommen werden, so wird die Zahl der gefundenen Metastasen und der Metastasen überhaupt geringer sein als bei einem Material, das viele nicht operierte oder rezidivierende Fälle enthält. Die Frage, wie oft und wann ein Darmkrebs (es handelt sich fast ausschließlich um Dickdarmkarzinome), Metastasen macht, kann deshalb besser an dem Frühmaterial, das in die Hand der Chirurgen kommt als an dem sehr gemischten Material der pathologischen Institute beantwortet werden.

Wir verzichten deshalb auf größere Zusammenstellungen der verschiedenen Statistiken, zumal auch STÄMMLER vor kurzer Zeit sich dieser Arbeit in mustergültiger Weise unterzogen hat. Wir bringen nur einzelne Zahlen aus dem uns zur Verfügung stehenden Material der letzten Jahre:

Unter den 100 Karzinomen der Jahre 1925—1928 (darunter 77 Sigmoid-Rektumkarzinome) waren 59 frei von allen Metastasen, eine verhältnismäßig sehr große Anzahl, die die Erfolge versprechende Operierbarkeit des Darmkarzinoms wieder beweist. Die Karzinommetastasen hatten verschiedensten Sitz, waren meist multipel, selten solitär. Von solitären Metastasen haben wir eine solitäre Metastase eines Dickdarmkarzinoms im Stirnhirn, einen anderen Fall von Metastasen osteoplastischer Natur nur in der Tibia, im Humerus, in Rippen hervor. 20 mal war der Sitz der Metastasen in der Leber, 8 mal die Lunge, 1 mal die Milz, 1 mal die Nebennieren, 1 mal brachen erweichte Metastasen eines Rektumkarzinoms in die Vena meseraica ein und führten so zu Geschwulstthrombosen der Pfortader.

In den meisten der metastasierenden Fälle waren die Becken- und die periaortischen Lymphknoten miterkrankt.

Primäre Multiplizität von Darmkarzinomen, Darmkarzinome neben anderen primären Karzinomen.

Primäre Multiplizität von Darmkrebsen, insbesondere solchen des Dickdarmes ist nicht selten. Die Fälle, in denen eine primäre Multiplizität vorgetäuscht wird durch auf dem Lymphweg submukös fortschreitendes und dann wieder in die Mukosa durchbrechendes Karzinom sind selten gegenüber den auf dem Boden der Polyposis entstehenden primär multiplen Karzinomen. Wir haben einen derartigen Fall, bei dem das ganze Colon ascendens von Polypen in allen Stadien der malignen Degeneration neben drei ausgesprochenen ringförmigen großen Karzinomen in Abb. 105 wiedergegeben; genaue Untersuchung von

Polypen, neben denen im Dickdarm an anderen, wenn auch entfernten Stellen, sich Karzinome finden, ergeben immer wieder die Entdeckung karzinomatöser Umwandlung. Wir haben oben darauf hingewiesen, welch großen Nachdruck Schmieden auf diese verhängnisvolle Rolle der Darmpolypen gelegt hat.

Wenn man von primärer Multiplizität von Karzinomen spricht, muß man immer der Idealforderungen Billroths gedenken, die erfüllt sein sollen, wenn man auf Anerkennung der Multiplizität hoffen will. Die Forderungen Billroths sind folgende:

1. Die Karzinome sollen verschiedene histologische Struktur haben.
2. Sie sollen sich histogenetisch vom Mutterboden ableiten lassen.
3. Sie sollen selbständige und getrennte Metastasenbildung aufweisen.

Diese Forderungen lassen sich nur in einem Teil der sicher primär multiplen Krebse erfüllen: Metastasenbildung fehlt häufig überhaupt; die histogenetische Ableitung vom Mutterboden war zu einer Zeit erfüllbar, in der man an jedem Krebs Übergänge gesunden Gewebes im Krebsgewebe gefunden hat und der geweblich verschiedene Bau läßt im Stich, wenn die Karzinome im selben Organsystem gefunden werden. So wird man wohl auch in Zukunft ohne bestimmte Regeln von Fall zu Fall entscheiden müssen, ob nach dem histologischen Bau und vor allem nach dem makroskopischen Aussehen die Annahme primärer Multiplizität gerechtfertigt ist.

Wir gehen auf die große Kasuistik der primär multiplen bösartigen Geschwülste unter Beteiligung des Darmschlauchs nicht näher ein, erwähnen nur einige unserer Fälle der letzten Jahre, die unserer Ansicht nach allen Ansprüchen, die man an die Anerkennung der primären Multiplizität stellt, gerecht werden.

1. 669/26. Mann, 73 Jahre. a) Großes abgeweidetes Karzinom des Rektum; b) großes abgeweidetes Karzinom des Pyloruskanals, letzteres mit starker Infiltration der Umgebung. Metastasen wahrscheinlich des Magenkarzinoms in den perigastrischen Drüsen in der Leber. Beide Gewächse histologisch gleichartige Adenokarzinome. Klinische Erscheinungen bestanden nur von seiten des Mastdarmkrebses.

2. 143/27. Weib, 78 Jahre. a) Scirrhus mammae sinistrae mit Cancer en cuirasse der Umgebung. Histologisch skirrhöses entdifferenziertes Karzinom. b) Polypöses Karzinom des Rektum mit breitem Durchbruch in die Vagina. Keine Metastasen. Histologisch: Adenokarzinom.

3. 654/27. Weib, 81 Jahre. a) Stenosierendes dreimarkstückgroßes Ulkus des Rektum mit wallartig aufgeworfenem Rand. Starke Verwachsung mit Kreuzbein und Beckenbindegewebe; b) kleines ulzeriertes Karzinom am Pylorus mit wallartig aufgeworfenen Rändern. Histologisch beide Adenokarzinome. Keine Metastasen.

4. 783/27. Mann, 77 Jahre. a) Fünfmarkstückgroße flache Geschwulst an der Flexura coli sinistra mit wallartigen Rändern und zentraler Ulzeration (Adenokarzinom); b) Prostatakarzinom der Pars posterior bei Prostatahypertrophie des vorderen Teiles. Übergreifen des Karzinoms auf das periprostatische Gewebe. Histologisch skirrhöses Karzinom. Keine Metastasen.

5. 799/27. Weib, 70 Jahre. Tod an perityphlitischen Abszeß. a) Karzinom des Pyloruskanals (kleinnestriges Carcinoma simplex in Form eines fünfmarkstückgroßen Geschwürs mit derben Rändern). b) Sigmoidrektumkrebs, ebenfalls fünfmarkstückgroß, ulzerierend, mit wallartigem Bau. Histologisch: Adenokarzinom.

6. 619/23. Mann, 68 Jahre. Tod an ulzeröser Lungentuberkulose. a) Zirkuläres Adenokarzinom am Übergang von Flexura sigmoidea ins Colon descendens; b) Kankroid im Oberlappen der linken Lunge auf dem Boden einer alten tuberkulösen Kaverne.

Die Fälle zeigen ohne Kommentar, wie wenig auf sie alle Forderungen Billroths angewendet werden können, sei es, daß Metastasen fehlen oder daß der histologische Aufbau der gleiche ist. Der makroskopische Befund aber spricht in allen Fällen für die Annahme primärer Multiplizität.

Sekundäre Karzinome im und am Darme.

Sekundäre Karzinome sind im allgemeinen im Darm nicht häufig, wenn man von der einfachen Bauchfellkarzinose absieht. Diese, besonders die ununter-

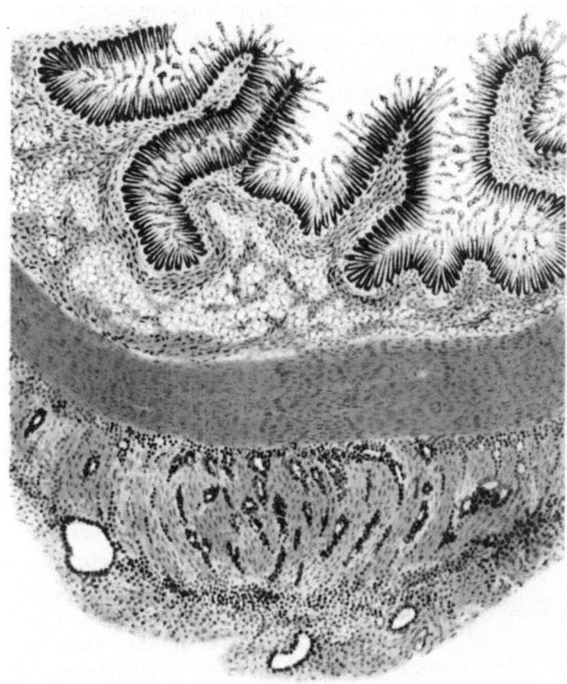

Abb. 147. Einschnürung des Dünndarms durch karzinomatöse Peritonitis mit Schrumpfung des Karzinomstromas. Die schmalen und spärlichen Karzinomdrüsenstränge sind nur schwer zu erkennen in der stark verdickten Subserosa; die übrigen Darmschichten sind frei von Ca. Vergr.: Planar 1:4,5. F = 35 mm. Balglänge 46 cm.

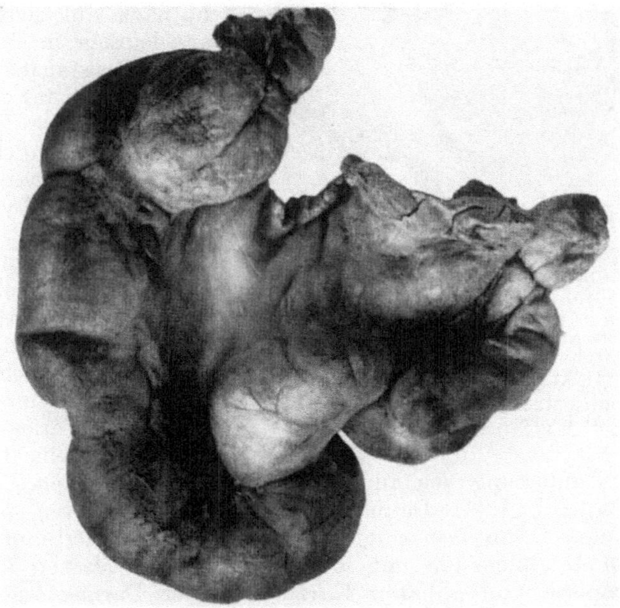

Abb. 148. Multiple Einschnürungen und Knickungen des unteren Ileums bei schrumpfender Peritonealkarzinose nach I. Gallenblasenkarzinom. S. 228/08. Weib 72 Jahre ²/₃ der natürl. Größe.

brochene Ausbreitung skirrhöser Krebse des Magens oder der Gallenblase usw. oder des Darmes bildet gleichmäßige zuckergußartige (Abb. 147) cder streifige, fleckige Verdickungen auf der Serosa, oder sie kriecht in der Subscrosa vorwärts, manchmal dabei eine beträchtliche Verdickung und Einschnürung der ganzen Darmwand veranlassend (Abb. 148). In extremen Fällen kann es so zu einer Infiltration des ganzen Darmes von der Kardia bis zum Beginn des Rektums kommen, das Mesenterium kann dabei unter starker Verkürzung in die Verdickung einbezogen werden. Verwachsungen oder Strangbildungen oder flächenförmige Verwachsungen der Darmschlingen untereinander sind dann, wenn der Prozeß ein hauptsächlich peritonealer ist, fast regelmäßig vorhanden, fehlen aber bei vorwiegend subseröser Ausbreitung. Auch das parietale Peritoneum beteiligt sich meistens an dem Infiltrationsprozeß. Die zusammengerafften, am verkürzten und geschrumpften Gekröse hängenden Dünndarmschlingen bilden dabei ein festes kugelförmiges Konvolut, das auf dem bei dieser Form der Bauchfellkarzinose nie fehlenden, meist hämorrhagischen Aszites schwimmt (Abb. 149).

Die Ausbreitung dieser diffusen Karzinose geschieht wohl der Hauptsache nach auf dem Lymphwege, wahrscheinlich in der Weise, daß durch die Peristaltik die Krebszellen immer weiter distal geschoben werden. Dabei ist die Vorstellung erlaubt, daß bei der Absperrung der gegen das Gekröse verlaufenden abführenden Lymphwege sich neue longitudinale Lymphgefäßanastomosen eröffnen. Die Blockade ist veranlaßt durch Ausfüllung der abführenden Lymphwege mit Krebszellen, die rückläufig von den zuerst metastatisch erkrankten mesenterialen Lymphknoten herkommen. Die Verlegung kann aber auch bedingt sein durch einfache

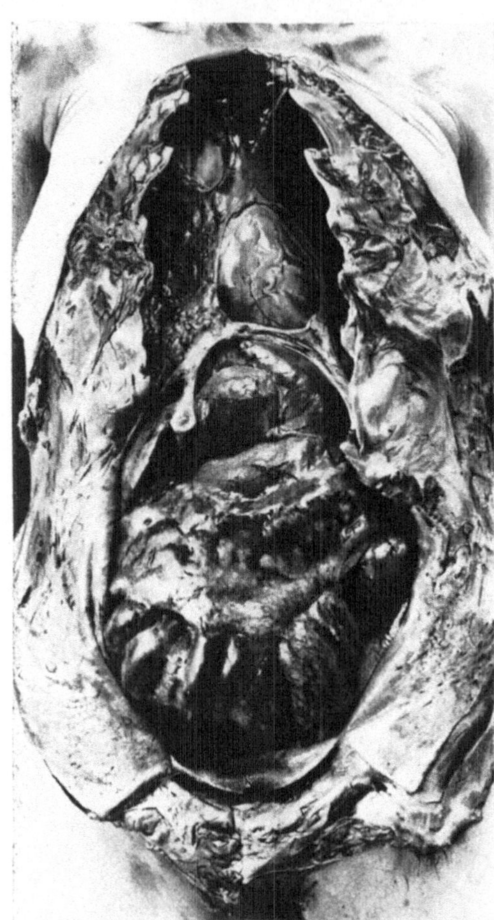

Abb. 149. Peritoneale Karzinose. Alle Darmschlingen und das große Netz sind in ein großes Konvolut zusammengebacken, schwimmen als schwärzlich gefärbter Knoten im hämorrhagischen Aszites; weißliche Krebsinfiltration der Wandserosa. Weib 58 Jahre. (Aus Oberndorfer: Pathologisch-anatomische Situsbilder des Abdomens. München 1922.)

Stauung und Eindickung des an seinem Abfluß gehinderten Chylus in den Lymphgefäßen (Abb. 150). Dann finden sich die erweiterten, perlschnurartig aussehenden, den Darm fast ringförmig umfassenden, und auf das Gekröse übergreifenden Lymphgefäße mit fettigen amorphen Massen ausgefüllt, die sich makroskopisch von miliaren Karzinomen der Darmserosa kaum unterscheiden lassen (Abb. 151). Es ist aber auch möglich, daß die der Achse des Darmes folgende krebsige Infiltration gar keine ununterbrochene, wirklich in der Längsrichtung fortschreitende ist, sondern daß dieses Längsfortschreiten nur vorgetäuscht wird durch immer neue zur Darmwand vordringende Krebszellen,

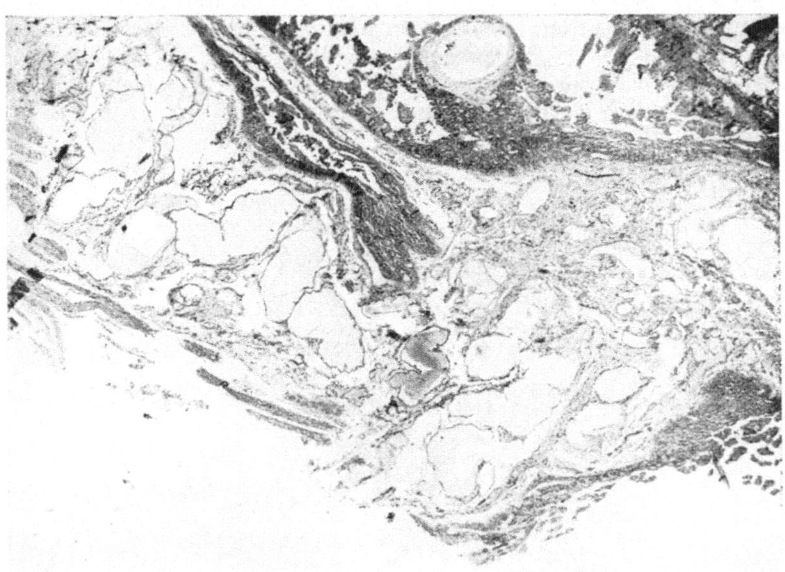

Abb. 150. Chylusretentionen in erweiterten Chylusgefäßen, besonders der Unterschleimhaut und Subserosa des Dünndarms, Lymphangitis carcinomatosa makroskopisch vortäuschend, bei Rezidiv-karzinom nach Resektion eines Colon transversum-Karzinoms; die Chylusstauung ist bedingt durch Metastasen in den Gekröselymphknoten. S. 344/24. Weib 24 Jahre. Vergr. Planar 1 : 4,5 (R = 3,5 cm).

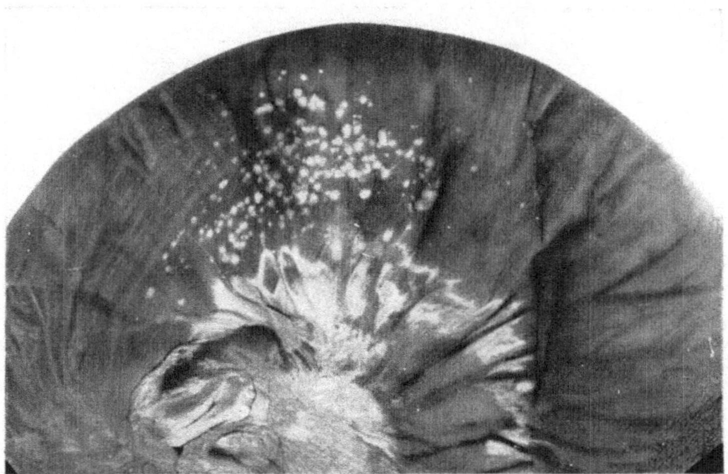

Abb. 151. Perlschnurartige Lymphstauungen, nicht „Lymphangitis carcinomatosa" der subserösen Lymphgefäßen des Dünndarms bei Narbenbildung im Mesenterium. (Natürl. Größe.)

die von den Gekröselymphknoten herkommen, immer neue Lymphgefäße des Darmes mit Zellen füllen. Dieser Weg ist aber sicher nicht der allgemeine, denn die Fälle sind nicht allzuselten, in denen die Erkrankung des Gekröses und der Gekröselymphknoten keine bedeutende ist.

In manchen Fällen sieht man umschriebene Serosakarzinosen. Der Weg
hierzu ist einmal der der Einimpfung freier, in die Bauchhöhle gelangter
Zellen, sei es, daß sie aus dem primären Krebs ausgewandert sind oder
daß sie abgestoßen wurden. Es können aber auch derartige Serosametastasen
auf dem Lymph- oder Blutwege entstehen. Die umschriebene Serosa-
metastase zeigt nicht zu selten starke Neigung zur narbigen Schrumpfung,
die das umschlossene Darmstück dann stark verengt.

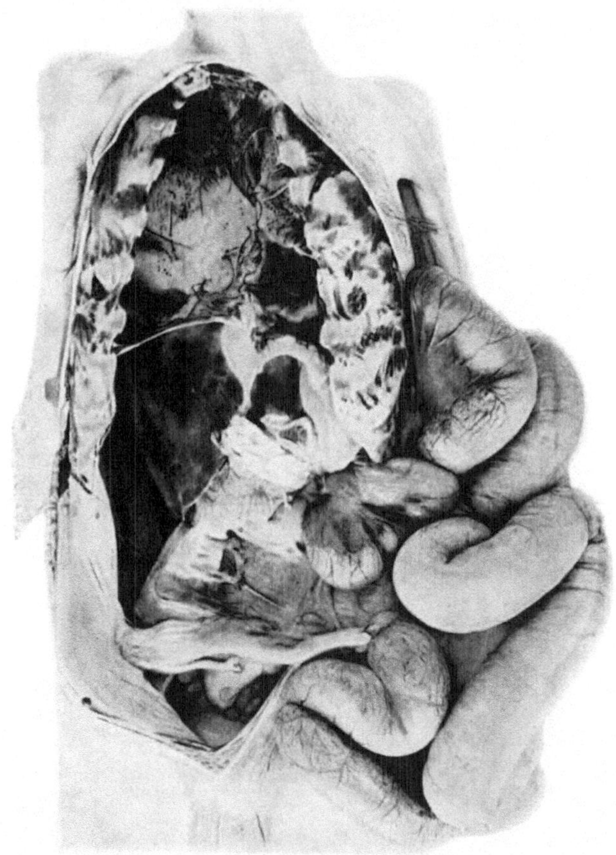

Abb. 152. Stenosenileus: durch umschriebene karzinomatöse Peritonitis. Einschnürung des
untersten Ileus bis auf Bleistiftdicke (die ringförmige Absetzung des zusammengeschnurrten Darmstückes von der stark geblähten vorhergehenden Schlinge, die verdickte Appendix, die karzinomatösen strangulierenden Adhäsionen über dem Colon ascendens und zur Leberbasis hin sind deutlich zu sehen und zeichnen sich durch ihre gelbweiße Farbe aus). I. Karzinom des Pylorus. S. 262/12.
Mann 49 Jahre.

49jähriger Mann (S. 262/12). Vor längerer Zeit Resektion des pylorischen Magenteils
wegen Karzinom. Anlegung einer Gastrojejunostomia retrocolica; allmählich bildet sich
ein Ileus aus, mit außerordentlicher Auftreibung des ganzen Leibes (Abb. 152).
Die Sektion ergibt bis oberarmdick aufgetriebene Dünndarmschlingen, die alle Bauchorgane, auch Dickdarm und Leber vollständig überlagern. Nach Linkslagerung des Dünn-
darmkonvolutes sieht man die untersten 12 cm des Ileums in einen bleistiftdicken, weißen,
zylindrischen Strang umgewandelt, der in scharfer Grenze mit plötzlich einsetzender Volum-
verminderung von dem geblähten proximalen Darme abgeht. Breite, weiße, derbe Stränge
verbinden diesen verengten Teil mit der hinteren Bauchwand, ziehen von ihm auch zum
Blinddarm und Wurmfortsatz, zu Colon ascendens und selbst zum rechten Kolonknie. Der

stenosierte Ileumteil ist kaum für eine dicke Knopfsonde durchgängig, die Schleimhaut
dieses Abschnitts ist aber, wenn auch weißlich infiltriert, nirgends unterbrochen; auch die

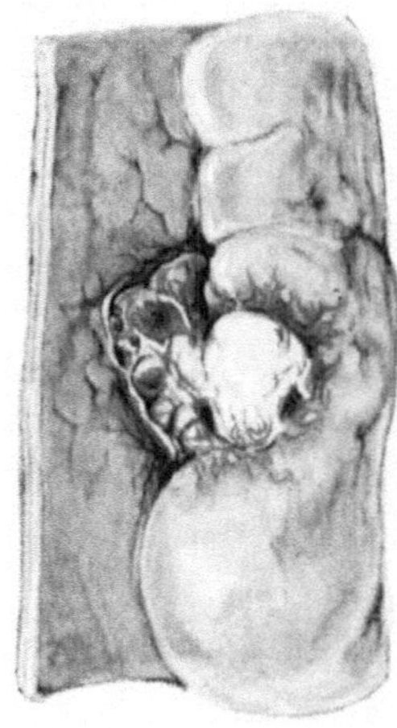
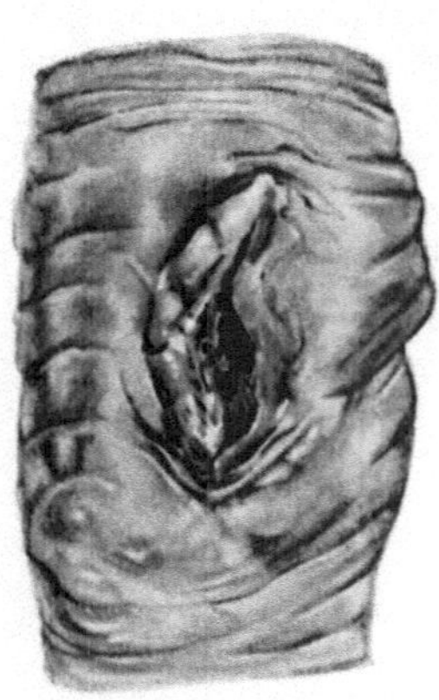

a   b

Abb. 153. Karzinommetastase eines primären Lungenkarzinoms im Ileum; großer Serosaknoten (a
ins Darmlumen einbrechend (b), die Ränder hier aufwerfend; unveränderte Schleimhaut der
Umgebung. S. 477/27. Weib 51 Jahre. $^9/_{10}$ der natürl. Größe.

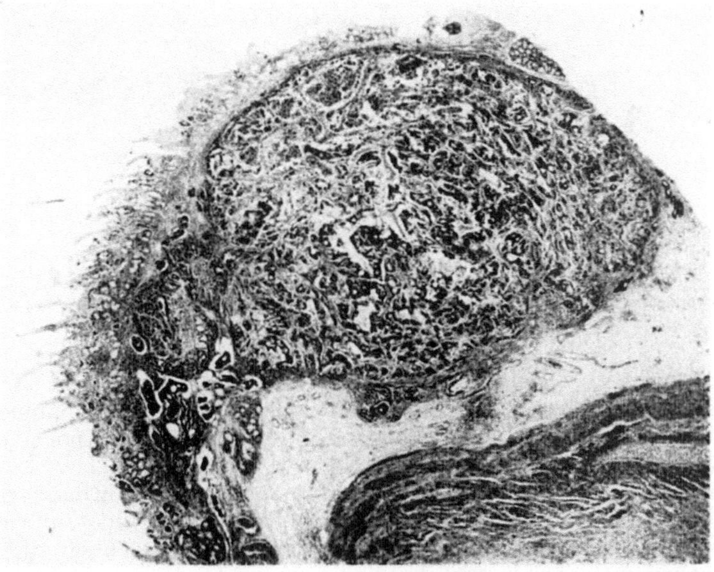

Abb. 154.   Karzinometastase in der Wand des Duodenum bei primärem Karzinom des Pylorus.
Die Tumorinfiltration sitzt größtenteils in Muskularis und Submukosa, die Muscularis mucosae
wird nur am rechten Rand des Schnittes von einigen Krebsschläuchen durchbrochen, sonst ist die
Mukosa unverändert. S. 113/21. Weib 57 Jahre. Vergr.: Planar 1 : 4,5, F = 7,5 cm. Balgl. 55 cm.

übrigen Darmwandschichten sind von weißlichen Infiltraten durchsetzt. Im mikroskopischen Bild war die Schleim- und Unterschleimhaut des eingeschnürten Darmstückes
frei von Krebszellen. Die verdickte Subserosa hingegen zeigte in derbem fast hyalinen
Narbengewebe zahlreiche schmale dichtstehende Züge kleinster Epithelien (Abb. 147).

Manchmal sind derartige Verengungen durch sekundäre Krebse erstes Symptom der Krebskrankheit bei latent bleibender primärer Geschwulst.

Eine besondere Bedeutung haben die Serosametastasen im Douglas, die manchmal plattenförmige derbe Infiltrate darstellen und starke Stenosen des Rektum veranlassen können. Das Rektum kann dabei ganz nach Art besonders weit vorgeschrittener primärer Mastdarmkrebse eingemauert werden (DANN), eine radikale Operation wird dadurch ganz unmöglich sein; die Differentialdiagnose gegenüber dem primären Rektumkarzinom kann dann nur durch die mikroskopische Untersuchung des Präparates, durch die eigenartige Durchsetzung der Schleimhaut, die von primärer Krebsbildung wesentlich abweicht

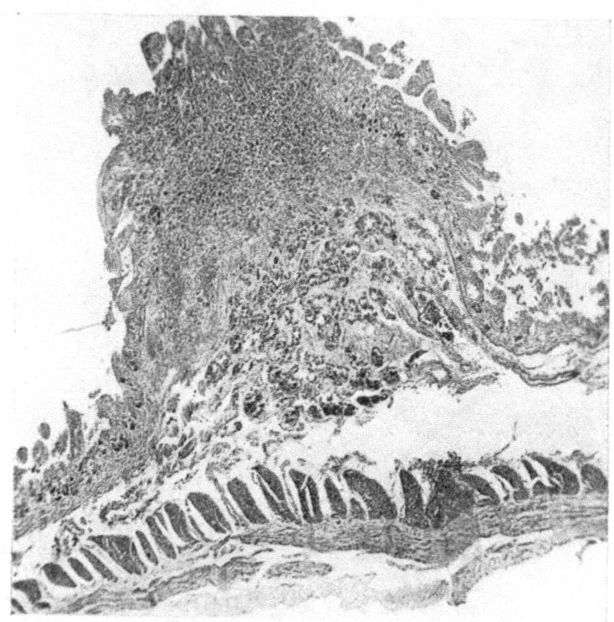

Abb. 155. Metastatisches Karzinomknötchen im Ileum bei I. Brustdrüsenkrebs; diffuse Geschwulstzellinfiltration der Schleimhaut, nesterartige, zum Teil noch drüsenbildende Krebswucherung mit derberer Stromabildung in den tieferen Schichten der Unterschleimhaut. S. 517/24. Weib 45 Jahre. Vergr.: Okular 2, Planar 1 : 4,5, F = 7,5 cm.

oder gar durch das völlige Freibleiben der Schleimhaut von Krebsnestern unschwer gestellt werden. Zu erwähnen ist noch, daß in Ausnahmefällen derartige Serosametastasen des Douglas große Neigung zur Knochenbildung in ihrem Gerüst zeigten (OEHLECKER).

Seltener als diese Serosa- und Subserosametastasen mit diffuser oder flächenhafter Ausbreitung, aber doch ab und zu anzutreffen sind knotenförmige Krebsmetastasen im Darm. Ihr Verbreitungsweg ist hauptsächlich die Blutbahn, nur ausnahmsweise spielt bei ihnen die Verschleppung auf den Lymphweg eine Rolle. Sie treten selten einzeln, meist mehrfach auf (ASKANAZY zählte in einem seiner Fälle 50 derartige Knoten), finden sich seltener im Dünndarm und wenn dieser ergriffen wird, dann im unteren Ileum. Meist aber trifft man sie im Blinddarm oder Colon ascendens; sie stellen stecknadel-, meist aber kirschkern- bis haselnußgroße derbe Knoten dar, die knopfförmig in die Darmlichtung vorspringen, hier aber meist von unveränderter Schleimhaut überzogen werden; manchmal allerdings ist aber auch über ihnen die Schleimhaut oberflächlich geschwürig oder mit schmutzig-gelbgrünem, gallig-gefärbtem Schorf bedeckt (Abb. 153a und b). Die Serosa kann über diesen Knoten, die oft erst am aufgeschnittenen Darm erkannt werden, vollständig unverändert, aber auch leicht narbig eingezogen sein (KRÜSI).

Wir führen einige unserer Fälle der letzten Jahre an:

1. 57jähriger Mann (462/24). Skirrhöses Karzinom des Magens. Im Querdarm finden sich mehrfach kirschkerngroße Hervorragungen der Darmschleimhaut, die schiefrig-grau sind, auf dem Schnitt weißgraue Infiltrate der Subserosa, Muskularis und Submukosa darstellen, die Mukosa ist über ihnen teilweise noch verschieblich. Die mesokolischen Lymphknoten sind ebenfalls von Geschwulstmassen durchsetzt, bis kirschkerngroß, weiß.

Ähnlich war die Ausbreitung des metastatischen Karzinoms in dem Falle von metastatischen Duodenalkrebsherden, dem Abb. 154 entstammt.

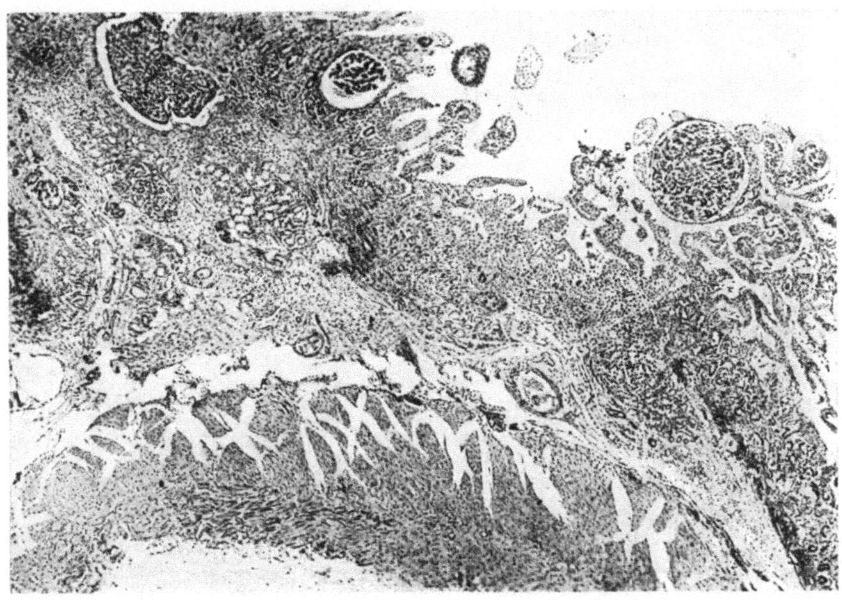

Abb. 156. Lymphangitis duodeni carcinomatosa bei I. Magenkarzinom. Die teilweise großen kugeligen Krebsnester liegen reaktionslos in den Lymphgefäßen der Schleimhaut, zum Teil in deren Zotten (rechts oben) und in der Unterschleimhaut; die Zotten werden dadurch zum Teil ballonförmig aufgetrieben. S. 424/09. Planar 1 : 4,5, F = 3,5 cm. Lupenvergrößerung.

2. 45jährige Frau (517/24). Mammakarzinom. Auf Bestrahlung rapide Verschlechterung. Rasches Auftreten von Metastasen, so, wie die Autopsie zeigt, in Pleura, Lungen, Leber, Nieren, Nebennieren, Pankreas, Uterus, aber auch in Form kleiner hanfkorn- bis erbsengroßer Knötchen im Magen, besonders aber in der Schleimhaut des Duodenums. Auf dem Schnitt sitzt die Geschwulst hier im Gegensatz zum vorigen Fall in Schleim- und Unterschleimhaut, während Muskularis und Subserosa freibleiben (Abb. 155).

Derartige Metastasierung ist nur auf dem Blutwege denkbar, während im ersten Fall die Verbreitung der Geschwulstzellen auf dem Lymphweg der wahrscheinlichste ist. Im folgenden Fall ist wieder die Annahme näherliegend, daß von einem Magenkrebs, der auf seine Serosa übergegriffen hat, Zellen in die Bauchhöhle abgeschwemmt wurden, sich im Schlammfang des Bauchfells, im Douglas festsetzten und von hier aus in den Darm einbrachen:

3. 76 Jahre alte Frau (172/23). Verengernder und geschwüriger Krebs des Pylorus. Multiple Metastasen. Handbreit oberhalb des Afters finden sich im Mastdarm 6 die Schleimhaut vorwölbende derbe bis kirschkerngroße Knoten, über denen die Schleimhaut zum Teil noch verschieblich ist, zum Teil aber auch oberflächliche Ulzeration zeigt. Die Knoten sitzen

hauptsächlich in Muskularis und Submukosa, einige kleinere haben mehr oberflächlichen Sitz. Weitere kleinere Knoten sind aber auch auf der Serosa zu sehen.

Ähnliche Bilder können schließlich auch Implantationen in der Darmnarbe nach Darmresektionen wegen Karzinom hervorrufen.

44jähriger Mann (P 97/14). Vor längerer Zeit Resektion des Colon transversum wegen Karzinom. Man findet bei der Sektion im Kolonrest eine ringförmige Narbe mit noch deutlichen von Serosa überdeckten Knopfnähten. Links neben der Narbe setzt eine starke Verdickung des Colon transversum-Restes und des Mesokolon ein; in letzterem sind große Geschwulstmassen. Auf der Schleimhautseite wölben sich in Handtellergröße im Bereich dieser Verdickungen pilzförmige weiche Wucherungen vor, die gehäuft in der kreisförm'gen Nahtlinie reihenförmig angeordnet nebeneinander stehen mit Zwischenräumen zwischen

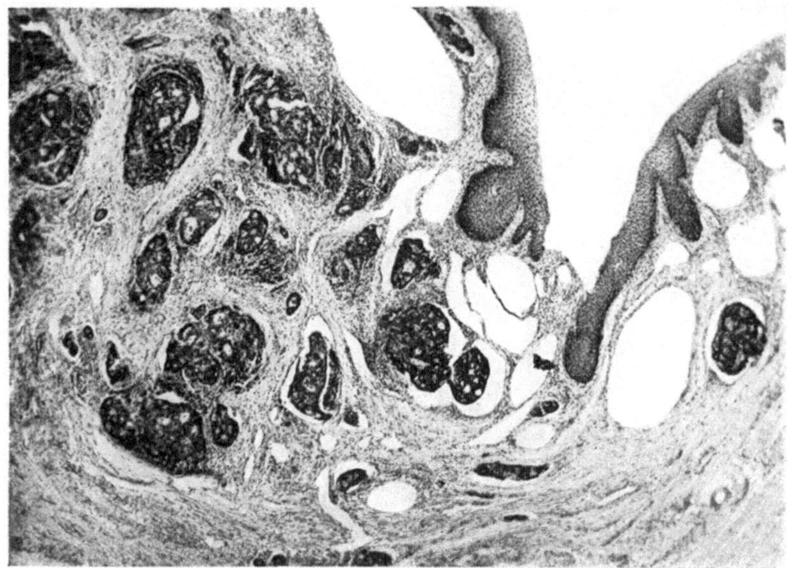

Abb. 157. Adenokarzinommetastase im Hauttrichter eines Anus praeternaturalis des Colon descendens bei I. Adenokarzinom des Rektums. Vergr. Okul. 2. Obj. Zeiß 5. Balgl. 65 cm.

den einzelnen Pilzen. Eine direkte Kontinuität dieser Schleimhautknoten mit den Geschwulstinfiltrationen des Mesokolon bestand nicht. Die Knoten stehen untereinander auch nicht in Verbindung in mikroskopisch erkennbarer Art. Dieses Rezidiv an der Nahtstelle macht es bei der isolierten Stellung der einzelnen Polypen sehr wahrscheinlich, daß die Mutterzellen dieser sekundären Geschwülste bei der Resektion des Primärtumors in die Naht linie eingeimpft wurden.

Das mikroskopische Bild der metastatischen Karzinome weicht in mancher Hinsicht von dem der Ursprungsgewächse des Darmes ab. Vor allem ist die Hauptausbreitung dieser metastatischen Karzinome die Subserosa, Muskularis oder Submukosa, oder die Subserosa und Muskularis allein. Diese Darmschichten zeigen dann meist neben der bei diesen metastatischen Karzinomen fast nie fehlenden Schrumpfung des Krebsstromas, die allein geeignet ist, eine Verdickung dieser Schichten hervorzurufen, starke Bindegewebsvermehrung, selbst wirkliche Muskelhypertrophien umschriebener Art können hier vorkommen. Das kann makroskopisch schon erkennbar sein an den mächtigen Muskelfeldern zwischen den weißen, sie durchziehenden Krebssträngen.

Die Durchsetzung der Unterschleimhaut ist meist eine umschriebene. Wird die Muscularis mucosae von unten her durchbrochen, und breitet sich die Geschwulst

in der Schleimhaut aus, so können sich manchmal Drüsen und Schleimhautstroma
völlig passiv verhalten; man sieht dann, wie der in den Lymphspalten und
Gängen sich ausbreitende Krebs die Drüsen beiseite schiebt und auseinander
drängt, sie selbst aber nicht verändert. Auch die Zottenstruktur kann so erhalten bleiben, doch blähen sich die einzelnen Zotten, wenn die Krebsstränge
sich in sie hinein fortsetzen, manchmal ballonförmig auf. Die Krebsstränge
erscheinen hier wie Fremdkörper in der wenig veränderten Umgebung.

Die hämatogenen Krebsmetastasen im Darm können den Aufbau ihrer Primär-
geschwulst wiederholen, in anderen Fällen weichen sie wieder stark von dem Bild
des Ursprungsgewächses ab. Abb. 158 zeigt den ursprünglichen Drüsencharakter
des primären Magenkarzinoms in der Duodenalmetastase nur an wenigen Stellen,

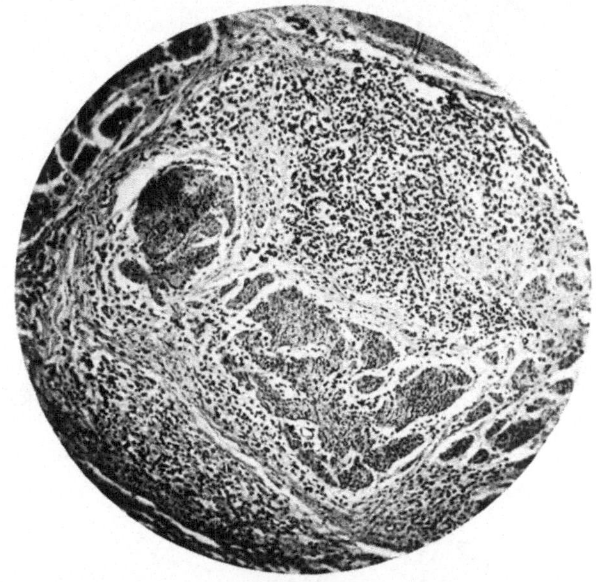

Abb. 158. Sarkomähnliche Metastase eines skirrhösen Mammakrebses in Subserosa, Muskularis und
Unterschleimhaut des Dünndarms. Kleinzellige Krebsinfiltration, Auseinanderdrängen der Züge der
Muscularis propria. S. 590/22. Weib 54 Jahre.

sonst ist die Wucherung stark entdifferenziert. Die Mammakarzinommetastase
im Ileum (Abb. 155) läßt in ihrem äußeren submukösen Teil noch reichliche
Drüsenbildung erkennen, die innere Ausbreitung in Schleim- und Unterschleimhaut gibt ein ganz entdifferenziertes sarkomähnliches Bild. Mit kleinen Rundzellen,
die vielfach einzeln im Stroma liegen. In dem Falle, dem Abb. 159 entstammt,
war der Primärtumor ein großdrüsiges Adenokarzinom, dessen Drüsenschläuche
von hohem Zylinderepithel ausgekleidet waren. Die Metastase im Anus praeternaturalis, deren Lymphgefäßausbreitung aus den geschwulstzellgefüllten endo-
thelausgekleideten Räumen ohne weiteres hervorgeht, zeigt grobnestrigen
Bau mit Kleindrüsenbildung in den einzelnen Nestern.

In ganz seltenen Fällen sind derartige Metastasen im Darm nur mikroskopisch klein. So beschreibt WAGNER kleinste, nur auf zwei Wurmfortsatz-
knötchen beschränkte Metastasen eines Brustdrüsenkrebses. Hier kommt wohl
nur der embolische Weg in Betracht.

Ein Wort verdient noch die Frage der freien und spontanen Impfmetastasen auf der Darmschleimhaut. Sie stellen, wenn sie überhaupt vorkommen,

wohl größte Ausnahmen dar, denn von der Oberfläche von Krebsen abgestoßene
Zellen werden wohl im allgemeinen schwer verändert sein; doch ist das

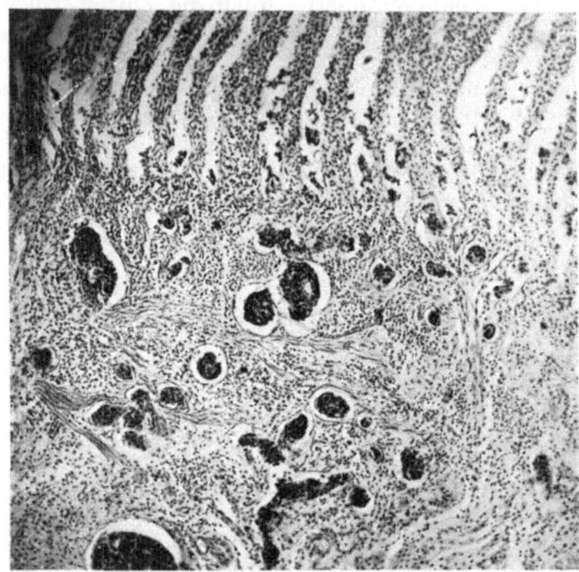

Abb. 159. Knotenförmiges Karzinomrezidiv des Dickdarms. Die Schleimhaut (postmortale Mazeration
des Drüsenepithels) ist größtenteils unverändert; in der verdichteten rundzellig infiltrierten Unterschleimhaut liegen fremdkörperartig die spärlichen Nester des undifferenzierten Karzinoms. PS. 4/02.
Vergr.: Obj. Apochromat Zeiß 16 mm. Okular 4 × Periplanat. Balgl. 54 cm.

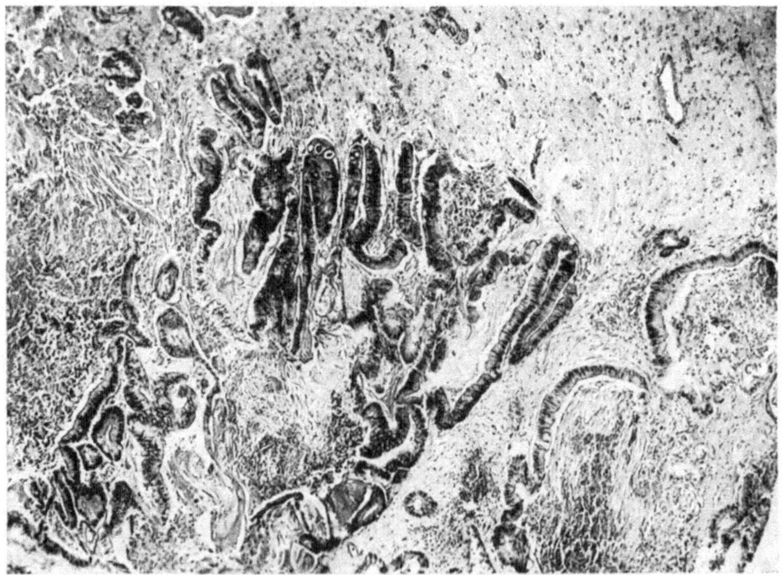

Abb. 160. Dickdarmkarzinommetastase im Gehirn: man beachte im rechten oberen Viertel die relative
Reaktionslosigkeit des Gehirns gegenüber den vordringenden Drüsenschläuchen. S. 428/21. Obj. 5.
Okul. Periplanat. 4 ×. Balgl. 68 cm.

Vorkommen derartiger Impfmetastasen immerhin im Bereich der Möglichkeit (BORRMANN). Einwandfreie Fälle sind bisher nicht mitgeteilt (vgl. auch SCHÄTZ). Ebenso verschieden wie die Metastasen, die andere Krebse im Darm setzen, in ihrem histologischen Verhalten gegenüber dem Ursprungsgewächs sein können, ebenso groß kann auch die Verschiedenheit der Metastasen der Darmkarzinome in anderen Organen sein. Andererseits ist aber die Übereinstimmung der Bilder von Mutter- und Tochtergeschwulst manchmal verblüffend. Auf diese Metastasen der Darmgeschwülste wollen wir nicht eingehen. Als einziges Beispiel für die Wiederholung des Bildes des Erstgewächses in der Metastase erwähnen wir nur die einer Hirnmetastase eines primären Sigmoidkarzinoms, die in der fremden Umwelt neben der merkwürdigen Reaktionslosigkeit der Hirnsubstanz gegenüber der Neubildung den prachtvollen Drüsenbau des Ursprungsgewächses völlig wiedergibt.

Schrifttum.

Myome, Myosarkome, Fibrome, Myxome.

ANITSCHKOW: Zur Lehre der Fibromyome des Verdauungskanals. Virchows Arch. **205**, 443 (1911). — ANSCHÜTZ, W. und G. E. KONJETZNY: Die Geschwülste des Magens. Dtsch. Z. Chir. **46** I, 1 (1921).

BABES und NAMI: Ein Fall von Myosarkom des Dünndarmes. Berl. klin. Wschr. **1898**, Nr 7. — BAUER, GALLUS: Über einen seltenen Mischtumor: „Fibromyolipozystadenom" am Dünndarm eines 6 jährigen Knaben. Inaug.-Diss. Würzburg 1906. — BECKER, PAUL: Myome des Mastdarms. Arch. Gynäk. **85** II, 427 (1908). — BOUVIER, ERNST: Über die benignen Tumoren des Magendarmtraktus. Arch. klin. Chir. **131**, 163 (1924).

CHRISTELLER, E.: Eine divertikuläre Form der Magen- und Darmmyome. Zbl. Path. **1922**, Nr 7. — COHEN, FR.: Beitrag zur Histologie und Histogenese der Myome. Virchows Arch. **158** (1899).

DEVIC et GALLAVARDIN: Contribution à l'étude des leiomyome malin avec généralisation viscérale. Rev. de Chir. **1901** II.

EGTERMEYER, ALFONS: Myosarkom des Dünndarms. Inaug.-Diss. Greifswald 1920. —

FABYAN: Leiomyomata of the gastro-intestinal tract, associated with fibromata mollusca and subcutaneous haemangiomata. Bull. Hopkins Hosp. **1907**. — FAURE, I. C. et BERNARD DESPLAS: Fibrome pur du coecum. Presse méd. **1913**, Nr 72, 721. — FOERSTER: **1858**. — FOXWELL: Fibromyoma of the duodenum, producing extreme dilatation of this and of the stomach. Lancet **1889** I, 1239.

GHON, A. und A. HINTZ:Über maligne Leiomyome des Intestinaltraktus. Zieglers Beitr. path. Anat. **45**, 89 (1909). — GOLDSCHMIDT, W.: Zur Frage des blutenden äußeren Dünndarmmyoms. Dtsch. Z. Chir. **178**, 128 (1923). — GOSSET, A., I. BERTRAND, G. LOEWY: Tumeurs pédiculés de l'estomac, dites „sarcomes", Literaturzusammenstellung. J. de Chir. **23**, Nr 6, 578 (1924).

HAKE, M.: Zur Kasuistik der Myome des Magendarmkanals. Beitr. klin. Chir. **78** II, 414 (1912), Literaturzusammenstellung. — HAUSWIRTH, HANS: Über Myome des Magendarmkanals. Beitr. klin. Chir. **89**, 209 (1914). — HEDLUND und HELLSTRÖM: Beitrag zur Kenntnis der Myome des Darmes. Hygiea (Stockh.) **63**; (Zbl. Chir. **1901**, 28. — HIRSCHEL: Darmmyom mit Divertikelbildung Virchows Arch. **177**, 167 (1904). — HÜLTE: Myom des Duodenum. Dtsch. med. Wschr. **1906**, 944.

KAUFMANN, E.: Lehrbuch der speziellen pathologischen Anatomie. VII. Aufl. 1, 637 Berlin 1922. — KELLY and HURDON: The vermiform appendix and its diseases. Philadelphia and London 1905. — KLEBS: Lehrbuch der pathologischen Anatomie. 1 (1876). — KRUKENBERG: Ein Fall von Myom des Colon ascendens. Zbl. Gynäk. **1897**, Nr 52, 1515. — KRUMBEIN, C.: Band- oder Pallisadenstellung der Kerne. Virchows Arch. **255** I/II (1925).

LAFFORGUE: Des tumeurs primitives de l'appendice vermiculaire. Thèse Lyon 1893. — LAUCHE (1): Die Heterotopien des ortsgehörigen Epithels im Bereiche des Verdauungskanals. Virchows Arch. **252** I, 38 (1924). — LAUCHE (2): Über rhythmische Strukturen in Geschwülsten. Dtsch. path. Gesellsch. 1925. — LEXER, E.: Myome des Mastdarms. Arch. klin. Chir. **68** I, 241 (1902). — LIEBLEIN, VICTOR: Ein Beitrag zur Kenntnis der Myome des Dünndarms. Beitr. klin. Chir. **41**, 3 (1904). — LINSMAYER, HEINRICH: Ein Beitrag zur Kenntnis der Myome des Darmtraktes. Arch. klin. Chir. **114** I, 235 (1920). — LONGUET: Die gutartigen Bindegewebsgeschwülste des Rektums. Progrès méd. **1898**, Nr 35/36.

Melchior, Ed.: Die Chirurgie des Duodenum. Neue dtsch. Chir. 25 (1917). — Monnier, E.: Fibromyom des Wurmfortsatzes. Korresp.bl. Schweiz. Ärzte 1. 1905. 2. — Morpurgo: Über sarkomähnliche und maligne Leiomyome. Z. Heilk. 16 (1895).

Nauck, Ernst Georg: Über ein divertikuläres Magenmyom mit tödlicher Blutung. Frankf. Z. Path. 30, 191 (1924).

Oberndorfer: Beiträge zur Frage der chronischen Appendizitis. Grenzgeb. Med. Chir. 15 (1906).

Pellizari: Ein Myom des Darmes. Societa medico-fisca fiorentina 1874, Ref. Zbl. Chir. 1875, 223. — Pfannenstiel: Über Myome des Dickdarms. Zbl. Gynäk. 1897, Nr 25. — Puskepellies, Max: Über divertikuläre Myome des Magen-Darmtraktus mit Hinweis auf die Malignität der Myome. Virchows Arch. 240, H. 2, 361 (1923).

Ranzi, E.: Demonstration einiger Präparate aus der Magendarmchirurgie. Verh. Ges. dtsch. Naturforsch. 1914 II, 403. — Richter: Zwei Fälle von Leiomyosarkom des Gastrointestinaltraktus. Dtsch. Z. Chir. 102, 237 (1909). — Rieckenberg, Heinr.: Über einen Fall von subserösem myoblastischem Sarkom des Dünndarms. Inaug.-Diss. München 1911. — Rosenow, G.: Zur Kasuistik der Myome des Darmkanals, zugleich ein Beitrag zur Differentialdiagnose des Ulcus duodeni. Dtsch. med. Wschr. 1912, Nr 38, 1785.

Salis, H. W. v.: Über das Sarkom des Duodenum, insbesondere das Myosarkom. Dtsch. Z. Chir. 160, H. 3/4, 180 (1920). — Seelig, Edmund: Über spontane Abstoßung von Magen-Darmtumoren. Inaug.-Diss. München 1924. — Silvestre: Invagination intestinale par tumeurs benignes. Thèse de Genève 1919. — Steiner, Rudolf: Über Myome des Magendarmkanals. Beitr. klin. Chir. 22 I, 1 (1898). — Stetter, K.: Über zwei seltene Fälle von Ileus (Fibrom). Dtsch. Z. Chir. 133, 58 (1915).

Tilps, A.: Multiple Myombildung im Magendarmkanal und in der Haut. Zbl. Path. 18, 769 (1907).

Virchow: Krankhafte Geschwülste. 3, H. 1, 133.

Weishaupt, Elisabeth: Über Adenomyome und Pankreasgewebe in Magen und Dünndarm mit Beschreibung eines Falles von kongenitalem Duodenalmyom. Virchows Arch. 223, 24 (1917). — Wendel: Über Geschwülste des Dünndarms. Medizinische Gesellschaft Magdeburg 23. Okt. 1924. Münch. med. Wschr. 1925, Nr 27, 285. — Wesener: Über ein teleangiektatisches Myom des Duodenum. Virchows Arch. 93, 377 (1883). — Winkler, C.: Die Erkrankungen des Blinddarmanhanges. Jena 1910.

Lipome.

Albrecht, Eugen: Grundprobleme der Geschwulstlehre. Frankf. Z. Path. 1 (1907). — Andrée: Resektion des Ileocökalteils wegen Invagination durch submuköses Lipom. Bruns' Beitr. 85, H. 1, 115 (1913).

Brouwer: Ein Beitrag zur ileocökalen Invagination, hervorgerufen durch ein Lipom am Rande der Valvula Bauhini. Inaug.-Diss. Göttingen 1920. Ref. Zbl. Chir. 48 II, Nr 34, 1259 (1921).

Castelain: Lipome de l'intestin. Gaz. hebd. med. et Chir. 1870, Nr 20. — Chandler: Lipoma of the intestine occurring in a child 13 months old and causing symptomes of intestin. obstruction. Albany med. ann. 1908. — Clos: De l'invagination intestinale provoquée par le lipom de l'intestin. Thèse de Paris 1883.

Derocque, P. et A.: Les lipomes sousmouqueux de l'intestin. J. de Chir. 24, Nr 2. Paris. août 1924, 163 (Literatur).

Ebner, Ad.: Über retroperitoneale Lipombildung mit spezieller Berücksichtigung der mesenterialen Lipome. Bruns' Beitr. 86, H. 1, 187 (1913). — Ehrlich: Zur Kasuistik der Intestinallipome. Beitr. klin. Chir. 71, 384 (1911).

Forster: Zur Kasuistik der Darmlipome. Schweiz. med. Wschr. 1920 II. Ref. Zbl. Chir. 48 II, 910 (1921). — Fuchsig, E.: Zur Kasuistik der Intestinallipome. Wien. klin. Wschr. 1901.

Grosch, K.: Zur Kasuistik der Darmlipome. Wien. klin. Wschr. 1900, Nr 46, 1069.

Hahn, Florian: Kasuistik der Darmlipome. Münch. med. Wschr. 1900, Nr 9, 288. — Hellstrom, N.: Kasuistische Beiträge zur Kenntnis des Intestinallipoms. Dtsch. Z. Chir. 84, 488 (1906). — Hensel: Über Darmlipome und deren Komplikationen. Inaug.-Diss. Gießen 1880. — Hiller: Über Darmlipome. Bruns' Beitr. 24, 509 (1899). — Hohmeier: 2 Darminvaginationen aus seltener Ursache (Askariden und Lipom). Med. Klin. 1913, Nr 23.

Kasemeyer: Tumorinvagination des Darmes. Dtsch. Z. Chir. 118, H. 3/4, 205 (1912). — Klarhorst, Viktoria: Über die Rolle der Erblichkeit in der Ätiologie der Geschwülste. Inaug.-Diss. Frankfurt a. M. August 1920. — Klein, L.: Über einen Fall von Darmlipom. v. Langenbecks Arch. 88 (1909). — Kothny, Kuno: Zur Kasuistik der Dickdarmlipome. Wien. klin. Wschr. 1920, Nr 3, 64.

Lambrethsen: Submuköse Darmlipome als Ursache eines intermittierenden Ileus. Hosp. tid. (dän.) 61, Nr 42, 1433 (1918). Ref. Zbl. Chir. 46, 879 (1919). — Langemek:

Zur Kasuistik der Darmlipome. Bruns' Beitr. **28** (1900). — LINK: Mannsfaustgroßes Lipom im Colon descendens. Wien. klin. Wschr. **1890**.

MALAPERT: s. EHRLICH. Bull. Soc. de Chir. Paris. **29**. — MARCHAND: Demonstration. Invagination. Berl. klin. Wschr. **1890**.

NATAN-LARRIER et ROUX: Lipome des Duodenum. Soc. Anat. Paris. **72** (1897).

NINAUS: Sitzgsber. Ärzte Steiermarks. **1871**. Zit. nach HILLER.

SCHNELLER, JULIUS: Über multiple Darmlipome. Zbl. Path. **30**, Nr 18, 505 (1920), (Literatur.) — SEELIG, E.: Über spontane Abstoßung von Magen-Darmtumoren. Ungedruckte Inaug.-Diss. München 1924. — SITSEN, A. E.: Gutartige Dänndarmstenose. Nederl. Tijdschr. Geneesk. **65**, H. 1, Nr 19 (1921).

TROMP: Zur Kasuistik der inneren Darmlipome. Münch. med. Wschr. **1915**, Nr 36, 1215. — TUFFIER: Invagination de l'iliaque dans le rectum. Lipom de l'intestin. Progrès méd. **1882**.

VOECKLER: Zur Kasuistik der Dickdarmlipome. Zbl. Chir. **142**, H. 3/4, 169 (1917). — VOGELER, K.: Spontanheilung eines hochsitzenden Fibrolipoms des Mastdarms durch Stieldrehung. Münch. med. Wschr. **1924**, Nr 5, 131.

Hämangiome.

BARKER: Cavernous naevus of the rectum. medico-chir. Transact London. **66**, 229 (1883).

BENNECKE: Über kavernöse Phlebektasien des Verdauungstraktus. Virchows Arch. **184** (1906).

CORTEN, M. H.: Über ein primäres Hämangiom des Coecum und seine Bedeutung für die Theorie der Onkogenese. Frankf. Z. Path. **30**, 229 (1924).

DUJARIER, CH. et TOPOUS KHAN: Varices du mesosigmoide avec angiomes caverneux multiples de l'S. iliaque. Bull. Soc. Ann. Paris. **17**, Nr 1, 33 (1920)

HENNIG und SCHÜTT: Ein Fall von diffusem kavernösem Hämangiom des Mastdarms. Mitt. Grenzgeb. Med. u. Chir. **36**, H. 2/3, 235 (1923).

KAUFMANN, EDUARD: Lehrb. der spez. path. Anat. VII. u. VIII. Aufl. 636. Berlin 1922. — KAUSCH, W.: Ein kavernöses Angiom des ganzen Mastdarmes. Mitt. Grenzgeb. Med. u. Chir. **29**, 399 (1917). — KOESTER: Phlebektasien des Darmtraktus. Berl. klin. Wschr. **1879**.

MC CALLUM: Multiple cavernous haemangiome of the intestine. Bull. Hopkins Ho-p. **17**, 185 (1906). — MÖLLER, PAUL: Über multiple Phlebektasien im Darmtraktus. Virchows Arch. **223**, 10 (1917).

OHKUBO, LAKAYE: Über multiple kavernöse Hämangiome im Darm. Münch. med. Wschr. **1907**, Nr 44, 2189. — ORFF: Varikositäten im Dünndarm. Inaug.-Diss. München 1880.

PETRI, Else: Zur Kenntnis der xanthomatösen Gewebsumwandlung. Haemangioma xanthomatosum. Zbl. Path. **34**, H. 1 (1923).

REINBACH: Angeborene Hämorrhoiden. Beitr. klin. Chir. **19 I** (1897) cf. W. KAUSCH.

ROEDELIUS, E.: Über einen Fall von Hämangiom des Dünndarms. Virchows Arch. **246**, 426 (1923) Literatur.

SONNTAG: Die Hämangiome. Erg. Chir. 8, Literatur 1914.

TUFFIER: Angiomes de l'intestin. Rev. de Chir. **47**, 402 (1913).

VERSÉ: Kavernöse Umwandlung des periportalen Gewebes. Beitr. path. Anat. **48** (1910).

Lymphangiome, Chylangiome.

CHOMSKY: Chir. Arch. Wiljamincwa. **29**, H. 6. Zit. nach FORSTER, E.

DAWIDOFF: Multiple Lymphangiome des Dünndarms. Inaug.-Diss. München 1907.

FERTIG: Über Achsendrehung des Dünndarms infolge von Mesenterialzysten. Dtsch. Z. Chir. **56** (1900). — FORSTER, E.: Über genuine Zysten des Mesenteriums. Bruns' Beitr. **124**, H. 1, 116 (1921).

HENKE: Lymphangioendothelioma cysticum abdominis. Verh. dtsch. path. Ges. 7, 152. HENSCHEN: Beiträge zur Geschwulstpathologie des Chylusgefäßsystems. Inaug.-Diss. Zürich 1905. — HOFFMANN, V.: Zur Kenntnis der Chyluszysten. Dtsch. Z. Chir. **151**, H. 1/2, 137 (1919). — HOPFGARTEN: Über eine Dünndarmgeschwulst (Lymphangiom) als Operationsbefund bei einem eingeklemmten Schenkelbruch. Dtsch. Z. Chir. **50**, 5 u. 6 (1899).

KAUFMANN, E.: Lehrb. der spez. pathol. Anat. VII. u. VIII. Aufl. 637. Berlin 1922. — KLEMM: Beitrag zur Genese der mesenterialen Chylangiome. Virchows Arch. **181**. — KRUSE: Chylangioma cavernosum. Virchows Arch. **125**, 488 (1891).

MÜLLER, ARTHUR: Beitrag zur Kenntnis der Mesenterialzysten. Med. Klin. **1920**, 25.

OSTERTAG: Über die Entwicklung eines Lymphangioma cavernosum im Innern eines Lipoms. Inaug.-Diss. Würzburg 1884.

SCHMIDT: Über Lymphgefäßhypertrophie und Lymphangiom. Dtsch. pathol. Ges. 1898. — SCHNEBEL, E.: Ileus durch ein zystisches Lymphangiom am Dünndarm. Med. Klin. **1923**, Nr 7, 208.

TAKANO und HANSER: Lymphangioma cavernosum des Mesenteriums. Beitr. path. Anat. **53**, 105 (1912), Literatur.

Neurome, Neurofibrome.

ASKANAZY: Über multiple Neurofibrome in der Wand des Magendarmkanals. Arb. path.-anat. Inst. Tübingen. **2** (1899).

DAGIEL, A. S.: s. L. R. MÜLLER.

GOSSET, A., IVAN BERTRAND und G. LOENY: Tumeurs pediculées de l'estomac, dites „sarcomes". J. de Chir. Paris. **23**, Nr 6 (1924, Juni).

HASEGAWA, TOMYO: Über die Karzinoide des Wurmfortsatzes und des Dünndarms. Virchows Arch. **244**, 8 (1923).

KOHTZ, H.: Ein Fall von multiplen Fibromen der Haut. Inaug.-Diss. Königsberg 1893. — KRUMBEIN: Über die Band- und Palisadenstellung der Kerne, eine Wuchsform des mesenchymalen Tumorgewebes. Hiezu Diskussionsbemerkung LAUCHE: Bonn. niederrhein. Gesellsch. f. Natur- u. Heilkunde 15. Dez. 24. Ref. Dtsch. med. Wschr. **1925**, Nr 7, 296.

LOTZ, A.: Der partielle Riesenwuchs mit besonderer Berücksichtigung des sog. sekundären, eine pathologisch anatom. Untersuchung. Inaug.-Diss. Berlin 1914.

MARESCH, R.: Über das Vorkommen neuromartiger Bildungen in obliterierten Wurmfortsätzen. Wien. klin. Wschr. **34**, Nr. 16 (1921). — MASSON, P. (1): Les lésions nerveuses de l'appendicite chronique. C. r. Acad. Sci. 18. Juli 1921. — MASSON, P. (2): Les né romes sympathiques de l'appendicite oblitérante. Lyon chir. **18**, H. 3, 281 (1921). — MILNER: Beinverlängerung bei angeborener Neurofibromatose. Dtsch. med. Wschr. **24**, 977 (1906). — MODRZEJEWSKI: Multiple angeborene Fibroma mollusca. Berl. klin. Wschr. **1882**, H. 42. 627. — MÜLLER, L. R.: Die Lebensnerven.

OBERNDORFER (1): Partieller primärer Riesenwuchs des Wurmfortsatzes kombiniert mit Ganglioneuromatose. Z. Neur. **72**, 105 (1921). — OBERNDORFER (2): Ganglioneuromatose und Riesenwuchs der Appendix. Verh. dtsch. path. Ges. Jena 148 (1921).

PICK, LUDW. (1): Über Neurofibromatose und partieller Riesenwuchs, insbesondere über die sektorenförmige Kombination von wahrem partiellen Riesenwuchs des Darmes mit mesenterialer Neurofibromatose. Beitr. path. Anat. **71**, 560 (1923). — PICK, LUDW. (2): und BIELSCHOWSKY, M.: Über das System der Neurome und Beobachtungen an einem Ganglioneurom des Gehirns. Z. Neur. **6**, 391 (1911). — PICK, LUDW. (3): Zur Einteilung und pathologischen Anatomie des partiellen Riesenwuchses. Beitr. path. Anat. **57**, H. 1 (1914).

RECKLINGHAUSEN, FRIEDRICH v.: Über die multiplen Fibrome der Haut und ihre Beziehungen zu den multiplen Neurofibromen. Virchows Festschr. Berlin: Verlag Hirschwald 1882.

SCHMINCKE: Diffuse Neurinombildung in der Appendix. Verh. der 1. Tag. der südwestdeutsch. Pathologen. Mannheim 1922. Zbl. Path. **33**, Nr 1, 17 (1922). — SCHULTZ, A.: Ganglioneuromatose des Wurmfortsatzes. Verh. nordostdtsch. Verngg d. dtsch. path. Ges. Berlin 1922. Ref. Zbl. Path. **33**, Nr 7, 172 (1922). — SCHWEIZER, P.: Über neuromartige Bildungen in obliterierten Wurmfortsätzen. Schweiz. med. Wschr. **49/50** (1922). — STOERCK: Wien. klin. Wschr. **1921**, Nr 10. — STREETER, GEORG L.: Entwicklung des Nervensystems. KAIBEL-NALL: Handb. d. Entwicklungsgesch. d. Menschen. **2** (1911).

VEROCAY, J. (1): Multiple Geschwülste als Systemerkrankung am nervösen Apparat. Festschr. Chir. Wien u. Leipzig 378. — VEROCAY (2): Zur Kenntnis der Neurofibrome. Beitr. pathol. Anat. **48** (1910).

Sarkome.

ALBRECHT, EUGEN: Grundprobleme des Geschwulstlehre. Frankf. Z. Path. **1** II (1907). — ANSCHÜTZ und KONJETZNY: Die Geschwülste des Magens. Dtch. Chir. Lief. **46** f. I, 1 (Stuttgart 1921).

BACÁCS, GEORG: Über die Mesenterialsarkome des Darmes und des MECKELschen Divertikels. Frankf. Z. Path. **31**, 89 (1925). — BATZDORFF: „Spindelzellsarkom." Demonstrat. Breslauer klin. Ges. 19. Juni 1922. Ref. Zbl. Chir. **1922**, 1337. — BEATSON: Laparotomie for intestin. obstruction, removal of a large vermiform appendix. Brit. med. J. **270** (1901). — BESSEL-HAGEN: Ein ulzerierendes Sarkcm des Jejunum bei einem Kinde. Virchows Arch. **99**, H. 1, 99 (1885). — BJÖRKENHEIM: Ein Fall von primärem Sarkom im Dünndarm. Zbl. Gynäk. **1912**, H. 40, 1329. — BLAUEL: Über Sarkome der Ileocökalgegend. Virchows Arch. **162**, 487. — BOEHM: Über vorwiegend auf der Schleimhaut des Magendarmkanals lokalisierte Lymphosarkome. Verh. dtsch. path. Ges. **15** (1912). — v. BOKA: Ein Fall von Riesenzellsarkom im Darm eines 9 Monate alten Kindes. Virchows Arch. **213**, 249. (1913). — BORCHARD: Magendarmsarkome. Verhandl. d. südostdeutschen chirurg. Vereinig. Bruns' Beitr. **95**, 525 (1915). — BORST, M. (1): Geschwulstlehre. — BORST, M. (2): Allgemeine Pathologie der malignen Geschwülste. **1924**. — BRACHMANN. OTTO: Zur Kasuistik der Sarkome des Rektum. Inaug.-Diss. Erlangen 1903. — BRANDTS, C. E. (1): Über die Wechselbeziehungen zu Lymphosarkom und Tuberkulose, gleichzeitig ein Beitrag zur experimentellen Leberzirrhose. Münch. med. Wschr. **1908**,

Nr 4. — BRANDTS, C. E. (2): Über Lymphosarkomatose des Magen-Darmtraktus. Ann. d. städt. Krankenh. München. **13** (1903/05). München 1908. — BRÜNING, H. und SCHWALBE: Handb. der allgem. Pathol. u. pathol. Anat. im Kindesalter. Stuttgart 1905. — BRUN, VITTORIO: Un caso di sarcoma fusocellulare dell intestino tenue in un bambino. Riv. di Chir. ped. **10**, 465 (1912).

CONCETTI: Malignes Lymphosarkom bei einem 5 jährigen Knaben. Pediatr. (russ.) **1903**, 8. — CORNER und FAIRBANK: Sarcoma of the alimentary canal. Lancet **1904**.

DALMAZZONI: Primäres Sarkom des Dickdarms. Riforma med. **1920**, 35. — DAVIS: Sarcome of the vermiform appendix. Ref. Dtsch. med. Wschr. **1901**. 2. Februar. — DEBRUNNER: Drei Fälle von Sarkom des Darmes im Kindesalter. Inaug.-Diss. Zürich 1883. — DEGE: Berl. klin. Wschr. **1905**, Nr 1 (Invaginierter Coecumtumor). — DELBET: Traité de Chir. **8**, 533 (1899). — DEMEN, E.: Ein Fall von Spontanblutung aus einem Dünndarmsarkom mit tödlichem Ausgang. Ärztl. Sachverst.ztg **1912**, Nr 4, 76. — DINKEL: Zur Differentialdiagnose zwischen Pseudoleukämie und Lymphosarkom. Arb. path.-anat. Inst. Tübingen. **7**, 792. — DUKEN, JOH.: Beitrag zur Kasuistik der malignen Abdominaltumoren im frühen Kindesalter. Arch. Kinderheilk. **64**, H. 1/2.

EXNER: Über nicht melanotische Sarkome des Mastdarms. Med. Klin. **1908**, 858. — EXNER, ALFRED: Die klinische Stellung der Lymphosarkome in der Geschwulstreihe. Dtsch. Z. Chir. **153**, 169 (1920).

FISCHER (Ohio): Primary lymphosarcoma of the intestine. Ann. Surg. **5** (1919). Ref. Zbl. Chir. **1920**, Nr 8, 192. — FRAENKEL, EUGEN: Über die sog. Pseudoleukämie. Dtsch. path. Ges. **1912**, 5. — FREUD, I.: Röntgendiagnose des typischen primären Sarkoms des oberen Dünndarms. Berl. klin. Wschr. **1916**, 31. — FROHMANN, JULIUS: Zur Kenntnis der primären Sarkome des Darmes. Festschr. z. Feier des 60. Geburtstags von MAX JAFFÉ. Braunschweig 1901.

GIFFORD, HASTUNGS: Sarcoma surrounding a concretion in the vermiform appendix. Lancet **2**, 241 (1893). — GLINSKI, L. K.: Zur Kenntnis der Dickdarmlymphosarkome. Virchows Arch. **167**, H. 3, 373 (1902). — GOEBEL: Rundzellensarkom; Spindelzellsarkom des Darmes. Zbl. Chir. **1910**, 1258. — GHON A. und B. ROMAN: Über das Lymphosarkom. Frankf. Z. Path. **19**, 1 (1916). — GOLDSTEIN: Primary sarcoma of the appendix. Americ. J. med. Sci. **161**, 6. Ref. Zbl. Chir. **1922**, 238. — GOTO: Beiträge zur Kenntnis des Ileocökalsarkoms. Arch. klin. Chir. **95**, 454 (1911). — GOZZI, C.: Ein Fall von primärem Sarkom der Flexura sigmoidea und des Mastdarms. Clinica chir. **1909**, Nr 11. — GRENET, GASTON: De la sarcomatose rectale. Thèse de Paris 1887.

v. HABERER: Ein seltener Fall von Stenose des Magens und des obersten Dünndarms. Mitt. Grenzgeb. Med. u. Chir. **16**, 371 (1906). — HAESSNER, H.: Zur Pathologie des MECKELschen Divertikels (Fall von Sarkom). Frankf. Z. Path. **14**, H. 3 (1913). — HAGGARD: Tumours of the small intestine. Amer. med. Assoc. **59**, Nr 4 (1912); Zbl. Chir. **1912**, 1661. — HELLER, HANS: Über Sarkom des Rektum. Inaug.-Diss. München 1901. — HULISCH, MIRIAM: Über die Darstellung des Stützgerüstes der Sarkome mittels der Tanninsilbermethode von ACHUCARRO-RAUKE. Beitr. path. Anat. **60**, 245 (1914).

JONES, E. O.: Primary sarcoma of the appendix Surg. etc. **1911 I**, 12.

KAUFMANN, ED.: Lehrb. der speziellen path. Anat. VII. u. VIII. Aufl. 649. Berlin 1922. — KELLY and HURDON: The vermiform appendix and its diseases. Philadelphia and London 1905. — KORD, LÜTGERS: Darmsarkom nach Trauma. Inaug.-Diss. München 1907. KRAFT, FRIEDRICH: Beitrag zur Operabilität des Lymphosarkoms. Wien. klin. Wschr. **1906**, Nr 18, 528. — KROLL, REISA: Über die primären Lymphosarkome des Darmes. Inaug.-Diss. Bern 1909. — KUNDRAT: Über Lymphosarkomatosis. Wien. klin. Wschr. **1893**. Nr 12/13, 211.

LATZEL: Lymphosarkom des Duodenums. Wien. klin. Wschr. **1912**, Nr 29, 1137. — LIBMANN, E.: Über Dünndarmsarkome. Mitt. Grenzgeb. Med. u. Chir. **7**, 446 (1901).

MAAS, KARL: Fibrosarkome des Rektum. Inaug.-Diss. München 1901. — MARCHAND: Med. Ges. Leipzig 9. Jan. 1902. — MATTES: Über Darminvagination infolge von Darmtumoren. Inaug.-Diss. Freiburg 1909. — MAYR, G.: Über die KUNDRATsche Lymphosarkomatose des Magendarmtraktus. Inaug.-Diss. München 1909. — MILOSAVICH, E.: Lymphosarkome des Wurmfortsatzes. Virchows Arch. **227**, Beiheft. — MOLLER, PAUL: Ein gestieltes Sarkom der Dünndarmserosa, Ileus verursachend. Hosp. tid. (dän.) **59**, Nr 28, 679 (1916). — MOSCHCOWITZ: Primary sarcoma of appendix. Amer. J. Obstetr. **1908**, 836. MUNK, FRITZ: Über das Sarkom des Darmes. Bruns' Beitr. **60**, H. 1 u. 2, 197 (1908).

NOTHNAGEL, H.: Die Erkrankungen des Darmes und des Peritoneums. Spez. Path. u. Ther. Herausg. von NOTHNAGEL. 17. Wien 1898.

PALTAUF: Lymphosarkom. LUBARSCH-OSTERTAGS Ergebnisse. **3**, 652 (1896). — POWERS, C. A.: Primary sarcoma of the appendix. N.Y. State J. Med. **1911**. — PRUTZ: Invaginatio ileocolica (Lymphosarkom der Valvula). Arch. klin. Chir. **60**.

RADEMACHER: Das primäre Sarkom des Dünndarms. Inaug.-Diss. Jena 1908, Literatur. RAMMSTEDT: Über Dünndarmsarkom. Festschr. der mediz. naturwissensch. Ges. z. 84. Vers.

dtsch. Naturf. u. Ärzte. München 1912. — Ranke: Neue Kenntnisse und Anschauungen von dem mesenchymalen Synzytium und seinen Differenzierungsprodukten unter normalen und pathologischen Bedingungen gewonnen mittels der Tanninsilbermethode von Achucarro. Sitzungsber. Heidelberg. Akad. Wiss., Math.-physikal. Kl. Abt. B. 1913. — Rheinwald, M.: Über das Sarkom des Dünndarms. Beitr. klin. Chir. 30 (1901). — Ribbert: Geschwulstlehre. Bonn 1914. — Rickert: Über die Beziehungen zwischen Lymphosarkom und Tuberkulose. Arch. klin. Chir. 50, 573 (1895). — Ritter: Über Invagination des Darms infolge maligner Tumoren. Inaug.-Diss. Greifswald 1895. — Rovsing: Sarcoma jejuni. Ref. Zbl. Chir. 1913, 1632. — la Ray: Contribution à l'étude des sarcomes primitifs de l'intestin grêle. Arch. internat. Chir. 3, 2. Ref. Zbl. Chir. 1907, Nr 5, 134. — Ruff, Erwin: Rückbildung der Lymphosarkome auf nichoperativem Wege. Wien. klin. Wschr. 1906, Nr 18, 531.

Salis, H. W. v.: Über das Sarkom des Duodenum, insbesondere das Myosarkom. Dtsch. Z. Chir. 160, H. 3/4, 180 (1920). — Salomon: Multiple Tumoren des Darmes. Charité-Ann. 5, 146 (1878). — Schkarin, A. N.: Zur Kenntnis der Rückbildung von Neoplasmen nach operativen Eingriffen. Prag. med. Wschr. 1905, 37, 38. — Schmidt, Erwin: Zur Lymphosarkomatose des Dünndarms. Frankf. Z. Path. 1915, 16. 131. — Schmidt, Rudolf: Ein Beitrag zur Lymphosarkomatose des Dünndarms. Wien. klin. Wschr. 1898, Nr 21, 505. — Schmitt, H.: Ein Fall von Alveolarsarkom des Rektum. Inaug.-Diss. München 1892. — v. Schubert: Kundratsche Lymphosarkomatose. Inaug.-Diss. München 1912. — Schumann, Ernst: Über das Sarcoma recti. Dtsch. Z. Chir. 102, H. 4/6, 422 (1909). — Siegel: Über das primäre Sarkom des Dünndarms. Berl. klin. Wschr. 1899, Nr 35, 767. — Simon, W. V.: Das Karzinoid und das Karzinom der Appendix mit einem kurzen Überblick über die übrigen aus der Appendix vorkommenden Tumoren. Erg. Chir. 9, 291. Berlin 1916. — Smoler, Felix: Zur Kenntnis der primären Darmsarkome. Prag. med. Wschr. 1898, Nr 13/14, 145. — Spieler, Fridolin: Zur Lehre des generalisierten Sarkoms der Lymphdrüsen und des Darmes. Inaug.-Diss. Basel 1918. — Stämmler: Die Neubildungen des Darmes. Neue Dtsch. Chir. 33a (1924). — Steffen, A.: Die malignen Geschwülste im Kindesalter. Stuttgart 1905. — Steinthal: Zur Prognose der Dünndarmsarkome. Münch. med. Wschr. 1904, 17. — Stern, Karl (1): Über primäres Dünndarmsarkom beim Neugeborenen. Berl. klin. Wschr. 1894, Nr 38, 802. — Stern, Karl (2): Invaginatio ileocolica eines Sarkoms des Ileums. Berl. klin. Wschr. 1909, Nr 37. — Sternberg, Carl: Über sog. Pseudoleukämie. Dtsch. path. Ges. 1912, 22. — Sternberg (1): Lymphosarkom. Lubarsch-Ostertags Ergebn. II 9, 481 (1905). — Sternberg (2): Invagination mit grauschwarz verfärbtem Tumor im Invaginat. Wien. med. Wschr. 14, 1043. — Steward: Sarcoma of the appendix. Ann. Surg. 1908 II, Nr 48, 607. — Stoerck, Oskar: Zur Pathologie des gastrointestinalen adenoiden Gewebes. Wien. klin. Wschr. 1904, Nr 4, 91. — Storch, Bruno: Über Magen- und Dünndarmsarkome. Dtsch. Z. Chir. 128, H. 3/4. — Strasburger, Julius: Die Sarkome des Dickdarms. Inaug.-Diss. Bonn 1894.

Thierfelder, Ulrich: Über Dünndarmsarkome im Kindesalter. Inaug.-Diss. Leipzig 1909. — Tilger: Fibrosarkom. Virchows Arch. 133.

Virchow, R.: Geschwülste. 2, 287. — Vonwyl, Anton: Drei ungewöhnliche Fälle von Lymphosarkomatose des Magendarmkanals. Inaug.-Diss. Zürich 1911.

Warren, I. C.: Sarcoma of appendix and ileocoecal angle. Boston med. J. 138, 177 (1898). Wever, Hans: Kundratsche Lymphosarkomatose des Magendarmtraktus. Ungedruckte Diss. München 1922. — Winkler, C.: Die Erkrankungen des Blinddarmanhanges. Jena 1910. — Wortmann, W.: Über Darmsarkome. Dtsch. Chir. 123, H. 1/2, 103 (1913). — Wright, G.: Primary sarcoma of the vermiform appendix. Brit. med. J. 1911 I, 150.

Melanosarkome.

Askanazy, M.: Demonst. Société médic. Genève. 13. Juni 18. Rev. méd. de la Suisse romande. 38. 11. Nov. 1918.

Barner, Fr.: Über ein Melanosarkom des Rektums. Inaug.-Diss. Würzburg 1889. — Boese: Primäres Melanom des Mastdarms. Inaug.-Diss. Würzburg 1910. — Bohm, H.: Plattenepithel und Plattenepithelkrebs im Mastdarm. Virchows Arch. 140, Nr 3, 524. — Brackmann: Über ein Melanosarkom des Rektum. Inaug.-Diss. Erkangen 1903. — Breuer, Aug.: Über primäres Melanosarkom des Rektum. Inaug.-Diss. Freiburg 1893. — Burkhardt: Alveolarer Bau der Sarkome und Endotheliome. Bruns' Beitr. 36, 68 (1902), Beobachtung 70/71.

Cox, H.: Hoyt and Sloan, H. Leroy: Mitteilung eines Falles von offenbar primärem Melanom des Jejunum, mit klinischen Symptomen, die durch Metastase in der Hypophyse bedingt werden. J. amer. med. Assoc. 82, Nr 25, 2021 (1924). Ref. Zbl. Path. 35, Nr 1/2,16 (1924).

Drenkhan: Die im k. chirurg. Klinikum zu Berlin vom 1. 4. 83—1. 4. 88 beobachteten Melanome. Inaug.-Diss. Berlin 1888.

EICHHOFF, E.: Plattenepithel im Rektum. Bruns' Beitr. **119**, H. 2, 368 (1920). — EXNER: Über nichtmelanotische Sarkome des Mastdarms. Med. Klin. **1908**, 858.

FOGES, Artur: Ein Fall von Kutisanlage in der Rektalschleimhaut. Zbl. Path. **29**, H. 23, 630 (1918).

HARRISON: Zit. nach JOEST: Spezielle Patholog. Anatomie der Haustiere **1**, 494. Berlin 1919. — HEATON: Melanotic Sarcoma of the rectum. Brit. med. J. **1894** I, 858. — HELLER, HANS: Über Sarkom des Rektum. Inaug.-Diss. München 1901.

JAEGER, ALFRED: Die Melanosarkomatose der Schimmelpferde. Virchows Arch. **198, I** (1909).

KAUFMANN, E.: Lehrb. der speziellen pathol. Anat. VII. u. VIII. Aufl. 649, Berlin **1922**. KEY, EINAR: Drei Fälle von Rektalsarkom. Nord. med. Arch. I, 38 (III. F. 5), Nr 7. Ref. Zbl. Chir. **1907**, Nr. 63. — KOLACZEK: Zur Lehre von der Melanose der Geschwülste. Dtsch. Z. Chir. **12**, 67 (1880). — KRASKE: Erfahrungen über den Mastdarmkrebs. VOLKMANNs Slg klin. Vortr. **1894** (VII s., Nr 183/184), 776—788.

MAIER, R.: Melanosarkom des Rektum. Ber. Naturforsch.-Ges. Freiburg 1858, 585. — MOREAU: Sarcome mélanique du rectum. Ref. Zbl. ges. Chir. **1913**, 272. — MÜNTER: Über Epithelheterotopie und Metaplasie. Berl. klin. Wschr. **1909**, Nr 39, 1764. — MUSCATELLO: Del sarcoma et del melanosarcoma primitivo del retto. Catania 1900. Ref. Zbl. Chir. **1902**, 1102.

PANETH: Über einen Fall von Melanosarkom des Rektums. Arch. klin. Chir. **23** (1883).

RAECKE, JUL.: Über primäres Melanosarkom des Rektum. Inaug.-Diss. Freiburg 1895. — ROESSLE: Der Pigmentierungsvorgang im Melanosarkom. Z. Krebsforschg. **2**, H. 3, 291 (ff. 1904).

SANDNER, FR.: Ein Fall von primärem Melanosarkom des Rektums. Inaug.-Diss. Erlangen 1904. — SCHMITT, H.: Ein Fall von Alveolarsarkom des Rektums. Inaug.-Diss. München 1892. — SCHÜMANN, ERNST: Über das Sarcoma recti. Dtsch. Z. Chir. **102**, H. 4/6, 422 (1909) Literatur. — SIGERIST, ANDREAS: Über Melanosarkom des Rektums. Inaug.-Diss. München 1898.

TUFFIER: Contribution a l'étude du sarcome mélanique du rectum. Arch. gén. Méd. **1** (VII. s. 21), 28 (1888).

WIENER, GUSTAV: Über ein Melanosarkom des Rektum und die melanotischen Geschwülste im allgemeinen. Beitr. path. Anat. **25** II, 322 (1899).

Geschwulstmäßige Epithelheterotopien. Mesenterialkarzinome. Dermoidkystome. Teratoide Tumoren.

ALBRECHT, EUGEN: Ein Fall von Pankreasbildung im MECKELschen Divertikel. Gesellsch. f. Morphol. u. Physiol. München. **17**, H. 1 (1901). — ALBRECHT, HEINRICH und L. ARZT: Beiträge zur Frage der Gewebsverirrung. Frankf. Z. Path. II 4, H. 2 (1910). — AMANN, JOS. ALB.: Mschr. Geburtsh. **42**, 494 (1915) Heterotop. Epithelwucherung.

BAUER, GALLUS: Über einen seltenen Mischtumor (Fibromyolipocystadenom) am Dünndarm eines 6 jährigen Knaben. (Zottenbildung innerhalb der Zysten.) Inaug.-Diss. Würzburg 1906. — BECKER, H: Zwei Fälle von Adenomyositis uteri et recti. Zbl. Gynäk. **44**, 490 (1920). — BELLELI: Des rôles des parasites dans le devellopement de certains tumeurs: fibroadenome du rectum, produits par les oeufs du Distomum haematobium. Progrès méd. 1885, Nr 30, 54. — BOKELMANN, O.: Beitrag zur Lehre der Adenomyositis rectovaginalis. Inaug.-Diss. Berlin 1920. — BRUNNER: Ein Beitrag zur Chirurgie und pathologischen Anatomie der Darminvagination. Bruns' Beitr. **25**, 344.

CARBONE: Über Adenomgewebe im Dünndarm. Beitr. path. Anat. **5**, 217 (1889). — COHEN: Beiträge zur Histologie und Histogenese der Myome des Uterus und des Magens. Virchows Arch. **158**, 524 (1899). — CORNILS: Über Dermoidzysten im Mesenterium. Dtsch. Z. Chir. **153**, 399 (1920). — CULLEN, TH. S.: Arch. Surg. **1**, 270 (1920). Zit. nach GUZUKI.

DANZEL: Geschwulst mit Haaren im Rektum. Langenbecks Archiv 17, 442 (1874). — DONGAL: Adenomyoma involving the vermiform appendix. J. Obstetr. **30** II, 224 (1923). Zit. nach R. MEYER: Virchows Arch. **250**. — DURANTE: Adenomyome congénital de l'intestin. Bull Soc. Anat. Paris **1901**.

FORSTER, E.: Über genuine Zysten des Mesenteriums. Bruns' Beitr. **124**, H. 1, 116 (1921). — v. FRANQUÉ: Histologisch benigne Metastasen vom Bau eines Adenomyoms. 22 Jahre nach Exstirpation eines Tumors des Genitales. Frankf. Z. Path. **10**, 78 (1912).

HOLZWEISSIG: Ein Pankreasdivertikel im Dünndarm. Beitr. path. Anat. **71**, H. 3 (1923). — HONIGMANN: Spontaner Abgang eines Teratoms durch den Mastdarm. Berl. klin. Wschr. **1911**, Nr 27. — HUETER (1): Beitrag zur Kenntnis der angeborenen Darmgeschwülste. Beitr. path. Anat. **19**, 391 (1896). — HUETER (2): Über entzündliche drüsenartige Neubildungen des Peritoneum. Frankf. Z. Path. **21**, 283 (1918). — HUZELLA, TH.: Zur Pathologie der Mesenterialzysten. Virchows Arch. **233** (1921).

Josselin de Jong R. (1): Subseröse Adenomyomatose des Dünndarms. Virchows Arch. **211** (1913). — Josselin de Jong, R. (2): Zur Frage der subserösen Adenomyomatosis des Dünndarms. Frankf. Z. Path. **22**, Nr 3, 400 (1920). — Josselin de Jong, R. (3): Zur Kenntnis der peritonealen Adenomatose resp. Adenomyomatose des Darmes. Virchows Arch. **250**, H. 3, 611 (1924).

Kratzeisen, Ernst: Enterale Zysten als Ileuserreger. Zbl. Chir. **1923**, Nr 48/49. — Kukula: Über ausgedehnte Darmresektionen. Arch. klin. Chir. **60**, 887 (1900).

Lauche (1): Die extragenitalen heterotopen Epithelwucherungen vom Bau der Uterusschleimhaut. Virchows Arch. **243**, 298 (1923). — Lauche (2): Die Heterotopien des ortsgehörigen Epithels im Bereiche des Verdauungskanals. Ref. Zbl. Path. **34**, H. 19, 536 (1924). — Lauche Arnold: Die Heterotopien des ortsgehörigen Epithels im Bereich des Verdauungskanals. Virchows Arch. **252**, H. 1, 39 (1924). — Lewis und Thing: Zit. nach Linsmayer. — Lexer (1): Über teratoide Geschwülste der Bauchhöhle. Arch. klin. Chir. **51**. — Lexer (2): Operation einer fetalen Inklusion der Bauchhöhle. Arch. klin. Chir. **61**. — Linsmayer, H.: Bericht über 46 Duodenaldivertikel. 17. Tag. d. Dtsch. path. Ges. München 1914, 445. — Löhr, W.: Zur Klinik und Pathologie des Meckelschen Divertikels und sonstiger Hemmungsbildungen des unvollständig obliterierten Ductus omphalomesentericus. Dtsch. Z. Chir. **186**, 3/4. — Lotheisen, G.: Seltene Form von Darmzyste. Dtsch. Z. Chir. **179**, 394 (1923). — Lubarsch: Über heterotope Epithelwucherungen und Krebs. X. Verh. dtsch. path. Ges. Stuttgart 1906, 208.

Meyer, Robert (1): Demonstration einer bis an die Wurzel des Mesokolon ausgedehnten heterotopen Wucherung des Darmepithels. XII. Verh. dtsch. path. Ges. Kiel 1908, 148. — Meyer, Robert (2): Über Parametritis und Paravaginitis posterior mit heterotoper Epithelwucherung. Zbl. Gynäk. **1909**, Nr 26. — Meyer, Robert (3): Über den Stand der Frage der Adenomyositis und der Adenomyome im allgemeinen usw. Zbl. Gynäk. **113**, Nr 15 (1921). — Meyer, Robert (4): Die Bedeutung der heterotopen Epithelwucherung im Ovarium und am Peritoneum. Zbl. Gynäk. **1924**, Nr 14 722. — Meyer, Robert (5): Zur Frage der heterotopen Epithelwucherung, insbesondere des Peritonealepithels und in den Ovarien. Virchows Arch. **250**, H. 3, 595 (1924). — Meyer, R. und Kitai: Endometrane Adenomyosis. Zbl. Gynäk. **1924**, Nr 45.

Nasse: Ein Fall von Enterokystom. Arch. klin. Chir. **45**, 700 (1893).

Oberndorfer: Schleimbildung in und um Appendixdivertikel. Dtsch. path. Ges. X. 1906, 235.

Petitpierre, E.: De quelques cas d'hetérotopies épithéliales de caractère benin. Thèse Lausanne 1923. — Pick, L.: Über endometrioide Wucherungen in der Appendix. Berl. Ges. Path. 13. Nov. 1923. Ref. Klin. Wschr. **1924**, 502. — Plaut, Alfred: Drüsengänge in der Serosa des Wurmfortsatzes. Zbl. Path. **34**, Nr 8, 202 (1923). — Port: Zit nach Bergmann: Zur Diagnose der angeborenen Sakralgeschwülste. Berl. klin. Wschr. **1884**, Nr 48, 761.

Renisch: Serosaadenomatosis uteri, übergreifend auf Rektumvenen. Z. Geburtsh. **70**, 585 (1912). — Ritter, Leo: Zum klinischen Bild und Sitz versprengter Pankreaskeime. Beitr. klin. Chir. **120**, H. 1, 157 (1921). — Ruffer Marc Armand: Note on the lesions produced by oxyuris vermicularis. Brit. med. J. Jan. 26. **1901**, 208.

Sampson (1): Amer. J. Obstetr. **4** (1922). — Sampson (2): Benigne and maligne endometrial implants in the peritoneal cavity, and their relation to certain ovarian tumors. Surg. etc. **38**, Nr 3, 287, 311 (1924). — Schaetz, Georg: Die Magenepithelheterotopien des menschlichen Vorderdarmes. Virchows Arch. **241**, 148 (1924). — Schmidt, Hans: Adenom eines akzessorischen Pankreas des oberen Jejunum. Zbl. Path. **31**, 500 (1921). — Schmincke, Alex. (1): Intramesenteriale und intrathorakische Enterokystombildung kombiniert mit abnormer Lungenlappung. Virchows Arch. **227**, Beiheft 12. — Schmincke, Alex. (2): Demonstration im mediz. naturwissensch. Verein Tübingen. 15. Dez. 1924. Ref. Münch. med. Wschr. **1925**, Nr 4, 161. — Schönborn, S.: Über Akromegalie (Jejunumkarzinom als Nebenbefund). Beitr. path. Anat. **7**. Supplement, 468 (1905). — Schridde, Hermann und Schoenholz, Ludwig: Epitheliofibrose und Epitheliomyose der Eileiter. Frankf. Z. Path. **30**, 338 (1924). — Sitzenfrey: Das Übergreifen der Adenomyome des Uterus auf den Mastdarm usw. Z. Geburtsh. **64**, 538 (1909). — Sommer, René: Über primäre Dermoide im Aufhängebande des Darmkanals. Bruns' Beitr. **124**, H. 1, 84 (1921). — Staemmler: Die Neubildungen des Darmes. Neue dtsch. Chir. **33** (1924). — Stübler: Über die heterotopen Epithelwucherungen von pathol. anat. Standpunkt aus. Vortr.: Mediz. naturwissensch. Verein Tübingen 21. Juli 1924. Klin. Wschr. **1924**, Nr 40, 1837. — Sussig, L.: Ein Fall von blastomatösem Hamartom des Dünndarms als Ursache einer Invagination im Säuglingsalter. Bruns' Beitr. **130**, H. 2, 353 (1923). — Suzuki, Senjiro: Über endometrioides Adenomyom und endometrioide Adenomatose des Wurmfortsatzes. Virchows Arch. **250**, H. 3, 579 (1924).

Thorel: Histologisches über Nebenpankreas. Virchows Arch. **173**, 281. — Tobler, Th. (1): Über tumorartige entzündliche uterindrüsenähnliche Wucherungen des Peritonealepithels am Colon sigmoideum. Frankf. Z. Path. **23**, 543 (1923). — Tobler, Th. (2): Über tumorartige entzündliche uterindrüsenähnliche Wucherungen des Peritonealepithels in Laparotomienarben und im Nabel. Frankf. Z. Path. **29**, 558 (1923). — TRAPPE: Über geschwulstartige Fehlbildungen von Niere, Milz, Haut und Darm. Frankf. Z. Path. **1**, 109 (1907). — TSCHIKNAWEROW: Zur Kenntnis der pathologischen Gewebsbildungen im MECKELschen Divertikel. Berl. klin. Wschr. **1911**, 1676.

VERNON-K. BAILEY: Ätiologie, Klassifikation und Lebensgeschichte von Tumoren der Ovarien und anderer Beckenorgane, die versprengte Teile der MÜLLERschen Gänge enthalten. Vorschlag für eine neue Nomenklatur. Brit. J. Obstetr. **31**, Nr 4, 539. Ref. Münch. med. Wschr. **1925**, Nr 11, 752. — VOGT (1): Über die SAMPSON-LAUCHEsche Lehre von den heterologen endometriumähnlichen Epithelwucherungen. Vortrag Mediz. naturwissensch. Verein Tübingen. 21. Juli 1924. Klin. Wschr. **1924**, Nr 40, 1837. — VOGT (2): 11. Tag. d. bayer. Ges. f. Geb. u. Frauenheilkd. Ref. Münch. med. Wschr. **1924**, Nr 24, 807.

WÄGELER, H.: Zur Histogenese der Nabeladenome nebst einem kasuistischen Beitrag. Frankf. Z. Path. **14**, 367 (1914). — WEISHAUPT, ELISABETH: Über Adenomyome und Pankreasgewebe im Magen und Dünndarm. Mit Beschreibung eines Falles von kongenitalem Duodenalmyom. Virchows Arch. **223**, 24 (1917). — WILLEMS, W.: Dermoidzyste zwischen den Blättern der Mesoappendix. Bruns' Beitr. **86**, H. 1, 223 (1913).

Karzinoide.

ABRIKOSOFF, A. J.: Zur Frage der formalen Genese der Karzinoide des Dünndarms und des Wurmfortsatzes. Wratsch. Djelo **1919**, Nr 22. — ALBRECHT, EUGEN: Diskussion zu OBERNDORFER. XI. Verh. dtsch. path. Ges. Dresden 1907, 115. — AMANN, J. A.: Linksseitiges sekundäres Ovarialkarzinom, ein Jahr nach Exstirpation eines rechtsseitigen sekundären Ovarialkarzinoms wegen primären Appendixkarzinoms entfernt. Ref. Mschr. Geburtsh. **33**, 241 (1911). — ASCHOFF (1): Über die sog. Appendixkarzinome. Ärztl. Verein Freiburg, Bericht: Münch. med. Wschr. **1910**, Nr. 36, 1914. — ASCHOFF (2): Path. Anat. **2**, 6. Aufl. 809, Jena 1923. — ASKANAZY: Zur Pathogenese des Magenkrebses und über seinen gelegentlichen Ursprung aus angeborenen epithelialen Keimen in der Magenwand. Dtsch. med. Wschr. **1923**, 1 u. 2.

BAISCH: Karzinom der Appendix. Münch. gynäk. Ges. 26. Okt. 1911. Ref. Mschr. Geburtsh. **35**, 248 (1912). — BATTLE: A case of primary carcinoma of the appendix vermiformis. Lancet **I**, 291 (1905). — BATZDORFF: Ein Beitrag zur Frage des primären Appendixkarzinoms. Arch. klin. Chir. **98**, H. 1 (1912). — BECKER: Primäres Karzinom der Appendix. Ärztl. Verein Rostock. Ref. Münch. med. Wschr. **1906**, Nr 28, 1383. — BEGER: Ein Fall von Krebs des Wurmfortsatzes. Berl. klin. Wschr. **1882**, Nr 41, 616. — BELLANTONI: Ein neuer Fall von Appendixkarzinom. Gaz. degli osped. **1908**, 14. Ref. Münch. med. Wschr. **1908**, Nr 13, 813. — BENDA: Münch. med. Wschr. **1910**, 12 u. 19. — BÖHM: Über Dünndarmkarzinoide. Naturwissensch. med. Ges. Jena. 27. Febr. 1913. Ref. Münch. med. Wschr. **1913**, Nr 17, 951. — BORRMANN: XI. Verh. dtsch. path. Ges. Dresden. Diskussionsbemerkung zu OBERNDORFER 1907, 116. — BORST: Geschwülste in ASCHOFF: Path. Anat. VI. Aufl. 753, Jena 1923. — BRANDES: Berlin. klin. Wschr. **1910**, Nr 36, 1686; Med. Ges. Kiel. Diskussionsbemerkung zu KONJETZNY. — BRANDTS, C. E.: Appendizitis und Appendixkarzinom. Münch. med. Wschr. **1907**, Nr 36, 1780. — BUNTING, C. H.: Multiple primary carcinomata of the ileum. Bull. Hopkins Hosp. **15**, 389 (1904). — BURCKHARDT, J. L. (1): Zur Lehre der kleinen Dünndarmkarzinome. Frankf. Z. Path. **3**, 593 (1909). — BURCKHARDT, J. L. (2): Über das kleine Dünndarm- und Appendixkarzinom. Frankf. Z. Path. **11**, 219 (1912).

CARVARDINE: Primary sarcoma of the vermiform appendix. Brit. med. J. **1907 II**, 11, 1771. — CHIARI: Diskussion zu WINKLER. XIV. Verh. dtsch. path. Ges. Erlangen: 1910. 172. — CHUMA, M.: Zur normalen und pathologischen Histologie der Magenschleimhaut. Virchows Arch. **247**, H. 2 (1923). — CLARA, M.: Über einige bisher wenig bekannte Zellformen im Darmepithel der Vögel. Dtsch. Naturforsch. u. Ärztevers. Innsbruck 1924. Abt. für Anatomie. — CLAUDE, G.: Contribution à l'étude des cancers primitifs de l'appendice vermiforme. Thèse de Paris 1903. — CULLEN: Primary adenocarcinoma of the appendix. Meeting of the John hopkins Med. Soc. 6. Febr. 1899. — CULLINGWORTH and CORNER: A case of carcinoma of the appendix. Lancet **1904 II**, 1340.

DAN'SCH: Vortr. Med. Ges. 31. Jan. 1923. Ref. Klin. Wschr. **1923**, 14. — DAY, H. F. and L. I. RHEA: Carcinoma of the vermiform appendix, probably primary in a child. Boston med. J. II. **1908**, 159, Nr 23, 748. — DIETRICH, A. (1): Die Karzinome des Wurmfortsatzes. Dtsch. med. Wschr. **1910**, Nr 13, 610. — DIETRICH, A. (2): Kleine Darmkarzinome vom Typus der Karzinoide mit schwerer Leberkarzinose. Frankf. Z. Path. **13**, 390 (1913).

ELTING: Primary carcinoma of the vermiform appendix (3 cases). Ann. Surg. **549** (1903). ENGEL, DESIDER (1): Zur Genese der Darmkarzinoide. Z. angew. Anat. 7, H. 5/6, 385 (1921). ENGEL, DESIDER (2): Sind die Karzinoide Progonblastome? Virchows Arch. **244**, 38 (1923). ESCOFFIÈR, A.: Du cancer primitif de l'appendice et en particulier du cancer primitif de l'appendice hernié. Thèse de Lyon 1907. — Evstratoff-Kreidenko: Über eine Beobachtung von multiplen primären kleinen Dünndarmkarzinomen mit Metastasenbildung. Schweiz. ärztl. Mitt. 1901, 301; Inaug.-Diss. Zürich 1911.

Fraenkel, E. (1): Über das sog. Pseudomyxoma peritonei. Münch. med. Wschr. 1901, Nr 24, 965. — Fraenkel, E. (2): Münch, med. Wschr. 1912, Nr 21/22, 1142 u. 1222.

Garrow, A. E. and C. B. Keenau: Primary carcinoma of the appendix. Report of two Cases. Ann. Surg. 1908 II, 48, Nr. 4, 560. — v. Gaza: Karzinom des Wurmfortsatzes Med. Ges. Leipzig, 18. Jan. 1910. Ref. Münch. med. Wschr. 1910, Nr 14 u. 19. — Gerlach, P.: Über die Abgrenzung der echten Karzinome des Wurmfortsatzes von den sog. Karzinoiden oder kleinen Appendixkarzinomen. Frankf. Z. Pathol. 24, H. 3 (1920). — Giscard, I.: Essai sur le cancer primitif de l'appendice et sur ses rapports avec l'appencidite. Thèse de Toulouse 1900. — Glinski: Zur Kenntnis des Nebenpankreas und verwandter Zustände. Virchows Arch. 161 (1901). — Goetjes: Zur Frage des sog. primären Appendixkarzinoms. Z. Krebsforschg. 9, 357 (1910). — Goldmann: Diskusion zu Winkler. Verh. dtsch. path. Ges. 14. Tagung Erlangen 1910, 171. — Gosset, A. und P. Masson: Tumeurs endocrines de l'appendice. Press. méd. 1914, Nr 25. — Goto, S.: Beiträge zur Kenntnis der Ileocökalsarkome. Arch. klin. Chir. 95, 455 (1911). — Gottstein: Zwei Fälle von Karzinoid der Appendix. Berl. klin. Wschr. 1911, Nr 33. — Graham, I. M.: Primary cancer of the vermiform appendix. Edinburgh med. J. 10, 30 (1913). — Graupner, Karzinom der Appendix. Vereingg sächs.-thür. Kinderärzte. Sitzung vom 18. Mai 1913 in Dresden. Ref. Dtsch. med. Wschr. 1913, Nr 33, 1622. — Greig, D. M.: Two cases of primary carcinoma of the appendix. Brit. med. J. 1909, 1228. — Grenser: Karzinom des Appendix. Ges. f. Natur- u. Heilkunde in Dresden. 16. Apr. 1910. Ref. Dtsch. med. Wschr. 1910, Nr. 38, 1780. — Grünbaum: Ein neuer Fall von primärem Krebs der Appendix. Berl. klin. Wschr. 1907, Nr 31, 84.

Hagemann, F.: Über die Beziehungen der sog. Karzinoide des Darmes zu den Darmkrebsen. Z. Krebsforschg 16, H. 3, 404 (1919). — Hammond, L. I.: Primary carcinoma of the vermiform appendix. Ann. Surg. 1908 II, 48, Nr. 2, 192. — Hammesfahr, C.: Pseudomyxomzyste des Wurmfortsatzes. Ref. Dtsch. med. Wschr. 1913, Nr. 31, 1501. — Hauser: Diskussion zu Winkler. Verh. dtsch. pathol. Ges. 14. Tagung zu Erlangen 1910, 172. — Hauser, R. (1): Primary carcinoma and sarcoma of the appendix vermiformis. Ann. Surg. 1908 I, 47, Nr. 6, 968. — Hauser, R. (2): Über Appendixkarzinome und Karzinoide. Rostock: H. Warkentien 1913. Rostocker Ärzteverein 9. Nov. 1912. — Harnik, M.: Ovarialkarzinom neben Karzinom des Appendix. Mschr. Geburtsh. 66, Nr 6 (Juli 1924). — Hartmann: Cancer de l'appendice. Bull. Soc. Anthrop. Paris 33, 222, 232, 259 (1907). — Hasegawa, Tomoro: Über die Karzinoide des Wurmfortsatzes und des Dünndarms. Virchows Arch. 244, 8 (1923). — Hauschild, H.: Fall von primärem Karzinom an der Appendix mit Metastasen im Peritoneum. Ref. Dtsch. med. Wschr. 1921, Nr. 34, 1012. — Hedinger und Isaac: Korresp.bl. Schweiz. Ärzte 1908. — Hedinger: Karzinom des Processus vermiformis. Ref. Dtsch. med. Wschr. 1911, Nr 10, 480. — Held, Selma: Über einen Fall von primärem Appendixkarzinom mit sekundärem Ovarialkarzinom. Inaug.-Diss. Leipzig 1912. Heller,: Diskussion zu Oberndorfer. Verh. dtsch. path. Ges. 11. Tagung in Dresden 1907, 115. — Herzog, G.: Zwei primäre Karzinome auf dem Boden alter tuberkulöser Darmgeschwüre, zugleich ein Beitrag zur Histogenese des Karzinoms. Beitr. path. Anat. 55, 177 (1912). — Hessberg: Karzinom des Processus vermiformis. Inaug.-Diss. München 1904. — Hörrmann, A.: Die Notwendigkeit der prophylaktischen Appendektomie bei gynäkologischen Operationen, zugleich ein Beitrag zur Frage der sog. Appendixkarzinome. Münch. med. Wschr. 1912, Nr 46, 2503. Ref. Mschr. Geburtsh. 36, 124 (1912). — Hübschmann: Appendixkarzinoid. Demonstration Verein d. Ärzte Düsseldorfs. 7. April 1925. Münch. med. Wschr. 1925, Nr 20, 834. — Hübschmann, P.: Sur le carcinome primitif de l'appendice vermiculaire. Rév. med. de la Suisse romande 30, Nr 4, 317 (1910). — Hueter, C.: Zur Frage des Pseudomyxoma peritonei beim Manne. Beitr. path. Anat. 41, 519 (1907). — Hurdon, Elizabeth: Primary carcinoma of the appendix vermiformis; carcinoma of the appendix secondary to carcinoma of the ovaries. Bull. Hopkins Hosp. 11, 175 (1900).

Isaac, S.: Primäres Karzinom des Proessus vermiformis. Berl. klin. Wschr. 1908, Nr 16, 476.

Joseph, H.: Über das sog. primäre Appendixkarzinom. Inaug.-Diss. Rostock 1911. — Josselin de Jong, R.: Beitrag zur Kenntnis der Geschwülste der Appendix vermiformis. Mitt. Grenzgeb. Med. u. Chir. 18, 525 (1908).

Kanzler: Über den Dünndarmkrebs. Beitr. Klin. Chir. 48, 68 (1906). — Kaspar. Fritz (1): Ein Zylindrom des Meckelschen Divertikels. 128, 612 (1914). — Kaspar, Fritz (2): Weitere Mitteilungen zur Inversion und Invagination der Meckelschen Divertikeltumoren. Dtsch. Z. Chir. 189, H. 4/6, 371 (1925). — Kaufmann, E.: Lehrbuch der speziellen pathologischen Anatomie. Berlin: Georg Reimer. — Kaufmann und Wolf: Kurze Notiz über Belegzellen, Panethsche Zellen und basalgekörnte Zellen im Darm des Menschen. Anat. Anz. 39. 670 (1911). — Kelly, A. A. I.: Primary carcinoma and endothelioma of the vermiform appendix. Amer. J. med. Soc, **1908 I**, 135, 852. — KELLY and HURDON: The vermiform appendix and its diseases. Philadelphia and London: W. B. Saunders u. Co. 1905. — KEMHADJAN: Le cancer de l'appendice Ileo-coecal. Thèse dc Paris 1912. — KENNEDY, A. M.: Cases of primary carcinoma of the appendix vermiformis. Lancet **1910 II**, 1757. — KONJETZNY, G. E. (1): Zur Frage der primären Appendixkarzinome. Münch. med. Wschr. **1910**, Nr 22. — KONJETZNY, G. E. (2): Zur Frage der primären Appendixkarzinome. Dtsch. Z. Chir. **103**, 365 (1910). — KRETZ: Diskussion zu WINKLER. Verh. dtsch. path. Ges. 14. Tagung in Erlangen 1910, 143. — KROMPECHER: Der Basalzellenkrebs. Jena 1903. — KROMPECHER.: Basalzellen, Metaplasie und Regeneration. Beitr. path. Anat. **72 I** (1923). KUDO, T.: Das primäre Karzinom der Appendix. Z. Krebsforschg **6**, 402 (1908). — KURAK, MARIE: Zur Kasuistik der Karzinome des Appendix. Wien. klin. Wschr. **1909**, Nr 37, 1267.

LAFFORGUE, E.: Des tumeurs primitifes de l'appendice vermiculaire. Thèse de Lyon 1893. LANDAU, TH.: Über den primären Krebs der Appendix, nebst Bemerkungen die Revision der Appendix bei jedweder Laparctomie. Berl. klin. Wschr. **1906**, Nr 49 u. 50, 1556 u. 1596. — LAUCHE, ARNOLD: Die Heterotopien des ortsgehörigen Epithels im Bereich des Verdauungskanals. Virchows Arch. **252**, H. 1, 39 (1924). — LECÈNE, P.: Deux cas de cancer primitif de l'appendice ileo-coecale. Bull. Soc. Chir. Paris **33**, 222 (1907). — LETULLE, M. und M. WEINBERG: Appendicite chronique et cancer primitif de l'appendice ileo-ccecale. Bull. Soc. Anat. Paris, **2**, 374, 6. s. (190). — LETULLE, M. (1): Carcinome primitif de l'appendice. Bull. Soc. Chir. Paris **33**, 248 (1907). — LETULLE, M. (2): Nouvelle observation de cancer primitif. Bull. Soc. Anat. Paris, 6. s. **11**, 282 u. 457 (1909). — v. LICHTENBERG: Karzinom des Processus vermiformis. Ref. Münch. med. Wschr. **1908**, Nr 19, 1051. — LINDEMANN, A.: Das primäre Karzinom des Wurmfortsat: es. Dtsch. Z. Chir. **95**, 480 (1909). — LUBARSCH, O. (1): Über den primären Krebs des Ileum, nebst Bemerkungen über das gleichzeitige Vorkommen von Krebs und Tuberkulose. Virchows Arch. **111**, 280 (1888). — LUBARSCH, O. (2): Über heterotope Epithelwucherungen und Krebs. Verh. dtsch. pathol. Ges. 10. Tagung Stuttgart 1906, 208, 212. — LUBARSCH, O. (3): Diskussion zu WINKLER. Verh. dtsch. path. Ges. 14. Tagung zu Erlangen 1910, 172. — LUCE, G.: Über sog. primäre Karzinome. (Schleimhautnävi nach ASCHOFF), primäre Karzinome des Wurmfortsatzes. Beitr. klin. Chir. **82**, 155 (1912).

MAALOE, C. U.: Histopathologiske studier over processus vermiformis. Kopenhagen: C. Stender **1908**. — MC CARTY und MC GRETH: Clinical and pathological significance of obliteration; carcinc ma and diverticulum of the appendix. Surg. etc. March 1911. — MC WILLIAMS, Cl. A: Primary carcinoma of the vermiform appendix. Amer. J. med. Sci. **1908**. — MANDL: Appendixkarzinom. Demonstration d. Geburtsh.-gynäk. Ges. in Wien 14. Febr. 1911. Ref. Zbl. Gynäk. **1911**, 900 u. 905. — MANDELBAUM, F. S.: Five cases of primary carcinoma of appendix. Proc. N. Y. path. Soc., N. s. **5**, 129 (1905). — MARCHAND, F. (1): Diskussion zu OBERNDORFER. Verh. dtsch. path. Ges. 11. Tagung in Dresden 1907, 115. — MARCHAND, F. (2): Diskussion zum Vortrag des Herrn v. GAZA. Leipzig med. Ges. **1 II** (1910). — MARCHAND, F. (3): Die entzündlichen Pseudokarzinome des Wurmfortsatzes. Dtsch. med. Wschr. **1910**, Nr 29, 1375. — MARCKWALD: Beginn und Wachstum der Darmkrebse. Münch. med. Wschr. **1905**, Nr 22, 1033. — MARESCH (1): Diskussion zu MANDL (Appendixkarzinom). Wien. Gynäk. Ges. 14. Febr. 1911. — MARESCH (2): Über den Lipoidgehalt der sog. Appendixkarzinome. Münch. med. Wschr. **1913**, Nr 4, 189. — MATHIAS, E. (1): Zur Lehre von den Progonoblastomen. Virchows Arch. **236**, 424. — MATHIAS, E. (2): Abgrenzung einer neuen Gruppe von Geschwülsten. Berl. klin. Wschr. **1920**, 444. — MEISEL. PAUL: Neue Wege der Krebsforschung. Bruns' Beitr. **126**, 2 u. 3 (1922). — MERKEL: Über das Pseudomyxoma peritonei nach Wurmfortsatzberstung. Verh. dtsch. path. Ges. 14. Tagung in Erlangen 1910, 143. — MEYE, G.: Über primäre und sekundäre Karzinome des Wurmfortsatzes. Inaug.-Diss. Leipzig 1911. — MEYERSTEIN: Das Karzinom des Wurmfortsatzes. Inaug.-Diss. München 1905. — MILNER, R. (1): Die sog. Appendixkarzinome. Beiträge zu den Irrtümern mikroskopischer Diagnosen. Dtsch. Z. Chir. **102**, 251 (1909). — MILNER, R. (2): Die entzündlichen Pseudokarzinome des Wurmfortsatzes. Dtsch. med. Wschr. **1910**, Nr. 25, 1190. — MILNER, R. (3): Diskussion zu NEUGEBAUER. Verh. dtsch. Ges. Chir. **39**, 139 (1910). MILNER, R. (4): Verh. med. Ges. Leipzig. 18. Jan. u. 1. Febr. 1910. — MILOSLAVICH, E. (1): Appendixkarzinom. Wien. med. Wschr. **1911**, Nr 24. — MILOSLAVICH, E. (2): Zur Kenntnis des Zylinderzellkarzinoms des Wurmfortsatzes. Frankf. Z. Path. **13**, 138 (1913). MILOSLAVICH und NAMBA: Über die primären Karzinome des Wurmfortzatzes. Z. Krebsforschg. **12**, 4 (1913). — MONNIER: Über einen seltenen Befund bei Appendizitis. Korresp.bl. Schweiz. Ärzte **1905**, 1. — MOSCHKOWITZ: Primary sarcoma of appendix. Amer. J. Obstetr. **1908**, 836. — MOSCHKOWITZ, H. V.: Primary carcinoma of the appendix. Ann. Surg. **37**, 891 (1908). — MOSSE et DAUNIC: Cancer primitif de l'appendice. Bull. Soc. Ann. Paris, V. s. **72**, 11, 814 (1897). — MOUCHET, R.: Le cancer primitif de l'appendice vermiculaire. Bull. Acad. Med. belg. IV. s. **23**, 315 (1909). — MÜLLER, E.: Über Karzinome des Wurmfortsatzes. Arch. klin. Chir. **10**, 198 (1913).

Neri, F.: Sopra un caso d'incipiente adenocarcinoma primitivo circosscritto alla mucosa e sottomucosa de un appendice vermiforme. Beitr. path. Anat. 37, 162 (1905). — Neugebauer, Fr.: Über gutartige Geschwülste, Karzinome und sog. Karzinome des Wurmfortsatzes. Beitr. klin. Chir. 67, 328 (1910). — Neugebauer: Über das Karzinom und das sog. Karzinom des Wurmfortsatzes. Verh. dtsch. path. Ges. 39, 138 (1910). — Neumann, H.: Über das Pseudomyxoma peritonei ex processus vermiformi. Berl. klin. Wschr. 1909, 15. — Nicolaysen: Appendixkarzinoide. Norsk Mag. Laegevidensk. 1920, 2. — Notthafft, A. v. und Frh. v. Weissenstein: Über die Entstehung der Karzinome. Dtsch. Arch. klin. Med. 54, H. 6, 567 (1895).

Oberndorfer (1): Multiple primäre beginnende Karzinome des Darmes. Mitt. aus dem path. Institut Genf. Beitr. path. Anat. 29, 516 (1901). — Oberndorfer, S. (2): Schleimbildung in und um Wurmfortsatzdivertikel. Verh. dtch. path. Ges. 1906, 235. — Oberndorfer (3): Über die kleinen Dünndarmkarzinome. XI. Verh. dtsch. path. Ges. Dresden 1907, 113. — Oberndofrer S. (4): Karzinoide Tumoren des Dünndarms. Frankf. Z. Path. 1, 426 (1907). — Oberndorfer (5): Pathologische Anatomie der Appendizitis. Lubarsch-Ostertags Erg. Path. 13 I, 527 (1909). — Oberndorfer (6): Diskussion zu Merkel. XIV. Verh. dtsch. path. Ges. Erlangen 1910, 165. — Oberndorfer (7): Diskussion zu Winkler. XIV. Verh. dtsch. path. Ges. 1910, 171. — Oberndorfer (8): Diskussion zu Saltykow. XV. Verh. dtch. path. Ges. Straßburg 1912, 306. — Oberndorfer (9): Diskussion zu Hörrman. Münch. Gynäk. Ges. 23. Mai 1912. Mschr. Geburtsh. 36, 725 (1912). — Ogata Tomasaburo und Ogata Akira: Über die Henlesche Chromreaktion der sog. chromaffinen Zellen und den mikrochemischen Nachweis des Adrenalin. Beitr. path. Anat. 71, 376 (1923).

Picot, G.: Petiteuse tumeur probablement d'origine adénomateuse développée au nivean de la valvule de Gerlach. Bull. Soc. Anthrop. Paris. 80 année. 7, 264 (1908). — Priol: Le cancer primitif de l'appendice vermiforme. Thèse de Paris 1908.

Rammstedt: Akute Appendizitis infolge von Krebs des Wurmfortsatzes. Z. ärztl. Fortbildung 9, Nr 6, 176 (1912). — Ransom: Primary carcinoma of the ileum. Lancet 1890 II, 1020. — Ribbert: Das Karzinom des Menschen. Bonn 1911. — Risel: Karzinom des Wurmfortsatzes. Ref. Dtsch. med. Wschr. 1911, Nr 29, 1371. — Rogg, Fr. A.: Karzinom und Karzinoid der Appendix. Z. Krebsforschg 13, 12 (1913). — Rolleston, H. D.: A case of primary carcinoma of appendix vermiformis. Lancet 1909 II, 11. — Rolleston and Jones: Primary malignant discase of the vermiform appendix. Lancet 1906 I, 1525.

Saltykow (1): Beitrag zur Kenntnis der karzinoiden Tumoren. XV. Verh. dtsch. path. Ges. Straßburg 1912, 302. — Saltykow (2): Über die Genese der karzinoiden Tumoren sowie der Adenomyome des Darmes. Beit. path. Anat. 54, 559 (1912). — Sargent P. W. G.: Endothelioma of the vermiform appendix. Lancet 1905 II, 889. — Schlagenhaufer: Über lipoide doppelbrechende Substanzen in Prostatakarzinomen. XIII. Verh. dtsch. path. Ges. Leipzig. 1909, 332. — Schmidt, I. E.: Beiträge zur normalen u. pathologischen Histologie einiger Zellarten der Schleimhaut des menschlichen Darmkanals. Arch. mikrosk. Anat. u. Entw. mechan. 66 (1905). — Schmidt, M. B. (1): Über multiple kleine Dünndarmkarzinome. Ref. Münch. med. Wschr. 1911, Nr. 42, 2250. — Schmidt, M. B. (2): Diskussion zu Saltykow. XV. Verh. dtsch. path. Ges. Straßburg 1912, 306. — Schmitt: Ein Fall von diffuser Karzinose, ausgehend von primärem Appendixkarzinom. Inaug.-Diss. München 1903. — Schober: Zur Auffassung der sog. Karzinoide der Appendix als Pragonoblastome. Virchows Arch. 232, 324 (1921). — Schopper, K. J.: Über ein kleines Dünndarmkarzinom mit ausgedehnter Metastasenbildung. XVI. Verh. dtsch. path. Ges. Marburg 1913, 387. — Schridde, Herm. und Ludw. Schoenholz: Epitheliofibrose und Epitheliomyose der Eileiter. Frankf. Z. Path. 30, 339 (1924). — Schwartz, Ed.: Cancer de l'appendice, tout à fait au début; Bull. Soc. Chir. Paris 38, 1011 (1912). — Schwarz, E.: Zur Ätiologie und Histogenese des primären Wurmfortsatzkrebses. Dtsch. Z. Chir. 124, 495 (1913). — Simon, W. V.: Das Karzinom und das Karzinoid der Appendix mit einem kurzen Überblick auch über die übrigen an der Appendix vorkommenden Tumoren. Ergeb. Chir. 9, 291 (1916) Literatur. Simmonds: Wurmfortsatzkarzinome. Ref. Dtsch. med. Wschr. 1912, Nr 26, 1261. — Sitsen: Zur Appendixfrage. Zbl. Path. 21, 871 (1910). — Sternberg (1): Diskussion Oberndorfer. XI. Verh. dtsch. path. Ges. Dresden 1907, 116. — Sternberg (2): Karzinom des Processus vermiformis. Ärztl. Verein Brünn. Ref. Wien. klin. Wschr. 1910, Nr 34, 2010. — Sternberg (3): Diskussion Winkler. XIV. Verh. dtsch. path. Ges. Erlangen 1910, 171. — Stieda: Appendizitis bei Karzinom des Processus vermiformis. Vers. dtsch. Naturf. u. Ärzte Salzburg 1909. Ref. Zbl. Chir. 1909, 1661. — Sudsuki, K.: Beiträge zur normalen und pathologischen Anatomie des Wurmfortsatzes. Mitt. Grenzgeb. Med. u. Chir. 7, 516 (1901).

Thorel: Histologisches über Nebenpankreas. Virchows Arch. 173 (1903). — Toeniessen: Untersuchungen über die in der Submukosa des Dünndarms vorkommenden epithelialen Tumoren. Z. Krebsforschg 8, 355 (1910). — Trappe: Über geschwulstartige Fehlbildungen von Niere, Milz, Haut und Darm. Frankf. Z. Path. 1, 118 (1907).

VASSMER: Beitrag zur Kenntnis der primären Tumoren des Appendix vermiformis und deren ätiologische Bedeutung für die Appendizitis. Dtsch. Z. Chir. 91, 445 (1908). — VERSÉ (1): Über die Entstehung, Bau und Wachstum der Polypen, Adenome und Karzinome des Magendarmkanals. Arb. path. Inst. Leipzig 1, H. 5. Leipzig 1908. — VERSÉ (2): Diskussion zu WINKLER. XIV. Verh. dtsch. path. Ges. Erlangen 1910, 172. — VERSÉ (3): Diskussion zu v. GAZA. Leipz. med. Ges. 1. Febr. 1910. Münch. med. Wschr. 1910, Nr 19. — VERSÉ (4): Diskussion zu SALTIKOW. XV. Verh. dtsch. path. Ges. Straßburg 1912, 306. — VERSÉ (5): Diskussion zu SCHOPPER. XVI. Verh. dtsch. path. Ges. Marburg 1913, 312. — VÖCKLER, TH: Über den primären Krebs des Wurmfortsatzes. Arch. klin. Chir. 86, 477 (1908). — VÖCKLER: Zur Frage der primären Wurmfortsatzkarzinome. Dtsch. Z. Chir. 105, 304 (1900).

WALZ: Appendixkarzinom. Ref. Dtsch. med. Wschr. 1913, Nr 31, 1535. — WEBER: Zur Frage des primären Karzinoms der Appendix. Z. Krebsforschg 6, 585 (1908). — WEINBERG: Epithelioma primitif de l'appendice, développée dans la cicatrice d'obliteration chez un jeune homme de 22 ans. Bull. Soc. Anat. Paris 7, 238 (1905). — WHIPHAM, T. R. C.: A case of a primary carcinoma of the vermiform appendix. Lancet 1901 I, 319. — WINKLER C. (1): Krebs des Wurmfortsatzes. XIV. Verh. dtsch. path. Ges. Erlangen 1910, 167. — WINKLER, C. (2): Die Erkrankungen des Blinddarmanhanges. Jena: G. Fischer 1910. — WRIGHT, J. H.: Purulent general peritonitis from carcinoma of head of the appendix. Boston med. J. 1898 I, 138, 150.

ZAAIJER, J. H.: Primäres Karzinom des Wurmfortsatzes. Beitr. klin. Chir. 54, 239 (1907). — ZIMMERMANN: Zwei Fälle von Karzinom der Appendix vermiformis. Ärztl. Verein Harburg. Berl. klin. Wschr. 1920, Nr 7, 163.

Polypen, Adenome, Karzinome.

ADLER, O.: Karzinom des Kolon mit mehrmaligem Abgang hochsitzender Tumoren mit dem Stuhl. Wien. klin. Wschr. 1912, Nr 16. — AHLFELD: Kongenitales Karzinom bei einer Sirenenmißbildung. (Karzinom? Adenom?) Arch. Gynäk. 16, (1880). — ALBRECHT, EUGEN: Grundprobleme der Geschwulstlehre. VI. Frankf. Z. Path. 1, 242 (1906). — AMANN: Linksseitiges sekundäres Ovarialkarzinom, ein Jahr nach Exstirpation eines rechtseitigen sekundären Ovarialkarzinoms mit Coecumresektion wegen primären Appendixkarzinomes entfernt. Mschr. Geburtsh. 33 (1911). — ANSCHÜTZ und KONJETZNY: Die Geschwülste des Magens. Dtsch. Chir. 46 I, 1 (Stuttgart 1921). — ASKANAZY, M.: Societé médic. de Genève 13. juin 1918. Rev. méd. Suisse romande 38, 11 (1918).

BACALOGLOU: Cancer de l'ileon. Soc. Anat. Paris 1900, 143. — BARDENHEUER: Eine seltene Form von multiplen Drüsenwucherungen der gesamten Dickdarm- und Rektalschleimhaut neben Carcinoma recti. Langenbecks Arch. 41, H. 4 (1891). — BAUMANN, M.: Ileus durch Invagination bei Polyposis des Dünndarms. Münch. med. Wschr. 1925, Nr 2, 58. — BERNOULLI: Magendarmkrebs in den beiden ersten Lebensdezennien. Arch. Verdgskrkh. 13, H. 2 (1907); Inaug.-Diss. Basel 1907. — BICKERSTETH: Multiple polypi of the rectum occurring in a mother and child. St. Bartholomeus Hosp. reportr. 26 (1890). Zit. nach JÜNGLING. — BOAS: Über Magen- und Darmkarzinom. Dtsch. Klin. 5, 312 (1905). — BOHM, H.: Plattenepithel und Plattenepithelkrebs im Mastdarm. Virchows Arch. 140, H. 3, 524. BORGGREVE: Die Folgen verschluckter Fruchtkerne. (Ein Fall von Kirschkernileus und Kasuistik. Inaug.-Diss. München 1911. — BORRMANN, ROB. (1): Das Wachstum und die Verbreitungswege des Magenkarzinoms vom anatomischen und klinischen Standpunkt. Mitt. Grenzgeb. Med. u. Chir. Supplementheft I (1901). — BORRMANN, ROB. (2): Die Beurteilung multipler Karzinome des Digestionstraktus. Beitr. path. Anat. 48, 576 (1910). BOUVIER, ERNST: Über die Polyposis des Magendarmtraktes. Arch. klin. Chir. 134, Nr 4, 763 (1925). — BUHRE: Zwei Fälle von Magenileus durch Karzinom des Jejunum. Dtsch. med. Wschr. 120, 850. — BURKHARDT: Sarkome und Endotheliome nach ihrem pathologisch-anatomischen und klinischen Verhalten. Bruns' Beitr. 36, 1 (1902). — BUSCHKE und LANGER: Schleimhautveränderungen bei Ratten infolge von Teereinwirkung. Klin. Wschr. 1923, 29. — BUNTING: Multiple primary carcinomata of the ileum. Bull. Hopkins Hosp. 1904, 389. — BUSSMANN: Über multiple primäre Karzinome, insbesondere des Verdauungskanals. Arb. path.-anat. Inst. Tübingen 9, H. 2, 413 (1922).

DE LA CAMP: Karzinome in den ersten beiden Lebensdezennien. J. d. Hamburger Staatskrankenanst. 5, 41 (1895/96). — CAWARDINE, T.: Suppurating endothelioma of Meckels Diverticulum simulating Appendicitis. Lancet 1913, 927. — COLLIER, W.: Multiple polypi of stomach and intestine Path. Soc. London 1896. — CRUVEILHIER: Anatomie path. 2. — CZERMAK, HANS: Über Polyposis intestinalis. Arch. klin. Chir. 134, Nr. 4, 743 (1925).

DALTON, N.: Case of multiple papillomata of colon and rectum. Path. Soc. London 1893. — DANN, WALTER: Über die von sekundären Karzinomen erzeugten Darmstenosen. Dtsch. Z. Chir. 106, H. 4/6, 307 (1910). — DISQUÉ, LUDW.: Ein Fall von Ulcus carcinomatosum duodeni. Arch. Verdgskrkh. 30, Nr. 5/6 (1923). — DITTMER, MARGARETE: Über Karzinommetastasen im Douglas. Inaug.-Diss. Bonn 1918. — DOERING: Die Polyposis intestinalis in ihrer Beziehung zur karzinomatösen Degeneration. Arch. klin. Chir. 88 (1907). — Drey: Abgang eines karzinomatösen Darmpolypen mit dem Stuhl. Wien. klin. Wschr. 1912. H. 39, 1452. — Duncan: Edinburgh med. J. 31, Nr. 2, 1127—1129. Ref. Jb. Kinderheilk. 17.

Eichhoff, E.: Plattenepithel im Rektum. Bruns' Beitr. 119, H. 2, 368 (1920). Fibiger: Virchows Reiztheorie und die heutige experimentelle Geschwulstforschung. Dtsch. med. Wschr. 1921, Nr 48/49. — Fink, P.: Multiple Adenome im Mastdarm als Ursache für Karzinom. Inaug.-Diss. Greifswald 1894. — Finsterer, J.: Zwei Fälle von Dünndarm- (Jejunum, Ileum) karzinomen. Dtsch. Z. Chir. 83, Nr. 5/6, 567 (1906). — Fischer, A. W.: Therapie und Prognose der Dickdarmgeschwülste. Klin. Wschr. 1925, Nr. 16, 760. — Foges, Artur: Ein Fall von Kutisanlage in der Rektalschleimhaut. Zbl. Path. 29, Nr. 23, 630 (1918). — Forster, A.: Statistik über maligne Tumoren. Inaug.-Diss. München 1908. — Funkenstein, O.: Über Polyposis intestinalis. Z. klin. Med. 55 (1905).

Goetze: Gleichzeitiges Entstehen verschiedener Krebse am Magendarmtraktus. Z. Krebsforschg 13, 290—298 (1913). — Guenther: Über Polyposis intestinalis des Magendarmkanals und einen Fall von Adenokarzinom des Rektum. Inaug.-Diss. Würzburg 1905.

Harnik, Moritz: Ovarialkarzinom neben Karzinom der Appendix. Mschr. Geburtsh. 66, H. 6, 395 (1924). — Hart: Über die primäre Multiplizität bösartiger Geschwülste des Verdauungstraktus und ihre Beziehung zur Polyposis intestinalis adenomatosa. Z. Krebsforschg 5 (1907). — Hauser, Gust. (1): Über Polyposis adenomatosa intestinalis und deren Beziehungen zur Krebsentwicklung. Dtsch. Arch. klin. Med. 55, 429 (1895). — Hauser, Gust. (2): Zylinderepithelkarzinom des Magen und Dickdarms. Jena 1890. — Hauser, Rob.: Mitteilung eines Falles von papillomatösem Adenokarzinom der Papilla Vateri. Ro tocker Ärzteverein 9. Nov. 1912. — Held: Über einen Fall von primärem Appendixkarzinom mit sekundären Ovarialkarzinom. Inaug.-Diss. Leipzig 1912. — Herbing: Darmvagination in das Rektum infolge von Karzinombildung im S romanum. Langenbecks Arch. 68, 1009 (1902). — Herxheimer, G.: Über heterologe Kankroide. Beitr. path. Anat. 41, 348 (1907). — Herzog, Georg: Zwei primäre Karzinome auf dem Boden alter tuberkulöser Darmgeschwüre. Beitr. path. Anat. 55, 179 (1913). — Hinz, Reinhold: Über den primären Dünndarmkrebs. Arch. klin. Chir. 99, Nr 2, 303 (1912). — Hofmann, Art. Heinr.: Über einen Fall von Karzinom des Dünndarms. Bruns' Beitr. 126, Nr 2 u. 3 (1922). — Holtmann, G.: Multiple Polypen des Kolon mit Gallertkrebs. Inaug.-Diss. Kiel 1896.

Jüngling, Otto: Über hereditäre Beziehungen zwischen Polyposis recti und Rektumkarzinom. Arb. path. Inst. Tübingen. 9, H. 1 (1914). — Justi, K.: Colitis hyperplastica polypos a dysenterica. Virchows Arch. 234, H. 1 (1921).

Kanzler, Julius: Über den Dünndarmkrebs. Beitr. klin. Chir. 48, Nr 1, 68 (1906). — Kappers, C. H. A. und P. H. van Roojen: Einige Bemerkungen über die mikroskopische Struktur der Magen- und Darmkarzinome und ihr Verhältnis zum makroskopischen Bau. Z. Krebsforschg 4, 396 (1906). — v. Karajan: Ein geheilter Fall von Darmpolyposis. Wien. klin. Wschr. 1899, 219. — Karewski: Über Intussusception des Colon descendens und deren röntgenologische Diagnose. Dtsch. med. Wschr. 1921, Nr. 34, 990 (Invagination). — Kasemeyer: Tumorinvagination des Darms. Dtsch. Z. Chir. 118, H. 3/4, 205 (1912). — Kaspar, Fritz: Über primäre Karzinome des mittleren Jejunums. Dtsch. Z. Chir. 120, 595 (1914). — Kaspar, I. F.: Coecumkarzinom, während der 10. Gravidität entstanden (Polyposis). Gesellsch. d. Ärzte Wiens I. 1923. Berl. klin. Wschr. 1923, Nr. 14. — Kaufmann, Martin: Pseudomyxoma peritonei ex processu vermiformi neben Adenomkarzinom der Appendix. Inaug.-Diss. München 1912. — Kazegawa, Tomo: Zur Kenntnis der Stromaverknöcherung in Karzinomen des Digestionstraktes. Wien. klin. Wschr. 1923, Nr 37, 653. — König: Spezielle Chirurgie. 1 (1904). — Koerber, Herm.: Über Duodenaltumoren. Spezielle Karzinome der Papilla duodenalis. Inaug.-Diss. Würzburg 1910. — Konjetzny: Spontanheilung beim Karzinom, insbesondere beim Magenkarzinom. Münch. med. Wschr. 1918, H. 11, 292. — Krämer: Über Polyposis adenomatosa intestinalis. Inaug.-Diss. Erlangen 1917. — Kraske: Erfahrungen über den Mastdarmkrebs. Volkmanns Slg klin. Vortr., VII s. 1894, Nr 183/184, 776—788. — Krasting: Beitrag zur Statistik und Kasuistik metastatischer Tumoren. Z. Krebsforschg 4, H. 2. — Kukula: Über einen Fall von retrograder Inkarzeration, welche durch einen gestielten Tumor des Dünndarms bedingt war. Wien. klin. Rdsch. 1895, 22. — Krüsi: Beitrag zur Frage der Vortäuschung multipler primärer Darmkarzinome. Inaug.-Diss. München 1909.

Lieblein und Wölfler: Über Fremdkörper des Magen-Darmkanals des Menschen. Stuttgart 1909. — Lohmer, H.: Über das Wachstum der Haut- und Schleimhautkrebse. Beitr. path. Anat. 28, H. 2, 372 (1900). — Lonart, A. E. F.: Le cancer du grosintestin (rectum excepté) dans la jeunesse. Thèse de Paris 1900. — Lubarsch: Einiges zur Sterblichkeits- und Leichenöffnungsstatistik. Med. Klin. 1924, 10. — Lubarsch, Otto: Über den primären Krebs des Ileums nebst Bemerkungen über das gleichzeitige Vorkommen von Krebs und Tuberkulose. Virchows Arch. 111, 280 (1888).

MATTES: Über Darminvaginationen infolge von Darmtumoren. Inaug.-Diss. Freiburg i. B. 1909. — MEYER, O.: Über multiple Adenome des Rektum und des Dickdarms. Inaug.-Diss. Halle 1905. — MICHAELSEN: Über Invaginationen. Dtsch. Z. Chir. 16, Nr 1, 226 (1921). — MIHÁLKOVICS: Eine Metastase eines Rektumkarzinoms im Blinddarm. Zbl. Gynäk. 34, Nr. 17, 572 (1910). — MÜLLER: Beitrag zur Kenntnis der Metastasenbildung maligner Tumoren. Inaug.-Diss. Bern 1892. — MÜNTER: Über Epithelheterotopie und Metaplasie. Berl. klin. Wschr. 1909, Nr 39, 1764 — MURALT, E. v.: Zur Lehre der multiplen Darmkarzinome (Carcin. cylindro cellulare colloides) des Dick- und Dünndarms bei einem 13 jährigen Knaben. Arch. Verdgskrkh. 19, H. 5 (1913).

NÄGELI: Die Kombination von Tuberkulose und Karzinom. Virchows Arch. 148, 435. — NIEVELING, WILH.: Über Polypenbildung im Magendarmkanal mit einem seltenen Fall von Papillom und Krebs des Rektum. Inaug.-Diss. Würzburg 1902. — NOBILING: Statistik der bösartigen Geschwulst. Z. Krebsforschg 10, 2 (1911). — NOTTHAFFT: Über die Entstehung der Karzinome. Dtsch. Arch. klin. Med. 54, 555 (1895).

OEHLECKER: Dünndarmkarzinom mit echter Knochenbildung. Ref. Dtsch. med. Wschr. 1924, Nr. 3, 98. — ORATOR, V.: Beitrag zur Genese parapylorischer Karzinome des Duodenums. Arch. klin. Chir. 134, Nr 4, 736 (1925).

PALTAUF: Stenosierendes Karzinom des S romanum bei einem 12 jährigen Mädchen. Wien. klin. Wschr. 1900, Nr 8. — PETERSEN, W. und COLMERS: Anatomische und klinische Untersuchungen über die Magen- und Darmkarzinome. Beitr. klin. Chir. 43, H. 1 (1904). — PLAGNIEUX, LUDWIG: Ein Fall von Plattenepithelkarzinom des Rektum. Inaug.-Diss. Freiburg 1907. — PLENGE, C.: Beitrag zur Frage der Krebse mit ortsfremdem Epithel. Virchows Arch. 264, 370. — PORT: Multiple Polypenbildung im Tractus intestinalis. Dtsch. Z. Chir. 42 (1895). — POTOTSCHNIG: Ein Fall von isolierter Umstülpung des Wurmfortsatzes. Med. Klin. 1918, 24. — PROBST, OSCAR: Zur Kasuistik heterologer Darmkarzinome: Adenokankroid des Colon sigmoideum. Inaug.-Diss. Würzburg 1909.

QUÉNU et LANDEL: Les polyadenomes du grosintestin. Rev. de Chir. 1899, 19, 1.

RAU, W.: Vergleichende Statistik der in 5 Kriegsjahren und 5 Friedensjahren sezierten Fälle von Krebs usw. Z. Krebsforschg. 1921. Inaug.-Diss. Leipzig 1921. — RIBBERT (1): Histogenese und Wachstum des Karzinoms. Virchows Arch. 141. — RIBBERT (2): Beiträge zur Histogenese des Karzinoms. Virchows Arch. 135. — RIBBERT, HUGO: Darmpolyp und Karzinom. Frankf. Z. Path. 2, H. 4, 449 (1909). — RICHTER, HERMANN: Schleimretention im distalen Abschnitt des proximal obliterierten Wurmfortsatzes mit Durchbruch in die freie Bauchhöhle. Zbl. Path. 35, H. 11/12, 362 (1924). — RIEDEL: Demonstration von Dünndarmkarzinom höchstwahrscheinlich entstanden auf dem Boden von Darmaktinomykose. Verh. dtsch. Ges. Chir. I 1896, 105. — RIEDER: Spätmetastasen und neue Krebsbildung nach Radikaloperation. Ärzteverein Hamburg. Biol. Abt. 11. Nov. 1924. Ref. Klin. Wschr. 1925, Nr 1, 43. — RITTER: Über Invaginationen des Darmes infolge maligner Tumoren. Inaug.-Diss. Greifswald 1895. — RITTER, LEO: Zum klinischen Bild und Sitz versprengter Pankreaskeime. Bruns' Beitr. 124, H. 1, 157 (1921). — Rotter: Polyposis recti — Adenoma malignum — Spontanheilung. Arch. klin. Med. 58, 357 (1899). — ROSENBACH: Über die Anwesenheit von Geschwulstpartikeln in dem durch die Magenpumpe entleerten Mageninhalt bei Carcinoma ventriculi. Dtsch. med. Wschr. 1882, Nr 33, 452. — RUCZYNSKI: Adenokarzinom der Flexura lienalis bei einem 13 jährigen Knaben. Prag. med. Wschr. 13. Okt. 1904.

SALTYKOW: Über die Entstehung der hyalinen Körperchen. XII. Verh. d. dtsch. path. Ges. 1908. — SCAGLIOSI: Beitrag zur Ätiologie des Duodenalgeschwürs (Akzessor. Nebenpankreas, Duodenaldrüsenadenom und Adenokarzinom). Virchows Arch. 214 (1913). — SCHAETZ, GEORG: Die Magenepithelheterotopien des menschlichen Vorderdarms. Virchows Arch. 241, 148 (1923). — SCHLIEPS, WILHELM: Über das primäre Karzinom des Jejunum und Ileum. Beitr. klin. Chir. 58, Nr 3, 722 (1908). — SCHMIDT, HANS: Solitärer karzinomatöser Polyp des Darmes. Zbl. Path. 31, Nr 19 (1921). — SCHMIDTMANN, MARTHA: Zur Kenntnis seltener Krebsformen. Virchows Arch. 226, 100. — SCHOETTLER, RICHARD: Über Polyposis adenomatosa intestinalis und ihre Beziehungen zum Karzinom. Inaug.-Diss. (Gedruckter Auszug) Göttingen 1923. — SCHWALBE: Bemerkungen zu RIBBERTs Arbeit: Darmpolyp und Karzinom. Zbl. Path. 1909, 936. — SEELIG, EDUARD: Über spontane Abstoßung von Magen-Darm-Tumoren. Inaug.-Diss. München 1924 (ungedruckt). — SMOLER, FELIX: Über Adenome des Dünn- und Dickdarms. Bruns' Beitr. 36, H. 1, 131 (1902). — SUDECK: Über entzündliche Dickdarmgeschwülste. Berl. klin. Wschr. 1920, Nr 18, 417.

THOREL (1): Über die hyalinen Körper der Magen- und Darmschleimhaut. Virchows Arch. 152. — THOREL (2): Polyposis intestini mit Karzinom des Ileum. Ref. Münch. med. Wschr. 1905, Nr. 42, 2062. — TIETZE, Alex.: Über entzündliche Dickdarmgeschwülste. Ergeb. Chir. 12, 211—273 (1920).

USBECK, ADOLF: Über Polyposis intestinalis. Inaug.-Diss. Halle 1909.

VERSÉ (1): Über die Histogenese der Schleimhautkarzinome. XII. Verh. dtsch. path. Ges. Kiel 1908. — VERSÉ (2): Über die Entstehung, den Bau und das Wachstum der

Polypen, Adenome und Karzinome des Magendarmkanals. Arb. path. Inst. Leipzig 1, H. 5 (Leipzig 1908). Wagner, Richard: Metastasenbildung in den Lymphfollikeln der Appendix bei Mammakarzinom. Wien. klin. Wschr. 1910, Nr 13, 472. — Weber, Max: Über ein primäres Gallertkarzinom der Submukosa des Dickdarms bei einem 21 jährigen Mädchen. Inaug.-Diss. Frankfurt a. M. 1920. — Wechselmann, L.: Polyp und Karzinom im Magendarmkanal. Bruns' Beitr. 70 (1910). — Wertheimer, E.: Zwei seltene Formen von Karzinom des Colon sigmoid und Intestin recti. Med. Klin. 14, 735 (1922). — Wiedhopf, Oskar: Über Dünndarmadenome. Bruns' Beitr. 127, Nr 1, 132 (1922). — Wilde: Über das Vorkommen von Krebs bei jugendlichen Individuen. Inaug. Diss. Kiel 1892. — Winkler, K.: Untersuchungen über das Wachstum und die Verbreitung des Mastdarmkrebses. Bruns' Beitr. 131, Nr 1, 112 (1924). — Wolff, Jac.: Lehre von den Krebskrankheiten. 1/3. Jena 1907.

Zahlmann: Polyposis intestini crassi. Hosp. tid. (dän.) 1903, 1267. — Zuppinger: Zylinderzellkrebs der Flexura sigmoidea bei einem 12 jährigen Mädchen. Wien. klin. Wschr. 1900, Nr 17, 389.

Nachtrag.

Myome, Myosarkome, Fibrome, Myxome.

Aman-Jean et Busser: Fibrome pur de l'appendice. Ann. Anat. path. méd.-chir. 4, 4 (1927).

Bonneau, R.: Leiomyome malin de l'intestin grêle. Bull. Soc. Chir. Paris 20, Nr. 2, 52 (1928). — Brauneck, Hermann: Mesenterialfibrom. Dtsch. Z. Chir. 195, 345 (1926). Crouse: Tumours and retention cysts of the appendix. Surg. etc. 11, 457 (1910).

Dandy, Walter E.: Zur Kenntnis der gutartigen Appendixtumoren speziell des Myxoms. Bruns' Beitr. 95, 1 (1914). — Daniels, A.: Über Leiomyome des Ileums. Arch. klin. Chir. 151, 2 (1928). — Deaver: Bindegewebige Knoten in der Appendix. Transact. of the Philadelphia Acad. of Surg. Ann. Surg. 28, 143 (1888).

Esau, P.: Fibrome des Darmes. Arch. klin. Chir. 149, 2, 418 (1928).

Feyrter, Friedrich: Perforation eines Myosarcoma jejuni in dem Darm und in die Bauchhöhle. Wien. med. Wschr. 32 (1928). — Fiori, P.: Sulla produzione dei tumori retroperitoneali. Policlinico 1904, 550; Lubarsch-Ostertags Ergebn. 12, 253. Ref. B. Morpurgo.

Grigorowsky, J. M.: Über Mesenterialfibrome. Dtsch. Z. Chir. 210, 5 u. 6 (1928).

Hirschel: Über einen Fall von Darmmyom mit Divertikelbildung bei gleichzeitigem Vorhandensein eines Meckelschen Divertikels. Virchows Arch. 177, 167 (1904).

Kelly and Hurdon: The vermiform Appendix and its diseases. Philadelphia and London 1905. — Key-Åberg, Kurt: Myomata in the small intestine. Acta chir. scand. (Stockh.) 62 III/IV, 261 (1927). — Koch, Heinrich: (a) Myome des Magendarmkanals. Zbl. Chir. 3 (1928).

Lamare, J. P. et Maurice Larget: Bull. Soc. anat. Paris 9, 272 (1925). — Lauenstein: Über einen Fall von solitärem Fibromyom im Querkolon. Dtsch. Z. Chir. 85, 267 (1906).

Nosetti: Ref. Jber. Chir. 1912. — Nazzari: Leiomiomi multipli del tubo digerente. Atti Congr. Path. ital. Torino 1902.

Podloba: Čas. lék. česk. 44 (1924). Zit. nach Daniels.

Ranzi: Demonstration. Zbl. Chir. 1923, 226. — Reichle-Tietze: Chirurgie des Mastdarmes (Kirschner-Nordmann). Die Chirurgie 5, 800, s. auch 2 (Coenen). — Reinhardt: Großes Fibrolipomyxoma retroperitoneale. Münch. med. Wschr. 1918/8/223. — Rosi: Contributo allo studio dei Miomi dell intestino et delle hernie dell' appendice vermiforme. Il Morgagni 1, Nr 3, 24 (1897).

Selby: Chronic intestinal obstruction due to a tumour of the ileum. Brit. med. J. 1897, Nr 27, 1518. — Ssokolow, N. N.: Zur Kasuistik der gutartigen Geschwülste des Magendarmtrakts und seiner Mesenterien. Dtsch. Z. Chir. 210, 5 u. 6 (1928). — Schmid, Hans Hermann: Über retroperitoneale und mesenteriale Tumoren. Arch. Gynäk. 178, 3, 490 (1923) (ausgedehnte Literaturangaben). — Schildt, Evert: Fünf Fälle von Myom im Magendarmkanal. Acta chir. scand. (Stockh.) 63, 77 (1928). — Stämmler, Martin: Die Neubildungen des Darmes. Neue dtsch. Chir. 33 I (1924) (Literatur).

Versè: Fälle von retroperitonealen Tumoren. Med. Ges. Leipzig 11. Dez. 1917. Münch. med. Wschr. 1918, Nr 8, 223.

Waldeyer: Großes Lipomyxom des Mesenterium mit sekundären sarkomatösen Herden in Leber und Lunge. Virchows Arch. 32, 543 (1868) (anscheinend Mischgeschwulst). — Wassertrüdinger, O.: Intramesenteriales Fibromyom am Jejunum. Arch. klin. Chir. 137, 2, 456 (1925).

Lipome.

Belz, A. K.: Zur Kasuistik der Lipome des Dickdarmes (russ.). Ref. Z. ges. Chir. 33, 127 (1925). — Bland-Sutton, John: Clinical lecture on fibroids, lipomas, dermoids and polypi of the stomach am. intestine. Lancet 199 I, 5—9 (1920).

CARLUCCI: Ann. Surg. 5, Nr 8, 74 (1921). — COLLINS-CLIFFORD, U.: Two cases of obstruction of the bowels from unusual causes. Surg. etc. 17, 4, 512 (1913).

DEROCQUE, P. u. A.: Les lipomes sousmuqueux de l'intestin. J. de Chir. 24, 2, 163/172 (1924).

HENGSTENBERG, WERNER: Beitrag zur Kasuistik der Darmlipome. Arb. path. Anat. u. Bakter. 8, 2, 230—241 (1914). — HIRSCH, ALBERT: Über das Vorkommen doppellichtbrechender Lipoide in lipomatös verdickten Mesenterien und Mesenteriallipomen. Frankf. Z. Path. 10, 3, 409 (1910).

LUTZ, WILHELM: Über doppelbrechende Lipoide im Mesenterium und in einem Mesenterialsarkom. Mitt. Grenzgeb. Med. u. Chir. 27, 4, 619 (1914).

MEYER and BRAUER: Magenmyom. Surg. etc. 41 (1925). — MOORE, J.: Lipomata of the sigmoid. Surg. etc. 40, 3, 407/410 (1925).

ODELBERG: Lipomata of jejuno-ileum. Acta chir. scand. (Stockh.) 53, 2, 154—174 (1920).

POLÁK, E.: Ein Beitrag zur Kasuistik der submukösen Lipome des Darmes. Acta chir. scand. (Stockh.) 63, 1, 65 (1928).

RUBEN, M.: A case of subserous lipoma of the colon transversum incarcerated in the sac of an umbilical hernia. Acta chir. scand. (Stockh.) 53, 4, 339 (1921).

SCHLAGENHAUFER: Über das Vorkommen fettähnlicher doppelbrechender Substanzen. Zbl. Path. 1907, Nr 22.

VERSÉ: Über die Cholesterinesterverfettung. Beitr. path. Anat. 52, 1, 1 (1912).

WARD: Lipoma of the intestine. Albany med. annal. 1 (1904). Ref. Zbl. Chir. 1905, 536.

Hämangiome.

LANDOIS, F.: Haemangioma cavernosum des Dünndarmes. Beitr. klin. Chir. 133, 4, 684 (1925). — LEBOUCQ: Angiome caverneux cystique du rectum. Extr. d'ann. de la soc. de Gand 1875. — MIESCHER, WERNER: Über ein Angiofibrom an Stelle der Appendix. Schweiz. med. Wschr. 11, 286 (1928).

Lymphangiome, Chylangiome.

BAUER, ALBERT: Über mesenteriale und retroperitoneale Zysten. Bruns' Beitr. 70, 829 (1910). — BOUCHUT, MAZEL et DEVUNS: Deux cas de varices lymphatiques de l'intestin. Arch. des Mal. Appar. digest. 11 (1921). Ref. Zbl. ges. Chir. 15, 431 (1922).

CANDEA: Chyluszysten des Mesenterium. Zbl. Chir. 1922, 77. — CAMPELL: Zur Kasuistik der Mesenterial- und Netzzysten. Bruns' Beitr. 122, 165 (1921).

DANISCH, F.: Multiple Chylangiektasien mit angiomartiger Proliferation im Dünndarm. Zbl. Path. 36, 14/15, 385 (1925).

GOEDEL, ALFRED: Zur Kenntnis der peritonealen Zysten. Frankf. Z. Path. 26, 564 (1922) (Literatur).

HARBITZ, FRANCIS: Chronische Peritonitis mit Lymphangiektasien und Ascites chylosus. Zbl. Path. 31, 609 (1921). — HOFFMEISTER: Ausgedehnte Lymphzystenbildung im Mesenterium und Mesokolon. Med. Klin. 1927, 28.

KAYSER: Zur Frage der Mesenterialzysten. Bruns' Beitr. Chir. 94, 52 (1914). — KLEMM: Ein Beitrag zur Genese der mesenterialen Chyluszysten. Virchows Arch. 181, 541 (1905).

LETULLE, M.: Cystes multiples de l'intestin grêle. Bull. Soc. Anat. Paris 5, 15 (1871). Nach STÄMMLER: Soc. anat. de Paris 1896, 15.

NAUMANN, H.: Über einen Fall von Chylangioma cavernosum et cysticum intestini ilei. Arch. klin. Chir. 147, 2, 314 (1927). — NARATH: Über retroperitoneale Lymphzysten. Arch. klin. Chir. 51, 763 (1895).

OBERNDORFER, S.: Ein pendelndes kavernöses Lymphangiom der Außenseite des Magens. Beitr. path. Anat. 69 (1921).

PAYR: Ein Fall von multiplen (rezidivierenden) Chyluszysten. Münch. med. Wschr. 1920, 1455. — PHILIPP, FRITZ: Über die Chyluszysten der intestinalen Bauchfellduplikaturen. Frankf. Z. Path. 34, 3, 588 (1926) (Literatur). — PERMAN, E.: Multiple submuköse Chyluszysten im Jejunum mit Stenose des Lumens. Zbl. Chir. 1920, 759. Ref. — PRZEWOSKI: Über variköse, kavernöse und zystische Chylangiome in der Mukosa und Submukosa des Darmkanals. Ref. Zbl. Path. 1, 310 (1890).

SUDHOFF: Ein sehr großes fortschreitendes Chylangioma cavernosum cysticum im Dünndarmmesenterium. Arch. klin. Chir. 129, 515 (1924). — SCHUJENINOFF: Zur Kenntnis der Chyluszysten im Darm des Menschen. Z. Heilk. 18, 351 (1897). — STÄMMLER, MARTIN: Die Neubildungen des Darmes. Neue dtsch. Chir. 33 a, 271 (1924).

TUGENDREICH: Mesenteriales Chylangiom bei einem vier Wochen alten Kinde. Arch. Kinderheilk. 44, 21 (1906).

WEICHSELBAUM: Eine seltene Geschwulstform des Mesenterium. Virchows Arch. 64, 145 (1875). — WINKLER, KARL: Lymphgefäße in HENKE-LUBARSCH 2, 1019/20.

Zenker: Über das Verhalten der Chylusgefäße in der Darmschleimhaut. Ref. Schmidts Jahrb. 86 (1855). Z. Zool. 6, 321.

Neurome, Neurofibrome.

Baltisberger, Wilhelm: Ein Fall von Rankenneurom im Mesenterium des Dünndarmes. Beitr. path. Anat. 70, 459 (1922). — Banerjee, D. N. und E. Christeller: Gastrointestinale und andere seltenere Lokalisationen der Neurofibromatose. Virchows Arch. 261, 1, 50 (1926). — Branca: Neurofibromatose intestinale. Gaz. hebd. Méd. 105, 1250 (1896).

Daniels, Arnold: Über Leiomyome des Ileum. Arch. klin. Chirurg. 151, 2, 442 (1928).

Gebhardt: Zit. Askanazy. Dtsch. Arch. klin. Med. 21, 268 (1878). — Gubermann, M. O.: Multiples teleangiektatisches Neurofibrom des Dünn- und Dickdarmes (russ.). Ref. Lubarsch-Ostertag 10, 1, 14.

Hartmann: Fibrosarcome pédiculé de l'intestin chez une femme atteinte de neurofibromatose généralisée. Bull. Soc. Chir. Paris 77, 2, 41 (1911). — Heine, J.: Über ungewöhnliche Mißbildungen bei Neurofibromatose. Beitr. path. Anat. 78, 1, 122 (1927). — Herxheimer, G. und W. Roth: Zum Studium der Recklinghausenschen Neurofibromatose. Beitr. path. Anat. 58, 319 (1914).

Lériche, R.: Über einen durch Neurofibromatose bedingten Fall von Pylorusstenose. Dtsch. Z. Chir. 111, 314 (1911).

Marie, P. et Couvelaire: Neurofibromatose généralisée. Nouvelle iconographie de la Salpetrière 13, 26 (1910). — Masson: Les lésions du plexus nerveux périglandulaire dans l'appendicite chronique. Bull. Soc. méd. Hôp. 1922.

Polacco, Ezio: Ein Fall von Rankenneurom im Omentum majus und im Mesenterium des Dünn- und Dickdarmes. Beitr. klin. Chir. 141, 1, 102 (1927).

Riesenfeld: Zit. von Recklinghausen.

Shouldice, E.: Canad. med. assoc. J. 1925. Zit. nach Banerjee.

Tauber, Robert: Kombination eines Morbus Recklinghausen mit multiplen äußeren Dünndarmtumoren. Wien. klin. Wschr. 44, 780 (1923). Zit. nach Banerjee.

Wegelin, Carl: Über Rankenneurome. Frankf. Z. Path. 2, 485 (1909). — Winestine, Fredericia: The relation of v. Recklinghausens disease (multiple neurofibromatosis) to giant growth and blastomatosis. J. Canc. Res. 8, 3, 409. Zit. nach Banerjee.

Ziegler: Zit. nach Recklinghausen.

Sarkome.

Crile, G. W. und U. V. Postmann: Primäres Spindelzellensarkom des Meckelschen Divertikels. Surg. etc. 1926/5.

Lehmkuhl, Heinr.: Ein Fall von gleichmäßigem diffusem Lymphosarkom des Dünndarmes. Virchows Arch. 264 I, 1 (1927).

Terplan: Sarkom des Duodenum. Ver. d. Ärzte Prag. Wien. klin. Wschr. 1928, Nr 12, 791.

Zimmer, Fr.: Beitrag zur Lymphosarkomatose des Magen-Darmkanals. Med. Klinik 1923, H. 20, 681.

Melanosarkome.

Chalier et Bonnet: Melanosarkomes Rektum. Rev. Chir. 13 (1912).

Ewing: Neoblastic diseases. Coecummelanom bei Cox, Hoyt and Sloan s. o.

Meunier: Sarkome melanique du rectum. Bull. Soc. Anat. 1875, 3, 792. — Meyer, W. R.: Melanoblastisches Sarkom, Chromatophorom, Melanosarkom des Rektum. Charkowski Med. J. 2, 133—145 (1906).

Peritz, Edith: Scheinbar primäres Melanom des Dünndarmes. Arch. klin. Chir. 139, 242 (1926). — Petersen: Über einen Fall von Melanosarkom des Rektums. Inaug.-Diss. Kiel 1888.

Ruedel, Kurt: Das primäre Rektumsarkom. Arch. klin. Chir. 145, 280 (1927).

Stämmler: Neubildungen des Darmes. Neue dtsch. Chir. 33 a (1924).

Treves: Intestinalobstruktion. London 1888. Dünndarmmelanom. Zit. bei Cox, Hoyt and Sloan s. o.

Van der Neer and Kellert: Melanom des Dünndarms. Zit. bei Cox, Hoyt and Sloan s. o. N. Y. State J. Med. 17, 935 (1917).

Geschwulstmäßige Epithelheterotopien.

Anders, H. E.: Die Mißbildungen des Darmkanals und der Verdauungsdrüsen einschließlich der Kloakenmißbildungen. Schwalbe, Morphologie der Mißbildungen 3 (1928).

Baltzer: Über heterotope endometrioide Wucherungen. Arch. klin. Chir. 147, 555 (1927). — Biebl, Max: Zur Adenomyosis (Endometriosis) des Darmes. Virchows Arch. 264, 1, 7 (1927).

Colmers: Enterokystome und ihre chirurgische Bedeutung. Arch. klin. Chir. 79 (1906).
Dietlein, Max: Die Bedeutung der heterotopen Epithelwucherungen vom Bau der Uterusschleimhaut für die Chirurgie. Zbl. Chir. 22 (1927).
Eisenberg: Über primäre Mesenterialkarzinome. Bruns' Beitr. 88, 718 (1914). — Elze: Beitrag zur Histologie des embryonalen Säugetierdarmes. Inaug.-Diss. Freiburg 1909.
Fraundorfer: Adenokarzinom im Mesenterium eines Kindes. Diss. München 1901.
Gierke, v. E.: Bauchfell. Henke-Lubarsch, Handbuch der speziellen Path. 4, 1. — Gross, Fritz: Endometrioide Heterotopie am Colon sigmoideum im Stadium klimakterischer Rückbildung. Frankf. Z. Path. 33, 258 (1926). — Gumperz: Über Mißbildungen und Geschwülste im Bereich des Ductus omphalomesentericus. Inaug.-Diss. München 1906.
Josselin de Jong: Zur Frage der Endometriosis resp. Deciduosis externa. Virchows Arch. 262, 3, 735 (1926). — Josselin de Jong und K. de Snoo: Über die Endometriosen des weiblichen Genitalapparates. Virchows Arch. 257 23 (1925).
Kaufmann, E.: Lehrb. d. spez. pathol. Anat. 7. u. 8. Aufl., 636 (s. Biebl, M. gleicher Fall). — Kitai, Ikuhachi: Beitrag zur Anatomie und Genese der endometranen Adenomyosis. Arch. gynak. 124, 1 (1125). — Koch, W.: Mißbildungen des Magens und Darmes. Henke-Lubarsch, Handb. d. spez. path. Anat. 4, 1 (1926). — Kugelmeier, Leo: Ileum duplex oder intramesenteriales Meckelsches Divertikel. Beitr. path. Anat. 80, 3, 682 (1928).
Ludwig, Eugen: Über ein malignes Adenomyom der Mesenterialdrüsen. Zbl. Path. 24, 289 (1913).
Meyer, Robert: (a) Kritische Bemerkungen zu Halbans Hysteroadenosis metastatica. Zbl. Gynäk. 1925, Nr 38. (b) Ältere und neuere Gesichtspunkte über die Adenomyohyperplasia uteri (Adenomyosis) und die extragenitale Fibroadenomatosis. Zbl. Gynäk. 1925, 22.
Polster, K. O.: Beiträge zur Kenntnis der heterotopen Wucherungen vom Bau der Uterusschleimhaut. Virchows Arch. 259, 1, 96 (1926). — Puschmann: Ein Fall von Darmzysten. Dtsch. Z. Chir. 72, 109 (1904).
Quensel: Beiträge zur Kenntnis der angeborenen Darmgeschwülste. Nord. med. Ark. (schwed.) N. F. 9, 30; Zbl. Chir. 1899, 751.
Roth: Über Mißbildungen im Bereich des Ductus omphalomesentericus. Virchows Arch. 86, 371 (1881). — Runkel: Über zystische Dottergangsgeschwülste. Inaug.-Diss. Marburg 1897.
Sohn: Über das Enterokystom insbesondere im Bereich des oberen Verdauungskanals nebst Mitteilung eines seltenen Falles von Duodenum-Pyloruskystom. Dtsch. Z. Chir. 205, 69 (1927). — Schiller, Walter: Zur Frage des ektopischen Endometriums. Arch. Gynäk. 127, 2 u. 3 (1926). — Schmorl, G.: Zbl. Gynäk. 1902, 1047.
Walz, Karl: Zur Frage der Entstehung der heterogenen Wucherungen vom Bau der Uterusschleimhaut. Zbl. Path. 37, 7, 290 (1926).

Dermoidkystome, teratoide Gewächse.

Cornil: Über Dermoidzysten im Mesenterium. Dtsch. Z. Chir. 153, 399 (1920).
Danzel: Geschwulst mit Haaren im Rektum. Dtsch. Arch. Chir. 17, 442 (1874).
Forster, E.: Über genuine Zysten des Mesenterium. Bruns' Beitr. 124, 1, 116 (1921).
Gfeller, L.: Beitrag zur Kenntnis der angeborenen Darmzysten. Dtsch. Z. Chir. 65 (1902).
Hamdi, Lonthai und Scheoket: Über drei seltene Bauchfellgeschwülste. Beitr. path. Anat. 78, 2, 249 (1927). — Hilse: Über retroperitoneale mesodermale Geschwülste mit einem Beitrag zu ihrer Morphogenese. Arch. klin. Chir. 150, 251 (1928). — Honigmann: Spontaner Abgang eines Teratoms durch den Mastdarm. Berl. klin. Wschr. 1911, Nr 27.
Kirchberg, Paul: Über einige seltene zystische und karzinomatöse Tumoren des Peritoneums. Frankf. Z. Path. 10, 290 (1912). — Kolazcek: Dermoid mit Metastasen. Virchows Arch. 75, 399 (1879).
Lacy-Firth, J.: Netzdermoide. Lancet 1898, Nr 19. — Lexer: (a) Über teratoide Geschwülste in der Bauchhöhle und deren Operation. Arch. klin. Chir. 61, 648 (1900). (b) Über teratoide Geschwülste der Bauchhöhle. Arch. klin. Chir. 51. (c) Operation einer fetalen Inklusion der Bauchhöhle. Arch. klin. Chir. 61.
Moore, C. H.: Peritoneale und Netzdermoide. Zit. nach Lacy-Firth. Lancet 1898, 19.
Porth (angef. nach Bergmann): Zur Diagnose der angeborenen Sakralgeschwülste. Berl. klin. Wschr. 1884, Nr 48, 761.
Roth, M.: Über Mißbildungen im Bereich des Ductus omphalomesentericus. Virchows Arch. 86 (1881).
Sommer, René: Über primäre Dermoide im Aufhängebande des Darmkanals. Bruns' Beitr. 124 I, 84 (1921). — Steindl: Paraffinome des Peritoneum. Dtsch. Z. Chir. 209, 31 (1928).

Willems, W.: Dermoidzyste zwischen den Blättern der Mesoappendix. Bruns' Beitr. 86 I, 223 (1913).

Karzinoide.

Anzai, M. und M. Sugai: Über Silberreaktion der Magendrüsenzellen. Trans. path. Soc. 17, 72 (1927).

Barth, Heinz: Untersuchungen an Appendixneurome und Karzinoiden. Inaug.-Diss. München 1928.

Cordier, R.: Recherches morphologiques et expérimentales sur la céllule chromo-argentaffine de l'épithelium intestinal des vertébrés. Arch. de Biol. 36 (1926). — Cordier: Les cellules argentaffines dans les tumeurs intestinales. Arch. internat. Medic. exper. 1 (1924).

Erös, Gedeon: Über die argentaffinen Zellen der Schleimhaut des Magendarmtraktus. Frankf. Z. Path. 36, 2, 402 (1928).

Forbus, Wiley: Argentaffine tumours of the appendix and small intestine. Bull. Hopk. Hosp. 37, 2 (1925).

Genz: Karzinoid der Appendix, ein kasuistischer Beitrag. Münch. med. Wschr. 52, 2216 (1927).

Hamperl, H.: (a) Über die gelben (chromaffinen) Zellen im gesunden und kranken Magendarmschlauch. Virchows Arch. 266, 2, 509—548 (1927). (b) Über die gelben chromaffinen Zellen des Magendarmtraktus. Verh. dtsch. path. Ges. Danzig 1927, 171. — Heine: Karzinoid des Dünndarmes als Ursache eines Darmverschlusses. Dtsch. Z. Chir. 205, H. 1/2, 126 und Münch. med. Wschr. 1927, Nr 28, 1207. — Hellström, J.: Primary cancer in jejunum and ileum. Acta chir. scand. (Stockh.) 62, 465 (1927). — Horstmann, Ilse: Invaginiertes Karzinoid der Appendix. Inaug.-Diss. München 1927.

Kaspar, F.: Weitere Mitteilungen zur Inversion und Invagination der Meckelschen Divertikeltumoren. Dtsch. Z. Chir. 189, 4, 6, 371 (1925). — Koch, W.: Mißbildungen des Magens und Darmes. Henke-Lubarsch 4, 2 (1928).

Mac Glannan, Alexius and Mac Cleary, Standish: Carcinoid Tumours of the small intestine. J. amer. med. Assoc. 89, 11 (1927). — Martin, J. F., J. Dechaume, P. P. Ravault: Carcinoides intestinaux et cellules de Kultschitzky. J. Méd. Lyon 1925. — Masson, P.: Karzinoide und Nervenhyperplasie in der Schleimhaut des Appendix. Carcinoids (argentaffin cell tumours) and nerve hyperplasia of the appendicular mucosa. Amer. J. Path. 4, Nr 3 (1928).

Nishii, R. und K. Akimoto: Über Verkalkung und Verknöcherung an krankhaft veränderten Wurmfortsätzen. Virchows Arch. 268, 1 (1928).

Oberndorfer, S.: Altes und Neueres über Appendix, Appendizitis und Appendix-karzinoide. Münch. med. Wschr. 1928, Nr 31, 1329.

Pêraire, M.: (a) Du cancer primitif de l'appendice vermiforme. Bull. Soc. Chir. Paris 11, 17 (1927). (b) Du cancer primitif de l'appendice vermiforme. Bull. Soc. Chir. Paris 19, 17, 833 (1927).

Rehren, Werner v.: Ein Fall von malignem Karzinoid des Wurmfortsatzes mit besonderer Berücksichtigung der argentaffinen Granula. Zbl. Path. 36, 13 (1925).

Stewart, M. J. and A. L. Taylor: Adenomyoma in Meckels Divertikulum. Engl. path. soc. 6. Jan. 28. Lancet 214, Nr 5446, 80 (1928). — Schar, W.: Über Karzinoide der Appendix. Beitr. klin. Chir. 140/3, 476 (1927). — Schar: Über Karzinoide der Appendix. Beitr. klin. Chir. 140, 3 (1927). — Shaw, Ernest H.: Carcinoma of the vermiform appendix. Brit. J. Surg. 13, 130 (1925). — Sprafke, Hans: Untersuchungen über argentaffine Zellen in der Schleimhaut des Wurmfortsatzes und Karzinoide. Frankf. Z. Path. 35, 2, 302 (1927).

Vollmann: Karzinom und Karzinoid der Appendix. Arch. f. klin. Chir. 143, H. 3/4, 763 (1926).

Polypen, Adenome, Karzinome.

Alter, Nicholas: Mechanische Reizung als ätiologischer Faktor für Krebs. Amer. J. Path. 1/5 (1925). — Andre, Richard: Operative Behandlung des Karzinoms des Colon transvers. J. de Chir. 28 (1927). — Anschütz: Rektumkarzinom und Polyposis, Heredität. Dtsch. med. Wschr. 43, 1839 (1926).

Berblinger: Metastase eines Mastdarmkarzinoms ins Nierenbecken. Med. Ges. Jena 1. Februar 1928. Münch. med. Wschr. 14, 625 (1928). — Boedecker, Fritz: Beitrag zur Lehre von den heterologen Karzinomen. Z. Krebsforschg 24, H. 5, 406 (1927). — Böger, Alfred: Über urinogene Metastasierung eines Rektumkarzinoms in die Niere. Beitr. path. Anat. 30, 3, 640 (1928). — Borrmann: Geschwülste des Magens. Henke-Lubarsch, Handbuch der speziellen pathologischen Anatomie 4 I (1926). — Borst, M.: Allgemeine Pathologie der malignen Geschwülste. Leipzig 1924. — Billroth-Winiwarter: Allgemeine Chirurgie, Pathologie und Therapie 1883. — Brodnitz: Dauerheilungen von Magenkarzinomen. Allgemeine Betrachtungen über den klinischen Verlauf des Karzinoms. Münch. med. Wschr. 1926, Nr 4, 145.

DEUCKS: Carcinoma jejuni mit Perforation. Ref. Dtsch. med. Wschr. **1926**, Nr 51, 2185. — DUSCHL, LUDWIG: Über primäre Multiplizität von Geschwülsten. Dtsch. Z. Chir. **193**, H. 1/2, 77 (1925). — DYK, J. A. VAN und OUDENDAL: Adenom des Dünndarms, zugleich ein Beitrag zur Kenntnis der Geschwulsterblichkeit. Nederl. Tijdschr. Geneesk. **69**, Nr 9 (1925). Ref. Zbl. Path. **18/20**, 522 (1925).

ELANSKY, N.: Adenomatöse Wucherungen nach dem Typus der BRUNNERschen Drüsen in den Rändern chronischer kallöser Magen- und Darmulzera. Virchows Arch. **258/3**, 730 (1925).

GEHRIG: Über isolierte Polyposis des Zwölffinger- und oberen Dünndarms. Dtsch. Z. f. Chir. **207**, 286 (1927).

HARBITZ, FR.: Gleichzeitiges Auftreten mehrerer selbständig wachsender multipler Geschwülste. Beitr. path. Anat. **62**, 503 (1916). — HEDINGER, E.: Über Multiplizität von Geschwülsten, periodisches Wachstum und Geschwulstbildung. Schweizer med. Wschr. **53**, 19 (1923).

KAUFFMANN: Über Dickdarmkarzinome. 15. Tagung der südostdeutschen Chirurg. Zbl. f. Chir. **1927**, H. 43, 2728. — KONJETZNY: Dtsch. Z. Chir. **154** (Fall 2). — KRASTING: Beitrag zur Statistik und Kasuistik metastatischer Tumoren. Z. Krebsforschg **4** (1906).

LEHMANN: Unter dem Bild der Polyposis in Erscheinung tretende umschriebene Hyperplasie des lymphatischen Gewebes im Dickdarm. Dtsch. Z. f. Chir. **190**. — LOCKHART-MUMMER, J. P. and C. DUKER: The precancerous changes in the rectum and colon. Surg. etc. **46**, H. 5, 591 (1928). — LOCKWOOD: Polypous of small intestine. Brit. med. J. **1892**, 966.

MARKUS: Die Mastdarmkarzinommetastasen im Anschluß an einen Fall von sekundärem Hirnkrebs nach Carcinoma recti. Diss. Freiburg 1889. — MÜLLER, M.: Beiträge zur Kenntnis der Metastasenbildung maligner Tumoren. Diss. Bonn 1892.

NISHAKÁWA, K.: Über die lymphatische Gewebsreaktion in den Wandschichten des Wurmfortsatzes und seiner Umgehung in bezug auf funktionelle Zustände und auf chronische entzündliche Vorgänge. Virchows Arch. **265** (1927).

OBERNDORFER: Pathologisch-anatomische Situsbilder der Bauchhöhle. München 1922. — OBERNDORFER, S.: Über Multiplizität von Tumoren. Münch. med. Wschr. **1905**, 31. — ORTH: Dtsch. pathol. Ges. **1920**/5. Z. ärztl. Fortbildg **1920**, 17; Berl. klin. Wschr. **1905**, 11 u. 12.

PAYR: Resektion einer schweren Darmstenose, bedingt durch Invagination eines Karzinoms der BAUHINschen Klappe in das Aszendens. Münch. med. Wschr. **1926**, Nr 22, 932. — PETZOLD, HERMANN: Statistik der bösartigen Geschwülste. Z. Krebsforschg **19**, 4 (1922) (Kiel). — PLENGE: Beitrag zur Frage der Krebse mit ortsfremden Epithel. Virchows Arch. **264**, 2, 372.

REICHEL: Darmpolypen und Darmkrebs. Arch. klin. Chir. **141**, 4 (1926). — RUEDEL: Das primäre Rektumkarzinom. Arch. klin. Chir. **145**, 280 (1927).

SCHAMONI, HERMANN: Karzinome und Sarkome. Statistik (Dortmund). Z. Krebsforschg **22**, 1 (1924). — SCHAETZ, GEORG: Beiträge zur Morphologie des MECKELschen Divertikels. (Ortsfremde Epithelformationen im Meckel D.) Beitr. path. Anat. **74**, 1, 115 (1925). — SCHILFARTH: Duodenalkolonfistel bei Krebs des Colon ascendens. Arch. Verdgskrkh. **35**, 1 u. 2. — SCHMIEDEN: Präkanzeröse Erkrankungen des Darmes, insbesondere bei Polyposis. 50. Tag. d. dtsch. Ges. Chir. 1926. Arch. klin. Chir. **142**, 512 (1926). — SCHMIEDEN und WESTHUS: Zur Klinik und Pathologie der Dickdarmpolypen und deren klinische und pathologisch-anatomische Beziehungen zum Dickdarmkarzinom. Dtsch. Z. Chir. **202**, 1 (1927); Münch. med. Wschr. **1928**, Nr 18, 803. — SCHOCH, E.: Eosinophilie in Probeexzisionen, ein prognostisch günstiges Zeichen für die Strahlenbehandlung der Portiokarzinome. Münch. med. Wschr. **1925**, Nr 10, 380. — SEMBA: Anatomische Untersuchungen über Lymphgefäße des Rektum mit besonderer Berücksichtigung der Metastasenbildung des Rektumkrebses. Arch. klin. Chir. **149**, 336 (1928). — SIEBKE, HARALD: Über multiple Karzinome. Z. Krebsforschg **23**, 1 (1926). — STAEMMLER, M.: Die Neubildungen des Darmes. Neue dtsch. Chir. **33** a (1924).

THEILHABER, A. und H. EDELBERG: Zur Lehre von der Multiplizität der Tumoren, insbesonders der Karzinome. Dtsch. Z. Chir. **117**, 457 (1912).

WEIL, EMIL: Zur Multiplizität primärer Karzinome. Inaug.-Diss. München 1905. — WEINBERG und GASTPAR: Die bösartigen Neubildungen in Stuttgart. Z. Krebsforschg **2**, 3 (1904). — WESTHUS: Präkanzeröse Erkrankungen des Dickdarmes. Zbl. Path. **39**, H. 1/2, 7 (1927). — WINKLER, KARL: Untersuchungen über Wachstum und Verbreitung des Mastdarmkrebses. Beitr. klin. Chir. **131** I, 112 (1924).

YEOMANS, FRANK C.: Carcinomatous degeneration of rectal adenomas. J. amer. med. Assoc. **89**, 11 (1927).

Namenverzeichnis.

(Umfassend Teil III des IV. Bandes.)

Die *kursiv* gedruckten Ziffern weisen auf die Schrifttumverzeichnisse hin.

ABBÉE 163, *247, 248.*
ABDERHALDEN 263, *363.*
ABEL 142, *246, 247, 258.*
ABERLE 627, *636.*
ABRAMOW *466.*
ABRASHONOW 135.
ABRIKOSOFF 832, *941.*
ACH *253,* 597, *630.*
ACHARD 550, *576.*
ACHUCARRO-RANKE 778.
ADAM 49, 51, 52, 54, 65, *87, 88,* 355, *369.*
— -FROBOESE 42.
ADAMI 3, 11, 22, 25, 31, *36,* 43, 50, 58, *88.*
ADAMS 452.
ADDISON 99.
ADELHEIM 419, 425, 439, *463,* 694, *713.*
ADLER *256,* 918, *945.*
ADRIAN 553, 570, 574, 575, 576.
AGER *630.*
AGNIEL *578.*
AHLBAUM *244.*
AHLFELD 109, 139, 145, *246,* 864, *945.*
AHREINER 618, *636.*
AHRENS 106, *238.*
AIMES 181, *251.*
AISENBERGER *241.*
AKASHI 671.
AKERLUND *247.*
AKIMOTO 533, *582.*
ALBERTI 136.
ALBERT *238.*
ALBERTIN *244.*
ALBRECHT *93, 364, 365, 415.*
— EUGEN 480, 500, *576,* 737, 759, 774, *804,* 831, *934, 936, 939, 941, 945.*
— H. 325, *366, 939.*
— R. *253.*
ALBU 5, *36,* 301, *364, 365,* 424, 437, *463,* 857.
ALEXEIEFF *466.*
ALEXIUS *952.*
ALFEEVA *713.*
ALFUVA 695.
ALGLAVE 110, 112, 168, *239.*
ALIBRAN 617, *636.*
ALIX 477, *579.*
D'ALLAINE 626, *636.*
ALLAN *466.*

ALLARD *256.*
ALMKVIST 341, *367.*
ALTER, N. *952.*
AMAN, J. H. *948.*
AMANN 546, *576,* 906, *939, 941, 945.*
AMBERGER *246.*
AMENMIYA *364.*
AMERSBACH *413.*
AMON *260.*
ANDEL 603, *630.*
ANDERS *258,* 531, 587, *630, 950.*
ANDERSON 451, 650.
ANDLER 147.
ANDRAE 175.
ANDRAL 154, 343, 406.
ANDRASSI *367.*
ANDRASSY 695, *713.*
ANDRE, R. *952.*
ANDREE, H. *251.*
ANDRÉE *253, 934.*
ANDREW 589, *630.*
ANDREWS 597, *630,* 646.
ANGERER 593, *630.*
ANGHEL 573, 568.
ANITSCHKOW *933.*
ANNESLEY 417.
ANSCHÜTZ 33, *39, 91,* 198, 223, 256, 545, *576,* 603, *630,* 683, 699, *711, 722, 733,* 867, 868, *933, 936, 945, 952.*
ANTOINE *367.*
ANTONY 573, *576.*
ANZAI *952.*
APOLANT 570, *576.*
APOSTOLIDES 601, *630.*
ARESU *466.*
D'ARMATO *367.*
ARMSTRONG-ATKINSON *576.*
ARNAUD *414.*
ARND 118, 605, *630.*
ARNDT 35.
ARNHEIM 420, *463.*
ARNING 610, 618, *636.*
ARNOLD 24, 25, *38,* 63, *91,* 263, 300, *363,* 491, *576.*
ARNSBERGER *260.*
v. ARX 179, *244, 248.*
ARZT *415,* 804.
ASADA *709.*
ASAM *709.*
ASCHOFF 4, 6, 11, 12, 18, 19, 22, 23, 26, 31, *36, 37, 38,*

44, 45, 46, 50, 54, 56, 58, 59, 71, 77, 84, 85, 86, *88, 89, 90, 91,* 107, 108, 139, 140, 167, *246, 249,* 274, 287, 295, 299, 300, 321, 326, 347, 348, 358, *364, 367, 369,* 383, 385, 388, 391, 405, *415, 463,* 470, 473, 480, 486, 487, 488, 490, 491, 495, 497, 499, 500, 502, 505, 507, 508, 509, 510, 511, 512, 513, 514, 516, 517, 518, 520, 521, 522, 524, 526, 527, 530, 531, 532, 533, 537, 547, 549, 551, 552, 553, 554, 559, 560, 561, 562, 566, *576,* 598, 620, 629, *630, 636,* 700, *714,* 814, 837, 866, *941.*
ASHURST *576.*
ASKANAZY 27, 30, *38,* 58, 61, 62, *87, 89, 90,* 293, 333, *365, 367,* 409, *412, 416,* 455, 456, *467, 576, 636,* 650, 664, 680, 683, 684, 699, *706, 709, 711,* 753, 814, 824, *928, 936, 938, 941, 945.*
ASSMANN 100, *247,* 604, *630.*
ASSNY 142, *246.*
ATHERTON 175, *250.*
AUE 243, *247.*
AUERBACH 138, *244.*
AUFRECHT 59, 604, *630.*
AUGUSTIN 571.
AUGUSTINE 596, 691.
AUTENRIETH 591.
AXHAUSEN 134, 136, 137, 191, *243.*

BABES 411, *416, 933.*
BABESIUS 223.
BACALOGLU *945.*
BACCÀS, G. *937.*
BACH 643, 646, 648, *707.*
— -KIEFER 645, 647.
BACIGALUPO 670, 672, *709.*
BADBERG *256.*
BAER 212, *255,* 365.
BAERENSPRUNG *113.*
BAGGER 553.

Sachverzeichnis.

Galle, Choleravibrionennachweis in der 463.
Gallenblase,
— Abszesse, periappendizitische, Einbruch in die 544.
— Bruchinhalt als 107.
— Darmfisteln 606.
— Durchbruch in den Zwölffingerdarm 606.
— Empyem, Kompressionsverschluß des Darmes durch 223.
— Hydrops, Kompressionsverschluß derDarmes durch 223.
— JACKSONsche Membran und 182.
— Magen-Bauchwandfistel nach Cholezystogastrostomie 603.
— Magenfisteln 605.
— Ruhrbazillennachweis in der 420.
— Spulwürmer in der 695.
— Taenia saginata in der 665.
— Wurmfortsatz und, Wechselwirkungen zwischen 548.
Gallenfarbstoffablagerungen,
— Darm im 71—72.
— Magen im 34.
— Neugeborenen bei 71.
Gallensteine,
— Ascaris lumbricoides als Kern von 695.
— Darmverschluß durch, Erklärungsversuch des 626.
— Fremdkörper des Magendarmkanals als 625, 626.
— Kerne von Darmsteinen als 218.
— Kompressionsverschluß des Darmes durch 223.
— Obturationsverschluß des Darmes durch 220.
— Ursache von Fistelbildung als 606.
— Verdauungskanal im 626.
Gallenwege,
— Choleravibrionen in den 457.
— Krebse der, Darmverengerungen bei 223.
— Spulwürmer in den 694.
Gallertkarzinom 889.
— Cökumkopfes des 311.
— Dickdarmes des 904.
— Dünndarm im 903.
— Plattenepithelinseln in 897.
— Rektum des 912.
— Submukosa der 897.
Gallertsarkome des Darmes 785.
Ganglienveränderungen in der Darmwand bei Entzündungen 332—333.
Ganglienzelläquivalente, und Fremdkörpergranulome 918.
Ganglienzellen,
— Atrophische, Neurofibromatose des Darmes bei 751.
— Darmes des,
— — Abbaupigment, braunes in 73.
— — Kalkablagerungen in den 65.
— — Lipoideinlagerungen 54.
— — Pigmenteinlagerungen 54.
— Ganglioneuromen des Darmes in 760.
— Magen des, Lipoideinlagerungen 18.
— MEISSNERschen Geflechtes des, Glykogenablagerung in den 63.

Ganglion coeliacum,
— Veränderungen bei Darmspasmen 225.
— Wurmfortsatz und, Wechselwirkungen zwischen 548.
Ganglioneuromatose,
— Darmes des 764.
— Wurmfortsatzes des, Ganglienzelläquivalente, und Fremdkörpergranulome 918
Ganglioneurome des Darmes 758—765.
— Blasenzellen, LANGHANSsche in 759.
— Ganglienzellen in 760.
— Hamartome, als 759.
— Neuroblasten in 763.
— Spongioblasten in 763.
— Synzytienbildungen in 761.
— — Scheidenzellen, SCHWANNsche 762.
Gangrän der Darmwand 289.
Gärtnerbazillen,
— Infektion mit 285.
— — Tödliche bei Ratten 273.
Gärung, abnorme im Darme 273.
Gärungsdyspepsie,
— Endogene Infektion durch Kotstauung bei 273.
— Gasentwicklung bei 403.
Gärungsileus,
— Menschen bei 219.
— Tieren bei 219.
Gärungsvorgänge, abnorme im Darme, bei endogener Infektion 353.
Gasaufblähung, der Flexura sigmoidea 209.
Gasbrandbazillus, WEIL-FRÄNKELscher als ständiger Darmbewohner 403.
Gasbrand des Darmes 403.
Gasfäulnis, allgemeine mit Schaumorganen 403.
Gastritis,
— Chronische, Entzündung chronisch parenchymatöse und interstitielle der, Ganglienzellen bei 333.
— Chronisch hypertrophierende 8, 13.
— Haemorrhagica, chronica, Pseudomelanose bei 32.
— pseudomembranöse, gangräneszierende, bei asiatischer Cholera 459.
Gastrodiscus hominis 658.
Gastrektasie und Atrophie der Magenwand 6.
Gastrozele und Hernia epigastrica 106.
Gastroenteritis,
— Akute, Grippe bei 346.
— Parathyphosa,
— — Anatomischer Befund bei 284.
— — Darmentzündung, katarrhalische bei 274—287.
— Säuglinge der, Epitheldegeneration bei 357.
Gastroenteroanastomia,
— Antecolica, Kompression des Colon transversum bei 192.
— retrocolica posterior, Einklemmungen nach 179.
Gastroenterostomie,
— Becherzellenvermehrung in ausgeschalteten Darmschlingen 270.
— Darmphlegmone nach 293.